Ahrens
Lehrbuch der psychotherapeutischen Medizin

Unter Mitarbeit von

Claus Bahne Bahnson
Markus Bassler
Hans Becker
Isaac Bermejo
Eva-Maria Biermann-Ratjen
Christel Böhme-Bloem
Brigitta Bühring
Dieter Bürgin
Jochen-Friedrich Buhrmann
Manfred Cierpka
Wolfgang Eich
Hubert Feiereis
Elisabeth Fenner
Heinz Ferstl
Jobst Finke
Claus Frerk
Paul Götze
Iver Hand
Norbert Hartkamp
William Paul Henry
Gereon Heuft

Sven Olaf Hoffmann
Werner Homann
Gisela Huse-Kleinstoll
Paul-Lambert Janssen
Astrid Junge
Brigitte Junkert-Tress
Eva Keil-Kuri
Uwe Koch
Reinhard Kreische
Joachim Küchenhoff
Friedhelm Lamprecht
Ulrich Lamparter
Michael Langenbach
Adolf-Ernst Meyer
Fritz A. Muthny
Gerd Overbeck
Friedemann Pfäfflin
Reinhard Plassmann
Gerhard Reister
Rainer Richter
Klaus Rodewig

Ursula Sassenberg
Hans-Ulrich Schmidt
Wolfgang Schneider
Rainer Schors
Holger Schulz
Renate Sechtem
Doris Sondermann
Yvette Soppa
Hubert Speidel
Ulrich Streeck
Annette Streeck-Fischer
Ulrich Stuhr
Ludwig Teusch
Wolfgang Tress
Michael Trukenmüller
Susanne Tümpel
Eberhard Wilke
Herbert Will
Bärbel Zucker

Lehrbuch der psychotherapeutischen Medizin

Herausgeber

Stephan Ahrens

Mit 19 Abbildungen und 19 Tabellen

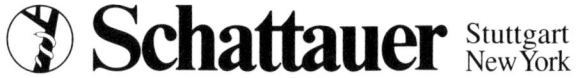

Die Deutsche Bibliothek –
CIP-Einheitsaufnahme

Lehrbuch der psychotherapeutischen Medizin :
mit 19 Tabellen / Hrsg. Stephan Ahrens. Unter
Mitarb. von Claus Bahne Bahnson . . . – Stuttgart ;
New York : Schattauer, 1997
  ISBN 3-7945-1627-3
NE: Ahrens, Stephan [Hrsg.]: Bahnson, Claus
Bahne

In diesem Buch sind die Stichwörter, die zugleich eingetragene Warenzeichen sind, als solche nicht besonders kenntlich gemacht. Es kann also aus der Bezeichnung der Ware mit dem für diese eingetragenen Warenzeichen nicht geschlossen werden, daß die Bezeichnung ein freier Warenname ist.
Hinsichtlich der in diesem Buch angegebenen Dosierungen von Medikamenten usw. wurde die größtmögliche Sorgfalt beachtet. Gleichwohl werden die Leser aufgefordert, die entsprechenden Prospekte der Hersteller zur Kontrolle heranzuziehen.
Das Werk ist urheberrechtlich geschützt. Alle Rechte, insbesondere das Recht des Nachdruckes, der Wiedergabe in jeder Form und der Übersetzung in andere Sprachen, behalten sich Urheber und Verlag vor.
Kein Teil des Werkes darf in irgendeiner Form ohne schriftliche Genehmigung des Verlages reproduziert werden. Das gilt insbesondere für Vervielfältigungen, Übersetzungen, Mikroverfilmungen und die Einspeicherung, Nutzung und Verwertung in elektronischen Systemen.

© 1997 by F. K. Schattauer Verlagsgesellschaft mbH, Lenzhalde 3, D-70192 Stuttgart, Germany
Printed in Germany
Lektorat: Dipl.-Biol. Catrin Cohnen
Gedruckt auf chlor- und säurefrei gebleichtem Papier.

ISBN 3-7945-1627-3

Vorwort

Die Psychotherapie ist im ärztlichen Bereich durch die Beschlüsse des Deutschen Ärztetages 1992 neu strukturiert und differenziert worden. Der hauptberuflich psychotherapeutisch Tätige wird künftig als Facharzt für Psychotherapeutische Medizin firmieren. Die Zusatzbezeichnung Psychotherapie ist denjenigen vorbehalten, die begleitend zu ihrer fachärztlichen Tätigkeit auch Psychotherapie ausüben wollen. Die Abgrenzung zur psychosomatischen Grundversorgung ergibt sich aus der inhaltlichen Differenzierung und speziellen Indikationen dieser Form der Psychotherapie. Für die Psychiatrie wurde der Zugang zur Psychotherapie formal eröffnet durch den Facharzt für Psychiatrie und Psychotherapie.

Die Entwicklung stellte die Weiterbildungsstätten zunächst vor erhebliche Aufgaben, um das praktische wie auch theoretische Weiterbildungsangebot zu gewährleisten, und führte zum Teil zu Kooperationen zwischen psychotherapeutischen und psychiatrischen Institutionen. Es ist das Anliegen des vorliegenden Buches, in diesem Sinne der Kooperation zwischen den verschiedenen Psychotherapiefeldern eine Starthilfe und zugleich Grundlage zu bieten. Es stellt den Versuch dar, den Rahmen psychotherapeutischer Indikationen abzustecken, eine differenzierte Krankheitslehre auf der Basis psychoanalytischer Theorien zu entwickeln und das Spektrum psychotherapeutischer Behandlungsansätze und -indikationen aufzuzeigen. Dieses Lehrbuch versteht sich als Leitfaden für den psychotherapeutischen Zugang zum Patienten, wenngleich dieser selbst auch der beste Lehrmeister für den Therapeuten bleiben wird.

Die Autoren haben ihre hohe fachliche Kompetenz und zum Teil sehr persönliche Erfahrungen eingebracht, diese in Konzeptionen umgesetzt und bei den Krankheitsbildern durch Fallbeispiele illustriert. Ihnen gebührt großer Dank für ihr Engagement, ihre Kooperativität und wohl zum Teil auch Leidensbereitschaft. Die hervorragende Unterstützung des Verlages, allen voran durch die Lektorin Frau Dipl.-Biol. Catrin Cohnen und den Geschäftsführer Herrn Dipl.-Psych.Dr.med. Wulf Bertram, machte die Aufgabe erst wirklich lösbar, ca. 50 Autoren so zu koordinieren, daß ein Buch mit Lehrbuchcharakter, einem durchgehenden einheitlichen Duktus und gleicher Systematik einzelner Beiträge entstehen konnte. So möchte ich beiden, wie auch meiner mich mit unermüdlicher Disziplin unterstützenden Sekretärin Frau Barbara Freudenberg, meinen Dank aussprechen.

Die Herausgabe dieses Buches gibt mir auch Gelegenheit, denen zu danken, die mir fachliche Lehrmeister und menschliche Vorbilder waren und sind. So danke ich für meine Kieler Lehrzeit Herrn Prof. Völkel (Psychotherapie und Psychoanalyse), Herrn Prof. Schimmelpenning (Psychiatrie) und Herrn Prof. Soyka (Neurologie). Auch möchte ich meine Trauer darüber zum Ausdruck bringen, daß es unserem Mentor, meinem verehrten Hamburger Lehrer Herrn Prof. A.E. Meyer nicht vergönnt war, das Erscheinen dieses Buches noch zu erleben.

Hamburg, im Herbst 1996
Stephan Ahrens

Inhalt

Abkürzungen	XV	

1. Sozioökonomischer Standpunkt 1

1.1 Historische Entwicklung des Fachgebietes Psychosomatik/Psychotherapie.
Adolf-Ernst Meyer 2

1.2 Weiter- und Fortbildung in der psychosomatischen und psychotherapeutischen Medizin.
Paul L. Janssen 8
  - 1.2.1 Psychosomatische Grundversorgung ... 9
  - 1.2.2 Zusatzbezeichnung „Psychotherapie" .. 10
  - 1.2.3 Facharzt für psychotherapeutische Medizin 11
  - 1.2.4 Zusatzbezeichnung „Psychoanalyse" ... 12
  - 1.2.5 Weiterbildungsstätten 12

1.3 Qualitätssicherung in der psychotherapeutischen Medizin.
Uwe Koch und Holger Schulz 14
  - 1.3.1 Definition und Zielsetzungen von Qualitätssicherung in der Medizin 14
  - 1.3.2 Dimensionen der Qualitätssicherung in der psychotherapeutischen Medizin .. 15
  - 1.3.3 Strategien der Qualitätssicherung 20
  - 1.3.4 Zusammenfassung 24

1.4 Psychotherapie-Richtlinien und Krankenkassen-Anträge.
Eva Keil-Kuri 26
  - 1.4.1 Einleitung 26
  - 1.4.2 Formale Abfassung des Kassenantrages 29
  - 1.4.3 Die Dokumentation 31
  - 1.4.4 Probatorische Sitzung 32
  - 1.4.5 Besonderheiten der Therapie: die sogenannte „Entdeckelung" der psychotherapeutischen Stundenbegrenzung 34
  - 1.4.6 Beendigung der Therapie bei nicht ausreichendem Behandlungserfolg 34
  - 1.4.7 Therapeutenwechsel 34
  - 1.4.8 Wechsel des Verfahrens 35
  - 1.4.9 Die Delegation 35
  - 1.4.10 Was tun bei Ablehnung des Antrags? ... 36

1.5 Primäre und sekundäre Prävention.
Gerhard Reister 37
  - 1.5.1 Theorien präventiver Strategien 38
  - 1.5.2 Protektive Faktoren 39
  - 1.5.3 Ansatzpunkte primärer und sekundärer Prävention 40

1.6 Rehabilitation.
Friedhelm Lamprecht 42
  - 1.6.1 Schaden-Impairment 43
  - 1.6.2 Individuelle Behinderung (Disability) 44
  - 1.6.3 Soziale Beeinträchtigung (Handicap) .. 45
  - 1.6.4 Einrichtungen für psychosomatische Rehabilitation 46
  - 1.6.5 Berentung 46

2. Biopsychosoziale Grundlagen 49

2.1 Psychoanalytische Krankheitskonzepte.
Hubert Speidel und Elisabeth Fenner 50
  - 2.1.1 Die Modelle der psychischen Struktur 50
  - 2.1.2 Die psychoanalytische Trieblehre 52
  - 2.1.3 Die Abwehrmechanismen 55
  - 2.1.4 Der Narzißmus 58
  - 2.1.5 Die Konfliktpsychologie 60
  - 2.1.6 Die Ich-Psychologie 60
  - 2.1.7 Die Selbstpsychologie 61
  - 2.1.8 Die Objektpsychologie 62
  - 2.1.9 Die Affektpsychologie 65
  - 2.1.10 Zusammenfassung 68

2.2 Erkenntnistheroretische Grundlagen und Probleme der psychotherapeutischen Medizin.
Wolfgang Tress und Brigitte Junkert-Tress 71
  - 2.2.1 Die methodologische Situation 71
  - 2.2.2 Der intentional-biographische Ansatz 72
  - 2.2.3 Der biomedizinische Zugang 73
  - 2.2.4 Die Komplementarität psychosomatischen Wissens 74
  - 2.2.5 Fazit 75

2.3 Psychoneuroimmunologie: systemische Integration in der psychosomatischen Medizin.
Claus Bahne Bahnson 76
  - 2.3.1 Nervensystem und Immunsystem 77
  - 2.3.2 Interleukine 78
  - 2.3.3 Botenstoffe und Peptide 78
  - 2.3.4 Konditionierung von Immunreaktionen 79

2.3.5	Streß	79
2.3.6	Depression, Objektverlust und Immunologie	80
2.3.7	Emotionen, Abwehr und Immunreaktionen	80
2.3.8	Soziale Umwelt und Immunologie	81
2.3.9	Psychoneuroimmunologische Aspekte von Krebs und AIDS-Erkrankungen	82
2.3.10	Zusammenfassung	82

2.4 Bedeutung soziologischer Einflußgrößen am Beispiel der Arbeitswelt und Familie.
Ulrich Stuhr 87
    2.4.1 Die Arbeit als unbekanntes Wesen in der Psychosomatik und Psychotherapie 87
    2.4.2 Auswirkungen von Arbeitsbelastungen 88
    2.4.3 Arbeitswelt und familiäre Umwelt sind vernetzt 89
    2.4.4 Der Einfluß von Arbeitsplatzerfahrungen auf die Familie 90
    2.4.5 Praktische Konsequenzen 91

3. Psychoanalytische Entwicklungspsychologie

Norbert Hartkamp 93
3.1 Die Lehre von den psychosexuellen Phasen 95
    3.1.1 Die orale Phase 95
    3.1.2 Die anale Phase 96
    3.1.3 Die phallisch-genitale Phase 97
3.2 Notwendige Erweiterungen der triebtheoretischen Sicht 98
    3.2.1 Entwicklung der Objektbeziehungen ... 98
    3.2.2 Entwicklung der Repräsentanzenwelt .. 103
    3.2.3 Beiträge der psychoanalytischen Affektlehre 105
    3.2.4 Wünsche jenseits der Triebe 107
    3.2.5 Kognitive Prozesse 110
    3.2.6 Geschlechtsidentität 114
3.3 Entwicklungsabschnitte 117
    3.3.1 Die ersten zwei Monate 117
    3.3.2 Die Zeit bis zum 7./8. Monat 118
    3.3.3 Übungsphase, Wiederannäherungskrise und die Gewinnung von Objektkonstanz (18.-36. Monat) 119
    3.3.4 Erotisierung der Beziehungen, Triangulierung 121
    3.3.5 Die sogenannte Latenz 123
    3.3.6 Die Pubertät und Adoleszenz.
         Ulrich Stuhr 126

4. Diagnostik 131

4.1 Zielsetzung.
    Wolfgang Schneider 132
    4.1.1 Diagnostische Zielsetzung 132
    4.1.2 Relevante diagnostische Merkmalsbereiche für die psychotherapeutische Medizin 134
    4.1.3 Zum Verhältnis von Diagnostik zu Psychotherapie 136
4.2 Diagnostische Methoden – eine Übersicht.
    Wolfgang Schneider 138
    4.2.1 Datenerhebung 139
    4.2.2 Methodenwahl 140
    4.2.3 Das diagnostische Gespräch/ Interview 140
    4.2.4 Standardisierte diagnostische Methoden 146
    4.2.5 Abschließende Erwägungen 152
4.3 Die ärztliche Untersuchung.
    Jochen-Friedrich Buhrmann und Stephan Ahrens 155
    4.3.1 Das diagnostische Gespräch 155
    4.3.2 Die psychosomatische Anamnese 158
    4.3.3 Psychodynamische Aspekte der körperlichen Untersuchung 160
    4.3.4 Zusammenfassung 161
4.4 Das psychoanalytische Erstgespräch.
    Paul L. Janssen 163
4.5 Die Beziehungsdimension im diagnostischen Gespräch.
    Ulrich Stuhr 166
    4.5.1 Der Wiederholungszwang 166
    4.5.2 Übertragung 167
    4.5.3 Gegenübertragung 168
4.6 Testdiagnostik 171
    4.6.1 Testtheorie – methodische Vorbemerkung. *Astrid Junge* 171
    4.6.2 Psychometrische Verfahren. *Astrid Junge* 173
    4.6.3 Projektive Verfahren. *Eva-Maria Biermann-Ratjen* 181
4.7. Klassifikation und Diagnose.
    Wolfgang Schneider 185
    4.7.1 Operationale Klassifikationssysteme 185
    4.7.2 ICD-10-Klassifikation 186
    4.7.3 Strukturierte Verfahren zur diagnostischen Klassifikation 189
    4.7.4 Klinische Diagnosekategorien.
         Stephan Ahrens 191

5. Krankheitsbilder 195

5.1 Persönlichkeitsstörungen.
    Wolfgang Tress, Michael Langenbach und William Paul Henry 196
    5.1.1 Historisches 196

5.1.2 Allgemeines zur Psychodynamik der
Persönlichkeitsstörungen 199
5.1.3 Das interpersonelle Modell der
Persönlichkeitsstörungen 200
5.1.4 Die einzelnen
Persönlichkeitsstörungen 203
Paranoide Persönlichkeitsstörung 203
Schizoide Persönlichkeitsstörung 205
Dissoziale Persönlichkeitsstörung 206
Emotional instabile
Persönlichkeitsstörung 208
Histrionische (hysterische)
Persönlichkeitsstörung 211
Anankastische (zwanghafte)
Persönlichkeitsstörung 212
Ängstliche (vermeidende)
Persönlichkeitsstörung 214
Abhängige (asthenische)
Persönlichkeitsstörung 216
Narzißtische Persönlichkeitsstörung ... 217
Depressive Persönlichkeitsstörung 219
Zyklothyme Persönlichkeitsstörung 221

5.2 Neurotische Störungen 226
5.2.1 Modellvorstellungen Neurose.
*Joachim Küchenhoff und
Stephan Ahrens* 226
5.2.2 Hysterie.
*Ursula Sassenberg und
Stephan Ahrens* 229
5.2.3 Zwangsstörungen.
Heinz Ferstl 239
5.2.4 Angstneurose: generalisierte
Angststörung, Panikstörung.
*Markus Bassler und
Sven Olaf Hoffmann* 246
5.2.5 Phobische Störungen.
*Sven Olaf Hoffmann und
Markus Bassler* 257
5.2.6 Depression.
Herbert Will 265
5.2.7 Hypochondrie.
Joachim Küchenhoff 283
5.2.8 Narzißtische Störungen.
Claus Frerk 289
5.2.9 Sexuelle Funktionsstörungen,
Störungen der Geschlechtsidentität,
Deviationen.
Friedemann Pfäfflin 293
5.2.10 Münchhausensyndrome und
artifizielle Erkrankungen.
Reinhard Plassmann 302

5.3 Funktionelle Störungen 313
5.3.1 Modellvorstellungen funktioneller
Störungen.
*Joachim Küchenhoff und
Stephan Ahrens* 313

5.3.2 Globussyndrom, Schluckstörungen
und Aerophagie.
*Ulrich Lamparter und
Hans Ulrich Schmidt* 318
5.3.3 Stimmstörungen
(Aphonie, Dysphonie).
*Ulrich Lamparter und
Hans Ulrich Schmidt* 325
5.3.4 Hyperventilationssyndrom.
*Hans Ulrich Schmidt und
Ulrich Lamparter* 330
5.3.5 Schwindel. *Ulrich Lamparter* 334
5.3.6 Funktionelle kardiovaskuläre Syndrome.
Ulrich Stuhr 343
5.3.7 Funktionelle Oberbauchbeschwerden.
Jochen-Friedrich Buhrmann 355
5.3.8 Funktionelle Unterbauchbeschwerden.
Renate Sechtem 360
5.3.9 Funktionelle Störungen des
Urogenitaltraktes.
Paul L. Janssen 367
5.3.10 Urtikaria.
Michael Trukenmüller 370
5.3.11 Schmerzsyndrome.
Rainer Schors und Stephan Ahrens ... 375

5.4 Psychosomatische Störungen 386
5.4.1 Modellvorstellungen psychosomatischer
Störungen.
*Joachim Küchenhoff und
Stephan Ahrens* 386
5.4.2 Hörsturz und Tinnitus.
*Ulrich Lamparter und
Hans Ulrich Schmidt* 391
5.4.3 Asthma.
*Rainer Richter und
Stephan Ahrens* 398
5.4.4 Koronare Herzkrankheit: Angina pectoris,
Myokardinfarkt, Bypass.
Ulrich Lamparter und Ulrich Stuhr ... 410
5.4.5 Essentielle Hypertonie.
Friedhelm Lamprecht 423
5.4.6 Diabetes mellitus.
Klaus Rodewig 430
5.4.7 Hyperthyreose.
Klaus Rodewig 437
5.4.8 Rheumatische Erkrankungen.
Wolfgang Eich 444
5.4.9 Eßstörungen: Anorexia und Bulimia
nervosa, Adipositas.
Christel Bohme-Bloem 456
5.4.10 Ulcus duodeni und Ulcus ventriculi.
Gerd Overbeck 465
5.4.11 Chronisch entzündliche
Darmerkrankungen (CED).
Gisela Huse-Kleinstoll 471
5.4.12 Herpes simplex.
Michael Trukenmüller 481

5.4.13 Neurodermitis.
*Astrid Junge und
Stephan Ahrens* 483
5.5 Somatopsychische Störungen –
Psychotherapie mit körperlich Kranken.
*Fritz A. Muthny, Isaac Bermejo und
Uwe Koch* 488
    5.5.1 Psychoätiologie versus
somatopsychische Störung –
unterschiedliche Erwartungen,
unterschiedliche Bewertungen 488
    5.5.2 Besonderheiten der Psychotherapie
bei chronisch Kranken im Vergleich
zu traditionellen Psychotherapien 489
    5.5.3 Anlässe, Indikationen und
Bedarfsfrage 490
    5.5.4 Beispielfelder der Beratung und
Psychotherapie mit chronisch
Kranken 491
    5.5.5 Möglichkeiten und Grenzen
psychosozialer Interventionen 497
    5.5.6 Organisation des psychosozialen
Dienstes: Konsiliardienst –
Liasonservice – integrierte
Psychosomatik 500
    5.5.7 Fortbildung und Supervision als
mittelbare Patientenversorgung
und Burnout-Prävention 501
    5.5.8 Zusammenfassung 502

6. Therapie 505
6.1 Medikamentöse Therapie.
Werner Homann 506
    6.1.1 Psychopharmaka 507
    6.1.2 Analgetika 517
6.2 Methoden der Psychotherapie 525
    6.2.1 Wirkfaktoren in der psychoanalytischen
Psychotherapie.
Ulrich Stuhr 525
    6.2.2 Psychoanalytische Therapieverfahren.
Paul Götze 532
    6.2.3 Familientherapie.
Manfred Cierpka 545
    6.2.4 Paartherapie.
Reinhard Kreische 551
    6.2.5 Gesprächspsychotherapie.
Jobst Finke und Ludwig Teusch 554
    6.2.6 Multimodale Verhaltenstherapie.
Iver Hand 560
    6.2.7 Psychodrama. *Renate Sechtem* 568
    6.2.8 Katathym imaginative Psychotherapie
(KiP).
Eberhard Wilke 572
    6.2.9 Übende Verfahren. *Hubert Feiereis* 577
    6.2.10 Körperorientierte Verfahren 581
Konzentrative Bewegungstherapie.
Hans Becker 581
Exkursion Feldenkrais-Methode.
Susanne Tümpel 584
    6.2.11 Musiktherapie.
Doris Sondermann 587
    6.2.12 Kunst- und Gestaltungstherapie.
Yvette Soppa und Bärbel Zucker 591
6.3 Besondere Aspekte der Psychotherapie 598
    6.3.1 Konzept und Indikation stationärer
Psychotherapie.
Ulrich Streeck und Stephan Ahrens 598
    6.3.2 Psychoanalytische Psychotherapie
bei Kindern und Jugendlichen.
Dieter Bürgin 608
    6.3.3 Stationäre Psychotherapie bei Kindern
und Jugendlichen.
Annette Streeck-Fischer 611
    6.3.4 Psychoanalytische Psychotherapie bei
älteren Menschen.
Gereon Heuft 615
    6.3.5 Psychotherapie von Folteropfern.
Brigitta Bühring 620
    6.3.6 Psychotherapeutischer Umgang mit
Suizidgefährdeten.
Paul Götze 629

Namensverzeichnis 641
Sachverzeichnis 647

Anschriften der Autoren

Prof.Dr.med.Dr.rer.soc.Stephan **Ahrens**
Psychosomatische Abteilung,
Krankenhaus Rissen der
DRK-Schwesternschaft,
Suurheid 20, 22559 Hamburg

Prof.Dr.phil. Claus Bahne **Bahnson**
Roonstr. 3, 24105 Kiel

Priv.-Doz.Dr.med. Markus **Bassler**
Klinik für Psychosomatische Medizin und
Psychotherapie,
Universität Mainz,
Untere Zahlbacherstr. 8, 55131 Mainz

Prof.Dr.med. Hans **Becker**
Bergheimer Str. 87a, 69221 Heidelberg

Dipl.-Psych. Isaac **Bermejo**
Deutscher Caritasverband e.V.,
Referat Spanische Arbeitnehmer,
Karlstr. 40, 79104 Freiburg

Dipl.-Psych. Eva-Maria **Biermann-Ratjen**
Psychiatrische und Nervenklinik,
Universitäts-Krankenhaus Eppendorf,
Martinistr. 22, 20246 Hamburg

Dr.med. Christel **Böhme-Bloem**
Abteilung für Psychotherapie und
Psychosomatik,
Universitäts-Nervenklinik,
Niemannsweg 147, 24105 Kiel

Brigitta **Bühring**
Schweriner Str. 15, 22143 Hamburg

Prof.Dr.med. Dieter **Bürgin**
Abteilung für Kinder- und
Jugendpsychiatrie, Universitätsklinik und
Poliklinik,
Schaffhauserrheinweg 55, CH-4058 Basel

Dr.med. Jochen-Friedrich **Buhrmann**
Psychosomatische Abteilung,
Krankenhaus Rissen der
DRK-Schwesternschaft,
Suurheid 20, 22559 Hamburg

Prof.Dr.med. Manfred **Cierpka**
Abteilung für Psychosomatik und
Psychotherapie,
Universität Göttingen,
Humboldtallee 38, 37073 Göttingen

Priv.-Doz.Dr.med. Wolfgang **Eich**
Sektion Klinische Psychosomatik,
Abteilung Innere Medizin II,
Medizinische Universitätsklinik,
Bergheimer Str. 58, 69115 Heidelberg

Prof.Dr.med. Hubert **Feiereis**
Medizinische Universität,
Ratzeburger Allee 160, 23538 Lübeck

Dr.med. Elisabeth **Fenner**
Abteilung für Psychotherapie und
Psychosomatik,
Universitäts-Nervenklinik,
Niemannsweg 147, 24104 Kiel

Dr.phil. Dipl.-Psych. Heinz **Ferstl**
Rothenbaumchaussee 3,
20148 Hamburg

Anschriften der Autoren

Dr.med. Jobst **Finke**
Psychiatrische Klinik, Rheinische Landes- und Hochschulklinik Essen,
Barkhovenallee 171, 45239 Essen

Dr.med. Claus **Frerk**
Psychiatrische und Nervenklinik,
Universitäts-Krankenhaus Eppendorf,
Martinistr. 22, 20246 Hamburg

Prof.Dr.med. Paul **Götze**
Psychiatrische und Nervenklinik,
Therapie- und Forschungszentrum für Suizidgefährdung (TZS),
Universitäts-Krankenhaus Eppendorf,
Martinistr. 22, 20246 Hamburg

Prof.Dr.med. Iver **Hand**
Psychiatrische und Nervenklinik,
Universitäts-Krankenhaus Eppendorf,
Martinistr. 22, 20246 Hamburg

Dr.med. Norbert **Hartkamp**
Klinik für Psychosomatische Medizin und Psychotherapie,
Heinrich-Heine-Universität Düsseldorf,
Postfach 12 05 10, 40605 Düsseldorf

Prof. William Paul **Henry**
Department of Psychology,
University of Utah,
Salt Lake City, Utah 84112, USA

Priv.-Doz.Dr.med. Gereon **Heuft**
Klinik für Psychotherapie und Psychosomatik,
Universitätsklinikum Essen,
Virchowstr. 174, 45147 Essen

Prof.Dr.med.Dipl.-Psych.
Sven Olaf **Hoffmann**
Klinik für Psychosomatische Medizin und Psychotherapie, Universität Mainz,
Untere Zahlbacherstr. 8, 55131 Mainz

Werner **Homann**
Psychosomatische Abteilung,
Krankenhaus Rissen der DRK-Schwesternschaft,
Suurheid 20, 22559 Hamburg

Dr.med. Gisela **Huse-Kleinstoll**
Abteilung für Medizinische Psychologie,
Universitäts-Krankenhaus Eppendorf,
Martinistr. 52, 20246 Hamburg

Prof.Dr.med. Paul L. **Janssen**
Westfälisches Zentrum für Psychiatrie,
Psychotherapie und Psychosomatik,
Marsbruchstr. 179, 44287 Dortmund

Dr.phil.Dipl.-Psych. Astrid **Junge**
Abteilung für Psychosomatik und Psychotherapie
Universitäts-Krankenhaus Eppendorf,
Martinistr. 52, 20246 Hamburg

Dr.med. Brigitte **Junkert-Tress**
Klinik für Psychosomatische Medizin und Psychotherapie Düsseldorf,
Bergische Landstr. 2, 40629 Düsseldorf

Dr.med. Eva **Keil-Kuri**
Etterschlagerstr. 7, 82234 Weßling

Prof.Dr.phil.Dr.med. Uwe **Koch**
Abteilung für Medizinische Psychologie,
Universitäts-Krankenhaus Eppendorf,
Martinistr. 52, 20246 Hamburg

Priv.-Doz. Dr.med. Reinhard **Kreische**
Am Goldgraben 8, 37073 Göttingen

Prof.Dr.med. Joachim **Küchenhoff**
Abteilung Psychotherapie und Psychohygiene,
Psychiatrische Universitätsklinik,
Socinstr. 55A, CH-4051 Basel

Anschriften der Autoren

Prof.Dr.med. Friedhelm **Lamprecht**
Abteilung Psychosomatik und
Psychotherapie,
Medizinische Hochschule Hannover,
Konstanty-Gutschow-Str. 8,
30625 Hannover

Priv.-Doz.Dr.med.Dipl.-Psych.
Ulrich **Lamparter**
Abteilung für Psychosomatik und
Psychotherapie,
Universitätskrankenhaus Eppendorf,
Martinistr. 52, 20246 Hamburg

Dr.med. Michael **Langenbach**
Klinik für Psychosomatische Medizin und
Psychotherapie Düsseldorf,
Bergische Landstr. 2, 40629 Düsseldorf

Prof.Dr.med.Dr.phil. Fritz A. **Muthny**
Insitut für Medizinische Psychologie,
Westfälische Wilhelms-Universität Münster,
Von-Esmarch-Str. 56, 48149 Münster

Prof.Dr.med. Gerd **Overbeck**
Funktionsbereich Psychosomatik,
Klinikum Johann-Wolfgang-Goethe-
Universität,
Theodor-Stern-Kai 7,
60596 Frankfurt/Main

Prof.Dr.med. Friedemann **Pfäfflin**
Abteilung Psychotherapie,
Universitätsklinikum Ulm,
Am Hochsträß 8, 89081 Ulm

Prof.Dr.med. Reinhard **Plassmann**
Burg-Klinik,
Burgstr. 19, 36457 Stadtlengsfeld

Priv.-Doz. Gerhard **Reister**
Klinik für Psychosomatische
Dermatologie und
Psychotherapie,
Wersbacher Mühle, 42799 Leichlingen

Prof.Dr.phil.Dipl.-Psych. Rainer **Richter**
Psychiatrische und Nervenklinik,
Universitäts-Krankenhaus Eppendorf,
Martinistr. 22, 20246 Hamburg

Dr.med. Klaus **Rodewig**
Internistisch Psychosomatische Fachklinik
Hochsauerland,
Zu den drei Buchen 2,
57392 Bad Fredeburg

Dipl.-Psych. Ursula **Sassenberg**
Psychosomatische Abteilung,
Krankenhaus Rissen der
DRK-Schwesternschaft,
Suurheid 20, 22559 Hamburg

Dr.med. Hans Ulrich **Schmidt**
Abteilung für Psychosomatik und
Psychotherapie,
Universitätskrankenhaus Eppendorf,
Martinistr. 52, 20246 Hamburg

Prof.Dr.med.Dr.rer.nat. Wolfgang **Schneider**
Klinik für Psychosomatik und
Psychotherapeutische Medizin, Medizinische
Fakultät, Universität Rostock,
Gehlsheimer Str. 20, 18147 Rostock

Dr.med. Rainer **Schors**
Abteilung für Psychosomatische Medizin und
Psychotherapie, Städtisches Krankenhaus
München-Harlaching,
Sanatoriumsplatz 2, 81545 München

Dr.phil.Dipl.-Psych. Holger **Schulz**
Abteilung für Medizinische Psychologie,
Universitäts-Krankenhaus Eppendorf,
Martinistr. 52, 20246 Hamburg

Dr.med. Renate **Sechtem**
Psychosomatische Abteilung,
Krankenhaus Rissen der
DRK-Schwesternschaft,
Suurheid 20, 22559 Hamburg

Anschriften der Autoren

Doris **Sondermann**
Psychosomatische Abteilung,
Krankenhaus Rissen der
DRK-Schwesternschaft,
Suurheid 20, 22559 Hamburg

Yvette **Soppa**
Westfälisches Zentrum für Psychiatrie,
Psychotherapie und Psychosomatik,
Dortmund,
Apelbachstr. 7, 44287 Dortmund

Prof.Dr.med. Hubert **Speidel**
Abteilung für Psychotherapie und
Psychosomatik, Universitäts-Nervenklinik,
Niemannsweg 147, 24105 Kiel

Prof.Dr.med. Ulrich **Streeck**
Krankenhaus für Psychotherapie und
Psychosomatische Medizin des Landes
Niedersachsen, Tiefenbrunn,
37124 Rosdorf

Dr.med. Annette **Streeck-Fischer**
Krankenhaus für Psychotherapie und
Psychosomatische Medizin des
Landes Niedersachsen, Tiefenbrunn,
37124 Rosdorf

Priv.-Doz.Dr.phil.Dipl.-Psych. Ulrich **Stuhr**
Abteilung für Psychosomatik und
Psychotherapie,
Universitäts-Krankenhaus Eppendorf,
Martinistr. 52, 20246 Hamburg

Dr.med. Ludwig **Teusch**
Psychiatrische Klinik, Rheinische Landes- und
Hochschulklinik,
Hufelandstr. 55, 45147 Essen

Prof.Dr.med.Dr.phil. Wolfgang **Tress**
Klinik für Psychosomatische Medizin und
Psychotherapie Düsseldorf,
Bergische Landstr. 2, 40629 Düsseldorf

Dr.med. Michael **Trukenmüller**
Psychosomatische Abteilung,
Krankenhaus Ginsterhof,
21224 Rosengarten

Susanne **Tümpel**
Psychosomatische Abteilung,
Krankenhaus Rissen der
DRK-Schwesternschaft,
Suurheid 20, 22559 Hamburg

Dr.med. Eberhard **Wilke**
Curtius-Klinik Malente,
Neue Kampstr. 2, 23714 Malente

Dr.med.M.theol. Herbert **Will**
Knöbelstr. 4a, 80538 München

Bärbel **Zucker**
Psychosomatische Abteilung,
Krankenhaus Rissen der
DRK-Schwesternschaft,
Suurheid 20, 22559 Hamburg

Abkürzungen

ACTH	adrenocorticotrophes Hormon	ECA	Epidemiological Catchment Area
ADIS	Anxiety Disorder Interview Schedule	EDI	Eating Disorder Inventory
		EEG	Elektroenzephalographie
ADS	Allgemeine Depressions-Skala	E-GO	Ersatzkassen-Gebührenordnung
AIDS	aquired immune deficiency syndrome	EKP	Ereigniskorrelierte Hirnpotentiale
		EPI	Eysenck-Persönlichkeitsinventar
AKV	Fragebogen zu körperbezogenen Ängsten, Kognitionen und Vermeidung	FACS	Facial Action Coding System
		FBL	Freiburger Beschwerdenliste
		FEKB	Fragebogen zur Erfassung von Formen der Krankheitsbewältigung
APA	American Psychiatric Association		
BDI	Beck-Depressions-Inventar		
BIV	Biographisches Inventar zur Diagnose von Verhaltensstörungen	FEV	Three-Factor-Eating-Questionnaires
		FKBS	Fragebogen zu Konfliktbewältigungsstrategien
BKS	Blutkörperchensenkung		
B-L	Beschwerden-Liste	FKV	Freiburger Fragebogen zur Schmerzverarbeitung
BMÄ	Bewertungsmaßstab für Ärzte (RVO-Honorarregelung)		
		FMT	Fragebogen zur Messung der Therapiemotivation
BMI	Body mass index		
BSG	Blutsenkungsgeschwindigkeit	FPI	Freiburger Persönlichkeitsinventar
CDAI	Crohn's Disease Activity Index		
CED	Chronisch entzündliche Darmerkrankungen	FSI	Fragebogen zur sozialen Integration
CES-D	Center for Epidemiologic Studies Depression Scale	F-SOSU	Fragebogen zur sozialen Unterstützung
CIDI	Composite International Diagnostic Interview	FSV	Fragebogen zum Schmerzverhalten
		GABA	γ-Aminobuttersäure
CPI	California Psychological Inventory	GBB	Gießener Beschwerdebogen
		GOÄ	Gebührenordnung für Ärzte
CRF	corticotropin releasing factor	GT	Gießen-Test
CRP	C-reaktives Protein	HAMD	Hamilton-Depression-Scale
CT	Computertomographie	HbA1	glykosyliertes Hämoglobin
DAG	Disrupted Attachment Group	HIV	human immunodeficiency virus
DAKBT	Deutscher Arbeitskreis für Konzentrative Bewegungstherapie	HLA	human lymphocytic antigen
		HSAL	Hamburger Schmerz-Adjektiv-Liste
DCCV	Deutsche Morbus-Crohn/Colitis-ulcerosa-Vereinigung		
DIPS	Diagnostisches Interview bei psychischen Störungen	IISV	Herpes-simplex-Virus
		HZI	Hamburger Zwangsinventar
DMI	Defense Mechanism Inventory	IAF	Interaktions-Angst-Fragebogen
DNCB	2,4-Dinitrochlorbenzol	IASP	International Association for the Study of Pain
DNS	Desoxyribonukleinsäure		
DSM	Diagnostic and Statistical Manual (of Mental Disorders)	ICD	Internationale Klassifikation von Krankheiten, Verletzungen und Todesursachen
DSI	Zung Depression Status Inventory		

Abkürzungen

IDDM	insulin-dependent diabetes mellitus		Syndrom
IDS	Inventar depressiver Symptome	RIG	Representation of Interaction Generalized
Ig	Immunglobulin	RMSS	Revidierte mehrdimensionale Schmerzskala
IgE	Immunglobulin E		
IIP	Inventar interpersoneller Probleme	RVO	Reichsversicherungsordnung
		SAS	Self Rating Anxiety Scale
IL	Interleukin	SAS	Social Adjustment Scale
ILCO	Deutsche Ileostomie/Colostomie/Urostomie-Vereinigung	SASB	Strukturale Analyse sozialen Verhaltens
ILE	Inventar zur Erfassung lebensverändernder Ereignisse	SBAK	Stuttgarter Bogen zur Selbstbeurteilung von Abwehrkonzepten
IMPS	Inpatient Multidimensional Psychiatric Scale	SCAN	Schedules for Clinical Assessment in Neuropsychiatry
KB	Katathymes Bilderleben		
KHK	Koronare Herzkrankheit	SCL	Symptom Check List
KiP	Katathym imaginative Psychotherapie	SDS	Self-Rating Depression Scale
		SEBV	Skala zur Erfassung des Bewältigungsverhaltens
KSI	Kieler Schmerzinventar		
KV	Kassenärztliche Vereinigung	SES	Schmerzempfindungsskala
LCU	Life Change Units	SKAT	Schwellkörper-Autoinjektions-Therapie
MADRS	Montgomery-Asberg Depression Rating Scale		
		SKID	Structured Clinical Interview for DSM-III-R
MEL	Münchener Ereignisliste		
MMPI	Minnesota Multiphasic Personality Inventory	SRRS	Social Readjustment Rating Scale
		STAI	State-Trait-Angst-Inventar
MODY	Maturity Onset of Diabetes in Youth	STAPP	Short-Term Provoking Psychotherapy
MPQ	McGill Pain Questionnaire		
MRFIT	Multiple Risk Factor Intervention Trail	STDP	Short-Term Dynamic Psychotherapy
		SVF	Streßverarbeitungsbogen
NI	Narzißmusinventar	TAT	Thematischer Apperzeptionstest
NIDDM	non-insulin-dependent diabetes mellitus	TBG	Thyroxinbindendes Globulin
		TSH	thyroid stimulating hormone = Thyreotropin
NK-Zellen	natürliche Killerzellen		
NLP	neurolinguistische Programmierung	VAS	visuelle analoge Skalen
		VB	Vereinbarung über die Durchführung von Psychotherapien, Teil B
NMR	Kernspintomographie (nuclear magnetic resonance)		
NSAR	nichtsteroidales Antirheumatikum	VLDL	very low density lipids
OPD	Operationale Psychodynamische Diagnostik	WCCL	Ways of Coping Checklist
		WCGS	Western Collaborative Group Study
p	Signifikanzbereich		
16-PF	16-Persönlichkeitsfaktoren-Test	WHO	Weltgesundheitsorganisation
PET	Positron-Emissions-Tomographie	WHYMPI	West Haven-Yale Multidimensional Pain Inventory
PsychPV	Psychiatrische Personalverordnung		
PTDS	Posttraumatic Stress Disorder	ZNS	zentrales Nervensystem

Kapitel 1

Sozioökonomischer Standpunkt

1.1 Historische Entwicklung des Fachgebiets Psychosomatik/Psychotherapie in Deutschland

Adolf-Ernst Meyer

Was seit dem Ärztetag 1992 »**Psychotherapeutische Medizin**« heißt, hat sich der Sache nach in den 10er und 20er Jahren unseres Jahrhunderts in Deutschland und Österreich entwickelt, bestand in Anwendung von psychoanalytischer Therapie auf Körperkrankheiten und hieß damals schlicht »**Psychosomatik**«.

Marksteine in dieser Entwicklung sind **Groddecks** »Psychische Bedingtheit und psychoanalytische Behandlung organischer Leiden« (Groddeck 1917), **Felix Deutschs** »Über das Anwendungsgebiet der Psychotherapie in der inneren Medizin« (Deutsch 1922a; Deutsch 1922b), wobei dieser Autor dafür den Ausdruck »psychosomatisch« einsetzte. Im selben Jahr veröffentlichte Edoardo Weiss (1922) die Psychoanalyse eines Asthmakranken.

Indes riet **Freud** selber den Psychoanalytikern ab, sich mit der Psychosomatik zu beschäftigen, weil dies das psychoanalytische Denken gefährde: »Von solchen (d.h. psychosomatischen) Untersuchungen mußte ich die Psychoanalytiker aus erziehlichen Gründen fernhalten, denn Innervationen, Gefäßerweiterungen und Nervenbahnen wären zu gefährliche Versuchungen für sie gewesen, sie hatten zu lernen, sich auf psychologische Denkweisen zu beschränken.«[1]

Hier verrät Freud eine erstaunlich niedrige Meinung sowohl von der Widerstandskraft der Psychoanalyse gegenüber der Physiologie wie auch von der Flexibilität und Diskriminationsfähigkeit seiner Schüler.

In der Hochschulmedizin der Weimarer Zeit fand die **Psychoanalyse** paradoxerweise in der **inneren Medizin** mit ihrem psychosomatischen Ansatz mehr Aufnahmebereitschaft als mit ihrem neurosen- und psychosen-therapeutischen Ansatz in der **Psychiatrie**. Dieses Mehr ist allerdings relativ zu sehen. Unter diesen Internisten setzte sich nur von Weizsäcker mit der Psychoanalyse intensiv auseinander; Krehl, von Bergmann und Siebeck vertraten eine mehr allgemeine Berücksichtigung psychischer Faktoren in der Medizin. In der Psychiatrie stand einer teilweisen Rezeption durch Kretschmer, Mauz, Sommer, Störring die Ablehnung durch Jaspers und die erbitterte Gegnerschaft von Bumke, Hoche und de Crinis sowie die Gleichgültigkeit der schweigenden Mehrheit entgegen. Dies ist aus zwei Gründen paradox:

- Erstens steht Psychoanalyse der Psychiatrie am nächsten und wurde deswegen in anderen Ländern auch übernommen – besonders intensiv in den USA und (mit gewissen kritischen Einschränkungen) in der Schweiz, Holland, Frankreich und Ungarn.
- Ferner waren diejenigen Psychoanalytiker (Abraham, Freud, Jung), welche die Psychoanalyse auf speziell psychiatrische Krankheiten anwendeten, deutlich angesehener und bekannter.

Die von Freud verordnete Schmuddelkind-Position der Psychosomatik innerhalb der Psychoanalyse verbesserte sich ab 1950 dank **Franz Alexander** erheblich, aber nicht vollständig (Alexander 1950). Er hatte eine Theorie entwickelt, in welcher er für sieben Körperkrankheiten, die sogenannten »**Heiligen Chicago Sieben**«, je einen bestimmten unbewußten Konflikt beschrieb, welcher diese Krankheiten jeweils (mit)determinierte. Dabei hatte Alexander genau das getan, was Freud für derart gefährlich hielt: Er hatte Psychologie und Physiologie zusammengebracht.

- Zum Beispiel führte beim **Ulcus-duodeni-Kranken** der unbewußte Wunsch nach Nährend-versorgt-Werden zu einer »Scheinfütterungs«-Physiologie des Magens, wie sie aus Pawlows Experimenten bekannt war, und über diese zu einer »Andauung« der Magenschleimhaut.
- Oder die unbewußte Erwartung eines **Hypertonikers**, sich nächstens gegen einen

---

[1] Brief Freuds an V. v. Weizsäcker 1932

Angriff körperlich wehren zu müssen, führte zu einer ergotropen Hochstellung des Blutdrucks, was von Uexküll später sehr treffend »Bereitstellungs-Krankheit« nannte.

Da in dieser Theorie die jeweilige Art der physiologischen Veränderungen mit der Wunschrichtung des zugehörigen unbewußten Konflikts oder auch dessen Abwehr (oder beidem) biologisch zweckmäßig verbunden waren, verstand Alexander diese Konflikte als »spezifische«, und taufte sie auch so. Dies bedeutete gleichzeitig, daß man bei einem an einer der »Heiligen-Chicago-Sieben«-Krankheiten Leidenden auch den zugehörigen spezifischen Konflikt finden konnte – ähnlich wie Tbc-Bakterien bei einem Tuberkulösen.

Da Psychoanalytiker exquisit für die Behandlung unbewußter Konflikte ausgebildet waren, konnten sie sich in der Alexander-Theorie zuhause fühlen – darüber hinaus legte diese ihnen nahe, das Feld »Psychosomatik« für sich zu beanspruchen.

Dadurch, daß Alexander nur bestimmte Krankheiten zu »psychosomatischen« erklärte (deren schließliche Zahl er offen ließ), für welche damit dann Psychoanalytiker zuständig wurden, eröffnete er eine **Psychosomatik als Spezialdisziplin**.

Zuvor – 1943, im allererersten Lehrbuch der Psychosomatik (Weiss u. English 1943), forderten **Weiss** und **English** eine **holistische Psychosomatik**: »Psychosomatik ist ... so alt wie die Kunst des Heilens selber. Sie ist keine Spezialität, sondern eine Sehweise, die für alle Aspekte von Medizin und Wundartzney gilt. Es geht nicht darum, das Soma weniger, sondern darum, die Psyche mehr zu studieren.«

In der Tat findet man diese Konzeptualisierung bereits über 2000 Jahre früher in **Platos** Dialog des Charmides: »Wie Du ein Auge nicht behandeln kannst, ohne den ganzen Kopf zu behandeln, kannst Du den Kopf nicht behandeln ohne den ganzen Menschen zu behandeln«.

Der Unterschied zu Alexanders Konzeption besteht darin, daß hier nicht bestimmte Krankheiten als »psychosomatisch« ausgezeichnet werden, sondern daß die **»psychosomatische Sehweise« für** die **gesamte Medizin** gilt. In ihrer Formulierung legen sich Weiss und English nicht fest, auf welche Weise ihr psychosomatischer Holismus erreicht werden soll, aber ihre Fallbeispiele zeigen, daß dies durch interdisziplinäre Kooperation von Psychiater-Analytikern mit Internisten oder anderen »Somatikern« in Kliniken oder Polikliniken verwirklicht wird. Dies hat sich in Form der **Consultation-Liaison-Psychiatrie-Psychosomatik** besonders in den USA weiterentwickelt.

Dem setzt vor allem von Uexküll die **»Integrative Psychosomatik«** als drittes Modell entgegen: Jeder Arzt sollte genau so selbstverständlich über psychosoziale Grundkenntnisse und Kompetenzen verfügen, wie er sich solche über Anatomie, Physiologie oder Pharmakologie erworben hat. Nur so ist eine wirklich adäquate medizinische Versorgung zu erreichen. Das spezialistische Modell führt zu »Ärzten für die Seele« und »Ärzten für den Körper«, eine Teilung, welche vor allem in der primärärztlichen Betreuung durch konsiliarische Konsultationen nicht wirksam reintegriert werden kann.

Unberührt von der erwähnten Aufwertung der psychoanalytischen Psychosomatik durch Alexander blieb die Ablehnung der – nun bundesrepublikanischen – Psychiater gegen Psychoanalyse oder psychodynamische Psychotherapie bis in die 60er Jahre wirksam, was erhebliche Konsequenzen hatte:

- Zum einen erwarben sich BRD-Psychiater nur ausnahmsweise Kompetenzen in Psychotherapie.
- Zum anderen behielten sie dadurch auch ihre Rolle als Ärzte für Geisteskranke mit entsprechender hoher Prestige-Barriere.

Aus Letzterem folgte, daß sich entsprechend Kranke vorwiegend an Allgemeinärzte oder Internisten um Hilfe wandten – unter Berufung auf ihre Erschöpfung, ihre Tachykardien, Schweißausbrüche, etc. Es war die hohe Zeit der Diagnose »vegetative Dystonie«. Die selbstkritischen und menschenkennenden unter diesen Ärzten motivierten solche Kranke gegen erheblichen Widerstand, einen Psychiater aufzusuchen. Ihre Patienten kamen wie Bumerange zurück, der psychiatrische Konsilbericht lautete sinngemäß. »Kein Anhaltspunkt für eine Psychose. Wir empfehlen Bellergal«.

Dies bewog eine Reihe führender Internisten, zum Beispiel Curtius, Heilmeyer, Jores, Seitz, von Uexküll dazu, in den 50er und frühen 60er Jahren eigene **psychotherapeutische Abteilungen** einzurichten, oder – bei Einverständnis ihrer Fakultät – eigenständige Kliniken. Gegenüber der Vorkriegs-Ära gab es einen gewichtigen Unterschied: Heilmeyer ausgenommen waren diese Pioniere alle selber praktizierende Psychotherapeuten. Davon unabhängig und früh gründete Mitscherlich mit Rockefeller-Foundation-Unterstützung die psychosomatische Klinik in Heidelberg.

Da diese Abteilungen über psychotherapeutische Kompetenz verfügten, welche in »der« Psychiatrie nicht vorhanden war, wurden in jenen keineswegs nur (aber auch) Psychosomatosen behandelt, sondern ebenso (teilweise sogar häufiger) Neurosen und Charakterprobleme sowie funktionelle Sexualstörungen. Dennoch hießen diese Institutionen durchwegs »psychosomatisch« (wahrscheinlich aus Rücksicht auf die psychiatrischen Kollegen – was auch heißen kann: um Reibungen mit diesen zu vermeiden).

Damit gewann der Begriff »Psychosomatik« einen gewissen **prestigeschonenden Tarn- und Deck-Charakter**, den alle Beteiligten (Patienten, Angehörige, Zuweisende und Ausübende) gerne nutzten. Die zweite Hälfte der Benennung, nämlich »Somatik«, verlieh auch Phobien oder Schweißausbrüchen den Ernst einer ernsthaften Krankheit, und außerdem vermittelte das Epitheton »psychosomatisch« das Charisma eines schwer verständlichen und deshalb umso bedeutungsvolleren Leidens.

Mit der Einrichtung eines **Prüfungsfachs »Psychosomatik und Psychotherapie«** – in der Ärztlichen Approbationsordnung von 1970 – »legitimierte« (im juristischen Sinn dieses Wortes) die Bundesregierung diese Entwicklung und schuf gleichzeitig eine gewisse Enttarnung, denn diese neue Benennung zeigte auf, daß es in diesem Fach zentral um Psychotherapie ging.

Spätestens ab 1975, dem Zeitpunkt der **»Enquête zur Lage der Psychiatrie«** wurde der BRD-Psychiatrie voll bewußt, daß sie mit der Psychotherapie einen zentral wichtigen Teilbereich ihres Faches abgegeben hatte. Der damalige Versuch einer Heimholung mißglückte, die »Enquête« beharrte auf einem zweiteiligen Versorgungsstrang:
- dem psychiatrischen und
- dem psychotherapeutisch-psychosomatischen.

Ein erneuter Versuch, diesmal mit Hilfe der Facharztbezeichnungen, die Psychotherapie in das Mutterland »Psychiatrie« heimzuholen, führte zu einem Teilerfolg: Zwar schuf der Ärztetag 1992 einen **Facharzt »Psychiatrie und Psychotherapie«**, aber gleichzeitig auch einen für **»Psychotherapeutische Medizin«**.

In der beschriebenen Periode ab 1950 kam es zudem zu zwei weiteren Entwicklungen:
- Erstens entstand die **Verhaltenstherapie**, welche zwar zuerst neurotische Störungen wie Phobien oder Bettnässen oder auch Verhaltensdefizite bei Psychosen therapierte, dann aber bald auch funktionelle Psychosomatosen und organisch bedingte Defizite wie zum Beispiel Skoliosefehlhaltungen oder postoperative Harninkontinenz. Für die letzten beiden Beispiele ist Verhaltensmedizin ein zutreffender Ausdruck. Allerdings wird dieser auch propagandistisch überdehnt, als ob er das Gesamt der Psychotherapie abdecke, die dann – nomen est omen – in allererster Linie Verhaltenstherapie sei. Festzuhalten bleibt: Psychotherapeutische Medizin wird in jedem Fall auch Verhaltenstherapie und Verhaltenstherapeuten umfassen.
- Zweitens tritt zu dieser internationalen Entwicklung eine rein nationale. In der BRD entwickelte sich die Tarn- und Deck-Psychosomatik überproportional stark in einem Teilbereich der BRD-Medizin, nämlich in demjenigen der **stationären Rehabilitation**.

Betrachtet man die **Zunahme** der **Betten**, welche für **»Psychosomatik«** ausgewiesen sind, für die 40 Jahre von 1950 bis 1990, so steigt diese im »Akutbereich«, also in demjenigen, welcher von den Krankenkassen finanziert wird, von ca. 100 auf 1253, also 12fach. Im **Rehabilitationsbereich**, für welchen die Rentenversicherer zu bezahlen haben, um die Arbeitsfähigkeit ihrer Versicherten zu sichern oder wiederherzustellen, findet sich ein Anstieg von ca. 200 auf 7064 Betten, also ein 35facher.

Zusammen mit noch anderen Indikatoren wurde daraus im »Forschungsgutachten« (Meyer et al. 1991) gefolgert, daß sich in der BRD eine Unter- und Fehlversorgung dergestalt findet, daß meist erst bei Erwägung einer Berentung, also zu spät und dann stationär, statt früh und ambulant psychotherapiert wird.

Aus dieser Entwicklung – unabhängig davon, wie zweckmäßig sie ist – folgt, daß psychotherapeutische Medizin in unserem Lande in zwei erheblich unterschiedlichen Formen stattfindet (s. Tab. 1-1):

Tab. 1-1 Psychotherapeutische Medizin: ambulant versus stationär

Ambulant	Stationär
im gewohnten Lebensraum (nur im Gruppensetting eine Art therapeutische Gemeinschaft)	in »totaler Institution« mit therapeutischer Gemeinschaft
Psychotherapie-motiviert (oder bald abbrechend)	oft Psychotherapie-unmotiviert, Abbrechen jedoch fast ausgeschlossen
monomethodisch	polymethodisch: Einzel- und Gruppentherapie, tiefenpsychologisch, verhaltenstherapeutisch, Entspannungs- und Gestaltungsverfahren, Physiotherapie und Sport
nur ein Therapeut	Vielzahl von Therapeuten plus Pflegepersonal, deren Erfahrungen in Spezialsitzungen »integriert« werden
Wochenfrequenz 0,5 bis 5	täglich mehrere therapeutische Interventionen
Gesamtdauer 25 Wochen bis 2–4 Jahre	Gesamtdauer kurz: 4 bis 8 Wochen, nur in Spezialfällen mehrere Monate

- Der Prototyp **ambulanter Psychotherapie** besteht in einem Therapeuten, der seinen Einzelpatienten, welcher in seinem Lebensraum verbleibt, mit einer (seiner) Methode relativ niederfrequent über einen längeren Zeitraum (ein halbes bis mehrere Jahre) behandelt.
- In der **stationären Psychotherapie** dagegen wirkt eine Gruppe von Behandlern (wozu auch die Krankenschwestern gehören) in einer totalen Institution mit einer Vielfalt von Methoden auf eine Gruppe von Patienten ein, was hochfrequent (mehrere Interventionen pro Tag) aber nur über einen kurzen Zeitraum (4–8 Wochen, nur ausnahmsweise deutlich länger) geschieht.

Die Vergleichbarkeit dieser verschiedenen Psychotherapieformen wird vielfach eingeschränkt. Bereits die Kombinationen aus tiefenpsychologischen, verhaltenstherapeutischen, körperzentrierten und gestaltungsbezogenen Elementen wechseln von Klinik zu Klinik. Ferner erhalten ambulante, akut-stationäre und rehabilitativ-stationäre Settings jeweils systematisch andere Patientengruppen. Andererseits findet dadurch ein »Naturexperiment« in großem Maßstab statt, welches sich ideal eignen würde, mit den Methoden der differentiellen Psychotherapie-Effizienzforschung aus diesen vielfältigen Kombinationen herauszufinden, welches Therapieelement bei welchem Kranken, in welchem Zeitpunkt und welcher Reihenfolge, in welcher Kombination und »Dosierung« welche Effekte bewirkt.

Dies ist eine äußerst mühsame und methodisch schwierige, aber lohnende Zukunftsaufgabe, welche mit Sicherheit dadurch gefördert werden wird, daß in einer Situation der Verteilungskämpfe um knappe Ressourcen sowohl Betroffene (Kranke und Angehörige) wie Verantwortliche (Gesundheitspolitiker, Solidarversicherungen, zuweisende Ärzte) nach Qualitätssicherung und Kosten-Nutzen-Effizienz fragen werden. Dies heißt nichts weniger, als daß die Frage »Ist psychotherapeutische Medizin ihr Geld wert« abgelöst wird von derjenigen »Welche Form für welche Störung ist die zweckmäßigste und wirschaftlichste?«
Der Wissenschaftsrat (1986, S. 77) hat der bundesrepublikanischen Psychosomatik bescheinigt, daß sie „einen außerordentlich raschen Ausbau" erfahren hat. Dies ist voll zutreffend: Die bundesrepublikanische Psychosomatik hat – dank der ärztlichen Approbationsordnung von 1970 – in nur einem Jahrzehnt den Sprung vom Elend in die Armut geschafft. Wie oft in der Geschichte ist solche Armut äußerst kostspielig für ihre reichere Umgebung.
In Tabelle 1-2 sind einige Daten über die **Häufigkeit psychosomatisch-psychoneurotischer Störungen** in hochindustrialisierten Sozietäten, hier in der BRD, zusammengestellt. Diese Zahlen werden erst durch die Zusatzinformation dramatisch, daß unser Gesundheitswesen für diese 11,3 % (minimal) bis 38 % (maximal) seiner Kranken unter 1 % seiner Gesamtkosten aufwendet.
Lediglich zu der Klinikrepräsentanz (Haag et al. 1989) sei folgendes ergänzt: Obwohl diese

Sozioökonomischer Standpunkt

Tab. 1-2 Prävalenzen psychosomatisch-psychoneurotischer Störungen an verschiedenen Stellen des medizinischen Versorgungsnetzes in der BRD

Prävalenzart	Psychosomatische Störungen (%)	Neurosen (%)	Persönlichkeitsstörungen (%)	Summe (%)	Quelle
In der Bevölkerung	—	—	—	11,3	(1)
	11,6	7,16	7,16	25,9	(2)
Praxen	9,0	11,0	1,2	21,2	(3)
Allgemeinarzt	19,9		3,3	23,2	(4)
Internistische Abteilung	—	—	—	38,4	(5)

(1) Dilling et al. (1984): n = 1536; ländlich-kleinstädtische Bevölkerung Oberbayerns.
(2) Schepank (1987): n = 600; Mannheim.
(3) Zintl-Wiegand et al. (1978): n = 1026; Allgemeinpraxen in Mannheim.
(4) Dilling et al. (1978): n = 1274; Allgemeinpraxen in Oberbayern.
(5) Haag et al. (1989): n = 151; neun internistische Abteilungen, Hamburg.

Stichprobe aus Neuaufnahmen in 9 der 11 Allgemein-Krankenhäusern Hamburgs erwartungsgemäß alt war (53,1 % > 65 Jahre) und – ebenfalls erwartungsgemäß – der Anteil an „vorwiegend psychosomatischer Genese" bei den alten Aufnahmen niedriger (> 65–80 Jahre = 18,6 % vs. < 65 Jahre = 51,1 %, p < 0,1 %), entstand ein arithmetisches Mittel von neun internistischen Stationen von 38,4 %.

Aus den Gesamtzahlen folgt, daß eine **adäquate Bevölkerungsversorgung** verlangt, daß die Institutionen für Psychosomatik/Psychotherapie an Hochschulen und an Hochleistungkrankenhäusern mindestens den Personalbestand der lokalzugehörigen Abteilungen für Anästhesiologie oder für Radiologie erreichen. Dies ist in der BRD an keiner Stelle verwirklicht.

Das Beispiel der Anästhesiologie zeigt, daß die Geldgeber sehr wohl bereit sind, ein Fach in wenigen Jahren von Null auf eine arbeitsfähige Größe zu fördern – und der Nachwuchs flexibel genug ist, das Angebot zu füllen. Voraussetzung für einen solchen Ausbau ist allerdings, daß dessen unabdingbare Notwendigkeit offenkundig wird. Das hat die Psychosomatik nicht geschafft. Unsere Schlußfolgerung ist: Sie wird es auch nicht schaffen, solange sie sich auf humanitäre, holistische oder psychogenetische Aspekte beruft. Sie wird es nur schaffen, wenn sie ökonomisch argumentiert.

Andere Zahlen zeigen, daß **zwischen Erkrankung** und kompetenter **Behandlung** dramatische und enorm kostspielige **Verzögerungen** auftreten. Abbildung 1-1 zeigt, daß bei Patienten, welche 1979 in unserer Ambulanz zur Vorstellung kamen, 2 bis 3 Jahre vergangen waren, bis sie erstmals einen Arzt aufsuchten.

Danach vergingen weitere 3 bis 8 Jahre, bis sie einem Spezialisten zugewiesen wurden. Das Intervall danach – bis zu adäquater Therapie – ist erfreulich kurz.

Die daneben angegebenen Zahlen von Sturm und Zielke (1988) aus einer psychosomatischen Fachklinik in Bad Dürkheim zeigen, daß sich 1988 – fast 10 Jahre später – an diesen Verzögerungen nichts Wesentliches geändert hat.

Diese Verzögerungsjahre sind hoch kostenträchtig. Sturm und Zielke (1988) haben ausgerechnet, daß in ihrer Dürkheimer Stichprobe 38% ihrer Patienten über 1 Jahr ununterbrochen krank geschrieben waren. Dazu addieren sich die Kosten für Wiederholungs- und Verlegenheitsdiagnostik und für Psychopharmaka über viele Jahre.

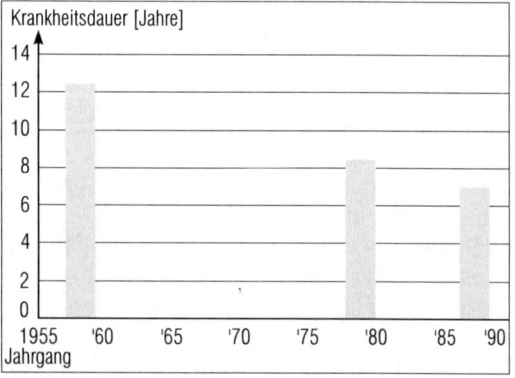

Abb. 1-1 Anamnesedauer bis Psychotherapiebeginn. Quellen: für 1957: Bärwolf (1958/59), für 1979: Reimer et al. (1979), für 1988: Sturm u. Zielke (1988).

Dies zeigt, daß in den 15 Jahren seit dem vom Wissenschaftsrat als „außerordentlich rasch" eingestuften Ausbaus (mit Pflichtunterricht für die Studenten) sich keine faßbaren Veränderungen erreichen ließen.

Aus diesen Daten folgt, daß innerhalb der medizinischen Fakultät der Studentenunterricht dergestalt intensiviert werden muß, daß unsere zukünftigen Ärzte über psychosoziale Kompetenzen verfügen, welche die geschilderten kostspieligen Verzögerungen minimieren und sie außerdem instand setzen, Krisenreaktionen und leichtere psychosomatische Störungen selber zu behandeln.

Durch die Aufnahme der psychosomatischen Grundversorgung in die Psychotherapierichtlinien 1987 und die Einführung des **Facharztes für psychotherapeutische Medizin** durch den 95. Ärztetag 1992 wurden zwei wesentliche Schritte in der Weiterentwicklung der psychotherapeutisch-psychosomatischen Versorgung der Bevölkerung getan. Es gibt dadurch ein dreistufiges **Fort- und Weiterbildungsmodell** (vgl. Kap. 1.2):

- Die Fortbildung in **psychosomatischer Grundversorgung** ist mittlerweile obligat für alle medizinischen Fachgebiete, sie richtet sich primär an somatisch tätige Ärzte, berechtigt zur Abrechnung spezieller Ziffern in der Gebührenordnung und ermöglicht psychotherapeutische Leistungen auf der Ebene der primär ärztlichen Versorgung. Die Curricula bestehen neben der theoretischen Vermittlung von Grundlagenkenntnissen entsprechender Krankheitsbilder und therapeutischer Verfahren auch in der praktischen Vermittlung verbaler Interventionstechniken, von Entspannungsverfahren und Balint-Gruppenarbeit. Damit scheint ein wesentlicher Schritt getan in die Richtung der Integration psychosozialer Aspekte in die somatische Medizin.
- Die Zusatzbezeichnungen **Psychotherapie** und **Psychoanalyse**, bislang die einzigen Möglichkeiten für die Zulassung zur kassenärztlichen Versorgung, ändern sich durch die Einführung des Facharztes. Beide Zusatzbezeichnungen können weiterhin berufsbegleitend erworben werden, diejenige für Psychotherapie ist sowohl tiefenpsychologisch wie auch verhaltenstherapeutisch ausgerichtet. Die Elemente der Weiterbildung mit Theorie, Selbsterfahrung und Durchführung eigener Therapien unter Supervision sind erhalten geblieben, jedoch im Umgang verändert und mit den Weiterbildungsbestandteilen des Facharztes für psychotherapeutische Medizin kombinierbar. Diese Aussage gilt zunächst nur vorläufig, weil die Ausführungsbestimmungen in Form der Richtlinien in Länderhoheit sind und viele Bundesländer die entsprechenden Richtlinien noch nicht erlassen haben. Beide Zusatzbezeichnungen können mit jedem Facharzt kombiniert werden.
- Das neue Fachgebiet **„Psychotherapeutische Medizin"** umfaßt die „Erkennung, psychotherapeutische Behandlung, die Prävention und Rehabilitation von Krankheiten und Leidenszuständen, an deren Verursachung psychosoziale Faktoren, deren subjektive Verarbeitung oder körperlich-seelische Wechselwirkungen maßgeblich beteiligt sind" (Janssen und Hoffmann 1994). Die Weiterbildung erstreckt sich über 5 Jahre, erfolgt hauptberuflich und enthält 3 Jahre Tätigkeit in der psychotherapeutischen Medizin, 1 Jahr in der inneren Medizin und 1 Jahr in der Psychiatrie. Vorgesehen ist auch die Anerkennungsfähigkeit ganztägiger Weiterbildungszeit in anderen Fachgebieten. Auch hier gilt der Aspekt der Vorläufigkeit, da viele Landesärztekammern die endgültigen Richtlinien noch nicht beschlossen und verabschiedet haben. Die Weiterbildung kann sowohl mit einem psychoanalytischen wie auch einem verhaltenstherapeutischen Schwerpunkt erfolgen, der Facharzt soll mit den meisten anderen Fachärzten kombinierbar sein.

Mit der aufgezeichneten Entwicklung soll deutlich werden, auf welchem Wege der Bereich Psychotherapie und Psychosomatik sich in der Bundesrepublik Deutschland entwickelt hat und welche Perspektiven sich aus der aktuellen berufspolitischen Situation ergeben. Es bleibt abzuwarten, inwieweit sich der Facharzt für psychotherapeutische Medizin etablieren kann, die Tätigkeit in eigener Praxis mit der notwendigen ökonomischen Basis ausgestattet wird und der entsprechende Versorgungsauftrag auch umgesetzt werden kann.

Literatur

Alexander F. Psychosomatic Medicine. New York: Norton 1950.

Bärwolf H. Katamnestische Ergebnisse stationärer analytischer Psychotherapie. Z Psychosom Med 1958/59; 5: 80-91.

Deutsch F. Psychoanalyse und Organkrankheiten. Int Z Psychoanal 1922a; 8: 290-306.

Deutsch F. Über das Anwendungsgebiet der Psychotherapie in der Innern Medizin. Wiener Med Wschr 1922b; 72: 809-16.

Dilling H, Weyerer S, Castell R. Psychische Erkrankungen in der Bevölkerung. Stuttgart: Enke 1984.

Dilling H, Weyerer S, Enders I. Patienten mit psychischen Störungen in der Allgemeinpraxis und ihre psychiatrische Überweisungsbedürftigkeit. In: Psychiatrische Epidemiologie. Häfner H (Hrsg.). Berlin, Heidelberg, New York, Tokyo: Springer 1978; 135-160.

Groddeck G. Psychische Bedingtheit und psychoanalytische Behandlung organischer Leiden. Leipzig: Hirzel 1917.

Haag A, Stuhr U, Wienke T. Psychosomatische Aspekte bei alten Menschen in der stationären Versorgung. In: Zukunftsaufgaben der Psychosomatischen Medizin. Speidel H, Strauß B (Hrsg.). Berlin, Heidelberg, New York, Tokyo: Springer 1989.

Janssen PL, Hoffmann SO. Profil des Facharztes für Psychotherapeutische Medizin. Psychotherapeut 1994; 39: 195-201.

Meyer A-E, Richter R, Grawe K, Graf von der Schulenburg J-M, Schulte B. Forschungsgutachten zu Fragen eines Psychotherapeutengesetzes. Bonn: Bundesministerium für Jugend, Frauen, Familie und Gesundheit 1991.

Reimer C, Hempfing L, Dahme B. Zatrogene Chronifizierung in der Vorbehandlung psychogener Erkrankungen. Prax Psychother Psychosom 1979; 24: 123-33.

Schepank H. Psychogene Erkrankungen der Stadtbevölkerung. Berlin, Heidelberg, New York, Tokyo: Springer 1987.

Sturm J, Zielke M. Chronisches Krankheitsverhalten: Die klinische Entwicklung eines neuen Krankheitsparadigmas. Prax Klin Verhaltensmed Reha 1988; 1: 17-27.

Wissenschaftsrat. Empfehlungen zur klinischen Forschung in den Hochschulen. Köln 1986.

Weiss E. Psychoanalyse eines Falles von nervösem Asthma. Int Z Psychoanal 1922; 8: 440-55.

Weiss E, English OS. Psychosomatic medicine. The application of psychopathology to general medicine. Philadelphia, London: Saunders 1943.

Zintl-Wiegand A, Schmidt-Maushardt C, Leisner R, Cooper B. Psychische Erkrankungen in Mannheimer Allgemeinpraxen. In: Psychiatrische Epidemiologie. Häfner H (Hrsg.). Berlin, Heidelberg, New York, Tokyo: Springer 1978.

1.2 Weiter- und Fortbildung in der psychosomatischen und psychotherapeutischen Medizin

Paul L. Janssen

Nach jahrzehntelangen Diskussionen und Auseinandersetzungen (vgl. Janssen 1984, 1993a, 1993b) ist sowohl vom Deutschen Ärztetag 1992 in der Musterweiterbildungsordnung wie in den Psychotherapie-Richtlinien zu der vertragsärztlichen Versorgung 1986 ein dreistufiges Weiter- und Fortbildungskonzept für den psychosomatisch-psychotherapeutischen Versorgungsbereich verabschiedet worden (vgl. Faber u. Haarstick 1994). Sowohl nach den Beschlüssen zur ärztlichen Weiterbildungsordnung wie nach den Psychotherapie-Richtlinien sind drei **Ebenen der psychosomatisch-psychotherapeutischen Versorgung** zu unterscheiden:

▶ **Die psychosomatische Grundversorgung**

Sie soll die Basisversorgung sichern, das heißt den psychosomatischen Verständnisansatz in die hausärztliche und auch klinische Versorgung integrieren helfen. In der hausärztlichen Versorgung ist dies in der neuen Weiterbildungsordnung im Facharzt für Allgemeinmedizin realisiert. In der Facharztweiterbildung ist zwar die psychosomatische Grundversorgung als Qualifikationsmerkmal aufgenommen worden, jedoch in den Weiterbildungsrichtlinien noch nicht inhaltlich entsprechend den Psychotherapie-Richtlinien übernommen worden.

▶ **Zusatzbezeichnung Psychotherapie**
Die zukünftigen Gebietsärzte, insbesondere für Allgemeinmedizin, können darüber hinaus auch berufsbegleitend die Zusatzbezeichnung »Psychotherapie« erwerben und in ihrem Gebiet psychotherapeutisch tätig werden. Dazu werden sie entweder in tiefenpsychologischer Psychotherapie oder in Verhaltenstherapie weitergebildet.

▶ **Gebietsarzt für psychotherapeutische Medizin**
Auf der spezialistischen Ebene ist der Facharzt für Psychiatrie und Psychotherapie und der Facharzt für Kinder- und Jugendpsychiatrie-/psychotherapie formuliert worden. Diese Fachärzte haben ihren Schwerpunkt in der Behandlung psychiatrischer Krankheitsbilder, wohingegen beim Facharzt für psychotherapeutische Medizin der Schwerpunkt auf der Behandlung psychosomatischer und psychoneurotischer Erkrankungen liegt.
Fachärzte können berufsbegleitend die Zusatzbezeichnung »Psychoanalyse« erwerben, womit sie besondere Kenntnisse und Erfahrungen in der psychoanalytischen Langzeitbehandlung erwerben (s. S. 12).

1.2.1 Psychosomatische Grundversorgung

Die psychosomatische Grundversorgung ist als vertragsärztliche Versorgungsleistung anerkannt. Sie ermöglicht jedem niedergelassenen Arzt, einen psychosomatischen Verständnisansatz in sein diagnostisches wie therapeutisches Handeln einzubeziehen, und stellt gewissermaßen die »Basisversorgung« dar.

> **Definition**
>
> In der **psychosomatischen Grundversorgung** soll der Arzt bei Untersuchung und Behandlung die biologischen, psychologischen und sozialen Anteile im Krankheitsgeschehen in eine Gesamtdiagnose integrieren und diese Aspekte hinsichtlich ihrer ätiologischen Bedeutung gewichten. Er kann die Indikation zu somatischen Verfahren, aber auch zu psychotherapeutischen Verfahren stellen und die Stellung dieser Verfahren im Gesamtbehandlungsplan entsprechend dem aktuellen Krankheitsgeschehen bestimmen.

Hinsichtlich des therapeutischen Handelns des Arztes ist die Zielsetzung begrenzt. Es geht einmal um eine Einsichtsvermittlung in die Zusammenhänge von körperlichen Erkrankungen und psychologischen Vorgängen, und es geht um den Einsatz verbaler Interventionen sowie übender und suggestiver Techniken, zum Beispiel autogenes Training. Zentrales Element der psychosomatischen Grundversorgung ist die Neubewertung der Arzt-Patient-Beziehung, die Förderung der kommunikativen Kompetenz des Arztes im Sinne von Balint.
In den Psychotherapie-Richtlinien (vgl. Faber u. Haarstrick 1994) werden die **Qualifikationen** festgelegt: »Die Teilnahme des Arztes an der psychosomatischen Grundversorgung setzt mehrjährige Erfahrung in selbständiger ärztlicher Tätigkeit, Kenntnisse in der Theorie einer psychosomatisch orientierten Krankheitslehre und reflektierte Erfahrungen über die therapeutische Bedeutung der Arzt-Patient-Beziehung voraus.«
Um diese **Qualifikation** zu **erwerben**, ist nach den Psychotherapie-Vereinbarungen in ihrer jüngsten Fassung ab 1.1.1994 ein Curriculum in Kraft, das 80 Stunden umfaßt. Neben der mindestens dreijährigen Erfahrung in selbstverantwortlicher ärztlicher Tätigkeit muß der Arzt an

- 20 Stunden **Theorieseminaren** teilnehmen, in denen Kenntnisse der Theorie der Arzt-Patient-Beziehung, Kenntnisse und Erfahrungen in psychosomatischer Krankheitslehre und der Abgrenzung psychosomatischer Störungen von Neurosen und Psychosen und Kenntnisse zur Krankheits- und Familiendynamik, Interaktionen in Gruppen, Krankheitsbewältigung und Differentialindikation von Psychotherapie-Verfahren erworben werden.
- Die Erfahrungen in der **Reflexion der Arzt-Patienten-Beziehung** erwirbt er durch kontinuierliche Arbeit in Balint- oder Selbsterfahrungsgruppen von mindestens 30 Stunden Dauer.
- Die Vermittlung der **verbalen Interventionstechniken** soll mindestens 30 Stunden umfassen. Die verbale Intervention ist nach den Psychotherapie-Richtlinien eine besondere Form der ärztlichen Gesprächsführung. Sie orientiert sich an der aktuellen Krankheitssituation und verfolgt das Ziel, die Introspektion des Patienten zu fördern, ihm

Einsicht in die psychosomatischen Zusammenhänge seines Krankheitsgeschehen zu vermitteln und ihm die Bedeutung eventuell krankmachender persönlicher Konflikte erkennbar zu machen. Des weiteren sollen die verbalen Interventionen die Bewältigungsfähigkeiten des Kranken aufbauen. Dies kann auch die Einschaltung von Beziehungspersonen aus dem engeren Umfeld des Patienten erforderlich machen.
- Zu den **übenden** und **suggestiven Techniken**, die der Arzt erlernen soll, gehören das autogene Training, die Relaxationstherapie nach Jacobson und die Hypnosebehandlung.

In der psychosomatischen Grundversorgung als Basisversorgung soll der Arzt die Möglichkeit haben, in sein Handeln auch die psychosoziale Dimension des Krankseins zu integrieren.

1.2.2 Zusatzbezeichnung Psychotherapie

Der Erwerb der Zusatzbezeichnung »Psychotherapie« ermöglicht den stationär oder ambulant tätigen Fachärzten anderer Gebiete, zum Beispiel Allgemeinmedizinern, Internisten, Gynäkologen, Neurologen, Orthopäden und anderen, psychotherapeutische Leistungen in ihr Handeln zu integrieren. In der meist berufsbegleitenden Weiterbildung können zwei Schwerpunkte gewählt werden, entweder ein tiefenpsychologischer oder ein verhaltenstherapeutischer. **Voraussetzung** für den **Erwerb** der Zusatzbezeichnung ist eine zweijährige klinische Tätigkeit, davon ein Jahr Weiterbildung im Fach Psychiatrie und Psychotherapie. Bei Ärzten mit mindestens fünfjähriger praktischer Berufstätigkeit kann dieses Jahr durch den Nachweis entsprechender psychiatrischer Kenntnisse ersetzt werden, die in einem Fachgespräch überprüft werden.

In der dreijährigen berufsbegleitenden **Weiterbildung** werden »besondere Kenntnisse und Erfahrungen« in der Psychotherapie erworben. Dazu muß der Arzt nachweisen:
- Kenntnisse in den **theoretischen Grundlagen** der Psychotherapie, erworben in Kursen und Seminaren von insgesamt 140 Stunden
- Erfahrungen in der psychiatrischen **Diagnostik** durch psychiatrische Anamnese und Befunderhebung bei 60 Patienten
- Erfahrungen in der **Reflexion** der **Arzt-Patient-Beziehung** durch Teilnahme an einer Balint-Gruppe oder verhaltenstherapeutischen Fallbesprechungsgruppe im Umfang von 35 Doppelstunden
- **Selbsterfahrung** von 150 Stunden Einzelselbsterfahrung oder 70 Doppelstunden Gruppenselbsterfahrung im tiefenpsychologischen Schwerpunkt oder 60 Doppelstunden Gruppenselbsterfahrung im verhaltenstherapeutischen Schwerpunkt
- Eingehende Kenntnisse und Erfahrungen in der **Psychotherapie** im **tiefenpsychologischen Schwerpunkt** durch 10 dokumentierte tiefenpsychologisch-biographische Anamnesen und 3 abgeschlossene, kontinuierlich supervidierte und dokumentierte tiefenpsychologische Einzelbehandlungen von insgesamt 150 Stunden (sowohl Einzeltherapien als Behandlungen von Paaren, Familien, Gruppen), im verhaltenstherapeutischen Schwerpunkt durch 10 diagnostische Verhaltensanalysen und 6 abgeschlossene kontinuierlich supervidierte und dokumentierte Behandlungen von insgesamt 150 Stunden (sowohl Einzeltherapie als auch Behandlung von Paaren, Familien und Gruppen)
- Erfahrungen in weiteren **Verfahren**, zum Beispiel in autogenem Training und einem weiteren wissenschaftlich anerkannten Verfahren

Diese Anforderungen zum Erwerb der Zusatzbezeichnung »Psychotherapie« qualifizieren den Facharzt, auch psychotherapeutisch neben seinem Spezialgebiet tätig zu werden.
Da jeder niedergelassene Arzt in seinem Gebiet tätig sein muß, kann die Zusatzbezeichnung Psychotherapie nicht mehr wie früher als »Facharztersatz« zur Ausübung einer psychotherapeutischen Fachpraxis benutzt werden. Hierzu ist der Erwerb der Gebietsbezeichnung Facharzt für psychotherapeutische Medizin erforderlich.

1.2.3 Facharzt für psychotherapeutische Medizin

In der Weiterbildungsverordnung (Ärztetag 1992) ist die psychotherapeutische Medizin folgendermaßen definiert:

> **Definition**
>
> »Die **psychotherapeutische Medizin** umfaßt die Erkennung, psychotherapeutische Behandlung, die Prävention und Rehabilitation von Krankheiten und Leidenszuständen, an deren Verursachung, deren subjektiver Verarbeitung psychosoziale Faktoren und/oder körperlich-seelische Wechselwirkungen maßgeblich beteiligt sind.«

Der **Aufgabenschwerpunkt** liegt in der psychotherapeutischen Behandlung der zahlreichen psychosomatischen Krankheiten und Leidenszustände, der funktionellen Syndrome, der Neurosen und Persönlichkeitsstörungen, aber auch der somatopsychischen Erkrankungen und der psychischen Krankheitsverarbeitungsprozesse. Die psychotherapeutische Medizin ist psychosomatische Medizin im spezialistischen Sinn.

Zur mindestens 5jährigen **Weiterbildung** gehören ein Jahr Innere Medizin und ein Jahr Psychiatrie und Psychotherapie, soweit für die Diagnostik und Behandlung psychosomatischer Krankheiten erforderlich. Im Kernbereich der Weiterbildung, im Gebiet der psychotherapeutischen Medizin, muß der Arzt 3 Jahre hauptberuflich und ganztägig tätig sein, davon 2 Jahre im Stationsdienst.

In der Weiterbildungsordnung und den Weiterbildungsrichtlinien werden folgende Inhalte festgelegt (vgl. ausführlich bei Janssen u. Hoffmann 1994):

- Eingehende Kenntnisse in den **theoretischen Grundlagen**, vermittelt in 240 Stunden Seminaren, Kursen und Praktika, in den naturwissenschaftlichen, psychologischen, psychoanalytischen, lernpsychologischen, sozialwissenschaftlichen Grundlagen, einschließlich der psychiatrischen Nosologie und Klassifikation
- Eingehende Kenntnisse, Erfahrungen und Fertigkeiten in der **Diagnostik** und **Differentialdiagnostik**: differenziert in psychoanalytisch begründeter oder verhaltenstherapeutischer Diagnostik. Es sind 60 psychoanalytisch begründete Erstuntersuchungen oder Verhaltensanalysen unter Supervision nachzuweisen. Der Gebietsarzt soll auch in der Lage sein, die differentielle Indikation für verschiedene Psychotherapien zu stellen und dabei auch die psychiatrischen und somatischen Befunde zu bewerten. Zu den Anforderungen in der Diagnostik können auch die zu erwerbenden Erfahrungen im psychosomatischen Konsiliar- und Liaisondienst sowie in der psychosomatischen Begutachtung gerechnet werden.
- Selbständig und eigenverantwortlich durchgeführte **Psychotherapie**, entweder **tiefenpsychologische Psychotherapien** oder **Verhaltenstherapien**: Dazu gehören im tiefenpsychologischen beziehungsweise im verhaltenstherapeutischen Schwerpunkt die Durchführung von 1500 dokumentierten Behandlungsstunden und 300 Supervisionsstunden, nachzuweisen bei insgesamt 40 Patienten mit einem Schwerpunkt bei psychosomatisch Erkrankten (20 von 40). Dabei sollen jeweils Einzel-, Gruppen-, Paar- und Familientherapien sowie Kurzzeit- und Langzeitverfahren durchgeführt werden. In der jeweils anderen Grundorientierung sollen ein Fallseminar mit 50 Doppelstunden oder Cotherapien von 80 Stunden abgeleistet werden. Über diesen Behandlungsschwerpunkt hinaus erwirbt der Arzt eingehende Kenntnisse, Erfahrungen und Fertigkeiten in den suggestiven und entspannenden Verfahren (autogenes Training und progressive Muskelentspannung oder konzentrative Entspannung), in der supportiven Psychotherapie und der Notfallpsychotherapie und in weiteren erlebnisorientierten und averbalen Verfahren.
- **Einzel-** und **Gruppenselbsterfahrungen** sowie **Balint-Gruppe**: Im tiefenpsychologischen Schwerpunkt sind 150 Stunden Einzelselbsterfahrung und 70 Doppelstunden Gruppenselbsterfahrung erforderlich sowie 50 Doppelstunden Balint-Gruppen. Im kognitiv-behavioralen Schwerpunkt sind 70 Doppelstunden Einzelselbsterfahrung und Erfahrungen in der Gruppe erforderlich sowie 50 Doppelstunden interaktionsbezogene Fallarbeit anstelle von Balint-Gruppenarbeit.

Mit Einführung des Gebietsarztes für psychotherapeutische Medizin trat anstelle der ausschließlich berufsbegleitenden Weiterbildung für Psychotherapie oder Psychoanalyse die klinische Vollzeitweiterbildung in den Kliniken für Psychosomatik und psychotherapeutische Medizin. Erst nach Jahren wird wohl erkannt werden können, daß die hohen Anforderungen an die Qualifikation des Gebietsarztes die psychotherapeutische Krankenversorgung qualitativ verbessert hat.

1.2.4 Zusatzbezeichnung »Psychoanalyse«

Die berufsbegleitende Weiterbildung zur Psychoanalyse ist mit der neuen Weiterbildungsordnung kein Facharztäquivalent mehr wie bisher. Sie dient zur Einübung der Psycho-Fachärzte, zum Beispiel des Facharztes für Psychiatrie und Psychotherapie und des Facharztes für psychotherapeutische Medizin in eine spezielle Behandlungskompetenz, der analytischen Psychotherapie.

Voraussetzung für den **Erwerb** der Zusatzbezeichnung »Psychoanalyse« ist wie bei der Zusatzbezeichnung »Psychotherapie« eine zweijährige klinische Tätigkeit, davon ein Jahr Weiterbildung im Fach der Psychiatrie und Psychotherapie. Die Weiterbildung erfolgt über fünf Jahre berufsbegleitend. Sie umfaßt:
- Eingehende Kenntnisse in der psychoanalytischen **Theorie** in Kursen und Seminaren von 240 Stunden
- Erfahrungen in der **psychiatrischen Diagnostik** (wie in der Zusatzbezeichnung Psychotherapie)
- Erfahrungen in der **psychoanalytischen Diagnostik** mittels Durchführung von 20 kontinuierlich supervidierten dokumentierten psychoanalytischen Erstinterviews
- Erfahrungen in der **analytischen Psychotherapie**: Insgesamt sollen 600 kontinuierlich supervidierte und dokumentierte Behandlungsstunden, davon zwei psychoanalytische Behandlungen von je 250 Stunden durchgeführt werden. Die psychoanalytische Kurz-, Fokal-, Paar-, Familien und Gruppentherapie wird zwar erwähnt, es werden jedoch keine Vorschriften hinsichtlich der Behandlungsstunden genannt.
- **Psychoanalytische Selbsterfahrung** in Form einer Lehranalyse von 250 Stunden kontinuierlich weiterbildungsbegleitend mit 3 Einzelsitzungen pro Woche

Der Erwerb der Zusatzbezeichnung »Psychoanalyse« läßt sich nach diesem Konzept ohne Probleme in eine berufsbegleitende Weiterbildung zu einem der oben genannten Gebietsärzte mit tiefenpsychologisch-psychotherapeutischem Schwerpunkt integrieren (vgl. Janssen 1995).

1.2.5 Weiterbildungsstätten

Die Weiterbildungs- und Fortbildungsstätten der psychosomatischen Grundversorgung, der Zusatzbezeichnungen und der Gebietsbezeichnungen sind nach einer traditionsreichen Entwicklung in der BRD verschieden. Die Weiterbilder sind jedoch häufig identisch, da sie sowohl zur psychosomatischen Grundversorgung, zu den Zusatzbezeichnungen wie auch zum Gebietsarzt für psychotherapeutische Medizin weiterbilden. Dies entspricht der Grundidee des **Drei-Ebenen-Modells** der psychosomatisch-psychotherapeutischen Versorgung.

Weiterbildung in psychosomatischer Grundversorgung

Die psychosomatische Grundversorgung wird nach den Psychotherapie-Richtlinien und -Vereinbarungen und nach der Weiterbildungsordnung im wesentlichen durch eine kontinuierliche Fortbildung oder durch Blockveranstaltungen vermittelt. Fast in allen Landesärztekammern und Kassenärztlichen Vereinigungen der BRD gibt es Gruppen von psychosomatisch und psychotherapeutisch tätigen Ärzten und Diplompsychologen, die in psychosomatischer Grundversorgung die erforderlichen Inhalte vermitteln. Einzelheiten sind bei den jeweiligen Landesärztekammern beziehungsweise Kassenärztlichen Vereinigungen zu erfragen.

Weiterbildung in Psychotherapie

Die Zusatzbezeichnung »Psychotherapie« wird überwiegend berufsbegleitend vermittelt. Dazu stehen psychoanalytische Institute und Weiterbildungskreise zur Verfügung, die von den Ärztekammern befugt sind. Sie sind an das Konzept der Weiterbildung zur Zusatzbezeichnung »Psychotherapie« gebunden. In der Regel gibt es einen oder mehrere befugte Ärzte, die berechtigt sind, die Abschlußzeugnisse zu erstellen.

Weiterbildung zum Gebietsarzt für psychotherapeutische Medizin

Der Gebietsarzt für psychotherapeutische Medizin wird überwiegend an Kliniken weitergebildet. Nach der Weiterbildungsordnung kann die Weiterbildung von zwei Jahren bei einem befugten Arzt anerkannt werden. Zwei Jahre der insgesamt dreijährigen Weiterbildung in der psychotherapeutischen Medizin müssen in einer Klinik für Psychosomatik und psychotherapeutische Medizin bei einem befugten Arzt abgeleistet werden. Ein Jahr kann bei einem befugten niedergelassenen Arzt abgeleistet werden. Darüber hinaus ist zu empfehlen, daß ein Jahr Innere Medizin und ein Jahr Psychiatrie und Psychotherapie in einer Klinik im Kerngebiet des jeweiligen Faches erbracht werden. Es ist für den Gebietsarzt für psychotherapeutische Medizin unverzichtbar, daß er hinreichende somatische und psychiatrische Erkenntnisse hat. Häufig bestehen Kooperationsmodelle zwischen Kliniken und niedergelassenen Ärzten sowie zwischen Kliniken und Weiterbildungsinstitutionen zur berufsbegleitenden, zum Beispiel psychoanalytischen und verhaltenstherapeutischen Weiterbildung, die das gesamte Curriculum sicherstellen.

Weiterbildung in Psychoanalyse

Die Weiterbildung zur Zusatzbezeichnung »Psychoanalyse« geschieht überwiegend an den von der Kassenärztlichen Bundesvereinigung anerkannten psychoanalytischen Instituten, die auch bisher schon die Weiterbildung zur Zusatzbezeichnung »Psychoanalyse« im wesentlichen getragen haben. Darüber hinaus gibt es in der BRD vereinzelt auch Arbeitskreise, die Ärzte zur Zusatzbezeichnung »Psychoanalyse« berufsbegleitend weiterbilden. Die Einzelheiten müssen in den jeweiligen Landesärztekammern erfragt werden.

Literatur

Faber FR, Haarstrick R. Kommentar Psychotherapie-Richtlinien. 3. Aufl. Neckarsulm: Jungjohann 1994.

Janssen PL. Zur Einführung der Gebietsbezeichnung »Psychosomatische Medizin und Psychotherapie« aus Sicht der psychosomatisch-psychotherapeutischen Versorgung der Bevölkerung. Spektrum 1984; 14: 62-70.

Janssen PL. Von der Zusatzbezeichnung »Psychotherapie« zur Gebietsbezeichnung »Psychotherapeutische Medizin«. Psychosom Med 1993a; 39: 95-117.

Janssen PL. Psychosomatische Grundversorgung in Deutschland. Zur Geschichte in den westlichen Ländern. Psycho 1993b; 19: 543-50.

Janssen PL. Psychotherapeutische Medizin und Psychoanalyse. In: Psychoanalyse im Wandel der Zeit. Bell K, Höhfeld K (Hrsg). Giessen: Edition Psychosozial 1995; 108-24.

Janssen PL, Hoffmann SO. Das Profil des Facharztes für psychotherapeutische Medizin. Psychotherapeut 1994; 39: 195-201.

1.3 Qualitätssicherung in der psychotherapeutischen Medizin

Uwe Koch und Holger Schulz

1.3.1 Definition und Zielsetzungen von Qualitätssicherung in der Medizin

Mit dem Inkrafttreten des **Gesundheitsreformgesetzes (GRG)** 1989 wurde die rechtliche Basis für eine seit dieser Zeit zu beobachtende Intensivierung von Maßnahmen der Qualitätssicherung im Gesundheitswesen der Bundesrepublik Deutschland geschaffen. Gewachsenes Qualitätsbewußtsein bei den Leistungsträgern, den Leistungserbringern und den Nutzern einerseits und die mit den knapper werdenden Ressourcen verbundenen Sparzwänge andererseits sind zentrale Motive dieser Entwicklung.
Qualitätssicherungsmaßnahmen sind in einzelnen Feldern der Medizin, so zum Beispiel in bestimmten Bereichen der Chirurgie, bereits seit längerer Zeit als Routine gut etabliert, im Bereich der psychotherapeutischen und psychosomatischen Medizin finden sich jedoch erst in jüngerer Zeit systematische Ansätze. Gerade aber bei diesen in starker Expansion befindlichen Disziplinen erscheinen solche Maßnahmen im besonderen Maße notwendig. So kann die Bereitschaft zur Etablierung von Qualitätssicherungsmaßnahmen als berufsethische Verpflichtung verstanden werden, sich einer den Bedürfnissen der Patienten angemesseneren Versorgung anzunähern. Gleichzeitig stellen sie eine aus unserer Sicht angemessene Strategie dar, eine noch breitere Akzeptanz in der Bevölkerung, bei den anderen professionellen Gruppen im Gesundheitswesen, bei den Leistungsträgern und in der Gesundheitspolitik zu erreichen.
Vier Begriffe sind in diesem Zusammenhang von Bedeutung:
- Qualität
- Qualitätskontrolle
- Qualitätssicherung
- Qualitätsmanagement

Qualität als Zielgröße im Gesundheitswesen läßt sich nach der ISO-Norm 8402 beziehungsweise 9004-2 als die „Gesamtheit von Eigenschaften und Merkmalen ... einer Dienstleistung, die sich auf deren Eignung zur Erfüllung festgelegter oder vorausgesetzter Erfordernisse beziehen" definieren (Europäisches Komitee für Normung 1995, S. 9).
Qualitätskontrollen sind primär auf das Ergebnis bezogene, meist durch externe Instanzen durchgeführte Überprüfungen der gesundheitlichen Angebote unter Zugrundelegung von akzeptierten Qualitätsstandards.
Der Begriff **Qualitätssicherung** versteht sich dagegen umfassender, indem er durch die Etablierung von Standards und Kontrollen im Erbringungsprozeß und über kontinuierliche Rückmeldungsprozesse eine Optimierung der angebotenen Leistungen anstrebt. Für diesen Organisations- und Steuerungsprozeß wird auch der Begriff Qualitätsmanagement verwendet.

Diesen Definitionen zufolge ist es ein Mißverständnis, unter Qualitätssicherung ausschließlich Qualitätskontrolle zu verstehen, wie es unseres Erachtens auch ein Mißverständnis ist, anzunehmen, Qualitätssicherung sei ohne Kontrollprozesse denkbar, wobei dann in diesem Zusammenhang die Fragen nach dem Ort der Kontrolle, den damit verbundenen Sanktionen und der Art der Rückmeldung relevant sind.
Die Analyse der Programme aktueller wissenschaftlicher Tagungen im Bereich der Medizin und so auch im Bereich der Psychotherapie und Psychosomatik weist unverkennbar auf eine inflationäre Verwendung des Begriffes Qualitätssicherung hin. So ist es sachlich nicht angemessen, große Bereiche der bisherigen Psychotherapieergebnis- und Psychotherapieprozeßforschung jetzt unter dem vermeintlich werbewirksamen Begriff Qualitätssicherung zu subsumieren oder gar die Einführung von Psychotherapie in der Medizin als Qualitätssicherungsmaßnahme per se zu deklarieren. In letzterem klingt der für die

psychosoziale Medizin bisher ohnehin wenig hilfreiche Anspruch an, für eine »bessere Medizin« (in Abhebung zu der sog. Organmedizin) zu stehen, und man reduziert so gleichzeitig die Qualitätsbetrachtung auf ausschließlich psychosoziale Kriterien. Qualitätssicherung ist schon deshalb nicht mit Psychotherapieforschung gleichzusetzen, da sie primär auf die Implementierung von Routinemaßnahmen zur Prüfung und Verbesserung von gesundheitlichen Dienstleistungen zielt. Allenfalls gibt es also eine Schnittmenge in bestimmten Feldern zwischen Psychotherapie- und Qualitätssicherungs*forschung*. Im Sinne einer Evaluation von Qualitätssicherungsmaßnahmen kann dann sowohl unter Prozeß- wie Ergebnisgesichtspunkten Forschung auch wesentlich zur Qualitätssicherung beitragen.

Unter Bezugnahme auf die inzwischen als klassisch zu bezeichnende Differenzierung nach Donabedian (1978) wird nach **Struktur-, Prozeß-** und **Ergebnisqualität** unterschieden. Die sich aus diesen drei Dimensionen ergebenden Anforderungen bzw. Prüfkriterien einer Qualitätssicherung werden nachfolgend ausführlicher beschrieben. Vorab sei im Hinblick auf die genannten unterschiedlichen Handlungsfelder der psychotherapeutischen Medizin darauf hingewiesen, daß sich hier die Aufgaben, Prioritäten und Möglichkeiten der Qualitätssicherung erheblich unterscheiden. Die weitestgehenden Forderungen und Realisationsmöglichkeiten ergeben sich naturgemäß im komplexesten Handlungsfeld – der psychotherapeutischen Klinik. Hierauf lassen sich die nachfolgenden Kriterien und Verfahren am ehesten anwenden (vgl. auch Selbmann 1990).

1.3.2 Dimensionen der Qualitätssicherung in der psychotherapeutischen Medizin

Die psychotherapeutische Medizin betrifft ein sehr breites Handlungs- und Aufgabenspektrum. Grundsätzlich stellt sich die Forderung nach Implementierung von Qualitätssicherungsmaßnahmen für alle nachfolgend genannten Versorgungsbereiche:
- psychosomatische Grundversorgung
- Psychotherapie durch niedergelassene Psychotherapeuten; dies umfaßt einerseits Ärzte mit Facharztweiterbildung für psychotherapeutische Medizin bzw. Psychiatrie und Psychotherapie sowie Zusatztiteln Psychotherapie oder Psychoanalyse, andererseits Psychologen mit unterschiedlichen Weiterbildungsgängen, die im Delegations- und Erstattungsverfahren praktizieren.
- psychosomatische/psychotherapeutische Ambulanzen
- Liaison- und Konsiliardienste
- psychosomatische/psychotherapeutische Abteilungen und Kliniken, wie auch psychotherapeutisch arbeitende psychiatrische Abteilungen und Kliniken der Regel-/Akutversorgung
- psychosomatische Rehabilitationskliniken

Strukturqualität

Im Hinblick auf Systeme, Teilsysteme oder größere Institutionen in der Gesundheitsversorgung bezieht sich die Strukturqualität unter anderem neben den finanziellen Rahmenbedingungen auf die Prüfung von Ausgangsvoraussetzungen wie:
- personelle Bedingungen
- räumliche Voraussetzungen
- medizinisch-technische Ausstattung

Zur Beurteilung der **personellen Bedingungen** in einer Einrichtung der stationären Psychotherapie ist nicht nur nach dem Personalschlüssel, sondern auch nach der interprofessionellen Zusammensetzung, dem Qualifikationsgrad und der Berufserfahrung zu fragen.
Die Prüfung der **räumlichen Voraussetzungen** bezieht sich zum einen auf die Unterbringung der Patienten in angemessen ausgestatteten Einzel- oder Doppelzimmern, zum anderen auch auf die Größe, die Lage und die Gestaltung von Therapie-, Gruppen- und Aufenthaltsräumen sowie die Möglichkeit, die Partner der Patienten in der Klinik selbst oder in der näheren Umgebung angemessen unterzubringen. Als weitere, zum Teil komplexer zu erfassende Prüfkriterien für die Qualität der räumlichen Ausstattung einer Klinik können Merkmale wie ökologische und Kommunikationsprozesse fördernde Gestaltung, Behindertengerechtheit und

störungsspezifische Funktionalität herangezogen werden.
Hinsichtlich der **medizinisch-technischen Ausstattung** ist der Anspruch an eine stationäre Einrichtung für Psychotherapie und Psychosomatik gemessen an den Erfordernissen an einer internistischen oder chirurgischen Klinik deutlich geringer anzusetzen. Dennoch stellen sich Fragen nach der Verfügbarkeit geeigneter diagnostischer Geräte, zum einen für eine allgemeinmedizinische Diagnostik, zum anderen für differentialdiagnostische Zwecke sowie unter Umständen für psychophysiologische, neuropsychologische und psychoimmunologische Diagnostik. Weiterhin sind psychologische Interventionen unterstützende technische Hilfen sowie die Ausstattung der anderen, in diesen Kliniken nicht psychotherapeutisch tätigen Berufsgruppen mit technikgebundenen Arbeitsmöglichkeiten, wie zum Beispiel ergotherapeutischen, physikalischen oder bewegungstherapeutischen, in die Analyse einzubeziehen. Letztlich ist auch die Ausrüstung mit elektronischer Datenverarbeitung, hier sowohl die Hardware wie auch die eventuell vorhandenen spezifischen Programmsysteme, zu prüfen. Dieses kann die Verwaltungs- und Abrechnungsdaten ebenso wie Patientenbasis- und Behandlungsprozeßdokumentation im Sinne eines kontinuierlichen Monitorings umfassen.

Prozeßqualität

Prozeßqualität im Rahmen der psychotherapeutischen Medizin bezieht sich auf die Beschreibung und Bewertung
- der quantitativen und qualitativen Gestaltung des diagnostischen und therapeutischen wie auch der (sekundär/tertiär) präventiven und nachsorgenden Angebote
- der Gestaltung organisatorischer Abläufe, institutionsinterner und auch übergreifender Kommunikationsprozesse sowie von (Selbst-) Kontrollsystemen

Einige uns besonders wichtig erscheinende Qualitätsansprüche an die **Diagnostik**, die **Therapie** und die **Nachsorge** werden in diesem Abschnitt, die weiteren Aspekte im Abschnitt „Maßnahmen der Qualitätssicherung" (S. 22 f) behandelt.

Qualitätsanforderungen an die Diagnostik

Ist die Diagnostik Gegenstand einer Qualitätsbeurteilung, so ist zunächst zu prüfen, ob in den für die Behandlungsschwerpunkte relevanten Bereichen überhaupt systematische diagnostische Prozeduren (medizinische wie psychologische) im Sinne einer Eingangsdiagnostik (hierunter wären zum Beispiel auch Voruntersuchungen vor Aufnahme in stationäre Einrichtungen zu subsummieren), Verlaufs- und Abschlußdiagnostik sowie Routine-Katamnese etabliert sind.

Spezieller ist zu fragen, wieweit die eingesetzten **diagnostischen Verfahren indikationsbezogen** sind, einen Beitrag zur differentiellen Indikationsstellung leisten und mögliche Kontraindikationen abprüfen. Dies setzt die Nutzung vorhandener – wissenschaftlich hinsichtlich Objektivität, Reliabiliät und Validität geprüfter und nach Möglichkeit an klinischen Gruppen normierter – Verfahren voraus und erfordert unter Umständen ergänzend das Vorhandensein von auf die spezifischen Problemlagen der behandelten Patienten zugeschnittenen Eigenentwicklungen.

Ein weiteres Prüfkriterium für die Güte der durchgeführten diagnostischen Maßnahmen stellt der Grad der **Nutzung weiterer**, nicht direkt beim Patienten erhebbarer **Informationsquellen** dar. Dazu gehört vor allem die Verwendung von Informationen des Lebenspartners sowie anderer relevanter Bezugspersonen, unter Umständen auch des Arbeitgebers, die im persönlichen Kontakt oder in schriftlicher Form erhoben werden können.

Neben den genannten Gütekriterien sind auch die Aspekte Ökonomie und Ökologie zu berücksichtigen. **Ökonomie** schließt die Nutzung von Vorbefunden ebenso wie die Verwendung EDV-gestützter Verfahren ein. Wesentliche Aspekte der **Ökologie** eines diagnostischen Verfahrens sind Verständlichkeit und konzeptuelle Vereinbarkeit mit der psychotherapeutischen Zielsetzung, wodurch eine geringere Reaktanz und eine höhere Compliance auf Seiten der Patienten (und der Nutzer) erreicht werden kann. Vor allem bei den im Bereich der Psychosomatik von unterschiedlichen Berufsgruppen erbrachten diagnostischen Beiträgen stellt sich die Frage, ob und wie die **Integration der verschiedenen Befunde** geleistet wird. Dies ist nicht nur im Sinne einer effizienten und ökonomischen Gestaltung der Diagnostik ein Erfordernis, sondern ist als ein Prüfkriterium für **interdisziplinäre Zusammenarbeit** anzusehen. Hierfür ist zum Beispiel die Durchführung von regelmäßigen **Fallkonferenzen** unter Beteiligung von Vertretern verschiedener Fachrichtungen (Ärzte, Psychologen und Sozialarbeiter, aber auch Beobachtungen von Pflegekräften, Ergotherapeuten, Bewegungstherapeuten etc.) ein Kennwert. Des weiteren ist zu fragen, inwieweit eine Einrichtung die diagnostischen Informationen tatsächlich als Mittel der **individuellen Therapieplanung** und -steuerung nutzt.

Unter dem Aspekt »**Berichtswesen**« lassen sich weitere sehr heterogene, für die Diagnostik relevante Prüfkriterien formulieren: Zu nennen sind hier unter anderem der Implementationsgrad von einerseits einfach durchzuführenden und andererseits hinreichend differenzierten Dokumentationssystemen, die Gestaltung von Abschlußberichten und die Regelung der Rückmeldungsprozesse an relevante Personen unter Berücksichtigung von Gesichtspunkten des Datenschutzes, aber auch der – für den Bereich der psychotherapeutischen Medizin besonders relevanten wie schwierigen – Einschätzung möglicher negativer Folgen der Weitergabe vertraulicher Informationen an Dritte (Vertrauensschutz).

Qualitätsanforderungen an das therapeutische Angebot

Hinsichtlich des **therapeutischen Angebotes** können zunächst einige institutionsübergreifende Fragen gestellt werden, so die nach dem Vorhandensein einer therapeutischen Gesamtkonzeption, die sich auf von den Fachgesellschaften der psychosozialen Medizin anerkannte psychothcrapcutische Konzepte berufen kann. Notwendig ist auch eine Kenntnis der von der Einrichtung schwerpunktmäßig vertretenen **psychotherapeutischen Ausrichtung**; dies zumindest bei den akzeptierten Therapierichtungen (wie Psychoanalyse und Verhaltenstherapie) nicht primär unter wertenden, sondern unter eher deskriptiven Aspekten. Solche Informationen sind vor allem für die Instanzen, die im Sinne einer differentiellen Indikation den Zuweisungsprozeß steuern, bedeutsam (z.B. medizinische Dienste der Krankenkassen, zuweisende niedergelassene Allgemein- und Fachärzte sowie Fachambulanzen).

Beim heutigen Stand der Entwicklung der psychotherapeutischen Medizin kann davon ausgegangen werden, daß eine einzige Einrichtung nicht das gesamte Spektrum der psychotherapeutisch grundsätzlich behandlungsfähigen Störungen mit der erforderlichen Qualität abdecken kann. Insofern kann auch das Vorhandensein eines spezifischen Profils im Sinne einer **indikativen** oder **methodischen Schwerpunktsetzung** als ein Qualitätsmerkmal gewertet werden. Gemeint ist hiermit, ob es der Einrichtung gelungen ist, sich in bestimmten Indikationsbereichen oder hinsichtlich bestimmter psychotherapeutischer Verfahren durch besonders stringente und in der Effizienz wissenschaftlich belegte Maßnahmen auszuzeichnen oder von anderen Einrichtungen nicht angebotene Leistungen, zum Beispiel für Patienten mit besonders schwierigen oder seltenen Störungsbildern, anzubieten.

Bezogen auf einzelne **(spezifische) Indikationen**, die Behandlungsschwerpunkte der Klinik darstellen, sind differenzierte und »**abrufbare**« **Konzepte** über therapeutische Ziele und Vorgehensweisen zu fordern. Im Strukturierungs- und Formalisierungsgrad sind dabei Unterschiede je nach psychotherapeutischer Ausrichtung zu erwarten. Im Zusammenhang mit solchen Behandlungsplänen sind bei größeren Einrichtungen der psychotherapeutischen Medizin, bei denen unterschiedliche Professionen in den Therapieprozeß mit einbezogen sind, Abstimmungsprozesse über Aufgaben, Rollen und Gewichtungen der Beiträge der einzelnen Therapeuten notwendig (s. auch S. 22 f, „Maßnahmen der Qualitätssicherung").

Bezogen auf den **einzelnen Patienten** ist ein **individuell zugeschnittener Behandlungsplan** zu fordern, der die für die einzelnen Indikationen vorliegenden Konzeptionen mit den individuellen Problemlagen und Möglichkeiten des Patienten in Einklang bringt und die indizierten Interventionsangebote für den einzelnen Patienten in eine sinnvoll aufeinander aufbauende Abfolge bringt. Ein solcher individueller Behandlungsplan muß neben den therapeutischen Angeboten auch sekundär und tertiär präventive sowie Nachsorgeaspekte berücksichtigen und ist mit Hilfe der Prozeßdiagnostik an den jeweiligen Stand des Behandlungsfortschritts des Patienten anzupassen. Auch bezogen auf den Einzelfall stellt sich die Erfordernis einer interprofessionellen Abstimmung der verschiedenen beteiligten Therapeuten: Die Einführung eines **Bezugstherapeuten**, das heißt eines für den jeweiligen Patienten kontinuierlich für alle therapeutischen Planungen und Abläufe zuständigen Ansprechpartners, gilt inzwischen als eine effektive Strategie, Orientierungsproblemen des Patienten in Anbetracht der therapeutischen Vielfalt entgegenzuwirken.

Bezogen auf die jeweiligen **Interventionsangebote** ist von den Einrichtungen zu fordern, daß sie unterschiedliche Interventionsformen in hinreichender **Vielfalt** und einer den Problemlagen angemessenen **Behandlungsdichte** anbieten. Dieses kann von Einzel- und Gruppenpsychotherapie, unter Umständen auch einzelne paartherapeutische Sitzungen, über gesundheitsfördernde und sekundär beziehungsweise tertiär präventive Maßnahmen bis hin zur Sozio-, Ergo- und physikalischen Therapie wie auch Beratung in aktiver Freizeitgestaltung reichen. Dabei ist auch zu berücksichtigen, daß gerade in der psychotherapeutischen Medizin, und hier vor allem im stationären Setting, ein erheblicher Teil der Patienten nur im begrenzten Maße in psychologischen Faktoren die Hauptursachen der gegenwärtigen Probleme und Gesundheitsstörungen sieht und deshalb auch nicht primär zur Inanspruchnahme psychotherapeutischer Unterstützung motiviert ist. Insofern ist unter Qualitätssicherungsaspekten auch zu prüfen, inwieweit die Einrichtungen für diese Teilgruppen speziell auf die **Motivierung** zielende Maßnahmen anbieten.

Unter **therapiedidaktischen** Gesichtspunkten wäre zu fragen, inwieweit geeignete **Arbeitsmittel**, wie zum Beispiel Behandlungsmanuale, Videofeedback oder angemessene beschäftigungstherapeutische Medien, unterstützend eingesetzt werden.

Wie bei der Diagnostik ist auch für die therapeutischen Angebote eine **Dokumentation** der **therapeutischen Maßnahmen** notwendig – dies nicht nur für den abschließenden Behandlungsbericht, sondern auch als Mittel der **Weitergabe behandlungsrelevanter Informationen** an andere mitbehandelnde Therapeuten.

Auf die für die Qualitätssicherung des therapeutischen Angebotes besonders wichtigen **Selbststeuerungsmöglichkeiten** einer psychotherapeutischen Einrichtung, wie Supervision und Fortbildung, wird im Abschnitt „Maßnahmen der Qualitätssicherung" (S. 22 f) eingegangen.

Ein qualitätsrelevanter Gesichtspunkt für stationäre Einrichtungen der psychotherapeutischen Medizin ist weiterhin eine verbindliche **Regelung** über die **Verordnung** von **Medikamenten** sowie eine transparente und praktikable Regelung von Ausgabe und Kontrolle verordneter Mittel. Schließlich ist Vorsorge zu treffen, daß in Zeiten außerhalb des normalen Dienstbetriebes ein Krisenangebot bereitgehalten wird (z. B. in Form einer Rufbereitschaft an Wochenenden) oder eine Vereinbarung mit einer psychiatrischen Notfalleinrichtung der Region, zum Beispiel bei suizidalen Krisen, besteht.

Qualitätsanforderungen an das Nachsorgeangebot

Die Entwicklung und Realisierung eines stringenten und die Kontinuität der Behandlung wahrenden Nachsorgekonzeptes ist vor allem für gemeindefern liegende stationäre psychotherapeutische Einrichtungen ein hoch anzusetzendes Qualitätsmerkmal. Eher in Ausnahmefällen kann nach einem stationären Aufenthalt von einer abgeschlossenen Therapie ausgegangen werden, so daß sich in der Regel die Notwendigkeit einer Fortführung bzw. Stabilisierung der stationär eingeleiteten Maßnahmen durch eine die wohnortnahen Möglichkeiten nutzende Behandlung ergibt. Bei einem Teil der Patienten mit langen Krankheitskarrieren ohne vorherige Inanspruchnahme psychotherapeutischer Unterstützung ist das Therapieziel oft noch weniger weit gesteckt: Der stationäre Aufenthalt soll hier die Bereitschaft schaffen, eine weiterführende ambulante psychotherapeutische Behandlung in der Nachsorgephase in Anspruch zu nehmen.

Evaluationsstudien in diesem Bereich zeigen, daß die Umsetzung von angemessenen Nachsorgekonzeptionen nur begrenzt gelingt. Basierend auf diesen Erfahrungen lassen sich eine Reihe von Prüffragen stellen. So ist zu fragen, welche Maßnahmen und Strategien während des stationären Aufenthaltes zur **Motivierung der Patienten für eine Inanspruchnahme von Nachsorgemaßnahmen** eingesetzt werden und ob diese geeignet sind, die bestehenden Informationslücken, emotionalen Barrieren und Ängste sowie die sozialen Vorbehalte der Patienten zu überwinden. Da es offensichtlich nicht hinreichend ist, die Nachsorgemaßnahmen erst in der Spätphase der Therapie zu planen und einzuleiten, ist der frühzeitige Beginn dieses Prozesses ebenfalls ein wichtiger Qualitätsindikator für die Nachsorge.

Der für die Planung der Nachsorge verantwortliche Therapeut muß, um zielgerecht planen und bei der Vermittlung von Behandlungsplätzen helfen zu können, grundsätzlich wissen, wie das Arbeitsfeld und die Möglichkeiten der nachsorgenden Instanzen gestaltet sind. Die Regelmäßigkeit, Vollständigkeit und Verständlichkeit der **Weitergabe** von **für die Nachsorge relevanten Informationen** von der stationären Einrichtung an den Nachbehandler ist eine Voraussetzung für eine kontinuierliche Weiterbehandlung.

Da der Anspruch, für und mit den Patienten eine angemessene Nachsorge zu planen, wesentlich leichter zu realisieren ist, wenn der Patient aus dem Einzugsbereich der stationären Einrichtung kommt, kann der Anteil der **Patienten, der aus der Region** zugewiesen wird, zumindest indirekt als Kriterium der Strukturqualität gewertet werden.

Ebenfalls zum Teil der Struktur-, zum Teil der Prozeßqualität zuzurechnen sind Maßnahmen der Klinik, die darauf zielen, an den Schnittstellen die **Übergänge zwischen stationärer und ambulanter Versorgung** zu erleichtern. Teilweise handelt es sich dabei um innovative Entwicklungen, die erst in jüngerer Zeit durch veränderte gesetzliche Rahmenbedingungen ermöglicht werden. In der Zukunft ist zu prüfen, inwieweit stationäre Einrichtungen im Übergangsbereich teilstationäre und ambulante Angebote bereithalten oder die Möglichkeiten von Intervalltherapien (Patient wird zwischenzeitlich in das häusliche Umfeld entlassen) nutzen.

Ergebnisqualität

Die Ergebnisqualität prüft, inwieweit das Angebot diagnostischer, therapeutischer wie auch der Nachsorgemaßnahmen seine Zielsetzungen erreicht. Dabei sollen die auf unterschiedlichen Ebenen und zu verschiedenen Zeitpunkten erfaßten Kennwerte mit zuvor definierten Kriterien bzw. Standards verglichen werden.

Die Dimensionen der Ergebnisqualität können nach folgenden Gesichtspunkten untergliedert werden:

- Inanspruchnahme/Akzeptanz
- Erfolg
- Kosten- und Nutzenaspekte

Inanspruchnahme/Akzeptanz

Bei der Bewertung der Inanspruchnahme/Akzeptanz ist nicht nur nach der absoluten und relativen Intensität der Nutzung des therapeutischen Angebotes zu fragen, sondern es ist auch zu prüfen, mit welcher Zielgenauigkeit die der Maßnahme in besonderem Maße bedürftigen Personen erreicht werden. Insofern stellt die Quote der von der Einrichtung aufgrund einer Eingangsdiagnostik abgelehnten Patienten einen interessanten, wenn auch differenziert zu betrachtenden Kennwert dar. Bei einer sehr geringen **Ablehnungsquote** muß die Frage nach der Zielgenauigkeit bzw. mangelnden Spezifität gestellt werden, bei einer sehr hohen Quote hingegen stellt sich die Frage, ob nicht vorrangig besonders motivierte, eher leichter zu behandelnde Patienten ausgewählt werden.

Im Hinblick auf den hier als Kriterium angeführten Begriff »**Behandlungsbedürftigkeit**« ist allerdings zu unterscheiden, ob es sich um eine von außen (z.B. durch einen psychotherapeutischen Spezialisten oder durch Untersuchungsbefunde) gestützte Einschätzung der **Behandlungsnotwendigkeit** oder um den von den Patienten geäußerten **Behandlungswunsch** handelt. Im zuletzt genannten Falle ist die Ausgangslage der Zielgruppe zu bedenken, da Behandlungsmotivation und Behandlungsnotwendigkeit nicht deckungsgleich sein müssen und bei der Bewertung von Behandlungsergebnissen berücksichtigt werden sollten. So kann eine Einrichtung durchaus erfolgreich sein, wenn es ihr gelingt, Patienten mit einer aus Expertensicht hohen Behandlungsnotwendigkeit, aber geringer initialer Behandlungsmotivation über gezielte Maßnahmen zu einer anderen Sichtweise, zum Beispiel durch Veränderung der Kausal- und Kontrollattribution, und damit zur Inanspruchnahme des psychotherapeutischen Angebotes zu motivieren.

Eine hohe Zahl von **Therapieabbrüchen** ist ein relativ eindeutiger Qualitätsindikator zur Beurteilung der prognostischen Validität der Aufnahmeprozeduren einer Einrichtung. Dabei ist allerdings zu unterscheiden, ob es sich um Früh- oder Spätabbrecher handelt und wer den Abbruch initiiert hat.

Erfolg

Der zentrale Aspekt der Ergebnisqualität ist die Beurteilung des Erfolges einer Maßnahme. Hierbei ist zunächst nach der **subjektiven Einschätzung durch den Patienten** zu fragen (Cleary u. McNeil 1988). Diese kann sich auf so unterschiedliche Aspekte wie Zufriedenheit mit dem erreichten Ergebnis, mit den angewendeten Maßnahmen oder auch mit den Rahmenbedingungen wie Unterbringung und Verpflegung richten. Sie gilt zwar als ein „weicher" Indikator, was den Erfolgsnachweis einer Behandlung betrifft und ist als alleiniges Kriterium hierfür unzureichend, stellt aber unseres Erachtens ein unverzichtbares Feedback-Instrument dar, da es das Erleben des Behandlungsablaufes durch den Patienten beschreibt und Veränderungen in Richtung auf eine patientenbezogene Gestaltung der Bedingungen ermöglicht. Es ist unter Umständen auch ein wichtiges Korrektiv für den von den Therapeuten eingeschätzten Behandlungserfolg.

Andere Zugänge zur Beurteilung des Behandlungserfolges stellen **Einschätzungen durch die Therapeuten**, außenstehende Experten, Nachbehandler oder unter Umständen auch wichtige **Bezugspersonen** der Patienten dar. Dabei stützen sich diese Einschätzungen auf unterschiedliche Datenquellen und diagnostische Verfahren, wie zum Beispiel:

- standardisierte Fragebögen
- verschiedene Interviewtechniken
- medizinische Untersuchungen
- objektive Tests
- psychophysiologische Verfahren

Je nach Zielsetzung der Behandlung und je nach therapeutischer Orientierung sind **Veränderungen** nachzuweisen

- im Persönlichkeits- und Einstellungsbereich
- auf der Symptomebene (körperliche wie psychische Beschwerden)
- im Verhalten
- auf der sozialmedizinischen Ebene (z. B. Wiederherstellung der Arbeitsfähigkeit)

Zur Beurteilung der Ergebnisqualität ist eine **Dokumentation** und **Analyse** möglicher **Nebenwirkungen** (sowohl im Sinne von nicht primär intendierten positiven Veränderungen als auch schädlichen Auswirkungen der Maßnahmen) zu fordern.

Als ein weiteres Gütemerkmal einer Einrichtung kann das Bemühen um den Nachweis nicht nur kurzfristiger, sondern auch langfristiger Effekte der Behandlung über **Routine-Katamnesen** angesehen werden.

Verhältnis von Kosten und Nutzen

Qualitätskriterien im weiteren Sinne betreffen das Verhältnis von Kosten und Nutzen. Dies bezieht sich unter anderem darauf, ob der eingesetzte zeitliche und personelle Aufwand als sparsam im Vergleich mehrerer potentieller Behandlungsansätze ausfällt oder ob ein (eventuell erheblicher) Mitteleinsatz bei (eventuell hohen) Behandlungskosten bei der Bedeutung des zu behandelnden Problems zu vertreten ist. Letzteres kann noch dahingehend differenziert werden, daß geprüft wird, inwieweit die vorgenommene Priorisierung zu einer Vernachlässigung anderer behandlungsbedürftiger Patienten führt.

Solche Analysen können zwar in Ansätzen innerhalb einer Einrichtung, aber leichter innerhalb eines Versorgungssystems (bzw. -teilsystems) vorgenommen werden. Es sind oft auch weniger Maßnahmen der Qualitätssicherung im engeren Sinne, sondern eher Fragen, die der Evaluationsforschung zuzurechnen sind.

1.3.3 Strategien der Qualitätssicherung

Während im vorangegangenen Abschnitt im wesentlichen die inhaltlichen Anforderungen an die Qualitätssicherung in den verschiedenen Feldern der psychotherapeutischen Medizin formuliert wurden, soll nachfolgend darauf eingegangen werden, welche Modelle und Strategien geeignet sind, diesen Anforderungen in einer Institution Gewicht zu verleihen. Dabei wird zunächst nach den verschiedenen Formen der Qualitätssicherung differenziert, bevor einige Instrumente der Qualitätskontrollen und des Qualitätsmanagements beschrieben werden. Abschließend werden einige sozialpsychologische Prozesse, die bei der Implementierung solcher Programme zu bedenken sind, beschrieben.

Modelle der Qualitätssicherung

Die **Implementierung** von **Qualitätssicherungsmaßnahmen** im Dienstleistungsbereich kann als ein mindestens in drei Abstufungen verlaufender Entwicklungsprozeß verstanden werden, der einen längeren Zeitraum erfordert:
- erste Stufe: Qualitätskontrolle
- zweite Stufe: Qualitätsentwicklung
- dritte Stufe: Qualitätskonzeption

Die erste Stufe, die **Qualitätskontrolle**, ist **produktorientiert**. Verbesserungen sollen durch die Anwendung von Prüfkriterien erreicht werden, die auf eine Endkontrolle zielen. Im Bereich der psychotherapeutischen Medizin heißt das, daß sich die Aufmerksamkeit auf den am Ende der Behandlung festzustellenden Erfolg, die Abbrüche und die Bewertung nicht intendierter Therapieeffekte richtet.

Auf der zweiten Stufe soll über die Maßnahmen der **Qualitätsentwicklung** nicht nur das Ergebnis, sondern bereits der **Prozeß der Erbringung** einer Dienstleistung durch Vermeidung von Fehlern positiv beeinflußt werden. Durch die Sicherstellung der Einhaltung von Mindeststandards, zum Beispiel in der Psychodiagnostik und Psychotherapie, soll erreicht werden, daß sich das Ergebnis der Behandlung im Rahmen erlaubter Fehlerquoten bewegt.

Die dritte – bisher oft nicht erreichte – Stufe stellt eine **umfassende Qualitätskonzeption** dar (Total Quality Management, vgl. Kaltenbach 1993). Sie ist dadurch gekennzeichnet, daß mit einer Vielzahl von Einzelmaßnahmen, die auf den Gesamtprozeß der Leistungserbringung zielen, ein **Qualitätsnachweis** (anstatt einer Qualitätskontrolle) zu erbringen versucht wird. Dieses soll in einem kontinuierlichen Prozeß, der letztlich das Idealziel »null Fehler« anstrebt, erreicht werden. Der Ansatz versteht sich im hohen Maße als ein **kunden-** bzw. **patientenorientiertes** Vorgehen.

Des weiteren kann nach interner und externer Qualitätssicherung unterschieden werden: Bei der **internen Qualitätssicherung** liegt die Zuständigkeit für die einzelnen Qualitätssicherungsaufgaben in den Händen der Zieleinrichtung selbst. Für spezifische, meist eher eingegrenzte Probleme, werden Kriterien und Standards definiert. Der Ist-Soll-Vergleich soll helfen, eine entsprechende Verbesserung zu erreichen.

Bei der **externen Qualitätssicherung** bedient sich das Programm beziehungsweise die psychotherapeutische Einrichtung externer, nach Möglichkeit unabhängiger Institutionen. Die Analysen zielen auf den Vergleich mit anderen, in ähnlichen Versorgungszusammenhängen stehenden Einrichtungen.

Die zum Teil kontrovers diskutierte Frage, ob generell die **interne** der **externen Qualitätssicherung** vorzuziehen ist, ist aus unserer Sicht nicht sinnvoll, weil es auch für die Gestaltung von Qualitätssicherungsmaßnahmen Indikationen je nach Ausgangsbedingungen und Zielsetzungen dieser Maßnahmen gibt. So ist eine Beeinflussung von komplexen Prozeßmerkmalen im hohen Ausmaß von einer dieser Komplexität entsprechenden differenzierten Informationslage abhängig, die nur durch eine intensive Einbeziehung der Mitarbeiter der Institution, das heißt im Rahmen einer internen Qualitätssicherung, erreichbar ist. Externe Qualitätssicherung ist besonders dann angezeigt, wenn schwierige Interaktionen in der Einrichtung eine distanzierte und sachliche Problemanalyse behindern oder wenn die Legitimation nach außen, zum Beispiel gegenüber dem Träger, eine besondere Rolle spielt. Weiterhin ist anzumerken, daß es eine Vielzahl von Misch- und Übergangsformen der internen und externen Qualitätssicherung gibt.

Im Zusammenhang mit der Unterscheidung zwischen interner und externer Qualitätssicherung wird gelegentlich auch nach **autonomen und verordneten** sowie **fakultativen und obligatorischen Qualitätssicherungsmaßnahmen** differenziert. Während der letzte Gesichtspunkt zwischen solchen Qualitätssicherungsaspekten unterscheidet, die im Sinne einer Verpflichtung und solchen, die als Kann-Bestimmung durchgeführt werden, rekurriert die Unterscheidung nach autonomer versus verordneter Qualitätssicherung auf ein unterschiedliches Ausmaß von Fremdbestimmung. In der Argumentation für oder gegen eine verordnete Qualitätssicherung spiegelt sich auch ein unterschiedlicher Optimismus bezüglich der Bereitschaft, Selbstregulationsprozesse in Institutionen realisieren zu können und letztendlich ein unterschiedliches Menschenbild und ein unterschiedlicher »Reifegrad« der Entwicklung wider. Bei der verordneten Form müssen insbesondere Reaktanzphänomene in der betroffenen Einrichtung in Rechnung gestellt werden. Sie ist aber sicherlich dort gerechtfertigt, wo nachweislich Mindeststandards der Qualitätssicherung nicht eingehalten werden und gleichzeitig Selbstkontrollprozesse nicht im notwendigen Ausmaß etabliert sind.

Maßnahmen der Qualitätssicherung

Bezüglich der Durchführung von Qualitätssicherung kommen eine Vielzahl von Einzelmaßnahmen in Frage, von denen nachfolgend nur einige exemplarisch angesprochen werden können. Eine Einflußnahme auf Aspekte der Strukturqualität ist dabei für die einzelne Einrichtung nur in begrenztem Umfange möglich, weil die Verantwortung und die Gestaltungsmöglichkeiten in der Regel außerinstitutionell verankert sind. So setzen Verbesserungen, zum Beispiel in der personellen und räumlichen Ausstattung, (finanzielle) Entscheidungen des Trägers bzw. des Kostenträgers voraus. Auch wenn solche Entscheidungen vor allem in Zeiten knapper werdender Ressourcen nicht direkt von den therapeutisch Verantwortlichen getroffen werden können, können diese nicht von der Verpflichtung entbunden werden, die zahlenden Instanzen auf eventuell bestehende strukturbedingte Qualitätsmängel hinzuweisen. Wesentlich größere Gestaltungsmöglichkeiten kommen den Einrichtungen im Rahmen der **Verbesserung** der **Prozeßqualität** zu, indem sie über

- die Verbesserung von Kommunikationsprozessen,
- der Regelung von Verantwortlichkeit und Kooperation sowie
- durch Kompetenzförderung ihrer Mitarbeiter eine kontinuierliche Optimierung ihrer diagnostischen, therapeutischen und Nachsorgeangebote zu erreichen suchen.

Bezüglich der Gestaltung von **Kommunikationsbedingungen** in Einrichtungen ist zu fordern, daß diese »mehrkanalig« (dies bezieht sich sowohl auf Botschaften über verschiedene Funktionsträger wie auch unterschiedliche Medien) angelegt ist und sowohl formelle wie informelle Wege berücksichtigt. Ebenso wichtig wie die Form der »Kommunikationsveranstaltungen« (z.B. als patientenbezogene oder organisationsbezogene Besprechungen oder als schriftliche Informationen) ist die Prüfung, inwieweit die zu übermittelnden Informationen tatsächlich die Empfänger (sowohl innerhalb, als auch außerhalb einer Einrichtung) erreicht haben, ob sie von ihnen akzeptiert und wie sie umgesetzt werden. Dies setzt geregelte **Feedbackprozesse** voraus.

Für die **Regelung** von **Verantwortlichkeit** und **Kooperation** zwischen den Therapeuten gleicher wie auch verschiedener Berufsgruppen lassen sich einige Leitprinzipien formulieren (vgl. Wöhrl 1988). So sind zunächst klare Rollenbeschreibungen notwendig, wobei der Anspruch auf Gleichberechtigung und die Anerkennung notwendiger Führung in einem ausgewogenen Verhältnis stehen müssen. Bezüglich der interdisziplinären Kooperation ist ein Gleichgewicht zwischen Eigenständigkeit und Wahrung beruflicher Identität einerseits und der Entwicklung einer gemeinsamen Identität andererseits anzustreben. Zu vermeiden ist darüber hinaus eine zu ausgeprägte Formalisierung in der Zusammenarbeit ebenso wie deren zu starke Unverbindlichkeit. Letztlich ist auch darauf zu achten, daß die Einrichtung weder durch eine zu starke Versachlichung, noch durch eine zu starke »Verpersönlichung« interpersoneller Beziehungen bestimmt wird.

Hinsichtlich der **Kompetenzförderung** der Mitarbeiter sei auf die vielfältigen Möglichkeiten durch Aus-, Fort- und Weiterbildungsmaßnahmen hingewiesen. Diese sollten sich an alle therapeutischen Berufsgruppen richten. Prüfkriterien hierfür sind nicht nur Umfang, Inhalte und Darbietungsformen, sondern auch, ob diese Maßnahmen innerhalb oder außerhalb der Dienstzeiten angeboten werden und wie die Kostenübernahme geregelt ist. Ein weiteres Mittel der Kompetenzförderung stellt die Etablierung von Supervisionskonzepten dar, die je nach Aufgabenstellung institutionsintern oder -extern bzw. berufsgruppenspezifisch wie auch -übergreifend gestaltet werden können. Neben der Dichte und der Regelmäßigkeit der Supervisionstermine ist nach der fachlichen und interaktionellen Eignung des Supervisors zu fragen.

Abschließend sei in diesem Abschnitt noch auf einige **spezifische Instrumente** der **Qualitätssicherung** eingegangen. Zu nennen sind:
- Dokumentationssysteme
- Qualitätszirkel
- Qualitätsscreenings (unterstützt durch Peer-Review-Verfahren)

Eine sorgfältige **Basis-, Prozeß-** und **Ergebnisdokumentation** ist die Grundlage der meisten Qualitätssicherungsmaßnahmen. Die hier zu stellenden Ansprüche wurden bereits im Abschnitt „Qualitätsanforderungen an die Diagnostik" (S. 16 f) beschrieben. Dort, wo gegenwärtig Qualitätssicherungsmaßnahmen in der psychotherapeutischen Medizin etabliert werden, wird deshalb zur Zeit vorrangig an der Entwicklung und Implementierung von geeigneten Dokumentationssystemen gearbeitet. Diese sind an dem Anspruch zu messen, inwieweit sie qualitätsrelevante Merkmale vollständig, praktikabel und ökonomisch erfassen und den Nutzern auch unmittelbar zur Verfügung stehen.

Unter **Qualitätszirkeln** werden innerhalb einer Einrichtung interdisziplinär zusammengesetzte Arbeitsgruppen verstanden, die sich in einem festen Turnus treffen und sich gezielt mit einem oder mehreren Qualitätsproblemen so lange befassen, bis diese befriedigend gelöst sind (vgl. Bungard 1988, Häussler 1992). Hier gibt es große Unterschiede bezüglich der Frequenz der Zusammenkünfte, der Themen, des Teilnehmerkreises und der Arbeitsformen sowie der inanspruchgenommenen Hilfen (z.B. einem Moderator zur Steuerung des Gruppenprozesses). Wichtige **Arbeitsprinzipien** sind

- die Dokumentation von Ergebnissen
- die Organisation von Rückmeldungsprozessen
- das Bemühen um Umsetzung der erarbeiteten Vorschläge zur Qualitätsverbesserung

Qualitätszirkel sollten in ihrem Selbstverständnis von der Institutionshierarchie weitgehend unabhängig sein, müssen aber, wenn eine Umsetzung der Ergebnisse erreicht werden soll, einflußreiche Positionsträger (wie z.B. leitende Ärzte oder Verwaltungsleiter) mit einbeziehen. Neben den bisher beschriebenen **internen Qualitätszirkeln** gibt es auch **externe Qualitätszirkel**, in denen institutionsübergreifend von Vertretern vergleichbarer Einrichtungen gemeinsame Qualitätsprobleme kollegial erörtert und Lösungsmöglichkeiten gesucht werden.

Qualitätsscreenings prüfen die Sachgerechtheit und den Erfolg der erbrachten Leistungen. Dies kann flächendeckend mit ökonomisch einsetzbaren Sreening-Verfahren oder stichprobenartig mit aufwendigeren Methoden erfolgen. Zu letzteren gehören die **Peer-Review-Verfahren** (Dans et al. 1985), bei denen die Qualität der Durchführung der Behandlungsmaßnahmen und des Behandlungsergebnisses einer kollegialen Beurteilung durch unabhängige Experten („Peers") unterzogen werden. **Voraussetzungen** für **Qualitätsscreening** sind:

- die Definition konsensfähiger Qualitätsziele (z.B. im Rahmen von Konsensuskonferenzen)
- die Ableitung geeigneter (qualitätsrelevanter) Indikatoren
- die Festlegung von Mindeststandards, die jeweils erfüllt sein müssen

Sozialpsychologische Aspekte im Qualitätssicherungsprozeß

Mit der Einführung von Qualitätssicherungsprogrammen stellen sich nicht nur inhaltliche, instrumentelle und organisatorische Fragen, sondern es sind insbesondere im Implementierungsprozeß auch sozialpsychologische Aspekte zu berücksichtigen. Schon bei der Beschreibung der verschiedenen Formen der Qualitätssicherung (intern vs. extern, autonom vs. verordnet) wurde dies angesprochen. Das Verhältnis von Qualitätssicherung und ihrer Repräsentanten zu den Mitarbeitern einer Einrichtung kann sehr unterschiedlich geregelt sein. Es sind vor allem **Kontrollängste** auf seiten der Therapeuten und eventuell **Kontrollwünsche** auf seiten der mit der Qualitätssicherung Beauftragten zu berücksichtigen. Die Reaktionen des Personals können von Interesselosigkeit bis hin zu verdecktem oder offenem Widerstand reichen. Für die in der Qualitätssicherung Tätigen stellt sich ein **Nähe-Distanz-Konflikt**: So sind sie wegen des Informationszuganges auf Nähe und Vertrauen zum therapeutischen Personal angewiesen, brauchen aber für ihre Tätigkeit ein gewisses Ausmaß an Distanz, um eine objektive Urteilsbildung leisten zu können.

Weiterhin ist zu berücksichtigen, daß die an der Qualitätssicherung beteiligten Gruppen (Leistungserbringer und Leistungsträger) **unterschiedliche Interessen** aufweisen: Für die **Leistungserbringer**, das heißt das therapeutische Personal, dürfte in der Regel die Verbesserung der strukturellen Bedingungen sowie die Optimierung von Diagnostik und Therapie im Vordergrund stehen – sie dürften in der Regel eine interne Qualitätssicherung eindeutig favorisieren. Für die **Leistungsträger** stehen dagegen die Erreichung eines optimalen Kosten-Nutzen-Verhältnisses zwischen eingebrachten Ressourcen und erzieltem Behandlungsergebnis im Vordergrund. Sie dürften eher Maßnahmen der externen Qualitätssicherung, die institutionsübergreifende Vergleiche erlauben, präferieren. Die **Patienten** schließlich werden im Qualitätssicherungsprozeß als Partei zumeist nicht sichtbar (zumindest im deutschen im Gegensatz zum amerikanischen Gesundheitswesen). Ihr eher implizites Anliegen an die Qualitätssicherung richtet sich auf effiziente Behandlungsprogramme, das Beseitigen oder Minimieren von Beschwerden, auf die fachgerechte und engagierte Anwendung der Therapieangebote sowie die Verbesserung ihrer Lebensqualität durch die eingesetzten Maßnahmen.

Zur **Vermeidung** von **Konflikten** im **Implementierungsprozeß** eines Qualitätssicherungsprogrammes sind nach dem mit »a victory« abgekürzten Konzept folgende Punkte zu prüfen (Barth u. Matt 1984):
- Welche Ressourcen sind für die Durchführung des Programms notwendig (ability)?
- Wie sind die Einstellungen des Personals (value)?
- Wie ist der Informationsstand der Mitarbeiter einer Einrichtung (idea)?
- Welche außerinstitutionellen Einflüsse bestehen (circumstances)?
- Wann soll mit der Einführung des Programms begonnen werden (timing)?
- Welche Bedingungen fördern die Akzeptanz des Programms (obligation)?
- Welche Widerstände gegen die Einführung des Programms sind in Rechnung zu stellen (resistance)?
- Was kann durch die Einführung der Qualitätssicherungsmaßnahmen gewonnen werden (yield)?

Auf die **fachlichen Voraussetzungen** und die notwendige **soziale Kompetenz** bei den für die Qualitätssicherung Verantwortlichen kann hier nicht weiter eingegangen werden. Ihre Tätigkeit ist von einer fortwährenden Notwendigkeit zur Kompromißbildung zwischen klinischen Erfordernissen einerseits und andererseits methodischen und inhaltlichen Ansprüchen, die sich aus dem Qualitätssicherungsanliegen ergeben, gekennzeichnet.

Die mit der Qualitätssicherung Beauftragten sind dem permanenten Risiko eines **Mißbrauches** ihrer Ergebnisse durch verschiedene Seiten ausgesetzt. Auch für ihre Arbeit sind eine Kontrolle und eine vor allem auf die interaktionellen Aspekte zielende Supervision zu fordern im Sinne einer Qualitätssicherung der **Qualitätssicherung**. Für die Zukunft könnte die Entwicklung und Festlegung von Standards zur Durchführung von Qualitätssicherungsprogrammen, wie sie vergleichbar den Standards der Evaluation Research Society für den Bereich der Programmevaluation formuliert wurden (vgl. Rossi 1982), hilfreich sein.

1.3.4 Zusammenfassung

Die Forderung nach einer flächendeckenden Einführung von Qualitätssicherung stellt sich auch für den Bereich der psychotherapeutischen Medizin. Bisher sind solche Maßnahmen aber erst in Ansätzen erkennbar. Die in diesem Beitrag ausgeführten Ziel- und Umsetzungsvorstellungen verstehen sich als Perspektiven einer von uns als wünschenswert angesehenen Entwicklung. Wir haben uns vor allem auf Qualitätssicherung in der stationären psychotherapeutischen Medizin konzentriert. Die meisten der genannten Aspekte und Vorgehensweisen haben jedoch auch Relevanz für ambulante Versorgungsformen, verlangen hier aber eine bereichsspezifische Ausdifferenzierung. Eine wichtige Forderung an **Qualitätssicherungsprogramme** (dies auch als Voraussetzung für ihre Akzeptanz) ist die nach der **Fairneß**: Gemeint ist damit, daß unterschiedliche Voraussetzungen bei den Beurteilungsprozessen berücksichtigt werden müssen. Dazu gehören unter anderem die Berücksichtigung der Vergleichbarkeit des Schweregrades der Störungen bei den zu behandelnden Patienten, die einer Einrichtung zur Verfügung stehenden Ressourcen wie auch der therapeutischen Positionen.

Zum letzten Punkt ist anzumerken, daß in der psychotherapeutischen Medizin für Einrichtungen mit einem verhaltenstherapeutischen Hintergrund aufgrund ihrer Denktraditionen, ihrer Konzepte und der Gestaltung ihrer Maßnahmen ein Teil der oben genannten Forderungen leichter zu realisieren sein dürfte als in Einrichtungen mit einer psychoanalytischen Orientierung. Aber auch bei letzteren sind eindeutige Veränderungen in der Offenheit gegenüber Maßnahmen der Qualitätssicherung gerade in letzter Zeit festzustellen.

In jedem Falle ist die **Implementierung** von **Qualitätssicherungsmaßnahmen** als ein längerfristig anzulegender Prozeß zu betrachten, Qualitätsverbesserungen sind immer nur schrittweise zu erreichen. Qualitätssicherung ist nicht mit Forschung zu verwechseln, sollte sich aber der Forschung bedienen. Zu bedenken ist auch, daß für die Qualitätssicherungsmaßnahmen vor allem in größeren Institutionen angemessene Arbeitsressourcen zur Verfügung gestellt werden müssen.

Wenn **Qualitätssicherung** in einer **Selbst-** und **Fremdkontrolle** eingebettet ist und Mißbrauch (z.B. Durchführung von Qualitätssicherung zu Alibizwecken) und nicht intendierte Effekte (wie Verselbständigung und Bürokratisierung) meidet, kann sich ein intensives Engagement für Qualitätssicherung in verschiedenen Bereichen der psychotherapeutischen Medizin als ebenso notwendig wie sinnvoll und zukunftsweisend herausstellen.

Literatur

Barth M, Matt G. Evaluationsforschung im Drogenbereich: Ein Stiefkind. Suchtgefahren 1984; 30: 107-14.

Bungard W. Qualitätszirkel als Gegenstand der Arbeits- und Organisationspsychologie. Z Arb Organisationspsychol 1988; 32: 54-63.

Cleary PD, McNeil BJ. The measurement of quality. Patient satisfaction as an indicator of quality care. Inquiry 1988; 25: 25-36.

Dans PE, Weiner JP, Otter SE. Peer review organizations. Promises and potential pitfalls. N Engl J Med 1985; 313: 1131-7.

Donabedian A. The quality of medical care. Methods for assessing and monitoring the quality of care for research and for quality assurance programs. Science 1978; 200: 856-64.

Europäisches Komitee für Normung – CEN. Qualitätsmanagement und Elemente eines Qualitätssicherungssystems. Leitfaden für Dienstleistungen (DIN ISO 9004-2). Brüssel: Europäisches Komitee für Normung (CEN) 1995.

Häussler B. Methodische Ansätze zur Qualitätssicherung in der ambulanten medizinischen Versorgung. In: Sozialmedizinische Ansätze im Gesundheitswesen. Bd 2: Qualitätssicherung in der ambulanten Versorgung und Rehabilitation. Häussler B, Schliehe F, Brennecke R, Weber-Falkensammer H (Hrsg). Heidelberg: Springer 1992; 97-106.

Kaltenbach T. Qualitätsmanagement im Krankenhaus. Qualitäts- und Effizienzsteigerung auf der Grundlage des Total Quality Management. 2. Aufl. Melsungen: Bibliomed 1993.

Rossi PH (ed). Standards of evaluation practice. New directions for program evaluation. San Francisco: Jossey-Bass 1982.

Selbmann K-H. Konzeption, Voraussetzung und Durchführung qualitätsichernder Maßnahmen im Krankenhaus. Krankenhaus 1990; 82: 470-4.

Viethen G. Qualität im Krankenhaus. Grundbegriffe und Modelle des Qualitätsmanagements. Stuttgart, New York: Schattauer 1995.

Wöhrl HG. Berufsgruppen in der Rehabilitation: Funktionen und Kooperationsmodelle. In: Handbuch der Rehabilitationspsychologie. Koch U, Lucius-Hoene G, Stegie R (Hrsg). Heidelberg: Springer 1988; 212-49.

1.4 Psychotherapie-Richtlinien und Krankenkassenanträge

Eva Keil-Kuri

1.4.1 Einleitung

Begründung eines Therapieantrags

Bei der Abfassung der Kassenanträge scheint technisch eine der größten Schwierigkeiten jene zu sein, die **ätiologische Betrachungsweise** klar genug herauszuarbeiten. Immer wieder begnügen sich Kollegen in ihrer Begründung eines Therapieantrags damit, fast ausschließlich lebensgeschichtliche Daten aufzuzählen. Allein mit der Rückführung der Symptomatik auf die frühkindliche Anamnese und traumatische Erlebnisse ist jedoch den Erfordernissen der „Psychotherapierichtlinien" nicht Genüge getan. Es reicht nicht aus, die Symptomatik bis zu ihrem ersten Auftreten zurückzuverfolgen. Auch die genetische Rekonstruktion der Vorgeschichte reicht nicht aus, ebensowenig eine möglichst umfangreiche Sammlung genetischer Daten, an die der Patient sich erinnert oder auf die der Therapeut aus den Erzählungen des Patienten rückschließt.

Damit ein Kassenantrag vom Gutachter beschieden werden kann, muß immer zur Schilderung der Anamnese eine konflikt-dynamische Erkenntnisweise mit Darstellung einer aktuellen, zeitlich und thematisch definierten Situation bezüglich des ätiologischen Stellenwertes hinzukommen.

Die Kostenträger für Psychotherapie können nicht jede Art von psychischer oder psychosomatischer Störung bezahlen; von Faber und Haarstrick (1994) wurden im „Kommentar Psychotherapie-Richtlinien" in der Neufassung vom 4.5.1990, ergänzt am 17.12.92 und 31.8.93, klare Definitionen gegeben zum **Krankheitsbegriff** der **„Psychotherapie-Richtlinien"**, die sich jeder Antragsteller immer wieder vor Augen führen muß. Nach den Psychotherapie-Richtlinien kann seelische Krankheit erkennbar werden in:
- seelischen Symptomen
- körperlichen Symptomen
- krankhaften Verhaltensweisen

Seelische Krankheit wird als krankhafte Störung der Wahrnehmung, der Erlebnisverarbeitung, der sozialen Beziehungen und der Körperfunktionen verstanden. Der Krankheitscharakter dieser Störungen kommt wesentlich darin zum Ausdruck, daß sie der willentlichen Steuerung durch den Patienten nicht mehr oder nur zum Teil zugänglich sind. Seelische Krankheit ist grundsätzlich von ihrer Symptomatik zu unterscheiden. Das Symptom ist nicht schon die Krankheit. Seelische Krankheit kann durch seelische oder auch durch körperliche Faktoren verursacht sein – oder auch durch eine Mischung beider Faktorengruppen. Daraus ergibt sich schlüssig, daß jeder psychotherapeutischen Behandlung die Differentialdiagnostik auf der Grundlage einer körperlichen und psychischen Untersuchung vorausgehen muß. Ausnahmen von diesem Grundsatz können indiziert sein, bedürfen dann aber der besonderen Begründung.

Ursache einer seelischen Krankheit ist häufig eine aktuelle Krise, die konfliktzentriert behandelt werden kann. Es kann ihr aber auch eine lebensgeschichtlich erworbene Struktur zugrunde liegen, die auf einer anlagemäßigen Disposition aufbaut. Hinzu kommen als krankmachende Faktoren häufig Konflikte im privaten und beruflichen Umfeld.

Es ist die Aufgabe des Therapeuten, das Krankheitsgeschehen in all diesen Richtungen ätiologisch zu erfassen und im Kassenantrag darzustellen. Dies gilt sowohl für die psychoanalytisch begründeten Verfahren als auch für die Verhaltenstherapie.

Sowohl bei psychoneurotischen wie auch bei vegetativ-funktionellen und psychosomatischen Störungen wird in den Richtlinien eine „gesicherte psychische Ätiologie" gefordert.

In den Richtlinien wird eine **Abgrenzung gegenüber nichtseelischen Krankheiten** in der Weise gemacht, daß zugestanden wird, daß Berufs-, Erziehungs- und Sexualprobleme Beratungen erforderlich machen können, für die die Gebührenziffern für ärztliche Beratung anzuwenden sind, jedoch nicht psychotherapeutische Ziffern. Es wird unterschieden zwischen der Beratungs- und Erörterungstätigkeit des Arztes zur Sichtung gravierender gesundheitlicher Lebensprobleme und deren Bewältigung durch Aktivierung gesunder seelischer Fähigkeiten. Dies sind keine Maßnahmen zur Behandlung seelischer Krankheiten.

Auch Beziehungsstörungen sind nur dann als seelische Krankheit anzusehen, wenn ihre ursächliche Verknüpfung mit einer krankhaften Veränderung eines Menschen nachgewiesen wurde. Daraus wird klar, daß zum Beispiel Unverträglichkeiten zwischen Partnern, die mit Krisen einhergehen können, nicht als Krankheiten im Sinne der RVO (Reichsversicherungsordnung) zu betrachten sind. Sie gehören daher weniger in die psychotherapeutische Praxis als in die in allen größeren Orten vorhandenen Ehe- und Familienberatungsstellen.

Zusammenfassend sagen die „Richtlinien", daß eine Behandlung seelischer Krankheiten voraussetzt, „daß das Krankheitsgeschehen als ein ursächlich bestimmter Prozeß verstanden wird". Das Krankheitsgeschehen wird durch gegenwärtig wirksame Faktoren und durch lebensgeschichtliche Prägungen determiniert. An der individuellen Genese der seelischen Erkrankung haben Einwirkungen gesellschaftlicher Faktoren Anteil. Die „ätiologisch orientierte Diagnostik" muß die jeweiligen Krankheitserscheinungen erklären und zuordnen. Aufgabe des Therapeuten ist also, das Krankheitsgeschehen ätiologisch zu erfassen. Diese Forderung gilt für die psychoanalytisch begründeten Verfahren ebenso wie für die Verhaltenstherapie. Für die psychoanalytisch begründeten Verfahren wird in einer „ätiologisch orientierten Psychotherapie" die unbewußte Psychodynamik zum Gegenstand der Behandlung gemacht.

Psychosomatische Grundversorgung

Bei der **psychosomatischen Grundversorgung** geht es um all jene psychischen Störungen, bei denen ein aufwendiges psychotherapeutisches Verfahren zwar grundsätzlich indiziert sein kann, die Durchführung aber aus den verschiedensten Gründen wenig aussichtsreich erscheint. Gründe dafür, den Patienten nur im Rahmen kürzerer regelmäßiger Gespräche in der psychosomatischen Grundversorgung zu behandeln, können zum Beispiel sein:

- ein Mangel an Introspektionsfähigkeit oder Motivation von seiten des Patienten
- eine chronifizierte Ich-strukturelle Störung, die nicht mehr auflösbar erscheint
- eine chronifizierte psychosomatische Störung, die bereits zu Organveränderungen geführt hat, auf die der Patient fixiert ist

Dabei werden dem Behandler keine Vorschriften gemacht über die Methoden, die er anzuwenden hat. Alles, was wirkt, erscheint sinnvoll. Übende und suggestive Techniken nach den Nummern 855–858 BMÄ/E-GO können gegebenenfalls an den psychologischen Psychotherapeuten bzw. analytischen Kindertherapeuten delegiert werden, sofern dieser der Kassenärztlichen Vereinigung nachgewiesen hat, daß er entweder im Rahmen seiner Weiterbildung eingehende Kenntnisse und Fähigkeiten in diesen Techniken erworben hat, oder, wenn er an zwei Kursen von jeweils acht Doppelstunden im Abstand von mindestens sechs Monaten in den jeweiligen Techniken mit Erfolg teilgenommen hat. Die gleiche Qualifikation muß auch der psychologische Psychotherapeut beziehungsweise der analytische Kindertherapeut gegenüber dem hinzuzuziehenden Arzt nachgewiesen haben [VB § 4 (8)].

Ohne Antragsverfahren werden vor allem im Rahmen der allgemeinen ärztlichen Praxis in der psychosomatischen Grundversorgung chronifizierte wie leichtere aktuelle psychosomatische Störungen behandelt, ohne daß die für die psychosomatische Grundversorgung ermächtigten Ärzte dafür gesonderte Anträge stellen müßten. Ärzte, die **psychosomatische Grundversorgung** abrechnen wollen, müssen seit 1.1.1994 (vgl. Kap. 1.2.1, S. 9 f) folgende **Fortbildung** nachweisen:

- eingehende Kenntnisse in einer psychosomatisch orientierten Krankheitslehre (mind. 20 Doppelstunden)
- reflektierte Erfahrungen über die psychodynamische und therapeutische Bedeutung der Arzt-Patient-Beziehung durch kontinuierliche Teilnahme an einer Balint- oder Selbsterfahrungsgruppe von mindestens 35 Doppelstunden
- Teilnahme an 15 Doppelstunden eines Seminars über verbale Interventionstechnik

Insgesamt müssen Zeugnisse über mindestens 100 Stunden erbracht werden, die bei anerkannten Ausbildern bzw. Supervisoren erworben wurden. Hinzu kommt eine mindestens dreijährige kontinuierliche selbstverantwortliche ärztliche Tätigkeit in einem klinischen Fach; Tätigkeiten in theoretischen Instituten werden nicht anerkannt.

Eine Indikation für psychosomatische Grundversorgung kann auch gegeben sein, wenn strukturelle Störungen des Patienten soweit im Vordergrund stehen, daß sie einer Psychotherapie wenig zugänglich erscheinen, wohl aber einer verbalen Intervention in der Allgemeinpraxis oder Psychiatrie.

Schließlich kann zunächst eine Probetherapie gemacht werden. Ein Weg ist, mit einem Antrag auf Kurzzeittherapie zur Abklärung der Indikation für eine Langzeittherapie 25 Sitzungen bei den Krankenkassen zu beantragen. Ein weiterer Weg ist – wenn schon feststeht, daß es auf jeden Fall eine Langzeittherapie geben wird –, daß man mit den dafür vorgesehenen Ziffern mit einem Kassenantrag eine Probetherapie von 25 Stunden beantragt. Letzteres erscheint als der größere Aufwand. Dies gleicht sich jedoch dann bei der Stellung des endgültigen Antrags aus, der im ersten Fall dann ein ausführlich begründeter Kassenantrag sein muß, im zweiten Fall zwar ebenfalls ein solcher, der aber dann kürzer sein kann.

Alles bisher Gesagte gilt sinngemäß auch für die Anwendung im Bereich der Kinder- und Jugendlichenpsychotherapie.

Krankheitsgeschehen und Therapierbarkeit

Zusammenfassend soll noch einmal betont werden, daß in der Regel ein Zusammenspiel von neurotischer Struktur und aktuellem Konflikt das Krankheitsgeschehen und die Therapierbarkeit bestimmt. Die **neurotische Struktur** bildet gewissermaßen die „**passiv-kausale**" **Matrix** der Krankheit im Sinne einer „Materialursache", die durch ihre Eigengesetzlichkeit den Charakter der Neurose entscheidend mitbestimmt, zum Beispiel als depressive, anankastische oder narzißtische Struktur. Der **aktuelle Konflikt** dagegen prägt das Krankheitsgeschehen im Sinne eines „**aktiv-kausalen**" **Faktors**, der die Gleichförmigkeit struktureller Gestörtheit durchbricht und aktualisiert, manchmal auch provoziert oder verändert. Auf dem Boden der vorbestehenden Neurosenstruktur kann es zum Beispiel zu akut wirksamen angstneurotischen oder phobischen Störungen oder gar psychogenen Ausnahmezuständen kommen, die jedoch nicht ätiologisch, sondern aufgepfropft sind.

Schon Freud wies darauf hin (GW Bd. V, S. 141), daß „das strukturelle Moment auf aktuelle Konflikterlebnisse warten muß, die es in der seelischen Krankheit zur Geltung bringt; die Konflikte bedürfen der Anlehnung an die Struktur, um intrapsychisch zur Wirkung zu kommen." Es gibt ein Kontinuum von der strukturellen zur aktuellen Seite der Störung hin, wobei die vorwiegend strukturell geprägten Persönlichkeitsstörungen oder konflikthafte Aktualproblematik nicht zum Indikationsbereich der Psychotherapie nach den Richtlinien gehören, weil sie nicht als „seelische Krankheit" gelten können. Die Realfaktoren im Leben eines Patienten gewinnen Bedeutung für das seelische Krankheitsgeschehen erst aus ihrer pathogenen Repräsentation im Patienten selbst. Äußere Belastungsfaktoren allein, seien sie auch noch so groß, machen den Patienten nicht ohne weiteres seelisch krank. Es muß immer der subjektive Faktor der Erlebnisverarbeitung als pathologisch relevant hinzukommen. Sicher gibt es extreme äußere Realkonflikte, die eine Dekompensation von Steuerungs- und Ausgleichsmöglichkeiten bewirken. Diese sind jedoch nicht in jedem Fall dann eine Indikation für Psychotherapie, sondern gehören eher in den Aufgabenbereich der Psychiatrie oder der psychosomatischen Grundversorgung.

Eine weitere Voraussetzung dafür, daß Realkonflikte psychotherapeutischer Behandlung zugänglich sind, ist die, daß der Klient in der Lage sein muß, seine Konflikte reflektierend zu erörtern.

Manchmal läßt sich trotz großer Erfahrung in den sogenannten probatorischen Sitzungen nicht völlig klären, ob und welche Therapiemöglichkeit im Einzelfall besteht. Dafür haben die Richtlinien den Antrag auf **Kurzzeittherapie** eingeführt, mit Hilfe dessen die Indikation für eine Langzeittherapie überprüft werden kann. Die Kassen erlauben mit einem solchen Antrag in wenigen Sätzen, der in der Regel genehmigt wird, bis zu 25 Sitzungen von 50 Minuten Dauer. Dabei ist ein „Umwandlungsantrag" in eine notwendig werdende **Lang-**

zeittherapie spätestens nach 20 dieser 25 Sitzungen zu stellen.

Der Antrag für eine Kurzzeittherapie erleichtert außerdem den praktizierenden Kollegen die Behandlung von aktuellen Konflikten, die sich ohne Langzeittherapie und damit ohne Kassenantrag lösen lassen.

Begrenzung des Leistungsumfangs der Psychotherapien

Schließlich noch ein Wort zur Begrenzung des Leistungsumfangs der Psychotherapien nach den Richtlinien. Diese Begrenzung wird immer wieder attackiert im Sinne einer „Ent-Deckelung". Sie hat jedoch sehr wohl generell ihren Sinn und bezieht sich auf Untersuchungen unter anderem des Instituts für psychogene Erkrankungen der AOK Berlin, das unter Führung von Frau Professor Annemarie Dührssen 1972 bereits nachwies, daß 150 Leistungen analytischer Psychotherapie als Regelfall und 200 im Sonderfall eine ausreichende analytische Behandlung neurotischer Erkrankungen ermöglichen. Manche Patienten mit günstiger Prognose kamen sogar mit weniger Stunden aus. Im Rahmen der Kostendämpfung muß besonders betont werden, daß Zielvorstellungen einer Therapie, die eine Entfaltung und Konstituierung der Persönlichkeit anstreben, außerhalb der kassenärztlichen Krankenbehandlung liegen. Sie können nur dann eine Therapie im Rahmen der kassenärztlichen Versorgung rechtfertigen, wenn der Nachweis des ätiologischen Zusammenhangs einer Persönlichkeitsstörung mit seelischer Krankheit erbracht werden kann. Grundsätzlich ist immer eine Therapie mit möglichst klarer Begrenzung anzustreben, da diese auch für den Patienten ein Motivationsverstärker sein kann.

Es ist jedoch eine gewisse Flexibilität im Rahmen der Richtlinien gegeben, eine Grenzüberschreitung im Einzelfall ist nicht ausgeschlossen, wenn der Therapeut diese besonders begründen. Sehr viel Polemik gegen den begrenzten Leistungsumfang in der Psychotherapie ist überflüssig und beruht auf nicht ausreichender Kenntnis der Richtlinien.

1.4.2 Formale Abfassung des Kassenantrages

Immer wieder passiert es, daß Kollegen nicht mit dem rein Formalen der Kassenanträge zurechtkommen, weswegen dies in Kürze hier beschrieben werden soll.

Bei **RVO-** und **Ersatzkassen** ist das Verfahren wie folgt:

Bei **Kurzzeittherapie** ist es lediglich notwendig, den Patienten ein **Formblatt PTV 1E** ausfüllen zu lassen, wobei es wichtig ist, daß er am unteren Ende des Formblatts selbst unterschreibt. Das Formblatt ist weiß für alle RVO- und diesen entsprechenden Krankenkassen, grün dagegen für alle Ersatzkassen. Hinzu kommt das **Formblatt PTV 2aE**, die „Angaben des Arztes zum Antrag des Versicherten auf Kurzzeittherapie", ebenfalls wieder weiß für die RVO-Kassen und grün für die Ersatzkassen. Diese beiden Antragsformulare werden in einfacher Ausfertigung in einem normalen Briefumschlag an die zuständige Zweigstelle der Krankenkasse des Patienten geschickt. Selbstverständlich sollte der Therapeut sich eine Kopie aufbewahren.

Zu achten ist auch auf die Wahrung der **Schweigepflicht** in dem Kasten „Begründung des Behandlungsplans" auf dem Formular PTV 2a für Kurzzeittherapie dadurch, daß nur möglichst globale Bemerkungen über die Symptomatik des Patienten und deren Ursache gemacht werden. Sie müssen allerdings ausreichend sein für die Entscheidung der Kasse. Dies ist ein „Datenschutz-Pferdefuß".

Da immer wieder selbst beim Ausfüllen dieser einfachen Formulare Fehler passieren, soll noch im einzelnen darauf eingegangen werden: Wichtig beim „Antrag des Versicherten" auf Psychotherapie ist in den Feldern „**Angaben zum Patienten**" und „**Angaben zum Mitglied**", soweit dies zwei verschiedene Personen sind, die Personendaten entsprechend auszufüllen. Die Krankenkassen sind dankbar dafür, wenn in das dafür vorgesehene Feld die Mitgliedsnummer eingetragen wird. Es bietet sich an, den Patienten selbst diesen Antrag ausfüllen zu lassen, da dies seine Motivation verstärkt. Insbesondere ist es auch wichtig zu erfragen, ob der Patient bereits früher entweder ambulante oder stationäre Psychotherapie in Anspruch genommen hat. Wenn ja, sind die Daten in die dafür vorgesehenen Spalten einzutragen, ebenso der damalige Kostenträger. Schließlich sollte die Frage **„Ist ein Rentenantrag gestellt"** immer beantwortet werden. Manchmal gibt es Unsicherheiten im Feld **„Erstantrag"** oder **„Fortführung der Behandlung"**: Immer, wenn ein Patient einen neuen Therapeuten aufsucht, handelt es sich um einen Erstantrag, auch wenn er früher schon therapiert wurde. Einzige Ausnahme: War der Patient während der letzten zwei Jahre in einer von der Krankenkasse genehmigten Psychotherapie, und handelt es sich um einen Wechsel des Behandlers, dann kann „Fortführung der Behandlung" angekreuzt werden; es sollte dann aber der Zusatz „mit Therapeutenwechsel" hinzugefügt werden.

Anträge auf Langzeittherapie bei den **RVO-** und **Ersatzkassen** benötigen mehrere Formulare, die folgendermaßen ausgefüllt und verschickt werden:
Zunächst läßt man den Versicherten wiederum – wie oben beschrieben – den „Antrag des Versicherten" auf Psychotherapie, das **Formblatt PTV 1**, ausfüllen, wiederum weiß für die RVO- und grün für die Ersatzkassen. Hinzu kommt jetzt in doppelter Ausfertigung das **Formblatt PTV 2bE** „Angaben des Arztes zum Antrag des Versicherten auf Langzeittherapie", wiederum weiß für die RVO- und grün für die Ersatzkassen. Es handelt sich bei diesen Formblättern um Selbstdurchschreibesätze, so daß man beim Ausfüllen darauf achten muß, bei der Unterschrift die beiden Blätter zu trennen, da auf beide Blätter eine Originalunterschrift und der KV-Stempel des Therapeuten gehört.
Da auch hier immer wieder formale Fehler passieren, wird hier das Formblatt im einzelnen so beschrieben, wie es ausgefüllt ist. Wenn Sie selbst der Behandler sind, kreuzen Sie entsprechend der Phase der Therapie entweder **Erstantrag** oder **Fortführungsantrag** Nr. 1, 2 oder 3 an. **Umwandlungsantrag** wird dann angekreuzt, wenn nach maximal 20 Stunden einer Kurzzeittherapie doch eine Langzeittherapie beantragt wird. Umwandlungsantrag wird auch angekreuzt, wenn in seltenen Fällen nach einer Probetherapie, die vielleicht tiefenpsychologisch fundiert war, doch eine analytische Einzel- oder Gruppenbehandlung oder eine tiefenpsychologisch fundierte Gruppenbehandlung beantragt wird.

In das Feld **„Name und Anschrift der Vertragskasse"** setzen Sie immer – auf allen Formularen mit diesem Feld – die Adresse der zuständigen Zweigstelle der Krankenkasse ein, bei der der Patient geführt wird.
Die Felder **„Arztstempel"** und **„Chiffre des Patienten"** sollten kein Problem machen.
Das nächste Feld soll dem Gutachter zeigen, mit welcher voraussichtlichen Gesamtzahl von **Therapiestunden** Sie rechnen. Sie schreiben also bei einer komplizierten Analyse bis zu 300 Stunden hinein, bei einer tiefpsychologisch fundierten Therapie eventuell 100 Stunden. In die nächste Rubrik wird dann eingefügt, wieviel Stunden mit dem aktuellen Antrag beantragt werden, wobei Sie in dem in Klammern gesetzten Zeitlimit (50/25 Min.) das jeweils zutreffende unterstreichen und das nicht zutreffende ausstreichen.
Das Feld **„Für begleitende Behandlung der Bezugspersonen"** betrifft nur die Verhaltens- und Kindertherapeuten und ist entsprechend auszufüllen.
Das Feld **„Die Behandlung soll beginnen am oder läuft seit"** ist entsprechend auszufüllen, wobei die probatorischen Sitzungen in der Regel hier nicht mitgezählt werden. In das **Diagnosefeld** schreiben Sie Ihre Diagnose nach einem der beiden gängigen Diagnoseschlüssel, dem DSM-III-R bzw. der ICD-10 (s. auch Kap. 4.7, S. 185 ff). Zum Beispiel heißt es Konversionssyndrom nach DSM-III-R 300.11 oder Konversionsstörung (dissoziative Störung) F44 nach ICD-10. Wenn der Diagnose-Schlüssel der ICD-10 für die Kassenanträge zwingend eingeführt worden ist, dann sind die jeweiligen Ziffern bei der Diagnose einzufügen.
Das Feld **„Bei Fortführung der Behandlung"** ist einfach auszufüllen: Liegen schon mehrere Vorgutachten vor, so sind alle Genehmigungsdaten einzufügen, ebenso die Namen der Gutachter.
Die Sparte **„Bisheriger Behandlungsumfang im laufenden Verfahren"** dürfte keine Probleme machen.
Bei der **„Erklärung des Arztes"** müssen Sie unterscheiden, ob Sie die Therapie selbst durchführen oder delegieren. Wenn Sie delegieren, muß in das erste größere Feld der Name und die KV-Nummer des Therapeuten, den Sie hinzuziehen. In das mittlere Feld kommt grundsätzlich Ihr Stempel, das Datum, an dem Sie den Antrag ausfüllen und Ihre Unterschrift. In das

unterste Feld muß der hinzugezogene Therapeut seinen Stempel und das Datum einfügen, an dem er den Antrag unterschreibt.

Nun kommt das Original und dieses Formblatt PTV 2bE in den roten Umschlag PT 8, den Sie von der Krankenkasse bei Ihrer Erstausstattung bekommen haben. Die Kopie kommt in einen weiteren Umschlag, der zweckmäßigerweise die Größe DIN A5 hat. In den DIN-A5-Umschlag kommt außerdem das Formblatt PTV 1, das heißt der Antrag des Versicherten auf Psychotherapie. Außerdem kommt dort später der von Ihnen verschlossene rote Umschlag PT 8 hinein, der außer den Angaben des Arztes jetzt noch den Bericht an den Gutachter, das **Formblatt PT 3a/b/cE** (für Erwachsene) bzw. **K** (für Kinder und Jugendliche) enthält. Dieses Formblatt ist in einfacher Ausfertigung hinzuzufügen, wiederum weiß für die RVO-Kassen und grün für die Ersatzkassen. Es wird sinngemäß zu den Angaben des Arztes ausgefüllt in den oberen Feldern. Die Sparte **„Angaben über den Patienten"** dürfte keine Schwierigkeiten machen. Ebensowenig das Feld, was Sie mit diesem Antrag beantragen.

Wichtig ist, daß Sie die Rückseite dieses Formblatts vollständig ausfüllen, wenn Sie delegieren; bei selbst durchzuführender Therapie füllen Sie den unteren Teil wie angegeben aus. Zu diesem weißen oder grünen Formblatt fügen Sie jetzt Ihren maschinenschriftlich erstellten **Bericht** hinzu. Sie können diesen Bericht natürlich auch im Computer schreiben. Vermeiden Sie aber auf jeden Fall, wiederkehrende Formulierungen zu benutzen, so daß der Gutachter den Eindruck gewinnt, daß Sie Standardanträge erstellen. Wie Sie den Bericht abzufassen haben, ist auf der Vorderseite des Formulars klar dargelegt.

Beachten Sie, daß Sie auch den roten Umschlag PT 8 mit Ihrem KV-Stempel versehen, ebenso wie natürlich alle Antragsformulare.

Zum Beweis dafür, daß Sie Ihren Bericht korrekturgelesen haben, sollten Sie diesen ebenfalls unterschreiben.

Es hat sich als zweckmäßig erwiesen, als Überschrift des Berichtes einfach zu wiederholen „Bericht an den Gutachter PT 3a/b/c" (je nachdem, um welchen es sich handelt) und das Datum nochmals aufzuführen.

Bei **Privatkassen** gibt es meist spezielle Formulare, die analog denen der gesetzlichen Kassen die einzelnen Punkte enthalten, um die Sie um Auskunft gebeten werden. Sie müssen Ihren Patienten bitten, diese Formulare bei seiner Privatkasse anzufordern. Diese werden entweder an den Patienten oder manchmal an Sie direkt geschickt. Sie müssen hierbei immer daran denken, daß Sie sich von Ihrem Patienten vor dem Erstellen des Berichts eine Schweigepflichts-Entbindungserklärung unterschreiben lassen.

Das gleiche wie für Privatkassen gilt für die Formulare der **Beihilfestellen**. Da diese jedoch den vollen Namen des Versicherten enthalten, empfiehlt es sich (dies übrigens auch, soweit das auf den Formularen der Privatkassen so ist), den Bericht ebenfalls in einen der roten Umschläge zu stecken und zuzukleben und lediglich die Schweigepflichts-Entbindungserklärung mit dem Namen des Patienten in einem weiteren Umschlag mit dem roten Umschlag zusammen zu verschicken. Wir können nie genügend darauf achten, daß bei den intimen Mitteilungen der Kassenanträge die Schweigepflicht bewahrt bleibt.

1.4.3 Die Dokumentation

Grundsätzlich besteht für alle psychotherapeutischen Maßnahmen **Dokumentationspflicht**. Hierbei „genügen kurze Notizen zum Behandlungsverlauf, besondere Ereignisse, Pausen und ähnliches, während Anamnese und Untersuchungsergebnis (d.h. auch probatorische Sitzungen) ausführlich dokumentiert sein müssen" (Faber u. Haarstrick 1994). Diese Dokumentation kann durch **Tonbandaufzeichnungen** erfolgen, die sich insbesondere in Verbindung mit Lern- und Supervisionssituationen empfehlen. Die Praktikabilität im klinischen Alltag erscheint jedoch eingegrenzt, so daß Tonbandprotokolle im wesentlichen in der Psychotherapieforschung eingesetzt werden, nicht jedoch in der psychotherapeutischen Alltagspraxis. So wird die Dokumentation in der Regel durch **handschriftliche Notizen** erfolgen, die in der Regel nach einem diagnostischen oder therapeutischen Gespräch niedergeschrieben werden.

Allerdings ist empfehlenswert, den ersten Satz des Patienten möglichst wörtlich zu notieren. Er ist häufig wie ein unbewußtes Motto für die gesamte folgende Therapie. Auch pflegen einige Psychotherapeuten den Patienten um Erlaubnis zu bitten, berichtete Träume mitzuschreiben. Im wesentlichen jedoch stützt sich die Dokumentation auf die **Gedächtnisprotokolle** nach den Sitzungen. Die Angst, daß dadurch Wesentliches verlorengehen könnte, erweist sich meist als unbegründet. Schließlich kommt es nicht auf die Vollständigkeit der Details an, sondern vielmehr auf die Dokumentation des emotionalen Klimas der Sitzung, der wesentlichen Themen sowie der beobachteten Übertragungs- und Gegenübertragungsreaktion. Auch festgestellte Widerstände des Patienten sollten notiert werden, sowohl äußere wie Zuspätkommen (wenn möglich mit Begründung) wie auch innere (z.B. längeres Schweigen). Nimmt man sich genug Zeit für die Aufzeichnungen nach der erfolgten Sitzung, kann es dabei auch, quasi als Nebeneffekt, gelingen, rasch und intensiv einsetzende Gegenübertragungsreaktionen zu erkennen und sich möglicherweise davon zu befreien. Mit wachsender Erfahrung werden die Notizen erfahrungsgemäß kürzer, für Erstinterviews und probatorische Sitzungen sind allerdings ausführliche Notizen hilfreich, auch für die Erstellung der Kassenanträge.

1.4.4 Probatorische Sitzungen

Probesitzungen dienen vor allem dazu, daß Therapeut und Patient sich darüber klar werden, was sie miteinander wollen und können und – im Hinblick auf die Kostenträger beziehungsweise den zu stellenden Kassenantrag – welche Therapiemethode die wirtschaftlichste ist. Zur Klärung, inwieweit der Patient in der beabsichtigten Therapie mitarbeiten kann, gibt es mehrere technische Schritte:
- sogenannte Reizdeutungen
- Umgang mit Widerständen
- Einschätzen der Flexibilität bzw. von Fixierungen
- Beobachten der Abwehrstruktur
- eventuell Übertragungsreaktionen

Es sollten dem Patienten nicht mehr als ein oder zwei Reizdeutungen pro Sitzung gegeben werden, um zu testen, wie er mit aufdeckenden Interventionen umgehen kann.
In den probatorischen Sitzungen sollte darauf geachtet werden, inwieweit der Patient spontan bemüht ist, mehr Information zu geben, ob der Therapeut viel zur Ergänzung der Biographie fragen muß oder der Patient zunehmend kooperativer und mitteilungsbereiter wird.
Widerstände in den **Probesitzungen** sollten möglichst nicht direkt angegangen werden, wie zum Beispiel durch Deutungen, sondern lediglich registriert werden. Nur dann, wenn die Weiterarbeit mit dem Ziel der Klärung eines Arbeitsbündnisses nicht gelingt, muß eine sogenannte Widerstandsdeutung gegeben werden.

——————— Fallbeispiel ———————

„Ich glaube, das und das hindert jetzt unser Verständnis oder unsere Arbeit, wir müssen erst darüber weiter sprechen." Oder: „Ich denke, Sie sind jetzt blockiert, weil ... ich Sie zum Beispiel zu sehr an diese unangenehme Person erinnere."

———————————————————

Für die **Einschätzung** des **prospektiven Therapieverlaufs** ist die zweite, regelhaft durchzuführende Sitzung besonders wichtig. Auf folgende Aspekte sollte besonders geachtet werden:
- Wie anders verhält sich der Patient/die Patientin beim zweiten Besuch (nonverbal oder verbal, z. B. Veränderung des Äußeren, der Haltung, Mimik, Gestik, Kleidung, selbstsicherer oder deutlich andere psychische Symptome)?
- Wie geht der Patient mit den Grenzen um (Zeitgrenzen, inhaltliche Begrenzungen, Verhaltensregeln)?

Bereits im **Erstinterview** geschieht zwangsläufig eine ganze Menge an Therapie, dies gilt insbesondere für die Probesitzungen. Das hat den Vorteil, daß daraus die Therapierbarkeit des Patienten umso besser eingeschätzt werden kann. Eine Unterstützung für viele Patienten ist es, wenn die erste Begegnung mit dem Therapeuten nicht nur darin besteht, seine Mängel, Versäumnisse, Fehler oder Leiden aufzuzählen, sondern auch positive Aspekte seines Lebens und seiner Persönlichkeit zu betonen. Schließlich kommt er meist voller offen geäußerter oder latenter Ängste, so daß es für den intendierten Brückenschlag wichtig ist, daß auch der Therapeut ihm gegenüber positive Anspekte anspricht. So ist es empfehlenswert, dem Patienten zu vermitteln, daß er angenommen wird, so wie er ist, und auch seinen Mut, sich der unangenehmen oder schwierigen, zumindest aber angstbesetzten Situation dieser ersten Begegnung zu stellen, geschätzt wird. Gerade narzißtisch gestörte Patienten brauchen eine Ich-Stärkung, selbst wenn sie abwehren oder abwerten, wobei man sich durch zur Schau gestellte Souveränität nicht blenden lassen sollte.

Der wichtigste Aspekt bei den probatorischen Sitzungen ist das **Einhalten von Grenzen**, was zuweilen durchaus schwerfallen kann. Nun haben gerade Anfänger Ängste, den Patienten durch ein Einhalten von **Zeitgrenzen** zu vergrämen oder zu kränken oder in der Weise zu ärgern, daß er zur nächsten Stunde mit noch mehr Widerstand kommt. Leicht wird der Therapeut auch Opfer des eigenen Wissensdranges und meint, wenn der Patient gerade bei einem spannenden Thema ist, sollte er nicht unterbrochen werden, sondern etwas zu Ende bringen. Lieber wird dann übersehen, daß es Patienten gibt, die eine geradezu artistische Fähigkeit haben, uns zu verführen, vergleichbar kleinen Kindern, die ihre Eltern zu etwas herumkriegen wollen, was diese nicht erlaubt haben. Hierbei ist es wichtig, sich deutlich zu machen, daß der **Patient** auch **den Therapeuten** vom ersten Moment der Begegnung an **testet**, er macht umgekehrt auch mit dem Therapeuten probatorische Sitzungen! Je nachdem wie dieser von ihm beurteilt wird, wird er sich öffnen oder Widerstände entwickeln. Häufig gibt es Gelegenheit, diesen Aspekt anzusprechen und damit einen anlaufenden Widerstand aufzulösen.

––––––––– Fallbeispiel –––––––––
„Jetzt wollen Sie anscheinend ausprobieren, wann ich ärgerlich werde ..." Oder: „Es macht Spaß herauszufinden, wieviel sich jemand wie ich bieten läßt, ehe er aus der Fassung gerät ..."

Von besonderer Bedeutung im Rahmen der Grenzziehung zwischen Therapeut und Patient ist eine klare Bestimmung der **äußeren Rahmensetzung** und der **Finanzierung** der Therapie. Es erscheint vielleicht grotesk, diese Aspekte bereits zu Beginn festzulegen, erfahrungsgemäß erspart man sich jedoch viel Ärger, wenn mit dem Patienten gemeinsam Klarheit über folgende Punkte geschaffen worden ist:
- Urlaubsregelung
- Ausfallhonorar
- Betonen der Notwendigkeit von Regelmäßigkeit
- Betonen der Notwendigkeit von Verläßlichkeit
- Umgang mit auftretenden Abbruchstendenzen
- Beendigung der Therapie

Klarheit in der Beziehung ist eines der wichtigsten therapeutischen Elemente jeder Art von Psychotherapie, und insofern sollten diese von vornherein vom Therapeuten hergestellt und mit dem Patienten gemeinsam erarbeitet werden. Hierbei gilt die Regel, von dem Patienten nichts zu verlangen, was man für sich selbst als unzumutbar einschätzt.

Probatorische Sitzungen vor einer geplanten **Gruppentherapie** können nur Einzelsitzungen sein, da es keine Ziffer der Gebührenordnung für probatorische Gruppensitzungen gibt. Solche Sitzungen erscheinen grundsätzlich sinnvoll, da eine Gruppe durch zu häufiges Kommen und Gehen beziehungsweise frühe Abbrüche neuer Teilnehmer sehr belastet würde. So werden die möglichen probatorischen Sitzungen in der Regel als Einzelsitzungen ausgeschöpft, bei denen der Therapeut sein besonderes Augenmerk auf die Gruppenfähigkeit des Patienten und die spezifischen Indikationen für die Gruppentherapie lenkt. Er kann gleichzeitig die in aller Regel vorhandenen Ängste des Patienten vor der Gruppensituation etwas abbauen, nicht zuletzt dadurch, daß er mit einfachen Worten versucht, einen Gruppenprozeß darzustellen. Die meisten Patienten, für die eine Gruppentherapie sinnvoll erscheint, sind zunächst eher skeptisch bis ablehnend dieser Therapieform gegenüber. Dies ist einmal durch unangenehme Vorerfahrungen in Gruppensituationen bedingt, zum anderen aber auch durch den meist großen Wunsch, vom Therapeuten als „Einzelkind verhätschelt" zu werden.

Da **Paar-** und **Familientherapie** bislang keine Kassenleistungen sind und vermutlich in absehbarer Zeit auch nicht werden, kann der Therapeut nur im Bereich der Gruppentherapie mit mehreren Personen gleichzeitig auf Rechnung der Krankenkasse arbeiten. Dies gilt auch für die probatorischen Sitzungen.

1.4.5 Besonderheiten der Therapie: die sogenannte „Entdeckelung" der psychotherapeutischen Stundenbegrenzung

Zum Thema **„Überschreitung der Regelgrenzen"** schreiben Faber und Haarstrick (1994): „Die therapeutische Praxis hat im Gutachterverfahren gezeigt, daß bei einer kleinen Zahl von Fällen eine Weiterführung der analytischen Psychotherapie über den Regelrahmen der Richtlinien hinaus erforderlich sein kann, weil
- weiterhin Krankheit im Sinne der RVO angenommen werden muß,
- der Therapeut in der begründeten Überzeugung seines therapiegerechten Verhaltens (Behandlungskonzept, Behandlungstechnik, Beurteilung der Prognose) eine Beendigung der Therapie im zugestandenen Leistungsumfang nicht glaubt verantworten zu können,
- zudem ersichtlich ist, daß nicht die Folgen einer unreflektierten Gegenübertragung des Therapeuten im Spiel sind.

In solchen außergewöhnlichen Situationen ist es eine Aufgabe des Gutachters, dem Einzelfall in einer nicht formalen, sondern interpretativen Anwendung der Richtlinien gerecht zu werden, ohne dabei deren System in seinem grundsätzlich ausreichenden Leistungsumfang zu gefährden.
Die Psychotherapie-Richtlinien intendieren in der Leistungsbegrenzung der Psychotherapie keine Behinderung des Patienten und des Therapeuten durch die Willkür ökonomischer Grenzziehung, die nachträglich durch allerlei kommentatorischen Aufwand legitimiert werden soll. Die zumeist problematische Behandlung chronifizierter Charakterneurosen, prognostisch ungünstiger Borderline-Erkrankungen oder narzißtischer Psychoneurosen sollte nicht dazu beitragen, das bewährte Versorgungssystem der Psychotherapie-Richtlinien und der Psychotherapie-Vereinbarungen in Frage zu stellen."

Was die Autoren hier für die analytische Psychotherapie schreiben, sollte auch ausnahmsweise einmal für tiefenpsychologisch fundierte Therapie gelten. Sicher sinngemäß auch für Verhaltenstherapie.

Vor allem stellt es eine Ungerechtigkeit dar, daß Patienten, deren Therapien über die Beihilfestellen abgerechnet werden und die ohnehin in der Regel – wenn sie bei der Beamtenkrankenkasse versichert sind – eine erhebliche Eigenleistung aufbringen müssen, nur eine geringere Stundenzahl haben dürfen als die bei gesetzlichen und privaten Krankenkassen Versicherten. Hier ist zu hoffen, daß sowohl die Beamtenkrankenkasse wie die Beihilfestellen im Sinne einer Entdeckelung der Psychotherapie und Psychoanalyse in besonders begründeten Ausnahmefällen zu einer Gleichbehandlung der bei ihnen Versicherten mit den gesetzlich Versicherten kommen. Damit ist nicht gesagt, daß dies regelmäßig notwendig oder auch wünschenswert ist. Lediglich in besonders schwierigen Situationen, die aber dennoch lösbar erscheinen, ist eine solche Entdeckelung zu wünschen.

1.4.6 Beendigung der Therapie bei nicht ausreichendem Behandlungserfolg

Jede Art von Psychotherapie im Rahmen der kassenärztlichen Versorgung ist zu beenden, wenn kein nennenswerter Behandlungserfolg eintritt oder erwartet werden kann. Dies sollte eigentlich selbstverständlich sein. Gegebenenfalls können andere Therpieformen erwogen werden.

1.4.7 Therapeutenwechsel

Hierbei gibt es zwei Möglichkeiten: Will der Patient (im Einverständnis mit seinem Therapeuten, zum Beispiel weil einer der beiden wegzieht) während einer genehmigten Therapie wechseln, ist dies manchmal ohne Neuantrag möglich, wenn der bisherige Therapeut der Kasse gegenüber sein Einverständnis gibt, die für ihn genehmigten Sitzungen auf den neuen Therapeuten zu übertragen. Andernfalls kann der neue Therapeut noch einmal probatorische Sitzungen durchführen und danach einen neuen Antrag auf Kurzzeit- oder Langzeittherapie stellen, der dann beschieden werden muß.

1.4.8 Wechsel des Verfahrens

Laut den Richtlinien ist ein Wechsel von Einzel- in Gruppentherapie und umgekehrt beim gleichen Therapeuten möglich, wobei probatorische Sitzungen und Kurzzeittherapie wiederholt werden können, ebenso beim Wechsel von einem psychoanalytischen Verfahren in eine Verhaltenstherapie und umgekehrt. Beim Wechsel von Kurzzeit-Gruppentherapie in Langzeit-Gruppentherapie werden die Kurzzeitsitzungen angerechnet. Beim Wechsel von Kurzzeit-Einzeltherapie in Langzeit-Gruppentherapie wird die Kurzzeittherapie nicht angerechnet.

1.4.9 Die Delegation

Zur Delegation an psychologische Psychotherapeuten oder analytische Kinder- und Jugendlichentherapeuten schreiben Faber und Haarstrick (1994): „Zur Sicherstellung der kassenärztlichen Versorgung kann der behandelnde Arzt nach Erhebung der Anamnese, der Diagnosestellung und der vorläufigen Klärung der Indikation einen psychologischen Psychotherapeuten oder einen analytischen Kindertherapeuten im Delegationsverfahren hinzuziehen.
Die Verantwortung für die Durchführung der Psychotherapie im Delegationsverfahren auch hinsichtlich der Grundsätze von Zweckmäßigkeit, Notwendigkeit und Wirtschaftlichkeit trägt jedoch der delegierende Arzt.
Durch ausführliche Rücksprachen werden gegebenenfalls Indikationen für das Therapieverfahren, den zu erwartenden Behandlungsumfang und die Besonderheiten der erforderlichen Berichte mit dem Therapeuten abgestimmt. Dieser wird eigenverantwortlich und selbständig in der Anwendung des Verfahrens tätig.
Von beiden Seiten ist zur Gewährleistung eines ungestörten Therapieverlaufes eine enge Kooperation erforderlich. Treten bei dem Patienten Störungen auf, die einer medizinischen Diagnostik und gegebenenfalls Versorgung bedürfen, hat der hinzugezogene Psychotherapeut den delegierenden Arzt zu verständigen."

In den zuletzt am 17. Oktober 1991 geänderten Vereinbarungen über die Anwendung von Psychotherapie in der kassenärztlichen Versorgung heißt es in § 4 zum Thema Delegation:
„(2) Voraussetzung für das Hinzuziehen eines psychologischen Psychotherapeuten beziehungsweise analytischen Kindertherapeuten ist, daß der Arzt die Indikation zur Psychotherapie gegebenenfalls nach Kooperation mit dem nichtärztlichen Psychotherapeuten gestellt hat und den Behandlungsplan mit dem Therapeuten abgestimmt hat. In der Durchführung der beantragten Therapie wird der hinzugezogene Therapeut eigenverantwortlich und selbständig tätig. Wenn eine Erkrankung oder der Verdacht auf eine solche auftritt, für die die beantragte Behandlung nicht indiziert ist oder nicht ausreicht, ist der delegierende Arzt zu Rate zu ziehen oder zu veranlassen, daß der Patient sich in ärztliche Behandlung begibt."
Normalerweise sollte das Erstgespräch also vom Arzt durchgeführt werden, der auf dem Formblatt „Bericht an den Gutachter" auf der Rückseite dann die Mitteilungen zum Delegationsverfahren auszufüllen hat. Im Kommentar zu den Psychotherapie-Richtlinien gibt es jedoch auch die Möglichkeit, daß der psychologische Psychotherapeut beziehungsweise der analytische Kindertherapeut ein kurzes informatorisches Erstgespräch mit dem Patienten durchführen kann, wenn sich dieser zuerst an ihn wendet. Dieses wird bei einer Mindestdauer von 20 Minuten von den Ersatzkrankenkassen bezahlt, wenn die Einleitung durch den delegierenden Arzt angeschlossen wird. Es zählt nicht als Behandlungsmaßnahme, sondern als Orientierungshilfe über psychotherapeutische Maßnahmen der vertragsärztlichen Versorgung.

Probatorische Sitzungen als Voraussetzung einer tiefenpsychologisch fundierten und analytischen Psychotherapie können erst nach Zuweisung durch einen delegierenden Arzt ausgeführt und abgerechnet werden. Der Patient muß vom nichtärztlichen Therapeuten darauf hingewiesen werden, daß er – bevor er diesen beanspruchen kann – einen zur Delegation berechtigten Arzt zum Zweck der Indikationsstellung und gegebenenfalls zur Delegation aufsuchen muß.
Wenn der nichtärztliche Therapeut die Therapie durchführt, wird er in der Regel den Antrag an die Krankenkasse verfassen, der vom delegie-

renden Arzt durchgesehen und ergänzt wird entsprechend dem Formblatt „Bericht an den Gutachter". Alle Anträge müssen grundsätzlich dann sowohl vom delegierenden Arzt wie vom nichtärztlichen Psychotherapeuten gestempelt und unterschrieben werden.

Voraussetzung für die **Delegation** ist, daß der delegierende Arzt zumindest die Zusatzbezeichnung „Psychotherapie" oder die Zusatzbezeichnung „Psychoanalyse" führt und der hinzugezogene Diplom-Psychologe beziehungsweise analytische Kindertherapeut eine abgeschlossene Ausbildung an einem anerkannten psychotherapeutischen Institut nachgewiesen hat. Selbstverständlich sind Fachärzte für psychotherapeutische Medizin und solche für Psychiatrie und Psychotherapie ebenfalls delegationsberechtigt.

Ein in der Neuen Juristischen Wochenschrift, Heft 12, 1992 veröffentlichtes Urteil zum „Wirksamen Ausschluß einer Delegation für Psychotherapie" gibt Anlaß, darauf hinzuweisen, daß bei **Privatkassen** nicht grundsätzlich eine Delegation für Psychotherapie wie in den gesetzlichen Kassen eingeräumt wird. Das Urteil berichtet, daß der Bundesgerichtshof am 22.05.1991 unter dem Aktenzeichen IV Z R 232/90 (Hamburg) ein Urteil gefällt hat, das nachteilig für die Klägerin ausging, die 1988 zum Zweck einer psychotherapeutischen Behandlung einen niedergelassenen Psychiater aufgesucht hatte, der die Durchführung einer analytischen Psychotherapie nach der Ziffer 863 GOÄ unter seiner allgemeinen ärztlichen Verantwortung an einen Fachpsychologen für psychoanalytische Therapie, der kein approbierter Arzt war, delegiert hat. In den Tarifbestimmungen der Klägerin, die bei einer Privatkasse versichert war, stand ausdrücklich: „Der Versicherungsschutz erstreckt sich auch auf die Psychotherapie, soweit sie medizinisch notwendige Heilbehandlung wegen Krankheit ist und von einem niedergelassenen approbierten Arzt oder in einem Krankenhaus durchgeführt wird."

Klage und Berufung sind erfolglos geblieben. Die Revision der Klägerin wurde zurückgewiesen. Delegierende Ärzte sollten daher in der Delegationssitzung Privatversicherte unbedingt auffordern, mit ihrer Versicherung zu klären, ob diese einem Delegationsverfahren wie die gesetzlichen Kassen zustimmt oder nicht, um große finanzielle Nachteile für die Patienten zu vermeiden. In der Regel gibt es jedoch auch bei der Beihilfe und bei Privatkassen keine Schwierigkeiten bei der Kostenübernahme der delegierten Verhaltens-, Kindertherapien und Analysen.

Wenn ein ärztlicher Psychotherapeut erstmalig einen psychologischen Psychotherapeuten beziehungsweise analytischen Kindertherapeuten hinzuziehen will, muß er vorab an seine zuständige Kassenärztliche Vereinigung einen **Antrag auf Billigung der Delegation** mit den vollständigen Personalien des psychologischen Psychotherapeuten beziehungsweise des analytischen Kindertherapeuten mit dem Abschlußzeugnis gemäß den Anforderungen der Psychotherapie-Richtlinien (und dessen Verträge mit der KV) als Nachweis einsenden. Im Falle der Billigung erhält der psychologische Psychotherapeut beziehungsweise der analytische Kindertherapeut von der betreffenden Kassenärztlichen Vereinigung eine Abrechnungsnummer und kann seine Leistungen dann direkt mit dieser abrechnen. Sinngemäß gilt dies natürlich auch für nichtärztliche Verhaltenstherapeuten.

Damit der nichtärztliche Therapeut direkt mit der Kassenärztlichen Vereinigung abrechnen kann, muß der delegierende Arzt auf dem Behandlungsausweis für Psychotherapie die **Abtretungserklärung** unterschreiben (PTV 7b). Eine Delegation an approbierte Ärzte ist nicht möglich.

Beim Abschluß einer delegierten Therapie muß der nichtärztliche Therapeut dem delegierenden Arzt einen **Abschlußbericht** senden.

Für das sogenannte **Beauftragungsverfahren** sei auf den Kommentar von Faber und Haarstrick (1994, S. 97ff.) hingewiesen.

1.4.10 Was tun bei Ablehnung des Antrags?

Selten wird ein lege artis gestellter Antrag abgelehnt. Öfter kommt es vor, daß der Gutachter eine schriftliche oder eventuell telefonische Rückfrage stellt, nach der in der Regel eine Genehmigung erfolgt. In den 18 Jahren, in denen ich eine große Ganztagspraxis für Psychotherapie führe, kann ich die Anträge auf

Obergutachten, die notwendig wurden, an einer Hand abzählen. Dabei kam es immer zu einer Art „Salomonischer Entscheidung", das heißt, das Obergutachten gibt in der Regel jedem ein bißchen Recht, genehmigt also meist einen Teil des Beantragten im Sinne einer Probetherapie.

Das Verfahren verlangt, daß sowohl der Patient innerhalb von vier Wochen nach dem ablehnenden Bescheid bei seiner Krankenkassenzweigstelle Einspruch gegen diesen erhebt als auch der antragstellende Therapeut. Dieser muß im verschlossenen roten Umschlag der Kasse folgende Unterlagen schicken:
- den bisherigen Vorgang, der zur Ablehnung führte
- die ablehnende Stellungnahme des Gutachters
- die Begründung des Einspruchs

Letztere muß im einzelnen auf die Bedenken des Gutachters eingehen und diese zu entkräften versuchen.

Im Grunde muß der Therapeut einen zweiten Antrag erstellen, in dem er besonders Stellung nimmt zu den Gründen der Ablehnung und versucht, diese zu widerlegen. Gelingt ihm das, wird der Obergutachter in seinem Sinne entscheiden. Sind seine Argumente wiederum nicht stichhaltig genug, wird der Obergutachter dem Erstgutachter Recht geben.

Es ist außerdem erforderlich, daß der Versicherte selbst gegen die Ablehnung des über ihn erstellten Antrags innerhalb von vier Wochen mit einem eigenen Brief an seine Krankenkasse Einspruch gegen den ablehnenden Bescheid einlegt und ein Obergutachten verlangt.

Literatur

Dührssen A. Die biographische Anamnese unter tiefenpsychologischem Aspekt. Göttingen: Vandenhoeck & Ruprecht 1990.
Faber FR, Haarstrick R. Kommentar Psychotherapie-Richtlinien. 3. Aufl. Neckarsulm: Jungjohann 1994.
Freud S. Gesammelte Werke. Studienausgabe. Frankfurt: Fischer 1971.
Keil-Kuri E. Vom Erstinterview zum Kassenantrag. 2. Aufl. Neckarsulm: Jungjohann 1995.

1.5 Primäre und sekundäre Prävention

Gerhard Reister

> **Definition**
>
> **Primäre Prävention** ist die Summe aller Maßnahmen, die dem erstmaligen Auftreten von Krankheit (Inzidenz) gezielt vorbeugen sollen.

Unter diese weitgefaßte Definition läßt sich auch das subsumieren, was Jablensky als »**primordiale**« **Prävention** bezeichnet; darunter versteht der Autor »die Beseitigung der Bedingungen, die das Auftreten des primären Pathogens ermöglichen« (Jablensky 1989, S. 226). Es handelt sich also um Gesundheitsförderung ganz allgemein. Damit gewinnt das Konzept der primären Prävention – für die psychiatrischen Krankheiten nach wie vor unübertroffen von Ciompi (1979) dargestellt – seine Faszination durch die Vorstellung, die Entstehung von Krankheit und damit von individuellem Leid überhaupt verhindern zu können. Solche letztlich unrealistischen Hoffnungen waren für den Bereich der psychischen Erkrankungen, zum Beispiel in der Psychohygienebewegung der 20er und 30er Jahre, im »Community-Mental-Health-Movement« der 60er Jahre oder für den antibiologischen Labelingansatz soziologischer und antipsychiatrischer Herkunft (z. B. Robitscher 1979) mitbestimmend.

> **Definition**
>
> **Sekundäre Prävention** besteht in der Behandlung bereits erkrankter Personen (Prävalenz).

Sie ist also weitgehend identisch mit therapeutischen Aufgaben, die detailliert in den entsprechenden Kapiteln dieses Lehrbuchs abgehandelt werden. Zur sekundären Prävention gehören aber auch Beratungen und Interventionen, die über ärztlich-therapeutische Aufgaben im engeren Sinne hinausgehen, wie Früherkennungsmaßnahmen, psychohygienische Betreuung, sozialpädagogische und sozialtherapeutische Hilfestellungen, Vorsorgeuntersuchungen und anderes (Remschmidt 1988).

1.5.1 Theorien präventiver Strategien

Für die Entwicklung sinnvoller, zweckmäßiger und zielgerichteter präventiver Strategien gegen die Entstehung und Aufrechterhaltung psychogener Erkrankungen, also »im wesentlichen seelisch bedingter« (Campbell 1983) Störungen, sind neben den klinischen Erfahrungen vor allem die **Ergebnisse epidemiologischer Untersuchungen** in diesem Feld von Bedeutung. Sie nämlich vermögen unter Zuhilfenahme des Methodenarsenals anderer Wissenschaftszweige, zum Beispiel der Psychologie, der Soziologie, der Zwillingsforschung und Genetik und sozialwissenschaftlicher Konzepte (wie kritische Lebensereignisse *[life events]* und soziale Unterstützung *[social support]*) kausal relevante Faktoren bei der Entstehung solcher Erkrankungen zu isolieren. Derart gelingt es, Risikofaktoren und Risikoindikatoren zu bestimmen. Entsprechend beschäftigt sich die **Risikoforschung** mit der Frage, ob und wie sich bestimmte Merkmale auf den psychischen Gesundheitszustand eines Individuums auswirken. Neben erbgenetisch-konstitutionellen Bedingungen bilden die psychosozialen Einwirkungen der Vergangenheit und Gegenwart im Sinne einer Ergänzungsreihe von Erbe und Umwelt die Hauptkonstituenten der seelischen Entwicklung eines jeden menschlichen Wesens. Innerhalb der **Psychoanalyse** stand die Bedeutung der Lebensumstände in der (frühen) Kindheit nie in Frage. Sie kann sich dabei auf die Befunde der Zwillingsforschung, auf Deprivationsstudien, tierexperimentelle Untersuchungen, die klinisch-sozialempirische Forschung, auf die Epidemiologie, die Traumaforschung und jüngste Ergebnisse einer kinder- und jugendpsychiatrischen Longitudinalstudie berufen (Esser et al. 1992; Esser et al. 1993). Demgegenüber sind die im Gefolge des aus den USA importierten »**Elastic-mind-movement**« entstandenen Darstellungen (z.B. Ernst u. von Luckner 1985) bisher den Beweis ihrer Thesen von der weitgehenden Unempfindlichkeit des (Klein-)Kindes gegenüber psychosozialen Belastungen schuldig geblieben (Fischer u. Berger 1988).

Dührssen (1984) identifizierte zum Beispiel als **Risikofaktoren für** die **Kindheit**:
- Alter und Gesundheit der Eltern
- Stellung des Kindes in der Geschwisterreihe
- Verlusterlebnisse
- sozioökonomische familiäre Belastungen und Beeinträchtigungen
- eine erhöhte Konflikthaftigkeit in der Familie

Werner und Smith (1982) fanden für die **Frühkindheit** als **Risikoindikatoren**:
- Trennungserlebnisse aller Art
- Belastungen durch Geschwister
- Krankheiten
- soziale Härten
- gravierende Umgebungsveränderungen
- ungünstige Sozialverhältnisse
- psychiatrische Auffälligkeiten der Eltern

Danach ist unter dem Gesichtspunkt der Prävention die Aufmerksamkeit des Forschers und derjenigen, die für die Entwicklung präventiver Strategien zuständig sind, vor allem der kindlichen Entwicklung zu widmen. Allerdings scheint die ausschließliche Isolierung und Identifizierung von Risikofaktoren hier nicht ausreichend. Befunde aus Längsschnittuntersuchungen wie der **Child-Guidance-Study** (MacFarlane 1964) zeigen nämlich, daß die seelische Entwicklung mancher Kinder trotz schwerer biologischer, sozialer und psychologischer Risiken wider Erwarten günstig verlief. Als Erwachsene waren sie nicht nur psychopathologisch weitgehend unauffällig, sondern sie imponierten häufig als reife und sozial fähige Individuen. In ihrer Biographie fanden sich protektive Faktoren, die sie vor späterer psychischer Erkrankung schützten.

1.5.2 Protektive Faktoren

Ausgehend von solchen Befunden entwickelte sich die **Protektionsforschung**, die in den letzten beiden Dekaden einen enormen Aufschwung erlebt hat. Sie untersucht die »grundsätzlich notwendigen Entwicklungsbedingungen« (Ulich 1988) für seelische Gesundheit. Als protektive Faktoren wurden dabei zunächst drei **Variablengruppen** identifiziert (Masten u. Garmezy 1985):
- Persönlichkeitsfaktoren wie Autonomie, Selbstwertgefühl und eine positive soziale Orientierung
- Merkmale der Familie wie Zusammengehörigkeitsgefühl, emotionale Wärme und Harmonie
- Verfügbarkeit von Support-Strukturen zur Ermutigung und Stärkung der Coping-Fähigkeiten

Zweifellos ist auch die Abwesenheit von Risikofaktoren ein protektives Moment (Tress 1986).
Rutter, der sich eingehend mit Definition und theoretischer Fundierung des Begriffs der Protektion auseinandergesetzt hat, sieht deren Wirkung vor allem in einem »**steeling effect**«, in der Verhinderung negativer Kettenreaktionen, der Entwicklung von Selbstachtung und Selbständigkeit und der Eröffnung von Möglichkeiten (Rutter 1989). Er betont ebenfalls die Bedeutung der Persönlichkeit, die ein protektiver Faktor per se sei (Rutter 1987).

Empirisch sehr gut belegt sind folgende protektive Faktoren:
- ausdauernde Fürsorge für den Säugling in den ersten Lebensmonaten und eine positive Beziehung der Eltern zu ihrem Kleinkind
- die Verfügbarkeit von Gleichaltrigen und Nachbarn zur emotionalen Unterstützung (Werner u. Smith 1982)
- eine präsente, emotional warmherzige und konstante Bezugsperson (Tress 1986)

Offensichtlich sind benigne frühkindliche Beziehungserfahrungen von entscheidender Bedeutung. Wachsen also Kinder trotz zum Teil schwerer psychosozialer Belastungen in klar definierten Umständen auf, mit stabilen menschlichen Bindungen schon in ihrem allerfrühesten Leben, so können sie auf diese Weise eine positive Lebenseinstellung in Verbindung mit einer hohen Widerstandskraft (»resilience«) gegenüber den allfälligen Widrigkeiten ihres späteren Lebens entwickeln.

Allerdings stellen sich in den Anfängen der Protektionsforschung die protektiven Faktoren meist als ins Positive gewendete Risikofaktoren dar. Rutter hat demgegenüber schon 1979 darauf hingewiesen, daß protektive Faktoren einen positiven Effekt per se ausüben. Er wendet sich ab von einem statischen hin zu einem **dynamischen Protektionsbegriff** mit stärkerer Beachtung protektiver Mechanismen. Protektion erweist sich damit als moderierende Variable in einem komplexen Spiel und Gegenspiel angesichts von Risiko. Demnach wäre Protektion derjenige Prozeß in der Auseinandersetzung eines Individuums mit Belastungen, der zur »Resilience« führt. Elastizität in diesem Sinne wäre eine relativ zeitüberdauerndes Persönlichkeitsmerkmal, zum Teil sicher angeboren, zum größeren Teil wohl in der Begegnung mit der Umwelt erworben.

Eingebettet in eine »**salutogenetische**« **Orientierung** (Antonovsky 1987), die dem Erforschen der Bedingungen für das Gesundsein und -bleiben den gleichen Rang einräumt wie der wissenschaftlichen Aufklärung pathogenetischer Zusammenhänge, tritt die Protektionsforschung nun in eine Phase, in der der Interaktion verschiedener Variablengruppen mit protektiver Potenz Aufmerksamkeit geschenkt wird. **Protektion**, jetzt verstanden als **prozessuales Geschehen**, umfaßt höchst komplexe Vorgänge mit wechselnden und unterschiedlichen Stabilitäten über die Zeit und im Vergleich verschiedener Individuen. Zentrale Variablen hierfür sind neben den protektiven Faktoren vor allem sozialer Rückhalt und Persönlichkeitsfaktoren.
Eigene Untersuchungen an einer Risikoklientel des Mannheimer Kohortenprojekts (Schepank 1987; Schepank 1989) zeigen in Pfadanalysen und mathematischen Strukturgleichungsmodellen, daß an erster Stelle Persönlichkeitsfaktoren, daneben auch Unterstützung in der Auseinandersetzung mit Risiko in Form psychosozialer Belastung weitgehend bestimmend für das Maß an seelischer Gesundheit sind. Dabei zeigt sich, daß protektive Faktoren eine regulierende Funktion auf die seelische Gesundheit ausüben, wobei eine gesundheitsfördernde Wirkung erst bei erhöhtem Risiko eintritt (Reister 1995).

Es liegt also nahe, die bisherigen Ergebnisse der rezenten Protektionsforschung als Folge und Wirkung eines interaktiven Beziehungsgeschehens zu interpretieren, in welchem primärer »social support« oder primäre Mütterlichkeit die personalen Bedingungen schaffen, die es später ermöglichen, Risiken zu begegnen, zu vermeiden beziehungsweise sie erst zu konstellieren. Sie sind auch die Basis für die Fähigkeit, sich selbst ein soziales Netzwerk mit befriedigender Qualität zu schaffen.

Solche empirischen Befunde werden vor dem Hintergrund **psychoanalytischer Objektbeziehungstheorien** verstehbar. Nach Kernberg (1981, S. 54) befaßt sich die Objektbeziehungstheorie »mit der Internalisierung von zwischenmenschlichen Beziehungen und den Wechselwirkungen zwischen intrapsychischen und zwischenmenschlichen Objektbeziehungen«. Die Vorstellung geht dahin, daß sich im interpersonellen Austausch zwischen dem Säugling beziehungsweise Kleinkind und seinen primären Bezugspersonen innere Niederschläge, Erinnerungsspuren dieser frühen Kommunikationserfahrungen bilden, die für die Strukturierung von intrapsychischen Selbst- und Objektbildern von Bedeutung sind. Die Entwicklung zu realitätsangepaßten ambivalent erlebbaren Beziehungsmustern, von reifen Ich-Funktionen und gut entwickelten Coping-Fähigkeiten setzt hinreichend gute frühkindliche Beziehungserfahrungen mit benignen Objekten voraus. Diese überdauern und werden besonders in Zeiten innerer und äußerer Gefahr protektiv wirksam. Die positive frühkindliche Bezugsperson im Sinne der »*good enough mother*« (Winnicott 1976; vgl. Kap. 3.2.1, S. 100 f) bleibt somit als Engramm der ersten emotionalen und kognitiven Begegnungen mit der Umwelt erhalten.

1.5.3 Ansatzpunkte primärer und sekundärer Prävention

Für **primär präventive Strategien** auf dem Feld psychogener Erkrankungen legt die überragende Bedeutung persönlicher Ressourcen im Sinne von entwickelten Coping-Fähigkeiten und reifen Persönlichkeitsstrukturen sowie eines supportiven sozialen Netzwerkes neben der trivial klingenden Forderung nach Minimierung oder Ausschaltung von Risikofaktoren die Förderung solcher personaler Kompetenzen und die Erleichterung der Bildung sozialer Netzwerke nahe. Sie wird da ansetzen müssen, wo die Persönlichkeit sich zu entwickeln beginnt, das heißt schon in der **frühen Kindheit**, und sollte die gesamte Phase der Formung der Persönlichkeitsstrukturen mit ihren je eigenen Anforderungen und Belastungen zu verschiedenen Zeiten begleiten. Die Bedeutung der primären Mütterlichkeit ist dabei kaum zu überschätzen. Sie läßt auch daran denken, Programme zu entwickeln, Risikokinder aus emotional hoch belasteten Familien etwa bei Kinderärzten, Kindergärten, Vorschulen und Beratungsstellen zu identifizieren. Für solche Risikokinder und ihre Angehörigen können adäquate Beratungs- und Therapiemodelle konzipiert und erprobt werden, die einerseits volkswirtschaftlich tragbar und andererseits für die Zielgruppen und ihre speziellen Einstellungen und Lebensstrukturen akzeptabel wären. Auf einer allgemeineren Ebene und unter dem Gesichtspunkt des oben skizzierten Beziehungsansatzes sprechen die Befunde der Protektionsforschung dafür, die Zuwendung zum Kind als eine zentrale Investition in seine Entwicklung zu einem sozial bindungsfähigen, selbstbewußten und seelisch stabilen Individuum zu betrachten.

Auf der Ebene des **Erwachsenenalters** liegen die Ansatzpunkte **primärer Prävention** in den zwischenmenschlichen Bezügen in Partnerschaft, Freundeskreis, in Beruf und Freizeit. Die Bedeutung eines dichten sozialen Netzwerkes mit befriedigend empfundenem »*social support*« ist für die Prophylaxe psychogener Erkrankungen unübersehbar.

Die **Behandlung psychogener Störungen** im Rahmen der **sekundären Prävention** sollte idealerweise auf eine Nachreifung seelischer Störungen zielen und der Entwicklung und Festigung durchaus auch kognitiv gesteuerter Verarbeitungs- und Bewältigungsfertigkeiten Aufmerksamkeit schenken, damit das Individuum allgegenwärtigen äußeren Risiken mehr protektive Potenz entgegensetzen kann. Das gilt natürlich auch für innere Anforderungen und Konflikte. Die neuere Psychotherapieforschung faßt diesen Sachverhalt in Begriffe wie »aktive Hilfe zur Problembewältigung«, »Klärung« und »Beziehung«.

Beziehen wir die **makrosoziale** und **politische Ebene** mit ein, und vergegenwärtigen wir uns den Menschen als gesellschaftliches Wesen, dann heißt Prävention immer auch, in gesellschaftliche Rahmenbedingungen hineinzuwirken. Die Fürsorge für das Kind, gerade in psychisch-emotionaler Hinsicht, und für das dazu unerläßliche Familienleben hat sozialpolitische Konsequenzen vom Kindergeld über die Verteilung der Steuerlasten auf Ledige, Kinderlose und Familien mit weniger oder mehreren Kindern bis hin zur Finanzierung des Rentenaufkommens. Im Bereich der sekundären Sozialisation, vom Kindergarten bis zur Universität, wird immer noch allzu stark die intellektuelle Ausbildung vor der emotionalen, der sozialen und der leiblichen Entfaltung überbetont. Andere Gesichtspunkte gelten der Organisation des Berufslebens und der Arbeitswelt (Großraumbüro, Fließbandarbeit, isolierte EDV-Arbeitsplätze) und der Bereitstellung und Gestaltung der Wohnwelt für breite Schichten der Bevölkerung. Insofern reicht primäre wie sekundäre Prävention weit über die individuelle Arzt-Patient-Beziehung hinaus.

Literatur

Antonovsky A. Unraveling the mystery of health. San Francisco, London: Jossey-Bass 1987.
Campbell PG. Psychogenesis. In: Handbook of Psychiatry. Vol.4. The Neuroses and Personality Disorders. Russel GFM, Hersov LA (eds). Cambridge, London: Cambridge University Press 1983; 15-9.
Ciompi L. Zum Problem der psychiatrischen Primärprävention. In: Psychiatrie der Gegenwart. Kisker KP, Lauter H, Meyer JE, Müller C, Strömgren E (Hrsg). Berlin, Heidelberg, New York: Springer 1979.
Dührssen A. Risikofaktoren für die neurotische Krankheitsentwicklung. Z Psychosom Med 1984; 30: 18-42.
Ernst C, Luckner N v. Stellt die Frühkindheit die Weichen? Eine Kritik an der schicksalhaften Bedeutung erster Erlebnisse. Stuttgart: Enke 1985.
Esser G, Schmidt MH, Blanz B, Fätkenheuer B, Fritz A, Koppe T, Laucht M, Reusch B, Rothenberger W. Prävalenz und Verlauf psychischer Störungen im Kindes- und Jugendalter. Z Kinder Jugendpsychiat 1992; 20: 232-42.
Esser G, Schmidt MH, Blanz B. Der Einfluß von Zeitpunkt und Chronizität von Stressoren auf die seelische Entwicklung von Kindern und Jugendlichen. Z Kinder Jugendpsychiat 1993; 21: 82-9.
Fischer G, Berger M. Risikofaktor Deprivation. Kinderarzt 1988; 19: 513-6.
Jablensky A. Beiträge der Epidemiologie zur Prävention und Therapie seelischer Störungen. In: Psychiatrie der Gegenwart. Bd. 9. Brennpunkte der Psychiatrie. Kisker KP, Lauter H, Meyer JE, Müller C, Strömgren E (Hrsg). Berlin, Heidelberg, New York: Springer 1989; 225-50.
Kernberg OF. Objektbeziehungen und Praxis der Psychoanalyse. Stuttgart: Klett-Cotta 1981.
MacFarlane JW. Perspectives on personality consistency and change from the guidance study. Vita Humana 1964; 7: 115-26.
Masten A, Garmezy N. Risk, vulnerability and protective factors in developmental psychopathology. In: Advances in Clinical Child Psychopathology. Vol.8. Lahey BB, Kazdin AE (eds). New York: Plenum 1985; 1-52.
Reister G. Schutz vor psychogener Erkrankung. Göttingen: Vandenhoeck & Ruprecht 1995.
Remschmidt H. Risikofaktoren, protektive Faktoren und Prävention. In: Psychiatrie der Gegenwart. Bd. 7. Kinder- und Jugendpsychiatrie. Kisker KP, Lauter H, Meyer JE, Müller C, Strömgren E (Hrsg). Berlin, Heidelberg, New York: Springer 1988; 375-410.
Robitscher J. Labeling and discrimination in mental health. In: Toward a New Definition of Health. Psychosocial Dimensions. Ahmed PI, Coelho GV (eds). New York: Plenum 1979; 191-229.
Rutter M. Protective factors in children's responses to stress and disadvantage. In: Primary Prevention in Psychopathology. Vol. 3. Social Competence in Children. Kent MW, Rolf JE (eds). Hannover: University Press of New England 1979; 49-74.
Rutter M. Psychosocial resilience and protective mechanisms. Am J Orthopsychiatry 1987; 57: 316-31.
Rutter M. Pathways from childhood to adult life. J Child Psychol Psychiatry 1989; 30: 23-51.
Schepank H. Psychogene Erkrankungen der Stadtbevölkerung: eine epidemiologisch-tiefenpsychologische Feldstudie. Berlin, Heidelberg, New York: Springer 1987.
Schepank H. Verläufe. Seelische Gesundheit und psychogene Erkrankungen heute. Berlin, Heidelberg, New York: Springer 1989.
Tress W. Das Rätsel der seelischen Gesundheit. Göttingen: Vandenhoeck und Ruprecht 1986.
Ulich M. Risiko- und Schutzfaktoren in der Entwicklung von Kindern und Jugendlichen. Z Entwicklungspsychol Päd Psychol 1988; 20: 146-66.
Werner EE, Smith RS. Vulnerable but invincible: a longitudinal study of resilient children and youth. New York: McGraw-Hill 1982.
Winnicott DW. Von der Kinderheilkunde zur Psychoanalyse. München: Kindler 1976.

1.6 Rehabilitation

Friedhelm Lamprecht

Es ist wichtig, daß die Mediziner in ihrer Ausbildung etwas erfahren über die Rehabilitation. Die Heilverfahren gehören nach § 10 des **Rehabilitations-Angleichungsgesetzes** (Reha-Angleichungsgesetz 1974) zu den medizinischen Leistungen der Rehabilitation, „die alle Hilfen umfassen, die erforderlich sind, einer drohenden Behinderung vorzubeugen, eine Behinderung zu beseitigen, zu bessern oder zu verhüten«. Etwas weiter heißt es: »Die medizinischen und berufsfördernd ergänzenden Maßnahmen und Leistungen der Rehabilitation im Sinne dieses Gesetzes sind darauf auszurichten, körperlich, geistig oder seelisch Behinderte möglichst auf Dauer in Arbeit, Beruf und Gesellschaft einzugliedern.« Es liegt also diesem Gesetz ein nicht an Ursachen orientierter Krankheitsbegriff zugrunde, sondern ein Mensch und seine soziale Situation. Diese **psychosoziale Schwerpunktsetzung** im Rahmen des Gesetzes zu berücksichtigen, erfordert aber auch eine psychosoziale Kompetenz seitens der Ärzte der Primärversorgung und der medizinischen Dienste.

Der Begriff der **Rehabilitation** im Fachgebiet der Psychosomatik und Psychotherapie ist insofern problematisch, als er sich historisch von den operativen Fächern herleitet und damit ursprünglich die **restitutio ad integrum**, die Wiederherstellung des Vorkrankheitszustandes gemeint war. Genau dies kann aber bei einem psychosomatischen Krankheitsverständnis nicht der Wunsch sein, weil es die Wiederherstellung der zur Krankheit führenden Bedingungskonstellation bedeuten würde und damit die Vorprogrammierung des Rezidivs beziehungsweise die Unterhaltung der Chronifizierung. Dies hat zu tun mit dem, was Balint als Organisation der Krankheit bezeichnet.
»Psychosomatische Medizin wird eine tiefenpsychologische sein oder sie wird nicht sein.« Dieses Postulat Viktor von Weizsäckers ernstgenommen hat zur Folge, daß sich psychosomatische Therapie nicht auf Symptomlinderung oder Symptombeseitigung beschränken darf. Die gewonnene Einsicht über das Zustandekommen der eigenen Erkrankung oder das Mitverantwortliche daran erst erlaubt es, auch auf die Leibessprache zum Ausdruck eher unbewußter Konflikte zu verzichten. Groß ist die Zahl derer, bei denen in einer endlosen Odyssee von Arztbesuchen nichts gefunden wird, denen aber dennoch vieles fehlt. Die Medizin hat mit dem Wandel der Krankheiten nicht mitgehalten. Das medizinische Modell, was sich auf die großen Erfolge bei der Behandlung von Infektionskrankheiten gründet, wird mit dem ihr inhärenten linearen monokausalen Ursachendenken im Sinne der aristotelischen Logik, der Bedingungsvielfalt der Krankheiten, die uns heute beschäftigen, nicht gerecht. Nach dem Mikrozensus von 1980 vom Statistischen Bundesamt Wiesbaden sind 2,4 Millionen Bundesbürger an Herz-Kreislauf-Krankheiten erkrankt, gefolgt von 1,8 Millionen Patienten mit Erkrankungen der Atmungsorgane, 1,4 Millionen mit Krankheiten des Skelettes, der Muskeln und des Bindegewebes. 5,8 Millionen Bundesbürger nehmen im Erhebungszeitraum regelmäßig, weitere 8,3 Millionen gelegentlich Mittel gegen Schmerzen oder Schlafstörungen ein. Die Zahl der sich durch Selbstmedikation mit Alkohol und Drogen behandelnden Patienten bleibt ebenso im Dunkeln wie der in dieser Erhebung nicht erfaßte Psychopharmaka-Gebrauch, welcher die Zahl bei Schmerz- und Schlafmitteln weit übersteigen dürfte. Ich erwähne diese Zahlen hier nur, um anzuzeigen, daß diesem Millionenheer von Patienten nach dem herkömmlichen medizinischen Modell nur selten beizukommen ist. Es kommt also für den Arzt auf die Wahrnehmung von Verknüpfungen auf verschiedenen diagnostischen Ebenen an, die den Arzt unter Umständen in ein Entscheidungsdilemma bringen wegen der Unvereinbarkeit von diagnostischer Exaktheit und Relevanz für den Patienten. Das, was für den leidenden Menschen sehr wohl relevant sein kann, ist oft nur vage beschreibbar, nämlich seine Einbettung in das Sozialsystem, ich meine hier seine gewachsene Beziehung in der

Familie, im Freundeskreis und am Arbeitsplatz. Die Bewältigungsstrategien, die jemand zur Verfügung hat, um mit Herausforderungen und Störungen der sozialen und biologischen Homöostase umzugehen, sind entscheidend mitgeprägt von seinem **'Social-Support'-System**. Ob ein Streß zu einem krankheitsfördernden Distreß führt oder als Folge eines erfolgreichen Coping-Verhaltens zum Eustreß, hängt ganz entscheidend von dem erwähnten 'Social-Support'-System ab. Um dem Auftrag des Rehabilitationsgesetzes zur Eingliederung des Patienten nachzukommen, muß man sich erst einmal klar darüber werden, wie dessen Sozialgefüge aussieht, um die Faktoren feststellen zu können, die unter Umständen als Ressourcen für den Patienten genutzt werden können oder auch um die Bedingungskonstellation zu erfassen, die seinem Gesundwerden entgegenwirken. Die Wiedereingliederung ist somit eine umfassende Rehabilitationsaufgabe, die die gesamten Lebensbedingungen umfaßt, einschließlich der Lebensqualität und des Lebenstils im Sinne einer selbstverantwortlichen Lebensführung. Es ist also nicht nur die Krankheit entscheidend, sondern auch die Einstellung zu der Erkrankung.

Bei der anstehenden Veränderung der Bevölkerungszusammensetzung muß von einem zunehmenden Rehabilitationsbedarf gerade im Hinblick auf ältere, in der Regel **multimorbide Patienten** ausgegangen werden (Lamprecht 1990). Hierbei geht es weniger um den Grundsatz »Rehabilitation vor Rente«, da viele der Patienten nicht mehr im Erwerbsprozeß stehen, sondern eher um den Grundsatz »Rehabilitation vor Pflege«, also um die Verhinderung von Pflegebedürftigkeit und Abhängigkeit. Als Zielsetzung der Rehabilitation kann bei einem zunehmenden Anteil von chronischen Krankheiten etwa formuliert werden, daß es auf Hilfestellungen ankommt, die Krankheit und die dadurch bedingte Beeinträchtigung zu bewältigen, um weiterhin möglichst aktiv am normalen Leben in der Gesellschaft, Familie und Beruf teilnehmen zu können.

Die **Träger** der **Rehabilitation** sind in erster Linie die Renten-, Kranken- und Unfallversicherungen. Man sieht hieran, daß die psychosoziale Kompetenz des Arztes für psychotherapeutische Medizin in vielen Bereichen der Rehabilitation zur Anwendung kommen wird.

Nach der **Klassifikation** der **WHO** wird unterschieden zwischen »impairment«, »disability« und »handicap«. Bezogen auf das hier behandelte Fachgebiet kann man diesen Begriffen die im Folgenden beschriebenen Störungen zuordnen.

1.6.1 Schaden-Impairment

Klare strukturelle Behinderungen im physischen Bereich fehlen hier, das heißt, anlagemäßig und erworbene Schwachstellen in verschiedenen Organen oder Organsystemen dienen als somatisches Entgegenkommen und können im Zusammenhang mit Konfliktreaktionen, Neurosen und einer abnormen erlebnisreaktiven Verarbeitung Symptomcharakter von Krankheitswert annehmen.

Unter den **organischen Manifestationen** kann sich so eine Steilstellung der Wirbelsäule ausweiten zu einer Rentenneurose, ein atypischer Gesichtsschmerz kann ein Depressionsäquivalent darstellen, Todes- und Verlustängste können als Herzneurose mit dramatischen, meist die Einweisung in eine Notaufnahme erforderlich machenden Krankheit in Erscheinung treten, Hyperventilationssyndrome, Globus hystericus, Spannungskopfschmerzen, funktionelle Magen-Darm-Beschwerden können so manifest werden, um nur einige Beispiele zu nennen. Allen diesen Symptombildungen gemeinsam ist, daß die pathophysiologische, pathochemische und pathoanatomische Abklärung keinen hinreichenden Verursachungsgrund erkennen läßt.

Viel häufiger aber als spezielle Organfunktionsstörungen gehören die **unspezifischen Krankheitssymptome** in diesem Bereich, die sich meist auf den Vitalbereich beziehen und dann als Leistungsknick mit vermehrter Erschöpfbarkeit, gepaart mit Versagensängsten, Störungen des Schlafverhaltens (Einschlaf-Durchschlaf-Störungen, Hypersomnie), des Appetites und der sexuellen Libido und Potenz einhergehen. Uncharakteristische Schmerzen können ebenso im Vordergrund stehen wie sonst nicht einzuordnende Mißempfindungen. Alle **vegetativen Funktionen** können alteriert sein. Ob das Chronic-fatigue-Syndrom (CFS) ein selbständiges, möglicherweise viral bedingtes Krankheitsbild darstellt, ist zur Zeit noch unentschieden.

Störungen des **Antriebs** (Apathie, Antriebsminderung, Antriebssteigerung, Agitiertheit, Manie) der Affektmodulation, der Sprachmelodie gilt es festzuhalten, ebenso wie auffällige Stimmungen und Haltungen wie Melancholie, Trauer, Selbstunsicherheit und Hypochondrie, die generalisiert oder circumscript auftreten können, Mißtrauen und dysphorische Grundstimmung und anderes. Die Beurteilung der **kognitiven Funktionen** Konzentration, Intelligenz, Merkfähigkeit und Gedächtnis kann ebenfalls Hinweise für eine Behinderung am Arbeitsplatz geben.

Alle erwähnten unspezifischen Symptome können auch durch Umweltgifte (z.B. Lösungsmittelexposition, Holzschutzmittel usw.) hervorgerufen werden, so daß hier die **Abgrenzung** gegenüber **ökologisch-medizinischen Fragen** schwierig werden kann. Hierbei handelt es sich um ein Problemfeld, das zunehmend an Bedeutung gewinnen wird.

Die besonderen **psychiatrischen** und **neurotischen Symptome** zu erkennen, erfordert ein besonderes Interviewgeschick, zum Teil auch mit gezieltem Nachfragen, weil diese Symptome zum Teil mit einer hohen Schamschwelle verbunden sind und nicht spontan geäußert werden. Hierzu gehören alle Süchte, Zwangshandlungen, Zwangsgrübeleien, Phobien, sensitive Beziehungsideen, etwaige ausgestanzte Wahngebilde, Hinweise auf Suizidalität, gestörte Realitätsbezüge mit Derealisations- und Depersonalisationsphänomenen, Verwirrtheitszustände und Ideologiebildungen, um nur die wichtigsten Symptome zu nennen.

Von **Persönlichkeitsstörungen** spricht man, wenn in mehreren Funktionsbereichen, wie Antrieb, Affektivität, Impulskontrolle, Wahrnehmung und Denken fehlende Steuerungsmöglichkeiten vorliegen, die die Beziehung zu anderen erschweren. Der andauernde Charakter dieser Störung grenzt diese gegenüber episodischen Entgleisungen ab. Beginn und Manifestation liegen im Jugend- und frühen Erwachsenenalter. Das unangemessene, häufig situationsinadäquate Verhalten führt zu Störungen im beruflichen Bereich und der sozialen Leistungsfähigkeit. Dabei kann sich erst relativ spät ein subjektiver Leidensdruck herausbilden. Häufiger ist das soziale Umfeld alarmiert. Von den spezifischen Persönlichkeitsstörungen seien hier die schizoiden, die zwanghaften, die depressiven und hysterischen Persönlichkeitsstrukturen erwähnt, die meist in Mischformen vorliegen und nur bei starker einseitiger Ausprägung psychopathologisch auffällig werden, die dissoziale Persönlichkeit und die emotional instabile Persönlichkeitsstörung (das psychiatrische Etikett der Borderline-Störung). Bei anderen Persönlichkeitsstörungen wird ein Merkmal zur Charakterisierung hervorgehoben, so ergibt es ängstliche, abhängige, infantile (unreife), passiv aggressive, haltlose, exzentrische und narzißtische Persönlichkeitsstörungen, die sich in den Bereich der **Charakterneurosen** subsummieren ließen. Für alle diese Störungen gibt es eine Kombination von Voraussetzungskriterien, die zu Diagnosen nötig sind und die man den einschlägigen Fachbüchern und der ICD-10 entnehmen kann. Der Verdacht auf eine Persönlichkeitsstörung ergibt sich bei uneinsichtigem Verhalten von Personen, die geringe Plastizität aufweisen und sich von realen Gegebenheiten wenig beeindrucken lassen. Sie sind in der Regel extravertiert, projizieren ihre Schwierigkeiten auf das soziale Umfeld und machen dieses verantwortlich für die eigenen Schwächen und Fehler, so daß sich im angelsächsischen Schrifttum der Soziopathiebegriff durchgesetzt hat, da häufig das soziale Umfeld zuerst in Mitleidenschaft gezogen wird.

1.6.2 Individuelle Behinderung (Disability)

Bei den individuellen funktionellen Behinderungen handelt es sich meist um Ich-strukturelle Defizite, die Sandweg (1988) zusammengestellt hat bezüglich ihrer sozialrechtlichen Relevanz, und die hier kurz zusammengefaßt wiedergeben werden.

Von der **Realitätsprüfung** war schon die Rede, dazu gehört die genaue Wahrnehmung und Interpretation äußerer und innerer Vorgänge und ihre selbstreflektive Verarbeitung bezüglich deren Bedeutung. Projektive Verzerrung der äußeren Realität, überwertige Bedeutungserteilung und Verleugnung, Nicht-wahrhaben-Wollen der äußeren und inneren Realität gehören hierher. Ein gewisse Fähigkeit des Denkens, das heißt logische Verknüpfung, Abstraktion und Konzeptualisierung ist eine elementare Voraussetzung zur angemessenen Realitätsprüfung.

Die ausgewogene Regulierung und Kontrolle von Trieben, Affekten und Impulsen ist für das gesunde Miteinander von herausragender Bedeutung. Fehlende Steuerungsmöglichkeiten von Affekten, mangelnde Frustrationstoleranz beziehungsweise ein zu geringer Spannungsbogen und Impulsdurchbrüche belasten das soziale Beziehungsgefüge. Die **Antizipationsfähigkeit** setzt voraus, sich selbst, sein Handeln und seine Aussagen in seiner Wirkung auf andere einigermaßen zu beurteilen. Situationsunangepaßtes Verhalten und Verletzungen des Taktgefühls können Folge gestörter Antizipationsfähigkeit sein. Die Objektbeziehungen können vielfach gestört sein, was eine Beeinträchtigung der Beziehungsfähigkeit, der Nähe und Distanzregulierung, der Flexibilität und fehlende Anpassungsfähigkeit zur Folge haben kann. Ein zu geringer Reizschutz gegen Außenreize kann zu einer Reizüberflutung führen mit entsprechenden Fehlanpassungen.

Eine besondere Bedeutung für eine gesunde Ich-Funktion haben die **Abwehrfunktionen** (s.a. Anna Freud: »Das Ich und die Abwehrmechanismen«), die, wenn sie erfolgreich sind, das Individuum schützen vor eindringenden Triebimpulsen und vor Symptombildungen, wobei ein Zusammenbruch der Abwehr psychische Desintegration, zumindest aber eine Symptombildung zur Folge hat.

Ein Spannungsfeld im Menschen ist das zwischen **Autonomiebedürfnis** und **Angewiesensein** auf andere, woraus sich mittels primärer zum autonomen Apparat gehöriger Funktionen, wie Aufmerksamkeit, Konzentrationsfähigkeit, Gedächtnis, Lernen und Wahrnehmung motorischer Funktionen und Intentionalität im Verbund mit sekundär erworbenen Eigenschaften das Potential herausbildet, das zur Bewahrung der Eigenständigkeit der Stabilität der Ich-Grenzen, der Konflikte- und Sublimationsfähigkeiten notwendig ist. Hier entwickelt sich das Verhalten, das unter dem Begriff **'Coping Behavior'** zusammengefaßt wird, also die Mechanismen, die einem Menschen zur Verfügung stehen, wenn die Homöostase auf der biologischen, soziologischen und/oder der psychologischen Ebene gestört oder bedroht ist.

1.6.3 Soziale Beeinträchtigung (Handicap)

Bei den meisten der im Vorabsatz beschriebenen funktionellen Einschränkungen lassen sich die sozialen Beeinträchtigungen von selbst ableiten, etwa bei gestörtem Realitätsbezug, mangelnder Antizipationsfähigkeit, fehlender Impulskontrolle, Affektdurchbrüchen und Bindungsunfähigkeit, wenn sich der Leser als soziales Gegenüber phantasiert. Ebenso ergeben sich hieraus manifeste Störungen am Arbeitsplatz. Hinzu kommen hier alle **phobischen Einschränkungen**, die den Patienten imperativ auffordern, gewisse Situationen zu vermeiden, wie Tunnel, Fahrstühle, Menschenansammlungen, Eisenbahn, Auto, freie Plätze usw. Hierzu gehört auch die **Monophobie**, also die Angst vor dem Alleinsein. Viele für den täglichen Arbeitsablauf wichtige Funktionen können nicht mehr ausgeübt werden, zum Beispiel Einkaufen oder überhaupt alleine aus dem Haus zu gehen und vieles andere. Daß hierbei das soziale Umfeld immer entscheidend mit beeinträchtigt ist, liegt auf der Hand. Arbeiten in Großraumbüros mit anderen können ebenso tangiert sein, wie das Arbeiten alleine im Raum. Das Essen im Beisein von anderen Menschen kann betroffen sein. Zwangshandlungen und Zwangsgrübeleien können Arbeitsabläufe unmöglich machen. Ein gestörtes Selbstwertgefühl könnte unter anderem zu kompensatorischen Fehlverhaltensweisen führen mit zu starkem Fremdbestätigungsdrang und Abhängigkeiten (Nikotin-, Alkoholabusus, auch alle anderen Süchte, inklusive Arbeitssucht) sowie aufgrund eines zu geringen Kränkungsschutzes zu auto- und/oder allodestruktivem Verhalten. Der Verlust der Initiativefähigkeit, wie er auch bei depressiven Störungen vorkommt, kann zu Vernachlässigung der Körperpflege und Verwahrlosung führen bis hin zur Selbstisolation. Das soziale Netz wird brüchig und der Arbeitsplatz gefährdet.

1.6.4 Einrichtungen für psychosomatische Rehabilitation

Die psychosomatische Rehabilitation findet in erster Linie in überregionalen Fachkliniken mit den vom Rentenversicherer finanzierten Heilverfahren mit einer durchschnittlichen Verweildauer von 6 bis 8 Wochen statt. Eine Liste der geeigneten Einrichtungen mit einer Darstellung der Behandlungskonzepte findet sich in dem von Neun herausgegebenen Buch (1990).

An den sogenannten **Schnittstellen** der **Versorgungskette** (vorstationäre Phase, stationäre Phase, Nachbehandlungsphase) kommt es wegen der Dualität zwischen Krankenversicherung und Akutmedizin einerseits und Rentenversicherung und Rehabilitation andererseits immer wieder zu unnötig langen Unterbrechungen. Die regionale wohnortnahe Rehabilitation hat den Vorteil, daß die Schnittstellenproblematik in der Regel leichter zu lösen ist im Sinne von kurzen Unterbrechungen in der Versorgungskette und mit der leichteren Möglichkeit der Berufserprobung. Der Nachteil besteht in der hohen Schamschwelle auf seiten des Patienten gegenüber allem, was mit der Vorsilbe 'psych' anfängt, und er von daher eher eine Einrichtung fernab vom Wohnort vorzieht. Auch dürfte es sehr schwierig sein, die vom Sozialgesetzbuch (1989) geforderte Wirtschaftlichkeit umzusetzen bei der Zusammenstellung multiprofessioneller Teams in kleinen wohnortnahen Abteilungen und im Ambulanzbereich. Die **regionale ambulante Rehabilitation** ist schwer organisierbar wegen der Kooperationsnotwendigkeit verschiedener Disziplinen, und sie spielt daher eine zur Zeit noch sehr untergeordnete Rolle, was sich aber sicher in der Zukunft ändern wird. Teilstationäre Einrichtungen im Gebiet der psychotherapeutischen Medizin gibt es, wenn überhaupt, nur im Verbund mit psychiatrischen Institutionen, was die Hemmschwelle, sich frühzeitig in Fachbehandlung zu begeben, noch einmal heraufsetzen dürfte (unnötige Psychiatrisierung der Patienten).

1.6.5 Berentung

Die vier wichtigsten Krankheitsgruppen, die zum vorzeitigen Ausscheiden aus dem Erwerbsleben beitragen, sind (Schuntermann 1987):
- die Herz-Kreislauf-Krankheiten
- die Krankheiten des rheumatischen Formenkreises
- die psychiatrischen Erkrankungen und Neubildungen
- die psychosomatischen Erkrankungen und Neubildungen

Oft ist es so, daß in der Akutmedizin und Primärversorgung diese Probleme nicht erkannt werden, solange keine geeigneten einfachen Screening-Instrumente zur Verfügung stehen, solche Patienten zu identifizieren, bei denen der psychischen Komponente im Krankheitsgeschehen eine dominierende Rolle zukommt in der Gefährdung der Erwerbsfähigkeit. Wenn man bedenkt, daß zum Beispiel innerhalb der Angestellten-Versicherung (BfA) 16% aller medizinischen Rehabilitationsmaßnahmen für Erwachsene wegen psychischer Krankheiten durchgeführt werden und psychische und psychosomatische Erkrankungen 1991 20,7% vorzeitiger Berentung (Berufsunfähigkeitsrente und Erwerbsunfähigkeitsrente) ausmachten (Dossmann u. Franke 1993), dann wird das enorme klinische und auch gesundheitspolitisch-ökonomische Problem deutlich, was hiermit verbunden ist. Darüber hinaus liegt hierin für den Behandler ein Problem, in welchem er, bezogen auf den individuellen Patienten, zu einer Entscheidung oder besser Empfehlung kommen muß, in dem Spektrum Rehabilitation einerseits oder einer Negativfeststellung bezüglich Arbeits-, Berufs- und Erwerbsunfähigkeit beziehungsweise Minderung derselben andererseits. Diese **Negativfeststellungen** sind die Voraussetzung von bestimmten Sozialleistungen (Krankengeld, Rente usw.). Häufig kommt es hierbei zu konträren Zielvorstellungen bei Patienten und Kostenträgern der Rehabilitationsmaßnahme. Der Patient hat entweder einen Rentenantrag gestellt, oder es steht die Umwandlung einer Zeitrente in eine Dauerrente an, oder der Patient ist sogar in einem Klageverfahren gegen einen abgelehnten Rentenbescheid. Allen diesen Schwebezuständen ist gemeinsam, daß der Patient etwas will, was dem Rehabilitationsauftrag entgegengesetzt ist.

Der Sozialleistungserbringer ist daran interessiert, den Patienten im Erwerbsleben zu halten und schlägt von daher eine stationäre Heilmaßnahme vor, der Patient fügt sich, um sein angestrebtes Ziel zu erreichen. Der Arzt und Therapeut, der in dieser Situation mit dem Patienten befaßt ist, ist zwangsläufig in einem Dilemma wegen der häufigen Unmöglichkeit, ein von Arzt und Patient akzeptiertes Therapieziel abzustecken. Ich habe in meiner Zeit als Leiter der Psychosomatischen Klinik Schömberg die Zahl der Rentenantragssteller beschränkt auf einen pro Station, da die psychotherapeutische Wirkatmosphäre sonst destruktiv verändert wird. Albrecht (1973) beschreibt sehr treffend: »Die Rentenbewerber lassen entweder mit etwas duldendem, jedoch immer freundlichem Lächeln alle Bemühungen über sich ergehen, ihnen gefällt es, sie sind im allgemeinen still, aber ärztliche Einwirkung prallt an ihnen ab. In der Hoffnung, daß sie für ihr freundliches Verhalten eine ihren Wünschen entsprechende Abschlußbeurteilung bekommen, loben sie alles, fügen jedoch immer wieder hinzu, daß sich mit ihren Beschwerden leider nichts ändere und verbleiben im ganzen passiv. Die andere Gruppe verhält sich mehr »querulatorisch«. Ihre eigene Unzufriedenheit heften sie an alles, was ihnen begegnet, angefangen vom Wetter bis hin zum Arzt oder zum Rentenversicherungsträger. Diese Patienten versuchen dann auch ihre Mitpatienten in entsprechend ungünstigem Sinne zu beeinflussen und können die Atmosphäre einer ganzen Klinik erheblich stören.«

Dennoch läßt sich die **Psychodynamik** des **Rentenantragsstellers** nicht vereinheitlichen. Grundsätzlich ist vorstellbar, daß es zum Rentenwunsch innerhalb vieler neurotischer Konfliktlagen kommt und das »Giving-up« als gemeinsam soziopathologische Endstrecke in einem vielfältig störbaren Beziehungsnetz anzusehen ist (Foerster 1984). So kann ein Mensch, der in einer kontraphobischen Aktivitätshaltung gefangen ist, aber regelmäßig, wenn er in Urlaub fährt, krank wird, **Regression** nur in Form einer legitimierten Erkrankung zulassen. Regressive Wünsche (Regression im Dienste des Ichs nach Balint) müssen abgewehrt werden. Bei anderen liegt ein hohes **internalisiertes Leistungsideal** zugrunde, was sich häufig auf das Mißverständnis durch »Leistung zur Liebe« zu kommen gründet. Hierbei kommt es nicht selten zu einem Mißverhältnis zwischen Arbeitsbelastung und Gratifikation. Dadurch werden die Patienten sehr vulnerabel, der Kränkungsschutz nimmt ab, eine abfällige Bemerkung eines Vorgesetzten, die Beförderung eines mißliebigen Kollegen könnten aus dem vorher 150%igen Mitarbeiter einen machen, der dann plötzlich nicht in der Lage ist, seine Arbeit aufzunehmen. Den häufig oberflächlich gefügigen Patienten fehlt das gesunde aggressive Abgrenzungsvermögen, die aggressive Latenz bekommt dann der Untersuchende beim Kampf um die Rente zu spüren. Jede Leistungsforderung, jede überhaupt sichtbare Arbeit wird als Zwang zur Erledigung erlebt, und in der Tat findet man unter Rentenbewerbern viele Menschen, die man vorher als Workaholics hätte bezeichnen können. Daß diese Patienten dann häufig in jedem Anzweifeln des Rentenantrages die Unterstellung unlauterer Motive vermuten, insbesondere Faulheit, liegt auf der Hand. Hiergegen setzen sie sich dann zur Wehr; so wie vorher die Arbeit der einzige Lebenssinn war, ist es jetzt die Rente, für deren Erhalt oder Erwerb alle anderen Lebensinteressen geopfert werden. Es liegt auf der Hand, daß nur bei relativ wenigen Patienten durch Gewährung einer Rente eine Besserung der Symptomatik eintritt, da die intrapsychischen Bedingungen meist fortbestehen. Die differenzierte psychodynamische Diagnostik jedenfalls individueller Behinderungen mit Beschreibung der Ich-strukturellen Defizite erlaubt es, diesen graduellen Beitrag bei der Beschreibung des sozialen medizinischen Leistungsbildes zu erfassen.

Literatur

Albrecht W. Rehabilitation psychosomatischer erkrankter Patienten im Rentenverfahren. In: Psychosoziale Rehabilitation. Enke H, Pohlmeier H (Hrsg). Stuttgart: Hippokrates 1973; 41-5.

Dossmann R, Franke W. Rehabilitation bei psychischen und psychosomatischen Erkrankungen. Vorträge zum Reha-Forum der BfA. BfA-aktuell. Eine Schriftenreihe der Bundesversicherungsanstalt für Angestellte 1993; 129-74.

Foerster K. Neurotische Rentenbewerber, psychoanalytische Entwicklung und sozialer Verlauf aufgrund mehrjähriger Katamnesen. Stuttgart: Enke 1984.

Freud A. Das Ich und die Abwehrmechanismen. 15. Aufl. Frankfurt: Fischer 1992.

Lamprecht F. Plädoyer für eine Geronto-Psychosomatik. Psycho 1990; 16: 900-8.

Neun H. Psychosomatische Einrichtungen. Was sie (anders) machen und wie man sie finden kann. Göttingen: Vandenhoeck & Ruprecht 1990.

Sandweg R. Psychoanalytische Diagnostik im Sozialrecht. Prax Psychother Psychosom 1988; 33: 200-7.

Schuntermann MF. Der Einfluß ausgewählter Krankheiten/Behinderungen auf die Berentlichkeit wegen Berufs-Erwerbsunfähigkeit — Ein Beitrag zur Epidemiologie der Frühberentung. DRV 1987; 7,:462-96.

Verband Deutscher Rentenversicherungsträger (Hrsg). Das Gesetz über die Angleichung der Rehabilitation (Reha.Angl.Gesetz). Berlin: Heenemann 1974.

Weizsäcker V v. Psychosomatische Medizin. In: Gesammelte Schriften. Bd VI. Achilles P, Janz D, Schrenk M, Weizsäcker CF v (Hrsg). Frankfurt: Suhrkamp 1986.

Kapitel 2

Biopsychosoziale Grundlagen

2.1 Psychoanalytische Krankheitskonzepte

Hubert Speidel und Elisabeth Fenner

Die psychoanalytische Krankheitslehre hat sich seit ihrem Beginn in der letzten Dekade des 19. Jahrhunderts mit dem Fortschreiten der klinischen Erfahrung, der Erweiterung ihrer Gegenstände und ihres Begriffsinventars stetig weiterentwickelt. Dabei ist charakteristisch, daß ältere theoretische Positionen nicht aufgegeben wurden, sondern große Dauerhaftigkeit bewiesen, aber von neueren Positionen überlagert wurden. Es wurden theoretische Konzepte entwickelt, die für neue Sichtweisen und Krankheitsaspekte durch ihren überzeugenden Erklärungswert nützlich und unentbehrlich geworden sind. Entgegen populären Vorurteilen, in denen sich die Rezeption der psychoanalytischen Krankheitslehre auf die frühen Erkenntnisse – Unbewußtes, Trieb und Sexualität – beschränkt, ist sie längst kein einheitliches Gebäude mehr, sondern eher ein Konglomerat von miteinander kommunizierenden Teilen, deren Zusammenhang allerdings groß genug ist, um dem einigenden Begriff Psychoanalyse zu genügen.

Freud hat einerseits mit den einfachen Bestimmungen, dem Unbewußten und der Anerkennung des Ödipuskomplexes als seinem „Schibboleth", die grundlegende Orientierung dafür vorgegeben, was sich Psychoanalyse nennen darf und was nicht, andererseits mit seinen drei **metapsychologischen Gesichtspunkten**,
- dem **dynamischen**, der nach den wirkenden seelischen Kräften fragt,
- dem **ökonomischen**, der sich quasiphysikalischer Energiebilanzen als Resultanten des Zusammenwirkens der Kräfte bedient, und
- dem **strukturellen** beziehungsweise **topischen** als der Betrachtung dauerhafter Reaktionsweisen,

die Dimensionen der psychoanalytischen Erörterung gekennzeichnet (Freud 1920). Hartmann (1939, 1950) und Erikson (1950) haben ihnen zwei weitere hinzugefügt: den **genetischen** als den Gesichtspunkt der Reifungsstadien und den **adaptiven**, mit welchem die Interaktionen im psychosozialen Feld fokussiert werden.

Wichtiger als diese allgemeinsten theoretischen Bestimmungen sind für den klinischen Gebrauch die im folgenden dargestellten Begriffe der intrapsychischen Systeme und deren Interaktionen, mit den beiden **Modellen** der **psychischen Struktur** beziehungsweise des psychischen Apparates und die dynamischen und strukturellen **Teilbereiche**, von denen wir einige als jeweils eigenständige „Psychologien" bezeichnen können:
- die Konfliktpsychologie
- die Ich-Psychologie
- die Selbstpsychologie
- die Objektpsychologie
- die Affektpsychologie

2.1.1 Die Modelle der psychischen Struktur

Das topographische oder Schichtenmodell

Mit der in der Traumdeutung (Freud 1900) entwickelten theoretischen Konzeption wird das neurotische Symptom als Kompromißlösung in einem Konflikt verstehbar. Das hier entwickelte topographische oder Schichtenmodell basiert auf der Vorstellung, daß es neben dem Bewußtsein beziehungsweise unter ihm zwei **Arten** von **Unbewußtem** gibt:
- ein deskriptives Unbewußtes oder Vorbewußtes
- ein dynamisches Unbewußtes

Zwischen den beiden letzteren Modalitäten besteht eine doppelte Barriere: Ein Zensor wacht darüber, daß die Inhalte des Unbewußten im System dynamisches Unbewußtes nicht unmittelbar in die beiden Systeme Bewußtes und Vorbewußtes gelangen können. In dieses System dynamisches Unbewußtes gelangen seelische Inhalte (insbesondere sexuelle Wünsche), die mit dem herrschenden Ich-Bewußtsein inkompatibel sind: Sie werden verdrängt.

Dort herrscht aber auch eine gegenüber den Systemen Bewußtes und Vorbewußtes unterschiedliche psychische Funktionsweise, der **Primärprozeß**. Er ist ein weiteres Hindernis für die Rückkehr unbewußter, verdrängter Inhalte. Im Gegensatz zum diskursiven Denken der Systeme Bewußtes und Vorbewußtes sind hier die Inhalte nicht an die logischen Gesetze der Syntax gebunden, sondern leicht verschieblich und kontaminierbar (Verschiebung und Verdichtung). Freud hat dies an den Träumen und ihrer Funktionsweise studiert. Hier können im Rahmen der bildhaften Darstellung Personen und Dinge mit zwei unterschiedlichen Bedeutungen belegt werden (**Verdichtung**), oder die Eigenschaften einer Person oder eines Dinges können auf eine andere Person oder ein anderes Ding verlagert werden (**Verschiebung**). In dieser bildhaften Darstellungsweise gibt es kein „ja" und kein „nein", kein „sowohl als auch", kein „und", kein „weder noch". Die Darstellung entsprechender Sachverhalte erfolgt statt dessen mit den Mitteln der Verschiebung und Verdichtung im Bild oder in der bildhaften Szenerie, im szenischen Ablauf etc. Dies, so folgert Freud, sind die Gesetze der Traumbildung und die Gesetze des Unbewußten, aber auch des neurotischen Symptoms, des Witzes und der sogenannten Fehlleistungen.

Aus dem Studium des Träumens leitet Freud nun das Verständnis des **neurotischen Symptoms** in folgender Weise ab: Aufgrund eines Konfliktes zwischen handelndem Ich-Bewußtsein und Triebwunsch, in dem sich das Ich-Bewußtsein durchsetzt, wird der Triebwunsch verdrängt und unbewußt. Er befindet sich nun im System dynamisches Unbewußtes. Aufgrund einer Versuchungs- und Versagungssituation kann es zu einer **Wiederkehr** des **Verdrängten** kommen, aber nicht als Inhalt im Klartext, sondern als Kompromißbildung zwischen Wunsch und Abwehr, in Gestalt eines Symptoms, das beides darstellt. Die Gestaltung des Symptoms ist als Resultat der Wirkung des Zensors zu verstehen, der den Triebwunsch im Symptom unkenntlich macht.

Das Instanzen- oder Strukturmodell

Spätere Erkenntnisse, insbesondere daß Anteile des Ichs (z. B. Schuldgefühle) unbewußt sein können, nötigten Freud, dieses erste Modell weiterzuentwickeln zum Instanzen- oder Strukturmodell (Freud 1923). Hier steht dem **Ich** als steuernder, moderierender Zentralinstanz das **Über-Ich** als Ort der internalisierten sozialen Gebote und Verbote einerseits, das **Es** als Reservoir der Triebe und Triebwünsche andererseits gegenüber. Das Es wird von Freud als ein Behältnis für die libidinösen und aggressiven Strebungen verstanden, von dem das Ich seine Energie, vor allem die desexualisierte und sublimierte bezieht. Das Es enthält die primitiven, triebnahen Strebungen und Wünsche im Gegensatz zum Ich, welches die komplexeren Motivationssysteme beherbergt (Freud 1940). Ein enges Zusammenwirken zwischen Es und Ich sah Freud im Vorgang der **Identifikation**, wenn Objekte im Ich errichtet werden, die vorher vom Es im Zusammenhang mit Triebwünschen libidinös beziehungsweise erotisch besetzt wurden. Für das Verständnis des Ichs ist wichtig, was Freud in „Trauer und Melancholie" (1916b) erstmals beschrieben, aber erst später (1923) in seiner strukturellen Bedeutung verstanden hatte: „... ein verlorenes Objekt [wird] im Ich wieder aufgerichtet, also eine Objektbesetzung durch eine Identifizierung abgelöst," und eine „solche Ersetzung [hat] einen großen Anteil an der Gestaltung des Ichs ... und [trägt] wesentlich dazu bei ..., das herzustellen, was man seinen Charakter heißt." Diese internalisierten Objekte oder **Objektbesetzungen**, die der ursprünglichen libidinösen Beziehung zu Vater und Mutter entstammen, werden im Ich errichtet und führen zur Bildung des Über-Ichs. Freud schreibt über diese dritte Instanz (Freud 1932), „daß die Einsetzung des **Über-Ichs** als ein gelungener Fall von Identifizierung mit der Elterninstanz beschrieben werden kann."

1916 hatte Freud das **Ideal-Ich** als Verschiebungsersatz für den kindlichen Narzißmus gesehen, dem nun die Selbstliebe gilt, „welche in der Kindheit das wirkliche Ich genoß" (Freud 1916a). Im folgenden wird dann ohne Erläuterung der Begriff **Ich-Ideal** verwendet, und aus dem Kontext ist zu entnehmen, daß damit eine Instanz gemeint ist, und zwar in einer Abhängigkeitsposition zum Gewissen, die als der Wächter des Ich-Ideals beschrieben und auch als „zensorische Instanz" bezeichnet wird (Freud 1916a). 1923 betrachtete Freud das **Über-Ich** als eine „Differenzierung innerhalb des Ichs" und verwendete es synonym mit dem

Ich-Ideal. Das Über-Ich hat somit bewußte und unbewußte Anteile. Später schrieb Freud dem Über-Ich die Funktionen Selbstbeobachtung, Gewissen (Schuldgefühl, Moralbildung) und Idealfunktion (mit dem Risiko von Minderwertigkeitsgefühl) zu (Freud 1940). Dem Über-Ich kann eine mehr aggressiv-sadistische und eine mehr libidinöse Seite zugeordnet werden, weil das Kind den Eltern aus Angst gehorcht, sich ihnen aber auch aus Liebe unterwirft (Nunberg 1931). Während das Kind zunächst nur den anwesenden Eltern gehorcht, introjiziert es mit der Etablierung des Über-Ichs die elterlichen Werte und fügt sich dieser inneren Instanz des Über-Ichs. „Das Überich [ist] der Erbe des Ödipuskomplexes" (Freud 1940) und die Konsequenz der langen Abhängigkeit des Menschen von seinen Eltern. In ihm wirken nicht nur die Einflüsse der Eltern, „sondern auch der durch sie fortgepflanzte Einfluss von Familien-, Rassen- und Volkstradition sowie die von ihnen vertretenen Anforderungen des jeweiligen sozialen Milieus" (Freud 1940).

Das **Ich** wird als Anpassungsorgan gegenüber der äußeren Welt gekennzeichnet. Das Vorbewußte hat vor allem hier seinen Platz, aber gerade die Entdeckung unbewußter Strukturen im Ich hatte Freud zur Neuformulierung seines Schichtenmodells genötigt. Nach 1920 wandte er sich stärker der Bedeutung der Abwehrmechanismen des Ichs zu, aber schon 1895 hatte er es als Träger des Widerstandes gesehen, das sich dem Zugang zum Unbewußten entgegenstellt; er hatte es als das „abwehrlustige Ich" (Freud 1895) bezeichnet. Als Wirkungsmodus des Es sah Freud das Lustprinzip mit dem uneingeschränkten Wunsch nach sofortiger Triebbefriedigung, während dem Ich die Fähigkeit der Realitätsprüfung und des Triebaufschubes zukommt. Das **Ich** ist auch der Vermittler zwischen Reizen der inneren und äußeren Realität. 1932 charakterisierte Freud „... das Ich ... [als] die alleinige Angststätte." In der spätesten Definition beschreibt Freud die Funktion des Ichs folgendermaßen: Es hat „die Verfügung über die willkürlichen Bewegungen. Es hat die Aufgabe der Selbstbehauptung, erfüllt sie, indem es nach aussen die Reize kennenlernt, Erfahrungen über sie aufspeichert (im Gedächtnis), überstarke Reize vermeidet (durch Flucht), mässigen Reizen begegnet (durch Anpassung) und endlich lernt, die Außenwelt in zweckmässiger Weise zu seinem Vorteil zu verändern (Aktivität), nach innen gegen das Es, indem es die Herrschaft über die Triebansprüche gewinnt ..." (Freud 1940).

2.1.2 Die psychoanalytische Trieblehre

Trieb ist ein theoretisches Konstrukt, dessen heuristischer Wert in der Verknüpfung körpernaher dranghafter Impulse mit psychischen Inhalten (**Repräsentanzen**) liegt. Es handelt sich deshalb um ein psychosomatisches Konzept im eigentlichen Sinne, mit dem die motivierenden Momente und deren unterschiedliche Ausformungen und Niveaus (**Triebschicksale**) verständlich gemacht werden sollen. Freud hat dies in „Triebe und Triebschicksale" mit der folgenden Definition kenntlich gemacht (Freud 1915a): „Wenden wir uns nun von der biologischen Seite her der Betrachtung des Seelenlebens zu, so erscheint uns der 'Trieb' als ein Grenzbegriff zwischen Seelischem und Somatischem, als psychischer Repräsentant der aus dem Körperinneren stammenden, in die Seele gelangenden Reize, als ein Maß der Arbeitsanforderung, die dem Seelischen infolge seines Zusammenhanges mit dem körperlichen auferlegt ist." Später definiert er in einem anderen theoretischen Kontext (Freud 1920): „Ein Trieb wäre also ein den belebten Organen innewohnender Drang zur Wiederherstellung eines früheren Zustandes."

Als eine **moderne Definition** der **Triebe** soll diejenige von **Krause** (1983) erwähnt werden: „Triebe sind organismische Transportsysteme, die in periodischen Abständen bei Erreichung kritischer Schwellenwerte Transportvorgänge veranlassen. Die Mehrzahl dieser Vorgänge ist homöostatisch, und sie spielen sich gänzlich im Inneren unseres Körpers ab. Sie sind im allgemeinen nicht bewußtseinsfähig und unterliegen nur auf Umwegen Veränderungen durch Lernprozesse. ... Die für die Psychoanalyse interessanten 'Triebe' sind diejenigen, in denen körperfremde Substanzen transportiert werden müssen, also das Regelsystem so angelegt ist, daß es in Austausch mit Substanzen jenseits der Körpergrenzen treten muß. All diese Triebabläufe sind prinzipiell bewußtseinsfähig, weil sie im allgemeinen Suchverhalten notwendig machen. Die benötigten Substanzen sind nicht immer überall zu haben. ... Die Zyklizität dieser Triebe hängt von der Größe der Ressourcen bzw. der Sammelbecken ab. Je größer die Ressourcen, desto intensiver können Sozialisierungsprozesse ohne Gefährdung der Existenz stattfinden (z.B. Atmen vs. Essen)." Essen zum Beispiel duldet Aufschub, der zu Sozialisationsprozessen genutzt werden kann (Eß- u. Geselligkeitsrituale), Atmen dagegen nicht.

Nach **Freud** sind **Triebe** Kräfte, die
- ihren Ursprung in einer somatischen Triebquelle haben
- sich psychisch repräsentieren und an Vorstellungen knüpfen
- sich Ziele für ihre Befriedigung suchen
- für diese Befriedigung auf Objekte angewiesen sind

Durch die Verknüpfung von Vorstellungen (Repräsentanzen) mit dem Trieb läßt sich dieser von den Instinkten der Tiere abgrenzen, bei denen es sich um festgelegte und vererbte Reaktionsformen handelt, die kaum modifizierbar sind. Somit muß der Trieb vor allem unter einem psychologischen Aspekt gesehen werden. Triebe waren zunächst als Sexualtriebe formuliert worden. Freud entdeckte die Existenz einer **kindlichen Sexualität**; er untersuchte die möglichen **Umformungen** der **Triebe** im Laufe der Entwicklung. Eine besondere Position hat die Sublimierung, ein Konzept, in dem die „Modifikation des Ziels und des Wechsels" des Sexualobjektes, bei der die „soziale Wertung in Betracht kommt", zentral ist (Freud 1932). Sublimierung ermöglicht einerseits hochwertige soziale Leistungen und Kreativität, aber Sublimierung ist andererseits auch ein Abwehrmechanismus. Im Zusammenhang mit der kindlichen Sexualität sind die Begriffe der **Partialtriebe**, zum Beispiel der Zeige- und der Schaulust, von Bedeutung, deren Fusion unter dem Primat des Genitales zur reifen Sexualität führt, und deren Merkmale das ganzheitliche Interesse am Sexualobjekt und die psychische Fähigkeit zur Fortpflanzung sind.

Sadismus und Masochismus

Die Triebschicksale, als die **Freud** (1915a) unter anderem die Verkehrung ins Gegenteil und die Wendung gegen die eigene Person kennzeichnet, geben Anlaß zur Erörterung der Natur des Gegensatzpaares **Sadismus** und **Masochismus**. Folgenden Vorgang zieht Freud in Betracht: Die andere Person als Objekt des Sadismus mit Gewalttätigkeit und Machtbetätigung wird aufgegeben und durch die eigene Person ersetzt (Wendung gegen die eigene Person und Ersetzung des aktiven Triebzieles durch ein passives). Es wird neuerdings eine fremde Person als Objekt gesucht, „welche infolge der eingetretenen Zielumkehr die Rolle des Subjektes übernehmen muß" (Freud 1915a). Die Befriedigung bei dem so charakterisierten Masochismus erfolgt nach dem Muster des Sadismus, aber in der Phantasie setzt sich „das passive Ich" an die Stelle des nunmehrigen Sadisten. Nach dieser masochistischen Umkehr können Schmerz- und andere Unlustempfindungen auf die sexuelle Erregung „übergreifen und einen lustvollen Zustand erzeugen, um dessentwillen man sich auch die Unlust der Schmerzen gefallen lassen kann" (Freud 1915a). Den von dieser Position aus möglichen (sekundären) Sadismus stellt sich Freud über den Modus der Identifizierung mit dem leidenden Subjekt vermittelt vor.

Die **infantilen Entstehungsbedingungen** des **Masochismus** hat Freud anhand von Schlagephantasien bei Mädchen als „Zusammentreffen von Schuldbewußtsein und Erotik", als „Strafe für die verpönte (inzestuöse) genitale Beziehung" zum Vater und als regressiven Ersatz für diese, das heißt für die unbewußte Phantasie „der Vater liebt mich" verstanden. Beim Mann handelt es sich um feminine Einstellungen, bei denen es zu einer Umwandlung der unbewußten Phantasie „ich werde vom Vater geliebt" in die bewußte Phantasie „ich werde von der Mutter geschlagen" kommt (Freud 1919).

Im weiteren unterscheidet Freud drei **Arten** von **Masochismus**:
- den erogenen
- den femininen
- den moralischen

Der **erogene Masochismus** (Schmerzlust), biologisch und konstitutionell begründet, liegt auch dem **femininen Masochismus** zugrunde. Die Phantasien (der Männer) versetzen sie in typisch weibliche Situationen (koitiert werden usw.) mit der Konnotation der Sühne und Schuld. Im **moralischen Masochismus** ist die

Verbindung zur Sexualität gelockert. Ihm liegen unbewußte Schuldgefühle beziehungsweise ein Strafbedürfnis zugrunde. Während Gewissen und Moral durch die Überwindung des Ödipuskomplexes und durch Desexualisierung entstanden sind, wird im moralischen Masochismus die Moral wieder sexualisiert und der Ödipuskomplex regressiv wiederbelebt. Freuds diesbezügliches Konzept ist durch die hier nicht weiter diskutierte Triebpolarität Eros und Todestrieb bestimmt (Freud 1924).

Im Gegensatz zu Freud verzichtet Reik (1940) auf die Begründung des **Masochismus** und Sadismus im Todestrieb. Für ihn hat der Masochist sein Triebziel nicht verlassen. Die Inszenierung, die im Gegensatz zum Sadismus conditio sine qua non des Masochismus ist, sucht die Angstquellen Bestrafung und Beschämung für unbewußte Inzestwünsche und Rivalität vielmehr als unvermeidliche Vorbedingungen für die sexuelle Lust gerade deshalb zielstrebig auf. Reik betont die Ubiquität der masochistischen Triebneigung diesseits der Grenzen zur Pathologie, besonders bei der Frau wegen ihrer biologischen Bedingtheiten, während gerade die masochistische Perversion bei ihr selten, weniger intensiv und dauerhaft, aber als Neigung eher als beim Mann Erziehungsprodukt ist. Reik erklärt dies mit der Ableitung des Masochismus aus der sadistischen Phantasie, und diese sei beim Mann (Penis als Träger der Aggression) stärker. Freuds Begriff des moralischen Masochismus ersetzt Reik durch den des sozialen Masochismus und belegt dessen breite kulturelle Bedeutung (Religion, Märtyrer) insbesondere mit dem ansteigenden Schuldgefühl und Strafbedürfnis im Verlauf der Kulturfortschritte (Reik 1940).

Wurmser (1993) unterscheidet vier **Formen masochistischer Pathologie**:
- den „äußerlichen" Masochismus mit der Färbung des Opfertums und der Erniedrigung als Ausdruck unbewußten Suchens nach quälenden Partnern
- den „innerlichen oder moralischen" Masochismus mit dem quälenden Gewissen gegenüber dem Selbst
- den „sexuellen" Masochismus beziehungsweise die masochistische Perversion: „Die sexuelle Befriedigung ist ... an symbolische oder wirkliche Qual und Erniedrigung gebunden."
- den durch eine sadistisch-narzißtische Fassade „verdeckten" Masochismus

Diesen pathologischen sind normale Formen nebengeordnet, zum Beispiel wenn aus rationalen Gründen beim Gang zum Zahnarzt Schmerz in Kauf genommen beziehungsweise gesucht wird. Als „masochistische Dimension" kann die Bereitschaft bezeichnet werden, Opfertum auf sich zu nehmen, um Liebe und Respekt zu erzwingen (Wurmser 1993).

Noch wenig diskutiert ist die zeitgenössische Neigung der öffentlichen **Rezeption** von **Frauen-** und **Männerrollen** im Sinne des Masochismus (Frauen als Opfer) und Sadismus (Männer als Täter), obwohl sie in der Politik, in den Medien wie im Selbstbild der Bevölkerung eine wichtige Rolle spielen (Heigl-Evers u. Weidenhammer 1988; Speidel 1994).

Den **Sadismus** behandelt Freud in den „Drei Abhandlungen zur Sexualtheorie" (1905a) unter drei Gesichtspunkten:
- als infantilen Partialtrieb, als Grausamkeitskomponente des Sexualtriebes, der sich der noch mangelhaften Struktur verdankt, das heißt aus der Zeit stammt, in der die Fähigkeit zum Mitleiden noch nicht entwickelt ist
- als infantiles Mißverständnis der Urszene, wenn das Kind den „Sexualakt als eine Art von Mißhandlung oder Überwältigung" „im sadistischen Sinne" mißversteht
- als phasentypisches Phänomen in der zweiten prägenitalen Phase der sadistisch-analen Organisation. Hier ist in der Ambivalenz zwischen Aktivität und Passivität die sadistisch-masochistische Dimension präformiert: Dem Bemächtigungstrieb mittels Körpermuskulatur steht die erogene Darmschleimhaut als Organ mit passivem Sexualziel gegenüber.

Seit der Einführung des Todestriebes (1920) ist der Sadismus dessen direkter Ausdruck, genauer: eine Legierung oder Triebmischung mit dem Eros (Freud 1924, 1930, 1940). In „Trauer und Melancholie" (1916b) stellte Freud den Zusammenhang zwischen Sadismus und melancholischer Selbstentwertung her: „Die unzweifelhaft genußreiche Selbstquälerei der Melancholie bedeutet ganz wie das entsprechende Phänomen der Zwangsneurose die Befriedigung von sadistischen und Haßtendenzen, die einem Objekt gelten und auf diesem Weg eine Wendung gegen die eigene Person erfahren haben."

2.1.3 Die Abwehrmechanismen

Die Abwehrmechanismen können als Organ des Ichs verstanden werden, mit dessen unterschiedlichen Funktionsmodalitäten die Homöostase zwischen Über-Ich, Ich, Es und Umwelt aufrechterhalten wird. Abwehrmechanismen sind also eine für die seelische Funktion unentbehrliche Gruppe von Phänomenen. Der Terminus „Abwehr" verrät seine Herkunft aus der frühen Ära der Triebpsychologie (Triebabwehr) und aus dem Umgang mit Krankheit. Dies ist aber nur die eine Seite seiner Bedeutung. Abwehr ist andererseits nämlich auch durch ihre der Außenwelt zugewandten, anpassungsfördernden Merkmale und Gesetzmäßigkeiten zu charakterisieren (A. Freud 1936; Hartmann 1939). Abwehrmechanismen sind also Teile einer differenzierten psychischen Struktur. Aber schon vor der Bildung eines zur Abwehr fähigen Ichs und dessen Abgrenzung vom Es lassen sich Vorformen von Abwehrmechanismen postulieren.

zu den späteren Inhalten des Über-Ichs werden, wenn nämlich das Kind im Verlauf des ödipalen Geschehens die Liebe zu den Eltern partiell durch Identifizierungen ersetzt. Diese sind damit Wegbereiter der Entwicklung von Ich-Funktionen. Insofern als Identifizierungen im Rahmen des Ödipuskomplexes der Konfliktvermeidung dienen, können sie als Abwehrform verstanden werden, insofern als sie zur Differenzierung des Über-Ichs und zum Aufbau des Ichs dienen, stellen sie einen Reifungsschritt dar.

Melanie Klein (1946) beschreibt abweichend davon die Introjektion von Objekten als einen Vorgang, der zwar zu Identifizierungen führen kann; andererseits können diese **inneren Objekte** als eine Ansammlung von **guten** und **bösen Erfahrungen** fungieren. Überwiegen die guten Erfahrungen an den inneren Objekten, kann das Kind diese für reale Erfahrungen an den lebenden Objekten und seine weitere Entwicklung verwerten. Überwiegen die bösen Erfahrungen, so wird das Kind deren Opfer, von denen es sich verfolgt, bedroht oder zerstört wähnen kann. Ein charakteristisches Beispiel dafür ist der Verfolgungswahn des Psychotikers. Die **Identifizierung** mit dem **Aggressor** ist eine spezifische Variante identifikatorischer Vorgänge zum Schutz gegen die von äußeren Objekten ausgehende (vor allem Vernichtungs-)Gefahr.

Primitive Abwehrmechanismen

Introjektion

In diesem Rahmen kann das **Saugen** an der Mutterbrust als erste primitive Abwehrform, Introjektion, verstanden werden, weil mit diesem Vorgang innere Spannung und Hunger beseitigt werden. Dieser Vorgang ist aber gleichzeitig eine Beziehung in Form der Einverleibung, und deshalb kann die Introjektion als Vorform späterer psychischer Einverleibungen von Objekten auf der Grundlage einer differenzierteren seelischen Struktur gesehen werden (**Identifizierung**). Wie bereits dargestellt, gewinnt Freud 1923 mit der Entwicklung seines zweiten Modells der psychischen Struktur die Vorstellung, daß diese Einverleibungsvorgänge

Projektion

Wie das Saugen kann auch das **Erbrechen** als primitiver Vorläufer eines Abwehrmechanismus, nämlich der Projektion verstanden werden. Das Erbrechen ist das Verhaltensmuster des frühesten agonistischen Affektes, des Ekels (Krause 1983). Analog zur schlechten, erbrochenen Nahrung dient Projektion dazu, unangenehme Gefühle, zum Beispiel infolge nicht beherrschbarer Triebregungen, oder böse innere Objekte zu eliminieren. So projiziert der Psychotiker das eigene innere Böse in den Verfolger. Wie das Erbrechen als archaischer Vorläufer der Projektion gesehen werden kann, so ist die Projektion auch ihrerseits der Vorläufer der **Flucht**. In Gesellschaften sind **kollektive Projektionen** ein wichtiges Mittel zur Sicherung der Kohäsion: Die schlechten Anteile des Kollektivs werden in den Angehörigen der

Nachbarvölker oder anderer Religionen etc. gesehen und gegebenenfalls verfolgt.

Projektive Identifizierung

Als projektive Identifizierung, erstmals von A. Freud (1936) entwickelt, wird von Klein (1946) ein kombinierter Abwehrmechanismus bezeichnet, der vor allem bei Menschen mit einer Borderline-Organisation beschrieben wurde. Von der einfachen Projektion unterscheidet sich die projektive Identifizierung dadurch, daß die erstrebte Projektion der bösen, aggressiven, entwerteten Selbst- und Objektimagines nicht vollständig gelingt, und zwar wegen der Ich-Schwäche, unter der die Ich-Grenzen angesichts der Heftigkeit der Projektion porös werden. Deshalb erlebt der Projizierende gefährliche, rachsüchtige Objekte, mit denen er noch identifiziert bleibt. Er muß das bedrohliche Objekt kontrollieren, beherrschen und es angreifen, bevor es ihn angreift. Der Impuls und die Angst bleiben bewußt (Kernberg 1966).

Bion (1952) ist das Verständnis dieses Vorganges als eines essentiellen Bestandteiles der normalen Entwicklung zu verdanken. Das unreife Individuum wird durch die projektive Identifizierung erst in die Lage versetzt, über den eigenen, in das Objekt projizierten Zustand mit diesem überhaupt kommunizieren zu können. Das **Objekt** wird so zum **Container**. Dieses Modell spielt in den letzten Jahren vor allem bei der Therapie strukturell Gestörter eine wichtige Rolle. Die Containerfunktion des Therapeuten wird hier als Voraussetzung für das Ingangkommen des therapeutischen Prozesses verstanden.

Spaltung und Fragmentierung

Wie die vorigen ist auch der ebenfalls von Klein (1946) konzipierte und von Kernberg (1966) elaborierte Abwehrmechanismus der **Spaltung** ein archaischer Mechanismus für eine unreife Organisation, in der gute und böse Objektaspekte noch nicht integriert werden können. Werden einzelne abgespaltene Anteile darüber hinaus weiter aufgespalten, so spricht man von **Fragmentierung**. Dieser Vorgang dient dazu, den abgespaltenen Anteilen ihre Bedrohlichkeit zu nehmen. Nimmt die Fragmentierung innerhalb des Individuums überhand, so kann dies zum Erlebnis der Auflösung des Ichs führen, was sich zum Beispiel in Form von Vernichtungsangst manifestieren kann. Diese Form von Fragmentierung finden wir bei Psychotikern.

Neuerdings gibt es aber zunehmend kritische Stimmen, welche die Berechtigung bezweifeln, einen eigenständigen Abwehrmechanismus der Spaltung anzunehmen. Die Kritiker argumentieren einerseits entwicklungspsychologisch: Die neueren Forschungsergebnisse ließen es nicht zu, zu einem so frühen Zeitpunkt, wie von Klein und Kernberg angenommen, mit denjenigen psychischen Strukturen zu rechnen, die als Basis für die Entstehung dieses Abwehrmechanismus notwendig wären. Zudem ließen die klinischen Phänomene andere Erklärungen zu: Was von Kernberg als Spaltung bezeichnet werde, könne auch als Nötigung zur Verleugnung aufgrund unerträglicher Ambivalenz verstanden werden (Dorpat 1979, 1983, 1985; Reich 1995).

Reifere Abwehrmechanismen

Die folgenden Abwehrmechanismen werden als „reifere" bezeichnet, weil sie eine differenziertere, reifere psychische Struktur voraussetzen.

Verschiebung

Die Verschiebung löst das Problem der Bedrohlichkeit einer Vorstellung dadurch, daß diese von ihrem ursprünglichen Gegenstand auf einen anderen verlagert wird, der dieser Bedrohlichkeit eigentlich nicht würdig ist. Hierdurch ermäßigt sich die Bedrohung selbst, aber der Ersatzgegenstand ist mit dem ursprünglichen durch eine Assoziationskette verbunden. Dieser Vorgang wurde bereits oben als Charakteristikum des Primärprozesses und der Traumvorgänge dargestellt. Er ist sehr charakteristisch für die **Phobie**, deren Kernvorgang die Verschiebung darstellt: Vom eigentlich ängstigenden Triebobjekt wird die Angst auf einen harmloseren Gegenstand wie Fahrstühle, Innenräume, Spinnen und dergleichen verschoben. Der Gewinn dieser Verschiebung besteht neben der Mäßigung der Angst in der Vermeidbarkeit des Ersatzobjektes. Wegen dessen assoziativer Verbindung zum eigentlichen angsterregenden Triebobjekt werden oft weitere Ersatzobjekte beziehungsweise die Generalisierung des Vorganges notwendig.

Intellektualisierung

Als Intellektualisierung wird die Vermeidung von beunruhigenden emotionalen Gegenständen durch rationale Erklärungen verstanden, welche die Beunruhigungen mäßigen oder beseitigen. Die Intellektualisierung ist besonders in der Pubertät ein wichtiges Mittel zur Abwehr von Triebgefahren, zum Beispiel des noch nicht gekonnten Umgangs mit der Sexualität. Sie wird dadurch zu einem bedeutenden Mittel der Anpassung. In diesem Sinne spricht A. Freud (1936) davon, daß Triebangst klug macht.

Affektualisierung und Rationalisierung

Das Gegenstück zur Intellektualisierung ist die **Affektualisierung**, im speziellen Fall die **Erotisierung**, in der mit Hilfe emotionaler Dramatisierung der abzuwehrende Gegenstand verschleiert wird. In der **Rationalisierung** werden Verhaltensweisen sekundär durch Scheinmotive gerechtfertigt.

Affektisolierung

Die Affektisolierung beschreibt einen Vorgang, bei dem der Inhalt bewußt bleibt, während der Affekt der Verdrängung anheim fällt.
Zur Illustration sei ein Selbstbericht zitiert: Regine Röhl (1995) schreibt über ihre kindliche Auseinandersetzung mit der Realität ihrer Mutter: „Ich habe mit den Worten 'Terroristin', 'Bandenchefin' oder 'Staatsfeind Nr. 1' nie meine Mutter verbunden, obwohl ich natürlich wußte, daß Ulrike Meinhof gemeint war und daß das meine Mutter ist."

Reaktionsbildung

Bei der Reaktionsbildung werden angsterzeugende oder dissoziale Impulse durch entgegengesetzte Tendenzen im Sinne eines dauerhaften beziehungsweise habituellen Charakters abgewehrt. So werden zum Beispiel mit übertriebener Sauberkeit koprophile Impulse abgewehrt. Mit der Wendung gegen die eigene Person werden andere vor aggressiven beziehungsweise sadistischen Impulsen geschützt.

Ungeschehenmachen

Das Ungeschehenmachen vollzieht, was real oder magisch das Gegenteil eines anderen darstellt, das zuvor tatsächlich oder nur in der Einbildung vollzogen wurde (Freud 1926). Zum Beispiel ist dies der Hintergrund für den Kinderglauben, daß die Geste des Schwörens mit der rechten Hand durch die entgegengesetzte Geste der linken Hand aufgehoben werden kann.

Verleugnung

Bei der Verleugnung werden schmerzliche oder bedrohliche, äußerliche Tatsachen vom Bewußtsein ausgeschlossen und die Aufmerksamkeit auf weniger Schmerzvolles oder Bedrohliches gelenkt. Dieser Mechanismus ist einerseits alltäglich, insofern er uns vor möglichen, aber nicht allzu wahrscheinlichen Gefahren subjektiv schützt; andererseits kommt er besonders häufig bei schwer chronisch oder lebensgefährlich Kranken vor, die mit diesem Mechanismus die Bedrohlichkeit ihrer Erkrankung zur Erhaltung ihrer psychischen Stabilität von sich fern halten (Speidel 1985b).

Verdrängung

Bei der Verdrängung handelt es sich um die Verlagerung von Inhalt und Affekt ins Unbewußte, vor allem in der Auseinandersetzung mit unzulässigen Triebansprüchen. Verdrängung ist der allgemeinste und wirksamste Abwehrmechanismus und gilt als charakteristisch für hysterische Phänomene.

Sublimierung

Unter Sublimierung versteht man einen Abwehrmechanismus, bei dem die Triebregung von ihrem ursprünglichen Ziel weg- und einem kulturell höherwertigen, desexualisierten beziehungsweise neutralisierten Ziel zugeführt wird. Kulturleistungen können aus dieser Perspektive als das Resultat von Sublimierung verstanden werden.

Regression

Der neurotische Modus des Umgangs mit Versagungs- und Versuchungssituationen ist die unbewußte Rückkehr in psychogenetisch frühere Stufen der Trieborganisation und Ich-Zustände. Hierfür wird der Begriff der Regression reserviert. Die Intensität dieser Tendenz hängt davon ab, wie sehr das Individuum auf bestimmte frühere Befriedigungsformen fixiert ist, oder als wie ermutigend oder nicht ermutigend es die Neugierde auf noch unbekannte, progressive Erfahrungs- und Befriedigungsbedingungen erlebt hat. Die mit der Regression zusammenhängende beziehungsweise als Ursache zugrundegelegte relative Unfähigkeit, Versagungs- und Versuchungssituationen durch Verzicht oder durch alloplastische Manipulation der Umgebung zu beantworten, wird auch als **Ich-Schwäche** bezeichnet.

Bekannte **Beispiele** für **regressives Verhalten** sind das Wiederauftreten von Bettnässen bei einem Kind nach der Geburt eines Geschwisterchens, aber auch das im Prinzip situationsadäquate Verhalten von Patienten im Krankenhaus beziehungsweise bei Krankheit.

Widerstand

Die Abwehr innerhalb der therapeutischen Beziehung, „die Kraft, welche die Verdrängung herbeigeführt und aufrecht erhalten hat" (Freud 1923), wird im Sinne eines terminus technicus als Widerstand bezeichnet. Der Begriff benennt gleichzeitig das unmittelbare Erleben des Therapeuten in seinem Bemühen, unbewußte, problematische, neurotische Sachverhalte der gemeinsamen therapeutischen Bearbeitung verfügbar zu machen. Dieselben Nötigungen des Ichs zur Abwehr tendieren auch zur Verhinderung der Aufdeckung des Abgewehrten in der therapeutischen Beziehung.

Wir unterscheiden mit Freud fünf **Widerstandsformen**, die vom Es, vom Ich und vom Über-Ich ausgehen können (Freud 1926):
- Als **Ich-Widerstände** bezeichnet Freud den **Verdrängungswiderstand**, den **Übertragungswiderstand**, der in der Beziehung zur Person des Analytikers die Verdrängung erneuert, und den **Ich-Widerstand**, der vom Krankheitsgewinn ausgeht und sich auf die Einbeziehung des Symptoms ins Ich gründet.
- Neben dem Ich-Widerstand gibt es noch den **Es-Widerstand**, „die Macht des Wiederholungszwanges" (Freud 1926).
- „Der zuletzt erkannte, dunkelste" ist der **Über-Ich-Widerstand**. Er ist von besonderer therapeutischer Bedeutung, weil er „dem Schuldbewußtsein oder Strafbedürfnis zu entstammen" scheint und dafür verantwortlich sein kann, wenn die Behandlung erfolglos ist: „Er widersetzt sich jedem Erfolg und demnach auch der Genesung durch die Analyse." So kann der Über-Ich-Widerstand zur negativen therapeutischen Reaktion führen. Dieser Zusammenhang war auch (s.o.) die Ursache für die Neuformulierung des Modelles des psychischen Apparates (Freud 1926).

2.1.4 Der Narzißmus

Freud beschäftigte sich mit dem vieldeutigen Begriff Narzißmus erstmals 1905 in den drei Abhandlungen zur Sexualtheorie und zwar sowohl unter dem ökonomischen beziehungsweise triebdynamischen Gesichtspunkt – er unterschied zwischen narzißtischer und Objektlibido –, als auch in einem beziehungsorientierten, objektpsychologischen Sinne: Er beschrieb, daß Homosexuelle an ihre Mutter fixiert sind, und daß sie diese Fixierung scheinbar überwinden, indem sie sich mit der Frau „identifizieren und sich selbst zum Sexualobjekt nehmen, das heißt vom Narzißmus ausgehend Jugendliche und der eigenen Person ähnliche Männer aufsuchen, die sie so lieben wollen, wie die Mutter sie geliebt hat" (Freud 1905). Diese narzißtische Objektwahl, die beim Homosexuellen dauerhaft bleibt, ist beim Heterosexuellen ein Durchgangsstadium.

Die narzißtische Objektwahl

1914 unterschied Freud zwei **Arten** der **Objektwahl**:
- die narzißtische
- diejenige nach dem Anlehnungstyp

Im letzteren Fall liebt man „die nährende Frau" beziehungsweise „den schützenden Mann". Die narzißtische Wahl dagegen sucht im Objekt, „was man selbst ist, was man selbst war, was man selbst sein möchte" oder „die Person, die ein Teil des eigenen Selbst war" (Freud 1914). Freud sieht hier die beiden die Wahl bedingenden Libidoformen – **Ich-Libido** versus **Objektlibido** – in Konkurrenz zueinander: „Je mehr die eine verbraucht, desto mehr verarmt die andere", eine Sicht, die von anderen Autoren (Ferenczi 1913; Joffe u. Sandler 1967; Balint 1959; Kohut 1977) durch die Konzeption einer überdauernden narzißtischen beziehungsweise Selbstorganisation neben der Objektbeziehung relativiert beziehungsweise ersetzt wird. Joffe und Sandler weisen auch darauf hin, daß eine hohe Besetzung der Selbstrepräsentanz und eine starke Objektrepräsentanz, also starkes Interesse an sich selbst wie an anderen Personen, sich nicht ausschließen.

Die Entwicklung des Narzißmus

Die epigenetische Entwicklung des Narzißmus sieht Freud als Abfolge von
- **Autoerotismus** als den „uranfänglichen" Trieb,
- über den **primären Narzißmus**, der dem Stadium des Autoerotismus folgt und der als „ursprüngliche Libidobesetzung des Ichs" verstanden wird, „von der später an die Objekte abgegeben wird" (Freud 1914)
- zum **sekundären Narzißmus** „durch Einbeziehung der Objektbesetzungen".

Freud benutzt in diesem Zusammenhang die berühmte **Metapher vom Protoplasmatierchen**, das seine Pseudopodien zum Objekt ausschickt. „Die Libido, welche dem Ich durch die ... Identifizierungen zufließt, stellt dessen 'sekundären Narzißmus' her" (Freud 1923). Den **Schlafzustand** versteht Freud als „ein narzißtisches Zurückziehen der Libidopositionen auf die eigene Person" (Freud 1916a) beziehungsweise als Libidoregression zum primären Narzißmus hin, „zum früheren Zustand der Reizlosigkeit und Objektvermeidung" (Freud 1921). Hier ist das Narzißmuskonzept Bestandteil eines Phasenmodells, und die Selbstliebe ist lediglich die Vorstufe der reifen Objektliebe. Aufgrund der neueren Ergebnisse der Säuglingsforschung ist die Vorstellung eines ursprünglichen objektlosen Zustands inzwischen von den meisten Autoren verlassen worden.

Ferenczi (1913) entwickelte eine von Freud grundsätzlich verschiedene Auffassung: Anstelle einer phasenhaften Entwicklung vom Narzißmus zur Objektliebe steht bei ihm ein **eigenständiges Schicksal** des **Narzißmus**, der „überhaupt nie aufhört", neben der Objektliebe. Der Unterschied ist nicht nur deshalb wichtig, weil damit eine andere Strukturtheorie entsteht, sondern auch wegen der unterschiedlichen Bewertung des Narzißmus, der im einen Fall eher im Sinne von Krankheit, im anderen eher als normaler Strukturbestandteil verstanden wird. Insofern ist Ferenczi ein Vorläufer von Kohuts Selbstpsychologie (s. u.). An die Stelle des primären Narzißmus tritt bei **Balint** (1960) die **primäre Liebe** als passiver Wunsch, voraussetzungslos geliebt zu werden. Das autistische Konzept vom Säugling wird, konform mit der neueren Säuglingsforschung, zu einem interaktionellen. Schon Klein (1960) hatte in ihrer Objektpsychologie das Konzept des primären Narzißmus verlassen.

Ähnlich wie bei Ferenczi ist bei **Grunberger** (1971/1976) die Selbstliebe eine eigene psychische Dimension. Triebhaftes Ich und narzißtisches Selbst liegen miteinander in Konflikt. Das narzißtische Trauma der Vertreibung aus dem vorgeburtlichen Paradies, der Zeitlosigkeit und Unverwundbarkeit strebt nach Reparation. Kulturelle Entwicklungen, aber auch die Neurose dienen diesem Ziel, an dessen Ende steht: „Wo Narziß war, soll Ödipus werden."

Mit der Beziehung zwischen **Narzißmus** und **Triebentwicklung** befaßt sich auch Zepf (1985): Narzißtische Bedürftigkeit zielt auf die Beseitigung von Unlust, und diese Bedingung ist gleichzeitig notwendig für die Triebbefriedigung und die erneute Etablierung eines narzißtischen Zustandes. Narzißtische Bedürftigkeit wird damit zum Motiv für Triebwünsche. Durch dieses Zusammenspiel entsteht eine progressive Orientierung.

Der pathologische Narzißmus

Kernberg (1975) unterscheidet einen normalen von einem pathologischen Narzißmus. Die letztere Variante beruht auf starker oraler Aggression und ist eine Abwehrstruktur zur Etablierung eines zerstörerischen Größenselbst. In diesem vereinigt sich das ideale Selbst und das ideale Objekt zur Kompensation eines strukturellen Defektes.

Diese Differenzierung hat sich besonders für das Verständnis der **Psychopathologie** des **mittleren** und **höheren Lebensalters** als fruchtbar erwiesen, wenn Aufgaben der Erhaltung der „Integrität versus Verzweiflung und Ekel" (Erikson 1950), des Umganges mit Neid und Rivalität (Klein 1963), vor allem im Umgang mit den Generationen davor und danach, sowie mit Haß, Einsamkeit und den Verfolgungsaspekten des Todes (Jacques 1970) und der Konflikt zwischen Ich und Ich-Ideal dringlicher werden (Speidel 1985a u. b). Kernberg (1980) hat in diesem Zusammenhang unter anderem die Aspekte der Zeitperspektive, der Grenzen der Kreativität, Verlust und Trauer, aber auch die Schicksale des Ödipus-(Laios-)Komplexes genannt. Charakteristisch für das Mißglücken des pathologischen Narzißmus sind die Katastrophen der nachlassenden Befriedigung des Größenselbst mit scheiternden Kompensationsversuchen, der Zerfall der inneren Vergangenheit, das Scheitern der Beziehung zu der unabhängiger werdenden nachfolgenden Generation und die aus all dem erwachsenden Affekte von Entwertung, Haß und Wut. Im Falle chronischer und lebensbedrohlicher Krankheit, die in mancher Hinsicht einem vorgezogenen „Altern im Zeitraffertempo" gleichen (Speidel 1985a), mit den zusätzlichen spezifischen Problemen des Umganges mit der Krankheit, gewinnen die Probleme des normalen und pathologischen Narzißmus oft eine besondere Dramatik (Speidel 1985a u. b).

2.1.5 Die Konfliktpsychologie

Von Anfang an sind die Psychoanalyse und ihre Krankheitslehre im besonderen eine Konfliktpsychologie. Die älteste konfliktpsychologische Sichtweise wurde an dem berühmten Fall der Anna O. entwickelt. Hier handelt es sich um einen Konflikt zwischen Ich beziehungsweise „herrschendem Ich-Bewußtsein" (Breuer u. Freud 1893) und Umwelt. Das passende Paradigma ist hier die **Verführungstheorie**, das heißt die konflikthafte Verarbeitung eines realen Ereignisses. Mit der Entdeckung des Triebwunsches, der die Verführung zu einem seelischen Gebilde, einer Wunschphantasie macht, verändert sich der Konflikt in einen intrapsychischen zwischen Trieb und Zensor. Damit ist der zentrale psychoanalytische Konfliktbegriff etabliert, nämlich zwischen intrapsychischen Instanzen, wie es in späterer Terminologie heißt (Freud 1923), wenn nämlich im Rahmen der differenzierten Modellbildung der alte Begriff des Zensors ersetzt wird durch Ich und Über-Ich, denen die Triebe (im Es) gegenüberstehen: Der Konflikt besteht jetzt zwischen Trieben und strukturierter Psyche (Loch 1983). Schließlich gibt es auch Konflikte zwischen der Person und ihrer Umwelt. Zu der Zeit, als Freud noch zwischen Ich- und Sexualtrieben unterschied, hatte er die Entstehung der Neurosen auf den Gegensatz zwischen diesen Triebarten zurückgeführt (Freud 1909).

2.1.6 Die Ich-Psychologie

Mit der Entdeckung unbewußter Anteile des Ichs (unbewußter Schuldgefühle) und der Entwicklung des Strukturmodells des psychischen Apparates legte Freud den Grundstein für die Ich-Psychologie, die von späteren Autoren weiter differenziert wurde. Glover (1949) nahm an, daß sich das Ich aus vorbewußten Gedächtnisspuren entwickelt, und daß diese einzelnen Elemente, mit Triebkomponenten assoziiert, zu der Bildung von sogenannten **Ich-Kernen** führen. Anna Freuds Studien vor allem zu den Abwehrmechanismen (1936) sind eine weitere wichtige Fortentwicklung der Ich-

Psychologie. Für Hartmann (1939) ist die Ich-Psychologie das Feld, auf dem sich die Psychoanalyse zu einer allgemeinen Psychologie weiterentwickelt. Seine Konzepte einer **ursprünglichen, undifferenzierten Matrix** beziehungsweise Phase, der Annahme **primärer** und **sekundärer Autonomie** mit einer nichtkonfliktuösen Entwicklung des Wahrnehmens, der Intention, der Dingauffassung, des Denkens, der Sprache, der Wiederholungsphänomene (Automatismen), der motorischen Entwicklung etc., das heißt einer konfliktfreien Ich-Sphäre auf der Basis angeborener Ich-Apparate weist weit über das zentrale psychoanalytische Konfliktmodell hinaus beziehungsweise führt von ihm weg. Aufgrund der Tatsache, daß er für die Ich-Entwicklung ererbte Ich-Eigenschaften, Einflüsse der Triebe und Einwirkungen der Außenwelt verantwortlich machte, gewinnt die Ich-Psychologie Anschluß an andere Wissenschaften. Als Beispiel seien die Zwillingsuntersuchungen genannt, die genetische Dispositionen für Ich- und Es-Qualitäten, aber auch für Erkrankungsrisiken ergaben, und zwar in unterschiedlicher Ausprägung: am stärksten bei Charakterneurosen und Persönlichkeitsstörungen, am geringsten bei Organneurosen; die Psychoneurosen stehen dazwischen (Schepank 1994).

Für die Klinik besonders der strukturell Gestörten wurde die erstmals von Erikson (1950) beschriebene **Identitätsdiffusion** von Menschen mit „Ich-Schwäche" und einem schlecht integrierten Konzept der eigenen Person (Selbst) und der anderen (Objekte) bedeutsam.

Hartmann versuchte folgende Begriffspräzisierung: Das **Selbst**, ein von ihm 1950 eingeführter Begriff, bezog er auf die eigene Person im Gegensatz zum Objekt, das **Ich** auf das psychologische System im Gegensatz zu anderen Teilstrukturen der Persönlichkeit, und die **Selbstbesetzung** sah er im Gegensatz zu der Objektbesetzung des Individuums. In gleicher Weise definierte er die **Selbstrepräsentanz** im Gegensatz zur Objektrepräsentanz. Das Selbst, wie es Hartmann definierte, bezeichnet ein Ich, welches aus Identifizierungen hervorgegangen ist. Dieser Aspekt bildet die Grundidee der Psychologie des Selbst, während in der Ich-Psychologie der Schwerpunkt auf der Psychologie der Ich-Funktionen liegt.

2.1.7 Die Selbstpsychologie

Die Selbstpsychologie ist eine aus therapeutisch-technischen Problemen mit strukturell gestörten Patienten entwickelte Richtung der Psychoanalyse, die auf Kohut (1977) und seine Schüler zurückgeht. Sie geht davon aus, daß das Selbst, neben den durch Trieb- und Strukturtheorie erfaßten Gesichtspunkten, seine eigenständige Motivationsstruktur besitzt. Zentraler Begriff der Selbstpsychologie ist das **Selbstobjekt**. Damit ist eine Selbst-Objekt-Beziehung gemeint, in der das Objekt als ein bestätigendes, stützendes, spiegelndes die Selbstregulation aufrechterhält und dafür benötigt wird. Das Objekt wird somit als Teil beziehungsweise als Werkzeug des Selbst erlebt und nicht als unabhängige Person (vgl. Bions Container-Konzept). Kohut unterscheidet zwei **Typen** von **Selbstobjekten**:

- spiegelnde, die dem Kind seine Selbstgefühlqualitäten (Größe, Vollkommenheit) bestätigen
- die idealisierten Elternimagines, die das Kind für seine Sicherheit und die identifikatorische Bewahrung seiner Omnipotenzgefühle benötigt

Dieses Selbst-Selbstobjekt-Gefüge wird als Reifeprozessen zugänglich gedacht, bleibt aber lebenslang notwendig und wird nicht durch die Objektbeziehungen abgelöst. Aus der unvermeidbaren Versagung am Ende des Verschmolzenseins mit der Mutter entwickelt sich die Konfiguration des Größenselbst und der idealisierten Eltern-Imago. Im günstigen Fall entstehen hieraus reife Strukturen: Ziele, Ideale und ein identitätsstiftender transformierter Narzißmus, zu dem Kohut die Begabungen, die Fähigkeit zu arbeiten, die eigene Endlichkeit zu akzeptieren sowie Weisheit und Humor zählt (Kohut 1966).

Insgesamt setzt sich die Vorstellung einer eigenständigen narzißtischen Dimension durch, die der Aufrechterhaltung des Selbstwertgefühls und des Sicherheitsstrebens dient und sich aus den frühen emotionalen Mutter-Kind-Interaktionen entwickelt (Joffe u. Sandler 1967; Argelander 1971; Holder u. Dare 1982). Narzißtische Störungen sind damit Abweichungen von diesem Zustand des Wohlbefindens.

2.1.8 Die Objektpsychologie

Freud: Trieb und Objekt

Die psychoanalytische Objektbeziehungstheorie ist bei Freud ursprünglich eher ein Anhängsel der Triebtheorie. Sie hat sich vor allem auch unter dem Einfluß der entwicklungspsychologischen Beobachtungen und des Studiums von Patienten mit frühen Störungen zu einem Beobachtungsfeld der internalisierten Objektbeziehungen und deren Bedeutung für die Entwicklung der psychischen Struktur entwickelt.

Freud (1915a) beschreibt das **Objekt** als einen **Aspekt des Triebes**: „Das Objekt ... ist das Variabelste am Triebe, nicht ursprünglich mit ihm verknüpft, sondern ihm nur infolge seiner Eignung zur Ermöglichung der Befriedigung zugeordnet." Objektbeziehungen werden in den Begriffen von Besetzung und Repräsentanzen libidoökonomisch formuliert. Aber schon 1905 hatte Freud die Beziehung zu einem ganzen Objekt, das sich außerhalb des kindlichen Körpers befindet, von einem Objekt unterschieden, das ein Teil des kindlichen Körpers ist (Freud 1905a). Später beschreibt er die Ablösung der Objektbeziehung durch einen Identifizierungsvorgang und spricht vom verlorenen Objekt, das im Ich wieder aufgerichtet wird. Dieser Vorgang ist ein **Aspekt der Charakterentwicklung** (Freud 1923).

Klein: Objektbeziehung und Integration

Melanie Klein entwickelte als erste Psychoanalytikerin nach Freud eine Objektbeziehungstheorie, und zwar in Verbindung zu Freuds später Triebtheorie (Lebenstrieb – Todestrieb). Sie verläßt die Vorstellung eines primären Autoerotismus zugunsten von konsequent objektpsychologisch verstandenen Konzepten: Befriedigung wird als **„gute Brust"**, Frustration als **„böse Brust"**, das heißt als partialobjekthafte Beziehung mit entsprechenden Phantasien und Affekten formuliert.

Diese zwei objektbeziehungsorientierten Erklärungsweisen der Befindlichkeit im ersten Lebensjahr werden dem Lebenstrieb (gute Brust) und dem Todestrieb (böse = abwesende, frustrierende Brust) zugeordnet, was aber, wohl wegen der logischen Inkonsistenz wie wegen der mangelnden praktischen Relevanz in der aktuellen Diskussion keine nennenswerte Rolle spielt.

Wichtig geworden ist dagegen das hieraus entwickelte Konzept des **Erlebnis-** und **Erfahrungszustandes** auf der Basis dieser anfänglichen Gespaltenheit der alternativen Objektbeziehungsmodalitäten: Klein nennt es die **paranoid-halluzinatorische Position**, die im zweiten Lebensjahr infolge der Integration der beiden Erlebnisweisen durch die **depressive Position** abgelöst wird; die abwesende Mutter kann nun als Person (Objekt) vermißt werden. Diese beiden Positionen werden zum Verständnis von Erwachsenenpathologie benutzt, nicht zuletzt wegen ihrer theoretischen Einfachheit (Klein 1935, 1946; Hinshelwood 1993).

Bion: Kognitive Entwicklung und Objektbeziehung

Bion entwickelte aus Kleins Abwehr- und Positionskonzept (Spaltung, projektive Identifikation bzw. paranoid-halluzinatorische und depressive Position) ein komplexes System der Entwicklung des Denkens, das sich aber wegen des Fehlens von Verknüpfungen mit anderen strukturellen pychoanalytischen Konzepten nicht durchgesetzt hat. Bedeutung hat dagegen das folgende Konzept erlangt: Bei der Entstehung des Denkapparates spielt die dynamische Beziehung zwischen einem projizierten Inhalt (**„contained"**) und einem (mütterlichen) Behälter (**„container"**), der diesen Inhalt aufnimmt und bewertet, im Sinne der projektiven Identifikation (s. oben), eine wichtige Rolle (Bion 1962; Grinberg et al. 1993). Wie Klein betont Bion die primäre Objektorientierung in klarer Abgrenzung von der Triebtheorie und der Auffassung von einem primären Narzißmus (Grinberg et al. 1993). Hierin gleicht er Balint, der den Begriff der primären Objektliebe entwickelt hat (s. folgende Seite).

Balint: primäre Objektliebe und Grundstörung

Die Entstehung der Objektbeziehungen ist nach Balint (1935) getrennt von derjenigen der sexuellen Ziele und der Partialtriebe zu sehen. Sein Konzept der Wechselseitigkeit führt zur Betonung der interpersonalen Aspekte im psychoanalytischen Dialog, und damit hat Balint großen Einfluß auf die gegenwärtige Entwicklung genommen. Er unterscheidet drei primäre **Objektbeziehungsformen** (Balint 1968):
- die **Harmonie** zwischen dem sich entwickelnden Individuum und dem Objekt
- die **Oknophilie** als das gesteigerte Bedürfnis engster Nähe
- den **Philobatismus** als Pseudounabhängigkeit aufgrund des Erlebens der Unzuverlässigkeit der Objekte

Zu einem für das Verständnis von Krankheitsbildern und therapeutischer Beziehung wichtigen Begriff ist die **Grundstörung** (basic fault) von Balint (1968) geworden, womit in Abgrenzung zum Konfliktmodell der Neurosenlehre ein Defekt in der psychischen Struktur, eine zu behebende Mangelsituation verstanden wird. Balint spricht in diesem Zusammenhang von einem Mangel des Zusammenpassens zwischen dem Kind und den signifikanten Beziehungspersonen. Ursächlich ist die unzureichende emotionale Versorgung. Folgerichtig vertraut er auf die heilende Wirkung der Objektbeziehung mit der Forderung der Übernahme der Rolle des primären Objektes durch den Analytiker als Voraussetzung dafür, daß der Patient in seiner Grundstörung verstanden werden kann.

Winnicott: primäre Mütterlichkeit und Übergangsobjekte

Ähnliche Vorstellungen wie Balint entwickelte Winnicott in den fünfziger und sechziger Jahren (1958, 1965), der von einem Versagen der frühen Umweltversorgung sprach. Zentrale Begriffe Winnicotts sind die Vorstellung von einer **hinreichend guten** („good enough") **Mutter**, die Konzepte des **Haltens** („holding function"; 1960, 1965), der Bedeutung des Übergangsobjektes und der Entwicklung eines **falschen Selbst** im Falle ungenügender Beziehungsvoraussetzungen (1953, 1960, 1969).

Das **Übergangsobjekt** (Winnicott 1953), als Phänomen schon immer bekannt (Kleinkinder benützen unbelebte Objekte wie Teddybären, Puppen, Bettdeckenzipfel u.a. zu Trost, Beruhigung und Verselbständigung), entwickelte sich zu einem bedeutsamen entwicklungspsychologischen Konzept, quasi als Gegenstück zu dem später konzipierten Selbstobjekt. Seine **Funktionen** sind
- die Erprobung von Abwesenheitssituationen
- die Ablösung vom dyadischen Beziehungstypus
- die Identifizierung mit mütterlichen Haltungen und Tätigkeiten
- die Vermittlung von Realität und Phantasie
- die Förderung von Realität und Phantasie

Inzwischen sind viele Phänomene als Übergangsobjekte beziehungsweise -phänomene beschrieben worden, beispielsweise Musik (Haesler 1992) oder auch der psychogene Kopfschmerz (Hirsch 1985). Gaddini (1970) beschrieb die Abwesenheit von Übergangsobjekten bei psychosomatisch Kranken, was von Moersch et al. (1980) bei Herzinfarktpatienten belegt werden konnte (s. auch Speidel et al. 1993).

Hartmann: Ich-psychologische Objektbeziehungstheorie

Hartmann (1939, 1950, 1952) entwickelte eine Ich-psychologische Objektbeziehungstheorie. Er spricht von einer durchschnittlich erwartbaren Umwelt und formulierte den Begriff der **psychischen Repräsentanz** (Selbst- und Objektrepräsentanz). Ähnlich wie Winnicott und Balint betont er die Wichtigkeit sozialer Beziehungen von Anfang an und insbesondere auch für die Aufrechterhaltung des biologischen Gleichgewichtes. Er prägte den Begriff des **Zusammenpassens** und beschäftigte sich mit Regulierungs- und Anpassungsprozessen. Der Säugling wird in ein System der wechselseitigen Beziehungen innerhalb einer durchschnittlich erwartbaren Umgebung hineingeboren und hat eigene, der Anpassung dienende Apparate. Hartmann hält an dem ersten objektlosen Zustand des primären Narzißmus fest, auf den das Stadium der auf die Bedürfnisbefriedigung begrenzten Objektwahrnehmung folgt. Die Objektkonstanz wird im Sinne der dauerhaften Besetzung der psychischen Repräsentanz des Objektes als Bedingung für Identität und Selbst verstanden. Die positive Bedeutung der Rolle der Frustration und des Aggressionstriebes für die Entwicklung spielen im Denken von Hartmann eine wichtige Rolle. Die Einführung des Begriffs der undifferenzierten Ich-Es-Matrix, das Konzept der Nachahmung als Vorläufer der Identifizierung sind weitere wichtige Konzeptionen Hartmanns.

Jacobson: die Entwicklung der Objektbeziehung

Jacobsons Verdienst ist die erste und einzige systematische, entwicklungsbezogene Objektbeziehungstheorie, in der Objektbeziehungen, Affekte, Triebe und Strukturmodell miteinander verknüpft und konsequent aufeinander bezogen sind. Die Theorie betont die Bedeutung der Versagung und der aus Frustration entstehenden **Ambivalenzkonflikte** für die Entwicklung konstruktiver Abgrenzung, Differenzierung und Autonomie sowie für die Verstärkung der narzißtischen Ausstattung des Ichs. Auch die entwicklungsfördernde Wirkung von Neid, Besitzstreben und Habsucht, die zu ambivalenten Beziehungen gegenüber Rivalen führen, sowie die Entdeckung der Identität durch Abgrenzung, Rivalität und Konkurrenz werden von Jacobson als Voraussetzung wirklichkeitsgerechter Objektbeziehungen und partieller selektiver Identifizierungen gewürdigt.
Die Entstehung von Objekt- und Selbstkonstanz wird als wichtige Vorbedingung des Identifizierungsprozesses und der Über-Ich-Entwicklung beschrieben. Sie setzt mit dem vierten und fünften Lebensjahr ein und ist mit dem Beginn der Latenzzeit abgeschlossen (Jacobson 1954).

Mahler: die Phasen der Individuation

Mahler et al. (1975) beschreiben die psychische Entwicklung als **Abfolge** von **Nähe** und **Distanz** in der Mutter-Kind-Beziehung:
- in den **ersten Lebenswochen**: Zustand primitiver halluzinatorischer Desorientierheit und **autistischer Zustand** („normaler" Autismus), koenästhetische Organisation, schwache Besetzung der Außenreize, aber Zustände „wachsamer Untätigkeit"
- **2. Monat: symbiotische Phase** als Zustand der Fusion mit der Mutter, indem „Ich" und „Nicht-Ich" noch nicht unterschieden werden können
- **4. bis 6. Monat:** erste Subphase des Loslösungs- und Individuationsprozesses – die **Differenzierungsphase**; Differenzierung und Entwicklung des Körperschemas
- ungefähr im **9. Monat:** zweite Subphase des Loslösungs- und Individuationsprozesses – die **Übungsphase**, Fortbewegungsfähigkeit mit kurzen Trennungsphasen, aufrechte Haltung, Angst vor Objektverlust
- zu **Beginn** des **3. Lebensjahres**: dritte Subphase der Wiederannäherung (**Rapprochement**)
- im **Verlauf** des **3. Lebensjahres**: 4. Subphase der Konsolidierung der Individualität und Anfänge der emotionalen Objektkonstanz

Kernberg: Systematik der Objektbeziehungstheorie

Kernberg (1980) entwickelte eine Systematik der Objektbeziehungstheorie. Die früheste Ebene in der Organisation der Internalisierungsprozesse ist die **Introjektion** als eine mit Hilfe von Gedächtnisspuren zustandegekommene Reproduktion und Fixierung einer Interaktion mit der Umwelt, die ein Abbild des Objekts wie auch des Selbst enthält. Auf einer höheren Ebene wird die **Identifizierung** zur Nachfolgerin der Introjektion, wenn das Kind aufgrund seiner Wahrnehmungsfähigkeit die Interaktionen erkennen kann. Die Organisation des Internalisierungsprozesses führt zur Ich-Identität mit einer Kontinuität des Selbst und einem konsistenten Konzept der Welt der Objekte, mit Bewußtsein und Kontrolle der Triebderivate und der Depersonifizierung der internalisierten Objekte mit Integration in Ich- und Über-Ich-Strukturen.

2.1.9 Die Affektpsychologie

Die Psychologie der Affekte gehört zu den ersten Themen der sich entwickelnden Psychoanalyse in der letzten Dekade des 19. Jahrhunderts; sie hat andererseits in den letzten Jahren erneutes Interesse gefunden.

Freuds Angsttheorien

In seiner ersten Auseinandersetzung beschäftigte sich Freud vor allem mit Angst, und zwar einerseits in ökonomischer Hinsicht, andererseits mit deren Schicksalen. Es ist von Affektbetrag und Erregungssumme die Rede, aber auch von Angst als einem möglichen Affektschicksal, dessen anderes die Konversion ist, das heißt die Umwandlung des Affekts in Körperphänomene. Freud unterscheidet um diese Zeit bereits zwei **Arten** von **Angst**:
- diejenige der Angstneurose
- diejenige der Hysterie

„Der Unterschied liegt ... darin, daß die Erregung, in deren Verschiebung sich die Neurose äußert, bei der Angstneurose eine rein somatische (die somatische Sexualerregung), bei der Hysterie eine psychische (durch Konflikt hervorgerufene) ist" (Freud 1894).

Die zweifache Sicht der Angstursache und des Angstschicksals, nämlich der quasi-toxischen Wirkung dysfunktionaler Libido (virginale Angst, Ejaculatio praecox, Coitus interruptus, Abstinenz u. a.) mit direkter Umsetzung in Angst ohne die Zwischenschaltung der unbewußten, konflikthaften Phantasien bei der Angstneurose einerseits, dem neurotischen Konflikt als phantasiegesteuertem Hintergrund der hysterischen Angst andererseits, hatte große Folgen für die unterschiedliche Rezeption dieser Krankheitsbilder bei den Psychoanalytikern, weil die Annahme des Fehlens von Phantasieproduktion bei der Angstneurose den Psychoanalytikern keinen Anreiz für theoretische und therapeutische Entwicklungen bot. So schrieb Freud auch dezidiert, daß der Affekt bei den Angstneurosen „ein monotoner, stets der der Angst" ist und „nicht von einer verdrängten Vorstellung her [stammt], sondern ... sich bei psychologischer Analyse als nicht weiter reduzierbar [und] durch Psychotherapie nicht anfechtbar [erweist]" (Freud 1894; s. auch Speidel 1994b).

In seiner **zweiten Affekttheorie** beschreibt Freud (1915b) den Affektbetrag als zweites Element der psychischen Triebrepräsentanz neben der Vorstellung(sgruppe). Beide Elemente können ganz verschiedene Verdrängungsschicksale erleiden. Der Trieb kann ganz unterdrückt werden oder als Affekt oder als Angst zum Vorschein kommen. Eines der möglichen Triebschicksale ist also die Umsetzung der psychischen Energie der Triebe in Affekte und besonders in Angst.

Affekt und Struktur

Im Verlauf der Entwicklung der **Strukturtheorie** (1923) setzt sich Freud erneut mit den Affekten auseinander. Die **unbewußten Schuldgefühle** waren der Anlaß für diese theoretische Weiterentwicklung gewesen. Sie nötigten Freud (1926) zu einer erneuten Beschäftigung mit den Affekten (**3. Affekttheorie**), insbesondere mit der Angst, aber auch mit Schmerz und Trauer, und zwar aus der Perspektive des Ichs, das zur Vermeidung von Konflikten mit dem Es und dem Über-Ich auf Funktionen verzichten kann, um Angst zu vermeiden. Die daraus resultierenden Hemmungen können zum Beispiel als Libidomangel, Eßunlust, Müdigkeit oder Arbeitsstörung zum Ausdruck kommen. Es handelt sich um eine Funktionseinschränkung des Ichs. Die **Verdrängung** ist ein anderer Modus, zum Beispiel im Auftrag des Über-Ichs, eine im Es angelegte Triebbesetzung zu unterbinden. Deren „Anzeichen und Ersatz" ist das Symptom. Die enge Beziehung zum Wahrnehmungssystem ermöglicht es dem Ich, mit „Hilfe der beinahe allmächtigen Instanz des

Lustprinzips" durch die Produktion eines Unlustsignals die Abwehr gegen den unerwünschten inneren Vorgang nach dem Muster der Abwehr äußerer Gefahren in Gang zu setzen. Freud stellt sich vor, daß analog der Flucht vor äußerer Gefahr Verdrängung geschieht und diese von der zu verdrängenden Triebrepräsentanz für die Unlust- beziehungsweise Angstentwicklung verwendet wird.

Jedenfalls ist „das **Ich** die **eigentliche Angststätte**" und der Ort der Angstempfindung. Es ist „der organisierte Anteil des Es". Die Affektzustände versteht Freud „als Niederschläge uralter traumatischer Erlebnisse". Dafür bietet sich die Geburt und der Angstzustand als Reproduktion des Geburtstraumas an. Die Angst kann, so Freud, damit als Reaktion auf einen Zustand von Gefahr verstanden werden und wird in solchen Zuständen reproduziert. Die **„Urangst"** der Geburt ist **Trennungsangst**. Die Bedeutung des Objektverlustes gilt nun sowohl für die früheren Trennungsängste wie für die spätere **Kastrationsangst**, welcher nach Freud bei der Frau der Angst vor dem Liebesverlust entspricht, und deren Umwandlungsprodukt, die **Gewissensangst**. Unter ökonomischer Sicht ist die Gefahrensituation, die Angst erzeugt, das Anwachsen der Bedürfnisspannung beziehungsweise der wachsende Triebanspruch. Die Symptombildung dient der Angstbindung.

Die Neukonzeption des Ichs als Angststätte nötigte zur Modifizierung der älteren Auffassung der **Umwandlung** der **Libido in Angst**. Es waren nun zwei Modalitäten anzunehmen:
- eine automatische, wenn sich eine der Geburtssituation analoge Gefahrensituation herstellt
- eine vom Ich produzierte, zur Vermeidung drohender Gefahr (**Signalangst**)

Zu unterscheiden sind auch **Realangst** (äußere, bekannte Gefahr) und **neurotische Angst** (Triebgefahr). „Die Gefahrsituation ist die erkannte, erinnerte, erwartete Situation der Hilflosigkeit" und „Angst ... die ursprüngliche Reaktion" darauf. Von der Angst ist der Schmerz zu unterscheiden: Er ist „die eigentliche Reaktion auf den Objektverlust, die Angst [ist] die[jenige] auf die Gefahr des Objektverlustes selbst." Die andere Gefühlsreaktion auf den Objektverlust, die **Trauer**, entsteht an der Realitätsprüfung, das die Trennung vom Objekt verlangt, „weil es nicht mehr besteht" (Freud 1926).

Affekt, Selbst und Objekt

Jacobson (1953) betrachtet Affekte einerseits wie Freud als **Abfuhrvorgänge** in einem energetischen Kontext, andererseits aber als Dispositionen in den einzelnen Strukturen. Als **Stimmungen** bezeichnet sie (Jacobson 1957) diffuse Affekte, die sich auf alle Selbst- und Objektrepräsentanzen beziehen können. Ihre Konzeption der Affekte beschäftigt sich mit deren Regulationsfunktionen im Zusammenhang mit den Selbst- und Objektrepräsentanzen.
Neben dieser objektpsychologischen ist noch die **selbstpsychologische Sicht** von **Sandler** (1972) zu erwähnen, in welcher die Affekte in ihrer Funktion der Erzeugung eines Sicherheitsgefühls und der Befriedigung narzißtischer Bedürftigkeit gesehen werden.

Bei **Klein** sind die Affekte **Neid** und **Gier** der „bösen" Brust und dem Todestrieb, die **Dankbarkeit** der „guten" Brust und dem Lebenstrieb zugeordnet (Hinshelwood 1993).

Kernberg (1976) versteht die Affekte als konstitutionell determinierte **Zustände der Lust** und **Unlust**, die im undifferenzierten psychophysiologischen Selbst entstehen, im Zusammenhang mit verinnerlichten Objekten integriert und differenziert werden. Sie leisten den wichtigsten Beitrag zur Differenzierung der Triebe in Libido und Aggression.

Die Systematik der Affekte

In den letzten Jahrzehnten hat die Affektforschung besonders im Zusammenhang mit den experimentellen Studien zur **Entwicklungspsychologie** wichtige Fortschritte erzielt, psychoanalytischerseits vor allem durch Krause (1983, 1990, 1991, 1992). Nicht nur hat sich Freuds These von den angeborenen Affekten bestätigen lassen; einige sind sogar schon unmittelbar nach der Geburt nachweisbar. Mindestens sechs Affektsysteme und folgende Affektzustände lassen sich differenzieren:

- Interesse
- Scham
- Freude
- Überraschung
- Trauer
- Furcht
- Ekel
- Wut

Sie sind kulturinvariant und teilweise auch bei Tieren nachweisbar. **Affekte** bestehen aus unterschiedlichen **Komponenten**:
- physiologisch-hormonellen
- Ausdrucksverhalten
- Handlungsbereitschaften
- Wahrnehmung dieser Zustände
- Interpretation dieser Zustände
- der Interpretation durch die Umgebung

Bei menschlichen **Affekten** lassen sich **Signale und Handlung entkoppeln**. Das ist aus zwei Gründen wichtig: Weil der Mensch über keine kompletten Instinkt- und anfänglich auch über keine ausgereiften motorischen Muster verfügt, ist er vor allem auf den Signalcharakter seiner Affekte angewiesen sowie auf die Güte des Dialogs mit der Mutter, das heißt vor allem dessen zeitgleiche Synchronisierung samt den hierfür nötigen En- und Decodierungen. Zum zweiten schafft diese Entkoppelung Freiraum für soziale Problemlösungen.

Krause versteht die Affekte als ein aus drei Funktionskreisen bestehendes System, nämlich bestehend aus:
- der Steuerung des Denkens und Handelns
- der Regulierung der Interaktion
- der Selbstwahrnehmung und -einschätzung

Dadurch lassen sich drei **Affektgruppen** unterscheiden:
- die informationsverarbeitende
- die beziehungsregulierende
- die selbstreflektive

Informationsverarbeitende Affekte sind Neugier, Interesse, Überraschung, über welche die Beziehung zu den Objekten möglich wird. **Beziehungsregulierende Affekte** sind Ekel, Wut, Angst, welche Nähe und Distanz zum Objekt regulieren. Schuldangst als ein **selbstreflektiver Affekt** wird von Krause als Angst vor einem Objekt verstanden, das gefürchtet wird, aber nicht verlassen werden kann. Depression ist die internalisierte Wut eines Objektes, das nicht verlassen werden kann, aber vertrieben werden soll.

Trauer und Scham

Trauer und Scham haben keine Handlungsmuster und Scham überdies kein Ausdrucksmuster. Scham hat zur Voraussetzung, daß wesentliche Teile des Selbst als nicht zum phantasierten Dritten passend erlebt wird. Der phantasierte Dritte ist der Beurteiler. Scham wird so zum internalisierten Ekel eines Objekts oder einer Gruppe, zu dem oder zu der man sich selbst als zugehörig sieht.

Im Gegensatz zu anderen Affekten ist die Scham vergleichsweise spät zum Forschungsgegenstand geworden, vermutlich weil sie der psychoanalytischen Praxis im Wege stand und Freud schon früh das naturwissenschaftliche Ideal der vorurteilslosen Wahrheitsliebe vorgab (J'appelle un chat un chat, Freud 1905b). Besonders bekannt sind die klinischen Forschungen von Wurmser geworden. Nach ihm ist **Scham**:
- Schamangst angesichts von Bloßstellung und Erniedrigung
- ein komplexer depressiver Affekt: Bloßstellung und Verachtung können nur durch Verschwinden und Auslöschung getilgt werden
- eine Reaktionsbildung: das Ehrgefühl als persönlicher und sozialer Schutz gegen das Sich-Zeigen und die Bloßstellung

Deshalb bezeichnet Wurmser die Scham als negativen Affekt, dem Verachtetwerden verwandt (Wurmser 1981/1990). Die Untersuchungen hierzu sind wegen ihres klinischen Interesses überwiegend an pathologischen Aspekten orientiert, während die kulturellen Phänomene, zum Beispiel im Zusammenhang mit der Mediengesellschaft und ihrem voyeuristisch-exhibitionistischen Interesse noch wenig beforscht sind (Speidel 1989; Speidel 1994a). Dies gilt auch für die Eifersucht, die eher in pathologischen Konnotationen denn als Revierabgrenzungsaffekt beschrieben wurde.

Nachtragende Affekte

Als eigene Gruppe von Affekten mit besonderem Bezug zu frühkindlichen, narzißtischen Traumatisierungen sind neuerdings die nachtragenden Affekte (Heigl-Evers et al. 1993) genauer untersucht worden. Hierzu gehören:
- Bitterkeit
- Grimm
- Groll
- Hader

Ihr **Handlungsaspekt** ist durch Revanche, Vergeltung und Rache gekennzeichnet, und zwar meistens nachhaltig und mit der Neigung zum Diffundieren. Sie beeinflussen die Ausdrucksmuster, werden zum Charakterbestandteil, sind Ich-synton und nicht von Schuldgefühlen begleitet.
Die Traumatisierungen durch frühe und als böse erlebte Objekte und traumatische Erfahrungen sind introjiziert, abgespalten und so der weiteren Verarbeitung entzogen. Die **Unmöglichkeit der Versöhnung** und die starke Tendenz zur Aktion mit den begleitenden Affekten Befriedigung und Genugtuung sind weitere Kennzeichen dieser Affektgruppe. Die **ursächlichen Verwundungen** sind vor allem mit einem abrupten Vertrauensverlust verbunden und mit dem Verlust der Grandiosität des Selbst, die in der analen Phase als Allmachtsgefühl wiederhergestellt werden kann (mit dem Gefühl der totalen Gerechtigkeit). Die ödipale Phase ist durch die Verweigerung der Anerkennung der väterlichen Autorität und die mangelhafte Identifizierung der elterlichen Objekte sowie der Folge einer defizitären Über-Ich-Struktur gekennzeichnet (Heigl-Evers et al. 1993).

Affekt und Trieb

Von theoretischer Bedeutung ist die **Beziehung** zwischen **Affekt** und **Trieb**. So setzen manche Affekte (Lächeln, Neugier, Interesse) Triebbefriedigung voraus. Notfallaffekte (Angst, Ekel) und Trauer unterbinden unter Umständen Triebabläufe. Umgekehrt können Triebabläufe zur Affektminimierung dienen. Dann verlieren sie ihren sonst ihnen zukommenden Charakter des Zyklischen und der terminalen Handlung.

Die sexuelle Interaktion ist eine komplizierte Mischung von Affekten und Triebhandlungen. Steuerung und Interaktion von Distanz, Angst, Neugier, Interesse und Freude sind die affektiven Voraussetzungen für die letzteren. Kulturell gesteuerte Affektsozialisation (Förderung, Verbieten etc.) spielt eine große Rolle unter dem alternativen Regelwerk der Deintensivierung, der Überintensivierung, der Neutralisierung und der Maskierung der Affekte (Krause 1983).

2.1.10 Zusammenfassung

Die psychoanalytische Krankheitslehre hat sich in 100 Jahren zu einem differenzierten System von Gesichtspunkten entwickelt, die je nach Gegenstand eine unterschiedliche Bedeutung haben, aber aufeinander aufbauen beziehungsweise sich aufeinander beziehen. Für die vorliegende Darstellung wurden in ungefährer Reihenfolge ihrer historischen Entwicklung diejenigen Konzepte ausgewählt, die als theoretische Grundlage für den klinischen Gebrauch am wichtigsten sind, nämlich Strukturmodelle, Trieb- und Abwehrlehre, Narzißmuskonzepte, Konflikt-, Ich-, Selbst- und Objektpsychologie. Etwas ausführlicher wurden die sonst oft vernachlässigten Themen Masochismus und Affektpsychologie behandelt.

Literatur

Argelander H. Ein Versuch zur Neuformulierung des Narzißmus. Psyche 1971; 25: 358-73.
Balint M. Thrills and regressions. London: Hogarth 1959. Deutsch: Angstlust und Regression. 2. Aufl. Stuttgart: Klett-Cotta 1988.
Balint M. Primary narcissism and primary love. Psychoanal Quart 1960; 29: 6-43. Deutsch: Primärer Narzißmus und primäre Liebe. Jb Psychoanal 1960; I: 3-34.
Balint M. The basic fault. Therapeutic aspects of regression. London: Tavistock 1968. Deutsch: Therapeutische Aspekte der Regression. Stuttgart: Klett 1970.
Bion WR. Group Dynamics: a Re-View. Int J Psycho-Anal 1952; 33: 235-47. Deutsch: Bion WR. Gruppendynamik. In: Erfahrungen in Gruppen und andere Schriften. Bion WR (Hrsg). Frankfurt: Fischer 1974; 102-41.
Bion WR. A theory of thinking. Int J Psychoanal 1962; 43: 306-410.

Breuer J, Freud S. Über den psychischen Mechanismus hysterischer Phänomene. 1893. Freud S, GW I. London: Imago 1952; 81-98.

Dorpat TL. Is splitting a defence? Int Rev Psychoanal 1979; 6: 105-13.

Dorpat TL. The cognitive arrest hypothesis of denial. Int J Psychoanal 1983; 64: 47-58.

Dorpat TL. Denial and defense in the therapeutic situation. New York: Jason Aronson 1985.

Erikson EH. Growth and crises of the healthy personality. In: Identity and the life cycle. Erikson EH. 1950. New York: University Press 1959; 50-100. Deutsch: Erikson EH. Identität und Lebenszyklus. Frankfurt: Suhrkamp 1966.

Ferenczi S. Entwicklungsstufen des Wirklichkeitssinnes. Bausteine zur Psychoanalyse. 1913. Bd. I. 2. Aufl. Bern, Stuttgart: Huber 1964.

Freud A. Das Ich und seine Abwehrmechanismen. 1936. Frankfurt: Fischer 1993.

Freud S. Die Abwehr-Neuropsychosen. 1894. GW I. London: Imago 1952; 57-74.

Freud S. Studien über Hysterie. 1895. GW I. London: Imago 1952; 75-312.

Freud S. Die Traumdeutung. 1900. GWII/III. 7. Aufl. Frankfurt: Fischer 1987.

Freud S. Drei Abhandlungen zur Sexualtheorie. 1905a. GW V. 3. Aufl. Frankfurt: Fischer 1961; 27-145.

Freud S. Bruchstücke einer Hysterie-Analyse. 1905b. GW V. 4. Aufl. Frankfurt: Fischer 1968; 161-286.

Freud S. Bemerkungen über einen Fall von Zwangsneurose. 1909. GW VII. London: Imago 1955; 379-463.

Freud S. Zur Einführung des Narzißmus. 1914. GW X. 5. Aufl. Frankfurt: Fischer 1969; 137-70.

Freud S. Triebe und Triebschicksale. 1915a. GW X. 3. Aufl. Frankfurt: Fischer 1963; 209-32.

Freud S. Die Verdrängung. 1915b. GW X. 5. Aufl. Frankfurt: Fischer 1969; 247-61.

Freud S. Zur Einführung des Narzißmus. 1916a. GW X. 3. Aufl. Frankfurt: Fischer 1963; 137-70.

Freud S. Trauer und Melancholie. 1916b. GW X. 3. Aufl. Frankfurt: Fischer 1963; 427-46.

Freud S. „Ein Kind wird geschlagen". Beitrag zur Kenntnis der Entstehung sexueller Perversionen. 1919. GW XII. London: Imago 1947; 195-226.

Freud S. Jenseits des Lustprinzips. 1920. GW XIII. 4. Aufl. Frankfurt: Fischer 1963; 1-69.

Freud S. Massenpsychologie und Ich-Analyse. 1921. GW XIII. 6. Aufl. Frankfurt: Fischer 1969; 71-161.

Freud S. Das Ich und das Es. 1923. GW XIII. 6. Aufl. Frankfurt: Fischer 1969; 235-89.

Freud S. Das ökonomische Problem des Masochismus. 1924. GW XIII. 6. Aufl. Frankfurt: Fischer 1969; 368-83.

Freud S. Hemmung, Symptom und Angst. 1926. GW XIV. London: Imago 1955; 111-205.

Freud S. Das Unbehagen in der Kultur. 1930. GW XIV. London: Imago 1955; 419-506.

Freud S. Neue Folge der Vorlesungen zur Einführung in die Psychoanalyse. 1932. GW XV. 3. Aufl. Frankfurt: Fischer 1961.

Freud S. Abriß der Psychoanalyse. 1940. GW XVII. London: Imago 1955; 63-138.

Gaddini R. Transitional objects and the process of individuation. J Amer Acad Child Psychiat 1970; 9: 347-65.

Glover E. Psycho-Analysis. London: International University Press 1949.

Grinberg S, Sor D, Tabak de Bianckedi E. Bion. Eine Einführung. Stuttgart: frommann-holzboog 1993.

Grunberger B. Le narcissisme. Paris: Payot 1971. Deutsch: Vom Narzißmus zum Objekt. Frankfurt: Fischer 1976.

Haesler L. Musik als Übergangsobjekt. Z Psychoanal Theorie Prax 1992; 7: 4-15.

Hartmann H. Ich-Psychologie und Anpassungsprobleme. Int Z Psychoanal Imago 1939; XXIV: 62-135. Nachdruck: 2. Aufl. Stuttgart: Klett 1970.

Hartmann H. Comments on the Psychoanalytic Theory of the Ego. Psychoanal Study Child 1950; 5: 74-96. Deutsch: Bemerkungen zur psychoanalytischen Theorie des Ichs. Psyche 1964; 18: 330-54. Und: Ich-Psychologie. Studien zur psychoanalytischen Theorie. Stuttgart: Klett 1972.

Hartmann H. The Mutual Influence in the Development of Ego and Id. Psychoanal Study Child 1952; 7: 9-30. Deutsch: Die gegenseitige Beeinflussung von Ich und Es in ihrer Entwicklung. In: Ich-Psychologie. Hartmann H (Hrsg). Stuttgart: Klett 1972; 157-80.

Heigl-Evers A, Weidenhammer B. Der Körper als Bedeutungslandschaft. Bern, Stuttgart: Huber 1988.

Heigl-Evers A, Heigl F, Ott J. Lehrbuch der Psychotherapie. Stuttgart: Fischer 1993.

Hinshelwood R. Wörterbuch der kleinianischen Psychoanalyse. Stuttgart: Internationale Psychoanalyse 1993.

Hirsch M. Psychogener Schmerz als Übergangsphänomen. Prax Psychother Psychosom 1985; 30: 261-7.

Holder A, Dare C. Narzißmus, Selbstwertgefühl und Objektbeziehungen. Psyche 1982; 36: 788-812.

Jacobson E. The effects and their pleasure-unpleasure qualities in relation to the psychic discharge processes. In: Drives, affects and behavior. Loewenstein RM (ed). Vol. 1. New York: University Press 1953; 38-66.

Jacobson E. The Self and the Object World. Psychoanal Study Child 1954; 9: 75-127. Deutsch: Das Selbst und die Welt der Objekte. Frankfurt: Suhrkamp 1978.

Jacobson E. Normal and pathological moods: Their nature and functions. Psychoanal Study Child 1957; 12: 73-113. Deutsch: Depression. Frankfurt: Suhrkamp 1977; 90-139.

Jacques E. Work, creativity and social justice. New York: University Press 1970.

Joffe WG, Sandler J. Über einige begriffliche Probleme im Zusammenhang mit dem Studium narzißtischer Störungen. Psyche 1967, XXI. 152-65.

Kernberg O. Structural Derivations of Object Relationships. Int Psychoanal 1966; 47: 236-53.

Kernberg O. Narzißtische Persönlichkeitsstörung. Psyche 1975; 29: 890-905.

Kernberg O. Object relations theory and clinical psychoanalysis. New York: Jason Aronson 1976. Deutsch: Objektbeziehungen und Praxis der Psychoanalyse. Stuttgart: Klett-Cotta 1981.

Kernberg O. Internal world and external reality. Object relation applied. Colchester: Paterson 1980. Deutsch: Innere Welt und äußere Realität. Anwendungen der Objektbeziehungstheorie. München, Wien: Internationaler Verlag für Psychoanalyse 1988.

Klein M. A Contribution to the Psychogenesis of Manic-Depressive States. 1935. In: Contributions to Psychoanalysis, 1921-1945.

London: Hogarth 1948; 282-310. Deutsch: Zur Psychogenese der manisch-depressiven Zustände. Das Seelenleben des Kleinkindes und andere Beiträge zur Psychoanalyse. Klein M. Reinbek: Rowohlt 1972; 44-71.

Klein M. Notes on some schizoid mechanisms. Int J Psycho-Anal 1946; 27: 99-110. Deutsch: Bemerkungen über einige schizoide Mechanismen. In: Das Seelenleben des Kleinkindes und andere Beiträge. Klein M. Reinbek: Rowohlt 1972; 101-26.

Klein M. Über das Seelenleben des Kleinkindes. 1960. In: Das Seelenleben des Kleinkindes und andere Beiträge. Klein M. Reinbek: Rowohlt 1972; 146-76.

Klein M. Our adult world. New York: Basic Books 1963.

Kohut H. Formungen und Umformungen des Narzißmus. Psyche 1966; 20: 561-87.

Kohut H. The restauration of the self. New York: International University Press 1977. Deutsch: Die Heilung des Selbst. Frankfurt: Suhrkamp 1979.

Krause R. Zur Onto- und Phylogenese des Affektsystems und ihrer Beziehungen zu psychischen Störungen. Psyche 1983; 37: 1016-43.

Krause R. Zur Psychodynamik der Emotionsstörungen. In: Psychologie der Emotionen. Scherer K (Hrsg). Enzyklopädie der Psychologie C/IV/3. Göttingen: Hogrefe 1990.

Krause R. Mimisches Verhalten und Erleben. In: Projektion – Grenzprobleme zwischen innerer und äußerer Realität. Neuser J, Kriebel R (Hrsg). Göttingen: Hogrefe 1991; 173-86.

Krause R. Die Zweierbeziehung als Grundlage der psychoanalytischen Therapie. Psyche 1992; 46: 588-612.

Loch W. Die Krankheitslehre der Psychoanalyse. 4. Aufl. Stuttgart: Hirsch 1983.

Mahler MS, Pine F, Bergmann A. The psychological birth of the human infant. New York: Basic Books 1975. Deutsch: Die psychische Geburt des Menschen – Symbiose und Individuation. Frankfurt: Fischer 1978.

Moersch E, Kerz-Rühling I, Drews S, Nern RD, Kennel K, Kelleter R, Rodriguez C, Fischer R, Goldschmidt O. Zur Psychopathologie von Herzinfarkt-Patienten. Psyche 1980; 34.

Nunberg H. Allgemeine Neurosenlehre. 1931. 2. Aufl. Bern, Stuttgart: Huber 1959.

Reich G. Eine Kritik des Konzeptes der „primitiven Abwehr" am Begriff der Spaltung. Forum Psychoanal 1995; 11: 99-118.

Reik T. Aus Leiden Freuden. London: Imago 1940. Frankfurt: Fischer 1983.

Röhl R. Jede für sich allein. DER SPIEGEL 1995; 29: 100.

Sandler J. The role of affects in psychoanalytic theory. In: Physiology, Emotions and Psychosomatic Illness. Ciba Foundation Symposium No. 8. New York: Elsevier 1972; 31-46.

Schepank H. Gen oder Psychogen. Z Psychosom Med 1994; 40: 11-224.

Speidel H. Psychoanalyse, Alter und chronische Krankheit. Psychother Med Psychol 1985a; 35: 141-6.

Speidel H. Die Beziehung chronischer körperlicher Krankheit zum Altern. In: Psychonephrologie. Balck F, Koch U, Speidel H (Hrsg). Berlin, Heidelberg: Springer 1985b; 593-605.

Speidel H. Auf dem Weg zur präödipalen Gesellschaft. In: Unbewußte Phantasien. Neue Aspekte in der pychoanalytischen Theorie und Praxis. Werthmann H-V (Hrsg). München: Pfeiffer 1989.

Speidel H, Grätz S, Strauß B. Psychosomatische Aspekte des kardiovaskulären Risikos. In: Präventive Kardiologie. Lüscher TF (Hrsg). Bern, Göttingen, Toronto, Seattle: Huber 1993; 51-60.

Speidel H. Tabus von heute – Probleme von morgen. Psychother Med Psychol 1994a; 44: 145-52.

Speidel H. Psychosomatik – Stiefkind der Psychoanalyse? In: Psychoanalytische Psychosomatik. Strauß B, Meyer AE (Hrsg). Stuttgart, New York: Schattauer 1994b; 3-12.

Speidel H. Konzepte und Störungsbilder der psychosomatischen Medizin. In: Praktische Psychosomatik. Freyberger H, Meyer AE, Kerekjarto v M, Liedtke R, Speidel H (Hrsg). Bern, Stuttgart: Huber 1996.

Winnicott DW. Transitional objects and transitional phenomena. Int J Psychoanal 1953; 34: 89-97.

Winnicott DW. Collected Papers. New York: Basic Books 1958. Deutsch: Von der Kinderheilkunde zur Psychoanalyse. München: Kindler 1976.

Winnicott DW. The maturational processes and the facilitating environment. London: Hogarth 1965. Deutsch: Reifungsprozesse und fördernde Umwelt. München: Kindler 1974.

Winnicott DW. The theory of the parent-infant relationship. Int J Psychoanal 1960; 41: 585-95.

Winnicott DW. The use of an object and relating through identifcations. 1969. In: Playing and reality. Winnicott DW (ed). London: Tavistock 1971. Deutsch: Vom Spiel zur Kreativität. Stuttgart: Klett 1973.

Wurmser L. The mask of shame. Baltimore: Johns Hopkins University Press 1981. Deutsch: Die Maske der Scham. Berlin, Heidelberg: Springer 1990.

Wurmser L. Das Rätsel des Masochismus. Berlin, Heidelberg: Springer 1993.

Zepf S. Narzißmus, Trieb und die Produktion von Subjektivität. Berlin: Springer 1985.

2.2 Erkenntnistheoretische Grundlagen und Probleme der psychotherapeutischen Medizin

Wolfgang Tress und Brigitte Junkert-Tress

2.2.1 Die methodologische Situation

Psyche und **Soma**, als wesentliche Felder des menschlichen Daseins in gesunden wie kranken Tagen, auch theoretisch-begrifflich zu bearbeiten, ist der psychotherapeutischen Medizin als Wissenschaft aufgegeben. Was dies freilich meint, bestimmt sich dadurch, wie wir Psyche und Soma vorab konzipieren. Für beide nämlich stehen jeweils zwei **methodisch-begriffliche** Optionen zur Wahl (Tress 1985, 1987a, 1987b, 1988; Tress u. Fischer 1991): Psyche und Soma bieten sich

- der Biomedizin wie der Sozialempirie zur **naturwissenschaftlich-kausalgesetzlichen** Analyse an.
- Sie erschließen sich aber auch dem idiographischen Diskurs der **subjektiven Bedeutungen** und intentionalen Handlungen.

Diese beiden Methodologien sind voneinander grundsätzlich verschieden. Sie folgen jeweils anderen Spielregeln, oder mit Wittgenstein, sie folgen ihrer je eigenen Grammatik, hier dem Sprachspiel der kausalwissenschaftlichen Biomedizin, dort dem der intentionalen Betrachtung subjektiver beziehungsweise intersubjektiver Sinn-, Erlebens- und Handlungshorizonte, eingebettet in die jeweiligen kulturellen Felder.

Die **deutsche Sprache** markiert im **Somatischen** die angesprochene Differenz mit den Begriffen Körper und Leib, während im **Psychischen**, weniger elegant, zwischen seelischem Erleben sowie absichtsgeleitetem Handeln einerseits und dem motorischen, kognitiven beziehungsweise emotionalen Verhalten im Sinne des Behaviorismus andererseits zu unterscheiden wäre. Der Leib wird subjektiv und zwischenmenschlich erfahren, der Körper von außen registriert (vgl. Gadamer 1984). Der **Corpus**, im Englischen *corpse* = Leiche, gehört zur materialen, unbeseelten Welt. Mithin wäre das sogenannte Leib-Seele-Problem korrekterweise als Körper-Seele-Problem zu benennen. Denn der Leib und die Seele gehören beide zum sinnerhellenden Sprachraum der Intentionalität, der Körper aber obliegt den biomedizinischen Gesetzeswissenschaften. Zwischen ihnen klafft jener Hiatus, der die Seele vom Körper beziehungsweise den Geist vom Gehirn trennt, ein Hiatus, der manch einen schon an der Möglichkeit eines psychosomatischen Zuganges zum Menschen zweifeln und verzweifeln ließ.

Hier von einem Scheinproblem zu sprechen, bringt nur kurzen Trost. Derlei täuscht über die alltägliche Erfahrung hinweg, daß innerseelische Subjektivität und biomedizinisch zu erfassende Körperfunktionen sich zwar gegenseitig entscheidend zu beeinflussen vermögen, wir aber trotzdem keines als Epiphänomen des anderen begreifen können. Beide sind reale Tatbestände der Welt und damit mögliche Gegenstände wissenschaftlicher Betrachtung. Die daraus folgenden erkenntnistheoretischen Kalamitäten führt uns in knappster Form das sogenannte **Bieri-Trilemma** vor Augen (Bieri 1981, S. 5; dazu auch Meyer 1987):

- Mentale Phänomene sind nicht physische Phänomene.
- Mentale Phänomene sind im Bereich physischer Phänomene kausal wirksam.
- Der Bereich physischer Phänomene ist kausal geschlossen.

Jeder dieser drei Sätze wird von den meisten Menschen für wahr erachtet, und trotzdem sind in beliebiger Kombination jeweils nur zwei miteinander verträglich und der dritte dann als inkompatibel auszuschließen.

Das Körper-Seele-Problem verliert natürlich jede Brisanz, wenn man entweder ausschließlich im Diskurs des Leib-Seelischen und damit innerhalb der Sphäre der Intentionalität verbleibt

(**Idealismus, Phänomenologie**) oder sich ganz auf die Sprachebene der biomedizinischen Kausalwissenschaften und der sogenannten Verhaltensmedizin, also auf Körper, Gehirn und Verhalten zurückzieht im Sinne des logisch-ontologischen oder auch nur des **ontologisch-methodologischen Behaviorismus** und **Materialismus**. Jeder Hausarzt indessen erfährt, daß wir so unsere Patienten als körperlich-seelische Personen verfehlen. Gerade das Kranksein beseelter Personen, verschränkt mit der Biologie ihrer Körper, ist doch wissenschaftlicher Gegenstand und ärztliche Aufgabe der psychotherapeutischen Medizin, ein Tatbestand, dem auch der **Epiphänomenalismus** (einseitig kausale Wirkung des Körpers auf die Seele) als geschönter Materialismus nicht gerecht wird.

Nur trügerische Linderung spendet in solcher Aporie das gerne bemühte, die Dinge harmonisierende Mißverständnis, die **biomedizinische Beschreibung des Körpers** und die **phänomenal-intentionale des Leibes** seien zwei alternative Beschreibungen *desselben* Gegenstandes oder Sachverhaltes, *derselben* Prozesse, wie die **Identitätstheoretiker** in der Nachfolge Spinozas vermeinen. Tatsächlich aber entstehen die Tatbestände und Sachverhalte der Welt erst »under a description« im holistischen Feld eines Gesamtentwurfs. Vielleicht beziehen sich die Biomedizin des Körpers und die Phänomenologie des Leibes auf ein identisches raum-zeitliches Etwas. Damit aber wäre schon der größte gemeinsame Nenner gefunden. In jeder weiteren Hinsicht gehören Biomedizin und Leiblichkeit gänzlich verschiedenen theoretischen und lebensweltlichen Idiomen an, sind Schöpfungen eines je anderen kulturellen Genres (Rorty 1981). Das notierte bereits Immanuel Kant (1781), als er schrieb, daß wir den freien Menschen in einem anderen Sinn und Verhältnis denken, als wenn wir ihn als Stück der Natur deren Gesetzen für unterworfen erachten.

Also wollen wir uns dem Körper-Seele-Problem stellen, indem wir einige Positionen innerhalb der psychotherapeutischen Medizin skizzieren, und die dabei auftauchenden Schwierigkeiten festhalten.

2.2.2 Der intentional-biographische Ansatz

Betrachten wir als erste Möglichkeit den **sinnerschließend-hermeneutischen Zugang** zu psychosomatischen Phänomenen, der den 3. Satz von Bieri verwirft:

Aus dem Blickwinkel der analytischen Philosophie des Geistes ist hier die Methode der **intentionalen Zuschreibungen** (Dennett 1981) gemeint. Intentionale Zuschreibungen interpretieren das Tun und Lassen menschlicher Personen als sinnrationale Handlungen oder Handlungsbruchstücke angesichts eines Hintergrundes von Normen, Motiven, Gefühlen, Meinungen und wahrgenommenen Situationen. An die Stelle der Naturgesetze tritt sowohl in der Fremd- wie in der Selbsterkenntnis (Davidson u. Fulda 1993) der praktische Syllogismus, wonach menschliche Personen unter dem Eindruck bestimmter Motive und Gefühle wie auch damit verbundener Phantasien angesichts ihrer zugehörigen Meinungen und ihrer jeweiligen Wahrnehmung der einschlägigen Gegebenheiten dieses und jenes, aber nichts anderes tun beziehungsweise lassen. All dies ist rational, sinnhaft verstehbar, wenn auch im Falle des neurotischen oder des strukturell Ich-gestörten Patienten nicht unbedingt auf dem Niveau der aufgeklärten Rationalität des »reifen« Abendländers. Intentionalität im Falle der Psychosomatik meint also eine Haltung, die der Arzt und Forscher gegenüber seinen Patienten interpretierend einnimmt. Der weitere Umgang von Arzt und Patient miteinander sowie Veränderungen der Syndrome bestätigen oder verwerfen derlei Zuschreibungen.

Intentionale Zuschreibungen erhellen zum Beispiel psychosomatisches Kranksein als leibliche Konsequenzen einer sinnrationalen, wenn auch fehlgeleiteten Praxis im Umgang des Patienten mit sich und der Welt (dazu Tress u. Fischer 1991). Oft genug stehen wir dabei ausschließlich vor den Scherben eines ursprünglich frühen Leib-Handelns (vgl. Dornes 1993), das von der Geschichte des Individuums abgekoppelt blieb und deshalb seine eigene Geschichte schreiben muß. In den psychosomatischen Symptomen begegnen uns dann zum Beispiel autonom gewordene Versatzstücke affektiv-sensomotorischer Austauschprozesse, die einmal einer individuellen Mutter-Kind-Interaktion angehörten oder ihr angehören wollten (Tress 1987b, S. 127ff). Auch die Tiefenhermeneutik (vgl. Habermas 1968; Tress u. Reister 1993) ist hier zu nennen.

2.2.3 Der biomedizinische Zugang

Gegenüber der eben genannten, im Wesen hermeneutischen Anstrengung intentionaler Zuschreibungen, worin wir die phänomenologische, die daseinsanalytische und tiefenpsychologische Tradition der psychosomatischen Medizin mit einschließen, herrscht wissenschaftspolitisch mit privilegiertem Zugang zu den ökonomischen Ressourcen derzeit die **biomedizinisch-kausalwissenschaftliche**, die **biopsychosoziale Betrachtungsweise** vor. Sie sucht als **Mehr-Ebenen-Forschung** nach empirisch reproduzierbaren, naturgesetzlichen Regelmäßigkeiten zwischen unterschiedlichen Datensätzen, wohl operationalisiert und unabhängig voneinander erhoben. Im Bereich der psychotherapeutischen Medizin handelt es sich dabei um physiologische, um Verhaltens- sowie um Sozialdaten, einschließlich des gesprochenen Wortes und der berühmten Kreuzchen auf den unendlich vielen Fragebögen. In einem weiten Sinne werden hier seelische Phänomene eben doch als physisch-kausalgesetzliche verstanden, wobei subjektives Erleben durchaus zugelassen bleibt.

Am Rande sei angemerkt, daß in dieser Sichtweise die individuelle Bedeutung, welche ein besonderer Patient mit den Standarditems eines Fragebogens verbindet, bereits als Problem verschwunden ist. Vielmehr greift man in behavioristischer Manier die Verhaltensdaten eines psychosozialen Organismus der Spezies Mensch ab, einschließlich seiner Vokalisationen und seines Fragebogenverhaltens, um sie in Bezug zu gleichermaßen aus neutraler Distanz gewonnenen neurophysiologischen, neurochemischen und endokrinologischen Parametern zu setzen.

Weniger Probleme dieser grundsätzlichen Art handelt sich der ansonsten im Ansatz ähnliche **»Gehirn-Seele-Korrelationismus«** (Linke u. Kurthen 1988) ein, der sich für alle Zwecke der empirischen psychosomatischen Forschung mit der schwachen Annahme zufrieden gibt, daß jedem seelischen Vorgang ein zeitlich paralleler Gehirnvorgang entspricht. Ein solches, rein korrelatives Verhältnis imponiere dann phänomenologisch als »psychosomatische Wechselwirkung«. Aber selbst dieser **pragmatische Agnostizismus** gegenüber dem Körper-Seele-Problem (»gor nich um kümmern«, Meyer 1987) scheitert an dem Tatbestand, daß unser Idiom zur Erfassung seelischer Abläufe über weite Bereiche eine höchst wandelbare kulturelle, soziohistorisch gewordene Schöpfung als Teil einer bestimmten komplexen Lebensform ist und eben keine naturalistische, quasi-biologische Gegebenheit. Intentionale Zuschreibungen scheiden deshalb als potentielle *relata* für allgemein aufschlußreiche psychophysische Korrelationen aus. Dies ist leicht einzusehen für die Zuschreibungen propositionaler Einstellungen (z. B. einzelner Meinungen und Absichten), die – nicht isolierbar – in ein holistisches Netzwerk von mehr oder weniger gesichertem Wissen, heuristischen Einschätzungen und Handlungsnormen eingebunden sind.

Unsere Feststellung umgreift aber auch die **Emotionalität** eines Subjektes und den Versuch, *nur* diese in einen gesetzmäßigen Zusammenhang mit den Hirnvorgängen zu bringen. Emotionen nämlich sind zugleich

- physiologisch,
- verhaltensmäßig evaluativ und
- kognitiv dimensioniert.

Eine theoretisch-explanatorische Vermittlung dieser Dimensionen ist derzeit nicht in Sicht[1]. Auch wenn wir auf neurophysiologische Stoffwechselstörungen etwa im Falle pathologischer Ängste stoßen, wissen wir nicht, warum der Patient seine alterierten Emotionen auf ganz bestimmte intentionale Objekte richtet. Und umgekehrt läßt die Kenntnis der intentionalen Objekte einer Emotion offen, wie die kausalen Abläufe des Gehirns derlei personale Zustände ermöglichen. In dem Umfang also, in dem propositionale Einstellungen wesentliche Bestand-

---

[1] In Ermangelung einer derartigen, die drei Qualitäten von Emotionen mit einschließenden Metatheorie bleiben auch system- und emergenztheoretisch inspirierte Visionen (von Uexküll u. Wesiack 1996) wissenschaftlich uneingelöste Handlungsanleitungen für den Kliniker.

teile einer Emotion sind (z. B. bewundern, befürchten, etc.), erben sie alle Unbestimmtheiten des kulturellen Genres, und umso geringer sind die Aussichten, einen solchen Typ von Emotionen nomologisch auf bestimmte Typen von Körperzuständen zu beziehen. Am ehesten hätte wohl die reine Zuständlichkeit bar jeder weltbezogenen Inhalte eine Chance, als Kandidat für den hier angesprochenen psychophysischen Korrelationismus mit dem Ziel eines nomologischen Körper-Seele-Zusammenhanges zu bestehen. »Trauer um ...« oder »Freude über ...« wären aber dann soweit eingeengt, daß nichts bliebe von ihrer Bedeutung im autobiographischen Dasein einer Person. Und genau an dieser Stelle kann eine relevante psychotherapeutische Medizin sich nicht selbst beschneiden.

2.2.4 Die Komplementarität psychosomatischen Wissens

Wir konstatieren also für die psychotherapeutische Medizin als Wissenschaft einen **doppelten Diskurs**, jenen der **hermeneutischen Analyse** der Phänomene in ihrer Sinnrationalität (Bieri-Sätze 1 und 2) und jenen der **Kausalanalyse** biopsychosozialer Zusammenhänge (Bieri-Sätze 2 und 3). Auf keinen wird die psychotherapeutische Medizin in Diagnostik und Therapie verzichten wollen und können. Der funktional-kausalanalytische und der intentional-hermeneutische Zugang erschließen unterschiedliche Horizonte gleichwohl wahrer Gegebenheiten. Die Behauptung ontologischer Identität bleibt an dieser Stelle der Erörterung eine durch nichts begründete Vision. Erklärungen existieren nur innerhalb der jeweiligen Zugangsweise. Geraten die Begriffe beider durcheinander, so entsteht Verwirrung, oder besser: Es entstehen Kategorienfehler. Dennoch sind wir aus theoretischen, ästhetischen und vor allen Dingen praktischen Gründen fast gezwungen, zwischen den beiden komplementären Diskursebenen nach Berührungen beziehungsweise Entsprechungen zu suchen. Hierfür schlagen wir das Konzept der **sozialempirischen** und **biomedizinischen Marker** vor (Tress 1988; vgl. Fahrenberg 1979, 1981).

---- Fallbeispiel ----

Zander (1989) beispielsweise berichtet den Fall eines 23jährigen Germanistikstudenten mit Magengeschwür, dessen sehnlichster, ehrgeizigster Wunsch es war, Regisseur zu werden. Er versuchte erfolglos, sich in einem Theater hochzuarbeiten und mußte stattdessen mit ansehen, wie ein Kollege mit noch schlechteren beruflichen Voraussetzungen dieses Ziel, dank persönlicher Beziehungen, erreichte. Im Röntgeninterview, wobei zeitgleich eine tiefenpsychologische Exploration mit einer Röntgenuntersuchung des Magens erfolgt, reagierte der Patient beim Ansprechen dieser beruflichen Situation gleich dreimal mit einem Spasmus. Am Ende des Interviews löste die bloße Erwähnung des Theaters bereits blitzartig einen neuen Spasmus aus.

Hier wäre also das röntgenologisch erhobene Datum der spastischen Magenmotilität ein physiologischer Marker dafür, daß komplementär im bewußten oder unbewußten Erleben des Patienten, im zwischenmenschlichen Kontakt oder in den Erinnerungen beziehungsweise Phantasien eine für seine Biographie und Persönlichkeit spezifische Konfliktsituation mit einiger Wahrscheinlichkeit aktualisiert ist. Hinter dem biomedizinischen Marker als einem harten, vergleichsweise leicht zu erfassenden Tatbestand stehen mithin seelische Konstellationen, deren Aktualisierung zwar mit dem operationalisierten Röntgendatum zeitlich hoch korrelieren, sich selbst aber in ihren lebensgeschichtlichen Sinnhorizonten der Operationalisierung durch Röntgenbilder oder auch Verhaltensdaten entziehen. Fallgeschichten nämlich, so beklagte Freud (1895), geraten immer zu Novellen und nicht zu Datensätzen der sogenannten strengen Wissenschaft.

Die **Verbindung** der **biomedizinischen** mit der **intentional-hermeneutischen Diskursebene** geschieht in äußerlich-formaler Weise, gewährleistet durch die ihnen gemeinsame, nämlich intersubjektiv-öffentliche und damit objektive Raum-Zeit-Achse. Entlang dieser Achse berühren sich die Diskurse mitunter auf Haaresbreite. Dort markieren die Inhalte der einen diejenigen der anderen, ohne sie aber auf die eigenen Bestände zu reduzieren oder sie in die eigene Sprachwelt herüberzuziehen. Man prognostiziert an solchen Stellen (aber auch nur dort!) lediglich korrelationsstatistisch, was vermutlich jenseits des Vorhanges sich komplementär gerade zuträgt.

2.2.5 Fazit

So steht am Ende der ernüchternde Befund, daß die psychotherapeutische Medizin als Wissenschaft keine einheitliche Theorie vorzuweisen und auch nicht in Aussicht zu stellen hat. Sie operiert vielmehr gleichzeitig innerhalb verschiedener Wissenschaftssprachen, welche das menschliche Leben, Erleben und Zusammenleben entweder kausalanalytisch oder verstehend hermeneutisch erschließen.

Geben wir uns aber erst einmal mit jener nicht zu überbrückenden Kluft zwischen diesen Sprachen zufrieden, dann werden wir entdecken, daß sie, zwar immer getrennt, sich gelegentlich aber doch haarfein aneinander schmiegen. Diesen Sachverhalt versuchen wir mit dem Begriff der **sozialempirischen** und **biomedizinischen Marker** zu charakterisieren: Typischen endokrinen Konstellationen etwa entspricht ein typisches korrelierendes Leiberleben im heftigen Affekt. Und trotzdem weiß der Endokrinologe als Endokrinologe nichts von der komplementären leibnahen Affektivität, und der Dichter weiß als Dichter nichts von der komplementären Endokrinologie. Die Sprachen des Endokrinologen und die des Dichters sind nicht ineinander überführbar, und deshalb lassen sich auch keinerlei Bedeutungskoppelungen nachzeichnen. Der bescheidene Begriff der biomedizinischen und sozialempirischen Marker indessen bleibt den Gegebenheiten angemessen.

Als Wissenschaftler haben wir diesen unbefriedigenden Befund auszuhalten, anstatt ihn systemtheoretisch zu mystifizieren. Es gilt, die Kränkung anzuerkennen, daß wir uns als soziale Personen nicht zugleich auch als biologische Menschen *begreifen* können. Vielleicht aber läßt es sich mit dem **Komplementaritätsprinzip**, mit welchem auch die Physiker ihren Frieden geschlossen haben, in der psychosozialen Biologie ebenfalls gut leben, nämlich mit dem Prinzip der Komplementarität von kausal-funktionalen wie intentional-hermeneutischen Modi der Analyse, wobei psychophysische wie sozialempirische Marker Zeit und Ort signalisieren, um die Diskursebene mit Aussicht auf lohnenswerte neue Einsichten probehalber zu wechseln. So bedient sich das Erkenntnisstreben der vernünftigen menschlichen Person bis auf weiteres unterschiedlicher Methodologien. In ihrem Spiegel erfahren wir die uns eigenen Antinomien. Miteinander können wir sie aushalten und im Dienste eines guten Lebens kreativ nutzen und darüber in einem inspirierenden Gespräch verbleiben (Hermeneutik II, Philipps 1991).

Literatur

Bieri P. Generelle Einführung. In: Analytische Philosophie des Geistes. Bieri P (Hrsg). Königstein: Hain 1981: 1-28.

Davidson D, Fulda H-F. Dialektik und Dialog. Frankfurt: Suhrkamp 1993.

Dennett D. Intentionale Systeme. In: Analytische Philosophie des Geistes. Bieri P (Hrsg). Königstein: Hain 1981; 162-83.

Dornes M. Der kompetente Säugling. Die präverbale Entwicklung des Menschen. Frankfurt: Fischer 1993.

Fahrenberg J. Das Komplementaritätsprinzip in der psycho-physiologischen Forschung und Psychosomatischen Medizin. Z Klin Psychol Psychopathol Psychother 1979; 27: 151-67.

Fahrenberg J. Zum Verständnis des Komplementaritätsprinzips. Z Klin Psychol Psychopathol Psychother 1981; 29: 205-8.

Freud S. Studien über Hysterie. 1895. GW I. London: Imago 1948.

Gadamer H-G. Körper und Leib. Vortrag vor der Abteilung für Medizinische Psychologie. Heidelberg: 27.1.1984.

Habermas J. Erkenntnis und Interesse. Frankfurt: Suhrkamp 1968.

Kant I. Kritik der reinen Vernunft. 1781. In: Theorie-Werkausgabe. Weischedel W, Hrsg. Bd 3 u. 4. Frankfurt: Suhrkamp 1976.

Linke DB, Kurthen M. Parallelität von Gehirn und Seele. Stuttgart: Enke 1988.

Meyer A-E. Leib-Seele-Problem aus der Sicht eines Psychosomatikers. Modelle und ihre Widersprüche. PPmP 1987; 37: 367-75.

Phillips J. Hermeneutics in Psychoanalysis: Review and Reconsideration. Psychoanal Contemp Thought 1991; 14: 371-424.

Rorty R. Der Spiegel der Natur – eine Kritik der Philosophie., Frankfurt: Suhrkamp 1981.

Tress W. Psychoanalyse als Wissenschaft. Psyche 1985; 39: 385-412.

Tress W. Die intentionale Beschreibung als Grundlage psychoanalytischer Erkenntnis. Psychother Psychosom Med Psychol 1987a; 37: 133-41.

Tress W. Sprache – Person – Krankheit. Berlin, Heidelberg, New York: Springer 1987b.

Tress W. Forschung zu psychogenen Erkrankungen zwischen klinisch-hermeneutischer und gesetzeswissenschaftlicher Empirie: Sozial-empirische Marker als Vermittler. Psychother Psychosom Med Psychol 1988; 38: 269-75.

Tress W, Fischer G. Psychoanalytische Erkenntnis am Einzelfall: Möglichkeiten und Grenzen. Psyche 1991; 45: 612-28.

Tress W, Reister G. Tiefenhermeneutik und Kohärentismus. In: Schlüsselbegriffe der Psychoanalyse. Mertens W (Hrsg). Stuttgart: Klett-Cotta 1993.

Uexküll Th v, Wesiack W. Wissenschaftstheorie: ein bio-psycho-soziales Modell. In: Psychosomatische Medizin. Adler R, Herrmann JM, Köhle K, Schonecke OW, Uexküll Th v, Wesiack W (Hrsg). München Wien Baltimore: Urban & Schwarzenberg 1996; 13-52.

Zander W. Neurotische Körpersymptomatik – zum Verständnis der Psychosomatischen Medizin. Berlin, Heidelberg, New York, Tokyo: Springer 1989.

2.3 Psychoneuroimmunologie: systemische Integration in der psychosomatischen Medizin

Claus Bahne Bahnson

Der Neologismus **»Psycho-Immunologie«** wurde zuerst von Solomon und Moos (1964) als ein neues Konzept genannt und später von Ader (1981) zu **»Psycho-Neuro-Immunologie«** erweitert.

> **Definition**
>
> **Psychoneuroimmunologie** (PNI) beschäftigt sich mit Interaktionen und dem Zusammenspiel zwischen
> - Psyche (Erlebnis)
> - Nervensystem
> - endokrinem System
> - Immunsystem

Ältere Annahmen, daß diese Systeme hauptsächlich unabhängig voneinander funktionieren, wurden durch empirische Befunde umgestoßen, und ein Paradigmawechsel wurde in dieser Weise eingeleitet.

Für die psychosomatische Medizin ist diese Neuentwicklung von allergrößter Bedeutung, weil frühere klinische Observationen und korrelative nomothetische Befunde, zum Beispiel in den Bereichen Streß, Depression oder Angst, dadurch wissenschaftlich erklärbar wurden. Die Psychoneuroimmunologie liefert die Mechanismen oder Träger der Kommunikationen zwischen Nervensystem und Immunsystem, die die schon früher beobachteten Zusammenspiele ermöglichen. So kann die Psychoneuroimmunologie eine Reihe von schon bekannten Zusammenhängen zwischen psychologischen Zuständen und somatischen Veränderungen erklären. Dadurch werden die jetzt von reduktionistischer biologischer Seite engen eindirektionalen Erklärungsweisen als überholt abgewiesen. Die komplexen intersystemischen psychosomatischen Betrachtungsweisen treten dann als die effektivere und heuristischere Konzeption an ihre Stelle. Dadurch, daß die Psychoneuroimmunologie auf physiologischer Ebene die Zusammenspiele zwischen Umwelt, Erlebnis und physiologischen Prozessen sichtbar machen kann, wird sie sich von jetzt ab als lebenswichtig für die psychosomatische Medizin zeigen.

2.3.1 Nervensystem und Immunsystem

Nervensystem und Immunsystem zeigen ein komplexes Zusammenspiel bei mehreren Funktionen und Reaktionen:
- Beide Systeme sind engagiert in einer Kommunikation mit der Umwelt und in der Identifikation von gefährlichen oder noxischen Faktoren.
- Beide Systeme kommunizieren mit »Mitgliedern« ihrer eigenen Gruppe, aber auch mit »Mitgliedern« anderer Systeme.
- Beide haben ein avanciertes Erinnerungsvermögen.
- Beide machen Gebrauch von Botenstoffen (z. B. Neurotransmittern, neuroendokrinen Peptiden).
- Vielleicht am allerwichtigsten: Die beiden Systeme funktionieren als ein »Team«, indem Botenstoffe zwischen Nervensystem und Immunsystem fließen und eine Koordination zustandebringen.

Eine Reihe von Untersuchungen haben gezeigt, daß **Dekortikation, Destruktion** von anterioren hypothalamischen Nuklei und andere zentrale neuronale Störungen zu einer Verminderung oder zu einem kompletten **Versagen** von **Immunreaktionen** führen, zum Beispiel in bezug auf Widerstand gegen Krebsimpfungen. Sowohl humorale als auch zelluläre Immunreaktionen werden blockiert oder desorganisiert, wenn zentrale neuronale Impulse und Kommunikationen fehlen (Kavetsky et al. 1969; Korneva 1967; Korneva et al. 1972; Stein et al. 1969; Stein et al. 1976). Korneva (1987) hat auch gezeigt, daß ebenfalls »**retrograde**« **Kommunikationen**, das heißt vom Immunsystem an das Nervensystem, ablaufen. Nach einer »Challenge« mit Pferdeserum zeigt sich im Hypothalamus der behandelten Ratten ein spezifisch verändertes Aktivitätsmuster, das sich signifikant von einem typischen Entladungsgrundniveau unterscheidet.

Verbindungen existieren auch zwischen **höheren Zentren im Gehirn** und **Immunparametern**. Reyes-Vazques et al. (1984), Renoux et al. (1983; 1983b), Forni et al. (1983) haben sich alle mit diesen Zusammenhängen beschäftigt und nachgewiesen, daß

- pharmakologische Manipulationen am Großhirn immunologische Konsequenzen haben
- die beiden Gehirnhälften differentielle Kommunikationen mit dem Immunsystem durchführen
- besonders die Aktivitäten der »natural-killer-cells« (NK) permanent blockiert werden können

Besedovsky et al. (1983; 1985) unterstreichen, daß nicht nur **efferente**, sondern auch **afferente Bahnen zwischen Immunsystem** und **Nervensystem** existieren und in diesem Zusammenspiel mitwirken. Die bidirektionale Kommunikation zwischen Immunsystem und Nervensystem erzwingt so eine systemische Betrachtungsweise.

Mehrere Forscher haben durch **experimentelle Läsionen** im **Nervensystem** gezeigt, daß viele Aspekte der Immunfunktionen dadurch gestört oder ganz blockiert werden (Vinnitsky 1989; Korneva et al. 1985; Stein et al. 1981; Forni et al. 1983; Biziere et al. 1985; Nance et al. 1985; Neveu et al. 1987; Renoux et al. 1983; Roszman et al. 1985; Katayama et al. 1987). Besonders wurden die Effekte von Läsionen im limbischen System und posterioren Hypothalamus demonstriert.

Nicht nur noradrenerge hormonelle Interaktionen zwischen Nervensystem und Immunsystem finden statt, sondern, wie Felten et al. (1987), Bullock und Moore (1981), Giron et al. (1980) nachgewiesen haben, es existieren auch **direkte neurale Kontakte mit lymphoiden Organen**. Zum Beispiel haben Felten und Olschowka (1987) in der Milz Kontakte zwischen Nervenenden und nur 6 nm entfernten Lymphozyten, und dies *ohne* intervenierende Zellprozesse, observiert. Komplementierend haben Blalock und Smith (1985) gezeigt, daß von Immunzellen sezernierte Substanzen eine direkte Wirkung auf das endokrine System und Nervensystem haben durch Peptidketten, die auch in Hypothalamushormonen enthalten sind. Diese Immunzellen funktionieren daher als ein mobiles endokrines System und somit als ein Arm des Nervensystems. Sowohl Nervensystem- als auch Immunsystem-Zellen haben **gemeinsame Rezeptoren** für mehrere **Neurotransmitter**: Adrenalin, Noradrenalin, Histamin, Dopamin, Substanz P, Opiate und weitere Substanzen.

2.3.2 Interleukine

Die Interleukine sind von mehreren Forschern gründlich untersucht worden, zum Beispiel von Besedovsky et al. (1987), Ruff et al. (1984), Ruff und Pert (1986), Jankovic et al. (1987).

> **Definition**
>
> **Interleukine (IL)** werden von Makrophagen und B-Lymphozyten ausgeschüttet und regeln das Wachstum und die Differenzierung von Immunzellen. Zusätzlich hat **IL 2** trophische Effekte auf die Ausschüttung von ACTH (**adrenocorticotropes Hormon**), während **IL 6** das Neuroendokrinium generell stimuliert. Neuropeptide (in Rückkopplung) regen dann Makrophagen zur Migration an.

In diesem Zusammenhang ist es wichtig, daß **Multiple Sklerose** durch korrekt dosierte **Enzephaline**, die die Demyelinisierung blockieren, beeinflußbar ist (Jankovic 1991).

Die erwähnten **Interleukine** haben auch signifikante **Effekte auf** CRF, ACTH und Kortikosteroidproduktion, ohne die endokrinen Streßhormone einzubeziehen. Besedovsky und Del Ray (1986) drücken diese Interaktionen poetisch aus: »Das Immunsystem spricht mit der Seele«. Das Wirkungsfeld des Immunsystems ist flexibel und breit im Vergleich zu endokrinen Organen, die am meisten auf einzelne Hormone »spezialisiert« sind. Die **Immunkörper** sind **multiendokrin** ausgerüstet und repräsentieren wahrscheinlich so eine frühe phylogenetisch präneurale Entwicklungsphase. Die archaischen Kapazitäten sind beibehalten und funktionieren parallel zu, aber auch interaktiv mit dem später entwickelten Nervensystem. Weiter liegt nach Blalock und Smith (1985) eine Hauptfunktion des Immunsystems darin, daß es als ein **sensorisches Organ** Prozesse registriert, die vom zentralen Nervensystem nicht identifizierbar sind, wie zum Beispiel Infektionen und Tumoren.

2.3.3 Botenstoffe und Peptide

Eine große Reihe von Neuropeptiden hat Einfluß auf Immunfunktionen, und zwar sowohl systemisch als auch lokal begrenzt. Zum Beispiel haben physiologische Konzentrationen von **Opioiden** und das Peptid **Substanz P** Steuerungsfunktionen für die Migration von Makrophagen, und die **Substanz T** für unsere Stimmungslage. β-Endorphine stimulieren sowohl NK-Zellen (natürliche Killerzellen) als auch primäre Antikörperreaktionen (Ruff et al. 1987; Pert 1986).

Sensorische Neuronen setzen **Neuropeptide** als Reaktion auf periphere Noxen frei. Die Neuropeptide sind am dichtesten im limbischen System lokalisiert. Diese Gehirnregion ist besonders signifikant für gefühlsmäßige neurologische Analoge. Die Neuropeptide bilden ein überall im Körper vorkommendes Netz interzellulärer Kommunikation. Auf dieser Basis schlagen Pert et al. (1990) vor, daß dieses **Neuropeptidnetz** eine biochemische Basis dafür bildet, daß emotionale Regungen die Entstehung und Entwicklung oder Rückbildung von biologischen Krankheiten modulieren können. Pert et al. (1985) haben deswegen dieses Peptidsystem ein »**psychosomatisches Netz**« genannt. Eine Reihe von Forschern haben weitere Details dieses Peptidnetzes untersucht (Pert 1991; Goetzel 1985; Pettingale 1979; McClelland et al. 1985; Irwin et al. 1986; u.a.). Forschungsfoki und -resultate dieser Kollegen sind unter anderem:

- multisystemische Effekte von Interferon α
- psychiatrische Manifestationen von Peptidaktivitäten
- die weit verbreiteten Aktivitäten der Substanz P
- Effekte von Opioiden (besonders von γ-Endorphin) auf menschliche NK-Zellen und auf Antikörper (IgA, IgE)
- etablierte hohe Korrelationen zwischen negativen (pathogenen) und positiven (salutogenetischen) Emotionen und Immunglobulinkonzentrationen

2.3.4 Konditionierung von Immunreaktionen

Pawlows konditionierte Saliva-Reflexe bei Hunden sind wohlbekannt. Weniger bekannt ist es, daß Metal'nikov und Chorine schon 1926 eine **Konditionierung** einer **antigeninduzierten peritonealen Entzündungsreaktion** nachweisen konnten (Metal'nikov u. Chorine 1926). Ader und Mitarbeiter (1985; 1987) haben ein halbes Jahrhundert später **konditionierte Immunreaktionen** in **Ratten** auslösen können. Sie wandten Cyclophosphamid als unkonditionierten Stimulus an, der bei den Ratten Übelkeit hervorrief, und eine Saccharinlösung als konditionierten Stimulus. Die Cyclophosphamide produzieren Übelkeit und haben, wie bekannt, auch eine immununterdrückende Wirkung. Nach der Konditionierung fanden Ader und seine Gruppe, daß Ratten, die wieder Saccharin tranken, erneut erkrankten, eine reduzierte Immunaktivität zeigten und eine gesteigerte Mortalitätsrate aufwiesen. Die Immunblockierung war also konditioniert. Die Experimente wurden mit Erfolg bei anderen Tiergruppen und mit anderen Typen konditionierter Stimuli wiederholt.

Bovbjerg et al. (1989) und Klosterhalfen (1991) haben **konditionierte Reaktionen** auf **Chemotherapie** bei Krebspatienten studiert und mehrere *ungeplante* Konditionierungen observiert, die teilweise durch neue Koppelungen gelöscht werden könnten.

2.3.5 Streß

Exzellente und komplette Übersichtsartikel über Streß und Immunfunktionen wurden von Schulz (1986), Raedler und Schulz (1986), Bovbjerg et al. (1982), Locke et al. (1984) und Borysenko et al. (1983) verfaßt.

Erste Ergebnisse wurden mit Hilfe von Tierexperimenten erlangt. Riley (1981) und Levine (1962) zeigten, daß **frühzeitiger Streß** bei Tieren **langfristige Effekte** auf ihre **Immunkompetenz** bewirkt. Riley plazierte Mäuse auf einer rotierenden Grammophonplatte als Streßfaktor und variierte die Rotationsgeschwindigkeit. Schnellere Rotation bedeutete größeren Streß. Kontrollmäuse wurden in der Hand gehalten und gestreichelt. Später im Leben wurden diese Mäuse einer Krebszelleninjektion unterworfen. Riley konnte nachweisen, daß die gestreßten Mäuse eine stark verkürzte Lebenszeit hatten und so eine klare Immunschwäche zeigten.

Andere Formen von Streß, zum Beispiel Immobilisierung, Schwimmen und fast Ertrinken im Wasser, Einsperren von zuvielen Tieren in einem Käfig (»crowding«) und Isolierung von Partnern durch eine Glasscheibe, hinter der eine fremde Ratte die »Partnerin« besuchte, führten dazu, daß die so gestreßten Tiere geschwächte Immunparameter zeigten, teilweise kurze Zeit danach, teilweise viel später in ihrem Lebenszyklus. Solomon und Moos (1964), Monjan und Collector (1977), Keller et al. (1981), Laudenschlager et al. (1983), Shavit et al. (1985), Palmblad et al. (1976), die diese Versuche durchgeführt haben, unterstreichen, daß besonders **T-Zell-Funktionen** und **NK-Zell-Aktivität** durch diese verschiedenen Streßmomente **unterdrückt** waren.

Reite et al. (1981) haben auch **Trennung** und **Depression** bei **Affen** als »Streß« untersucht, indem sie junge Affen von den Muttertieren trennten. Es konnte eine stark eingeschränkte T-Zell-Funktion bei diesen Tieren beobachtet werden, die aber wieder kompensiert wurde, wenn diese jungen Affen zu ihren Müttern zurückkehren durften.

In einer langen Reihe von Experimenten haben Kiecolt-Glaser et al. (1984; 1986) bei **Medizinstudenten** die immunologischen Effekte von **Examensstreß** untersucht. NK-Zell-Aktivitäten und S-IgA (Saliva-IgA) waren besonders beeinflußbar. Studenten mit zahlreichen Lebensveränderungen (LCU = Life Change Units) und mit einem nicht zufriedenstellenden sozialen Netz (Einsamkeit) zeigten ein gesteigertes Abfallen der Immunfunktionen unter Examensstreß. Ähnliche Befunde berichten Arnetz et al. (1987), Locke und Gorman (1989), Fittschen et al. (1990) sowie Schulz (1991).

Kiecolt-Glaser et al. (1987) haben auch die Effekte von **Langzeitstreß** untersucht, zum Beispiel bei Familienangehörigen von Alzheimer-Patienten und bei Scheidungen. In beiden Fällen konnten reduzierte T4/T8-Lymphozyten-Reaktionen und reduzierte NK-Zell-Aktivitäten observiert werden.

Irwin et al. (1987) haben Streß durch den **Verlust** eines **Lebenspartners** untersucht. Drei Gruppen von Frauen wurden verglichen:
- Frauen, deren Ehepartner mit Krebs im Sterben lagen
- Frauen, deren Ehepartner schon an Krebs gestorben waren
- Frauen mit gesunden Ehemännern

Frauen mit kranken oder verstorbenen Ehepartnern waren depressiver und zeigten verminderte NK-Zell-Aktivitäten proportional zu ihren Depressionen. Frauen, die ihren Mann verloren hatten, zeigten einen erhöhten **Plasmacortisolspiegel**, während dies nicht für Frauen mit im Sterben liegenden Ehepartnern zutraf. Gesteigertes Cortisol ist also nicht eine notwendige Bedingung für streßinduzierte Immunsuppression von NK-Zellen beim Menschen.

In dieser Weise zeigen mehrere wohlfundierte Forschungsresultate, daß eine Reihe von Streßbedingungen auch beim Homo sapiens immunologische Abwehrvorgänge gegen Krankheit bremsen oder blockieren können.

2.3.6 Depression, Objektverlust und Immunologie

Schon Galen hat festgestellt, daß melancholische Frauen öfters als »sanguinische« Frauen Krebs haben, und viele medizinische Forscher haben seitdem wiederholt Depression und Krankheit miteinander in Verbindung gebracht. Erst von Bartrop et al. (1977) haben wir wissenschaftliche Belege für eine quantifizierbare Immunsuppression beim überlebenden Partner nach dem Tod seines Ehegatten erhalten. Bartrop hat in mehreren langfristigen Untersuchungen gezeigt, daß **Objektverlust** beträchtliche und meßbare immunologische Effekte zeigt. Objektverlust ist auch ein zentrales Konzept in der modernen Psychoanalyse. Das Immunversagen ist nicht nur von kurzer Dauer, sondern auch noch bei »follow-up« sechs Monate nach dem Objektverlust ausgeprägt. Wie auch Schleifer und seine Mitarbeiter (1983) zeigten, fand eine Wiederherstellung von der Prä-Trauerebene der Immunreaktionen erst nach einem Jahr statt. T-Zell-Funktionen und NK-Zell-Aktivitäten waren geschwächt und Infektionskrankheiten häufiger. Schleifer et al. (1985) haben auch bei depressiven Patienten, verglichen mit schizophrenen und chirurgischen Kontrollgruppen, eine verminderte Immunfunktion gefunden.

Ähnlich hat Bahnson (1982) gezeigt, daß das Absinken des Immunglobulinspiegels bei deprimierten stationär behandelten Patienten im Einklang mit ihren ausgeprägteren depressiven Phasen stand. Die Korrelationen zwischen **Depression** und mehreren Immunparametern waren sehr hoch (signifikant). Stein et al. (1985) haben in ähnlicher Weise eine Korrelation zwischen Immunsuppression und klinischer Depression gefunden, und Kiecolt-Glaser et al. (1987) stellten fest, daß besonders bei einsamen depressiven Patienten Immunschwächen an NK- und T-Zellen häufiger bemerkbar waren.

Eine Reihe von Forschern (Kronfol et al. 1983; Dartko et al. 1988; Cappel et al. 1978; Reite et al. 1981; Irwin et al. 1987b; Solomon 1981; Ippoliti et al. 1991) fanden in mehreren Lebenssituationen, daß depressive Reaktionen und Regungen die Lymphozytenstimulierbarkeit beeinträchtigen, besonders während der tiefen Phase einer Depression. Frauen nach Aborterlebnissen, gerade getrennte Paare (Reite 1981) sowie Partner von Krebspatienten (Irwin 1987) zeigen alle parallele Immunreaktionen:
- verminderte NK-Zell-Aktivität
- verminderte Interleukin-I-Produktion
- herabgesetzte Anzahl und Stimulierbarkeit der T-4-Lymphozyten

Bei **Tieren** sieht es nicht anders aus: Laudenschlager (1988), Keller et al. (1983), Hofer et al. (1972) und andere haben gezeigt, daß Trennungen und observierbare »Depression« bei Affen und Ratten deutliche immunsuppressive Effekte haben.

2.3.7 Emotionen, Abwehr und Immunreaktionen

Nicht nur Depressionen, sondern auch aggressive und andere emotionelle Reaktionen haben einen deutlichen Einfluß auf mehrere Immunparameter. Pettingale et al. (1983), Dillon et al. (1986), Goodkin et al. (1992), Moss et al. (1989), Fawzy et al. (1990), Biondi et al. (1981) und andere haben eine Reihe verschiedener Gefühlsregungen mit immunologischen Reaktionen verbunden. **Emotionelle Situationen**, die hohe Korrelationen mit Immunkompetenz versus Immunversagen zeigten, waren:

- Verdrängung von aggressiven Gefühlen (p < 0,001)
- humorvolle Stimmungslagen (Probanden sahen ein witziges Videoband)
- ein aktiver Abwehr- oder Copingstil
- gesteigerte allgemeine Emotionalität
- hypnotisch induzierte spezifische Emotionen
- positive Emotionen bei Krebspatienten in Gruppentherapie

Biondi et al. (1981) haben auch gezeigt, daß bei bevorstehender **Krebsoperation** einige Patientinnen Emotionen unterdrückten, während andere Patientinnen ihren emotionalen Reaktionen freien Ausdruck gaben. Die »**Verdrängerinnen**« hatten signifikant verschlechterte immunologische Parameter: Anzahl der Lymphozyten und Lymphozytentransformation. In dieser Weise ist zu verstehen, daß Abwehr gegen »gefährliche« Emotionen hochsignifikant für das Immunversagen ist. Biondis Ergebnisse sind wichtig, weil frühere korrelative Untersuchungen, die Aggressionsverdrängung mit schlechter Prognose verknüpfen konnten (Bahnson u. Bahnson 1966; Bahnson 1981; Kissen 1963; Kissen 1966), dadurch eine physiologische Erklärung finden.

Verdrängung ist ein spezifisches psychopathologisches Phänomen. Andere neurotische Haltungen sind für die Immunkompetenz ebenfalls wichtig. Heisel et al. (1986) fanden zum Beispiel bei einer Gruppe von Universitätsstudenten, daß **MMPI-Indikatoren** für Psychopathologie mit verminderten NK-Zell-Aktivitäten korrelierten. Ähnlich untersuchten Kiecolt-Glaser et al. (1987b) emotionelle Aspekte von **Ehequalität**, **Ehebruch** und **Ehestreit** in Verbindung mit Immunfunktionen bei männlichen Ehepartnern und fanden, daß die negativen Emotionen wiederholt mit geschwächten Immunvariablen in Verbindung standen.

Aufgrund experimentell gefundener enger Verbindungen zwischen Emotionen und Immunfunktionen hat Pert (1986) nachgewiesen, daß **Neuropeptide** die hauptsächlichen **molekularen Mediatoren für Emotionen** sind.

Es scheint wichtig für die zukünftige Psychoneuroimmunologie-Forschung zu sein, ein stärker fokussiertes Interesse für spezifische emotionelle Reaktionen auf Streß und andere Lebensereignisse zu entwickeln, weil diese emotionellen Reaktionen ja die intervenierenden Brücken zwischen Lebensereignissen und endokrinen sowie Immunreaktionen bilden. Auch ist es wichtig, daran zu erinnern, daß emotionelle Variable durch **psychotherapeutische Behandlung** oder Intervention modifizierbar sind, so daß die Begründung für eine psychotherapeutische Stützung somatisch kranker Patienten nicht nur den Wunsch für verbesserte Lebensqualität anspricht, sondern die Grundlage für eine gesteigerte Immunabwehr legt.

2.3.8 Soziale Umwelt und Immunologie

Sowohl bei Tieren als auch bei Menschen modifizieren soziale Bedingungen das Krankheitsgeschehen. Sercarz (1989) hat männliche Mäuse entweder einzeln oder in Gruppen (4–5 pro Käfig) mit ähnlich gehaltenen weiblichen Mäusen in bezug auf deren T-Zell-Reaktionen verglichen. Die einzeln gehaltenen männlichen und weiblichen Mäuse zeigten ähnliche T-Zell-Reaktionen auf Streß. Dagegen gaben die gemeinsam gehaltenen (crowding) männlichen Mäuse nur 20% der Reaktionen der Kontrolltiere. »Crowding« hat also nicht nur endokrinologische, sondern auch immunsuppressive Effekte. Levy et al. (1990) untersuchten die Effekte von erlebter **sozialer Unterstützung** bei Patienten mit **Mammakarzinom**. Ein signifikanter Anteil der NK-Zell-Aktivitätsvarianz wurde von dem Erlebnis emotioneller Unterstützung durch den Partner getragen. Zusätzlich fanden sie, daß Patienten, die aktive soziale Unterstützung als eine Copingstrategie benutzen, eine noch höhere NK-Zell-Aktivität zeigten (p < 0,0004). Ähnliche Befunde stammen von Kiecolt-Glaser et al. (1984), Berk et al. (1988), Croiset et al. (1989) und anderen.

Tiere (Affen, Ratten, Mäuse) und Menschen reagieren erstaunlich ähnlich, wenn grobe soziale Umweltbedingungen verglichen werden. Schwierige Umweltbedingungen sind mit Immunschwäche klar korreliert.

2.3.9 Psychoneuroimmunologische Aspekte von Krebs und AIDS-Erkrankungen

Schon früh wurde bemerkt, daß **Krebspatienten** mit einer **positiven Reaktion** zu **Standard-Hauttest-Antigenen** sowie **DNCB** (2,4-Dinitrochlorbenzol; ein Allergen zur Sensibilisierung) eine bessere Immunkompetenz und eine längere Überlebensdauer zeigten als Patienten, die ohne Response verblieben. Wanebo et al. (1976) zeigten, daß doppelt soviele Patienten mit negativen DNCB-Reaktionen nach einem Jahr gestorben waren wie Patienten mit positiven DNCB-Reaktionen. Krown et al. (1980) haben ähnliches bei Mammakarzinom gefunden. Pettingale et al. (1985), Bovbjerg (1988), Besedovsky et al. (1979) haben gezeigt, das **ZNS-Aktivitäten** viele **Immunsystemvariablen steuern** und daß deshalb mehrere psychosoziale Faktoren die Krebsprognose beeinflussen.

Vinnitsky et al. (1992) fanden, daß bei Krebserkrankungen der **Tumor** selbst die Aktivitäten des **neurohumoralen Systems modulieren** kann, indem die Reaktivität gegen Tumorantigene geändert wird. Einige Tumoren sezernieren Hormone, die ZNS- und endokrine Funktionen modifizieren, so daß eine zentral initiierte Tumorabwehr gebremst oder jedenfalls gehemmt wird.

Herberman und Ortaldo (1981) zeigten, daß die angeborenen Immunsysteme **spontane Aktivitäten gegen Tumor-** und andere **kranke Zellen** entwickeln, ohne ein Antigen, also eine Anregung zu benötigen. Weiter fanden sie, daß NK-Zellen Metastasen anbahnen oder bekämpfen können: Eine Hemmung der NK-Zell-Aktivitäten führte zu Metastasierung, während eine Verstärkung der NK-Zell-Aktivität Metastasen vermindern oder abbauen half.

Von Yirmiya et al. (1990) gibt es parallele Ergebnisse in bezug auf Neuropeptide, die durch Streß freigesetzt werden und wichtig für die Modulation mehrerer paralleler Zweige von Immunreaktionen und damit für die Zerstörung von Krebszellen sind.

AIDS präsentiert spezifische Probleme, weil die Immunzellen selbst Opfer des HI-Virus sind. Trotzdem scheint es, daß **Persönlichkeits-** und **dynamische Faktoren** auch hier eine Rolle spielen. Solomon und Temoshok (1987) zeigten, daß AIDS-Patienten, die ihre Homosexualität akzeptieren und besser sowie flexibler über ihre Probleme und Gefühle reden können, den Verlust von T-Zellen durch eine Steigerung von B-Zellen, zytotoxischen und viruzidalen Zellen besser kompensieren. Schulz und Raedler (1986) fanden ähnliches in bezug auf den Einfluß von Psyche und Immunsystem auf den **Verlauf** der **HIV-Infektionen**. Pert (1985) zeigte, daß das **Peptid T** (d-Ala-1-Peptid-T-Amid) signifikante Verbesserungen der kognitiven Funktionen bewirkt als auch andere neuropsychologische Effekte auf AIDS-Patienten hat.

2.3.10 Zusammenfassung

Wie wir gesehen haben, funktionieren wir als ein sehr komplexes psychobiologisches System, das auch durch soziologische und andere Umweltfaktoren beeinflußbar ist. Dabei läuft zu jedem Zeitpunkt ein sehr differenziertes Signalsystem ab, in dem viele Faktoren eng zusammenspielen:
- ZNS
- endokrine Faktoren
- immunologische Faktoren
- Botenstoffe
- andere molekulare Signale

In dieser Weise wird Psychoneuroimmunologie ein Aushängeschild für neu gefundene systemische Prozesse, die auf physiologischer Ebene viel tiefer greifen, als ältere psychosomatische Konzeptualisierungen es erlaubt hatten. Die Immunologieforscher haben uns gezeigt, wie sowohl wichtige Erlebnisse als auch gefühlsmäßige Abläufe, die ja immer im Zusammenhang mit zentralen Veränderungen im Gehirn und Hypothalamus stehen, tief in immunologische als auch endokrinologische Vorgänge eingreifen. Dadurch wird die Wichtigkeit von Balints »Gesamtdiagnose« versus der engeren schulmedizinisch begrenzten Diagnose klar unterstrichen. Dadurch werden auch die Emotionen, die menschlichen Gefühlsregungen, die früher als periphere Phänomene oder Epiphänomene betrachtet wurden, dadurch ins Zentrum gerückt, daß sie jetzt auch in der »harten« Wissenschaft als zentrale endokrinologische und immunologische Reaktionen verstanden werden. Die James-Lange-Theorie der Emotionen (körperliche Veränderungen als Ursache emotionalen Erlebens), die lange als viel zu einfach und reduktionistisch betrachtet wurde, erhält dadurch ihren Todesstoß. Die Emotionen sind nicht nur erlebnismäßige Repräsentationen von physiologischen Prozessen, sondern funktionieren als *Organisatoren* und *Integratoren* für wichtige physiologische Abläufe und besonders für unsere immunologischen Abwehrpotentiale.

Literatur

Ader R (ed). Psychoneuroimmunology. New York: Academic Press 1981.

Ader R. Behaviorally conditioned modulation of immunity. In: Neural Modulation of Immunity. Guillemin RG, Cohen M, Melnechuk T (eds). New York: Raven Press 1985: 55-69.

Ader R, Cohen N. Conditioning phenomena and immune function. In: Neuroimmune Interactions: Proceedings of the Second International Workshop on Neuroimmunomodulation. Jankovic BD, Marcovic BM, Spector NH (eds). Ann N Y Acad Sci 1987; 496: 376-8.

Arnetz BB, Wasserman J, Petrini B, Brenner SO, Levi L, Eneroth P, Salovaara H, Hjelm R, Salovaara L, Theorell T, Petterson IL. Immune function in unemployed women. Psychosom Med 1987; 49: 3-12.

Bahnson CB. Psychosomatic issues in cancer. In: The Psychosomatic Approach to Illness. Gallon RL (ed). New York: Elsevier 1982.

Bahnson CB. Stress and cancer, state of the arts. Part I: Psychosomatics 1980; 21: 915-81. Part II: Psychosomatics 1981; 22: 207-20.

Bahnson CB, Bahnson MB. Role of the ego defenses: denial and repression in the etiology of malignant neoplasm. Ann N Y Acad Sci 1966; 125:827-45.

Bartrop RW, Luckhurst E, Lazarus L, Kiloh LG, Penny R. Depressed lymphocyte function after bereavement. Lancet 1977; 1: 834-6.

Berk V, Tan SA, Nehlsen-Cannorella BJ. Humor-associated laughter decreases cortisol and increases spontaneous lymphocyte blastogenesis. Am Fed Clin Res Abstr 1988.

Besedovsky H, Del Ray A, Sorkin E, Dinarello C. Immunoregulatory feedback between interleukin-1 and pituitary cells. Science 1987; 238: 519-21.

Besedovsky HO, Del Ray A. Immune-neuroendocrine network. Progr Immunol 1986; 6: 578-87.

Besedovsky HO, Del Ray A, Sorkin E. Immunological-neuroendocrine feedback circuits. In: Neural Modulation of Immunity. Guillemin RG, Cohen M, Melnechuk T (eds). New York: Raven 1985.

Besedovsky HO, Del Ray A, Sorkin E, Da Prada M, Keller HH. Immunoregulation mediated by the sympathetic nervous system. Cell Immunol 1979; 48:346-55.

Besedovsky HO, Del Ray A, Sorkin E, Da Prada M, Burri R, Honegger C. The immune response evokes changes in brain noradrenergic neurons. Science 1983; 221: 564-6.

Biondi M, Conti C, Panchieri P, Sega E, Sega FM. Emotional reactivity and immune reactivity. Rivista Psichiatria 1981; 16: 378-94.

Biziere K, Guilaumin JM, Degenne D, Bardos P, Renoux M, Renoux G. Lateralized neocortical modulation of the T-cell lineage. In: Neural Modulation of Immunity. Guillemin RG, Cohen M, Melkechuk T (eds). New York: Raven 1985: 81-94.

Blalock J, Smith E. A complete regulatory loop between the immune and neuroendocrine systems. Federation Proc 1985; 44: 108-11.

Borysenko JZ, McClelland DC, Meyer D, Benson H. Academic stress, power motivation and decrease in secretion rate of salivary secretory immunoglobulin A. Lancet 1983; 1400-2.

Bovbjerg DH. Research issues in cancer with implications for psychoneuroimmunology. Presented at the Lake Arrowhead Conference on PNI. Lake Arrowhead Conference Center, UCLA, California March 1988.

Bovbjerg DH. Anticipatory nausea and immune suppression in cancer patients receiving cycles of chemotherapy: Conditioned responses? Paper presented at the International Conference on Psychoneuroimmunology. Hannover 1989.

Bovbjerg DH, Adler R, Cohen N. Behaviorally conditioned immunosuppression of a graft-vs.-host-response. Proc Nat Acad Sci USA 1982; 79: 583-5.

Bullock K, Moore RY. Innervation of the thymus gland by brain stem and spinal cord in mouse and rat. Am J Anat 1981; 162: 157-66.

Cappel R, Gregoire F, Thiry L, Sprecher S. Antibody and cell-mediated immunity to herpes simplex virus in psychotic depression. J Clin Psychiat 1978; 39: 266-8.

Croiset G, Ballieux RE, De Wied D, Heijnen CT. Effects of environmental stimuli on immunoreactivity: further studies on passive avoidance behavior. Brain Behav Immun 1989; 3: 138-48.

Dartko DF, Lucas A, Gillin J, Risch S, Golshan S, Hamburger R, Silverman M, Janowsky D. Cellular immunity and the hypothalamic pituitary axis in major affective disorders: a preliminary study. Psychiatry Res 1988; 25: 1-9.

Dillon KM, Minchoff B, Baker KH. Positive emotional states and enhancement of the immune system. Int J Psychiatry Med 1986; 15: 13-7.

Fawzy FI, Cousins N, Kemeny ME, Fawzy NW, Elashoff R, Morton D Fahey JL. A structured psychiatric intervention for cancer patients. II. Changes over time in immunological measures. Arch Gen Psychiatry 1990; 47: 729-35.

Felten DL, Felten SY, Carlson SL, Olschowka JA, Lirnat S. Noradrenergic sympathetic neural interactions with the immune system: Structure and function. Immunol Rev 1987; 100: 225-60.

Felten SY, Olschowka JA. Tyrosine hydroxylase (TH)-positive nerve terminals form synapticlike contacts on lymphocytes in splenic white pulp. J Neurosci Res 1987; 18: 37-48.

Fittschen B, Schulz KH, Schulz H, Raedler A, Kerekjarto MV. Changes of immunological parameters in healthy subjects under examination stress. Int J Neurosci 1990; 51: 241-2.

Forni G, Bindoni M, Santoni A, Belluardo N, Marchese AE, Giovarelli M. Radiofrequency destruction of the tuberoinfundibular region of hypothalamus permanently abregates NK cell activity in mice. Nature 1983; 306: 181-4.

Giron LT, Crutcher KA, Davis JN. Lymph nodes — a possible site for symphatic neuronal regulation of immune responses. Ann Neurol 1980; 8: 520-5.

Goetzel EJ (ed). Neuromodulation of immunity and hypersensitivity. J Immunol 1985; 135 (suppl): 739-863.

Goodkin K et al. Life stressors and coping style are associated with immune measures in HIV-infection. Int J Psychiatry Med 1992; 22: 155-72.

Heisel JS, Locke SE, Kraus LJ, Williams RM. Natural killer cell activity and MMPI scores of a cohort of college students. Am J Psychiatry 1986; 143: 1382-6.

Herberman RB, Ortaldo JR. Natural killer cells: Their role in defenses against disease. Science 1981; 214: 24-30.

Hofer MA, Wolff CT, Friedman SB, Mason JW. A psychoendocrine study of bereavement. Psychosom Med 1972; 34: 492-504.

Ippoliti F et al. Psychological behavior and immuno-depression in women with breast cancer. Acta Neurol Napoli 1991; 13: 483-90.

Irwin M, Gillin JC. Impaired natural killer cell activity among depressed patients. Psychiatr. Research 1987; 20: 181-2.

Irwin M, Daniels M, Smith TL, Blood E, Weiner H. Impaired natural killer cell activity during bereavement. Psychopharmacol Bull 1986; I: 98-104.

Irwin M, Daniels M, Bloom ET, Smith TL, Weiner H. Life events, depressive symptoms and immune function. Am J Psychiatry 1987b; 144: 437-41.

Jankovic BD. Report in: Psychoneuroimmunologie und Krebs. Bahne Bahnson C, Gallmeier HW, Happauf S, von Kleists S, Munk K (eds). Suppl 1. Onkologie 1991; 14: 1-48.

Jankovic BD, Marcovic BM, Spector NH (eds). Neuroimmune interactions. Proceedings of the Second International Workshop on Neuroimmunomodulation. Ann N Y Acad Sci 1987; 496: 1-756.

Katayama M, Kobayshi S, Kuramoto N, Yokoyama MM. Effect of hypothalamic lesions on lymphocyte subsets in mice. In: Neuroimmune interactions. Proceedings of the Second International Workshop on Neuroimmunomodulation. Jankovic BD, Marcovic BM, Spector NH (eds). Ann N Y Acad Sci 1987; 496: 336-76.

Kavetsky NM. Induced carcinogenesis under various influences on the hypothalamus. In: Second Conference on Psychphysiological Aspects of Cancer 2, Bahnson CB (ed). Ann N Y Acad Sci Art 1969; 164: 517-9.

Keller SE, Weiss JM, Schleifer SJ, Miller NE, Stein M. Stress-induced suppression of immunity in adrenalectomized rats. Science 1983; 221: 1301-4.

Keller SE, Weiss JM, Schleifer SJ, Miller NE, Stein M. Suppression of immunity by stress: Effect of a graded series of stressors on lymphocyte stimulation in the rat. Science 1981; 313: 1397-400.

Kiecolt-Glaser JK, Glaser R, Shuttleworth EC, Dyer C, Ogrocki P, Speicher CE. Chronic stress and immunity in family caregivers of Alzheimer's disease victims. Psychosom Med 1987; 49: 523-35.

Kiecolt-Glaser JK, Fisher LD, Ogrocki P, Stout JG, speicher CE, Glaser R. Marital quality, marital disruption, and immune function. Psychosom Med 1987b; 49: 13-34.

Kiecolt-Glaser JK, Glaser R, Strain EC, Stout JC, Tarr KL, Holliday JE, Speicher CE. Modulation of cellular immunity in medical students. J Behav Med 1986; 9: 5-21.

Kiecolt-Glaser JK, Garner W, Speicher CE, Penn G, Glaser R. Psychosocial modifiers of immunocompetence in medical students. Psychosom Med 1984; 46: 7-14.

Kissen DM. Personality characteristics in males conducive to lung cancer. Br J Med Psychol 1963; 36: 27-36.

Kissen DM. The significance of personality in lung cancer in men. Ann N Y Acad Sci 1966; 125: 820-6.

Klosterhalfen S. „Conditioning of reactious to chemotherapy" Paper given at the International Conference on PNI and Cancer. In: Psychoneuroimmunologie und Krebs. Bahnson CB, Gallmeier HW, Kappauf S, von Kleist S, Munk K. 1991.

Korneva EA. The effect of stimulating different mesencephalic structures on protective immune response patterns. Fiziol Zh SSSR Sechenov 1967; 53:42.

Korneva EA. Electrophysiological analysis of brain reactions to antigen. In: Neuroimmune interactions: Proceedings 2 International Workshop Neuroimmunomodulation. Jankovic B.D, et al (eds). Ann N Y Acad Sci 1987; 496: 318-37.

Korneva EA, Klimenko VM, Shkhinek EK. Neural maintenance of immune homeostasis. Chicago: University of Chicago Press 1985.

Korneva EA, Klimenko VM, Khai LM. The hypothalamus and specific defensive — adaptive responses. In: Evolution, Ecology and the Brain. Leningrad: Medicina 1972.

Kronfol Z, House JD. Impaired lymphocyte function in depressive illness. Life Sci 1983; 33: 241-7.

Krown SE. Immunologic reactivity and prognosis in breast cancer. Cancer 1980; 46: 1746-52.

Laudenschlager ML. The psychobiology of loss: Lessons from human and nonhuman primates. J Soc Iss 1988; 44: 9-36.

Laudenschlager ML, Ryan SM, Brugan RC, Hyson RL, Maier SF. Coping and immunosuppression: Inexcapable but not escapable shock suppresses lymphocyte proliferation. Science 1983; 221: 568-70.

Levine S. Plasma-free corticosteroid response to electric shock in rats stimulated in infancy. Science 1962; 135: 795-6.

Levy SM, Herberman RB, Whiteside T, Sanzo K, Lee J, Kirkwood J. Perceived social support and tumor estrogen/progesterone receptor status as predictors of natural killer cell activity in breast cancer patients. Psychosom Med 1990; 52: 73-85.

Locke S, Gorman JR. Behavior and immunity. In: Comprehensive Textbook of Psychiatry. 5. ed. Kaplan HI, Sadock BJ (eds). Baltimore: Williams and Wilkins 1989.

Locke SE, Kraus L, Leserman J, Hurst MW, Heisel JS, Williams RM. Life change stress, psychiatric symptoms and natural killer cell activity. Psychosom Med 1984; 46: 441-53.

McClelland DC, Ross G, Patel V. The effect of an academic examination on salivary norepinephrine and immunoglobulin levels. J Hum Stress 1985; 11: 52-9.

Metal'nikov S, Chorine V. The role of conditioned reflexes in immunity. Ann Pasteur Inst 1926; 40: 893-900.

Monjan AD, Collector MI. Stress induced modulation of the immune response. Science 1977; 196: 307-8.

Moss RB, Moss HB, Peterson R. Microstress, mood and natural killer cell activity. Psychosomatics 1989; 30: 279-83.

Nance DM, Carr R, Nance PW. Effects of unilateral brain damage on the immune system in mice and men. Soc Neurosci Abstr 1985; 11 (pt 2): 860.

Neveu PJ, Crestani F, Le Maas M. Conditioned immunosuppression: a new methodological approach. In: Neuroimmune interactions: Proceedings 2 International Workshop Neuroimmunomodulation. Jankovic B.D, Marcovic BM, Spector NH (eds). Ann N Y Acad Sci 1987; 496: 595-601.

Palmblad J, Cantell K, Strander H, Fröberg J, Karlsson CG, Levi L, Granström M. Stressor exposures and immunological response in man. J Psychosom Res 1976; 20: 193-9.

Pert CB. The Wisdom of the Receptors: Neuropeptides and the Emotious Paper delivered at the International Conference on Psychoneuroimmunology and Cancer. Summary in: Onkologie, Suppl. 1, Bahnson C, Gallmeier HW, Kappauf S, von Kleist S, Munk K. Eds. 1991; 14: 1-48.

Pert CB. The wisdom of the receptors: neuropeptides, the emotions, and bodymind. Advances 1986; 3: 8-16.

Pert CB, Ruff MR, Weber RJ, Herkenham M. Neuropeptides and their receptors: A psychosomatic network. J Immunol 1985; 135: 820-6.

Pert CB, Ruff MR. Mood changes during blinded peptide T testing. Paper given at 6th International Conference on AIDS. San Francisco, June 20-24, 1990 (Abstract).

Pettingale KW. Towards a psychological model of cancer; biological considerations. Soc Sci Med 1985; 20:779-87.

Pettingale KW, Morris T, Greer S, Haybittle JL. Mental attitudes to cancer: An additional prognostic factor. Lancet 1985; 1: 750.

Pettingale KW, Greer S, Tee DEH. Serum IgA and emotional expression in breast cancer patients. J Psychosom Res 1977; 21: 395-9.

Raedler A, Schulz KH. Tumorimmunologie und Psychoimmunologie als Grundlage für die Psychoonkologie. Psychother Psychosom Med Psychol 1986; 36: 114-29.

Reite M, Harbeck R, Hoffman A. Altered cellular immune response following peer separation. Life Sci 1981; 29: 1133-6.

Renoux GK, Biziere K, Renoux M, Guillaumin JM, Degenne D. A balanced brain asymmetry modulates T cell-mediated events. J Neuroimmunol 1983; 5: 227-38.

Renoux GK, Biziere K, Renoux M, Guillaumin JM. The production of T-cell inducing factors in mice is controlled by the brain neocortex. Scand J Immunol 1983b; 17: 145-50.

Reyes-Vazques C, Prieto-Gomez B. Alpha and gamma interferons effects on cortical and hippocampal neurons: microiontophoretic application and single cell recording. Int J Neurosci 1984; 25: 113-21.

Riley V. Psychoneuroendocrine influences on immunocompetence and neoplasia. Science 1981; 212: 1100-9.

Roszman TL, Cross RJ, Brooks WH, Markesbery WR. Neuro-immunomodulation: Effects of neural lesions on cellular immunity. In: Neural Modulation of Immunity. Guillemin RG, Cohen M, Melnechuk T (eds). New York: Raven 1985: 95-109.

Ruff MR, Pert CB. Neuropeptides are chemoattractants for human tumor cells and monocytes: a basis for mind-body communication. In: Enkephalins and Endorphins, Stress and the Immune System. Plotnikoff NP, et al (eds). New York: Plenum 1986.

Ruff MR, Pert CB, Weber RJ, Wahl LM, Wahl SM, Paul SM. Benzodiazepine receptor-mediated chemotaxis of human monocytes. Science 1984; 229: 1281-3.

Ruff MR. Neuropeptide receptors are shared components of nervous and immune systems. In: Hans Selye Symposium on Neuroendocrinology and Stress. Tache Y (ed). New York: Springer 1987.

Schleifer SJ., Keller SE, Siris SG, Davis KL, Stein M. Depression and immunity: Lymphocyte function in ambulatory depressed patients, hospitalized schizophrenic patients, and patients hospitalized for herniorrhaphy. Arch Gen Psychiatry 1985; 42: 129-33.

Schleifer SJ, Keller SE, Camerino M, Thornton JC, Stein M. Suppression of lymphocyte stimulation following bereavement. JAMA 1983; 250: 374-7.

Schulz KH. Psychoneuroimmunologie. ZFA1986; 26: 871-8.

Schulz KH. Streßeffekte auf das Immunsystem. Onkologie 1991; 14 (Suppl. 1): 19-29.

Schulz KH, Raedler A. Immunological parameters in research on breakdown in adaptation to „stress". In: Breakdown in Immune Adaptation in Gastrointestinal Disease. Psychological and psychosocial parameters. Huse-Kleinstoll G, Steptoe A (eds). Commission of the EC Publications 1986.

Sercarz E. Single vs. group housing: Effect on antigen presentation in normal and autoimmune mice. Res Rep UCLA Med Sch 1989; 1-4.

Shavit Y, Terman GW, Martin FC, Lewis JW, Liebeskind JC Gale RP. Stress, opioid peptides, the immune system and cancer. J Immunol 1985; 135: 834-7.

Solomon GF. Emotional and personality factors in the outset and course of autoimmune disease. In: Psychoneuroimmunology. Ader R (ed). New York: Academic Press 1981: 159-82.

Solomon GF, Moos RH. Emotion, immunity and disease. A speculative theoretical integration. Arch Gen Psychiatry 1964; 11: 657-74.

Solomon GF, Temoshok L. A psychoneuroimmunologic perspective on AIDS research: Questions, preliminary findings and suggestions. J Appl Soc Psychol 1987; 17: 286-308.

Stein M, Schleifer SJ, Keller SE. Hypothalamic influences on immune responses. In: Psychoneuroimmunology. Ader R (ed). New York: Academic Press 1981: 429-73.

Stein M, Schiavi RC, Kuparello TJ. The hypothalamus and Immune Process. In: Second conference on Psychophysiological Aspects of Cancer. Bahne Bahnson C. ed. Ann N Y Acad Sci Vol. 164, Art. 2. 1969; 164: 464-72.

Stein M, Schiavi RC, Cumerino M. Influence of brain and behavior on the immune system. The effect of hypothalamic lesions on immune processes. Science 1976; 191: 435-40.

Stein M, Keller SE, Schleifer SJ. Stress and immunomodulation: the role of depression and neuroendocrine function. J Immunol 1985; 135: 827-33.

Vinnitsky VB. Nervous and endocrine processes in tumor resistance. Paper delivered at UCLA Psychoneuroimmunology Program on May 16, 1989.

Vinnitsky VB. Role of subcortical brain structures, hypothalamo-hypophyseal-adrenal-system in stress during tumor growth and anti-cancer resistance. Presented at the 1st Baltic Sea Conference, Kiel 1992. Abstract in: Strauss B, Bahne Bahnson C, Speidel H. New Societies — New Models in Medicine. Stuttgart: Schattauer 1993; 118-9.

Wanebo HJ, Rao B, Pinsky CM, Stearns M Jr, Oettgen HF. Delayed hypersensitivity reactions in patients with colorectal cancer. In: Neoplasm Immunity: Mechanisms. Crispen RG (ed). Chicago: Univ Press 1976; 157-66.

Yirmiya R, Ben-Eliyahu S, Gale RP, Sharit Y, Weiner H. Effects of stress, opiates and alcohol on immunity and cancer. Abstract presented at the Tutzing Workshop on PNI in relation to cancer. Tutzing 1990. Onkologie 1991; 14 (Suppl. 1): 1-48.

Empfehlenswerte Bücher und Übersichtskapitel

Ader R, Felten DL, Cohen N (eds). Psychoneuroimmunology. 2nd ed. San Diego: Academic Press 1990.

Borysenko J. Minding the body. Mending the Mind. New York: Bantam Books 1987.

Jancovic BD, Markovic BM, Spector NH (eds). Neuroimmune Interactions. Ann N Y Acad Sci 1988; 496: 1-756.

Locke S, et al. Foundation of PNI. New York: Aldine 1985.

Locke S, Gorman JR. Behavior and immunity. In: Comprehensive Textbook of Psychiatry 5.Aufl. Kaplan H, Sadock BI (eds). Baltimore: Williams and Wilkins 1989.

Schulz H, et al. Zum Zusammenhang chronischer und akuter Belastung mit immunologischen Veränderungen. In: Verhaltensmedizin — Gesundheitsmedizin. Laireiter A, Mackinger H (Hrsg). Bergheim: Mackinger 1989: 110-32.

2.4 Bedeutung soziologischer Einflußgrößen am Beispiel der Arbeitswelt und Familie

Ulrich Stuhr

2.4.1 Die Arbeit als unbekanntes Wesen in der Psychosomatik und Psychotherapie

Der immense Arbeiter Freud widmet zwar in seinem Aufsatz »Das Unbehagen in der Kultur« (1930, S. 438) eine Fußnote der »Bedeutung der Arbeit für die Libidoökonomie«, aber bis auf den Aufsatz Karl Menningers (1942/1970) bleibt das Thema »Arbeit« innerhalb der psychoanalytischen Theoriebildung quasi unbehandelt.[1] Es ist deshalb auch nicht verwunderlich, daß in der Psychotherapie dem Arbeitsplatz oft nur eine Auslöserfunktion oder der Status als bloßes Agier- beziehungsweise Projektionsfeld zuerkannt wird. Der für die Wiederherstellung des Wohlbefindens und der Arbeitskraft finanzierte Psychotherapeut scheint, wie der Patient oft selbst, angesichts der existentiellen Bedeutung der Arbeit und der Machtstrukturen in der Arbeitswelt zur Verleugnung der relativ eigengewichtigen Arbeitsplatzprobleme greifen zu müssen. Die Redewendung von Patienten »Ich bin gestreßt« ist trotz ihres positiven Aspektes (Hinweis oder Eingeständnis psychischer Faktoren im Krankheitsgeschehen) zu einer beinahe sinnentleerten Floskel geworden, die eher hilft, die meist komplexen Gründe, sich gestreßt zu fühlen, zu verschleiern.

Es geht somit darum, nicht ein komplexes Geschehen von äußeren und inneren Bedingungen zu parzellieren und eine fatale Arbeitsteilung unreflektiert fortzusetzen: Für »Streß« ist die Arbeitsmedizin zuständig und für »Gefühle« in der Familie oder im Menschen die Psychosomatik. Denn es kommen wechselseitig die Begriffe zur »Arbeit« nicht vor in einschlägigen Psychosomatiklehrbüchern (vgl. Stuhr 1988), und Begriffe zur Psychosomatik finden sich nicht oder nur selten in Büchern der Arbeitsmedizin (vgl. Blohmke u. Reimer 1980; Elsner 1988).

Der Mensch verbringt aber am Arbeitsplatz trotz Arbeitszeitverkürzung einen großen Teil seiner Lebenszeit. Der **Arbeitsplatz** ist für ihn ein soziales **Kontaktfeld**, das ihm die Möglichkeit bietet, Kompetenz zu gewinnen. Dort erhält er das Gefühl, von anderen sinnvoll gebraucht zu werden und nützlich zu sein. Die Arbeit bildet dabei einen sozialen Orientierungsrahmen, der Selbstbewußtsein stiftet. Das individuelle Realitätskonzept und die persönliche Identität werden dort entscheidend entwickelt, da der einzelne ständig seine Ideen, Kenntnisse und Fähigkeiten an der harten Realität der Arbeitswelt prüfen muß. Wir treffen eigentlich sonst nur noch in sehr frühen Entwicklungsphasen des Menschen auf eine derart enge Verbindung von Tätigkeit und Identität beziehungsweise Selbstbewußtsein. Und die Arbeit kann in schweren privaten Lebenskrisen, zum Beispiel Tod naher Angehöriger, zum einzigen stabilen Halt werden: »Auf der Arbeit geht es irgendwie weiter«, – die Gefahr der Verdrängung mit der Flucht in die Arbeit liegt jedoch auch nahe.

Eigene Untersuchungen an einer Stichprobe von Menschen, die sich selbst als gesund definierten (Haag et al. 1988), machten die Bedeutung der Arbeit als wichtigste Quelle der Freude deutlich: Der berufliche Erfolg (47%) und der Beruf selbst (46%) wurden am häufigsten als Quellen der Freude genannt – im Vergleich dazu kommen der »Ehepartner« (35%) und der »Konsum« (11%) erst mit Abstand nachgeordnet.

---

[1] abgesehen von den psychoanalytisch orientierten Sozialwissenschaftlern und Kulturkritikern (vgl. z.B. Leithäuser u. Vollmerg 1988)

2.4.2 Auswirkungen von Arbeitsbelastungen

In einer großen Zahl von Untersuchungen in der Arbeitswelt sind in den letzten Jahrzehnten immer wieder einzelne arbeitsrelevante Merkmale als signifikante **Stressoren** ermittelt worden:

▶ **Innerhalb der Arbeitsstruktur:**
- die Zeitstruktur (z.B. Schichtrhythmus)
- repetitive Teilarbeit
- Vigilanz (z.B. Monotonie)
- Habituationsgrad (Vorhersagbarkeit des Arbeitsablaufes)
- Handlungsspielraum
- Körperhaltung und Körperbeanspruchung
- Grad der Verantwortlichkeit
- Maschinenbestimmtheit (Abhängigkeit vom Arbeitstakt)
- Inhalt der Arbeit (Sinnentleerung)

▶ **Innerhalb der Arbeitbedingungen:**
- Umgebungseinflüsse (Lärm, Staub, Hitze, Gas, Vibration, Strahlung)
- Umgang im Betrieb (Führungsstil und Hierarchie, Konkurrenz, Rollenkonflikte)
- Unsicherheit des Arbeitsplatzes und Arbeitsplatzverlust
- Betriebspolitik (Sozialleistungen, Mitbestimmung etc.)
- Entlohnung (Prämiensysteme etc.)
- Arbeitsweg (Pendler, Zeitaufwand)

Obwohl Stressoren statistisch abgesichert identifiziert werden können, gibt es methodische Probleme in den **arbeitspsychologischen** und **arbeitsmedizinischen Untersuchungen**, die das herkömmliche Streßkonzept und die simple Suche nach Stressoren (als Reiz-Reaktions-Schema) in Frage stellen.

So haben Lühring und Seibel (1981) 348 männliche Arbeiter in einer repräsentativen Studie aus Betrieben der Bundesrepublik Deutschland untersucht, und zwar mit Hilfe standardisierter Arbeitsplatzbeobachtungen, standardisierter Interviews zur subjektiven Arbeitserfahrung und eines standardisierten Tests zur psychischen Gesundheit (sog. Langner-Test). Zwischen den objektiv erhobenen Merkmalen der Arbeitssituation und psychischer Gesundheit ergaben sich nur 5 Zusammenhänge von insgesamt 41 möglichen. Diese 5 Zusammenhänge betrafen nur 3 der 12 Dimensionen, nämlich: Kooperation, Arbeitsgeschwindigkeit sowie Ausführung und Autonomie, und sie sind in ihrer Ausprägung trotz statistischer Signifikanz der Korrelationen sehr gering: Sie liegen zwischen 0,14 und 0,09, also nur maximal 2% der Gesamtvarianz des Geschehens konnten so aufgeklärt werden! Dieses Phänomen ist ein generelles Problem dieses Forschungsansatzes, das heißt, einzelne Arbeitsplatzbelastungen haben statistisch gesehen eine Relevanz, aber vom Gesamtgeschehen »Arbeit/Krankheit« wird nur ein äußerst geringer Teil aufgeklärt. Eine Ausnahme bilden – wie oben gezeigt – arbeitssoziologische Aspekte, und zwar speziell die Einflußmöglichkeit der Arbeiter auf die Arbeitsgeschwindigkeit und die Art der Arbeitsausführung sowie eine starke kooperative Abhängigkeit, wenig informelle Kontakte und die Determination der Arbeitsgeschwindigkeit durch die Produktionstechnologie.

Lühring und Seibel (1981) haben interessanterweise aber eben auch die durch die Arbeit **subjektiv erfahrene Arbeitsbelastung** in Beziehung zur psychischen Gesundheit gesetzt. Durch die Berücksichtigung des subjektiven Faktors erhöhen sich die korrelativen Zusammenhänge zwischen wahrgenommener Arbeitsbelastung und psychischer Gesundheit. Die Pathogenetik von Arbeitsplatzstrukturen im Hinblick auf die psychische Gesundheit läßt sich damit wohl eher durch die subjektive Bewertung und Verarbeitung von objektiven Belastungen begründen.

In der **Herzinfarktforschung** ist man einen anderen Weg gegangen, indem nicht von den Arbeitsbedingungen zur Erkrankung die Verbindung gesucht wurde, sondern von einer Erkrankung, dem Herzinfarkt, aus gefragt wurde, welche Arbeitsbedingungen bei den erkrankten Personen anzutreffen sind oder waren (sog. **retrospektive Studien**). Dies schließt jedoch nicht aus, daß derartige Belastungen nicht auch zu anderen Erkrankungen führen können, zumal gute Kontrollgruppen schwer zu definieren und zu finden sind. Die Marburger Forschungsgruppe (Siegrist et al. 1980) findet bei Herzinfarktpatienten im Vergleich zu herzkreislaufunauffälligen Kontrollpersonen folgende **Belastungsfaktoren**:

- Überstunden (mehr als 40 pro Monat)
- Zeitdruck

- häufiges Unterbrechen des Arbeitsablaufes
- inkonsistente Anforderungen
- Probleme mit Vorgesetzten
- drohende Rationalisierungsmaßnahmen
- drohende Umsetzungen und Statuseinbußen

Dabei zeigten sich jedoch zwei wesentliche Verbindungen zu anderen Bereichen, die die Komplexität des Geschehens andeuten:
- Häufige und starke Dauerbelastungen im Arbeitsbereich gehen einher mit Belastungen durch lebensverändernde Ereignisse auch außerhalb der Arbeitswelt (sog. Life-events wie z. B. Verluste, Krankheiten, Konflikte im Privatbereich).
- Patienten, die im privaten und beruflichen Bereich belastende Lebensereignisse aufweisen und in ihrer Persönlichkeitsstruktur zugleich dem sogenannten Typ-A-Verhalten (s.u.) entsprachen, wurden viermal häufiger unter Herzinfarktpatienten gefunden (Dittmann et al. 1981).

Definition

Unter einem sogenannten **Typ-A-Verhalten** *(coronary prone behaviour)*, das in vielen Varianten beschrieben wurde und ursprünglich als Ergebnis einer Person-Umwelt-Interaktion verstanden wurde, stellt man sich als charakteristisches »Wappen« für die Person eine »geballte Faust mit Stopuhr« vor (Rosenman u. Friedman 1974, S. 96), bei der Ehrgeiz, Konkurrenz, Ungeduld und ein hohes Aktionspotential für Aggressivität und Feindseligkeit vorherrschen (Rosenman 1983).

Dieser A-Typ ist jedoch nur ein Risikofaktor unter anderen, aber ein wichtiger. Denn es gibt auch Personen mit dem entgegengesetzten B-Typ-Profil (also Non-A-Typen), die auch einen Herzinfarkt erleiden können (vgl. ausführlich Meyer 1988).

Auch die Untersuchung des Wissenschaftszentrums Berlins (u.a. Maschewsky u. Schneider 1981; Wotschack u. Wotschack 1981) weisen auf komplexe Belastungsstrukturen im Feld von **Arbeitswelt** und **privater Sphäre** hin. So gab es nicht nur Hinweise auf Belastungen am Arbeitsplatz, wie zum Beispiel Lärm, Staub, Zeitdruck, hohe Konzentration, drohende Sanktionen, sondern auch auf familiäre Belastungen, wie zum Beispiel hohe Kinderzahl, häuslichen Ärger, Partnerkonflikte, Freizeitstreß, wenig Freundschaften, und auf spezifische Persönlichkeits- und Verhaltensmerkmale, die als »Karrierestolz« (s. Typ-A-Verhalten) oder Neigung, alles in sich hineinzufressen, charakterisiert wurden.

Hieraus ergibt sich, daß das historisch relevante Streßmodell von Selye (1974), wenn nicht überholt, so doch dringend erweiterungsbedürftig ist, hin zu einem **multifaktoriellen Ansatz**, in dem subjektiv wahrgenommene Arbeitsbelastungen, familiäre Belastungen und Persönlichkeits- und Verhaltensmerkmale als mögliche Belastungsfaktoren einbezogen werden müssen. Ein großer Teil der Erkrankung wird vermutlich nicht monokausal durch *einen* Stressor am Arbeitsplatz ausgelöst, sondern vermittelnde Wege, komplexe interaktive Prozesse beziehungsweise Vernetzungen von Familie und Arbeit bilden das pathologische Moment. Davon unberührt gibt es sicher Arbeitsplatzbelastungen, die auch für sich allein pathogen wirken können (z. B. Lärm, Monotonie etc.).

2.4.3 Arbeitswelt und familiäre Umwelt sind vernetzt

Die **Familie** ist in der Psychosomatik hinlänglich ausgewiesen als zentraler Ort der Sozialisation und der Reproduktion (vgl. u. a. Haag 1990). Sie ist aber auch jener Ort, wo Krankheit wahrgenommen wird und Krankheitsbedürfnisse sich artikulieren dürfen und können. In diesem Zusammenhang wird gerade der Familie gegenüber der Arbeitswelt eine relative Eigengesetzlichkeit beziehungsweise Resistenzfähigkeit zugebilligt, ja man spricht auch vom **»kompensatorischen Gegenmilieu«**.

In einer ersten Annäherung für die psychotherapeutische Medizin geht es darum, die **Sprungstellen** zwischen den **Systemen** »Arbeit« und »Familie« zu betrachten. Die Beziehung zwischen den Bereichen Arbeit und Familie kann jedoch nicht so gedacht werden, als ob eine Kugel (die Arbeit) eine andere Kugel (die Familie) anstößt und die Bewegung sich geradlinig fortsetzt. Der Anstoß setzt vielmehr ganz eigene Mechanismen beim angestoßenen System in Gang, und zwar Mechanismen aus der *eigenen* Dynamik (Anregung zur eigenfrequenten Schwingung). Systemtheoretisch sprechen wir von der »**Auto-Poiese**« und meinen damit die relative Eigendynamik des Systems und seiner Teile – »relativ«, weil von außen zwar angestoßen, aber dann nach ganz eigenen Systemstrukturen und Funktionsgesetzen des angestoßenen Systems ablaufend (sog. »*carry-over*«- oder »*spillover*«-Hypothese nach Buchholz 1984).

Aus dem Bereich der Arbeitsmedizin gibt es ein gut untersuchtes Beispiel, wo sich die Verknüpfung von Arbeitsbelastung und Familienleben, also das komplexe Zusammenspiel von verschiedenen Bereichen zeigt: die **Nacht-** und **Schichtarbeit**.

Nacht- und Schichtarbeit muß als bedeutender Belastungsfaktor angesehen werden, da:

- Arbeitsbelastungen zu einem Zeitpunkt gefordert werden, zu dem die psychophysische Leistungsbereitschaft, gemessen an Körpertemperatur, Herz-Kreislauf-System sowie hormonellen Regelprozessen, gemindert ist
- die sozialen Beziehungen zu anderen, insbesondere zur Familie, durch die Zeitverschiebung und mangelnde Koordinierbarkeit gestört ist

Die spezifische Streßwirkung (vgl. Karmaus u. Schienstock 1979) besteht vor allem in einer beginnenden Umkehrung der biologischen Periodik des Zeitbewußtseins sowie der Einschränkung sozialer Kontakte und des familiären Zusammenlebens. Als typische **Beschwerden** werden von **Schichtarbeitern** genannt:

- Schlafstörungen mit Folgebeschwerden, wie Kopfschmerzen, Reizbarkeit und depressiver Stimmungslage, da zum Beispiel auch die lebensnotwendige Traumtätigkeit eingeschränkt wird
- Verdauungsstörungen, die sich vor allem in Magenbeschwerden und Magengeschwüren äußern
- Herz-Kreislauf-Störungen und Folgeerkrankungen

In diesem Rahmen kann nur angedeutet werden, was sich aus der »Unruhe und Unbeständigkeit«, die durch den Schichtrhythmus in die Familie hineingetragen werden, ergeben kann:

- Verringerung gemeinsamer Aktivitäten, was zur Entfremdung führt

- Verhaltenseinschränkung der Familienmitglieder, insbesondere bei den Kindern, damit der Arbeitnehmer am Tage Ruhe im Schlaf findet
- Belastung des Sexuallebens durch zeitlich verschobene oder/und unterschiedliche Sexualappetenz
- mangelnde Teilnahme am kulturellen Leben, Gefahr der Isolation

An dieser Stelle deutet sich an, daß Arbeitsbelastungen sehr wohl belastend sind und relativ typische Beschwerdebilder hervorbringen (Trias von Schlafstörungen, Verdauungsproblemen und Herz-Kreislauf-Beschwerden). Aber es wird auch die Auswirkung und vermutliche Wechselwirkung mit dem familiären Bereich des Schichtarbeiters deutlich.

Die **Familie** erhält dabei generell die Funktion zugeschrieben, die **Belastung** durch den Arbeitsplatz **aufzufangen** und zu verarbeiten. Diese Aufgabe führt jedoch zu neuen Spannungen unter den Familienmitgliedern: Wer darf sich auf wessen Kosten erholen?! Der nun innerfamiliäre Konflikt wird oft auf Kosten beziehungsweise mit Hilfe eines Familienmitgliedes ausgetragen und dadurch quasi gebunden. Die Familie erfüllt ihre Reproduktionsfunktion gegenüber der Arbeitswelt somit mit Hilfe der Funktionalisierung eines Familienmitgliedes, das nicht mit dem Arbeitnehmer identisch zu sein braucht. Das einzelne Mitglied wird für den Erhalt des Ganzen »in Dienst genommen«. Die Krankheit ist hierbei der Versuch, die eigene Resistenzfähigkeit wieder zu erhöhen und in den eigenen, nun individuellen Grenzen ein kompensatorisches Gegenmilieu zu schaffen. Ferenczi (1919) hat am Phänomen der »**Sonntagsneurosen**« dabei das gesamte psychische Spannungsfeld angedeutet: Triebdynamische Kräfte des Arbeitnehmers stehen durch die Antizipation der Arbeitsanforderung (am Sonntag die vom Montag) in der Familie im Konflikt (vgl. auch Abraham 1982).

2.4.4 Der Einfluß von Arbeitsplatzerfahrungen auf die Familie

Zur Konkretisierung der Annahme, daß Erfahrungen am Arbeitsplatz ihren Einfluß auf die Familie haben, sei aus der Poliklinik-Routine einer psychosomatischen Abteilung ein Fallbeispiel gegeben:

―――――― Fallbeispiel ――――――

Es handelt sich um eine Patientin von 28 Jahren, die Hausfrau und Mutter eines Mädchens von fünf und eines Jungen von drei Jahren ist; sie ist verheiratet mit einem 30jährigen Mann, der Außendienstmitarbeiter in einem ländlichen Bezirk ist. Die Symptomatik, die die Patientin veranlaßte, unsere Ambulanz aufzusuchen, war eine beginnende Crohn-Krankheit.

Die Darmsymptomatik begann neun Monate nach Geburt des zweiten Kindes beziehungsweise ein Viertel Jahr nach Einzug in die Eigentumswohnung. Sie berichtet von viel Ärger über Mängel am Bau, die sie allein regeln mußte, weil der Mann zur Arbeit war, obwohl es sein Wunsch war, ein Eigenheim zu haben. Sie beklagte, daß der Haushalt und die zwei Kinder viel Kraft von ihr verlangen. »Ich ersticke durch Haushalt und Kinder ... die Kinder binden mich, mein Mann ist freier, er ist viel weg, ich kann wenig sprechen ...« Sie könne sich innerlich sehr ärgern und sei auch gegenüber den Kindern ungerecht, so daß sie Angst habe, die Kinder seien die Leidtragenden.

Der Ehemann meint dazu: »Mir fehlt die letzte Überzeugung, daß sie ein Problem hat, sie hat's gut ... ich mag mir keine Gedanken machen, eine Lösung zu finden, ich habe Probleme im Beruf genug. Wenn es zuviel wird, schadet es mir; halte alles auf Distanz, ich weiß, 'ne Hausfrau hat viel Arbeit, aber sehe es nicht, ich habe auch Streß am Körper erlebt durch den Zeitdruck im Auto (ca. 800 bis 1000 km/Woche), denn als Vertreter hängt mein Gehalt und mein Job am Umsatz.«

Die Vorschläge des Mannes, sie solle an einem örtlichen Hausfrauenkreis teilnehmen oder »ein Hobby machen«, zeigen ihrer Meinung nach, daß er sie nicht versteht. »Es wäre gut, 'mal Zeit für mich selber zu haben.« Nach der Geburt des ersten Kindes habe sie zuerst noch halbtags gearbeitet, doch das war zu anstrengend, denn wenn der Mann nach Hause kam, wollte er Ruhe, und gerade in der Stunde mußte am meisten erledigt werden: Kinder füttern, zu Bett bringen, Essen für den Mann kochen. Sie genoß es, als der Mann auch mal die Tochter in den Kindergarten brachte; doch das ging nicht mehr, weil er noch früher seine Arbeit beginnen mußte.

Sie ist unzufrieden, will aber nicht ärgerlich sein: »Mich hindert, den Mann zu belasten: Er ist in seinem Beruf voll ausgelastet ... ich denke zuerst an die Familie und nicht an mich ... mein Mann denkt mehr an sich ...«

Wenn sie mal einen scharfen Ton habe, sage er: »Warum muckscht du?« Der Mann meint: »Mit mir kann man schwer streiten, sie pflaumt mich schon mal an und trägt es mir nach, dann werde ich ärgerlich, wenn es in der Luft hängenbleibt, ... den Streit mit dem Chef kann ich nicht gewinnen, aber ... vielleicht hätte ich mich mehr kümmern müssen und nicht fernsehen. Ohne sie kann ich auch nicht abends allein zu Hause sitzen.«

Und seitdem die Krankheit feststeht, sagt die Frau: »Mein Mann hat viel Verständnis, er richtet mich auf, wenn ich zu schwarz sehe.«

Die berufliche Belastung zwingt den Mann, sich zusätzliche Probleme (z.B. Kindererziehung) vom »Halse zu halten«, indem er seine Frau gegen ihren Willen auf die Mutter- und Hausfrauenrolle festlegt. Die Frau nimmt diese Rolle innerlich widerwillig an, weil sie den Mann aufgrund dessen beruflicher Belastung und weil er der »Ernährer der Familie« ist, nicht zusätzlich belasten will. Ihr Unmut scheint sich aber körperlich zu manifestieren, und über den sekundären Krankheitsgewinn ihrer Symptomatik scheint sie sich genau das zu holen, was ihr durch die berufsbedingte Abwesenheit des Mannes immer wieder emotional und sozial verlorengeht.

―――――

2.4.5 Praktische Konsequenzen

Eingangs wurde auf die künstliche Trennung von Arbeitswelt und psychosomatisch-psychotherapeutischen Ansätzen beziehungsweise auf die Verleugnung der Bedeutung der Arbeit hingewiesen. Patienten und Klienten, die uns aufsuchen, können mitunter sehr ausgiebig über Symptome klagen, aber sie vermeiden es oft, über belastende Erfahrungen am Arbeitsplatz und/oder über das Familienleben spontan zu sprechen. Ein Lösungsansatz für diese schwierige Konstellation kann sich durch die gezielte **Thematisierung des »Feierabends« im anamnestischen Gespräch** bieten. Einheitliche Einstiegsfragen für diesen Teil der Anamnese, die eine individuelle Ausgestaltung pro Patient zulassen, könnten unter anderem sein: »Wie reagieren Sie, wenn Sie oder Ihre Familie nach Hause kommen?« »Wodurch können Sie abends von der Arbeit abschalten?« Besonders im familientherapeutischen Setting bieten sich Möglichkeiten, die dann zutage tretenden Probleme zu bearbeiten (vgl. auch Welter-Enderlin 1982).

In Betrieben oder in der Unternehmensberatung gibt es mittlerweile eine Vielzahl von **Programmen** beziehungsweise Trainings, die der Erhöhung der individuellen Kräfte zum **Streßabbau** dienen sollen (von Meditation bis zu Rollenspiel-Übungen in Seminaren). In speziellen »Streß-Management-Programmen« (Everly 1989) innerhalb und außerhalb der Arbeitswelt können sich Arbeitnehmer persönlich schulen, ihre Streßreaktionen frühzeitig zu erkennen und durch Entspannungs- und Bewältigungstrainings zu reduzieren.

Diese Überlegungen dienen nicht der Abkehr von tiefenpsychologischen und familiendynamischen Überlegungen und Vorgehensweisen. Es geht vielmehr um die Berücksichtigung der Einbettung sehr individueller Reaktionen im gesellschaftlichen Spannungsfeld, in dem über verschiedene, aber angehbare Zwischenschritte Krankheit entsteht.

Literatur

Abraham K. Bemerkungen zu Ferenczis Mitteilungen über »Sonntagsneurosen«. In: Abraham K: Gesammelte Schriften. Bd. I. Frankfurt: Fischer 1982; 307-8.

Blohmke M, Reimer F. Krankheit und Beruf. Heidelberg: Hüthig 1980.

Buchholz W. Lebensweltanalyse. Sozialpsychologische Beiträge zur Untersuchung von krisenhaften Prozessen in der Familie. München: Profil 1984.

Dittmann K, Siegrist J, Matschinger H, MC Queen D. Vorzeitiger Herzinfarkt und soziale Belastungen: Methodik und Ergebnisse einer medizin-soziologischen Studie am Beispiel lebensverändernder Ereignisse. In: Medizinische Soziologie. Jahrbuch 1. Deppe H-U, Gerhardt U, Novak P (Hrsg). Frankfurt: Campus 1981; 187-222.

Elsner G (Hrsg). Handbuch Arbeitsmedizin. Hamburg: VSA 1988.

Everly GS. A Clinical Guide to the Treatment of the Human Stress Response. New York, London: Plenum 1989.

Ferenczi S. Sonntagsneurosen. 1919. In: Bausteine zur Psychoanalyse. Ferenczi S. Bd. II: Praxis 178. Bern: Huber 1984; 178-84.

Freud S. Das Unbehagen in der Kultur. GW Bd. 14. London: Imago 1930; 419-506.

Haag A. Ein Beitrag zum Wandel der Familie im 20. Jahrhundert. Psychother Psychol 1990; 40: 351-6.

Haag A, Ahrens St, Bühring B, Deneke F-W, Lamparter U, Richter R, Stuhr U. Wie gesund sind Gesunde? In: Sich gesund fühlen im Jahr 2000. Schüffel W (Hrsg). Berlin, Heidelberg, New York: Springer 1988; 27-33.

Karmaus W, Schienstock G. Körperliche, psychische und soziale Auswirkungen von Nacht- und Schichtarbeit. In: Stress in der Arbeitswelt. Karmaus W, Müller V, Schienstock G (Hrsg). Köln: Bund 1979; 9-27.

Leithäuser Th, Volmerg B. Psychoanalyse in der Sozialforschung. Opladen: Westdeutscher Verlag 1988.

Lühring H, Seibel HR. Beanspruchung durch die Arbeit und psychische Gesundheit: Auswirkungen von Diskrepanzen zwischen Arbeitserfahrungen und Arbeitserwartungen bei Industriearbeitern. Z Soziologie 1981; 10: 395-412.

Maschewsky W, Schneider U. Soziale Ursachen des Herzinfarkts. Frankfurt: Campus 1981.

Menninger, K. Liebe und Haß. Stuttgart: Klett-Cotta 1942/1970.

Meyer A-E. Die psychosomatische Gegenreformation: Sind die Hoffnungen erfüllt? In: Entwicklung und Perspektiven der Psychosomatik in der. BRD. Ahrens St (Hrsg). Berlin, Heidelberg, New York: Springer 1988; 7-17.

Rosenman RH. Coronary prone behavior pattern and coronary heart disease: Implication for the use of beta-blocker in primary prevention. In: Psychosomatic Risk Factors and Coronary Heart Disease. Indication for Specific Preventive Therapy. Roseman RH (ed). Bern: Huber 1983; 9-14.

Rosenman RH, Friedman M. The Central Nervous System and Coronary Heart Disease. In: Health and the Social Enviroment. Insel P M, Moos R H (eds). Lexington/Mass: Heath 1974; 93-106.

Selye H. Streß, Bewältigung und Lebensgewinn. München: Pieper 1974.

Siegrist J, Dittmann K, Rittner K, Weber I. Soziale Belastungen und Herzinfarkt. Stuttgart: Enke 1980.

Stuhr U: Die Entstehung psychosomatischer Krankheiten im intersystemischen Geschehen zwischen Arbeit und Familie. In: Jahrbuch für Psychopathologie und Psychotherapie 8. Feuser G, Jantzen W (Hrsg). Köln: Pahl-Rugenstein 1988; 73-91.

Welter-Enderlin R. Familie, Arbeitswelt und Familientherapie. Familiendynamik 1982; 1: 45-61.

Wotschack P, Wotschack W. Herzinfarktforschung und Industriearbeit. In: Medizinische Soziologie. Jahrbuch 1. Deppe H U, Gerhardt U, Novak P (Hrsg). Frankfurt: Campus 1981; 238-65.

Literaturempfehlung

Ferber C v. Arbeit, Gesundheit und Krankheit. In: Psychosomatische Medizin. Adler RH, Herrmann JM, Köhle K, Schönecke OW, Uexküll Th v, Wesiack W (Hrsg). 5. Aufl. München, Wien, Baltimore: Urban & Schwarzenberg 1996; 291-300.

Novak P. Arbeit und Krankheit. Ein psychosomatisches Problem. In: Psychosomatische Medizin. Uexküll Th v (Hrsg). München: Urban & Scharzenberg 1990; 1122-34.

Kapitel 3

Psychoanalytische Entwicklungspsychologie

Norbert Hartkamp

In der Entstehung psychogener Erkrankungen spielen neben Lebensumständen, an deren Bewältigung ein Individuum scheitert, Persönlichkeitsfaktoren eine entscheidende Rolle. Solche **Persönlichkeitsfaktoren**, das heißt die für einen bestimmten Menschen charakteristischen Handlungsweisen, inneren Einstellungen und typischen Reaktionsweisen, sind das Ergebnis individueller Entwicklungsprozesse, die durch die Modelle der psychoanalytischen Entwicklungspsychologie beschrieben werden.

Persönlichkeit ist weder angeboren, noch ist sie ein ausschließliches Produkt von Umweltfaktoren, von Sozialisation oder nachgeburtlicher Entwicklung. Wie Zwillingsuntersuchungen zeigten, wird die Ausformung der Persönlichkeit zu einem beträchtlichen Teil von **biologisch-genetischen Faktoren** mitbestimmt, wobei der auf hereditäre Faktoren zurückzuführende Anteil interindividueller Varianz ca. 30% beträgt (Schepank 1992). Bei Persönlichkeitsstörungen ist dieser Anteil am höchsten, bei neurotischen und bei psychosomatischen Erkrankungen ist er deutlich geringer. Verschiedene Untersuchungen zeigten, daß der Anteil biologisch-genetischer Faktoren bei klinischen Stichproben geringer ist als bei Normalpersonen, was – ganz im Einklang mit der psychoanalytischen Krankheitslehre – darauf hinweist, daß bei psychogenen Erkrankungen die Einflüsse zum Beispiel der familiären Beziehungsstruktur von größerer Wichtigkeit sind.

Einige Vorbemerkungen erscheinen uns wichtig, um geläufigen Mißverständnissen zu begegnen. Die Begriffe mit denen die psychoanalytische Entwicklungspsychologie operiert, sind mit dem Risiko behaftet, zu einer »**pathomorphen**« oder »**adultomorphen**« **Betrachtungsweise** zu verführen. Gemeint ist damit folgendes: Stadien der kindlichen Entwicklung, insbesondere auch der frühesten Zeit der kindlichen Entwicklung, werden in der psychoanalytischen Entwicklungspsychologie häufig mit Bezeichnungen belegt, die ursprünglich Bezeichnungen für pathologische Erscheinungen bei Erwachsenen waren. So wird zum Beispiel von einer Phase des »normalen Autismus« oder einer »paranoiden Position« in der Entwicklung gesprochen. Eine solche Begriffsverwendung ist im Grunde genommen nicht zulässig, denn damit wird ja unterstellt, Phasen der normalen kindlichen Entwicklung seien krankhaften seelischen Erscheinungen bei Erwachsenen gleichgestellt, und psychogene Erkrankungen seien nichts anderes als die Wiederholung entsprechender normaler Zustände bei kleinen Kindern. Dieses trifft sicherlich nicht zu, denn seelische Erkrankungen sind mindestens ebenso sehr durch pathologische Veränderung und Verzerrung seelischer Abläufe gekennzeichnet wie durch die Wiederholung früheren Erlebens. Mit dieser Begriffsverwendung steht noch eine weitere Schwierigkeit im Zusammenhang: Oftmals wird die Auffassung vertreten, »früher« in einem entwicklungspsychologischen Sinne entspräche »tiefer« in einem psychologischen Sinne oder aber »schwerer gestört« in einem psychopathologischen Sinne. Diese Annahme wird etwa durch Begriffe wie »frühe Störung« oder »präödipales Störungsniveau« unterstützt. Auch hier gilt jedoch: Seelische Störungen sind nicht einfach Neuauflagen und Wiederholungen früherer Seelenzustände, sie sind vielmehr Ausdruck gestörter seelischer Tätigkeit.

Innerhalb der psychoanalytischen Entwicklungspsychologie wird gerne und häufig von Entwicklungsphasen oder **Entwicklungsstadien** gesprochen. Man sollte diese »Stadien« aber nicht in dem Sinne mißverstehen, als ob es sich dabei um klar umrissene und voneinander abgetrennte Abschnitte handele. Natürlich ist es sinnvoll, verschiedene Phasen zu unterscheiden, denn zweifelsohne verhält sich ja ein Säugling anders als ein Kind im Kindergarten und dieses wiederum anders als ein Schulkind. Andererseits vollziehen sich die **Übergänge** etwa vom Säuglings- ins Kleinkindalter keineswegs abrupt, und wann eine bestimmte Phase abgeschlossen und eine andere begonnen wurde, läßt sich im Einzelfall nie mit absoluter Sicherheit sagen. Wenn wir dennoch von entwicklungspsychologischen Phasen sprechen, dann meinen wir damit, daß es bestimmte Lebensalter gibt, in denen einzelne Themen oder entwicklungspsychologische »Aufgaben« das Verhalten und Erleben eines Kindes in besonderer Weise bestimmen. Dabei gilt im allgemeinen, daß, wenn ein Stadium erfolgreich durchlaufen wurde, dies die Bewältigung des folgenden Entwicklungsstadiums fördert und erleichtert. Die seelische Entwicklung schreitet aber auch voran, wenn einzelne Phasen nicht in der wünschenswerten Weise bewältigt werden konnten. Häufig wird dann auch die Entwicklung der nachfolgenden Phasen beeinträchtigt sein. Es gibt aber auch die Möglichkeit, daß späte Entwicklungen einen früh erlittenen Mangel kompensieren; über das Wirken solcher Kompensationsmechanismen ist in der psychoanalytischen Entwicklungspsychologie bisher allerdings erst wenig bekannt (vgl. dazu bereits Hartmann 1952, S. 8).

Insgesamt bietet die Entwicklungspsychologie innerhalb der psychotherapeutischen Medizin kein einheitliches Bild. Besonders durch die empirische Beobachtung des Säuglings- und Kleinkindverhaltens erfuhr die Entwicklungspsychologie in den letzten Jahren nachhaltige Veränderungen, die eine Revision mancher bis dahin für gültig gehaltener Vorstellungen erforderlich machten. Neben diesen neueren sind in der Praxis der Psychotherapie eine Vielzahl von traditionellen Konzepten weiterhin von Bedeutung. In den folgenden Abschnitten werden wir daher auf die neueren Befunde ebenso eingehen wie auch auf die wichtigsten traditionellen Konzepte der psychoanalytischen Entwicklungspsychologie.

3.1 Die Lehre von den psychosexuellen Phasen

In den Anfängen der Psychoanalyse wurde die seelische Entwicklung vor allem als Entwicklung von Trieben aufgefaßt; Freud sprach in diesem Zusammenhang von den »**Triebschicksalen**« (Freud 1915). Die Triebschicksale wurden dabei als Abfolge von psychosexuellen Phasen beschrieben. Mit dem Begriff der **Psychosexualität** sind dabei nicht nur sexuelle Handlungen im engeren Sinne gemeint, der »Begriff des Sexuellen umfaßt in der Psychoanalyse weit mehr; er geht nach unten wie nach oben über den populären Sinn hinaus. ... Wir sprechen darum auch lieber von Psychosexualität, legen so Wert darauf, daß man den seelischen Faktor des Sexuallebens nicht übersehe und nicht unterschätze. Wir gebrauchen das Wort Sexualität in demselben umfassenden Sinne, wie die deutsche Sprache das Wort 'lieben'. Wir wissen auch längst, daß seelische Unbefriedigung mit allen ihren Folgen bestehen kann, wo es an normalem Sexualverkehr nicht mangelt, und halten uns als Therapeuten immer vor, daß von den unbefriedigten Sexualstrebungen, deren Ersatzbefriedigungen in der Form nervöser Symptome wir bekämpfen, oft nur ein geringes Maß durch den Koitus oder andere Sexualakte abzuführen ist« (Freud 1910, S. 120f.).

In der **Lehre** von den **psychosexuellen Phasen** geht es also um die menschliche Entwicklung vom Blickwinkel des Liebesbedürfnisses, des Begehrens (lat. **libido**) aus gesehen. Die Libido heftet sich dabei an bestimmte Körperzonen, die **erogenen Zonen**, und sie ist mit bestimmten körperlichen Erfahrungen verknüpft, wobei sie anfänglich »nicht auf andere Personen gerichtet ist; [der Trieb] befriedigt sich am eigenen Körper, er ist **autoerotisch**« (Freud 1905, S. 81f.). Auch die unterschiedlichen Modalitäten der Triebbefriedigung sind zunächst noch nicht miteinander integriert, es bestehen vielmehr verschiedene **Partialtriebe** nebeneinander, was Freud zu der prägnanten Formulierung veranlaßte, Kinder seien ihrer Anlage nach »polymorph pervers« (Freud 1905, S. 91).

3.1.1 Die orale Phase

Den Ausgangspunkt der psychosexuellen Entwicklung bildet in der klassischen psychoanalytischen Sicht das **Bedürfnis** des **Neugeborenen nach Nahrung** und **Pflege**. Freud drückt es so aus: „Die Liebe entsteht in Anlehnung an das befriedigte Nahrungsbedürfnis« (1940, S. 115). Nach dieser Vorstellung sind die anfängliche Wahrnehmung und das anfängliche Erleben des Kindes ganz auf die Vorgänge der Nahrungsaufnahme bezogen, weswegen von dieser Phase auch als »oraler Phase« gesprochen wird. Die Nahrungsaufnahme dient dabei nicht nur der Stillung eines organismischen Körperbedarfs, sondern sie wird zusammen mit den anderen Pflegehandlungen zu einer eigenständigen Quelle lustvollen Erlebens. Am klarsten läßt sich dies an kindlichen Verhaltensweisen wie dem Daumenlutschen oder der Benutzung eines Schnullers – Freud spricht vom »Wonnesaugen« – verdeutlichen: In Situationen von Unruhe, Angst oder Schmerz kann das Daumenlutschen eine Beruhigung schaffen; ein Kind, das zuvor noch schrie, entspannt sich, sobald es den Schnuller bekommt, und kann vielleicht sogar einschlafen. In einer solchen Situation spielt sich nach dem psychosexuellen Entwicklungsmodell folgendes ab: Ein Neugeborenes verfügt zunächst lediglich über eine angeborene, reflexhaft koordinierte Fähigkeit, mit dem Mund Nahrung aufzunehmen. Der schon bald nach der Geburt entstehende Nahrungsbedarf, die »innersomatische Reizquelle« (Freud 1905, S. 67), führt zu einem Anwachsen organismischer Spannung, es entsteht Unlust. Wird das Kind nun gestillt, so wird nicht nur der körperliche Nahrungsbedarf befriedigt, sondern die organismische Spannung fällt ab, und durch diesen Spannungsabfall konstituiert sich ein erstes Lusterleben. Dieses Lusterleben ist dabei aufs engste mit den sensorischen Wahrnehmungen in der Mundregion verknüpft, die das Gestilltwerden begleiteten. Sobald die Verknüpfung zwischen Lusterleben und Reizung der erogenen Zonen hergestellt ist, wird das Kind immer dann danach streben, diese sensorischen Erfahrungen zu wiederholen, wenn erneute Unlustspannung auftritt.

Die **Erlebensqualitäten**, die mit der oralen Phase in Verbindung stehen, sind zu Beginn vor allem die des
- passiven Aufnehmens
- Bekommens
- Sich-Einverleibens von Dingen, die einem gegeben werden

Weiterhin sind hier die Qualitäten des Bergenden, Wärmenden, allgemein: des Sicherheitsgefühls (Sandler 1960) zu erwähnen. Diese allererste Zeit wird daher auch als die **passiv-orale Phase** bezeichnet.

Später tritt mit zunehmender Fähigkeit zu aktivem und besser gesteuertem Handeln die Fähigkeit hinzu, Dinge zunächst mit den Augen und später mit den Händen zu erfassen und zu nehmen, sie sich zu erobern und *zuzulangen*. Mit den ersten Zähnen entwickelt sich die Fähigkeit zuzubeißen, das Kind macht Erfahrungen damit, daß es anderen Schmerz zufügen kann, und es können sich erste Äußerungen von Feindseligkeit entwickeln. Dieser Abschnitt wird auch als die **oral-sadistische Phase** bezeichnet.

Abhängig davon, wie die orale Phase durchlaufen wurde, lassen sich beim Erwachsenen Charakterzüge mit Bezug zur oralen Befriedigung von solchen mit Bezug zur oralen Versagung unterscheiden. Zu den **Zügen**, die mit **oraler Befriedigung** in Verbindung gebracht werden, gehören Eigenschaften wie Großzügigkeit oder ein tief verwurzelter, unerschütterlicher Optimismus. Es kann aber auch eine Erwartungshaltung resultieren, die mit dem Anspruch auf stets wohlgesinnte Fürsorge verbunden ist. **Oral unbefriedigte Charaktere** sind demgegenüber durch eine pessimistische Einstellung dem Leben gegenüber und eine mit Anspruchlichkeit verbundene Unzufriedenheit gekennzeichnet. Hier kann eine passive Erwartungshaltung von der Vorstellung getragen sein, die Umwelt habe all das zu gewähren, was einem solchen Menschen früher entging.

3.1.2 Die anale Phase

Die orale Phase wird von der analen Phase abgelöst, die mit der sich entwickelnden Motorik und Körperbeherrschung des Kindes einsetzt. Kinder sind in dieser Lebensphase erstmals nachdrücklich mit Verboten und Vorschriften konfrontiert. Je mehr sich ihre Handlungsmöglichkeiten erweitern, je mehr sich ihre Motorik entfaltet, desto mehr werden sie auch mit Beschränkungen und mit Kontrolle ihrer Impulse konfrontiert. Durch seine Fähigkeit zu greifen und festzuhalten, zu werfen und wegzustoßen, Dinge heranzuholen oder in Distanz zu halten, gewinnt das Kind eine zunehmende Macht über die Umgebung. Die Bezeichnung »anale Phase« verweist darauf, daß jetzt auch das zunehmende Gewahrwerden und die Beherrschung der Ausscheidungsfunktionen an Bedeutung gewinnen. After und Enddarm gewinnen nun eine erogene Bedeutung. Der Darminhalt »wird offenbar wie ein zugehöriger Körperteil behandelt, stellt das erste 'Geschenk' dar, durch dessen Entäußerung die Gefügigkeit, durch dessen Verweigerung der Trotz des kleinen Wesens gegen seine Umgebung ausgedrückt werden kann« (Freud 1905, S. 87). Dies und die sich entwickelnde Motorik werden zum Gegenstand von Auseinandersetzungen, bei denen es in erster Linie um die Gewinnung und Sicherung von **Autonomie**, um das **Behalten** oder **Hergeben**, aber auch um das **Einhalten** von **Regeln**, um **Leistungsaspekte** (»gut gemacht!«), um Beschämung und Selbstzweifel geht.

Von diesen Erlebensweisen können sich **Charakterzüge** ableiten, die später die erwachsene Persönlichkeit prägen: Das Bestreben zu Behalten, die **Retentivität**, kann die Form von Sparsamkeit annehmen, die sich bis zum Geiz steigern kann, oder es kann als Vorliebe für das Besitzen und Pflegen von Dingen in Erscheinung treten. Andere Folgen sind Pedanterie und Unduldsamkeit gegenüber Unordnung, aber auch Verläßlichkeit und Organisationstalent. Die Lust am Hergeben, an der **Exkretion**, kann als übertriebene Nachlässigkeit, als Unordentlichkeit, Freigiebigkeit, Verschwendungslust, aber auch als Produktivität und Schaffensfreude in Erscheinung treten. Eine zu große Sauberkeit oder ein Widerwille gegen Schmutz können als eine Reaktion gegen Beschmutzungsimpulse auftreten. Die kindlichen Auseinandersetzungen um Macht und Autonomie können in der erwachsenen Persönlichkeit eine Bereitschaft zu übergroßer Fügsamkeit oder auch eine Bereitschaft zu willkürlich-aggressiver Machtausübung hinterlassen (jemand anderes »zur Sau machen«, »wie Dreck« behandeln). In diesem Zusammenhang wird auch von **anal-sadistischen Erlebensweisen** gesprochen.

3.1.3 Die phallisch-genitale Phase

An die anale schließt sich die phallisch-genitale Phase an. Die Bezeichnung dieser Phase verweist auf die traditionelle Vorstellung, nach welcher für beide Geschlechter nur ein Geschlechtsorgan – das männliche – von Bedeutung sei. Der Hauptcharakter dieser Stufe der infantilen Genitalorganisation, so Freud, „ist zugleich ihr Unterschied von der endgültigen Genitalorganisation der Erwachsenen. Er liegt darin, daß für beide Geschlechter nur **ein Genitale**, das männliche, eine Rolle spielt. Es besteht also nicht ein Genitalprimat, sondern ein Primat des Phallus« (1923b, S. 294f.). Für das **männliche Kind** ist in dieser Phase das Erleben des Stolzes charakteristisch, der Penis als lustbringender Besitz wird zum Maßstab des Selbstgefühls. Auch die weiblichen Pflegepersonen, Geschwister oder ähnliche werden in der Phantasie mit einem Penis ausgestattet; die Objektbeziehungen sind mithin durch **Projektion** bestimmt, und sie sind, insoweit das (männliche) Kind sich selbst zum Vorbild nimmt, auch **narzißtisch**. Aus seiner intensiven narzißtischen Wertschätzung für das »leicht erregte, veränderliche, an Empfindungen so reiche Körperteil« (Freud 1923b, S. 295) leitet sich auch die Wirksamkeit der **Kastrationsangst** ab, welche diejenige oraler Ängste – etwa der Angst gefressen zu werden – oder analer Ängste – zum Beispiel beraubt zu werden – im Regelfall weit übersteigt.

Das **phallisch-genitale Erleben** des **Mädchens** unterscheidet sich in markanter Weise von dem des Jungen: Unter dem Einfluß der in der analen Phase erworbenen Bewertungsschemata mutet der Penis als »mehr« und »besser« an, die Klitoris hingegen als »weniger« und »minderwertig«. Das Mädchen erlebt, daß der Entfaltung seiner phallisch-sexuellen Aktivitäten engere Grenzen gesetzt sind, als dies beim männlichen Kind der Fall zu sein scheint, und »nachdem es den ersten Versuch, seinen Penismangel als persönliche Strafe zu erklären, überwunden und die Allgemeinheit dieses Geschlechtscharakters erfaßt hat, beginnt es, die Geringschätzung des Mannes für das in einem entscheidenden Punkt verkürzte Geschlecht zu teilen« (Freud 1925c, S. 25). Als Ausdruck des **Penisneids** entwickelt es den Wunsch, selbst wie ein Junge zu sein und nimmt gegenüber der

Mutter, welche der Tochter die gewünschte Ausstattung versagt hat, eine enttäuscht-anklägerische Haltung ein.

Auf die Persönlichkeit des **Erwachsenen** kann die **Kastrationsangst** oder das Gefühl, kastriert zu sein unterschiedliche Auswirkungen haben (vgl. Hoffmann 1984, S. 170ff.). Bei Männern findet sich in Reaktion auf die Kastrationsangst häufig eine protzig-arrogante Einstellung, wobei ein manchmal arrogant, manchmal imponierend selbstsicheres Auftreten gelegentlich Züge von kalter Zurückhaltung oder von höhnischer Aggressivität annehmen kann. Auch in der Sexualität dieser Männer spielt die **Aggression** eine große Rolle; die Sexualität dient überwiegend der eigenen Bestätigung und der abwertenden Erniedrigung der Frauen. Dementsprechend sind diese Männer regelhaft auch nicht in der Lage, Sexualität als lustvoll zu erleben, bei ungestörter erektiver Potenz besteht nicht selten jedoch eine relative orgastische Impotenz.

Bei **Frauen** kann das **Erleben** von **Minderwertigkeit** verleugnet und durch kompensatorische Phantasien oder Leistungen ersetzt werden. Die innere Formel bei diesem sogenannten **Wunscherfüllungstyp** lautet: »Ich bin doch so vollkommen wie die Männer.« In anderen Fällen kann die erlebte Kränkung nie ganz überwunden werden, solche Frauen können dazu tendieren sich zu **rächen** – an anderen Frauen stellvertretend für die Mutter, die sie penislos in die Welt gesetzt hat, und an Männern, die so ungerechtfertigt bevorzugt sind. Hier lautet die innere Formel: »Ich bin zwar unvollkommen, aber die anderen sollen es auch sein.« Auch bei Frauen kann die Sexualität aggressiv getönt sein und kann dazu eingesetzt werden, den Mann impotent zu machen, ihn zu entmachten und sich so an ihm zu rächen. Für beide Geschlechter gilt, daß die Neigung, einen Rivalen niederzukämpfen, sich auf berufliche Karrieren günstig auswirken kann. Bei diesem Typ erstreckt sich die Vorstellung des Phallischen auf die ganze Person und damit auch auf den ganzen Körper; dementsprechend finden sich solche Persönlichkeiten besonders in Bereichen der Bodybuilding-Subkultur (Klein 1987).

3.2 Notwendige Erweiterungen der triebtheoretischen Sicht

Die Theorie der psychosexuellen Entwicklungsstadien ist, wie wir eingangs erörterten, eine Triebtheorie, in welcher die Reifungsprozesse des kindlichen Organismus über Entwicklungstempo und Entwicklungsphasen bestimmen. Für sich alleine genommen kann diese triebtheoretische Sicht die Komplexität seelischer Entwicklung nicht erfassen und bedarf daher der Ergänzung. Diese notwendigen Erweiterungen betreffen die Entwicklung der
- Objektbeziehungen
- Repräsentanzenbildung
- Affekte
- kognitiven Prozesse
- über die Triebbefriedigung hinausweisenden Wünsche
- Geschlechtsidentität

3.2.1 Entwicklung der Objektbeziehungen

Im Modell der psychosexuellen Entwicklungsphasen spielten die Objekte nur als Adressaten von Triebregungen eine Rolle. Zwar gibt es auch bei Freud bereits Ansätze zu einer Objektbeziehungstheorie, so etwa wenn er 1923 in seiner Arbeit »Das Ich und das Es« feststellt, daß Objektbesetzungen durch Identifizierungen abgelöst werden können und »daß solche Ersetzung einen großen Anteil an der Gestaltung des Ichs hat und wesentlich dazu beiträgt, das herzustellen, was man seinen Charakter nennt« (1923a, S. 256f.). Die wesentlichen Beiträge zur Objektbeziehungspsychologie entstammen jedoch erst der Zeit nach Freud.

Melanie Klein: früheste internalisierte Objektbeziehungen

In der Zeit nach Freud war es zum einen Melanie Klein, die sich seit den 20er Jahren mit den frühesten internalisierten Objektbeziehungen beschäftigte. Das Konzept Melanie Kleins ist noch sehr stark von triebtheoretischen Vorstellungen bestimmt, insbesondere von der Annahme eines **angeborenen Aggressionstriebs**.

Frühestes Säuglingsalter

Melanie Klein ging davon aus, daß schon im frühesten Säuglingsalter eine ausgeprägte Phantasietätigkeit und komplexe psychische Abwehrmechanismen dazu benutzt werden, triebhafte Spannungen zu regulieren. Charakteristisch für die ersten drei bis vier Lebensmonate sei das Vorherrschen von Spaltungsmechanismen und Verfolgungsängsten. Melanie Klein sprach von einer »**paranoid-schizoiden Position**«, um diesen Sachverhalt zu kennzeichnen. Aufgrund seiner beschränkten Wahrnehmungsfähigkeit nehme das Kind die Mutter vorwiegend als Brust (bzw. als Hände, Schoß oder Stimme) wahr, so daß anfänglich nur Teilobjekt-(Partialobjekt-)Beziehungen bestünden. Melanie Klein war der Ansicht, daß das kindliche Ich den **Todestrieb** von Anfang an als **Angst** empfindet. Es versuche, diesen Trieb durch Projektion teilweise nach außen abzulenken und teilweise in Aggression umzuwandeln. Um diese Projektion vollziehen zu können, müsse das Ich jedoch die Wahrnehmungen, die diesen Triebaspekt enthalten, abspalten und in das Objekt, also die Brust verbannen, woraufhin dem Kind die Brust bedrohlich erscheine. Im Konzept Melainie Kleins sind in diesem Lebensabschnitt Gefühle immer überwältigend; **Objekte** werden entweder als **total gut** und vollkommen oder als **völlig böse** und bedrohlich wahrgenommen.

Die Phase nach dem 4. Lebensmonat

Im Falle einer günstigen Entwicklung gelinge es dem Kind nach dem vierten Lebensmonat, diese getrennten Bilder zu vereinen. Diese Phase wurde von Klein als »**depressive Position**« bezeichnet. Sobald das Kind erkenne, daß seine Mutter nicht nur eine Brust, sondern eine Gesamtperson sei, werde dem Kind auch die Trennung von der Mutter und seine totale physische und emotionale Abhängigkeit bewußt, woraus heftige Ambivalenz und ein Kampf zwischen liebevollen und haßerfüllten Regungen resultiere. Klein ging davon aus, daß mit Eintritt in die »depressive Position« das kindliche Ich und Über-Ich schon einen Integrationsprozeß durchgemacht haben, daß insbesondere das kindliche Über-Ich jedoch noch durch archaische Strenge und Härte gekennzeichnet sei, wodurch quälende Schuldgefühle und Wiedergutmachungstendenzen entstünden. In dieser Zeit bestehe die größte Angst darin, die Mutter zu verlieren; wenn ein Kind seine Mutter zornig angegriffen habe, so empfinde es ihr gegenüber Schmerz, Verzweiflung und Schuld, weil es aufgrund seines Omnipotenzgefühls glaube, die Mutter durch die eigene Aggression zerstört zu haben. Daraus resultiere die Vorstellung, Stück für Stück wiedergutmachen zu müssen, was es der Mutter angetan habe und die Mutter auf diese Weise wiederherzustellen.

Das **zentrale Ereignis** der **depressiven Position** sei das Erkennen der Mutter als vom Kind unabhängige Person. Auch andere Personen, vor allem den Vater, beginne das Kind wahrzunehmen, wodurch im Kind ein **Gefühl des Ausgeschlossenseins** entstehe. Da jedes Kind, männlich oder weiblich, vom frühesten Säuglingsalter an unbewußt um die Existenz der Geschlechtsorgane wisse, sehe es in der elterlichen Beziehung zunächst einen Geschlechtsverkehr, in welchem sich die Eltern gegenseitig Befriedigungen schenken, die sie dem Kind vorenthalten. Damit empfinde das Kind die Beziehung der Eltern untereinander als schlecht, als gegen das Kind gerichtet. Aufgrund dieses feindseligen Erlebens greife es nun beide Eltern an und verinnerliche sie – da **Introjektion** der in dieser Phase dominierende Abwehrmechanismus sei – als etwas Schlechtes oder Zerstörtes.

Kritikpunkte an Melanie Kleins Theorien

Melanie Kleins entwicklungspsychologische Auffassungen sind in den vergangenen Jahren immer wieder und mit guten Gründen kritisiert worden. Von Kernberg (1969) stammt eine Zusammenfassung der wichtigsten gegen Kleins

Theorie vorgebrachten Kritikpunkte. So sei ihre Vorstellung, nach welcher ein **angeborener Todestrieb** die entscheidende Ursache für das Entstehen von Angst darstelle, eine durch nichts gerechtfertigte Ausweitung der Freudschen spekulativen Todestriebhypothese. Die Annahme, es gebe eine **angeborene Kenntnis** der **Geschlechtsorgane** beider Geschlechter und des Sexualverkehrs, werde durch empirische Befunde nicht gestützt und stehe im Gegensatz zu der beobachtbaren Unreife der psychischen Funktionen in den ersten Lebensmonaten. Generell sei Melanie Kleins Theorie von einer fehlenden Berücksichtigung der biologischen Entwicklung, sowohl in ihren anatomischen, physiologischen und psychologischen Aspekten gekennzeichnet, woraus eine letztlich »**pseudobiologische**« Ausrichtung resultiere. Die **entwicklungspsychologische Zurückverlagerung** auch komplexer psychischer Abläufe in die ersten Lebensmonate erscheine nicht gerechtfertigt, da die klinischen Befunde zur Stützung dieser These aus psychotherapeutischen Behandlungen von älteren Kindern oder Heranwachsenden stammten. Ferner bleibe bei Kleins Ansatz im Unklaren, wie sich die interne Struktur von **Ich** und **Über-Ich** differenziere, wie innere Objekte in diese Strukturen integriert würden, wie sich spätere Entwicklungsprozesse von den früheren unterschieden und wie die unterschiedlichen Prozesse von Regression, Progression und Fixierung zur individuellen Entwicklungsgeschichte beitragen. Schließlich sei die **fehlende Unterscheidung** von **normaler** und **pathologischer Entwicklung** zu kritisieren, bei der implizit eine Gleichsetzung von neurotischer, Borderline- und psychotischer Persönlichkeitsentwicklung erfolge. Klinisch resultiere aus diesem Fehlen einer differentiellen Psychopathologie eine unzureichende Verknüpfung zwischen Entwicklungstheorie und therapeutischer Technik.

Neubewertung von Melanie Kleins Theorie

Unabhängig von solcher Kritik gibt es in jüngster Zeit Versuche, die Auffassungen Kleins vor dem Hintergrund kognitiver Entwicklungsprozesse (s. dazu auch Kap. 3.2.5, S. 110) neu zu interpretieren. So weist Lewis (1993) darauf hin, daß sowohl aus Kleinianischer als auch aus kognitiv-entwicklungspsychologischer Sicht im Alter von ca. 4 Monaten ein Umschwung zu beobachten sei: In Kleins Theorie geht es dabei um den **Übergang** von der **paranoid-schizoiden zur depressiven Position**, in einer kognitiv-entwicklungspsychologischen Sicht um den Übergang von **reflexhaften Orientierungsreaktionen zu sensomotorischer Koordination** (s. S. 111). Ebenso wie bei Klein ist auch aus kognitiv-entwicklungspsychologischer Sicht das erste Stadium durch eine Unfähigkeit, mentale Inhalte und Strukturen zu koordinieren, bestimmt, während die folgenden Stadien durch zunehmende Integration und die Fähigkeit zur Intentionalität gekennzeichnet seien. Der wesentliche Unterschied besteht allerdings darin, daß es in Kleins Theorie in erster Linie die triebhaften Wünsche und deren Entwicklungen sind, die den Übergang von der paranoid-schizoiden zur depressiven Position ermöglichen, während aus kognitiv-entwicklungspsychologischer Sicht hier in erster Linie die zunehmende Fähigkeit zur Aufmerksamkeitsausrichtung und die sich vergrößernde Kapazität des Arbeitsgedächtnisses ausschlaggebend sind (Lewis 1993, S. 530). Die frühen Abwehrmechanismen wie projektive Identifizierung, omnipotente Verleugnung oder Idealisierung erscheinen dann nicht mehr als Ausdruck einer kindlichen Aktivität mit dem Ziel, bestimmte Wahrnehmungen auszuschließen, sondern als Folge der **phasengemäßen Unfähigkeit**, beispielsweise eine innere Objektvorstellung zu der äußeren realistischen Wahrnehmung in Bezug zu setzen, und sei es nur für einen kurzen Moment.

Winnicott: die ausreichend gute Mutter-Kind-Beziehung

Wesentliche objektbeziehungstheoretische Ergänzungen zur psychoanalytischen Entwicklungspsychologie leistete der Kinderarzt und Psychoanalytiker D.W. Winnicott. Sein Begriff der »ausreichend guten« (good enough) Mutter-Kind-Beziehung unterstreicht die Bedeutung des »Zusammenpassens« von kindlichen Bedürfnissen und mütterlichem Interaktionsangebot. Winnicott zufolge ist das Kind anfänglich nicht in der Lage, die Mutter als reales Objekt zu erleben. Es vermag noch nicht zu erkennen, ob die Reduktion einer organismischen Spannung

Resultat einer eigenen körperlichen Aktivität ist, wie zum Beispiel das Defäzieren, oder ob es Ergebnis der Bemühungen seiner Pflegepersonen ist, wie zum Beispiel der Beseitigung eines unlustvollen taktilen Reizes durch Fortnahme einer nassen Windel durch die Mutter. Die Mutter, die, in der äußeren Realität existierend, eine wichtige Befriedigungsquelle kindlicher Bedürfnisse darstellt, wird vom Kind noch nicht als getrenntes Objekt wahrgenommen, sondern als Teil der **Dual-Union**, des symbiotischen Ganzen, als welches das Kind sich erlebt. Dies ermöglicht dem Kind die Illusion, alle erstrebte und erhaltene Bedürfnisbefriedigung selbst zu bewirken; es erlebt »sich selbst« als Quelle der Befriedigung, welche auf jedes Entstehen von Spannung folgt, und in diesem Sinne erlebt es sich auch als »allmächtig« oder »omnipotent«. In Winnicotts Worten: »Die Brust wird immer wieder aufs neue erschaffen aus der Liebesfähigkeit oder (wie man auch sagen könnte) aus dem Bedürfnis des Kindes« (Winnicott 1953, S. 678).

Wenn die Mutter **»gut genug«** ist, beginnt der Säugling, »an eine äußere Realität zu glauben, die wie durch Magie erscheint und sich verhält (wegen der relativ erfolgreichen Anpassung der Mutter an die Gesten und Bedürfnisse des Säuglings), und die so handelt, daß es keinen Zusammenstoß mit der Omnipotenz des Säuglings gibt. Auf dieser Grundlage kann der Säugling allmählich die Omnipotenz abschaffen. ... Der Säugling kann jetzt anfangen, die **Illusion** des omnipotenten Erschaffens und Lenkens zu genießen; dann kann er allmählich das illusorische Element erkennen lernen« (Winnicott 1960, S. 190).

Die Mutter, die nicht »gut genug« ist, paßt sich hingegen nur unzureichend an die Bedürfnisse des Kindes an, sie begegnet dem Kind mit »eigenen Gesten«, das heißt mit einem Interaktionsangebot, das von ihrer eigenen Bedürftigkeit bestimmt wird, und an welches sich das Kind nur dadurch anpassen kann, daß es eine Gefügigkeit der Mutter gegenüber entwickelt. Hier liegt für Winnicott der Beginn der Entwicklung eines **»falschen Selbst«**, das in unterschiedlichen Graden höfliches und sozialkonventionelles Verhalten bestimmen kann, das aber auch zu pathologischen Gefühlen von Unwirklichkeit und Nichtigkeit führen kann.

Aspekte des »ausreichend guten« mütterlichen Verhaltens, der Fähigkeit zur lebendigen Anpassung an die Bedürfnisse des Säuglings wurden von Winnicott mit dem Begriff des »Haltens« und der **»haltenden Umgebung«** *(holding environment)* erfaßt. Die Fähigkeit zu **»Halten«** ist auch in der psychotherapeutischen Technik von Bedeutung, wobei der Begriff des »Haltens« im Sinne Winnicotts sich jedoch auf einen durchaus aktiven, interaktionellen Prozeß bezieht und keineswegs nur darauf, daß ein Therapeut auch in der Behandlung schwerer psychischer Störungen seine Haltung der analytischen Neutralität und Abstinenz beziehungsweise die Rahmenbedingungen des Settings aufrechterhält. Das »Halten« als therapeutische Technik »nimmt oft die Form an, daß im richtigen Augenblick dem Patienten mit Worten etwas mitgeteilt wird, das zeigt, daß der Analytiker die tiefe Angst, die erlebt wird oder deren Erleben erwartet wird, kennt und versteht« (Winnicott 1963, S. 317). Gelegentlich müsse das Halten jedoch auch physisch praktiziert werden, besonders, wenn sich der Therapeut nur so einen Zugang zum Verständnis des Patienten eröffnen kann.

Winnicott: das Konzept des Übergangobjekt

Eine bleibende klinische Bedeutung hat Winnicotts Konzept des Übergangsobjekts gewonnen, von dem ausgehend er eine Theorie des Symbolerwerbs, des Spiels und der Kreativität entwarf. Als **Übergangsobjekte** werden bestimmte Gegenstände bezeichnet, die für Kinder ab dem 4. bis 12. Lebensmonat von besonderer Bedeutung sind. Meist handelt es sich um Puppen, Kissen, Decken oder Ähnliches. Winnicott beobachtete, daß diese Gegenstände für Kinder in bestimmten Situationen, etwa in Trennungssituationen, unentbehrlich sind und den Schmerz einer solcher Erfahrung lindern können. Er wies auch auf die Bedeutung der Übergangsobjekte für die kulturelle und kreative Entwicklung des Individuums hin und darauf, daß das Übergangsobjekt Teil eines »intermediären Bereichs«, eines »*potential space*« wird, der in der frühen Kindheit notwendig sei für den Beginn einer Beziehung zwischen dem Kind und der Welt. Die **Funktion** des **Übergangsobjekts** für das Kind besteht darin, Aspekte der Illusion einer mütterlich-kindlichen

Dual-Union zu erhalten. Daraus resultiert, daß es hinsichtlich seiner Funktionsfähigkeit, seines Wertes für das Kind abhängig ist von der Qualität des inneren Objekts und damit, indirekt, vom Verhalten des realen Objekts, der Mutter. Das Übergangsobjekt als ein Gegenstand der äußeren Umwelt des Kindes kann nur in Vertretung eines hinlänglich guten inneren Objekts wirksam werden (Winnicott 1953, S. 676). Das Übergangsobjekt und die reale Mutter stehen so in einer engen Beziehung.

Balint: die primäre Objektliebe

Eine objektbeziehungstheoretische Erweiterung erfuhr die psychoanalytische Entwicklungspsychologie auch durch M. Balint, dessen These es war, daß die Entwicklung der Objektbeziehungen und die Entwicklung der triebhaften Strebungen zwei getrennte Vorgänge seien. Im Gegensatz zur klassisch-psychoanalytischen Auffassung vermutete er am Beginn der seelischen Entwicklung nicht ein primär narzißtisches Stadium, sondern ging davon aus, daß es von Anfang an eine wechselseitige Bezogenheit zwischen Kind und Pflegepersonen gibt. Balint sprach in diesem Zusammenhang von der »primären Objektliebe«. Er verstand darunter eine Art harmonischer Vermengung und gegenseitiger Durchdringung zwischen dem sich entwickelnden Individuum und seinen primären Substanzen oder seinem primären Objekt (vgl. Balint 1968, S. 75).

Spitz: Objektvorläufer

Die entwicklungspsychologische Konzeption von R.A. Spitz entstand als Versuch, direkte Beobachtungen und experimentelle Untersuchungen von Säuglingen mit triebtheoretischen Vorstellungen und der psychoanalytischen Objektbeziehungstheorie zu integrieren. Wie auch andere Autoren postuliert Spitz am Beginn der Entwicklung eine **objektlose Stufe**, auf welcher das Kind unfähig ist, »ein Ding vom anderen zu unterscheiden« (1954, S. 21). In den ersten Lebenswochen bestehe eine außerordentlich stark erhöhte Reizschwelle des Neugeborenen gegen die Außenwelt, und alle Wahrnehmungen seien auf das enterozeptive System beschränkt, so daß man sagen könne, daß während dieser Periode eine Außenwelt für das Kind nicht existiere. Erst im Alter von ca. 2 Monaten bilde sich eine »Vorstufe des Objekts«, gekennzeichnet durch die **spezifische Lächelreaktion** bei Wahrnehmung eines Gesichts. Da diese Reaktion an die Situation der Nahrungsaufnahme und der Bedürfnisbefriedigung gebunden sei, hält Spitz es für gerechtfertigt von **Objektvorläufern** zu sprechen, obwohl die visuelle Konfiguration, durch welche das Lächeln ausgelöst wird, selbst noch ein »Signal« ohne Objektqualitäten ist. Zeitgleich komme es zum Fortschreiten von der inneren zur Wahrnehmung äußerer Reize, zur Entwicklung von Gedächtnisspuren, dem Beginn des Denkens, einer Aufteilung des seelischen Apparates in Bewußtes, Vorbewußtes und Unbewußtes, die Bildung eines rudimentären Ichs etc. (S. 31f.). Die soziale Lächelreaktion wird von Spitz auch als Manifestation eines **ersten Organisators** (1954, S. 36) bezeichnet, wobei mit dem Begriff Organisator gemeint ist, daß es in einer kritischen Entwicklungsphase zur Integration verschiedener Tendenzen kommt, welche die weitere Entwicklung bestimmen. Als Indikator des **zweiten Organisators** (1954, S. 55ff.), der Konstituierung des Objekts, tritt ca. im 8. Lebensmonat die **Fremdenangst** (Achtmonats-Angst) auf. Dieser geht die Synthese guter und böser Objektvorläufer etwa in der Zeit des sechsten Lebensmonats voran. Als **dritten Organisator** (1965, S. 202) schließlich sieht er die **Beherrschung des Nein** (in Gebärde und Wort) an.

Bowlby: Kind-Mutter-Beziehung von Anfang an

Die zuerst von M. Balint vertretene These der von Anfang an bestehenden wechselseitigen Bezogenheit von Kind und Pflegeperson wurde in besonders nachdrücklicher Weise von John Bowlby verfochten. Bowlby stützte seine Auffassungen dabei auf umfassendes Beobachtungsmaterial aus dem Bereich der tierischen Verhaltensforschung, der Humanethologie und der Säuglings- und Kleinkindbeobachtung. Aus seiner Sicht ist das emotionale Band zwischen

Mutter und Kind der Ausdruck eines in der Evolution erworbenen, biologischen Verhaltenssystems, dessen vorrangiges Ziel es ist, Nähe zur Mutter herzustellen. Die unmittelbar postnatal bestehenden Verhaltensweisen dienen zunächst dem Ziel, diese emotionale Bindung zur Mutter **(attachment)** herzustellen. Nachdem sich das Bindungsverhalten etwa um den 6. Lebensmonat herum etabliert habe, werde es nach dem 9. Lebensmonat zunehmend in komplexere, zielkorrigierte und planhierarchische Verhaltenssysteme integriert. Aus Bowlbys Sicht steht die Abhängigkeit von der mütterlichen Fürsorge in keinem direkten Zusammenhang mit dem Bindungsverhalten; damit befindet sich dieser Autor in deutlichem **Gegensatz** zu den **triebtheoretischen Ansätzen** in der Nachfolge des psychosexuellen Phasenmodells, die er als inadäquat ablehnt. Das **Bindungsverhalten** wird »als unterschieden vom Nahrungsverhalten und vom Sexualverhalten aufgefaßt, und ihm wird eine mindestens ebenso wichtige Rolle im menschlichen Leben zugemessen« (Bowlby 1983, S. 58). Im Verlauf einer gesunden Entwicklung führt das Bindungsverhalten zur Herausbildung gefühlsmäßiger Beziehungen ursprünglich zwischen Kind und Elternteil und später zwischen Erwachsenen. Die Verhaltensformen, die dadurch erzeugt werden, sind nicht auf die Kindheit beschränkt, sondern bleiben das ganze Leben aktiv. Davon ausgehend betrachtet Bowlby es als »großen Irrtum ..., daß aktives Bindungsverhalten seitens eines Erwachsenen ein Anzeichen für Pathologie oder für eine Regression auf ein unreifes Verhalten ist« (Bowlby 1983, S. 59). Diese, für die Mehrzahl der anderen psychoanalytischen Entwicklungstheorien charakteristische Betrachtungsweise sei Folge von Konzepten, welche aus Theorien über Abhängigkeit und Oralität abgeleitet wurden, die sich jedoch nicht mit der empirischen Befundlage in Übereinstimmung befänden.

Aus Bowlbys Position ergibt sich ferner, daß ein **traumatisches Trennungserleben** nicht erst sekundär dadurch entsteht, daß Ängste vor der Bedrohung der Versorgung oder vor dem Zurückgelassenwerden in Hilflosigkeit entstünden, sondern direkt und primär durch die Aktivierung des attachment-Verhaltenssystems. Aus seiner Sicht gehört Angst, ebenso wie Bindungsverhalten, zu den phylogenetisch erworbenen, **natürlichen Dispositionen** des Menschen. Aus evolutionstheoretischer Sicht ist **Angst** als ein **archaisches Erbe** anzusehen, das der Arterhaltung und dem individuellen Überleben dient. Als Hinweis darauf kann gelten, daß Furchtreaktionen beim Menschen ebenso wie bei subhumanen Primaten als unbedingte Reaktion auf überstarke oder plötzliche Reize entstehen und daß sie, wie das Verhalten von Neugeborenen zeigt, unabhängig von der Entwicklung der Objektbeziehungen beobachtbar sind (vgl. Bowlby 1984, S. 250).

Bowlby macht darauf aufmerksam, daß trotz aller erheblichen Unterschiede zur klassisch-psychoanalytischen Theorie sich auch enge **Bezüge** zu **Freuds Konzepten** herstellen lassen. So steht die Entwicklung des Bindungsverhaltens in Bowlbys Beschreibung in Übereinstimmung mit Freuds (1926b, S. 167) Beobachtung der unverkennbaren Angstbereitschaft des Säuglings, die jedoch »nicht etwa unmittelbar nach der Geburt am stärksten [ist], um dann langsam abzunehmen, sondern [sie] tritt erst später mit dem Fortschritt der seelischen Entwicklung hervor und hält über eine gewisse Periode der Kinderzeit an.« Im gleichen Zusammenhang stellt Freud fest, daß beim Säugling die Angst als Reaktion auf das Vermissen des Objekts erscheine und daß die ursprüngliche Angst durch die Trennung von der Mutter entsteht.

3.2.2 Entwicklung der Repräsentanzenwelt

Ein anderer Bereich, in dem das psychosexuelle Phasenmodell weiterentwickelt wurde, betrifft die Entwicklung der Repräsentanzen. Anfänglich wurde der Begriff **Repräsentanz** zunächst noch triebpsychologisch aufgefaßt, um die psychische Erscheinungsform der organismischen Triebspannung zu kennzeichnen, in den letzten Jahren wird er jedoch meist gleichbedeutend mit **Vorstellung** verwendet. Sandler wies darauf hin, daß die Wahrnehmung von Objekten in der Außenwelt nicht ohne die Entwicklung einer zunehmend organisierten und komplexen Menge von Vorstellungen erfolgen kann, wobei diese Vorstellungen es dem Kind ermöglichen, aus verschiedenen Quellen stammende Empfindungen zu organisieren und in sinnvoller Weise zu strukturieren (Sandler u. Rosenblatt

1962, S. 238f.). Zwar ist die **Bildung** der **Repräsentanzen** aufs Engste mit der Symbolisierungsfähigkeit, das heißt dem **Spracherwerb** verbunden, die Wurzeln der Repräsentanzenbildung lassen sich jedoch auf sensomotorische Schemata zurückführen, die aus regelmäßig sich wiederholenden Handlungsabfolgen entstehen.

Lorenzer und Zepf: Repräsentanzen und Interaktionserfahrung

Im deutschen Sprachraum haben insbesondere Lorenzer und Zepf den Prozeß der Bildung und Ausdifferenzierung von Repräsentanzen in Abhängigkeit von der Interaktionserfahrung dargestellt. Ebenso wie die traditionelle psychoanalytische Konzeption gehen diese beiden Autoren in ihrem Ansatz von der Annahme aus, am Beginn der individuellen Entwicklung gebe es im kindlichen Organismus lediglich **undifferenzierte Spannungszustände**, die sich in unkontrollierten, ganzheitlichen Körperreaktionen äußerten. Indem die Mutter auf diese undifferenzierte »organismische Entladung eines noch unprofilierten Körperbedarfs« (Lorenzer 1973, S. 104) in relativ konstanter Weise mit einem bestimmten Verhalten reagiere – einem Interaktionsangebot, das Entspannung herbeiführt –, qualifiziere sich der kindliche Triebbedarf zu **spezifischen Triebbedürfnissen** des Säuglings nach sensorischen Kontakten, die sich im Zusammenspiel mit der Mutter ergaben und ergeben. Aus den vielfältigen Interaktionen bilde sich im Kind ein inneres Modell, eine Erinnerungsspur, in welchem jene Bedingungen gespeichert seien, die in verschiedenen Interaktionen gemeinsam auftreten und unbedingt vorhanden sein müssen, wenn die im Modell antizipierte Lust auch erreicht werden soll. Ein Zustand, in welchem ein objektiver Mangel herrscht, muß inhaltlich erst als ein »bestimmter« Mangel definiert werden, damit er vom Kind subjektiv nicht bloß als diffuser Spannungszustand empfunden, sondern als Mangel auch erlebt werden kann. Die so entstandenen **bestimmten Interaktionsformen** können im Prozeß des Spracherwerbs mit bestimmten Lautkomplexen verbunden werden, wodurch sie in **symbolische Interaktionsformen** überführt werden. Erst durch diese Verbindung mit der Sprache entsteht Bewußtsein; die symbolischen Interaktionsformen entsprechen so den bewußten Repräsentanzen. Innerpsychische Abwehrprozesse – im prototypischen Fall die Verdrängung – führen dazu, daß der Zusammenhang von Lautkomplex (Wort) und Interaktionsform wieder zerreißt, wodurch **Klischees** entstehen, bei denen durch bestimmte szenische Arrangements quasi »hinter dem Rücken« des Individuums Verhaltens- und Erlebensweisen ausgelöst werden, die sich mit innerer, unreflektierbarer Zwangsläufigkeit vollziehen. Klischees entsprechen den unbewußten Repräsentanzen. Ebenso ist es möglich, daß ein Kind im Verlauf der Entwicklung Worte erlernt, ohne mit diesen eine bestimmte Interaktionsform, also einen gelebten und erlebten Inhalt zu verbinden. Auf diese Weise, aber auch durch Abwehrprozesse wie den der Isolierung, entstehen **Zeichen**, das heißt zunehmend an emotionaler Bedeutung entleerte sprachliche Kommunikationsformen. Zeichenbestimmte Interaktionen sind durch zunehmende Vergegenständlichung gekennzeichnet, wodurch sich im Bereich der Selbst- und Objektrepräsentanzen ein zunehmender Verlust des Beziehungscharakters dieser Repräsentanzen ergibt.

Von der Prämisse ausgehend, daß narzißtische Bedürftigkeit stets darauf abziele, einen spannungsfreien Zustand von **primärer Ungeschiedenheit von Bedarf und Bedarfsstillung**, entsprechend einer »Mutterleibssituation« (wieder) zu erreichen, stellte Zepf (1985) dar, wie lustvolles Erleben von Triebbefriedigung und narzißtisches Wohlbefinden in einem dialektischen Verhältnis wechselseitiger Negation stehen: Setzt narzißtisches Wohlbefinden das Fehlen von Spannung voraus, so ist im Gegenzug für Triebbefriedigung das Vorliegen eines Spannungszustands notwendig, da – im klassischen psychoanalytischen Modell – Lusterleben sich erst aus einem Spannungsabfall ergibt. Diejenigen Interaktionsformen, die sich für lustvolle Entspannung und für die Vermeidung von Unlust als notwendig erwiesen haben, bilden als instrumentelle Interaktionsformen die Grundlage für die Herausbildung der Ich-Funktionen.

3.2.3 Beiträge der psychoanalytischen Affektlehre

Stand im ursprünglichen psychosexuellen Phasenmodell die Triebpsychologie noch ganz im Vordergrund, so gewannen in der nachfolgenden Zeit affektpsychologische Gesichtspunkte an Bedeutung. Wenn es dennoch bis jetzt in der Psychoanalyse keine konsensfähige Affekttheorie gibt, so liegen mögliche Gründe dafür auch in den Widersprüchen der ursprünglichen Freudschen Affektpsychologie.

Freuds Vorstellungen über die Funktion der Affekte

Psyche als homöostatisches Reizverarbeitungsorgan

Freuds Ansatzpunkt für die Entwicklung einer Affektpsychologie waren seine biologischen Spekulationen im »Entwurf einer Psychologie« (1895), in welchem die Psyche als homöostatisches Reizverarbeitungsorgan, als »Spannungsregulator« konzeptualisiert wurde. **Affekt** wurde in dieser ersten Konzeption gesehen als »**Energiequantum**«, das vergleichbar sei der Ladung eines Nervenimpulses. **Funktionen des Ichs** bestanden im wesentlichen darin, Schwankungen im psychischen Leben auszugleichen, die durch zu hohe »Affektbeträge« entstehen. Hier sah Freud in seinem ersten Modell zwei Möglichkeiten:
- erstens die der **Abfuhr**, welche durch eine spezifische, dem Affekt zugeordnete Aktion ermöglicht wurde
- zweitens die der »**Bindung**«, womit gemeint war, daß durch eine innere »Assoziationsarbeit« die Energie des Affekts auf mehrere miteinander verbundene Vorstellungen verteilt würde, so daß ein überschüssiger Affektbetrag auf diese Art und Weise abgebaut werden könnte

Affekt und Vorstellung

Auch in der nachfolgenden Phase der psychoanalytischen Theorieentwicklung findet sich bei Freud keine klare begriffliche Unterscheidung zwischen Trieb auf der einen Seite und Affekt auf der anderen Seite; eine klare Trennung wird nunmehr hingegen zwischen den Begriffen des »Affekts« und der »Vorstellung« vorgenommen, wobei der entscheidende Unterschied sei, daß Gefühle und Affekte nicht unbewußt sein könnten – eine Ansicht, die Freud später widerrief. **Affekte**, so hieß es in der damaligen Konzeption, könnten **nicht verdrängt**, sondern lediglich **verschoben** werden wie in der Zwangsneurose und der Phobie, sie könnten gehemmt oder auch konvertiert werden wie in der Hysterie oder in Angst verwandelt werden. Letztlich gelangte Freud hier noch nicht zu einer stringenten Konzeption seiner Affektpsychologie; klar wurde jedoch, daß der Affekt etwas aus motorischen Innervationen und Abfuhren, Wahrnehmungen dieser motorischen Aktionen sowie Lust- und Unlustempfindungen komplex Zusammengesetztes ist. Freuds Affektpsychologie orientierte sich ihrer neurobiologischen Herkunft entsprechend weiterhin an einem **quantitativen Modell**, die spezielle Qualität der Affekte wurde nicht betrachtet, und auch die Objekte, durch welche Affekte wachgerufen werden, interessierten nur als Möglichkeit zur Regulation von Lust und Unlust, darüber hinaus gesehen erschienen sie austauschbar.

Die qualitative Seite der Affekte

Im Zusammenhang mit dem Entwurf des psychoanalytischen Strukturmodells formulierte Freud auch seine bisherige Affekttheorie um. Die **dynamische Funktion** der Affekte, ihre Qualität statt ihrer Quantität, Inhalt statt Form und Bedeutung statt Kraft wurden zunehmend wichtiger. Freud räumte nunmehr auch ein, daß Spannungen nicht ausschließlich unlustvoll sind, daß sie vielmehr, ebenso wie Entspannungen, auch angenehm erlebt werden könnten: Die **Qualität** der **Spannung** beziehungsweise **Entspannung** wurde mithin wichtiger. Die nachhaltigste Änderung betraf jedoch sicherlich seine Angst-Konzeption: **Angst** wurde nicht mehr als »umgewandelter Affekt« verstanden, sondern als **Gefahrensignal**, als Hinweis auf eine innerpsychische oder eine äußere Gefahr. Angst erschien nun nicht mehr Folge der Verdrängung, sondern als ihre Ursache, Angst wurde somit zum Träger von Sinn und Bedeutung.

Sandler: innerpsychische Regulation von Affekten

Freuds letzter Ansatz wurde vor allem durch die Arbeitsgruppe um Sandler (vgl. Sandler 1960) aufgegriffen und weitergeführt, der die Auffassung vertrat, die innerpsychischen regulativen Funktionen beträfen vor allem eben die Affekte und nicht mehr nur die triebhaften Aspekte des Innenlebens. Im Sinne der von der Sandler-Arbeitsgruppe entwickelten Sicht geht das Streben dahin, unlustvolle, schmerzliche, bedrohliche und häßliche Affekte zu mildern und lustvolle, angenehme und schöne Affekte zu sichern. Die Triebregungen, die ja auch immer mit Affekten verbunden sind, stellen in dieser Sicht nur einen Sonderfall dieses allgemeinen Prinzips dar. Das Lustprinzip dient nun nicht mehr in erster Linie der Lösung von Spannung, sondern der Gewährleistung von Sicherheit und Wohlbefinden und erst an zweiter Stelle der Gewinnung von Triebbefriedigung.

Affektpsychologie heute

In der neueren Diskussion ist insbesondere die kommunikative Funktion der Affekte ins Zentrum gerückt. Die Befunde der empirischen Säuglingsbeobachtung machten deutlich, welchen zentralen Stellenwert die Affekte für die Bildung zwischenmenschlicher Beziehungen haben. Bevor wir jedoch anhand dieser Befunde die Genese des Affektsystems nachzeichnen, soll zunächst anhand des von R. Krause (1983, 1990) entwickelten Konzepts der gegenwärtige Stand der psychoanalytischen Affektpsychologie nachgezeichnet werden.

Krauses Affektkonzeption

Krause faßt das **Affektsystem** als komplexe Ganzheit auf, welches sich im entwickelten Zustand **zusammensetzt** aus:
- einer expressiven Komponente in der Körperperipherie mit Gesichtsausdrücken und Vokalisierungen
- einer physiologischen Komponente der Aktivierung beziehungsweise Deaktivierung des autonomen und endokrinen Systems
- einer motivationalen Komponente mit Verhaltensanbahnungen
- einer Wahrnehmung der entstehenden Handlungsbereitschaften
- einer Benennung und Bewertung dieser Wahrnehmung und ihrer Zuordnung zum Selbst- oder Objektbereich

Innerhalb seiner Taxonomie werden unter **Affekt** die körperlichen Reaktionen ohne bewußte Repräsentanz oder Erleben derselben verstanden (die ersten drei Komponenten), unter **Gefühl** die bewußte Wahrnehmung und das Erleben dieser Reaktionen ohne Zuordnung zur Selbst- oder Objektrepräsentanz und unter **Empathie** eben dieses Erleben, welches nun aber dem Selbst (Selbstempathie) oder dem Objekt (Fremdverstehen) zugeordnet werden kann (»*occuring emotion*« versus »*experienced emotion*«).

Einem Affekt kann eine propositionale Struktur zugeordnet werden, das heißt, **Affekte** können als **Handlungsankündigungen** aufgefaßt werden. Dabei unterscheiden sich verschiedene Affekte im Hinblick auf die räumliche Zuordnung des Objekts in Relation zum Subjekt, in Bezug auf die Basalklassifikation des Objekts als gut oder schlecht und hinsichtlich der Handlungsmachtrelation (Über- oder Unterordnung) von Subjekt und Objekt. So zielt beispielsweise der **Ekel-Affekt** auf ein im Innenraum (z. B. dem Körperinneren) lokalisiertes Objekt, das als schlecht klassifiziert ist und demgegenüber die Handlungsankündigung formuliert werden könnte: »Du, geh raus aus mir.« **Trauer** richtet sich dagegen auf ein Objekt, das in der Erinnerung, als mentales Bild lokalisiert ist, das positiv klassifiziert wird und demgegenüber die Handlung entworfen wird: »Du, kehr' zu mir zurück.«

Auf der Grundlage einer Vielzahl von Untersuchungen erscheint es heute sicher, daß einige **Affekte kulturinvariant** auftreten, deren mimische Ausdruckskonfigurationen auch bei subhumanen Primaten zu beobachten sind. Unter diesen **Primäraffekten** werden immer wieder genannt:
- Freude/Vertrauen
- Trauer
- Wut
- Ekel
- Überraschung

Die Kulturinvarianz dieser Primäraffekte bezieht sich in erster Linie auf ihren motorisch-expressiven Signalanteil, was die Vermutung nahelegt, daß sie in erster Linie eine beziehungsregulierende Funktion erfüllen.

Im Unterschied dazu erscheinen die selbstreflexiven (Scham, Depression, Schuld) und auf Informationsverarbeitung zielenden Affekte (Neugier, Interesse) stärker kulturell formbar. Die **informationsverarbeitenden Affekte** dienen vor allem dazu, die von der Welt ausgehenden Reize aufzunehmen und ihre Verarbeitung zu fördern. Die **selbstreflexiven Affekte** bauen bereits auf internalisierten Derivaten der Primäraffekte auf – so kann beispielsweise Scham als internalisierter Ekel eines Objekts aufgefaßt werden, dem sich das Subjekt nicht zugehörig fühlt, oder die Depression als »internalisierte Wut eines Objekts, das man nicht verlassen kann, das man aber vertreiben möchte« (Krause 1990, S. 679). Selbstreflexive Affekte sind somit relativ komplexe Bildungen und werden daher auch erst zu einem späteren Zeitpunkt in der Entwicklung erworben.

In der Praxis der Psychotherapie sind insbesondere die **nachtragenden Affekte** von Bedeutung, auf die in jüngster Zeit Heigl und Krause (1993) aufmerksam gemacht haben. Zu ihnen können gezählt werden:
- Bitterkeit
- Grimm
- Groll
- Hader

Diese häufig nachhaltig auf Vergeltung und Rache zielenden Affekte sind regelhaft die Folge von frühkindlichen traumatisierenden Beziehungserfahrungen im Sinne von Demütigungen oder schweren narzißtischen Verletzungen. Nachtragende Affekte sind in ihrer Gestaltung meist von archaischer Prägung, sie finden sich besonders dort, wo es durch Spaltungsvorgänge nicht zur Herausbildung tragfähiger elterlicher Identifizierungen gekommen ist und das Über-Ich defizitär geblieben ist.

3.2.4 Wünsche jenseits der Triebe

Das der Lehre von den psychosexuellen Phasen zugrundeliegende Triebkonzept ist nicht nur, wie etwa von J. Bowlby, unter dem Eindruck biologisch-verhaltenswissenschaftlicher Befunde kritisiert worden. Psychoanalytiker machten auch darauf aufmerksam, daß dieses Konzept sich im Widerspruch zu den Ergebnissen zeitgenössischer psychologischer Forschung befindet. Die in vieler Hinsicht radikalste und nachhaltigste Kritik wurde dabei von R.R. Holt (1976) vorgetragen.

Holt: Kritik an Freuds Triebkonzept

Holt zieht zunächst die von Rapaport (1960) vorgenommene Unterscheidung von **Metapsychologie** und **klinischer Theorie** der Psychoanalyse heran, um zu zeigen, daß das Triebkonzept, anders als die klinische Theorie, nicht in Freuds Erfahrungen aus seiner Arbeit mit Patienten, sondern in den physikalisch-physiologischen Konzepten begründet ist, welche die Anfänge von Freuds wissenschaftlicher Tätigkeit bestimmten. Das **Triebkonzept** ist dabei letztlich dem **Konzept** eines **Reflexbogens** nachgebildet (vgl. Freud 1900, S. 570f.): Innerhalb dieses Konzepts erscheine das Nervensystem als passiv und nur durch äußere Erregung in Funktion versetzt, weiterhin erscheine alle Stimulation als ursprünglich störend und gefährlich (»Der Haß ... entspringt der uranfänglichen Ablehnung der reizspendenden Außenwelt von seiten des narzißtischen Ichs.« [Freud 1915, S. 231]), und schließlich werde vorausgesetzt, ein Anwachsen innerpsychischer Spannung führe zu Unlust, und ein Lusterleben sei stets an die Reduktion organismischer Spannung geknüpft. Während Freud für äußere Reize annahm, sie wirkten »wie ein einmaliger Stoß«, unterstellte er, daß der Trieb andauernd, »wie eine konstante Kraft« (Freud 1915, S. 212) wirke, daß für den Trieb »die Herkunft aus der somatischen Quelle das schlechtweg Entscheidende« sei (Freud 1915, S. 216).

Diese Freudschen Annahmen sind nun aber mit empirischen Befunden nicht in Einklang zu bringen: So zeigten Versuche mit sensorischer Deprivation, daß es gerade die **fortdauernde Zufuhr** der **äußeren Reize** ist, die zur Aufrechterhaltung der psychischen Funktionen notwendig ist; und andere Befunde zeigten, daß **körperinnere Stimuli** etwa für Bedürfnisse zu

Nahrungsaufnahme oder Ausscheidung sich generell durch einen **phasischen Charakter** auszeichnen. Für eine Mehrzahl menschlicher Motive gilt weiterhin, daß eine innersomatische Reizquelle, wie Freud sie postulierte, gar nicht erst aufgewiesen werden kann, so daß, folgert Holt (1976, S. 166), letztlich wenig übrigbleibe von der Vorstellung der Triebe als »Grenzbegriff zwischen Seelischem und Somatischem« (Freud 1915, S. 214).

Eine weiterer Mangel des Freudschen Konzepts besteht darin, daß die **Triebe** als konkrete, real existierende Entitäten betrachtet werden, was zur **Verdinglichung** und zur **Personifizierung** motivationaler Prozesse führt. Deutlich wird diese Tendenz etwa, wenn Freud davon spricht, die »Sexualtriebe ... *betätigen sich* zunächst unabhängig voneinander ... Das Ziel, das *jeder von ihnen anstrebt*, ist die Erreichung von Organlust« (Freud 1915, S. 218, Hervorhebungen von N.Hartkamp), so als seien triebhafte Regungen mit eigenem Willen und eigener Intention ausgestattet.

Schließlich ist auch die Freudsche Neigung kritisch zu betrachten, die ihn in den verschiedenen Ausformungen seiner Trieblehre stets eine **Dualität entgegengesetzter Antriebe** (Sexualtriebe – Ich-Triebe, Libido – Aggression, Eros – Thanatos) vermuten ließ, auch wenn dies nur dadurch möglich war, daß er Motive mit höchst unterschiedlichen anatomischen und physiologischen Grundlagen zu einem »Trieb« zusammenfaßte.

Das Konzept des Wunsches

Holt – und später auch andere Autoren wie H. Dahl (1979) – schlugen daher vor, das Konzept des Triebes zu verlassen und an seine Stelle das aus der klinischen Theorie der Psychoanalyse stammende Konzept des Wunsches zu setzen, dessen zentrales Moment das Streben nach Wahrnehmungsidentität ist, beispielsweise mit dem Ziel, ein früheres Befriedigungserlebnis zu wiederholen (Freud 1900, S. 571). Der **Wunsch** ist dementsprechend ein **kognitiv-affektives Konzept**, das Bedeutungen und mögliche lustvolle oder unlustvolle Folgen möglicher Handlungen umfaßt. Wünsche stehen in enger Beziehung zu – primärprozeßhaften – Phantasien einerseits und zu – sekundärprozeßhaften – Plänen andererseits (vgl. Sampson u. Weiss 1986), das Wunschkonzept eignet sich nicht zu falscher Verdinglichung oder Personifizierung. Wünsche sind als ein (bewußtes, vorbewußtes oder unbewußtes) Prozeßgeschehen zu denken, das durch Beurteilungsvorgänge charakterisiert ist. Wünsche werden nicht – wie beim Triebkonzept unterstellt – durch einen hypothetischen innersomatischen Erregungszufluß, sondern durch einen **perzeptiv-evaluativen Mismatch** (Holt 1976, S. 182) aktiviert, wobei dieser Mismatch zwischen einer gegenwärtigen Wahrnehmung und beispielsweise einem Erinnerungsbild, aber auch zwischen einer Wahrnehmung und einem phylogenetisch erworbenen Muster erfolgen kann. In dieser Perspektive ist die menschliche Umwelt durch einen anhaltenden Aufforderungscharakter (press) gekennzeichnet, die Situation auf ihre Abgestimmtheit gegenüber verschiedenen Bedürfnissystemen einzuschätzen (Holt 1976, S. 191), ein Prozeß, durch den gleichzeitig Bedeutung generiert wird. Das Erleben von Bedeutung kann dabei als notwendiges Resultat der funktionellen Struktur des menschlichen Organismus angesehen werden (Holt 1976, S. 192).

Lichtenberg: motivationale Systeme

Innerhalb der psychoanalytischen Entwicklungspsychologie hat insbesondere J.D. Lichtenberg (1983, 1988) diese Überlegungen aufgegriffen. Er unterscheidet **fünf motivationale Systeme**, deren Verhaltenskorrelate schon von Geburt an eindeutig beobachtet werden können:

- die Notwendigkeit, physiologische Bedürfnisse zu befriedigen
- das Bedürfnis nach Bindung *(attachment)* und – später – Verbundenheit
- das Bedürfnis nach Selbstbehauptung und Exploration
- das Bedürfnis, durch Widerspruch und/oder Rückzug aversiv zu reagieren
- das Bedürfnis nach sinnlichem Vergnügen und sexueller Erregung

Das Motivationssystem zur **Regulierung physiologischer Bedürfnisse** betrifft Hunger, Atmung, Wärme, Ausscheidung, allgemeine Reizintensität, taktile und propriozeptive Stimulation, das organismische homöostatische Gleichgewicht und den Schlaf. In bezug auf dieses Motivationssystem bestehen zwar in der unmittelbar postnatalen Lebenszeit bereits funktionierende Signalsysteme, jedoch kann die Pflegeperson, indem sie die Signale des Kindes entweder bestätigend aufnimmt *(confirmation)* oder dies nicht tut *(disconfirmation)*, entscheidend dazu beitragen wie dieses System weiter ausgestaltet wird. Störungen im Bereich der Regulierung physiologischer Bedürfnisse können im Erwachsenenalter als motivationale Residuen erhalten bleiben, die einer symbolischen, interpretierenden Bearbeitung nicht zugänglich sind.

Das Motivationssystem zur **Aufnahme von Beziehung** und zur **Schaffung von Bindung** zeigt sich beim Neugeborenen in einer Präferenz für akustische Signale im Frequenzbereich der menschlichen Stimme, für die visuelle Darbietung eines menschlichen Gesichts (im Vergleich zu einer beliebigen Anhäufung von Punkten) sowie in der Fähigkeit zu transmodaler Abstimmung von Gehör-, Gesichts-, Tast- und vermutlich auch Geruchssinn. Im späteren Lebensalter kann sich Bindung auch auf die Beziehung zu Gruppen (Familie, Nachbarschaft, soziale Herkunftswelt etc.) richten. Auch die Sehnsucht nach affektiver Übereinstimmung, nach empathischer Resonanz oder nach »Begleitung als Entlastung vom Schmerz der Ungewißheit« (Lichtenberg 1988, S. 92) kann struktureller Bestandteil dieses Motivationssystems sein, so daß es nicht gerechtfertigt erscheint, diese und ähnliche Phänomene in jedem Fall als Ausdruck einer Regression oder den Überrest von infantil-abhängigen Erlebensformen anzusehen.

Das auf **Selbstbehauptung** *(assertion)* und **Exploration** zielende Motivationssystem liegt Aktivitäten wie Lernen, Spiel und Arbeit zugrunde. Bei Säuglingen läßt sich in Phasen ruhigen Wachseins beobachten, daß sie, was immer in ihrem visuellen Feld sichtbar wird, beobachten und zu erfassen suchen. In einem mit vier Monate alten Säuglingen durchgeführten Experiment fand sich, daß die Kinder mit freudigen Gesten und Lauten darauf reagierten, daß sie durch eine wiederholte Kopfdrehung farbige Lichtblitze auslösen konnten. Diese Kopfdrehbewegung wurde dabei mit großer Intensität und – bei Erfolg – unter zunehmender Nichtbeachtung des optischen Reizes fortgesetzt, was auf die fördernde Rolle des Kompetenzerlebens im Rahmen dieses Motivationssystems hinweist. Exploration steht — affektiv — in Zusammenhang mit Interesse, Neugier und Überraschung und im Gegensatz zu Langeweile, Apathie und der Angst vor Neuem. Das freudige Erleben von Selbstbehauptung und Kompetenzerwerb steht dem Erleben von Frustration und Versagen gegenüber. Bei größeren Kindern und bei Erwachsenen können Lern- und Arbeitsschwierigkeiten auf Störungen im Motivationsbereich von Exploration und Selbstbehauptung hinweisen, die dann nicht als Ausdruck von Problemen beispielsweise im Bereich des Bindungsverhalten fehlinterpretiert werden sollten.

Das Motivationssystem **Rückzug** und **Widerspruch** *(aversion)* trägt dazu bei, Reaktionen auf Hunger, körperlichen Schmerz, Enttäuschung oder Einsamkeit auszuformen. Bei Säuglingen oder Kleinkindern können Verhaltensweisen von der Blickabwendung über das Sich-von-der-Mutter-Wegdrücken, bis hin zum Schreien oder Schlagen im Zusammenhang mit diesem Motivationssystem betrachtet werden. Obwohl einige der affektiven und der Verhaltenskorrelate dieses Motivationssystems angeboren sind, spielen in seiner weiteren Ausgestaltung Beziehungserfahrung und Lernen eine herausragende Rolle. Sowohl Rückzug als auch Widerspruch können in der Form manifesten Verhaltens und auch in der Form einer inneren Haltung oder Einstellung auftreten. Dieses Motivationssystem umfaßt auch Verhaltensweisen, die in traditioneller Sichtweise dem Wirken aggressiver Triebmomente zugeschrieben werden, wobei jedoch die destruktive Qualität aggressiven Verhaltens oft erst durch prolongiertes Widerspruchsverhalten entsteht, auf welches keine adäquate, empathische Antwort erfolgt.

Innerhalb des sich auf **sinnliches Vergnügen** und **sexuelle Erregung** richtenden Motivationssystems kann Sinnlichkeit als ein spezifisch angenehmes Sinneserlebnis aufgefaßt werden, das im Zusammenhang mit Streicheln, Schmusen, Schaukeln, sanft-zärtlicher Körperberührung, einem warmen Bad, einer Rückenmassage oder auch mit ästhetischer Erfahrung wie beispielsweise dem Musikgenuß steht. Sinnliches Vergnügen in diesem Sinne ist häufiger mit niedriger beziehungsweise mit absinkender Erregung verbunden. Sexuelle Erregung geht im Gegensatz dazu regelhaft mit hoher oder ansteigender Intensität einher. Diesem Motivationssystem zugeordnete Verhaltensweisen, wie etwa das Daumenlutschen und andere Formen oraler oder perioraler Stimulation, lassen sich bereits vorgeburtlich beobachten. Auch die gelegentlich ab der zweiten Hälfte des ersten Lebensjahrs bei Jungen und Mädchen beobachtbare genitale Stimulation ist diesem Motivationssystem zuzurechnen. Bei verschiedenen Formen von Beziehungs- und sexuellen Störungen kann es zum Auseinanderfallen von sinnlichem Vergnügen einerseits und sexueller Erregung andererseits, aber auch zum Auseinanderfallen des sinnlich-sexuellen Motivationssystems einerseits und anderen Motivationssystemen (z. B. dem Bindungssystem) kommen.

3.2.5 Kognitive Prozesse

Die Entwicklung der kognitiven Prozesse ist in der psychoanalytischen Entwicklungspsychologie weitgehend vernachlässigt worden. Dies kann um so mehr verwundern, als daß – in der Einschätzung von E. Jones (1960, S. 458f.) – die Beschreibung **unterschiedlicher Formen des Denkens** von zentraler Wichtigkeit innerhalb der psychoanalytischen Theorie ist: »Eingehende Untersuchungen [haben] ergeben, daß Freuds umwälzender Beitrag zur Psychologie weniger in seinem Nachweis eines Unbewußten und seiner Erforschung von dessen Inhalt bestand, als in seiner Behauptung, es gebe zwei fundamental verschiedene Arten von psychischen Vorgängen, die er primär und sekundär nannte, zusammen mit seiner Beschreibung derselben. ... Beim Primärvorgang herrscht eine völlig ungehemmte Strömung nach der imaginären Erfüllung des Wunsches, der ihn anregt – die einzige, die die Macht dazu hat. Sie wird von keinem logischen Widerspruch, von keinen kausalen Assoziationen aufgehalten und verfügt weder über ein Gefühl der Zeit noch über ein solches der äußeren Realität. Sie verfolgt das Ziel, entweder die Erregung durch irgendeinen motorischen Ausgang abzuführen oder, wenn dies mißlingt, eine perzeptorische – wenn nötig eine halluzinatorische – Identität mit der Erinnerung an die Wahrnehmung einer früheren Befriedigung herzustellen. Im Sekundärvorgang wird diese frei fließende Energie weitgehend gehemmt; sie wird 'gebunden' und darf nur fließen, nachdem Denkvorgänge eine Richtung gefunden haben, in welcher der Wunsch dadurch, daß die Tatsachen der Außenwelt in Betracht gezogen werden, 'reale' Befriedigung finden kann.«

Die Fähigkeit zu **halluzinatorischer Wunscherfüllung** und damit auch die Verfügung über **primärprozeßhafte Denkvorgänge** stehen in Freuds ursprünglicher Konzeption bereits dem neugeborenen Säugling zur Verfügung. Die kognitive Entwicklung besteht diesem Ansatz zufolge im wesentlichen darin, primärprozeßhaftes durch **sekundärprozeßhaftes Denken** zu ersetzen. »Wir haben es als eine der frühesten und wichtigsten Funktionen des seelischen Apparates erkannt, die anlangenden Triebregungen zu 'binden', den in ihnen herrschenden Primärvorgang durch den Sekundärvorgang zu ersetzen, ihre frei bewegliche Besetzungsenergie in vorwiegend ruhende (tonische) Besetzung umzuwandeln« (Freud 1920, S. 67). An diesem Modell wird in der Psychoanalyse bis heute weitgehend festgehalten, obwohl es mit Mängeln und Widersprüchen behaftet ist. So gilt einerseits die Annahme, der von Beginn an vorhandene Primärvorgang sei der psychischen Struktur des Es zugeordnet, womit die Existenz dieser Struktur ebenfalls schon für die erste Lebenszeit angenommen wird. Andererseits soll gelten, daß »Es und Ich ursprünglich eins sind« (Freud 1937, S. 86), daß **Es und Ich** sich aus einer **undifferenzierten Matrix** (Hartmann 1964, S. 17) erst entwickeln müssen, was aber impliziert, daß der Primärvorgang erst mit der Differenzierung der archaischen Matrix zu existieren beginnt. Der Primärvorgang ist damit aber, ebenso wie der Sekundärvorgang, bereits das Ergebnis und nicht so sehr der Ausgangspunkt eines Entwicklungsprozesses (vgl. Holt 1967).

Um diese Widersprüche aufzulösen, präzisierten Sandler und Dare (1973, S. 774) die theoretischen Vorstellungen dahingehend, »daß das organisierte Denken (und somit auch der Aufbau organisierter Phantasien) seine Anfänge frühestens gegen Ende des ersten Lebensjahres nimmt. Damit ist aber nicht gemeint, daß die **Erlebnisse** im ersten Jahr unwichtig seien. Erinnerungsspuren sensorischen Erlebens von motorischen und anderen Tätigkeiten finden wahrscheinlich schon sehr früh ihre ersten Niederschläge, und es ist so gut wie sicher, daß sie die psychische Entwicklung des Säuglings in ganz wesentlichem Maße beeinflussen. Allem Anschein nach finden dann solche Erinnerungen leichten Eingang in das spätere Phantasieleben, das dann ... einem viel früheren Zeitpunkt zugeschrieben wird.« Auch M.F. Basch (1981, S. 62) vermutete, daß »infantile Phantasien eigentlich eine Überarbeitung früherer Erlebnisse und deren Interpretation durch den reiferen Geist des Kindes darstellen.«

Die sensomotorische Entwicklungsphase

Der Ansatz, demzufolge die kognitive Entwicklung der **ersten zwei Lebensjahre** zunächst auf einer **sensomotorischen Ebene** verläuft, ist vor allen von der Entwicklungspsychologie in der Tradition Piagets ausgearbeitet worden und fand erst in jüngerer Zeit Eingang in das psychoanalytische Denken. Im **Säuglingsalter** bewegen sich zielgerichtetes Handeln und Intentionalität auf einem **Handlungsniveau**, nicht auf einem begrifflich-symbolischen Niveau. Kinder sind zu Beginn noch nicht in der Lage, die von ihnen angestrebten Ziele im Geiste zu antizipieren, sie versuchen, sie vielmehr handelnd wieder ins Leben zu rufen. So ist es zwar leicht möglich, bei einem etwa ein halbes Jahr alten Säugling sein Interesse für einen Gegenstand zu wecken, mit dem das Kind sich dann zu beschäftigen versucht. Deckt man jedoch diesen Gegenstand ab, etwa mit einem Tuch, so verliert das Kind das Interesse an diesem Gegenstand und verhält sich so, als ob der Gegenstand nicht mehr existiere. Gegenstände der äußeren Realität existieren für das Kind in diesem Lebensalter also nur solange, wie sie sinnlich wahrnehmbar, konkret anwesend sind.

Im Alter zwischen **neun** und **zwölf Monaten** lassen sich dann erste Ansätze für eine Erinnerung an den verschwundenen Gegenstand entdecken: Kinder fangen nun an, das Hindernis, welches ihnen die Sicht auf und den Zugang zu dem Gegenstand ihres Interesses versperren, wegzuziehen oder umzustoßen. Die Art, in der die Kinder suchen, macht jedoch deutlich, daß es hier noch um ein **Handlungswissen** geht und nicht um eine bildhafte oder vorstellungsmäßige Repräsentation des Gegenstandes: Wenn man den interessanten Gegenstand mehrfach an einer bestimmten Stelle verschwinden läßt, lernen die Kinder recht bald, ihn dort wiederzufinden. Wenn nun der gleiche Gegenstand vor den Augen des Kindes an einer anderen Stelle versteckt wird, so wird er dennoch an der Stelle gesucht, an der er zuvor gefunden wurde. Die Erinnerung ist mithin nicht so sehr Erinnerung an den Gegenstand als solchen, sondern vielmehr Teil eines Handlungsmusters, das zu dem gewünschten Erfolg führte.

Im sensomotorischen Entwicklungsstadium sind Erkenntnis und Aktion fest miteinander verknüpft, Erkenntnis ist als integraler Bestandteil der Aktion konzeptualisiert; das Kind verfügt über **Aktionserkenntnis**, jedoch noch nicht über **Objekterkenntnis**. Erst die Fähigkeit, abwesende Gegenstände wieder geistig gegenwärtig zu machen, sie also im ursprünglichen Wortsinn **re-präsentieren** zu können, läßt eine Objekterkenntnis möglich werden. Die Fähigkeit dazu wird im Alter zwischen 18 und 24 Monaten erworben; erst dann sind Kinder dazu in der Lage, ein inneres, permanentes Bild von Gegenständen zu bewahren, die an einem anderen als dem gewohnten Ort versteckt worden sind oder bei denen eine unsichtbare Ortsveränderung (z. B. unter einem Tisch) vorgenommen wurde.

Objekterkenntnis

Aus diesen Beobachtungen kann der Schluß gezogen werden, daß »globale Handlungsmuster *ohne Vorstellungen* [Hervorhebung von N. Hartkamp] schrittweise zur Entstehung des vorstellungsmäßigen Denkens führen und daß das Denken eher ein verinnerlichtes Derivat der Handlung als ein Handlungsersatz ist« (Wolff 1974, S. 877f.). Die Objektvorstellung ist in den ersten eineinhalb Lebensjahren **keine bildhafte Vorstellung, sondern** ein **Schema**, das sich aus einer zunehmend komplexen Vielfalt miteinander koordinierter Sinneseindrücke und Handlungen ergibt. Das Wiedererkennen oder auch Nichtwiedererkennen beispielsweise der Mutter wird auf der Grundlage von »Aktions-knowhow« innerhalb des Rahmens vollbracht, der durch die kindlichen Aktionsschemata begrenzt ist. Im Prozeß des Wiedererkennens erfüllen die Schemata die hinzukommende Aufgabe der **Assimilation**, wie auch umgekehrt jede Assimilation als Form des Wiedererkennens begriffen werden kann, nämlich als Wiedererkennen einer Kontinuität oder Ähnlichkeit (Ad-Similation) zwischen der aktuellen Wahrnehmung und dem organismisch gespeicherten Schema. Das Baby, welches die zurückkehrende Mutter zufrieden anlächelt, »erkennt« – so betrachtet – in erster Linie sein eigenes sensomotorisches Schema wieder.

Sensomotorisches Schema versus halluzinatorische Wunscherfüllung

Der Begriff des sensomotorischen Schemas impliziert, daß ein Säugling einen Gegenstand wiedererkennen kann, wenn er diesen Gegenstand beispielsweise in die Hand bekommt oder vor Augen hat, er kann sich diesen Gegenstand aber nicht vorstellen, wenn er nicht aktuell vorhanden ist (s. o.). Der Gedanke, daß sich die frühesten kognitiven Prozesse des Säuglings entlang solcher Schemabildungen organisieren, steht somit in deutlichem Gegensatz zum Konzept der halluzinatorischen Wunscherfüllung. Das **Schemakonzept** beinhaltet ja, daß ein Gegenstand für den Säugling nur solange existiert, wie er **gegenständlich präsent** ist. Die Theorie der **halluzinatorischen Wunscherfüllung** beinhaltet demgegenüber, daß der Säugling gerade dann, wenn das **erstrebte Objekt nicht präsent ist**, den Versuch unternimmt, es sich »halluzinatorisch« wiederzubeleben. Weiterhin beinhaltet das Konzept der halluzinatorischen Wunscherfüllung auch, daß das Kind auf irgendeine Weise in der Lage dazu sei, eine bildhafte Vorstellung vom halluzinierten Objekt zu entwerfen. Genau dies ist aber, folgt man der Schematheorie, nicht möglich, aus dieser Sicht beschränkt sich im frühesten Lebensalter das Erkennen oder Wiedererkennen auf sensomotorische Muster.

Stern: Representation of Interaction Generalized

Insbesondere D.N. Stern (1986) hat herausgearbeitet, wie wiederholte Interaktionsepisoden vom Kind quasi aufsummiert und zu einer verallgemeinerten Episode umgeformt werden können. Die daraus resultierende allgemeine, abstrakte Episode nennt Stern **»Representation of Interaction Generalized«** (RIG), diese kann schließlich auch mit Sprachsymbolen verbunden werden. In einer solchen Sichtweise gibt es zwischen primär- und sekundärprozeßhaftem Denken keinen kategorialen, sondern lediglich ein graduellen Unterschied, der als phasenspezifischer Ausdruck der mangelnden kindlichen Fähigkeit zur Abstraktion und Konzeptbildung, also als das Ergebnis der unzureichenden Ausbildung bestimmter kognitiver Fähigkeiten erscheint (vgl. Liebsch 1986, S. 234).

Spracherwerb und die Entwicklung von Primär- und Sekundärprozeß

Alle Formen des Denkens, die über die sensomotorischen Schemata hinausgehen, das heißt sowohl der Primär- als auch der Sekundärprozeß, sind an die Verfügung über Symbole gebunden. Daraus ergibt sich, daß sich beide Formen des Denkens zeitgleich mit dem Spracherwerb, etwa mit eineinhalb Jahren, herausbilden, wobei sich der Sekundärprozeß allerdings in der Zeit bis zum Erwerb formallogischen Denkens (ca. 14. Lebensjahr) und darüber hinaus weiterentwickelt, wodurch sich das scheinbare zeitliche Nacheinander der Entwicklung von Primär- und Sekundärprozeß erklärt.

Eine wesentliche Folgerung aus diesen Überlegungen besteht darin, daß man annehmen muß, daß Kinder bis zum Erwerb der Sprache nicht in der Lage sind, **Wünsche** oder **Phantasien** in dem Sinne zu entwickeln, wie es uns als Erwachsenen geläufig ist. Weiterhin gilt, daß auch bestimmte **Abwehrprozesse**, die mit einer phantasiegeleiteten Verzerrung der Realitätswahrnehmung einhergehen (wie etwa Projektion, Introjektion, projektive Identifizierung) in diesem Alter noch nicht gelingen können. Da eine solche phantasierte Umgestaltung der Realität unter dem Einfluß von Ängsten und Bedürfnissen nicht möglich ist, hat »Erfahrung ... für das Kleinkind deutlich das Merkmal der Unvermeidlichkeit. Sie kann unmöglich anders sein als so, wie sie ist« (Ogden 1984, S. 187). Damit ergibt sich aber weiterhin, daß es in diesem frühesten Lebensalter noch keine inneren Konfliktspannungen, keine Psychodynamik im eigentlichen Sinne geben kann. Konflikte sind in diesem Lebensalter notwendigerweise Konflikte der mütterlich-kindlichen Interaktionsmatrix. Entsprechend kann in dieser Lebenszeit auch noch nicht von innerpsychischen Abwehrmechanismen gesprochen werden, wohl aber von verhaltensmäßigen Abwehrmaßnahmen: Ein Kind kann sich durch Schreien, Einschlafen oder durch vegetativ-somatische Symptome, wie Ernährungs- oder Schlafstörungen, gegen unerträgliche Aspekte der Realität zur Wehr setzen. In diesem Zusammenhang hatte bereits U. Moser (1964, S. 62) darauf aufmerksam gemacht, daß sich die sogenannten »frühen Abwehrmechanismen« auch beim Erwachsenen von den »reiferen Abwehrmechanismen« dadurch unterscheiden, daß bei den ersteren die Abwehr nicht so sehr durch innerpsychische Mechanismen, sondern vielmehr durch eine interaktionelle Manipulation der Beziehung erfolgt (vgl. Hartkamp u. Esch 1993).

Piagets dreistufiges Entwicklungsmodell

Die herkömmliche psychoanalytische Theorie sucht die verschiedenen **Entwicklungsniveaus** von **Denkprozessen** oder auch den Grad ihrer Reife oder Gestörtheit danach zu **bemessen**, in welchem Umfang sekundärprozeßhaftes Denken entweder durch unwillkürlich eindringendes primärprozeßhaftes Material gestört wird oder aber danach, inwieweit primärprozeßhaftes Material gezielt in das bewußte Erleben aufgenommen werden kann, etwa um durch eine solche »Regression im Dienste des Ichs« zu kreativen Problemlösungen zu gelangen. Während hier also lediglich zwei unterschiedliche Formen der Denkorganisation beschrieben werden, die sich in unterschiedlichem Maße wechselseitig durchdringen können, hat die Entwicklungspsychologie der Piagetschen Tradition die kognitiven Entwicklungen, die der sensomotorischen Stufe folgen, differenzierter als eine Abfolge von drei weiteren Stufen beschrieben, bei der die jeweils folgende die frühere Stufe aufhebt und so in sich bewahrt.

Beginnend mit etwa **eineinhalb Jahren** treten **voroperatorische, anschauliche Denkformen** in Erscheinung, die gekennzeichnet sind durch:
- unangemessene Generalisierungen
- finalistische Erklärungen
- Zentrierung der Aufmerksamkeit auf nur einen Aspekt unter Außerachtlassung anderer Aspekte
- Zentrierung auf Zustände unter relativer Nichtbeachtung von Prozessen
- eingeschränkte Beweglichkeit des Denkens
- »Egozentrismus«

Mit **»Egozentrismus«** im Piagetschen Sinne ist dabei eine eingeschränkte Fähigkeit gemeint, die Wahrnehmungsperspektive einer anderen Person zu übernehmen. So kann ein Kind in diesem Stadium bei der Betrachtung der Wolken am Himmel erklären: »Die Wolken gehen sehr langsam, weil sie keine Füße und Beine haben; sie machen sich lang wie Würmer und die Raupen, daher gehen sie so langsam« (Piaget 1969, S. 317). Oder bei der Sicht auf die Berge: »Das sind kleine Steine, die Berge, die sehr groß geworden sind. Sie sind lange klein geblieben, dann sind sie sehr groß geworden, immer größer. Da war vielleicht einer, der einen kleinen Stein hier hin geworfen hat, und der ist dann zum Salève [ein Berg] geworden« (S. 313f.). In diesen Beispielen wird deutlich, wie die **animistische Weltsicht** des Kindes durch eine **fehlerhafte Assimilation** zustande kommt: Die Wahrnehmung wird in ein unzutreffendes Schema (Steine können wachsen, Wolken kriechen wie Würmer) gefaßt. In vergleichbarer Weise hat auch das freie Phantasieren des Erwachsenen die Form einer »verzerrenden Assimilation«, da hier die Realität an persönliche Wünsche und Begierden assimiliert wird (vgl. Furth 1990, S. 50).

In dem sich anschließenden **Stadium** der **konkreten Operationen**, deren Beginn etwa zwischen dem **5.** und dem **6. Lebensjahr** liegt, beginnen Kinder, ihre Wahrnehmung durch Hierarchien von Oberbegriffen und differenzierenden Merkmalen zu strukturieren. Während auf der vorangehenden Stufe auf die Frage: »Was ist ein Hund?« beispielsweise geantwortet wurde: »Ein Dackel« oder »Er kann beißen«, wird nunmehr geantwortet: »Ein Tier« oder »Ein Haustier« (zitiert nach Montada 1987, S. 429). In diesem Stadium erwerben Kinder auch die Fähigkeit **Ordnungsrelationen** aufzustellen, und sie können – damit zusammenhängend – auch schon über einfache Zahlbegriffe und Quantifikatoren (»einige«, »alle«) verfügen. Damit sind Kinder nunmehr auch zu logischen Schlußbildungen in der Lage; gleichzeitig liegt jedoch eine wesentliche Begrenzung ihres Denkens darin, daß die kognitiven Prozesse noch auf gegebene Informationen beschränkt sind, seien sie konkret-anschaulich oder sprachlich-abstrakt repräsentiert.

Auf der vierten, der **formal-operatorischen Stufe**, beginnend etwa im Alter von **10 Jahren** kann sich das Denken schließlich von den vorgegebenen Informationen zunehmend unabhängig machen, so daß systematische Hypothesenbildung und planvolles, experimentierendes **Problemlösen** möglich werden. Erst mit dem Erreichen dieser Stufe kann somit das Denken im vollen Umfang als geistiges »Probehandeln« (Freud 1911, S. 233) angesehen werden.

3.2.6 Geschlechtsidentität

Wie wir oben bereits erörterten, spielt innerhalb der **Lehre** von den **psychosexuellen Entwicklungsphasen** für die Herausbildung der Geschlechtsidentität eine entscheidende Rolle, ob ein weibliches Kind bei sich das Fehlen eines Penis bemerkt oder ob ein männliches Kind sich zwar einerseits als stolzer Besitzer eben dieses Körperteils fühlen darf, sich andererseits aber auch der Angst ausgesetzt fühlt, es könne beschädigt oder ihm gar weggenommen werden. Die psychosexuelle Phasenlehre geht also von einem **Primat** der **Phallizität** aus, insbesondere die weibliche Identitätsbildung wird hier als Reaktion auf einen Mangelzustand und als ein Versuch der Kompensation dieses Mangels verstanden. Eigenständige Entwicklungslinien von weiblicher oder männlicher Geschlechtsidentität sieht dieses Modell nicht vor.

Neuere Konzeptionen heben sich von diesem traditionellen Modell mehr oder weniger deutlich ab. Während Freud (1924, S. 400) noch formulieren konnte, daß »die Anatomie ... das Schicksal« sei, betonen neuere Autoren, daß daneben Aspekte der Objektbeziehungen, der Selbstentwicklung sowie soziale und kulturelle Faktoren eine Rolle spielen. Häufig wird dabei eine **Kern-Geschlechtsidentität** *(core gender identity)* von der **Geschlechtsrolle** *(gender role)* und der **Sexualpartner-Orientierung** *(sexual partner orientation)* unterschieden.

Kern-Geschlechtsidentität

Mit dem Begriff der Kern-Geschlechtsidentität meint man eine ursprüngliche Gewißheit, bezüglich des biologischen Geschlechts männlich oder weiblich zu sein. Das **Erleben** der Kern-Geschlechtsidentität wurzelt zunächst in sensomotorischen Erfahrungsmustern, es ist also weder bewußtseins- noch reflexionsfähig. Insbesondere von sozialwissenschaftlicher Seite wurde geltend gemacht, daß die **Ausformung** der Kern-Geschlechtsidentität schon unmittelbar nach der Geburt durch die Geschlechtszuweisung beginnt und wesentlich durch solche Reaktionen der Erwachsenen dem Kind gegenüber gefördert wird, die einem Geschlechtsrollenstereotyp entsprechen. Darüber hinaus ist anzunehmen, daß zur endgültigen Ausgestaltung der Geschlechtsidentität die Pubertät beziehungsweise Adoleszenz eine zusätzlich wichtige Rolle spielt (vgl. Abschnitt 3.3.6).

So wies unter anderem Belotti (1975) darauf hin, daß bereits das mütterliche **Stillverhalten** in erheblichem Maße von solchen **Geschlechtsstereotypen** beeinflußt wird; in diese Stereotypen fließen neben den soziokulturellen Faktoren zweifelsohne auch die aus der eigenen Geschichte stammenden bewußten und unbewußten Erwartungen der Eltern an das Geschlecht des Kindes ein. Brunet und Lezine (1966, zitiert nach Belotti 1975, S. 23) berichten, daß in einer Gruppe von Säuglingen »alle weiblichen Babies mit drei Monaten völlig entwöhnt waren und daß Zwiemilchernährung bei eineinhalb Monaten anfing, während 30% der männlichen Babies über vier Monate an der Brust gestillt wurden und die Zwiemilchernährung bis zum achten Monat dauerte. Die Mädchen hörten durchschnittlich mit zwölf Monaten auf, am Schnuller zu saugen, die Jungen mit ca. 15 Monaten. Die Dauer der Mahlzeiten ist bei Jungen länger als bei Mädchen: an der Brust mit zwei Monaten 45 Minuten, bei Mädchen dagegen nur 25 Minuten. An der Flasche: die Mädchen etwa acht Minuten, die Buben 15 Minuten.« Weiter berichten sie über »Schwierigkeiten beim Füttern bei 94% aller Mädchen, die an der Umfrage beteiligt waren (extrem langsames Essen, Erbrechen, Launenhaftigkeit), dagegen nur bei 40% der Jungen. Die Schwierigkeiten tauchen bei Mädchen schon ab dem ersten Lebensmonat auf: Ihr Appetit bleibt bis zum sechsten Lebensjahr spärlich, während bei kleinen Jungen Schwierigkeiten dieser Art erst sehr viel später auftauchen und sich in Launen und verschiedenen Bedürfnissen und Forderungen an die Mutter bis zum sechsten Lebensjahr ausdrücken. In der Auffassung von Belotti zeigt sich in diesen Unterschieden, daß die Mütter die Versuche ihrer kleinen Mädchen, das Füttern in einer lustvollen Form abzuwickeln, eher als dieses bei Jungen der Fall ist, als eine Form des Angriffs und der »Ungezogenheit« werten; gleichzeitig komme es bei Mädchen jedoch nicht zu offenen Konflikten oder einer offenen Rebellion, statt dessen träten bei Mädchen vermehrt körperliche Störungen wie Erbrechen, Verdauungsschwierigkeiten, Schlafstörungen oder Schwierigkeiten beim Kauen und Schlucken auf.

Angeborene Dispositionen der Geschlechterunterschiede?

Ungeachtet der Bedeutung solcher Geschlechtsstereotypien darf die Möglichkeit nicht vernachlässigt werden, daß angeborene Dispositionen die Grundlage dafür abgeben, daß die Geschlechter im Denkstil und in der Motivation unterschiedliche Schwerpunkte ausbilden. Der Hinweis auf mögliche dispositionelle Unterschiede darf dabei nicht so mißverstanden werden, als werde damit einem einseitig verkürzten, biologistischen Verständnis der Sozialisation das Wort geredet. Vielmehr ist es, gerade auch dann, wenn man es sich zum Ziel setzt, bestehende Diskriminierungen abzubauen, von entscheidender Bedeutung, ob man von einer Gleichheit oder Verschiedenheit der Geschlechter ausgeht:

- Sind beide Geschlechter biologisch-dispositionell gleich veranlagt, so können sozialisationsbedingte Ungleichheiten durch eine Gleichbehandlung zum Verschwinden gebracht werden.
- Bestehen hingegen anlagebedingte Unterschiede, so kann eine Gleichbehandlung diese umso deutlicher werden lassen und so gegebenenfalls sogar zur Aufrechterhaltung von Diskriminierungen beitragen.

Die Evolutionsbiologie verweist in diesem Zusammenhang unter dem Begriff der »parentalen Investition« darauf, daß durch die unterschiedliche Fortpflanzungsbiologie bei männlichen und weiblichen Individuen auch unterschiedliche Verhaltensdispositionen selektiert werden, etwa in Richtung auf erhöhte männliche Kompetitivität verbunden mit einer stärkeren Ritualisierung aggressiven Verhaltens und erhöhter weiblicher Bereitschaft zu fürsorglichpflegerischem Verhalten (Bischof-Köhler 1990, S. 20f.). Weist man solche evolutionsbiologischen Überlegungen nicht von vorneherein zurück, so erscheint es beim gegenwärtigen Stand des Wissens vernünftig, von einer **Verschränkung der stammesgeschichtlich erworbenen Dispositionen** und der **soziokulturell erworbenen Stereotype** auszugehen, wobei die sozialen Rollenerwartungen an die biologischen Dispositionen anknüpfen und sie in akzentuierterer Weise zur Darstellung bringen dürften (Bischof-Köhler 1990, S. 25).

Die Geschlechtsrolle

Die Ausbildung der Kern-Geschlechtsidentität setzt sich fort mit der Ausformung der Geschlechtsrolle, die als das Gesamt der geschlechtsbezogenen Erwartungen an das eigene Verhalten und an das der Interaktionspartner verstanden werden kann. Auch hier sind wieder Prozesse sozialen Lernens und der kognitiven Organisierung ebenso wie die Beeinflussung durch bewußte und unbewußte Rollenerwartungen von Bedeutung. Dabei lassen sich Eltern meist von dem Wunsch leiten, ihr Kind solle »ein richtiger Junge« oder »ein richtiges Mädchen« werden, das heißt von dem Wunsch, daß ihr Kind die **Geschlechtsrolle im Einklang mit sozialen Normen** ausfüllt. So belohnen Eltern in der Regel kleine Mädchen mit Worten oder Geschenken für ihr Interesse an Puppen und an hausfraulichen Tätigkeiten; dem Jungen schenken sie beispielsweise Baukästen oder technisches Spielzeug und zollen ihm Anerkennung, wenn er wenig Angst zeigt und sich bei Gleichaltrigen durchsetzt.

Neben den Eltern und anderen Erwachsenen haben schon bei drei- bis fünfjährigen Kindern auch die Altersgenossen einen Anteil an der Festigung der Geschlechtsrolle, indem sie auf geschlechtstypisches Verhalten verstärkend, auf Verhalten, welches dem Stereotyp widerspricht,

jedoch ablehnend reagieren (Langlois u. Downs 1980). Im Regelfall führt dies dazu, daß sich im Alter von 5 bis 6 Jahren ein stabiles **Selbstverständnis** des Kindes **in bezug auf** sein **Geschlecht** herausgebildet hat, wobei dieses Selbstverständnis verschiedene Aspekte beinhaltet:
- eine Einstufung seiner selbst und anderer als »männlich« oder »weiblich«
- die Erkenntnis, daß das Geschlecht stabil, das heißt, über die Zeit erhalten bleibt
- das Wissen darum, daß sich das Geschlecht nicht ändert, auch wenn man es sich wünscht (motivationaler Aspekt)
- die Erkenntnis der Geschlechtskonstanz, das heißt, das Wissen, daß das Geschlecht trotz Veränderungen der äußeren Erscheinung oder unterschiedlichen Aktivitäten invariant bleibt

Aus psychoanalytischer Sicht wird hier besonders die Möglichkeit relevant, daß es aufgrund widersprüchlicher Interaktionsanforderungen der Eltern zu einer **konflikthaften Ausgestaltung** der **Geschlechtsrolle** kommt, die in späterer Zeit – bei Vorliegen einer entsprechenden Versuchungs- und Versagungssituation – zur Entstehung einer psychogenen Symptomatik führen kann.

――――――― Fallbeispiel ―――――――

So berichtete eine Patientin, die um eine psychoanalytische Therapie ersuchte, sie leide als Leiterin eines Kindergartens unter »Minderwertigkeitsgefühlen« vor allem im Kontakt zu ihren Mitarbeiterinnen, denen gegenüber sie es nicht fertig bringe, auch negative, kritische Dinge zu äußern. Möglicherweise sei sie eben »keine Führungspersönlichkeit«. Ein weiteres Problem für sie sei, daß sie alleinstehend sei. Sie habe noch nie eine intim-sexuelle Partnerschaft gehabt, was für sie besonders schlimm sei, weil sie es sich immer gewünscht hatte, einmal vier eigene Kinder zu haben. Bei dieser Patientin war die Übernahme der Geschlechtsrolle gestört: Der Mutter war sie insbesondere nach Streitigkeiten mit dem Ehemann ein Partnerersatz, der Vater hätte sich an ihrer Stelle lieber einen Sohn gewünscht, er vermittelte der Patientin stets das Gefühl, sie solle Ambitionen, vor allem beruflicher Art, verwirklichen, zu denen er nie gekommen sei. Gleichzeitig forderte das kleinbürgerliche Herkunftsmilieu der Patientin, daß sie früh heiraten und eigene Kinder bekommen sollte, was sich in Versuchen der Familie zeigte, die Patientin auf wenig taktvolle, fast schon entwürdigende Weise mit einem Mann zusammenzubringen.

Sexualpartner-Orientierung

Als ein dritter Aspekt der Entwicklung der Geschlechtsidentität ist noch die Sexualpartner-Orientierung zu erwähnen. Auch hier sind neben innerpsychischen Faktoren soziale Normen im Sinne eines gesellschaftlich vermittelten Drucks wirksam, eine heterosexuelle Beziehung als das Normale und »Anständige« zu suchen. Weiterhin spielen hier auch sozialpsychologische Aspekte der »Passung« eine Rolle; Partner werden so gewählt, daß eine Wiederholung der in der Ursprungsfamilie gemachten Erfahrungen möglich wird (vgl. auch Abschnitt 3.3.6). Gleichzeitig scheint aber auch ein Mindestmaß an sozialer Distanz für die Aufnahme einer sexuellen Partnerschaft erforderlich zu sein, worauf insbesondere N. Bischof (1985, S. 369ff.) hingewiesen hat. In einer einfühlsamen Studie hat K. Theweleit (1990) dargestellt, wie in der Sexualpartner-Orientierung neben vielem anderen Aspekte der **Anlehnung** oder des **Wiederbekommen-Wollens** eine Rolle spielen, aber auch, wie sich hinter einer manifest heterosexuellen Partnerorientierung ein latent **homosexuelles Motiv** verbergen kann, etwa wenn die Wahl nach dem Muster der »Kameradenschwester« beziehungsweise des »Bruders der Freundin« (Theweleit 1990, S. 21ff.) erfolgt.

3.3 Entwicklungsabschnitte

Wir haben in den vorangehenden Abschnitten einen Überblick über verschiedene Modelle und Konzepte der psychoanalytischen Entwicklungspsychologie gegeben, wobei unterschiedliche, nebeneinander bestehende Ansätze zur Sprache kamen, die jeweils unterschiedliche Aspekte menschlicher Entwicklung beleuchten und sich zu ihrer Stützung auch auf höchst unterschiedliches Datenmaterial berufen, das etwa aus der psychoanalytischen Behandlungssituation, aus direkter Kinderbeobachtung oder aus einem verhaltensbiologischen Kontext gewonnen wurde.

In den folgenden Abschnitten wollen wir den Versuch unternehmen, diese theoretischen Ansätze aus der zeitlichen Perspektive des Entwicklungsverlaufs zu erweitern und zu ergänzen, wobei wir nicht den Anspruch erheben, eine Integration aller referierten und höchst divergenten Ansätze leisten zu können.

3.3.1 Die ersten zwei Monate

Als die **Neugeborenenperiode** wird traditionell – aus je unterschiedlicher Perspektive – die erste Lebenswoche (Friedberg u. Hiersche 1975, S. 454) oder der erste Lebensmonat (Schröter 1977, S. 18) angesehen; zieht man nicht so sehr organismisch-physiologische, sondern entwicklungspsychologische Gesichtspunkte heran, so ist es sinnvoll, sogar die ersten zwei Monate in diese Periode mit einzubeziehen.

Der passive Säugling

Die gegenwärtigen psychoanalytischen Vorstellungen über die psychische Entwicklung dieser ersten Lebenszeit sind wesentlich durch die neueren Beobachtungsstudien an Säuglingen geprägt. Allen diesen Arbeiten ist gemein, daß der »**aktive Säugling**« ins Zentrum der Beobachtung rückt. Damit rücken diese Arbeiten von der Auffassung ab, der Säugling sei zu Beginn seiner Entwicklung einem unbeschriebenen Blatt gleich oder allenfalls zu reflexartigen Reaktionen fähig. Eine solche Vorstellung lag beispielsweise H. Hartmanns Konzept der »**undifferenzierten Matrix**« (Hartmann 1939) ebenso zugrunde wie M.S. Mahlers These eines »**normalen Autismus**« (Mahler et al. 1975) oder auch der von R.A. Spitz (1954, 1965) vertretenen Ansicht, am Beginn der individuellen Entwicklung stehe eine »**objektlose Stufe**« (vgl. S. 102).

So heißt es etwa bei Mahler, in der **normalen autistischen Phase** vor der Entwicklung der Symbiose würden äußere Reize relativ schwach besetzt. Es sei dies die Periode, in welcher die Reizschranke als die dem Säugling angeborene Gleichgültigkeit gegenüber Außenreizen am klarsten in Erscheinung trete. Der Säugling erwache vor allem, wenn Hunger und andere Bedürfnisspannungen ihn veranlassen zu schreien, er sinke in den Schlaf zurück, sobald er befriedigt, das heißt von übermäßiger Spannung befreit sei (Mahler et al. 1975, S. 59). Aufgabe der autistischen Phase sei die Erlangung eines homöostatischen Gleichgewichts des Organismus mittels vorwiegend physiologischer Mechanismen.

Der aktive Säugling

Die neuere psychoanalytische Entwicklungspsychologie entwirft hier ein anderes Bild. So konnte gezeigt werden, daß Neugeborene über ein **differenziertes Sensorium** verfügen und auf äußere Wahrnehmungen mit **differenziertem Verhalten** antworten: So haben sie eine Vorliebe für Süßes und können Zucker in großen Verdünnungen von ungezuckerten Getränken unterscheiden (Crook u. Lipsitt 1976). Auch olfaktorische Wahrnehmungen können bereits unterschieden werden (Engen et al. 1963; MacFarlane 1975; Köhler 1986). Neugeborene sind vom Augenblick der Geburt an zu **einfachen Lernprozessen** fähig; instrumentelles Lernen ist im Alter von wenigen Wochen möglich (Papousek et al. 1986, S. 58).

Bereits in der zweiten Lebenswoche ziehen Säuglinge einen dreidimensionalen Gegenstand einem Photo dieses Gegenstands vor, was als Hinweis auf ihre Fähigkeit gewertet werden kann, auch komplexe visuelle Wahrnehmungen zu organisieren und zu verarbeiten (Bower 1971). Vor dem Hintergrund solcher Befunde kann die Annahme einer außerordentlich stark erhöhten Reizschwelle, die das Kind weitgehend vor der Wahrnehmung von Umweltreizen schützt, oder die Annahme einer angeborenen Gleichgültigkeit gegenüber Außenreizen nicht aufrechterhalten werden. Dennoch ist die erste Lebenszeit noch wesentlich von **endogenen Rhythmen** geprägt, die den Wechsel unterschiedlicher **Verhaltenszustände** bestimmen. (Im allgemeinen werden fünf bzw. sechs unterschiedliche Verhaltenszustände beschrieben: REM-Schlaf, Non-REM-Schlaf, ruhige Wachheit, aufmerksam-aktive Wachheit und Schreien [Emde u. Robinson 1979, S. 77], einige Autoren beziehen auch noch das Dösen [drowsiness] als gesonderten Verhaltenszustand mit ein.)

Die Fähigkeiten, über welche Neugeborene und junge Säuglinge im Sinne einer angeborenen Ausstattung verfügen, folgen dabei einem bestimmten Muster: Sie sind Ausdruck einer spezifischen **Präadaptation** an die **Situation sozialer Interaktion**, wobei diese sich als Präadaptation im Hinblick auf die Fähigkeit zu affektiver Kommunikation genauer bestimmen läßt. So reagieren Neugeborene selektiv auf akustische Signale im Frequenzbereich der menschlichen Stimme, sie schauen länger auf eine Strichzeichnung eines menschlichen Gesichts als auf eine beliebige Anhäufung von Punkten. Im Alter von ca. zwei Wochen schauen sie länger in das Gesicht der Mutter als in das Gesicht einer fremden Person (Carpenter 1975). Wenn das vertraute Gesicht der Mutter in Kombination mit einer fremden Stimme dargeboten wird, dreht sich der Säugling fort, was als negative Reaktion angesichts der unerwarteten Verknüpfung angesehen werden kann (Carpenter et al. 1970). So verstanden, nämlich als spezifische Präadaptation an die Situation sozialer Interaktion, gewinnt auch der Hartmannsche Begriff der »durchschnittlich zu erwartenden, also typischen Umwelt« (Hartmann 1939, S. 99) eine inhaltliche Konkretisierung, die das Problem einer einseitigen, biologistischen Verkürzung vermeidet.

3.3.2 Die Zeit bis zum 7./8. Monat

Nach dem zweiten Lebensmonat kommt es zu einer rapiden Zunahme **sozialer Lächelreaktionen** des Kindes, die zuvor nicht beobachtet werden konnten (Emde u. Robinson 1979, S. 92f.; Spitz 1954, S. 25f.); M.S. Mahler, von der die kindliche Entwicklung als ein Prozeß fortschreitender Loslösung und Individuation beschrieben wurde, spricht davon, daß es in dieser **Differenzierungsphase** nun zu einem »verschwommenen Gewahrwerden des bedürfnisbefriedigenden Objekts komme (Mahler et al. 1975, S. 62). Auch auf der Seite der erwachsenen Pflegeperson kommt es zu korrespondierenden Verhaltensänderungen: Sie beantworten den Blickkontakt des Säuglings regelmäßig mit einer sogenannten »**Grußreaktion**« oder auch einer Äußerung gespielter Überraschung (»**mock surprise**«; Emde 1983, S. 172), das heißt einer leichten Retroflexion des Kopfes, erhobenen Augenbrauen und halbgeöffnetem Mund (Papousek u. Papousek 1981). Die unwillkürlich benutzte »**Ammensprache**« oder auch »*baby talk*« (Papousek et al. 1986, S. 62) ist ein weiteres Beispiel intuitiver elterlicher Verhaltensanpassung. Sprechtempo und Sprechrhythmus werden verlangsamt, die Sprachmelodik wird auf einige deutliche Grundkonturen reduziert, Betonungen treten verstärkt, zum Teil auch übertrieben auf. Durch eine solche Tendenz, kindliche Verhaltensäußerungen gleichsam als »biologischen Spiegel« in einer leicht übertriebenen oder auch korrigierenden Weise nachzuahmen, tragen die Pflegepersonen zur Entwicklung der kindlichen Selbstwahrnehmung bei (Papousek u. Papousek 1979). In der Konzeption M.S. Mahlers wird dieser Abschnitt als **symbiotische Phase** gekennzeichnet, womit ein Zustand der Undifferenziertheit, der »Fusion mit der Mutter« beschrieben ist, in welchem »das 'Ich' noch nicht vom 'Nicht-Ich' unterschieden ist und Innen und Außen erst allmählich als verschieden empfunden werden« (Mahler et al. 1975). Als wesentliches Merkmal der Symbiose sieht diese Autorin die »halluzinatorisch-illusorische somatopsychisch omnipotente Fusion mit der Mutter und insbesondere die illusorische Vorstellung einer gemeinsamen Grenze der beiden in Wirklichkeit physisch getrennten Individuen« an (Mahler et al. 1975, S. 63f.). Es geht hier mithin um das bereits angesprochene Erleben der Dual-Union (vgl. S. 101) des Kindes mit der Mutter, welches ihm die »Illusion« (Winnicott 1953, S. 679) ermöglicht, alle erstrebte und erhaltene Bedürfnisbefriedigung selbst zu bewirken.

Dieser Zusammenhang sei an einem Beispiel erläutert: Ein Säugling, der eine Zeit lang ruhig geschlafen hat, erwacht und beginnt zu schreien, weil er Hunger hat. Die **»hinlänglich gute« Mutter** (Winnicott 1953, S. 676) wird dies wahrnehmen und dem Kind die Brust oder die Flasche geben. Eine **»weniger gute« Mutter**, die vielleicht der Auffassung ist, je früher sich ein Kind an feste Zeiten gewöhne, desto besser, könnte das Schreien zum Beispiel als Böswilligkeit oder Trotz mißdeuten, eine »weniger gute« Mutter in diesem Sinne, das heißt aus der sich entwickelnden subjektiven Perspektive des Kindes gesehen, wäre aber auch die Mutter, die den aus einem gesteigerten physiologischen Bedarf des Kindes entstehenden Ansprüchen, etwa nach Nahrung oder taktiler Stimulation, einfach nicht gerecht werden kann, und auch die Mutter, die auf Grund ihrer eigenen äußeren Lebensverhältnisse an der Wahrnehmung ihrer pflegerischen Aufgaben gehindert wird. A. Freud (1954a) weist darauf hin, eine vorschnelle, verallgemeinernde Verwendung des Begriffs der »ablehnenden Mutter« könne den Blick dafür verstellen, »daß die Mutter nur die Vertreterin, das Symbol unumgänglicher Versagungen in der oralen Phase ist« (1954a, S. 1314). Die Mutter könne zwar die kindliche Entwicklung beeinflussen, steuern oder auch entstellen, aber nicht eine Neurose oder Psychose »erzeugen«. Wichtig sei es, »die diesbezügliche Macht der Mutter auf dem Hintergrund der spontanen Entwicklungskräfte [zu] sehen, die im Kind selbst am Werk sind« (A. Freud 1954b, S. 1342). Hinzuweisen ist in diesem Zusammenhang auch auf die Klarstellung Winnicotts, die »hinreichend gute« Mutter sei immer auch eine frustrierende Mutter. »Wenn alles gut geht, dann kann das Erlebnis der Versagung für das Kind schließlich zum Gewinn werden, weil erst die unvollständige Bedürfnisbefriedigung durch die Objekte diese zu realen – das heißt zu geliebten und gleichzeitig gehaßten Objekten macht. Daraus ergibt sich, daß das Kind durch eine zu vollkommene und zu lange andauernde Befriedigung ... in seiner Entwicklung gestört wird« (Winnicott 1953, S. 677).

Auch E.H. Erikson weist darauf hin, daß »die Summe des Vertrauens, die das Kind seinen frühesten Erfahrungen entnimmt, nicht absolut von der Quantität an Nahrung und Liebesbezeugungen, sondern eher von der Qualität der Mutter-Kind-Beziehung abhängt« (Erikson 1950, S. 243). Dieses **Ur-Vertrauen** ist ein Gefühl des Sich-Verlassen-Dürfens, sowohl auf die Glaubwürdigkeit anderer wie auch auf die Zuverlässigkeit seiner selbst innerhalb des jeweiligen kulturellen Bezugssystems. Gleichzeitig bildet dieses Ur-Vertrauen auch die Grundlage des Identitätsgefühls, des Gefühls »man selbst zu sein« (Erikson 1970, S. 72).

3.3.3 Übungsphase, Wiederannäherungskrise und die Gewinnung von Objektkonstanz (18.–36. Monat)

Die folgenden Monate stehen vor allem unter dem Zeichen der sich nun rapide entwickelnden motorischen und kognitiven Fähigkeiten (vgl. dazu die Abschnitte über die Entwicklung in der analen und phallisch-genitalen Phase, S. 96 und 97, und über kognitive Entwicklungen, S. 110 ff).

Die Übungsphase

In der Begrifflichkeit von M.S. Mahler fallen in diesen Zeitabschnitt die Übungsphase und die Wiederannäherungskrise. Innerhalb der **Übungsphase** lassen sich unterscheiden:
- eine **frühe Übungsphase**, die sich mit der Differenzierung überschneidet und dadurch eingeleitet wird, daß sich das Kind zum erstenmal krabbelnd von der Mutter zu entfernen vermag
- eine **eigentliche Übungsphase**, die durch die Verfügung über die aufrechte Fortbewegung gekennzeichnet ist (Mahler 1975a, S. 616)

Das Kind beginnt in der eigentlichen Übungsphase, sich weiter von der Mutter fortzuwagen, wobei es für das Kind wichtig wird, eine **»optimale Entfernung«** zu finden, die gleichzeitig genügend Freiheit gibt und auch die Gelegenheit, das eigene Funktionieren in einiger Entfernung von der Mutter zu erproben, und die gleichzeitig ein sporadisches »emotionales Auftanken« bei der Mutter möglich macht. Eine solche optimale Entfernung zu finden, hat auch zur Voraussetzung, daß die Mutter nun bereit ist auf den »Besitz« (Mahler 1975a, S. 618) des Kindes zu verzichten. Die Übungsphase ist von einem charakteristischen Hochgefühl des Kindes bestimmt, einem Entzücken über die Entdeckungen, die es in einer fortgesetzt sich erweiternden Welt macht, wobei dieses Entzücken vor allem mit der Fähigkeit zu freier, aufrechter Fortbewegung zusammenzuhängen scheint. Neugier und eine Tapferkeit, die sich auch von den unausweichlichen Rückschlägen und Blessuren nicht entmutigen läßt, tragen in dieser Phase dazu bei, das Gefühl für die Körpergrenzen und damit auch das Identitätsgefühl auszubilden.

M. Balint (1959) hat zwei entgegengesetzte Ausprägungen eines solchen Distanzerlebens beschrieben, den oknophilen und den philobatischen Typ. Der **Oknophile**, so Balint, »reagiert auf das Erscheinen von Objekten, indem er sich an sie klammert, sie introjiziert, da er sich ohne sie verloren und unsicher fühlt; allem Anschein nach neigt er dazu, seine Objektbeziehungen überzubesetzen. Beim **Philobaten** dagegen sind die eigenen Ich-Funktionen überbesetzt; er wird dadurch sehr gewandt und erreicht es, mit wenig oder gar keiner Hilfe von Objekten auszukommen« (Balint 1968, S. 77).

Die Wiederannäherungskrise

Die zunehmenden kognitiven Fähigkeiten und die zunehmende emotionale Differenzierung tragen dazu bei, daß das Kind, etwa um die Zeit des 18. Lebensmonats herum, zunehmend zu erkennen beginnt, das die Welt nicht »ihm gehört« und dazu, daß es sich häufig als relativ hilfloses, kleines Wesen erlebt, das Erleichterung und Unterstützung nicht einfach dadurch herbeirufen kann, daß es das Bedürfnis danach fühlt und auch nicht immer dadurch, daß es ein entsprechendes Bedürfnis lautstark äußert. M.S. Mahler beschreibt, daß es in dieser Zeit nicht nur zu einem ausgeprägten Stimmungsabfall kommt, sondern daß Kinder jetzt auch insgesamt verletzlicher wirken, Affekte von ohnmächtiger Wut und Hilflosigkeit lassen sich nun vermehrt beobachten (Mahler et al. 1975, S. 122). Ebenso treten nun Reaktionen der Scheu und der Verlegenheit Fremden gegenüber erneut in Erscheinung. M.S. Mahler faßt ihre Beobachtungen so zusammen: »Etwa vom 18. Lebensmonat an beobachteten wir, daß unsere Kinder eifrig darauf bedacht waren, ihre rasch wachsende Autonomie zu üben. In zunehmendem Maße zogen sie es vor, nicht an die Anlässe erinnert zu werden, bei denen sie nicht allein zurecht gekommen waren. Andererseits stand das Verlangen, getrennt, groß und allmächtig zu sein, zu dem Verlangen in Widerspruch, daß die Mutter alle Wünsche auf magische Weise erfüllen müsse – ohne erkennen zu wollen, daß Hilfe *tatsächlich von außen kam*. Demzufolge verwandelte sich in den meisten Fällen die vorherrschende Empfindung in allgemeine Unzufriedenheit und Unersättlichkeit, und es entwickelte sich eine Neigung zu raschen Stimmungsumschwüngen und Temperamentsausbrüchen. Die Wiederannäherungsperiode war also durch den rasch wechselnden Wunsch gekennzeichnet, die Mutter einerseits zurückzuweisen, und sich andererseits mit bezwingenden, entschlossenen Worten und Taten an ihr festzuklammern: eine Verhaltenssequenz, die mit der Bezeichnung **Ambitendenz** höchst treffend beschrieben wird« (Mahler 1975a, S. 620f.).

E. H. Erikson machte darauf aufmerksam, daß der Fähigkeit zur motorischen Körperbeherrschung und zu autonomer Willensbestimmung die Bedrohung durch Beschämung und Zweifel gegenübersteht (Erikson 1950, S. 245ff.). Die **Beschämung** ist mit dem Empfinden assoziert, klein und unterlegen zu sein, im **Zweifel** reflektiert sich das Empfinden, was man hinter sich gelassen habe, besitze nun keinen Wert mehr, es werde schlecht, bedrohlich und böse.

Störungen durch mißlungene Bewältigung der Übungsphase und Wiederannäherungskrise

Unter den klinischen Störungsbildern, die mit einer mißlungenen Bewältigung der Übungsphase und der Wiederannäherungskrise in Verbindung gebracht werden, sind in erster Linie die **Borderline-Phänomene** zu erwähnen (Mahler 1975b); Blanck und Blanck (1974, S. 77) halten den Umstand, daß im Verlauf des Loslösungs- und Individuationsprozesses keine Objektkonstanz erreicht wurde, für das Kernproblem der Borderline-Zustände. Störungen in dieser Entwicklungsphase vermögen jedoch auch bei der Entstehung verschiedener **angstneurotischer Zustandsbilder** oder bei chronischen **Partner-** und **Ehekonflikten** eine Rolle zu spielen, und sie tragen zur Ausbildung bestimmter, in Psychotherapien gelegentlich zu beobachtender Phantasien bei, bei denen eine Art von »Halteband« oder **»Gängelband«** eine Person daran hindert, sich über bestimmte Grenzen hinaus zu bewegen oder auch zu einer Phantasie, sich in einem »Orbit« zu befinden (Akhtar 1992). Ein entsprechende Phantasie findet sich in dem Kinderbuch »Der Zauberer von Oos« (Baum 1900), wo eine gelbe Ziegelsteinstraße *(»yellow brick road«)* weit fort zur Smaragdstadt führt und dabei gleichzeitig die Verbindung nach Daheim aufrechterhält.

Objektkonstanz

In Mahlers Sicht führt die erfolgreiche Überwindung der Wiederannäherungskrise schließlich dazu, daß Gefühle von Ohnmacht und Hilflosigkeit durch selektive Identifizierung mit den Eltern vermindert werden; die Integration von Selbst- und Objektrepräsentanzen macht auch die Überwindung bisheriger Aufspaltungen von »nur guten« und »nur bösen« Selbst- und Objektvorstellungen möglich. Das Kind kann Ambivalenz nun in zunehmendem Maße ertragen und wird so zu emotionaler Objektkonstanz fähig, das heißt, es kann ein affektiv positiv getöntes Erinnerungsbild zum Beipiel von der Mutter auch in deren Abwesenheit aufrechterhalten oder auch dann, wenn das Kind der Mutter gegenüber ambivalente Gefühle hegt.

3.3.4 Erotisierung der Beziehungen, Triangulierung

In der klassischen psychoanalytischen Sicht ist die kindliche Entwicklung bis über das dritte Lebensjahr, über die anale Phase hinaus von der dyadischen Beziehung zwischen Kind und Mutter bestimmt. Der Vater tritt erst in der ödipalen Entwicklungsphase als Rivale des kleinen Jungen oder als ersehnter Liebhaber des kleinen Mädchens in Erscheinung. Ganz anders hingegen die Sichtweise in der Tradition Melanie Kleins (vgl. S. 99), die ein angeborenes Wissen um die (sexuelle) Beziehung zwischen den Eltern beim Kind vermutete, so daß auch die Beziehung zum Vater schon von der Zeit der depressiven Position an wichtig wird (Klein 1945; vgl. auch Lazar 1988; Frankiel 1991).

Frühe Triangulierung

Die Mehrzahl psychoanalytischer Entwicklungspsychologen nimmt heute eine zwischen der dyadischen Beziehung und den Auffassungen Melanie Kleins vermittelnde Position ein, welche die Rolle der frühen Triangulierung hervorhebt, deren Beginn allerdings in die Zeit der Übungsphase und der Wiederannäherungskrise verlegt wird. So betonte Rotmann (1978), die Beziehung zum Vater ermögliche es dem Kind, »mit dem Frustrationshaß auf die Mutter umzugehen, den Haß zu integrieren und das Selbst so zu stärken, daß eine neue, autonomere Beziehung zur Mutter ermöglicht wird« (S. 1106). Ermann (1985) machte zusätzlich darauf aufmerksam, wie wichtig es ist, daß das Kind nicht nur eine Beziehung zu dem **dritten Objekt »Vater«** aufnimmt, sondern daß es auch die Beziehung zwischen beiden Eltern erlebt, wodurch sich das unifokale, symbiotische Erleben – »Ich als Zentrum meiner Beziehungen« – zunächst zu einem bifokal-dyadischen Erleben – »Ich und Du als Partner in unserer Beziehung« – und schließlich zu einer Triade erweitert.

Neuere entwicklungspsychologische Beobachtungsdaten stützen ebenfalls die These von der frühen Triangulierung. So zeigten Feiring et al. (1984), daß fünfzehn Monate alte Kinder auf das Angebot einer fremden Person, mit ihnen zu spielen, eher eingingen, wenn sie zuvor einen freundlichen Umgang der Mutter mit dieser fremden Person beobachten konnten. Offensichtlich sind Kinder in diesem Alter in der Lage, **soziale Interaktionen**, an denen sie selber nicht teilnehmen, aufmerksam zu verfolgen, wobei sie das Verhalten der Pflegeperson als einen Indikator für mögliche eigene Interaktionen zu nutzen scheinen.

Weitere Hinweise auf die Verfügung über triadische Beziehungsmodelle ergeben sich aus der Beobachtung der **Sprachentwicklung**, wobei gilt, daß die Fähigkeit, Personalpronomina in der ersten, zweiten und dritten Person zu benutzen, erst zustandekommt, wenn das Kind alle drei möglichen Positionen in der Triade – Initiator einer Interaktion, Adressat und Beobachter von zwei interagierenden Partnern – einnehmen kann. Dies ist etwa zwischen dem 24sten und dem 30sten Lebensmonat der Fall (Sharpless 1990, S. 474).

Die so etablierte trianguläre Beziehungskonstellation ist schließlich auch der Schauplatz des **ödipalen Dramas**, dessen Ausgangspunkt Heigl-Evers und Weidenhammer (1988, S. 133) in ihrer Untersuchung der weiblichen Entwicklung so beschreiben: »Die phallische Phase zeichnet sich für Kinder beiderlei Geschlechts dadurch aus, daß sie den eigenen Körper als Zentrum von Kraft, Lust, Aktivität erfahren. ... Natürlich geht es dabei nicht nur um den Körper, die körperliche Lust, die Körperkraft, die eigene Erscheinung, die Attraktivität, sondern um die Gesamtwirkung der eigenen Person. Während das Kind zur Zeit der analen Entwicklung vor allem danach strebte, sich des Objekts zu bemächtigen, geht es ihm jetzt darum, das Objekt zu gewinnen, es für sich einzunehmen. Das ist sowohl beim Jungen wie auch beim Mädchen der Fall; und der bevorzugte Gegenstand der ersten Werbung beider ist die Begleiterin ihrer ersten Jahre«, in den meisten Fällen die Mutter, gelegentlich nehmen auch Väter diese Position ein. Sexualität wird hier also als **stimulierte Körperlichkeit** gefaßt, die sich in narzißtisch-phallischer Glanzentfaltung und exhibitionistischer Darbietung eigener Attraktivität zunächst auf die Mutter und zwar auch – aber nicht ausschließlich – auf die Mutter als Geschlechtswesen ausrichtet.

Geschlechtsspezifische Entwicklung

Ausgehend von der Vorstellung eines phallischen Monismus (vgl. S. 97) postuliert die klassische Theorie nun für beide Geschlechter eine unterschiedliche Entwicklung. Für den **Jungen** gilt, daß er sein auf die Mutter gerichtetes Begehren aufgeben muß, um der (väterlichen) **Kastrationsdrohung** zu entgehen, die für ihn glaubhaft wird, wenn er den anatomischen Geschlechtsunterschied entdeckt (Freud 1924, S. 397); eine Entschädigung dafür bietet jedoch die Vorstellung, später selbst einmal so zu werden wie der Vater: »Die Objektbesetzungen werden aufgegeben und durch Identifizierung ersetzt. Die ins Ich introjizierte Vater- oder Elternautorität bildet dort den Kern des Über-Ichs, welches vom Vater die Strenge entlehnt ... und so das Ich gegen die Wiederkehr der libidinösen Objektbesetzung versichert« (Freud 1924, S. 399).

Für das **Mädchen** hingegen steht – nach den Vorstellungen der klassischen Theorie – das **neidvolle Erleben** im Vordergrund »zu kurz gekommen« zu sein, von der Mutter **mangelhaft ausgestattet** worden zu sein; ausgehend von der symbolischen Gleichsetzung Penis = Kind gipfelt der Ödipuskomplex des Mädchens »in dem lange festgehaltenen Wunsch, vom Vater ein Kind als Geschenk zu erhalten, ihm ein Kind zu gebären« (Freud 1924, S. 401). Diesen von Enttäuschung und dem Wunsch nach Reparation bestimmten Verlauf sehen Heigl-Evers und Weidenhammer (1988, S. 137) jedoch eher als Folge einer **gescheiterten Mutter-Tochter-Beziehung**: »War die Mutter nicht in der Lage, die gleichgeschlechtliche ödipale Annäherung des werbenden Mädchens zu genießen und auch positiv narzißtisch zu bestätigen, so besteht die Gefahr, daß die Wendung zum Vater einer Flucht zum Vater gleichkommt. Diese nicht untypische Wendung der weiblichen Entwicklung bedeutet, daß das Mädchen, an der Mutter enttäuscht, jetzt vom Mann alles erwartet: eine narzißtische Bestätigung der eigenen Weiblichkeit, ein fragloses Geliebtwerden – da es sich von der Mutter abgelehnt sieht –, ein volles Bestätigt-Werden und nicht zuletzt das Kind als Bestätigung dessen, daß der Vater im Gegensatz zur Mutter bereit ist, dem Mädchen den Phallus in Form des Kindes zu schenken.«

Während der Junge, unter dem Einfluß der Kastrationsdrohung, auf seine auf die Mutter gerichteten sexuellen Strebungen verzichtet und dabei gleichzeitig in gewisser Weise am primärvertrauten Objekt im Sinne einer zukünftigen Möglichkeit festhalten kann, muß sich das Mädchen angesichts der anatomischen Gegebenheiten damit abfinden, daß es seine phallisch-genitalen Wünsche in der Beziehung zur Mutter nicht wird befriedigen können, es sieht sich »auf immer von der Mutter getrennt und bleibt darauf angewiesen, die eigene Weiblichkeit über das männliche Objekt zu erfahren, ohne sicher sein zu können, daß es dieses Objekt wird für sich gewinnen können. Es sieht sich aus der Beziehung zwischen Vater und Mutter ausgeschlossen und ist darauf angewiesen, in diesem Stadium des 'Dazwischenstehens' sein Alleinsein zu bewältigen« (Heigl-Evers u. Weidenhammer 1988, S. 130). Die Auflösung der (negativ) ödipalen, homoerotischen Bindung des Mädchens an seine Mutter kann aus dieser Sicht durch Sublimation in die Fähigkeit zu **zärtlich-freundschaftlicher Verbundenheit** verwandelt werden; gleichzeitig kann das Erleben des »Alleinseins« sich weiterentwickeln zur **Fähigkeit zur Trennung**, zur Möglichkeit, die aktiv Verlassende zu sein, und schließlich können Enttäuschungswut, Benachteiligungsphantasien und Entschädigungswünsche zum Kristallisationspunkt eines spezifischen **Gerechtigkeitsgefühls** werden, durch welches sich das weibliche Über-Ich vom männlichen Über-Ich unterscheidet, das mehr der Kastrationsangst, dem Verbot und dem »Gesetzesanspruch« verpflichtet ist (Heigl-Evers u. Weidenhammer 1988, S. 172).

3.3.5 Die sogenannte Latenz

Nach Durchlaufen der ödipalen Entwicklung, in der Zeit zwischen dem 5. und 6. Lebensjahr, nimmt die seelische Entwicklung nochmals eine neue Richtung, von der Freud (1926a, S. 239) meinte, »das Merkwürdigste am Geschlechtsleben des Kindes scheint mir, daß es seine ganze, sehr weitgehende Entwicklung in den ersten fünf Lebensjahren durchläuft; von da an bis zur Pubertät erstreckt sich die sogenannte Latenzzeit, in der – normalerweise – die Sexualität keine Fortschritte macht.« An einer anderen Stelle notiert er, der Ödipuskomplex erliege der Verdrängung, ihm folge die Latenzzeit, es sei aber noch nicht klar geworden, woran er zugrunde gehe (Freud 1924, S. 395), oder wie die Frage anders gewendet lauten könnte: welche **Faktoren** den **Eintritt** in das **Latenzalter** bedingen. Ganz sicher sind dies die im vorangehenden Abschnitt erwähnten Vorgänge von Verdrängung und Identifizierung mit den Eltern, hinzu kommt sicherlich ein kognitiver Faktor, der des Übergangs vom präoperatorischen zum operationalen Denken (vgl. S. 113). Solange das Kind sich noch im **präoperativen Stadium** befindet, ist sein Denken noch unmittelbar von seinen Wahrnehmungen bestimmt: Eine Flüssigkeit in einem hohen, schlanken Gefäß erscheint ihm mehr zu sein als dieselbe Flüssigkeit, nachdem sie in ein breites, flaches Gefäß umgegossen wurde. In der gleichen Weise wird sich beispielsweise der kleine Junge dem Vater gegenüber schwächlich unterlegen fühlen, wenn er seine Körpergröße mit der des Vaters, oder wenn er seinen Penis mit dem des Vaters vergleicht. Mit der Verfügung über **operationale Denkmodi** wird es dem Kind jedoch möglich, die abstrakte Ähnlichkeit zwischen sich selbst und beispielsweise dem Vater festzustellen, so als sagte es zu sich selbst: »Alle Penisse sind, ungeachtet ihrer Größe, Elemente der Kategorie 'Penis': In gewisser Weise bin ich also wie mein Vater« (Mahon 1991, S. 631).

Das Latenzalter steht im Zeichen sich entfaltender Ich-Funktionen, der Orientierung hin auf eine Gruppe Gleichaltriger und im Zeichen der Entwicklung eines Leistungs- und Werksinns (Erikson 1950, S. 253ff.). Da Leistung auch das Tun neben und mit anderen umfaßt, entwickelt sich in dieser Zeit auch ein Sinn für Arbeitsteilung, für die unterschiedlichen gesellschaftlichen Rollen und, wie Erikson es nennt, das **technologische Ethos** einer Kultur.

Anders als Freud nehmen zeitgenössische psychoanalytische Autoren eher eine Kontinuität der psychischen Entwicklung von der ödipalen über die Latenzphase bis in die Pubertät und Adoleszenz an (vgl. Abschnitt 3.3.6), wobei das Latenzalter eine **Zeitspanne graduellen Durcharbeitens** ist, in der die seelischen Strukturen zunehmend komplexer ausgearbeitet werden (Etchegoyen 1993). Palmer (1988) legt in seiner Analyse der Erzählung »Heidi« von Johanna

Spyri anschaulich dar, wie dieses Durcharbeiten mittels eines phantastischen Familienromans erfolgen kann und wie das Lesen, dem ja in der Latenzphase ein großer Stellenwert zukommt, Möglichkeiten bietet, von unbewußten Phantasien abgeleitete Vorstellungen in einem komplexen Panorama zu entfalten und ödipale und inzestuöse Wunschphantasien einer kompromißhaften Lösung näherzubringen.

Literatur

Akhtar S. Tethers, orbits and fences: clinical, developmental, sociocultural and technical aspects of optimal distance. In: When the Body speaks. Kramer S, Akhtar S (eds). Northvale: Aronson 1992; 22-57.
Balint M. Angstlust und Regression. Beitrag zur psychologischen Typenlehre. Stuttgart: Klett 1959.
Balint M. Regression. Therapeutische Aspekte und die Theorie der Grundstörung. 1968. München: dtv 1987.
Basch MF. Psychoanalytic interpretation and cognitive transformation. Int J Psychoanal 1981; 62: 151-76.
Baum LF. Der Zauberer von Oos. 1900. Deutsch von Sybil Gräfin Schönfeldt. Hamburg: Dressler 1987.
Belotti EG. Was geschieht mit kleinen Mädchen? Ein Beitrag zur rollenspezifischen Sozialisation. München: Frauenoffensive 1975.
Bischof N. Das Rätsel Ödipus. Die biologischen Wurzeln des Urkonflikts von Intimität und Autonomie. München: Piper 1985.
Bischof-Köhler D. Frau und Karriere in psychobiologischer Sicht. Z Arbeits- Organisationspsychol 1990; 34: 17-28.
Blanck G, Blanck R. Angewandte Ich-Psychologie. 1974. Stuttgart: Klett-Cotta 1981.
Bower T. The object in the world of the infant. Sci Am 1971; 225: 30-8.
Bowlby J. Verlust; Trauer und Depression. Frankfurt: Fischer 1983.
Bowlby J. Bindung. Eine Analyse der Mutter-Kind-Beziehung. Frankfurt: Fischer 1984.
Carpenter G. Mother's face and the newborn. In: Child Alive. Lewin R (ed). New York: Anchor Books 1974; 124-33.
Carpenter G, Tecce J, Stechler G, Friedman S. Differential Visual Behavior to Human and Humanoid Faces in Early Infancy. Merrill-Palmer Quart 1970; 16: 91-108.
Crook CK, Lipsitt LP. Neonatal Nutritive Sucking. Effects of Taste Stimulation upon Sucking Rhythm and Heart Rate. Child Dev 1976; 47: 518-27.
Dahl H. The appetite hypothesis of emotion. A new psychoanalytic model of motivation. In: Emotions and Personality in Psychopathology. Izard C (ed). New York: Plenum 1979; 209-23.
Emde RN. The Prerepresentational Self and Its Affective Core. Psychoanal Study Child 1983; 38: 165-92.
Emde RN, Robinson J. The first two months. Recent research in developmental psychobiology and the changing view of the newborn. In: Basic Handbook of Child Psychiatry. Vol. 1. Noshpitz JD (ed). New York: Basic Books 1979; 72-105.
Engen T, Lipsitt LP, Kaye H. Olfactory Response and Adaption in the Human Neonate. J Comp Physiol Psychol 1963; 56: 73-7.
Erikson EH. Kindheit und Gesellschaft. 1950. 9. Aufl. Stuttgart: Klett-Cotta 1984.
Erikson EH. Identität und Lebenszyklus. 3 Aufsätze. Frankfurt: Suhrkamp 1970.
Ermann M. Die Fixierung in der frühern Triangulierung. Zur Dynamik der Loslösungsprozesse bei Patienten zwischen Dyade und Ödipuskonstellation. Forum Psychoanal 1985; 1: 93-110.
Etchegoyen A. Latency – a Reappraisal. Int J Psychoanal 1993; 74: 347-57.
Feiring C, Lewis M, Starr M. Indirect effects and infants reactions to strangers. Dev Psychol 1984; 20: 485-91.
Frankiel RV. A note on Freud's inattention to the negative oedipal in Little Hans. Int Rev Psychoanal 1991; 18: 181-4.
Freud A. Psychoanalyse und Erziehung. In: Die Schriften der Anna Freud. Bd.V. München: Kindler 1954a.
Freud A. Probleme der infantilen Neurose. In: Die Schriften der Anna Freud, Bd.V. München: Kindler 1954b.
Freud S. Entwurf einer Psychologie. 1895. GW Nachtragsband. Frankfurt: Fischer 1942-1987; 375-486.
Freud S. Die Traumdeutung. 1900. GW 2/3. Frankfurt: Fischer 1942-1987.
Freud S. Drei Abhandlungen zur Sexualtheorie. 1905. GW 5. Frankfurt: Fischer 1942-1987; 27-145.
Freud S. Über »wilde« Psychoanalyse. 1910. GW 8. Frankfurt: Fischer 1942-1987; 117-25.
Freud S. Formulierungen über die zwei Prinzipen des psychischen Geschehens. 1911. GW 8. Frankfurt: Fischer 1942-1987; 230-8.
Freud S. Triebe und Triebschicksale. 1915. GW 10. Frankfurt: Fischer 1942-1987; 210-32.
Freud S. Jenseits des Lustprinzips. 1920. GW 13. Frankfurt: Fischer 1942-1987; 3-69.
Freud S. Das Ich und das Es. 1923a. GW 13. Frankfurt: Fischer 1942-1987; 237-98.
Freud S. Die infantile Genitalorganisation. 1923b. GW 13. Frankfurt: Fischer 1942-1987; 293-8.
Freud S. Der Untergang des Ödipuskomplexes. 1924. GW 13. Frankfurt: Fischer 1942-1987; 395-402.
Freud S. Einige psychische Folgen des anatomischen Geschlechtsunterschieds. 1925. GW 14. Frankfurt: Fischer 1942-1987; 19-30.
Freud S. Die Frage der Laienanalyse. 1926a. GW 14. Frankfurt: Fischer 1942-1987; 209-86.
Freud S. Hemmung, Symptom und Angst. 1926b. GW 14. Frankfurt: Fischer 1942-1987; 111-205.
Freud S. Die endliche und die unendliche Analyse. 1937. GW 16. Frankfurt: Fischer 1942-1987; 57-99.
Freud S. Abriß der Psychoanalyse. 1940. GW 17. Frankfurt: Fischer 1942-1987; 67-138.
Friedberg V, Hiersche HD. Geburtshilfe. Stuttgart: Thieme 1975.
Furth HG. Wissenschaft als Leidenschaft. Eine Untersuchung über Freud und Piaget. Frankfurt: Suhrkamp 1990.
Hartkamp N, Esch A. Projektive Identifizierung in der psychoanalytischen Schlußbildung. Forum Psychoanal 1993; 9: 214-23.

Hartmann H. Ich-Psychologie und Anpassungsproblem. Psyche 1939; 14: 81-164.
Hartmann H. Die gegenseitigen Beeinflussungen von Ich und Es in der psychoanalytischen Theoriebildung. Psyche 1952; 9: 1-22.
Hartmann H. Zur psychoanalytischen Theorie des Ichs. Stuttgart: Klett 1964.
Heigl F, Krause R. Die nachtragenden Affekte. Unveröffentlichtes Manuskript 1993.
Heigl-Evers A, Weidenhammer B. Der Körper als Bedeutungslandschaft. Die unbewußte Organisation der weiblichen Geschlechtsidentität. Bern: Huber 1988.
Hoffmann SO. Charakter und Neurose. Ansätze zu einer psychoanalytischen Charakterologie. Frankfurt: Suhrkamp 1984.
Holt RR. The devlopment of the primary process: a structural view. In: Motives and Thought. Holt RR (ed). New York: University Press 1967; 344-83.
Holt RR. Drive or wish? A reconsideration of the psychoanalytic theory of motivation. In: Psychology versus Metapsychology: Psychoanalytic Essays in Memory of George S. Klein. Holzman PS, Gill MM (eds). New York: University Press 1976.
Jones E. Das Leben und Werk von Sigmund Freud. 1960. Bd I. 3. Aufl. Bern: Huber 1982.
Kernberg OF. A contribution to the ego psychological critique of the Kleinian school. Int J Psychoanal 1969; 50: 317-33.
Klein AM. Fear and self-loathing in Southern California: Narcissism and fascism in bodybuilding subculture. J Psychoanal Anthropol 1987; 10: 117-37.
Klein M. The Oedipus complex in the light of early anxieties. Int J Psychoanal 1945; 26: 11-33.
Köhler L. Von der Biologie zur Phantasie. Forschungsbeiträge zum Verständnis der frühkindlichen Entwicklung aus den USA. In: Zur Psychologie und Psychopathologie des Säuglings — neue Ergebnisse in der psychoanalytischen Reflexion. Stork J (Hrsg). Stuttgart: Frommann-Holzboog 1986; 73-92.
Krause R. Zur Onto- und Phylogenese des Affektsystems und ihrer Beziehungen zu psychischen Störungen. Psyche 1983; 37: 1016-43.
Krause R. Psychodynamik der Emotionsstörungen. In: Psychologie der Emotion, Enzyklopädie der Psychologie C/IV/3. Scherer KU (Hrsg). Göttingen: Hogrefe 1990; 630-705.
Langlois JH, Downs AC. Mothers, fathers, and peers as socialization agents of sex-typed play behaviors in young children. Child Dev 1980; 51: 1237-47.
Lazar RA. Vorläufer der Triangulierung. Die ersten dreidimensionalen Teilobjektbeziehungen des Säuglings. Forum Psychoanal 1988; 4: 28-39.
Lewis MD. A Neo-Piagetian Interpretation of Melanie Klein's Theory of Infancy. Psychoanal Contemp Thought 1993; 16: 519-59.
Lichtenberg JD. Psychoanalysis und Säuglingsforschung. 1983. Berlin, Heidelberg, New York: Springer 1991.
Lichtenberg JD. Motivational-funktionale Systeme als psychische Strukturen. Eine Theorie. Forum Psychoanal 1988; 7: 85-97.
Liebsch B. Zum Verhältnis von Psychoanalyse und Genfer Konstruktivismus: Primärprozeß, Sekundärprozeß und kognitive Struktur. Psyche 1986; 40: 220-47.
Lorenzer A. Über den Gegenstand der Psychoanalyse oder: Sprache und Interaktion. Frankfurt: Suhrkamp 1973.

MacFarlane A. Olfaction in the development of social preferences in the human neonate. In: Parent-Infant Interaction. A Ciba Foundation Symposium. New York: Elsevier 1975; 103-17.
Mahler MS. Symbiose und Individuation. Die psychische Geburt des Menschenkindes. Psyche 1975a; 29: 609-25.
Mahler MS. Die Bedeutung des Loslösungs- und Individuationsprozesses für die Beurteilung von Borderline-Phänomenen. Psyche 1975b; 29: 1078-95.
Mahler MS, Pine F, Bergmann A. Die psychische Geburt des Menschen. Symbiose und Individuation. Frankfurt: Fischer 1975.
Mahon EJ. The »dissolution« of the oedipus complex: A neglected cognitive factor. Psychoanal Q 1991; 60: 628-34.
Mertens W. Entwicklung der Psychosexualität und der Geschlechtsidentität. Bd. 1. Geburt bis 4. Lebensjahr. Stuttgart: Kohlhammer 1992.
Montada L. Die geistige Entwicklung aus der Sicht Jean Piagets. In: Entwicklungspsychologie. Oerter R, Montada L (Hrsg). 2. Aufl. München, Weinheim: Psychologie Verlags Union 1987.
Moser U. Zur Abwehrlehre. Das Vehältnis von Verdrängung und Projektion. Jahrb Psychoanalyse 1964; 3: 56-85.
Ogden TH. Trieb, Fantasie und psychologische Tiefenstruktur. Forum Psychoanal 1984; 2: 177-96.
Palmer AJ. Heidi's metaphoric appeal to latency: a journey through the oedipus complex. Psychoanal Study Child 1988; 43: 387-97.
Papousek H, Papousek M. The infant's fundamental adaptive response system in social interaction. In: Origins of the Infant's Responsiveness. Thomas ED (ed). Hillsdale: Erlbaum 1979; 175-208.
Papousek H, Papousek M. How human is the human newborn, and what else is to be done? In: Prospective Issues in Infancy Research. Bloom K (ed). Hillsdale: Erlbaum 1981; 137-55.
Papousek H, Papousek M, Giese R. Neue wissenschaftliche Ansätze zum Verständnis der Mutter-Kind-Beziehung. In: Zur Psychologie und Psychopathologie des Säuglings — neue Ergebnisse in der psychoanalytischen Reflexion. Stork J (Hrsg). Stuttgart: Frommann-Holzboog 1986; 53-71.
Piaget J. Nachahmung, Spiel und Traum. Stuttgart: Klett 1969.
Rapaport D. Die Struktur der psychoanalytischen Theorie. Versuch einer Systematik. 1960. Stuttgart: Klett 1973.
Rosenblatt AD, Thickstun JT. Energy, information and motivation. A revision of psychoanalytic theory. J Amer Psychoanal Assoc 1977; 25: 537-58.
Rotmann M. Über die Bedeutung des Vaters in der »Wiederannäherungsphase«. Psyche 1978; 32: 1105-47.
Sampson H, Weiss J. Iesting Hypotheses: the approach of the Mount Zion Psychotherapy Research Group. In: The Psychotherapeutic Process. Greenberg LS, Pinsof WM (ed). Hove: Guilford 1986; 591-613.
Sandler J. Sicherheitsgefühl und Wahrnehmungsvorgang. Psyche 1960; 15: 124-31.
Sandler J, Dare C. Der psychoanalytische Begriff der Oralität. Psyche 1973; 27: 770-86.
Sandler J, Rosenblatt B. Der Begriff der Vorstellungswelt. Psyche 1962; 38: 235-53.
Schepank H. Beiträge der Zwillingsforschung und der Epidemiologie zur Neurosenlehre. In: Psychosomatische Medizin und Psychotherapie in Deutschland. Tress W (Hrsg). Göttingen: Vandenhoek & Ruprecht 1992; 62-72.

Schepank H. Zur Genetik der Persönlichkeitsstörungen und Neurosen. Nervenheilkunde 1993; 12: 47-51.

Schepank H. Gen oder Psychogen. Zur Erbe-Umwelt-Frage bei psychogenen Erkrankungen. Z Psychosom Med 1994; 40: 11-25.

Schröter W. Neugeborenenpathologie. In: Kinderheilkunde. Harnack GA v (Hrsg). Berlin, Heidelberg, New York: Springer 1977.

Sharpless EA. The Evolution of Triadic Object Relations in the Preoedipal Phase: Contributions of Developmental Research. Psychoanal Contemp Thought 1990; 13: 459-82.

Spitz RA. Die Entstehung der ersten Objektbeziehungen. Direkte Beobachtungen an Säuglingen während des ersten Lebensjahres. 1954. Stuttgart: Klett 1973.

Spitz RA. Vom Säugling zum Kleinkind. Naturgeschichte der Mutter-Kind-Beziehungen im ersten Lebensjahr. 1965. Stuttgart: Klett-Cotta 1985.

Stern DN. Die Lebenserfahrung des Säuglings. 1986. Stuttgart: Klett-Cotta 1992.

Theweleit K. Objektwahl (All You Need Is Love . . .). Über Paarbildungsstrategien & Bruchstücke einer Freudbiographie. Basel, Frankfurt: Stroemfeld Roter Stern 1990.

Winnicott DW. Übergangsobjekte und Übergangsphänomene. Psyche 1953; 23: 666-82.

Winnicott DW. Ich-Verzerrung in Form des wahren und des falschen Selbst. 1960. In: Reifungsprozesse und fördernde Umwelt. Winnicott DW. München: Kindler 1974.

Winnicott DW. Störungen aus dem Bereich der Psychiatrie, bezogen auf infantile Reifungsprozesse. 1963. In: Reifungsprozesse und fördernde Umwelt. Winnicott DW. München: Kindler 1974.

Wolff PH. Überlegungen zu einer psychoanalytischen Theorie des Spracherwerbs. Psyche 1974; 28: 853-95.

Zepf S. Narzißmus, Trieb und die Produktion von Subjektivität. Stationen auf der Suche nach dem verlorenen Paradies. Berlin, Heidelberg, New York: Springer 1985.

3.3.6 Die Pubertät und Adoleszenz

Ulrich Stuhr

> **Definition**
>
> **Adoleszenz** bezeichnet die Übergangsphase von der Kindheit zum Erwachsenenalter.

Sie wird in der wissenschaftlichen Behandlung entwicklungspsychologischer Phasen oft vernachlässigt, weil diese Entwicklungsphase des Menschen zu dicht und damit zu brisant an eigene unerledigte Probleme der Psychotherapeuten und Wissenschaftler heranreicht und nur sehr schwer, innerhalb auffälliger Verhaltensweisen, zwischen sogenannten »normalen« und »pathologischen« Reaktionen Adoleszenter unterschieden werden kann: Ist zum Beispiel ein Rückzug eines Jugendlichen eine Episode der Selbstbesinnung oder aber Teil eines Rückzuges im Rahmen einer narzißtischen Störung, oder ist das »Ausflippen« eines Jugendlichen Teil eines notwendigen »Lauten Probehandelns« oder ein nicht kontrollierbarer Impulsdurchbruch?

Allgemeines **Kennzeichen** der **Adoleszenz**, deren erste Phase als Pubertät bezeichnet wird (s.u.), ist, daß der Heranwachsende eine große Anzahl psychischer und sozialer Entwicklungsaufgaben lösen muß, insbesondere:
- Loslösung von den Eltern und Individuation
- Erwerb einer stabilen eigenen Geschlechtsidentität einschließlich eines Sexualverhaltens beziehungsweise der Aufnahme intimer Beziehungen
- schulische und berufliche Qualifikation für einen späteren Platz im Arbeitsleben
- Aufbau zuverlässiger Sozialkontakte zu einzelnen und zu Gruppen
- Finden einer ideologischen und wertnormativen Position mit dem Entwurf einer persönlichen Zukunftsvorstellung

Der Adoleszente muß also eine ungeheuer große und langfristig wirksame Anpassungsleistung an die Verhältnisse der Pubeszenz (Geschlechtsreifung) unter sozialen Bedingungen erbringen. Es verwundert deshalb nicht, daß in dieser Phase ein hochsignifikanter Anstieg aller großen psychischen Krankheiten gefunden wird (Graham u. Rutter 1985), schwere psychosomatische Erkrankungen (besonders die Pubertätsmagersucht und entzündliche Darmerkrankungen) und Süchte (es gibt z. B. 250 000 alkoholabhängige Kinder und Jugendliche) beginnen, sich zu manifestieren.

Eine der Hauptaufgaben scheint dabei die endgültige **Ausgestaltung** der **Geschlechtsrolle** beziehungsweise -identität zu sein, die auf die alte These Freuds (1905) verweist, daß der Beginn der Adoleszenz, die Pubertät – als »Periode« kurz vor der Entwicklung der primären und sekundären Geschlechtsmerkmale bezeichnet (Blos 1978, S. 14) – von der Reaktivierung ödipaler (und präödipaler) Konflikte geprägt ist, daß es quasi zu einer »Neuauflage« ödipaler Probleme kommt. Die hormonell gesteuerte Geschlechtsreife (bei Mädchen mit ca. 12 Jahren, bei Jungen mit ca. 13 Jahren; nach

Bornemann 1985, S. 18) führt dabei zu einer Steigerung der Libido und soll idealerweise zu einer Unterordnung der Partialtriebe (oral, anal, phallisch) unter das Primat der genitalen Sexualität führen. Parallel kommt es dabei zu einer Ablösung des Adoleszenten von den Elternobjekten und zu einer Besetzung neuer Objekte (Freundschafts- und Liebespartner) außerhalb der Ursprungsfamilie. Der dabei herangezogenen These von der Neuauflage ödipaler Probleme ist widersprochen worden, da die Jugendlichen jetzt anders als mit 4 bis 5 Jahren reale Möglichkeiten haben, in ihrer Geschlechtsrolle zu agieren, das heißt die Mädchen können schwanger werden, und jeder Jugendliche kann Gewalt anwenden, die jenseits spielerischer Elemente angesiedelt ist. Im Rahmen der Loslösung stellen sich also alte, unerledigte Probleme der Kindheit *neu*. Die vormals wichtigen, da geliebten, gehaßten und gebrauchten Eltern scheinen, bevor sie endgültig verlassen werden können, im Rahmen einer Wiederannäherung in die alten Affekte nochmals hineingezogen werden zu müssen, um bislang unerledigte Konflikte hinreichend bewältigen zu können und frei zu werden.

Blos: Beschreibungsmodell der psychischen Entwicklung innerhalb der Adoleszenz

Blos (1978) hat als Orientierung ein Beschreibungsmodell vorgeschlagen, das 5 Sequenzen psychischer Entwicklung innerhalb der Adoleszenz umfaßt. Sie werden im folgenden beschrieben.

Prä-Adoleszenz (10.–12. Lebensjahr)

Hier kommt es vor allem zur **Zunahme** des **Triebdruckes**, der sich zum Beispiel bei den Jungen in einer sprunghaften Zunahme des Onanierverhaltens in dieser Zeit widerspiegelt (Kannmacher 1983, S. 52ff.) und sich nach Blos in einer besonderen »Wahllosigkeit« von »Besetzungen aller Art« ausdrückt, die nach den Befriedigungsmustern »oral-gierig« (Unmengen von Hamburgern, Chips, Cola, TV-/Video-Konsum, PC-Spiele etc.) und »anal-schmutzig« (Beginn, sich verloddern zu lassen) abläuft (Blos 1978, S. 71ff.).

Früh-Adoleszenz (13.–14. Lebensjahr)

Den Eltern und sich selbst wird demonstriert, daß man die **frühen Bindungen nicht mehr braucht** (außerhäusig und spät nach Hause kommend etc.) und daß man nun andere Personen außerhalb sucht, wobei es in dieser Phase vor allem nach zwei Mustern abzulaufen scheint:

- **narzißtisch**, das heißt latente Suche nach Bindungen, Erotik und Sexualität bei gleichgeschlechtlichen Jugendlichen
- Suche nach **Idealen**, das heißt Idolen (aus Film, Musik[1], Sport etc.) werden ausgemacht, die man »absolut geil« oder „cool" findet und die man aus der Ferne inniglich verehrt; Ideale können aber auch Ideen sein (religiös, weltanschaulich), für die man sich quasi »verzückt und verrückt« einsetzt. Alles scheint dabei dem sogenannten »**lauten Probehandeln**« zu dienen, das heißt, demonstrativ für andere, besonders für die Familie, grenzt sich der Pubertierende mit *eigenen* Ideen, Peer-Group-Regeln, Idolen und Menschen ab. Das dabei auftretende »Dampf ablassen« als ungerichtetes Probehandeln kann sich geordnet (z.B. im Sport) vollziehen, aber auch in Tyrannei und Gewalt anderen gegenüber enden. Das »laute Probehandeln« dient mit zunehmendem Alter jedoch auch der Suche nach einem zeit- und kulturgebundenen »Nervenkitzel«, der der Abwehr innerer Probleme dient: zum Beispiel Carhopping (über geparkte Autos spazieren), Airbagging[2] (in Autos absichtlich den Airbag auslösen), Headbanging (Schütteln des Kopfes zu Musik, bis man orientierungslos wird), U-Bahn-Surfen, Sprayen etc.

Eigentliche Adoleszenz (15.–17. Lebensjahr)

Es kommt vermehrt zu einer **Hinwendung zu heterosexuellen Partnern**, was aber gleichzei-

---

[1] Für ein tieferes Gesamtverstehen der Adoleszenz wäre gerade eine Aufarbeitung der Musikszene, besonders der Rock-Musik und des Hip-Hop, unter dieser Thematik sehr fruchtbar (vgl. Dister 1993)
[2] Hierbei besteht der Verdacht, daß spät-adoleszente Reporter pubertierende Jugendliche wegen eines Sensations-«Nervenkitzels« anstifteten, es vor Kameras vorzutäuschen.

tig von großen Ängsten vor diesen begleitet wird und deshalb oft sehr widersprüchlich wirkt. Denn die ersten Freundschaften wechseln sich ab mit narzißtischen Zuständen aller Art, dem sogenannten »**Hummer-Syndrom**«, das heißt der Jugendliche/die Jugendliche ist leicht »errötet« und geht manchmal rückwärts und »gepanzert«. Es kommt zu einer extremen Empfindsamkeit, zur gesteigerten Selbstbezogenheit und auch – aus Abwehrzwecken – zur Über- und Unterschätzung des Selbst. Das Tagebuch scheint einem Adoleszenten einzig in der Lage, das alles aufzunehmen und »zu verkraften«, was in ihm vorgeht. Nach Blos (1978) kann es auch in dieser Phase zu einer Reaktivierung des Ödipuskomplexes kommen, um ihn vor/mit der ersten Partnerwahl »endgültig« bewältigen zu können, das heißt, die Mutter wird noch einmal sehr vom Sohn verehrt, und der Vater gilt der Tochter als »der tolle Mann«. Einige Jugendliche müssen aber den bestehenden Triebdruck, besonders wenn keine angemessenen Sozialverhaltensweisen im Rahmen der Geschlechtsrolle gelernt werden konnten, mit Intellektualisierung, Askese oder homoerotischer Gruppenuniformität (auch ausgedrückt in der Kleidung) abwehren.

Spätadoleszenz (18.–20. Lebensjahr)

Nach Blos (1978) dient diese Phase der **Selbstdarstellung** und **Stabilisierung** in der **Geschlechtsrolle**, die aber immer wieder auch Aufschubmanöver aufweist, um sich nicht endgültig festlegen zu müssen beziehungsweise um schmerzhafte Ablösungen noch vermeiden zu können (Regression auf bzw. Fixierung in Vorphasen).

Post-Adoleszenz (21.–25. Lebensjahr)

Emotionale und sexuelle »Experimente« dienen der **Konsolidierung** der **sozialen Rolle** beziehungsweise der **Ausprägung** der **Geschlechtsidentität**, indem die ersten Jugendlieben, die noch unter dem Vorbild der Ursprungsfamilie oder aus reinem Protest zur Ursprungsfamilie entstanden, durch neue, mehr eigenständige Partnerwahlen ersetzt werden. Oft wird versucht, auf Distanz (eigenes Zimmer, eigene Wohnung) mit den Eltern »ins Reine zu kommen«.

Die Adoleszenz ist ohne weiteres über das 25. Lebensjahr hinaus prolongierbar, da unsere Gesellschaft das »Jung-Dynamische« dieser Entwicklungsphase als Tugend feiert. Neben dem traditionell herangezogenen Konzept der Triebbewältigung im Rahmen der sogenannten Neuauflage ödipaler Probleme werden vor allem drei ineinandergreifende **Erklärungsansätze** für die Entwicklungsstadien der **Adoleszenz** aus der **Selbst-Psychologie** diskutiert (Kapfhammer et al. 1994):

- die Notwendigkeit zur Herausbildung eines **Selbstkonzeptes**, um sich mit Hilfe einer eigenen subjektiven Sichtweise, eigenen Urteilen und einer eigenen Selbstwahrnehmung in einer widersprüchlichen Gesellschaft zurechtfinden zu können, auch wenn man die vorhandenen Widersprüche nicht lösen kann
- Herausbildung eines **Identitätsstatus**, der es ermöglichen soll, ein Gefühl innerer Kontinuität trotz relevanter Entwicklungsveränderung zu erlangen, um sich mit von außen herangetragenen Rollendefinitionen abstimmen zu können
- Konzept der **Ich-Entwicklung**, indem kognitiv-affektive Voraussetzungen in der Persönlichkeitsstruktur geschaffen werden, um die Auseinandersetzung mit den Entwicklungsaufgaben/-anforderungen führen zu können

Um die in der Geschlechtsrolle beziehungsweise in der Bildung der Geschlechtsidentität ablaufenden brisanten Affekte, Gedanken und Verhaltensweisen – besonders die eigene sexuelle Attraktivität und das Selbstwertgefühl – zwischen Regression und Progression in dieser Phase angemessen verstehen zu können, sind sicher noch große Forschungsanstrengungen notwendig.

Literatur

Blos P. Adoleszenz. Eine psychoanalytische Interpretation. Stuttgart: Klett-Cotta 1978.

Bornemann E. Das Geschlechtsleben des Kindes. München: Urban & Schwarzenberg 1985.

Dister A. The Story of Rock. London: Thames and Hudson 1993.

Freud S. Drei Abhandlungen zur Sexualtheorie. In: Freud S. Studienausgabe. Bd. V (Sexualleben). Frankfurt: Fischer 1905; 37-145.

Graham P, Rutter M. Adolescent disorders. In: Child and adolescent psychiatry. Rutter M, Hersov L (eds). Oxford: Blackwell 1985; 351-67.

Kapfhammer H-P, Mayer Chr, Neumeier R, Scherer J. Empirische Vergleichsstudien zur psychosozialen Entwicklung und Problematik von psychiatrischen Patienten und gesunden Kontrollpersonen. Psychother Psychosom Med Psychol 1994; 44: 7-14.

Kanmacher J. Aspekte sexueller Sozialisation anhand zweier empirischer Untersuchungen an westdeutschen Studenten. Universität Hamburg: Dissertation Medizin 1983.

Literaturempfehlungen

Blos P. Adoleszenz. Eine psychoanalytische Interpretation. Stuttgart: Klett-Cotta 1978.

Streek-Fischer A. Entwicklungslinien der Adoleszenz. Narzißmus und Übergangsphänomene. Psyche 1994; 6: 509-28.

Kapitel 4

Diagnostik

4.1 Zielsetzung

Wolfgang Schneider

> **Definition**
>
> Der Begriff der **Diagnose** wird aus dem griechischen Terminus »diagnosis« hergeleitet. Darunter wird die unterscheidende Erkennung, Benennung und Beurteilung von Krankheitsbildern (Kendell 1978) verstanden.

Dilling (1993) formuliert, daß eine Diagnose als eine »Kurzformel eines sonst vielleicht umständlich zu beschreibenden Krankheitsbildes verstanden« werden kann und Diagnostik als »Erkenntnisprozeß, der zur Feststellung und Benennung der betreffenden Krankheit« zu verstehen ist.

Diese enge Orientierung des traditionellen medizinischen Diagnostikkonzeptes am Krankheits- oder Störungsbegriff wird zum Beispiel in der wissenschaftlichen Psychologie nicht geteilt. Hier wird insbesondere der **methodische Gesichtspunkt** des diagnostischen Prozesses fokussiert. Psychologische Diagnostik als wissenschaftliche Disziplin will Methoden zur Herausarbeitung von psychologisch relevanten Merkmalen oder Sachverhalten entwickeln und Regeln zur diagnostischen Integration und Bewertung unterschiedlicher diagnostischer Daten zur Verfügung stellen (s. auch Jäger u. Kaiser 1987). **Gegenstand** von **diagnostischen Prozessen** können dann sehr unterschiedliche Merkmalsbereiche sein, wie zum Beispiel:

- die Intelligenz
- das Entwicklungsniveau von Kindern oder Jugendlichen
- die Schulfähigkeit von Kindern etc.

Ein wichtiges Augenmerk der psychologischen Diagnostik wird auf die **Entwicklung** von **diagnostischen Instrumenten** (Testverfahren s. auch Kap. 4.6) und **methodologischen Standards** (welchen Kriterien müssen diese Testverfahren genügen?) gelegt. Diagnostik kann sich dabei sowohl auf den einzelnen als Merkmalsträger beziehen als auch Gruppen von Individuen, Institutionen oder Situationen untersuchen.

Wie wir im folgenden sehen werden, ist jedoch auch für die Medizin und insbesondere für die Psychosomatik und psychotherapeutische Medizin nicht nur das Pathologische Gegenstand der Diagnostik.

4.1.1 Diagnostische Zielsetzung

Welche Art von diagnostischen Merkmalsbereichen und diagnostischen Methoden für den Bereich der Psychosomatik und der psychotherapeutischen Medizin von Bedeutung sind, hängt von der Zielsetzung der Diagnostik ab. Grundsätzlich kann Diagnostik in diesem Feld wie auch in der klinischen Psychologie unterschiedliche Ziele oder Funktionen aufweisen (s. auch Perrez 1985), von denen die wichtigsten in Tabelle 4-1 aufgeführt sind. Die dort aufgeführten unterschiedlichen Ziele von Diagnostik sollen knapp inhaltlich dargelegt werden.

Deskription von Merkmalen

Bei der Deskription von Merkmalen ist das Ziel die möglichst genaue Beschreibung der psychopathologischen oder somatischen Symptome

Tab. 4-1 Zielsetzung und Funktion von Diagnostik

Diagnostik kann grundsätzlich die Zielsetzung/Funktion haben der:
- Deskription von Merkmalen
- Klassifikation von Merkmalen
- Erklärung von Problemstellungen
- Bereitstellung von therapeutischen Handlungsanleitungen
- Evaluation von medizinisch/psychotherapeutischen Behandlungsansätzen

sowie ihrer Ausprägung (Schweregrad) und Verlaufscharakteristika. Der Fokus wird bei der deskriptiven Diagnostik auf beobachtbare Phänomene des Verhaltens oder Erlebens oder physiologische Parameter gelegt. Auf der Grundlage deskriptiver diagnostischer Daten wird dann versucht, diese nach einem spezifischen Ordnungsprinzip zusammenzufassen.

Klassifikation von Merkmalen

In der Psychiatrie haben Ansätze der diagnostischen Klassifikation eine lange Tradition. In Anlehnung an die Systematik der Krankheiten von Carl von Linné (1742) hat erstmals William Cullen (1778–1785) eine Systematik der Geisteskrankheiten und später Heinroth (1818) in Leipzig ein System psychiatrischer Krankheiten entwickelt, das sich in Klassen, Ordnungen, Gattungen etc. untergliederte (s. Dilling 1993). Bei einem klassifikatorischen Vorgehen werden Gruppen von Individuen oder Merkmalen auf der Grundlage explizierter Kriterien in **Klassen** eingeteilt. In einer gemeinsamen Klasse sind Individuen oder Merkmale eingeordnet, die bezogen auf die diagnostischen Kriterien ähnlich sind oder übereinstimmen. Diese Ansätze zielen im Sinne eines nomothetischen Wissenschaftsvorgehens auf die Herausarbeitung von überindividuellen Gesetzmäßigkeiten und allgemeingültigen Aussagen ab (Helmchen u. Rüger 1980). Im Abschnitt 4.7, S. 185 ff wird noch vertiefend auf Modelle der diagnostischen Klassifikation eingegangen.

Erklärung von Problemstellungen

Soll Diagnostik eine erklärende Funktion haben, so fällt ihr in der somatischen Medizin, aber auch im klinischen Alltag der Psychiatrie wie der Psychotherapie die Aufgabe zu, das Zustandekommen einer bestimmten Symptomkonstellation zu erklären. Die Ursache der Krankheit soll diagnostisch abgeklärt werden. Vielfältig ist eine eindeutige **Ursachenzuschreibung** sowohl in der Organmedizin als auch in der Psychiatrie, Psychosomatik und Psychotherapie nicht oder nur eingeschränkt möglich. Die Aussagen über etwaige kausal wirkende Faktoren bei psychischen Krankheiten haben in der Regel einen hypothetischen Charakter und leiten sich aus mehr oder weniger spezifizierten Krankheitstheorien ab. Beispiele dafür sind die Konzepte der »endogenen Psychose« oder das Neurosenkonzept auf dem Hintergrund der psychoanalytischen Krankheits- und Persönlichkeitspsychologie.

In der Psychiatrie, aber auch in der Verhaltenstherapie ist die ätiologisch orientierte Konzeptualisierung von Krankheiten als einheitliche Entitäten mit einer gemeinsamen Ursache, Symptomatik, Verlauf und Behandlung kritisiert worden. Entsprechend wird – zumindest vordergründig – der **Verzicht auf** die **erklärende Funktion** von Diagnostik zu einem relevanten konzeptionellen Pfeiler der modernen operationalen psychiatrischen Diagnosesysteme wie z.B. der ICD-10 oder dem DSM-III-R oder DSM-IV. In Abschnitt 4.7, S. 185 ff werden die konzeptionellen Voraussetzungen dieser Diagnosemodelle dargelegt und kritisch diskutiert.

In der **verhaltenstherapeutischen Diagnostik** wird ein erklärendes diagnostisches Vorgehen zum Beispiel bei der Analyse der das Problemverhalten »aufrechterhaltenden Bedingungen« angestrebt. Diese aufrechterhaltenden Bedingungen werden auf dem Hintergrund von experimentellen Befunden der Lerntheorie oder der kognitiven Verhaltenstherapie herausgearbeitet (s. z.B. Schulte 1993). **Psychoanalytische** oder **psychodynamisch orientierte Diagnostik** will in der Regel auf der Grundlage der psychoanalytischen Persönlichkeits- und Krankheitstheorie erklären. Weiter unten wird eingehender auf das diagnostische Verständnis der psychoanalytischen Psychotherapie eingegangen.

Inwieweit Diagnostik in der psychotherapeutischen Medizin und Psychosomatik, aber auch der Psychiatrie und klinischen Psychologie ihrem Ziel der Erklärung gerecht werden kann, ist vielfach umstritten (z.B. Baumann 1990).

Bereitstellung von therapeutischen Handlungsanleitungen

Ein zentrales Ziel der Diagnostik im klinischen Bereich ist natürlich die Herausarbeitung von

Handlungsanleitungen. Aufgrund der diagnostischen Urteilsbildungen wollen wir im klinischen Bereich zu differentiellen Indikationsaussagen kommen. Das heißt, die Diagnose soll uns einen Hinweis über das zur Behandlung geeignete medizinische oder psychotherapeutische Verfahren geben. Dabei orientiert sich der diagnostizierende Arzt oder Psychotherapeut in der Regel an **prognostischen Vorstellungen**; das heißt, er hat ein mehr oder weniger expliziertes Konzept darüber, wie die Prognose oder der Verlauf der vorliegenden Erkrankung unter dieser oder jener Behandlung sein wird. So kann zum Beispiel die Diagnose eines bestimmten Karzinoms mit Lymphknotenbefall und Metastasenbildung eine kombinierte Therapie aus chirurgischem Eingriff, Bestrahlung und Chemotherapie notwendig machen. Es ist jedoch hinlänglich bekannt, daß die Indikationsstellung in der organischen Medizin nicht nur von der somatischen Problemstellung abhängt, sondern daß je nach Art der Erkrankung psychosoziale Aspekte des Patienten und unter Umständen seines Umfeldes die Indikationsentscheidung beeinflussen. So können das Alter, die Motivation und Compliance (Basler 1990) sowie die psychische Belastbarkeit des Patienten die Indikationsentscheidung beeinflussen (Beutel 1988).

In der **Psychotherapie/Psychosomatik** sind die diagnostischen Kriterien für die **Indikationsstellung** vielleicht noch vielgestaltiger und komplexer. Neben der Ebene der Symptomatik haben Aspekte der Persönlichkeitsentwicklung, der Krankheitsverarbeitung und psychosoziale Umfeldvariablen einen Einfluß auf die Indikationsstellung zur Psychotherapie. Dies gilt sowohl für die prinzipielle Frage, inwieweit eine Psychotherapie überhaupt indiziert ist, als auch für die differentielle Indikationsstellung für eine bestimmte psychotherapeutische Methode (s. auch Schneider 1990). Weiter unten (Abschnitt 4.1.2) wird die Frage der relevanten diagnostischen Ebenen für die psychodynamisch orientierte Diagnostik vertiefend diskutiert.

Evaluation von medizinisch/ psychotherapeutischen Handlungsansätzen

Eine wichtige Aufgabe hat die Diagnostik bei der wissenschaftlichen Evaluation von Behandlungsansätzen, bei der es um den **Nachweis** der **Wirksamkeit** einer Behandlungsmethode bei einem bestimmten Patienten oder bei Patienten mit bestimmten Problemkonstellationen oder Krankheiten geht.

Natürlich hat Diagnostik nicht nur bei der Therapieergebnisforschung eine wichtige Funktion, sondern auch bei der **Erforschung** von **therapeutischen Wirkvariablen**, die aktuell in der Psychotherapieforschung eine große Rolle spielt. Epidemiologische Studien sind in einer besonderen Weise auf die Verfügbarkeit geeigneter und praktikabler diagnostischer Klassifikationssysteme angewiesen. Besonders im Forschungskontext zeigt sich, daß eine Vereinheitlichung der Diagnostik eine essentielle Voraussetzung dafür ist, daß Ergebnisse aus unterschiedlichen Studien miteinander verglichen werden können und so verallgemeinerte Aussagen möglich werden. Akzentuiert formuliert läßt sich sagen, daß eine Vereinheitlichung der Diagnostik die Voraussetzung dafür darstellt, daß Forscher, aber auch Kliniker untereinander kommunizieren können.

4.1.2 Relevante diagnostische Merkmalsbereiche für die psychotherapeutische Medizin?

Nachdem die möglichen diagnostischen Ziele charakterisiert worden sind, soll im folgenden der Frage nachgegangen werden, welche diagnostischen Gegenstandsbereiche in der psychotherapeutischen Medizin relevant sind.

Eine traditionelle Gegenüberstellung schreibt der psychoanalytischen Diagnostik ein **konfliktorientiertes** und der Verhaltenstherapie oder der klassischen psychiatrischen Diagnostik ein **symptomorientiertes Vorgehen** zu.

Wir wollen das diagnostische Verständnis der psychoanalytisch und der verhaltenstherapeutisch orientierten Diagnostik skizzieren, um zu prüfen, wie weit diese Polarisierung die aktuelle Realität widerspiegelt.

Auf dem Hintergrund des psychoanalytischen Krankheits- und Behandlungsmodells soll Diagnostik die Aufgabe erfüllen, neben der symptomatischen Ebene auch relevante Persönlichkeitscharakteristika des Patienten, wichtige psychodynamische Faktoren und Aspekte der Krankheitsverarbeitung herauszuarbeiten, um so zu einer differentiellen Indikationsstellung zu gelangen. Es sind also mehrere diagnostische Dimensionen von Relevanz.

Schneider und Hoffmann (1992) haben die in Tabelle 4-2 aufgeführten **Merkmalsbereiche** für die **psychodynamische Diagnostik** von Neurosen, Persönlichkeitsstörungen und psychosomatischen Erkrankungen zusammengestellt.

Ein besonderes Problem stellt die **Diagnostik** der **Wechselwirkung psychischer, sozialer** und **somatischer Faktoren** dar. Hier existieren idealtypische Modellvorstellungen über etwaige Interaktionen, die zwar auf dem Hintergrund der psychoanalytischen Theorie eine hohe Evidenz aufweisen, jedoch nur schwer empirisch zu sichern sind.

Danach können **psychosoziale Faktoren** bei der psycho-(bio-)sozialen Interaktion folgende **Wirkungen** haben:

- **Kausale Wirkungen**, zum Beispiel bei den Neurosen, Persönlichkeitsstörungen oder den funktionellen Störungen (Somatisierungsstörungen nach DSM-III-R, DSM-IV oder ICD-10). Bei den klassischen psychosomatischen Erkrankungen wird angenommen, daß sich infolge kausal wirkender psychischer Faktoren auf der Grundlage lang anhaltender oder wiederholt auftretender affektiver Spannungszustände verbunden mit entsprechenden physiologischen Reaktionen auch substantielle morphologische Veränderungen einstellen.
- Psychische Faktoren können – in der Regel vermittelt über Lernprozesse – den Krankheitsprozeß aufrechterhalten oder protrahieren und so zur **Chronifizierung** führen, wie dies zum Beispiel für eine große Zahl chronischer Schmerzsyndrome zutrifft.
- Bedingt durch das Vorliegen einer somatischen Erkrankung können psychische Störungen, zum Beispiel im Sinne von **Ängsten** oder **Depressionen** resultieren, die wiederum den Verlauf der Krankheit zu beeinflussen vermögen (z.B. bei den somatopsychischen Erkrankungen).

Allgemein formuliert läßt sich sagen, daß die Diagnose einer psychosomatischen Krankheit **niemals** im Sinne einer **Ausschlußdiagnose** gestellt werden sollte, weil die gängigen somatischen Untersuchungsmethoden keine positiven ätiologisch relevanten Befunde ergeben haben. Auf der Grundlage eines ausführlichen psychosomatischen/psychotherapeutischen Interviews,

---

Tab. 4-2 Merkmalsbereiche psychodynamischer Diagnostik

Psychodynamische Diagnostik umfaßt:
- die **Bestandsaufnahme** der unterschiedlichen **psychopathologischen** und **somatischen Symptome** in ihrem Verlauf und Schweregrad
- die **Herausarbeitung** etwaiger **psychodynamischer Faktoren**, die für die Ätiologie und den Verlauf der Störung von Bedeutung sein können. Diese können zum Beispiel Konflikte oder psychosoziale Traumatisierungen (z.B. frühkindliche Vernachlässigung, sexueller Mißbrauch etc.) sein. Daneben ist die Suche nach Auslösern für das manifeste symptomatische Krankheitsgeschehen von Interesse.
- den Bereich der **Persönlichkeitsentwicklung** – die Persönlichkeitsstruktur in der psychoanalytischen Terminologie –, zu dem die Entwicklung von Ich-Funktionen wie zum Beispiel die Realitätsprüfung, die Art der vorherrschenden Abwehrmechanismen, Angst- und Frustrationstoleranz sowie die Beziehungsfähigkeit gehören. Auf dem Hintergrund dieser Merkmale können differentialdiagnostische Erwägungen über die Art der vorliegenden Erkrankung (z.B. Neurose vs. Persönlichkeitsstörung) formuliert werden.
- den **Krankheitsverlauf beeinflussende Lernprozesse**, kognitive und verhaltensbezogene Einstellungen, die auf die Entwicklung der Symptomatik einen Einfluß haben und insbesondere Chronifizierungsprozesse begünstigen können
- die **Krankheitsbewältigung** und die **Behandlungserwartungen** des Patienten. Dazu gehören zum Beispiel der Leidensdruck, das Konzept über die Ätiologie der Störung, seine Behandlungs-(Psychotherapie-)motivation. In diesem Zusammenhang geht es auch um die Analyse der kognitiven und affektiven Kompetenzen des Patienten, zum Beispiel auch seine Möglichkeit zur differenzierten Wahrnehmung intra- und interpsychischer Problemkonstellationen, die einen engen Bezug zu der Entwicklung der oben aufgeführten Persönlichkeitsmerkmale aufweisen.
- Für die behandlungsorientierte Diagnostik ist darüber hinaus die **soziale Integration** (Berufstätigkeit, Freizeitbereich, Anzahl und Qualität sozialer Bindungen) des Patienten wichtig. Psychosoziale Umgebungsfaktoren wie zum Beispiel der Einfluß der Angehörigen auf den Krankheits- und Behandlungsverlauf sind zu berücksichtigen. Zum Beispiel können die Krankheitskonzepte der Angehörigen sowie ihre Vorstellungen über die geeignete Therapie die Behandlungsmotivation und die Mitarbeitsbereitschaft des Patienten in der Behandlung nachhaltig beeinflussen.

das sowohl entwicklungspsychologisch und aktuell relevante psychosoziale Problemstellungen auslotet und in ihrer möglichen (psychodynamischen) Bedeutung für die Entstehung und Aufrechterhaltung des Krankheitsgeschehens hinterfragt, darüber hinaus interaktionelle Charakteristika des Patienten in der Interviewsituation mit berücksichtigt, kann bei einer entsprechenden somatischen Befundlage und Vorliegen von genügend positiven Hinweisen für krankheitsrelevante psychosoziale Faktoren die Diagnose einer psychogenen oder psychosomatischen Erkrankung gestellt werden. In jedem Fall ist eine angemessene körperliche Diagnostik notwendig, deren Ausmaß und Methodik von der konkreten Fragestellung abhängt. Die somatische Diagnostik birgt jedoch die Gefahr in sich, beim Patienten vorliegende somatisch orientierte Krankheitskonzepte und Behandlungserwartungen zu fixieren.

Psychodynamisch orientierte Diagnostik zielt also über die Beschreibung oder Klassifikation klinischer Phänomene hinaus auf die **Analyse von Prozessen** im Sinne von **Trieb-Abwehr-Konflikten** und **Interaktionsmuster** als Subjekt-Objekt-Subjekt-Abläufe (Schneider u. Hoffmann 1992) auf der intrapsychischen und interpsychischen Ebene ab. Sie will die Entstehung der vorliegenden psychischen oder psychosomatischen Störung erklären.

Beziehungsaspekte nehmen im psychoanalytischen Therapieverständnis eine wichtige Rolle ein (Mentzos 1989); dies gilt gleichermaßen für den diagnostischen Prozeß. Im Abschnitt „Diagnostische Methoden" (S. 143 ff) soll dieser Gesichtspunkt näher diskutiert werden.

Das diagnostische Vorgehen in der Verhaltenstherapie hat
- eine **Problemstrukturierung** (welches sind die kritischen Verhaltensweisen?) vorzunehmen, um dann
- die das **Problemverhalten bedingenden** und aktuell aufrechterhaltenden **Faktoren** zu **analysieren** (Kanfer u. Saslow 1974).

Nach Schulte 1994 spielen für den therapeutischen Prozeß vor allem die **aufrechterhaltenden Bedingungen** eine Rolle, da sie als Barrieren einer Verhaltensänderung entgegenwirken. Zu diesen verhaltensrelevanten Variablen zählen auf dem Hintergrund der kognitiven Verhaltenstherapie über die traditionellen Lernprinzipien hinausgehend auch kognitive und emotionale Faktoren, personale und organismische Variablen und Umweltmerkmale.

Wie wir sehen, hat die verhaltenstherapeutische Diagnostik auch einen **erklärenden Anspruch** und war insbesondere in der Vergangenheit eher wenig an einer Symptomerfassung oder -beschreibung interessiert, weil dieser nur wenig Nutzen für die Therapieplanung zugeschrieben wurde.

Auch Grawe (1992) sieht die Bedeutung der symptomatischen oder syndromalen diagnostischen Klassifikation für die Therapieplanung als eher gering an. Diese Sichtweise hat sich dennoch in den letzten Jahren erheblich relativiert, nachdem für enger umschriebene Störungsbilder (z.B. spezifische Phobien, Depressionen, siehe z.B. Bastine 1992) spezielle therapeutische Konzepte eine hohe Effizienz nachweisen konnten.

Die moderne psychiatrische – operationale – Diagnostik will demgegenüber programmatisch auf die Suche nach ätiologischen Bedingungen von Krankheit verzichten und richtet so ihr Augenmerk auf die **Beschreibung** und **Klassifikation** von **Symptomen** sowie deren Verlaufscharakteristik. In welchem theoretischen Bezugssystem dieses Vorgehen zu verstehen ist und welche diagnostischen und therapeutischen Konsequenzen daraus entstehen, soll im Abschnitt 4.7 gezeigt werden.

4.1.3 Zum Verhältnis von Diagnostik zu Psychotherapie

Wie stellt sich das Verhältnis von Diagnostik zu Therapie dar? Hippokrates soll formuliert haben, daß die Götter vor die Therapie die Diagnostik gestellt haben. Letztlich ist diese zeitliche und funktionale Zuordnung von diagnostischem und therapeutischem Handeln weder in der somatischen Medizin noch in der Psychotherapie haltbar. Häufig werden therapeutische Schritte eingeleitet, ohne daß die diagnostische Abklärung, welche Art von Erkrankung vorliegt, bereits abgeschlossen wäre. Die Behandlungsmaßnahmen orientieren sich dann zum Beispiel an der vordergründigen

Symptomatik, die unter Umständen ein rasches Handeln notwendig werden läßt.

Diagnostik stellt in der Regel ein **prozeßhaftes Vorgehen** dar, bei dem sukzessive unterschiedliche diagnostische Schritte oder Maßnahmen durchgeführt werden und den therapeutischen Prozeß begleiten. Dies gilt für die somatische Medizin wie für die Psychotherapie. Dieses Vorgehen schlägt sich zum Beispiel auf der Ebene der Indikationsstellung zur Psychotherapie dar. Vielfach werden im psychotherapeutischen Prozeß zu unterschiedlichen Phasen der Behandlung spezifische psychotherapeutische Interventionen gestellt oder ein bisher praktiziertes therapeutisches Vorgehen modifiziert. Zum Beispiel kann bei Patienten mit krisenhaft defizienten Ich-Funktionen passager die verstärkte Anwendung supportiver therapeutischer Elemente in der Behandlung notwendig werden, oder eine akute depressive Krise kann zu einer vorübergehenden stationären Aufnahme führen. Diese Form der **adaptiven Indikationsstellung** (Bastine 1981) wird vielfach auch in der Verhaltenstherapie verwendet, die durch ein breites Repertoire an unterschiedlichen Behandlungsstrategien gekennzeichnet ist. Das Prinzip besteht also darin, daß kontinuierlich im therapeutischen Prozeß die Problemstellungen des Patienten und die relevanten therapeutischen Strategien vom Therapeuten reflektiert (diagnostiziert) werden; dabei kann dieser Reflexionsprozeß durchaus als ein interaktioneller Prozeß zwischen dem Patienten oder dem Therapeuten angesehen werden.

In Abhängigkeit vom spezifischen therapeutischen Vorgehen mag differieren, wie weit die Formulierung von therapeutischen Problemen oder Zielen beim diagnostischen Vorgehen und im Behandlungsprozeß explizit wird. Wir sehen, daß sicherlich diagnostische Aufgaben die gesamte Therapie begleiten und insofern prozeßhaft angelegt sind. Das angemessene klinische Handeln erfordert jedoch **initial** eine **diagnostische Phase**, in der die relevanten klinischen Problemstellungen des Patienten sowie wichtige Aspekte der Persönlichkeitsentwicklung, der Krankheitsverarbeitung und Behandlungsmotivation als wichtige Voraussetzungen der differentiellen Indikationsstellung abgeklärt werden.

Für die **Indikationsstellung** zur **Psychoanalyse**, für die, wie oben gezeigt, über die syndromatische Diagnostik hinaus komplexe Persönlichkeitsvariablen wie die Plastizität der psychischen Struktur (Parin 1958), aber auch ein genügendes Ausmaß an Introspektionsfähigkeit sowie die Möglichkeit des Patienten, ein stabiles Arbeitsbündnis zum Analytiker einzugehen (Greenson 1982), eine wichtige Rolle spielen, hat Parin (1958) die Einführung einer **Probetherapie** vorgeschlagen, in der die Indikation zur Psychoanalyse diagnostisch gesichert werden könnte. Die Einführung der probatorischen Sitzungen (bis zu 5 Stunden) vor der Beantragung einer psychoanalytischen Psychotherapie im Rahmen der Richtlinienpsychotherapie hat diesen Gesichtspunkt reflektiert (vgl. Kap. 1.4.4, S. 32 f).

Statusdiagnostik versus Prozeßdiagnostik

In diesem Kontext ist die Gegenüberstellung von Statusdiagnostik und Prozeßdiagnostik sowohl unter klinischen als auch wissenschaftlichen Aspekten relevant. Pawlik (1976) hat diese beiden Konzepte mit einem engen Bezug zur klinisch-psychologischen Forschung wie folgt charakterisiert.

Bei der **Statusdiagnostik** wird der aktuelle Ist-Zustand des Patienten zum Zeitpunkt der Untersuchung erhoben. Der Patient berichtet zum Beispiel im Erstgespräch in der Ambulanz über seine unterschiedlichen psychischen Symptome; wir können die Symptome mit Fragebögen erheben oder mit physiologischen Methoden messen (z.B. Pulsfrequenz, Blutdruck). Wir kommen auf der Grundlage dieser Ein-Punkt-Messung zu Aussagen, wie es dem Patienten im psychischen oder somatischen Bereich zum Zeitpunkt der diagnostischen Untersuchung geht. Aussagen über Veränderungen in der psychischen oder körperlichen Befindlichkeit können jedoch nicht gemacht werden. Dieses diagnostische Vorgehen ist primär **normorientiert**; die Befunde des Patienten können mit den Befunden einer Normstichprobe verglichen werden, und wir können zum Beispiel feststellen, ob sich der Patient in den untersuchten diagnostischen Merkmalen von Vergleichspersonen seiner Altersstufe, seines Geschlechts oder seiner sozialen Schicht unterscheidet. Es zeigen sich interindividuelle Unterschiede.

Die **Prozeßdiagnostik** will Aussagen über die Veränderungen in den interessierenden diagnostischen Merkmalsbereichen bei einem Individuum machen. Es werden diagnostische Kriterien formuliert, mit denen die zu mehreren Zeitpunkten erhobenen diagnostischen Befunde (Testwerte, physiologische Parameter, sprachliche Äußerungen) des Individuums verglichen werden. Die Prozeß- beziehungsweise Veränderungsmessung spielt in der Kontrolle der Effekte, aber auch der Wirkweise von psychotherapeutischen Interventionen eine große Rolle, ist jedoch gegenüber der reinen Statusmessung mit erheblichen **methodischen Schwierigkeiten** behaftet, die sich aus der Erfassung von Veränderungen gerade im Bereich des Verhaltens oder des Erlebens ergeben (s. dazu Stieglitz u. Baumann 1994). So kann eine im psychotherapeutischen Prozeß festgestellte Veränderung in einem diagnostischen Merkmal ein (gewollter) Effekt der angewandten psychotherapeutischen Intervention sein; eine vom Faktor Zeit abhängige Veränderung, die nicht durch die Intervention beeinflußt wird; es können sich die diagnostische Messung und die Intervention wechselseitig in ihrer Auswirkung auf das diagnostische Merkmal beeinflussen, und letztlich kann die festgestellte Veränderung ein Artefakt der angewandten statistischen Methode darstellen.

Spezielle Methoden der Messung von Veränderungen weisen darüber hinaus mögliche Fehlerquellen auf. So können zum Beispiel Gedächtniseffekte oder motivationale Aspekte die retrospektive Beurteilung von psychischen Zuständen oder Befindlichkeiten erschweren oder verfälschen. Auf Probleme der Testkonstruktion von veränderungssensitiven Meßverfahren soll hier nicht vertiefend eingegangen werden, eine umfassende Darstellung findet sich zum Beispiel bei Stieglitz und Baumann (1994).

Die Diskussion um die Frage der Status- versus Prozeßdiagnostik ist in der klinischen Psychologie sehr methodenorientiert geführt worden. Die primär forschungsgeleitete Frage war, ob sich Veränderungen adäquat mit empirischen Methoden abbilden lassen würden. Die Aussage, daß wir bei der Statusdiagnostik einen Vergleich des Patienten mit einer Normpopulation vornehmen, mag auf der Ebene von Fragebogendiagnostik stimmig sein, für den klinisch-psychotherapeutischen Bereich trifft dies sicherlich nicht zu, da wir zum Beispiel im Erstgespräch durchaus der Perspektive des Patienten und seiner individuellen Bewertung seiner Probleme Raum geben und diese Gesichtspunkte für den therapeutischen Prozeß von großer Bedeutung sind.

4.2 Diagnostische Methoden – eine Übersicht

Wolfgang Schneider

Aufgrund der Komplexität des Untersuchungs-«gegenstandes» in der psychotherapeutischen Medizin werden sehr unterschiedliche **Informationen** und **Daten im diagnostischen Prozeß** berücksichtigt. Dazu können gehören:
- **psychische Symptome** wie zum Beispiel Angst, Depressivität, Selbstwertprobleme, interaktionelle Schwierigkeiten, die zum Beispiel mit Fragebögen auf der Grundlage einer Selbsteinschätzung oder Fremdeinschätzung erhoben werden können
- **somatische Symptome** wie zum Beispiel Abweichungen von Herz-Kreislauf-Funktionen, Abweichung der Atemfunktion oder -frequenz, die sowohl klinisch, mittels physiologischer Messungen oder mit Hilfe von Fragebögen erhoben werden können
- **Angaben** zur **Lebensgeschichte** oder aktuellen Lebenssituation, die mit Hilfe eines freien oder standardisierten Interviews vom Patienten beziehungsweise seinen Angehörigen erhoben werden können

- **interaktionelle Merkmale** aus dem diagnostischen Interview, wie das Verhalten des Patienten gegenüber dem Arzt oder Psychologen, seine Gestik und Mimik. Diese Merkmale werden vom Diagnostiker wahrgenommen – im Sinne einer teilnehmenden Beobachtung – und fließen mehr oder weniger explizit in die diagnostische Urteilsbildung ein. Systematische Verfahren zur Aufzeichnung und Auswertung der Arzt-Patient-Beziehung sind mit der Videoprotokollierung zwar durchaus realisierbar, finden jedoch sowohl im klinischen als auch wissenschaftlichen Alltag keine breite Anwendung.

Die unterschiedlichen Merkmalsbereiche oder Datenebenen machen eine **multimethodale** und **multimodale Diagnostik** notwendig. Das heißt, daß für unterschiedliche diagnostische Problemstellungen verschiedene Arten der diagnostischen Erhebung mit unterschiedlichen Erhebungsmethoden eingesetzt werden (Schulte 1993). Als Informationsquellen können zum Beispiel der Patient, der diagnostizierende Psychotherapeut oder Angehörige dienen.

4.2.1 Datenerhebung

Bei der Datenerhebung läßt sich ein **standardisiertes** von einem **nichtstandardisierten Vorgehen** unterscheiden.

Standardisiertes diagnostisches Vorgehen

Bei einem standardisierten diagnostischen Vorgehen sind die Bedingungen der Datenerhebung genau festgeschrieben. Die Untersuchungssituation ist festgelegt, die Untersuchungsmethoden (z.B. Fragebogen oder Interviews) sind vollstrukturiert hinsichtlich der Fragen und Antwortvorgaben, und auch die Auswertungsmethode ist vorgegeben. Das Ziel der standardisierten Diagnostik orientiert sich am nomothetischen Wissenschaftsmodell, das über die systematische Überprüfung von Hypothesen zu **verallgemeinerbaren Aussagen** kommen will. Dafür wird Objektivität der Untersuchungssituation gefordert, die als Voraussetzung dafür angesehen wird, daß die Ergebnisse unterschiedlicher Probanden miteinander verglichen werden können. Die Erhebung der Daten soll zuverlässig (reliabel) sein, um so im Prozeß der diagnostischen Beurteilung zu einer hohen Diagnostikerübereinstimmung zu kommen (Interraterreliabilität). Folgende **standardisierte Erhebungsmethoden** bieten sich an:

- Fragebogen (Selbst- und Fremdbeurteilungsinstrumente)
- diagnostische Kriterien- oder Checklisten, bei denen diagnostische Kriterien, die mittels eines klinischen Interviews erhoben worden sind, zusammengefaßt werden (s. Dittmann et al. 1992; Stieglitz 1994)
- Interviews
- Verhaltensbeobachtung
- physiologische Messungen
- die klinische Untersuchung

Die relevanten Prinzipien dieser Methoden werden weiter unten erörtert.
Ist die Standardisierung der Untersuchungssituation geeignet, eine hohe Reliabilität der Messung zu ermöglichen, so engt sie andererseits die Abbildung von Individualität oder Subjektivität des zu diagnostizierenden Individuums im Untersuchungsprozeß ein. Erhoben wird nur das, was der Diagnostiker (Forscher) »für sinnvoll und notwendig – und vor Kenntnis des Objektbereichs – erachtet« (Lamnek 1993). Die Auswahl der zu diagnostizierenden Merkmale wird nach den Kriterien der Objektivierbarkeit und Operationalisierbarkeit vorgenommen. Damit wird der Gültigkeitsanspruch – die Validität – eingeengt. Wir werden dieses Vorgehen anhand der operationalen psychiatrischen Diagnosensysteme exemplarisch kennenlernen.

Nichtstandardisiertes diagnostisches Vorgehen

Für die psychodynamische Diagnostik sind vor allem auch »erlebensbezogene« Daten, unbewußte Motive (z.B. Konflikte), komplexe Persönlichkeitsmerkmale wie zum Beispiel Ich-Funktionen (Abwehr) oder die Beziehungsfähigkeit von Relevanz, die sich oftmals nur indirekt erschließen lassen und auf seiten des zu Diagnostizierenden Raum zur Darstellung dieser Merkmalsbereiche (verbal oder szenisch) erfordern. Diese Merkmale sind unter standardisierten Erhebungsbedingungen oftmals nur eingeschränkt oder gar nicht erfaßbar und erfordern so ein diagnostisches Vorgehen mit einem geringeren Strukturierungsgrad, das die Abbildung von Subjektivität und die möglichst freie und spontane Entwicklung von Beziehungsmustern im diagnostischen Prozeß ermöglicht.

Nach dem klassischen Verständnis der Psychoanalyse versperrt jede höhere Strukturierung der Beziehung und der Kommunikation zwischen dem Patienten und dem Psychotherapeuten die Herausbildung eines dynamischen Beziehungsfeldes, in dem sich die relevanten psychodynamischen Motive des Patienten und wichtige Charakteristika der Persönlichkeitsentwicklung abbilden könnten. Auf diesem Hintergrund wird vielfach die Position vertreten, daß die psychiatrische Diagnosestellung mit ihrer Ausrichtung auf die Psychopathologie unter einer beziehungsdynamischen Perspektive unbewußt der Strukturierung der ansonsten angstinduzierenden analytischen Beziehung dient (Schumacher 1994). Schumacher betont jedoch, daß Diagnostik im »Sinne des medizinischen Modells ... an den nosologischen Grenzlinien Psychoorganik, Psychose, Neurose wichtig und notwendig ist.«

Standardisiertes oder nichtstandardisiertes Vorgehen?

Das Ausmaß an Standardisierung kann also unter methodischen Gesichtspunkten die Reliabilität des diagnostischen Prozesses erhöhen und die Kommunizierbarkeit des diagnostischen Vorgehens und seiner Ergebnisse verbessern. Gleichzeitig vergröbert in der Tendenz die Standardisierung und Operationalisierung das diagnostische »Fenster«. Die Art des diagnostischen Vorgehens wirkt sich auch auf die Art und Weise der Problemsicht und Reflexion des Patienten aus: So kann eine ausschließlich symptomorientierte Diagnostik auf seiten des Patienten bewirken, daß dieser ebenfalls auf dieser Ebene der Problemreflexion verbleibt.

Darüber hinaus beeinflussen die diagnostischen Methoden nachhaltig die Struktur der Interaktion zwischen dem Patienten und dem Diagnostiker und somit vielfach auch die sich entwickelnde therapeutische Beziehung und damit den Prozeß der Therapie.

4.2.2 Methodenwahl

Wir werden im folgenden die oben aufgeführten diagnostischen Erhebungsmethoden mit unterschiedlichen Standardisierungsgraden skizzieren und zeigen, daß wir über eine große Vielfalt an diagnostischen Zugangsweisen verfügen, die grundsätzlich ein breites und differenziertes diagnostisches Vorgehen ermöglichen. Auswahl und Zusammenstellung der im konkreten diagnostischen Prozeß angewandten Methoden hängen vor allem von der inhaltlichen Zielsetzung ab. Beispielsweise können bei der klinischen Diagnosestellung im Rahmen einer Psychotherapiepraxis mit dem Ziel einer Indikationsstellung zur Psychotherapie andere diagnostische Gegenstandsbereiche fokussiert werden und andere Methoden eingesetzt werden als bei einer Psychotherapiestudie, die die Effizienz eines bestimmten psychotherapeutischen Verfahrens bei einer ausgewählten Gruppe von Patienten untersucht.

Wir sollten jedoch grundsätzlich auch im Bereich der Forschung versuchen, über eine möglichst flexible Handhabung der Untersuchungsmethoden der individuellen Perspektive möglichst viel Raum zu geben, und immer reflektieren, daß wir durch die Art der Interaktion wie der Problemdefinition einen sozialisierenden Einfluß auf die untersuchten Patienten haben.

4.2.3 Das diagnostische Gespräch/Interview

Dem Gespräch kommt in der Medizin und in der Psychotherapie eine hervorragende Stellung gerade auch unter diagnostischen Gesichtspunkten zu. Dabei variieren die Form und der Inhalt der Gespräche in Abhängigkeit von der Funktion und der Zielsetzung des jeweiligen Gesprächs, aber auch von den Eigenarten und Vorlieben der Gesprächsteilnehmer stark. Gerade das Gespräch oder das Interview weisen eine hohe Variabilität bezüglich ihres Strukturierungsgrades auf, wie wir nach einer Erörterung verschiedener Ansätze der Gesprächs- oder Interviewführung sehen werden.

Gespräch versus Interview

Nachdem wir aus konventionellen Gründen die Begriffe »Gespräch« und »Interview« gleichberechtigt nebeneinandergestellt haben, möchten wir doch zu einer definitorischen Abgrenzung kommen.

Definition

Das **Gespräch** hat eine gebräuchliche umgangssprachliche Bedeutung und bezeichnet die vorrangig verbale Kommunikation zwischen zwei oder mehreren Individuen.
Umgangssprachlich ist der Begriff des **Interviews** primär dem journalistischen Feld zugeordnet. In den Sozialwissenschaften wird das Interview als eine bewußt und gezielt hergestellte Kommunikation zwischen zwei Gesprächspartnern aufgefaßt, bei der ein Gesprächspartner die Fragen stellt und der andere diese beantwortet (Lamnek 1993). Scheuch (1967) definiert das Interview im Kontext der Soziologie als »ein planmäßiges Vorgehen mit wissenschaftlicher Zielsetzung, bei dem die Versuchsperson durch eine Reihe gezielter Fragen oder mitgeteilter Stimuli zu verbalen Informationen veranlaßt werden soll.«

Die Tatsache, daß sich der Terminus Interview gerade im Bereich der Psychotherapie und Psychoanalyse doch einer zunehmenden Beliebtheit und Gebräuchlichkeit erfreut, reflektiert wohl insbesondere den Umstand, daß diese Form der Kommunikation eingebunden ist in einen spezifischen zielgerichteten Kontext (z.B. die Abklärung einer Behandlungsindikation) und nach nicht alltäglichen Gesprächsstandards – die oftmals auch wissenschaftlichen Kriterien Genüge leisten sollen – aufgebaut ist. Die konkrete Form des Interviewvorgehens seitens des Interviewers wie der Auswertung und Interpretation variiert jedoch vielfältig.

Diagnostik ist – unabhängig davon, was wir diagnostizieren wollen – zielgerichtet. Dies spricht vielleicht dafür, eher von einem Interview als von einem Gespräch zu sprechen, wenn es um eine verbale Interaktion zwischen Diagnostiker und Patient geht.

Für Psychosomatik und psychotherapeutische Medizin relevante Interviewformen

Ich möchte hier aus Gründen der Polarisierung zwei Formen des Interviews in diesem Kontext darstellen:
- die allgemeine ärztliche Anamnese
- das psychodynamisch orientierte Interview

In den Kapiteln 4.3 und 4.4 (S. 135 und 163) werden mit der psychosomatischen Anamnese und dem psychoanalytischen Erstinterview weitere für unser Fach wichtige Interviewformen dargelegt.

Allgemeine ärztliche Anamnese

Die allgemeine ärztliche Anamnese dient der Bestandsaufnahme der aktuellen Beschwerden und der Krankengeschichte und weist eine ausgeprägte fachspezifische Schwerpunktsetzung auf. Hahn (1988) sieht folgende **Basiselemente** als fachübergreifende Merkmale der Anamnese:
- die Kontaktaufnahme
- die Beschwerdeschilderung
- die Nachfrage des Arztes
- die Interpretation
- die Handlungskonsequenz

Es zeigen sich drei relevante **Funktionen** der **Anamnese** in dieser Charakterisierung: Sie will:
- eine Beziehung zwischen dem Arzt und dem Patienten herstellen
- verstehen
- zu Handlungsanweisungen kommen

Erweitert werden muß dieses Schema der ärztlichen Anamnese sicherlich noch um die **psycho-**

soziale Dimension. In diesem Kontext sind die »auslösende Situation« für das Beschwerdebild, die Lebenssituation (Familie, Beruf, Freizeit) und das Krankheitskonzept des Patienten interessant. Dieser psychosoziale Zugang zum Patienten und zur Krankheit sollte idealtypisch fester Bestandteil der ärztlichen Anamnese sein. Er dient der differentialdiagnostischen Abklärung der Frage, inwieweit das konkrete Krankheitsgeschehen in bedeutender Weise von psychosozialen Faktoren mitverursacht oder aufrechterhalten wird und ob gegebenenfalls eine Indikation zu einer vertiefenden psychosomatisch/psychotherapeutischen Diagnostik vorliegt. Im Rahmen des Curriculums zur »psychosomatischen Grundversorgung« sollen die Kompetenzen für diese Form des diagnostischen Vorgehens vermittelt werden (s. auch Kap. 1.2.1, S. 9).

Psychodynamisch orientiertes Interview

Dem Interview im Bereich der psychotherapeutischen Medizin und Psychosomatik kommen grundsätzlich unterschiedliche Funktionen zu, die bei der Indikationsentscheidung alle eine Rolle spielen, wenn auch im Einzelfall der Stellenwert der verschiedenen Aspekte variieren kann.

In der Tradition des **psychoanalytischen Erstinterviews** hat sich der Schwerpunkt verschoben. Für Freud, der keine spezielle Interviewtechnik entwickelt hat (s. Janssen 1994), war zu Beginn der Behandlung dringlich abzuklären, inwieweit der Patient für die psychoanalytische Behandlung geeignet war. In der »Einleitung der Behandlung« schlug er deshalb eine Probetherapie vor, die darüber Aufschluß geben sollte. Diese Sicht ist später von anderen Psychoanalytikern wie zum Beispiel Parin (1958) aufgegriffen worden. In dieser Einleitungsphase kann der Patient mit dem Psychoanalytiker die Grundzüge der psychoanalytischen Behandlung, die Art der Beziehungsgestaltung und die Selbstreflexion erproben und kennenlernen.

Systematische Konzeptualisierungen der Interviewtechnik haben sich ab den 50er Jahren herausgebildet (s. Übersicht bei Buchheim et al. 1994). Dabei haben sich drei besondere Akzentuierungen der **Zielsetzung** und **Methodik** des **Interviews** abgezeichnet.

Dynamisch ausgerichtetes Interview

Beim dynamisch ausgerichteten Interview geht es um die besondere Beachtung der **Patient-Therapeut-Beziehung** (z.B. Gill et al. 1954, Balint 1961, Argelander 1970). Ziele dieser Interviewführung sind etwas verallgemeinert:

- die **Initiierung** einer **tragfähigen Beziehung** zwischen dem Patienten und dem Psychotherapeuten
- die **Reflexion** der sich im Interview darstellenden **Beziehungscharakteristika** des Patienten durch den Psychotherapeuten sowie Hypothesenbildung über die ihnen zugrundeliegenden Charakteristika der Persönlichkeitsentwicklung und Beziehungsmuster. In diesem Zusammenhang wird den Übertragungs- und Gegenübertragungsprozessen eine wichtige Funktion zugeschrieben (s. Kap. 4.5, S. 166)
- die **Motivierung** des Patienten für eine Psychoanalyse oder psychoanalytisch orientierte Psychotherapie

Die Schwerpunktsetzungen der oben angeführten Protagonisten dieser Art von Interviews zeigen dabei jedoch eine große Variabilität bezüglich der Berücksichtigung lebensgeschichtlicher Aspekte im Interview sowie der Fokussierung der Symptomatik. Balint (1961) versucht in seinem Konzept einer Gesamtdiagnose alle diese Aspekte zu integrieren, und auch für Argelander (1970) sind neben den »szenischen Informationen«, die sich in der Beziehungsgestaltung zwischen dem Patienten und dem Therapeuten darstellen, auch die lebensgeschichtlichen Daten von erheblicher Bedeutung. Insgesamt ist heute – auch unter dem Einfluß der jüngeren Auffassung von Gegenübertragungsprozessen (Thomä u. Kächele 1985) – die Wechselbeziehung zwischen dem Patienten und dem Therapeuten Gegenstand der Reflexion.

Biographische Anamnese

Die biographische Anamnese (Dührssen 1981) zielt auf die Herausarbeitung der dem aktuellen Krankheitsbild zugrundeliegenden entwicklungspsychologischen und aktuell wirksamen psychosozialen Faktoren. Hier wird der **Untersucher** eher **als** ein **Beobachter** verstanden, dem sich das lebensgeschichtliche Material des

Patienten weitgehend unberührt im Interview erschließt. Buchheim et al. (1994) haben auf die interaktionellen »Verzerrungen« der Biographie durch das Interview und den Diagnostiker hingewiesen und warnen vor einem naiven psychoanalytischen Kasuistikverständnis.

Das strukturelle Interview

Das Ziel des strukturellen Interviews (Kernberg 1981) besteht in der **Analyse** der **Persönlichkeitsstruktur** des Patienten, die sich über interaktionelle Charakteristika, aber auch über biographische Daten entfaltet. Wichtig ist die Analyse des **psychologischen Funktionsniveaus** des Patienten. Dazu zählen zum Beispiel seine psychosoziale Anpassung; charakteristische Abwehrmechanismen (z.B. Spaltung oder Projektion) sowie seine typischen Beziehungsmuster, die als Hinweise für typische Entwicklungsniveaus gewertet werden. Im Interview sollen die Charakteristika der drei Haupttypen der Persönlichkeitsorganisation herausgearbeitet werden (neurotischer Typ, Borderline-Typ und psychotischer Typ).

Praktische Aspekte des diagnostischen Interviews

Aus der aktuellen Sicht heraus haben das Erstinterview oder gegebenenfalls mehrere Erstinterviews alle oben angeführten Schwerpunktsetzungen zu berücksichtigen, wobei insbesondere auch auf die Symptomatik und ihren Verlauf sowie auf Vorbehandlungen (somatische und psychotherapeutische) geachtet werden muß. Als spezifische **Brennpunkte** der im eigentlichen Sinn **psychologischen Diagnostik** sind die folgenden Fragestellungen anzusehen:
- Analyse der für die Verursachung und Aufrechterhaltung der Krankheit relevanten psychosozialen Faktoren
- Darstellung typischer Konfliktmuster
- Herausarbeitung charakteristischer Persönlichkeitsmerkmale wie typische Abwehr- und Objektbeziehungsmuster, Realitätsprüfung, Frustrations- oder Angsttoleranz, die Aufschlüsse über das Niveau der Persönlichkeitsstruktur geben können
- Biographieerhebungen über die biographische Anamnese und psychodynamisch relevante Entwicklungslinien oder Ereignisse
- Ermittlung der spezifischen störungsrelevanten Lerngeschichte des Patienten, die für die Aufrechterhaltung und Fortentwicklung der Krankheit eine wichtige Funktion haben kann
- Feststellung der Introspektionsfähigkeit, Flexibilität und Belastbarkeit des Patienten im Interview
- Erfassung der Krankheitsverarbeitung und der Behandlungsmotivation des Patienten

Interaktionelle Aspekte des diagnostischen Interviews

Einen übergeordneten Aspekt des diagnostischen Interviews bildet sein interaktioneller Charakter, dies sowohl aus diagnostischen Gründen als auch aus therapeutischer Sicht. Die Art der Beziehungsgestaltung zwischen dem Patienten und dem Diagnostiker im Interview kann, soweit sie nicht zu formalisiert oder reglementiert ist, Aufschluß über das Entwicklungsniveau der Persönlichkeitsstruktur und der damit in Zusammenhang stehenden Ich-Funktionen geben. Darüber hinaus ist bei der Bewertung aller anderen oben genannten Merkmalsbereiche zu berücksichtigen, daß sie sich in der konkreten Wechselbeziehung zwischen den beiden Gesprächspartnern dargestellt haben und natürlich durch diese beeinflußt werden.

Das Erstinterview

Für die unter Umständen geplante Psychotherapie hat das Erstinterview sowohl unter der interaktionellen Perspektive wie bezüglich der Art der Problemstellungen und die Weise der Reflexion prinzipiell eine wichtige sozialisierende Funktion. Der Patient erfährt eine spezifische Form der Beziehungsgestaltung und kann gegebenenfalls eine veränderte Problemsicht herausbilden. So kann das Interview bereits die Aufgabe übernehmen, den Patienten für spezifische psychotherapeutische Verfahren zu motivieren.

Die Rolle des Interviewers

Vom Ansatz her nimmt der Interviewer während des Interviews die Rolle eines »**teilnehmenden**

Beobachters« ein, der nach dem Verständnis der Sozialwissenschaften selbst ins »Feld« geht und damit in einem gewissen Ausmaß zu einem Element des zu beobachtenden Feldes wird. Dabei soll der Interviewer möglichst unstrukturiert an das Interview herangehen, um die mögliche Vielfalt an relevanten Beobachtungen nicht durch vorformulierte Beobachtungskategorien, wie es bei einer strukturierten Beobachtung üblich ist, einzuengen. Erst im Interview und/oder bei der Auswertung des Interviews werden dann Hypothesen über die wichtigen sich im Interview darstellenden Aspekte formuliert, die zum Beispiel die Konflikte des Patienten, seine Persönlichkeitsstruktur oder Krankheitsverarbeitung betreffen können. Argelander (1970) hat eine Haltung des Interviewers gefordert, die durch ruhiges Abwarten, Zuwendung, Interesse und gleichschwebende Aufmerksamkeit gekennzeichnet ist. Darüber hinaus kritisiere und urteile der Interviewer nicht, damit der Patient auf der Grundlage einer vertrauensvollen Beziehung auch über peinliche oder intime Sachverhalte sprechen könne.

Bei der Beobachtung – also im Prozeß der Diagnostik – muß die Wahrnehmung sowohl auf das manifeste gesprochene Material sowie auf die subjektive Bedeutung, die der Patient diesem Material zuschreibt, aber auch auf die szenischen oder situativen Inhalte ausgerichtet werden. Dies bedeutet, daß sich der Interviewer immer auch selbst und damit in seinem Einfluß auf das Interview und den Patienten wahrnehmen und reflektieren muß.

Von Wichtigkeit sind in diesem Kontext insbesondere affektive Prozesse, Motive, Einstellungen, Vorurteile und Werthaltungen auf seiten des Interviewers im Sinne von **Gegenübertragungsphänomenen**. Diese können den Gesprächsverlauf entscheidend strukturieren und damit bestimmen, was wir auf seiten des Patienten wahrnehmen. Darüber hinaus können systematische Wahrnehmungsverzerrungen resultieren, oder die Wahrnehmung wird selektiv. Entscheidend kann aber auch die Interpretation und Hypothesenbildung während oder nach dem Interview beeinflußt werden. Leuzinger (1980) hat in einer experimentellen Studie gezeigt, wie störanfällig der Interviewer als »Meßinstrument« im Prozeß der Indikationsstellung zur Psychotherapie ist, und Blaser (1977) konnte nachweisen, daß die Indikationsstellung durch Indikationsstereotypien auf seiten der Interviewer verzerrt wird. Dennoch stellt die teilnehmende Beobachtung im Interview einen wichtigen klinischen und wissenschaftlichen Zugang zum Patienten dar, die uns grundsätzlich einen umfassenderen und tieferen Einblick auf die Hintergründe des Krankheitsgeschehens sowie die Art der Krankheitsbewältigung ermöglicht.

Interviewführung

Zu Beginn sollte sich der Psychotherapeut/ Psychosomatiker zum Beispiel fragen, ob bei einem Patienten psychosoziale Faktoren bei der Genese der Störung und bei einer etwaigen Chronifizierung eine Rolle spielen und ob grundsätzlich eine psychotherapeutische (Mit-) Behandlung indiziert ist. Oder es wird dezidiert gefragt, welche Form der Psychotherapie bei Patienten angezeigt ist.

Auch wenn grundsätzlich den Beziehungsaspekten sowie der szenischen Darstellung im Interview eine wichtige Funktion zukommt, haben wir gesehen, daß aufgrund der Vielzahl an bedeutenden diagnostischen Merkmalsbereichen ein gewisses Ausmaß an Strukturierung des Interviews angezeigt ist. Darüber hinaus ist zu berücksichtigen, daß bei psychosomatischen Fragestellungen im engeren Sinne (z.B. bei Patienten mit Somatisierungsstörungen oder mit psychosomatischen Krankheiten) die Patienten oftmals ein organisch ausgerichtetes Krankheitskonzept aufweisen und ihre bisherigen Behandlungserfahrungen an der somatischen Diagnostik und Therapie orientiert sind. Sie haben die Erfahrung als eher passiver Patient, der körperlich untersucht wird, dem Blut abgenommen wird, mit dem Arzt über seine körperlichen Symptome spricht, der unter Umständen im Rahmen der Behandlung Medikamente einnehmen muß, Physiotherapie erhält oder operiert wird. Für diesen Patienten kann der Blick auf seinen persönlichen Hintergrund, seine psychosoziale Entwicklung und die Verarbeitung der Krankheit in einem hohen Ausmaß irritierend oder stigmatisierend sein. Ein passives Interviewerverhalten seitens des Untersuchers kann ihn zusätzlich erheblich verunsichern, so daß insgesamt die Gefahr besteht, daß die psychotherapeutische Diagnostik ihn erschreckt, ihn zu Abwehrmanövern bis zur offenen oder verdeckten Verweigerung der Kooperation motiviert. Deshalb erscheint es unbedingt notwendig, sich in seiner Interviewführung an den aktuellen Fähigkeiten und Möglichkeiten des Patienten zu orientieren und zu versuchen, den »Horizont« an Interviewmaterial (szenisches und interaktionelles) im Verlauf des Gesprächs oder mehrerer Gespräche zu erweitern. Dies kann bedeuten, daß mit einem Patienten mit einem chronischen Schmerzsyndrom erst einmal über die Symptomatik und die bisherigen Befunde und Behandlungsmaßnahmen gesprochen wird und in späteren Phasen des Interviews dann sukzessive der Blick auf die anderen Fragestellungen gelenkt wird. Das Interviewerverhalten sollte flexibel zwischen einer eher explorativen Technik und einer eher abwartenden, dem Patienten Raum gebenden Haltung wechseln. So erscheint eine angemessene Interviewführung möglich, die den Patienten, die konkreten institutionellen Gegebenheiten wie die Bedürfnisse einer an psychodynamischen Konzepten orientierten Diagnostik berücksichtigt.

Operationale Ansätze des diagnostischen Interviews

Die neuere Entwicklung in der psychodynamisch orientierten Diagnostik zielt auf die Operationalisierung diagnostischer Merkmalsbereiche ab. Dabei spielt das Interview als »**diagnostisches Meßinstrument**« eine besondere Rolle. Luborsky (1990) hat eine spezielle Interviewform (das **Relationship-Anecdotes-Paradigm-Interview**) – ein Interview zur Analyse von Beziehungsepisoden – entwickelt, das insbesondere auf die Herausarbeitung individueller Beziehungstypen abzielt. Dieses Interview ist vor allem für den wissenschaftlichen Bereich bezüglich vielfältiger Fragestellungen (z.B. Studien zu Therapieverläufen und Ergebnisforschung) geeignet, kann jedoch auch im klinischen Alltag Anwendung bei der Analyse von aktuellen, aber auch zeitlich überdauernden Beziehungsmustern angewandt werden.

Beim Interview (Luborsky 1988) werden die Probanden aufgefordert, über bedeutsame real erlebte Begegnungen mit anderen Menschen zu erzählen. Dafür sind standardisierte Instruktionen vorhanden. Buchheim et al. (1994) empfehlen jedoch, auf das Vorlesen der schriftlichen Instruktionen zu verzichten, um die Entwicklung einer möglichst freien Interaktion nicht zu gefährden. Bei einer flexiblen Handhabung sei eine stringente Einbindung auch dieses Interviews in das im diagnostischen, aber auch therapeutischen Prozeß stattfindende Übertragungs- und Gegenübertragungsgeschehen möglich.

In der Bundesrepublik Deutschland hat sich im September 1992 eine Arbeitsgruppe konstituiert, die die Entwicklung eines Modells der »**operationalisierten psychodynamischen Diagnostik**« (**OPD**; Cierpka et al. 1995; Schneider et al. 1995) zum Ziel hat. In diesem modulartig aufgebauten diagnostischen Instrument werden die in Tabelle 4-3 aufgeführten für die Psychotherapie und Psychosomatik relevanten diagnostischen Dimensionen operationalisiert.

Tab. 4-3 Achsen der „Operationalisierten psychodynamischen Diagnostik" (OPD)

Krankheitserleben und Behandlungsvoraussetzungen
- Beziehung
- Konflikt
- Struktur

Syndromale Klassifikation nach ICD-10

Die Operationalisierung der syndromalen Achse ist mit der ICD-10-Klassifikation vorgegeben, allerdings sind leichte Modifikationen von der Arbeitsgruppe eingearbeitet worden (s. Kap. 4.7, S. 185 ff). Für die anderen diagnostischen Achsen sind Operationalisierungen und dezidiertere Beschreibungen entwickelt worden. Auf dem Hintergrund einer Konstruktexplikation, die verdeutlicht und festlegt, was in diesem Modell unter den Begriffen der Beziehung, Konflikt, Struktur und des Krankheitserlebens verstanden wird, werden diagnostische Kriterien formuliert, die eine Zuordnung der im Interview erhobenen merkmalsrelevanten Daten ermöglichen sollen.

Dieses diagnostische Instrument soll sowohl im klinischen als auch im wissenschaftlichen Bereich Anwendung finden und ist sicherlich auch unter wissenschaftspolitischen Gesichtspunkten angesichts der weitgehend deskriptiven operationalen psychiatrischen Diagnostik von großem Interesse.

Das Interview als Forschungsgegenstand

In der Psychologie wie in den Sozialwissenschaften hat im Rahmen qualitativer Forschungsansätze – zum Beispiel der psychologischen Biographieforschung – seit langem das Interview eine besondere Bedeutung, und entsprechend sind in diesen Gebieten eine Vielzahl methodenbezogene Forschungsarbeiten geleistet worden. Dabei finden sich sowohl systematische Konzeptualisierungen der Interviewdurchführung als auch solche zur Interpretation und Auswertung (siehe z. B. Jüttemann u. Thomae 1987; Jüttemann 1990). Ein Schwerpunkt liegt dabei auf der systematischen inhaltsanalytischen Bewertung der Interviewinhalte, ein Zugang der bislang in der Psychotherapie weitgehend vernachlässigt worden ist und erst jetzt zunehmend in der Psychotherapieforschung aufgegriffen wird (siehe z.B. Faller u. Frommer 1994).

4.2.4 Standardisierte diagnostische Methoden

Zu Eingang dieses Kapitels ist bereits darauf hingewiesen worden, daß im diagnostischen Prozeß unterschiedliche diagnostische Ebenen (z.B. psychologische oder somatische) und Datenquellen (Patient, Angehöriger, Therapeut) zu untersuchen sind und dafür verschiedene diagnostische Methoden zur Verfügung stehen. Dieser Sachverhalt wird von Seidenstücker und Baumann (1977) als **Prinzip der diagnostischen Multimodalität** bezeichnet.

Nachdem im Kapitel 4.2.3 mit dem Interview eine Methode vorgestellt wurde, die insbesondere auch zur Erhebung von subjektiven – erlebnisbezogenen – und interaktionellen Daten geeignet ist und oftmals nur einen niedrigen Strukturiertheitsgrad aufweist, sollen nun diagnostische Methoden mit einem höheren Standardisierungsniveau charakterisiert werden. Diese finden vielfach im Bereich der Diagnostik- und Therapieforschung Einsatz, haben jedoch – dies gilt insbesondere für die Fragebögen – auch im klinischen Alltag Verwendung.

Fragebögen

Fragebögen werden insbesondere wegen der Genauigkeit und Zuverlässigkeit der diagnostischen Erhebung in Anspruch genommen. In Kapitel 4.6.1 (S. 171 ff) werden die testtheoretischen Grundlagen der Fragebogendiagnostik sowie relevante Anwendungsbereiche in der Psychotherapie dargestellt, so daß hier nur ausgewählte Fragestellungen dargelegt werden sollen, die nicht nur die Diagnostik mit Fragebogen betreffen, sondern auch in die anderen Verfahrensgruppen eingehen.

Trait- versus Statevariablen

Häufig wird zwischen zeitlich überdauernden psychologischen Merkmalen (**Traitvariablen**) im Sinne von Eigenschaften (z.B. Persönlichkeitsverfahren) und veränderungssensitiven Merkmalen (**Statevariablen**), eher situativ bedingten Variablen, unterschieden. Die Eigenschaftsdiagnostik ist nach Baumann und Stieglitz (1994) eher auf die Erhebung des aktuellen Status orientiert und bevorzugt den Vergleich mit einer Normgruppe; demgegenüber sei die Messung von Statevariablen zum Beispiel im Sinne von Symptomlisten auf die Messung von Veränderungen von Merkmalen mit oder ohne psychotherapeutische Intervention ausgerichtet. Letztlich erscheint diese polarisierte Gegenüberstellung von Trait- oder Statevariablen im klinischen Bereich durch die inhaltlich unterschiedlichen Persönlichkeitskonzepte der Psychoanalyse und der Verhaltenstherapie geleitet und ist oftmals auch ideologisch überlagert, obwohl diese Frage ursprünglich aus der Persönlichkeitspsychologie resultiert.

Vielfach werden die mittels Fragebogen erhobenen Merkmale sowohl eine situative Komponente als auch zeitlich überdauernde Varianzanteile im Sinne von Traitvariablen aufweisen. Stieglitz (1994) hat dies für Stimmungsskalen beschrieben; diese Kombination wird sich jedoch auch bei einem Großteil von Symptomfragebögen sowie für Persönlichkeitstests auf dem Hintergrund psychodynamischer Theorie (z.B. Gießen-Test, Narzißmus-Inventar) wiederfinden. Auch Persönlichkeitstests wie zum Beispiel der FPI (Freiburger Persönlichkeitsinventar; Fahrenberg et al. 1996) zeigen eine erhebliche Veränderungssensibilität auf, so daß er sicher nicht nur Traitmerkmale mißt.

Selbst- versus Fremdbeurteilung

Eine wichtige Unterteilung der Fragebogendiagnostik ist die Unterscheidung von Selbstbeurteilungs- und Fremdbeurteilungsverfahren, die beide eine weite Verbreitung aufweisen. Bei **Selbstbeurteilungsverfahren** beurteilt oder berichtet der Patient oder Proband selbst das interessierende Merkmal, zum Beispiel, indem er ein Item auf einer Beschwerdenliste auf einer fünfstufigen Skala von 1 bis 5 ankreuzt. Bei einer **Fremdbeurteilung** hat der Beurteiler (Rater) die Aufgabe, den Probanden bezüglich eines Merkmals zu beschreiben.
Die **Anwendungsbereiche** beider Methoden sind weit und umfassen die Selektion von Patienten zu Gruppen, die Beschreibung und Klassifikation von Merkmalen sowie den Einsatz bei Therapieverlaufsstudien, wo sie zum Beispiel zur Veränderungsmessung eingesetzt werden können.

Selbstbeurteilungsverfahren

Es ist evident, daß gerade innerhalb der Psychotherapie die Sicht des betroffenen Individuums von großer Wichtigkeit ist. Bei **erlebensbezogenen Daten** ist eine direkte Wahrnehmung durch einen Dritten, wie zum Beispiel bei der Beobachtung von manifestem Verhalten, nicht möglich, und so besteht gerade hier ein großer Bedarf an Selbstbeurteilung durch den Patienten. In der klinisch-psychologischen und der psychotherapeutischen Forschung finden so vor allem auch Selbstbeurteilungen von Symptomen, Beschwerden oder Stimmungen (z.B. Depressivität oder Ängstlichkeit) eine breite Anwendung, weil diese Merkmale durch den Patienten in der Regel am angemessensten beurteilt werden können. Ergänzend dazu können die gleichen Merkmalsbereiche unter Umständen noch durch den behandelnden Arzt fremdbeurteilt werden, um zu einer breiteren Beurteilungsbasis zu kommen.
Als weitere Vorteile von Selbstbeurteilungsverfahren werden die **einfache Praktikabilität** und die **Ökonomie** beziehungsweise der niedrige Aufwand bei der Durchführung genannt. Der Patient erhält zum Beispiel während einer Therapiestudie alle sieben Tage einen oder mehrere standardisierte Fragebögen vorgelegt, die er eigenständig bearbeiten kann, ohne daß ein größerer personeller oder institutioneller Aufwand resultieren würde.
Stieglitz (1994) nennt folgende **Fehlerquellen** der Selbstbeurteilung neben Fehlern, die sich aus der Testkonstruktion ergeben (z.B. unklare Formulierungen und Interpretationsspielräume):

- Erinnerungs-, Selbstbeobachtungs- und Selbstdarstellungsfehler
- absichtliche Verfälschungen (Simulation und Bagatellisierung)
- Response Sets (soziale Erwünschtheit, Tendenz zu extremen Antworten)
- Fehler durch falsche Schlußfolgerungen (logische Fehler, Halo-Effekte), bei denen die Beantwortung einer oder mehrerer Items durch die Beantwortung vorhergehender Items beeinflußt werden

Fragebögen, die auf der Selbstbeurteilung aufbauen, haben trotz dieser potentiellen Mängel zurecht eine große Bedeutung in der Forschung und klinischen Praxis, da sie die Perspektive des Individuums stärker berücksichtigen als die Fremdbeurteilung oder die Verhaltensbeobachtung.

Fremdbeurteilungsverfahren

Die Fremdbeurteilung beruht entweder auf der direkten Beobachtung von Merkmalen oder Verhalten durch den Untersucher, die Schilderung von Beschwerden oder Sachverhalten durch den Patienten oder auf fremdanamnestischen Angaben. Auf der Basis dieser Informationen kommt der Beurteiler (Arzt, Wissenschaftler) zu klinischen Beurteilungen, die oftmals nicht systematischer Natur sind. Er bildet sich zum Beispiel ein klinisches Urteil über das Ausmaß an Ängstlichkeit oder Depressivität, ohne daß explizite Kriterien zur Einstufung des Schweregrades der Depression vorliegen würden. Bei einem derartigen Vorgehen weist selbstverständlich die Fremdbeurteilung ein hohes Ausmaß an Beurteilungsunsicherheit auf. Dies hat in der Vergangenheit dazu geführt, daß sich Fremdbeurteilungen bei einer größeren Zahl von Diagnostikern durch eine hohe Variabilität ausgezeichnet haben.

In der klinischen Diagnosestellung haben wir es in der Regel mit Fremdbeurteilungen zu tun, und hier wurde gerade seitens der Psychiatrie die mangelnde Zuverlässigkeit beziehungsweise Übereinstimmung der Diagnosestellung bei unterschiedlichen Diagnostikern (Interraterreliabilität) beklagt. Dieser Gesichtspunkt hat letztlich die Entwicklung operationaler diagnostischer Modelle gefördert.

Fremdbeurteilungen mit einem höheren Systematisierungsgrad als die klinische Diagnosestellung werden in der Regel auf der Grundlage von **Ratingskalen** vorgenommen. Bei einem Rating ordnet ein Beurteiler (Rater) eine Person hinsichtlich eines oder mehrerer Merkmalsbereiche auf der Grundlage unterschiedlicher Informationen (Selbstschilderung, fremdanamnestische Angaben) einer Beurteilungskategorie auf einer Skala zu. Die Zuordnungsregeln sind dabei häufig nicht oder nur ungenügend expliziert. Das Ziel dieses Ratings besteht dann unter Umständen darin, eine Klassifikation der Symptomatik oder multiplen Symptome vorzunehmen oder prognostische Aussagen zu formulieren (s. Baumann u. Seidenstücker 1977).

Im Bereich der Psychiatrie, Psychotherapie und klinischen Psychologie existieren Fremdbeurteilungsverfahren sowohl zu engeren klinischen Syndromen (wie z.B. die Ängstlichkeit oder die Depressivität) als auch zu umfassenderen psychopathologischen Charakterisierungen. Beispiele für speziell auf einzelne Syndrome ausgerichtete Skalen sind die **Hamilton-Depression-Skala** (Hamilton 1976) oder das **Anxiety Status Inventory** (Zung 1976). Eine Fremdbeurteilung der Gesamtpsychopathologie ist zum Beispiel mit der **Inpatient Multidimensional Psychiatric Scale** (IMPS, Hiller et al. 1986) oder mit dem **AMDP-System** (1981) vorzunehmen (eine Übersicht findet sich bei Stieglitz u. Ahrens 1994).

Die Vorzüge der Fremdbeurteilungsverfahren bestehen nach Stieglitz und Ahrens (1994) unter anderem darin, daß Merkmale bei Patienten beurteilt werden können, die diese unter Umständen nicht oder nur eingeschränkt selbst wahrnehmen können (z.B. inhaltliche Denkstörungen wie Wahnvorstellungen), sowie in der Hilfestellung bei der Diagnosenfindung. Darüber hinaus haben Fremd- wie auch Selbstbeurteilungsverfahren einen wichtigen Stellenwert bei der Erforschung von Störungsbildern. Dies kann die Klassifikation von Syndromen, aber auch die nosologische Konzeptualisierung von psychischen Krankheiten betreffen.

Als mögliche **Fehlerquellen** kommen Unterschiede in der Interviewtechnik, eine unterschiedliche Gewichtung der Informationen (z.B. der Symptome), Unterschiede in der Beobachtung und der Interpretation in Frage. Eine wichtige Fehlerquelle liegt darüber hinaus in den differenten Krankheitskonzepten der Beurteiler begründet.

Verhaltensbeobachtung

Die direkte Beobachtung von Verhalten hat Tradition in der Psychiatrie und hat in der klinischen Eindrucksbildung bereits lange eine wichtige Rolle gespielt. Jedoch setzte erst etwa seit den 70er Jahren eine Systematisierung der Beobachtung des nichtverbalen Verhaltens zu Forschungszwecken ein. Wichtige **Aspekte** des **nonverbalen Verhaltens** sind:

- Mimik
- Gestik
- Körperbewegung
- Stimmlage
- Sprechweise

Eine ausführliche Aufgliederung des nonverbalen Verhaltens in die unterschiedlichen Verhaltensbereiche findet sich bei Helfrich und Walbott (1980). Grundsätzlich können bei der Verhaltensbeobachtung auch interaktionelle Komponenten einbezogen werden, die jedoch die Analyse noch komplexer gestalten.

Mimik

Für die systematische Analyse des mimischen Ausdrucks liegt mit dem **Facial Action Coding System** (FACS; Ekman u. Friesen 1978) ein Beschreibungsmodell vor, das von den anatomisch vorgegebenen Bewegungsmöglichkeiten der Gesichtsmuskeln beziehungsweise Muskelgruppen ausgeht. Dieses System beschränkt sich auf sichtbare und unterscheidbare mimische Bewegungsabläufe, die grundsätzlich von jedem Beobachter visuell registriert werden können (s. Wallbott 1994). Auf der Basis dieser Beobachtungsmethode wird das mimische Verhalten in 44 „minimale Komponenten" aufgeteilt, die anatomisch beschrieben und beispielhaft veranschaulicht werden (z.B. Zusammenziehen der Augenbrauen, Heben der Mundwinkel, Nase rümpfen etc.). Auf der Grundlage empirischer Befunde zum Zusammenhang von spezifischen mimischen Abläufen und Emotionen oder Befindlichkeiten sind Aussagen über mimische Korrelate spezifischer Emotionen möglich, die nach Wallbott (1994) diagnostische Relevanz besitzen.

Die Methoden haben natürlich nicht nur eine Bedeutung für den klinisch-psychologischen, psychotherapeutischen oder psychiatrischen Bereich, sondern vermögen Aussagen für die allgemeine Psychologie oder Sozialpsychologie zu formulieren. Im klinischen Bereich ist von besonderem Interesse die Frage nach **störungsspezifischen Verhaltensmustern**, die unter Umständen eine Aussagekraft für differentialdiagnostische und verlaufsorientierte Erwägungen haben könnten. Eine Vielzahl von Befunden liegt für Charakteristika der Mimik bei depressiven und schizophrenen Patienten vor. So hat es den Anschein, als ob die Gruppe der depressiven Patienten weniger homogen in ihrem mimischen Ausdruck ist als ursprünglich angenommen (s. Wallbott 1994); allerdings erscheint ein reduzierter Blickkontakt für diese Gruppe charakteristisch. Für schizophrene Patienten wird zum Beispiel ein selteneres Auftreten positiver mimischer Ausdrucksbewegungen (Lächeln oder Lachen) beschrieben als das Auftreten von negativen Emotionen wie Ärger oder Verachtung (Krause et al. 1989).

Gestik

Bei der Analyse der Gestik wird grundsätzlich zwischen **sprachbegleitender** und **sprachunabhängiger Gestik** unterschieden. Darüber hinaus sind weiter differenzierende Kategorieschemata (z.B. Ekman u. Friesen 1969) entwickelt worden, auf die hier nicht weiter eingegangen werden soll. Frey (1987) hat ein Kategoriensystem zur Analyse der gesamten Körpermotorik entwickelt, das über komplexe statistische Einzelfallanalysen (Zeitreihen) eine Analyse vieler Bewegungsparameter erlaubt.

Techniken der Verhaltensbeobachtung

Die technischen Voraussetzungen für die hier skizzierten Beobachtungsverfahren werden durch **Videoaufzeichnungen** mit der Möglichkeit, die Geschwindigkeit der Bilder zu variieren (Zeitlupe, Standbild), erfüllt. Mittlerweile sind auch **computergestützte Auswertungverfahren** entwickelt worden.

Im Bereich der psychodynamisch orientierten Psychotherapieforschung hat die systematische Beobachtung des sprachlichen Verhaltens mit Hilfe von **Verbatimprotokollen**, die auf Tonbandaufzeichnungen beruhen, eine relativ lange Tradition (s. Meyer 1994). Eine Erweiterung auf die Analyse auch des nonverbalen Verhaltens mit Hilfe von Videoaufzeichnungen bietet interessante Perspektiven sowohl für die Erforschung von emotionalen Prozessen als auch für die Untersuchung der Therapeut-Patient-Interaktion. Gegebenenfalls können derartige Forschungsstrategien um die Berücksichtigung psychophysiologischer Merkmale erweitert werden.

Psychophysiologische Messungen

In diesem Abschnitt soll kurz auf den Stellenwert psychophysiologischer Messungen im diagnostischen Prozeß eingegangen werden, wobei der Schwerpunkt hier auf den Bereich der Forschung gelegt wird. Physiologische Untersuchungen und Daten weisen im Rahmen der klinischen Diagnostik eine große Bedeutung bei der Abklärung etwaiger pathologischer oder abweichender somatischer Faktoren oder Prozesse auf.

Ziele der Psychophysiologie

Das allgemeine Ziel der **Psychophysiologie** besteht in der Beschreibung und Bedingungsanalyse psychologischer und physiologischer Prozesse, wobei die Integration dieser beiden komplementären Ebenen grundlegende – auch wissenschaftstheoretische – Probleme aufwirft (vgl. Kap. 2.2, S. 71 ff), die weiter unten auszugsweise aufgegriffen werden.

Birbaumer und Schmidt (1991) verstehen unter der **physiologischen Psychologie** die Forschung über die **Beziehung** zwischen **Gehirn** und **Verhalten**, verweisen jedoch darauf, daß das Gehirn zwar als oberstes Steuerorgan aller somatischen Funktionen anzusehen ist, jedoch auch von den peripheren physiologischen Systemen, zum Beispiel über die Sauerstoffzufuhr und Ernährung abhängig ist. Eine wichtige Aufgabe der psychophysiologischen und neuropsychologischen Forschung wird von diesen Autoren in der Beschreibung und Analyse der Informationsverarbeitung und Verhaltenssteuerung gesehen.

Anwendungsbereiche psychophysiologischer Methoden

Fahrenberg (1983) sieht als wichtigsten Anwendungsbereich psychophysiologischer Methoden die **Beschreibung** von **Aktivierungsprozessen**, die durch experimentelle Einflüsse induziert werden können, aber auch spontan oder periodisch auftreten können. Unter Aktivierungsprozessen faßt er Zustandsänderungen wie zum Beispiel »Belastung – Beanspruchungsprozesse (Streß), Anspannung – Entspannung oder Schlaf – Wachheit, aber auch Emotionen und Stimmungen auf. Dabei kann das Ziel einmal in der Herausarbeitung allgemeiner Bedingungen dieser Aktivierungsprozesse oder in der Beschreibung und Analyse inter- und intraindividueller Unterschiede liegen. **Psychophysische Prozesse** oder Zustände können hinsichtlich ihrer Intensität, Dauer und Charakteristik der Veränderung **klassifiziert** werden; darüber hinaus wird versucht, charakteristische Zustände inhaltlich »psychologisch« zu klassifizieren (z.B. als Angst, Aufmerksamkeit oder Streß).

Psychophysiologische Methoden finden Anwendung in der allgemeinen wie differentiellen Psychologie, der Sozialpsychologie wie in der Psychosomatik, Psychotherapie(-forschung) und klinischen Psychologie.

Bei **psychosomatischen Fragestellungen** können psychophysiologische Ansätze bei der Analyse und Beschreibung von Krankheitsbildern (z.B. Somatisierungsstörungen oder psychosomatische Störungen im engeren Sinne) sowie bei Verlaufskontrollen oder Veränderungsmessungen in der psychosomatisch-psychotherapeutischen Behandlung eingesetzt werden.

Ein Schwerpunkt der Forschung liegt in den letzten Jahren im Bereich der **Neuropsychologie** im Gesamt der damit verbundenen **Meßmethoden**, zum Beispiel:
- Elektroenzephalographie (EEG)
- Messung ereigniskorrelierter Hirnpotentiale (EKP)
- bildgebende Verfahren zur Messung der Gehirntätigkeit:
  Computertomographie (CT)
  Positron-Emmisions-Tomographie (PET)
  Kernspintomographie (NMR)

Darüber hinaus hat die **Psychoimmunologie** (s. Kap. 2.3), bei der es um die Herausarbeitung und Registrierung von Hormonen als Indikatoren von Aktivierungsprozessen geht, einen wichtigen Stellenwert bei der Diagnostik biochemischer Prozesse eingenommen.

Zielgrößen psychophysiologischer Messungen

Grob gegliedert lassen sich nach Fahrenberg (1983) folgende wichtige Zielgrößen psychophysiologischer Messungen beschreiben:
- Herz-Kreislauf-Parameter wie zum Beispiel die Herzfrequenz, gemessen mit dem Elektrokardiogramm, der Blutdruck sowie die periphere Durchblutung (Pletysmographie)
- spontane und evozierte elektrische Hirnsignale, die Hinweise über Ruhe- und Aktivierungsprozesse sowie die Informationsverarbeitung geben
- Augenbewegungen (Elektrokulogramm oder photographische Verfahren), Lidschlag oder Pupillenweite (direkte oder indirekte Pupillographie)
- mit Hilfe des Elektromyogramms bestimmte elektrische Aktivität eines Muskels (Oberflächenableitung) oder einzelner motorischer Einheiten (Nadelableitung)
- an der Haut mittels Elektroden abgeleitete elektrodermale Aktivität, Hautfeuchtigkeit und -temperatur
- Speichelsekretion, Magenmotilität und -sekretion
- Genitalfunktion, gemessen durch Phallographie oder Photoplethysmographie, bei der die erektile Dehnung aufgezeichnet wird
- Hormonspiegel als Indikatoren von Aktivierungsprozessen

Wir haben also eine große Vielfalt psychophysiologischer Parameter, die eine große Zahl unterschiedlicher technischer Ableitungs- oder Erhebungsmethoden notwendig machen. Gemessen werden kann zu einem Zeitpunkt oder kontinuierlich über ausgewählte Zeiteinheiten, wobei die Auswertung in der Regel computerisiert vorgenommen wird. Die Bewertung und **Interpretation** der **Daten** wirft jedoch oftmals erhebliche Probleme auf.

Physiologische Parameter als Indikator für die Aktivierung eines Individuums

Ist die Frage, in welchem Ausmaß ein einzelner physiologischer Parameter als Indikator für die Aktivierung eines Individuums anzusehen ist, schon problematisch, so wirft die Integration verschiedener physiologischer Daten in ein Gesamtbild der organischen Parameter häufig gravierende Schwierigkeiten auf.

Fahrenberg (1983) verweist darauf, daß im Forschungsprozeß in der Regel relativ willkürlich physiologische Faktoren als Indikatoren ausgewählt werden würden, ohne daß eine kritische Würdigung der inhaltlichen Reichweite der einzelnen physiologischen Dimensionen und eine entsprechende Berücksichtigung der für die jeweilige Versuchsfragestellung geeigneten physiologischen oder biochemischen Parameter vorgenommen würde.

Erhebung psychologischer Parameter

Die andere Seite der psychophysiologischen Forschung stellt die Erhebung psychologischer Parameter dar. In der Tradition der akademischen Psychologie dienten als **Meßinstrumente** für das **innere Erleben** vor allem:
- Befindlichkeitsskalen
- Beschwerdenlisten
- Streßfragebögen
- Selbsteinstufungen der Körperwahrnehmungen

Neben Selbstbeschreibungen, die auch verbal in einem freien oder standardisierten Interview erhoben werden können, sind auch Fremdbeurteilungen der Aktivierung oder von Emotionen durch zum Beispiel Verhaltensanalysen auf der Grundlage von Interviews oder systemischer Beobachtung, wie zum Beispiel das bereits oben angesprochene FACS (S. 148 f; Ekman u. Friesen 1978) zur Beschreibung von spezifischen Emotionen möglich.

Integration psychologischer und somatischer Merkmalsbereiche

Eine große Schwierigkeit der psychophysiologischen Forschung stellt die Integration der unterschiedlichen untersuchten psychologischen und somatischen Merkmalsbereiche dar; im übrigen ein zentrales und bisher ungelöstes Problem der Psychosomatik schlechthin, für die neben psychologischen und somatischen Faktoren auch soziale Determinanten eine Rolle spielen. Dafür existieren unterschiedliche Konzepte, die zum Beispiel von einem Parallelismus somatischer und psychischer Funktionen ausgehen, oder annehmen, daß psychische Prozesse als abhängig von neuronalen Prozessen (**materialistische Sichtweise**) anzusehen sind, oder wie der **Interaktionismus** eine wechselseitige Beeinflussung physischer und psychischer Faktoren postuliert.

Birbaumer (1991) löst das Problem über die pragmatische Einführung dreier **Beschreibungs-(Verhaltens-)ebenen** von **Emotionen**:
- der physiologisch-humoralen
- der motorisch-verhaltensmäßigen
- der subjektiv-psychologischen

Uexküll (1996) hat mit dem Modell des **Emergismus** den Versuch einer Konzeptualisierung der psychophysischen Problematik gemacht. Er geht von einer hierarchischen Rangordnung der Wissenschaftsgegenstände aus, bei der Physik und Chemie die unterste Position einnehmen, worauf die Biologie, Psychologie und Soziologie folgen. Nach dem Verständnis der Emergenz leitet sich ein »höherer« Prozeß zwar aus der Komplexität darunterliegender Vorgänge ab (z.B. die Psychologie von der Chemie und Physik, aber auch von der Biologie), wird jedoch nicht vollständig durch die Gesetzmäßigkeiten und Prinzipien des unterliegenden Vorganges erklärt.

Gegenüber diesen Ansätzen, die ein wissenschaftsübergreifendes Erklärungsprinzip für die unterschiedlichen Wissenschaftsansätze der Psychosomatik entwickeln möchten, geht das **Komplementaritätsprinzip** (s. Fahrenberg 1983; Kap. 2.2, S. 75) davon aus, daß die unterschiedlichen Wissenschaften ihre eigene Logik und Gesetzmäßigkeiten wie ihre eigene Sprache und Form der Analyse aufweisen, die nicht ineinander überführbar seien. Für die Naturwissenschaften ist der funktional-kausalanalytische Zugang angemessen, die psychologischen und soziologischen Merkmalsbereiche erfordern jedoch einen hermeneutischen Analyse- und Verstehenszugang. Die psychophysiologischen Daten können also Informationen liefern, die einen hohen korrelativen Zusammenhang aufweisen, ohne daß wir jedoch gesetzmäßige Beziehungen zwischen beiden Analyseebenen postulieren können. Beide wissenschaftlichen Methoden stellen unterschiedliche Diskurse dar, die jeder für sich eine Berechtigung bei der Analyse des Menschen als biologisches und psychosoziales Wesen aufweisen und ihre jeweils spezifische Aussagekraft haben. Jeder Zugang für sich ist sinnvoll und potentiell in der Lage, Antworten auf relevante Fragen zu geben, auch wenn eine Zusammenfügung der unterschiedlichen Erkenntnisse zu einem Gesamtbild nicht oder nur hypothetisch möglich ist (s. Tress u. Junkert-Tress 1993).

Psychophysiologische Methoden in der Psychotherapie

Abschließend soll noch darauf hingewiesen werden, daß psychophysiologische Interventionsmethoden in der Psychotherapie eine zunehmend wichtigere Rolle spielen. Beispielhaft sei auf den Einsatz von Entspannungsverfahren und Biofeedbackmethoden in der Behandlung von Angst- oder Schmerzpatienten verwiesen. Darüber hinaus sind Erkenntnisse der Psychophysiologie auch für die Rehabilitation von großer Bedeutung, zum Beispiel bei Patienten mit Insulten und Störungen der Wahrnehmung, für die spezifische neurophysiologisch und -psychologisch begründete Rehabilitationsmaßnahmen zur Verfügung stehen.

4.2.5 Abschließende Erwägungen

Wir haben in den vorhergehenden Abschnitten gesehen, wieviele unterschiedliche diagnostische Merkmalsbereiche in der Psychosomatik und psychotherapeutischen Medizin von Bedeutung sind, und welche Vielfalt an diagnostischen Methoden und Ansätzen zur Untersuchung der jeweiligen diagnostischen Dimension zur Verfügung stehen. Es liegt nahe, daß der diagnostische Aufwand sowie die angewandte Methodik in Abhängigkeit von der konkreten Fragestellung variiert. So wird sich Diagnostik im klinischen Alltag sicherlich vom diagnostischen Vorgehen im wissenschaftlichen Kontext unterscheiden. Aber allein das klinische Feld weist bereits eine hohe Variationsbreite an diagnostischen Fragestellungen und eingesetzten Methoden auf, die nicht nur von der jeweiligen „therapeutischen Schulenzugehörigkeit" abhängt, sondern auch die individuelle Bedeutung und das Problembewußtsein reflektiert, das der jeweilige Therapeut oder Diagnostiker der Diagnostik einräumt.

Wir haben versucht, das weite Spektrum diagnostischer Fragestellungen und Methoden knapp darzulegen, aber auch Standards zu vermitteln, die an Diagnostik in unserem Fach aktuell und zukünftig anzulegen sind. Dabei ist es einmal wichtig, die für die jeweilige Problemstellung angemessenen Verfahren einzusetzen, um ein möglichst hohes Ausmaß an diagnostischer Aussagekraft zu erzielen, wobei wir ausdrücklich auch standardisierte Untersuchungsmethoden für psychosoziale Merkmalsbereiche sowie die operationalen syndromalen Diagnosemodelle im klinischen Feld einbeziehen. Gerade für die Klinik erscheint es uns angezeigt, darauf hinzuweisen, daß eine adäquate Rezeption diagnostischer Methoden aus dem wissenschaftlichen Bereich den Prozeß der klinischen Diagnosestellung positiv beeinflussen kann, und daß die Standards der diagnostischen Reliabilität wie der Kommunizierbarkeit von Diagnosen und diagnostischen Vorgehen auch hier gelten. Ein besonderes Augenmerk muß jedoch auf den Gesichtspunkt der Validität von Diagnosen gerichtet werden, wobei insbesondere die Behandlungsrelevanz der Diagnosen von Interesse ist, die heute noch vielfach zu wünschen übrig läßt.

Ein schwieriges Problem wird sicherlich häufig die Integration diagnostischer Befunde sein, die sich auf verschiedene Merkmalsbereiche (z.B. psychische, soziale oder somatische) beziehen und mit unterschiedlichen Methoden untersucht worden sind, deren Datenebenen sich gravierend unterscheiden können (z.B. qualitative versus quantitative Daten differenten Datenniveaus). Hier ist sicherlich noch viel kritische und konstruktive Arbeit notwendig, die jedoch unvermeidlich ist. Für den klinischen diagnostischen Prozeß bedeutet dies, daß wir dem Patienten die unterschiedlichen diagnostischen „Erhebungsprozeduren" (z.B. das Erstinterview, die Fragebogenuntersuchung, die psychophysiologische Messung und körperliche Untersuchung) durchaus zumuten, uns dabei jedoch an den individuellen Bedürfnissen und Möglichkeiten des einzelnen Patienten orientieren und die Relevanz des Beziehungsgeschehens im diagnostischen Prozeß immer im Bewußtsein haben.

Literatur (zu Kap. 4.1 und 4.2)

Argelander H. Das Erstinterview in der Psychotherapie. Darmstadt: Wissenschaftliche Buchgesellschaft 1970.

Balint M. Psychotherapeutic techniques in medicine. London: Tavistock 1961.

Basler H-D. Das Verhältnis der Compliance-Forschung zum Patienten. In: Indikationen zur Psychotherapie. Anwendungsbereiche und Forschungsprobleme. Schneider W (Hrsg). Weinheim, Basel: Beltz 1990; 167-82.

Bastine R. Adaptive Indikationen in der zielorientierten Psychotherapie. In: Indikationen zur Psychotherapie. Baumann U (Hrsg). München, Wien, Baltimore: Urban & Schwarzenberg 1981; 158-68.

Bastine R. Differentielle Psychotherapie in der Entwicklung – einige Bemerkungen zu dem Artikel von Klaus Grawe. Psychol Rundsch 1992; 43: 171-3.

Baumann U. Klinisch-psychologische Diagnostik: Gibt es Alternativen zur klassischen Diagnostik? Z Klin Psychol 1990; 19: 179-82.

Baumann U, Seidenstücker G. Zur Taxonomie und Bewertung psychologischer Untersuchungsverfahren bei Psychopharmakaprüfungen. Pharmakopsychiatrie 1977; 10: 165-75.

Baumann U, Stieglitz R-D. Psychodiagnostik psychischer Störungen: allgemeine Grundlagen. In: Psychodiagnostik psychischer Störungen. Stieglitz R-D, Baumann U (Hrsg). Stuttgart: Enke 1994; 3-20.

Beutel M. Bewältigungsprozesse bei chronischen Erkrankungen. Weinheim: VCH 1988.

Birbaumer N, Schmidt RF. Biologische Psychologie. Berlin: Springer 1991.

Blaser A. Der Urteilsprozeß in der Indikationsstellung zur Psychotherapie. Bern: Huber 1977.

Buchheim P, Dahlbender R, Kächele H. Biographie und Beziehung in der psychotherapeutischen Diagnostik. In: Diagnostik in Psychotherapie und Psychosomatik. Janssen PL, Schneider W (Hrsg). Stuttgart, Jena, New York: Fischer 1994; 105-34.

Cierpka M, Buchheim P, Freyberger HJ, Hoffmann SO, Janssen PL, Muhs A, Rudolf G, Rüger U, Schneider W, Schüßler G. Die erste Version einer operationalisierten psychodynamischen Diagnostik (OPD-1). Psychotherapeut 1995; 2: 69-78.

Cullen W. Anfangsgründe der praktischen Arzneikunst. Th. 1-4. Leipzig: Fritsch 1718-1785. (Zitiert nach Dilling 1993.)

Dilling H. Zur Geschichte nosologischer Klassifikationen in der Psychiatrie. In: Diagnostik und Klassifikation nach ICD-10. Kap. V: Eine kritische Auseinandersetzung. Schneider W, Freyberger HJ, Muhs A, Schüßler G (Hrsg). Göttingen, Zürich: Vandenhoeck & Ruprecht 1993; 15-21.

Dilling H. Diagnostische Modelle in der Psychiatrie. In: Diagnostik in Psychotherapie und Psychosomatik. Janssen PL, Schneider W (Hrsg). Stuttgart, Jena, New York: Fischer 1994; 105-34.

Dittmann V, Freyberger HJ, Stieglitz R-D, Zaudig M. ICD-10-Merkmalsliste. In: Psychiatrische Diagnostik nach ICD-10 – klinische Erfahrungen bei der Anwendung. Bern: Huber 1992; 185-216.

Dührssen A. Die biographische Anamnese unter tiefenpsychologischen Aspekten. Göttingen: Vandenhoeck & Ruprecht 1981.

Ekman P, Friesen WV. The repertoire of nonverbal behavior: categories, origins, usage and coding. Semiotica 1969; 1: 49-98.

Ekman P, Friesen WV. The facial action coding system: a manual for the measurement of facial movement. Palo Alto: Consulting Psychologist's Press 1978.

Fahrenberg J. Psychophysiologische Methodik. In: Enzyklopädie der Psychologie. Bd. V: Verhaltensdiagnostik. Groffmann KJ, Michel L (Hrsg). Göttingen: Hogrefe 1983; 1-192.

Fahrenberg J, Hampel R, Selg H. Das Freiburger Persönlichkeitsinventar (FPI-R). 6. Aufl. Göttingen: Hogrefe 1996.

Faller H, Frommer J (Hrsg). Qualitative Psychotherapieforschung. Heidelberg: Asanger 1994.

Frey S. Analyzing patterns of behavior in dyadic interaction: Göttingen: Hogrefe 1987.

Gill MM, Newman R, Redlich FC. The initial interviews in psychiatric practise. New York: University Press 1954.

Grawe K. Psychotherapieforschung zu Beginn der neunziger Jahre. Psychol Rundsch 1992; 43: 132-62.

Greenson RR. Das Arbeitsbündnis und die Übertragungsneurose. In: Psychoanalytische Erkundungen. Greenson RR (Hrsg). Stuttgart: Klett-Cotta 1982; 151-77.

Hahn P. Ärztliche Propädeutik. Berlin: Springer 1988.

Hamilton M. HAMD. Hamilton Depression Scale. In: ECDEU Assessment Manual for Psychopharmacology. Guy W (ed). Rockville: National Institute of Mental Health 1976; 179-92.

Heinroth J. Lehrbuch der Störungen des Seelenlebens. Leipzig: Vogel 1818. (Zitiert nach Dilling 1993).

Helfrich H, Walbott HG. Theorien der nonverbalen Kommunikation. In: Lexikon der germanistischen Linguistik. 2. Aufl. Althaus HP, Kenne HH, Wiegand HF (Hrsg).Tübingen: Niemeyer 1980; 267-75.

Helmchen H, Rüger U. Neurosen und psychosomatische Erkrankungen als klassifikatorisches und diagnostisches Problem. Z Psychosom Med 1980; 26: 205-16.

Hiller W, Zerssen Dv, Mombour W, Wittchen HU. Impatient Multidimensional Psychiatric Scale. Weinheim: Beltz.

Hiller W, Zaudig M, Mombour W. Münchener Diagnose-Checklisten für DSM-III-R. München: Max-Planck-Institut für Psychiatrie 1989.

Jäger RS, Kaiser A. Biographische Analyse und biographische Diagnostik. In: Biographie und Psychologie. Jüttemann G, Thomae H (Hrsg). Berlin, Heidelberg, New York: Springer 1987; 178-93.

Janssen PL. Zur psychoanalytischen Diagnostik. In: Diagnostik in Psychotherapie und Psychosomatik. Jüttemann G, Thomae H (Hrsg). Stuttgart, New York: Fischer 1994; 77-103.

Jüttemann G (Hrsg). Komparative Kasuistik. Heidelberg: Asanger 1990.

Jüttemann G, Thomae H. Biographie und Psychologie. Berlin: Springer 1987.

Kanfer FH, Saslow G. Verhaltenstherapeutische Diagnostik. In: Diagnostik in der Verhaltenstherapie. Schulte D (Hrsg). München: Urban & Schwarzenberg 1974.

Kendell RE. Die Diagnose in der Psychiatrie. Stuttgart: Enke 1978.

Kernberg OF. Structural interviewing. Psychiatr Clin North Am 1981; 4: 169-95.

Krause R, Steimer E, Sänger-Alt C, Wagner G. Facial expression of schizophrenic patients and their interaction partners. Psychiatry 1989; 52: 1-12.

Lamnek S. Qualitative Sozialforschung. Bd. 1. Methodologie. Weinheim: Beltz 1993.

Leuzinger M. Denkprozesse bei der Indikationsstellung. Berichte aus der Abteilung Klinische Psychologie. Universität Zürich 1980.

Linné Cv. Genera morborum in auditorum usum. Buchenroeder u. Ritter, Harzburgi & Gustraviae 1742. (Zitiert nach Dilling 1994.)

Luborsky L. Einführung in die analytische Psychotherapie. Ein Lehrbuch. Heidelberg, New York, Tokyo: Springer 1988.

Luborsky L. The relationship anecdotes paradigm (RAP) interview as a versatile source of narratives. In: Understanding Transference. The CCRT Method. Luborsky L, Crito-Christoph P (eds). New York: Basic Books 1990; 102-13.

Mentzos S. Psychoanalytische Behandlungen von Psychosen. In: Reichweite der psychoanalytischen Psychotherapie. Janssen PL, Paar GH (Hrsg). Berlin, Heidelberg, New York: Springer 1989; 33-45.

Meyer AE. Wodurch wirkt Psychotherapie? In: Wirkfaktoren der Psychotherapie. Lang H (Hrsg). Würzburg: Königshausen u. Neumann 1994; 179-89.

Parin P. Die Indikation zur Analyse. Psyche 1958; 12: 367-87.

Pawlik K. Modell- und Praxisdimensionen psychologischer Diagnostik. In: Diagnose der Diagnostik. Pawlik K (Hrsg). Stuttgart: Klett 1976; 13-40.

Perrez M. Diagnostik in der Psychotherapie – ein anachronistisches Ritual? Psychol Rundsch 1985; 36: 106-9.

Scheuch EK. Das Interview in der Sozialforschung. In: Handbuch der empirischen Sozialforschung. König R (Hrsg). München: dtv 1967; 136-96.

Schneider W. Leitlinien der Indikationsforschung zur Psychotherapie – Forschungsstrategien, Begrenzungen und Unterlassungen. In: Indikationen zur Psychotherapie. Anwendungsbereiche und Forschungsprobleme. Schneider W (Hrsg). Weinheim, Basel: Beltz 1990; 15-62.

Schneider W, Hoffmann SO. Diagnostik und Klassifikation der neurotischen und psychosomatischen Störungen. Fundam Psychiatr 1992; 6: 137-42.

Schneider W, Buchheim P, Cierpka M, Freyberger HJ, Hoffmann SO, Janssen PL, Muhs A, Rudolf G, Rüger U, Schneider W, Schüßler G. Entwicklung eines Modells der operationalen psychodynamischen Diagnostik (OPD). Psychother Psychosom Med Psychol 1995; 3/4: 121-30.

Schulte D. Lohnt sich eine Verhaltensanalyse? Verhaltenstherapie 1993; 3: 5-13.

Schulte D. Diagnostische Ansätze in der Verhaltenstherapie. In: Diagnostik in Psychotherapie und Psychosomatik. Janssen PL, Schneider W (Hrsg). Stuttgart, Jena, New York: Fischer 1994; 135-46.

Schumacher W. Psychodynamische versus psychiatrische Diagnose. Aspekte der unbewußten Bedeutung und Anwendung der Diagnose für Patienten und Therapeuten. In: Diagnostik in Psychotherapie und Psychosomatik. Janssen PL, Schneider W (Hrsg). Stuttgart, Jena, New York: Fischer 1994; 65-75.

Seidenstücker G, Baumann U. Multimethodale Diagnostik. In: Klinische Psychologie. Trends in Forschung und Praxis. Baumann U, Berbalk H, Seidenstücker G (Hrsg). Bern: Huber 1987; 134-82.

Stieglitz R-D. Selbstbeurteilungsverfahren. In: Psychodiagnostik psychischer Störungen. Stieglitz R-D, Baumann U (Hrsg). Stuttgart: Enke 1994; 67-78.

Stieglitz R-D, Ahrens B. Fremdbeurteilungsverfahren. In: Psychodiagnostik psychischer Störungen. Stieglitz R-D, Baumann U (Hrsg). Stuttgart: Enke 1994; 79-94.

Stieglitz R-D, Baumann U. Veränderungsmessung. In: Psychodiagnostik psychischer Störungen. Stieglitz R-D, Baumann U (Hrsg). Stuttgart: Enke 1994; 21-36.

Thomä H, Kächele H. Lehrbuch der psychoanalytischen Therapie. Bd. 2. Berlin: Springer 1985.

Tress W, Junkert-Tress B. Psychosomatische Medizin zwischen Naturwissenschaft und Geisteswissenschaft tertium non datur? In: Psychoanalyse und Philosophie: eine Begegnung. Tress W, Nagel S (Hrsg). Heidelberg: Asanger 1993; 154-69.

Uexküll Th v, Wesiack W. Wissenschaftstheorie: ein bio-psycho-soziales Modell. In: Psychosomatische Medizin. Adler R, Herrmann JM, Köhle K, Schonecke OW, Uexküll Th v, Wesiack W (Hrsg). 5. Aufl. München, Wien, Baltimore: Urban & Schwarzenberg 1996; 13-52.

Wallbott HG. Verhaltensbeobachtung. In: Psychodiagnostik psychischer Störungen. Stieglitz R-D, Baumann U (Hrsg). Stuttgart: Enke 1994; 95-106.

Zung WWK. ASI. Anxiety Status Inventory. In: ECDEU Assessment Manual for Psychopharmacology. Rockville: National Institute of Mental Health 1976; 199-204.

4.3 Die ärztliche Untersuchung

Jochen-Friedrich Buhrmann und Stephan Ahrens

4.3.1 Das diagnostische Gespräch

Der **erste Kontakt** zwischen Patient und Arzt in der psychotherapeutischen Medizin – sei es die erste Begegnung überhaupt oder die erstmalige Präsentation eines Beschwerdebildes durch einen bereits bekannten Patienten – dient der gegenseitigen Orientierung, der diagnostischen Einordnung und dem Ziel, zu einem Arbeitsbündnis zwischen Patient und Arzt zu kommen.

Die Differenzierung zwischen somatischen, psychischen und sozialen Anteilen des Beschwerdevortrages eines Patienten setzt die gelungene Kommunikation mit dem Arzt voraus. Nur so ist eine umfassende Bestandsaufnahme der Situation des Patienten möglich, die die Voraussetzung für ein angemessenes diagnostisches und gegebenenfalls therapeutisches Handeln schafft.

Als entscheidende kognitive Variable von seiten des Patienten erweist sich die sogenannte **Laienätiologie**. Der Kranke stellt keineswegs Krankheitssymptome im medizinischen Sinne an sich fest, sondern zunächst Störungen seiner Befindlichkeit. Diese können auch Ausdruck seelischer Konfliktsituationen oder sozialer Belastungen sein, die er seinem Krankheitskonzept entsprechend verarbeitet und dem Arzt präsentiert. Das sich aus multiplen Quellen speisende Krankheitskonzept steuert seine Inanspruchnahme medizinischer (oder paramedizinischer!) Leistungen, seine Möglichkeiten und Grenzen in der Zusammenarbeit mit dem Arzt (Verstehen ärztlicher Informationen und Weisungen) und damit auch die Umsetzung des ärztlichen Behandlungsvorschlages (**Compliance**). Daneben gibt es einen zweiten, häufig in der Bedeutung seiner Steuerungsfunktion verkannten Aspekt: die **unbewußte Verarbeitung** des **Krankheitskonzeptes** – meist geprägt von Ängsten oder konkreten hypochondrischen Befürchtungen, aber auch in Form einer hysterisch-dramatischen Ausgestaltung der Körpersymptome, die wiederum entstellt oder verschlüsselt repräsentiert werden können. So gibt es neben den eigentlichen Krankheitszeichen eine Reihe von Einflußfaktoren auf das Konsultationsverhalten, so das Alter, Geschlecht, Religionszugehörigkeit, sozioökonomischer Status wie auch die Einschätzung des medizinischen „Dienstleistungssystems" (Schmädel 1975), die auch die medizinischen Beschwerdepräsentation des Kranken dem Arzt gegenüber prägen können. Neben den objektiven Gegebenheiten gehen daher als subjektive Momente von seiten des Patienten seine krankheitsbezogenen Vorerfahrungen, die Bildung eines eigenen Krankheitskonzeptes, sein sozialer Status und nicht zuletzt seine individuelle Psychodynamik mit ein.

In der Begegnung mit dem Bereich der Psychotherapie kommt für den Patienten noch ein weiterer Einflußfaktor hinzu: seine **Einstellung zur psychischen Dimension** seines Leidens. Hier liegt oft die entscheidende Schwelle für die Aufgabe des Arztes, den Patienten „dort abzuholen, wo er steht", in seinem Krankheitsverständnis, zugleich sind in dieser Thematik die meisten Fallstricke verborgen. Die Ausgangssituation der Patienten läßt sich grob in vier Typen aufteilen:

▶ **Der „geschickte" Patient**
Diesem Patienten wurde nicht einmal eine basale Information über das „Ansinnen" der Konsultation in der psychotherapeutischen Medizin zuteil, er ist irritiert über die ihm nicht geläufige Untersuchungssituation („Wo haben Sie denn Ihre Untersuchungsinstrumente?") und verunsichert über die Gesprächsführung („So etwas hat mich noch nie ein Arzt gefragt!"). Hier bedarf es der kognitiven Aufklärung über Sinn und Zweck der Konsultation, zusätzlich aber auch angstmindernder Interventionen wie zum Beispiel „es ist nicht meine Absicht, Ihre Seele umzukrempeln, sondern mit Ihnen gemeinsam Ihre körperliche, persönliche und soziale Situation anzusehen und eventuelle Zusammenhänge zu verstehen". Erst wenn die-

ser Brückenschlag gelungen ist, kann die inhaltliche Arbeit beginnen. Die erzieherische Tätigkeit am zuweisenden Kollegen sollte erfolgen, solange der eigene Eindruck aus dem Gespräch noch frisch ist.

▶ **Der Patient mit Diskriminierungsängsten**
Im Prinzip ist dieser Typ dem „geschickten" Patienten nahe, jedoch kognitiv über die Aufgabenstellung der Konsultation im klaren, allerdings emotional nicht primär kooperationsfähig. Im Unterschied zur ersten Situation hat dieser Patient ein Motiv – wenn auch weitgehend zugedeckt durch seine Ängste. Diese zu thematisieren und mit verständnisvollem Vorgehen abzubauen, eröffnet die Chance, die Motivlage des Patienten zu erkennen und in die diagnostische Aufgabenstellung einzubeziehen.

▶ **Der motivierte Patient**
Er hat sich über seine Störung und mögliche psychische beziehungsweise psychosomatische Zusammenhänge Gedanken gemacht, kommt daher mit einem – wie immer spezifizierten – Behandlungswunsch. Die beiden vorangehend dargelegten Annäherungsschritte sind nicht erforderlich, das Gespräch kann möglicherweise direkt in ein psychoanalytisch orientiertes Interview (s. Kap. 4.4, S. 163 ff) übergeleitet werden.

▶ **Der übermotivierte Patient**
Dieser Patient kommt mit einem zuweilen exhibitionistisch wirkenden Darlegungsdrang psychischer Inhalte, verknüpft mit dezidierten Vorstellungen über die „einzig hilfreiche" Therapieform. Dies läßt dem Gegenüber wenig Raum, er sieht sich eher als Erfüllungsgehilfe angesprochen. Zumeist präsentieren sich so Patienten mit Therapievorerfahrungen, die jedoch keinen seelischen Prozeß im therapeutischen Sinne initiiert haben, sondern in die Abwehr der Patienten eingebaut wurden; nach dem Prinzip „Wasch' mich, aber mach' mich nicht naß" tangieren diese Patienten unterschiedliche, häufigst exotische Therapieverfahren. Sie erhoffen sich dadurch Stabilisierung, befürchten jedoch zugleich eine wirkliche Veränderung. Dies sollte Thema des diagnostischen Gesprächs mit diesem Patiententyp sein.

Das **diagnostische Gespräch** in der psychotherapeutischen Medizin hat zunächst **orientierenden Charakter**, da sowohl Patienten mit Körperstörungen wie auch mit psychischen Konflikten zur Konsultation kommen und daher zunächst eine Weichenstellung zwischen somatischer Abklärung und weitergehender Psychodiagnostik (Erstgespräch, Test) vorzunehmen ist. Die Position dieses neuen Fachgebietes an der Weggabelung zwischen Körper und Seele bringt eine besondere Verantwortung für eine angemessene Weichenstellung mit sich.

Ambulante Arzt-Patient-Interaktion

Für das **Verhalten** des **Arztes** gegenüber seinem Patienten ist ebenfalls nicht nur dessen medizinisch relevante Symptomatik von Belang, sondern meist – meist ohne daß der Arzt dies bewußt reflektiert – sein eigener Wissensstand, die apparativ-technische Ausrüstung der Praxis, ihr Standort, die Bindung des Arztes an die Gebührenordnung, der sich in der Praxisroutine ergebende Zeitdruck sowie seine berufliche Sozialisation (Siegrist 1974).

Insbesondere dieser als Konkretisierung und Desillusionierung zu betreibende **Sozialisierungsprozeß** des **Mediziners** führt zu einer bestimmten Grundhaltung, die man als „Furcht vor dem Nichtstun" beschreiben könnte, oder wie es Scheff (1971) für den Bereich der Betreuung psychisch Kranker formulierte: „Lieber eine gesunde Person als krank diagnostizieren als eine kranke Person für gesund erklären." Balint (1965) stellte die zentrale Hypothese auf, daß der **Patient** seinem Arzt zwar ein **„Krankheitsangebot"** macht und dieses bewußt oder unbewußt auf die perzipierte Kompetenz und das berufliche Selbstverständnis des Arztes abstimmt, dahinter jedoch als eigentliches, meist unbewußtes Motiv die **Hoffnung auf Hilfe** in einer allgemeinen Lebenskrise steht. Dies betrifft insbesondere jene Patienten, die ein körperliches Beschwerdeangebot präsentieren. Dieses Motiv zu erkennen und gemeinsam mit dem Patienten bewußt zu machen und zu bearbeiten, ohne den Patienten zu beschämen, sah Balint als zentrale Aufgabe der ärztlichen Diagnostik und Beratung an. Er wies in einer Fülle kasuistischer Beispiele die Einflußmöglichkeiten des Arztes im Sinne einer iatrogenen Fixierung nach und zog daraus die pointiert formulierte Schlußfolgerung, eine Gefahr bestehe nicht nur darin, daß der Arzt ein körperliches Symptom übersehen könne, sondern sie könne auch darin bestehen, daß er eines findet. Arzt und Patient organisieren gemeinsam das noch „unorganisierte Krankheitsangebot" des Patienten, wobei der Arzt aufgrund seiner vorab geschilderten Position sicherlich eine größere „Definitionsmacht" haben dürfte. Balint schilderte sehr eindrucksvoll Beispiele von Arzt-Patient-Gesprächen, bei denen die Ärzte in ihrem Bemühen, die „richtigen" Fragen zu stellen, die Patienten auf ein bloßes Beantworten reduzierten und ungewollt dazu beitrugen, daß der Patient seine Krankheit als körperliches Leiden „organisiert", während bei Einbeziehung der psychosozialen Dimension das dahinterstehende menschliche Leid als Motiv des Arztbesuches erkennbar gewesen wäre (Balint 1965). Die Komplexität dieser Interaktion zwischen Patient und Arzt wird modellhaft in Abbildung 4-1 verdeutlicht.

Paraverbale Ebene der Arzt-Patient-Beziehung

Ein besonderer fachlicher Akzent der psychotherapeutischen Medizin liegt in der Beachtung des Beziehungsanteiles in der Begegnung von Arzt und Patient: Auch die paraverbalen Signale des Arztes („der Ton der Musik") sowie die szenische Gestaltung des Gespräches werden vom Patienten wahrgenommen und in einen subjektiven Bedeutungszusammenhang gestellt. Umgekehrt kann auch der Patient diese Kommunikationsebenen nutzen und neben den verbalen Inhalten durch Körperhaltung, Mimik und Gestik sowie szenische Gestaltung Signale senden, die es für eine umfassende Diagnostik zu beachten gilt: So kann Schweigen als Ausdruck einer Rückzugstendenz, auf ein Aufkündigen des Arbeitsbündnisses oder der Compliance durch den Patienten hinweisen, im Extremfall kann dieser Rückzug bis zur Suizidgefährdung führen. Auch das Demonstrieren von Pseudostärken, Formulierungen, Mimik und Gestik können Hinweise auf die Labilität des Patienten sein, unangemessener Umgang mit diesem Signal zu einem Kartenhauseffekt führen: Nach Abschluß des Gespräches kommt es zum psychischen Zusammenbruch des Patienten. Eine auffällige Demonstration von Desinteresse durch den Patienten – der ja immerhin zur Konsultation gekommen ist! – kann auf mangelnde Verarbeitungsmöglichkeiten gegenüber den Gesprächsinhalten und Ängsten vor weitergehenden Einsichten in die seelische Konfliktlage hinweisen.

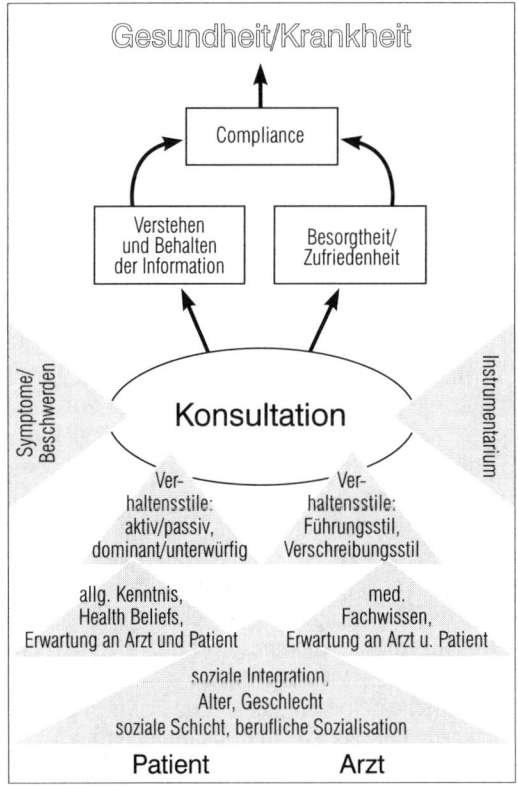

Abb. 4-1 Modell der ambulanten Arzt-Patient-Interaktion; die Outcome-Variablen wurden nur für Patienten definiert. (Nach: Hasenbring u. Ahrens 1986.)

Die Gesprächsführung

Aus dem oben gesagten abgeleitet sollten für die Gesprächsführung des Arztes mit dem Patienten einige wichtige Aspekte beachtet werden:

Grundhaltung des Arztes

- **Annahme des Patienten** in seiner Art der Klage/des Beschwerdevortrages. Dies schafft eine Vertrauensgrundlage für das Gespräch, in das auch persönliche Aspekte von seiten des Patienten einfließen können, wie zum Beispiel Betroffenheit, Leid etc.

- **Akzeptanz** und fördernde Haltung gegenüber der affektiven Seite der **Beschwerdepräsentation**, Zurückhalten vorschneller Fachinterpretationen. Diese können Rationalisierungen sein und dienen eher dem Abbau der eigenen Angst und Unsicherheit des Arztes, als daß sie eine beruhigende Wirkung auf den Patienten entfalten können.
- Der Arzt sollte nicht nur einseitig nach Problemen, Störungen, Schwächen oder Versagenssituationen des Patienten fragen. Diese Betonung des Negativen würde den Patienten demotivieren („Demontageerlebnis") und wäre dem angestrebten Arbeitsbündnis abträglich. In der Regel empfindet der Patient diesen ersten diagnostischen Kontakt als seelische Belastung, verknüpft ihn mit hohen Erwartungen beziehungsweise starken Ängsten. So sollten auch seine **positiven Seiten angesprochen** und gewürdigt werden (Leistungen, Interessen, Erfolge), um gemeinsam zu einem repräsentativen Bild des Patienten zu kommen und das Gespräch für ihn zu einer positiven Erfahrung werden zu lassen.

Rahmenbedingungen des Gespräches

- Nur unmittelbar Betroffene sollten an dem Gespräch beteiligt sein, auch die Einbeziehung von Angehörigen bedarf der vorherigen Einwilligung des Patienten. Bei bestimmten Krankheitsbildern, so zum Beispiel der Anorexie, ist die **Berücksichtigung** der **Vertraulichkeit** von eminenter Bedeutung!
- Die räumliche Situation ist so zu wählen, daß eine vertrauensvolle Aussprache ermöglicht wird und **Störungen von außen vermieden** werden (Telefon, Sprechstundenhilfe etc.).
- Die **Sitzpositionen** der Teilnehmer sollten **zugewandt** sein und Offenheit signalisieren, ein dazwischenstehender Schreibtisch könnte als Distanzierung vom Patienten interpretiert werden, eine ungleiche Sitzhöhe als Machtgefälle.
- Es empfiehlt sich, den Patienten zu Beginn des Gespräches auf den vorgesehenen **Zeitrahmen** hinzuweisen, um ihm die Möglichkeit zu geben, die ihm wichtigen Mitteilungen innerhalb dieses für ihn dann abschätzbaren Zeitrahmens unterzubringen. Insbesondere Patienten mit Vorerfahrungen ausschließlich im somatischen Versorgungsbereich der Medizin erwarten zunächst eine sehr viel kürzere Redezeit und eine andere Gesprächsstruktur!

4.3.2 Die psychosomatische Anamnese

Die von **Morgan** und **Engel** (1977) entwickelte **Anamnesetechnik** ist für die Anwendung im klinischen Alltag aller Fachgebiete gedacht und ermöglicht, somatische, psychische und soziale Daten in einem Arbeitsgang zu erheben. Sie stellt eine Synthese wichtiger Elemente der psychoanalytischen Diagnostik und der Erhebung somatischer Befunde dar, um den kranken Menschen in seiner Gesamtheit zu erfassen und damit zum frühestmöglichen Zeitpunkt eine tragfähige und vertrauensvolle Beziehung zwischen Arzt und Patienten herzustellen. Neben für die Diagnose wichtigen Informationen wird ein Verständnis für die aktuelle Situation, in der die Erkrankung auftrat, die Bedeutung der Krankheit für den Patienten und seine Umgebung erarbeitet. Auf diese Weise wird nicht nur den immer wieder vernachlässigten Bedürfnissen des Kranken Rechnung getragen, sondern auch ein weiterer Horizont für die mögliche Genese der Erkrankung geschaffen, der sich in einer präziseren Diagnose (Vermeiden organischer Verlegenheitsdiagnosen) und einer den Patienten gerechter werdenden Therapie (z.B. Vermeiden unnötiger Rezepte) niederschlägt.

Eine wichtige Voraussetzung, um ein zuverlässiges und typisches Bild vom jeweiligen Patienten zu erhalten, besteht darin, ihn seine Angaben mit seinen Worten in seiner Reihenfolge machen zu lassen. So ergibt sich die Möglichkeit, auf Mimik, Gestik und Körperhaltung zu achten, die Gefühle des Patienten und das Übertragungsgeschehen zu beachten. Der für diese Anamnesetechnik erforderliche Zeitaufwand ist nicht größer, als der für die herkömmliche benötigte. Die vorliegenden Erfahrungen lassen sich dahingehend zusammenfassen, daß sie bei Arzt und Patient zu größerer Zufriedenheit führen, weil in der ersten Begegnung wichtige psychische und soziale Faktoren erfaßt werden, die häufig zu beobachtende Fehleinschätzungen mit diagnostischem und zeitlichem Aufwand zu vermeiden helfen.

Das **Interviewschema** läßt sich nach Adler und Hemmeler (1990) in zehn Schritte aufteilen:

1. Vorstellen, begrüßen
2. Schaffen einer günstigen Situation
3. Erfassung des aktuellen Befindens
4. Aktuelle Symptome
   - Zeitliches Auftreten
   - Qualität
   - Intensität
   - Lokalisation und Ausstrahlung
   - Begleitzeichen
   - Intensivierende/lindernde Faktoren
   - Umstände
5. Persönliche Anamnese
6. Familienanamnese
7. Psychische Entwicklung
8. Soziale Anamnese
9. Systemanamnese
10. Fragen/Pläne

Diese Schritte sollten mehr ein inneres Raster des Untersuchers darstellen, als sie zum strukturierten Gesprächsablauf werden zu lassen. Der Ablauf sollte möglichst viele offene Fragen enthalten, die dem Patienten in wesentlichen Teilen die Führung überlassen und so zu einer Gleichberechtigung zwischen den Gesprächspartnern beitragen.

▸ **Erster Interviewschritt: Vorstellen, Begrüßen**
Der erste Schritt besteht in der **Begrüßung** des Patienten durch den Arzt, der sich ihm vorstellt, um der vom Patienten häufig und zutreffend wahrgenommenen Anonymität in Krankenhäusern mit ihren hochspezialisierten Abläufen entgegenzuwirken.

▸ **Zweiter Interviewschritt: Schaffen einer günstigen Situation**
Der zweite Schritt „verlangt, daß sich der Arzt **in den Patienten einzufühlen** beginnt, sich in seine Lage versetzt und mitempfindet, was an der Situation des Patienten stören oder ihm helfen könnte" (Adler u. Hemmeler 1990). Er trägt Sorge für eine bequeme Lagerung, benennt die zur Verfügung stehende Zeit und sollte sich zu Beginn als Ausdruck des Respektes vergewissert haben, ob er gelegen kommt.

▸ **Dritter Interviewschritt: Erfassung des aktuellen Befindens**
Die **Frage nach dem aktuellen Befinden** des Patienten („Wie fühlen Sie sich?") leitet den dritten Schritt ein. Es entsteht ein erstes Bild von den vorherrschenden Gefühlen und Beschwerden, die häufig schon pathognomonisch für die zugrundeliegende Erkrankung sind. Erste Abwehrphänomene (Verleugnung, Intellektualisierung etc.) werden ebenso erkennbar wie Charaktereigenschaften (zwanghaft, hysterisch etc.) oder organisch bedingte Hirnleistungsstörungen.

▸ **Vierter Interviewschritt: aktuelle Symptome**
Eine genauere **Betrachtung** der **aktuellen Symptome** findet im vierten Schritt statt. Die Betrachtung umfaßt:
- das zeitliche Auftreten
- die Qualität
- die Intensität
- die Lokalisation und mögliche Ausstrahlung
- auffällige Begleitzeichen
- Umstände, die die Symptome lindern oder verschlimmern
- Umstände, unter denen das Symptom auftritt

Adler und Hemmeler (1992) betonen, daß die unvollständige Erfassung dieser sieben Aspekte häufig den Grund für eine erschwerte Diagnosestellung darstellt oder sie sogar unmöglich macht. Mit einem gründlich durchgeführten vierten Interviewschritt lassen sich dagegen Schmerzzustände (zum Beispiel die unterschiedlichen Koliken jeweiliger Bauchorgane, Angina pectoris versus Perikarditis) präzise erfassen beziehungsweise voneinander unterscheiden, und läßt sich die Differentialdiagnose gegenüber psychogenen Schmerzen stellen, auf die eine affektiv getönte Wortwahl hinweist. Funktionseinbußen (z.B. Leistungsunfähigkeit bei Herzinsuffizienz) müssen ebenso herausgearbeitet werden wie zum Beispiel Häufigkeit und Beschaffenheit des Stuhlganges oder das Auftreten von Fieber. Folgt die Symptombeschreibung nicht organischen Strukturen, ist an eine psychische Beteiligung zu denken. Pathognomonisch sind häufig Zeichen, die das Symptom lindern oder intensivieren (z.B. entlastendes Liegen mit angezogenen Beinen bei meningealem Reiz, Schwindel beim Blick nach oben und/oder Muskelarbeit der Arme bei *subclavian steal syndrome*). Zur Präzisierung der

Informationen sollten in diesem Schritt auch geschlossene, das heißt direktere Fragen gestellt werden.

▶ **Fünfter bis achter Interviewschritt: persönliche und Familienanamnese, psychische Entwicklung, soziale Anamnese**
Die mit den Schritten fünf bis acht benannten Bereiche lassen sich zusammengefaßt besprechen, da der Patient in der Regel in den vorausgegangenen dazu Wichtiges mitgeteilt hat. Zur Vervollständigung der Informationen wird dieser Anamneseschritt mit der Frage nach dem **Befinden in der Vergangenheit** („Wie fühlten Sie sich früher?") eingeleitet. So werden neben durchgemachten Erkrankungen Dispositionen, aus dem familiären Gefüge entstandene Verhaltensweisen, aber auch Befürchtungen und weiterreichende Sorgen deutlich. Die Betrachtung der bisher stattgefundenen Lebensabschnitte vermittelt ein Bild darüber, ob und wie die damit einhergehenden Reifungsschritte vollzogen wurden, ob sie geglückt oder Schwierigkeiten bis heute bedeutsam sind. Damit eng verbunden ist die soziale Situation, die von der persönlichen Entwicklung wie der aktuellen Erkrankung beeinflußt ist.

▶ **Neunter Interviewschritt: Systemanamnese**
Der neunte Schritt läßt sich mit dem Hinweis auf die jetzt **mögliche Beendigung** des **Gesprächs** einleiten. In bezug auf die Gesprächsführung ist er der direktivste; was unklar geblieben ist, wird erfragt, und möglichen Störungen anderer Organsysteme wird nachgegangen. Der Arzt sollte jedoch auch hier suggestive Fragen vermeiden.

▶ **Zehnter Interviewschritt: Fragen/Pläne**
Raum für **abschließende Fragen** wird dem Patienten im zehnten Schritt gegeben, und es wird mit ihm der weitere diagnostische Ablauf, die Einschätzung seines Leidens und die sich daraus ergebende Therapie besprochen. Dabei ist es wichtig, zunächst die Vorstellungen des Patienten zu erfahren, um dessen Bewältigungsstrategien konstruktiv in den weiteren Ablauf mit einbeziehen zu können. Speziell lassen sich der Widerstand und die Abwehr des Patienten erfassen, die in den zu erstellenden Behandlungsplan Eingang finden sollten.

4.3.3 Psychodynamische Aspekte der körperlichen Untersuchung

Die **körperliche Untersuchung** verfolgt im wesentlichen zwei **Ziele**:
- zum einen die aus der Anamnese bekannten Beschwerden zu objektivieren und in ihrem Ausmaß zu erfassen
- zum anderen darüber hinausgehende und unvermutete Befunde nicht zu übersehen

Aus diesem Grund sollte in der Regel eine vollständige Untersuchung erfolgen, die der Patient zumeist auch erwartet. Eine Ausnahme bilden solche Patienten, bei denen eine körperliche Untersuchung zu einer Störung im Aufbau des Arbeitsbündnisses führen würde. Patientinnen mit ausgeprägter Anorexie zum Beispiel erleben es als ausgesprochen beschämend, sich körperlich präsentieren zu müssen. Aber auch Befangenheiten von seiten des Arztes, zum Beispiel bei einer attraktiven Patientin mit erotisierendem Übertragungsangebot, können den Verzicht auf eine körperliche Untersuchung nahelegen. Sollte diese diagnostisch dennoch indiziert sein, so wäre sie in unserem Beispiel durch eine hinzugezogene Ärztin vorzunehmen.

Die übliche **Vorgehensweise** (Inspektion, Palpation, Perkussion, Auskultation) setzt die Kenntnis der Besonderheiten der jeweiligen Körperregion respektive des jeweiligen Organs voraus und muß gegebenenfalls durch entsprechende technische Untersuchungen ergänzt werden, wie sie in der körperlichen Untersuchung geltenden Lehrbüchern vermittelt wird. Wenig Berücksichtigung finden dabei Aspekte und Probleme der Interaktion im Rahmen der körperlichen Untersuchung, die im klinischen Alltag jedoch von Bedeutung sind. Sie lassen sich in die folgenden drei Bereiche gliedern:

▶ **Arbeitsbündnis**
Im Arbeitsbündnis begegnen sich Arzt und Patient auf einer reifen, von Autonomie geprägten Ebene, weswegen seiner Schaffung und seinem Erhalt zentrale Bedeutung zukommt. Das Arbeitsbündnis bezeichnet die Fähigkeit des Patienten, in der Untersuchungssituation zweckgerichtet mitzuarbeiten, die erforderlichen diagnostischen Schritte zu akzeptieren und die damit verbundenen Unlustgefühle (z.B. Inspektion

des Rachens, rektale Untersuchung, Koloskopie mit entsprechender Vorbereitung) zu ertragen. „Den zuverlässigen Kern des Arbeitsbündnisses bilden die Motivation des Patienten, seine Krankheit zu überwinden, sein Gefühl der Hilflosigkeit, seine bewußte und rationale Bereitwilligkeit mitzuarbeiten und seine Fähigkeit, den Anweisungen und Einsichten des Analytikers [respektive des Arztes, Anmerkung des Verfassers] zu folgen" (Greenson 1992, S. 204).

▸ **Regression**
Zur Regression (Freud 1900) neigt der Patient durch seine Erkrankung. Sie macht ihn abhängig und hilfsbedürftig gegenüber dem Arzt, was sich ihn in seinem unbewußten Verhalten an seine frühere Beziehung zu seiner Mutter annähern läßt. Begünstigend wirken sich seine Bettlägerigkeit und die (scheinbare) Selbstverständlichkeit aus, mit der er seine körperliche Intimität und Integrität preisgeben muß.

▸ **Übertragungsgeschehen**
Die Folgen dieser Verhaltensänderung lassen sich im Übertragungsgeschehen (Freud 1912) erfassen. Es kommt beim Patienten gegenüber dem Arzt als Ausdruck seines subjektiven und verzerrten Bildes (**Übertragungsreaktion**) zu „konflikthaften Beziehungsmustern, Wünschen, Erwartungen, Befürchtungen und Ängsten, die mit den Beziehungen aus der Kindheit zusammenhängen" (Adler u. Hemmeler 1992). Dieses kann beim Arzt Affekte mobilisieren, deren Ursprünge in dessen Vergangenheit wurzeln. Fließen sie in die Beziehung zum Patienten mit ein, so kommt es zu einer Verkennung der besonderen Situation durch den Arzt (**Gegenübertragungsreaktion**).
Nicht zu unterschätzen ist die Gefahr eines **Mißbrauchs** dieser **Macht**. Er bietet Gelegenheit, „das sexuelle sadomasochistische Mißverständnis der Urszene aus der Kindheit wieder durchzuspielen" (Greenson 1992, S. 416), nicht selten führt er zu sexuellen Beziehungen. Besondere Aspekte sind bei **körperlich behinderten Patienten** zu berücksichtigen. Die Übertragungsreaktion hängt davon ab, wie weit dem Patienten eine Integration der Behinderung gelungen ist; die Gegenübertragungsgefühle können durchsetzt sein von feindseligen Gefühlen, sadistischen Phantasien und konsekutiven Schuldgefühlen, die das Eingefühltsein erschweren (Hosemann 1993). Bei **unheilbar Kranken** ist auf die Verleugnung und Vermeidung als Gegenübertragungsreaktion zu achten. Sie treten häufig im Zusammenhang mit einer Idealisierung durch den Patienten auf und dienen der gemeinsamen Abwehr der Ohnmacht, was eine mangelhafte Versorgung zur Folge haben kann.

Folglich sollte die körperliche Untersuchung „rational, entsexualisiert und frei von Aggressionen vor sich gehen. Persönlichkeit, Erwartungen, Schamgefühl und Autonomie des Patienten sollen respektiert, Angst und Ärger möglichst vermieden werden" (Vasella 1990). Dem Patienten sollte ein ungestörtes Entkleiden und Untersuchen ermöglicht werden. Das Verhalten des Arztes soll immer sachlich und ruhig, frei von beunruhigenden Äußerungen sein. Es hat sich bewährt, die Untersuchung an der Hand zu beginnen, an der jeder Mensch die Berührung gewohnt ist und intime und schmerzhafte Untersuchungen an das Ende zu stellen. Der Patient sollte nie ganz unbedeckt sein und durch gezielte Hinweise auf Unangenehmes vorbereitet werden, gegebenenfalls ist die Untersuchung zu unterbrechen. Das gilt auch für heftige Emotionen, denen nachgegangen werden sollte. Bevor dem Patienten das Untersuchungsergebnis mitgeteilt wird, sollte er sich wieder angekleidet haben, um von einer abhängigen zu einer autonomeren Position zurückzufinden. Es ist empfehlenswert, sich neben dem durch die körperliche Untersuchung verursachten Streß mit seinen affektiven und vegetativen Reaktionen die verschiedenen Persönlichkeitszüge und ihre jeweils charakteristische Abwehr vor Augen zu führen.

4.3.4 Zusammenfassung

Das diagnostische Gespräch, die sorgfältige Aufarbeitung der psychosomatischen Anamnese und die Handhabung der eventuell notwendigen körperlichen Untersuchung entscheiden darüber, ob ein **therapeutisches Bündnis** mit dem Patienten zustandekommt. Mit diesem Aufbau des Arbeitsbündnisses als kognitivem und emotionalem Brückenschlag zwischen Patient und

Untersucher sollte die Beachtung des **Übertragungsangebotes** des Patienten korrespondieren. Diese unbewußten Zuschreibungen kognitiver, meist eher jedoch emotionaler Inhalte aus der eigenen Erlebnissphäre des Patienten – meist Resultat biographischer Prägungen – mischen sich in die reale Interaktion und erlauben erste Einblicke in die unbewußte Dynamik der vorliegenden Störung. In diesem Sinne ist auch die Gegenübertragung des Arztes als spezifisches Diagnostikum zu verwerten, reflektiert sie doch die kognitive und emotionale Resonanz auf den Patienten. Diese „Begegnung des Unbewußten" beider Gesprächspartner vollzieht sich regelhaft, sie läuft auf verbaler, szenischer und Körperebene. Das Erkennen und angemessene Umgehen mit Übertragung und Gegenübertragung stellt ein spezifisches diagnostisches Element des Fachgebietes psychotherapeutischer Medizin in seiner psychoanalytischen Orientierung dar.

Am Ende des diagnostischen Kontaktes sollte das **Resumée des Arztes** stehen. Der Patient hat etwas – meist sogar viel – von sich angeboten und erwartet zu Recht nun auch ein Angebot von seiten des Arztes. Es bedeutet ein Mißverständnis des psychoanalytischen Abstinenzprinzipes, den Patienten ohne abschließendes Gespräch gehen zu lassen. Es bedarf der **„Positionsbestimmung"** des Arztes im diagnostischen Kontakt, um Verunsicherungen des sich exponierenden Patienten abzubauen und ihm eine weiterführende Perspektive zu vermitteln

Literatur

Adler R, Hemmeler W. Praxis und Theorie der Anamnese. 3. Aufl. Stuttgart, New York: Fischer 1992.

Anschütz F. Die körperliche Untersuchung. 6. Aufl. Berlin, Heidelberg, New York: Springer 1992.

Balint M. Der Arzt, sein Patient und die Krankheit. Stuttgart: Klett 1965.

Berger M (Hrsg). Kompendium der klinischen Untersuchung. Stuttgart, New York: Schattauer 1992.

Dahmer J. Anamnese und Befund – die systematische ärztliche Untersuchung. 7. Aufl. Stuttgart, New York: Thieme 1994.

Freud S. Die Traumdeutung. 1900. GW II/III. Frankfurt: Fischer 1987; 538-55.

Freud S. Zur Dynamik der Übertragung. 1912. GW VIII. Frankfurt: Fischer 1990; 364-74.

Greenson RR. Technik und Praxis der Psychoanalyse 1973. 6. Aufl. Stuttgart: Klett-Cotta 1992.

Hasenbring M, Ahrens S. Zur Arzt-Patient-Beziehung in der ambulanten medizinischen Versorgung. Psychother Med Psychol 1986; 36: 274-83.

Hosemann E. Gegenübertragungsprobleme bei der psychoanalytischen Behandlung sichtbar körperlich behinderter Patienten. In: Der Fremde in der Psychoanalyse. Streeck U (Hrsg). München: Pfeiffer 1993.

Morgan E, Engel GL. Der Klinische Zugang zum Patienten. Bern, Stuttgart, Wien: Huber 1977.

Scheff TJ. Being mentally ill. New York: Aldine 1971.

Schmädel D. Der Arztbesuch als Teilaspekt des Krankheitsverhaltens. In: Der Arzt, sein Patient und die Gesellschaft. Ritter-Röhr D (Hrsg). Frankfurt: Suhrkamp 1975; 125-66.

Siegrist J. Lehrbuch der Medizinischen Soziologie. München: Urban & Schwarzenberg 1974.

Vasella D. Psychologische Aspekte der körperlichen Untersuchung. In: Psychosomatische Medizin. Uexküll Th v, Adler R, Herrmann JM, Köhle K, Schonecke O, Wesiack W (Hrsg). 4. Aufl. München, Wien, Baltimore. Urban & Schwarzenberg 1990; 221-6.

Literaturempfehlungen

Adler R, Hemmeler W. Praxis und Theorie der Anamnese. 3. Aufl. Stuttgart, New York: Fischer 1992.

Morgan E, Engel GL. Der Klinische Zugang zum Patienten. Bern, Stuttgart, Wien: Huber 1977.

4.4 Das psychoanalytische Erstgespräch

Paul L. Janssen

Das psychoanalytische Erstgespräch ist eine Sonderform des diagnostischen Zuganges in der psychotherapeutischen Medizin. Die Psychoanalyse hat ein prozeßorientiertes Verständnis von Diagnostik. Argelander (1966) versteht das Erstinterview wie eine analytische Situation zu diagnostischen Zwecken. Die psychoanalytische Diagnostik folgt daher dem Paradigma von der Wiederherstellung infantiler Objektbeziehung in der Übertragung/Gegenübertragung zwischen Therapeut und Patient (vgl. Kap. 4.5, S. 166 f) von Beginn an.

> Das Grundprinzip der diagnostischen Haltung ist: Die Symptome, mit denen der Patient sich an den Psychoanalytiker wendet, sollen sinnvoll und verstehbar auf dem Beziehungshintergrund, und zwar dem aktuellen wie dem infantilen, werden.

Freud hat sich gegen eine deskriptive, phänomenologische Diagnostik ausgesprochen, da in der Erstbegegnung der Keim für die Übertragungsentwicklung liegt. Er hat daher auch keine eigene Interviewtechnik, sondern eine **Probebehandlung** von etwa 20 Stunden vorgeschlagen, um festzustellen, ob der Patient »geeignet« ist für die psychoanalytische Methode. Ihm folgen bis heute viele Psychoanalytiker. Die Probeanalyse dient der erweiterten Indikationsstellung.

Aus dem psychoanalytischen Erstgespräch sind eine Reihe von Modifikationen im Rahmen der Anwendung der Psychoanalyse in der Psychotherapie entwickelt worden, auf die Schneider im vorliegenden Buch (s. Kap. 4.1.2, S. 134 ff) schon hingewiesen hat.

> Das psychoanalytische Erstgespräch eines Patienten mit einem Psychoanalytiker ist eine Begegnung. Ziel ist es, zu einer Behandlungsentscheidung zu kommen. Vorrangig vor aller Datensammlung sind, eine Beziehung zu initiieren und zu erproben und erste Einsichten zu vermitteln.

Der Patient wird eine positive Entscheidung für ein Bündnis mit dem Analytiker und dessen Methode treffen, wenn die aktuelle Begegnung mit ihm seine Bereitschaft fördert, sich auf einen klärenden Prozeß mit sich selbst und seinem Verhalten einzulassen. Dazu kann der Analytiker ihm Einsichten vermitteln, um ihm zu verdeutlichen, daß das Verstehen der verborgenen und abgelehnten unbewußten Selbstaspekte sinnvoll ist und ihm helfen kann, sein Leiden zu überwinden.

Auch Leupold-Löwenthal (1985) lehnt jede vom Behandlungsprozeß abgegrenzte diagnostische Situation ab. Er ist der Auffassung, daß der Analytiker mit seiner neutralen Haltung eine »**Holding-Situation**« schaffen müsse, in der der Patient »genügend Illusion von Sicherheit und Geborgenheit« erfahren könne, um seine Probleme darzustellen. Jede Haltung, die mütterlich, hilfreich, fürsorglich ist oder nosologische Kriterien ins Gespräch einbringt, so zum Beispiel deskriptiv-psychiatrische, ist für ihn ein »Störmoment«. Durch die Haltung des Analytikers soll ein Optimum an »arglosen« Mitteilungen auf seiten des Patienten ermöglicht werden (Wegner 1992).

Diese Einstellung zum Erstgespräch ist auf dem Hintergrund des Prozeßverständnisses der Psychoanalyse zu sehen. Dabei können sich durchaus unterschiedliche Haltungen ergeben, je nach theoretischer Position zum Beispiel eine Ich-psychologische, objektbeziehungstheoretische oder selbstpsychologische (vgl. Kap. 2.1, S. 50 ff). Die Ziele bleiben im Sinne der Psychoanalyse als ein Verfahren zur Gewinnung von Selbsteinsicht gleich, die Psychoanalyse soll schon im **Erstgespräch** eine »**aufklärerische Epoche**« (Eckstaedt 1991) einleiten. Es soll eine Zeit eines intensiven, selbstreflexiven, kognitiv-emotionalen Prozesses werden, der nach

Abschluß in der Zweierbeziehung als selbstanalytischer Prozeß weiterwirkt.

Die Rahmenbedingungen für ein psychoanalytisches Erstgespräch sind daher ganz an der Einleitung eines psychoanalytischen Prozesses orientiert. In dem etwa einstündigen Gespräch wird dem Patienten ein Raum zur Verfügung gestellt, in dem er seine **unbewußten Konflikte inszenieren** kann. Jedes Detail dieser Rahmenbedingungen kann zu einem Kristallisationskern für die Inszenierung von Konflikten werden. Dies beginnt schon bei der Terminvereinbarung, die meist telefonisch geschieht. Erscheint der Patient zu früh oder zu spät oder mit Begleitung, hat dies eine spezielle Bedeutung. Auch Begrüßung und Gang zum Untersuchungszimmer können bedeutsame Szenen werden. Der Patient bringt Erwartungen mit, die sehr unterschiedlich sein können. Die Übertragung beginnt also schon vor der Begegnung. Dem Patienten wird zu Beginn des Interviews lediglich die Dauer des Gespräches mitgeteilt. Der Analytiker läßt den Patienten frei erzählen. Er übt sich mit seiner neutralen Haltung in Abstinenz. Notwendig zu ermittelnde Daten werden meist am Beginn des Interviews notiert, wie Name, Vorname, Geburtsdatum und Beruf, Krankenkasse und anderes. Ist mit dem ersten Gespräch keine Entscheidung möglich, wird ein weiteres Gespräch empfohlen.

Im Erstgespräch entwickelt der Psychoanalytiker mit Hilfe seiner psychoanalytisch-diagnostischen Kenntnisse erste Hypothesen über die Konflikte des Patienten, über seine Übertragungsbereitschaft, Reflektionsfähigkeit, seine Ich- Funktionen und Abwehrstrukturen, seine Motivation, nicht zuletzt über seine Analysierbarkeit.

Die **Analysierbarkeit** ist nicht nur an die Persönlichkeitsstruktur des Patienten gebunden, sondern auch an sein Alter im Sinne der altersbedingten Veränderungen und an die Intelligenz; auch ethische und moralische Gesichtspunkte können eine Rolle spielen. Zentrale **Eignungskriterien** sind:

- die Verfügbarkeit des Patienten über ein intaktes Ich
- eine adäquate Beziehung zur Realität aufrechterhalten können
- eine Ich-Spaltung in einem erlebenden und einem beobachtenden Teil vollziehen können
- ein Arbeitsbündnis mit dem analysierenden Ich des Analytikers eingehen können

Darüber hinaus spielen auch reale Faktoren wie Finanzierung, Wohnort des Patienten, Zeitaufwand und Überlegungen zur akzeptierbaren Dauer der Behandlung eine Rolle.

In den letzten Jahren werden schon im Erstgespräch die Persönlichkeitsmerkmale des Analytikers als bedeutsame Faktoren für das Gelingen des Prozesses, also die **Gegenübertragung** in den Vordergrund gerückt. Das heutige Verständnis des Prozesses zwischen Patient und Analytiker ist geprägt von der Wechselseitigkeit von Übertragung und Gegenübertragung, die unlösbar miteinander verbunden sind. Daher ist die Gegenübertragung neben den psychoanalytisch-diagnostischen Einschätzungen im Erstgespräch besonders zu reflektieren. Der Analytiker wird sich darüber befragen, ob er bereit ist, sich mit diesem Patienten in die infantilen Verwicklungen der Übertragungsneurose einzulassen, in einen Prozeß, der über viele Jahre gehen kann, in dem er zur zentralen Figur des Erlebens des Patienten wird. Nach dem weiten Verständnis von Gegenübertragung (vgl. Kap. 4.5, S. 166 ff) steht von der ersten Begegnung an die Reflexion der Gegenübertragung im Vordergrund, wobei es den Psychoanalytiker jedoch auch als eine unabhängige und nicht nur eine auf die Übertragung des Patienten reagierende Variable gibt (Wegner 1992).

Eine der wichtigsten behandlungstechnischen Hinweise Freuds ist der von der sogenannten »**gleichschwebenden Aufmerksamkeit**« (Freud 1923). Mit diesem Begriff unternimmt Freud den Versuch, die Form der psychoanalytischen Wahrnehmung und Wahrnehmungsverarbeitung zu erfassen. Schon im Erstgespräch geschieht die Erfassung der unbewußten Vorgänge über die gleichschwebende Aufmerksamkeit.

> **Definition**
>
> Freud (1923) versteht **gleichschwebende Aufmerksamkeit** als Identifikation des Analytikers mit dem Patienten.

Durch Identifikation und Empathie wird eine Stellungnahme zu Fremdseelischem überhaupt erst möglich (Loch 1965). In der Weiterentwicklung von Freuds Konzept von der gleichschwebenden Aufmerksamkeit spielen die Konzepte der »**Empathie**« und »**Identifikation**« eine besondere Rolle. Nach Greenson (1967) ist empathisches Verstehen eine Methode, den engen Kontakt zu Emotionen und Impulsen des Patienten herzustellen, eine »Funktion des erlebenden Ichs« des Analytikers.

Sandler (1976) und Klüwer (1983) erweitern diesen Aspekt des psychoanalytischen Wahrnehmungsmodus um den **interaktionalen Gesichtspunkt** vom **psychoanalytischen Prozeß**. Sandler versteht den Prozeß zwischen Analytiker und Patient als Externalisierung gewünschter oder befürchteter intrapsychischer Rollenbeziehung. Der Patient delegiert eine Rolle an den Analytiker, die dieser bereit sein müsse, kontrolliert zu übernehmen. Klüwer beschreibt das Konzept vom Handlungsdialog zwischen Patient und Analytiker. Vom »agierenden« Patienten wird dem Analytiker eine komplementäre Rolle zugedacht. Die Handlung und das Mitagieren des Analytikers kann danach eine »Durchgangsstufe« zur Gewinnung von Einsichten sein. In diesen Konzepten wird die Bedeutung der Gegenübertragung besonders deutlich. Darum beschreibt Wegner (1992) konsequent als Ergänzung zur »gleichschwebenden Aufmerksamkeit« des Analytikers die »**gleichschwebende Introspektionsbereitschaft**« des Analytikers im Erstgespräch. Erst die Introspektion ermöglicht dem Analytiker, die unbewußte Szene, die der Patient in der Erstuntersuchung herstellt, zu erfassen.

Neben der Betonung der Übertragungs-/Gegenübertragungsprozesse im Erstgespräch gibt es seit eh und je in der Psychoanalyse Interesse an der Biographie und damit an der **biographischen Anamnese**, an den zeitlichen Zusammenhängen von Symptomentstehung, lebensgeschichtlichen Ereignissen, auslösenden Situationen und erinnerten Kindheitsgeschichten (vgl. Balint u. Balint 1961; Dührssen 1981). Auch Argelander (1970) gibt den lebensgeschichtlichen Tatbeständen und biographischen Erörterungen des Patienten ein großes Gewicht. Beide Ebenen, die szenischen Mitteilungen des Patienten wie die biographischen, beeinflussen sich wechselseitig. Daher ordnet Argelander das Material im Erstgespräch nach Informationen aus verschiedenen **Quellen:**

- Eine Quelle ist die »**objektive Information**«, das sind die biographischen, die Verhaltensweisen und Persönlichkeitseigentümlichkeiten des Patienten. Sie vermitteln eine logische Evidenz.
- Die andere Quelle beinhaltet die »**subjektiven Informationen**« über Krankheits- und Lebensgeschichte des Patienten.
- Eine weitere Quelle umfaßt die »**szenischen Informationen**« im Hier und Jetzt, die eine »situative Evidenz« vermitteln.

In weiten Teilen ist das **prozeßorientierte psychoanalytische Erstgespräch** mehr eine besondere Form der Beziehungsdiagnostik als eine biographische Analyse. Es hat die **Zielsetzung**, die Indikation für die Psychoanalyse zu ermitteln und nicht so sehr eine differentielle Indikation zu verschiedenen psychoanalytischen Verfahren, zum Beispiel analytischer Psychotherapie, tiefenpsychologisch fundierter Psychotherapie, Kurztherapie, Fokaltherapie, Ehe-, Paar- oder Familientherapie sowie Gruppenpsychotherapie, zu stellen. Dazu sind weitere diagnostische Verfahren, insbesondere an Institutionen, entwickelt worden (vgl. Janssen u. Schneider 1994). Für die Indikation zur Psychoanalyse in der Praxis hat das so verstandene psychoanalytische Erstgespräch jedoch nach wie vor eine besondere Bedeutung.

Literatur
Argelander H. Zur Psychodynamik des Erstinterviews. Psyche 1966; 20: 40-53.
Argelander H. Das Erstinterview in der Psychotherapie. Darmstadt: Wissenschaftliche Buchgesellschaft 1970.
Balint M, Balint E. Psychotherapeutic techniques in medicine. London: Tavistock 1961. Deutsch: Psychotherapeutische Techniken in der Medizin. Stuttgart: Klett 1962.
Dührssen A. Die biographische Anamnese unter tiefenpsychologischen Aspekten. Göttingen: Vandenhoeck und Ruprecht 1981.
Eckstaedt A. Die Kunst des Anfangs. Psychoanalytische Erstgespräche. Frankfurt: Suhrkamp 1991.

Freud S. Massenpsychologie und Ich-Analyse. 1921. GW 13. Frankfurt: Fischer 1942-1987; 73-161.
Freud S. Das Ich und das Es. 1923. GW 13. Frankfurt: Fischer 1942-1987; 237-89.
Greenson RR. The Technique and Practice of Psychoanalysis. New York: International University Press 1967. Deutsch: Technik und Praxis der Psychoanalyse. Stuttgart: Klett 1973.
Janssen PL, Schneider W (Hrsg). Diagnostik in der Psychotherapie und Psychosomatik. Stuttgart: Fischer 1994.
Klüwer R. Agieren und Mitagieren. Psyche 1983; 37: 828-40.
Leupold-Löwenthal H. Zur Frage der psychoanalytischen Nosologie und Diagnostik. Z Psychoanal Theor Prax 1985; 0: 33-46.
Loch W. Voraussetzungen, Mechanismen und Grenzen des psychoanalytischen Prozesses. Bern, Stuttgart: Huber 1965.
Sandler J. Gegenübertragung und Bereitschaft zur Rollenübernahme. Psyche 1976; 30: 461-80.
Wegner P. Zur Bedeutung der Gegenübertragung im psychoanalytischen Erstinterview. Psyche 1992; 46: 286-307.

4.5 Die Beziehungsdimension im diagnostischen Gespräch

Ulrich Stuhr

4.5.1 Der Wiederholungszwang

Jeder Mensch überträgt spontan Gefühle, Einstellungen und Verhaltensweisen, die er im Umgang mit Personen aus seiner biographischen Vergangenheit erworben hat, auf neue Situationen und Personen in der Gegenwart; dies ist ein alltägliches, universal-anthropologisches Phänomen und wird **Übertragung** im weitesten Sinne genannt (Freud 1910; Beland 1992). So kann – um ein einfaches und geläufiges Beispiel zu nennen – in einer Partnerschaft die Ehefrau im Ehepartner ihren Vater oder umgekehrt der Ehemann in seiner Frau die eigene Mutter unbewußt wiedererkennen, sogar unbewußt gesucht haben und sie im Laufe der Ehejahre dazu gebracht haben, wie seine Mutter zu reagieren. Man kann dann oft von den anderen hören: »Er läßt sich immer wieder auf den gleichen Typ von Frau ein«, – eine Wiederholung nach einem bestimmten Grundmuster, ja ein Zwang zur Wiederholung scheint dabei eine große Rolle zu spielen: Für Beland (1992) sind Ehekonflikte Übertragungskonflikte und unterliegen dem Wiederholungszwang, also der Unfähigkeit, einem drängenden Handlungsimpuls zu widerstehen (Mertens 1992, S. 290f). Wenn wir bei der Ehe- oder Partnersituation bleiben, liegt es auf der Hand, daß nicht nur der eine Partner auf den anderen etwas überträgt, sondern daß analog zur Übertragung der einen Person ein ergänzendes Gegenstück existiert, die sogenannte **Gegenübertragung** (s. S. 169), wo auch der andere Partner auf den ersten überträgt: Es existiert ein Interaktionsmuster an Übertragungen.

Ein häufiges **Muster** von **Übertragung** und **Gegenübertragung** ist die Übertragung des einen Partners aus der Kindposition auf die Erwachsenenposition des anderen Partners (z.B. bettelt die Frau um Anerkennung und Liebe beim distanzierten Ehemann, wie sie es beim eigenen Vater schon tat). Analog geschieht diese Kind-Eltern-Übertragung auch vom Ehemann auf die Frau (z. B. verhält sich der Mann wie ein ungezogener Junge, auf den die Frau wie eine Mutter aufpassen und ihn beschimpfen muß). Diese wechselseitige von Übertragungen geprägte Kommunikation zwischen dem jeweiligen Kind-Ich und dem Eltern-Ich führt zu einer gemeinsamen Kreation von Übertragung und Gegenübertragung.

Die Erklärung der **Penetranz** von **Wiederholungszwängen** in **Beziehungen** (zuerst bei Freud 1914), sogar dann, wenn es den Menschen wiederholt in sehr unangenehme Situationen bringt (z. B. gerät eine Frau wider besseren Wissens immer wieder, quasi schicksalhaft, an prügelnde, alkoholkranke Partner), ist schwierig. Im traditionellen Triebmodell der Psychoanalyse wurde der Wiederholungszwang auf die »Schwerbeweglichkeit« beziehungsweise Klebrigkeit der Libido unter Vernachlässigung des Realitätsprinzips zurückgeführt: Der Mensch hält unbewußt an den alten libidinösen Vorbildern fest und agiert blind die Erfahrungen mit ihnen aus.

Später, in »Jenseits des Lustprinzips« (Freud 1920), beschreibt Freud dann eine andere Macht als Wiederholungszwang: Die traumatische Erfahrung (z.B. prügelnder Alkoholiker-Vater) soll durch die **Wiederholung** wie in einem **Selbstheilungsversuch** (Wiederholung zum Nutzen des Ichs) gemeistert werden, aber dazu muß das Trauma aufgesucht werden. Metatheoretisch kann dies sowohl an der Trägheit beziehungsweise Klebrigkeit der Libido liegen, aber auch am »Todestrieb mit seinem Drang nach Rückkehr ins Unbelebte« (Thomä u. Kächele 1985, S. 122). Die Wiederholung spiegelt in diesem Ansatz den »Trieb an sich«, das »Dämonische«, die Tendenz zur absoluten Triebabfuhr wider (Laplanche u. Pontalis 1973, S. 630ff). Innerhalb dieser theoretisch noch nicht abgeschlossenen Fragen hätte auch das Konzept der **»selbsterfüllenden Prophezeihung«** ihren Platz, indem Menschen aus ihren frühen Erfahrungen Konzepte über sich selbst bilden, die Teile ihres Selbst werden (z.B. »Ich bin in schwierigen Situationen immer ein Versager – ich bin ein Versager«) und die dann als projizierte Entwürfe als innere Leitlinie fungieren, nach denen sich der betreffende Mensch selbst richtet. Er zieht dann wiederkehrend den Schluß, daß er wirklich so ist, wie er es immer schon gedacht hat. Vermutlich ist der psychische Gewinn dabei, eine innere Stabilität beziehungsweise Konstanz des Selbstkonzeptes zu erhalten, – selbst dann, wenn es immer wieder negative Erfahrungen sind, die er sich selbst schafft.

4.5.2 Übertragung

Die besondere Leistung Sigmund Freuds ist darin zu sehen, daß er das tagtäglich zu beobachtende Phänomen der Übertragung von Gefühlen, Verhaltensweisen etc. von einer Person auf eine andere bewußt in seinem Wiederholungscharakter erkannt und für die Behandlung und die Erkenntnismöglichkeit der Neurosen genutzt hat: Der Patient »erinnere überhaupt nichts von dem Vergessenen und Verdrängten, sondern er agiere es. Er reproduziert es nicht als Erinnerung, sondern als Tat, er wiederholt es, ohne natürlich zu wissen, daß er wiederholt« (Freud 1914, S. 129).

Entscheidend für diese Entdeckung war Freuds Kooperation mit Josef Breuer, einem renommierten Wiener Arzt, der ihm 1882 erzählte, wie er, Breuer, von einer Übertragung einer seiner Patientinnen (**Anna O.**) überrascht wurde. Sie konnte nicht alle ihre Gefühle zu Breuer in Worten preisgeben. Sie hatte gerade dann eine Phantomschwangerschaft mit einer hysterischen Geburt produziert (Jones 1984, S. 268), als die Therapie bei Breuer zu einem Ende kommen sollte. Breuer konnte damals auf diesen zwar indirekten, aber unmißverständlichen Ausdruck von Leidenschaft ihm gegenüber noch nicht als psychoanalytischer Behandler, sondern nur als ein Mann seiner Zeit reagieren und zog sich zurück, während Freud die therapeutische Bedeutung für die Behandlung erkannte.

Dieses Phänomen erklärte Freud (1895, S. 121) als eine Art »Assoziationszwang« oder als »falsche Verknüpfung« mit dem Arzt. Freud hoffte allerdings noch, »daß es sich bei solchen Übertragungen auf die Person des Arztes um einen Zwang und um eine Täuschung handle, die mit der Beendigung der Analyse zerfließe« (Freud 1895, S. 310). Er setzte aber richtungsweisend fort: »Ja, es scheint, als ob eine solche Einwirkung des Arztes die Bedingung sei, unter welcher die Lösung des Problems allein gestattet ist« (Freud 1895, S. 265).

Im Nachwort zum Fall 'Dora' fragt Freud sich später (Freud 1905, S. 279): »Was sind die Übertragungen? Es sind Neuauflagen, Nachbildungen von Regungen und Phantasien, die während des Vordringens der Analyse erweckt und bewußt gemacht werden sollen, mit einer für die Gattung charakteristischen Ersetzung einer früheren Person durch die Person des Arztes. ... Eine ganze Reihe früherer psychischer Erlebnisse wird nicht als vergangen, sondern als aktuelle Beziehung zur Person des Arztes wieder lebendig ... [Einige sind] einfache Neudrucke, unveränderte Neuauflagen. ... Andere sind kunstvoller gemacht. ... Das sind also Neubearbeitungen« (Freud 1905, S. 280).

»Kunstvoll gemacht« und »wieder lebendig« heißt, daß der Patient Anteile seines vergessenen Lebens in der Beziehung zum Behandler wiedererleben kann, und wenn alle Symptome der Krankheit eine Übertragungsbedeutung haben, also für die Beziehung und in der Beziehung zum psychoanalytischen Therapeuten sichtbar werden, dann ist aus der ursprünglichen Neurose eine sogenannte **Übertragungsneurose** geworden, die aufgrund ihrer Präsenz der therapeutischen Arbeit im Hier und Jetzt unmittelbar zugänglich ist und bearbeitet werden kann. Die Gefühlsqualitäten in der Übertragung werden hierbei als positiv (erotisch-sexuell), als negativ (feindselig-destruktiv) und als ambivalent, wo Liebe und Haß dem Analytiker gegenüber miteinander ringen, bezeichnet.

Nach Freud muß der psychoanalytische Therapeut aus dem vom Kranken selbst gelieferten »Text« diese Übertragung »erraten, auf geringfügige Anhaltspunkte hin und ohne sich der Willkür schuldig zu machen [und] bekämpfen ... Die Übertragung, die das größte Hindernis für die Psychoanalyse zu werden bestimmt ist, wird zum mächtigsten Hilfsmittel derselben, wenn es gelingt, sie jedes Mal zu erraten und dem Kranken zu übersetzen« (Freud 1905, S. 280f), – Hindernis und Hilfsmittel, man beachte die Dialektik! In diesem Zitat Freuds ist nun ein wesentliches Moment enthalten, das die nachfolgenden Generationen von psychoanalytischen Therapeuten beschäftigt hat: ob die Übertragung ein Widerstand, also ein Hindernis in der analytischen Behandlung darstellt und bekämpft werden muß, oder aber ob sie das Hilfsmittel beziehungsweise Agens par excellence für einen positiven Fortgang der psychoanalytischen Behandlung ist.

Denn die Übertragung hat nicht nur einen genetischen, zeitlich historischen Aspekt (Kuiper 1969), in dem etwas aus der Vergangenheit in die Gegenwart reicht – nach dem Motto der Therapeut ist immer der Vater für den Patienten –, sondern aufgrund der unbewußten Dynamik im Patienten kommt es eben zu unbewußten »kunstvollen« Verstellungen alter Beziehungserfahrungen und ihrer Objekte. Es wird das subjektiv gefärbt erlebte Objekt, das »bearbeitete Objekt« übertragen, auch zum Beispiel als ideales Objekt, und nicht simpel »der Vater« oder »die Mutter« im Analytiker gesehen. Die Übertragung ist deshalb eine Projektion aus der inneren Welt des Patienten, die sich passende reale Kerne am Objekt sucht, zum Beispiel Eigenarten des Therapeuten, woran sich die Projektion festmachen kann. Dadurch wird die gesamte Person des Therapeuten verkannt und verzerrt – jedenfalls zum großen Teil. Der Therapeut wird im Prozeß der Projektion zu einem Teil der inneren Welt des Patienten und stößt dort den Zwang zur Wiederholung relevanter biographischer Probleme an: Die Übertragungsneurose entfaltet sich. An die entstehenden Übertragungsphantasien heftet sich aber immer auch der Widerstand, um gefürchtetere Übertragungsphantasien abwehren zu können; hierzu ein Beispiel: So kann der manifeste Wunsch einer Patientin, eine sexuelle Beziehung zum Therapeuten zu haben, eben nicht die Wiederholung eines ursprünglich auf den Vater gerichteten Wunsches sein, um sich das peinliche Erinnern dieses Wunsches an ihren Vater zu ersparen, sondern sie produziert diese Übertragung unbewußt, um das für sie furchtbar schmerzhafte Gefühl einer ausgeschlossenen Dritten, nicht wieder spüren zu müssen oder zu erinnern, wie sie als Mädchen aus seelischer Not vor einer als kühl und feindselig erlebten Mutter weg zum Vater hin drängte und hoffte, ihn und seinen Schutz über Sexualität zu gewinnen.

4.5.3 Gegenübertragung

Freud führte den Begriff der Gegenübertragung erst 1910 explizit ein und schrieb: »Wir sind auf die 'Gegenübertragung' aufmerksam geworden, die sich beim Arzt durch den Einfluß des Patienten auf das unbewußte Fühlen des Arztes einstellt, und sind nicht weit davon, die Forderung zu erheben, daß der Arzt diese Gegenübertragung in sich erkennen und bewältigen müsse ..., daß jeder Psychoanalytiker nur so weit kommt, als seine eigenen Komplexe und inneren Widerstände es gestatten, und verlangen daher, daß er seine Tätigkeit mit einer Selbstanalyse beginne« (Freud 1910, S. 126). Hier sind mehrere Punkte relevant: Aus dem strengen Gebot Freuds, als angehender Psychoanalytiker eine Selbstanalyse durchzuführen, wurde schließlich die unabdingbar notwendige sogenannte **Lehranalyse**, also die Analyse eines angehenden psychoanalytischen Therapeuten bei einem Lehranalytiker, – die Lehranalyse bei einem Lehranalytiker deshalb, weil, wie Bernfeld gesagt haben soll (Anzieu 1990, S. 134), »die Schwierigkeit der Selbstanalyse die Gegenübertragung ist«.

Obwohl die Gegenübertragung eminent wichtig ist, hat Freud explizit sehr wenig dazu gesagt, nämlich nach 1910 nur noch einmal, als er in den Bemerkungen zur Übertragungsliebe (Freud 1915) von der »bereitliegenden Gegenübertragung« spricht, mit der der Psychoanalytiker auf die Übertragungsliebe eines Patienten antwortet. Er warnte davor, als Psychoanalytiker diese Eroberungen den Vorzügen der eigenen Person zuzuschreiben, sondern meinte, daß dies durch die analytische Situation erzwungen werde. Hierzu erfolgte der berühmte Satz, der oft als **»Tabuverordnung«** von den »gehorsamen« Psychoanalytikern mißverstanden wurde (indem die Gehorsamen zu distanzierten Deutungsmaschinen wurden), nämlich daß die Psychoanalyse »in Abstinenz durchgeführt« werden sollte, das heißt, der Behandler muß die Bedürfnisse des Patienten bestehen lassen, und er darf sie nicht durch ein Angebot einer Ersatzbefriedigung beschwichtigen, damit ein produktiver Leidensdruck in der Beziehung zum Therapeuten bestehen bleibt und die Therapie kein vorzeitiges Ende findet.

Paula Heimann (1950) erweiterte den klassischen Gegenübertragungsbegriff Freuds, indem die Gegenübertragung nun die gesamte emotionale Reaktion des Psychoanalytikers auf den Patienten in der Behandlungssituation darstellen sollte. Sie schloß damit auch bewußte Gefühle, Einfälle und Gedanken des Behandlers ein. Hier wird vorausgesetzt, daß das Unbewußte des psychoanalytischen Behandlers das Unbewußte des Patienten verstehen kann, was Freud selbst als spezifischen Modus psychoanalytischer Kommunikation heraushob: Der Behandler soll in der Lage sein, »sich seines Unbewußten ... als Instrument bei der Analyse zu bedienen« (Freud 1912, S. 176). Das Unbewußte wird hier allerdings als spezifische Funktion des psychoanalytischen Zuhörens verstanden, vielleicht im Sinne von 'sich bewußt verfügbar machen können', »dem gebenden Unbewußten des Kranken sein eigenes Unbewußtes als empfangendes Organ zuwenden« (Freud 1912, S. 175), – bildhaft, wie Theodor Reik (1948) es nannte, das »Hören mit dem dritten Ohr«. Hier wird im Gegensatz zum klassischen Ansatz (Freud 1915) das potentiell Störende zur potentiellen Quelle der Erkenntnis (vgl. Dittrich 1995).

Die Kunst ist also, in der Gegenübertragung all seine Gefühle, auch erzwungenermaßen die neurotischen, ansprechen zu lassen, um sie beim psychoanalytischen Therapeuten in eine »unbewußte Sensitivität« münden zu lassen (Heimann 1950), aber sie dann bewußt zu reflektieren. Alles andere ist ein falsches, zumindest zu hohes Ideal. Die **Gegenübertragungsneurose** auf seiten des Behandlers ist zeitweise unvermeidbar. Sie steht nach Laplanche und Pontalis (1973, S. 171) nicht der Kommunikation entgegen, sondern ist der natürliche Ausdruck einer tiefgreifenden Kommunikation in der psychoanalytischen Situation. Phobische Einstellungen beziehungsweise Schuldgefühle des Behandlers gegenüber seinen eigenen Gefühlen, Phantasien und auch Träumen aus einer zu engen Definition der Gegenübertragung oder einer mißverstandenen Freud-Auffassung ist genauso schädlich wie das Ausagieren der eigenen neurotischen Wünsche dem Patienten gegenüber.

Die für die Psychoanalyse zentrale Beziehungsdimension »Übertragung – Gegenübertragung« wurde durch die englische Schule der Psychoanalyse, die sich aus Gedanken von Melanie Klein (1882–1960) entwickelte, neu überdacht und durch ihre Schüler, zum Beispiel W.R. Bion, für die therapeutische Beziehung nutzbar gemacht (vgl. Kap. 6.2.1, S. 526). Dieser Ansatz, der sich vor allem aus der Behandlung von Kindern und psychotischen Patienten entwickelte, versucht insbesondere, die archaischen Affekte in der Kommunikation von Patient und Therapeut zu berücksichtigen.

Literatur
Anzieu D. Freuds Selbstanalyse. Bd I u. II. München, Wien: Verein für Internationale Psychoanalyse 1990.
Beland H. »Erraten der Übertragung« (Freud) durch »Vorahnung« (Bion). DPV-Informationen 1992; 12: 2-6.
Dittrich KA. Zur Frühgeschichte des Gegenübertragungsbegriffs bei Freud und seinen ersten Schülern. Luzifer-Amor 1995; 15: 7-30.

Freud S. Studien über Hysterie. 1895. GW Bd 1. London: Imago 1955; 75-312.

Freud S. Bruchstücke einer Hysterie-Analyse. 1905. GW Bd 5. London: Imago 1955; 161-286.

Freud S. Die zukünftigen Chancen der psychoanalytischen Therapie. 1910. Studienausgabe Ergänzungsband. Frankfurt: Fischer 1982; 121-32.

Freud S. Ratschläge für den Arzt bei der psychoanalytischen Behandlung. 1912. Studienausgabe Ergänzungsband. Frankfurt: Fischer 1982; 169-80.

Freud S. Erinnern, Wiederholen und Durcharbeiten. 1914. GW Bd 10. London: Imago 1955; 125-36.

Freud S. Triebe und Triebschicksale. 1915. Studienausgabe Bd 3. Frankfurt: Fischer 1982; 75-102.

Freud S. Jenseits des Lustprinzips. 1920. GW Bd 13. London: Imago 1955; 71-161.

Heimann P. On Counter-Transference. Int J Psychoanal 1950; 31: 81-4.

Jones E. Sigmund Freud. Leben und Werk. Bd 1. München: Deutscher Taschenbuch Verlag 1984.

Kuiper PC. Zur Metapsychologie von Übertragung und Gegenübertragung. Psyche 1969; 2: 95-120.

Laplanche J, Pontalis JB. Das Vokabular der Psychoanalyse. Frankfurt: Suhrkamp 1973.

Mertens W. Kompendium psychoanalytischer Grundbegriffe. München: Quintessenz 1992.

Reik Th. Hören mit dem dritten Ohr. 1948. Frankfurt: Fischer 1990.

Thomä H, Kächele H. Lehrbuch der psychoanalytischen Therapie. Bd 2. Berlin, Heidelberg, New York, Tokyo: Springer 1985.

4.6 Testdiagnostik

Astrid Junge

> **Definition**
>
> Lienert (1969) definierte einen **psychologischen Test** als »ein wissenschaftliches Routineverfahren zur Untersuchung eines oder mehrerer empirisch abgrenzbarer Persönlichkeitsmerkmale mit dem Ziel einer möglichst quantitativen Aussage über den relativen Grad der individuellen Merkmalsausprägung«.
> Dabei werden unter **Persönlichkeitsmerkmalen** Eigenschaften, Bereitschaften, Fähigkeiten und Fertigkeiten verstanden, die der direkten Beobachtung nicht zugänglich sind, sondern durch die Reaktionen beziehungsweise Antworten im Test erschlossen werden. Dies setzt eine zugrundeliegende Theorie und eine entsprechende Testkonstruktion voraus. Der theoretische Hintergrund, die Operationalisierung und die Testgütekriterien sind für den Anwender wichtige Informationen, die bei der Interpretation der Testergebnisse berücksichtigt werden müssen.

Im deutschsprachigen Raum sind mehr als 500 psychologische Testverfahren für unterschiedliche Anwendungsbereiche verfügbar (vgl. Brickenkamp 1994; Westhoff 1993). Ein grobes, aber hilfreiches Klassifikationssystem ist die Unterscheidung von **Leistungs-** und **Persönlichkeitstests**. Da Leistungsbeurteilungen im Rahmen psychosomatischer Diagnostik von untergeordneter Bedeutung sind, wird auf die Darstellung von Intelligenz-, Entwicklungs- oder neuropsychologischen Tests verzichtet. Persönlichkeitstests, die ausführlich dargestellt werden, lassen sich nach formalen Gesichtspunkten in **psychometrische** und **projektive Verfahren** gliedern.
Psychometrische Verfahren (s. S. 173) sind zumeist standardisierte Fragebögen bestehend aus einer Liste von Sätzen, Symptomen, Tätigkeiten oder Eigenschaften (Items), deren Zutreffen anzukreuzen ist. Bei **projektiven Verfahren** (s. S. 181) werden der Person eine Reihe von mehrdeutigen Bildern, Satzanfängen oder Gestaltungsaufgaben vorgegeben und von den Reaktionen auf Einstellungen und Persönlichkeitseigenschaften geschlossen.

Die **Anwendungsbereiche psychologischer Testverfahren** umfassen in Forschung und Praxis ein breites Spektrum. Neben der Grundlagenforschung sind sie insbesondere bei der Diagnostik (vgl. Kap. 4.1, S. 132) sowie der Verlaufs- und Ergebnisforschung von Bedeutung. In der ärztlichen und psychologischen Praxis sind psychodiagnostische Tests eine zusätzliche Informationsquelle, die das diagnostische Gespräch und den persönlichen Eindruck ergänzen und abrunden können. Psychometrische Verfahren ermöglichen die Quantifizierung eines Merkmals und damit den Vergleich mit einer Referenzgruppe (Normbezug) oder zu verschiedenen Zeitpunkten (Veränderung). Abschließend noch eine **terminologische Anmerkung**: Die Bezeichnung »**Test**« ist üblicherweise gebräuchlich, erscheint aber im vorliegenden Kontext problematisch, da das Wort in der Umgangssprache zumeist mit Prüfung oder Ausprobieren assoziiert wird. Es soll daher jeweils konkret von psychodiagnostischen Fragebögen, psychometrischen oder projektiven Verfahren gesprochen werden.

4.6.1 Testtheorie – methodische Vorbemerkung

Die Konstruktion psychologischer Tests wird hier nicht ausführlich dargestellt (vgl. dazu z.B. Lienert 1994), da, wenn möglich, bereits etablierte Verfahren eingesetzt werden sollten. Bei der Auswahl und Ergebnisbewertung eines psychologischen Verfahrens sind jedoch neben inhaltlichen auch einige formale Aspekte zu berücksichtigen.

Gütekriterien eines Tests

Die wichtigsten Gütekriterien eines psychologischen Tests sind Objektivität, Reliabilität und Validität. Diese drei Testgütekriterien implizieren einander in der unten dargestellten Reihenfolge, das heißt, ein valider Test muß auch reliabel, ein reliabler Test muß auch objektiv sein. Umgekehrt gilt das nicht immer.
Darüber hinaus ist eine Normierung an einer Eichstichprobe wünschenswert. Insbesondere bei Routine- oder Screeninguntersuchungen ist auch die Ökonomie und Praktikabilität bei der Anwendung, Auswertung und Interpretation nicht unbedeutend.

Objektivität

> **Definition**
>
> Unter **Objektivität** (Unabhängigkeit) versteht man das Ausmaß, mit dem verschiedene Anwender bei derselben Person unter denselben Bedingungen zum selben Ergebnis kommen, das heißt inwieweit ein Verfahren unabhängig vom Anwender ist.

Es werden drei Arten von Objektivität unterschieden: Durchführungsobjektivität, Auswertungsobjektivität und Interpretationsobjektivität. Ein wesentlicher Aspekt der **Durchführungsobjektivität** liegt in der Einheitlichkeit der Instruktion und der situativen Bedingungen. Die **Auswertungsobjektivität** ist unter anderem von der Standardisierung der Antwortmöglichkeiten abhängig; sind Antwortalternativen vorgegeben, so besteht eine höhere Auswertungsobjektivität als bei der Zuordnung freier Antworten zu Kategorien. Die **Interpretationsobjektivität** bezieht sich darauf, inwieweit aus gleichen Auswertungsergebnissen auch gleiche diagnostische Schlußfolgerungen gezogen werden. Normtabellen gewährleisten eine hohe Übereinstimmung bei der Interpretation.

Reliabilität

> **Definition**
>
> Unter **Reliabilität** (Zuverlässigkeit) versteht man das Ausmaß, mit dem ein Verfahren bei Wiederholung unter gleichen Bedingungen bei der gleichen Person zum selben Ergebnis führt, das heißt wie genau ein Meßinstrument ist.

Das Maß für die Ungenauigkeit des Meßinstruments nennt man den **Standardmeßfehler** *(standard error)*. Um die Exaktheit einer Messung zu prüfen, werden in den Naturwissenschaften häufig Meßwiederholungen durchgeführt. In der Psychologie ist dieses Vorgehen (**Retest-Reliabilität**) hingegen problematisch, da die Untersuchung einen Einfluß auf den Untersuchten haben kann und dieser bei einer zweiten Messung miterfaßt werden würde. Aus diesem Grund werden bei **Paralleltest-Reliabilität** zwei unterschiedliche Versionen eines Fragebogens, die zu einem identischen Ergebnis führen sollen, verglichen. Da die Konstruktion von Parallelformen eines Tests sehr aufwendig und teils auch unmöglich ist, wird bei der **Testhalbierungsmethode** der Test in zwei gleichwertige Hälften unterteilt, und diese werden miteinander korreliert. In Weiterentwicklung dieses Vorgehens wurde die **Analyse** der **inneren Konsistenz** (Cronbachs Alpha) entwickelt; dabei wird geprüft, inwieweit jedes einzelne Item dasselbe wie der Gesamttest beziehungsweise die Skala erfaßt. Bei allen vier genannten Methoden spiegelt die Höhe des ermittelten Koeffizienten die Meßpräzision wider, aus der sich der Meßfehler abschätzen läßt.

Validität

> **Definition**
>
> Unter **Validität** (Gültigkeit) versteht man das Ausmaß, mit dem ein Test mißt, was er zu messen vorgibt.

Inhaltsvalidität *(face validity)* besteht, wenn die Testitems den zu erfassenden Merkmalsbereich inhaltlich repräsentieren. Bei **kriteriumsbezogener Validität** (empirische Validität) wird der Testwert mit einem Außenkriterium verglichen. Man unterscheidet **konvergente Validität** (Übereinstimmungsvalidität), wenn das Außenkriterium gleichzeitig mit dem Testergebnis, und **prognostische Validität** (Vorhersagevalidität), wenn das Außenkriterium zeitlich nach dem Testergebnis erhoben wurde. **Konstruktvalidität** (theoretische Validität) bezieht sich auf den Zusammenhang zwischen dem beobachtbaren Testverhalten und dem diesem Verhalten theoretisch als zugrundeliegend betrachteten Merkmalskomplex.

Prädiktiver Wert eines Tests

Der diskriminative oder prädiktive Wert eines Tests für die Zuordnung zu einer Gruppe wird beurteilt nach der diesbezüglichen Sensitivität, der Spezifität und dem positiven Vorhersagewert.

Die **Sensitivität** gibt an, inwieweit durch ein Verfahren alle »Kranken« richtig identifiziert wurden (Quotient aus im Test richtig positiv klassifizierten und der Summe aller tatsächlich positiven Fälle). Die **Spezifität** sagt aus, inwieweit alle »Gesunden« als solche erkannt wurden (Quotient aus im Test richtig als negativ klassifizierten und der Summe aller tatsächlich negativen Fälle). Der **Vorhersagewert** gibt die Wahrscheinlichkeit an, mit der eine aus einem Test gezogene Schlußfolgerung richtig ist (Anteil der korrekt klassifizierten Fälle an der Zahl aller so klassifizierten Fälle).

Interpretationshinweise

Individuelle Testergebnisse sind nur im Vergleich zu den Angaben von **Referenzpopulationen** sinnvoll zu interpretieren. Bei der Eichung werden anhand der Antworten einer für den Anwendungsbereich repräsentativen Stichprobe Normen gebildet. Diese Normdaten stellen gleichsam den Maßstab dar, an dem die relative Position eines Ergebnisses beurteilt wird.

Neben den allgemeinen **Fehlerquellen** der diagnostischen Situation (z.B. situative Einflüsse) können **spezifische Antwortstile** die Gültigkeit der Angaben vermindern. Probleme können zum einen im Verständnis der Items, Defiziten in der Selbstbeobachtung oder der Erinnerung liegen, zum anderen aber auch in Antworttendenzen, wie unkritische Zustimmung oder Ablehnung, Bevorzugung von extremen oder undifferenzierten Antworten. Da aus der Formulierung der Items meist direkt auf die Zielsetzung geschlossen werden kann, hängt die Validität in hohem Maß von der Offenheit beziehungsweise Ehrlichkeit der Beantwortung ab. In diesem Zusammenhang ist an die Tendenz zur sozialen Erwünschtheit sowie an Simulations- und Dissimulationstendenzen zu denken.

4.6.2 Psychometrische Verfahren

> **Definition**
>
> **Psychometrische Verfahren** sind standardisierte Fragebögen zur Selbst- beziehungsweise Fremdeinschätzung bestimmter Merkmale einer Person. Zur Beantwortung stehen entweder Kategorien (z.B. stimmt – stimmt nicht) oder Skalen (z.B. nie – selten – manchmal – häufig – immer) zur Verfügung. Die Auswertung erfolgt nach jeweils im Fragebogenmanual definierten Richtlinien und führt zu quantitativen Aussagen über die erfaßten Merkmale.

Zumeist werden Persönlichkeits-, Einstellungs- und Interessenstests sowie klinische Tests unterschieden, wobei eine eindeutige Zuordnung einzelner Verfahren häufig nicht möglich ist. Bei der vorliegenden Übersicht wurde in Hinblick auf klinisch relevante Fragestellungen eine etwas andere Einteilung vorgenommen. **Symptomorientierte Verfahren** können eine wichtige Hilfestellung bei der Diagnostik sein, haben aber eine eher phänomenologische, gleichsam äußere Betrachtungsweise. Mit **Persönlichkeits-Fragebögen** wird versucht, psychische Merkmale beziehungsweise das Selbstbild einer Person zu erfassen. **Konflikt-** und **verarbeitungsorientierte Verfahren** sind demgegenüber mehr auf das Verständnis intra- und interpersoneller Probleme einer Person gerichtet. Darüber hinaus gibt es zu den meisten psychologischen Konstrukten einen oder mehrere Fragebögen. Die dargestellten Fragebögen sind in deutschsprachiger Bearbeitung über die Testzentrale des Berufsverbandes Deutscher Psychologen (1994, vgl. auch CIPS 1996) zu beziehen und/oder bei Westhoff (1993) beschrieben (vgl. Tab. 4-4).

Tab. 4-4 Zitierte Fragebögen

Abkürzung	Name des Fragebogens	angloamerikanische Autoren	Autoren der deutschen Version	Quelle
ADS	Allgemeine Depressions-Skala	vgl. CES-D	Hautzinger u. Bailer 1993	T
AKV	Fragebogen zu körperbezogenen Ängsten, Kognitionen und Vermeidung		Ehlers et al. 1993	T
B-L	Beschwerden-Liste		Zerssen 1976	T
BDI	Beck-Depressions-Inventar	Beck et al. 1961	Hautzinger et al. 1993	T
CES-D	Center for Epidemiologic Studies Depression Scale	Radloff 1977	vgl. ADS	T
CPI	California Psychological Inventory	Gough 1957	Weinert 1988	T
DMI	Defense Mechanism Inventory	Gleser u. Ihilevich 1969	vgl. FKBS, SBAK	W
DSI	Zung Depression Status Inventory	Zung 1965	CIPS 1986	T
EDI	Eating Disorder Inventory	Garner et al. 1983	Meermann u. Vandereycken	L
EPI	Eysenck-Persönlichkeitsinventar	Eysenck 1964	Eggert 1974	T
FBL	Freiburger Beschwerdenliste		Fahrenberg 1975	T
FEKB	Fragebogen zur Erfassung von Formen der Krankheitsbewältigung		Klauer et al. 1989	W
FEV	Three-Factor-Eating-Questionnaire	Stunkard u. Messiak 1985	Pudel u. Westenhöfer 1989	T
FKBS	Fragebogen zu Konfliktbewältigungsstrategien	vgl. DMI	Hentschel et al. im Druck	(T)
FKV	Freiburger Fragebogen zur Krankheitsverarbeitung		Muthny 1989	T
FMT	Fragebg. zur Messung der Therapiemotivation		Schneider et al. 1989	T
FPI-R	Freiburger Persönlichkeitsinventar		Fahrenberg et al. 1994	T
FSI	Fragebogen zur sozialen Integration	vgl. SAS	von Wietersheim et al. 1989	W
F-SOSU	Fragebogen zur sozialen Unterstützung		Sommer u. Frydrich 1991	W
FSV	Fragebogen zum Schmerzverhalten		Hoppe 1985	W
GBB	Gießener Beschwerdebogen		Brähler u. Scheer 1995	T
GT	Gießen-Test		Beckmann et al. 1991	T
HAMD	Hamilton-Depression-Scale	Hamilton 1960	CIPS 1986	T
HSAL	Hamburger Schmerz-Adjektiv-Liste		Hoppe 1991	T
HZI	Hamburger Zwangsinventar		Zaworka et al. 1983	T
IAF	Interaktions-Angst-Fragebogen		Becker 1982	T
IDS	Inventar depressiver Symptome		Hautzinger u. Bailer 1993	T
IIP	Inventar interpersoneller Probleme	Horowitz et al. 1988	Horowitz et al. 1994	T
ILE	Inventar zur Erfassung lebensverändernder Ereignisse		Siegrist et al. 1981	W
KSI	Kieler Schmerzinventar		Hasenbring 1994	T
MADRS	Montgomery-Asberg Depression Rating Scale	Montgomery u. Asberg 1979	Neumann u. Schulte 1994	T
MEL	Münchener Ereignisliste		Maier-Diewald et al. 1983	W
MMPI	Minnesota Multiphasic Personality Inventory	Hathaway u. McKinley 1940	Spreen 1963	T
MPQ	McGill Pain Questionnaire	Melzack 1975	vgl. SES	W
NI	Narzißmusinventar		Deneke u. Hilgenstock 1989	T

Tab. 4-4 Fortsetzung Zitierte Fragebögen

Abkürzung	Name des Fragebogens	angloamerikanische Autoren	Autoren der deutschen Version	Quelle
16-PF	16-Persönlichkeitsfaktoren-Test	Cattell 1970	Schneewind et al. 1986	T
RMSS	Revidierte mehrdimensionale Schmerzskala		Cziske 1983	T
SAS	Self Rating Anxiety Scale	Zung 1971	CIPS 1986	T
SAS	Social Adjustment Scale	Weissmann u. Bothwell 1976	vgl. FSI	W
SBAK	Stuttgarter Bogen zur Selbsturteilung von Abwehrkonzepten	vgl. DMI	Ehlers u. Peter 1989	W
SCL-90-R	Symptom Check List	Derogatis 1977	CIPS 1986	T
SDS	Zung Self Rating Depression Scale	Zung 1965	CIPS 1986	T
SEBV	Skala zur Erfassung des Bewältigungsverhaltens	vgl. WCCL	Ferring u. Filipp 1989	W
SES	Schmerzempfindungsskala	vgl. MPQ	Geissner u. Schulte im Druck	(T)
SRRS	Social Readjustment Rating Scale	Holmes u. Rahe 1967	Holmes u. Rahe 1980	W
STAI	State-Trait-Angst-Inventar	Spielberger et al. 1970	Laux et al. 1981	T
SVF	Streßverarbeitungsfragebogen		Janke et al. 1985	T
WCCL	Ways of Coping Checklist	Folkman u. Lazarus 1980	vgl. SEBV	W
WHYMPI	West Haven-Yale Multidimensional Pain Inventory	Kerns et al. 1985	Flor et al. 1990	W

T – Testzentrale des Berufsverbandes Deutscher Psychologen 1994; (T) – im Druck bei der Testzentrale des Berufsverbandes Deutscher Psychologen 1994; W – zitiert in Westhoff (1993); L – im Literaturverzeichnis

Symptomorientierte Fragebögen

> **Definition**
>
> **Symptomorientierte Verfahren** dienen in erster Linie der standardisierten Erfassung psychischer und körperlicher Beschwerden.

Im Folgenden werden jeweils die gebräuchlichsten Verfahren zu den Bereichen Depression, Angst, Zwang, Eßverhalten, Schmerz und körperliche Beschwerden kurz dargestellt.

Depressive Symptome

Zur Erfassung depressiver Symptome wird international sehr häufig das **Beck-Depressions-Inventar** (BDI) eingesetzt. Mit dem BDI können die Schwere einer Depression erhoben und Veränderungen zum Beispiel durch eine Therapie erfaßt werden. Zu 21 depressiven Symptomen sind je vier Aussagen formuliert, die in aufsteigender Folge eine zunehmend depressive Stimmungslage repräsentieren und mit entsprechenden Punktwerten gewichtet sind.

Basierend auf dem BDI und der **Zung Self-Rating Depression Scale** (SDS) wurde die **Center for Epidemiologic Studies Depression Scale** (CES-D) entwickelt, deren deutschsprachige Version als **Allgemeine Depressions-Skala** (ADS) bezeichnet wird. Die ADS umfaßt 20 depressive Beschwerden, deren Häufigkeit bezogen auf die letzte Woche auf einer Vier-Punkte-Skala einzuschätzen ist.

Als analoge Fremdeinschätzung wurden zur ADS das **Inventar depressiver Symptome** (IDS), zur SDS das **Zung Depression Status Inventory** (DSI) konstruiert. International verbreitete Fremdbeurteilungsverfahren für Patienten mit depressiver Symptomatik sind die **Hamilton-Depression-Scale** (HAMD) und die **Montgomery-Asberg Depression Rating Scale** (MADRS).

Angst und Angsterkrankungen

Das **State-Trait-Angst Inventar** (STAI) dient zur Erfassung von Angst einerseits als vorübergehender emotionaler Zustand, der in seiner

Intensität mit der Zeit und Situation variiert, andererseits als überdauerndes Merkmal im Sinne einer Neigung zu Ängstlichkeit. Die beiden Skalen umfassen jeweils 20 Items, deren Zutreffen auf einer vierstufigen Skala einzuschätzen ist.

Bei der **Self Rating Anxiety Scale** (SAS) sollen 20 klinisch relevante, affektive und somatische Symptome der Angst auf einer vierstufigen Skala nach Häufigkeit ihres Auftretens in der vergangenen Woche beurteilt werden.

Der **Interaktions-Angst-Fragebogen** (IAF) erfaßt die Angstneigung bezogen auf folgende Bereiche: physische Verletzung, Auftritte, Normüberschreitung, Erkrankung und ärztliche Behandlung, Selbstbehauptung, Abwertung und Unterlegenheit, physische und psychische Angriffe, Bewährungssituationen. Die insgesamt 55 Items werden auf einer siebenstufigen Skala eingeschätzt.

In erster Linie für Patienten mit Angsterkrankungen, aber auch mit psychosomatischen oder funktionellen Beschwerden, hat die verhaltenstherapeutisch orientierte Arbeitsgruppe um A. Ehlers und J. Margraf einen mehrteiligen **Fragebogen zu körperbezogenen Ängsten, Kognitionen und Vermeidung** (AKV) entwickelt. Im Teil zu körperbezogenen Ängsten *(Body Sensation Questionnaire)* werden neben der Intensität der Angst vor körperlichen Symptomen auch vom Patienten belastend erlebte Empfindungen erfragt. Der Teil zu Kognitionen *(Agoraphobic Cognition Questionnaire)* erfaßt die Häufigkeit typischer angstbezogener Gedanken, wobei zwischen körperlichen Krisen und Kontrollverlust unterschieden wird. Im Mobilitätsinventar *(Mobility Inventory)* wird das Ausmaß des Vermeidungsverhaltens von agoraphobischen Situationen untersucht.

Denk- und Handlungszwänge

Das **Hamburger Zwangsinventar** (HZI) erfaßt Denk- und Handlungszwänge. Die 188 (Kurzform: 72) Items, deren Zutreffen zu beurteilen ist, werden bei der Auswertung zu sechs Bereichen zusammengefaßt: Kontrollieren/Wiederholen, Waschen/Putzen, Ordnen, Zählen/Berühren/Sprechen, Gedankenzwänge und zwanghafte Vorstellungen, sich oder anderen Leid zufügen.

Eßverhalten

Der einzige über die Testzentrale des Berufsverbandes Deutscher Psychologen zugängliche Fragebogen zum Eßverhalten ist die Übersetzung des **Three-Factor-Eating-Questionnaires** (FEV), mit dem die Bereiche kognitive Kontrolle des Eßverhaltens, Störbarkeit des Eßverhaltens und erlebtes Hungergefühl erfaßt werden. Bei Meermann und Vandereycken (1987) findet man die deutsche Übersetzung der **Eating Disorder Scale** (EDI), den Selbstbeurteilungsfragebogen für Eßstörungen. Bestehend aus 64 Items mit sechsstufiger Häufigkeitsskala werden folgende Bereiche erfaßt: Schlankheitsbewußtsein, Bulimia, körperliche Unzufriedenheit, Ineffektivität, Perfektionismus, zwischenmenschliches Mißtrauen, interozeptive Bedeutsamkeit und Angst vor dem Erwachsenwerden.

Schmerzen

Einen guten Überblick über unterschiedliche Verfahren zur Erfassung von Schmerzen geben zum Beispiel Seemann (1987) sowie Scholz (1990). Die Intensität von Schmerzen wird meistens mittels **visueller analoger Skalen** (VAS) gemessen. Üblicherweise handelt es sich um eine 10 cm lange Linie, auf der die individuelle Schmerzintensität zwischen deren Extremen »überhaupt kein Schmerz« und »maximal vorstellbarer Schmerz« eingeschätzt wird. Manchmal ist die Linie zusätzlich numerisch (0–10 oder 0–100) untergliedert. Verbal markierte Antwortskalen für Intensität und Häufigkeit kommen vor. Die Schmerzlokalisation wird häufig durch eine Körperschemazeichnung erhoben. Die Vorlage zeigt den menschlichen Körper von vorn und hinten, manchmal auch unterschiedliche Ansichten des Kopfes, auf der die schmerzenden Körperareale markiert werden. Zur Erfasssung der Schmerzqualität beziehungsweise des Schmerzerlebens wurden eine Reihe von Fragebögen, meist Adjektivlisten entwickelt (z.B. RMSS, HSAL, MPQ, SES; Abkürzungen s. Tab. 4-4).

Das **West Haven-Yale Multidimensional Pain Inventory** (WHYMPI) erfaßt neben dem subjektiven Schmerzerleben die Schmerzbewältigung, vom Patienten wahrgenommene Reaktionen anderer und Aktivitäten des täglichen Lebens. Es besteht aus insgesamt 52 Items, die zwölf Skalen in drei Teilbereichen zugeordnet sind. Die Beantwortung erfolgt auf siebenstufigen Skalen, die itemspezifisch formuliert sind. Zur Bewältigung, Verarbeitung beziehungsweise Coping bei Schmerzen wurden in der letzten Zeit mehrere spezifische Fragebögen entwickelt (vgl. Westhoff 1993).

Körperliche Beschwerden

Der **Gießener Beschwerdebogen** (GBB) dient zur Erfassung des körperlichen Beschwerdebildes von psychoneurotischen und psychosomatischen Patienten. Die subjektive Belastung durch 57 Symptome (Kurzform: 24 Symptome) soll anhand einer fünfstufigen Skala beurteilt werden. Bei der Auswertung werden je sechs Items zu den vier Bereichen Erschöpfung, Magenbeschwerden, Herz-Kreislauf-Beschwerden, Gliederschmerzen und diese zu einem Gesamtwert zusammengefaßt.

Die **Freiburger Beschwerdenliste** (FBL) umfaßt 78 (Kurzform: 20) als Fragen formulierte Beschwerdeitems, deren Auftretenshäufigkeit auf einer fünfstufigen Skala angegeben werden soll. Aus den Antworten werden zehn Bereiche (Allgemeinbefinden, emotionale Reaktivität, Herz-Kreislauf, Magen-Darm, Kopf-Hals-Reizsyndrom, Anspannung, Sensorik, Motorik, Haut und ein Gesamtbelastungswert) gebildet.

Die **Beschwerden-Liste** (B-L) liegt in zwei Parallelformen mit je 24 körperlichen und Allgemeinbeschwerden vor, die hinsichtlich der dadurch erlebten Beeinträchtigungen auf einer vierstufigen Skala eingeschätzt werden. Meist wird ein Gesamtwert berechnet, es ist aber auch möglich, drei Bereiche zu unterscheiden: Allgemeinbeschwerden, körpernahe Beschwerden und psychisch-körpernahe Beschwerden.

Unterschiedliche Symptome

Zur Erfassung eines breiten Spektrums unterschiedlicher belastender Symptome wird international sehr häufig die **Symptom-Check-List** (SCL-90-R) eingesetzt. Bezogen auf die vergangenen sieben Tage sollen 90 Items in Hinblick auf die dadurch erlebte Belastung auf einer fünfstufigen Skala eingeschätzt werden. Bei der Auswertung werden 83 Items zu folgenden Symptomfaktoren zusammengefaßt: Somatisierung, Zwanghaftigkeit, Unsicherheit im sozialen Kontakt, Depressivität, Ängstlichkeit, Aggressivität, phobische Angst, paranoides Denken, Psychotizismus. Zusätzlich werden drei globale Indizes berechnet: die mittlere Gesamtbelastung, die Anzahl vorliegender Symptome und die durchschnittliche Belastung bezogen auf die vorliegenden Symptome.

Persönlichkeitsfragebögen

> **Definition**
>
> Mit **Persönlichkeitsfragebögen** sollen unterschiedliche psychische Merkmale oder Eigenschaften einer Person erfaßt werden. Teilweise wird synonym auch die Bezeichnung Persönlichkeitsstruktur-Fragebogen verwandt, wobei der Strukturbegriff in diesem Zusammenhang nicht dem der Psychoanalyse entspricht.

Im deutschsprachigen Raum sind das **Freiburger Persönlichkeits-Inventar** (FPI) und der **Gießen-Test** (GT) die am häufigsten angewandten Instrumente. Das **Minnesota Multiphasic Personality Inventory** (MMPI) ist, wenn auch vielfach methodisch und inhaltlich stark kritisiert, international sehr verbreitet. Als weitere gebräuchliche Persönlichkeitsfragebögen sind zu nennen: **California Psychological Inventory** (CPI), **Eysenck-Persönlichkeits-Inventar** (EPI) und **16-Persönlichkeits-Faktoren-Test** (16-PF).

Freiburger Persönlichkeits-Inventar (FPI)

Das FPI (neu revidiert FPI-R) ist ein faktorenanalytisch begründeter Fragebogen mit 138 Aussagen über Verhaltensweisen, Einstellungen und Gewohnheiten, deren Zutreffen auf die eigene Person zu beurteilen ist. Die Items sind zehn Standardskalen und zwei Sekundärskalen zugeordnet: Lebenszufriedenheit, soziale Orientierung, Leistungsorientierung, Gehemmtheit, Erregbarkeit, Aggressivität, Beanspruchung, körperliche Beschwerden, Gesundheitssorgen, Offenheit, Extraversion, Emotionalität. Bei der Auswertung werden die Angaben nach Alter und Geschlecht in Standardwerte umgewandelt, die in einem Profilblatt veranschaulicht werden können.

Gießen-Test (GT)

Der auf psychoanalytischen Konzepten basierende GT dient primär dazu, das Selbstbild einer Person in Hinblick auf ihre innere Verfassung und ihre Umweltbeziehungen zu erheben. Anders als bei den meisten Persönlichkeits-Inventaren werden soziale Einstellungen und Reaktionen berücksichtigt. Neben dem realen Selbstbild können auch das ideale Selbstbild eingeschätzt und Diskrepanzen der Angaben gegebenenfalls diagnostisch genutzt werden. Durch die Einschätzung anderer Personen besteht die Möglichkeit, deren Beziehungen zueinander darzustellen.

Für die Paardiagnostik haben die Autoren eine leicht modifizierte Version entwickelt. Die Beantwortung der 40 bipolar formulierten Items erfolgt auf einer siebenstufigen Skala. Bei der Auswertung werden Werte für sechs Dimensionen ermittelt und in ein Profilblatt eingetragen: soziale Resonanz, Dominanz, Kontrolle, Grundstimmung, Durchlässigkeit, soziale Potenz. Zusätzlich werden die Häufigkeit von Mittel- und Extremantworten erfaßt.

Minnesota Multiphasic Personality Inventory (MMPI)

Das MMPI wurde erstmals in den vierziger Jahren veröffentlicht, die deutsche Bearbeitung erschien 1963 unter der Bezeichnung MMPI Saarbrücken. Ursprünglich wurde das MMPI ausschließlich für die Erfassung von Psychopathien, das heißt zum »Erkennen von Zügen, die charakteristisch für krankhafte oder in anderer Weise störende Auffälligkeiten sind« (zitiert nach Westhoff 1993) entwickelt. Ungeachtet der bei der Konstruktion verwendeten psychiatrischen Klassifizierungen wird das Verfahren aber auch bei psychodiagnostischen Fragestellungen allgemeiner Art eingesetzt. Das MMPI besteht aus 566 psychopathologischen, psychosomatischen und sozialpsychologischen Feststellungen (Kurzform: 221 Items), die bei Zutreffen angekreuzt werden. Die Antworten werden zu zehn klinischen Skalen zusammengefaßt: Hypochondrie, Depression, Hysterie, Psychopathie, maskulin-feminine Interessenskala, Paranoia, Psychasthenie, Schizoidie, Hypomanie, soziale Introversion-Extraversion. Zusätzlich werden vier Validitätsskalen gebildet, durch die Unehrlichkeit, mangelnde Sorgfalt, Abwehr und ausweichendes Antwortverhalten geprüft werden sollen. Die Ergebnisse der Auswertung werden in ein Profilblatt eingetragen.

Konflikt- und Verarbeitungsorientierte Verfahren

> **Definition**
>
> **Konflikt-** und **verarbeitungsorientierte Verfahren** befassen sich mit intra- und interpersonellen Problemen, Belastungen und Bewältigungsmöglichkeiten.

Die in diesem Abschnitt dargestellten Fragebögen sind sehr heterogen hinsichtlich des theoretischen Hintergrundes und der inhaltlichen Schwerpunktsetzung. Ausgewählt wurden sie in Hinblick auf klinisch relevante Aspekte der Entstehung, Aufrechterhaltung oder Bewältigung neurotischer oder psychosomatischer Erkrankungen.

Abwehr

Nach psychoanalytischer Theorie dient Abwehr der psychischen Verarbeitung unbewußter innerer Bedürfnisse oder Konflikte. Obwohl die Meßbarkeit dieses Konstrukts oft bezweifelt wurde, wird zur empirischen Untersuchung von Abwehrmechanismen im englischen Sprachraum häufig das **Defense Mechanism Inventory** (DMI) eingesetzt. Als deutsche Version des DMI verstehen sich sowohl der **Fragebogen zu Konfliktbewältigungsstrategien** (FKBS) als auch der **Stuttgarter Bogen zur Selbsturteilung von Abwehrkonzepten** (SBAK).

Der **FKBS** besteht aus zehn vorgegebenen Situationsschilderungen, zu denen je fünf kognitiv-emotionale und verhaltensmäßige Reaktionen hinsichtlich ihrer Auftretenswahrscheinlichkeit auf einer vierstufigen Skala beurteilt werden sollen. Die Ausprägung der fünf Abwehrmechanismen Wendung gegen das Objekt, Wendung gegen das Selbst, Projektion, Prinzipienbildung und Umkehrung kann sowohl getrennt für die kognitive und die Verhaltensebene als auch als Gesamtsumme berechnet werden.

Im **SBAK** wird das Ausmaß der Abwehrstile Rationalisierung, Verleugnung, Wendung gegen das Objekt, Regression und Vermeidung sozialer Kontakte erhoben, indem bei 17 Situationsschilderungen die Auftretenswahrscheinlichkeit von insgesamt 70 Reaktionen jeweils auf einer fünfstufigen Skala eingeschätzt wird.

Coping

Das dem verhaltensmedizinischen Denken entstammende Konzept des Coping bezeichnet eher bewußte Formen des Umgangs mit Problemen. Da davon ausgegangen wird, daß Coping situationsabhängig ist, thematisieren die zu diesem Bereich entwickelten Fragebögen zumeist die Bewältigung oder Verarbeitung einer spezifischen Belastung, zum Beispiel Schmerz (FSV, KSI), körperliche Krankheit (FKV, FEKB), Streß (SVF) (Abkürzungen s. Tab. 4-4). Die im angloamerikanischen Sprachraum häufig eingesetzte **Ways of Coping Checklist** (WCCL) und ihre deutsche Version, die **Skala zur Erfassung des Bewältigungsverhaltens** (SEBV), untersuchen die Bewältigung eines individuell belastenden Ereignisses. Dazu soll das Ereignis mit Datum kurz beschrieben und hinsichtlich Valenz, Bedeutsamkeit, Kontrollierbarkeit und erlebter Herausforderung auf fünf- bzw. sechsstufigen Skalen eingeschätzt werden. Bezogen auf dieses individuelle Ereignis sollen dann 64 Items auf einer fünfstufigen Skala beurteilt werden. Die faktorenanalytisch gebildeten Dimensionen waren stark von der untersuchten Population, wahrscheinlich also von den zu bewältigenden Ereignissen abhängig.

Lebensverändernde Ereignisse

Das Vorhandensein lebensverändernder Ereignisse und die erforderliche Wiederanpassungsleistung wird im angloamerikanischen Sprachraum meist mit der **Social Readjustment Rating Scale** (SRRS) erhoben. Alle 42 aufgelisteten Ereignisse sind nach Schwere in Life Change Units (LCU) gewichtet; aus den aufgetretenen Ereignissen wird ein Gesamtwert gebildet. Andere Verfahren zur Beurteilung von Lebensereignissen (MEL, ILE; Abkürzungen s. Tab. 4-4) sind als Interview konzipiert und damit aufwendiger in der Datenerhebung.

Soziale Integration

Der **Fragebogen zur sozialen Integration** (FSI) ist die deutsche Adaptation der im angloamerikanischen Sprachraum häufig verwandten **Social Adjustment Scale** (SAS). Durch 45 Items mit fünfstufigen Antworten wird erfragt, inwieweit eine Person in verschiedenen Lebensbereichen die an sie gestellten Aufgaben bei eigenem Wohlbefinden und gefühlsmäßigem Austausch mit anderen erfüllt. Die Auswertung bezieht sich auf die Bereiche Arbeit, Freizeit, Verwandte, Partner, Kinder.

Soziale Unterstützung

Zur Erfassung individuell erlebten sozial unterstützenden beziehungsweise belastenden Verhaltens wurde der **Fragebogen zur sozialen Unterstützung** (F-SOSU) entwickelt. Die 54 Items (Kurzfassung: 22) werden auf fünfstufigen Skalen beantwortet. Neben den Bereichen emotionale Unterstützung, praktische Unterstützung, soziale Integration und soziale Belastung werden die Nennungen unterstützender und belastender Personen ausgewertet.

Interpersonelle Probleme

Das **Inventar interpersoneller Probleme** (IIP) erfragt mit fünfstufigen Antwortskalen, inwieweit bestimmte zwischenmenschliche Verhaltensweisen schwerfallen beziehungsweise im Übermaß gezeigt werden. Die 127 (Kurzform: 64) Items sind den Oktanten des Circumplex-Modells zugeordnet: autokratisch/kontrollierend, streitsüchtig/mißtrauisch, abweisend/kalt, introvertiert/sozial vermeidend, selbstunsicher/unterwürfig, ausnutzbar/nachgibig, fürsorglich/freundlich, expressiv/aufdringlich.

Narzißtisches Persönlichkeitssystem

Das **Narzißmusinventar** (NI) fokussiert auf den Aspekten des narzißtischen Persönlichkeitssystems, in denen sich Störungen im Erleben der eigenen Person manifestieren. Dieses umfaßt sowohl die Gesamtheit der Selbstrepräsentanzen, einschließlich der im Selbst repräsentierten Beziehungen zur Welt der Objekte, als auch Regulationsmechanismen zur Erhaltung oder Wiederherstellung positiver narzißtischer Zustände. Die 163 Items werden zu 18 Skalen zusammengefaßt, die faktorenanalytisch vier Bereichen zugeordnet sind: bedrohtes Selbst, »klassisch« narzißtisches Selbst, idealisiertes Selbst, hypochondrisches Selbst.

Therapiemotivation

Der **Fragebogen zur Messung der Therapiemotivation** (FMT) operationalisiert mit insgesamt 47 Items die vier Bereiche Krankheitserleben (Leidensdruck und Krankheitsgewinn), Laienätiologie, allgemeine Behandlungserwartung und -einstellung sowie Erfahrungen mit psychotherapeutischen Behandlungsmodellen.

Literatur

Beck AT, Ward CH, Mendelson M, Mock J, Erbaugh J. An inventory for measuring depression. Arch Gen Psychiatry 1961; 4: 561-71.
Becker P. Interaktions-Angst-Fragebogen (IAF). Weinheim: Beltz 1982.
Beckmann D, Brähler E, Richter HE. Der Gießen-Test (GT): Ein Test für Individual- und Gruppendiagnostik. 4. Aufl. Bern: Huber 1990.
Brähler E, Scheer JB. Der Gießener Beschwerdebogen (GBB). 2. Aufl. Göttingen: Huber 1995.
Cattell RB, Eber HW, Tatsouka M. Handbook of the „Sixteen Personality Factor Questionnaire (16-PF)". Champain: Institute for Personality and Ability Testing 1970.
Cziske R. Faktoren des Schmerzerlebens und ihre Messung: revidierte mehrdimensionale Schmerzskala. Diagnostica 1983; 1: 61-74.
Deneke FW, Hilgenstock B. Narzißmusinventar, Testmaterial und Handbuch. Bern: Huber 1989.
Derogatis LR. SCL-90 R. Administration, Scoring and Procedures Manual-I for the R(evised) Version. John Hopkins University 1977.
Eggert D. Eysenck-Persönlichkeits-Inventar (EIP). Göttingen: Hogrefe 1974.
Ehlers A, Margraf J, Chambless D. Fragebogen zu angstbezogenen Kognitionen (ACQ); Fragebogen zur Angst vor körperlichen Symptomen (BSQ); Mobilitätsinventar (MI). Weinheim: Beltz 1993.
Ehlers W, Peter R. SBAK-Testhandbuch. Testmanual. Ulm: PSZ 1989.
Eysenck HJ. Manual of the Eysenck Personality Inventory. London: University of London Press 1964.
Fahrenberg J. Die Freiburger Beschwerdeliste (FBL). Z Klin Psychol 1989; 4: 79-100.
Fahrenberg J, Hampel R, Selg H. Das Freiburger Persönlichkeits-Inventar. Revidierte Fassung des FPI-R und teilweise geänderte Fassung FPI-A1. 6. Aufl. Göttingen: Hogrefe 1994.
Ferring D, Filipp SH. Die SEBV. Bewältigung kritischer Lebensereignisse: erste Erfahrungen mit einer deutschsprachigen Version der „Ways of coping check list". Z Diff Diagn Psychol 1989; 10: 189-99.
Flor H, Rody TE, Birbaumer N, Streit, Schugens MM. Zur Anwendbarkeit des West Haven-Yale Multidimensional Pain Inventory im deutschen Sprachraum. Schmerz 1990; 4: 82-7.
Folkman S, Lazarus RS. Ways of coping check list. Stress and Coping Project. Berkeley: Psychology Department, University of California 1980.
Garner DM, Olmsted MP, Polivy J. Development and validation of a multidimensional eating disorder inventory for anorexia and bulimia. Int J Eating Disorders 1983; 2: 15-34.
Geissner E, Schulte A. Die Schmerzempfindlichkeitsskala. Manual und Materialersatz. Weinheim: Beltz im Druck. Zitiert nach: Geissner E, Dalbert C, Schulte A. Die Messung der Schmerzempfindung. In: Psychologie des Schmerzes. Diagnose und Therapie. Geissner E, Jungnitsch G (Hrsg). Weinheim: Psychologie Verlags Union 1992; 79-97.
Gleser G, Ihilevich D. An objective instrument for measuring defense mechanism. J Consult Clin Psychol 1969; 33: 51-60.
Gough HG. California Psychological Inventory. Palo Alto 1957.
Hamilton M. A rating scale for depression. J Neurol Neurosurg Psychiat 1960; 23: 56-62.
Hasenbring M. Kieler Schmerz-Inventar. Bern: Huber 1994.
Hathaway SR, McKinley JC. A multiphasic personality schedule (Minnesota). I. Construction of the schedule. J Psychol 1940; 10: 249-54.
Hautzinger M, Bailer M. Allgemeine Depressionsskala (ADS). Die deutsche Version des CES-D. Weinheim: Beltz Test 1993.
Hautzinger M, Bailer M. Das Inventar depressiver Symptome (IDS). Weinheim: Beltz Test 1993.
Hautzinger M, Bailer M, Keller F, Worall H. Das Beck-Depressions-Inventar (BDI). Bern: Huber 1993.
Hentschel U, Kießling M, Wiemers M. Testhandbuch zum Fragebogen zu Konfliktbewältigungsstrategien – FKBS. Weinheim: Beltz im Druck. Zitiert nach: Westhoff G. Handbuch psychosozialer Meßinstrumente. Göttingen: Hogrefe 1993.
Holmes TH, Rahe RH. The social readjustment rating scale. J Psycosom Res 1967; 11: 213-8.
Holmes TH, Rahe RH. The social readjustment rating scale. In: Sozialer Streß und psychische Erkrankung. Katschnig H (Hrsg). München: Urban & Schwarzenberg 1980; 160-6.
Hoppe F. Zur Faktorenstruktur von Schmerzerleben und Schmerzverhalten bei chronischen Schmerzpatienten. Diagnostica 1985; 31: 70-8.
Hoppe F. Hamburger Schmerz-Adjektiv-List. Weinheim: Beltz 1991.
Horowitz LM, Rosenberg SE, Baer BA, Ureno G, Villasenor VS. Inventory of interpersonal problems: psychometric properties and clinical applications. J Cons Clin Psychol 1988; 56: 885-92.
Horowitz LM, Strauß B, Kordy H. Das Inventar zur Erfassung interpersonaler Probleme – Deutsche Version. Weinheim: Beltz Test 1994.

Janke W, Erdmann G, Kallus W. Der Streßverarbeitungsfragebogen. Göttingen: Hogrefe 1985.

Kerns RD, Turk DC, Rudy TE. The West Haven Multidimensional Pain Inventory. Pain 1985; 23: 345-56.

Klauer T, Filipp SH, Ferring D. Der „Fragebogen zur Erfassung von Formen der Krankheitsbewältigung" (FEKB): Skalenkonstruktion und erste Befunde zur Reliabilität, Validität und Stabilität. Diagnostica 1989; 35: 316-35.

Laux L, Glanzmann P, Schaffner P, Spielberger CD. Days State-Trait-Angst-Inventar. Theoretische Grundlagen und Handanweisung. Weinheim: Beltz Test 1981.

Maier-Diewald W, Wittchen HU, Werner-Eilert K. Die Münchner Ereignisliste (MEL). Anwendungsmanual. München: Max-Planck-Institut für Psychiatrie 1983.

Meermann R, Vandereycken W. Therapie der Magersucht und Bulimia nervosa. Berlin: de Gruyter 1987.

Melzack R. The McGill Pain Questionnaire: major properties and scoring methods. Pain 1975; 1: 277-99.

Montgomery SA, Asberg M. New depression scale designed to be sensitive to change. Br J Psychiatr 1979; 134: 382-9.

Muthny FA. Fragebogen zur Krankheitsverarbeitung. Weinheim: Beltz Test 1989.

Neumann M-U, Schulte R-M. MADR-Skala zur psychometrischen Beurteilung depressiver Symptome. Göttingen, Bern: Testzentrale 1994.

Pudel V, Westenhöfer J. Fragebogen zum Eßverhalten (FEV). Weinheim: Beltz 1989.

Radloff LS. The CES-D Scale: a self-report depression-scale for research in the general population. Appl Psychol Measurement 1977; 1: 385-401.

Schneewind KA, Schröder G, Cattell RB. Der 16-Persönlichkeitsfaktoren-Test (16-PF). 2. Aufl. Bern: Huber 1986.

Schneider W, Basler HD, Beisenherz B. FMP-Fragebogen zur Messung der Psychotherapie-Motivation. Weinheim: Beltz Test 1989.

Scholz OB. Schmerzmessung. In: Psychologische Schmerztherapie. Basler HD, Franz C, Kröner-Herwig B, Rehfisch HP, Seemann H (Hrsg). Berlin: Springer 1990; 207-27.

Seemann H. Anamnesen und Verlaufsprotokolle chronischer Schmerzen für die Praxis – ein Überblick. Der Schmerz 1987; 1: 3-12.

Siegrist J, Dittmann K. Inventar lebensverändernder Ereignisse. ZUMA-Handbuch sozialwissenschaftlicher Skalen. Bd 3. Mannheim: Zentrum für Umfragen, Methoden und Analysen 1983.

Sommer G, Frydrich T. Entwicklung und Überprüfung eines Fragebogens zur sozialen Unterstützung (F-SOZU). Diagnostica 1991; 37: 160-78.

Spielberger CD, Gorsuch RL, Lushene RE. Manual for the State-Trait-Anxiety-Inventory. Palo Alto: Consulting Psychologist Press 1970.

Spreen O. MMPI – Saarbrücken, Minnesota Multiphasic Personality Inventory. Psychologisches Institut der Universität des Saarlandes. Bern: Huber 1963.

Stunkard AJ, Messiak S. The Three-Factors Eating Questionnaire to measure dietary restraint, disinhibition and hunger. J Psychosom Res 1985; 29: 71-83.

Weinert AB. Deutscher CPI. Göttingen: Hogrefe 1988.

Weissman MM, Bothwell S. Assessment of social adjustment by patient self-report. Arch Gen Psychiatr 1976; 33: 1111-5.

Wietersheim J v, Ennulat A, Probst B, Wilke E, Feiereis H. Konstruktion und erste Evaluationen eines Fragebogens zur sozialen Integration. Diagnostica 1989; 35: 359-63.

Zaworka W, Hand I, Jaunerig G, Lünenschloß K. Hamburger Zwangsinventar (HZI). Weinheim: Beltz Test 1983.

Zerssen D v. Die Beschwerdeliste. Weinheim: Beltz Test 1976.

Zung WK. A self-rating-depression-scale. Arch Gen Psychiatr 1965; 12: 63-70.

Zung WK. A rating instrument for anxiety disorders. Psychosom 1971; 12: 371-9.

Zung WK. Zung self-rating depression scale and depression status inventory. In: Assessment of Depression. Sartorius N, Ban T (eds). Berlin: Springer 1986; 221-31.

Literaturempfehlungen

Brickenkamp R. Handbuch psychologischer und pädagogischer Tests. Göttingen: Hogrefe 1994.

CIPS – Collegium Internationale Psychiatriae Scalarum (Hrsg). Internationale Skalen für die Psychiatrie. 3. Aufl. Weinheim: Beltz 1986.

Lienert GA. Testaufbau und Testanalyse. Weinheim: Beltz 1994.

Testzentrale des Berufsverbandes Deutscher Psychologen. Göttingen: Hogrefe 1994.

Westhoff G. Handbuch psychosozialer Meßinstrumente. Göttingen: Hogrefe 1993.

4.6.3 Projektive Verfahren

Eva-Maria Biermann-Ratjen

> **Definition**
>
> **Projektive Tests** bestehen aus Situationen, die Reaktionen herausfordern, und aus Anweisungen zu deren Interpretation. Sie unterscheiden sich von den psychometrischen Verfahren unter anderem darin, daß sie keine eindeutigen Aufgaben beinhalten, so daß schon die individuelle Aufgabendefinition eine zu interpretierende Reaktion darstellt.

Man kann projektive Tests als eine Methode zur Erhebung einer **Verhaltensstichprobe** ansehen. Während die psychometrischen Tests eher der Messung isolierter psychischer Funktionen dienlich sind, gelten die projektiven als **psychodiagnostische Verfahren** zur Erfassung interindividueller und nicht unbedingt quantifizierbarer Unterschiede.

Die bekanntesten projektiven Tests enthalten Deutungsaufgaben:

- Im **Rorschach-Test** (nach Rorschach 1921) werden dem Probanden Tintenkleckse vorgelegt mit der Frage: »Was können Sie darin sehen?«
- Im **TAT** (Thematischer Apperzeptionstest; nach Morgan u. Murray 1935) werden mehrdeutige Abbildungen von Szenen vorgegeben, und die Aufgabe lautet: »Erzählen Sie dazu eine dramatische Geschichte.«

Zu den projektiven Tests zählen auch solche, in denen zum Beispiel zu vervollständigende Sätze vorgegeben werden (z.B. »Wenn ich eine schlechte Nachricht bekomme ...«) sowie solche, in denen freie Zeichnungen verlangt werden, zum Beispiel der **»Haus-Person-Baum-Test«** und die **»Familie in Tieren«**. Der **Wartegg-Test** besteht aus der Vorgabe einfacher Bildelemente und der Aufforderung: »Vervollständigen Sie diese Zeichnungen.«

L.K. Frank hat 1939 vorgeschlagen, diese Tests „projektiv" zu nennen. Die Aufgabe stelle eine Fläche dar, auf die der Proband seine Innerlichkeit, sein Phantasie- und Impulsleben ungewollt in den Akten der Deutung, Wahl und Gestaltung nach außen verlege, »projiziere«. Diese Hypothese hat eine bis heute anhaltende heftige Diskussion der Frage ausgelöst, ob es möglich ist, eine für alle als projektiv bezeichneten Verfahren tragfähige Theorie zu finden. Die Idee, mit Hilfe projektiver Verfahren Einblick in das »Unbewußte« eines Probanden zu erhalten beziehungsweise eine Methode zur Verfügung zu haben, die Einblick in das »wahre« Erleben ermöglicht, hat dadurch aber nichts von ihrer Attraktivität verloren. In Bereichen, in denen man nicht davon ausgeht, daß die Testpersonen die Wahrheit sagen wollen oder können, bei der Begutachtung vor Gericht und in der Psychiatrie zum Beispiel, werden projektive Verfahren vielfach als unentbehrlich angesehen.

Güteprüfung projektiver Verfahren

Auch die projektiven Verfahren sind einer »Güteprüfung« unterzogen worden: Die Validierung projektiver Tests geschieht in der Weise, daß man Kategorien bildet, in die bestimmte Testverhaltensweisen eingeordnet werden, um dann empirisch zu überprüfen, mit welchen als relevant erachteten Persönlichkeits- oder Entwicklungsmerkmalen Verhalten der verschiedenen Kategorien zusammen auftritt. Man ist sich heute einig darüber, daß projektive Tests **konstrukt-validiert** werden müssen, das heißt, zu den Anweisungen zur Interpretation des Verhaltens in einem projektiven Test gehört eine Theorie, die erklärt, warum das Testverhalten X empirisch nachweisbar nur dann auftritt, wenn auch ein Verhalten Y zu beobachten ist, das ebenfalls ein sicherer Indikator für die den Verhaltensweisen X und Y zugrundeliegende Kategorie K mit den Inhalten A bis Z ist, die wiederum mit solchen empirischen Ergebnissen fundiert wird.

Gegen die **Durchführungsobjektivität** der projektiven Tests wird eingewendet, daß die initiale Instruktion zwar einheitlich sein könne, sich im Verlauf der Testdurchführung aber eine jeweils einmalige Interaktion zwischen Proband und Testleiter und damit eine situativ jeweils einmalige Bedingung entwickle. Die **Auswertungsobjektivität** sei schon dadurch begrenzt, daß eine Standardisierung der Antwortmöglichkeiten in der Regel gar nicht denkbar sei und auf diesem Hintergrund eine Interpretationsobjektivität unmöglich.

Bezüglich der möglichen **Reliabilität** projektiver Verfahren wird vermutet, daß bei einer Testwiederholung kaum jemand unbeeindruckt von der ersten Testdurchführung sein wird und deswegen auch die Vorgabe von Parallelformen sinnlos sein könnte – abgesehen von der Schwierigkeit, wirkliche Parallelformen zu konstruieren, da die Items projektiver Tests als ausgesprochen heterogen anzusehen sind. Eine Prüfung der Reliabilität eines projektiven Tests in der Form einer Prüfung seiner inneren Konsistenz erscheint deshalb auch nicht als besonders erfolgversprechend.

Rorschach-Test

Im folgenden wird der Rorschach-Test, seine Durchführung, Auswertung und Interpretation auf der Grundlage einer bestimmten Persönlichkeitstheorie exemplarisch und kurz beschrieben.

Der Rorschach-Test wurde unter dem Titel »Psychodiagnostik, Methodik und Ergebnisse eines wahrnehmungsdiagnostischen Instruments« veröffentlicht. Im Rorschach-Test wird die Testleistung nicht *gemessen*, sondern *charakterisiert (signiert)*, das heißt nicht an eine quantitative Meßskala angelegt, sondern in qualitativen Kategorien erfaßt. Erst in diesen wird das Testverhalten quantifiziert.

Testdurchführung

Um einen Einblick in die Funktionsweise projektiver Tests zu erhalten, sollte man den Rorschach-Test zunächst im Selbstversuch durchführen. Man suche sich einen Testleiter, der einem im **ersten Durchgang** die 10 Tafeln in der vorgegebenen Reihenfolge, eine nach der anderen, vorlegt und jeweils sachlich freundlich fragt: »Was können Sie auf dieser Tafel sehen?« Der Versuchsleiter schreibt alles mit, was der Proband sagt, notiert bei jeder sogenannten Deutung, zum Beispiel der Fledermaus zu Tafel I, wieviel Zeit seit der Vorlage der Tafel vergangen ist, und ferner, in welcher Tafelstellung die Deutung erfolgt. Der Proband darf die Tafeln auch drehen, und er darf alles benennen, was er auf den Tafeln sieht.

In einem **zweiten Durchgang** fragt der Testleiter Deutung für Deutung:
- »Wo auf der Tafel haben Sie (z. B.) die Fledermaus gesehen?
- Was an der Tafel hat Sie darauf gebracht?
- Wie haben Sie (z. B.) die Fledermaus gesehen?«

Dieser zweite Durchgang – bei manchen Patienten empfehlen sich auch drei bis vier – dient der Sicherung der **Signierung**, das heißt der Feststellung der Lokalisation, des Formniveaus und der Determinanten jeder Deutung.
Die **Lokalisation** einer Deutung ergibt sich daraus, ob der ganze Klecks, große Details, kleine Details – unterschieden in ganz kleine, ungewöhnliche, solche am Rand der Tafel oder solche im Klecks –, die Zwischenräume und/oder der Hintergrund gedeutet worden sind beziehungsweise Kombinationen aus diesen.
Das **Formniveau** ist bestimmt durch den Grad der Übereinstimmung der Form der Deutung mit der Klecksgestalt, die Detailliertheit der Deutung und die sinnvolle Organisation der Details einer Deutung in die Gesamtdeutung.
Die **Determinanten** (Erlebnismodalitäten) einer Deutung können Form, Farbe, Schattierung und Bewegung sein. Es werden menschliche, tierische und unlebendige (z. B. Explosion) Bewegungen unterschieden. Wenn die Schattierung eine Determinante einer Deutung ist, wird unterschieden, ob es sich um dreidimensionale, ins zweidimensionale projizierte und/ oder Oberflächenstrukturen (z. B. Fell oder Eis) enthaltende Deutungen handelt.
Bei der **Signierung** der Deutungen, zu deren Zustandekommen die **Farbe** beigetragen hat, wird unterschieden zwischen »bunten« Farben und den schwarz-grau-weißen Färbungen der Tintenkleckse. Hier spielt die Determinante Form – die isoliert nur signiert wird, wenn bei einer Deutung keine andere Determinante erkennbar wird – eine besondere Rolle. Es wird unterschieden zwischen Farbdeutungen mit bestimmter, unbestimmter und gar keiner Form; ferner zwischen natürlichen, willkürlichen und symbolischen Farben: Ein Blutfleck ist natürlich rot und hat eine unbestimmte oder gar keine bestimmte Form. Ein gefärbtes Fell hat eine willkürliche Farbe, und ein »Herz, weil Rot ein Symbol für die Liebe ist,« zum Beispiel hat eine symbolische Farbe und, in Abhängigkeit vom Formniveau, eine mehr oder weniger gute Form.
Es wird auch der Inhalt der **Deutung signiert**, wobei für die menschlichen Bewegungsdeutungen besondere Kategorien vorgesehen sind. Man unterscheidet, ob die menschliche Bewegung Menschen, Tieren, Karikaturen oder »entrealisierten« Wesen zugeschrieben werden, wie zum Beispiel Hexen.
Auch die Üblichkeit einer Deutung wird signiert: wie oft sie in einer Stichprobe von 100 Testprotokollen auf einer bestimmten Tafel zu einem bestimmten Detail gegeben wird.

Testinterpretation

Die Interpretation des Testverhaltens geschieht zunächst auf der Grundlage der Signierung: orientiert an der Häufigkeit der Deutungen in den einzelnen Kategorien und Unterkategorien. Der Rorschach-Test gilt auch heute noch als ein »wahrnehmungsdiagnostisches« Instrument. Wahrnehmung ist hier nicht im wahrnehmungspsychologischen Sinn gemeint.
Nach Klopfer et al. (1954) enthält zum Beispiel der **Umgang mit** der **Schattierung** Hinweise auf die innere Repräsentation von Erfahrungen,

in denen das Bedürfnis nach liebender Zuwendung und damit die Angst und deren Ausdrucks- und Bewältigungsformen eine Rolle gespielt haben. Je angenehmer und ungefährlicher der reale Hautkontakt mit dem Inhalt einer Deutung wäre, desto problemloser, so die Faustregel, kann die Person, die diese Deutung gegeben hat, solchen Bedürfnissen Raum in ihrem Erleben geben. Und je klarer, schärfer, lebendiger und realer die Form des schattierten Gedeuteten, desto weniger Probleme bei der Kontrolle dieser Bedürfnisse beziehungsweise der Erfahrung der Frustierung in diesen Bedürfnissen hat die Person.

Der **Umgang mit** der **Farbe** soll Hinweise auf den Umgang mit den Affekten enthalten, die durch äußere Reize ausgelöst werden. Auch bei den Farbantworten werden in der Bestimmtheit der Form des Gedeuteten Hinweise auf die Affektkontrolle gesehen. Die Unterscheidung von »natürlicher, willkürlicher und symbolischer« Farbe ermöglicht die Beschreibung unterschiedlicher Abwehroperationen. Das gilt auch für die »Lokalisation«.

Den **Bewegungsdeutungen** werden Hinweise auf die Art und die Bedeutung der Objektrepräsentanzen (auf der Grundlage realer Erfahrungen mit realen Objekten entwickelt) entnommen: wem, welche, wie kontrollierbare oder kontrollierte Lebendigkeit zuerkannt wird. Es gibt inzwischen kaum noch eine (im DSM oder ICD beschriebene) Persönlichkeitsstörung, die nicht unter diesen Gesichtspunkten mit Hilfe des Rorschach-Tests untersucht worden wäre.

Auf die Möglichkeit, die **Wahrnehmungsorganisation** – beziehungsweise die spezifischen Störungen der Strukturen, auf deren Grundlage die Wahrnehmungsorganisation erfolgt – bei bestimmten psychiatrischen Krankheitsbildern mit Hilfe des Rorschach-Tests genau zu beschreiben, sei hier nur verwiesen: Auch die Symptomatik psychiatrischer Patienten läßt sich ziemlich umfassend beschreiben, indem man ihren Umgang mit Situationen, in denen Zuwendungsbedürfnisse, Affekte und Objektrepräsentanzen angesprochen werden, beschreibt.

Literatur

Amelang M, Bartussek D. Differentielle Psychologie und Persönlichkeitsforschung. 3. Aufl. Berlin, Köln, Stuttgart: Kohlhammer 1990.

Blatt SJ. The Rorschach: a test of perception or an evaluation of representation. J Pers Ass 1989; 55: 394-416.

Exner JE jr. The Rorschach: a comprehensive system. Vol 2: Interpretation. 2nd ed. New York: Wiley 1991.

Frank LK. Projective methods for the study of personality. J Psychol 1939; 8: 389-413.

Hörmann H. Theoretische Grundlagen der projektiven Tests. In: Handbuch der Psychologie in 12 Bänden. Bd 6: Psychologische Diagnostik. Heiss R (Hrsg). Göttingen: Hogrefe 1964; 71-112.

Klopfer B, Ainsworth MD, Klopfer WG, Holt RR. Developments in the Rorschach Technique. New York: World Book Company 1954.

Lerner HD, Lerner PM (eds). Primitive mental states and the Rorschach. Madison: University Press 1988.

Lerner PM. Psychoanalytic theory and the Rorschach. Hillsdale: Analytic Press 1991.

Morgan CD, Murray HA. A method for investigating fantasies. The Thematic Apperception Test. Arch Neurol Psychiat 1935; 34: 289-306.

Rorschach H. Psychodiagnostik, Methodik und Ergebnisse eines Wahrnehmungsdiagnostischen Experiments (Deutenlassen von Zufallsformen). 4. und folgende Aufl. Bern: Huber 1921, 1941 ff.

Vogel H. Die Rorschach-Technik von Bruno Klopfer. In: Handbuch der Psychologie in 12 Bänden. Bd 6: Psychologische Diagnostik. Heiss R (Hrsg). Göttingen: Hogrefe 1964; 618-34.

4.7 Klassifikation und Diagnose

4.7.1 Operationale Klassifikationssysteme

Wolfgang Schneider

> **Definition**
>
> Als **operationales Klassifikationssystem** ist ein System diagnostischer Klassen zu verstehen, in das eine Menge von Merkmalen nach mehr oder weniger scharf explizierten Zuordnungsregeln eingeteilt wird.

Geschichte

In der Psychiatrie war die Nützlichkeit der herkömmlichen psychiatrischen Diagnostik wegen ihrer mangelnden Reliabilität (Spitzer u. Fleiss 1974; Häfner 1978) seit langem bezweifelt worden. Überspitzt formuliert ging der Vorwurf in die Richtung, daß es, soweit ein Patient von mehreren Diagnostikern beurteilt werden würde, ebensoviel unterschiedliche Diagnosen wie Diagnostiker geben würde.

Ab Anfang der siebziger Jahre setzte in den USA die Entwicklung operationaler Diagnosensysteme ein, deren oberstes Ziel in der Verbesserung der Reliabilität der Diagnostik bestand. Die ersten operationalen Systeme (s. Freyberger u. Muhs 1993) waren die **St.-Louis-Kriterien** von Feighner et al. (1972) und die **Research Diagnostic Criteria** von Spitzer et al. (1975), die letztlich in den USA in die Konzeptualisierung des **DSM** (Diagnostic and Statistical Manual of Mental disorders) der American Psychiatric Association mündeten.

Mittlerweile hat das DSM-III eine Weiterentwicklung über eine revidierte Form, das DSM-III-R, zur aktuellen Fassung, dem DSM-IV, genommen, das in den Vereinigten Staaten von Amerika seit 1993 in Anwendung ist.

Die WHO (Weltgesundheitsorganisation) hat nach dem zweiten Weltkrieg die Liste der Todesursachen in die Internationale Klassifikation der Krankheiten, Verletzungen und Todesursachen (**ICD**) transformiert (s. Dilling et al. 1993), die jetzt in der 10. Version vorliegt. Für die Klassifikation psychischer Störungen liegt seit der 8. Version der ICD (1967) ein Glossar vor, das dazu geführt hat, daß dieses psychiatrische Diagnosensystem, wie auch später die ICD-9, eine relativ gute internationale Akzeptanz und breite Anwendung gefunden hat. Aktuell stellt noch die 9. Version der ICD das offizielle Diagnosensystem in der Bundesrepublik Deutschland dar, das perspektivisch durch die ICD-10 ersetzt werden wird. An der ICD-10 arbeiteten seit Beginn der achtziger Jahre eine große Zahl psychiatrischer Experten auf Initiative der WHO.

Charakteristika operationaler Diagnosensysteme

Operationale Diagnosensysteme wie das DSM-III-R beziehungsweise DSM-IV und die ICD-10 zeichnen sich durch folgende **diagnostische Prinzipien** aus:

- **Schaffung** vieler **deskriptiver diagnostischer Kategorien** und dadurch Ermöglichung einer möglichst differenzierten Diagnostik
- **Formulierung** von **diagnostischen Kriterien** auf der symptomatischen oder syndromalen Ebene sowie von Regeln der Verknüpfung dieser Kriterien. Dabei soll auch der Verlauf und der Schweregrad der Symptomatik berücksichtigt werden. Neben den Einschlußkriterien, die angeben, welche Symptome ein Patient aufweisen muß, damit er eine bestimmte Diagnose erhält, werden auch Ausschlußkriterien formuliert.
- Stellung so vieler deskriptiver Diagnosen, bis die gesamte Symptomatik des Patienten angemessen abgebildet ist (**Komorbiditätsprinzip**)
- **Bereitstellung** verschiedener **diagnostischer Achsen**, die es ermöglichen, unterschiedliche Aspekte des Patienten zu beurteilen (siehe z. B. Mezzich 1992)

Die Protagonisten der operationalen psychiatrischen Diagnostik wollten auf nicht empirisch gesicherte ätiologische Konzepte verzichten und haben deshalb zum Beispiel die traditionellen Krankheitsbegriffe wie Psychose oder Neurose aufgegeben, was in der Entwicklungsphase des DSM-III zu erheblichen inhaltlichen Kontroversen zwischen Psychoanalytikern und den Anhängern eines »theoriefreien Ansatzes« geführt hat (s. Bayer u. Spitzer 1985; Schneider u. Freyberger 1992). Auf den Terminus »Krankheit« wird zugunsten des Begriffs der »Störung« verzichtet. Darüber hinaus soll mit der **Orientierung auf** die **Symptomatik** möglichst ein interpretatives diagnostisches Vorgehen, wie es zum Beispiel für die psychoanalytische Diagnostik typisch ist, aus dem diagnostischen Prozeß ausgeschaltet werden, um damit verbundene Einbußen an diagnostischer Unsicherheit zu reduzieren.

Diese hier dargelegten diagnostischen Prinzipien gelten im weitesten sowohl für das DSM-III-R beziehungsweise DSM-IV als auch für die ICD-10.

4.7.2 ICD-10-Klassifikation

Wolfgang Schneider

Im folgenden soll der Aufbau des Kapitels V innerhalb der ICD-10 (Klassifikation der psychischen Störungen) etwas näher skizziert werden. Dieses diagnostische Modell wird aufgrund seiner Einbettung in das Gesamtsystem der internationalen Klassifikation der Krankheiten und der internationalen Verbreitung wahrscheinlich sowohl für den klinischen Alltag als auch perspektivisch für den wissenschaftlichen Gebrauch die größte Bedeutung einnehmen. In der Bundesrepublik Deutschland sollte die ICD-10 als offizielles Klassifikationsschema für die Erfassung und Abrechnung ärztlicher Leistungen ab 1.1.1996 eingesetzt werden. Dieser Schritt wurde jedoch aus verschiedenen Gründen vom Bundesgesundheitsministerium bis zum 1.1.1998 zurückgestellt.

Kapitel V der ICD-10

Das Kapitel V der ICD-10 enthält 100 dreistellige diagnostische Hauptkategorien (die ICD-9 enthielt demgegenüber nur 30 dreistellige diagnostische Kategorien) und ist als alphanumerisches Klassifikationsschema angelegt, bei dem die Ziffern vier und fünf einer differenzierteren Beschreibung der jeweiligen Störung dienen. Zum Beispiel können hier Angaben zum Schweregrad oder Verlauf klassifiziert werden (Tab. 4-5). Für den Bereich der psychotherapeutischen Medizin sind im engeren Sinne insbesondere die Abschnitte F3, F4, F5 und F6 von Bedeutung, deren dreistellige Diagnoseklassen Tabelle 4-6 zeigt.

Für die ICD-10 sind **unterschiedliche Fassungen** entwickelt worden, die sich hinsichtlich ihres Differenzierungsgrades und der Anwendungsbereiche unterscheiden. Dazu zählen:

- die **klinisch-diagnostischen Leitlinien**, die für den klinischen Gebrauch konzipiert sind und ausführliche Beschreibungen der diagnostischen Klassen enthalten
- zwei **Kurzformen**, von denen eine – die **Primary Health Care Classification** – insbesondere für den Gebrauch in der primärärztlichen Versorgung konzipiert und die andere eher für administrative Aufgaben (z. B. bei den Krankenkassen) gedacht ist

Tab. 4-5 Zweistellige diagnostische Abschnitte der ICD-10

F0	organische einschließlich symptomatische psychische Störungen
F1	psychische und Verhaltensstörungen durch psychotrope Substanzen
F2	Schizophrenie, schizotype und wahnhafte Störungen
F3	affektive Störungen
F4	neurotische, Belastungs- und somatoforme Störungen
F5	Verhaltensauffälligkeiten bei körperlichen Störungen oder Faktoren
F6	Störungen der Persönlichkeit bei Erwachsenen und Verhaltensstörungen
F7	Intelligenzminderung
F8	Störungen der psychischen Entwicklung
F9	Verhaltens- und emotionale Störungen mit Beginn in der Kindheit und Jugend; nicht näher bezeichnete Störungen

Tab. 4-6 Ausgewählte dreistellige diagnostische Hauptkategorien der ICD-10

F3 affektive Störungen
F32 depressive Episode
F33 rezidivierende depressive Störungen
F34 anhaltende affektive Störungen
F4 neurotische, Belastungs- und somatoforme Störungen
F40 phobische Störung
F41 andere Angststörung
F42 Zwangsstörung
F43 Reaktion auf schwere Belastungen und Anpassungsstörungen
F44 dissoziative Störungen (Konversionsstörungen)
F45 somatoforme Störungen
F48 andere neurotische Störungen
F5 Verhaltensauffälligkeiten mit körperlichen Störungen oder Faktoren
F50 Eßstörungen
F51 nichtorganische Schlafstörungen
F52 sexuelle Funktionsstörungen
F53 psychische oder Verhaltensstörungen im Wochenbett, nicht andernorts klassifizierbar
F54 psychische Faktoren oder Verhaltenseinflüsse bei andernorts klassifizierten Erkrankungen
F55 Mißbrauch von Substanzen, die keine Abhängigkeit hervorrufen
F59 nicht näher bezeichnete Verhaltensauffälligkeiten mit körperlichen Störungen und Faktoren
F6 Persönlichkeitsstörungen
F61 kombinierte und andere Persönlichkeitsstörungen
F62 andauernde Persönlichkeitsänderungen, nicht Folge einer Schädigung oder Erkrankung des Gehirns
F63 abnorme Gewohnheiten und Störungen der Impulskontrolle
F64 Störungen der Geschlechtsidentität
F65 Störungen der Sexualpräferenz
F66 psychische oder Verhaltensprobleme in Verbindung mit der sexuellen Entwicklung und Orientierung
F68 andere Persönlichkeits- und Verhaltensprobleme
F69 nicht näher bezeichnete Persönlichkeits- und Verhaltensstörungen

- die **Forschungskriterien**, die für den wissenschaftlichen Gebrauch bestimmt sind und Kriterien für nahezu alle diagnostischen Klassen enthalten

Wie für das DSM existieren auch für die ICD-10 eine Reihe von standardisierten und strukturierten **Begleitinstrumenten**, die einer weiteren Erhöhung der Zuverlässigkeit der Diagnosenstellung dienen sollen. Einige relevante Ansätze werden im nächsten Abschnitt kurz charakterisiert.
Auch für die ICD-10 sollen, wie bereits für das DSM-III-R und das DSM-IV geschehen, unterschiedliche diagnostische Merkmalsbereiche auf verschiedenen Achsen klassifiziert werden (Tab. 4-7).

Entwicklung der ICD-10

Die Entwicklung der operationalen Diagnosenmodelle wurde und wird jeweils von **empirischen Studien** begleitet, die insbesondere Fragen der Praktikabilität und der Reliabilität der Diagnosenstellung überprüfen. Fragen der Validität (der Gültigkeit der Diagnosen) werden dabei meist wenig berücksichtigt.

Tab. 4-7 Multiaxiale Ansätze der ICD-10 und des DSM-III-R beziehungsweise DSM-IV

ICD-10	Ia:	psychische Störungen
	Ib:	somatische Störungen
	II:	psychosoziale Funktionsstörungen; hier soll die *disability-scale* der WHO Anwendung finden.
	III:	abnorme psychosoziale Situationen
DSM-III-R	I.	klinische Syndrome
	II:	Entwicklungs- und Persönlichkeitsstörungen
	III:	körperliche Störungen
	IV:	Schweregrad psychosozialer Belastungen
	V:	psychosoziales Funktionsniveau; für diese Achse sind im DSM-IV ergänzende Achsen hinzugefügt worden (Beziehungs- und Abwehrachse).

Für die ICD-10 sind seit 1987 multizentrische internationale Feldstudien für die **klinisch diagnostischen Leitlinien** und die **Forschungskriterien** durchgeführt worden. Dabei ging es um die Beurteilung der Akzeptanz dieser Diagnosenmodelle seitens der Anwender, der Beurteilung der Schwierigkeit der Diagnosenstellung mit diesen diagnostischen Verfahren und die Interraterreliabilität (Beurteilerübereinstimmung). Von Interesse war auch immer, inwieweit ICD-Diagnosen mit DSM-Diagnosen vergleichbar sind (Kompatibilität der Systeme), wobei das grundlegende Ziel darin bestand, diese beiden Diagnosensysteme aneinander anzupassen. An der Forschungskriterienstudie (1990-1993) haben erstmals auch Diagnostiker aus dem Bereich der Psychotherapie/Psychosomatik neben Psychiatern und Kinder- und Jugendpsychiatern teilgenommen, die inbesondere die für diesen Bereich relevanten Störungen untersucht haben (s. ausführlich Schneider et al. 1993).

Insgesamt haben die Feldstudien gezeigt, daß die ICD-10 als operationales syndromatisches Diagnosenmodell eine relativ gute Akzeptanz bei den Beurteilern findet. Die **diagnostische Übereinstimmung** weist jedoch bei den verschiedenen Störungen eine hohe Variabilität auf. Zeigt sich zum Beispiel bei den Angststörungen, Eßstörungen und Persönlichkeitsstörungen eine gute diagnostische Übereinstimmung, so war diese für die depressiven, dissoziativen und psychosomatischen Störungen eher schlecht. Dies liegt insbesondere in einer unscharfen Beschreibung der diagnostischen Kategorien sowie in unpräzisen oder auch fehlenden (z. B. bei den psychosomatischen Störungen) diagnostischen Kriterien begründet.

Operationale Diagnosensysteme kritisch betrachtet

Abschließend sollen aus der Sicht der psychodynamischen Psychotherapie grundsätzlichere Kritikpunkte an den operationalen Diagnosensystemen (s. auch Schneider u. Hoffmann 1992; Schneider et al. 1995) formuliert werden.

▶ Der vorgeblich atheoretische Ansatz der operationalen Diagnosensysteme favorisiert **biologische Krankheits-** und **Behandlungskonzepte** (s. auch Hoffmann 1986a) und grenzt psychoanalytische Krankheits- und Behandlungskonzepte aus. Der ursprüngliche psychoanalytische Neurosenbegriff als nosologisches Konzept mit Hypothesen zur Ätiologie, Persönlichkeitsentwicklung, Symptomatik und Behandlung existiert nicht mehr in diesen diagnostischen Modellen.

Auch wenn sicherlich die psychoanalytischen Annahmen zur Genese, Ausgestaltung und Behandlung neurotischer Störungen bislang nur begrenzt empirisch belegt sind (siehe z. B. Luborsky 1969), erscheint es nicht angemessen, Konzepte mit einer hohen klinischen und heuristischen Evidenz vorschnell aus dem diagnostischen und therapeutischen Denken auszugrenzen. Entsprechend sind psychodynamisch orientierte Psychotherapeuten und Wissenschaftler nachhaltig gefordert, ihre Theorien empirisch angemessen zu untersuchen, was allerdings in den letzten Jahren zunehmend geschieht.

▶ Durch die **Orientierung auf** die **Symptomatik** und **Syndromatik** werden Gesichtspunkte der Persönlichkeitsentwicklung im Gesamt der verfügbaren Ich-Funktionen aus dem diagnostischen Prozeß ausgeklammert. Das Komorbiditätsprinzip verleitet weiter dazu, Bemühungen um eine Konzeptualisierung von Krankheiten aufzugeben, indem unterschiedliche Syndromdiagnosen regellos nebeneinandergestellt werden und die Störung mit der höchsten klinischen Prägnanz als Erstdiagnose genannt wird. Ein Versuch, vielfältige Symptome und Problembereiche eines Patienten, der auch den Längsschnitt angemessen berücksichtigt, systematisch zu »ordnen« und in ihrer Gestalt oder Struktur zu verstehen, wird so programmatisch als nicht sinnvoll abgelehnt. Darüber hinaus wird auf die Berücksichtigung psychodynamisch bedeutsamen Materials im diagnostischen Prozeß verzichtet.

Der **Beziehungsaspekt** wie das verstehende und interpretative Vorgehen, die beide wichtige Elemente psychodynamischer Diagnostik wie Therapie darstellen, haben in der operationalen Diagnostik keinen Platz mehr, da das Kriterium der **Operationalisierbarkeit** und der **Reliabilität** zuungunsten der Validität überstrapaziert wird. Gerade bezüglich der Behandlungsvalidität dieser Art von Diagnosen sind erhebliche Bedenken aus unserer Sicht gerechtfertigt, da, wie bereits oben formuliert, sowohl die generelle Indikation zu einer Psychotherapie als auch zu einer spezifischen psychotherapeutischen Behandlung nicht nur auf der Basis der vorliegenden Symptome gestellt werden kann.

Abschließend soll noch darauf hingewiesen werden, daß durch die Operationalisierung eine aktive explorative Untersuchung nahegelegt wird, die eine Entwicklung von Übertragungs- und Gegenübertragungsprozessen weitestgehend ausschließt. Der Patient wird in der Tendenz nicht länger als eigenständiges Subjekt in der **Arzt-Patient-Beziehung** mit relevanten Motiven, Konflikten und Interessen verstanden; er wird zum Objekt von Diagnostik und Therapie. In diesem Zusammenhang wird meines Erachtens deutlich, welche potentiellen Gefahren durch eine unkritische Anwendung operationaler Diagnostik in der Klinik und Wissenschaft drohen können. Auf diesem Hintergrund ist eine kritische Auseinandersetzung mit diesen Methoden dringlich, wobei auf der anderen Seite die Vorzüge dieser Methoden für eine Systematisierung relevanter diagnostischer Ebenen und auch die wissenschaftlichen und administrativen Argumente für eine kritische Verwendung dieser Methoden nicht unterschätzt werden sollten.

4.7.3 Strukturierte Verfahren zur diagnostischen Klassifikation

Wolfgang Schneider

Um den diagnostischen Prozeß bei der Anwendung der hier diskutierten operationalen Diagnosensysteme (DSM-III-R, -IV und ICD-10) besser handhabbar zu machen, sind für diese Klassifikationssysteme **teilstrukturierte**, **strukturierte** und **standardisierte Interviews** entwickelt worden. Diese haben nach Wittchen (1994) vor allem die Ziele:
- die Reliabilität der Symptom- oder Syndromdiagnosen zu verbessern
- angemessene Interviewstrategien für die vielen diagnostischen Klassen und entsprechend vielen diagnostischen Kriterien sowie Zuordnungsregeln umfassenden Systeme zur Verfügung zu stellen

Teilstrukturierte Interviews

> **Definition**
>
> **Teilstrukturierte Interviews** geben Regeln für die Beurteilung und Zuordnung (Kodierung) von Symptomen oder anderen diagnostischen Merkmalen an (z. B. Angaben zum Verlauf, Zeitkriterien oder der Schwere der Symptomatik), ohne daß die Art der Interviewführung festgelegt ist.

Es handelt sich dabei um Check- oder Kriterienlisten, die also primär auf die angemessene Zusammenfassung und Bewertung der im Interview erhobenen Informationen abzielen. Für den gesamten Störungsbereich der ICD-10 und bedingt auch für DSM-III-R beziehungsweise DSM-IV liegen im deutschsprachigen Raum die **ICD-10-Merkmalsliste** (Dittmann et al. 1992) und die **Münchner Diagnosen-Checkliste** von Hiller et al. (1989) vor (s. Stieglitz 1994). Bei beiden Verfahren handelt es sich um Fremdbeurteilungsverfahren, die auf seiten des Interviewers eine gute Kenntnis der Psychopathologie sowie der diagnostischen Klassifikationssysteme erfordert. Von Saß und Mende (1990) wurde speziell eine Checkliste für die Diagnostik von Persönlichkeitsstörungen entwickelt. Als Informationen gehen Angaben und Verhalten des Patienten sowie fremdanamnestische Informationen von Angehörigen oder Behandlern ein.

Strukturierte Interviews

> **Definition**
>
> Bei **strukturierten Interviews** ist der Prozeß der Informationserhebung durch die Formulierung von Fragen und Ergänzungsfragen (Wittchen 1994) und Antwortvorgaben festgelegt.

Diese formalisierten Interviews finden vor allem im Prozeß der Forschung Anwendung, wo sie mögliche subjektive Verzerrungen des Diagnostikers reduzieren sollen. Eine weite Verbreitung im englischsprachigen Raum weist das **Structured Clinical Interview for DSM-III-R** (**SKID**, Spitzer et al. 1987) auf, das von

Wittchen et al. (1990) in eine deutsche Fassung übertragen worden ist (Strukturiertes Klinisches Interview für DSM-III-R). Für die Anwendung bei der ICD-10 ist ein zusätzliches Modul entwickelt worden. Das SKID weist zu Beginn ein halbstrukturiertes Interview auf der Grundlage eines Leitfadens auf, das dem Interviewer einen Überblick über die Problemstellung des Patienten geben soll. Im strukturierten Teil des Interviews werden spezifische Syndrome (z. B. affektive Störungen) differenzierter untersucht, wobei der Untersucher entlang vorformulierter Fragen jeweils zu beurteilen hat, inwieweit und in welchem Ausmaß ein Patient die DSM-III-R-Kriterien für die jeweilige Störung erfüllt. Während des Interviews hat der Diagnostiker auf der Basis der jeweils vorliegenden Problemkonstellation Entscheidungen zu treffen, die zusammen mit ausformulierten »Sprungregeln« das weitere Interviewvorgehen steuern. Mit dem SKID können nicht nur Achse-I-Diagnosen (Syndrome), sondern auch etwaig vorliegende körperliche Erkrankungen (Achse III des DSM-III-R) klassifiziert und das »psychosoziale Funktionsniveau« diagnostiziert werden.

Die Reliabilität und Handhabbarkeit des Interviews hat sich in einer größeren Zahl von internationalen und deutschen Studien bei trainierten Interviewern als befriedigend erwiesen.

Standardisierte Interviews

> **Definition**
>
> Bei strukturierten Interviews ist der Prozeß der Informationserhebung lediglich durch die Formulierung von Fragen und Ergänzungsfragen sowie Antwortfragen (Wittchen 1994) festgelegt. Bei **standardisierten Interviews** sind dagegen alle Ebenen der Erhebung wie auch der Auswertung festgelegt. Dies umfaßt auch die konkreten Bedingungen der Informationserhebung als auch die Auswertungsregeln.

In der Folge sind für spezifische Fragestellungen und Störungsbereiche (z.B. affektive Störungen, Angststörungen) vertiefende Modifikationen entwickelt worden (s. Wittchen 1994). Am bekanntesten im deutschsprachigen Raum ist das **DIPS** (**Diagnostisches Interview bei psychischen Störungen;** Margraf et al. 1991), das an das *Anxiety Disorder Interview Schedule* (ADIS, Di Nardo u. Barlow 1988) angelehnt ist, und eine differenzierte Diagnostik einer Reihe von Störungen (vor allem Angst-, depressive, zyklothyme, Eß- und somatoforme Störungen) ermöglicht, bei dem insbesondere auch der Frage der Therapieindikation durch die Berücksichtigung entsprechender Fragen Rechnung getragen wird. Weiterhin enthält das DIPS eine psychiatrische Anamnese, Familienanamnese und eine Diagnostik der psychosozialen Achsen IV und V des DSM-III-R.

Für die Diagnostik von Persönlichkeitsstörungen auf der Basis des DSM-III-R/DSM-IV und der ICD-10 steht das **International Personality Examination** von Loranger et al. (1987) zur Verfügung, das von Mombour et al. (1995) ins Deutsche übertragen worden ist.

Im Auftrag der Weltgesundheitsorganisation (WHO) wurden von Wing et al. (1990) ein modulares (Bausteinprinzip) Diagnosensystem entwickelt, das **SCAN** (**Schedules for Clinical Assessment in Neuropsychiatry**), das eine differenzierte Diagnostik des aktuellen Zustandbildes, wie vergangener Krankheitsepisoden und der gesamten Lebensspanne des Patienten erlaubt. Die Symptome können hinsichtlich Dauer, Häufigkeit und Schwere beurteilt werden. Darüber hinaus können Intelligenz, psychosoziale Beeinträchtigungen und Persönlichkeitsstörungen klassifiziert werden. Obwohl der modulare Aufbau des Interviews einen Zuschnitt auf den individuellen Patienten erlaubt, ist die Anwendung des Systems zeitaufwendig (ca. 1–3 Stunden je nach untersuchtem Fall und Übung des Interviewers). Für die Anwendung ist ein einwöchiges Training der Interviewer erforderlich. Für die Auswertung steht ein Computerprogramm zur Verfügung, das gegenüber der »Handauswertung« weniger fehleranfällig und zeitaufwendig ist.

Das **Composite International Diagnostic Interview** (CIDI; Wittchen u. Semler 1991) ist das einzige standardisierte Interview, das sowohl für die Diagnosenstellung nach DSM-III-R, ICD-9 und ICD-10, als auch für andere operationale Diagnosensysteme einsetzbar ist. Das Interview ist auch von trainierten Laien anwendbar, da fast ausschließlich die Patientenantworten als Beurteilungsgrundlage dienen. Die Bewertung, ob ein diagnostisches Merkmal vorliegt, wird durch »Prüffragen« entschieden.

Wie beim SCAN sind neben Querschnittsdiagnosen auch »Lebenszeitdiagnosen« möglich. Auch für das CIDI ist ein intensives einwöchiges Interviewertraining notwendig.

4.7.4 Klinische Diagnosekategorien

Stephan Ahrens

In Absetzung von den dargestellten Klassifikationsansätzen gründen sich die im vorliegenden Buch präsentierten Diagnosekategorien auf klinisches Modelldenken, das in der Tradition dieses Fachgebietes gewachsen ist. Auch Dilling und Freyberger (1994) als Mitglieder der deutschen ICD-Arbeitsgruppe betonen, daß „für wissenschaftliche Studien und die Kommunizierbarkeit von Diagnosen reliable deskriptive Diagnosen mit einem möglichst hohen Operationalisierungsgrad benötigt [werden], ... für die klinische Praxis nosologische und pathogenetische Konzepte unerläßlich" sind. Das Ergebnis dieses Handlungszwanges sei eine „doppelte Buchführung" mit klassischen nosologischen Diagnosen in Kombination mit der ICD-Klassifikation. Nicht von ungefähr fehlt in der zitierten Passage der Begriff der „Validität", der die Übereinstimmung der Diagnose mit dem vorliegenden Krankheitsbild bezeichnet. Dies macht die Präferenz dieser empirisch (oder empiristisch?) ausgerichteten Klassifikationsschemata deutlich, denen die Intention der Vergleichbarkeit auf phänomenologischer Ebene zugrunde liegt, nicht zuletzt für eine wissenschaftliche Kontrolle der Psychopharmaka-Therapie. Dilling und Freyberger weisen folgerichtig auf die daraus resultierenden Mängel hin: „Bei der derzeitig noch unzureichenden Validität der ICD-10-Kategorien muß allerdings, was die wissenschaftlichen Implikationen dieses Konzepts betrifft, offen bleiben, welche 'kausalen' Beziehungen zwischen den diagnostizierten Störungen bestehen, und ob in Teilbereichen nicht künstliche Trennungen eigentlich zusammengehörender Erkrankungsbilder geschaffen werden" (Dilling u. Freyberger 1994).

Dies verweist noch einmal darauf, daß die wichtigste Funktion einer diagnostischen Einteilung, nämlich neben der Einordnungsmöglichkeit auch eine Handlungsanweisung für therapeutische Interventionen zu leisten, in diesem Fall für die psychotherapeutische Vorgehensweise nicht gegeben ist. Dieses Klassifikationssystem ist daher für den klinischen Gebrauch in der psychotherapeutischen Medizin nicht umsetzbar, es macht zugleich den Mangel der Psychiatrie an einem geschlossenen theoretischen Konzept deutlich. So verständlich es ist, daß die Väter des Klassifikationssystems aus diesem Mangel eine Tugend machen wollten, so sind die Mängel dieses Vorgehens zugleich offensichtlich.

Das Fachgebiet der psychotherapeutischen Medizin steht hier besser da: Zwar gibt es auch hier kein geschlossenes Theoriekonzept, jedoch Theoriemodelle, die eine inhaltlich begründbare Diagnoseklassifikation erlauben. Wenngleich der Weg zu einer differentiellen Psychotherapieindikation noch weit ist, so beinhalten diese Diagnosen doch auch eine Handlungsanweisung für die Psychotherapie, die bei der Darstellung der einzelnen Krankheitsbilder im Kapitel 5 auch aufgeführt ist.

Der Anspruch auf ein eigenes **klinisches Diagnosesystem des Fachgebietes Psychotherapeutische Medizin** gründet sich auf das psychoanalytische Neurosekonzept, das dem medizinischen Krankheitsmodell weitgehend entspricht und dessen klassische Elemente enthält (Ätiologie bzw. Pathogenese, Symptom, Diagnose, Prognose). Gibt es auch (noch) kein umfassendes Theoriekonzept und auch eine differentielle Indikation erst in Ansätzen, so entsprechen die theoretischen Modelle wie Strukturmodell, Narzißmustheorie, Objektpsychologie und anderes dem Anspruch einer inhaltlich-kausalen Verknüpfung und daraus ableitbaren Handlungsanleitungen für psychotherapeutische Vorgehensweisen.

Bräutigam (1986) erinnert daran, daß der **Begriff** der **Neurose** 1787 von dem schottischen Arzt William Cullen erstmalig verwendet wurde. Von der „Neuritis" als entzündlicher Nervenerkrankung differenzierte er damit eine nichtentzündliche, degenerative. Der insbesondere durch die Entwicklung der Psychoanalyse erfolgte Bedeutungswandel sieht den Begriff heute für eine entwicklungsbedingte, psychogene Störung vor. Das Konzept der Neurose ist somit paradigmatisch für das klinische Diagnosemodell der psychotherapeutischen Medizin.

Demnach definiert sich eine Neurose als „eine krankhafte Störung der Erlebnisverarbeitung mit Symptomen abnormen Erlebens, Verhaltens und (oder) gestörter somatischer Funktionsabläufe. Der Störung liegen eine Fehlentwicklung und konflikthafte Fehlhaltungen zugrunde, die dem Leidenden unzureichend einsichtig sind und deren ätio- und pathogenetische Bedingungen bis in die Kindheit zurückreichen. Die Störung ist primär psychogen, überwiegend umweltbedingt. Sie wird also nicht durch hirnorganische Veränderungen oder überwiegend krankhafte Erbanlagen hervorgerufen" (Schwidder 1972).

Der Erklärungsanspruch dieses Theoriemodells hat sich über die klassische Neurose hinausgehend erweitert und bezieht heute auch Persönlichkeitsstörungen (Charakterneurosen), funktionelle (psychovegetative) Störungen, Psychosomatosen und somatopsychische („sekundär-neurotische") Störungen ein. Diese Erkrankungsformen werden als psychogen und überwiegend umweltbedingt verstanden, ihre symptomatischen Störungen liegen im psychischen und/oder körperlichen und/oder charakterlichen Bereich. Sie stellen unzureichende psychische Verarbeitungsversuche unbewußter, in ihrer Genese infantiler Konflikte oder Traumen dar, die zumeist durch auslösende situative Faktoren aktualisiert werden (nach Hoffmann 1986 b).

Im Kapitel 5 („Krankheitsbilder") folgen wir im Abschnitt 5.1 („Persönlichkeitsstörungen", S. 196 ff) der Einteilung nach der ICD-Klassifikation, in den weiteren Abschnitten der klinisch-diagnostischen Einteilung, verknüpfen sie jedoch zugleich mit der Klassifikation nach ICD-10. Wir pressen uns also in das Prokrustesbett des instrumentellen Zwanges, der von der Handhabung der ICD-10 ausgeht, verbinden dies jedoch zugleich mit dem Anspruch des Fachgebietes psychotherapeutische Medizin auf ein eigenes klinisches Diagnosesystem.

Literatur

Bayer R, Spitzer RL. Neurosis, Psychodynamics and DMS-III. Arch Gen Psychiatry 1985; 42: 187-92.

Bräutigam W. Neurose. In: Lexikon der Psychiatrie. Müller C (Hrsg). 2. Aufl. Heidelberg, New York: Springer 1986.

Dilling H, Mombour W, Schmidt MH. Internationale Klassifikation psychischer Störungen – ICD-10. 2. Aufl. Bern, Göttingen, Toronto, Seattle: Huber 1993.

Dilling H, Freyberger HJ. Neurosen und psychosomatische Störungen in der ICD 10. In: Psychoanalytische Psychosomatik. Strauß B, Meyer AE (Hrsg). Stuttgart, New York: Schattauer 1994.

Dilling H, Mombour W, Schmidt MH. Internationale Klassifikation psychischer Störungen – ICD-10. Kap. V (F): Klinische diagnostische Leitlinien. Bern: Huber 1991.

Di Nardo P, Barlow DH. Anxiety disorder interview schedule-revised (ADIS-R). Unpublished manuscript 1988.

Dittmann V, Freyberger HJ, Stieglitz R-D, Zaudig M. ICD-Merkmalsliste. In: Psychiatrische Diagnostik nach ICD-10 – klinische Erfahrungen bei der Anwendung. Dittmann V, Dilling H, Freyberger HJ (Hrsg). Bern: Huber 1992; 185-216.

Feighner JP, Robins E, Guze SB, Woodruff RA, Winokur G, Munoz R. Diagnostic criteria for use in psychiatric research. Arch Gen Psychiatry 1972; 26: 57-63.

Freyberger HJ, Muhs A. Entwicklung und Konzepte operationalisierter Diagnosesysteme. In: Diagnostik und Klassifikation nach ICD-10. Kap. V: Eine kritische Auseinandersetzung. Schneider W, Freyberger HJ, Muhs A, Schüßler G (Hrsg). Göttingen: Vandenhoeck & Ruprecht 1993; 43-53.

Häfner H. Psychiatrische Epidemiologie. Geschichte, Einführung und ausgewählte Forschungsergebnisse. Berlin: Springer 1978.

Hiller W, Zaudig M, Mombour W. Münchener Diagnose-Checklisten für DSM-III-R. München: Max-Planck-Institut für Psychiatrie 1989.

Hoffmann SO. Die sogenannte frühe Störung. Prax Psychother Psychosom 1986a; 31: 179-90.

Hoffmann SO. Psychoneurosen und Charakterneurosen. In: Psychiatrie der Gegenwart. Bd I. Kisker KP, Meyer JE, Müller C, Strömgen E (Hrsg). 3. Aufl. Heidelberg, New York: Springer 1986b; 29-62.

Loranger AW, Lehmann-Susman V, Oldham JM, Russakof LM. The personality disorder examination: a preliminary report. J Pers Disorders 1987; 1: 1-13.

Luborsky L, Auerbach AH. The symptom-context method: quantitative studies of symptom formation in psychotherapy. J Am Psychoanal Assoc 1969; 17: 68-99.

Margraf J, Schneider S, Ehlers A, Di Nardo P, Barlow DH. Diagnostisches Interview für psychische Störungen. Berlin: Springer 1991.

Mezzich JE. Multiaxiale Diagnostik und internationale Klassifikation in der Psychiatrie. Fundam Psychiatr 1992; 3: 150-3.

Mombour W, Zaudig M, Berger P, Gutierrez K, Beimer W, Berger K, Crariaer M von, Gigelhuber O, Berge M von. Weltgesundheitsorganisation. International Personality Disorder Examination (IPDE). Bern: Huber 1995.

Saß H, Mende M. Zur Erfassung von Persönlichkeitsstörungen mit einer integrierten Merkmalsliste gem. DSM-III-R und ICD-10 bei stationär behandelten psychiatrischen Patienten. In: Veränderungsmessung in Psychiatrie und klinischer Psychologie. Baumann U, Fähndrich E, Stieglitz R-D, Woggon B (Hrsg). München: Profil 1990; 195-206.

Schneider W, Freyberger HJ. Diagnostik in der psychoanalytischen Psychotherapie unter besonderer Berücksichtigung deskriptiver Klassifikationsmodelle. Forum Psychoanal 1990; 6: 316-23.

Schneider W, Freyberger HJ, Stieglitz R-D. Die Forschungskriterienstudie im Bereich der Psychotherapie/Psychosomatik – Fragestellungen und Untersuchungsdesign. In: Diagnostik und Klassifikation nach ICD-10. Kap. V: Eine kritische Auseinandersetzung. Schneider W, Freyberger HJ, Muhs A, Schüßler G (Hrsg). Göttingen, Zürich: Vandenhoeck & Ruprecht 1993; 69-84.

Schneider W, Heuft G, Freyberger HJ, Janssen PL. Diagnostic Concepts, multimodal and multiaxial approaches in psychotherapy and psychosomatics. Psychother Psychosom 1995; 63: 63-70.

Schneider W, Hoffmann SO. Diagnostik und Klassifikation der neurotischen und psychosomatischen Störungen. Fundam Psychiatr 1992; 6: 137-42.

Schneider W, Freyberger HJ, Muhs A. Die 10. Revision der Internationalen Klassifikation der Krankheiten (ICD-10) – Möglichkeiten und Grenzen für eine psychodynamisch orientierte Diagnostik. Psychother Psychosom Med Psychol 1995; 45: 235-60.

Schwidder W. Klinik der Neurosen. In: Psychiatrie der Gegenwart. Kisker KP, Meyer JE, Müller C, Strömgen E (Hrsg). Bd II. 2. Aufl. Berlin, Heidelberg, New York: Springer 1972; 351-476.

Spitzer RL, Endicott J, Robins E. Research diagnosis criteria. Psychopharmacol Bull 1975; 11: 22-5.

Spitzer RL, Fleiss JL. A re-analysis of reliability of psychiatric diagnosis. Br J Psychiatry 1974; 125: 341-7.

Spitzer RL, Williams J, Gibbon M. Structured clinical interview for DMS-III-R (SCID-II). New York: New York State Psychiatric Institute 1987.

Stieglitz R-D. Selbstbeurteilungsverfahren. In: Psychodiagnostik psychischer Störungen. Stieglitz R-D, Baumann U (Hrsg). Stuttgart: Enke 1994; 67-78.

Wing JK, Babor T, Brugha J, Cooper JE, Giel R, Jablenski A, Regier D, Sartorius N. SCAN. Schedules for clinical assessment in neuropsychiatry. Arch Gen Psychiatry 1990; 47; 589-93.

Wittchen H-U. Klassifikation. In: Psychodiagnostik psychischer Störungen. Stieglitz R-D, Baumann U (Hrsg). Stuttgart: Enke 1994; 47-66.

Wittchen H-U, Schramm E, Zaudig M, Spengler P, Rummler R, Mombour W. Strukturiertes klinisches Interview für DMS-III-R. Weinheim: Beltz 1990.

Wittchen H-U, Semler G. Composite International Diagnostic Interview – CIDI – Interviewerheft. Weinheim: Beltz 1991.

Kapitel 5

Krankheitsbilder

5.1 Persönlichkeitsstörungen

Wolfgang Tress, Michael Langenbach und William Paul Henry

> **ICD-10-Klassifikation**
>
> Die Persönlichkeitsstörungen umfassen tief verwurzelte Verhaltensmuster, die sich in starren Reaktionen auf unterschiedliche persönliche und soziale Lebenslagen zeigen. Sie sind durch deutliche Abweichungen im Wahrnehmen, Denken, Fühlen und in der Beziehungsgestaltung gekennzeichnet. Die Verhaltensmuster sind meist stabil und beziehen sich auf vielfältige Bereiche des Verhaltens und psychischer Funktionen. Häufig weist das Individuum Leidensdruck und gestörte soziale Funktions- und Leistungsfähigkeit auf. Persönlichkeitsstörungen beginnen meist in der Kindheit oder der Adoleszenz und dauern bis in das Erwachsenenalter an. Sie sind nicht durch andere psychische Störungen oder durch hirnorganische Beeinträchtigungen bedingt.

Persönlichkeitsstörungen sind nach ICD-10 (WHO 1992) und DSM-IV (American Psychiatric Association 1994) langjährig persistierende und unflexible Charakterzüge und Verhaltensmuster eines Individuums, die sich in vielfältigen Situationen realisieren und zu subjektivem Leiden des Betroffenen und besonders seiner Umwelt führen. Die historische Entwicklung und die gegenwärtige Forschungsdiskussion war und ist von Kontroversen um die Abgrenzung des Konzeptes der Persönlichkeitsstörungen von den anderen psychischen Störungen und vom Normalen geprägt. Für die klinische Praxis dagegen ist die Rede von den Persönlichkeitsstörungen nahezu unumstritten (Tölle 1986). Merikangas und Weissman (1986) rechnen damit, daß 10% der Allgemeinbevölkerung und mehr als 50% der behandelten Bevölkerung an einer nach DSM-III-R klassifizierbaren Persönlichkeitsstörung leiden. Schepank et al. (1984) berichten für die alte Bundesrepublik eine Prävalenz in der Allgemeinbevölkerung von etwa 5,5% (allerdings leidet diese Untersuchung unter der Verwendung des groben Klassifikationsschemas von ICD-8). Eine bemerkenswerte Zunahme der Persönlichkeitsstörungen scheint nicht nachweisbar zu sein (Häfner 1991; vgl. Fiedler 1994).

5.1.1 Historisches

Die Auseinandersetzung um Status, Differenzierung und Klassifizierung der Persönlichkeitsstörungen reicht wesentlich weiter zurück als der Begriff »Persönlichkeitsstörung« selbst, der sich erst im Gefolge der deutschen Übersetzung des angloamerikanischen Ausdrucks »personality disorder« bei uns einbürgerte. Das psychiatrische Konzept der Psychopathie oder der abnormen Persönlichkeit stammt aus der Blütezeit der deutschen Psychiatrie um die Jahrhundertwende. Sehr ausführliche Darstellungen der geschichtlichen Dimension der Persönlichkeitsstörungen findet der interessierte Leser bei Saß (1987) und Berrios (1993).

Charaktere und Körpersäfte

Die Idee menschlicher Abnormität durchzieht die gesamte bekannte abendländische Medizingeschichte seit **Hippokrates** (460–377 v. Chr.; Frances u. Widiger 1986). Sein Konzept der **vier verschiedenen Charaktere**, korrespondierend zu dominierenden Körpersäften, beschreibt vier unterschiedliche Grundhaltungen:
- den allzu optimistischen und extrovertierten **Sanguiniker** (Blut)
- den pessimistischen **Melancholiker** (Schwarzgalle)

- den reizbar-feindseligen **Choleriker** (Galle)
- den apathischen **Phlegmatiker** (kalter Schleim)

Interessanterweise bildet die Annahme von entsprechenden Körpersäften nicht nur den frühen Versuch einer ätiologischen Zuordnung, sondern auch eines dimensionalen Modells mit einem Zuviel und Zuwenig an bestimmten Säften, die grundsätzlich in jedem Menschen vorkommen.

Charakterzüge und Physiognomie

Aristoteles (384–322) und **Theophrast** (372–287) versuchten, Charakterzüge und Physiognomie miteinander in Beziehung zu setzen und zu klassifizieren. Insbesondere Theophrasts Buch über die »Ethischen Charaktere« (Theophrast 1938) mit einer an Einzelfällen entwickelten Schilderung von etwa 30 verschiedenen menschlichen Typen und ihrer Schwächen hatte eine durchgreifende und langdauernde Wirkung über das Altertum hinaus. Noch die französischen Moralisten **La Rochefoucault** (1613–1680) und **La Bruyère** (1645–1696) bezogen sich im 17. Jahrhundert auf Theophrast. La Bruyère übertrug das Buch unter Hinzufügung eigener zeitgenössischer Charakterstudien 1688 ins Französische *(Les Caractères ou les moeurs de ce siècle)*. Die enge Bezogenheit von Charakter und Sitten im Titel von La Bruyères Buch verweist auf die Bedeutung des historischen und kulturellen Kontextes für Ausbildung, Konzeptualisierung und Beschreibung verschiedener Persönlichkeitstypen.

Versuche der Klassifikation von Persönlichkeitsstörungen

Mit der zunehmenden Verwissenschaftlichung im 19. Jahrhundert und damit einhergehender Bestrebungen der Zergliederung und Klassifikation wurden die seit I.L.A. Koch (1891–1893) so genannten »Psychopathen« deutlich von den echten Geisteskranken abgegrenzt und in der Regel moralisch verurteilt. **P. Pinel** (1806) entwickelte das Konzept einer *»manie sans délire«*, um Individuen zu beschreiben, die zu unerklärlichen Wut- und Gewaltausbrüchen neigten, aber keine wahnhaften Realitätsverkennungen zeigten. **J.F. Fries** (1820) sprach von »ethisch Verwilderten und Verkümmerten«. Der englische Arzt **J.C. Prichard** (1835) führte die Bezeichnung »*moral insanity*« ein und definierte sie in Anlehnung an Pinel als »krankhafte Verkehrung natürlicher Gefühle, Affekte, Neigungen, des Naturells, der Gewohnheiten, der moralischen Werthaltungen und der natürlichen Impulse ohne eine bemerkenswerte Krankheit oder Intelligenzdefekte«. **I.L.A. Koch** (1891–1893) sprach als erster von den »psychopathischen Minderwertigkeiten« als einem psychiatrischen Zwischengebiet, zu dem »Dispositionen«, »Belastungen« und »Degenerationen« gehörten. Er unterschied angeborene, erworbene und »gemischte« Psychopathie. **C. Birnbaum** (1909) legte eine weniger wertende als deskriptiv-ordnende Monographie über psychopathische Persönlichkeiten vor, in der er die »gestörten Maßbeziehungen zwischen den Persönlichkeitselementen« betonte und auf die Diskrepanz zwischen persönlichem Anspruchs- und Leistungsniveau hinwies (vgl. Petrilowitsch 1972).

Emil Kraepelin zweifelte lange die Möglichkeit einer angemessenen Klassifikation dieses psychiatrischen Zwischengebietes an und fügte erst der 8. Auflage seines Lehrbuches der Psychiatrie (1915) ein langes Kapitel über die psychopathischen Persönlichkeiten hinzu. Hier unterschied er sieben verschiedene Typen (die »Erregbaren«, »Haltlosen«, »Triebmenschen«, »Verschrobenen«, »Lügner und Schwindler«, »Gesellschaftsfeinde« und die »Streitsüchtigen«), die allesamt für andere Personen Ärger und Leid erzeugen, selbst aber nicht unmittelbar oder nur relativ geringfügig beeinträchtigt sind. Später kritisierte **Karl Jaspers** Kraepelins Beschreibungen als zwar plastisch, jedoch begriffslos. Jaspers selbst benannte bereits in der ersten Auflage seiner »Allgemeinen Psychopathologie« von 1913 solche Personen als abnorm, die »nur eine vom Durchschnitt abweichende Veranlagung« besitzen. Hierzu rechnete er nach »charakterologischen Kategorien« abnorm erregte, phlegmatische, heitere und depressive sowie abnorm willensschwache Menschen und trat damit auch in die Nachfolge der alten Temperamentenlehre des Hippokrates.

Außerdem reihte er hier die »*moral insanity*«, die psychasthenische und die hysterische Persönlichkeit ein. **Ernst Kretschmer** (1921) entwickelte wenig später einen konstitutionsbiologischen Ansatz, der Körperbau und Charakter miteinander in Verbindung setzt. So behauptete er, einen Zusammenhang zwischen leptosomem Körperbau, schizothymem Temperament und schizoider Erkrankung beziehungsweise pyknischem Körperbau, zyklothymem Temperament und zykloider Erkrankung sowie athletischem Körperbau, viskösem Temperament und epileptoider Erkrankung zu erkennen. **Kurt Schneider** (1950) entwarf im Anschluß an Kraepelin und Jaspers eine Typologie abnormer Persönlichkeiten, die er als Extremvariationen seelischen Wesens, die nicht auf Krankheiten zurückzuführen sind, beschrieb. Als »psychopathisch« bezeichnete Schneider die abnormen Persönlichkeiten, »die unter ihrer Abnormität leiden oder unter deren Abnormität die Gesellschaft leidet«. Sein Ansatz geht über jenen Kraepelins hinaus, indem er einmal jene Personen einschließt, die unter sich selbst leiden, zum anderen sich Schneider bemüht, eine durchgängig phänomenologisch präzise Sprache zu verwenden, die sich wertender Begriffe enthält. Im einzelnen zählt Schneider auf die hyperthymischen, depressiven, selbstunsicheren, fanatischen, geltungsbedürftigen, stimmungslabilen, explosiblen, gemütlosen, willenlosen und asthenischen Psychopathen. Schneider weist auf den grundsätzlich vieldimensionalen und typologischen Charakter seiner Einteilung hin und warnt vor einer Tendenz, die beschriebenen Typen als diagnostische Einheiten mißzuverstehen.

Der dimensionale Ansatz

Ein dimensionaler Ansatz in der Forschung über Persönlichkeit und ihre Störung tauchte in diesem Jahrhundert besonders in der Psychologie auf. Forscher wie Guilford (1959), Cattell (1966) und Eysenck (1967) vertreten eine Richtung, die gewöhnlich als »**trait**«-**Ansatz** gekennzeichnet wird und auf Allport (1937) zurückgeht. Diese Autoren nehmen an, daß die Persönlichkeit aus bestimmten Grundeinheiten (»*traits*«) aufgebaut wird, die sich aus Meßergebnissen von Verhaltenstests ableiten lassen.

> **Definition**
>
> »**Traits**«, die zu bestimmten Verhaltensweisen prädisponieren, werden definiert als Merkmale, die der Persönlichkeit Kontinuität und Konsistenz verleihen.

Unter Anwendung psychologischer Messungen durch ausgefeilte Tests und Einsatz angemessener statistischer Verfahren, besonders der Faktorenanalyse, glaubten diese Theoretiker, die über alle Individuen hinweg bestehenden Assoziationsmuster zwischen den Merkmalen auf die kleinstmögliche Menge an Faktoren reduzieren zu können, die als Kern der Persönlichkeit erachtet wurden. Die Anzahl solcher als robust verstandener Persönlichkeitsfaktoren schwankt je nach Autor und Verfahren: Eysenck unterscheidet z.B drei (Introversion/Extraversion, Neurotizismus, Psychotizismus/Impulskontrolle), Guilford unterscheidet 10–13, Cattell 16 Persönlichkeitsfaktoren. Neuerdings scheint sich das sogenannte **Fünf-Faktoren-Modell** (*»Big Five«*) der Persönlichkeit (Costa u. Widiger 1993; Ostendorf 1990) durchzusetzen. Es enthält die Faktoren:

- Extraversion
- Verträglichkeit
- Gewissenhaftigkeit
- Neurotizismus
- Offenheit für neue Erfahrung

Diese Versuche einer dimensionalen Einteilung von Persönlichkeitscharakteristika blieben, da zu umfangreich und unhandlich, bisher ohne weitreichende Wirkung auf die heute ausschlaggebenden Klassifikationssysteme (ICD-10 und DSM-IV). Dort hat sich die Typologie nach klinischen Gesichtspunkten, im wesentlichen auf Kurt Schneider basierend, durchgesetzt. Denn für die wichtigsten klinischen Zwecke (Differentialindikation und Prognose) scheint eine Einteilung nach Typen oder Clustern, die auf Erfahrung an typischen klinischen Einzelfällen gründet, auszureichen.

5.1.2 Allgemeines zur Psychodynamik der Persönlichkeitsstörungen

Daß neben den klassischen »Neurotikern« auch andere therapeutische Hilfe suchen, »die gar nicht an bestimmten Symptomen kranken und selbst nur schwer angeben können, warum sie Hilfe brauchen« (Fenichel 1931), stellten psychodynamisch arbeitende Ärzte bereits in der Frühzeit der Psychoanalyse fest.

Definitionen von Charakter

Die Psychoanalyse sprach meist von Charakter und fast nie von Persönlichkeit, wenn es darum ging, überdauernde, typische Denk-, Erlebens- und Verhaltensweisen zu beschreiben. Eine Ursache hierfür ist wohl, daß der **Terminus Charakter** mehr das **Genetisch-Dynamische**, Persönlichkeit dagegen das Statische betont (Hoffmann 1984). Im Vergleich der Konzeptbildung blieb die psychoanalytische Charakterologie und Charakterpathologie jedoch immer auf einem vorläufigeren Stand als die Neurosenlehre (Hoffmann 1984).

Sigmund Freud

Freud konzeptualisierte Charakter in der Entwicklung seiner Krankheitslehre zunächst als Folge der **Verarbeitung von Triebkonflikten**. Charakter erscheint so als Korrelat der Libido und der abwehrenden Auseinandersetzung mit ihr: »Die bleibenden Charakterzüge sind entweder unveränderte Fortsetzungen der ursprünglichen Triebe, Sublimierungen derselben oder Reaktionsbildungen gegen dieselben« (Freud 1908, S. 209).

Später, in »Das Ich und das Es«, faßte Freud Charakter als **Folge von Objektbeziehungen** und **Identifizierungen**: »Jedenfalls ist der Vorgang [der Identifizierung] zumal in frühen Entwicklungsphasen ein sehr häufiger und kann die Auffassung ermöglichen, daß der Charakter des Ichs ein Niederschlag der aufgegebenen Objektbesetzungen ist, die Geschichte dieser Objektwahlen enthält« (Freud 1923, S. 257). In dieser Schrift wird das Ich als »zusammenhängende Organisation der seelischen Vorgänge einer Person« (S. 243), als Integral vielfältiger zwischenmenschlicher Aufgaben und Haltungen vorgestellt und damit vor allem auf die interpersonell-alloplastischen Reaktionsmöglichkeiten abgehoben. Nach dieser Auffassung wird die jeweils persönliche Erfahrung zu einem Gestalter der individuellen Ausprägung des Ich und Über-Ich, die mit dem Ende des Ödipuskomplexes abgeschlossen gedacht wird. 1931 (»Über libidinöse Typen«) legte Freud einen Vorschlag zu einer möglichen **Charaktertypologie** vor und unterschied drei grundlegende Typen als Brückenglieder zwischen dem Normalen und dem Kranken:
- den »erotischen« Charakter
- den »zwanghaften« Charakter
- den »narzißtischen« Charakter

Freud schloß aber die Existenz weiterer Charaktertypen nicht aus (Freud 1931).

Karl Abraham

Karl Abraham (1925) betrachtete Charakter als »Gesamtheit der triebhaften Reaktionen des Einzelnen auf das Gemeinschaftsleben« und betonte die interpersonelle Verwobenheit der Charaktereigenschaften.

Otto Fenichel

Otto Fenichel war der erste Psychoanalytiker, der sich ausführlicher und systematischer mit den »**Charakterstörungen**« auseinandersetzte. Bei den Charakterstörungen sei »das Ich selbst in den Krankheitsprozeß einbezogen«, und zwar im Gegensatz zu den Neurosen, die auf den Kampf eines »gesunden Ich« mit »irgendwelche(n) ihm fremde(n) Mächte(n)« beruhen (Fenichel 1931, S. 135). Bestimmte Menschen, so Fenichel, setzten sich gegen die verschiedensten Inhalte, die abgewehrt werden müßten, »in der gleichen charakteristischen Art zur Wehr« (S. 138). Wenn Freuds Ansatz bestimmte charakterliche Verhaltensweisen bestimmten Partialtrieben oder erogenen Zonen zuordnet (z. B. Ordnungssinn, Sparsamkeit und Eigensinn als Abwehr bzw. Befriedigungsersatz der Analerotik, Freud 1908), so erklärte dieser Ansatz für Fenichel »die relative Konstanz eines menschlichen Charakters in seiner Einmaligkeit« nur ungenügend. Fenichel arbeitete mehr den Ich-Aspekt des Charakters heraus und versuchte eine Einteilung der Charakterstörungen nach ihrer Beziehung zu Ich, Über-Ich und Es gemäß dem »Prinzip der mehrfachen Funktion«: »Wenn es dem Ich gelingt, mit der Erfüllung eines Über-Ich-Anspruches gleichzeitig die versteckte Triebbefriedigung zu verbinden, so wird es diesen Weg wählen« (Fenichel 1931, S. 140). Damit werden, wie die Neurosen, auch die **Charaktereigenschaften** zu **Niederschlägen von Triebkonflikten** und derart »prinzipiell analysierbar« (S. 142). Mit Freud weist Fenichel ferner auf die Bedeutung der »Eigenschaften und Haltungen ehemals geliebter Objekte« hin. Die Betonung der **sozialen Determiniertheit** des Charakters im Spannungsfeld der Libido ist ein besonderes Kennzeichen der Theorie Fenichels.

Wilhelm Reich

Wilhelm Reich (1933) hob mehr den **Abwehraspekt** des Charakters hervor: »Der Charakter ist nicht dadurch gekennzeichnet, was er abwehrt, sondern durch die Art, wie und mit welchen Triebkräften das Ich es tut« (Reich 1933, S. 231). Der Charakter wird für Reich zum Widerstand par excellence (Hoffmann 1984). Reich versuchte auch eine **Typologie** des **Charakters nach Abwehrformen** und unterschied den zwanghaften, masochistischen, hysterischen, triebhaften, phallisch-narzißtischen und den passiv-femininen Charakter.

Neopsychoanalytiker

Die meisten Neopsychoanalytiker, zum Beispiel Horney (1939) und Schultz-Hencke (1940), erklärten den Charakter vor allem als **primäre Anpassung an die Gesellschaft**. Erikson (1950) formulierte die entscheidenden Triebkonflikte in psychosozial definierte Ich-Konflikte um und erreichte damit einen Ausgleich der beiden historischen Modelle des Charakters als psychodynamischer und als gesellschaftlicher Resultante. Die Konfliktausgänge der wesentlichen Ich-Konflikte führen nach Erikson zu spezifischen, konstanten Einstellungen des Ich gegenüber der sozialen Welt. Gab es somit bis weit in die fünfziger Jahre hinein psychoanalytisch begründete Versuche, vorwiegend als funktionelle oder degenerative Mängel bezeichnete Normabweichungen des Verhaltens unter die Rubrik der Neurosen mit einzuordnen, jedenfalls aber den Begriff der Psychopathie zu eliminieren (J.E.Meyer 1972), so trat im weiteren Verlauf der psychoanalytischen Theoriebildung des Charakters und seiner Störungen eine Wendung ein. Der **Objektbeziehungsaspekt** und insbesondere die Arbeiten Bowlbys (1969, 1973, 1988) zur Bedeutung von Störungen der frühen Mutter-Kind-Beziehung für die Entstehung von Persönlichkeitsentwicklungen und -störungen regten die Diskussion über den Stellenwert der Charakterabweichungen neu an. Ebenso folgenreich waren die Überlegungen von Kernbergs Schule der Objektbeziehungstheorie (Kernberg 1984) und Kohuts Selbstpsychologie (Kohut 1971). Näheres zu diesen neueren Entwicklungen der psychoanalytischen Theorie findet sich in den Kapiteln zur Borderline-Persönlichkeit (s. S. 209 f) und zur narzißtischen Persönlichkeit (s. S. 218 f).

5.1.3 Das interpersonelle Modell der Persönlichkeitsstörungen

Seit Mitte dieses Jahrhunderts mehren sich integrative Bemühungen, um namentlich phänomenologisch-psychiatrische, dimensionale und psychoanalytische Ansätze zum Verständnis von Persönlichkeit und ihrer Störungen aufeinander zu beziehen. Besonders fruchtbar, um in diesem Sinne zu einer »gemeinsamen Sprache« (Langenbach 1993) zu finden, erwies sich das interpersonelle Modell der Persönlichkeit. Die interpersonelle Perspektive ist deshalb attraktiv, weil sie Zuverlässigkeit und Validität der Diagnose von Persönlichkeitsstörungen in bestimmten Forschungsdesigns verbessert hat (Morey 1985). Auch qualitative Psychodiagnostik- und Psychotherapieforscher haben sich bemüht, unter vorrangiger Einbeziehung zwischenmenschlicher Verhaltensweisen und -muster neue individuumsgestützte Persönlichkeitstypologien zu entwerfen (Frommer 1994).
Mit dem Philosophen Rom Harré (1984) gesprochen ist es fruchtbar, die in unserer abendländisch geprägten Alltags- und Wissenschafts-

kultur so gebräuchliche Lokalisierung psychischer Prozesse nach »innen« einmal aufzugeben und stattdessen Psychisches in die interpersonalen, sozialen Beziehungen zu verorten. Reformuliert man entsprechend die Definitionen der Persönlichkeitsstörungen in ICD-10 und DSM-IV, so stehen sie auf allen Ebenen der Deskription (Verhaltensweisen, Denkprozesse, Affekte, Motivationen und soziale Folgen) in Verbindung mit gestörten zwischenmenschlichen Beziehungen, entweder als Ursache oder Folge. Auf H.S. Sullivan (1953) aufbauend entstanden einige Versuche, normale und abnorme Persönlichkeit interpersonell zu definieren. So entwickelte Leary (1957) sein zirkumplexes Modell von Persönlichkeit und unterschied normal von abnormal anhand von Verhaltensintensität und ihrer quantitativen Abweichung von normaler Mäßigung und Flexibilität.

Den **qualitativen Unterschied** zwischen der **gestörten** und **normalen Persönlichkeit** betont demgegenüber Lorna S. Benjamin (im Druck). Demnach ist der gestörten Persönlichkeit die heikle Balance von gleichzeitigem Streben nach Bindung *und* Differenzierung verlorengegangen, während eine normale Person im wesentlichen eine moderate, selbständige und freundliche Position gegenüber dem anderen bezieht, zugleich aber mäßigen Verwicklungen auch nicht abgeneigt ist. Bei gestörten Persönlichkeiten sind indessen grundsätzlich erhebliche Beeinträchtigungen in den fundamentalen menschlichen Motiven nach Bindung an andere und gleichzeitiger Differenzierung von anderen festzustellen (Henry 1994). Eine daraus sich entwickelnde »gestörte Persönlichkeit« ist in der Pathologie ihres interpersonellen Verhaltens Endprodukt einer Vielzahl von Einflüssen, vermittelt über Lernen, Wahrnehmung, Motivation, Zielsetzungen, Introjekte usw. Wie alle Theoretiker eines interpersonellen Persönlichkeitsmodells setzt auch L. S. Benjamin voraus, daß frühe interpersonelle Interaktionsmuster die Persönlichkeit (mit)formen und daß die Struktur des Selbst, einmal geformt, relativ stabil bleibt, indem sie sich in zyklischen Rückkopplungsschleifen in Kommunikation mit signifikanten anderen perpetuiert. Benjamin stellt in ihrer **Strukturalen Analyse sozialen Verhaltens** (**SASB**, Benjamin 1974; s. auch Tress 1993) ein zirkumplexes Modell der äußeren und inneren Transaktionen und damit der Persönlichkeit vor, mit der auch die einzelnen nach DSM-IV klassifizierten Formen von Persönlichkeitsstörungen in ihrer zwischenmenschlichen Pathologie näher zu beschreiben, in ihrer psychosozialen Ätiopathogenese mit bestimmten frühen interpersonellen Erfahrungen zu korrelieren und dementsprechende spezifische therapeutische Interventionen zu entwickeln sind (Benjamin 1993).

Idealerweise erhält ein heranwachsendes Kind von seinen Eltern eine wohldosierte Mischung aus Bestätigung, aktiver Liebe und Anleitung beziehungsweise Schutz. Durch **Identifikation** mit diesen Verhaltensweisen wird das Kind befähigt, in ähnlicher Weise auch anderen zu begegnen. Die **Internalisierung** des elterlichen Verhaltens führt zu bestimmten typischen Verhaltenserwartungen, die das Kind (und später der Erwachsene) an andere heranträgt. Durch **Introjektion** der elterlichen Muster resultiert eine Introjektstruktur mit einer »gesunden« Mischung aus Selbstakzeptanz, Selbstliebe, Selbstschutz und -erziehung. Erfährt das Kind eine andere als diese ideale Mischung elterlicher Verhaltensweisen, resultiert in analoger Weise und vermittelt über dieselben psychologischen Mechanismen eine pathologische Entwicklung. Wird das Kind zum Beispiel mit hinreichend feindseliger Kontrolle behandelt (Vorwurf und Beschuldigungen), so bezieht es selbst eine gegenüber anderen ständig kritische Grundhaltung (*Identifikation*). Es wird überempfindlich auf als solche empfundene Kritik seitens anderer reagieren (*Internalisation*) und hochgradig zu Selbstverurteilung neigen (*Introjektion*). Es könnte also ein Individuum entstehen, das grundsätzlich feindselig, paranoid, unsicher und chronisch deprimiert ist. Die Konsequenz wäre eine Störung der normalen Befähigung zu freundlicher Bindung und Autonomie in Gegenseitigkeit.

Charakteristiken einer gestörten Persönlichkeit

Die Diagnose einer gestörten Persönlichkeit korrespondiert mit der Beobachtung interpersonalen Verhaltens und von Introjekten, die durch Muster beschrieben werden können, die von Benjamin (1995) auch als »**disrupted attachment group**« (**DAG**), also als Gruppe der unterbrochenen Bindungen bezeichnet wird. Gestörte Persönlichkeiten schenken dem Kontext ihrer Interaktionen keine Aufmerksamkeit oder interpretieren ihn falsch und neigen zu raschem, **unvorhersehbarem Wechsel** ihrer **interpersonellen Einstellung**, zum Beispiel von Freundlichkeit zu Feindseligkeit oder von Unterwürfigkeit zu Loslösung. Darüber hinaus besteht oft eine Tendenz zu »kontaminierter«, **komplexer Kommunikation**, zum Beispiel zu einem Verhalten, das oberflächlich freundlich, doch eigentlich feindselig gemeint ist (ein süßliches Lächeln, um Mißbilligung zu zeigen), oder Verhalten, das Autonomie anzubieten scheint, aber kontrollierend intendiert ist (»Sei spontan«). **Inkongruente Botschaften** sind schon lange als Marker gestörten Verhaltens bekannt (Watzlawick et al. 1967; Duke u. Nowicki 1982; Kiesler 1986).

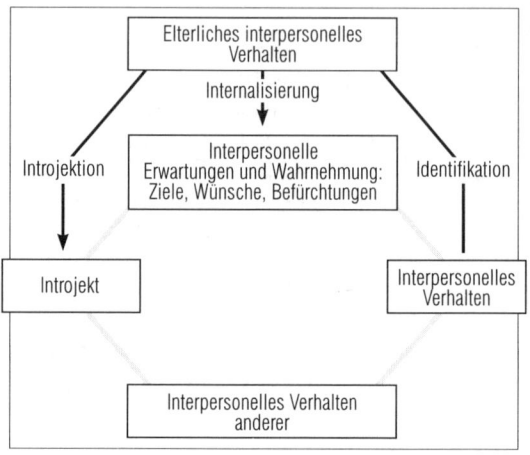

Abb. 5-1 Zirkel maladaptiven Verhaltens und wichtige Aspekte seiner Genese (modifiziert nach Henry 1994)

> Zusammenfassend ist somit normales interpersonelles Verhalten als gebunden-bezogen, maßvoll, flexibel, stabil, eindeutig und kongruent zu beschreiben, während gestörte interpersonale Muster durch unterbrochene Bindung und Bezogenheit, Extreme von Interdependenz (Unterwürfigkeit, völlige Loslösung), Rigidität, Instabilität und komplexe Widersprüchlichkeit imponieren.

Abbildung 5-1 zeigt ein vereinfachtes Modell interpersonellen Verhaltens und seiner Genese auf der Grundlage der fundamentalen Mechanismen Internalisation, Identifikation und Introjektion. Über das weitere Schicksal entscheiden dann nicht die psychologischen Gesetzmäßigkeiten, sondern die Qualität der förderlichen oder pathogenen Umwelt (Henry 1994).

Erlebnisse in einem emotional ungesunden Umfeld führen zu **internalisierten Objektrepräsentanzen** und **Introjektstrukturen**, die von der normalen Grundposition von Bindung und Differenzierung abweichen. Die internalisierten Bilder schaffen Erwartungen an das Verhalten anderer, die in der Gegenwart die Wahrnehmung der Umwelt verfälschen. Weil die spezifischen Wünsche und Befürchtungen so rigide fixiert sind und die Wahrnehmung anderer stereotyp von den engen Vorgaben der internalisierten Elternimagines konfiguriert wird, ist das resultierende bindungssuchende Verhalten der gestörten Persönlichkeit pathologisch. So neigen zum Beispiel Kinder, die körperlich mißbraucht wurden, als Adoleszente oder Erwachsene zu Selbstverletzungen, insbesondere in Situationen, die ängstigen oder Verlassenheitsgefühle wecken. Wir erklären dieses Verhalten damit, daß für den Selbstverletzer durch Identifikation mit dem früheren Mißbraucher sich seine Angst reduziert, weil diese Identifikation ein Gefühl der Bindung an ein internalisiertes Bild der Vergangenheit erlaubt.

Das hier stark verkürzt wiedergegebene SASB-Modell Benjamins (ausführlich s. Tress 1993) bietet einen theoretisch kohärenten Ansatz, Persönlichkeit auf interpersoneller Grundlage zu verstehen.

5.1.4 Die einzelnen Persönlichkeitsstörungen

> **ICD-10-Klassifikation**
>
> **Exzentrische Gruppe**
> - paranoide Persönlichkeitsstörung (F60.0)
> - schizoide Persönlichkeitsstörung (F60.1)
> - schizotypische Persönlichkeitsstörung; ist als schizotype Störung (F21) klassifiziert
>
> **Dramatisch-erratische Persönlichkeitsstörungen**
> - antisoziale Persönlichkeitsstörung; wird unter der dissozialen Persönlichkeitsstörung (F60.2) klassifiziert
> - Borderline- Persönlichkeitsstörung; wird in der ICD-10 unter der Kategorie der emotional-instabilen Persönlichkeitsstörung (F60.3) des Borderline-Typs (F60.31) klassifiziert
> - histrionische Persönlichkeitsstörung (F60.4)
> - narzißtische Persönlichkeitsstörung; wird unter der diagnostischen Kategorie »sonstige spezifische Persönlichkeitsstörung« klassifiziert, für die weder diagnostische Leitlinien noch Kriterien formuliert sind
>
> **Ängstlich-furchtsame Persönlichkeitsstörungen**
> - obsessiv-zwanghafte Persönlichkeitsstörung; wird unter der anankastischen Persönlichkeitsstörung (F60.5) klassifiziert, als dazugehöriger Begriff, der nicht durch diagnostische Kriterien charakterisiert wird, ist die zwanghafte Persönlichkeitsstörung angegeben
> - vermeidende Persönlichkeitsstörung; ängstlich (vermeidende) Persönlichkeitsstörung (F60.6)
> - abhängige Persönlichkeitsstörung (F60.7)
> - negativistische (passiv-aggressive) Persönlichkeitsstörung; wird unter der diagnostischen Kategorie »sonstige spezifische Persönlichkeitsstörung« klassifiziert, für die weder diagnostische Leitlinien noch Kriterien formuliert sind

Im Folgenden werden die einzelnen Formen verschiedener Persönlichkeitsstörungen in der Systematik von ICD-10 beschrieben. Eine Schwäche der **ICD-10-Klassifikation** der Persönlichkeitsstörungen liegt darin, daß zwar die Qualität von Persönlichkeiten im Sinne von Eigenschaften, nicht jedoch die Beziehungsfähigkeit durch mehr erlebnisbezogene Kriterien einbezogen wird (Muhs et al.1993). Gerade die so wichtige interpersonelle Fundierung der Persönlichkeit kommt dabei diagnostisch zu kurz. Eine weitere Schwierigkeit der ICD-10-Klassifikation besteht im (vorläufigen) Verzicht auf ein multiaxiales Klassifikationssystem zugunsten eines Komorbiditätsmodells, das dazu geführt hat, daß einige in früheren ICD-Klassifikationen oder im DSM-IV als Persönlichkeitsstörungen geführte Pathologien nun nicht im Kapitel F60 zu finden sind, sondern als F21 der Gruppe der Schizophrenien (schizotypische Störung) beziehungsweise als F34 den affektiven Störungen (Dysthymie) zugeordnet worden sind (Muhs et al.1993). Im Folgenden sollen der klinischen Phänomenologie jeweils typische interpersonelle Beziehungsverhalten, ätiologische Hypothesen und therapeutische Empfehlungen gegenübergestellt werden.

Paranoide Persönlichkeitsstörung (F60.0)

Deskription

Menschen mit einer paranoiden Persönlichkeit sind übermäßig empfindlich bei Rückschlägen und Zurücksetzung, sind langfristig nachtragend und verzeihen Beleidigungen, Verletzungen oder Kränkungen nicht. Sie sind mißtrauisch und neigen dazu, Erlebtes zu verdrehen und neutrale oder freundliche Handlungen anderer als feindselig oder verächtlich mißzuverstehen. Sie sind oft streitsüchtig und beharren, meist situationsunangemessen, auf ihrem Recht. Wiederholt und ohne Anlaß bezweifeln sie die Treue ihres Ehe- oder Sexualpartners. Es besteht eine Tendenz zu überhöhtem Selbstwertgefühl mit ständiger Selbstbezogenheit. Oft entwickeln sie ungerechtfertigte Verschwörungstheorien als Erklärungen für Ereignisse in der näheren Umgebung und in aller Welt.

DSM-IV-Klassifikation

Die DSM-IV-Klassifikation führt eine weitgehend ähnliche Kategorie unter dem gleichen Namen (301.0) mit übereinstimmenden zentralen Merkmalen. In der klassischen psychiatrischen Literatur werden auch die Begriffe expansiv- und sensitiv-paranoisch, fanatisch und querulatorisch verwendet, wobei insbesondere die beiden letzteren wegen der abwertenden Konnotation ungebräuchlich sind.

Differentialdiagnostik

Differentialdiagnostisch überlappt sich nach Morey (1988) die Diagnose mit einem beachtlichen Teil anderer Persönlichkeitsstörungen, insbesondere mit Borderline-, ängstlich-vermeidender und narzißtischer Persönlichkeitsstörung. Häufig ist die mögliche ätiologische Nähe zu den Psychosen des schizophrenen Formenkreises diskutiert worden (Dalkin et al. 1994). Die Prävalenz der paranoiden Persönlichkeitsstörung wird auf 0,5-2,5% der Normalbevölkerung geschätzt (APA 1994). Die Diagnose wird häufiger bei Männern gestellt (Reich 1987).

Ätiologie und Psychodynamik

Oft ist auf die psychodynamische Bedeutung unbewältigter Frustrations-Aggressions-Konflikte hingewiesen worden (Mentzos 1982). Als hauptsächlich wirksamer Abwehrmechanismus wird schon seit Freuds erster Arbeit über die Paranoia (Freud 1911) die **Projektion** angesehen. Dabei ist die Meinung Freuds, es handele sich vor allem um die Projektion verdrängter eigener homosexueller Triebbestrebungen zugunsten der Meinung, hauptsächlich würden aggressive Impulse projiziert, in den Hintergrund getreten. Das sich entwickelnde **mißtrauisch-rechthaberische Verhalten** ist unbewußt durch frühkindliche Versagungserfahrungen und zum Teil sadistische Angriffe durch wichtige Bezugspersonen motiviert (Shapiro 1981). Manchmal lassen sich auslösende Situationen eruieren, in denen die betreffende Person ungerecht oder sonst unangemessen behandelt wurde. Ein literarisches Beispiel hierfür ist die Kleist-Figur des Michael Kohlhaas. In der frühkindlichen Anamnese finden sich gehäuft **Entwertung** und **Kontrolle durch die Eltern** sowie ein betont loyales Familienverhalten mit harten Strafen für den Verrat von Familiengeheimnissen. Nur eng umschriebene Leistungen des Kindes wurden belohnt, wobei sich die Eltern emotional aber außen vor hielten. Anhängliches Verhalten des Kindes dagegen wurde bestraft. Die Eltern werden oft als unnachgiebig, nachtragend und zu offen oder verdeckt gehässigen Vergleichen neigend geschildert (Benjamin 1993).

So behandelte Personen erwarten gewohnheitsmäßig Angriffe und nehmen komplementär eine **Grundhaltung** haßerfüllten Rückzugs, der Verschlossenheit und der Selbstkontrolle ein. Bei starker familiärer Loyalität identifizieren sich die Betreffenden mit der elterlichen Haltung von Kontrolle, Entwertung und emotionalem Mißbrauch. Diese feindselig-mißtrauische Grundhaltung und der erbitterte Kampf um persönliche Gerechtigkeit führen oft im Kontakt mit anderen zu komplementären Reaktionen empfindlich-aggressiver Art. Dadurch kommt es zu einer nochmaligen Verstärkung der Grundhaltung mit erbittertem Streben nach Unabhängigkeit und Gerechtigkeit. Dabei sind die paranoischen Persönlichkeiten durchaus selbständig und sachlich kompetent. Sie reagieren jedoch sensitiv gegenüber Ausschluß und Mißachtung und ziehen sich zwischenmenschlich immer mehr zurück. Intimität ist nur mit kontrollierbaren Partnern möglich.

Hinter der großen Furcht der Paranoiden vor verletzenden oder demütigenden Angriffen besteht der Wunsch, die anderen möchten bestätigend und verständnisvoll sein. Bleibt dies aus, so hoffen sie, daß die anderen sie wenigstens in Ruhe lassen oder sich unterordnen.

Die paranoische Persönlichkeit nimmt also eine Grundhaltung von Abkapselung, Separation und strenger Selbstkontrolle ein. Fühlt sie sich aber hierin bedroht, so wird sie feindselig zurückschrecken oder angreifen, um Gegenkontrolle üben oder Abstand gewinnen zu können.

Therapie

Eine in der Regel lange erste Behandlungsphase dient dem Aufbau eines vertrauensvollen Arbeitsbündnisses, indem der Therapeut mit allen Kräften versucht, jegliche negative Affiliation zu vermeiden, auch wenn der Patient ihn diesbezüglich durch eigene Anwürfe auf eine harte Probe stellt (aggressive Provokation negativer Komplementarität). Besonders zu achten hat der Therapeut auf die Gefahr komplexer Botschaften, also »therapeutisch verpackter« Vorwürfe und Kränkungen. Später sind die maladaptiven Erlebens- und Verhaltensmuster zu identifizieren, zu beschreiben und vor dem biographischen Hintergrund durchzuarbeiten. In einer heiklen Balance von wertschätzendem Verständnis und Konfrontation wird der Patient an die Irrealität seiner Sichtweise und Einstellungen sowie an seinen eigenen aggressiv/mißtrauischen Verhaltensanteil herangeführt. An die Stelle der Identifikation mit dem elterlichen Angreifer soll Distanzierung und Differenzierung treten. Zugleich bleibt der Therapeut auch Sachwalter eigener und öffentlicher Interessen. Er versucht nach bestem Ermessen, die möglicherweise von dem Patienten ausgehenden hetero- wie autodestruktiven Gefahren abzuwägen, um gegebenenfalls entschlossen gemäß den rechtlichen Vorgaben einzuschreiten.

Schizoide Persönlichkeitsstörung (F60.1)

Deskription

Schizoide Persönlichkeiten zeigen einerseits kühles und schroffes Verhalten, sind aber andererseits überempfindlich anderen gegenüber. Wenige oder überhaupt keine Tätigkeiten bereiten Freude. Nach außen imponiert emotionale Kühle, Distanziertheit und flache Affektivität. Warme, zärtliche Gefühle, aber auch Ärger können anderen gegenüber nicht oder kaum gezeigt werden. Lob und Kritik werden anscheinend gleichgültig ertragen. Es besteht nur geringes oder gar kein Interesse an sexuellen Begegnungen. Die schizoide Persönlichkeit sucht sich fast immer Unternehmungen aus, die sie allein durchführen kann. Phantasie und Introspektion nehmen sie übermäßig in Anspruch. Sie hat keine engen Freunde oder Vertrauten (oder nur einen) und hat auch keinen Wunsch danach. Es besteht ein deutlicher Mangel an Sensibilität im Erkennen und Befolgen gesellschaftlicher Regeln.

DSM-IV-Klassifikation

In der Klassifikation nach DSM-IV (301.20) sind die Deskriptoren relativ ähnlich gefaßt, jedoch fehlt die Betonung von Mängeln im Erlernen und Befolgen gesellschaftlicher Regeln.

Differentialdiagnose

Morey (1988) beschreibt syndromale Überschneidungen der schizoiden Gruppe mit den vermeidenden, paranoiden und schizotypischen Persönlichkeiten. Die mögliche ätiologische Nähe zu den Psychosen des schizophrenen Formenkreises diskutieren Dalkin et al. 1994. Die Prävalenz in klinischen Studien liegt unter 1% (Widiger et al. 1987).

Ätiologie und Psychodynamik

Psychoanalytische Studien haben seit langer Zeit die schizoide Struktur beziehungsweise Charakterneurose als Form der **Abwehr gegen nahe Beziehungen** gedeutet. Die frühe Lebensgeschichte ist durch fehlendes Urvertrauen oder durch wiederkehrende massive Enttäuschungen im Vertrauenwollen gekennzeichnet (Fairbairn 1940; Guntrip 1969). Demnach unterscheidet Elhardt (1990) eine **primäre Schizoidie**, die in der Phase der Entwicklung der ersten Objektbeziehungen durch ein Fehlen »primärer Mütterlichkeit« (Winnicott 1965) entsteht, von einer **sekundären Schizoidie**, bei der traumatische Ereignisse in späteren Phasen zu einem Rückzug von den Objekten führt. Diese Erfahrungen mit den wichtigen frühen Objekten begünstigen die Entwicklung ausgeprägter Angst vor Objektverlust oder vor dem Überwältigtwerden durch das Objekt. Es resultiert eine Haltung des Rückzugs von der Realität und der Wendung nach innen, um sich vor Verletzungen durch die Außenwelt zu schützen.

In der **Kindheit** findet sich oft ein formal geordnetes Elternhaus, in dem fundamentale körperliche, materielle und erzieherische Bedürfnisse erfüllt wurden. Jedoch mangelte es an emotionaler Wärme seitens der Haupterziehungspersonen (Benjamin 1993). Das Kind wurde **emotional unter-** oder **fehlernährt** (Elhardt 1990). Durch die frühkindlichen

Erfahrungen ist die betreffende Person nur auf formale Sozial- und Arbeitsbeziehungen vorbereitet. Sie ist ungesellig und fühlt sich in der Isolation wohl. Mögliche engere Vertraute werden abgewiesen. Die meist lebhafte Phantasietätigkeit ist kompensatorisch.

Die zwischenmenschliche **Grundhaltung** der Schizoiden zeichnet sich durch **fehlende Wünsche** oder **Befürchtungen bezüglich anderer** aus. Aktiv und passiv besteht eine Grundposition **unbezogener Autonomie**. Die soziale Wahrnehmung und Handlungskompetenz ist unterentwickelt, dennoch können formale Rollen in Berufs- und Familienleben ausgefüllt werden. Überzufällig häufig kommt es zu psychosomatischen Beschwerden der Haut (chronische Ekzeme, Neurodermitis), worin sich die Abgrenzungsproblematik von Innerem und Äußerem treffend symbolisiert.

Therapie

Die interpersonale Isolation und Indifferenz der schizoiden Persönlichkeit spiegelt sich natürlich auch im Verhalten gegenüber (möglichen) Therapeuten. Insofern kann es schon ein Teilerfolg sein, wenn eine schizoid gestörte Persönlichkeit überhaupt eine Therapie beginnt. Dies ist nur bei erheblichem Leidensdruck zu erwarten. Als **Ziele** stehen soziale Fertigkeiten, wie Ausdrucksfähigkeit im Gespräch, an erster Stelle. In der therapeutischen Begegnung können Schizoide darüber hinaus lernen, daß andere fürsorglich sein können, ohne notwendigerweise kontrollierend zu werden. Dazu führt am ehesten ein nichtdirektiver, zurückhaltend-verständnisvoller Therapiestil, der die inhaltliche Arbeit nicht forciert. Gelegentlich können vorsichtige Anregungen zu sozialen Unternehmungen hilfreich sein. Khan (1983) hat die in Therapien mit Schizoiden oft auftretende Blockierung im Ausdruck von Ärger, die sich im Ausbleiben typischer Ärgerübertragung äußert, als »**Pseudo-Compliance**« bezeichnet. Diese sollte in der Therapie vorsichtig als Abwehrform angesprochen werden. Stone (1989) schlägt vor, die Tendenz, sich aus unbefriedigenden Beziehungen zurückzuziehen, zu stützen und die Möglichkeiten, auf eine befriedigende Art allein zu sein, gemeinsam zu erkunden.

Dissoziale Persönlichkeitsstörung (F60.2)

Deskription

Das Hauptmerkmal dissozialer (antisozialer, psychopathischer, soziopathischer) Persönlichkeiten ist die große Diskrepanz ihres Verhaltens zu den gesellschaftlichen Normen und Regeln. Dissoziale zeigen herzloses Unbeteiligtsein gegenüber den Gefühlen anderer und andauernde Verantwortungslosigkeit sich selbst und anderen gegenüber. Längerfristige Beziehungen können nicht aufrechterhalten, neue Beziehungen jedoch leicht eingegangen werden. Die allgemeine Frustrationstoleranz ist sehr gering und die Schwelle für aggressives, auch gewalttätiges Verhalten niedrig. Dissoziale haben keine Gewissensbisse und erleben kein Schuldgefühl, sondern sind im allgemeinen gleichgültig oder rationalisieren ihr Verhalten nach zugefügten Kränkungen oder Mißhandlungen anderer. Sie neigen dazu, andere für die Folgen dieser Mißhandlungen verantwortlich zu machen. Sie sind unfähig, aus Erfahrung, besonders aus Bestrafung, zu lernen. Manchmal besteht andauernde Reizbarkeit.

DSM-IV-Klassifikation

In der Klassifikation nach DSM-IV sind die Deskriptoren der »antisozialen« Persönlichkeitsstörung (301.7) weitgehend ähnlich, wenn auch etwas ausführlicher gefaßt. Die ICD-Klassifikation legt etwas mehr Gewicht auf psychosoziale Kompetenz (und Inkompetenz) als DSM-IV.

Differentialdiagnostik

Nach Morey (1988) besteht eine beträchtliche Überlappung der Kriterien der antisozialen Persönlichkeit mit denen der narzißtischen, Borderline- und histrionischen Persönlichkeiten. Nach epidemiologischen Studien in der Normalbevölkerung besteht eine Prävalenz von etwa 3% bei Männern und 1% bei Frauen (APA 1994). Jenseits des 55. Lebensjahres scheint die Prävalenz deutlich geringer zu sein (Cohen et al. 1994).

Ätiologie und Psychodynamik

Zur Ätiopathogenese finden sich in der Literatur zwei Hauptargumentationsstränge. Hier soll nur die Bedeutung psychosozialer Umstände in Kindheit und Adoleszenz dargestellt werden, ohne die Wichtigkeit der Bedeutung neurobiologischer Faktoren (ausführlich Dolan 1994) zu übersehen.

Psychoanalytische Autoren haben die Bedeutung **fehlender elterlicher Zuwendung** und **gemütskalter, wenig verfügbarer Mütter** betont. So wurde insbesondere der Einfluß des Aufwachsens als Heim- oder Pflegekind auf spätere dissoziale Züge untersucht (Dührssen 1974). Diese Untersuchungen greifen auf frühere Arbeiten Bowlbys und Spitz' zurück, die auf die Wichtigkeit konstanter mütterlicher Fürsorge für die gesunde emotionale Entwicklung hingewiesen hatten (Bowlby 1951; Spitz 1946). Freud hatte 1916 unbewußte Schuldgefühle und Selbstbestrafungstendenzen als verursachend für delinquentes Verhalten beschrieben, jedoch eingeräumt, daß solche »Verbrecher aus Schuldbewußtsein« moralische Hemmungen als Voraussetzung mitbringen müßten (eine Bedingung, die nach den ICD-10-Deskriptoren ja gerade nicht vorliegen darf). Freud brachte später (1931) auch den »narzißtischen Typus« mit dem »Verbrechertum« in Verbindung. Hier sei »keine Spannung zwischen Ich und Über-Ich« nachweisbar, es stehe ein »großes Potential an Aggression« zur Verfügung, welches geeignet sei, »das Bestehende zu schädigen«. Ähnlich hat später Rauchfleisch (1981) das wesentliche Strukturmerkmal der Dissozialität in einem **depressiv-narzißtischen Kernkonflikt** auf der Grundlage einer Borderline-Organisation mit Strukturpathologie in Ich und Über-Ich gesehen. Reich (1925) sprach vom »triebhaften Charakter«, der zu Delinquenz neige, Fenichel (1931) vom »Impulsneurotiker«. Beide machen eine **fehlende Trieb- und Impulssteuerung** aufgrund mangelnder Über-Ich-Funktion für die Störung verantwortlich. Kernberg (1984) hat spater dieses psychoanalytische Paradigma eines Fehlens ausreichender Über-Ich-Funktion zugunsten eines Modells einer spezifischen Über-Ich-Pathologie aufgegeben. Kennzeichnend für schwere Störungen der Impulskontrolle seien von Aggression durchdrungene Größen-Selbst-Bildungen und die Ich-syntone Suche nach Befriedigung sadistischer Zwänge. Diese pathologischen Über-Ich-Bildungen werden von Kernberg vor allem auf die **Abwesenheit, Inkonsistenz** oder **extreme Härte elterlicher Autorität** zurückgeführt.

Hinsichtlich der frühkindlichen Entwicklungsbedingungen kann wohl meist von einem barsch-attackierenden und die Bedürfnisse des Kindes ignorierenden Elternhaus ausgegangen werden (Benjamin 1993). Die elterliche Fürsorge war sporadisch und unvorhersehbar. Das Kind konnte sich zum Beispiel einer plötzlichen Rückkehr des Vaters nach wochenlanger Abwesenheit konfrontiert sehen, der ganz unvorhersehbar als markiger Hüter der Disziplin mit drakonischen Strafen auftrat. Durch die Inkompetenz der elterlichen Fürsorge bedingt, geriet das Kind oft in die Position, im Elternhaus Kontrolle ausüben zu müssen (**Parentifizierung**).

In Konsequenz zu diesen Entwicklungsbedingungen herrscht bei der dissozialen Persönlichkeit der unangemessene und unmodulierte Wunsch vor, andere zu beherrschen, ohne selbst emotional beteiligt zu sein. Bei starken Autonomiewünschen imponiert heftiger Widerstand dagegen, von anderen kontrolliert zu werden. Andere werden gewöhnlich verachtet. Mit ungezügelter Gewaltanwendung ist jederzeit zu rechnen, um Kontroll- und Unabhängigkeitswünsche durchzusetzen. Dabei instrumentalisiert die dissoziale Persönlichkeit oft freundliche und gesellige Umgangsformen, wobei die Freundlichkeit allerdings immer unbezogen bleibt. Der Betreffende nimmt keine Rücksicht auf sich selbst oder andere.

Therapie

Das Schlüsselproblem jeder therapeutischen Bemühung um eine dissoziale Persönlichkeit ist ihre kaum zu erreichende Mitarbeit. Die Patienten sind selten daran interessiert, etwas an ihrem Leben zu ändern. Ein zu freundlicher und fürsorglich-verständnisvoller Therapeut wird mit hoher Wahrscheinlichkeit Opfer ausbeuterisch-übervorteilender Strebungen, während ein zu disziplinarisch-konfrontierender Therapeut schnell mit den gleichzeitig mißbräuchlichen und übersehenden frühen Bezugspersonen gleichgesetzt wird. Gelegentlich hilft das sogenannte »**Shaurette-Prinzip**« (vgl. Tress u. Junkert 1993): Schwergestörten, die oft nicht die interpersonelle Flexibilität haben, direkt auf antithetische Botschaften zu reagieren, muß der Therapeut komplementär so begegnen, wie sie interagieren, nämlich aggressiv, freilich nicht bösartig. Von dort aus kann man versuchen, sich mit ihnen schrittweise in Richtung auf die angestrebte Antithese hinzubewegen.

Alternativ zum Einzelsetting wird eine **Gruppentherapie** angeregt, in der die dissoziale Persönlichkeit die Gelegenheit hat, sich allmählich einzulassen, ohne gleich in ihr gewohntes Muster von autonomer Kontrollausübung mit emotionaler Abschottung fallen zu müssen (Lion u. Bach-y-Rita 1972). Die Identifikation mit Gruppennormen kann dabei durch eine allgemein warme Atmosphäre verstärkt werden. Eine solche »Lebensgruppe« kann bei erfolgreichem Verlauf Startpunkt einer verbalen Einzeltherapie sein.

Ziel jeder Therapieform ist das Erkennen und Überwinden autodestruktiver Verhaltensmuster und die Entwicklung von Einfühlung in Opfer des ausnutzenden Verhaltens und von größerer Frustrationstoleranz. Differenzierung vom ursprünglichen Aggressor durch die empathische Einsicht, daß dieser selbst eine leidvolle Entwicklung durchlaufen hatte, ist nur selten zu erreichen. In den letzten Jahren sind auch eine Reihe verhaltenstherapeutischer Programme, insbesondere für den Einsatz in der forensischen Psychiatrie und im sozialtherapeutischen Strafvollzug, entwickelt worden (Feldman 1993; Fiedler 1994).

Emotional instabile Persönlichkeitsstörung

In der Klassifikation gemäß ICD-10 zerfällt die Kategorie F60.3 (Emotional instabile Persönlichkeitsstörung) in zwei Untergruppen, den **impulsiven Typus** (F60.30) und den **Borderline-Typus** (F60.31). Die in dieser Gruppe zusammengefaßten Individuen zeichnen sich durch dramatisch-chaotisches Erleben mit einer Neigung zu impulsivem Verhalten und affektiver Instabilität aus. Auch die Literatur zu dieser Gruppe ist bunt und uneinheitlich, gelegentlich sehr widersprüchlich und kontrovers. Besonders das Konzept der Borderline-Persönlichkeitsstörung hat heftige Diskussionen ausgelöst bis hin zur Forderung, diese Diagnose nicht mehr zu stellen, da nicht hinreichend präzise (Higgitt u. Fonagy 1992).

Impulsiver Typus (Erregbare Persönlichkeit, F60.30)

Deskription

Der impulsive Typus neigt zu Affektausbrüchen, deren Heftigkeit in keinem Verhältnis zu ihrem Anlaß steht. Emotionale Instabilität und Mangel an Impulskontrolle sind die Hauptcharakteristika. Es kommt oft zu Gewaltausbrüchen und bedrohlichem Verhalten, vor allem bei Kritik durch andere. Zu dieser Gruppe gehören die früher (Kraepelin 1915; K. Schneider 1950) so genannten reizbare (explosible) und die aggressive Persönlichkeit.

DSM-IV-Klassifikation

In der Klassifikation nach DSM-IV erscheint eine ähnlich gefaßte Störung als »intermittierend explosible Störung« auf Achse I unter den Impulskontrollstörungen (312.34).

Differentialdiagnose

Differentialdiagnostisch sind insbesondere die dissoziale und Borderline-Persönlichkeitsstörung sowie eine manische Episode, eine andere psychotische Erkrankung oder ein Hyperaktivitätssyndrom abzugrenzen (APA 1994). Zur Prävalenz liegen keine verläßlichen epidemiologischen Daten vor.

Ätiologie und Psychodynamik

Auf die Bedeutung von Anlagefaktoren und frühkindlicher Hirnschädigung weist Tölle (1994) hin. Zur Psychodynamik des impulsiven Typus liegen keine spezifischen Untersuchungen vor, jedoch gilt das oben unter der Rubrik der dissozialen Persönlichkeit zur triebhaften Bedingtheit von Affektausbrüchen und zur Explosibilität als Verarbeitungsmodus intrapsychischer Spannungen Gesagte. Hingewiesen sei insbesondere auch auf die zu vermutenden Strukturähnlichkeiten des impulsiven Typus mit dem Borderline-Typus, zu denen weitere Untersuchungen wünschenswert sind.

Therapie

Auch hier, wie bei der dissozialen Persönlichkeit, ist die Motivation und Mitarbeit des Patienten das Schlüsselproblem. Zu weiteren Aspekten vergleiche das in den Abschnitten dissoziale und Borderline-Persönlichkeit Gesagte.

Borderline-Typus (F60.31)

Deskription

Nach ICD-10 sind mehrere Kennzeichen emotionaler Instabilität vorhanden. Zusätzlich sind das eigene Selbstbild, Ziele und »innere Präferenzen« (einschließlich der sexuellen) unklar und gestört. Gewöhnlich bestehen dauerhafte Gefühle von innerer Leere. Die Neigung zu intensiven, aber unbeständigen Beziehungen kann zu wiederholten emotionalen Krisen mit Suiziddrohungen oder selbstschädigenden Handlungen führen (diese können auch ohne deutliche Auslöser vorkommen). Es werden außerordentliche Anstrengungen unternommen, um nicht allein zu sein oder verlassen zu werden.

DSM-IV-Klassifikation

Der »Borderline-Typus« ist in der Klassifikation nach DSM-IV ähnlich gefaßt wie in ICD-10, jedoch als eigenständige Kategorie (301.83).

Differentialdiagnostik

Nach Morey (1988) bestehen Überlappungen in der Diagnostik mit histrionischer, vermeidender, abhängiger, paranoider und narzißtischer Persönlichkeit. Häufig besteht Komorbidität mit affektiven Störungen (APA 1994). Die Prävalenz in der Normalbevölkerung liegt nach Felduntersuchungen zwischen 1,1 und 1,8% (Weissman 1993) beziehungsweise bei 2% (APA 1994), die Prävalenz unter stationär behandelten psychiatrischen Patienten bei etwa 20% (APA 1994). Die Bereitschaft, diese Diagnose zu stellen, hat anscheinend im letzten Jahrzehnt deutlich zugenommen (Fiedler 1994).

Ätiologie und Psychodynamik

Sigmund Freud war einer der ersten Autoren, der den Begriff »Borderline« benutzte (im Vorwort zu Aichhorn 1925), um auf das Grenzgebiet zwischen sozialer Auffälligkeit und psychopathologischer Symptomatologie hinzuweisen. Knight beschrieb diesen Übergangsbereich erneut 1953 und löste damit eine Flut psychoanalytischer Arbeiten zu diesem Thema aus (Knight 1953). Zunächst waren es Hoch und Catell (1959, 1962), die mit ihrer Beschreibung des Borderline-Syndroms als »pan-neurosis«, »pan-anxiety« und »pan-sexuality« wegweisend wurden. Im Gefolge dieser Arbeiten wucherten schließlich bunte und uneinheitliche Spekulationen zum Thema Borderline, bis es schließlich Otto F. Kernberg gelang, die psychoanalytische Deskription und Erklärung von borderline states zu vereinheitlichen (Kernberg 1975, 1984). Er versteht die Borderline-Pathologie objektbeziehungstheoretisch und nimmt an, daß die **Selbst-** und **Objektrepräsentanzen** infolge einer konstitutionsbedingten Unfähigkeit zur Affektregulierung in zwischenmenschlichen Beziehungen und einer hinzutretenden fortlaufenden Traumatisierung in den frühen Objektbeziehungen auf einer **affektiv-diffusen** und **konflikthaften Stufe** arretiert bleiben. Dadurch kommt es nicht zu einer Integration differenzierter Selbst- und Objektbilder, die »gute« und »böse« Anteile in sich vereinigen. Sowohl das Selbstbild als auch die Objektbilder fallen in »total gute« und »total schlechte« auseinander. Dieses Auseinanderfallen wird von den Borderline-Persönlichkeiten auch aktiv als Abwehrmechanismus der **Spaltung** eingesetzt, um sich im Umgang mit den typischerweise auftretenden konflikthaften Beziehungen zu schützen. Im Anschluß an Kernberg hat Rohde-Dachser (1986) das psychoanalytische Modell der Entwicklung von Objektbeziehungen am Beispiel der Borderline-Pathologie weiter verfeinert. Die Borderline-Störung entwickelt sich nach diesem Modell zwischen dem 18. und 36. Lebensmonat, wenn Selbst und Objekte bereits differenziert werden können (im Unterschied zur früheren symbiotischen Phase, deren Störung in Beziehung zu Psychosen gesetzt wird), die Spaltung zwischen positiv und negativ aber aufrechterhalten bleibt. König weist darauf hin, daß Kinder, die aus Gründen ihrer Veranlagung oder ihrer Umweltbedingungen ein großes Aggressionspotential entwickeln, den Mechanismus der Spaltung vielleicht deshalb entwickeln, um die Mutter, die (zum oben angegebenen Zeitpunkt) als lebenswichtiges Ganzobjekt wahrgenommen wird, vor den heftigen aggressiven Impulsen zu schützen, damit der für das Kind unverzichtbare gute Anteil erhalten bleibt (König 1993).

Die traumatischen frühen Objektbeziehungen lassen sich paradigmatisch in einer chaotischen »soap-opera«-Familie vorstellen (Benjamin 1993). Hier kommt es zu schmerzhaften Erlebnissen von **Trennung** und **bedrohlicher Vernachlässigung**. Der Prototyp solcher Erfahrungen ist der **inzestuöse Mißbrauch** (Westen 1990; Marziali 1992). Hier werden Schmerz *und* Liebe, Hilflosigkeit *und* Omnipotenz, Idealisierung *und* Entwertung im Modus rücksichtslosen Gezwungenwerdens erlebt. Gewöhnlich wurden Selbstbestimmung des Kindes und Liebesbezeugungen attackiert, Krankheit dagegen führte zu Versorgung.

In der Konsequenz führt dies bei Borderline-Gestörten dazu, daß Krisen gesucht und erzeugt werden und ein Muster von Stabilität in der Instabilität entsteht. Erfahrungen von Verlassenheit setzen eine ganze Kette maladaptiver Verhaltensweisen mit **Selbstvernachlässigung** und **Destruktivität gegen** die **eigene Person** in Bewegung: Schmerz *und* Liebe, Hilflosigkeit *und* Omnipotenz verschmelzen. Vergötterung und Haß treten in schnellem Wechsel auf. Aus einer krankhaften Furcht davor, verlassen zu werden, erwächst der überwertige Wunsch nach Fürsorge und Schutz, möglichst in körperlicher Nähe. Die Grundposition besteht in freundlicher Abhängigkeit von einer versorgenden Person, die in feindselige Kontrolle umschlägt, sobald die Borderline-Persönlichkeit den Eindruck hat, die zuständige Person versage in ihrer Pflicht, genügende Zuwendung zu spenden (und es gibt nie genug). Oft glauben Borderline-Persönlichkeiten, die versorgende Person genieße Abhängigkeit und Bedürftigkeit anderer. Das feindselige Introjekt und internalisierte mißbrauchende Objektrepräsentanzen attackieren das Selbst, wenn Zeichen von Erfolg oder Glück sich einstellen (**Mißbrauchs-Stereotyp**): »Wenn es mir gut geht, fühle ich mich mutterseelenallein«.

Therapie

Die traumatischen Erlebnisse von Trennung, Vernachlässigung und (emotionalem) Mißbrauch bezeichnen den Prototyp der potentiell problematischen Interaktionsmuster, die zwischen Patient und Therapeut auftreten. Oft ist der Patient so aktiv in seinem Verlangen, Versorgung und Schutz zu erhalten, daß der Therapeut erschöpft professionellen »burn out« erleidet. Durch Erfolge in der Therapie werden selbstbestrafende Tendenzen im Patienten aktiviert, da internalisierte mißbrauchende Objektrepräsentanzen der früheren Entwicklung Schmerz und Niederlage fordern. Beim Aufbau des Arbeitsbündnisses sollte der Aspekt gemeinsamer Arbeit in der Therapie betont werden. Der Therapeut sollte seine Bereitschaft zu helfen deutlich deklarieren und es gleichzeitig ablehnen, die abhängig-fordernden Anteile des Patienten zu unterstützen. Dies beinhaltet insbesondere eine klare und eindeutige (nicht komplexe) Grenzsetzung, zum Beispiel den Hinweis, daß lange Telefonberatungen oder Überziehungen der Therapiezeiten nicht förderlich sind. Extrasitzungen können in Zeiten krisenhafter Entwicklungen zwar vereinbart werden, sollten aber auf Krisenzeiten beschränkt und inhaltlich supportiv bleiben. Die Einsicht in den Zusammenhang von gegenwärtigen Verhaltensmustern mit der persönlichen Entwicklung sorgt oft beim Patienten für starke Erleichterung. Die Borderline-Persönlichkeit braucht die Bestätigung ihrer frühkindlichen Erfahrungen und Erlebnisse: Es geschah tatsächlich, es war sehr schmerzhaft, es war real. Von diesem Punkt aus können die Teufelskreise der inneren und äußeren Beziehung sich allmählich mäßigen. Rohde-Dachser (1989) empfiehlt als wichtige Leitlinie der Therapie die »Suche nach den Ressourcen der Borderline-Patienten« mit Entwicklung von Coping-Strategien in krisenhaften Situationen, erweitert also die klassische analytische Technik um psychoedukative Elemente.

Eine **stationäre Psychotherapie** ist oft sehr hilfreich, da sie eine schützende Atmosphäre bei den meist verwirrenden und schmerzlichen Zuständen und Verhaltensweisen bietet. Später kann eine stationäre Behandlung besonders in Zeiten suizidaler Krisen wieder notwendig werden.

Histrionische (hysterische) Persönlichkeitsstörung (F60.4)

Die Bezeichnung »histrionisch« (nach »Histrione«, der griechischen Bezeichnung für einen Schauspieler im antiken Rom, Fiedler 1994) ist erst seit DSM-III-R und ICD-10 gebräuchlich und ersetzt dort das Attribut »hysterisch«, welches für zu vieldeutig und abwertend gehalten wurde.

Deskription

Die histrionische Persönlichkeit zeigt ein durchgängiges Muster übermäßiger Emotionalität und gesteigerten Verlangens nach Aufmerksamkeit. Ihr Auftreten ist gekennzeichnet durch Dramatisierung bezüglich der eigenen Person, theatralisches Verhalten und übertriebenen Ausdruck von Gefühlen. Es besteht oft eine leichte Beeinflußbarkeit durch andere (**Suggestibilität**) sowie oberflächliche, labile Affektivität. Die histrionische Persönlichkeit steht gern im Mittelpunkt und verlangt nach aufregender Spannung, sie zeigt egozentrisches, selbstbezogenes Verhalten mit fehlender Bezugnahme auf andere. Dauerndes Verlangen nach Anerkennung ist gepaart mit erhöhter Kränkbarkeit. Die Interaktion mit anderen ist oft unangemessen sexualisiert, verführerisch oder provokant. Ständig soll die körperliche Erscheinung Aufmerksamkeit erregen. Es kommt zu manipulativem und agierendem Verhalten zur Durchsetzung eigener Bedürfnisse.

DSM-IV-Klassifikation

Die Beschreibung in Kapitel V von ICD-10 scheint die Klassifikation nach DSM-IV dahingehend beeinflußt zu haben, daß die Kriterien dort weniger von dem früher oft kritisierten Geschlechtsbias belastet sind, der eine Anwendung der DSM-III-R-Kriterien fast nur auf Frauen ermöglichte (Fiedler 1994). Die Deskriptoren der histrionischen Persönlichkeitsstörung in DSM-IV und ICD-10 sind weitgehend ähnlich.

Differentialdiagnostik

Morey (1988) konnte Überlappungen zu Borderline- und narzißtischen Persönlichkeitsstörungen feststellen. Auch zur dissozialen und dependenten Persönlichkeit ergeben sich Überschneidungen (APA 1994). Die Prävalenz in der Normalbevölkerung liegt zwischen 2 und 3%, unter psychiatrischen Patienten bei 10 bis 15% (APA 1994). Die hysterische Struktur wird häufiger bei Frauen diagnostiziert (König 1993; Fiedler 1994). Jenseits des 55. Lebensjahres scheint die Prävalenz wesentlich geringer zu sein (Cohen et al. 1994).

Ätiologie und Psychodynamik

Die **hysterische Struktur** hat seit den Anfängen das Interesse der Psychoanalytiker gefunden. Freuds psychodynamische Einsichten entwickelten sich zunächst am Modell der hysterischen Neurose (Breuer u. Freud 1893; Freud 1896; Freud 1905b). Er ging davon aus, daß die hysterische Struktur das Ergebnis psychischer Verdrängungsprozesse ist, mit denen das Kleinkind im Alter zwischen 3 und 5 Jahren, der phallischen und ödipalen Phase der Entwicklung, zwischenmenschlich unakzeptable oder subjektiv bedrohlich empfundene psychosexuelle Wünsche abwehrt. Penisneid und Kastrationsangst werden so zu Angelpunkten der psychodynamischen Theorie Freuds. Seine Erklärungsansätze werden auch heute noch von vielen Psychoanalytikern für zutreffend, jedoch nicht für ausreichend gehalten, das gesamte Spektrum der hysterischen Persönlichkeit zu verstehen. König (1993) hat auf die Bedeutung der **Objektbeziehungen** in der **Ursprungsfamilie** hysterischer Persönlichkeiten hingewiesen. Oft läßt sich nachweisen, daß der gegengeschlechtliche Elternteil auf kindliche Nähewünsche mit dem Befriedigungsversuch eigener Beziehungswünsche reagiert, die beim jeweiligen Partner nicht untergebracht werden konnten. Dies kann beim Kind zu einer starken Identifikation mit dem gegengeschlechtlichen Elternteil führen. Mentzos (1980, 1982) sieht den störungsübergreifenden Modus hysterischer Konfliktverarbeitung, der zu den unterschiedlichsten klinischen Manifestationen wie dissoziativen und Konversionssymptomen führe, darin, daß die hysterische Persönlichkeit immer etwas in den Symptomen inszeniere. Er postuliert, daß bei fast allen hysterischen Strukturen auch Konflikte aus der oralen Phase, insbesondere **unvollständige Symbioseablösung**, und eine **narzißtische Problematik** mit strukturellen Mängeln in der Regulation des Selbstwertgefühls vorhanden seien. Eine reine positive Korrelation zwischen hysterischem Verarbeitungsmodus, ödipaler Problematik und relativ kohärentem Selbst sei eher selten.

Hinsichtlich der **kindlichen Aufwachsbedingungen** findet man meist eine Situation, in der das Kind wegen seines hübschen Äußeren, wegen als »süß« empfundenem Verhalten oder unterhaltender, geselliger Qualitäten geliebt wurde (Benjamin 1993). Kompetenz wurde als unwichtig abgelehnt. Oft wurde es vom gegengeschlechtlichen Elternteil dem gleichgeschlechtlichen vorgezogen. Äußeres und charmantes Verhalten reichten aus, um die Hauptbezugsperson zu kontrollieren. Reichte dies nicht aus, so konnte über Kränklichkeit und Bedürftigkeit die versorgende Person erreicht werden. Prototypisch bestand eine oberflächlich-flirtende Atmosphäre im Haushalt, die ständigen Charme erforderte bei gleichzeitiger Vernachlässigung der eigentlichen kindlichen Bedürfnisse. Dadurch wurde die Entwicklung eines falschen Selbst und der Rückzug begünstigt. In der Konsequenz wird eigene Kompetenz vermieden, die Abhängigkeit anderer als bedrohlich erlebt. Es besteht eine Tendenz zur Verachtung für gleichgeschlechtliche Personen. Befürchtet wird basale Vernachlässigung und Mißachtung. Es besteht ein starker Wunsch nach Liebe und Fürsorge, möglichst durch ein starkes Objekt, das dennoch durch den Charme und die unterhaltsamen Qualitäten des Histrionischen unter dessen Kontrolle steht. Die **Grundhaltung** ist die eines Anvertrauens, begleitet von einer versteckt-entwertenden Motivation, sich die erwünschte Versorgung und Liebe zu erzwingen. Ein Beispiel dafür ist der manipulative Suizidversuch.

Therapie

Beim Aufbau des Arbeitsbündnisses werden gleichgeschlechtliche Therapeuten deutlich seltener gewählt, da sie in erster Linie als Konkurrenten gesehen werden. Umgekehrt können bei gegengeschlechtlichen Therapeuten oft heftige manipulative Liebesübertragungen auftreten, die unbedingt in der Therapie angesprochen und aufgelöst werden müssen. Die vorrangigen **Lernziele** bestehen in der Einsicht und dem Erlebnis, daß die Haltung der erzwingenden Abhängigkeit gegenüber einem versorgend-fürsorglichen Therapeuten keine existentiellen Lebensprobleme löst. Denn es ist nicht notwendigerweise gefährlich, selbst kompetent für die Anforderungen des alltäglichen Lebens zu werden. Ferner überlebt das ursprüngliche gute Bindungsobjekt auch dann, wenn der Patient selbst sich weiterentwickelt. Der Wunsch und die Sehnsucht nach dem imaginierten ursprünglichen »himmlischen« Zustand können so mit der Entwicklung steigender eigener Kompetenz zunehmend aufgegeben werden. Horowitz (1991) empfiehlt eine Kombination klassischer psychoanalytischer Techniken mit stützenden und konfrontativen Elementen. Die Unterscheidungsfähigkeit zwischen erfüllbaren und unerfüllbaren Wünschen könne so gemeinsam erarbeitet werden. Chodoff (1989) weist darauf hin, daß der Therapeut modellhaft Sicherheit und Respekt im Umgang mit anderen vorleben solle, um so die Emotionalisierungsneigung der histrionischen Patienten zu modulieren. In der weiteren Entwicklung wird die Differenzierung von der ursprünglichen guten Bezugsfigur und damit auch die Befriedung des Verhältnisses zu ihr möglich.

Anankastische (zwanghafte) Persönlichkeitsstörung (F60.5)

Deskription

Zwanghafte Persönlichkeiten sind in allen Lebensbereichen übergenau. Sie sind häufig unentschlossen, zweifeln übertrieben an ihren Entscheidungen und zeigen übermäßige Vorsicht als Ausdruck einer tiefen persönlichen Unsicherheit. Sie sind ständig beschäftigt mit Kleinigkeiten, Regeln, Details oder Plänen bis zu einem Ausmaß, daß die Hauptsachen dabei verlorengehen. Der an den Tag gelegte Perfektionismus und das Bedürfnis nach ständiger Kontrolle und peinlich genauer Sorgfalt geht auf Kosten von Flexibilität, Offenheit und Effizienz. Übermäßige Gewissenhaftigkeit, Skrupelhaftigkeit und unverhältnismäßige Leistungsbezogenheit haben Priorität auf Kosten von Freizeitaktivitäten und Freundschaften. Pedanterie, Konventionalität, Eigensinn und Rigidität bedingen eine deutlich eingeschränkte Fähigkeit zum Ausdruck warmer Gefühle. Anderen gegenüber wird auf eine Unterordnung unter eigene Gewohnheiten bestanden, Aufgaben werden nur widerwillig delegiert. Oft drängen beharrliche und unerwünschte Gedanken oder Impulse an, die jedoch nicht das Ausmaß einer Zwangsstörung erreichen.

DSM-IV-Klassifikation

Die zwanghafte (obsessiv-kompulsive) Persönlichkeit in der Klassifikation nach DSM-IV (301.4) ist ähnlich gefaßt wie die anankastische (zwanghafte) Persönlichkeitsstörung nach ICD-10.

Differentialdiagnostik

Nach Morey (1988) besteht eine Überlappung der Kriterien mit denen der ängstlich-vermeidenden und der narzißtischen Persönlichkeit. Systematische Studien legen eine Prävalenz von etwa 1% in der Allgemeinbevölkerung und von 3–10% unter psychiatrischen Patienten nahe (APA 1994). Die Zwangspersönlichkeit scheint unter Männern häufiger zu sein (König 1993).

Ätiologie und Psychodynamik

Freud beschrieb in »Charakter und Analerotik« (1908) den **analen Charakter** mit der Trias:
- Sparsamkeit (mit Entwicklung zum Geiz)
- Eigensinn (bis hin zum Trotz)
- Ordnungsliebe (gesteigert bis zur Pedanterie)

Diese Trias deutete er als Reaktionsbildung auf eine frühe und rigorose **Reinlichkeitserziehung**. Die Bedeutung des Sauberkeitstrainings wird heute von psychoanalytischen Autoren eher heruntergespielt, nachdem sie sich in empirischen Studien nicht konsistent hatte nachweisen lassen. Neuere Autoren wie Erikson (1950), Hoffmann (1984) und Mentzos (1982) gehen vom Vorliegen eines interpersonellen Konfliktes aus. Nach Erikson dient das **Ritualisieren im kindlichen Spiel** in der analen Phase dazu, Strukturen im Verhalten, insbesondere im zwischenmenschlichen Umgang, festzulegen und zu erhalten. Solche »zwanghaften« Verhaltensmuster dienen dem Aufbau eines festen Realitätsbezuges. Insofern ist das Bedürfnis der anankastischen Persönlichkeit nach gefügter Ordnung und verbindlicher Orientierung und ihre »überwertige Sicherungstendenz von zentripetal-bewahrendem Charakter« (Elhardt 1990) besser als Hinweis auf ihre tiefe Unsicherheit und Ängstlichkeit zu verstehen. Elhardt (1990) vermutet als **Hauptfaktoren** der **zwanghaften Angst** Liebesverlust, Kastrationsangst und Über-Ich-Angst. Hinzu kommt die Angst vor der Hingabe an die eigenen lebendigen Impulse, die eigene Arbeit oder den Partner (Riemann 1961).

Wichtige **Abwehrmechanismen** sind Reaktionsbildung, Isolierung, Ungeschehenmachen und Verschiebung auf ein Kleinstes. Als **genetisch wichtige Phasen** werden neben der analretentiven/motorisch-aggressiven Phase heute auch zunehmend frühere Störungsanteile (intentionale und orale Phase) für wesentlich erachtet. Aufgrund dieser früheren Störungsanteile kommt es in der Phase des Konfliktes Autonomie gegen Gehorsam (Erikson 1950) zu einer verseinseitigten Anpassungslösung mit strikter, übergenauer Norm- und Über-Ich-Orientierung (Mentzos 1982; Hoffmann 1984). Dabei wird die zwanghafte Genauigkeit als adaptive Überlebensstrategie im kulturellen Umfeld der westlichen Hemisphäre auch gesellschaftlich gefördert (Fiedler 1994). Hinsichtlich der typischen **familiären Bedingungen** spricht Elhardt (1990) von der prototypischen kommentarlosen und Einsicht verhindernden »Basta-Haltung« der Eltern. Dadurch herrschte in der Kindheit der unerbittliche Zwang, korrekt zu sein, gegebene Aufgaben zu erfüllen und den Regeln ohne Rücksicht auf persönliche Umstände zu gehorchen (Benjamin 1993). Das »schreckliche Kind« wurde für Mißerfolge bestraft und für Erfolge nicht belohnt. Es hatte Verantwortung, aber keinen Einfluß. In der Konsequenz kommt es zur Tendenz der anankastischen Persönlichkeit zu rücksichtsloser Beherrschung anderer. Der resultierende Perfektionismus behindert ein balanciertes Selbstbild. Zwanghafte neigen zu Unterwerfung unter Autoritäten und moralische Grundsätze bei einer gewissen persönlichen Unzugänglichkeit. Selbstbestrafungen und -entwertungen korrespondieren mit der Entwertung anderer, wenn Leistungsstandards nicht erfüllt werden. Die zwanghafte Persönlichkeit achtet auf Fehler. Es besteht eine starke Angst, Fehler zu machen oder Vorwürfe zu erhalten und nicht perfekt zu sein.

Therapie

Oft beginnen Zwanghafte eine Therapie, um noch besser und perfekter zu werden. Sie präsentieren sich als »perfekte« Patienten, verlangen aber auch einen perfekten Therapeuten. Manchmal kann ein gemeinsames Entwickeln von Regeln für den Patienten hilfreich sein, sich auf die Therapie einzulassen, ohne gleich das Gefühl zu haben, gänzlich die Kontrolle aufgeben zu müssen. Gleichzeitig wächst dadurch das Gefühl eigener Verantwortung für die Behandlung. Die Therapie sollte dem Zwanghaften als eine Art »Lernbereich« oder »Spielfeld« nahegebracht werden, wo neue Formen des Umganges freundlich und vorsichtig ausprobiert werden können. Allmählich kann der Therapeut so das Klima permanenter Verwicklung und dauernden Machtkampfes aufweichen. Ein supportives Explorieren früher Verhaltensmuster kann dem zwanghaften Patienten dabei helfen, Mitleid mit und Einfühlung in sich selbst als Kind zu entwickeln. Diese Gefühle von Mitleid, Einfühlung, Wärme und so weiter sind dem Zwanghaften gewöhnlich nicht geheuer, da sie für ihn eine Gefährdung von Kontrolle bedeuten und er sich den Verlust von Kontrolle nur als Unterwerfung unter die Kontrolle eines anderen vorstellen kann. Hier kann der Zwanghafte viel über seine eigene selbstkontrollierende Hemmung erfahren, die die internalisierte Form des alten Wunsches nach elterlicher Anerkennung für Perfektion ist. Wenn Zwanghafte einmal den Zusammenhang zwischen vergangenen Erfahrungen und ihren gegenwärtigen Wünschen verstanden und gefühlt haben, kommen sie an einen Punkt, an dem sie entscheiden können, ob sie die alten Muster nicht hinter sich lassen wollen. Im Idealfall können sich diese Patienten dann von den alten Bezugsfiguren und ihren internalisierten Repräsentanzen differenzieren und auch Einsicht in den Generationenzirkel zwischenmenschlichen Verhaltens gewinnen, der dieselben maladaptiven Muster immer wieder fortzeugt.

Ängstliche (vermeidende) Persönlichkeitsstörung (F60.6)

Deskription

Diese auch als **sensitive** oder **selbstunsichere Persönlichkeit** bezeichnete Störung ist gekennzeichnet durch ein durchgängiges Gefühl von Selbstunsicherheit. Es besteht ein andauerndes Gefühl von Befangenheit, Anspannung und Besorgtheit sowie die Überzeugung, sozial unzulänglich, unattraktiv oder minderwertig zu sein. Die Betreffenden sind überempfindlich gegenüber Kritik und Zurückweisung. Sie gehen keine Beziehungen ein, wenn sie sich nicht sicher sind, gemocht zu werden. Die ausgeprägten sozialen Befürchtungen und das Bedürfnis nach Gewißheit und Sicherheit bedingen einen eingeschränkten Lebensstil. Selbstunsichere Persönlichkeiten vermeiden soziale Aktivitäten und berufliche Tätigkeiten, die ein bestimmtes Ausmaß an interpersonalem Kontakt zur Folge haben, aus Furcht vor Kritik, Mißbilligung oder Ablehnung.

DSM-IV-Klassifikation

Gegenüber der Betonung der Sehnsucht nach Bindung in ICD-10 beschreiben die Deskriptoren der in DSM-IV so genannten »vermeidenden« Persönlichkeitsstörung (301.82) mehr die ängstlich-vermeidenden Aspekte des Verhaltens.

Differentialdiagnostik

Morey (1988) fand eine substantielle Syndromüberlappung mit anderen dependent akzentuierten Persönlichkeitsstörungen: der Borderline- und der dependenten Persönlichkeit, daneben aber auch mit der paranoiden, der schizoiden und der schizotypischen Persönlichkeit. Die Prävalenz wird in der Normalbevölkerung auf zwischen 0,5 und 1%, in ambulanten psychiatrischen Settings auf etwa 10% geschätzt, wobei Frauen und Männer etwa gleich stark betroffen zu sein scheinen (APA 1994).

Ätiologie und Psychodynamik

Karen Horney (1939, 1945) verstand zwischenmenschliches Vermeidungsverhalten als

Ausdruck **ursprünglicher Angstgefühle**, die der Hilflosigkeit dem elterlichen Erziehungsstil gegenüber entstammten. Diese ursprünglichen Angstgefühle können dann über einen maladaptiven interpersonellen Zirkel zu zunehmender Isolation und zwischenmenschlicher Entfremdung führen. Ähnlich konzipierte Sullivan (1953) sein Erklärungsmodell vermeidenden Verhaltens als **sozialen Rückzug** aus **Selbstschutz** gegen zwischenmenschliche Angst, die von unbefriedigten Bedürfnissen nach Liebe und Autonomie herstamme. Weil diese basalen Bedürfnisse bereits früh nicht befriedigt worden seien, habe sich kein stabiles Selbstkonzept entwickeln können. Auch bei Sullivan scheint ein Konzept von interpersonellen maladaptiven Mustern durch, die den Konflikt von Bindungsangst und Bindungsverlangen einseitig in die Richtung der Vermeidung auflösen. Oft scheinen typische **familiäre Konstellationen** die basale Selbstunsicherheit zu fördern. Tölle (1994) berichtet, daß auffallend viele Sensitive unehelich geboren seien oder als Kind ihren Vater verloren hätten. Auch schwache oder an der Kindererziehung uninteressierte Väter begünstigten die Entwicklung vermeidenden Verhaltens. Andererseits scheint es Fälle zu geben, in denen die Eltern zunächst eine liebevolle, versorgende Haltung im frühesten Lebensabschnitt einnahmen, die dann zunehmend von barscher Kontrolle abgelöst wurde, da die Eltern daran interessiert waren, einen guten sozialen Eindruck zu machen (Benjamin 1993). Oft läßt sich herabsetzendes und »nachäffendes« Verhalten der Eltern bei Fehlern des Kindes finden. Die Eltern straften für persönliche Mißerfolge und Fehler mit Ausschluß von sozialen Aktivitäten. Vor Unbekannten wurde gewarnt. Dagegen wurde sozialer Rückzug unterstützt. In der Konsequenz bestehen bei der vermeidenden Persönlichkeit ausgeprägte Grundwünsche nach warmer, liebevoller Zuwendung, Fürsorge und Schutz sowie eine Neigung zu durchgängiger Selbstbeherrschung, um peinliche Situationen zu vermeiden. Die Betreffenden sind sehr unsicher bezüglich ihres Selbstbildes und entwerten sich selbst. Sie sind sensitiv für Erniedrigung und unternehmen aus distanzierter, oft auch beleidigter Position heraus Anstrengungen, andere zufriedenzustellen. Manchmal kommt es zu kurzen imitativen Wutausbrüchen. Gewöhnlich besteht lebenslange Loyalität der eigenen Familie gegenüber.

Therapie

Typische vermeidende, selbstunsichere Persönlichkeiten sind sehr zögerlich, persönliche Informationen über sich preiszugeben. Bedingt durch das schlechte Selbstbild halten sie sich in der Therapie sehr zurück und fürchten Ablehnung durch den Therapeuten für das, was sie ihm anvertrauen. Obwohl sie sich Fürsorge durch den Therapeuten wünschen, fühlen sie sich bereits durch die Tatsache, sich von ihm Rat und Hilfe holen zu müssen, oft verletzt und erniedrigt. Meist werden solche Gefühle von Erniedrigung jedoch nicht mitgeteilt, sondern können angestaut werden, bis sie sich in eruptiver Form entladen und zum Therapieabbruch führen. Wenn der Therapeut andererseits als Sicherheit vermittelnd und zuverlässig erlebt wird, kann eine sehr intensive und loyale therapeutische Beziehung entstehen, mit der Gefahr, daß der Therapeut allein zum »bedeutungsvollen Anderen« wird und der Transfer in die Wirklichkeit unterbleibt. Erforderlich ist daher eine Therapeutenhaltung, die die Balance hält zwischen Beratung und einer zu intensiv verfügbaren, überfürsorglichen Übertragungsfigur. Der Therapeut muß eine Grundeinstellung präzise deutender Empathie, nichtwertender Unterstützung und warmherzigen Schutzes bieten. Ein frühes Ansprechen der Furcht vor der Therapie und dem Therapeuten kann essentiell für den Aufbau des Arbeitsbündnisses sein. Als typische Verhaltensweisen gegenüber wichtigen Bezugspersonen kann das Vermeidungsverhalten diskutiert und Alternativen erörtert werden. Wichtig für die Weiterentwicklung der vermeidenden Persönlichkeit ist es, die Verbindung zu frühkindlichen Erfahrungen herzustellen, was oft durch ambivalente Einstellungen zur Ursprungsfamilie (Wut und Loyalität) erschwert wird. Der Patient sollte erfahren, wie er durch doppelbödige Mandate paralysiert wurde, etwa ein hervorragendes Bild nach außen abzugeben, gleichzeitig aber für Fehler »gehänselt« zu werden. Die Patienten müssen schließlich ihren handlungsleitenden Wunsch aufgeben, völlig von einer starken Bezugsperson versorgt zu werden. Das **Therapieziel** liegt letztlich in einer differenzierten Position freundlicher Autonomie, befriedet mit der ursprünglichen versorgenden Bezugsperson und/oder ihrer internalisierten Repräsentanz.

Abhängige (asthenische) Persönlichkeitsstörung (F60.7)

Deskription

Bei dieser Persönlichkeitsstörung besteht eine ausgeprägte Abhängigkeit von einer oder mehreren Bezugspersonen mit einer deutlichen Hemmung der Eigeninitiative und einem übermäßigen Bedürfnis nach Fürsorge. Abhängige Persönlichkeiten überlassen anderen die Verantwortung für wichtige Bereiche des eigenen Lebens und ordnen ihre eigenen Bedürfnisse denen anderer unter, zu denen eine Abhängigkeit besteht. Sie sind unverhältnismäßig nachgiebig gegenüber den Wünschen anderer und nur schwer bereit zur Äußerung eigener angemessener Ansprüche gegenüber Personen, zu denen eine Abhängigkeit besteht. Sie fühlen sich unbehaglich und hilflos, wenn sie allein sind, da sie sich selbst als inkompetent und zu schwach empfinden, für sich selbst zu sorgen. Sie haben häufig Angst vor dem Verlassenwerden durch Personen, zu denen eine enge Beziehung besteht. Sie sind nur beschränkt fähig, alltägliche Entscheidungen zu fällen, ohne ständig Ratschläge und Billigung von anderen einzuholen.

DSM-IV-Klassifikation

Die DSM-IV-Klassifikation weist eine ähnlich gefaßte Kategorie gleichen Namens (301.6) auf.

Differentialdiagnostik

Die dependente Persönlichkeitsstörung gehört zu den häufigsten unter psychiatrischen Patienten diagnostizierten Persönlichkeitsstörungen (APA 1994) mit einer Schätzung der klinischen Prävalenz auf etwa 20% (Blashfield u. Davis 1993). Morey (1988) berichtet von einer deutlichen Überlappung mit Kriterien der Borderline- und vermeidenden Persönlichkeit. Häufig ist Komorbidität mit Alkoholabhängigkeit (Tölle 1994).

Ätiologie und Psychodynamik

Der Mangel an Selbstwertgefühl und das übermäßige Bedürfnis nach fürsorglicher Zuwendung sind von psychoanalytischen Autoren im Anschluß an Winnicott (1965) als Folge der Entwicklung eines »**falschen Selbst**« (»lost self«) beschrieben worden. Eine solche Entwicklung ist charakterisiert durch eine unterdrückte (da von der Mutter unerwünschte) eigene Gefühlswelt einerseits, eine geradezu seismographische Kompetenz im Erspüren der Gefühle anderer andererseits (Miller 1979). H. Deutsch beschrieb ähnliche Entwicklungen als »**Als-ob-Persönlichkeiten**« (Deutsch 1965). Hier bestehe eine äußerlich gute und angepaßte Hülse bei einer Entfremdung von der eigenen Gefühlswelt. Die bei solchen Persönlichkeiten gut ausgeprägte Empathiefähigkeit ist dabei sozial erwünscht und erscheint, wie die Fähigkeit der abhängigen Persönlichkeit zur Unterordnung, oft als zwischenmenschlich nicht auffällig und angenehm (Fiedler 1994). Oft geraten solche Personen aber in tiefe Krisen, wenn das Halt und Stütze bietende, »steuernde« Objekt plötzlich durch Tod oder Trennung nicht mehr zur Verfügung steht (König 1981). In der Ursprungsfamilie wurde meist eine als »wunderbar« empfundene Kindheit mit starker Fürsorge durch die Hauptbezugspersonen erlebt (Benjamin 1993). Die Fortsetzung der Fürsorglichkeit über die normalen Schwellenzeiten hinaus implizierte jedoch den Vorwurf der Unfähigkeit zur Selbständigkeit. Es kam nicht zu Versorgungsentwöhnung und Autonomieförderung mit einem daraus resultierenden schlechten Selbstbild. Abhängige Persönlichkeiten berichten oft als Kindheitserinnerung vom Spott Gleichaltriger über mangelnde Kompetenz (Benjamin 1993). Als alternierende Anamnese berichtet Benjamin (1993) von einer Biographie mit offener Kontrolle und Mißbrauch durch die Eltern bei gleichzeitiger Fürsorge, ohne daß komplex kommuniziert worden sei. Interpersonell besteht eine **Grundhaltung** von ausgeprägter Unterwürfigkeit einem dominierenden Objekt gegenüber, von dem permanente Fürsorge und Schutz erwartet werden. Die Beziehung zu diesem Objekt soll unter allen Umständen aufrechterhalten bleiben, auch wenn dies das Tolerieren von Mißbrauch einschließt. Dependente fühlen sich instrumentell inkompetent. Dies bedeutet, daß sie damit rechnen, ohne ein sie führendes Objekt nicht überleben zu können.

Therapie

Abhängige Persönlichkeiten sind freundlich, arbeiten in der Therapie mit und sind kooperativ, und zwar umso lieber, je mächtiger und kompetenter ein Therapeut wirkt. Jedoch wird damit ihr maladaptives Muster auch in der Therapie wirksam und nicht unterbrochen. Manchmal entwickeln Patient und Therapeut auch eine Art Co-Abhängigkeit, die sich jeder Veränderung widersetzt. Die freundliche Kooperation, die bei anderen Persönlichkeitsstörungen so schwierig zu erreichen ist, stellt hier das Problem dar. Khan (1971) hat darauf hingewiesen, daß Patienten mit »falschem Selbst« die Therapie, insbesondere wenn sie nach klassischer psychoanalytischer Technik durchgeführt wird, leicht als ein Milieu erleben, in dem unterwürfiges Benehmen gefragt sei. Daher müsse der Therapeut sich bemühen, sich »wie ein ganz gewöhnlicher Mensch zu geben«. Bereits das Arbeitsbündnis zwischen Patient und Therapeut muß die Vereinbarung enthalten, daß der Patient gerade den Wunsch, versorgt zu werden, aufgeben und stattdessen eigene Stärke vermehren muß. Die meisten Dependenten müssen zu einem solchen Bündnis erst motiviert werden. Das Verständnis dafür, daß die stets erhaltene Hilfe und Versorgung auch die Schattenseite hatte, daß persönliche Stärke sich nicht oder kaum entfalten konnte, kann den Blick auf das eigene Potential und mögliche Ressourcen erleichtern. Die Vorstellung, autonom und unabhängig zu sein und daraus für sich Nutzen zu ziehen, muß beim Dependenten erst allmählich erwachen. Oft haben abhängige Persönlichkeiten aufgrund ihrer Anamnese mit ihren familiären Verwicklungen und Grenzverletzungen kein Gefühl dafür, differenziert und losgelöst von anderen zu sein. Eine entscheidende und schwierige Lektion für den Dependenten ist die Unterscheidung von autonomer Loslösung und autoritärer Kontrollausübung als den beiden Gegenpolen zur Unterwürfigkeit (Henry 1994). Schließlich kann deutlich werden, daß die primäre Bezugsperson mit ihrer Versorgungsposition die eigene Problematik bewältigt hat, was zu weiterer Differenzierung und eventuell auch Befriedung mit der Ursprungsfamilie führen kann.

Narzißtische Persönlichkeitsstörung (F60.8)

Kapitel V der ICD-10-Klassifikation führt keine eigene Kategorie für die narzißtische Persönlichkeitsstörung. Diese erscheint zusammen mit anderen (exzentrische, haltlose, unreife, passiv-aggressive und psychoneurotische) als Restkategorie »Andere Persönlichkeitsstörungen« (F60.8). Ursache einer solchen Behandlung dieser Kategorie war wohl die niedrige diagnostische Reliabilität in einzelnen empirischen Untersuchungen (Morey u. Ochoa 1989). Wegen der klinischen Bedeutung haben wir uns entschlossen, die narzißtische Persönlichkeitsstörung hier dennoch gesondert aufzuführen. Dies entspricht im übrigen dem Vorgehen der Autoren von DSM-IV (APA 1994), an deren deskriptiver Darstellung wir uns im Folgenden orientieren. Der weitere Aufbau des Abschnittes entspricht demjenigen, der den anderen Persönlichkeitsstörungen gewidmet ist.

Deskription

Nach DSM-IV besteht bei der narzißtischen Persönlichkeit (301.81) ein durchgängiges Muster von Grandiosität (in Phantasie und/oder Verhalten), Wunsch nach Bewunderung und Mangel an Einfühlungsvermögen. Dem grandiosen Gefühl der eigenen Bedeutung entspricht das Übertreiben eigener Leistungen und Begabungen. Die narzißtische Persönlichkeit beschäftigt sich ständig mit grenzenlosen Phantasien von Erfolg, Macht, Brillanz, Schönheit oder idealer Liebe und ist davon überzeugt, etwas ganz Besonderes zu sein und nur von besonderen oder hochangesehenen Menschen oder Institutionen anerkannt werden zu können. Sie verlangt nach übertriebener Bewunderung und zeigt Anspruchlichkeit, das heißt, sie hegt die unbegründete Erwartung einer selbstverständlich besonders bevorzugten Behandlung. Sie verhält sich im zwischenmenschlichen Kontakt ausbeuterisch, ist oft auf andere neidisch oder nimmt an, daß andere neidisch auf sie sind. Sie ist arrogant und hochmütig in Verhalten und Einstellungen.

Differentialdiagnostik

Nach Morey (1988) sind vor allem Überlappungen mit den Diagnosen Borderline-, histrionische, paranoide und vermeidende Persönlichkeit festzustellen. Auch dissoziale Persönlichkeiten oder Patienten mit manischen Episoden zeigen manchmal Verhaltensweisen, die an narzißtisches Verhalten erinnern (APA 1994). Die Prävalenz in klinischen Settings beträgt nach APA (1994) 2 bis 16%, sei aber in der Allgemeinbevölkerung geringer als 1%. Vorwiegend seien Männer betroffen.

Ätiologie und Psychodynamik

Freud benutzte den Ausdruck »Narzißmus« erstmals 1910 in einem Zusatz der zweiten Auflage zu den »Drei Abhandlungen zur Sexualtheorie« (Freud 1905a), um damit die Objektwahl der Homosexuellen zu erklären: Diese nähmen sich selbst zum Sexualobjekt. Im Rahmen der Studie »Zur Einführung des Narzißmus« (Freud 1914) wird der Begriff dann ausdrücklich in die psychoanalytische Theorie eingeführt, um das Phänomen der Psychose als »narzißtische Neurose« zu verstehen. Hier werde die Libidobesetzung vom Objekt abgezogen und stattdessen das Ich libidinös besetzt (übrigens in Anlehnung an Abrahams Verständnis der »Dementia praecox« als »Rückkehr des kranken Individuums zum Autoerotismus«, Abraham 1908). Freud geht von einem ursprünglichen objektlosen Zustand des Neugeborenen aus, den er den Zustand des »**primären Narzißmus**« nennt, und postuliert damit den psychogenetischen Ausgangspunkt eines völligen Fehlens einer Beziehung zur Umgebung. Mit der Bildung des Ichs entstehe dann durch Identifikation mit einem anderen der »**sekundäre Narzißmus**«: »Der Narzißmus des Ichs ist so ein sekundärer, den Objekten entzogener« (Freud 1923, S. 275). Michael Balint (1937) widersprach später der Auffassung einer Stufe des primären Narzißmus, während derer das Neugeborene keine offene Wahrnehmung der Außenwelt habe, mit der Annahme einer »**primären Objektliebe**«, gestützt auf Untersuchungen von Kleinkindern und Psychotikern. Melanie Klein (1952) nahm diese Auffassung Balints auf und erklärte »narzißtische Zustände« als Rückkehr der Libido auf verinnerlichte Objekte. Narzißmus schließe die Liebe und Beziehung zu internalisierten guten Objekten ein. Die Auseinandersetzung zwischen der Annahme eines primären Narzißmus und einer primären Objektliebe ist auch noch in der Kontroverse zwischen den Schulen Kohuts und Kernbergs spürbar. Kohut (1971, 1977) geht von einem **primären Defekt** der **Struktur des Selbst** aus, der zu sekundären verdeckten Wirkungen (Perversionen, Sucht) oder Kompensationen (sozial akzeptierte Formen des Narzißmus wie Kreativität und Produktivität) führt. Im Rahmen der Differenzierung des von ihm angenommenen primären Narzißmus komme es zur Selbst- und Elternidealisierung. Zunächst entwickele sich dabei ein archaisches Größenselbst. Unter dem Einfluß einer unempathischen oder vernachlässigenden Elternfigur, insbesondere wenn die Selbst-Objekt-Funktion der Mutter als Spiegel für den gesunden Exhibitionismus und die Grandiosität des Kindes mißlinge, verkümmere die Entwicklung einer realistischen Ausbildung des Größen- und Ideal-Selbst. Nie befriedigte Größenansprüche und diesen entsprechende Minderwertigkeitsgefühle bestimmten daher Verhalten und Erleben narzißtisch gestörter Individuen. Kernberg (1975, 1976) betont dagegen die **Bedeutung** der **frühen Objektbeziehungen**, die vom Narzißmus nicht zu trennen seien. Er sieht in der narzißtischen Persönlichkeit das im Vergleich zur Borderline-Persönlichkeitsstörung (s. S. 209 f) besser entwickelte Störungsbild bei einer zugrundeliegenden Borderline-Struktur. Der ausgeprägte Eigenbezug der narzißtischen Personen helfe ihnen, mit der zugrundeliegenden interpersonellen Defizienz (fehlende Empathie, soziale Unsicherheit, Angst vor Kritik) besser zurechtzukommen. Kennzeichnend sei das Unvermögen, sich auf gute verinnerlichte Objekte verlassen zu können, da diese überwiegend intensive und primitive Züge trügen. Die Pathologie der Objektbeziehungen ergebe sich aus der Entwicklung eines pathologischen Größen-Selbst, nicht integrierter sadistischer Über-Ich-Vorläufer und archaischer, verzerrter Objektimagines. Kernberg unterscheidet drei **Untergruppen** des **Narzißten** (Kernberg 1975):

- den sozial erfolgreichen und angepaßten Narzißten mit hohem Strukturniveau, der im Alter bei Verlust an Möglichkeiten zur grandiosen Verwirklichung zum Zusammenbruch neigt
- den Narzißten mit mittlerem Niveau der Ich-Organisation und schwerer Beziehungsstörung

- den Narzißten auf Borderline-Niveau, der bei ausgeprägter Ich-Schwäche nur über primitive Abwehrmechanismen verfügt

Zur Entwicklung der »pathologisch verstärkten Ausprägung oraler Aggressivität« bei den Narzißten kommt es nach Kernberg (1975) entweder durch konstitutionell besonders starken Aggressionstrieb oder geringe Angsttoleranz oder durch reale schwere Frustrationen im Laufe der ersten Lebensjahre, besonders durch dominante, kalte, überfürsorgliche Mütter. Eine scheinbar »selbstlose« Liebe durch Eltern, die das Kind in allen möglichen Situationen, unabhängig von dem, was es tat, vorbehaltlos bewunderten, bezeichnet eine spezifische Art der Vernachlässigung kindlicher Bedürfnisse (Benjamin 1993). Die Eltern ordneten sich dem Kind in ihrer Fürsorge völlig unter, zeigten jedoch unausgesprochene Verachtung und offene Enttäuschung auf jedes Anzeichen kindlicher Unvollkommenheit. Interpersonell besteht daher bei narzißtisch Gestörten neben extremer Verletzlichkeit gegenüber Kritik und Vernachlässigung der starke Wunsch nach Liebe, Unterstützung und Bewunderung. Die **Grundhaltung** ist charakterisiert durch situationsunabhängige Selbstliebe und An-sich-Reißen von Kontrolle über andere. Bei Entzug von Unterstützung oder beim geringsten Anzeichen eigener Fehlerhaftigkeit kommt es zu ausgeprägten Selbstzweifeln bis zum Selbsthaß. Bei weitgehendem Mangel an Empathie behandeln Narzißten andere mit Verachtung, während sie sich selbst über alles erheben. Die Mitmenschen sind völlig instrumentalisiert, der Narzißt folglich sehr einsam.

Therapie

Das narzißtische Muster kann leicht durch die »klassische« Therapeutenhaltung freundlicher, durch nichts zu erschütternder Bestätigung unterstützt werden. Die Therapie muß mit einer solchen Haltung beginnen (vgl. das Shaurette-Prinzip, Tress u. Junkert 1993), das heißt, dem narzißtischen Patienten wird zunächst ein großes Maß an Autonomie und in begrenztem Umfang auch Kontrolle zugestanden, aber allmählich geht man zu einer Haltung freundlicher Konfrontation über. Zur Problematik narzißtischer Persönlichkeiten gehört die Neigung, sich beim kleinsten Hinweis auf ein Versiegen der vermeintlich gebührenden Bewunderung zurückzuziehen und die Therapie abzubrechen. Der Narzißt ist gerade aufgrund seiner Störung auch in der Therapie zumindest latent (komplex) kränkend. Der Sog negativer Komplementarität (meist ebenfalls komplex) für den Therapeuten ist groß, die Therapie dann aber gescheitert. Seine typischen Interaktionsmuster kann der Narzißt nur erkennen, wenn er wohldosierte, ihm aber unwillkommene Reaktionen auf sein Verhalten erhält. Veränderung fördernd ist ein Verständnis dafür, wie die typischen Verhaltensmuster mit den Beziehungen zu frühen Bezugspersonen zusammenhängen. Das Verständnis dafür, wie seine unreflektierten Wünsche echte befriedigende Beziehungen und berufliche Erfüllung unterminieren, kann den Wunsch nach oft schmerzhafter Veränderung entscheidend motivieren. Die Wirkung auf andere kann dann zunehmend reflektiert und Einfühlung in andere eingeübt werden. **Lernziel** für den Narzißten muß sein, seine Erwartungen auf unrealistische Bestätigung und Unterstützung aufzugeben und seine Ärger- und Rückzugsreaktionen zu modulieren. Dies kann nur gelingen, wenn der Therapeut aktiv auf diese Themen hinweist. Es geht dann darum, Achtung für die getrennte Position anderer zu entwickeln. Von dieser Position aus kann es dann möglich werden, sich von der ursprünglichen Bezugsperson und ihrer internen Repräsentanz zu lösen und im Idealfall friedlich zu differenzieren.

Die Therapiemotivation entsteht oft erst durch einen sozialen oder psychosomatischen Zusammenbruch, weshalb begabte und tatsächlich erfolgreiche Narzißten meist keinen Weg in die Behandlung finden, ihr Leben aber oft in einsamer Verbitterung beenden.

Depressive Persönlichkeitsstörung (F34.1, Dysthymie)

Deskription

Die depressive Persönlichkeitsstörung ist nach ICD-10 gekennzeichnet durch eine sehr langdauernde depressive Verstimmung, die jedoch nicht oder nur sehr selten den Schweregrad einer rekurrierenden depressiven Episode erreicht. Beginnend im Erwachsenenalter hält die depressive Verstimmung über mehrere Jahre an, manchmal auch für immer. Die Betreffenden fühlen sich meist monatelang erschöpft und deprimiert, wenn auch kurze Zeiten besserer Stimmungslage dazwischenliegen können. Alles ist anstrengend, wenig oder nichts kann genossen werden. Die depressiven Persönlichkeiten neigen zum Grübeln und Klagen, schlafen schlecht und fühlen sich oft unfähig, mit dem Alltag zurechtzukommen, bewältigen aber die fundamentalen Anforderungen meist ganz gut.

DSM-IV-Klassifikation

Bei der dysthymen und der zyklothymen (s. unten) Persönlichkeitsstörung fehlt das bei den übrigen Persönlichkeitsstörungen so charakteristische Kriterium der Ich-Syntonie. Depressive Verstimmung beziehungsweise häufige Stimmungsschwankungen werden von den Betroffenen in der Regel als Ich-fremd erlebt. Da überdies immer wieder auf die enge Beziehung von Persönlichkeitscharakteristika und episodenhaften affektiven Störungen hingewiesen worden ist (vgl. Zerssen u. Pössl 1990; Akiskal u. Akiskal 1992), sind die affektiven Persönlichkeitsstörungen in ICD-10 und DSM-IV den affektiven Störungen zugeordnet worden.

Differentialdiagnostik

Es sind eine depressive Episode, eine längerdauernde Trauerreaktion, eine chronifizierte Psychose und eine zyklothyme Persönlichkeit auszuschließen. Die lebenslange Prävalenz liegt bei etwa 6%, die Punktprävalenz bei 3% (APA 1994). Die depressive Symptomatik scheint bei Frauen häufiger diagnostiziert zu werden. Brown und Harris (1978) fanden in einer umfangreichen Feldstudie, daß etwa 15% der weiblichen erwachsenen Stadtbewohner depressive Symptome aufwiesen.

Ätiologie und Psychodynamik

Die psychoanalytische Literatur zur Depression hat sich vornehmlich mit den episodenhaften depressiven Verstimmungen und dem manisch-depressiven Krankheitsbild beschäftigt. Die hierzu entwickelten Theorien lassen sich jedoch auch auf chronisch-depressive Haltungen extrapolieren. Abraham (1912) hatte angenommen, daß depressive Zustände auf **Projektionen eigener sadistischer Impulse** zurückgingen, die dann auf die eigene Person gerichtet erlebt würden. Dadurch erklärten sich Schuldgefühle, Angst und Selbstvorwürfe der Depressiven. Im engen Anschluß an Abraham (vgl. Briefwechsel, Freud 1907–1926) entwickelte Freud seine Vorstellungen von der Entstehung der Depression (Freud 1917). Insbesondere Abrahams Hinweis, daß eine enge Beziehung zwischen oraler Phase der Libidoentwicklung und der Melancholie bestehe, blieb fester Bestandteil von Freuds Auffassungen: Eine Depression entwickele sich insbesondere dann, wenn der (phantasierte oder reale) **Objektverlust** drohe oder eingetreten sei, zu dem der Betreffende in einem **Ambivalenzkonflikt** stehe. Die Libido verlasse in einem solchen Fall das Objekt und »fliehe« ins Ich. Diese »Regression der Libido auf den Narzißmus« führe zu einer Wendung der ambivalenten Gefühle gegen das Ich, das mit dem verlorenen Objekt identifiziert werde. Fenichel (1931) verdeutlichte Freuds Theorie, indem er postulierte, daß der ursprünglich dem Objekt geltende Sadismus sich nach der Regression zur Identifizierung zum Über-Ich geschlagen habe und gegen das durch Introjektion veränderte Ich wüte. Melanie Klein (1940) betonte ebenfalls die Bedeutung von realen oder imaginierten Objektverlusten. Dabei komme es immer zu einer Bedrohung der internalisierten guten Objekte mit einer **Reaktivierung** der **infantilen depressiven Position** mit Angst und Gefühlen von Verlust und Trauer. Wenn sich in früher Kindheit keine Sicherheit in der internalisierten Welt entwickelt habe, so sei die infantile depressive Position nie wirklich überwunden worden, und es stünden keine Ressourcen zur Überwindung eines (drohenden) Objektverlustes zur Verfügung.

Den psychoanalytischen Hinweisen zur Bedeutung von Objektverlusten für depressive Störungen sind mehrere **empirische Studien** nachgegangen. Spitz (1946) fand bei einer Untersuchung an Heimkindern, die zwar materiell ausreichend versorgt waren, aber unter unzureichender emotionaler Versorgung aufwuchsen, Zustände von Apathie, Hilf- und Hoffnungslosigkeit, die er als »**anaklitische**

Depression« bezeichnete. Auf die Untersuchungen von Bowlby zu Trennung und Verlust (Bowlby 1969, 1973, 1988) wurde bereits weiter oben (s. S. 200) eingegangen. Roy (1985) fand in einer Gruppe depressiver Patienten eine höhere Inzidenz nicht durch Tod bedingter elterlicher Trennung vor dem Alter von 17 Jahren als in einer Kontrollgruppe. Brown et al. (1986) berichteten von einer signifikant höheren Inzidenz depressiver Symptome unter Frauen, die vor dem Alter von 17 Jahren ihre Mutter verloren hatten, als unter einer Vergleichsgruppe. Sie betonten darüber hinaus die Bedeutung ausreichender sozialer Unterstützung als eines Schutzfaktors gegen depressive Entwicklungen. Die **interpersonellen Kennzeichen depressiver Störungen** wie hilflose Entmutigung mit einer Tendenz zu anklammernder Abhängigkeit, Rückzug von expansiven und prospektiven Aktivitäten, Suche nach Geborgenheit bei einem Partner, Schuldgefühle und tiefe Minderwertigkeitsgefühle (Elhardt 1990) korrespondieren mit der grundlegenden Furcht vor Objektverlust und Allein-gelassen-Werden und dem grundlegenden Wunsch nach Geborgenheit. Die **Hauptabwehrmechanismen** sind Wendung gegen das Selbst, Introjektion, Projektion, Identifikation mit dem Aggressor, Regression auf symbiotische Verschmelzungswünsche und altruistische Abtretung. Das Grundbedürfnis nach Versorgung und Geborgenheit kann süchtiges Verhalten nach sich ziehen, wobei das Suchtmittel als »verwöhnende Ersatzmutter« (Elhardt 1990) oder als Abwehrhilfe gegen depressive Stimmung benutzt wird. Die aggressive Auseinandersetzung mit dem Introjekt der versagenden Mutter beziehungsweise das sadistische Über-Ich können zu Suizidversuchen führen.

Therapie

Abraham (1912) empfahl mit Blick auf die manisch-depressiven Zustände eine Behandlung in den symptomfreien Zwischenzeiten. Dies ist bei einer chronisch-depressiven Charakterhaltung nicht möglich. Wegen der großen Bedeutung des Verlusterlebens für die depressiven Persönlichkeiten ist ein Ansprechen der Begrenztheit der Therapie von Anfang an dringend geboten. Die oral-kaptativen Ansprüche der Patienten und ihre großen Versorgungswünsche prägen auch die Haltung zum Therapeuten und können somit in der Beziehung bearbeitet werden. Dabei sollte angestrebt werden, typische depressive Verhaltensmuster und Einstellungen in ihrer Verbindung zu frühen Versagungssituationen einsichtig werden zu lassen. So werden die Patienten in die Lage gesetzt, wieder in emotionalen Kontakt zu Gefühlen den frühen Hauptbezugspersonen gegenüber, insbesondere aggressiven Gier-, Neid- und Racheimpulsen, zu kommen, diese durchzuarbeiten und eine differenziertere und flexiblere Haltung jenseits von Ressentiment und Resignation entwickeln zu können. Eigene Ansprüche können so wieder fühlbarer und die Fähigkeit zur aggressiven selbstbehauptenden Auseinandersetzung entwickelt werden. Die Welt kann wieder zu einem »offenen Feld« werden, auf dem Chancen ergriffen werden können, die vorher aus Enttäuschungsprophylaxe vertan wurden (Elhardt 1990). Weitere Anmerkungen zum therapeutischen Vorgehen finden sich im folgenden Abschnitt über die zyklothyme Persönlichkeitsstörung.

Zyklothyme Persönlichkeitsstörung (F34.0)

Deskription

Die zyklothyme Persönlichkeitsstörung ist charakterisiert durch eine andauernde Instabilität der Stimmungslage mit zahlreichen Episoden leichter Depression und leichter Stimmungshebung. Die als Merkmale der depressiven Persönlichkeit beschriebenen Zustände (s. oben) werden in unregelmäßigen oder regelmäßigen Abständen von plötzlichen Hochgefühlen mit Tendenz zu Selbstüberschätzung, Ideenflucht und »unrealistischem« Verhalten unterbrochen. Wegen der eher milden Symptomatik und der oft bestehenden Ich-Syntonie der Stimmungsanhebungen, die als angenehm empfunden werden, wird die Diagnose nicht oft gestellt.

DSM-IV-Klassifikation

siehe Abschnitt »Depressive Persönlichkeitsstörung«, S. 219 ff.

Differentialdiagnostik

Es muß insbesondere an eine leicht verlaufende bipolare affektive Störung und eine emotional instabile Persönlichkeit vom Impulsiv- oder Borderline-Typ gedacht werden. Die lebenslange Prävalenz liegt bei etwa 0,4 bis 1 % (APA 1994).

Ätiologie und Psychodynamik

Die zyklothyme Persönlichkeitsstörung ist nicht ausdrücklich Gegenstand psychoanalytischer Theoriebildung geworden, jedoch lassen sich einige Annahmen, die zur manisch-depressiven Erkrankung gemacht wurden, auch auf die zyklothyme Charakterentwicklung anwenden. Insgesamt ist der Stand der analytischen Theoriebildung zur zyklothymen Persönlichkeit jedoch nicht voll befriedigend. Sowohl Abraham (1912) als auch Freud (1917) gingen davon aus, daß die depressive wie die manische Symptomatik »unter der Herrschaft der gleichen Komplexe« stünden. Beide betonten somit die Bedeutung von **Objektverlusten** auch für maniforme Symptome. Nach Freud setzen sich die Betreffenden im manischen Zustand über ihre Komplexe hinweg. Der verdrängte Trieb werde stärker als die Verdrängung. Das Ich erlebe einen Triumph nach der Aufhebung des starken Verdrängungsaufwandes während der depressiven Phase: »Der ganze Betrag von Gegenbesetzung, den das schmerzhafte Leiden der Melancholie aus dem Ich an sich gezogen und gebunden hatte, [ist] verfügbar geworden« (Freud 1917). Das Ich nehme nun mit »Heißhunger« neue Objektbesetzungen wahr. Positive und negative Libido (erotisches Verlangen und aggressive Feindseligkeit) drängten sich gleichermaßen ins Bewußtsein, es komme zur »Wiederherstellung infantiler Freiheit« (Freud 1917). Fenichel (1931) sah in der maniformen Phase eine »völlige **Aufhebung der Differenz zwischen Ich** und **Über-Ich**«. Dies erkläre das »gehobene Selbstgefühl« und die »herabgesetzte Gewissensfunktion«. In manischen Episoden komme die andere Seite der Ambivalenz der relevanten Objektbeziehung in der Wendung gegen das Selbst als »ungeheure Selbstliebe« zum Ausdruck. Gesteigerte Oralität und die Zielsetzung der Einverleibung sei wie in depressiven Zuständen nachweisbar und Ausdruck des Wunsches nach »narzißtischer Zufuhr«. Jedoch strebe der maniforme Patient nach restloser Vernichtung des bösen Objekts: Das Ich vereinige sich narzißtisch »in Liebe« mit dem purifizierten, nur mehr liebenden Über-Ich. Eine Zusammenfassung relevanter klassischer Theorien zur Psychodynamik von Depression und Manie findet der interessierte Leser bei Mentzos 1994.

Akiskal und Akiskal (1992) verstehen die zyklothyme Persönlichkeit als Ausdruck von **Störungen** der **zwischenmenschlichen Interaktion**. Hier überwiege eine launisch-gereizte Emotionalität mit der Neigung, negative Aspekte zu sehen und überkritisch zu sein. Die Autoren beschreiben häufige Beziehungsabbrüche, Promiskuität, Wechsel und Unbeständigkeit hinsichtlich Wohnen und Arbeiten und eine Neigung zu Alkohol- und Drogenmißbrauch. Von der Deskription her ergeben sich Überschneidungen zur dissozialen, histrionischen, impulsiven und Borderline-Persönlichkeit. Akiskal und Akiskal (1992) vermuten eine genetisch-konstitutionelle Basis, die interaktionell krisenhaft verstärkt und verschärft werde.

Therapie

Das zur Therapie der depressiven Persönlichkeitsstörung Ausgeführte (s. oben) gilt weitgehend auch für die Behandlung zyklothymer Persönlichkeiten, insbesondere für die Phasen gedrückter Stimmung und niedrigen Selbstwertgefühls. Eine Schwierigkeit der Therapie liegt darin, daß Personen in maniformen Zuständen schlecht zur Therapie zu motivieren sind, da diese Personen sich als lebendig erleben und manchmal auch von anderen als vordergründig wohltuend erlebt werden. Oft läßt sich jedoch an den mit den launischen Stimmungsschwankungen und der zwischenmenschlichen Unbeständigkeit verbundenen interpersonellen Konflikten ansetzen (Akiskal u. Akiskal 1992) und darüber ein Zugang gewinnen zu den hinter der expansiv-zupackenden Fassade spürbaren Gefühlen von tiefer Unzufriedenheit, Trauer und Verlassenheit, die bei hinlänglicher Ausdauer und ausreichendem Geschick des Therapeuten ins Gespräch gebracht werden können. Im Verlauf der Therapie können Unbeständigkeit und die Neigung zu Beziehungsabbrüchen auch die therapeutische Beziehung ergreifen und zu Unregelmäßigkeiten wie Wegbleiben von Therapiesitzungen, übermäßigem Zu-spät-Kommen oder Therapieabbruch führen. Solche Probleme der therapeutischen Beziehung müssen daher rechtzeitig, das heißt am besten vor ihrem tatsächlichen Auftreten angesprochen werden. Die Herstellung eines konstanten und belastbaren Arbeitsbündnisses ist **Hauptaufgabe** der **Therapie** und notwendige Bedingung dafür, daß Themen wie Trauer über Objektverluste und Unbeständigkeit als Abwehrverhalten sowie deren biographische Genese durchgearbeitet werden können. Wie bei den meisten der beschriebenen Persönlichkeitsstörungen ist auch hier ganz besonders darauf zu achten, den Patienten affektiv zu erreichen, um verändernd wirken zu können (Fürstenau 1977) und einen Raum für »korrektive emotionale Erfahrungen« (Cremerius 1979) schaffen zu können. Mit empathisch-affektiver Beteiligung und unter Einbringung konkreten Materials lassen sich gewinnbringend prototypische Beziehungsepisoden durchleben. Die Verbindung zur Biographie ist der Loslösung von schädlich wirkenden internalisierten Repräsentanzen förderlich und für eine differenzierte, autonomes Verhalten und verläßliche Beziehungsfähigkeit ermöglichende Position unerläßlich.

Literatur

Abraham K. Die psychosexuellen Differenzen der Hysterie und der Dementia praecox. 1908. In: Gesammelte Schriften. Bd 1. Frankfurt: Fischer 1982; 132-45.

Abraham K. Ansätze zur psychoanalytischen Erforschung und Behandlung des manisch-depressiven Irreseins und verwandter Zustände. 1912. In: Gesammelte Schriften. Bd 1. Frankfurt: Fischer 1982; 146-62.

Abraham K. Psychoanalytische Studien zur Charakterbildung. 1925. In: Gesammelte Schriften. Bd 2. Frankfurt: Fischer 1982; 103-45.

Aichhorn A. Verwahrloste Jugend. Wien: Internationaler Psychoanalytischer Verlag 1925.

Akiskal HS, Akiskal K. Cyclothymic, hyperthymic, and depressive temperaments as subaffective variants of mood disorders. In: Review of Psychiatry. Vol 11. Tasman A, Riba MB (eds). Washington: American Psychiatric Press 1992; 43-62.

Allport G. Personality: A Psychological Interpretation. New York: Holt, Rinehart & Winston 1937.

APA: American Psychiatric Association. Diagnostic and Statistical Manual of Mental Disorders. 4th ed (DSM-IV). Washington: APA 1994.

Balint M. Early developmental status of the Ego. Primary object-love. 1937. In: Primary Love and Psychoanalytic Technique. Balint M. London: Hogarth Press 1952; 103-8.

Benjamin LS. Structural analysis of social behavior. Psychol Rev 1974; 81: 392-425.

Benjamin LS. Interpersonal Diagnosis and Treatment of Personality Disorders. New York: Guilford 1993.

Benjamin LS. Good defenses make good neighbors. In: Ego Defenses: Theory and Measurement. Conte H, Plutchik R (eds). New York: Wiley 1995.

Benjamin LS. SASB: A bridge between personality theory and clinical psychology. Psychological Inquiry (im Druck).

Berrios GE. Personality disorders: A conceptual history. In: Personality Disorders Reviewed. Tyrer P, Stein G (eds). London: Gaskell 1993; 17-41.

Birnbaum C. Über psychopathische Persönlichkeiten. Wiesbaden: Bergmann 1909.

Blashfield RK, Davis RT. Dependent and histrionic personality disorders. In: Comprehensive Handbook of Psychopathology. Sutker PB, Adams HE (eds). 2nd ed. New York: Plenum 1993; 395-409.

Bowlby J. Maternal Care and Mental Health. Genf: World Health Organisation 1951.

Bowlby J. Attachment and Loss. Vol 1: Attachment. London: Hogarth 1969.

Bowlby J. Attachment and Loss. Vol 2: Separation: Anxiety and Anger. London: Hogarth 1973.

Bowlby J. The making and breaking of affectional bonds: I. Aetiology and psychopathology in the light of attachment theory. Br J Psychiatry 1977; 130: 201-10.

Bowlby J. A Secure Base: Parent Child Attachment and Healthy Human Development. New York: Basic Books 1988.

Breuer J, Freud S. Über den psychischen Mechanismus hysterischer Phänomene. 1893. In: Hysterie und Angst. Freud S. Frankfurt: Fischer 1971 (Studienausgabe).

Brown GW, Andrews B, Harris T, Adler Z, Bridge L. Social support, self esteem and depression. Psychol Med 1986; 16: 813-31.

Brown GW, Harris T. Social Origins of Depression. London: Tavistock 1978.

Cattell RB (ed). Handbook of Multi-variate Experimental Psychology. Chicago: McNally 1966.

Chodoff P. Histrionic personality disorder. In: Treatments of Psychiatric Disorders. Vol 3. American Psychiatric Association (ed). Washington: APA 1989; 2727-36.

Cohen BJ, Nestadt G, Samuels JF, Romanoski AJ, McHugh PR, Rabins PV. Personality disorder in later life: a community study. Br J Psychiatry 1994; 165: 493-99.

Costa PT, Widiger TA (eds). Personality Disorder and the Five-factor Model of Personality. Washington: American Psychological Association 1993.

Cremerius J. Gibt es zwei psychoanalytische Techniken? Psyche 1979; 33: 577-99.

Dalkin T, Murphy P, Glazebrook C, Medley I, Harrison G. Premorbid personality in first-onset psychosis. Br J Psychiatry 1994; 164: 202-7.

Deutsch H. Neuroses and Character Types. New York: International Universities Press 1965.

Dolan M. Psychopathy – a neurobiological perspective. Br J Psychiatry 1994; 165: 151-9.

Dührssen A. Heimkinder und Pflegekinder in ihrer Entwicklung. 5. Aufl. Göttingen: Vandenhoeck & Ruprecht 1974.

Duke MP, Nowicki S. A social learning theory analysis of interactional theory concepts and a multidimensional model of human interaction constellations. In: Handbook of Interpersonal Psychotherapy. Anchin JC, Kiesler DJ (eds). New York: Pergamon 1982; 78-94.

Elhardt S. Tiefenpsychologie. Eine Einführung. 12. Aufl. Stuttgart, Berlin, Köln: Kohlhammer 1990.

Erikson EH. Childhood and Society. New York: Norton 1950.

Eysenck HJ. The Biological Basis of Personality. Springfield: Thomas 1967.

Fairbairn WRD. Schizoid factors in the personality. In: Psychoanalytic Studies of the Personality. Fairbairn WRD (ed). London: Tavistock 1940.

Feldman P. The Psychology of Crime. Cambridge: Cambridge University Press 1993.

Fenichel O. Perversionen, Psychosen, Charakterstörungen. Psychoanalytische spezielle Neurosenlehre. Wien: Internationaler Psychoanalytischer Verlag 1931. Unveränderter reprographischer Nachdruck: Darmstadt: Wissenschaftliche Buchgesellschaft 1992.

Fiedler P. Persönlichkeitsstörungen. Weinheim: Psychologie Verlags-Union 1994.

Frances A, Widiger T. The classification of personality disorders: an overview of problems and solutions. In: Psychiatry Update: The American Psychiatric Association Annual Review. Vol 5. Frances AJ, Hales RE (eds). Washington: American Psychiatric Press 1986; 240-57.

Freud S. Zur Ätiologie der Hysterie. 1896. GW 1. Frankfurt: Fischer 1952; 425-59.

Freud S. Drei Abhandlungen zur Sexualtheorie. 1905a. GW 5. Frankfurt: Fischer 1952; 27-145.

Freud S. Bruchstück einer Hysterie-Analyse. 1905b. GW 5. Frankfurt: Fischer 1952; 163-286.

Freud S. Charakter und Analerotik. 1908. GW 7. Frankfurt: Fischer 1960; 201-9.

Freud S. Psychoanalytische Bemerkungen über einen autobiographisch beschriebenen Fall von Paranoia (Dementia paranoides). 1911. GW 8. Frankfurt: Fischer 1960; 239-320.

Freud S. Zur Einführung des Narzißmus. 1914. GW 10. Frankfurt: Fischer 1960; 138-70.

Freud S. Einige Charaktertypen aus der psychoanalytischen Arbeit. 1916. GW 10. Frankfurt: Fischer 1960; 364-91.

Freud S. Trauer und Melancholie. 1917. GW 10. Frankfurt: Fischer 1960; 428-46.

Freud S. Das Ich und das Es. 1923. GW 13. Frankfurt: Fischer 1960; 235-89.

Freud S. Der Realitätsverlust bei Neurose und Psychose. 1924. GW 13. Frankfurt: Fischer 1960; 361-8.

Freud S. Über libidinöse Typen. 1931. GW 14. Frankfurt: Fischer 1960; 507-13.

Freud S, Abraham K. Briefe 1907-1926. Herausgegeben von Abraham HC, Freud EL. Frankfurt: Fischer 1965.

Fries JF. Handbuch der psychischen Anthropologie. 1820. Aalen: Scientia 1982.

Frommer J: Qualitative Diagnostikforschung in Psychopathologie und Psychotherapie. In: Neue Wege der Psychologie. Eine Wissenschaft in der Veränderung. Hoefert HW, Klotter C (Hrsg). Heidelberg: Asanger 1994; 131-58.

Fürstenau P. Die beiden Dimensionen des psychoanalytischen Umgangs mit strukturell ich-gestörten Patienten. Psyche 1977; 31: 197-207.

Guilford JP. Personality. New York: McGraw-Hill 1959.

Guntrip H. Schizoid Phenomena, Object Relations, and the Self. New York: International University Press 1969.

Häfner H. Sind psychische Krankheiten häufiger geworden? In: Psychiatrie: Ein Lesebuch für Fortgeschrittene. Häfner H (Hrsg). Stuttgart, Jena: Gustav Fischer 1991; 24-44.

Harré R. Social elements as mind. Br J Med Psychol 1984; 57: 127-35.

Henry WP. Differentiating normal and abnormal personality: an interpersonal approach based on the structural analysis of social behavior. In: Differentiating Normal and Abnormal Personality. Strack S, Lorr M (eds). New York: Springer 1994.

Higgitt A, Fonagy P. Psychotherapy in borderline and narcissistic personality disorder. Br J Psychiatry 1992; 161: 23-43.

Hoch P, Catell J. The diagnosis of pseudoneurotic schizophrenia. Psychiatr Q 1959; 33: 17-43.

Hoch P, Catell J. The course and outcome of pseudoneurotic schizophrenias. Am J Psychiatry 1962; 119: 106-15.

Hoffmann SO. Charakter und Neurose. Ansätze zu einer psychoanalytischen Charakterologie. 2. Aufl. Frankfurt: Suhrkamp 1984.

Horney K. Neue Wege in der Psychoanalyse. 1939. München: Kindler 1973.

Horney K. Our inner conflicts. New York: Norton 1945.

Horowitz MJ (ed). Hysterical Personality Style and the Histrionic Personality Disorder. Northvale: Jason Aronson 1991.

Jaspers K. Allgemeine Psychopathologie. Heidelberg: Springer 1913.

Kernberg OF. Borderline Conditions and Pathological Narcissism. New York: Aronson 1975.

Kernberg OF. Object Relation Theory and Clinical Psychoanalysis. New York: Aronson 1976.

Kernberg OF. Severe Personality Disorders. New Haven: Yale University Press 1984.

Khan MMR. Infantile neurosis as a false-self organization. Psychoanal Quart 1971; 40: 245-63.

Khan MMR. The Hidden Selves. New York: International Universities Press 1983.

Kiesler DJ. The 1982 interpersonal circle: an analysis of DSM-III personality disorders. In: Contemporary Directions in Psychopathology. Millon T, Klerman GL (eds). New York: Guilford 1986; 571-97.

Klein M. Mourning and its relation to manic-depressive states. 1940. In: Love, Guilt and Reparation and Other Works 1921-1945. London: Virago 1988; 344-69.

Klein M. The origins of transference. 1952. In: Envy and Gratitude and Other Works 1946-63. London: Virago 1990; 48-56.

Knight RP. Borderline states. Bull Menninger Clin 1953; 1: 1-12.

Koch JLA. Die psychopathischen Minderwertigkeiten. Ravensburg: Otto Maier 1891-1893.

König K. Angst und Persönlichkeit. Das Konzept vom steuernden Objekt und seine Anwendungen. Göttingen: Vandenhoeck & Ruprecht 1981.

König K. Kleine psychoanalytische Charakterkunde. 2. Aufl. Göttingen: Vandenhoeck & Ruprecht 1993.

Kohut H. The Analysis of the Self. A Systematic Approach to the Psychoanalytic Treatment of Narcissistic Personality Disorders. New York: International Universities Press 1971.

Kohut H. The Restoration of the Self. New York: International Universities Press 1977.

Kraepelin E. Lehrbuch der Psychiatrie. 8.Aufl. Leipzig: Barth 1915.

Kretschmer E. Körperbau und Charakter. Berlin: Springer 1921.

La Bruyère J. Les Caractères ou les moeurs de ce siècle. 1688. Garapon R (ed). Paris: Garnier 1962.

Langenbach M. Conceptual analyses of psychiatric languages: reductionism and integration of different discourses. Curr Opin Psychiatry 1993; 6: 698-703.

Leary T. Interpersonal Diagnosis of Personality: a Functional Theory and Methodology for Personality Evaluation. New York: Ronald 1957.

Lion JR, Bach-y-Rita G. Group psychotherapy for violent outpatients. Int J Group Psychother 1972; 20: 185-91.

Marziali E. The etiology of borderline personality disorder: developmental factors. In: Borderline Personality disorder. Clinical and Empirical Perspectives. Clarkin JF, Marziali E, Munroe-Blum H (eds). New York: Guilford 1992; 27-44.

Mednick SA, Parnas J, Schalsinger F. The Copenhagen High Risk Project, 1962-86. Schizophrenia Bulletin 1987; 13: 485-95.

Mentzos S. Hysterie. Zur Psychodynamik unbewußter Inszenierungen. München: Kindler 1980.

Mentzos S. Neurotische Konfliktverarbeitung. Einführung in die psychoanalytische Neurosenlehre unter Berücksichtigung neuer Perspektiven. München: Kindler 1982.

Mentzos S. Depression und Manie. Psychodynamik und Psychotherapie affektiver Störungen. Göttingen: Vandenhoeck & Ruprecht 1994.

Merikangas KR, Weissman MM. Epidemiology of DSM-III-R Axis II personality disorders. In: Psychiatry Update: The American Psychiatric Association Annual Review. Vol 5. Frances AJ, Hales RE (eds). Washington: American Psychiatric Press 1986.

Meyer JE. Psychopathie – Neurose. In: Psychiatrie der Gegenwart. Band II/1: Klinische Psychiatrie 1. Kisker KP, Meyer JE, Müller M, Strömgren E (Hrsg). 2. Aufl. Berlin, Heidelberg, New York: Springer 1972; 343-50.

Miller A. Das Drama des begabten Kindes und die Suche nach dem wahren Selbst. Frankfurt: Suhrkamp 1979.

Morey LC. An empirical comparison of interpersonal and DSM-III approaches to classification of personality disorders. Psychiatry 1985; 48: 358-64.

Morey LC. Personality disorders in DSM-III and DSM-III-R: Convergence, coverage, and internal consistency. Am J Psychiatry 1988; 145: 573-7.

Morey LC, Ochoa ES. An investigation of adherence to diagnostic criteria: Clinical diagnosis of the DSM-III personality disorders. J Personality Dis 1989; 3: 180-92.

Muhs A, Ori C, Rothe-Kirchberger I, Ehlers W. Die Klassifikation der Persönlichkeitsstörungen in der ICD-10. Ergebnisse der Forschungskriterienstudie. In: Diagnostik und Klassifikation nach ICD-10. Kap V. Eine kritische Auseinandersetzung. Schneider W, Freyberger HJ, Muhs A, Schüßler G (Hrsg). Göttingen, Zürich: Vandenhoeck & Ruprecht 1993; 132-49.

Murray HA. Explorations in Personality. New York: Oxford University Press 1938.

Neugebauer R, Dohrenwend BP, Dohrenwend BS. Formulation of hypotheses about the true prevalence of functional psychiatric disorders among adults in the U.S. In: Mental Illness in the United States: Epidemiological Estimates. Dohrenwend BP, Gould MS, Link B, Neugebauer R, Wunsch-Hitzir R (eds). New York: Praeger 1980; 56-92.

Ostendorf F. Sprache und Persönlichkeitsstruktur. Zur Validität des Fünf-Faktoren-Modells der Persönlichkeit. Regensburg: Roderer 1990.

Petrilowitsch N. Psychopathien. In: Psychiatrie der Gegenwart. Bd II/1: Klinische Psychiatrie 1. Kisker KP, Meyer JE, Müller M, Strömgren E (Hrsg). 2. Aufl. Berlin, Heidelberg, New York: Springer 1972; 477-97.

Pinel P. Traité médico-philosophique sur l'aliénation mentale ou la manie. 2. Aufl. Paris: Brosson 1806.

Prichard JC. A treatise on insanity. London: Sherwood Gilbert and Piper 1835.

Rauchfleisch M. Dissozial. Göttingen: Vandenhoeck & Ruprecht 1981.

Reich JH. Sex distribution of DSM-III personality disorders in psychiatric outpatients. Am J Psychiatry 1987; 144: 485-8.

Reich W. Der triebhafte Charakter. 1925. In: Frühe Schriften 1. Köln: Kiepenheuer & Witsch 1977; 246-340.

Reich W. Charakteranalyse. Technik und Grundlagen. Berlin: Selbstverlag 1933.

Riemann F. Grundformen der Angst. Eine tiefenpsychologische Studie. München: Reinhard 1961.

Rohde-Dachser C. Borderlinestörungen. In: Psychiatrie der Gegenwart. Bd 1. Kisker KP, Lauter H, Meyer JE, Müller C, Strömgren E (Hrsg). 3. Aufl. Berlin: Springer 1986; 125-50.

Rohde-Dachser C. Das Borderline-Syndrom. 4. Aufl. Bern: Huber 1989.

Roy A. Early parental separation and adult depression. Arch Gen Psychiatry 1985; 42: 987-91.

Saß H. Psychopathie, Soziopathie, Dissozialität. Zur Differentialtypologie der Persönlichkeitsstörungen. Berlin: Springer 1987.

Schaefer ES. Configurational analysis of children's reports of parent behavior. J Cons Psychol 1965; 29: 552-7.

Schepank H, Hilpert H, Hönmann H, Janta B, Parekh H, Riedel P, Schiessl N, Stork H, Tress W, Weinhold-Metzner M. Das Mannheimer Kohortenprojekt – Die Prävalenz psychogener Erkrankungen in der Stadt. Z Psychosom Med 1984; 30: 43-61.

Schneider K. Die psychopathischen Persönlichkeiten. 9. Aufl. Wien: Deuticke 1950.

Schultz-Hencke H. Der gehemmte Mensch. Entwurf eines Lehrbuches der Neo-Psychoanalyse. Stuttgart: Thieme 1940.

Shapiro D. Autonomy and the rigid character. New York: Basic Books 1981.

Siever LJ, Davis KL. A psychobiological perspective on the personality disorders. Am J Psychiatry 1991; 148: 1647-58.

Spitz RA. Anaclitic depression. Psychoanal Stud Child 1946, 2: 313-42.

Stone MH. Schizoid personality disorder. In: Treatments of Psychiatric Disorders. Vol 3. American Psychiatric Association (ed). Washington: American Psychiatric Association 1989; 2712-8.

Sullivan HS. The Interpersonal Theory of Psychiatry. New York: Norton 1953.

Theophrast von Lesbos. Ethische Charaktere. Rüdiger W (Übers u Hrsg). Leipzig: Dieterich 1938.

Tölle R. Persönlichkeitsstörungen. In: Psychiatrie der Gegenwart. Bd 1: Neurosen, Psychosomatische Erkrankungen, Psychotherapie. Kisker KP, Lauter H, Meyer JE, Müller C, Strömgren E (Hrsg). 3. Aufl. Berlin, Heidelberg, New York: Springer 1986; 151-88.

Tölle R. Psychiatrie. 10. Aufl. Berlin, Heidelberg, New York: Springer 1994.

Tress W (Hrsg). Die strukturale Analyse sozialen Verhaltens – SASB. Heidelberg: Asanger 1993.

Tress W, Junkert B. Prozeßanalyse. In: Die strukturale Analyse sozialen Verhaltens – SASB. Tress W (Hrsg). Heidelberg: Asanger 1993; 57-79.

Watzlawick P, Beavin J, Jackson DD. Pragmatics of Human Communication. New York: Norton 1967.

Weissman MM. The epidemiology of personality disorders: a 1990 update. J Pers Dis 1993; 7, Suppl: 44-62.

Westen D. Physical and sexual abuse in adolescent girls with borderline personality disorder. Am J Orthopsych 1990; 60: 55-66.

Widiger TA, Trull TJ, Hurt SW, Clarkin J, Frances A. A multidimensional scaling of the DSM-III personality disorders. Arch Gen Psychiatry 1987; 44: 557-63.

Winnicott DW. The Maturational Processes and the Facilitating Environment. New York: International Universities Press 1965.

World Health Organization. The ICD-10 Classification of Mental and Behavioural Disorders. Clinical Descriptions and Diagnostic Guidelines. Geneva: WHO 1992.

Zerssen D von, Pössl J. The premorbid personality of patients with different subtypes of an affective illness: statistical analysis of blind assignment of a case history data to clinical diagnosis. J Aff Dis 1990; 18: 39-50.

5.2 Neurotische Störungen

ICD-10-Klassifikation

In der ICD-10 wie auch im DSM-III-Roder im DSM-IV werden aus programmatischen Gesichtspunkten der Neurosenbegriff wie der Psychosenbegriff aufgegeben. Die neurotischen Störungen werden in den Abschnitten F3 (affektive Störungen) und F4 (neurotische-, Belastungs- und somatoforme Störungen) klassifiziert. In der Einleitung zum Abschnitt F4 betonen die ICD-Autoren, daß sie bei der Zusammenstellung dieses Abschnitts das Neurosenkonzept nicht als Organisationsprinzip verstanden haben, sondern unter diesen Abschnitt Störungen zusammengefaßt haben, die in einem beträchtlichen – wenn auch unklaren – Anteil durch psychische Faktoren verursacht sind.

5.2.1. Modellvorstellungen Neurose

Joachim Küchenhoff und Stephan Ahrens

Der Begriff der Neurose wird wegen seiner Unschärfe viel kritisiert; in den neuesten Versionen der internationalen Diagnoseinventare (DSM-III-R, ICD-10) wird er zur Klassifikation einer großen Gruppe psychogener Krankheitsbilder nicht einmal mehr verwendet. (Gleichwohl kommen auch diese Inventare nicht ganz ohne die Charakterisierung mancher Störungen als »neurotisch« aus.) Der Begriff ist aber nur dort überflüssig, wo in einer rein empirischen, deskriptiven Klassifikation auf übergeordnete inhaltliche Zusammenhänge verzichtet wird. Für eine Krankheitslehre auf psychodynamischer Grundlage bleibt der Neurosenbegriff fruchtbar, da er auf die bei verschiedenartigen psychischen Krankheiten gleichartige Entstehung, sozusagen auf ihre vergleichbare Pathogenese verweist.

Psychodynamisches Modell der Genese neurotischer Symptome

Das psychodynamische Modell von der Genese neurotischer Symptome läßt sich in äußerster Verknappung so beschreiben: Am Anfang steht ein unlösbarer **psychischer Konflikt**, der persönlich schwerwiegend und nachhaltig ist. Dieser Konflikt wird, gerade weil er unlösbar ist, aus dem Bewußtsein verdrängt, er wird innerseelisch (intrapsychisch) so verarbeitet, daß er unbewußt wird. Diese **Abwehr** des Konfliktes führt also nicht zur Konfliktlösung, sondern lediglich zu einer Konfliktverlagerung. Der unbewußt gewordene, aber weiterhin virulente Konflikt äußert sich dennoch, nun aber in einer veränderten Form, zum Beispiel als ein **neurotisches Symptom**, das eine **Kompromißbildung** darstellt: Es zeigt den Konflikt an, aber in einer Form, die durch die Abwehr bedingt und mit ihr »verträglich« ist.

Dieses scheinbar einfache **Drei-Schritt-Modell** »Konflikt – Abwehr – Wiederkehr des Verdrängten im Symptom« ist natürlich sehr voraussetzungsreich:

- **Voraussetzungen der psychischen Struktur**
  Neurotische Symptome stellen eine Ich-Leistung dar, da sie – auf wie leidvolle Weise auch immer – einen Konflikt entlasten, bündeln und darstellen. Sie sind auch insofern eine Ich-Leistung, als eine autoplastische Konfliktlösung, also eine Lösung durch individuelle, innerseelische Bearbeitung möglich ist, auch wenn diese Leiden schafft.

- **Voraussetzungen des psychischen Konfliktes**
  Der Konflikt muß schwerwiegend sein. Darunter versteht die Psychoanalyse in der Regel einen Konflikt, der lebensgeschichtlich weit zurückreicht, somit zu den Kernproblemen eines Menschen gehört und – wenn er in der Kindheit entstanden ist – seine psychische Entwicklung geprägt hat. Die psychoanalytische Entwicklungspsychologie kann zeigen, daß es eine umschriebene Anzahl psychischer Kernkonflikte gibt, die in den verschiedenen Stadien der Kindheitsentwicklung wurzeln (vgl. Kap. 3.1, S. 95 ff).

- **Kriterien der Symptomwahl**
  Das Drei-Schritt-Modell macht noch keine Angaben darüber, welches Symptom in Antwort auf einen psychischen Konflikt entsteht. Wenn die psychoanalytische Neurosenlehre von »Symptomwahl« spricht, so ist damit schon beschrieben, daß es sich um einen aktiven Vorgang (des Ichs) handelt und daß die Symptomentstehung nicht zufällig ist, sondern mit dem Konflikt selbst in einem inneren Zusammenhang steht. Anders wäre es auch nicht möglich, daß das Symptom selbst auf den Konflikt verweist oder daß, wie oben beschrieben, der verdrängte Konflikt in der Symptomatik »wiederkehrt«.

Mit diesem Drei-Schritt-Modell lassen sich einige »klassische« Neurosen gut beschreiben, zum Beispiel die hysterischen, depressiven oder phobischen Neurosen und die Zwangsneurosen. Wie aber muß man sich die Konfliktverarbeitung vorstellen, wenn die genannten Voraussetzungen nicht erfüllt sind?

Angstneurosen

Es ist zu berücksichtigen, daß neurotische Störungen das Ergebnis mehr oder weniger gelingender Abwehrversuche gegen unerträgliche Ängste sind. Versagt diese Abwehrfunktion, kann die Angst selbst als Symptom durchbrechen. Die Angstabwehr mißlingt, weil Angstbewältigungsmechanismen, die zu den Ich-Funktionen gezählt werden, nicht so gut wie bei den klassischen und oben beschriebenen Neurosen funktionieren. So entsteht das Krankheitsbild der Angstneurose.

Die **Angstneurose** ist durch eine Angstüberflutung gekennzeichnet, in der der Betroffene die Ängste als »aus heiterem Himmel kommend«, unbegründet und nicht situativ eingebunden erlebt.

Für den Beobachter mögen durchaus Anlässe und Auslöser identifizierbar sein. Da die Angstbindung für den Betroffenen aber außer Kraft gesetzt ist, kann er das eigene Angsterleben nicht hinterfragen und dadurch relativieren oder auf bestimmte Erlebnisbereiche einschränken. Hieraus resultiert dann ein manchmal uniform erscheinendes Zustandsbild, in dem eine schwer zu differenzierende Angst episodisch oder kontinuierlich auftritt. Dabei kann diese phobisch akzentuiert sein oder durch Panikattacken kompliziert werden.

Offenbar sind die Ich-Funktionen und damit die Abwehr der Betroffenen temporär oder dauerhaft behindert. **Abwehrleistungen** spielen weiterhin eine entscheidende Rolle, aber sie scheinen sich auf einem »primitiveren« Niveau abzuspielen. Es werden alle möglichen Affekte in Angst umgewandelt, worauf schon Freud in seiner frühen Beschreibung der Angstneurose hinwies, so daß die Affektdifferenzierung eingeschränkt ist. Auch ist die situative Symptomfreiheit gering, der Kampf mit der Angst belastet die Betroffenen ständig, Abwehrleistungen werden also ständig herausgefordert, der Spielraum für konfliktferne, zum Beispiel kreative Ich-Leistungen, kann unter Umständen sehr gering werden. In der Angstneurose werden also psychische Konflikte auf einem eingeschränkten Niveau der Persönlichkeitsstruktur gelöst, das dem Betrachter gröber, »primitiver« oder »uniformer« erscheint. Im Klinikalltag sprechen wir von **Ich-strukturellen Störungen**, um anzuzeigen, daß die Abwehrmöglichkeiten, die wir reifen Neurosen zuschreiben, hier versagen.

Die entwicklungspsychologischen **Ursachen** dieser Störungen liegen vermutlich genetisch »früher«, jedenfalls spielen sich die zentralen Konflikte der Patienten nicht im Bereich von Trieb-Abwehr-Konflikten ab. Vielmehr haben die Patienten lange Zeit und während entwicklungspsychologisch entscheidender Lebenszeiten wenig tragende, vertrauengebende oder durch ausgewogene Nähe und Distanz entwicklungsfördernde Beziehungserfahrungen machen können.

Aus der Differenzierung reifer Neuroseformen wie der Phobie oder struktureller Störungen wie der Angstneurose ergeben sich Implikationen für das **therapeutische Vorgehen**: Ist bei der konfliktbedingten Neurose die Aufdeckung des Konfliktes und seine Bearbeitung in der Übertragungsbeziehung das therapeutische »Wirkprinzip«, so geht es bei der Behandlung einer Ich-strukturell bedingten Angstneurose primär um den Aufbau einer tragenden Objektbeziehung und erst im zweiten Schritt um ein therapeutisches Vorgehen im eigentlichen Sinne. Naheliegenderweise ist ein als schützend erlebter Rahmen, vermittelt über vertrauenswürdige Ansprechpartner, für den Patienten eine wichtige Voraussetzung, die Angst abzubauen und sich für einen psychoanalytisch-psychotherapeutischen Zugang zu öffnen. Darüber hinausgehend bedingt das Vorhandensein des strukturellen Mangels auch die Angewiesenheit auf ein tragendes Objekt, das daher nicht nur zur vordergründigen Angstminderung, sondern auch für eine längerfristige tragende Beziehung von Bedeutung ist.

Neurosen mit manipulativer Abwehr

Es gibt andere Varianten von Störungen, bei denen die psychische Struktur des betroffenen Menschen nicht so gefestigt ist, daß ein unlösbarer seelischer Konflikt ausschließlich intrapsychisch verarbeitet werden kann. Zur Konfliktbewältigung wird dann zunehmend die Umwelt einbezogen; aus der intrapsychischen wird eine interpersonelle Abwehr oder eine Abwehr, die die äußere Realität verändert. Man könnte von einer **manipulativen Abwehr** sprechen; dieser Begriff ist allerdings im Sprachgebrauch der Psychoanalyse nicht verankert.

Was wird manipuliert? Einerseits die äußere Realität; in der sexuellen Perversion zum Beispiel muß ein Gegenstand der Außenwelt oder ein anderer Mensch dazu verwendet werden, das psychische Gleichgewicht aufrechtzuerhalten. In der Artefaktkrankheit wird der eigene Körper, der wie ein äußerer Gegenstand erlebt wird, manipuliert, zum Beispiel wird in die Haut geschnitten, um Entspannung zu erreichen. Andererseits wird die Wahrnehmung der eigenen Persönlichkeit oder der anderen so verzerrt, daß daraus schwerwiegende Konflikte mit wichtigen Bezugspersonen entstehen können. So können zum Beispiel unliebsame Anteile der eigenen Person einem anderen Menschen zugeschrieben und dort, beim anderen, bekämpft werden (sog. **projektive Identifizierung**). Die Gegenwart oder Nähe des anderen ist dann nötig, weil er – im Erleben des betreffenden Patienten gesprochen – ein Stück der eigenen Persönlichkeit enthält, insofern es zu einem selbst gehört. Die Bezugsperson wird sich oft unberechtigterweise angegriffen und ungerecht behandelt fühlen, sie wird schwer mit dem – scheinbaren – Widerspruch von nahem Kontakt und aggressiver Entwertung zurechtkommen.

Solche Abwehrformationen findet man in starkem Ausmaß bei **Persönlichkeitsstörungen**, zum Beispiel der Borderline-Persönlichkeitsstörung (s. S. 209), der narzißtischen (s. S. 217) und schizoiden Persönlichkeitsstörung (s. S. 205). Wichtig ist, zu beachten, daß auch bei der interpersonellen oder **manipulativen Abwehr** das **Ziel** darin besteht, seelische Konflikte zu lösen und ein seelisches Gleichgewicht – unter großen Opfern – aufrechtzuerhalten. Bei diesen Patienten liegen diese Opfer nicht so sehr in *einem* definierten Symptom, sondern in einer vielfältigen Symptomatik und in schwerwiegenden Kommunikationsstörungen.

5.2.2 Hysterie

Ursula Sassenberg und Stephan Ahrens

> **ICD-10-Klassifikation**
>
> Der Begriff der Hysterie oder der hysterischen Neurose kommt in der ICD-10 als diagnostische Kategorie nicht mehr vor. Statt dessen wird die diagnostische Kategorie der dissoziativen Störung (Konversionsstörung) unter F44 eingeführt, als deren zentrales Charakteristikum der teilweise oder vollständige Verlust der normalen Integration von Erinnerungen an die Vergangenheit, des Identitätsbewußtseins, der unmittelbaren Empfindungen sowie der Kontrolle von Körperbewegungen beschrieben werden. Die ICD-10-Autoren formulieren, daß unter dieser diagnostischen Kategorie Störungen klassifiziert werden, die früher als Konversionsneurosen oder Hysterie bezeichnet wurden.

Wie bei kaum einem anderen Krankheitsbild haben wir es bei der Hysterie mit einem facettenreichen, unklaren, aber auch rätselhaft-faszinierenden Gebiet zu tun. Versuche der **Begriffsdefinition** füllen Bände. Insofern ist es nicht verwunderlich, daß es immer wieder Diskussionen darüber gab, ob aus praktischen wie theoretischen Gründen dieser Begriff nicht besser generell zu vermeiden sei, nicht zuletzt auch wegen der häufig **diskriminierenden Konnotation**. Sowohl umgangssprachlich als auch in der Fachliteratur wird zumeist mit der Etikettierung »hysterisch« eine Anhäufung von Diskriminierungen und Entwertungen verknüpft. So liest sich die Beschreibung des hysterischen Charakters oft wie eine Anklageschrift: Fenichel (1945) spricht von »Lügenhaftigkeit«, Kuiper (1968) von »Infantilität« und »Geltungssucht« sowie Elhardt (1978) von »egozentrischem Geltungsbedürfnis« und »ewig pubertierender« Haltung. Es ist naheliegend, die Ursache für diese wertende, eigentlich untherapeutische Haltung in der für die Hysterie spezifischen Übertragungsdynamik zu suchen.

Eine weitere Schwierigkeit der **Begriffsdefinition** liegt in der **nosologischen Uneinheitlichkeit** und damit Unschärfe dieser diagnostischen Kategorie. In der neueren psychoanalytischen Literatur herrscht jedoch bei aller Unterschiedlichkeit der Definitionsversuche Einmütigkeit über das häufige Auftreten hysterischer Erscheinungsbilder in der klinischen Praxis. Eine Abschaffung dieser diagnostischen Kategorien sieht Haas (1987) denn auch als Ausdruck einer »Verleugnung« und wertet dieses »nosologisch-diagnostische Verwirrspiel« geradezu als Hinweis auf die Psychodynamik dieses Krankheitsbildes. Aber es ist nicht nur die diagnostische Unschärfe, die die Hysterie zur »Elusive Neurosis« (flüchtig, schwer zu fassen; Krohn 1978) macht, sondern auch der **Wandel** der **Symptomatik**. Wie bei keiner anderen Krankheitseinheit ist die Ausprägung der hysterischen Bilder durch **soziokulturelle** und **Zeitgeistfaktoren** geprägt. Waren es zu Zeiten Charcots und Freuds noch die großen, demonstrativen Gesten im Bereich der Willkürmotorik und der Sinnesorgane, so sind es heute zunehmend funktionelle Beschwerden im Magen-Darm-Bereich und Herz-Kreislauf-System. »Das hysterische Symptom muß in seiner Chiffriertheit unverstanden sein, um seinen Sinn zu erfüllen« erklärt de Boor (1966) dieses Phänomen und verweist wie Green (1982) darauf, daß Hysterie und Kultur untrennbar miteinander verbunden seien. Dies bestätigt Shorter (1994) in seiner geschichtlichen Betrachtung der Entwicklung von Konversionssymptomen, dessen Geschichte er als eine der Gegenübertragung und des Mitagierens deutlich macht.

»Hysteriker, so zeigte die Geschichte, gingen schon immer mit der Mode. Mit einem Niedergang seiner Autorität büßte der Ärztestand die führende Rolle als Designer des ... [hysterischen] Krankheitsgeschehens ein. Heutzutage sind die Medien die Gralshüter des Symptompools, Krankheitsbilder, über die spektakulär berichtet wird, steigen kometenhaft auf. Shorter diagnostiziert in der Gesellschaft eine nie dagewesene »Pathoplastizität«, will heißen: Begabte Hysteriker wechseln ihre Symptome je nach Tagesaktualität« (Spiegel 1994). Umweltgifte, die zu Sensibilitätsstörungen führen sollen, zeitgenössische Viren, die einen unklaren Erschöpfungszustand hervorrufen (chronique-fatigue-Syndrom), das heiß diskutierte Amalgam und seine möglichen Wirkungen sind gleichfalls Themen konversionsneurotisch-hysterischer Ausgestaltungen. So vollzieht sich ein »Wandel von der Gebärde zur Beschwerde« (Weber 1984).

Historisches

Ein Spezifikum des soziokulturellen Aspektes ist die **geschlechtsspezifische Bedingtheit** der Hysterie-Geschichte. Im umgangssprachlichen Gebrauch wird hysterisch oft als Synonym für exaltiertes weibliches Verhalten benutzt, was sich durchaus auch in der Fachliteratur wiederfindet. »Offenbar ist die Geschichte der Hysterie nicht ohne die Geschichte weiblicher Ausdrucksformen und männlichen Herrschaftsverhaltens zu verstehen« konstatiert Küchenhoff (1993). Von Braun (1988) sieht den Aspekt gesellschaftlichen Protestpotentials, das sich im Verhalten hysterischer Frauen Ausdruck verschafft. Demgegenüber zeigen sich im Umgang der durchweg männlichen Mediziner – auch in der Diagnostik – mit den Hysterikerinnen »Ängste und Racheimpulse bezüglich der Frau amalgamiert« (Haas 1987).

In der Tat war über Jahrhunderte hinweg die Hysterie eine Diagnose von Männern für eine »Frauenkrankheit«, »ein Bild von Frauen in den Worten von Männern« (Chodoff u. Lyon, zit. in v. Braun 1988). Wir wollen hier nicht die Jahrtausende alte Geschichte der Hysterie wieder aufrollen, die bereits beim Papyros Kahun (1900 v. Chr.) begann. Im **antiken Griechenland** wurden die hysterischen Phänomene in Verbindung gebracht mit Wanderungen des Uterus (griechisch: hysteron), bedingt durch die sexuelle Enthaltsamkeit der Frau. Schon früh wurde so die Verbindung zu sexuellen Konflikten hergestellt, selbst wenn uns diese konkretistische Vorstellung einer Krankheitsgenese heute absurd erscheint.

Im **Mittelalter** galten hysterische Symptome als Indizien von Besessenheit, die dann mit den Mitteln der Hexenverfolgung aus dem Frauenkörper ausgetrieben wurden. Mentzos (1980) weist darauf hin, daß auch bereits in dieser Vorstellung ein heutiges Konzept enthalten ist, nämlich das der Bewußtseinsspaltung beziehungsweise Dissoziation. Im 18. und 19. Jahrhundert wandelte sich die Lehrmeinung weg von der gynäkologisch definierten Genese hin zur Theorie einer neurologischen Erkrankung mit vielfältigen, dramatischen Erscheinungsformen.

Charcot als bedeutendster Neurologe in der zweiten Hälfte des **19. Jahrhunderts** machte die Hysterie »salonfähig«, indem er die Symptomatologie differenziert beobachtete, sie aber weiterhin als Ausdruck einer angeborenen Nervenkrankheit ansah. Immerhin akzeptierte er durchaus psychologische Faktoren als Auslöser.

Sein Schüler **Freud** veröffentlichte 1895 gemeinsam mit **Breuer** die »Studien über Hysterie«. Die bahnbrechende Bedeutung dieses neuen Ansatzes bestand darin, daß Freud die Hysterie ihrer »geheimnisvollen Aura entkleidete« (Green 1982), indem er die Psychogenese erforschte und auslösende intrapsychische Mechanismen der Erkrankung postulierte. Zugleich konzipierte er das erste psychosomatische Modell der »Neuzeit«, das bis heute seine Gültigkeit hat: die **Konversion**. »Bei der Hysterie erfolgt die Unschädlichmachung der unverträglichen Vorstellung dadurch, daß deren Erregungssumme ins Körperliche umgesetzt wird, wofür ich den Namen Konversion vorschlagen möchte.« (Freud 1894/1964).

Wird in diesem Zitat das (heute verlassene) physikalisch-energetische Denken Freuds deutlich, so hebt es auch die Bedeutung der Symbolik hervor, in der sich verdrängte Vorstellungen und Gefühle körperlich ausdrücken. Die nicht bewußtseinsfähigen Gedanken – oder Phantasieinhalte – werden verdrängt, ihr libidinöses Potential in somatische Innervationsenergie umgesetzt, die triebdynamische Konfliktkonstellation fließt verschlüsselt in Organwahl und Symptomformierung ein.

Freuds Annahme einer **nosologischen Einheit** vom **ödipalen Konflikt** und **hysterischer Symptombildung** ist schon früh in Frage gestellt worden. Sowohl Ferenczi (1919) als auch Fenichel (1945) beschäftigten sich mit der Symptombildung und wiesen auf die präödipale Fixierung bei Konversionssymptomen hin. Wittels (1931) und Marmor (1953) wiesen auf die wesentliche Rolle prägenitaler, speziell oraler Konflikte für die Ausprägung hysterischer Erscheinungsbilder hin. Reich (1933) lenkte die Aufmerksamkeit auf die Untersuchung des hysterischen Charakters. Aus diesen Ansätzen wird das Bemühen deutlich, zwischen hysterischer Struktur beziehungsweise Persönlichkeit und hysterischer Symptombildung auf seelischer und körperlicher Ebene zu unterscheiden. Das klinische Bild der Konversion erscheint klarer definierbar, selbst wenn sich seit Ferenczi alle Autoren einig sind, daß dieses Symptom auf allen Fixierungsstufen anzusiedeln ist.

Green (1982) sieht in der Hysterie eine **Abwehrformation gegen** frühe **Ängste** wie Objektverlust und Depression. Brenman (1990) und Wisdom (1961) als Vertreter der Kleinianischen Metapsychologie verstehen die Hysterie als Zeichen eines **intrapsychischen Kampfes** gegen die Auflösung des Ichs oder einer schweren Depression. Es werden in der Literatur die **beiden klinischen Typen** des **hysterischen Charakters** als die maligne und benigne Form, als die hysterische und die hysteroide Persönlichkeit (Easer u. Lasser 1965), oder die true hysteric und die so-called-good hysteric (Zetzel 1968) beschrieben. Das theoretische Problem, das bis heute relevant bleibt, ist die Frage, ob für die Hysterie trotz der unterschiedlichen Fixierungsebenen eine einheitliche genetische Erklärung formuliert werden kann oder ob das Gemeinsame »nur« im »hysterischen Modus der Konfliktverarbeitung« (Mentzos 1980; Küchenhoff 1993) im Sinne gleicher Abwehrmechanismen und eines vergleichbaren Übertragungs- Gegenübertragungs- Geschehens zu sehen ist.

In einer neueren Arbeit macht Rupprecht-Schampera (1995) den Versuch, die verschiedenen **Typen** der **Hysterie** als **Pole eines Kontinuums** zu begreifen entlang der Entwicklungslinie der Separation und Individuation und auf der Basis einer gestörten frühen Triangulierung. Sie geht von einer gestörten Mutter-Kind-Beziehung aus, in der der Vater in seiner triangulären Hilfsfunktion nicht ausreichend zur Verfügung steht. Küchenhoff hingegen bezieht dezidiert Stellung gegen die Annahme einer nosologischen Einheit Hysterie, und spricht vom »**hysterischen Syndrom**« als einer spezifischen Abwehrformation.

Epidemiologie

Die Natur der hysterischen Störung – sei ihre Ausdrucksebene seelisch oder körperlich – legt nahe, daß epidemiologische Erhebungen mit einer erheblichen Dunkelziffer zu kämpfen haben. Die Chamäleonhaftigkeit des Erscheinungsbildes, die Anpassungsfähigkeit an gesellschaftliche Zeitströmungen und ihre Imitationsbereitschaft bei Moden der Medizin machen dieses Krankheitsbild insbesondere bei den psychischen Symptomen auch für den Epidemiologen zum rätselhaften, schwer erfaßbaren Phänomen.

Von Engel (1970) stammt die Schätzung, daß 25% der Krankenhauspatienten eines Allgemeinkrankenhauses ein- oder mehrmals eine Konversionssymptomatik entwickelt haben, wobei die soziale Schicht kein differenzierendes Merkmal darstellt. Captan und Nadelson (1980) weisen darauf hin, daß bis zur Hälfte solcher Patienten zugleich auch an einer somatisch bedingten Störung leiden, von daher der Differentialdiagnostik große Bedeutung zukommt. Frauen sollen häufiger betroffen (McKegney 1967; Axelrod et al. 1980), die linke Körperhälfte bevorzugt sein (Smokler u. Shevrin 1979), wobei allerdings die Lokalisation häufig durch die Erfahrung mit somatischen Erkrankungen (bei sich selbst oder anderen) bestimmt wird (Engel 1970; Axelrod et al. 1980).

Persönlichkeitsstörung und Konversionssymptomatik

Die **Charakterneurose** oder Persönlichkeitsstörung unterscheidet sich von der Symptomneurose dadurch, daß ein **Leitsymptom** (psychisch oder somatisch) **fehlt**. Der Leidensdruck des betreffenden Menschen – so denn überhaupt vorhanden – bezieht sich auf sein Selbstbild, nicht auf eines oder mehrere als störend empfundene Beschwerden. Häufig jedoch leidet weniger der »Charakterneurotiker« unter sich, als vielmehr seine Umwelt unter ihm.

Auf der phänomenologischen Ebene hat Mentzos (1980) **sieben Charaktermerkmale** formuliert:

- Theatralisches Verhalten im Sinne von Dramatisierungs- und Demonstrationstendenzen mit künstlich wirkender Übersteigerung
- Emotionale Labilität in Form emotionaler Ausbrüche, häufig wechselnder Stimmungslage, oberflächlich wirkender Affekte
- Aktive Abhängigkeitstendenzen, wobei eine infantile Abhängigkeit gepaart mit einem Aufrechterhalten des Anspruches auf Aktivität und Initiative gemeint ist
- Übererregbarkeit im Sinne überschießender Reaktionen auf äußere Reize
- Egozentrismus als Tendenz, die eigenen Bedürfnisse an erste Stelle zu setzen in Verbindung mit einem unersättlichen Bedürfnis nach Liebe und Anerkennung

- Verführerisches Verhalten als Sexualisierung jeder Aktivität ohne erotische Empfindungsmöglichkeit
- Suggestibilität sowohl durch andere wie auch sich selbst gegenüber

In dieser Beschreibung zeigen sich Elemente, aus denen sich auch die hysterischen Symptomneurosen und Verarbeitungsmodi konstituieren, was auf den fließenden Übergang der verschiedenen Störungsformen der Hysterie hinweist. So warnt Mentzos auch davor, aus dieser rein phänomenologischen Ebene heraus den hysterischen Charakter definieren zu wollen und sieht hierfür eher Ansatzpunkte in der Psychodynamik, also der unbewußten Motivation.

Verbindendes Merkmal aller **Konversionssymptome** ist der **symbolische Gehalt**. Wir drücken oft generell körperlich aus, was wir seelisch empfinden, wie zum Beispiel bei Wut die Faust zu ballen oder bei Scham zu erröten. Wenn unsere Wünsche und Gefühle auf inneren Widerstand stoßen, wir also in einem intrapsychischen Konflikt stehen, kann nun aus diesem Ausdrucksgeschehen ein körperliches Symptom werden, der seelische Impuls konvertiert ins Körperliche und findet dort symbolhaft seinen Ausdruck. Da die »Chiffriertheit« (de Boor 1966) der Symptome erhalten bleiben muß, um ihre unbewußte Straf- und Triebentlastungsfunktion zu behalten, wandeln sich die körperlichen Ausdrucksformen im Laufe der Zeit und spiegeln auch in gewisser Weise den Zeitgeist wider. So können Konversionssyndrome auf fast perfekte Weise auch somatische Krankheitsbilder »imitieren«, wobei immer wieder darauf zu verweisen ist, daß dieses keine simulative Übernahme, sondern eine unbewußte Ausgestaltung darstellt.

Der **Gestaltwandel** der **Konversion** führt dazu, daß an die Stelle des früher eher groben Ausdrucksverhaltens inzwischen – je nach Aufklärung des Betroffenen über medizinische Zusammenhänge – subtile Beschwerdeangaben getreten sind. Dies legt den Gedanken nahe, ob nicht die frühere ausdrucksstarke Ausformung konversionsneurotischer Bilder als Ausläufer der Romantik zu sehen sind, während die Darstellung der aktuellen »Coolness« heutiger Zeit entspricht.

Wegweisend für eine angemessene **diagnostische Einschätzung** ist ein relativ typisches Gegenübertragungsgefühl bei hysterischen Patienten, nämlich das Gefühl der Unechtheit, des »Nicht-ernstgenommen-Seins« und des Ärgers, daß sich der erwartete Heilungserfolg partout nicht einstellen will.

Eine weitergehende Darstellung des Konversionskonzeptes sowie einzelner konversionsneurotischer Störungsformen ist in Kapitel 5.3 (S. 313 ff) enthalten.

Psychische Funktionsstörungen

Zu den psychischen Funktionsstörungen gehören:
- Erinnerungsstörungen des Kurzzeitgedächtnisses, Pseudo-Amnesien, Pseudo-Demenzen
- Dämmerzustände, Unwirklichkeitsempfindungen (Depersonalisation, Derealisation), Dissoziation in Form des Getrennthaltens psychischer Abläufe, Trance (Sonderform der Stigmata als Übergang zur Konversion)
- Hyperemotionalität bis zu Erregungszuständen (»Hysterischer Anfall«), Dramatisierungstendenz, ausgeprägtes Agieren, emotionale Labilität (Pseudo-Affektinkontinenz)
- Sexuelle Empfindungsstörungen, Frigidität bis zur Anorgasmie, Hypersexualität (Don-Juanismus, Nymphomanie), ausgeprägtes sexuelles Agieren (Erotomanie)

Der psychische Gewinn, also die neurotische Konfliktlösung im Sinne eines primären Krankheitsgewinnes wird in der Art der Ausdrucksgestaltung in Verbindung mit Energiebindung oder -abfuhr gesehen. Auch hier sind also die psychodynamischen »Bausteine« der konversionsneurotischen Symptombildung wiederzuerkennen: verschlüsselter Ausdruck nicht zugelassener Triebimpulse durch den Einsatz psychischer Abwehrmaßnahmen.

Diese Symptome können einzeln, aber auch in unterschiedlicher Kombination auftreten oder sich im Sinne eines Symptomwechsels aneinanderreihen wie Perlen auf einer Schnur. Die **psychodynamische »Zielrichtung«** geht stets in dieselbe Richtung:
- Abwehr einer unerträglichen Realität in Vergangenheit oder Gegenwart

- Ablenkung von verbotenen Impulsen oder Gedanken
- Wiedergutmachung oder Gegensteuern bei Schuldgefühlen

Wichtig ist dabei, daß diese Motive unbewußt sind – auch wenn manchmal der Eindruck des »Gemachten«, Künstlichen besteht – und damit vom Zwangsneurotiker und seinen bewußten Zwangsvorstellungen differieren. So liegt es nahe, daß **Verdrängung** und **Verleugnung** die bevorzugten **Abwehrmechanismen** des Hysterikers sind.

Hysterischer Modus der Konfliktverarbeitung

Mentzos (1980) setzt der Vorstellung einer Krankheitseinheit Hysterie ein Konzept entgegen, das er »hysterischen Modus der Konfliktverarbeitung« nennt. Er sieht diesen Modus bei verschiedenen Formen der Neurose, bei Ich-starken wie bei Ich-schwachen Persönlichkeiten, intrapsychischen wie äußeren Konflikten. Dieser Modus ist damit ubiquitär einsetzbar, wenn eine entsprechende Psychodynamik angestoßen wird und die entsprechenden strukturellen Voraussetzungen bestehen, er ist jedoch nicht an eine spezifische Struktur gebunden.

In diesem Zusammenhang wirft Mentzos (1980) die Frage nach dem »**Spezifischen** und **Gemeinsamen**« auf und beantwortet dies folgendermaßen:

»Mechanismen wie die Identifikation, die Emotionalisierung, die Verdrängung und die mitimplizierte Dissoziation sind wichtige »instrumentelle« Voraussetzungen des Vorgangs. Sie machen jedoch weder für sich allein, noch gemeinsam das Spezifikum des Hysterischen aus. Dieses ergibt sich vielmehr aus dem Grundtenor, der Untergrundmotivation der Szenerie ...

Der Betreffende versetzt sich innerlich (dem Erleben nach) und äußerlich (dem Erscheinungsbild nach) in einen Zustand, der ihn sich selbst quasi anders erleben und in den Augen der umgebenden Personen anders, als er ist, erscheinen läßt. Er versetzt sich in einen Zustand, in dem die eigenen Körperfunktionen und/oder psychischen Funktionen und/oder Charaktereigenschaften in einer solchen Weise erlebt werden und erscheinen, daß schließlich eine (angeblich) andere, eine quasi veränderte Selbstrepräsentanz resultiert. Diese unbewußt angestrebte Änderung des eigenen Selbsterlebens und des eigenen Erscheinungsbildes erfolgt nicht richtungslos. Sie geschieht nicht in ubiquitärer und unspezifischer Weise, sie bezweckt ausgesprochen und zielgerichtet die neurotische Entlastung von einem intrapsychischen Konflikt. Sie kann auch als eine unbewußte tendenziöse Inszenierung mit dem genannten »Ziel« verstanden werden.«

Psychodynamik

Entscheidend für das Verständnis der Psychodynamik der Hysterie ist das unbewußte Bemühen, die **Selbstrepräsentanz** zu **manipulieren**, sich selbst anders zu erleben und auch anderen gegenüber anders zu erscheinen. Auf diesem Wege soll eine Entlastung von einem intrapsychischen, neurotischen Konflikt erreicht werden, dessen »allgegenwärtiger Zuschauer« das Über-Ich ist. Dieser Aspekt mag erstaunen, ist man doch im allgemeinen geneigt, eher dem Zwangsneurotiker ein strenges Über-Ich zu attestieren. Eine solche Sichtweise verkennt die Problematik, wenn der Hysteriker sein Über-Ich zu becircen und zu betören, abzulenken oder ersatzweise zu befriedigen versucht – allerdings immer in dem unbewußten und heimlichen Bemühen, doch etwas von der eigentlich so verbotenen Triebregung zur Erfüllung zu bringen. Die Phantasien und Impulse sind bedrohlich, also will der Hysteriker sich davon distanzieren, anders erleben und anders erscheinen, als er ist. An dieser Veränderung des Selbstbildes ist die für die Hysterie typische **Emotionalisierung** und **Dramatisierung** (»Affektualisation«, Valenstein 1962) entscheidend mitbeteiligt. Die dramatisierenden, häufig aufgeladenen Inszenierungen, der »Anfall«, der »Nervenzusammenbruch« dienen der **Abwehr des Eigentlichen**. Es ist oft die Wahrnehmung eines darunterliegenden, latenten Affektes, die damit verhindert werden soll. Die Inszenierung wird dann als »**Gegenemotion**« (Fenichel 1945) eingesetzt. Eine weitere Funktion ist die oben beschriebene **Über-Ich-Entlastung**. In der dramatischen Szene wird der Über-Ich-Anspruch quasi überkorrekt und sichtbar erfüllt, es entsteht im Betrachter jedoch genau aus dieser Doppelbotschaft der Eindruck des Unechten. Als dritten Aspekt dieser Hyperemotionalität hebt

Valenstein (1962) hervor, daß der Hysteriker damit versuche, schmerzlichen Realitäten und irritierenden Einsichten zu entgehen. Nimmt die hysterische Abwehr die Überemotionalisierung, um die »eigentlichen Gefühle« und damit verbundenen rationalen Einsichten zu verdecken, wird bei der Zwangsneurose der »gefährliche« Affekt isoliert und durch Intellektualisierung abgewehrt.

In diesem Zusammenhang sei auf den »**impressionistisch kognitiven Stil**« (Mentzos 1980) und den Umgang mit Phantasie und Symbolbildungen hingewiesen. Die hysterischen Patienten haben eine ganz besondere Durchlässigkeit für symbolhafte Inhalte und haben daher einerseits die Fähigkeit, Symbole zu dechiffrieren, müssen entsprechend ihre Abwehr dagegen verstärken und finden andererseits in der Konversionshysterie eine symbolhafte Form der Selbstdarstellung. Ein besonderer Stellenwert kommt den symbolisch verschlüsselten sexuellen Inhalten zu, die dann in der Abwehrform der Erotisierung der sozialen Beziehungen, auch der therapeutischen, zutage tritt. Um die besondere Bedeutung der **Sexualisierung** in der **hysterischen Symptombildung** zu verstehen, bedarf es des Rückgriffs auf genetische Zusammenhänge. Rupprecht-Schampera (1995) sieht in der frühen Triangulierung, der sexualisierten ödipalen Hinwendung zum Vater eine erste Abwehrbewegung gegen die bedrohliche Abhängigkeitsbeziehung zur Mutter. Die Erotisierung, der Flirt des Hysterikers entsteht so aus dem Bedürfnis nach einer helfenden Beziehung, als Ausdruck einer Objekt- und Identitätssuche (Khan 1993), nicht als Wunsch nach einer sexuellen Partnerschaft. Daher entsteht oft der Eindruck, daß Hysteriker mehr versprechen als sie halten. Dieses Muster wiederholt sich dann in anderen, auch therapeutischen Beziehungen, mit dem typischen Verlauf von der Faszination zur Enttäuschung. Ebenso häufig ergeben sich unterschiedliche Übertragungs- und Gegenübertragungs-Konstellationen mit weiblichen und männlichen Behandlern als Ausdruck der Suche nach triangulären Beziehungsstrukturen.

So kann man dem Hysteriker nur gerecht werden in dem Verständnis, daß sich das **Grundmotiv** um **Verlust** oder **Trennung** dreht, die **Sorge um Angenommen-Werden** darstellt oder **Verlassenheitsgefühle** beinhaltet. Seine farbigen und häufig unecht wirkenden Inszenierungen sind das Ringen um Akzeptanz; das erotische Angebot, das verzeifelte, pseudoerwachsene Präsent an den wichtigen anderen in dem Bemühen um Angenommensein, in der Art der Präsentation von der biographischen Erfahrung geprägt. So geht es dem Hysteriker nicht eigentlich um Verführung – das ist häufig das tragische Mißverständnis, auch in psychotherapeutischen Verläufen – sondern um Geborgenheitswünsche und deren Befriedigung.

Ein weiterer zentraler Mechanismus der Hysterie ist die Neigung zu **Identifizierungen**. Er besteht in der Fähigkeit zur Rollenübernahme (Mentzos 1980), zur Imitation, und wird eingesetzt, um »Wirkung« auf andere zu erzeugen, im Versuch, das Gegenüber und damit die Quelle der Zuwendung an sich zu binden. Je mehr solche Identifizierungen an die Stelle von echten, reziproken Beziehungen treten, desto deutlicher haben sie Abwehrfunktion. Hoffmann (1979) betont, daß diese Art der Identifizierung nicht mit empathischer Einfühlung einhergeht, da es um Projektion und Verschiebung von Wünschen auf den anderen geht. Mentzos (1980) weist auf die Motivation hin: den Wunsch, sich in dieselbe Lage zu versetzen wie die Person, die imitiert wird oder Kompensation eines Verlustes durch Identifikation mit der geliebten Person.

Gilt die **Verdrängung** als der zentrale Abwehrmechanismus der Hysterie, so machen erst die beschriebenen Mechanismen das Spezifische der hysterischen Verdrängung aus. Körperliche Symptome wie Amnesien und Wahrnehmungsstörungen entstehen durch Verdrängung, Verleugnung und Verschiebung.

Dem Begriff der Verdrängung sehr nahestehend ist das Phänomen der **Dissoziation**, die ebenfalls bei hysterischen Phänomenen beobachtbar und beteiligt ist. Dieser Vorgang tritt in vielerlei Form auf: Bei der Emotionalisierung wird der eine Affekt gelebt, der andere (unbewußt) miterlebt, beim Umgang mit kognitivem Wissen wird die realitätsbezogene Wahrnehmung dissoziativ isoliert etc. Auch die berühmte »belle indifférence« des hysterischen Patienten gegenüber der Schwere seiner körperlichen Symptome ist als Dissoziation des begleitenden Affektes zu verstehen.

Sich bei der Diagnosestellung und Behandlung ausschließlich auf die oben beschriebene klinisch-dynamische Ebene zu beziehen, erschiene uns zu kurz gegriffen, da sich der Therapeut darüber bewußt sein sollte, nicht nur daß und wie abgewehrt wird, sondern auch was den abgewehrten Grundkonflikt darstellt. Die strittige Frage, die auch wir hier nicht abschließend beantworten können, ist jene, ob es einen einheitlichen Konflikt gibt. Hoffmann (1979) benennt drei **Konfliktebenen:**

- Erstens den **ödipalen Konflikt**, der sich im Übertragungsgeschehen derart äußert, daß vom Patienten unbewußt triadische Konstellationen (sehr gut beobachtbar im klinisch-stationären Setting) hergestellt werden
- Zweitens den **oralen Abhängigkeitskonflikt**, bei dem der Patient Wünsche nach passivem Versorgt-Sein und nach Geborgenheit in einer dyadischen Beziehung zum Ausdruck bringt
- Die dritte Ebene ist die des **narzißtischen Selbstwertkonfliktes**, der bei fast allen hysterischen Patienten eine prominente Rolle spielt. Zum Beispiel ist die Manipulation der Selbstrepräsentanzen auch verstehbar als ein Versuch der Stabilisierung eines labilen Selbstbildes. Auch die Identifizierungsneigung dient dem Versuch, das Objekt an sich zu binden, da es so sehr für die narzißtische Gratifikation gebraucht wird. Die typisch hysterischen Partnerschaftskollusionen mit dem Gepräge der sadomasochistischen Kampfehe (Willi 1975) sind ein gutes Beispiel dafür, wie durch die Delegation des eigenen negativen Selbstbildes an den Partner die Stabilisierung erreicht wird.

Psychotherapie

Die Therapie der Wahl bei der Behandlung der hysterischen Neurose ist das **analytisch orientierte, aufdeckende Verfahren**, wogegen vor agierenden therapeutischen Vorgehensweisen ausdrücklich zu warnen ist. Die Hysteriker seien »zugleich die besten und die schlechtesten Patienten« warnt Green (1982) vor übertriebenem therapeutischen Optimismus. In der Tat beschreiben und warnen alle Autoren vor der spezifischen **Übertragungskonstellation** mit hysterischen Patienten. Auch hier wird wieder unterschieden zwischen hysterischer Symptomatik, die leichter und schneller zu behandeln sei und dem hysterischen Charakter. Bei letzterem sei »das unbewußte Zusammenspiel von Arzt und Patient«, so »ausgeprägt«, wie bei keiner anderen Neurose (Hoffmann u. Hochapfel 1995). Dadurch kommt der Betrachtung der Gegenübertragung bei diesem Krankheitsbild eine besondere Rolle zu. Die hysterischen Patienten zeichnet aus, daß sie im Gegenüber heftige Gefühle zu wecken imstande sind. So ist das starke Involviertsein ein erstes Diagnostikum. Die Gegenübertragungsgefühle reichen von Faszination und aktiver Parteinahme bis zur enttäuschten Verärgerung und dem Wunsch, diese Patienten loszuwerden. Haas (1987) nennt diese »regelmäßig wiederkehrende und in eine bestimmte Richtung laufende Veränderung« ein »prägnanztypisches hysteriformes Gegenübertragungsgefälle«.

Verwirrung und **Faszination** sind oft die **ersten Eindrücke** im therapeutischen Erstkontakt. Die beschriebene Emotionalisierung, der impressionistische Stil, das dramatische Verhalten bannen und verwirren gleichermaßen und lassen das Gefühl des Unechten entstehen, ein entscheidendes Diagnostikum in der Gegenübertragung. Die **Verführungskunst**, sei sie nun erotischer, narzißtischer oder regressiver Art, weckt im Therapeuten oft grenzüberschreitende Phantasien, sei es nun, daß sich der männliche Therapeut als Mann gemeint und angezogen (ödipale Ebene), oder sei es, daß er sich in seinen Größen- und Rettungsphantasien (narzißtische Ebene) angesprochen, oder sei es, daß er sich in seinen altruistischen Helferimpulsen (orale Ebene) bestätigt fühlt. Auf jeden Fall soll »aus einem zunächst indifferenten Arzt ein interessierter Partner gemacht werden« (Haas 1982). Diese **grenzverwischende Beziehungsaufnahme** zeigt das tiefe Bedürfnis der hysterischen Persönlichkeit nach einer komplementären Einheit, der Therapeut möge die Selbstzweifel des Patienten mildern, die sehnsüchtigen Wünsche nach dem ödipalen Vater erfüllen oder die passiven Versorgungswünsche befriedigen. Green (1982) formuliert es zugespitzt: »Der Hysteriker strebt weniger nach Veränderung als nach dem Gewinn, den er aus seiner Hysterie zieht.« Mentzos (1980) weist auf die pseudoregressive und pseudoprogressive Ausgestaltung der Übertragungsbeziehung hin, hinter der sich der eigentliche Konflikt-«Affekt« verbirgt und hält insofern den psychoanalytischen Verständniszugang für das einzige Mittel der Wahl, um die sich hinter der verwirrenden Botschaft verbergenden Grundkonflikte zu erkennen.

Das **Gegenübertragungsgefühl** der **Unechtheit** zeigt das Scheitern der Abwehrleistung des Patienten, das heißt, der Therapeut bekommt die Chance, die latenten Motive der Inszenierung zu erfassen, wie die Stärke hinter der Schwäche, die Unsicherheit hinter der Verführungskunst etc. Wenn es dem Therapeuten nicht gelingt, diese »unerhörte Botschaft« (Israel 1987) zu entschlüsseln, kommt es unweigerlich zur beschriebenen Enttäuschung und Verärgerung auf beiden Seiten und bei somatischen Behandlern zu Weiterverweisungen.

Der Hysteriker verdeckt aufwendig seinen **Grundkonflikt**, der auf verschiedenen Ebenen anzusiedeln ist: eine ödipale Konflikthaftigkeit ebenso wie der Mangel an einer guten, stabilen Beziehung zu den primären Objekten. Diesen frühen Mangel auszugleichen ist das Bemühen des spezifisch hysterischen Modus der Konfliktverarbeitung. »In diesem Sinne könnte Hysterie geradezu als Querulation der Liebe definiert werden; der Hysteriker bietet leidenschaftlich alles auf, um etwas haben und verschenken zu können, wofür er begehrt und geliebt wird. Da er aber gerade zum Gefäß der primären Liebe (Balint) keinen Schlüssel hat und dieses Letzte somit nicht explizieren kann, gibt es diesem Nicht-Haben gleichsam eine positive Anschaulichkeit, indem er in seinem therapeutischen Gegenüber den Schein des Habens erweckt und damit die Dualistik des Hysterie-Gefühls entzündet« (Haas 1987).

Fallbeispiel

Im folgenden Fallbeispiel wird die stationäre Psychotherapie einer Patientin mit Dämmerzuständen und Schwindelattacken beschrieben.

---- Fallbeispiel ----

Bereits mit ihrem Erscheinen sorgt sie für Aufsehen auf der Station. Die männlichen Therapeuten bemühen sich in der Indikationskonferenz, viel für diese »nette« Patientin zu tun, das heißt viele Therapieangebote zu offerieren. Auch der Chefarzt ist bereits am ersten Wochenende involviert, die Patientin ruft ihn an ihr Bett, um »die Hand zu halten«. Als Begründung klagt sie über ihre heftigen Schwindelattacken. So eilt ihr ein entsprechender Ruf voraus, bevor sie das erste Gespräch mit der Therapeutin hat. Deren erster Eindruck ist: »Eine kleine Andie MacDowell, eine zauberhafte, vermutlich ziemlich verwöhnte Vater-Tochter«. Es ist deutlich, daß sie sich ihrer Verführungskunst bewußt ist und sie sie auch entsprechend einzusetzen weiß, aber im Erstgespräch fließen die Tränen, ist sie eher ein verheultes kleines Mädchen, das über seine Schwierigkeiten mit den Männern klagt.

Der **ödipale Aspekt** der **Übertragungsdynamik** ist überdeutlich, der sich den männlichen Behandlern in pseudoprogressiver, das heißt erotisierter Form präsentiert, dagegen der Therapeutin in pseudoregressiver, das heißt kindlich-harmloser Art aus Angst vor der in der Luft liegenden Konkurrenz.

---- Fallbeispiel ----

Immer verliebe sie sich »in den Falschen«. Die lieben, die verläßlichen Männer, jene, die die Mutter und die Schwester gut finden, die seien ihr fad und langweilig. Sie verliebe sich dagegen immer in »Macho-Typen« die starken, die kräftigen, bei denen sie aber vor der Sexualität »schreckliche Angst« habe. Den ersten Dämmerzustand habe sie beim ersten Rendezvous mit »Ritchie« gehabt. Schon in der Schule habe sie für ihn geschwärmt, als einer der ersten habe er sein eigenes Motorrad gehabt. Nachdem er sich nun endlich auch für sie interessierte, habe sie ihn beim ersten Treffen nur wie durch einen Nebel wahrnehmen und vor lauter Schwindel gar nicht auf sein Motorrad steigen können.

Die Patientin ist die jüngste von drei Schwestern und als Nachzüglerin acht Jahre jünger als die nächstältere Schwester. Zwischen den Eltern habe es immer Streit gegeben. Der Vater, ein wortkarger, mürrischer Mann, habe sich hinter seiner Arbeit verschanzt, und die Mutter habe ihm Vorhaltungen gemacht, daß er ihr Leben zerstöre. Sie als die Jüngste sei eigentlich nicht mehr gewollt gewesen, habe ihr die Mutter gesagt, denn sonst habe sie sich vom Vater trennen wollen. So habe sie oft mit der Mutter das Gefühl, an deren Misere und vielfältigen Krankheiten schuldig zu sein. Der Vater hingegen habe ihr oft vermittelt, daß sie die einzige in der Familie sei, die ihn verstehe und bei der er bei Streit mit der Mutter Unterstützung suchte. Eifersüchtig und argwöhnisch habe er seit der Pubertät ihre Freundschaften mit Jungen beobachtet beziehungsweise versucht, ihr die Kontakte zu verbieten. Nachdem sie zwanzigjährig von zu Hause ausgezogen sei, habe er ihr mehrfach angeboten, mit ihr allein in Urlaub zu fahren. So sehr sie sich oft gewünscht habe, dem Kleinkrieg zwischen den Eltern entrinnen zu können, so sehr habe sie den Schritt in die Selbständigkeit auch gefürchtet. Mit dem Auszug und der kurz darauf beginnenden Freundschaft mit »Ritchie« begann auch ihre Symptomatik.

Wie erwartet versetzt sie die Männer der Station in heftige Unruhe und verliebt sich anfangs in einen »lieben«, aber verheirateten Mitpatienten. Von ihm fühle sie sich verstanden, er sei der Typ zum »Kuscheln«. Ein ärztlicher Kollege weckt ganz andere Phantasien in ihr. Tränenüberströmt und angstbebend berichtet sie von der Vorstellung, daß er abends beim Nachtdienst in ihr Zimmer eindringe, sie mit seinen »starken Armen« festhalte und dann mit ihr »mache, was er wolle«. Hier liegt die Angst ganz dicht bei der verpönten Lust. In dieser Zeit verliert sie deutlich an Gewicht und wird nun, trotz ihres Protestes, regelmäßig gewogen. Nur zögernd gesteht sie in der Therapie, daß sie bewußt hungere. Wenn sie so mager sei, könne kein Mann ihren Körper mehr attraktiv finden. Dabei habe sie ganz heimlich, berichtet sie voll Scham, den tiefen Wunsch, ihren Körper zu zeigen. Diese und ähnliche erotische Themen wechseln von Stunde zu Stunde, die Therapeutin fühlt sich wie eine Beobachterin der für sie inszenierten Darstellung, dabei aber ausgeschlossen. In der Gegenübertragung ruft die Patientin eine Mischung aus Besorgtheit und moralisierender Abwehr hervor – ihre eigene Verurteilung, die qua Projektion die Therapeutin spürt. Mit der Deutung ihrer Selbstverurteilung rückt der Übertragungsaspekt in den Mittelpunkt. Die Patientin erlebt die Therapeutin wie ihre Mutter, die sie zwar ganz und gar verstehe, auch ohne Worte, die ihr aber ständig das Gefühl gebe, nicht gut genug zu sein beziehungsweise sich noch mehr für sie anstrengen zu müssen. Der Entlassungstermin aktualisiert dieses Thema in der Befürchtung der Patientin, die Therapeutin wolle sie loswerden, da sie so anstrengend sei.

Die ödipal-inzestuöse Verliebtheit dieser Patientin dient der Abwehr einer negativen Mutterübertragung. Zugrundeliegend ist die hochambivalente Bindung an die Mutter, von der sie sich nicht ausreichend angenommen fühlt und sich daraufhin enttäuscht dem Vater zuwendet, der seinerseits frustriert in seiner Partnerschaft, die Tochter inzestuös an sich bindet. Dadurch ist hier die Separation verstellt, und sie sucht in der Reinszenierung immer gleicher Verliebtheitssituationen die Lösung ihres frühen Trennungsproblems.

Zusammenfassung

Die Hysterie ist aufgrund ihrer **nosologischen Uneinheitlichkeit** und diagnostischen Unschärfe sowie des häufig verwirrenden therapeutischen Zuganges ein facettenreiches wie auch faszinierendes Krankheitsbild. Die Annahme einer nosologischen Einheit von ödipalem Konflikt und hysterischer Symptombildung wurde schon früh in Frage gestellt, präödipale Fixierungen bei hysterischen Symptomen und Erscheinungsbildern postuliert. Insbesondere führte die Diskussion zu einer klareren Unterscheidung zwischen hysterischer Persönlichkeitsstruktur und hysterischer Symptombildung auf körperlicher und seelischer Ebene.

Die **Erklärungsmodelle** spannen einen Bogen zwischen zwei Polen: Rupprecht-Schampera (1995) interpretiert die verschiedenen Typen der Hysterie als Kontinuum entlang der Linie einer gestörten Separations- und Individuationsentwicklung. Sie unternimmt damit den Versuch, für hysterische Erscheinungsbilder auf präödipalem und reiferem Niveau einen erweiterten einheitlichen Grundkonflikt zu formulieren. Mentzos (1980) dagegen interpretiert die Hysterie als eine Abwehrleistung und sieht in der hysterischen Symptomatik das unbewußte Bemühen, die Selbstrepräsentanz zu verändern, um sich von dem »allgegenwärtigen Zuschauer«, dem eigenen so kritischen Über-Ich zu entlasten. Übereinstimmung herrscht dagegen auf der psychodynamisch-phänomenologischen Ebene. Die für hysterische Patienten typische **Emotionalisierung** und **Dramatisierung** wird als eine Abwehrleistung zur Veränderung der Selbstrepräsentanzen verstanden. **Symbolhafter Ausdruck**, speziell die verschlüsselten sexuellen Inhalte, spielen bei dieser Patientengruppe eine besondere Rolle. Die **Erotisierung** der Beziehungen, auch der therapeutischen, entsteht aus dem Bedürfnis, Verlassenheits- und Trennungsängste zu bewältigen, nicht jedoch als Ausdruck einer Partnersuche. Dieses »Mißverständnis« sorgt für die häufig auftretenden Enttäuschungen in therapeutischen und anderen Beziehungen. Die Neigung zu **Identifizierungen** ist ebenfalls als der Wunsch zu interpretieren, die Quelle der Zuwendung an sich zu binden. **Verdrängung** und **Dissoziation** sind weitere zentrale Abwehrmechanismen. Zur Diagnosestellung und Behandlung ist nach unserem Verständnis diese klinisch-dynamische Betrachtung nicht ausreichend, sondern es ist immer wieder nach dem Grundkonflikt zu fragen.

Um der Vielschichtigkeit des hysterischen Phänomens gerecht zu werden, ist der analytisch orientierte Zugang die **Therapie** der Wahl. Die Schwierigkeit der Behandlung liegt in der spezifischen Übertragungskonstellation mit hysterischen Patienten. Starkes Involviertsein des Therapeuten mit Gefühlen der Faszination und Verwirrung sind ein erstes Diagnostikum. Die Verführungskunst des Patienten weckt im Therapeuten möglicherweise grenzüberschreitende Phantasien. Hier ist Vorsicht geboten, da es gilt, die latenten Motive dieser grenzverwischenden Kontaktaufnahme zu verstehen, nicht aber dieses Angebot auf der vordergründigen Ebene anzunehmen und gar umzusetzen. Das hysterietypische Gegenübertragungsgefühl der Unechtheit ist als Hinweis zu nutzen auf die der hysterischen Inszenierung unterlegten Konflikte. Das Grundmotiv des Patienten dreht sich um Verlust und Trennung, um die sehnsüchtige Suche nach Geborgenheit und Angenommenwerden.

Literatur

Axelrod S, Noonen M, Atanacio D. On the laterality of psychogenic somatic symptoms. J Nerv Ment Dis 1980; 168: 517-22.

Braun C von. Nicht Ich. Frankfurt: Verlag Neue Kritik 1988.

De Boor C. Hysterie: Konversionsneurotisches Symptom oder Charakterstruktur? Psyche 1966; 20: 588-99.

Brenman E. Hysterie. Psyche 1990; 44: 1063-81.

Captan RL, Nadelson T. The Oklahoma complex: A common form of conversion hysteria. Arch Intern Med 1980; 140: 185-86.

Easer WR, Lasser SR. Hysterical personality: A re-evaluation. Psychoanal Quart 1965; 34: 390-405.

Elhardt S. Tiefenpsychologie. Eine Einführung. Stuttgart, Berlin, Köln, Mainz: Kohlhammer 1978.

Engel GL. In: Signs and Symptom. Applied Physiology and Clinical Interpretation. Mac Bryde CM, Blacklow RS (eds). 5th ed. Philadelphia: Lippincott 1970.

Fenichel O. The Psychoanalytical Theory of Neurosis. New York: Norton 1945. Deutsche Übersetzung: Psychoanalytische Neurosenlehre. Bd 2. Olten: Walter 1975.

Ferenczi S. Hysterische Materialisationsphänomene. 1919. In: Bausteine zur Psychoanalyse. Bd 3. Ferenczi S. Berlin: Ullstein 1984; 129-47.

Freud S. Die Abwehr-Neuropsychosen. 1894. GW Bd 1. Frankfurt: Fischer 1964.

Green A. Die Hysterie. In: Die Psychologie des 20. Jahrhunderts. II. Freud und die Folgen (1). Eicke D (Hrsg). Weinheim, Basel: Beltz 1982; 623-51.

Haas JP. Bemerkungen zum sogenannten »Hysterie-Gefühl«. Der Nervenarzt 1987; 59: 92-8.

Hoffmann SO. Charakter und Neurose. Frankfurt: Suhrkamp 1979.

Hoffmann SO, Hochapfel G. Neurosenlehre, Psychotherapeutische und Psychosomatische Medizin. 5. Aufl. Stuttgart, New York: Schattauer 1995.

Israel L. Die unerhörte Botschaft der Hysterie. München, Basel: Reinhardt 1987.

Khan MM. Erfahrungen im Möglichkeitsraum. Frankfurt: Suhrkamp 1993.

Krohn A. The Elusive Neurosis. New York: International Universitiy Press 1978.

Küchenhoff J. Hysterie. In: Psychotherapeutische Medizin. Rudolf G (Hrsg). Stuttgart: Enke 1993; 192-8.

Kuiper PC. Die seelischen Krankheiten des Menschen. Bern/Stuttgart: Huber/Klett 1968.

Mc Kegney FP. The incidence and characteristics of patients with conversion reactions. A general hospital consultation service sample. Amer J Psychiat 1967; 124: 542-5.

Mentzos S. Hysterie. München: Kindler 1980.

Marmor J. Orality in the hysterical personality. J Am Psychoanal Ass 1953; I: 656-71.

Reich W.. Charakteranalyse. Technik und Grundlagen. Berlin: Selbstverlag 1933.

Rupprecht-Schampera U. The concept of early trianghulation as a key to a unified concept for hysteria. Int J Psychoanal 1995; 76: 457-73.

Shorter E. Moderne Leiden. Zur Geschichte der psychoanalytischen Krankheiten. Reinbek: Rowohlt 1994.

Smokler LA, Shevrin H. Cerebral lateralization and personality style. Arch Gen Psychiat 1979; 36: 949-54.

Spiegel 1994; 42: 266-73.

Valenstein AF. The psychoanalytic situation. Int J Psa 1962; 43: 315-24.

Weber K. Einführung in die psychosomatische Medizin. Bern, Stuttgart, Toronto: Huber 1984.

Willi J. Die Zweierbeziehung. Hamburg: Rowohlt 1975.

Wisdom JO. Ein methodologischer Versuch zum Hysterieproblem. Psyche 1961; 15: 561-87.

Wittels F. Der hysterische Charakter. Psychoanal Bewegung 1931; 3: 138-65.
Zetzel E. The so-called good hysteric. Int J Psychoanal 1968; 49 256-60.

Literaturempfehlungen
Green A. Die Hysterie. In: Die Psychologie des 20. Jahrhunderts. II. Freud und die Folgen (1). Weinheim, Basel: Beltz 1982; 623-51.
Mentzos S. Hysterie. München: Kindler 1980.
Israel L. Die unerhörte Botschaft der Hysterie. München, Basel: Reinhardt 1987.
Shorter E. Moderne Leiden. Zur Geschichte der psychosomatischen Krankheiten. Reinbek: Rowohlt 1994.

5.2.3 Zwangsstörungen

Heinz Ferstl

ICD-10-Klassifikation

Die Zwangsstörungen werden in der ICD-10 unterteilt in F42.0 (vorwiegend Zwangsgedanken oder Grübelzwang), F42.1 (vorwiegend Zwangshandlungen, Zwangsrituale), F42.2 (Zwangsgedanken und Zwangshandlungen gemischt) sowie F42.8 (sonstige Zwangsstörungen).

Zwangsstörungen begegnen dem psychotherapeutisch interessierten Arzt in einer schier endlosen Zahl von Erscheinungsformen. »Die Mannigfaltigkeit in den Erscheinungen der Zwangsneurose ist eine so großartige, daß es noch keiner Bemühung gelungen ist, eine zusammenhängende Synthese aller ihrer Variationen zu geben«, schreibt Freud (1926). Versucht man, sie mit wenigen Sätzen zu beschreiben, so ist folgendes besonders hervorzuheben:

Definition

Der Zwangskranke wird von Zwangsvorstellungen oder Zwangshandlungen gepeinigt, zu denen er sich gezwungen sieht, obwohl er sie als befremdlich und unsinnig erlebt. Dieser Gegensatz vor allem ist charakteristisch in seinem Erleben.

Ein Patient muß sich beispielsweise immer vergewissern, ob er die Haustür richtig geschlossen hat, obwohl er sich davon sehr gequält fühlt, aber er befürchtet, die Unterlassung hätte den Tod eines geliebten Menschen zur Folge. Spezifisch ist also bei der Zwangsstörung der **Glaube an** die **Allmacht der Gedanken** und die **Ambivalenz**. Zwangsvorstellungen und Zwangshandlungen sind oft zu einem **magischen System** ausgebaut: Kombinationen von Zahlen oder Gedanken beispielsweise sollen Böses in Schach halten, das Vermeiden bestimmter Vorstellungen, Zahlenreihen oder Schrittfolgen sollen Unglück verhindern, Rituale wie Kontrollzwänge, Ordnungszwänge oder Waschzwänge sollen ein bedrohliches Schicksal fernhalten.

Fallbeispiel

Wie quälend eine Zwangsstörung auch für die Umgebung sein kann, zeigt der Fall einer Patientin, die auch ihren Mann in ihren Waschzwang einbezog. Sie ließ zwischen Garage und Haus eine Art OP-Schleuse einbauen. Ihr Mann mußte jedesmal nach seiner Rückkehr von einer Geschäftsreise sämtliche Kleidungsstücke ablegen, die außerhalb des Hauses speziell gereinigt wurden. Er betrat dann eine erste Dusche zur gründlichen Reinigung, dann eine zweite Dusche, in der er mit Desinfektionsmitteln überschüttet wurde. Erst danach durfte er ins Haus treten, wo wieder speziell gereinigte Kleidung für ihn bereitlag.

Differentialdiagnose

Von Zwangsstörungen sind Zwangsantriebe, Zwangsimpulse und Zwangseinfälle abzusetzen, die als dranghaft-einschießend erlebt werden. Ihre Inhalte sind sexueller oder aggressiv-destruktiver Art und werden als verdichtete Triebabfuhr bei unzureichender (Zwangs-)Abwehr aufgefaßt. Das daraus resultierende Vermeidungsverhalten macht die Nähe zu den Phobien deutlich (vgl. auch Hoffman u. Hochapfel 1995).
Die Differenzierung von Zwangsstörung und Hysterie nimmt Fenichel (1975) sehr prägnant vor: »Der Zwangsneurotiker isoliert, wo der Hysteriker verdrängt«. Das heißt, in der Zwangsneurose bleiben die Gedanken im Bewußtsein erhalten, werden aber von den zu-

gehörigen Affekten isoliert, während in der Hysterie die bedrohlichen Phantasien verdrängt werden und die zugehörigen Affekte dagegen wahrnehmbar bleiben. Die bewußte Zwangsvorstellung der Zwangsneurose entspricht also der unbewußten Phantasie des Hysterikers. Darauf bezieht sich die Bemerkung Freuds, die Zwangsneurose sei ein »Dialekt der Hysterie«.

Epidemiologie

»Der Zwang ist ein ebenso ubiquitäres Symptom der Psychopathologie wie der Wahn oder die Halluzination; er kann unter den verschiedensten Verhältnissen auftreten, in der Neurose wie in der Psychose, in funktionellen wie unter hirnorganischen Zuständen, in der Schizophrenie wie in der endogenen Depression.« So beginnt G. Benedetti (1993) seine Darstellung der »Psychodynamik der Zwangsneurose«.
Schepank und Mitarbeiter (1987) fanden in ihrer Stichprobe in einer westdeutschen Großstadt zu 0,07 % Zwangsneurosen. Hoffmann und Hochapfel (1995) geben die Häufigkeit von Zwangsneurosen in psychotherapeutischen Ambulanzen mit unter 5 % an. Schwere Zwangsneurosen sind eher selten und nicht zu verwechseln mit beispielsweise »dranghaft« erlebten Triebimpulsen (die fälschlicherweise oft als »zwanghaft« bezeichnet werden) von Triebtätern, »Psychopathen« oder Delinquenten, mit denen sie zwar ihre Monotonie teilen, nicht aber die Lustkomponente im Erleben.[1] Ihnen fehlen aber auch die für die Zwangsneurose typischen Abwehrmechanismen wie Reaktionsbildung und Intellektualisierung.

Verlauf

Bei den Verlaufsformen ist zwischen dem **chronischen Verlauf** als für die Zwangsneurose typisch und dem **phasischen Verlauf** zu trennen bei fließendem Übergang zu kurz dauernden anankastischen Reaktionen. Bei der progredient malignen Entwicklung ist eher von Zwangskrankheit im Sinne einer umfassenden Persönlichkeitsstörung zu sprechen.

[1] So werden mitunter vor allem Pyromanie und Kleptomanie zu den Zwangsneurosen gezählt.

Psychodynamik

Die genetische Sichtweise der Psychoanalyse betrachtet Zwangsneurotiker vom Blickpunkt ihrer **psychosexuellen Entwicklung** aus und versteht sie, kurz gefaßt, als Menschen, die darin einer **Regression** unterworfen sind. »Wenn das Ich sein Abwehrstreben beginnt, so erzielt es als ersten Erfolg, daß die Genitalorganisation (der phallischen Phase) ganz oder teilweise auf die frühere sadistisch-anale Stufe zurückgeworfen wird. Diese Tatsache der Regression bleibt für alles folgende bestimmend« (Freud 1909).
Die Frage nach der Disposition zu dieser Regression wird von Freud (1913) in einer eigenen Arbeit untersucht. **Auslöser** dieser **Regression** ist danach eine Überforderung des Ichs durch eine belastende Situation, wie sie beispielsweise durch den ödipalen Konflikt erzeugt werden kann. Gleichzeitig kommt ihr ein konstitutioneller Faktor entgegen. »Die genitale Organisation der Libido erweist sich als schwächlich und wenig resistent« sagt Freud 1926. Wie vor allem in seiner umfänglichen Darstellung der Behandlung eines Zwangsneurotikers, des sogenannten »Rattenmannes«, erkennbar wird (Freud 1909), nimmt er allerdings implizit eine Erweiterung vor, indem er auch von traumatischen Wirkungen der Kindheitserlebnisse ausgeht.
Es ist unschwer zu erkennen, daß Freuds Interesse an der Psychodynamik der Zwangsneurose den unbewußten Ereignissen im Es gilt. Aber auch die Reaktionen des Ichs auf diesen Vorgang finden seine Aufmerksamkeit. So betrachtet er die Regression von der phallischen auf die anale Stufe der psychosexuellen Entwicklung, bei der eine Triebentmischung von erotischen und destruktiven Komponenten stattfindet, bereits als **Abwehrleistung** des Ichs. Reicht diese aber nicht aus, so werden mit Hilfe weiterer Mechanismen diese Triebimpulse der analen Stufe abgewehrt. Bevorzugt werden dabei Verleugnung, Verdrängung, Reaktionsbildung, Isolierung, Ungeschehenmachen, magisches Denken, Zweifel, Unentschlossenheit, Intellektualisierung, Rationalisierung – in unterschiedlicher Kombination eingesetzt – »ein gewaltiges Aufgebot«, wie Anna Freud (1966) bemerkt. Das Ergebnis ist eine trotz aller Vielfalt spezifische, seelische Konstellation, die von einem nahezu normalen, als Ich-synton empfundenen, zwanghaften Charakter bis zu schwersten neurotischen Störungen reicht.

Quint (1988) erinnert an die **Rolle** des **Über-Ichs** und hebt den biographischen Aspekt hervor, daß in der Kindheit des späteren Zwangsneurotikers nämlich das **probatorische Handeln unterdrückt** worden sei. So behelfe sich das Kind mit Phantasien und Wünschen anstelle des Tuns, woraus später in magischer Verknüpfung eine Gleichsetzung werde: Der böse Gedanke ist schon zugleich auch das böse Tun, muß also durch Kontrolle eingegrenzt oder in Schach gehalten werden. Die Leitlinie der zwangsneurotischen Dynamik wird demnach von einem besonders rigiden und strengen Über-Ich vorgegeben, das Verbote und Ideale prägt. So attestierten viele Beschreibungen dem Zwangsneurotiker, häufig in Absetzung zum Hysteriker, überhöhte moralische Ansprüche an sittlich-moralische Reinheit. Inwieweit sich allerdings die Zwangsneurose als »Kampf mit dem Über-Ich« definieren lasse, sei fraglich, denn auch die Hysterie kämpfe einen verzweifelten Kampf gegen ein strenges Über-Ich - aber mit anderen Mitteln: Sie betöre und betrüge es, um ihren Triebimpulsen etwas Freiraum zu verschaffen.

Trotz zahlloser Publikationen zum Thema Zwangsstörungen scheinen sich unsere Erkenntnisse über die Psychodynamik dieser von Freud erstmals 1884/1885 beschriebenen und dann in weiteren Arbeiten feiner herausgearbeiteten Neurosenkategorie nicht mehr entscheidend erweitert zu haben. Die meisten der seitdem zu diesem Thema veröffentlichten Beiträge bestätigen nur, was er schon dargestellt hatte. Zwar sahen sich auch verschiedene Autoren wie Schultz-Hencke und seine Schüler (Schwidder, Dührssen, Riemann), Horney oder Sullivan und seine Schule veranlaßt, neue metapsychologische Konzepte zu entwickeln: Aber auch Benedetti (1993) fällt auf, »... wie bescheiden sich die späteren Beiträge gegenüber der Genialität des Freudschen Entwurfes ausnehmen«. Damit ist die Psychoanalyse mit diesem Thema nicht wesentlich über den Stand von 1926 hinausgekommen, als Freud nach jahrzehntelanger Auseinandersetzung und trotz der Fülle von Erkenntnissen und Einsichten erklärte: »Die Zwangsneurose ist wohl das interessanteste und dankbarste Objekt der analytischen Untersuchung, aber noch immer als Problem unbezwungen.«

Psychotherapie

Die unbefriedigende metapsychologische Situation spiegelt die Behandlung von Zwangsneurosen in der psychotherapeutischen Praxis wider. Sie erweist sich fast immer als schwierig und langwierig.

Daß die Zwangsneurose dem Verständnis solche Schwierigkeiten bereitet, obwohl doch ihre Darstellungsmittel unserem bewußten Denken so nahe kommen, hatte bereits S. Freud (vgl. 1909) gewundert.

Dem ungelösten Rätsel widmete fast fünfzig Jahre später (1965) die Internationale Psychoanalytische Vereinigung einen ganzen Kongreß. In ihrer Zusammenfassung der Ergebnisse vermutet Anna Freud (1966) unter anderem: »..., daß die Zwangsneurose nicht trotz, sondern wegen ihrer Verwendung der normalen Denkprozesse so schwer zu durchschauen ist: indem sie diese Prozesse pathologisch mißbraucht, bemächtigt sie sich des Mediums der Kommunikation selbst und beraubt uns der Fähigkeit, uns mit dem Patienten und den Irrwegen seines Denkens und Argumentierens zu identifizieren.« Tatsächlich erfordert gerade diese Erfahrung bei der Therapie zwangsneurotischer Patienten, in der Technik die **Aufmerksamkeit** weniger auf die Ereignisse bei der Libidoentwicklung mit ihren genetisch festgelegten Phasen zu richten, als auf die Ereignisse auf dem Felde der **Abwehrorganisation**, die sich nach den individuellen Entwicklungsbedingungen richten und die Ursache der bereits zitierten »großartigen Mannigfaltigkeit« der Zwangsneurosen sind.[2]

Obwohl dieses Neurosenbild ständig den Eindruck einer Gefährdung der Abwehrorganisation vermittelt, ist diese in der Zwangsneurose besonders stabil – selbst wenn sie sehr regressive Formen anzunehmen scheint. Zwangsgedanken (Zwangsgrübeln oder Zwangsideen) sind zwar häufig charakterisiert durch die Sorge, sexuelle oder destruktive Impulse nicht mehr kontrollieren zu können. Auch Zwangshandlungen sind häufig mit dieser Befürchtung verbunden, wie auch die Kontrolliertheit, Korrektheit, Sauberkeit, Sparsamkeit, Ordnungsliebe und Rigidität der Zwangspersönlichkeit sich als verzweifelter Versuch deuten läßt, die

---

[2] Bereits 1954 macht W. Hoffer darauf aufmerksam, daß neben der Libidoentwicklung die Entwicklung der Abwehrorganisation in der Technik der Psychoanalyse eine besondere Rolle spielt.

Abwehrorganisation schließlich nur noch durch mitunter extreme Verformung des Ichs stabilisieren zu können. Trotzdem imponiert die Stabilität der Abwehrorganisation: Der Durchbruch findet tatsächlich nie statt.

Oft scheint eine **Kommunikation über Wünsche** und **Gefühle** völlig zu fehlen, was vielfach als Erschwernis bei der Behandlung von Zwangsneurotikern angesehen wird. Tatsächlich wird in der Zwangsneurose Triebhaftigkeit und Emotionalität auf eine besondere Weise »mitgeteilt«, die es zu verstehen gilt. Das folgende Erstgespräch soll einen Eindruck davon vermitteln. Deshalb ist hier auch die Darstellung eines Gesprächs anstatt eines Beschwerdebildes mit Behandlungsverlauf gewählt, wie es sonst üblich ist.

——————— Fallbeispiel ———————

Ein Erstgespräch
Ein 28jähriger Mann schreibt in seiner Anmeldung an die Ambulanz des psychoanalytischen Institutes, in dem ich mitarbeite, auf die Bitte hin, vorab kurz die Art der eigenen Schwierigkeiten zu beschreiben, folgende Zeilen:

»Ich bin sehr hektisch, nervös und rappelig, mache entsprechend oft Flüchtigkeitsfehler, kann nicht stillsitzen oder ruhen, sondern muß mich stets beschäftigen. So rappelig war ich schon als Kind. Damals wurde mit »Hovaletten« versucht, dem Problem beizukommen. Die Wirkung war sehr gering; man ging davon aus, daß ich mit zunehmendem Alter von selbst ruhiger werden würde.

Herr Dr. (...) vermutet einen Zusammenhang zwischen der gescheiterten Ehe meiner Eltern und meiner Nervosität.«

Aus der Vielzahl der möglichen Wahrnehmungsweisen dieser kurzen Mitteilung wähle ich diejenigen aus, die mir helfen, mich auf das bevorstehende Gespräch einzustellen. Ich verstehe so diesen Text vor allem als Ausdruck der Vehemenz der unterdrückten Triebimpulse, die sich in der »Hektik« und »Nervosität« ausdrückt, aber auch in seiner Abneigung oder Unfähigkeit, triebhafte und emotionale Erfahrungen überhaupt zuzulassen oder gar über seine emotionalen Erfahrungen auf differenzierte Weise nachzudenken und zu sprechen. Ich gehe daraufhin davon aus, daß es in dem bevorstehenden Gespräch erst einmal darum gehen wird, Impulsivität in Gefühle zu übersetzen.

Ich folge nun meinem schriftlichen Bericht:

Es erscheint zum verabredeten Termin ein eher jugendlich-pubertär wirkender Mann in Jeans und weißem Hemd, der kaum, als er sich gesetzt hat, wieder aufspringt und in seiner Aktentasche, die er einige Meter entfernt abgestellt hat, herumkramt und mir dann, offenbar erfreut über seine Korrektheit, den Überweisungsschein überreicht.

Der Patient eröffnet das Gespräch mit einer kleinen szenischen Darstellung seiner »Impulsivität«, in der nicht er, sondern eine an ihn gestellte Erwartung im Mittelpunkt steht.[3] Auf diese Weise ersetzt er die Konfrontation mit den verwirrenden Gefühlen, die eine solche Situation immer bedeutet, durch Gefügigkeit.

Er erzählt dann mit gepreßter, hektischer, nervöser Stimme: Sein Problem sei die Rappeligkeit. Er sei immer sehr nervös und könne sich so schwer konzentrieren und stillsitzen, und da habe er sich überlegt, ein autogenes Training zu beginnen. Er wolle nun fragen, was ein Therapeut davon hielte, so wie er bereits seinen Hausarzt gefragt habe, der aber gemeint hätte, daß seine Rappeligkeit etwas mit der gescheiterten Ehe seiner Eltern zu tun haben könnte. Deshalb sei dieser auf die Idee gekommen, ihn einmal hierher zu schicken, um abzuklären, ob dies vielleicht so sein könne.

Wie schon zuvor bringt er eine, wie es scheint, mühsam kontrollierte Impulsivität zum Ausdruck, die sich wiederum in der extremen Hilflosigkeit gegenüber seinem emotionalen Erleben und emotionalen Erfahrungen äußert, die er durch Fügsamkeit kompensieren möchte.

Er macht dann eine Pause, als ob er jetzt schon die Antwort erwartet.

Ich sehe es zunächst als meine Aufgabe an, dem Versuch des Patienten, einen Dialog mit mir

---

[3] Freud würde von einer »elliptischen Technik« sprechen. Vgl. S. Freud 1990, 443 f.

aufzunehmen, entgegenzukommen. Deshalb spreche ich den Patienten an und warte nicht einfach ab.

Ich frage den Patienten, ob er denn selber denke, sein Hausarzt habe mit seiner Vermutung vielleicht recht? Nein, sagt der Patient, er sei ja schon neun Jahre alt gewesen, als die Eltern sich hätten scheiden lassen, und nervös sei er schon vorher gewesen. Seine Rappeligkeit müsse eigentlich andere Gründe haben, ob ich dazu etwas sagen könne?

Mein Versuch, den Patienten auf sein eigenes Erleben zu verweisen, ist abgewiesen. Ich schweige, da mir so schnell nicht einfällt, wie ich mit dieser Situation umgehen könnte.

Als ich nicht antworte, befaßt der Patient sich weiter mit der Idee, daß sich seine Eltern ja bereits vor der Scheidung gestritten hätten. Er schildert dann den Vater, der extrem viel von Ordnung gehalten habe. Immer wieder habe er erzählt, wie er als Soldat und als Kriegsgefangener nur durch »Disziplin« und »eisernen Willen« überlebt habe. Er habe seinen Vater seit fünf Jahren nicht mehr gesehen. Die Mutter sei sein genaues Gegenteil gewesen: unkonzentriert, schlampig und dick. Er beginnt dann zu erzählen, daß es da 1968 einen Brief seiner Großmutter an den Vater gegeben habe ...

Aus einem steigenden Unwillen über diese mir belanglos erscheinenden Mitteilungen unterbreche ich den Patienten mit der Frage: »1968, wie alt waren Sie da?«

Ich wundere mich selbst über meine »impulsive« Frage, die so gar keinen Zusammenhang erkennen läßt. Ich scheine bereits von seiner »Nervosität« angesteckt zu sein. Zu meiner Überraschung sagt der Patient dann:

»Sie haben recht. Ich habe diesen Brief nicht selber gelesen, sondern ich habe nur davon gehört. Damals war ich fünf Jahre.« Dann setzt er seine mir wieder belanglos vorkommenden Erzählungen fort: Die Großmutter mütterlicherseits habe dem Vater im Zusammenhang mit den Auseinandersetzungen, die zur Scheidung führten, Vorwürfe gemacht, beruflich versagt zu haben. Zur Scheidung sei es aber gekommen, weil die Mutter Feministin geworden sei und

sich selbst verwirklichen wollte. Sie habe eine Ausbildung als Erzieherin begonnen – »ausgerechnet«, fügt er hinzu – und arbeite auch heute in diesem Beruf. »Ich habe meine Mutter seit acht Jahren nicht mehr gesehen.« Er zählt dann seine schulischen Mißerfolge auf, er habe es aber trotzdem – »mit Disziplin« – geschafft und beginne gerade ein Wirtschaftsstudium. Er macht hier einen gewissen Abschluß und fragt mich, was ich denn meine, ob ich auch dafür sei, daß er versuche, autogenes Training zu erlernen?

Hier erinnert sich der Patient zwar an eine wie häufig bei Zwangsneurosen zu beobachtende elterliche Einstellung von Härte, moralisierender Strenge des einen Partners bei meist gleichzeitiger Willkür oder sogar Verwahrlosung des anderen. Viel wichtiger ist jedoch die Wahrnehmung, daß das Gespräch immer noch nicht zustande kommen will. Meinem spontanen Versuch, den Ablauf zu unterbrechen, wich der Patient aus, indem er ihn als Erwartung eines korrekten Berichtes interpretierte, die er dann gefügig erfüllt. In der erneuten Frage nach dem autogenen Training erlebe ich die Stabilität der Abwehrorganisation.

Jeder, der zwangsneurotische Patienten in psychotherapeutischer Behandlung hat, ist mit dieser Konstellation vertraut und kennt die **Gefahr des Intellektualisierens**. Ich versuche, ihr zu entkommen, indem ich seine Mitteilungen in einen emotionalen Zusammenhang bringe. Dabei ist wichtig, daß ich das Folgende in einem ähnlichen »rappeligen« Ton spreche, wie er ihn spricht:

Ich schildere dem Patienten, wie ich mir sein Verhältnis zu seinem Vater vorstelle. Daß man mit ihm nicht habe kommunizieren können, ihm gegenüber nicht von Gefühlen oder Wünschen habe sprechen können, weil er so extrem zwanghaft, so fürchterlich penibel, so schrecklich ordentlich gewesen sei. Die einzige Möglichkeit, mit ihm zurechtzukommen, habe darin bestanden, auch extrem zwanghaft, so penibel, schrecklich ordentlich zu werden. Auf diese Weise habe er zum Vater Kontakt herstellen können. Voller Angst und Panik habe er beobachtet, wie seine Mutter sich geweigert habe, unter das Regiment des Vaters zu kommen und sich schließlich sogar mit Hilfe feministischer Ideen von ihm getrennt habe. Das habe ihn so beunruhigt, daß er noch mehr wie der Vater geworden sei, zwanghaft, ordentlich und penibel. Fast sei ihm dies auch gelungen, wenn nur das Rappelige nicht wäre. Und nun käme er zu mir, um mich zu fragen, wie er das Rappelige auch noch wegbekäme.

Mein Versuch gelingt besser, als ich es zunächst erwartet hatte:

Der Patient schaut mich verblüfft an und sprudelt dann seine Einfälle nur so heraus: Daß er alles in Ordnung halten müsse, ein schreckliches Unrechtsbewußtsein habe, nicht einmal Computer-Software »schwarz« überspielen könne ..., Autofahren sei seine einzige Leidenschaft: Er fahre nachts durchs Land, »auf den Landstraßen 90, auf den Autobahnen 130!«

»Einmal bin ich acht« – er blickt mich an – »nein, sechs Stunden hintereinander gefahren.«

Dieses Autofahren ist zweifellos als – eine moderne Form – von Zwangshandlung zu werten. Es ist geradezu »greifbar« zu spüren, wie die Vehemenz seiner Impulse darüber abgeführt werden soll. So gehe ich hier einen Schritt weiter und spreche das **Thema** der **Sexualität** an:

»Frauen gibt es nicht?« Die würden ihn nur nervös machen, sagt der Patient dazu. Der Grund sei, daß sie nicht in seine Ordnungswelt und -vorstellungen passen würden. Er rauche auch nicht, trinke nicht. »Vielleicht«, sagt er, »wenn ich das Rappelige wegmachen würde, würde ich sogar anfangen zu rauchen!« Der Gedanke entsetzt ihn.

Mit dieser letzten Feststellung bin ich sicher, daß der Patient eine Ahnung von der Art seiner Neurose gewonnen hat.

Dann sagt der Patient, er wolle unbedingt eine Therapie machen, er wisse jetzt, was er wolle. Er fragt, wie lange sie dauere, wieviel Minuten pro Sitzung, wie sie finanziert werden könne? Ich lache und sage: Sie packen das gleich wieder sehr ordentlich an. Der Patient lacht auch und sagt dann, daß er mit Abschluß seines Studiums auch seine Therapie beenden möchte. »Ja«, sage ich, »Sie möchten auch diese Aufgabe mit 'eiserner Disziplin' bewältigen, aber da beißt sich die Katze in den Schwanz.«

In dieser Schlußszene beginnt sich wieder die Abwehrstruktur des Patienten zu formieren.
Mein anspruchsloses Fallbeispiel erlaubt es, der psychodynamischen klassischen Metapsychologie über Zwangsneurosen nachzugehen, beispielsweise der These, daß bei ihrer Entwicklung zunächst die **genitalen Triebansprüche**, vor allem die ihnen zugehörigen Objektvorstellungen **unterdrückt** werden. Tatsächlich lassen sich bei dem Patienten weder genitale Triebwünsche noch Objekte erkennen, an die sie sich richten würden. Obwohl er ein physisch gesunder junger Mann von 28 Jahren ist, gab es in seinem Leben noch nie eine Frau, die er begehrt hätte. Daß er später in der Behandlung von einer älteren verheirateten Klassenkameradin berichtet, die er idealisiert, ist dazu kein Widerspruch. Wir dürfen auch unterstellen, daß der Patient solche Wünsche nicht verheimlicht, etwa aus Scham. Wir sollten auch nicht annehmen, daß der Patient solche Wünsche in Phantasien verlagert, zu denen er möglicherweise onaniert. Der Patient hat tatsächlich das Genitale als sexuelles Vollzugsorgan völlig aufgegeben. Wenn ich in diesem Interview kaum Fragen in dieser Richtung stelle, so auch deshalb, weil ich die Antwort schon kenne.
Was hat den Patienten dazu bewogen, so etwas macht- und lustvolles wie genitale Triebimpulse aufzugeben? Wir erinnern uns der konstitutionellen Hypothese Freuds von der »genitalen Schwäche« und der Bedeutung traumatischer Kindheitserlebnisse, wie das Verhältnis der Eltern zueinander als erbitterte Auseinandersetzung, als ein vernichtender Kampf der Geschlechter, der eine Lösung des ödipalen Konfliktes so sehr erschweren mußte; Reste seiner phallischen Triebimpulse finden sich vielleicht in narzißtischer Verkehrung in seinem beruflichen Ehrgeiz, aber auch in seinem Autofahren, soweit es ihm trotz strenger Einhaltung bestimmter Geschwindigkeitsobergrenzen Lust macht.
Die klassische psychoanalytische Theorie postuliert bei der Zwangsneurose die **Regression** der **Libido** von der phallisch-narzißtischen auf die anal-sadistische Stufe der psychosexuellen Entwicklung. Auch dies läßt sich hier gut beobachten. Allerdings sind die anal-sadistischen

Impulse nicht unmittelbar wahrzunehmen, sondern nur in einer ins Gegenteil verwandelten Form, der unbedingten Beachtung von Gesetzen und Vorschriften, Korrektheit, Fügsamkeit usw. Dies geschieht durch den Mechanismus der Reaktionsbildung, der die sadistischen Impulse einem strengen Über-Ich akzeptabel werden läßt. Auch bei unserem Patienten findet sich in der Biographie wie bei vielen Zwangsneurotikern zumindest ein zwanghafter Elternteil. In unserem Fall ist es der Vater, den er in sein Über-Ich integriert hat.

Seine Mutter ist als Objektvorstellung, an die sich libidinöse Triebansprüche richten, nicht erkennbar. Der Patient kann an ihr nichts Positives sehen, er muß sie völlig mit den anal-sadistischen Augen des Vaters sehen, ohne jede manifeste Angst vor Objektverlust, die man eigentlich erwarten würde. Dies bestätigt die metapsychologische Annahme, daß die Angst der Zwangsneurose nicht Angst vor Objektverlust, sondern **Straf-** und **Vergeltungsangst** ist.

Schließlich ist in unserem Fallbeispiel der Grundsatz zu beobachten, daß die Zwangsneurose im **Kampf** gegen die Triebansprüche niemals einen **Abschluß** findet. Offenbar kann sich das bewußte Ich der Zwangsneurose des neurotischen Konfliktes schlechter erwehren als beispielsweise einer Hysterie oder Phobie. Dies mag mit dem Mechanismus der Reaktionsbildung zu tun haben, der sich in der Zwangsneurose gegen den Trieb schlechthin richtet (während er sich in der Hysterie und in der Phobie auf bestimmte Triebaspekte in bestimmten Objektbeziehungen beschränkt). Wie zumeist, haftet dieser Reaktionsbildung eine unverkennbar selbstquälerische Note an, in der sich der anale Sadismus, auf dem Wege über das Über-Ich gegen die eigene Person gekehrt, Befriedigung verschafft.

Die **Reaktionsbildung** der Zwangsneurose ist mit den sonstigen neurotischen Symptomen zu vergleichen: Dem Über-Ich wie dem Es wird zunächst kompromißhaft Genüge getan – dem Über-Ich über die tadellosen Charaktereigenschaften, dem Es über die ständige Beschäftigung mit den Triebimpulsen. Aber das Über-Ich ahnt schließlich doch die abgewehrten Impulse und zwingt das Ich, ein übriges zu tun. Es versucht nun, die Triebe durch Entfaltung von Aktivität zu bekämpfen: Es entwickelt Zwangshandlungen. In meinem Beispiel ist es das Autofahren, bei dem die peinliche Beachtung aller und darüber hinaus sogar selbst gesetzter Verkehrsvorschriften eine besondere Bedeutung besitzt.[4]

Zusammenfassung

Die **Behandlung** von Zwangsneurosen ist schwierig. Viele der Therapeuten klagen über das Problem, daß die Behandlung zunächst gut fortzuschreiten, sich aber ein therapeutischer Prozeß nicht recht einzustellen scheine. Die **therapeutische Beziehung** droht regelmäßig in einer Art intellektueller Verbrüderung zu versanden. So werden Deutungen oft dankbar angenommen, führen aber zu keinen Veränderungen. Andere klagen darüber, anal-sadistische Beziehungsmuster ertragen zu müssen und vor allem der ständigen Versuchung ausgesetzt zu sein, mit Gegenübertragungsreaktionen wie Unwillen, Ärger und Wut so umzugehen, daß sich ein latentes sadomasochistisches Beziehungsmuster einstellt, in der der Therapeut zum Über-Ich wird, dem der Patient sich gehorsam unterwirft.

Gegen beide Tendenzen hatte ich mich im als Beispiel herangezogenen Erstgespräch zu wehren. Mir erschien es mit Hoffer (1954) und Morgenthaler (1966) statt dessen sehr viel sinnvoller, den Bewegungen der **Abwehrorganisation** als Ganzes Aufmerksamkeit zu schenken und sie als einen regressiven Ausdruck nonverbaler Kommunikation von triebhaftem und emotionalem Erleben zu betrachten, denn diese Handlungs-, aber auch Denkbewegungen scheinen, folgt man J.S. Kestenberg (1966), einem Rhythmus zu unterliegen, und zwar dem der Anspannung und Entspannung und dem des Rückzuges und der (Wieder-)Annäherung, die für die anale Phase der psychosexuellen Entwicklung charakteristisch sind. In dieser Zeit versuchte das Kind verstärkt, mit der Mutter über rhythmische Bewegungen und Spiele zu kommunizieren. Geht die Mutter darauf ein, erlebt das Kind dies sehr lustvoll und

---

[4] Es ist anzunehmen, daß auch dieser Patient das Ausmaß dieser Zwangshandlungen bagatellisiert und sie einen viel größeren Umfang in seinem Leben einnehmen als angegeben. Tatsächlich berichtet er dann in der folgenden Behandlung, daß er mitunter die ganze Bundesrepublik durchquert.

fordert endlos Wiederholung. So wie es in dieser Phase der Mutter-Kind-Beziehung wichtig ist, daß die Mutter zunächst auf dieses Spiel eingeht, sich dem rhythmischen Spiel überläßt, so wichtig ist es, daß sie – des Spielens schneller überdrüssig als das Kind – es in reifere Formen der Beziehung übergehen läßt. Die therapeutische Beziehung mit dem Patienten, der an Zwangsstörungen leidet, erfordert offensichtlich ein analoges Vorgehen.

Literaturempfehlung

Benedetti G. Psychodynamik der Zwangsneurose. Darmstadt: Wissenschaftliche Buchgesellschaft 1993.
Freud S. Zwangshandlungen und Religionsübungen. 1907. GW VII. London: Imago; 129-39.
Freud S. Bemerkungen über einen Fall von Zwangsneurose. 1909. GW VII. London: Imago; 381-463.

Literatur

Benedetti G. Psychodynamik der Zwangsneurose. Darmstadt: Wissenschaftliche Buchgesellschaft 1993.
Fenichel O. Psychoanalytische Neurosenlehre. Freiburg: Olten 1975 (1945); I-III.
Freud A. Obsessional Neurosis. Int J Psycho-Anal 1966; 47: 116-22. Deutsch: Psychoanalytische Theorien über Zwangsneurose. In: Die Schriften der Anna Freud 6: 1839-57. München: Kindler 1980.
Freud S. Zwangshandlungen und Religionsübungen. 1907. GW VII. London: Imago; 129-39.
Freud S. Bemerkungen über einen Fall von Zwangsneurose. 1909. GW VII. London: Imago; 381-463.
Freud S. Die Disposition zur Zwangsneurose. 1913. GW VIII. London: Imago; 442-52.
Freud S. Hemmung, Symptom und Angst. 1926. GW XIV. London: Imago; 381-463.
Hoffer W. Defensive process and defensive organisation: Their place in psycho-analytic technique. Int J Psycho-Anal 1954; 35: 194-8.
Hoffmann SO, Hochapfel G. Neurosenlehre, Psychotherapeutische und Psychosomatische Medizin. 5. Aufl. Stuttgart, New York: Schattauer 1995.
Kestenberg JS. Rhythm and organisation in obsessive-compulsive development. Int J Psycho-Anal 1966; 47: 151-8.
Morgenthaler F. Psychodynamic aspects of defence with comments on technique in the treatment of obsessional neuroses. Int J Psycho-Anal 1966; 47: 203-9.
Quint H. Die Zwangsneurose aus psychoanalytischer Sicht. Berlin, Heidelberg: Springer 1988.
Schepank H, et al. Psychogene Erkrankungen der Stadtbevölkerung. Eine epidemiologisch-tiefenpsychologische Feldstudie in Mannheim. Berlin: Springer 1987.

5.2.4 Angstneurose: generalisierte Angststörung, Panikstörung

Markus Bassler und Sven Olaf Hoffmann

ICD-10-Klassifikation

Die Diagnosen Generalisierte Angststörung (F41.1) und Panikstörung (F41.0) beschreiben in etwa das, was auf Freud zurückgehend unter dem Begriff »Angstneurose« subsummiert worden war. Die ICD-10 klassifiziert darüber hinaus noch weitere Kategorien, bei denen diffuse, körpernahe Angst eine bedeutende Rolle spielt. Hier ist vor allem die Kategorie »Angst und depressive Störung, gemischt« (F41.2) zu nennen. Definitionsgemäß soll diese Diagnose dann vergeben werden, wenn sowohl die Angst als auch depressive Symptome gleich ausgeprägt bestehen und auch vom zeitlichen Verlauf her sicher auszuschließen ist, daß die depressive Symptomatik nicht sekundär als Folge chronifizierter Angstsymptome entstand.

Krankheitsbild

In einer seiner frühen Schriften (1895a) grenzte Freud die »Angstneurose« als eigenständige nosologische Kategorie von der Neurasthenie ab. Der angstneurotische Patient leidet unter anhaltender diffuser Angst wechselnder Intensität, welche sich bis zu manifesten Angstanfällen steigern kann und stark zur Somatisierung tendiert. Freud zählte folgende **Symptome** auf, die bis heute unveränderte klinische Gültigkeit besitzen:

- **Allgemeine Reizbarkeit** wie gesteigerte Erregung, Überempfindlichkeit gegen Geräusche und Schlaflosigkeit

- **Ängstliche Erwartung;** »Die ängstliche Erwartung ist das Kernsymptom der Neurose ... man kann sagen, daß hier ein Quantum Angst frei flottierend vorhanden ist, welches bei der Erwartung die Auswahl der Vorstellungen beherrscht und jederzeit bereit ist, sich mit irgend einem passenden Vorstellungsinhalt zu verbinden« (Freud 1895a, S. 318f.)
- **Angstanfälle;** diese treten entweder akut auf (Gefühl, »wie von einem Schlag getroffen zu werden«) oder sind an Körperfunktionen gekoppelt (Atmung, Herztätigkeit, Vasomotorik usw.).
- **Vegetative Äquivalente** des Angstanfalls wie Störungen der Herztätigkeit, der Atmung, Schweißausbrüche, Zittern und Schütteln, Anfälle von Heißhunger, anfallsartige Durchfälle und Weiteres
- **Nächtliches Aufschrecken**, was oft einen Angstanfall vertritt
- **Schwindelphänomene**, die als Angstkorrelate aufzufassen sind und bis zu Ohnmachten gehen können
- **Phobische Symptome** (jedoch nur als Begleitsymptomatik)
- **Viszerale Beschwerden** (Brechreiz, Übelkeit, Harndrang, Magen-Darm-Krämpfe)
- **Parästhesien** (häufig direkte Folge von Hyperventilation)

Im Angstanfall erleben viele Patienten eine massive Angst vor Kontrollverlust (zum Beispiel etwas Unangemessenes zu tun oder etwa »verrückt« zu werden), bei vielen der aufgezählten und im Prinzip harmlosen körperlichen Sensationen (enterozeptive Wahrnehmung) werden katastrophale Konsequenzen befürchtet (häufig Todesangst). Einige Patienten können deutlich unterscheiden, daß der **Angstanfall** sich bei ihnen **kaskadenförmig aufschaukelt** im Sinne eines circulus vitiosus: Angstbedingte körperliche Symptome werden kognitiv »katastrophisch« bewertet, die ohnehin schon bestehende Angst dadurch weiter gesteigert, was wiederum zu verstärkter körperlicher Symptomatik führt und so weiter (vgl. Katschnig u. Nutzinger 1990). Diesem sich **enterozeptiv selbstverstärkenden Zirkel** kommt für die Chronifizierung aller Angstkrankheiten große Bedeutung zu.

Nicht wenige **angstneurotische Patienten erklären** sich ihre **körperlichen Beschwerden** zunächst damit, daß sie »körperlich krank« sind. Ihre Angst sehen sie meist als Folge, nicht aber als Ursache ihrer körperlichen Beschwerden. Entsprechend suchen sie Rat beim Hausarzt und drängen auf organmedizinische Abklärung ihrer Symptomatik. So sehr eine gründliche organmedizinische Abklärung zunächst sinnvoll und notwendig ist, zeigt doch die Praxis, daß viele dieser Patienten trotz eines negativen organischen Befundes weiterhin Ärzte verschiedener Fachrichtungen konsultieren und die eigentliche zugrundeliegende Diagnose erst spät gestellt wird.

Einfacher gestaltet sich die Situation, wenn der angstneurotische Patient sich offen einzugestehen vermag, daß er von seiner Persönlichkeit her zu ausgeprägter Ängstlichkeit neigt, welche sich manchmal bis zu manifesten Angstanfällen steigern kann (zum Beispiel bei belastenden Situationen) und bei denen neben der akuten körperlichen Symptomatik überflutende Angst erlebt wird. Diesen Patienten ist vergleichsweise einfach zu vermitteln, daß ihre körperlichen Symptome direkte Folgen ihrer Angst sind, die sie als Affekt deutlich spüren. Zahlreiche Angstpatienten können jedoch den Angstaffekt verdrängen, so daß sie nur dessen körperliche Begleitsymptome wahrnehmen und unter diesen leiden. Diese Patienten stellen die eigentliche therapeutische Problemgruppe dar.

Ätiologie und Psychodynamik

Freud entwickelte 1895 im Zusammenhang mit seinem damaligen Triebmodell das Konzept, daß **»gestaute« libidinöse Triebenergie** sich mangels adäquater somatischer Abfuhr im psychischen Erleben direkt als Angst umsetzt, wobei zusätzlich somatische Begleitsymptome auftreten. Zusammen mit der Neurasthenie und der Hypochondrie faßte er die Angstneurose zur Gruppe der sogenannten **»Aktualneurosen«** (mit überwiegend körperlicher Symptomatik) zusammen – im Gegensatz zur Gruppe der **»Psychoneurosen«**, bei denen überwiegend psychische Symptombildungen auftreten (Hysterie und Zwangsneurose). Diese **»erste Angsttheorie«**, welche im Prinzip eine quasi-biologische Erklärung der Angst vornimmt, hatte sich in der weiteren Entwicklung der Psychoanalyse nur rudimentär erhalten, obwohl mit ihr recht gut plausibel wird, daß es bei angstneurotischen Patienten aufgrund ihrer Hemmungen zu keiner spannungs- beziehungsweise affektentlastenden motorischen Abfuhr kommt (im Gegensatz etwa zu Patienten mit hysterischer Neurose) und sie deshalb rasch in einen Zustand traumatisierender psychischer **Überreizung** geraten können (vgl. Schwidder 1972). Der hier angesprochene **Hemmungsaspekt** bei den angstneurotischen Patienten resultiert von ihrer meist ausgeprägten **Abwehr aggressiver Impulse** (vgl. Vogel 1984), wobei in diesem Zusammenhang aus phylogenetischer Sicht zu ergänzen ist, daß **Angst** und **Aggression** (z.B. Wut) sich als Affekte auf den Organismus **physiologisch ähnlich** auswirken: als sympathikotone, ergotrope Aktivierung in Gefahrensituationen, was insbesondere dazu dient, zur Flucht oder zum Kampf ausreichend muskuläre Kraft zu aktivieren. Eine pathologische Angstreaktion läßt sich in diesem Sinn mit einem »heißlaufenden Motor« vergleichen, wobei sich der angstneurotische Patient in einer akuten Gefahrensituation erlebt, die er aber nicht durch eine adäquate motorische Aktivität bewältigen kann (da er nichts »konkret« vor Augen hat, wogegen zu kämpfen bzw. wovor zu flüchten ist).

Freuds **zweite** (1926) und weiterhin aktuelle psychoanalytische **Angsttheorie** versucht die Entstehung der Angst wesentlich als psychologisches Geschehen zu beschreiben. **Angst als Affekt** fungiert als »**Warnsignal**«, das sekundär vom Ich bei Gefahrensituationen ausgelöst und nur dort wahrgenommen wird. Immer dann, wenn sich das Ich einer Gefahrensituation ausgesetzt sieht, die letztlich eine traumatische Überwältigung durch Reizüberflutung zur Folge haben könnte, setzt es das Angstsignal ein. Je mehr sich das Ich bedroht fühlt, um so heftiger wird seine antizipierende Angstreaktion ausfallen.

Aus entwicklungspsychologischer Perspektive ist zu ergänzen, daß Freud **phasenspezifische Konflikte** und ihnen entspringende **phasentypische Ängste** annahm, denen jeder Mensch im Verlauf seiner Kindheit ausgesetzt ist: »Die Gefahr der psychischen Hilflosigkeit paßt zur Lebenszeit der Unreife des Ichs wie die Gefahr des Objektverlustes zur Unselbständigkeit der ersten Kinderjahre, die Kastrationsgefahr zur phallischen Phase, die Über-Ich-Angst zur Latenzzeit« (Freud 1926, S. 172). Ein Kernstück der psychoanalytischen Neurosentheorie besteht darin, daß, wenn diese phasentypischen Konflikte nicht adäquat bewältigt werden, eine **anhaltende Vulnerabilität** dafür bestehen bleibt, auch als Erwachsener vergleichbare Konfliktkonstellationen (unbewußt) aus infantiler Perspektive zu erleben. Können die verfügbaren Abwehrmechanismen beziehungsweise neurotischen Symptombildungen nicht mehr ausreichend die bedrohliche Konfliktsituation entschärfen beziehungsweise bewältigen (auch um den Preis der neurotischen Einschränkung des Ichs), bricht schließlich heftige (infantile) Angst als Affekt durch.

Über die **Wirkung** der **Abwehrmechanismen** läßt sich verdeutlichen, wie um den Preis einer mehr oder weniger großen »Ich-Einschränkung« Angst vermieden beziehungsweise im Symptom selbst »gebunden« werden kann: Beim »reifen« Abwehrmechanismus der **Verdrängung** ist völlige Angstfreiheit möglich, weil Affekt- wie Vorstellungsanteil eines bedrohlichen Impulses aus dem Bewußtsein ausgeschlossen werden; bei **Zwangssymptomen** bleibt in der Regel der Affektanteil unbewußt, nicht aber der Vorstellungsanteil. Droht hier der abgewehrte Affektanteil sich direkt ins Bewußtsein umzusetzen (weil zum Beispiel ritualisierte Ersatzhandlungen nicht mehr ausreichen bzw. aktiv unterbunden werden), kommt es rasch zu einer intensiven Unlustspannung beziehungsweise Angst. Bei **Phobien** schließlich ist das bedrohliche Objekt beziehungsweise die Situation selbst schon angsterregend, weswegen nur über Vermeidung Angstfreiheit erreicht werden kann. Der bei der Phobie wesentliche psychische Abwehrvorgang besteht in der **Verschiebung**: Eine ursprünglich intrapsychische Gefahrenquelle (zum Beispiel unbewußte verpönte Phantasie) wird nach außen auf ein Objekt oder eine Situation verlagert und steht damit in symbolischer Beziehung zur eigentlichen inneren Bedrohung. Gefürchtet wird also nicht so sehr das reale angstauslösende Objekt, sondern die unbewußte Vorstellung, die sich mit diesem Objekt assoziativ verbindet.

Bei der **Angstneurose versagen** diese skizzierten **Abwehrfunktionen** aufgrund der Ich-strukturellen Schwäche so weitgehend, daß Angst als manifestes Symptom durchbricht (Bellak u. Small 1972; Hoffmann 1986; Bassler u. Hoffmann 1993; Mentzos 1984; Thomä u. Kächele 1986; Zetzel 1974). Aus dieser Sichtweise ergibt sich, daß zwischen dem psychoanalytischen Konzept der Angstneurose und dem Borderline-Syndrom fließende Übergänge bestehen:

> Je ausgeprägter der Grad der Ich-strukturellen Schwäche, um so geringer die Möglichkeiten der Angstbindung durch das Ich.

Insbesondere durch Neuinterpretation der Ergebnisse von Arbeiten anderer Autoren über Angstpatienten konnte Bowlby (1976) überzeugend zeigen, daß die meisten dieser Patienten eine mehr oder weniger ausgeprägte **traumatisch belastete Kindheit** hatten, wobei insbesondere widersprüchliche und bindungsverunsichernde Beziehungserfahrungen mit den Eltern im Vordergrund stehen (Silove et al. 1991). Diese Sicht wird zwischenzeitlich auch von nicht der Psychoanalyse nahestehenden Autoren geteilt. Im Kontext der psychoanalytischen Objektbeziehungstheorie ist es naheliegend, daß Patienten, die solche **verunsichernden Beziehungserfahrungen** gemacht haben, keine stabilen beziehungsweise verläßlichen Objekt- beziehungsweise Selbstrepräsentanzen (die sich über Erfahrungen mit dem Objekt erst konstituieren) internalisieren konnten, weshalb sie auch als Erwachsene in infantil anmutender Weise auf »starke, leitende Schutzfiguren« angewiesen bleiben – als Ersatz oder als »Hilfs-Ich« für die als unzureichend erlebte Eigensteuerung (vgl. König 1981). Gerade beim weiter unten zu besprechenden Krankheitsbild der Agoraphobie (s. Kap. 5.2.5, S. 257 ff) spielt die Phantasie, allein, das heißt ohne Schutz (zum Beispiel durch einen Partner) zu sein, eine entscheidende pathogenetische Rolle.

Diese Vorstellungen decken sich weitgehend mit dem meist als »**Defizitmodell**« bezeichneten Modus der Symptomentstehung, in dem erhaltene Entwicklungsschäden die Psychodynamik bestimmen. Das alternative Modell wäre das »**Konfliktmodell**«, für das erhalten gebliebene Entwicklungskonflikte entscheidend sind (s. hierzu Hoffmann u. Hochapfel 1995). Im Sinne dieses zweiten Modells kann es auch vorkommen, daß die Angst selbst als neurotisches Symptom einen unbewußt zugrundeliegenden Konflikt abwehrt – so können etwa Patienten mit hysterischer Neurose durchaus heftige Angstanfälle erleiden, wobei sie aber im Gegensatz zu Ich-strukturell schwerer gestörten Patienten »ihre« Angst unbewußt als zweckgerichtetes Symptom »einsetzen« (zum Beispiel zur Manipulierung anderer). Hier wird die Entstehung der Angstsymptomatik wesentlich durch einen hysterischen Modus der Konfliktverarbeitung geprägt (Mentzos 1984). Aus klinischer Sicht bleibt jedoch festzuhalten, daß dies nur für eine kleinere Zahl angstneurotischer Patienten zutrifft.

Vor rund 3 Jahrzehnten wurde in der psychiatrischen Forschung erstmals von Klein (1964) die »**Panikstörung**« als nosologisch eigenständiges psychopathologisches Phänomen interpretiert, die hinsichtlich klinischer Manifestation, Verlauf und therapeutischer Zugänglichkeit deutlich von der generalisierten Angst (»Angstneurose« im engeren Sinn) zu unterscheiden sei, jedoch erhebliche Überschneidungen mit dem Krankheitsbild der Agoraphobie (s. Kap. 5.2.5, S. 257 ff) aufweise. **Leitsymptomatik** dieser so definierten Panikstörung ist, daß es zu akuten und für den Patienten **unvorhersehbaren Angstanfällen** kommt, wobei im Gegensatz zur generalisierten Angststörung angstfreie Intervalle zwischen den Angstanfällen bestehen. Klein vertrat dezidiert die Hypothese, daß für die **Ätiologie** der Panikstörung eine ausschließlich **neurophysiologische Dysfunktion** (d. h. pathologisch erniedrigte Schwelle für angeborene Angstreaktionen) verantwortlich ist, wobei er aber interessanterweise die Möglichkeit offenläßt, daß diese Schwellenverschiebung biographisch mitbedingt sein könne. Die **Überschneidung** zur **Agoraphobie** erklärte er später (Klein 1981) damit, daß die Erfahrung rezidivierend auftretender »Panikattacken« ein Verhalten begünstigt, bei dem vorrangig die Orte beziehungsweise Situationen vermieden werden, in denen diese erstmals auftraten. Häufig kommt es dann lerntheoretisch leicht nachvollziehbar zur Generalisierung dieses Vermeidungsverhaltens, was schließlich dazu führen kann, daß in schweren Fällen der Patient seine Wohnung nicht mehr allein verläßt. Letztlich entwickelt sich hierbei Agoraphobie als **sekundär auftretende Vermeidungsreaktion** nach Panikattacken. Wurde diese Einsicht von vielen als »neuer und wesentlicher Gesichtspunkt« für die weitere Forschung begrüßt, möchten wir doch darauf hinweisen, daß Freud bereits 1895 (b, S. 352) ähnlich argumentiert hatte: »Im Fall der Agoraphobie usw. trifft man oft die Erinnerung an eine Angstattacke an, was aber der Kranke in Wirklichkeit fürchtet, ist, daß er von einer solchen Attacke unter bestimmten Bedingungen überrascht wird, unter welchen er fürchtet, nicht mehr zu entkommen« (Übersetzt von S.O. Hoffmann).

Insgesamt läßt sich der gegenwärtige Forschungsstand zur **biologischen Ätiologie** generalisierter Angststörung und Panikstörung dahingehend zusammenfassen, daß eine **hereditäre Komponente** vor allem bei der Panikstörung (vgl. Übersichtsarbeit von Weissmann 1993), weniger deutlich aber auch bei der generalisierten Angststörung (vgl. Harris et al. 1983; Crowe et al. 1983; Noyes et al. 1987) gesichert ist, nicht jedoch bei den sozialen Ängsten beziehungsweise isolierten Phobien (Skre et al. 1993). Die postulierte **neurophysiologische Dysfunktion** (als Ergebnis eines organpathologischen Defekts) konnte dagegen nach wie vor nicht überzeugend nachgewiesen werden. Von der Forschungsperspektive her sicher fruchtbarer ist ein **multifaktorielles Verständnis** der Ätiologie von Angstkrankheiten, bei dem konstitutionelle, physiologische und psychologische Momente sinnvoll aufeinander bezogen werden (vgl. Barlow 1988; Shear et al. 1993). Vieles spricht dafür, daß die bisher akzeptierten psychoanalytischen Konzepte zur Ätiologie beziehungsweise Psychodynamik der Angstneurose zu wenig konstitutionelle beziehungsweise somatische Dispositionen mit einbeziehen und einseitig nur auf der Ebene psychologischer Hypothesen operieren. Andererseits werden produktive Anteile der psychoanalytischen Angstforschung (zum Beispiel die Signalangsttheorie) hinsichtlich ihrer Herkunft nicht erwähnt oder nicht zur Kenntnis genommen (wie z.B. die Bedeutung abgewehrter Affekte in der Pathogenese von Angstanfällen). Ein alternatives Modell der Entstehung von Angstanfällen von K. Shear und Mitarbeitern (1993) ist in Abbildung 5-2 dargestellt.

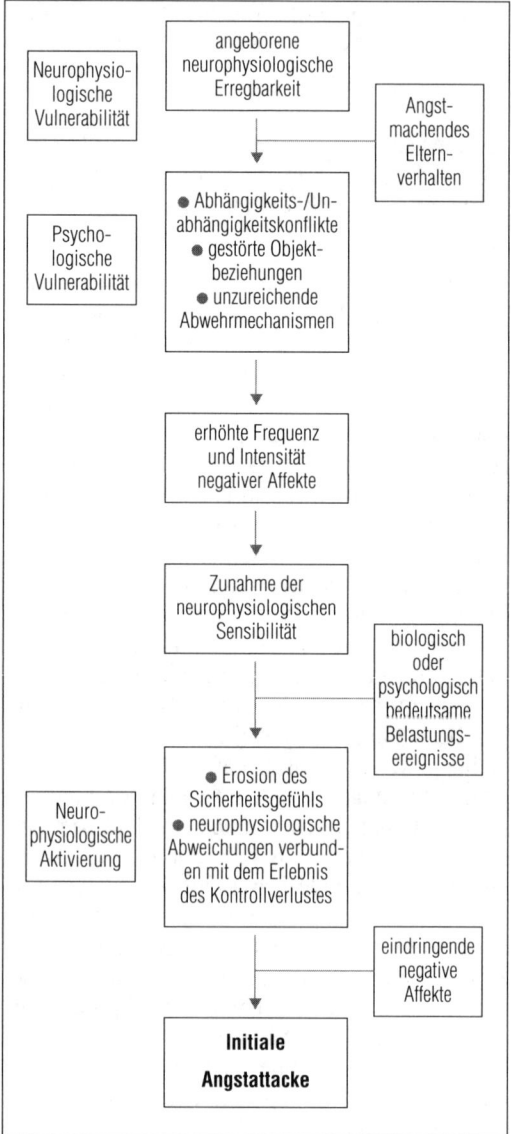

Abb. 5-2 Psychodynamisches Modell der Panikstörung

Verlauf

Vom Verlauf her neigen sämtliche Angststörungen zur **Chronifizierung**; insbesondere wenn sie länger als ein Jahr bestehen, sind »Spontanremissionen« sehr selten. In der Münchener Follow-up-Studie ließ sich nach 7 Jahren noch bei 90% der Patienten die Angstsymptomatik nachweisen (Wittchen 1988). Schapira et al. (1972) und Coryell et al. (1983) berichten ebenfalls von einer langfristig deutlich ungünstigeren Prognose für Phobien beziehungsweise Paniksyndrom im Vergleich zu schweren depressiven Störungen. Insgesamt kann als gesichert gelten, daß Angststörungen ein hohes Chronifizierungsrisiko aufweisen und schon von daher möglichst frühzeitig psychotherapeutischer Behandlung bedürfen.

Epidemiologie

Angstkrankheiten zählen neben den depressiven Erkrankungen zu den am häufigsten vorkommenden psychischen Störungen in der Bevölkerung. In der umfangreichen amerikanischen »Epidemiological Catchment Area«-Studie (ECA-Studie) ergab sich eine **Lebenszeitprävalenz** für die Panikstörung von 1,5% (Eaton et al. 1991), in der Münchener Follow-up-Studie von Wittchen (1986) 2,4%. Für die generalisierte Angststörung sind verläßliche Angaben weitaus problematischer zu gewinnen, da in zahlreichen epidemiologischen Studien die diagnostischen Kriterien für die generalisierte Angststörung im Gegensatz zu noch »normaler Ängstlichkeit« unterschiedlich verwendet wurden. Für eine Teilstichprobe der ECA-Studie wurden etwa 4% Lebenszeitprävalenz für die Gesamtbevölkerung ermittelt (Barlow 1988). Im Rahmen der Mannheimer Kohortenstudie berichtete Schepank (1987) **Punktprävalenzraten** zwischen 1,8% und 2,7% für die »Angstneurose« (entsprechend den Kriterien der ICD-9). Aufgrund dieser und weiterer Angaben gehen wir von einer sogenannten **wahren Prävalenz** von etwa 10% für einzelne Angstattacken, 1 bis 3% für die Panikstörung (gehäufte Angstattacken) und 2 bis 4% für die Generalisierte Angststörung in der Bevölkerung aus.

Therapie

Zur Behandlung von Angstkrankheiten sind **psychodynamische Verfahren** sicher wirksam. Diese Tatsache bedarf angesichts der in der Literatur fast nur noch erörterten **verhaltenstherapeutischen Verfahren** durchaus der Erinnerung. Die **psychoanalytisch orientierten Verfahren** sind demgegenüber vergleichsweise weniger rasch wirksam und hinsichtlich der Symptombeseitigung weniger effizient. Diesen Nachteil können sie aber durch einen stärkeren und anhaltenden Einfluß auf die Vulnerabilität und die pathogenen Bedingungen der Persönlichkeit wettmachen. Allerdings bedarf es dazu eines spezifisch auf die Behandlung von Ängsten ausgerichteten Settings (s. unten). Die jahrelange, erfolglose psychoanalytische Behandlung einer Phobie sollte als Karikatur der Vergangenheit angehören, obwohl uns solche Fälle auch aus jüngerer Zeit noch bekannt wurden. Für Patienten mit isolierten Angstsymptomen (Angstanfälle), die überwiegend an einer Symptombeseitigung interessiert sind, ist die **Verhaltenstherapie** die Therapie der Wahl. Ihre Effektivität hierbei ist unbestritten belegt. Um aber der Gesamtheit der Angstpatienten gerecht zu werden, ist eine Konvergenz beider therapeutischer Grundorientierungen die erste Forderung an Forschung und Praxis.

Bei der Indikation zu einer psychodynamisch orientierten Psychotherapie angstneurotischer Patienten ist zunächst vordringlich Klarheit über den **Charakter** der **vorherrschenden Ängste** (diffuse körpernahe oder mehr phobisch organisierte Ängste?) zu gewinnen. Waelder (1963) hat die prinzipielle **Vorgehensweise** beschrieben, die der Psychoanalytiker bei jedem seiner Patienten durchführen sollte:

- Was sind die Wünsche des Patienten?
- Was will er unbewußt?
- Wovor hat er Angst (z.B. wenn er den Wünschen nachgeben würde)?
- Schließlich mit Blick auf die Organisation der unbewußten Abwehr- und Widerstandsprozesse: Und wenn er Angst hat, was tut er dann?

Letztlich erlaubt eine differenzierte Beantwortung dieser Fragen, die Ich-strukturellen Möglichkeiten eines angstneurotischen Patienten besser einzuschätzen. Gerade bei Ich-strukturell schwerer gestörten Patienten muß man damit rechnen, daß regressionsfördernde Rahmenbedingungen (wie zum Beispiel das »Standardsetting« einer höherfrequenten Psychoanalyse im Liegen) rasch zu einer allgemeinen strukturellen Labilisierung führen können und der Patient zu dekompensieren droht (bis hin zu psychotischen Einbrüchen).

Mentzos (1984) berichtete von 25 durchgeführten **Langzeitbehandlungen** mit überwiegend 1 bis 2 Sitzungen pro Woche im Sitzen; nur in zwei Fällen erschien eine Psychoanalyse im Liegen vertretbar, was sich dann aber nicht durchhalten ließ. In der Literatur wird immer wieder von Kasuistiken berichtet, wo eine Behandlung mit dem psychoanalytischen Standardsetting erfolgreich durchgeführt werden konnte (vgl. Thomä u. Kächele 1988). Hier muß jedoch die Frage erlaubt sein, ob dieser Erfolg auch mit weniger therapeutischem (und ökonomischem) Aufwand erreichbar gewesen wäre.

Folgende Gesichtspunkte sind bei der **Psychotherapie** angstneurotischer Patienten besonders zu berücksichtigen:

▶ **Hypochondrisch strukturierte Angstsymptomatik**

Einige der angstneurotischen Patienten werden zunächst eher ihren Hausarzt beziehungsweise überhaupt »somatisch« orientierten Arzt aufsuchen, da sie primär ihre **körpernahen Ängste** als **Folge**, nicht aber als Ursache für ihre somatischen Begleitsymptome ansehen. In besonderer Weise trifft dies für Patienten zu, deren Angstsymptomatik hypochondrisch strukturiert ist (bis hin zum hypochondrischen Wahn). Eine spezielle Untergruppe dieser Patienten leidet unter ausgeprägten herzbezogenen Befürchtungen (»**Herzangstneurose**«). Bei diesen Patienten wird es zunächst entscheidend darum gehen, daß der somatisch betreuende Arzt ihnen ohne zu große Kränkung vermitteln kann, wegen ihrer Beschwerden psychotherapeutische Hilfe in Anspruch zu nehmen. Dazu gehört, auch gegen den Widerstand des Patienten von weiteren organmedizinischen Untersuchungen abzusehen, wenn nach eingehender Diagnostik hinreichend klar geworden ist, daß die geklagten Symptome keine organische Ursache haben, sondern vermutlich als Angstäquivalente beziehungsweise -korrelate aufzufassen sind. Im Einzelfall kann dies für den behandelnden Arzt zu einer schwer lösbaren Aufgabe werden – wobei aber umgekehrt hier ein Nachgeben auf den Druck des Patienten dazu führt, daß dieser immer mehr auf eine ausschließlich somatische Verursachung seiner Symptomatik fixiert wird und entsprechend für psychotherapeutische Interventionen unerreichbar bleibt.

▶ **Medikamentenabusus**

Überwiegen dagegen verschiedene Formen manifester Angst (akute Angstzustände bis hin zu anhaltender diffuser Angst), sind die Patienten wegen ihres Leidensdrucks naturgemäß für eine psychotherapeutische Behandlung aufgeschlossener. Der Therapeut muß aber realisieren, daß viele angstneurotische Patienten weniger eine innere (strukturelle) Veränderung anstreben als vielmehr die rasche Beseitigung ihrer Angstsymptomatik (Mentzos 1984), was ja auch nachvollziehbar ist. Viele haben zudem das Problem, aufgrund ihrer geringen Angsttoleranz mehr oder weniger von Medikamenten abhängig zu sein (üblicherweise Tranquilizer, daneben aber auch Sedativa bzw. Alkohol). Die Ich-strukturelle Schwäche dieser Patienten begünstigt dabei die Tendenz zur Sucht. Bei ausgeprägtem Medikamentenabusus ist es zweckmäßig, zunächst eine stationäre Psychotherapie einer längerfristigen ambulanten Psychotherapie vorzuschalten, vor allem, um den Medikamentenabusus in den Griff zu bekommen.

Viele angstneurotische Patienten mit ausgeprägter Ich-struktureller Störung sind unserer Erfahrung nach damit überfordert, wenn von ihnen als »Motivationsbeweis« für eine ambulante Psychotherapie erwartet wird, daß sie ihre **Anxiolytika** forciert absetzen. Dagegen sprechen auch pharmakokinetische Überlegungen, wo vor allem vor dem plötzlichen Entzug von Bezodiazepinen gewarnt wird. Unangenehmste sympathikotone Dysregulationen können die Folge sein! Statt dessen empfiehlt sich eine schrittweise und nach festem Schema erfolgende Dosisreduktion, nicht aber eine Verordnung »nach Bedarf«, da dies unter lerntheoretischen Gesichtspunkten einem operanten Konditionieren gleichkommt, bei dem das Auftreten von Angst durch Verordnung von Medikamenten quasi »belohnt« wird. Hierbei ist auch zu bedenken, daß **Medikamente** für Angstpatienten gleichsam die Funktion von »**Übergangsobjekten**« im Sinne Winnicotts (1953) übernehmen können – das heißt, daß ihnen nicht selten auch magisch schützende Potenz zugeschrieben wird. Grundsätzlich ist anzustreben, daß der angstneurotische Patient mit so wenig wie möglich Anxiolytika auskommen sollte, wobei aber nicht immer Medikamentenfreiheit erreichbar ist. Manchmal wird er sogar nur unter anhaltender Abschirmung mit Psychopharmaka in der Lage sein, sich auf eine Psychotherapie einzulassen.

Nicht eingegangen wird hier auf die **medikamentöse Behandlung** der Angstneurose mit hochdosierten **Antidepressiva**. Dieses Verfahren ist kurz- und mittelfristig ohne Frage effektiv, meist aber durch Psychotherapie zu ersetzen, die darüber hinaus den Vorteil hat, langfristig wirksam zu sein. Es bleibt jedoch die Methode der Wahl für psychotherapeutisch nicht zugängliche Patienten. Abhängigkeiten oder »Schäden«, wie viele Psychotherapeuten meinen, entstehen dabei nicht.

▸ Hilfs-Ich-Funktionen

In der Initialphase ambulanter Psychotherapie geht es bei den schwerer ängstlichen Patienten darum, daß diese eine vertrauensvolle Beziehung zum Therapeuten aufbauen können, wobei dieser sich auch nicht scheuen sollte, »Hilfs-Ich«-Funktionen zu übernehmen. Dies kann dem Patienten erleichtern, diese Rolle nicht mehr so sehr an seinen Partner oder eine nahestehende Bezugsperson zu delegieren, sondern dieses Bedürfnis und die damit verbundenen Konflikte unmittelbar in die therapeutische Beziehung einzubringen. Roether (1984) weist darauf hin, daß nicht selten auch der **Partner** unbewußt daran interessiert ist, das angstneurotische Arrangement aufrechtzuerhalten, zum Beispiel weil er unbewußt darauf angewiesen ist, für den Patienten eine **schützende Rolle** einzunehmen. Gesundet der Patient durch den therapeutischen Prozeß, wird dieses angstneurotische Arrangement in seinem Bestand gefährdet, was dazu führen kann, daß nunmehr der Partner zu dekompensieren droht. In der stationären Psychotherapie kann man diese Entwicklung dadurch aufzufangen versuchen, daß man den Partner in die Behandlung mit einbezieht (z.B. in Form von Paargesprächen mit dem Therapeuten). In der ambulanten Einzelbeziehungsweise Gruppentherapie ist dies aus organisatorischen Gründen schwerer zu verwirklichen. Viel wäre aber schon geholfen, wenn in solchen Fällen zumindest eine Weitervermittlung des Partners für eine eigene Psychotherapie oder ergänzend auch Paartherapie für beide Partner bei einem anderen Therapeuten initiiert würde.

▸ Anklammerung

Ein Grundproblem angstneurotischer Beziehungsarrangements reinszeniert sich meist rasch in der therapeutischen Beziehung und wird von Mentzos (1984) wie folgt beschrieben: So sehr der angstneurotische Patient unter seiner Angstsymptomatik auch leidet, möchte er doch vor allem »beruhigt und immer wieder von neuem beruhigt werden«. Die Quelle seiner Ängste möchte er demgegenüber nur sehr ungern in den Blick bekommen, das heißt, ein tragfähiges Arbeitsbündnis ist mit ihm nur schwer zu erreichen. Häufig versucht er die therapeutische Beziehung so zu gestalten, daß er sich fest an den Therapeuten klammert und nach Möglichkeit ständig dessen räumliche Nähe beziehungsweise Verfügbarkeit einfordert. Versucht man dem Patienten, diese Art seiner Beziehungsgestaltung (die sich so ja auch in Partnerschaften entfaltet) zu deuten, zeigt dies anfangs wenig Wirkung. Schoenhals (1984) und Mentzos (1984) raten dazu, daß der Therapeut trotz dieser massiven Widerstände frühzeitig deuten beziehungsweise beschreiben sollte, von welcher Qualität die Objektbeziehung ist, die der Patient zu ihm herstellt. Dabei sollte das Verhalten des Patienten als ein allein auf äußere Hilfe abgestelltes Sich-Anklammern zum Thema werden, aber auch die jeweiligen Gründe benannt werden, warum er glaubt, darauf nicht verzichten zu können. In diesem Sinne sollte der Therapeut ihn konsequent mit der Vermeidung von alternativen, mehr auf die eigene Autonomie zielenden Interaktionsformen konfrontieren und damit auf seine realen Ich-Einschränkungen aufmerksam machen.

▸ Stärkung der Ich-Struktur

Bei Ich-strukturell schwerer gestörten angstneurotischen Patienten muß man davon ausgehen, daß sie eine längerfristige ambulante Psychotherapie benötigen, die gerade in der Initialphase durchaus 2 Stunden pro Woche im Sitzen umfassen sollte. Über lange Wegstrecken der Behandlung wird es bei diesen Patienten entscheidend darum gehen, ihre fragile Ich-Struktur zu stärken und ihre unzureichende Angsttoleranz zu verbessern (im Sinne eines Nachreifungsprozesses von Ich-Funktionen). Oder mit anderen Worten: erst ausreichende Stärkung der Ich-Funktionen, bevor (unbewußte) Konflikte in der Behandlung (z. B. auf der Ebene der Übertragungsbeziehung) aufgedeckt und thematisiert werden.

▸ Übende und angstkonfrontierende Maßnahmen

Soweit möglich (dies wird im Rahmen stationärer Psychotherapie organisatorisch leichter durchführbar sein) sollten auch übende beziehungsweise angstkonfrontierende Maßnahmen in die Behandlung angstneurotischer Patienten einbezogen werden. Freud (1919) hat diese Vorgehensweise bereits für die Psychoanalyse von Phobien als unerläßliches Prinzip empfohlen. Wesentlich ist dabei, daß dem Patienten aber nicht nur die Konfrontation mit einer angstmachenden Situation oder einem angstmachenden Objekt zugemutet wird, sondern zugleich sorgfältig mit ihm zu erarbeiten ist, wie er mit der zu erwartenden heftigen Angst besser als bisher umgehen kann. Erst dann, wenn dies gelingt, wird eine solche Angstkonfrontation aus lerntheoretischer Sicht vom Patienten als »positiver Verstärker« erlebt, da er dabei die Erfahrung macht, seine Angst wider Erwarten doch bewältigen zu können. Wichtigstes technisches Hilfsmittel in der Konfrontationstechnik ist es, den Patienten aufzufordern, die angstmachende Situation erst dann zu verlassen, wenn die Angst deutlich abgeklungen ist. Es ist ein lerntheoretisch kaum zu überschätzender Erkenntnisfortschritt für den Patienten, daß er die bedrohliche Situation mit einem »Erfolgserlebnis« bewältigen kann. Die Nachbefragung verhaltenstherapeutisch behandelter Patienten ergab, daß diese Anweisung (»Bleibe in der Situation, bis die Angst abgeklungen ist«) als effektivste zur Angstreduktion eingeschätzt wurde. Bei der großen Mehrzahl angstneurotischer Patienten (bzw. überhaupt Patienten mit Angstkrankheiten) halten wir es nach unserer eigenen Erfahrung für therapeutisch unverzichtbar, solche übenden Elemente in die Behandlung (im ambulanten wie auch stationären Setting) mit einzubeziehen. Der Patient wird dabei auch aufgefordert, über seine Erfahrungen in der ängstigenden Situation zu sprechen – was nicht selten für den weiteren therapeutischen Prozeß wesentliche Assoziationen freizusetzen vermag.

Fallbeispiele

Fallbeispiel

Eine 21jährige Frau wird zur stationären Behandlung in einer psychosomatischen Klinik aufgenommen. Bei der Aufnahme schildert sie, daß sie unter diffusen Angstgefühlen leide, praktisch »vor allem und jedem« Angst habe, was sie bei sich selbst nicht verstehen könne. Häufiger habe sie auch akute Angstanfälle, wogegen sie überhaupt nichts unternehmen kann – am schlimmsten wäre es, wenn diese Angstanfälle nachts auftreten. Ihre Beschwerden hätten etwa vor einem Jahr angefangen. Damals wäre ihr abends häufig schlecht geworden, zunächst jedoch seien dabei keine Angstzustände aufgetreten. Allerdings habe sie bei ihrer Übelkeit gleich an die schlimmsten Krankheiten denken müssen und deswegen große Befürchtungen gehabt. Als schließlich eine Internistin ihr gesagt habe, daß ihre Übelkeit etwas mit seelischen Ursachen zu tun hätte, hätten die körperlichen Symptome fast schlagartig nachgelassen, gleichzeitig aber die Ängste zugenommen. Rückblickend meint die Patientin, daß ihr erst nach dem Gespräch mit der Internistin bewußt geworden wäre, daß hinter ihren körperlichen Symptomen Ängste gesteckt hätten.

Einige kurze Angaben zur Biographie der Patientin: sie ist die älteste von 4 Kindern einer Frau, die sich als halbprofessionelle Prostituierte ihren Lebensunterhalt verdiente. Alle 4 Kinder stammen von einem anderen Vater. Die ersten 3 bis 4 Lebensjahre verbringt die Patientin in verschiedenen Pflegestellen, wo sie zum Teil mißhandelt worden war, zeitweise war sie kurzfristig auch in Heimen untergebracht. Ab dem 4. Lebensjahr lebte sie bei ihrer Großmutter, was ihre weitere Entwicklung deutlich stabilisierte. Die Patientin schließt die Schule mit der mittleren Reife ab und absolviert eine Lehre als Industriekauffrau. Mit auffallendem Interesse kümmert sie sich um ihre jüngeren Geschwister, erledigt für sie nötige Gänge zu verschiedenen Ämtern und setzt auch die Mutter unter Druck, damit diese sich nicht ständig ihren Verpflichtungen entzieht. Nach allem, was im Laufe der stationären Psychotherapie in Erfahrung zu bringen war, ist sie die Stabilste in dieser so geschädigten Familie. Der akute Zusammenbruch der Patientin, der mit der Übelkeit begann und sich im Verlauf der folgenden Wochen dann als Angstsymptomatik herausstellte, stand in unmittelbarem zeitlichen Zusammenhang mit dem Verlust des Arbeitsplatzes durch Konkurs der Firma.

Obwohl der Beginn der Angstsymptomatik sicher durch eine aktuelle Konfliktsituation ausgelöst worden ist, spricht doch vieles (insbesondere die traumatisierende biographische Entwicklung) dafür, daß erhebliche Ich-strukturelle Schwächen bestehen, welche unter günstigen Umständen zwar von der Patientin gut ausgeglichen werden können, aber bei Belastungssituationen dann doch voll zutage treten.

Fallbeispiel

Ein 36jähriger Mann, der bei den diagnostischen Gesprächen in der psychosomatischen Poliklinik auffallend kontrolliert und zurückhaltend wirkt, berichtet von heftigen Angstanfällen, verbunden mit ausgeprägtem Schwindel, Herzrasen und Lähmungsgefühlen in beiden Extremitäten, die seit etwa zwei Jahren bestünden. Immer häufiger habe er nun auch Angst, bei diesen »Anfällen« an einem Herzinfarkt zu versterben. Wegen dieser zunehmenden Angst könne er phasenweise, vor allem im Urlaub, seine Wohnung nicht mehr verlassen; da er aber ein ausgeprägtes Pflichtgefühl habe, sei er trotz dieser Schwierigkeiten jeden Tag an seinem Arbeitsplatz (er ist leitender Angestellter in einem Kaufhaus) erschienen. Allerdings habe er zunehmend die Befürchtung, daß er dies in Zukunft nicht mehr schaffe, da er in letzter Zeit auch in seinem Büro oder während Dienstfahrten Angstanfälle erleide. Für seine Ängste habe er keine Erklärung, er fühle sich ihnen hilflos ausgeliefert.

Im Verlauf der stationären Psychotherapie konnte der Patient erkennen, daß seine Ängste vorzugsweise in Situationen auftraten, in denen er sich aus seinem Erleben aggressiv gegen andere durchsetzen mußte. Es stellte sich heraus, daß seine akute Angstsymptomatik im engen zeitlichen Zusammenhang mit einem beruflichen Konflikt stand, der ihm »menschlich sehr zu schaffen« gemacht habe. Auf Anordnung der Konzernleitung mußte er die technische Leitung eines Kaufhauses übernehmen und dabei den bisherigen technischen Leiter ersetzen, der sein früherer Ausbilder gewesen war. Ein weiterer Konflikt ergab sich mit einer kämpferischen Betriebsrätin, mit der er einige Auseinandersetzungen zu führen hatte. Er behielt schließlich die Oberhand, in der Folge erkrankte die Betriebsrätin für einige Zeit, wofür er sich persönlich sehr schuldig fühlte.

Von seiner Biographie ist zu erwähnen, daß sein Vater von ihm als sehr schwacher Mann erlebt worden war, der sich gegen die dominante Mutter in keiner Weise durchsetzen konnte. Der Patient ist Einzelkind; für seinen Vater habe er sich später als älterer Schüler beziehungsweise Lehrling sehr geschämt, er habe sich immer einen durchsetzungsfähigen und selbstbewußten Vater gewünscht. Er selbst habe früh befürchtet, daß er wie sein Vater werden könnte (was seine Mutter ihm bei Streitigkeiten immer vorgehalten habe) und bewußt alles unternommen, um diesem Schicksal zu entgehen. In den Paargesprächen zeigt sich, daß seine Frau in der Partnerschaft eine ähnliche Rolle übernommen hat wie seinerzeit seine Mutter. Seine Angstsymptomatik läßt sich im wesentlichen konfliktdynamisch verstehen als Abwehr aggressiver Impulse und damit verbundener Schuldgefühle. Insgesamt wirkte der Patient Ich-strukturell durchaus stabil. Von der konfliktaufdeckenden Behandlung konnte er gut profitieren.

Zusammenfassung

In Theorie und Praxis der Psychoanalyse hat **Angst** seit jeher eine zentrale Rolle gespielt, sie wurde früh als ein Kernproblem für die Pathogenese der verschiedenen Neuroseformen angesehen. Ein Grundgedanke der psychoanalytischen Neurosentheorie ist, daß praktisch alle Symptombildungen den Zweck haben, konflikthafte Strebungen beziehungsweise Einstellungen im Individuum durch einen Kompromiß miteinander zu versöhnen, um damit das psychische Gleichgewicht auch um den Preis neurotischer Konfliktlösung zu erhalten. Mißlingt eine solche Kompromißlösung, bricht manifeste Angst als Symptom durch.

Letzlich streben alle **psychodynamischen Therapieverfahren** eine mehr oder weniger umfassende »Umstrukturierung der Persönlichkeit« an und sind daher primär weniger an spezifischen Symptomen orientiert. **Symptombildungen** werden vielmehr als Ausdruck neurotischer Konfliktlösungen betrachtet, die im Laufe der Behandlung durch adäquatere Bewältigungsmöglichkeiten ersetzt werden sollten. Bei einigen Neuroseformen gelingt die Abwehr von Angst nicht mehr ausreichend über Symptombildung, das heißt, Angst wird nun selbst manifest als Affekt erlebt: Die **Angstneurose**, deren klinisches Erscheinungsbild Freud bereits 1895 als selbständigen Symptomenkomplex vom damaligen Konzept der Neurasthenie abgrenzte, umfaßt neben diffusen ausgeprägten Angstzuständen auch das ganze Spektrum psychovegetativer Begleitsymptome, die als somatische Angstäquivalente beziehungsweise -korrelate aufzufassen sind. Bei den **Phobien** ist der Angstaffekt ebenfalls vorhanden, kann jedoch durch Vermeiden des angstauslösenden Objektes beziehungsweise Situation noch weitgehend in Schach gehalten werden. Eine dritte Gruppe von Angstkrankheiten umfaßt schließlich die **hypochondrischen Symptombildungen**, die mehr den Charakter ständiger Sorge um die eigene Gesundheit beziehungsweise wahnhaft anmutenden Befürchtungen bezüglich eigener Körperfunktionen haben.

Literatur

Barlow DH. Anxiety and its disorders. The nature and treatment of anxiety and panic. New York, London: The Guilford Press 1988.

Bassler M, Hoffmann SO. Psychoanalytische Therapie bei Patienten mit Angsterkrankungen (Angstneurosen). In: Psychiatrische Therapie. Möller HJ (Hrsg). Berlin, Göttingen, Heidelberg: Springer 1993.

Bellak L, Small L. Kurzpsychotherapie und Notfallpsychotherapie. Frankfurt: Suhrkamp 1972.

Bowlby J. Trennung. Psychische Schäden als Folge der Trennung von Mutter und Kind. München: Kindler 1976.

Coryell W, Noyes R, Clancy J. Panic disorder and primary unipolar depression. J Affective Disord 1983; 5: 311-7.

Crowe RR, Noyes R, Pauls DL, Slymen DJ. A family study of panic disorder. Arch Gen Psychiatry 1983; 36: 652-3.

Dilling H, Mombour W, Schmidt MH (Hrsg). Weltgesundheitsorganisation. Internationale Klassifikation psychischer Störungen. Bern, Göttingen, Toronto: Huber 1991.

Eaton WW, Dryman A, Weissmann MM. Panic and phobia. In: Psychiatric Disorders in America. Robins NL, Regier DA (eds). New York: The Free Press 1991.

Freud S. Über die Berechtigung von der Neurasthenie einen bestimmten Symptomenkomplex als »Angstneurose« abzutrennen. 1895a. GW Bd 1. Frankfurt: Fischer 1975.

Freud S. Obsessions et phobies. 1895b. GW Bd 1. Frankfurt: Fischer 1975.

Freud S. Wege der Psychoanalytischen Therapie. 1919. GW Bd XII. Frankfurt: Fischer 1975.

Freud S. Hemmung, Symptom, Angst. 1926. GW Bd XIV. Frankfurt: Fischer 1975.

Gorman JM, Liebowitz MR, Fyer AJ, Stein J. A neuroanatomical hypothesis for panic disorder. Am J Psychiatry 1989; 146: 148-61.

Harris EL, Noyes R, Crowe RR, Chaudhry DR. Family study of agoraphobia. Arch Gen Psychiatr 1983; 40: 1061-4.

Hoffmann SO. Psychoanalytische Konzeptionen von Angstkrankheiten und abgeleitete therapeutische Überlegungen. In: Leitsymptom Angst. Götze P (Hrsg). Berlin, Heidelberg, New York: Springer 1984.

Hoffmann SO. Unterschiedliche psychotherapeutische Vorgehensweisen bei Angst und Depressionen. In: Die Differenzierung von Angst und Depressionen. Helmchen H, Linden M (Hrsg). Berlin, Heidelberg, New York: Springer 1986.

Hoffmann SO, Hochapfel G. Neurosenlehre, Psychosomatische und Psychotherapeutische Medizin. 5. Aufl. Stuttgart, New York: Schattauer 1995.

Katschnig H, Nutzinger DO. Panikattacken und Paniksyndrom – Diagnostik und Therapie. Psychiat Prax 1990; 17: 2-12.

Klein DF. Delineation of two drug-responsive anxiety syndromes. Psychopharmacologia 1964; 5: 397-408.

Klein DF. Anxiety reconceptualized. In: Anxiety: New Research and Changing Concepts. Klein DF, Rabkin J (eds). New York: Raven 1981.

König K. Angst und Persönlichkeit. Göttingen: Vandenhoeck & Ruprecht 1981.

Mentzos S (Hrsg). Angstneurose. Psychodynamische und psychotherapeutische Aspekte. Frankfurt: Fischer 1984.

Noyes R, Clarkson C, Crowe RR, Yates WR, McChesney CM. A family study of generalized anxiety disorder. Am J Psychiatry 1987; 144: 1019-24.

Roether J. Die aktuellen Beziehungen der Angstneurotiker. Dynamik und Scheitern der Reparationsversuche und klinische Implikationen. In: Angstneurose. Psychodynamische und psychotherapeutische Aspekte. Mentzos S (Hrsg). Frankfurt: Fischer 1984.

Schapira K, Roth M, Kerr TA, Gurney C. The prognosis of affective disorders: the differentiation of anxiety states and depressive illnesses. Br J Psychiatry 1972; 144: 633-7.

Schepank H (Hrsg). Psychogene Erkrankungen in der Stadtbevölkerung. Eine epidemiologisch-tiefenpsychologische Feldstudie in Mannheim. Berlin, Heidelberg, New York, Tokyo: Springer 1987.

Schoenhals H. Zur Repräsentanzenwelt des Angstneurotikers. In: Angstneurose. Psychodynamische und psychotherapeutische Aspekte. Mentzos S (Hrsg). Frankfurt: Fischer 1984.

Schwidder W. Klinik der Neurosen. In: Psychiatrie der Gegenwart. Kisker KP, Meyer JE, Müller C, Strömgren E (Hrsg). Berlin, Heidelberg, New York: Springer 1972.

Shear MK, Fyer AJ, Ball G, Josephson S, Fitzpatrick M, Gitlin B, Frances A, Gorman J, Liebowitz M, Klein DF. Vulnerability to sodium lactate in panic disorder patients given cognitive-behavioral therapy. Am J Psychiatry 1991; 148: 795-7.

Shear MK, Cooper AM, Klerman GL, Busch FN, Shapiro T. A psychodynamic model of panic disorder. Am J Psychiatry 1993; 150: 859-66.

Silove D, Parker G, Hadzi-Pavlovic D, Manicavasgar V, Blaszcynski A. Parental representations of patients with panic disorder and generalised anxiety disorder. Brit J Psychiatry 1991; 159: 835-41.

Skre I, Onstadt S, Torgersen S, Lygren S, Kringlen E. A twin study of DSM-III-R anxiety disorders. Acta Psychiatr Scand 1993; 88: 85-92.

Thomä H, Kächele H. Lehrbuch der psychoanalytischen Therapie. 1. Grundlagen. Berlin, Heidelberg, New York: Springer 1986.

Thomä H, Kächele H. Lehrbuch der psychoanalytischen Therapie. 2. Praxis. Berlin, Heidelberg, New York: Springer 1988.

Vogel R. Die Bedeutung der Aggressivität für das klinische Bild und Psychodynamik der Angstneurose. In: Angstneurose. Psychodynamische und psychotherapeutische Aspekte. Mentzos S (Hrsg). Frankfurt: Fischer 1984.

Waelder R. Die Grundlagen der Psychoanalyse. Stuttgart: Huber; Bern: Klett 1963.

Weissmann MM. Family genetics of panic disorder. J Psychiatr Res 1993; 27 (Suppl 1): 69-78.

Winnicott DW. Übergangsobjekte und Übergangsphänomene. Psyche 1953; 23: 666-82.

Wittchen HU. Epidemiology of panic attacks and panic disorder. In: Panic and Phobias. Hand I, Wittchen HU (eds). Berlin: Springer 1986.

Wittchen HU. The natural course and outcome of anxiety disorders. What case remit without treatment? In: Treatment of Panic and Phobias. Hand I, Wittchen HU. Berlin: Springer 1988.

Zetzel E. Angst und die Fähigkeit, sie zu ertragen. 1988. In: Die Fähigkeit zum emotionalen Wachstum. Zetzel A (Hrsg). Stuttgart: Klett 1974.

Literaturempfehlung

Barlow DH. Anxiety and its disorders. The nature and treatment of anxiety and panic. New York, London: The Guilford Press 1988.

Mentzos S. Angstneurose. Psychodynamische und psychotherapeutische Aspekte. Frankfurt: Fischer 1984.

Rüger (Hrsg). Neurotische und reale Angst. Der Beitrag zur Psychoanalyse zur Erkennung, Therapie und Bewältigung von Angst in der klinischen Versorgung und im psychosozialen Feld. Göttingen: Vandenhoeck & Ruprecht 1984.

Strian F. Angst – Grundlagen und Klinik. Berlin, Heidelberg: Springer 1983.

5.2.5 Phobische Störungen

Sven Olaf Hoffmann und Markus Bassler

> **ICD-10-Klassifikation**
>
> Die phobische Störung (F40) gliedert sich schematisch in folgende diagnostische Untergruppen:
> - Agoraphobie ohne beziehungsweise mit Panikstörung (F40.00 bzw. 40.01)
> - soziale Phobien (F40.1)
> - spezifische (isolierte) Phobien (F40.2)

Krankheitsbild

> **Definition**
>
> Im Gegensatz zur diffusen und körpernahen Angst der Angstneurose, welcher sich die Patienten meist hilflos ausgeliefert fühlen, beziehen sich Phobien auf Objekte oder Situationen, die als bedrohlich oder ängstigend erlebt werden.

Für viele Phobien ist dabei kennzeichnend, daß die davon betroffenen Patienten die Unangemessenheit ihrer Furcht (bzw. Befürchtungen) durchaus anerkennen, ihre Angst aber durch keine noch so »vernünftige Argumentation« gemindert werden kann. In diesem Sinne ist die phobische Reaktion als **neurotisches Symptom** zu verstehen, bei dem im Gegensatz zur Angstneurose eine deutlich bessere Angstbindung erreicht wird, da ja prinzipiell durch gezieltes Vermeidungsverhalten die drohende Angst erfolgreich abgewehrt werden kann. Harmlose Phobien (z. B. vor Spinnen, Nagetieren usw.) sind in der Bevölkerung weit verbreitet, jedoch klinisch kaum von Bedeutung.

Hatte man früher zunächst versucht, die Phobien mit zahlreichen griechischen beziehungsweise lateinischen Bezeichnungen nach dem auslösenden Gegenstand oder der auslösenden Situation zu katalogisieren, hat sich in den gegenwärtigen **Klassifikationssystemen** eine Gliederung durchgesetzt, die maßgeblich auf den Einfluß von **Marks** (vgl. Marks 1970, 1987) zurückgeht. Dieser unterschied zwei Gruppen:
- Agoraphobie, soziale Phobien und isolierte Phobien
- Krankheits- beziehungsweise Zwangsphobien

Bei der ersten Gruppe bestehen überwiegend externe angstauslösende Reize, bei der zweiten Gruppe dagegen interne.

Die **Agoraphobie** wird zwar klassifikatorisch den einfachen Phobien zugeordnet, ist aber allein schon phänomenologisch deutlich von diesen unterschieden.

> **Definition**
>
> **Agoraphobie** leitet sich vom griechischen Begriff »*agora*« (»Marktplatz«) her, womit ausgedrückt werden soll, daß eine irrationale Furcht vor öffentlichen Plätzen beziehungsweise Menschenansammlungen besteht. Der agoraphobe Patient vermeidet typischerweise soziale Situationen wie Benutzung von öffentlichen Verkehrsmitteln, Einkaufen in Kaufhäusern oder Supermärkten, aber auch Schlangestehen, Fahrstuhlfahren oder Fahren mit dem eigenen Auto.

Das heutige Konzept der Agoraphobie schließt (aufgrund faktorenanalytischer Untersuchungen von Marks) viele Phänomene der **Klaustrophobie** (Angst ein- oder abgeschlossen zu werden) mit ein. Agoraphobe Patienten können meist recht gut beschreiben, daß sie in der Öffentlichkeit vor allem befürchten, hilflos einem Angstanfall ausgeliefert zu sein, was entweder mit intensiver Scham verbunden ist (»was werden die anderen von mir denken?«) oder mit der Befürchtung, daß sie damit allein gelassen werden (»niemand kommt, um zu helfen«). Häufiger befürchten sie auch, daß es ihnen in der Öffentlichkeit schwindelig wird und sie »umfallen« könnten. Tatsächlich geschieht dies aber – wenn überhaupt – nur sehr selten. Bei der Mehrzahl agoraphober Patienten setzt die eigentliche **agoraphobe Vermeidungsreaktion** nach dem erstmaligen Auftreten eines Angstanfalls ein, wobei der Ort oder die Situation, bei dem dies geschah, vermieden wird in der Hoffnung, dadurch neuerlichen Angstanfällen entgehen zu können. Viele Agoraphobiker fühlen sich in Begleitung eines Partners oder manchmal auch nur einer symbolischen Repräsentanz, einer schutzgebenden Instanz (z. B. Hund oder das Anxiolytikum, das vom Arzt verschrieben worden ist) sicherer und können dann auch Angstsituationen tolerieren, denen sie sich »allein« nicht gewachsen fühlen. Im Verlauf der Erkrankung entwickelt sich oft eine chronifizierte und anhaltende »Angst vor der Angst«, was in Abhängigkeit von der persönlichen Angsttoleranz zu sehr schwerwiegenden sozialen Beeinträchtigungen führen kann – manche agoraphoben Patienten trauen sich dann praktisch nicht mehr aus der Wohnung und sind ganz auf die Hilfe anderer angewiesen.

> **Definition**
>
> Bei den **sozialen Phobien** steht im Vordergrund, daß die Aufmerksamkeit beziehungsweise kritische Beobachtung durch andere Menschen situativ gefürchtet wird.

Anonyme große Menschenmengen werden im Gegensatz zum Agoraphobiker nicht so sehr als bedrohlich erlebt, da hier die gefürchtete Situation der persönlichen Nähe zu einzelnen Menschen weitgehend entfällt. In die Gruppe sozialer Phobien fallen auch Ängste vor anderen zu erröten (**Erythrophobie**), öffentlich zu essen, vor anderen zu sprechen oder zu schreiben, um nur die bekanntesten Symptome aufzuzählen. Durch die konsequente Vermeidung dieser spezifischen Situationen wird in der Regel Angstfreiheit erreicht. Soweit nicht schwerwiegende soziale Folgen zu befürchten sind, nehmen viele Patienten mit sozialen Phobien diese Einschränkungen in Kauf und sind für psychotherapeutische Interventionen kaum motivierbar. Solche Patienten sind lieber bereit, sehr zurückgezogen zu leben und möglichst auch sozial isolierende Berufe zu ergreifen.

> **Definition**
>
> Bei den **einfachen Phobien** handelt es sich um eine Vielzahl klar eingrenzbarer Situationen oder spezifischer Objekte, wie zum Beispiel Tierphobien (Zoophobien), Höhenängste (Akrophobie), Ängste vor Gewitter, Feuer, Wasser (Schwimmen) usw.

Soweit diese Situationen oder Objekte vermieden werden können, erreicht der phobische Patient Angstfreiheit. Nur selten kommt es zu einer **Generalisierung** in dem Sinn, daß immer mehr Objekte oder Situationen, die symbolisch-assoziativ in Beziehung zum ursprünglichen phobischen Auslöser stehen, ebenfalls angstauslösend werden – ein Phänomen, das dagegen häufiger bei der Agoraphobie zu beobachten ist.

Bei den bisher skizzierten Phobien kann durch **Vermeidung** weitgehend **Angstfreiheit** erreicht werden. Bei den Ängsten beziehungsweise Befürchtungen, die sich auf den eigenen Körper, dessen Organe oder mögliche Krankheiten beziehen, gelingt indes die Vermeidung nicht mehr vollständig, das heißt, es besteht anhaltend mehr oder weniger starke Angst, die sich bis zu Angstanfällen steigern kann (häufig z. B. bei der »**Herzangstneurose**«). Dazu zählt zum Beispiel die **Dysmorphophobie**, bei der der Patient unter der quälenden und oft ans Wahnhafte grenzenden Befürchtung leidet, in der eigenen körperlichen Erscheinung mißgebildet zu sein (z. B. Haut, Nase, Kopfform usw.). Bei den krankheitsbezogenen Ängsten (z. B. **Karzinophobie**) ist eine phobische Vermeidungsreaktion ebenfalls nicht mehr möglich und wegen des hohen Leidensdrucks für die Patienten (und deswegen auch vielfach für die konsultierten Ärzte) nur schwer erträglich. Vielfach bestehen hier Überschneidungen mit hypochondrischen Entwicklungen.

> Der gemeinsame Nenner dieser Angststörungen ist, daß der Angsteffekt nicht mehr vollständig in der phobischen Symptombildung gebunden werden kann, was darauf hinweist, daß hier eine weitergehende Ich-strukturelle Labilität beziehungsweise Schwäche zugrundeliegt (ähnlich wie bei der Angstneurose).

Die **Abgrenzung** der **Krankheitsphobien** von den **Hypochondrien** ist uneinheitlich und fließend. Definitionsgemäß werden krankheitsbezogene Angstüberflutungen(-attacken) eher der Phobie und die chronische Sorge um die Gesundheit mit Ritualen und Interessenverschiebungen (z. B. intensive Lektüre einschlägiger Fachliteratur) eher der Hypochondrie zugeordnet.

Schließlich sind noch Ängste zu erwähnen, bei denen der (oft zwanghaft einschießende) Impuls gefürchtet wird, andere beispielsweise mit einem Messer oder spitzem Gegenstand zu verletzen (**Blaptophobie**) oder sie zu beschmutzen. Hier bestehen fließende Übergänge zu zwangsneurotischen Symptombildungen (z. B. bei Ängsten, sich zu beschmutzen oder von anderen »angesteckt« worden zu sein), denen häufig Konflikte mit aggressiven Phantasien beziehungsweise Impulsen zugrundeliegen.

Eine vergleichbare Nähe zur zwangsneurotischen Symptombildung besteht bei der »**kontraphobischen Vermeidung**«, bei der zwanghaft immer wieder gerade diejenigen Situationen aufgesucht werden, vor denen sich die Patienten in Wahrheit besonders fürchten. Hierbei empfinden viele der kontraphobischen Patienten keine oder nur geringe Angst, manche kontraphobischen Patienten wirken so, als müßten sie geradezu jede Art von Angst bei sich verleugnen (was sie erfahrungsgemäß für psychotherapeutische Interventionen nur sehr schwer, wenn überhaupt zugänglich macht). Durch ihre aktive Form der Abwehr bewältigen kontraphobische Menschen ihre Ängste zwar insgesamt besser, sind stattdessen aber anfällig dafür, Belastungs- und Gefahrsituationen erheblich zu unterschätzen (und sich dadurch ernstlich zu gefährden). Häufig sind sie »Aktivisten«, die zwanghaft jede Muße vermeiden müssen, was ihre sozialen Beziehungen zu anderen sehr belasten kann.

Ätiologie und Psychodynamik

Wesentlich zum psychodynamischen Verständnis von Phobien trägt der empirische Befund bei, daß tatsächlich negative Erfahrungen mit dem angstauslösenden Objekt oder der angstauslösenden Situation eher selten vorkommen, das heißt eine Phobie nicht einfach dadurch erklärt werden kann, daß irgendwann mit dem angstauslösenden Objekt eine schlechte Erfahrung gemacht worden ist und seitdem dieses Objekt vermieden wird. Im Rahmen psychoanalytischer Behandlungen von Phobien zeigte sich dagegen sehr viel häufiger, daß ihnen eine unbewußte Vorstellung beziehungsweise Phantasie zugrundeliegt, die sich auf eine intrapsychische Gefahrenquelle bezieht (z.B. verpönter Triebimpuls). Diese **unbewußte intrapsychische Gefahrenquelle** wird nach außen verschoben, wobei die äußere Gefahrenquelle symbolisch die ursprünglich innere Bedrohung repräsentiert. Zwar bleibt bei dieser Abwehroperation der Bedrohungsaspekt des angstauslösenden äußeren Objekts beziehungsweise der äußeren Situation erhalten, jedoch können diese sehr viel erfolgreicher als intrapsychische Gefahren vermieden werden, was eine deutliche intrapsychische Konfliktentlastung und mittelbar Angstminderung bewirkt.

Häufig tendiert phobisches Vermeidungsverhalten über Lernprozesse zur **Chronifizierung**, wobei es sich auch auf »assoziativ« ähnliche Objekte beziehungsweise Situationen ausweiten kann. Gerade bei chronifizierten Phobien ist die auslösende Konfliktdynamik pathogenetisch kaum mehr relevant, stattdessen sind maßgeblich lerntheoretische Prinzipien für die Persistenz der Symptomatik verantwortlich.

Bei vielen psychoanalytischen Autoren bestand lange die Meinung, daß den einfachen Phobien überwiegend **abgewehrte sexuelle Triebimpulse** beziehungsweise Wünsche auf ödipalem Konfliktniveau zugrundeliegen. Handelte es sich dagegen mehr um die Abwehr aggressiver beziehungsweise antisozialer Strebungen, ergäben sich meist fließende Übergänge zu einer **zwangsneurotischen Symptombildung** (z. B. Zwangsbefürchtung). Auch aus unserer Sicht nimmt die phobische Abwehr eine Mittelstellung zwischen Hysterie und Zwangsneurose ein, worauf schon Deutsch (1928) hingewiesen hat. Gegenwärtig werden jedoch immer mehr Kasuistiken phobischer Patienten bekannt, bei denen andere als sexuelle Konflikte eine pathogenetisch wirksame Rolle spielten – so zum Beispiel Ängste vor Bloßstellung beziehungsweise Beschämung, aber auch mehr existentielle Ängste wie »sich selbst zu verlieren oder aufzulösen« beziehungsweise »über sich die Kontrolle zu verlieren«. Die physiologisch gebahnte »natürliche Verunsicherung«, die man etwa bei hohen Türmen beim Blick in die Tiefe empfindet, kann sich beim Ich-strukturell labilen Patienten rasch zu einer intensiven Bedrohung steigern (»Sog in die Tiefe«), da diese äußere Situation symbolisch an die Brüchigkeit seines Ichs und dessen geringer Angsttoleranz erinnert. Ähnlich ist die Beklemmung, die man in abgeschlossenen engen Räumen empfindet (»abgeschnittene Fluchtwege«), primär eher physiologisch. Die eigentliche pathologische Angstreaktion entsteht hier erst sekundär durch die assoziative Verkopplung dieser Situation mit der unbewußten ängstigenden Phantasie.

> Wesentlich hierbei ist also, daß nicht wenige Situationen (und Objekte) eine ursächlich physiologische Verunsicherung bedingen und sich darüber vermittelt besonders leicht unbewußte (bedrohliche) Phantasien assoziativ mit ihnen verbinden können.

Bei der **Agoraphobie** handelt es sich um die häufigste und meist auch schwerste Form symptomgebundener Ängste, die jedoch insgesamt ein eher uneinheitliches Störungsbild zeigt. Ursprünglich verstand man darunter vor allem eine Angst vor weiten Flächen oder Räumen, gegenwärtig werden eher klaustrophobe Ängste beziehungsweise Ängste vor öffentlichen Plätzen oder Gebäuden mit Menschenansammlungen einbezogen, wobei fließende Überschneidungen mit mehr sozialen Ängsten (z.B. vor Ansteckung) bestehen.

Die **agoraphobe Symptomatik** beginnt oft mit einem akuten Angstanfall, wobei aber häufig zunächst nur dessen somatischen Äquivalente beziehungsweise Korrelate wahrgenommen werden (z. B. vegetative Symptome wie Schwindel, Benommenheit, Kreislaufbeschwerden, Herzsensationen usw.). Bei etwa 60% der agoraphoben Patienten (Garssen et al. 1983) läßt sich ein Hyperventilationssyndrom nachweisen, wobei sie aber ihre Fehlatmung oft nicht wahrnehmen (wohl aber deren physiologisch auftretenden Folgesymptome katastrophisch fehlinterpretieren). Treten mehr herzbezogene vegetative Symptome auf, kann sich die Agoraphobie zur Herzangstneurose entwickeln. Wegen der auffälligen Ähnlichkeit der agoraphoben Symptomatik mit der Angstneurose plädierte vor allem Bowlby (1976) dafür, die **Agoraphobie** als **Sonderform** der **Angstneurose** aufzufassen. Beim agoraphoben Patienten ist nicht der phobische Abwehrvorgang der Verschiebung (s. oben) pathogenetisch wirksam, sondern die Abwesenheit oder der Verlust einer Bezugsperson oder einer anderen sicherheitsgebenden Basis, auf die man sich zubewegen würde. Bowlby bezeichnet daher konsequenterweise die Agoraphobie als »**Pseudophobie**«, da psychodynamisch ja nicht die phobische Vermeidung im Vordergrund steht, sondern die (existentiell erlebte) Angewiesenheit auf eine schutzgebende Bezugsperson.

> In diesem Sinn hat also der agoraphobe Patient nicht eigentlich Angst vor öffentlichen Plätzen, Gebäuden oder Menschenansammlungen, sondern vermißt dabei vielmehr die Nähe eines Menschen, der ihm Schutz und Sicherheit vermittelt.

Von daher wird verständlich, warum viele Agoraphobiker solche Angstsituationen besser ertragen können, wenn sie von Bezugspersonen begleitet werden. In diesem Zusammenhang ist noch zu erwähnen, daß auch den kindlichen **Schulphobien** nach Bowlby (1976) eher Bindungskonflikte zugrundeliegen, sie also psychodynamisch gesehen deutlich von den einfachen Phobien abzugrenzen sind. Insgesamt spricht vieles dafür, daß bei der Agoraphobie wie bei der Angstneurose erhebliche Ich-strukturelle Einschränkungen bestehen (insbesondere wenig Autonomie bzw. Selbstsicherheit erreicht werden konnte), was auf Entwicklungsstörungen wie ausgeprägte kindliche Bindungsverunsicherung durch ambivalentes Elternverhalten hindeutet (vgl. Bowlby 1976; Silove et al. 1991).

> Zusammenfassend sprechen die Befunde der meisten genetischen Studien für die psychodynamische Hypothese von Bowlby, die Agoraphobie nicht als eine besondere Untergruppe der Phobien, sondern als spezielle

> Form der Angstneurose zu betrachten (vgl. Noyes et al. 1986), bei der es den Patienten gelungen ist, ihre Ängste gewissermaßen mehr »phobisch« zu organisieren.

Epidemiologie

Bei der amerikanischen ECA-Studie ergab sich eine Lebenszeit-Prävalenz von insgesamt 14,7% für klinisch relevante Phobien, wobei aber die Prozentrate von schwächer ausgeprägten Phobien sicher erheblich höher liegen dürfte. Speziell für die Agoraphobie lagen in der ECA-Studie und in der Münchner Follow-up-Studie die 6-Monats-Prävalenzraten zwischen 2,7 und 5,5% beziehungsweise für die Lebenszeitprävalenz zwischen 3,4 und 9% (Myers et al. 1984; Robins et al. 1984; Wittchen 1986). Bei der Soziophobie werden in der ECA-Studie die 6-Monats- beziehungsweise Lebenszeit-Prävalenz-Raten mit 2,7 beziehungsweise 3,8% angegeben (Davidson et al. 1993).

Verlauf

Die Verlaufsprognose ist zumindest für die Gruppe der klinisch bedeutsamen Phobien ohne adäquate Behandlung vergleichbar ungünstig wie bei der Angstneurose einzustufen (Schapira et al. 1972; Coryell et al. 1983). In der Münchner Follow-up-Studie (Wittchen 1986) zeigte sich für die **Agoraphobie**, daß nach 7 Jahren etwa 90% der erstmals untersuchten Patienten weiterhin eine agoraphobe Symptomatik aufwiesen.

Aus **neurophysiologischer Sicht** sprechen einige Befunde dafür, die **Agoraphobie** als eine »schwere Verlaufsform« der **Panikstörung** anzusehen. Eine **hereditäre Komponente** gilt wie bei der Panikstörung als gesichert, Frauen sind im Verhältnis von etwa 4:1 häufiger als Männer betroffen (vgl. Noyes et al. 1986; Eaton et al. 1991). Kendler et al. (1992) kommen in einer umfangreichen Studie zu dem Resumée, daß die Agoraphobie im Vergleich zu den einfachen Phobien einen deutlich späteren Krankheitsbeginn aufweist: Sie hat einen Häufigkeitsgipfel zwischen dem 20. und 30. Lebensjahr, Tierphobien treten demgegenüber gehäuft schon im Vorschulalter auf. Darüber hinaus besitzt die Agoraphobie eine hohe Komorbiditätsrate (z.B. mit Depression) sowie eine bedeutsame hereditäre Komponente (bis 12% bei Verwandten ersten Grades). Die **Soziophobie** nimmt hinsichtlich dieser Kriterien dagegen eher eine Mittelstellung ein.

Für die **Soziophobie** wurden Remissionsraten von 27% bei einer durchschnittlichen Krankheitsdauer von etwa 19 Jahren (!) berichtet (Davidson et al. 1993), bei den unbehandelten **einfachen Phobien** ist mit vergleichbaren Zahlen zu rechnen. Sofern letztere nur gering ausgeprägt sind, nehmen die davon betroffenen Patienten erfahrungsgemäß kaum psychotherapeutische Hilfe in Anspruch, was natürlich die Chronifizierung der phobischen Symptomatik sehr begünstigt. Der Lebenserfahrung und der klinischen Beobachtung entspricht die Annahme, daß zahlreiche subklinische Phobien (»in meiner Jugend hatte ich mal eine zeitlang Angst vor dem Autofahren ...«) ebenso rasch wieder schwinden – vermutlich durch erfahrungsbedingte Extinktion – wie sie aufgetreten sind.

Therapie

Bei der Psychotherapie phobischer Ängste ist zunächst abzuklären, ob es sich differentialdiagnostisch um einfache beziehungsweise komplizierter strukturierte Phobien handelt, wobei bei letzteren fließende Übergänge zur Angstneurose bestehen. Viele Patienten mit einfachen Phobien wollen eine rasche Symptomentlastung und sind eher selten an einer aufdeckenden Psychotherapie interessiert. Für solche Phobiker ist eine ausschließlich **symptomorientierte Verhaltenstherapie** Behandlung der ersten Wahl, da deren praktisches Vorgehen dem Bedürfnis dieser Patienten nach gezielter Symptombeseitigung gut entspricht und deren Wirksamkeit hierfür gesichert ist. Viele einfache Phobien sind mit Verhaltenstherapie vergleichsweise rasch und auch anhaltend erfolgreich zu behandeln (vgl. Übersicht hierzu von Ehlers et al. 1991). Ansonsten kann je nach Einbezogenheit der Gesamtperson in die Psychodynamik sowie Introspektionsfähigkeit und Motivation der Patienten auch niederfrequente Psychotherapie (1 Sitzung wöchtlich im Sitzen) bis hin zum psychoanalytischen Standardsetting (3 bis 4 Sitzungen wöchentlich im Liegen) empfohlen werden. Bei der **Agoraphobie** ist neben **Verhaltenstherapie** als 1. Wahl auch eine **psychodynamisch orientierte Psychotherapie** angezeigt, wobei man im wesentlichen mit den gleichen therapeutischen Schwierigkeiten zu rechnen hat, wie sie generell bei der Psychotherapie von angstneurotischen Patienten auftreten (vgl. Kap. 5.2.4, S. 246 ff). Bei der **Soziophobie** zeigen sich ebenfalls häufiger deutliche Überschneidungen mit der Angstneurose, das heißt bestehen öfters weitergehende Ich-strukturelle Störungen, weshalb auch hier eine längerfristige psychodynamisch orientierte Psychotherapie indiziert erscheint (soweit der Patient sich seinerseits darauf einlassen möchte). Grundsätzlich sollten gerade bei der psychodynamisch orientierten Psychotherapie phobischer Störungen auch angstkonfrontierende beziehungsweise übende Elemente integriert sein – etwa verbunden mit der Aufforderung, über die eigenen Empfindungen, Phantasien beziehungsweise Assoziationen während der Konfrontation mit dem phobischen Stimulus später mit dem Therapeuten zu sprechen. Diese Empfehlung ist keineswegs neu, bereits Freud hatte 1919 entschieden darauf hingewiesen, daß man den Patienten aktiv dazu auffordern muß, sich mit der angstauslösenden Situation (bzw. dem angstauslösenden Objekt) zu konfrontieren, andernfalls die freie Assoziation kein konfliktrelevantes Material für die Psychoanalyse zutage fördert – mit anderen Worten:

> Die psychoanalytische Behandlung droht zu stagnieren oder gar zu scheitern, wenn es nicht gelingt, den Patienten zur Aufgabe oder wenigstens Lockerung seiner phobischen Vermeidungshaltung zu bewegen, die auch auf der Ebene der Übertragungsbeziehung beziehungsweise freien Assoziationen die symptombedingenden konflikthaften Themen auszusparen versucht.

Eine über Monate sich hinziehende psychoanalytische Therapie gleich welcher wöchentlicher Stundenfrequenz, die nicht zur deutlichen Rückbildung des phobischen Vermeidungsverhaltens führt, muß ausnahmslos hinsichtlich ihrer Indikationsstellung überprüft werden (Freud 1919, S. 191: »Man wird kaum einer Phobie Herr, wenn man abwartet, bis sich der Kranke durch die Analyse bewegen läßt, sie aufzugeben.«). Da es in der Psychotherapieforschung deutliche Hinweise dafür gibt, daß es die gleiche Gruppe von Patienten ist, die von allen Formen von Psychotherapie profitiert oder nicht profitiert, kann in jedem Einzelfall auch das alternative Therapieverfahren (psychoanalytisch oder verhaltenstherapeutisch) zum Erfolg führen.

Fallbeispiele

Fallbeispiel

Eine 40jährige Frau trat im Erstkontakt zunächst betont selbstbewußt auf, wirkte im Gespräch dann aber rasch unsicher und ängstlich. Vor etwa 15 Jahren hätte sie im Rahmen ihres Medizinstudiums einerseits hypochondrische Befürchtungen, andererseits aber heftige Ängste vor Spritzen entwickelt – vor allem, wenn sie selbst Patienten Blut abnehmen mußte beziehungsweise Spritzen zu verabreichen hatte. Diese Phobie habe sich in der Folgezeit verschlimmert, zunehmend hatte sie die Befürchtung, daß sie Patienten schwer schädigen oder gar töten könnte, indem sie versehentlich ein falsches Medikament spritzte. Im Praktischen Jahr brach sie schließlich das Studium ab, da sie sich keinerlei Kompetenz mehr zutraute, ihre Patienten ärztlich beziehungsweise medizinisch angemessen betreuen zu können. Gegenwärtig kämpfe sie bei der Erziehung ihrer beiden kleinen Kinder damit, daß sie diese vor »jeglichen Verletzungen« schützen müsse und befürchte, eine »heimtückische Erkrankung zu übersehen«, die tödliche Folgen haben könnte.

Biographisch bedeutsam war eine ausgeprägte Rivalität mit ihrem 3 Jahre jüngeren Bruder; bei seiner Geburt reagierte sie erstmals mit phobischen Ängsten. Aus ihrer Sicht war er der bevorzugte Liebling der Eltern; sie habe sich während ihrer Kindheit und Jugend immer wieder vergeblich bemüht, durch Leistung und betont jungenhaftes Auftreten elterliche Anerkennung zu gewinnen. Im Verlauf der Psychotherapie wurde ihr zunächst bewußt, wie sehr sie sich gewünscht hatte, daß ihr Bruder »verschwindet«, später konnte sie sich eingestehen, daß sie ihn gern am liebsten selbst »beiseite geschafft« hätte. Das Medizinstudium habe sie vor allem deswegen aufgenommen, um ihrem Vater, der selbst gern Medizin studiert hätte (sich aber wegen »vegetativer Labilität« diesen Wunsch versagt hatte) zu beweisen, »was in ihr steckt«.

Die phobische Symptomatik kam im zeitlichen Zusammenhang mit dem Beginn des Medizinstudiums ihres Bruders auf, der wie schon in der Schule auch als Student mit »besten Leistungen« glänzte und sie sich ihm gegenüber neuerlich klein und minderwertig vorkam.

Dieses Beispiel beschreibt eine phobische Entwicklung mit zunehmender Tendenz zur zwangsneurotischen Symptombildung, wobei psychodynamisch vor allem (unbewußte) Konflikte mit aggressiven Impulsen (Rivalität und Eifersucht) zugrundeliegen.

--- **Fallbeispiel** ---

Ein 42jähriger Mann schildert, daß er akut seit etwa einem halben Jahr mit einer panischen Angst vor dem Telefonieren kämpfe. Er könne zwischenzeitlich keine Telefonate mehr führen, was für ihn in seinem Beruf sehr hinderlich sei (er ist Programmierer in einer Versicherung), selbst die bloße räumliche Nähe zu einem Telefonapparat bereite ihm »Spannungsgefühle«. Er könne sich nicht im geringsten erklären, warum es bei ihm zu dieser Symptomatik gekommen sei – in letzter Zeit befürchte er, daß er vielleicht »nicht richtig im Kopf« sei. Im weiteren Gespräch ist zu erfahren, daß er als Schüler große Schwierigkeiten gehabt habe, in der Klasse vor anderen zu sprechen (wenn er z.B. vom Lehrer aufgerufen wurde). Er habe diese Unsicherheit aber später im Beruf recht gut in den Griff bekommen. Vielleicht, so räumt er aber ein, habe er unterschwellig schon immer mit dem Gefühl gekämpft, anderen gegenüber unterlegen zu sein.

In weiteren Gesprächen wurde deutlich, daß er innerlich sehr mit der Vorstellung kämpft, daß ihn im Alter ein ähnliches Schicksal treffen könnte, wie er es bei seinem Vater als Kind erlebt hatte: Dieser sei aus ihm nicht bekannten Gründen »nervös und fahrig« geworden, habe über lange Zeit deswegen auch Psychopharmaka nehmen müssen. Als Jugendlicher habe er darunter gelitten, daß sein Vater sich immer mehr zurückgezogen habe, auch innerhalb der Familie kaum mehr belastbar gewesen sei. Beruflich hätte sein Vater wohl ebenfalls erhebliche Probleme gehabt, insbesondere hätte er sich gegenüber seinen Kollegen beziehungsweise Vorgesetzten nicht behaupten können. Für den Patienten war zunächst keine Auslösesituation für seine eigene phobische Symptomatik erkennbar, erst später wurde ihm bewußt, daß er sich in seinem Arbeitsgebiet zunehmend überfordert fühlte, mit der rasanten Entwicklung der EDV beziehungsweise Software Schritt zu halten. Er hatte selbst Programme für die eigene Versicherung zu entwickeln, kam aber mit den gestellten Aufgaben zeitlich immer häufiger in Verzug. Da er ein Zimmer für sich allein hatte, kommunizierte er überwiegend telefonisch mit den anderen. Erst jetzt wurde ihm bewußt, wie sehr er bei jedem Telefonanruf befürchtete, daß sein Vorgesetzter oder Kollegen sich bei ihm beschweren, weshalb er so lange mit seiner Arbeit brauche. Die Ängste seiner Kindheit und Jugend, ähnlich wie sein Vater und schließlich von allen überfordert zu werden, reaktivierten sich aufs Neue.

Phänomenologisch handelt es sich bei diesem Fallbeispiel um eine typische soziale Phobie.

Zusammenfassung

Die phobischen Ängste sind definitionsgemäß auf eine spezifische Situation oder ein Objekt bezogen, können aber entsprechend lerntheoretischen Gesetzmäßigkeiten auch generalisieren, das heißt sich auf weitere Situationen beziehungsweise Objekte ausdehnen, die in assoziativer (symbolischer) Beziehung zum ursprünglichen phobischen Stimulus stehen. Erfahrungsgemäß deutet die weitergehende Tendenz zur Generalisierung auf eine Ich-strukturelle Schwäche hin. Es lassen sich drei **Gruppen** von **Phobien** unterscheiden:
- die **einfachen Phobien**, welche häufig vorkommen (jedoch oft nur gering ausgeprägt sind und von denen sich die davon betroffenen Patienten kaum eingeschränkt fühlen)
- die **Soziophobie**, bei der im allgemeinen ein größerer Leidensdruck besteht (da diese Phobie oft mit erheblichen sozialen Einschränkungen verbunden ist)
- die **Agoraphobie** (mit und ohne Panikstörung)

Eine besondere Gruppe stellen Phobien dar, die überwiegend den Charakter von **zwanghaft aufkommenden Befürchtungen** haben (z.B. jemanden mit einem spitzen Gegenstand zu verletzen) – hier bestehen fließende Übergänge zu mehr zwangsneurotischen Symptombildungen. Bei den einfachen Phobien besteht der charakteristische **Abwehrvorgang** in der **Verschiebung**: Eine ursprünglich intrapsychische Gefahrenquelle (z. B. verpönte Triebimpulse oder Wünsche) wird projektiv nach außen gewendet (auf ein Objekt oder eine Situation), wobei sie aber als nunmehr externalisierter angstauslösender Stimulus erfolgreich vermeidbar ist. Meist steht der phobische Stimulus in symbolischer Beziehung (über unbewußte assoziative Kopplung) mit dem ursprünglichen intrapsychischen Konflikt, das heißt, die phobische »Objektwahl« ist keineswegs nur zufällig, sondern psychodynamisch determiniert. Von daher erklärt sich auch, daß nur für eine Minderzahl der Phobien negative Erfahrungen mit dem angstauslösenden Objekt oder der angstauslösenden Situation verantwortlich sind, welche in der Folge dann eine persistierende phobische Vermeidungsreaktion bedingen.

Der **Agoraphobie** liegt psychodynamisch nicht die projektive Verschiebung einer intrapsychischen Gefahrquelle nach außen zugrunde (wie bei der einfachen Phobie), sondern wesentlich die **Angst vor** der **Abwesenheit** einer **sicherheitsgebenden Bezugsperson** oder Basis, worauf besonders Bowlby (1976) hingewiesen hat. Aufgrund dieser Konfliktkonstellation ist die Agoraphobie psychodynamisch eher als eine spezielle Verlaufsform der Angstneurose zu betrachten.

Für die **Therapie** haben sich bei den einfachen Phobien und der Agoraphobie verhaltenstherapeutische Maßnahmen gut bewährt und sind vor allem dann indiziert, wenn der Patient kein weitergehendes Interesse für Konfliktaufdeckung zeigt. Bei bestimmten Formen der Agoraphobie, aber auch schwereren Formen der Soziophobie ist auch eine psychodynamische Psychotherapie zu empfehlen, die jedoch übende beziehungsweise angstkonfrontierende Elemente mit beinhalten sollte.

Literatur

Bowlby J. Trennung. Psychische Schäden als Folge der Trennung von Mutter und Kind. München: Kindler 1976.

Coryell W, Noyes R, Clancy J. Panic disorder and primary unipolar depression. J Affective Disord 1983; 5: 311-7.

Davidson JRT, Hughes DL, George LK, Blazer DG. The epidemiology of social phobia: findings from the Duke Epidemiological Catchment Area Study. Psychol Medicine 1993; 23: 709-18.

Deutsch H. Zur Genese der Platzangst. Int Z Psychoanal 1928; 14: 297-314.

Dilling H, Mombour W, Schmidt MH (Hrsg). Weltgesundheitsorganisation. Internationale Klassifikation psychischer Störungen. Bern, Göttingen, Toronto: Huber 1991.

Eaton WW, Dryman A, Weissman MM. Panic and phobia. In: Psychiatric Disorders in America. Robins LN, Regier DA (eds). New York: The Free Press 1991.

Ehlers A, Margraf J, Schneider S. Angstneurosen, Paniksyndrome und Agoraphobien. In: Verhaltenstherapeutische Psychosomatik in Klinik und Praxis. Meermann R, Vandereycken W (Hrsg). Stuttgart, New York: Schattauer 1991.

Freud S. Wege der Psychoanalytischen Therapie. 1919. GW Bd XII. Frankfurt: Fischer 1975.

Garssen BW, Van Veenendaal W, Bloemink R. Agoraphobia and the hyperventilation syndrome. Behav Res Ther 1983; 21: 643-9.

Kendler KS, Neale MC, Kessler RC, Heath AC, Lindon JE. The genetic epidemiology of phobias in women. The interrelationship of agoraphobia, social phobia and simple phobia. Arch Gen Psychiatry 1992; 49: 273-81.

Marks IM. The classification of phobic disorders. Brit J Psychiatry 1970; 116: 377-86.

Marks IM. Fears, phobias, and rituals. Panic, anxiety and their disorders. New York, Oxford: Oxford University Press 1987.

Myers JK, Weissmann MM, Tischler GL, Holzer CE, Leaf PJ, Orvaschel H, Anthony JC, Boyd JH, Burke JD, Kramer M, Stolzman R. Six-month prevalence of psychiatric disorders in three communities. Arch Gen Psychiatry 1984; 41: 959-67.

Noyes R, Crowe RR, Harris EL, Hamra BJ, McChesney CM, Chaudry CM, Chaudry DR. Relationship between panic disorder and agoraphobia. Arch Gen Psychiatry 1986; 43: 227-32.

Robins LN, Helzer JE, Weismann MM, Orvaschel H; Gruenberg E, Burke JD, Regier DA. Lifetime prevalence of specific psychiatric disorders in three sites. Arch Gen Psychiatry 1984; 41: 949-58.

Schapira K, Roth M, Kerr TA, Gurney C. The prognosis of affective disorders: the differentiation of anxiety states and depressive illnesses. Brit J Psychiatry 1972; 144: 633-7.

Silove D, Parker G, Hadzi-Pavlovic D, Manicavasgar V, Blaszcynski A. Parental representations of patients with panic disorder and generalised anxiety disorder. Brit J Psychiatry 1991; 159: 835-41.

Wittchen HU. Epidemiology of panic attacks and panic disorders. In: Panic and Phobias. Hand I, Wittchen HU (eds). Berlin: Springer 1986.

Literaturempfehlungen

Rüger U (Hrsg). Neurotische und reale Angst. Der Beitrag der Psychoanalyse zur Erkennung, Therapie und Bewältigung von Angst in der klinischen Versorgung und im psychosozialen Feld. Göttingen: Vandenhoeck & Ruprecht 1984.

5.2.6 Depression

Herbert Will

> **ICD-10-Klasssifikation**
>
> Die depressiven Störungen werden im Abschnitt F3 (affektive Störungen) zusammen mit der manischen Episode (F30) und der bipolaren affektiven Störung (F31) klassifiziert. Die depressiven Störungen werden weiter unterteilt in die depressive Episode (F32), die rezidivierende depressive Störung (F33) und als eine Form der anhaltenden affektiven Störung (F34) die Dysthymia (F34.1). Die diagnostische Kategorie der Dysthymia hat nach den Autoren der ICD-10 »sehr viel mit den Konzepten der depressiven Neurose und der neurotischen Depression gemeinsam«.

Krankheitsbild

Vieles spricht dafür, Depression nicht als einheitliches Krankheitsbild anzusehen, sondern von einer **Gruppe der Depressionen** auszugehen mit Unterschieden in Ätiologie, Pathogenese, Erscheinungsbild und Verlauf. Biologische, psychologische und soziale Faktoren sind dabei auf komplexe Weise miteinander verschränkt (z.B. Neurotransmitter, unbewußte Konflikte, Arbeitslosigkeit). Die Erforschung der depressiven Zustände in den verschiedensten Wissenschaften – psychopathologisch, biologisch-psychiatrisch, sozialpsychiatrisch-epidemiologisch, psychoanalytisch, psychologisch – hat eine Fülle von allgemein anerkanntem Wissen darüber bereitgestellt, das ich hier nicht referieren kann (empfehlenswerter Überblick z.B. bei Hautzinger u. de Jong-Meyer 1994, abgesehen von ihrer erstaunlichen Ignoranz gegenüber psychoanalytischem Wissen). Die deskriptive Klassifikation depressiver Störungen nach DSM-III-R und ICD-10 faßt klinische Syndrome, Schweregrade und Verläufe zusammen, ist insgesamt jedoch verwirrend und noch nicht glücklich gelöst (zur Diskussion vgl. Bronisch 1990, 1992; Hole 1992, Hoffmann 1994, Wolfersdorf 1995).
Im Sinne einer »doppelten Buchführung« haben sich die meisten Kliniker an die operationalisierte Klassifikation gewöhnt (Dilling u. Freyberger 1994), verwenden jedoch im Alltag weiterhin die bewährte **klinische Unterteilung** der Krankheitsbilder in:
- psychotische Depressionen oder Melancholien (monopolare oder bipolare Zyklothymien)
- Depressionen bei schweren Persönlichkeitsstörungen (Borderline-Depressionen)
- neurotische Depressionen (Dysthymien)
- depressive Reaktionen auf belastende Lebensumstände

Für die psychotherapeutische Medizin wichtig ist die hohe **Komorbidität**, das heißt das gemeinsame Auftreten depressiver Störungen mit anderen psychiatrischen, psychosomatischen und körperlichen Erkrankungen – so verschiedenartigen etwa wie Eßstörungen, Herzinfarkt oder die Parkinson-Krankheit. Zu ihrer Einschätzung ist ein hoher Stand an differentialdiagnostischem Wissen und Erfahrung gefragt. Nie zu vergessen ist dabei die Möglichkeit somatogener Depressionen, verursacht durch körperliche Störungen wie Hypothyreose oder hirnorganische Veränderungen oder die Nebenwirkung von Medikamenten wie Reserpin.
Erwähnt sei die bedeutsame **Unterscheidung von Trauer und Depression** (Beutel u. Weiner 1993). Trauer ist kein pathologischer Zustand, sondern die für viele Menschen angemessene Reaktion auf den Verlust einer geliebten, nahestehenden Person. Sie ähnelt in ihrer Symptomatik manchen depressiven Zuständen, in der Psychodynamik ist sie jedoch deutlich davon unterschieden.

> Trauernde trauern um das, was sie verloren haben, Depressive hängen dem nach, was sie nicht bekommen haben.

Während der Trauerprozeß im Mittel nach etwa 4 Monaten abgeklungen ist, wird er bei 10 bis 20% der Trauernden durch depressive Konflikte kompliziert und droht, im Sinne einer depressiven Störung zu persistieren.

Epidemiologie

Depressive Störungen gehören zu den häufigsten Erkrankungen. In Industrienationen leiden 4,5 bis 9,3% aller Frauen an behandlungsbedürftigen Depressionen (Punktprävalenz) und 2,3 bis 3,2% aller Männer (Angst 1987). Dilling et al. (1984) fanden in der oberbayerischen Bevölkerung 1,4% endogener Depressionen und 12,9% nichtendogener Depressionen, jeweils aktuell behandlungsbedürftig. In der psychosomatisch-psychotherapeutischen Ambulanz des Münchener Universitätsklinikums wurde bei 29,7% der Patienten die Diagnose einer neurotischen Depression gestellt (Haupt- oder Zweitdiagnose), in der stationären Psychotherapie-Abteilung bei 36,1% der Patienten (von Rad et al. 1994). Insgesamt scheint die Häufigkeit depressiver Störungen zuzunehmen (Hagnell et al. 1982). Angesichts dieser Zahlen stellen die Depressionen eine enorme Herausforderung für die Psychotherapie dar.

Im folgenden möchte ich mich auf psychoanalytische Aspekte konzentrieren. Zur Bedeutung depressionstypischer Kognitionen und interpersoneller Verhaltensweisen seien die Zusammenfassungen von Hautzinger (1994) sowie Schramm und Berger (1994) empfohlen. Zum Verhältnis psychoanalytischer Befunde zu denen der Nachbarwissenschaften sind die Diskussionen bei Basch (1975), Cornell (1985), Weiner (1996) sowie Blatt und Maroudas (1992) empfehlenswert.

Allgemeine Charakteristika der Depression

Karl Abraham hat in seiner Studie über **Giovanni Segantini** (1911) die ersten wichtigen Gesichtspunkte der Depression herausgearbeitet. Segantini war der seinerzeit weltberühmte Maler der Schweizer Alpen und des Mutterglücks (Ave Maria bei der Überfahrt). Er hatte als kleiner Junge seine Mutter verloren und bald darauf auch den Vater und mußte sich durch eine armselige Jugend kämpfen. Abraham fand in seiner Malerei eine allgegenwärtige Muttersehnsucht, eine Verleugnung der Bedeutung des Vaters, ein plötzliches Umschlagen des idealen Mutterbildes in strafende Visionen (Die Hölle der Wollüstigen) und eine zunehmende Todessehnsucht. Manische Arbeitswut, trostlose deprimierte Stimmungen und eine heftige unbewußte Ambivalenz gegenüber der Mutter kommen in Segantinis Werk zum Ausdruck. In seinem großartigen und wirren Tod auf dem Schafberg oberhalb Pontresinas mag er unbewußt seine Selbstzerstörung und zugleich die Rückkehr in die Arme von Mutter Natur inszeniert haben. Später (1924) postulierte Abraham als Kennzeichen der Melancholie eine frühkindliche »Urverstimmung« infolge der Enttäuschung an den frühesten Objekten, eine orale Fixierung und den abgewehrten aggressiven Konflikt. Freud (1916) fügte die narzißtische Objektbesetzung und Regressionsneigung hinzu; und damit war die klassische **Trias** einer **Disposition zur Melancholie** formuliert:
- Oralität,
- Ambivalenzkonflikt und
- Narzißmus,

entwickelt auf der Basis frühkindlicher Objektverluste beziehungsweise -enttäuschungen.

Auf die Objektbeziehungen übertragen heißt dies:
Der **Grundkonflikt** des **Depressiven** ist begründet in seiner engen, präödipal geprägten Bindung an ein Objekt (Mutterimago), während Dritte (Vater, Geschwister, äußere Realität usw.) zumindest in den Phantasien und Wünschen tendenziell heruntergespielt werden – bei Segantini kommt der Vater nicht vor. Das mütterliche Objekt wird einerseits mit intensiver Liebessehnsucht und Anhänglichkeit gesucht; andererseits fürchtet der Depressive Abweisung, Enttäuschung, Kränkung und ist selbst voller (meist abgewehrter) Wut. Daraus resultiert seine große Angst vor Liebesverlust (passiv) beziehungsweise phantasierter Objektzerstörung (aktiv, meist unbewußt), mit der er paradoxerweise gerade sein geliebtes Objekt bedroht. Viele der pathologischen Erlebens- und Verhaltensweisen Depressiver lassen sich aus dem Umgang mit diesen Ängsten erklären.
Für die **akute depressive Erkrankung** wurden unter anderem die folgenden **Charakteristika** beschrieben.

Verlust

Ein Verlust, ein Trennungstrauma, mit dem die Depressiven nicht fertig werden, ist als Auslöser zu sehen. Er mag äußerlich kaum wahrnehmbar sein, hat jedoch immer eine erhebliche unbewußte Bedeutung, weil die Erinnerungsspuren früheren Verlusterlebens wachgerufen werden.

Während der Affekt der Angst sich auf eine drohende Gefahr bezieht, geht es in der Depression um ein »fait accompli«, eine unumstößlich scheinende Tatsache (Haynal 1978). Der Verlust wird als endgültig erlebt, gerade als sei nichts mehr daran zu ändern; die Depressiven kapitulieren gleichsam vor ihm. Neben wichtigen Objektbeziehungen können eigene Fähigkeiten, Gesundheit oder die körperliche Integrität ebenso verloren gehen wie Werte, Ideale, Ziele, Freiheit, Heimat, Arbeitsplatz, materieller Besitz. Oft handelt es sich überwiegend um einen »Verlust in der Phantasie« (Mahler 1966). Entscheidender als sein äußeres Gewicht ist der innere Konflikt, der durch das Verlusterleben angestoßen wird und der anstelle einer Trauerreaktion den depressiven Prozeß anstößt. Dieser läuft weitgehend unbewußt ab. Es kommt schließlich zu einem Verlust der mit dem Objekt verbundenen Selbstanteile, Ich-Funktionen und Affekte, etwa von Liebe, Hoffnung und Interesse (Grinberg 1978). Man kann den Vorgang geradezu so beschreiben (Joffe u. Sandler 1965), daß beim Objektverlust letztlich ein befriedigender Selbstzustand verlorengehe, für den das Objekt nur Vehikel gewesen sei. Objekt-, Ich- und Selbstverlust gehen Hand in Hand.

Rückzug

Freud (1916) betonte den narzißtischen Rückzug des Melancholikers vom Objekt auf das eigene Ich. Er sprach von der Auflassung der unbewußten Objektbesetzung und einer Regression der erotischen und aggressiven Libido ins Ich. Diesem innerpsychischen Vorgang entspricht ein interpersonaler Rückzug. Er stellt die typische depressive Reaktion auf Enttäuschung, Entbehrung und Frustration dar. Dabei können Brücken zu anderen Menschen bestehen bleiben, etwa in Form von oral-passiven Wünschen, Anklammerung oder beißendem Haß und Vorwürfen.

Regression

Abraham (1912) hat die oralen und analen Ausdrucksformen der Triebregression beschrieben, und die »Sauglust« und »Beißlust« der Depressiven sowie den imaginären Vorgang des oralen Aufnehmens (Introjektion) hervorgehoben. Freud (1916) betonte die Ich-Regression von der Objektbesetzung zum Narzißmus und den damit verbundenen Verlust von Realitätsfunktionen. Die Regression der Objektbeziehung auf eine dyadische und oft scheinbar monadische Position hat dabei nicht selten mit der Abwehr ödipaler, triangulärer Konflikte zu tun. Zeitgenössische Selbstpsychologen betonen demgegenüber vor allem die aktuelle Regression des Selbstgefühls im Sinne einer Einschränkung seiner differenzierten Funktions- und Regulationsmöglichkeiten (Basch 1975).

Innerer unbewußter Konflikt

Statt eines äußeren, interpersonal inszenierten Konflikts wird hinter der Maske des Rückzugs ein innerer unbewußter Konflikt aktiviert. Anstelle objekt- und realitätsbezogener Wünsche und Affekte treten selbstbezügliche Emotionen in den Vordergrund (»me-emotions«), etwa von Schuld oder Scham, die den inneren Konflikt anzeigen.

Hemmung beziehungsweise Verlangsamung

Die typische depressive Symptomatik geht einher mit einer globalen Einschränkung von Ich-Funktionen, Assoziationskraft und Symbolisierungsfähigkeit (Freedman 1986), mit psychomotorischer Verlangsamung und der Hemmung vitaler Funktionsabläufe. Freud (1926) erklärte sie durch die Energieverarmung im Zusammenhang mit einer psychischen Aufgabe von besonderer Schwere. In ihrer psychosomatischen Bedeutung ist die Fülle dieser depressiven Kernsymptome noch wenig untersucht, obwohl sie ein wichtiges Bindeglied zwischen psychoanalytischen Beobachtungen und den Erkenntnissen über biologische Abläufe bei depressiven Zuständen darstellt (Widlöcher 1983, 1988; Haynal et al. 1988; Weiner 1996). Dabei ist es wichtig, zwischen neurotischer Hemmung und psychosomatischer »endogener« Verlangsamung zu unterscheiden (Jacobson 1971). Weitgehend ungeklärt sind auch jene Zustände, in denen Verlangsamung mit konträren Phänomenen wie Angst (agitierte Depression) oder Aggression verbunden ist.

Depressive Verstimmung

Jacobson (1971) betonte den Unterschied zwischen der depressiven Verstimmung und anderen Affektzuständen wie der Angst. Depression ist eine Stimmung, und damit ein generalisierter affektiver Ich-Zustand. Sie hält zudem im Gegensatz zu den einfachen Affekten über eine längere Zeitspanne an. Als Stimmung beeinflußt sie deshalb die Eigenschaften aller Gefühle, Gedanken und Handlungen der Depressiven; die Eigenart des auslösenden Erlebnisses wird so auf alle Objekte und Erlebnisweisen übertragen und ausgedehnt. In Gang gesetzt wird die depressive Verstimmung durch das Verlusterleben und die dabei empfundene Hilflosigkeit, um anschließend zu dem pathologischen Zirkel einer gegenseitigen Verstärkung des interpersonalen Rückzugs, der depressiven Kognition, der innerpsychischen Regression, der physiologischen Hemmung und wiederum der Depressivität beizutragen.

Herabsetzung des Selbstgefühls

Rado (1927) hat als erster die auffällige Herabsetzung des Selbstgefühls beschrieben. Das verminderte Selbst(wert)gefühl ist für viele Autoren der Kern der Depression. Tatsächlich tragen sowohl Über-Ich-Aggression wie orale Abhängigkeit, Hilflosigkeit des Ich und narzißtische Selbstentwertung zu einer Herabsetzung des Selbstwertgefühls bei; diese scheint die gemeinsame Endstrecke verschiedenartiger depressionstypischer Mechanismen zu sein. Mit ihr hängt die große Kränkbarkeit vieler Depressiver zusammen.

Triebentmischung

In der Triebentmischung der Depressionen (Freud 1923a) werden die Liebestriebe zurückgedrängt (Desexualisierung), so daß aggressive und destruktive Strebungen ungemischt und gleichsam gereinigt von allem Liebevollen in den Vordergrund treten können. Wisdom (1962) verwendet den triebdynamischen Begriff der Ent-Libidinisierung für die Erschöpfung der erotischen Libido bei dem vergeblichen Versuch, das gute Objekt in der eigenen Vorstellung zu retten. Wo andere Menschen nach Lustgewinn streben, legt der Depressive schließlich sein Leben geradezu auf Lustverlust an. Libidinöse Restimpulse richten sich auf die eigene Person und führen zu vermehrter Autoerotik oder Selbststimulierung. Aggression und Destruktion werden teilweise oder ganz gegen die eigene Person gewendet. Die Bedeutung der Aggressivität für die Genese der Depression ist dabei umstritten.

Unbewußter Wunsch

Der Verlust wird durch einen unbewußten Wunsch ersetzt (Haynal 1978) und in seiner emotionalen Wahrnehmung dadurch abgewehrt. Nicht zuletzt deshalb sind depressive Patienten so schwer zugänglich, weil sie nur gegen große Widerstände ihre unbewußt befriedigenden Phantasien aufzugeben bereit sind. Durch eine phantasierte Wunscherfüllung von unendlicher Bestrafung, oraler Unersättlichkeit, »ungerecht« verfehlter Größe oder grandioser Selbstzerstörung versuchen sie, den vorgestellten fait accompli des Verlustes ungeschehen zu machen. So soll die als unbewältigbar gefürchtete Unlust vermieden werden, die mit der Wahrnehmung lähmender Hilflosigkeit oder anderer depressiver Gefühle aufkommen könnte.

Depression als Abwehr

Häufig treten depressive Zustände, nicht zuletzt im Verlauf von Psychotherapien, als Abwehr auf, und zwar im Sinne einer allgemeinen Hemmung der Ich-Funktionen, der aggressiven und sexuellen Impulse und Phantasien ebenso wie einer Anästhetisierung der Wahrnehmung nach innen und außen und einer Reduktion des Erregungsniveaus. Es ist, als wolle das Ich sagen: »Ich bin unschuldig, klein, schwach, hilflos, harmlos, leidend und zukunftslos. Meine Kräfte sind verloren.« Winnicott (1955) hat von dem Abwehrmechanismus einer allumfassenden Abtötung gesprochen, der angesichts unlösbar erscheinender Konflikte einsetzt. Die Depression verhüllt dann das innere Schlachtfeld gleichsam mit einem Dunstschleier, um dem Ich die Möglichkeit einer Reorganisation zu geben.

Durch Abwehr modifizierte Depression

Häufig finden sich in der klinischen Praxis depressive Zustandsbilder, die durch andere Affekte oder Mechanismen modifiziert wurden: durch Angst oder Hysterie, durch Langeweile, Leere oder chronische Unzufriedenheit. Diese Zustände können als Kompromißbildung im Sinne einer abwehrbedingten Verzerrung des depressiven Affekts interpretiert werden (Aarons 1990).

Dieser kurze Überblick über einige Charakteristika Depressiver mag selbst schon deprimierend wirken. Es ist wie mit den hysterischen Patienten, nur umgekehrt: Die Beschäftigung mit Depressiven belebt und erheitert nicht, sondern erzeugt eine Aura von Schwere, Düsternis, Tragik und untergründiger Aggressivität. Der Blick allein auf ihre Pathologie schränkt jedoch die Perspektive zu sehr ein. Verloren geht dabei, daß die **Depression**, wie jede andere Symptombildung, ein schöpferischer und dynamisch sinnvoller Vorgang ist – Ich-psychologisch gesprochen eine **Anpassungsleistung**. Sie tut zwar weh, ist aber in sich schon ein kreativer Akt des Unbewußten (Groddeck 1919).

Im folgenden möchte ich auf die unterschiedlichen psychodynamischen Konstellationen der Depression eingehen. In Analogie zu dem »Leitsymptom« mancher somatischer Krankheiten habe ich jeweils eine Art **»Leitgefühl«** formuliert, eine zentrale, emotional betonte Aussage, die dazu dienen kann, die verschiedenen Typen der Depression deutlich voneinander abzuheben. Mein Schwerpunkt liegt bei der Beschreibung der klinischen Phänomenologie mit ihrem psychodynamischen Hintergrund; um die Darstellung nicht zu überfrachten, habe ich ätiologische Erwägungen nur gelegentlich eingeflochten (dazu ausführlicher Banck et al. 1997). Depressive Patienten lassen sich meist nicht einem dieser Typen exklusiv zuordnen. Im Gegenteil: Längere Analysen zeigen, daß im Sinne einer Schichtung der Abwehr ein Konfliktbereich den anderen überdecken kann wie die Schalen bei einer Zwiebel. Wo zunächst die Schuld-Thematik im Vordergrund stehen mag, taucht dahinter ein narzißtischer Konflikt auf, dahinter ein oraler usw. Die indivuellen Konstellationen sind dabei vielfältig. Die beschriebenen Depressionstypen sind auch nicht einzelnen Krankheitsbildern exklusiv zuzuordnen – so als hätte nur der Melancholiker einen Schuldkonflikt, nur der chronisch Neurotische eine oral-aggressive Verbitterung oder nur der Narzißtische ein großes Kränkungspotential. Die meisten Autoren unterscheiden den Schweregrad depressiver Erkrankungen nach dem Ausmaß der strukturellen Störung des Patienten. Diese hat dann Rückwirkungen auf die Ausgestaltung ihrer depressionstypischen Konfliktmuster, Abwehrmodi und Bewältigungsmöglichkeiten. Was ich beschreibe, kann für jeden Depressiven zutreffen. Doch bei allen kristallisiert sich der depressive Grundkonflikt heraus, den ich oben formuliert habe.

Ätiologie, Psychogenese und Psychodynamik der Depressionen

Die Über-Ich- oder Schuld-Depression

> **Zentrale Emotion:** Schuld und Selbstanklage (»Ich habe Jemandem etwas angetan, ich bin böse.«)

Freuds Arbeit »Trauer und Melancholie« (1916) ist vor dem Hintergrund des Ersten Weltkrieges und seiner Destruktionen entstanden. In diesen Jahren entwickelte Freud seine neue Triebdualität der Lebens- und der Todestriebe. In »Zur Einführung des Narzißmus« (1914) hatte er das Konzept des Ich-Ideals formuliert als der einen, wunschbetonten Seite des Über-Ichs; und nun war es das Studium der Melancholie, das ihn die Bedeutung des Gewissens betonen ließ als der aggressiven und kritischen Instanz im Über-Ich. In »Das Ich und das Es« (1923a) stellte er die Frage: »Wie geht es zu, daß das Über-Ich sich wesentlich als Schuldgefühl (besser: als Kritik; Schuldgefühl ist die dieser Kritik entsprechende Wahrnehmung im Ich) äußert und dabei eine so außerordentliche Härte und Strenge gegen das Ich entfaltet?« (S. 282).

Die Melancholie gibt eine Antwort auf diese Frage, hat bei ihr doch das Über-Ich alle aggressiven, destruktiven Regungen an sich gerissen und gegen das Ich gewendet. Freud meint, in der Melancholie werde das strafende Gewissen »zu einer Art Sammelstätte der Todestriebe« (ebenda, S.284). In unserem Zusammenhang kommt es dabei nicht auf Freuds umstrittene metapsychologische Hypothese vom Todestrieb an, sondern auf die klinische Theorie, daß mit Hilfe des Über-Ichs aggressive Strebungen selbstdestruktiv wirksam werden können.

Abraham (1924) hat den **melancholischen Prozeß** in triebtheoretischen Metaphern als einen **psychosexuellen Stoffwechsel** von oraler Einverleibung und analer Ausstoßung sehr anschaulich beschrieben. Nach seiner Interpretation erleben Melancholiker den Objektverlust als einen von ihnen selbst ausgehenden Akt analer Ausstoßung und Vernichtung. Schon der Verlust ist daher im Unbewußten mit Schuld verbunden. In der Folge kommt es zu dem Versuch, das geliebte Objekt im Ich wiederzuerrichten: durch oral-kannibalische Wiedereinverleibung, **Introjektion** (»Verzehren des Getöteten«). Abraham bezeichnet den Introjektionsvorgang als zweiseitig. Das ursprüngliche Liebesobjekt wird zweigeteilt in seine geliebten und gehaßten Aspekte und einerseits als ideales Objekt aufgenommen, ins Über-Ich, wie Rado (1927) später mit Hilfe der Strukturtheorie formuliert, und dadurch festgehalten. Von dort wirkt das geliebte Objekt als ersehntes Ideal, aber auch als pathologisches Gewissen, so daß die krankhafte Selbstkritik gleichsam von der introjizierten Person ausgeübt wird. Das aus Enttäuschung gleichzeitig gehaßte, wertlose Objekt gerät andererseits ins Ich, das sich mit ihm identifiziert, und macht dieses zum Opfer der Selbstkritik. Die ursprüngliche Aggression gegen das Objekt wird so gegen die eigene Person gewendet, das Objekt bleibt geschützt.

> In den Selbstvorwürfen der Melancholiker kommt ihre ursprüngliche Anklage gegen das Liebesobjekt zum Ausdruck. Das Ausmaß der Selbstvorwürfe steht für ihr Ausmaß an Enttäuschung.

Abraham und Freud haben diese Dynamik anhand von Untersuchungen manisch-depressiver Patienten aufgezeigt. Sie ist bei vielen Depressionszuständen, auch bei nichtpsychotischen, von Bedeutung. Blatt (1974) prägte dafür den Begriff der *introjective depression*, und Kohut nannte sie die *guilt-depression* (Kohut u. Wolf 1978). Die Grundlage ist ein heftiger **Ambivalenzkonflikt**. Die Liebessehnsucht Depressiver, ihre Abhängigkeit von der Liebe des Objekts, das die Regulation ihres Selbstwertgefühls gewährleistet, führt zu einer Abwehr aggressiver Impulse. Eine Enttäuschung am Objekt steigert die unbewußte Ambivalenz und löst die Depression aus. Denn die unvermeidliche Feindseligkeit und der Vorwurf gegen das Objekt mobilisieren neben den Ängsten vor Liebesverlust auch Schuldgefühle gegenüber dem Über-Ich. Es handelt sich hierbei um eine Aggressionsschuld, die sich aus den unbewußten feindseligen Phantasien gegenüber dem Objekt nährt. Der Hauptkonflikt besteht somit in dem für die Depressiven unvereinbaren Gegensatz von Liebeswünschen und Haßimpulsen. Ihre Hauptangst liegt darin, daß die Haßimpulse sich als die stärkeren erweisen könnten. Der psychische Apparat versucht, dieses Dilemma zu lösen, indem er aus dem Ambivalenzkonflikt einen **pathologischen Gewissenskonflikt** macht, der das reale Objekt scheinbar schont. Der Konflikt wird also nicht mehr als einer zwischen Ich und Objekt empfunden, sondern intrapsychisch reinszeniert, zwischen Über-Ich und Ich, und die Aggression dadurch gebunden. Die zentrale Emotion ist ein größtenteils unbewußtes **Schuldgefühl**, das der Über-Ich-Angst entspringt. Dieses Schuldgefühl wird von Grinberg (1964) als verfolgend bezeichnet; eine verfolgende Schuld, die zerstörerisch wirkt. Sie steht im Gegensatz zur produktiven Schuld, die M. Kleins »depressive Position« charakterisiert. In dieser verfolgenden Schuld kommen neben den genitalen die prägenitalen Züge des depressiven Über-Ichs zum Tragen (Zetzel 1953). Ausdruck von Schuldgefühl und abgewehrter Aggression sind Gewissensbisse, Selbstanklagen, Vorwürfe, Selbsterniedrigung und Verzweiflung, die sich unendlich und stereotyp wiederholen. Sie erscheinen von außen gesehen als unangemessen.

»Herzliebster Jesu, was hast du verbrochen,
Daß man ein solch scharf Urteil hat gesprochen?
Was ist die Schuld? In was für Missetaten
Bist du geraten?«
(J.S. Bach, Matthäuspassion, Eingangschoral)

Verbrechen, Schuld, Urteil und Strafe sind die Themen der Über-Ich-Depression. Manche Autoren sehen sie als typisch für den jüdisch-christlichen Kulturkreis an (Haynal 1976). Jedenfalls scheint sie eng mit der Internali-

sierung kultureller und ethischer Forderungen zusammenzuhängen und mit einem hohen Niveau an Versagung und Aggressionshemmung.
Das depressive Schuldgefühl sucht einen Ausgleich, und die Dynamik der Über-Ich-Depression setzt sich dadurch fort. Es entsteht der so bedeutsame unbewußte **Strafwunsch** (Groddeck 1920), der durch Strafe/Selbstbestrafung eine Erleichterung herbeizuführen sucht. Rado (1927) bemerkt dazu, »daß die Selbstbestrafung in Hoffnung auf Absolution erfolgt und der Sehnsucht nach Liebe entspringt« (S. 444). So ergibt sich eine unbewußte Kausalität von Schuld – Sühne – Verzeihung. Das Ausmaß der depressiven Selbstbestrafung berechtigt subjektiv zur Verzeihung, die das Über-Ich schließlich gewährt. Freud (1916) spricht in Analogie zur Trauerarbeit von **melancholischer Arbeit**. In ihr erschöpft sich die Depression allmählich durch das unbewußte Wüten, in dem sich die Destruktion gegen das Ich und das entwertete Objekt austobt. Nicht selten ist die Über-Ich-Depression dabei mit masochistischen Tendenzen verbunden, die aus dieser Selbstbestrafung einen libidinösen Gewinn ziehen.

Die oral-abhängige Depression

> **Zentrale Emotion**: ängstliche Sehnsucht und Enttäuschung (»Ich brauche Liebe, Trost und Unterstützung, aber bekomme zu wenig!«)

Bei vielen Depressiven findet sich eine besondere Betonung oraler Strebungen. Abraham (1916) hat als erster eine Regression der Libido auf das oral-kannibalistische Stadium für die Melancholie postuliert und mit überzeugenden klinischen Beispielen belegt. Diese »orale Fixierung« legt eine kurzschlüssige psychogenetische Ableitung nahe aus der Oralität des Säuglings und seiner Abhängigkeit von der Mutter einerseits und späteren oralen Phantasien und Versorgungswünschen bei Depressiven andererseits. Sandler und Dare (1970) betonen demgegenüber zu Recht, daß die Gestaltung oraler Phantasien zwar an das reale Erleben der Säuglingszeit anknüpft, aber erst ab dem ca. 18. Lebensmonat erfolgen kann. Dies gilt auch für die »orale« Tendenz vieler neurotisch Depressiver zu einer passiv-abhängigen Objektbeziehung: Ihre besondere »saugende« innere Beziehung zum Objekt entsteht nicht zu der Zeit, da das Saugen vorherrscht, sondern erst später, nämlich dann, wenn sich das Kind bewußt wird, daß es von der Mutter getrennt ist und sich danach sehnt, mit ihr wieder eins zu sein. Damit übereinstimmend verbindet Mahler (1966) die Entstehung depressiver Grundstimmungen, die zu späteren depressiven Störungen führen können, mit der Situation des Kleinkindes in der Wiederannäherungskrise.

Die so häufig angeführte Korrelation zwischen Oralität, Depression und passiv-abhängigen Objektbeziehungen ist mit der psychoanalytischen Charaktertypologie, etwa den oralen, masochistischen, zwanghaft-depressiven und passiv-aggressiven Charakterstrukturen eng verbunden (Hoffmann 1979; Masling 1986). Nicht selten ist es erst die depressive Dekompensation, die sekundär orale Strebungen aktiviert. Seit Abraham (1925) werden zwei **Charaktertypen** unterschieden:

- die **oralen Optimisten**, die sich auf die Freuden oral-erotischer Befriedigungen zurückziehen (Sauglust)
- die **oralen Pessimisten**, bei denen oral-sadistische Impulse (Beißlust) in den Vordergrund treten

Im Gegensatz zur Über-Ich-Depression setzen sich hier Strebungen des Es in direkter Weise durch.

Die oralen Wünsche richten sich dabei auf das passive Empfangen und Aufnehmen von Liebe, Versorgung, körperlicher und seelischer Nahrung, von Trost und Befriedigung. In ihnen kommt die Sehnsucht nach einer Mutter zum Ausdruck, die immer verfügbar wäre, um die drängenden Wünsche zu stillen. Oral Depressive sind besonders empfänglich für Suggestionen und für die Placebowirkung von Medikamenten, die von ihrem Unbewußten zur unmittelbaren Befriedigung innerer Spannung und Unruhe verwendet werden. Die Rückkehr zur Oralität wird dann zur Abwehr depressiver Affekte und depressiver Angst eingesetzt (Nacht u. Racamier 1960).

Goethe hat in seinem Gedicht »Auf dem See (Auf'm Züricher See)« vom 15. Juni 1775 einen solchen Zustand beschrieben:

»Ich saug' an meiner Nabelschnur
Nun Nahrung aus der Welt.
Und herrlich rings ist die Natur,
Die mich am Busen hält.
Die Welle wieget unsern Kahn
Im Rudertakt hinauf,
Und Berge wolkenangetan
entgegnen unserm Lauf.

Aug mein Aug, was sinkst du nieder?
Goldne Träume, kommt ihr wieder?
Weg, du Traum, so gold du bist,
Hier auch Lieb und Leben ist.
Auf der Welle blinken
Tausend schwebende Sterne,
Liebe Nebel trinken
Rings die türmende Ferne,
Morgenwind umflügelt
Die beschattete Bucht,
Und im See bespiegelt
Sich die reifende Frucht«
(zitiert nach Kaiser 1987)

Goethe schrieb diese Verse mit 25 Jahren, nachdem er sich von Lili Schönemann, seiner Frankfurter Verlobten, getrennt hatte. Die Bilder des Gedichtes – der Embryo an der Nabelschnur der Welt, der Säugling am Busen der Natur, das Wiegenkind im Kahn – evozieren eine Rückkehr in die phantasierte, paradiesische Dyade mit Mutter Natur und trösten so hinweg über den Verlust des genitalen Liebesobjekts.
Leider läßt sich beim Depressiven, anders als in Goethes Gedicht, die Sehnsucht nicht stillen. Und je stärker seine passiv-libidinösen Wünsche mit Enttäuschung verbunden sind, mit Vorwürfen, unbewußter oder bewußter Feindseligkeit und Mißtrauen gegenüber dem Objekt, die oft projektive Züge tragen – der andere sei feindselig, mißtrauisch usw., man selbst das Opfer –, desto quälender wird eine oral-sadistische Fixierung in den Vordergrund treten: das Muster der **frustrierten Oralität**. Die Abhängigkeit vom spendenden Objekt kann Wut wecken, verbunden mit der Angst, seine Liebe zu verlieren. So saugen sich manche Depressive nach einem Ausdruck von Rado (1927) förmlich an ihren Objekten an und hassen diese gleichzeitig dafür, in einer Art »marternder Liebe« (S. 442). Chronisch enttäuschte Wünsche, Unzufriedenheit wegen »unzureichender« Versorgung und eine maßlose unersättliche Gier führen zu vorwurfsvoller, fordernder Beißlust. Hier trifft die viel verwendete Charakterisierung des *dependent and demanding* zu, der feindseligen Abhängigkeit. Sie findet sich nicht selten bei chronischen depressiven Neurosen. Diese orale Aggression kann zum enttäuschten Rückzug von allen Objekten und zur sozialen Isolierung führen und damit den depressiven Zirkel chronifizieren. Dabei wird die Enttäuschung am Objekt nicht selten in einen Stolz des Alleinseins umgewandelt, der jedoch bittere Züge trägt.

Die Ich-Depression

Zentrale Emotion: Hilf- und Hoffnungslosigkeit (»Mir ist etwas zugestoßen, ich kann nicht mehr.«)

Bibring (1953) hat die These vertreten, daß orale und aggressive Konflikte lediglich komplizierende Faktoren der Depression darstellten, ihr Grundmechanismus jedoch auf eine Spannung im Ich zurückgehe, die mit dem Zusammenbruch des Selbstgefühls und einem Zustand von Hilflosigkeit des Ichs zusammenhinge. Bibring setzte sich damit in Gegensatz zu der bis dahin anerkannten Depressionstheorie und löste einige theoretische Auseinandersetzungen aus. Seine Frage nach *dem* Grundmechanismus *der* Depression soll hier nicht Thema sein. Vielmehr möchte ich seine Hinweise auf jene Vorgänge im Ich diskutieren, die bei vielen depressiven Zuständen von Bedeutung sind, bei manchen im Vordergrund stehen (z. B. im Zusammenhang schwerer körperlicher und seelischer Krankheiten) und die ihr eigenes theoretisches und klinisches Recht haben (Rapaport 1967).
Wichtige Charakteristika der Ich-Depression sind von Spitz (1946) beschrieben worden. Spitz beobachtete Kinder, die in der zweiten Hälfte des ersten Lebensjahres aus äußeren Gründen von ihrer Mutter getrennt worden waren und die keine ausreichend liebevolle Ersatzmutter gefunden hatten. Diese Kinder entwickelten innerhalb weniger Monate eine schwere depressive Störung, die Spitz *anaclitic depression* nannte. Sie war anfangs gekennzeichnet durch einen furchtsamen, traurigen Gesichtsausdruck und häufiges Weinen, dann durch Niedergeschlagenheit, Rückzug, die Verweigerung von Kontakten und verminderte Reaktion auf Umweltreize, die Verlangsamung

der Motorik und eine allmähliche körperliche Erstarrung, die sich auch in einer erstarrten, in Entsetzen »gefrorenen« Mimik manifestierte. Schließlich kam es zu Appetitverlust, Essensverweigerung, Gewichtsverlust und ausgeprägten Schlafstörungen. Die Kinder wurden äußerst anfällig für Infektionskrankheiten und andere Erkrankungen, und ihre normale Entwicklung kam zum Stillstand. Fand sich rechtzeitig wieder eine konstante, liebevolle Bezugsperson, bildete die Depression sich zurück. Spitz betonte, daß diese frühkindliche Depression nicht wie die Erwachsenen-Depression mit innerpsychischen Konflikten zusammenhängen könne, da die psychischen Strukturen noch zu undifferenziert seien. Vielmehr komme es zu einer direkten Reaktion des infantilen Ichs auf den Objektverlust im Rahmen seiner Möglichkeiten. Spitz wies auf die Ähnlichkeit mancher Symptome der anaklitischen Depression mit der Melancholie (psychotischen Depression) der Erwachsenen hin.

Viele Autoren haben eine derartige **einfache Depression** (*simple depression, depression essentielle*) unterschiedlichen Ausmaßes auch beim Erwachsenen beschrieben. Sie ist nicht offensichtlich und primär mit Über-Ich-Konflikten oder inneren Konflikten um orale Wünsche und ihre Frustration verbunden (sie kann jedoch durchaus solche Konflikte abwehren helfen). Ihr wichtigstes Kennzeichen ist die **Störung des Ichs**: die Verminderung seiner alltäglichen Fähigkeiten, die Einschränkung seiner psychischen Funktionen, zumal seiner regulierenden Funktionen, teilweise auch von körperlichen Funktionsabläufen, und die psychische Reaktion darauf. Manche sehen, wie Bibring (1953), darin den fundamentalen Mechanismus jeder Depression. Hier würde ich, stark vereinfachend, die Konzepte der Verlassenheits- und Erschöpfungsdepression sowie der depressiven Belastungsreaktion einordnen.

Bei **schweren Depressionen** wie der *core depression* und den psychotischen Depressionen kommt es geradezu zu einem **Zusammenbruch des Ichs**. Manche Melancholiker des monopolaren Typs zeigen eine besonders unvermischte Form dieser Ich-Depression (Jacobson 1971). Zweifellos spielt dann ein »endogener« biologischer Faktor eine zentrale Rolle. Dabei stellt sich eine Fülle von Fragen über die Wechselwirkung von körperlichen und psychischen Faktoren in der Depression: die Verlangsamung motorischer und vegetativer Funktionen, damit zusammenhängend der »Anschlag« auf das Körperselbst, die Hemmung von Phantasie und Symbolisierungstätigkeit, der Mangel an emotionalen »Trägern« für libidinöse und aggressive Phantasien sowie die Behinderung höherer psychischer Funktionen von Assoziation und »*construction of meaning*« (Freedman 1986).

Die Ich-Depression ist beim Erwachsenen mit einer typischen Selbstwahrnehmung verbunden. Bibring (1953) spricht vom Zusammenbruch des Selbstgefühls angesichts der Unfähigkeit des Ichs, sehnlichst erwünschte Ziele und Objekte noch erreichen zu können. Das Ich (anthropomorph gesprochen) verzweifelt über den Verlust seiner eigenen Fähigkeiten und Funktionen und generalisiert diesen Verlust. Seine Hilflosigkeit wird als narzißtische Kränkung erlebt, die das Selbstwertgefühl herabsinken läßt. Im Ich tritt eine narzißtische Spannung auf, die nicht mit einem Konflikt zwischen Ich-Ideal und Ich/Selbst zusammenhängen muß, sondern mit der Ich-Funktion des Selbstwertgefühls und seiner gestörten Regulierung (Rapaport 1967).

Das »Trauma der Hilflosigkeit des Ichs« (Bibring 1953) geht einher mit Gefühlen von Ohnmacht, Lähmung, Mutlosigkeit, Hilflosigkeit und Hoffnungslosigkeit, Erstarrung, Leblosigkeit, Gefühllosigkeit, Beziehungslosigkeit. Diese »Losigkeits-«Symptome verstärken die passive Resignation. »Das Ich hat seinen Ansporn verloren; es ist müde« (ebenda, S. 92). Der Depressive ist enttäuscht von sich selbst, nicht vom Objekt wie bei der oralen Depression, und sieht sich unfähig, irgend etwas zu unternehmen. Schmale und Engel (1967) haben diesen Zustand als den berühmt gewordenen ***giving-up-given-up*** complex bezeichnet. Er ist mit der Wahrnehmung von Hilflosigkeit und Hoffnungslosigkeit verbunden. In der Hilflosigkeit (*giving-up*) des Depressiven steckt ein passiver Appell, eine Quelle in der Umgebung solle doch Hilfe bringen, in seiner Hoffnungslosigkeit (*given-up*) eine objektlose Verzweiflung mit dem Empfinden: Es ist alles zu spät.

Die narzißtische Depression (in zwei Ausprägungen)

> **Zentrale Emotion**: Scham und Selbsterniedrigung (»Ich bin nichts wert, bin ein Versager.«); oder: Leere und Orientierungslosigkeit (»Ich weiß nicht, wer ich bin und zu wem ich gehöre.«)

Die antike Mythologie kennt **Narziß** nicht nur als den schönen Jüngling, der, in den Anblick seiner selbst versunken, das Liebeswerben der Nymphen zurückweist. Ovid berichtet in den Metamorphosen, daß die verschmähten Liebenden Nemesis anriefen, die Göttin der Vergeltung, und diese den Narziß in eine Blume verwandelte. Er erstarrte in seiner Schönheit und wurde häufig so abgebildet: traurig, isoliert und in der Quelle, in die er blickte, durch das schreckliche Haupt der Gorgo gespiegelt, bei dessen Anblick jeder auf der Stelle zu Stein wurde. Nach einer griechischen Überlieferung verschmachtete Narziß oder tötete sich, aus unerfüllter Liebe zu sich selbst.

Mit narzißtischer Depression möchte ich depressive Zustände bezeichnen, die mit Gefühlen von Beschämung, Erniedrigung und Selbstverachtung verbunden sind, oder mit der Wahrnehmung von chronischer Leere, Beziehungslosigkeit und Erstarrung, wie schließlich auch mit einem katastrophischen Zusammenbruch: »Ich habe keinen Halt mehr, stürze wie im freien Fall in eine bodenlose Tiefe.« Gemeinsam ist diesen Zuständen, daß das Erleben sich auf das eigene Selbst bezieht. Nicht die Beziehung zu Objekten, sondern zur eigenen Person steht in Frage. »Narzißmus« meint dann die libidinöse und aggressive Besetzung der eigenen Person im Gegensatz zur Objektliebe. In der Über-Ich-Depression heißt der unbewußte oder bewußte Vorwurf:»Ich habe einem Objekt etwas angetan«, in der narzißtischen Depression: »Ich habe mir selbst etwas angetan, weil ich meinem Ideal von mir selbst nicht entsprechen konnte.« Dies ist der **erste Typus** der **narzißtischen Depression**; der zweite, auf den ich später eingehe, hat nicht mit der Wahrnehmung eines solchen Versagens, sondern von Mangel zu tun: »Mir fehlt der Boden unter den Füßen«, das heißt die aus Objektbeziehungen gewonnene Sicherheit.

Fenichel (1945) hat die **Störung** des **Selbstgefühls** als einen zentralen Faktor der depressiven Erkrankung herausgestellt und sie, in der Nachfolge Freuds, mit narzißtisch besonders verletzlichen Objektbeziehungen in Zusammenhang gebracht. Zur Depression komme es durch einen Verlust des Selbstgefühls oder einen Verlust der narzißtischen Zufuhr, von der der Kranke gehofft hatte, sie werde sein Selbstgefühl garantieren oder gar vergrößern. Der Depressive sieht sich auf sich selbst geworfen. Jacobson (1971) hat den dadurch aktivierten Konflikt zwischen dem Ich-Ideal und der depressiven Selbstwahrnehmung herausgearbeitet: »Übermäßige Erwartungen herrschen vor, die nicht befriedigt werden konnten und sich sowohl auf die Liebesobjekte wie auch auf das Selbst bezogen. Die Liebesobjekte wurden idealisiert und überschätzt; das Ich-Ideal und die wunschbestimmten Selbstimagines waren so überhöht, daß sie unerreichbar wurden« (ebenda, S. 285). In der depressiven Erkrankung manifestiert sich dann der narzißtische Konflikt zwischen der wunschbestimmten Imago und der Imago des scheiternden, entwerteten Selbst. So wie in der Über-Ich-Depression der Kranke mit seinem strengen, vorwurfsvollen Gewissen im Kampf liegt, so in der narzißtischen Depression mit einem erhöhten Wunschbild von sich selbst und den Liebesobjekten. Dabei ist die ursprüngliche Überschätzung seiner Selbst beim Depressiven oft unbewußt; verborgen hinter einer Selbstwahrnehmung von Kleinheit und Selbstzweifeln.

Ausgelöst durch den Verlust narzißtisch stabilisierender Quellen kommt es zum enttäuschten Rückzug, zu einer verstärkten Besetzung des Selbst und zu einer Aktivierung von Repräsentanzen des grandiosen Selbst und idealisierter Objekte (Henseler 1974). Die narzißtische Zufuhr von Außen verarmt dadurch zusätzlich. Der Depressive muß jedoch bei dem Versuch scheitern, die nunmehr allein haltgebenden idealen Selbstphantasien und -objekte zu erreichen. Dies wiederum verstärkt seine Gefühle von Unzulänglichkeit, Minderwertigkeit, Versagen, Beschämung und Demütigung. Es kann zu einem Sog des sich selbst verstärkenden Wertlosigkeitsgefühls kommen, so daß dieses in den unrealistischen Gedanken größter Minderwertigkeit umschlägt: einer Selbsterhöhung in der Selbsterniedrigung **(grandiose Negativität)**. Sie tritt besonders ausgeprägt bei manchen psychotisch Depressiven (»ich bin der schlechteste Mensch der Welt«) und in suizidalen Krisen auf. Henseler (1974) hat beschrieben, wie aus solchen narzißtischen Krisen Phantasien vom Rückzug in einen harmonischen Primärzustand entstehen können und in einer Suizidhandlung enden.

Eine solche Dekompensation kann auch jenen Depressiven zustoßen, die unter der Wahrnehmung öder Leere, Isolation und Gefühllosigkeit leiden, so, als hätten sie noch nie richtig gelebt.

Wir kommen zu der oben erwähnten **zweiten Gruppe** der **narzißtisch Depressiven**. Oft sind sie von tiefer Minderwertigkeit, Selbstverachtung und Beschämung gequält, die jedoch nicht das Resultat überhöhter Ideale, sondern eines primär empfundenen Mangels sind. Mit Hilfe vielfältiger Manöver versuchen sie, dieses chronische Erleben vor sich selbst und anderen zu überdecken, was oft über viele Jahre hinweg gelingt. Sie neigen zum Handeln anstelle von innerem Erleben, können arbeitswütig sein, suchtartig sexuell aktiv, gespielt lebendig; sie können nach Macht und Unabhängigkeit streben, Phantasien von eigener Großartigkeit nachhängen, arrogant und herabsetzend sein; oder aber in einer bescheideneren Art andere Menschen idealisieren und ihnen ganz nahe sein wollen. Sie verwenden viel Energie darauf, den anderen und sich selbst ein Bild von sich zu vermitteln, wie sie gerne sein möchten (Wunderli 1989). Spezifisch ist, daß ihr Innenleben karg ist an Beziehungserleben und sie auf einer chronischen emotionalen Suche sind, doch nie wirkliche Befriedigung und Ruhe finden können.

Kohut (1971) hat erstmals diese Art von Depression beschrieben und mit der Pathologie narzißtischer Persönlichkeiten in Zusammenhang gebracht. Glazer (1979) hat meines Wissens als erster den Terminus einer narzißtischen Depression geprägt und ihn auf den Verlust eines präambivalenten Selbstobjektes bezogen. Selbstpsychologische Autoren führen diese leere Depression auf einen primären Defekt des Selbst zurück. Er sei durch ein Versagen der frühkindlichen Selbstobjekte (Eltern) entstanden: durch einen Mangel an empathischer Spiegelung kindlicher Größenideen und durch mangelnde Möglichkeiten einer Verschmelzung mit idealisierten Selbstobjekten (vgl. Wahl 1985). Hinzu kommt ein soziologischer Faktor: die Sozialpsychologie unseres »narzißtischen Zeitalters« (Lasch 1979), die kulturell bedingt ist und die Charakterzüge eines pathologischen Narzißmus verstärkt.

Die narzißtisch Depressiven halten an einem Größenselbst fest, das isoliert weiterbesteht und nicht in die Ziele und Werte eines angemessenen Ich-Ideals umgewandelt werden konnte. Wenn sie Scham und Verzweiflung empfinden, dann hängt dies nicht so sehr mit einem hohen Ich-Ideal zusammen, dessen vielleicht unrealistische Forderungen und Erwartungen sie nicht erfüllen konnten. Es ist vielmehr der Exhibitionismus ihres Größenselbst mit seinen ehrgeizigen Zielen und seiner Sucht nach Bewunderung, der persistiert und chronisch enttäuscht wird (Kohut 1971).

Die realistische oder schöpferische Depression (depressive Position)

> **Zentrale Emotion**: Traurigkeit, verbunden mit Hoffnung (»Was geschehen ist, tut weh, aber es gibt eine Zukunft für mich.«)

Im klinischen Jargon sind Formulierungen gebräuchlich wie: »sie muß die Depression nicht mehr abwehren«, »er kann die Depression zulassen«, »wird depressiv und das ist ein therapeutischer Fortschritt«. Das depressive Erleben wird dabei nicht wie bei den bisherigen Typen der **Depression** mit pathologischen Veränderungen verbunden, sondern, im Gegenteil, als **Anzeichen** einer **inneren Entwicklung** betrachtet.

M. Klein (1935) hat mit der depressiven Position einen komplexen inneren Zustand beschrieben, der auf eine solche seelische Veränderung hinweist: die Überwindung der paranoid-schizoiden Einstellung. Winnicott (1955) hat ihre Theorie aufgenommen und die depressive Position als eine Errungenschaft der normalen emotionalen Entwicklung bezeichnet. Er schlug vor, von einem Stadium der Besorgnis zu sprechen, bei dem nicht die eigenen Bedürfnisse und Frustrationen, sondern die Besorgnis um das Objekt in den Vordergrund treten, die Frage, was man ihm möglicherweise angetan habe und wie man das wieder gut machen könne. Zetzel (1953, 1965) spricht von der Fähigkeit, Depression zu ertragen und sie nicht abwehren zu müssen. Und Balints Ansichten über den Neubeginn im Verlauf einer Analyse und die damit zusammenhängende therapeutische Depression (1952) beleuchten ebenfalls diesen Aspekt einer inneren Entwicklung, der mit depressivem Erleben verbunden sein kann. Man kann unterschiedlicher Ansicht darüber sein, ob es sinnvoll ist, dabei von Depression zu sprechen, oder ob nicht Trauer der angemessenere Begriff wäre. Tatsache ist, daß dieser Sprachgebrauch weit verbreitet ist, und deswegen sei er in diesen Überblick mit aufgenommen.

Was ich hier als realistische oder schöpferische Depression bezeichne, ist die Variable einer objektbezogenen Entwicklung innerhalb der Lebensgeschichte oder des therapeutischen Prozesses. Das heißt, daß zunächst eine tragende und hilfreiche Beziehung entstanden sein muß – sei es zu den Eltern beim Kind, sei es zu einem Therapeuten oder einem anderen Menschen, seien es tragfähige innere Objekte –, bevor Depression aus einem destruktiven zu einem produktiven Prozeß werden kann. Dieser ermöglicht das Durcharbeiten unbewußter feindseliger Strebungen gegenüber inneren Objekten, denn im Gegensatz zur Trauer ist das zentrale Thema nicht der aktuelle Verlust einer geliebten Person. Es geht um die Realisierung früheren Verlusterlebens und der damit verbundenen ambivalenten Gefühle. Es geht um das innere Verabschieden unrealistischer Phantasien und Hoffnungen, idealisierter Selbst- und Objektbilder, die Abwehrcharakter trugen (Lax 1989; Renik 1990). In manchen Arbeiten wird der psychoanalytische Prozeß geradezu als ein Prozeß der Trauerarbeit und der inneren Annahme der Realität bezeichnet (Fleming u. Altschul 1963; Pollock 1978). Bei dieser Trauerarbeit steht die Überwindung pathologischer Abwehrmuster gegen das Trauern – unter anderem von pathologischer Depressivität, hypochondrischen und psychosomatischen Beschwerden (Körperschmerz statt Seelenschmerz) – ganz im Vordergrund. Erst der zweite Schritt zielt auf die Arbeit der inneren Realitätsprüfung selbst.

Der **Hauptkonflikt** der realistischen oder therapeutischen Depression besteht damit zwischen einer **Prüfung** der **inneren Realität** und der **Abwehr seelischen Schmerzes**. M. Klein hat die Ängste der depressiven Position geschildert, die mit der Wahrnehmung von Haß, Gier und Zerstörungsphantasien gegenüber dem Objekt zunehmen und die Befürchtung verstärken, durch eigenes Verschulden die, bildlich gesprochen, »gute« Brust mit der Nahrung, Liebe und Sicherheit des Objektes zu verlieren. Schuldgefühle verstärken sich, dies jedoch im Sinne einer Besorgnis um das Objekt, nicht verfolgend wie in der Über-Ich-Depression. Wenn der projizierte Haß, wahrgenommen als Verfolgung, nachläßt, wird Liebe frei und Sehnsucht in voller Kraft erlebt.

»Wenn die Verfolgung nachläßt, vermindert sich auch die feindselige Abhängigkeit vom Objekt zusammen mit dem Haß. Die Sehnsucht nach dem verlorenen geliebten Objekt schließt auch Abhängigkeit von ihm ein, aber diese Abhängigkeit ist von einer Art, die zu einem Ansporn für die Wiederherstellung und Erhaltung des Objektes wird. Sie ist schöpferisch, weil sie von Liebe beherrscht wird, während die Abhängigkeit, die auf Verfolgung und Haß aufgebaut ist, unfruchtbar und destruktiv ist« (Klein 1940, S. 117).

Verbunden mit diesen Veränderungen sind zärtliche Gefühle zum Objekt und Impulse der Wiederherstellung und Wiedergutmachung. Liebe und Haß können in ihrem ambivalenten Zusammenhang erlebt werden. Im Gegensatz zur pathologischen Depression beinhaltet die realistische Depression eine Objektbeziehung, die nicht von Vergeblichkeit geprägt ist, sondern von Veränderungsmöglichkeiten und Hoffnung. Aus dem was geschehen ist, wird Zukunft geschöpft. Zetzel (1965) spricht in diesem Zusammenhang von der Fähigkeit, depressive Gefühle zu ertragen und mit ihnen auch das Unvermeidliche: Verlust, Enttäuschung und Frustration zunächst anzunehmen. Aus dieser Fähigkeit erwächst die zweite Fähigkeit: eigene Kräfte zu mobilisieren, um durch aktive Anstrengung diese Situation zu überwinden und sich mit einem neuen, real verfügbaren Objekt in Beziehung zu setzen, sich Bereiche der Befriedigung und Leistung zu suchen, obwohl weiterhin die Sehnsucht nach dem Verlorenen bestehen bleibt.

Aspekte der Psychotherapie depressiver Patienten

Es gibt kaum einen Depressiven ohne eine in irgendeiner Hinsicht depressionstypische Psychodynamik. Doch nimmt man die Gesamtpopulation depressiver Patienten, so wird nur ein Teil von ihnen einer psychoanalytischen Psychotherapie zugänglich sein – sei es wegen der Ausprägung der Erkrankung, des soziokulturellen Hintergrundes, des Selbstbildes, der intellektuellen oder emotionalen Kapazitäten, psychotherapeutischer Versorgungsengpässe oder was immer. Die Indikation wird deswegen immer eine differentielle sein: Welcher Patient in welcher Lebenssituation kann von welcher Methode bei welchem Psychotherapeuten in welchem Setting am meisten profitieren?

Antidepressive Psychopharmakotherapie

Die antidepressive Psychopharmakotherapie kann hier nur erwähnt werden, sie fällt in den Bereich der Psychiatrie. Ist sie bei psychotischen Depressionen indiziert, schließt dies keineswegs psychoanalytisches Arbeiten aus, von dem auch zyklothyme Patienten viel profitieren können; nur sind Setting und Übertragung dann durch den Parameter Medikament verändert. Da die Antidepressiva syndrombezogen wirken (d. h. Symptome bessern können, nicht Krankheiten), können sie unter Umständen auch hilfreich sein bei ausgeprägten Depressionszuständen von Borderline- oder neurotischen Patienten. Wenn man gleichzeitig eine längerfristige psychoanalytisch orientierte Psychotherapie durchführt, empfiehlt es sich in der Regel aus Übertragungsgründen, zwischen Pharmakotherapeut und Psychotherapeut personell zu trennen. Zu den vielen damit zusammenhängenden Fragen siehe Kahn (1993), Mentzos (1994) und die dort angegebene Literatur.

Zu den drei derzeit wichtigsten Methoden in der Psychotherapie Depressiver zählen zwei Kurzzeittherapien:
- die interpersonelle Psychotherapie (Klerman et al. 1984; Schramm u. Berger 1994)
- die kognitive Verhaltenstherapie (Beck et al. 1979; Hautzinger 1994)
- daneben als dritte, älteste und differenzierteste Methode die Psychoanalyse mit den von ihr abgeleiteten Verfahren der psychoanalytischen Psychotherapie

Psychoanalytische Psychotherapie

Für die Psychoanalyse gilt die Faustregel: Je aktueller und abgrenzbarer der Konflikt und je gesünder der Patient in seiner Persönlichkeitsstruktur, desto kürzer die Therapie. Es sei denn, man bescheidet sich von vornherein mit dem Ziel einer fokussierten Symptombesserung auch bei schwerer gestörten Patienten und wählt dann eine niederfrequente kürzer dauernde Therapie. Auf die Fragen der Differentialindikation kann hier nicht weiter eingegangen werden. Doch sei auf die analytische Gruppenpsychotherapie hingewiesen, die oftmals gerade für neurotisch Depressive sehr hilfreich ist. Im folgenden möchte ich einige Aspekte der psychoanalytischen Psychotherapie Depressiver diskutieren, die in den verschiedensten Settings auftreten können und vor allem mit der Übertragung und Gegenübertragung in der therapeutischen Dyade zu tun haben.

Wichtig sind zunächst Stabilität und Verläßlichkeit des **Settings**. Depressive sind in besonderem Maß darauf angewiesen. Können sie sich auf die Abmachungen mit dem Therapeuten verlassen und dadurch Sicherheit in der Beziehung gewinnen, führt dies allein schon oft zu einer Symptombesserung. Das so entstehende Vertrauen erlaubt dem Patienten erst die Regression, die eine therapeutisch gewünschte Intensivierung der Übertragung ermöglicht. Gibt es Störungen, Zeitverschiebungen, Stundenausfälle, werden Depressive ungewöhnlich irritiert darauf reagieren. Doch sie werden sich kaum darüber beklagen, sondern vielmehr beteuern, daß es ihnen gar nichts ausmache, und sich eher um den Analytiker und sein Wohlergehen bekümmern. Hier zeigt sich die für Depressive so typische altruistische Abtretung, die insgeheim voller Vorwurf ist und Selbstüberhebung, ein besserer und rücksichtsvollerer Mensch zu sein als der Therapeut selbst. In der Gegenübertragung ist man zunächst erfreut über diese Rücksichtnahme, doch dann bemerkt man, daß etwas nicht stimmt – der unmerkliche Rückzug des Patienten, sein heimlich sich steigerndes Mißtrauen, die abgewehrte Frustration, die Symptomverschlechterung, die Folge der Kränkung sind und den emotionalen Kontakt stören. Sie sind schwer greifbar und verbalisierbar, wenn der Therapeut nicht sensibel ist für die Auswirkungen der Settingvariablen, und für den verborgenen Ausdruck von Ärger, in dem jeder Depressive ein Meister ist.

Ferienpausen sind ein großes Problem – kein Wunder angesichts der depressiven Trennungsvulnerabilität – und bedürfen der aktiven Exploration durch den Analytiker (»wie ist das denn für Sie, wie empfinden Sie das, wie geht es Ihnen damit?«). Wie anderen Konfrontationen weichen die Patienten diesem Thema gerne aus, weil sie befürchten, der Therapeut könnte schließlich über ihre Unzufriedenheit ungehalten werden; obwohl sie schließlich dankbar sind, darüber sprechen zu können und Verständnis für ihren Trennungsschmerz zu finden. Jedes »getrennte«, unterschiedliche Empfinden – Analytiker freut sich in der Phantasie des Patienten auf die Ferien, weil er sich endlich von dessen Belastungen erholen kann, dieser findet die Pause jedoch schrecklich – wird vom Depressiven leicht als Konfrontation aufgefaßt und deswegen vermieden.

Seine übergroße Beziehungssensibilität und Sanftheit kann heftige **Gegenübertragungsreaktionen** auslösen. Der Therapeut kann den Impuls haben, den Patienten mal fester anzufassen, »abzuhärten«, konfrontationsfreudiger zu machen, was er natürlich nicht in die Tat umsetzen, sondern im Zusammenhang der konkreten Situation analysieren sollte. Oder der Therapeut selbst empfindet Schuldgefühle wegen seiner »ungebührlichen« Aktivitäts- und Aggressivitätsmotivation. Häufig schiebt der Depressive dem Analytiker die Aktivität, die Konfrontation oder Klärung, das Ansprechen von Schmerzlichem oder Peinlichem zu, was dieser im Sinne einer Rollenübernahme gelegentlich aufnehmen wird, nicht ohne es später anzusprechen.

Noch schwerer fällt den meisten Depressiven das **Therapieende**, vor allem aber die adäquate Wahrnehmung des dadurch ausgelösten seelischen Schmerzes, der Frustration und Wut. Naheliegend ist es, das Ende der Kassenleistung oder andere äußere Gründe dazu zu verwenden, diesen Gefühlen auszuweichen, die doch für seine Gesundung so wichtig sind. Man kann den Abschied freundlich-sachlich gestalten, das heißt seine emotionale Bedeutung gemeinsam verleugnen. Oder der Patient ist gekränkt über das Ende der Versorgung durch die Krankenkasse, das heißt in der Übertragung durch den Analytiker, und verwendet dies zur Abwehr des Trennungsschmerzes. Der Therapeut wiederum kann sich über die »Undankbarkeit« seines Patienten ärgern, der immer unzufriedener erscheint, je näher das Ende rückt, zu klagen beginnt, wie wenig sich verändert habe, vermutlich weil er sich in der Behandlung doch zu wenig eingesetzt habe oder immer nur die falschen Sachen angesprochen, doch sei es nun zu spät noch etwas zu ändern usw. – dem Therapeut wird die Trennungsaggression deutlicher werden als dem Patienten selbst. Wenn es irgend geht, sollte dieser das Therapieende selbst bestimmen, das heißt sich aktiv vom Therapeuten trennen, was eine wichtige neue Erfahrung für ihn sein kann. Selbst dann wird leicht die unbewußte Phantasie in ihm wach werden, nicht er habe die Therapie beendet, sondern der Analytiker habe ihn herausgeworfen. In jedem Fall verdient das Bearbeiten und Betrauern des Abschiedes besondere Aufmerksamkeit; ein Aspekt, den auch die interpersonale Therapie Depressiver zurecht hervorhebt.

Sehr kontrovers wurde in der Literatur die Frage diskutiert, wie ein therapeutisch günstiger **Umgang mit** der **Aggression** Depressiver zu gestalten sei. Dieses Behandlungsproblem hat sich meines Erachtens in den letzten Jahrzehnten entschärft, seitdem wir gelernt haben, unsere Gegenübertragung subtiler wahrzunehmen und sie im Umgang mit den Patienten und der analytischen Arbeit zu verwenden. Ich habe noch keinen Depressiven kennengelernt, der nicht mit erheblichen aggressiven Konflikten verschiedenen Ursprungs zu kämpfen hätte. Diese äußern sich einerseits in der oft abgewehrten Phantasie, auf einer Bombe zu sitzen; und bei langen und intensiven Analysen können die verdrängten aggressiven Emotionen tatsächlich beängstigend intensiv und stark ins Erleben drängen. Andererseits jedoch haben die Depressiven lange Zeit unberechtigte Angst vor ihrer Aggression, denn im Kontakt wird offensichtlich, wie unfähig sie sind, Aggression zu zeigen und sie im positiven Sinn für sich einzusetzen. So kommt es darauf an, ihre Aggression für sie verwendungsfähig zu machen. Statt dessen bestimmen zunächst unendliche Varianten versteckter Aggressivität die Szene. Oft nimmt man sie vorwiegend in der Gegenübertragung wahr und kann sie dem Patienten aufzeigen, manchmal auch deuten. Dabei ist eine Haltung wichtig, welche die Gemeinheiten der Depressiven zwar verspürt, aber nicht verurteilt, was eine Verstärkung der Über-Ich-Problematik mit sich brächte. Manchmal gelingt es vielmehr, die positiven und lebensfreundlichen Aspekte aggressiven Verhaltens gemeinsam mit dem Patienten zu erleben und dessen Toleranz ihnen gegenüber zu erhöhen. Viele Autoren mahnen jedoch zur – gegenübertragungsgeleiteten – Vorsicht bei der Deutung von Übertragungsaggression, da die tragende positive Übertragung bei den Depressiven ein zartes Pflänzchen ist, das leicht irritiert werden kann.

Weitere Aspekte können hier nur kurz erwähnt werden, etwa der Umgang mit dem **Schweigen Depressiver**, das so Verschiedenartiges bedeuten kann. Auch hier werden die Gegenübertragung und das Verständnis der aktuellen Übertragungssituation am ehesten einschätzen lassen, ob das Schweigen produktiv ist, ob dabei wichtige Räume der gemeinsam erlebten Zeitlosigkeit entstehen, oder ob der Patient droht, verloren zu gehen, ob Trotz im Spiel ist oder Scham und wie der Analytiker damit umzugehen vermag. Die **Selbstwertprobleme**, große **Kränkbarkeit** und häufigen **Schamgefühle** vieler Depressiver bieten ebenfalls eine Fülle konkreter Situationen der Interaktion und des intersubjektiven Erlebens, die fruchtbar gemacht werden können. Konfrontationen sind weniger kränkend und können vom Patienten leichter angenommen werden, wenn sie mit einer Begründung versehen werden (»Sie sind so schweigsam geworden. Kann es sein, daß Sie meine Bemerkung vorhin als Kritik aufgefaßt haben?«). Bewährt haben sich auch sogenannte adaptive Deutungen, in denen die depressiven Symptome oder Verhaltensweisen dem Patienten in ihrem Anpassungswert, in ihrem Sinn nahegebracht werden (welche positive Bedeutung sie subjektiv haben können, auch wenn sie objektiv dysfunktional sind). Das technische Prinzip dabei ist, die kreativen Kräfte im Depressiven zu benennen, sobald sie greifbar werden, auch wenn sie ihm selbst so unzugänglich erscheinen.

Hoffnungslosigkeit und **Negativismus** des Patienten können den Therapeuten selbst in Gefühle der Wirkungslosigkeit, Leere und Impotenz versetzen. Oder sie rufen Schuldgefühle hervor, er sei tatsächlich ein schlechter, unzureichender Therapeut; oder Wut über das »Scheitern«, das der Patient ihnen beiden bereitet, Kränkung über die damit verbundenen gegenseitigen Abwertungen, oder Ungeduld. Jenseits alles forcierten Schulterklopfens (»wir werden das schon schaffen«) betonen die meisten Autoren, daß es Aufgabe des Analytikers bleibt, für den Patienten Hoffnung, Zukunft und Veränderungsmöglichkeiten zu repräsentieren; natürlich nur, wenn er es tatsächlich auch so meint. Er kann sie immer wieder einfließen lassen in kleinen Formulierungen – wenn der Patient sagt: immer mache ich das so ..., wird der Analytiker sagen: noch machen Sie es so; er wird den depressiven Verallgemeinerungen das Konkrete gegenüberstellen, die aktuelle Situation, das Beispiel, an dem das Erleben sitzt; er wird die ewige Wiederkehr des Gleichen mit dem Konjunktiv der Veränderung beantworten »könnte es sein, daß ...«. Nach Ansicht der meisten Autoren muß der Therapeut gelegentlich Ich-Funktionen für den Depressiven übernehmen: Hoffnungen ausdrücken, Erleben einordnen und erklären, Ambivalenzen formulieren, die dem Patienten im Grunde zugänglich wären, die er sich jedoch nicht auszusprechen traut. Wichtig bei diesen »Aktivitäten« bleibt natürlich, die analytische Haltung dennoch nicht zu verlieren.

Das hartnäckige Festhalten Depressiver an ihrem Unglück hat mit ihrer **Angst vor Veränderung** zu tun. Diese hieße nämlich für sie Trennung; Abschied von den eingespielten Beziehungsmustern von Wünschen, Enttäuschung und Leiden; und Trennung vom Therapeuten im Sinne einer Loslösung und Verselbständigung. Daß Entwicklung und Neues auch gut sein kann, ist ihnen schwer vorstellbar. Während die **Literatur** zur psychoanalytischen Theorie der Depression sehr weitläufig ist, wurden Fragen der Behandlungstechnik bisher nicht so häufig behandelt. Hervorragend sind einige Kapitel in Jacobsons Buch (1971) zur Übertragung und deren Handhabung bei schweren Depressionen (Borderline und psychotisch) und die Ausführungen zu Gegenübertragungsfragen bei Saviotti (1979), jeweils mit plastischen klinischen Beispielen. Empfehlenswert sind Klaubers (1967) Überlegungen zum Behandlungsverlauf und die Zusammenfassungen zu technischen Fragen bei Blanck und Blanck (1974), Jacobson (1975), Fischer (1976), Eicke-Spengler (1977) und Mentzos (1994). Selbstpsychologische Aspekte diskutiert sehr praxisnah Deitz (1988, 1991). In den letzten Jahren erschien eine ganze Anzahl klinischer Arbeiten zu speziellen Fragen der Behandlung, beispielsweise des moralischen Masochismus (Friedman 1991; Markson 1993), der Depression bei geistiger Behinderung (Gaedt 1991), in der Adoleszenz (Harris 1991), im Alter (Delius 1990), im Verlauf der Borderline-Behandlung (Kernberg 1992; Bemporad 1994), zum technischen Umgang mit dem depressiven Affekt (Renik 1990), narzißtisch-depressiven Zuständen (Lax 1989) und ähnliches. Eindrucksvolle Falldarstellungen finden sich bei Dahl (1988), Aarons (1990), Eckstaedt (1991) sowie Henseler und Wegner (1993). Unsere Münchener Depressions-AG bereitet ein Buch vor, in dem wir ausführlich die psychoanalytische Behandlung Depressiver diskutieren mit Schwerpunkt auf dem klinischen Erfahrungswissen (Banck et al. 1997).

tung ihres Unbewußten. Der oben nochmals zitierte zentrale Konflikt ist dabei allen gemeinsam. Von »der« Theorie der Depression sind wir weiter entfernt denn je, insbesondere was ihre Ätiologie und Psychogenese angeht (Will 1994). Dies kann für die klinische Flexibilität des psychoanalytischen Psychotherapeuten nur von Vorteil sein. Die gegenwärtig wirksamen Gefühlszustände der Patienten und ihr aktuelles Verhalten, das subjektive Wahrnehmen in der Gegenübertragung des Therapeuten und sein theoretisches Verständnis, das sind die psychischen »Oberflächen«, von der wir in der Behandlung der Depressiven ausgehen können.

Zusammenfassende Charakterisierung

»Der Depressive fürchtet mehr als alles andere gerade die Liebe, sich wirklich mit seinem Liebesobjekt zu vereinigen, der so ersehnten guten Mutter, die seinen Hunger nach stabilen akzeptierenden Objekten stillen könnte, die ihn aber auch zwingt, sich vom bösen und verfolgenden Aspekt zu trennen, der sich im Über-Ich eingenistet hat. ... Das Bedürfnis des Patienten, verstanden zu werden, ist unendlich groß, und seine Verzweiflung darüber, daß niemand ihn begreift, ist hoffnungslos, und doch kämpft er hartnäckig darum, den anderen auf Distanz zu halten und ihn davon zu überzeugen, daß nichts zu machen ist« (Saviotti 1979, S. 260f). Depressive zu behandeln, heißt, sich in diese Dynamik von drängendem Bedürfnis und Abweisung hineinziehen zu lassen, sie mitzuerleben und – je nach Dauer und Intensität des Behandlungsprozesses – gemeinsam durchzuarbeiten.

Die psychoanalytischen Theorien der Depression sind sehr differenziert, nicht standardisiert und nur zu einem geringen Teil operationalisiert und empirisch überprüft. Für Verständnis und Behandlung depressiver Patienten muß dies kein Nachteil sein. Man kann psychoanalytische Theorien kritisch-objektivierend darstellen (Wisdom 1962; Basch 1975) oder in ihrer Variabilität und Fülle, erlebnisnäher, wie ich es versucht habe. Über-Ich-Konflikte, Ambivalenz, Oralität, Spannungen im Ich und narzißtische Konflikte schließen sich gegenseitig nicht aus, sondern finden sich bei den meisten Patienten in Personalunion, in unterschiedlicher Schich-

Literatur

Aarons ZA. Depressive affect and its ideational content: a study of dissatisfaction. Int J Psychoanal 1990; 71: 285-96.

Abraham K. Giovanni Segantini. 1911. In: Psychoanalytische Studien. Bd 2. Frankfurt: Fischer 1971; 269-328.

Abraham K. Ansätze zur psychoanalytischen Erforschung und Behandlung des manisch-depressiven Irreseins und verwandter Zustände. 1912. In: Psychoanalytische Studien. Bd 2. Frankfurt: Fischer 1971; 146-62.

Abraham K. Untersuchungen über die früheste prägenitale Entwicklungsstufe der Libido. 1916. In: Psychoanalytische Studien. Bd 1. Frankfurt: Fischer 1971; 84-112.

Abraham K. Versuch einer Entwicklungsgeschichte der Libido auf Grund der Psychoanalyse seelischer Störungen. 1924. In: Psychoanalytische Studien. Bd 1. Frankfurt: Fischer 1971; 113-83.

Abraham K. Psychoanalytische Studien zur Charakterbildung. 1925. In: Psychoanalytische Studien. Bd 1. Frankfurt: Fischer 1971; 184-226.

Angst J. Epidemiologie der affektiven Psychosen. In: Psychiatrie der Gegenwart. Bd 5. Kisker KP, Lauter H, Meyer JE, Müller C, Strömgren E (Hrsg). 3. Aufl. Berlin, Heidelberg, New York: Springer 1987; 51-66.

American Psychiatric Association. Diagnostic and statistical manual of mental disorders. 3rd ed. Washington DC: APA 1987.

Balint M. Der Neubeginn, das paranoide und das depressive Syndrom. 1952. In: Die Urformen der Liebe und die Technik der Psychoanalyse. Frankfurt, Berlin, Wien: Ullstein 1981; 280-303.

Banck G, Grabenstedt Y, Völkl G, Will H. Die psychoanalytische Behandlung Depressiver. Spezielle Neurosenlehre und Behandlungstechnik. Stuttgart: Kohlhammer 1997.

Basch MF. Toward a theory that encompasses depression: a revision of existing causal hypotheses in psychoanalysis. In: Depression and Human Existence. Anthony EJ, Benedek T (eds). Boston: Little, Brown 1975; 485-534.

Beck AT, Rush AJ, Shaw BF, Emery G. Kognitive Therapie der Depression. (1979 engl. Ausgabe). München: Psychologie Verlags Union 1992.

Bemporad J. The negative therapeutic reaction in severe characterological depression. J Am Acad Psychoanal 1994; 22: 399-414.

Beutel M, Weiner H. Trauer und Depression nach einem Objektverlust. Ein Beitrag zur Begriffserklärung und klinischen Unterscheidung. Forum Psychoanal 1993; 9: 224-39.

Bibring E. Das Problem der Depression. Psyche 1953; 6: 81-101.

Blanck G, Blanck R. Die Depression. 1974. In: Angewandte Ich-Psychologie. Stuttgart: Klett-Cotta 1978; 265-90.

Blatt SJ. Levels of object representation in anaclitic and introjective depression. Psychoanal Study Child 1974; 29: 107-57.

Blatt SJ, Maroudas C. Convergences among psychoanalytic and cognitive-behavioral theories of depression. Psychoanal Psychol 1992; 9: 157-90.

Bronisch T. Dysthyme Störungen. Nervenarzt 1990; 61: 133-9.

Bronisch T. Die depressive Reaktion. Probleme der Klassifikation, Diagnostik und Pathogenese. Berlin, Heidelberg, New York: Springer 1992.

Cornell DG. Psychoanalytic and biological perspectives on depression. Contradictory or complementary? Psychoanal Psychol 1985; 2: 21-34.

Dahl AA. Aspects of the analysis of a patient with severe depression. Scand Psychoanal Rev 1988; 11: 3-23.

Deitz J. Self-psychological interventions for major depression: technique and theory. Am J Psychother 1988; 42: 597-609.

Deitz J. The evolution of the self-psychological approach to depression. Am J Psychother 1989; 43: 494-505.

Deitz J. The psychodynamics and psychotherapy of depression: contrasting the self-psychological and the classical psychoanalytic approaches. Am J Psychoanal 1991; 51: 61-70.

Delius P. Zur Psychodynamik der Spätdepression. Eine kritische Auseinandersetzung mit dem Involutionsmodell. Prax Psychother Psychosom 1990; 35: 13-20.

Dilling H, Freyberger HJ. Neurosen und psychosomatische Störungen in der ICD-10. In: Psychoanalytische Psychosomatik. Strauß B, Meyer A-E (Hrsg). Stuttgart, New York: Schattauer 1994; 115-24.

Dilling H, Weyerer S, Castell R. Psychische Erkrankungen in der Bevölkerung. Eine Feldstudie zur psychiatrischen Morbidität. Stuttgart: Enke 1984.

Eckstaedt A. Die Kunst des Anfangens. Psychoanalytische Erstgespräche. Frankfurt: Suhrkamp 1991.

Eicke-Spengler M. Zur Entwicklung der psychoanalytischen Theorie der Depression. Psyche 1977; 31: 1079-125.

Fenichel O. Depression und Manie. 1945. In: Psychoanalytische Neurosenlehre. Bd 2. Olten: Walter 1975; 272-309.

Fischer R. Die klassische und die ichpsychologische Theorie der Depression. Psyche 1976; 30: 924-46.

Fleming J, Altschul S. Activation of mourning and growth by psychoanalysis. Int J Psychoanal 1963; 44: 419-31.

Freedman N. On depression: the paralysis, annihilation and reconstruction of meaning. In: Empirical Studies of Psychoanalytic Theories. Vol 2. Masling J (ed). Hillsdale NJ: Analytic Press 1986; 107-49.

Freud S. Zur Einführung des Narzißmus. 1914. GW X. Frankfurt: Fischer 1973; 137-70.

Freud S. Trauer und Melancholie. 1916. GW X. Frankfurt: Fischer 1973; 427-46.

Freud S. Das Ich und das Es. 1923a. GW XIII. Frankfurt: Fischer 1976; 235-89.

Freud S. Eine Teufelsneurose im siebzehnten Jahrhundert. 1923b. GW XIII. Frankfurt: Fischer 1976; 315-53.

Freud S. Hemmung, Symptom und Angst. 1926. GW XIV. Frankfurt: Fischer 1976; 111-205.

Friedman RC. The depressed masochistic patient: diagnostic and management considerations – a contemporary psychoanalytic perspective. J Am Acad Psychoanal 1991; 19: 9-30.

Gaedt C. Die Reinszenierung der Selbstentwertung. Depressive Störungen bei Menschen mit geistiger Behinderung. Prax Psychother Psychosom 1991; 36: 249-56.

Glazer MW. Object-related vs. narcissistic depression. Psychoanal Rev 1979; 66: 232-337.

Grinberg L. Two kinds of guilt – their relations with normal and pathological aspects of mourning. Int J Psychoanal 1964; 45: 366-71.

Grinberg L. The »razors edge« in depression and mourning. Int J Psychoanal 1978; 59: 245-54.

Groddeck G. Psychoanalytische Vorträge 113-115: Über Depressionen. In: Vorträge Bd 3. Basel, Frankfurt: Stroemfeld/Roter Stern 1989; 980-1000.

Groddeck G. Wunscherfüllungen der irdischen und göttlichen Strafen. Int Z Ärztl Psychoanal 1920; 6: 216-27.

Hagnell O, Lanke J, Rorsman B, Öjeslö L. Are we entering an age of melancholy? Depressive illnesses in a prospective epidemiological study over 25 years: the Lundby study, Sweden. Psychol Med 1982; 12: 279-89.

Harris M. Depression und die depressive Position bei einem heranwachsenden Jungen. In: Melanie Klein heute. Bd 2. Spillius EB (Hrsg). Weinheim: VIP 1991; 211-24.

Hautzinger M. Kognitive Therapie bei Depressionen. Psychotherapeut 1994; 39: 113-23.

Hautzinger M, de Jong-Meyer R. Depressionen. In: Lehrbuch der Klinischen Psychologie. Reinecke H (Hrsg). 2. Aufl. Göttingen: Hogrefe; 177-218.

Haynal A. Depression and creativity. 1976. New York: International University Press 1985.

Haynal A. Some reflections on depressive affect. Int J Psychoanal 1978; 59: 165-71.

Haynal A, Gitnacht Y, Leoussi M. Le deprime dans son corps. Rev Med Psychosom 1988; 29: 11-24.

Henseler H. Narzißtische Krisen. Zur Psychodynamik des Selbstmordes. Reinbek: Rowohlt 1974.

Henseler H, Wegner P (Hrsg). Psychoanalysen, die ihre Zeit brauchen. Zwölf klinische Darstellungen. Opladen: Westdeutscher Verlag 1993.

Hoffmann SO. Charakter und Neurose. Frankfurt: Suhrkamp 1979.

Hoffmann SO. Die Krankheit »Neurose« – ein altes klinisches Konzept am Ende des 20. Jahrhunderts am Ende? In: Psychoanalytische Psychosomatik. Strauß B, Meyer A-E (Hrsg). Stuttgart, New York: Schattauer 1994; 125-34.

Hole G. Die endo-neurotische Depression. Notwendigkeit und Ärgernis einer begrifflichen Aussage. Fortschr Neurol Psychiatr 1992; 60: 420-36.

Mombour W, Dilling H, Schmidt MH (Hrsg). Weltgesundheitsorganisation. Internationale Klassifikation psychischer Störungen: ICD-10, Kapitel V (F), klinisch-diagnostische Leitlinien. Bern, Göttingen, Toronto: Huber 1991.

Jacobson E. Depression. Eine vergleichende Untersuchung normaler, neurotischer und psychotisch-depressiver Zustände. 1971. Frankfurt: Suhrkamp 1977.

Jacobson E. The psychoanalytic treatment of depressive patients. In: Depression and Human Existence. Anthony EJ, Benedek T (eds). Boston: Little, Brown 1975; 431-43.

Joffe W, Sandler J. Notes on pain, depression and individuation. Psychoanal Study Child 1965; 20: 394-424.

Kahn DA. The use of psychodynamic psychotherapy in manic-depressive illness. J Am Acad Psychoanal 1993; 21: 441-55.

Kernberg OF. Psychopathic, paranoid and depressive transferences. Int J Psychoanal 1992; 73: 13-28.

Klauber J. Drei typische Stadien der Übertragung in der Analyse neurotischer Depressionen. Jahrbuch der Psychoanalyse. Bd 4. Bern, Stuttgart: Huber 1967; 202-16.

Klein M. Zur Psychogenese der manisch-depressiven Zustände. 1935. In: Das Seelenleben des Kleinkindes. Stuttgart: Klett-Cotta 1962; 55-94.

Klein M. Die Trauer und ihre Beziehungen zu manisch-depressiven Zuständen. 1940. In: Das Seelenleben des Kleinkindes. Stuttgart: Klett-Cotta 1962; 95-130.

Klerman GL, Weissman MM, Rounsaville BJ, Chevron ES. Interpersonal Psychotherapy of Depression. New York: Basic Books 1984.

Kohut H. Narzißmus. Eine Theorie der psychoanalytischen Behandlung narzißtischer Persönlichkeitsstörungen. 1971. Frankfurt: Suhrkamp 1974.

Kohut H, Wolf ES. The disorders of the self and their treatment – an outline. Int J Psychoanal 1978; 59: 413-25.

Lasch C. Das Zeitalter des Narzißmus. 1979. München: Bertelsmann 1982.

Lax RF. The narcissistic investment in pathological character traits and the narcissistic depression: some implications for treatment. Int J Psychoanal 1989; 70: 81-90.

Mahler M. Notizen zur Entwicklung von Grundstimmungen: Der depressive Affekt. 1966. In: Studien über die drei ersten Lebensjahre. Stuttgart: Klett-Cotta 1985; 309-26.

Markson ER. Depression and moral masochism. Int J Psychonal 1993; 74: 931-40.

Masling J. Orality, pathology, and interpersonal behaviour. In: Empirical studies of psychoanalytic theories. Vol 2. Masling J (ed). Hillsdale NJ: Analytic Press 1986; 73-106.

Mentzos S. Depression und Manie. Psychodynamik und Psychotherapie affektiver Störungen. Göttingen: Vandenhoek & Ruprecht 1994.

Nacht S, Racamier PC. Die depressiven Zustände. Psyche 1960; 14: 651-77.

Pollock GH. Process and affect: mourning and grief. Int J Psychoanal 1978; 59: 255-76.

Rad M, v, Schors R, Henrich G. Stationäre psychoanalytische Psychosomatik. Konzepte – Basisdaten – Therapieziele. In: Psychoanalytische Psychosomatik. Strauß B, Meyer A-E (Hrsg). Stuttgart, New York: Schattauer 1994; 152-64.

Rado S. Das Problem der Melancholie. Int Z Psychoanal 1927; 13: 439-55.

Rado S. Psychodynamics of depression from the etiologic point of view. Psychosom Med 1951; 13: 51-5.

Rapaport D. Edward Bibring's theory of depression. In: Collected Papers of David Rapaport. Gill M (ed). New York: Basic Books 1967; 758-73.

Renik O. Comments on the clinical analysis of anxiety and depressive affect. Psychoanal Q 1990; 59: 226-48.

Sandler J, Dare C. Der psychoanalytische Begriff der Oralität. Psyche 1973; 27: 770-86.

Saviotti M. Der therapeutische Zugang zum depressiven Patienten. 1979. In: Psychosentherapie. Psychoanalytische und existentielle Grundlagen. Benedetti G, Corsi Piacentini T (Hrsg). Stuttgart: Hippokrates 1983; 215-61.

Schmale AH, Engel GL. The giving up – given up complex, illustrated on film. Arch Gen Psychiatr 1967; 17: 135-45.

Schramm E, Berger M. Zum gegenwärtigen Stand der interpersonellen Psychotherapie. Nervenarzt 1994; 65: 2-10.

Spitz RA. Anaclitic depression. Psychoanal Study Child 1946; 2: 313-42.

Wahl H. Narzißmus? Stuttgart: Kohlhammer 1985.

Weiner H. Anwendung psychosomatischer Konzepte in der Psychiatrie. In: Psychosomatische Medizin. Adler RH, Herrmann JM, Köhle K, Schonecke OW, Uexküll Th v, Wesiack W (Hrsg). 5. Aufl. München, Wien, Baltimore: Urban & Schwarzenberg 1996; 979-1003.

Widlöcher D. Le corps fige du deprime. Rev Med Psychosom 1988; 29: 25-36.

Widlöcher D. Le ralentissement depressif. Paris: Presses Université de France 1983.

Will H. Zur Phänomenologie der Depression aus psychoanalytischer Sicht. Psyche 1994; 48: 361-85.

Winnicott DW. Die depressive Position in der normalen emotionalen Entwicklung. 1955. In: Von der Kinderheilkunde zur Psychoanalyse. Frankfurt: Fischer TB 1983; 276-99.

Wisdom JO. Die psychoanalytischen Theorien über die Melancholie. Entwicklungsgeschichte und Vergleich. 1962. Jahrb Psychoanal 1967; 4: 102-54.

Wolfersdorf M. Depressive Störungen. Phänomenologie, Aspekte der Psychodynamik und -therapie. Psychotherapeut 1995; 40: 330-47.

Wunderli J. Und innen die große Leere: die narzißtische Depression und ihre Therapie. Zürich: Kreuz 1989.

Zetzel ER. Die depressive Position. 1953. In: Die Fähigkeit zu emotionalem Wachstum. Stuttgart: Klett 1974; 67-85.

Zetzel ER. Über die Unfähigkeit, Depression zu ertragen. 1965. In: Die Fähigkeit zu emotionalem Wachstum. Stuttgart: Klett 1974; 86-119.

5.2.7 Hypochondrie

Joachim Küchenhoff

> **ICD-10-Klassifikation**
>
> Als hypochondrische Störung (F45.2) im Abschnitt F45 (somatoforme Störungen) klassifiziert.

Krankheitsbild

> **Definition**
>
> **Hypochondrische Patienten** haben Angst davor, krank zu werden, oder leiden unter der angstvoll gefärbten Überzeugung, bereits krank zu sein, ohne daß die subjektiv erlebten Beschwerden objektiviert werden könnten.

Die Patienten gehen ohne Erfolg von Arzt zu Arzt und drängen auf Diagnostik und Therapie, um sich beruhigen oder die selbstgestellte Diagnose bestätigen zu lassen. Negative Untersuchungsbefunde können die Angst nicht beseitigen oder die Krankheitsüberzeugung aufheben. Dabei ist zu beachten, daß hypochondrische Erlebnisweisen und somatische Erkrankung einander nicht unbedingt ausschließen; körperlich begründete Krankheiten können durch hypochondrische Ängste überlagert sein.

Die **Intensität** der **subjektiven Leiden** variiert außerordentlich; jeder Mensch kennt – in der Regel schnell wieder zurückgehende – hypochondrische Ängste, die zumal bei Menschen, die sich professionell mit Krankheiten befassen (Ärzte, Krankenschwestern etc.), schnell auftreten können. Die ängstliche Hinwendung zum eigenen Körper kann sich zu einer Störung von Krankheitswert steigern. Aus Krankheitsfurcht kann Krankheitsgewißheit werden. Je ausschließlicher sich die Aufmerksamkeit auf den eigenen Körper oder das als krank erlebte Körperteil richtet, umso stärker wird die Kommunikation mit der Mitwelt eingeschränkt; die **selbstbezogene Einengung** auf den **eigenen Körper**, das Überwertig-Werden des eigenen Körpers im Erleben, kann zu einer zunehmenden Vereinseitigung der Kommunikationsmöglichkeiten und schließlich zu einem globalen Rückzug von anderen führen.

Die **Inhalte hypochondrischer Klagen** können vielfältig sein. Der Begriff leitet sich vom Hypochondrium her, also von dem Bereich, der unter dem Rippenbogen liegt. Der Begriff verweist darauf, daß häufig innere Organe betroffen sind; prinzipiell aber können hypochondrische Ängste sich auf jedes Körperteil richten. Eine besondere Form der Hypochondrie stellt die **Dysmorphophobie**, die Mißgestaltsfurcht, dar. Bei dieser Erkrankung, die fast ausschließlich in der Adoleszenz auftritt, werden äußerlich sichtbare und für den sozialen Kontakt mit anderen bedeutsame Körperteile als verändert und deformiert empfunden (»Schönheitshypochondrie«), vor allem Teile des Gesichts, die Nase oder Lippen und – bei Frauen – die Brustgröße.

Ätiologie, Definition, Psychodynamik

Die Hypochondrie ist keine Krankheit, so daß besser von einem hypochondrischen Syndrom gesprochen werden könnte. Es handelt sich um eine phänomenologisch eigenständige Form eines graduell abgestuften, besonderen Welt- und Selbstverständnisses von wechselndem, unter Umständen außerordentlich großem Krankheitswert. Es ist gekennzeichnet durch den Verlust der natürlichen Selbstverständlichkeit im Umgang mit körperlicher oder geistiger Intaktheit, so daß unbegründet Aufmerksamkeit und Affektivität sich in Form von Selbstbeobachtung, Krankheitsgefühl oder Krankheitsüberzeugung auf die eigene Befindlichkeit einschränken, während die mitmenschliche Begegnung entsprechend eingeengt oder gar verunmöglicht wird.

Dieses **hypochondrische Syndrom** kann mit vielen **anderen Krankheitsbildern verknüpft** sein:
- Es kann im Rahmen einer aktuellen Belastungssituation reaktiv und vorübergehend auftreten.
- Es kann sich als hypochondrische Neurose langfristig auswirken.
- Es kann als Persönlichkeitshaltung den Charakter eines Menschen prägen.
- Hypochondrische Syndrome können aber auch bei schweren phasischen Depressionen und bei schizophrenen Psychosen auftreten.

Oft stellen monosymptomatische hypochondrische Wahnpsychosen ein besonderes diagnostisches Problem dar, da die hypochondrische Krankheitsgewißheit sich wahnhaft verfestigt hat, aber sonst keine psychopathologischen Auffälligkeiten vorliegen.

Psychodynamik

Wie läßt sich die hypochondrische Symptomatik, der hypochondrische Umgang mit dem eigenen Körper psychodynamisch verstehen? Die vielfältigen psychoanalytischen Ansätze zur Interpretation hypochondrischer Syndrome sollen im folgenden unter zwei Aspekten zusammengefaßt werden:
- Erhaltung der Selbstkohärenz (narzißtische Dimension der hypochondrischen Symptomatik)
- Körper als Objekt oder hypochondrische Symptomatik als innerer Dialog (objektbeziehungspsychologischer Aspekt)

Erhaltung der Selbstkohärenz

Gerade bei Patienten, die ihr eigenes Selbst als gefährdet und wenig kohärent erleben, kann die hypochondrische Symptomatik einen Versuch der **Selbstheilung** darstellen. Wenn die Grenzen zwischen Selbst und Umwelt unsicher werden, oder wenn die Selbstkohärenz in Frage steht, kann die Konzentration aller psychischen Energie auf den eigenen Körper ein Versuch sein, durch diese intensive körperliche Zuwendung zu sich selbst die eigene Identität, das eigene Selbstgefühl zu erhalten oder zu stabilisieren. Die Hinwendung auf den eigenen Körper erhöht nicht nur das körperliche Selbstgefühl, sondern **leitet** die **Fragmentierungsängste auf** den **Körper** ab. An die Stelle eines schwankenden oder zerbrechenden seelischen Selbstgefühls tritt dann die körperliche Klage.

Objektpsychologische Aspekte

In der hypochondrischen Symptomatik wird der **Körper** wie ein **Objekt** erlebt, also nicht nur als zum eigenen Leib gehörig, sondern wie ein Gegenstand der Außenwelt. Mit diesem objektivierten Körperteil tritt der hypochondrisch kranke Patient ständig in Kontakt. Unter dem Aspekt der Objektbeziehungspsychologie kann dieser Umgang mit dem eigenen Körper als **Dialog** verstanden werden. Beziehungserfahrungen, die die Patienten gemacht haben oder die sie sich wünschen, scheinen im Umgang zwischen dem Selbst und dem Körper auf. Aus intensiven psychoanalytischen Therapien mit hypochondrischen Patienten weiß man, welche inneren Dialoge hier von den Patienten im Symptom enthalten sind:
- der Umgang mit dem eigenen Körper als eine Sprache der **Liebe**
- der innere Dialog als Sprache des **Hasses**

Umgang mit dem eigenen Körper als Sprache der Liebe

Die starke Hinwendung hypochondrischer Patienten auf den eigenen Körper kann so verstanden werden, daß dem kranken Körperteil Zuneigung und Liebe entgegengebracht wird. Mit dieser unendlichen Aufmerksamkeit behandelt der Patient seinen Körper so, wie er selbst gerne als Kind von seiner Mutter oder von anderen wichtigen Bezugspersonen hätte behandelt werden wollen. Der als krank erlebte Körperteil wäre dann mit einem Selbstanteil des Patienten identifiziert, nämlich mit dem Aspekt des **hilflosen, versorgungs-** und **schutzbedürftigen Selbst**, das so unselbständig und schwach ist, daß es immerfort Zuwendung und Aufmerksamkeit benötigt, und das freilich auch sehr bedroht ist.

Andere Patienten erleben den prinzipiell gleichen inneren Dialog in vertauschten Rollen. Ähnlich wie manche Phobiker erleben sie den hypochondrisch kranken Körperteil als einen **ständigen Begleiter**, der sie nie verläßt und von dem sie sich nicht trennen müssen, aber auch nicht trennen können. In diesem Fall ist ein frühes inneres Bild von der Mutter oder von anderen wichtigen Bezugspersonen auf den Körper projiziert worden. Der wunscherfüllende Charakter der Symptomatik liegt dann darin, daß **Trennungserfahrungen** scheinbar **vermieden** werden, wenn man den anderen gleichsam immer mit sich herumträgt. Natürlich stellt sich hier sogleich die Frage, warum dieser »innere Begleiter« in so negativer Form, nämlich in Gestalt eines kranken, verletzten, zerfallenden etc. Körpers dargestellt werden müßte. Oft stellt sich heraus, daß die Patienten Eltern oder wichtige Bezugspersonen in der Kindheit hatten, die selbst in irgendeiner Weise schwer krank waren. Von diesen kranken Eltern sich innerlich zu distanzieren oder äußerlich zu trennen, ist den Patienten in ihrer Lebensgeschichte besonders schwer gefallen. Die Beziehung zu ihnen wird dann in der Beziehung zum kranken Körper aufrechterhalten und fortgeführt, der kranke Körper wird mit dem Elternteil identifiziert.

Innerer Dialog als Sprache des Hasses

Nicht immer ist der innere Dialog mit dem krank erlebten Körper als eine unbewußte Sprache der Liebe zu verstehen. Allein schon auffallend ist der oft heftige, gar nicht liebevolle Umgang mancher Patienten mit dem eigenen Körper, der zum Beispiel durch unsinnig wiederholte diagnostische Eingriffe zahlreichen »Mißhandlungen« oder »Angriffen« ausgesetzt wird. Der Hintergrund eines solchen hypochondrischen Verhaltens können **Haßimpulse gegen andere** sein, die in der Hypochondrie stark **schuldhaft** erlebt werden, daher nicht zugelassen und statt dessen am eigenen Körper ausgelebt werden. Die damit verbundene Selbstbestrafung lindert die Schuldgefühle zusätzlich. Andererseits kann das hypochondrische Organ, das im Körperinneren nicht zur Ruhe kommt und den Kranken verfolgt, ein verinnerlichter **Ersatz** eines **gefürchteten Außenfeindes** sein, der durch diese Verinnerlichung oder Introjektion zugleich beseitigt und beherrscht werden soll, nämlich durch die ständige Überwachung des eigenen Körpers. Diese komplexe, meines Erachtens klinisch sehr wichtige Dynamik ist nicht leicht zu verstehen; am Anfang stehen Haßgefühle auf ein Objekt, die abgewehrt werden, indem sie auf das Objekt projiziert werden. Dann muß das Objekt gefürchtet werden, weil es mit den destruktiven Emotionen, die man selbst hatte, ausgestattet ist. Damit ist aus der inneren Gefahr eine äußere Gefahr geworden, die gleichfalls unerträglich ist. Die Begegnung mit dem anderen wird dadurch entlastet, daß die Bilder eines feindseligen gesunden anderen Menschen von ihm losgelöst werden und verinnerlicht, das heißt in diesem Fall einem Körperteil zugeschrieben werden. So entsteht das Gefühl, von innen heraus durch den eigenen Körper ständig angegriffen und verletzt zu werden.

Diese knappen dynamischen Schilderungen sind die theoretischen Schlußfolgerungen vielfältiger klinischer Erfahrungen, die hier nicht in ihrer ganzen Breite wiedergegeben werden können. Sie können und sollten aber in jedem Fall als Anregung für die klinische Praxis dienen, nämlich sich den Umgang des hypochondrisch kranken Patienten mit dem eigenen Körper unter dem Gesichtspunkt des innerlichen Dialoges verständlich zu machen und zu berücksichtigen, daß es sowohl ein liebevoller wie auch ein haßerfüllter innerer Dialog sein kann.

Epidemiologie

Zur Epidemiologie der Hypochondrie liegen nach wie vor nur wenige Studien vor. Am meisten beachtet ist die Untersuchung von Kenyon (1976), die das Auftreten hypochondrischer Störungen während einer Dekade (1951–1960) im Maudsley-Hospital untersucht. Ein Prozent aller Patienten, die in die Ambulanz oder die Klinik der psychiatrischen Institution eintreten, leiden unter hypochondrischen Beschwerden. Die Inzidenz in der Allgemeinbevölkerung ist sicherlich größer, da viele Patienten mit hypochondrischen Beschwerden nur vom Internisten oder praktischen Arzt und nicht vom Psychiater gesehen werden. In dieser Untersuchung gibt es keine Geschlechtsunterschiede; hypochondrische Symptome können in jedem Alter von früher Kindheit an auftreten; am häufigsten erkranken Männer zwischen dem 30. und 40. und Frauen zwischen dem 40. und 50. Lebensjahr, die Hypochondrie ist also keine Erkrankung des höheren Lebensalters (Nemiah 1980).

Therapie

Der Psychotherapie von Patienten mit hypochondrischen Neurosen oder hypochondrischen Persönlichkeitsstörungen stellen sich viele Schwierigkeiten entgegen. Dies ist der Grund, warum viele Patienten keine adäquate Behandlung finden. Vor allem der **Beziehungsaufbau** in der Psychotherapie ist sehr schwierig. Zunächst einmal lehnt der Patient die Psychotherapie meist ab, er hat keinen psychotherapeutischen Behandlungswunsch, er will ja körperlich therapiert und geheilt werden. Viele hypochondrische Patienten erleben die Aussage, sie seien seelisch krank, als eine harte Zurückweisung, als würden sie zu eingebildeten Kranken herabqualifiziert. Es verlangt hier vom überweisenden Arzt, vor allem aber vom Psychotherapeuten, ein großes Fingerspitzengefühl. Es geht darum, dem Patienten einerseits zu vermitteln, daß sein Leiden ernst genommen wird und er in seinem Leiden akzeptiert ist, ohne daß es möglich ist, auf seine organmedizinischen Diagnose- und Behandlungswünsche einzugehen. Aber Machtkämpfe um die körperliche Behandlung sind sinnlos, der Wunsch nach einer richtigen Diagnose kann nicht rational abgestellt werden, er muß ernst genommen und in seinen unbewußten Qualitäten verstanden werden. Dieser aber gelingt nur langsam, die erste Zeit einer psychotherapeutischen Behandlung ist daher von Behandlungsabbrüchen bedroht.

Hinzu kommt eine weitere Belastung für den Psychotherapeuten, nämlich die **Einschränkung** der **Kommunikationsfähigkeit** hypochondrisch Kranker. Alle psychische Energie ist auf die Beschäftigung mit dem eigenen Körper verlagert, der Kommunikationspartner, in unserem Fall also der Psychotherapeut, ist nicht »besetzt«. Dieser muß sich also als Gegenüber ins Gespräch bringen, er muß von sich aus ein Beziehungsangebot machen und vor allem aufrechterhalten, da es der Patient nicht gleich ergreifen wird.

Das mangelnde Interesse des Patienten an der Kommunikation und an der psychotherapeutischen Behandlung kann heftige **Gegenübertragungsgefühle** (s. unten) beim Therapeuten auslösen, die dazu führen können, daß der Therapeut den offenbar so unmotivierten Patienten wegschickt. Die Hauptaufgabe für den Psychotherapeuten im Umgang mit dem hypochondrischen Patient ist es – zumindest in der Anfangszeit –, mit den eigenen ablehnenden Gefühlen umgehen zu können, sie nicht am Patienten auszuleben. Das fällt leichter, wenn der Therapeut diese schwierige Interaktion mit dem Patienten als dessen Beziehungsangebot akzeptieren und schätzen kann. Wie bereits geschildert wird er dann eine erste Ahnung von den verzweifelten Gefühlen des Patienten erhalten, der von großen Wutgefühlen und einer noch größeren Hilflosigkeit gepeinigt ist. Initial ist die Arbeit an der Gegenübertragung bei hypochondrischen Patienten sicherlich entscheidend.

In der Wahl des **Settings** sind dem Psychotherapeuten enge Grenzen gesetzt; eine Klinikaufnahme zur stationären psychotherapeutischen Behandlung wird zumindest anfangs kaum je in Frage kommen, weil sie eine Motivation des Patienten voraussetzt. Auch eine engmaschige Psychotherapie oder gar eine Psychoanalyse sind zunächst meist unmöglich. Initial muß man sich also auf weitmaschige, oft auch unregelmäßige ambulante Psychotherapien einstellen; meiner Erfahrung nach lohnt sich die Geduld mit dem Patienten und die Ausdauer in sehr unkonventionellen Settings auch noch nach Jahren.

Entsteht ein **stabiles Arbeitsbündnis** mit dem Patienten, kann der Therapeut für seine anfänglichen Mühen im Verlauf reich entschädigt werden; es kann dann außerordentlich spannend sein, den »Körperdialog« zu entschlüsseln und mit dem Patienten zusammen die oft ausgesprochen destruktiven oder einsamen Beziehungserfahrungen zu rekapitulieren. Das Interesse am inneren Körperdialog aufrechtzuerhalten ist auch im Verlaufe der Therapie wichtig, nicht nur für das Verständnis der Symptomatik, sondern auch für die Pflege des Arbeitsbündnisses; der Patient wird sich, jedenfalls in der Initialphase, die lang dauern kann, vom Therapeuten ernst genommen fühlen, wenn auf seine Beschwerden eingegangen wird, und der Therapeut wird sich den Zumutungen der immer wiederholten Präsentation von Symptomen nur dann widmen können, wenn er in diesen Präsentationen auch einen verborgenen Sinn erkennen kann.

Spezielle Aspekte in der Gegenübertragung

Hypochondrische Patienten entmachten den Arzt, da er mit seiner medizinischen Kompetenz dem Patienten nicht helfen kann. Hypochondrische Patienten lösen deshalb bei den Therapeuten oft haßvolle Gegenübertragungsgefühle aus (vgl. oben), der Therapeut fühlt sich in seinem Engagement zu helfen ausgeschlossen und fühlt sich selber hilflos. Der hypochondrische Patient enteignet den Arzt in seiner Arztrolle, er spricht ihm die privilegierte Kenntnis über den Körper ab, die der Arzt sich selber zuschreibt. Er depotenziert ihn mit den eigenen Waffen, indem er dem Arzt unterstellt, seine Methodik sei bloß nicht ausreichend, die

Krankheit zu erkennen. Diese Kränkung muß erst ausgehalten werden; sie gilt nicht nur für den körperlich tätigen Arzt, sondern auch für den Psychotherapeuten, dessen Bemühungen der Patient immer wieder entgegenhält, er sei nicht seelisch, sondern körperlich krank, er wolle ein weiteres Mal richtig untersucht werden.

Wie läßt sich diese Kränkung nun beherrschen? Sie kann als sogenannte **»konkordante Gegenübertragung«** nutzbar gemacht werden. Wenn sich der Therapeut nämlich auf sein eigenes Gefühl, das hinter dem eigenen Wutaffekt liegt, nämlich als Arzt versagt zu haben, einläßt, dann hat er eine Möglichkeit, die eigene Hilflosigkeit des Hypochonders mitzufühlen. Er kann das Gefühl der eigenen Hilflosigkeit als indirekte Mitteilung verstehen, es geht ihm genauso wie dem Patienten.

Um die Haßgefühle und Empfindungen der großen Hilflosigkeit besser zu verstehen, ist es wichtig, die **Übertragung** eines **existentiellen Abhängigkeitsgefühles** zu verstehen, das die Arzt-Patient-Beziehung gestaltet. An den Arzt hat der hypochondrisch Kranke ein existentielles Anliegen: Der Arzt oder Therapeut soll zum Garanten der eigenen Gesundheit und eigentlich der eigenen Identität werden. Er soll ein Spiegel sein, in dem Sinne, daß der Patient in der Spiegelung durch den Arzt die Einheit seines Körpers wieder erleben kann, so daß er keine Furcht vor dem Zerfall der körperlichen Identität haben muß. Der Arzt wird insofern idealisiert, auf ihn wird die Macht der frühen Bezugsperson, meist der Mutter, übertragen, die zu einer Zeit, in der das Kind die körperliche Einheit noch nicht erleben kann, diese garantieren muß. Dieser Appell, nämlich dem anderen die eigene Identität zu garantieren, muß notwendig scheitern. Aus diesem Scheitern heraus entsteht der Wutaffekt.

Fallbeispiel

--- Fallbeispiel ---

Herr S., 22 Jahre alt, wird von einer niedergelassenen Internistin überwiesen; er hat bereits zahlreiche Untersuchungen, vor allem EEGs, CTs und Kernspintomographien des Kopfes, hinter sich gebracht, da er der Überzeugung ist, er habe einen Hirntumor. Bei einer Röntgenuntersuchung des Schädels wurde eine (völlig harmlose) Falx-Verkalkung festgestellt, die der Patient als Bestätigung seiner eigenen Krankheitsvorstellungen nimmt. Er beteuert, er könne sich zunehmend schlechter konzentrieren, er könne nicht mehr denken, er fühle sich in seinem Wesen verändert. Er ist Student, von unauffälliger, kleiner Statur, er nimmt auch mimisch oder gestisch kaum Kontakt zum Untersucher auf, schildert in einer nüchtern und hart klingenden Sprache seine Beschwerden, breitet seine mittlerweile großen neurologischen Kenntnisse aus und macht klar, daß er sich in einem psychotherapeutischen Erstgespräch fehl am Platz fühlt.

Die Beschwerden haben nach dem Abitur angefangen und sich seitdem ständig verstärkt. Aber es gibt symptomatische Vorläufer: Vor der Angst, einen Hirntumor zu haben, litt der Patient an einer Dysmorphophobie. Er hatte die feste Überzeugung, daß seine Ohren zuweit abstünden, er wollte sich an den Ohren operieren lassen; diese Operation wurde von den HNO-Ärzten abgelehnt, da sie keinen Befund erheben konnten. Diese Überzeugung trat mit der Pubertät auf und hielt sich über die ganze Schulzeit; der Patient benutzte kleine Klebepflaster, um die Ohren doch noch enger am Kopf anliegen zu lassen. Daß er sehr wenig Kontakt hat, daß er in der Schule vor allem mit Mädchen kaum reden kann und er von diesen auch gar nicht beachtet wird, führt er einzig und allein auf die abstehenden Ohren zurück.

Biographische Daten: Der Patient ist das einzige Kind einer Akademikerfamilie, die allerdings noch im Vorschulalter des Patienten auseinanderfiel, da sich die Eltern trennten. Der Vater übt den gleichen Beruf aus, den der Patient mit seiner Studienwahl auch anstrebt. Der Patient selbst ist bei der Mutter geblieben, er lebt mit der Mutter bis zum Abitur in einer kleinen Wohnung. Nach dem Abitur beginnen die Beschwerden und verhindern, daß er von der Mutter wegziehen kann. Er schildert das Verhältnis zur Mutter ausschließlich in technisch-praktischen Hinsichten, das gemeinsame Leben funktioniere reibungslos, er habe bestimmte Aufgaben, die Mutter auch, ansonsten gehe man sich völlig aus dem Wege, persönliche Gespräche gebe es nicht, aber die Beziehung sei gut. Zum Vater besteht vor allem dann Kontakt, wenn es um die Unterhaltsregelung geht.

Die Symptomatik, so enthüllt sich in einer langen, sehr unregelmäßigen, von großen Unterbrechungen gezeichneten Psychotherapie, enthält in verdichteter Form mehrere »innere Dialoge«; sie stellt die hochgradige **Ambivalenz** in der **Beziehung zur Mutter** dar. Als die hypochondrische Problematik nach dem Abitur aufbricht, kann der Patient die Mutter nicht verlassen, weil ein Teil seiner Persönlichkeit unbewußt ganz eng mit der Mutter verbunden ist, ohne daß der Patient diese Nähe emotional erleben kann. Andererseits aber stellt der Hirntumor, der ihm sein eigenes Denkvermögen raubt, auch die eindringende, ihm keine eigenen Gedanken lassende Mutter beziehungsweise sein negatives Mutterbild dar. Aber es ist auch nicht zu übersehen, daß in der Symptomatik der Haß auf den Vater aufbewahrt ist; der Patient greift durch die Symptombildung seine Denkfähigkeit an, und zwar nach dem Abitur, also zu einem Zeitpunkt, wo er seine Denkfähigkeit dazu einsetzen will, den gleichen Weg wie der Vater zu gehen, ihm also ähnlich zu werden.

Zusammenfassung

Hypochondrische Symptome können bei einer Vielzahl psychiatrischer Krankheitsbilder vorkommen. Sie sind durch **Krankheitsfurcht** oder **subjektive Krankheitsgewißheit** bei negativem oder zumindest nicht passendem somatischen Befund gekennzeichnet. Die Patienten leiden unter einer großen Angst, der sie mit Hilfe wiederholter ärztlicher Maßnahmen begegnen wollen. Die Aufmerksamkeit der Patienten kann sich ganz auf die Beobachtung des eigenen Körpers einschränken, so daß die Kommunikationsfähigkeit der Patienten erheblich leidet. Psychodynamisch wesentlich für das Verständnis hypochondrischer Symptome ist der **»innere Körperdialog«**; auf einer unbewußten Ebene hält der Patient Zwiesprache mit dem eigenen Körper, oder er inszeniert emotional wichtige Beziehungen in seinem Umgang mit den vermeintlichen Körpersymptomen. Dieser innere Körperdialog kann eine Sprache der Liebe, aber auch eine Sprache des Haßes sein.

Die **psychotherapeutische Behandlung** hypochondrischer Patienten ist schwierig, vor allem deshalb, weil ein Arbeitsbündnis mit den Patienten immer schwer herzustellen ist. Die selbstbezogene oder ablehnende Haltung des Patienten kann beim Therapeuten heftige negative Gegenübertragungsreaktionen auslösen, die er bearbeiten muß. Das psychotherapeutische Setting muß sich nach den Bedürfnissen des Patienten richten, es muß variabel gestaltet werden und verlangt viel Flexibilität und Geduld von seiten des Therapeuten.

Literatur

Du Bois R. Körpererleben und psychische Entwicklung. Göttingen: Hogrefe 1990.

Hirsch M. Hypochondrie und Dysmorphophobie. In: Der eigene Körper als Objekt. Hirsch M (Hrsg). Berlin, Heidelberg, New York: Springer 1989.

Janzarik W. Zur Klinik und Psychopathologie des hypochondrischen Syndromes. Nervenarzt 1959; 30: 539-45.

Kenyon FE. Hypochondrial states. Br J Psychiatry 1976; 129: 1-14.

Küchenhoff J. Körper und Sprache. Theoretische und klinische Beiträge zur Psychopathologie und Psychosomatik von Körpersymptomen. Heidelberg: Asanger 1992.

Nemiah J. Somatoform disorders. In: Comprehensive Textbook of Psychiatry. Kaplan HI, Freedman AM, Sadock DJ (eds). Baltimore: Williams & Wilkins 1980; 1525-44.

Rosenfeld H. Die Psychopathologie der Hypochondrie. In: Zur Psychoanalyse psychotischer Zustände. Rosenfeld H. Frankfurt: Suhrkamp 1964/1981.

Literaturempfehlung

Küchenhoff J. Körper und Sprache. Theoretische und klinische Beiträge zur Psychopathologie und Psychosomatik von Körpersymptomen. Heidelberg: Asanger 1992.

5.2.8 Narzißtische Störungen

Claus Frerk

> **ICD-10-Klassifikation**
> Eine eigene Ziffer wird nicht vergeben, da dieses Kapitel narzißtische Aspekte unterschiedlicher Krankheitsformen beschreibt.

Narzißtische Phänomene und neurotische Störungen

Narzißtische Störungen werden im folgenden nicht als eigenständiges Krankheitsbild verstanden. Die spezielle Erörterung im Kapitel »Krankheitsbilder« spiegelt vielmehr wider, daß die Regulation des Selbstwertgefühls beziehungsweise die Aufrechterhaltung eines affektiven Gleichgewichts in bezug auf die Gefühle von innerer Sicherheit, Wohlbefinden und Selbstwert nahezu bei allen neurotischen Störungen mitbetroffen oder relativ störbar ist. Im Gegensatz zur Problematik narzißtischer Persönlichkeitsstörungen (s. Kap. 5.1.4, S. 217 ff) werden hier Aspekte narzißtischer Störungen abgehandelt, die im Kontext der jeweils vorliegenden neurotischen, unter Umständen sehr komplexen Psychodynamik zu sehen sind.

Probleme mit dem Begriff Narzißmus

Als narzißtisch und narzißtisch gestört wurden seit der »Einführung des Narzißmus« 1914 eine verwirrende Vielzahl von Erscheinungen bezeichnet. Als narzißtisch gelten weit auseinanderliegende Phänomene, zum Beispiel die hypochondrische Beschäftigung mit dem Stuhlgang ebenso wie der Stolz über eine besondere wissenschaftliche Leistung, und selbst gegensätzliche Zustände werden mit dem gleichen Begriff gekennzeichnet, zum Beispiel quälende Minderwertigkeitsgefühle ebenso wie ein überzogenes Selbstgefühl. Pulver (1972) sieht diese verwirrende Situation dadurch verursacht, daß mit dem Begriff Narzißmus zahlreiche Aspekte des Selbstinteresses gekennzeichnet worden sind, die auf verschiedenen Abstraktionsebenen liegen. Der **Begriff Narzißmus** wurde in der Literatur schon früh in verschiedener Weise gebraucht:

- **klinisch** zur Bezeichnung einer sexuellen Perversion
- **genetisch** zur Bezeichnung eines Entwicklungsstadiums
- unter dem Gesichtspunkt der **Objektbeziehungen** zur Bezeichnung eines Typus der Objektwahl und eines Modus der Objektbeziehung, und um verschiedene Aspekte des Selbstwertgefühls zu bezeichnen

Joffe und Sandler haben 1967 vorgeschlagen, den Narzißmus und die narzißtischen Störungen als Abweichung von einem Idealzustand des Wohlbefindens, der mit Gefühlen von Sicherheit und Geborgenheit eng verbunden ist, anzusehen und das Hauptgewicht auf die affektiven und vorstellungsmäßigen Aspekte zu legen, statt auf Triebenergien. Die Grundform der Unlust bei Störungen des Narzißmus ist dabei ein affektives **Erleben seelischen Schmerzes**, mit dem sich das Ich ständig im Sinne von reaktiven Abwehr- und Anpassungsmanövern auseinandersetzen muß. Der bei einer erheblichen Differenz zwischen aktuellem und idealem Selbstzustand auftretende Schmerz umfaßt mangelnde Selbstachtung, Minderwertigkeits- und Unwertgefühle, Scham und Schuld. Die **Kompensations-** und **Abwehrvorgänge** umfassen unter anderem ein Suchen nach »narzißtischen Zufuhren«, Überkompensation in der Phantasie, Identifizierung mit idealisierten und omnipotenten Gestalten, pathologisch übertriebene Arten narzißtischer Objektwahl, zwanghafte Pseudosexualität.

Die narzißtische Kränkung

Ein labiles Selbst- oder Selbstwertgefühl ist besonders empfindlich für narzißtische Kränkungen. Die Irritierbarkeit und Verletzlichkeit rückt ganz in den Vordergrund, wenn die gewohnten narzißtischen Zufuhren, die für die Stützung eines labilen Selbstwertgefühls eine herausragende Bedeutung haben, in Frage gestellt oder entzogen werden. Unter sehr schmerzlichen und oft dramatischen Umständen erleben zum Beispiel Menschen, die ihr Selbst- und Selbstwertgefühl im wesentlichen aus der

Verbundenheit mit einem Objekt beziehen, ein »Versagen« oder den Verlust dieses für sie zumindest aktuell nahezu unverzichtbaren Objekts. Menschen mit einem labilen Selbstwertgefühl haben aber auch relativ geringe Bewältigungsmöglichkeiten für kränkende Erfahrungen, die in der Konfrontation mit der Realität unausweichlich sind, wie zum Beispiel Mißerfolge, Kritik oder ungerechte Zurücksetzungen. Narzißtische Störungen und Krisen treten oft erst in der Lebensmitte auf, wenn die Gegebenheiten, die bis dahin ausreichend Anerkennung und Geltung vermittelt hatten, sich vermindern oder unzureichend werden, wie zum Beispiel eine berufliche Stagnation oder ein Nachlassen der geistigen Kraft oder der körperlichen Attraktivität und Leistungsfähigkeit oder das Gefühl, daß nach wiederholt gescheiterten Partnerschaften eine neue oder dauerhafte Beziehung nicht mehr erreicht werden kann. Sehr starke narzißtische Kränkungen sind natürlich für jeden Menschen eine Bedrohung oder Erschütterung seines Selbst- oder Selbstwertgefühls, zum Beispiel eine schwere körperliche Erkrankung oder Ereignisse, die die soziale Kompetenz tiefergehend berühren oder sogar die ganze bisherige Lebensperspektive beeinträchtigen.

> Allgemein formuliert ist narzißtisch kränkend jegliche Erfahrung von Gefühlen der Hilflosigkeit und Ohnmacht, und die Art der Abwehr der narzißtischen Kränkung bestimmt das Bild der narzißtischen Störung.

Narzißtische Krise und Suizidhandlung

Henseler demonstriert bei Menschen mit labilem Selbstgefühl die Dynamik narzißtischer Störungen am Umgang mit Kränkungen, wobei den Kränkungen mit **Kompensationsmechanismen** begegnet wird, die auf vertraute Stufen in der Entwicklung des narzißtischen Systems zurückgreifen. Als **reife Reaktion** auf eine Kränkung erscheint zum einen die Realitätsprüfung und eventuelle Realitätsangleichung (Trifft der Vorwurf zu? bzw.: Es stimmt zwar, aber ist das so schlimm?). Zum anderen kann der Rückzug auf das Ideal-Selbst Schutz geben (trotz Berechtigung der Kritik ist der Mangel nicht schlimm oder nur vorübergehend oder unwesentlich). Oder es kann der Anspruch an das Ich-Ideal korrigiert werden (vollkommen kann ich nicht sein). Als **unreife Reaktion** auf eine Kränkung erscheinen Verleugnung und Idealisierung. Die schmerzliche Realität wird negiert und durch Phantasien vom Gegenteil ersetzt, wobei die alten Repräsentanzen des grandiosen Selbst und der idealisierten Objekte reaktiviert werden.

Versagen diese **Kompensationsmechanismen**, kann es als pathologische Reaktion auf eine Kränkung zur **Regression auf** den harmonischen **Primärzustand** kommen. Es werden als Aktivität gegen die drohende narzißtische Katastrophe Verschmelzungsphantasien agiert mit Vorstellungen von Ruhe, Erlösung, Geborgenheit, Entspannung, Triumph und Glück. Die Phantasien Suizidaler vom Tod spiegeln diese Regression auf den Primärzustand wider. Henseler beschreibt die Suizidhandlung als »Lösung« einer narzißtischen Krise:

> Lebensgefährdung oder Selbsttötung bedeutet unbewußt Verzicht auf Individualität zugunsten einer Verschmelzung mit einem diffus erlebten frühen Objekt.

Spezifische psychodynamische Aspekte

> Die narzißtischen Phänomene lassen sich klinisch anschaulich darstellen, wenn man ihre Dynamik als Abwehr- und Schutzvorgänge auf dem Hintergrund der Regulationsmechanismen des Selbstsystems versteht (Deneke u. Hilgenstock 1988).

Größenvorstellungen

Größenvorstellungen sind sozusagen ein alltägliches Mittel zur Bewältigung von Frustrationen. Als narzißtische Störung erscheinen sie, wenn sie nicht mehr ausreichend von der Realität abgegrenzt werden. Es ist dann von **Omnipotenzvorstellungen** zu sprechen oder von einem **Größenselbst**. Es stehen grandiose Vorstellungen im Vordergrund, daß die eigene Person durch besondere Begabung, Fähigkeiten oder eine auffallende Attraktivität ausgezeichnet ist, getragen von dem Gefühl, anderen überlegen zu sein. Mit den Größenselbstphantasien werden tatsächliche oder befürchtete Kränkungen abgewehrt, vor allem dienen sie der Verleugnung und Abwehr der befürchteten Abhängigkeit von einem stützenden und beschützenden Objekt.

Streben nach Unabhängigkeit

Das Streben nach Unabhängigkeit vom Objekt ist ebenfalls deutlich in der **Idealisierung** von **Eigenverantwortlichkeit** und **Selbstbestimmung**. Es wird das Gefühl, autark zu sein, angestrebt durch das konsequente Verfolgen selbst gesteckter und aus eigener Kraft zu erreichender Ziele. Der große Ehrgeiz und der starke Leistungswille werden getrieben von dem unverzichtbaren Wunsch, nicht hilflos und ohnmächtig sich auf jemanden angewiesen fühlen zu müssen. Es wird auch hier die ängstliche Vorstellung abgewehrt, von einem unzuverlässigen Objekt hilflos abhängig zu sein. Ähnlich erscheint der besondere **Stolz** auf die **eigenen Wertmaßstäbe** (»moralische Überheblichkeit«), die hoch bewertet werden, wobei gleichzeitig anderen Menschen vergleichbar hohe persönliche Wertvorstellungen oder Leitwerte abgesprochen werden. Neben der Aufwertung der eigenen Person spielt hier auch die Phantasie hinein, gegen narzißtische Kränkungen geschützt zu sein.

Entwertung und Funktionalisierung der Objekte

Die in den bisher skizzierten Mechanismen ebenfalls enthaltene Entwertung und Funktionalisierung der Objekte tritt in den folgenden Haltungen deutlicher in den Vordergrund. Die **Erwartung** von **Lob** und **Bestätigung**, von Bewunderung und Anerkennung spiegelt zum einen den überhöhten Selbstwertanspruch, gleichzeitig aber auch die Notwendigkeit, ständig anklingende Selbstwertzweifel zu beschwichtigen beziehungsweise eigene Mängel nicht sichtbar werden zu lassen. Der Wunsch, eigene narzißtische Defizite ausgleichen zu können, steht hinter der **Sehnsucht** nach einem **idealen Selbstobjekt**. Es wird die Nähe eines idealisierten Objekts gesucht, um an dessen Macht und Glanz identifikatorisch teilzuhaben. Unter gleichem Aspekt ist das Bestreben zu sehen, zu möglichst vielen, elitär anspruchsvollen sozialen Gruppierungen und Gemeinschaften zu gehören.

Narzißtische Objektbeziehungen

Ein wesentlicher Bereich des seelischen Erlebens sind die narzißtischen Objektbeziehungen. Es werden Aspekte des Selbst im Objekt gesucht und erlebt. Derartige Beziehungen sind ubiquitär. Sie sind genetisch die älteste Form der Objektbeziehung, das heißt, sie sind jedem vertraut. Problematisch wird es dann, wenn die Projektion idealisierter eigener Erwartungen zur starren Bedingung einer zwischenmenschlichen Beziehung wird. Das Objekt ist dann funktionalisiert, um den eigenen Selbstwert zu erhöhen und das Selbstgefüge zu stabilisieren. In einer Beziehung bedeutet das die Vereinnahmung und Entwertung des Individuellen im Partner, was meist auf Dauer nur schwer ertragen wird. Kränkung und Enttäuschung sind nahezu unvermeidbar.

Symbiotische Objektbeziehungen

Im Streben nach einer symbiotischen Beziehung erscheint die Sehnsucht nach einem Objekt, das in gleichen Empfindungen mitschwingt, mit dem eine störungsfreie Verschränkung möglich wird. Mit dieser Sehnsucht nach konfliktfreier zwischenmenschlicher Nähe und bedingungslosem Vertrauen werden aggressive Gefühle ausgeblendet und ferngehalten. Diese idealisierte Objektbeziehung drückt die Sehnsucht nach einem umfassend guten und verläßlichen Objekt aus, mit dem die Gefahr eines Objektverlustes ausgeschlossen erscheint und damit auch Ängste vor Einsamkeit, Verzweiflung, Hilflosigkeit und Ohnmacht gegenstandslos werden.

Objektentwertung

Das Bestreben, sich vor Enttäuschung, Zurückweisung, Kränkung oder Erniedrigung zu schützen, drückt sich auch in der direkten Objektentwertung aus. Andere Menschen werden als schlecht und unwert erlebt und verlieren damit ihren Wert und ihre Bedeutung als erstrebenswerte Objekte. Es spiegeln sich hier auch erlittene Enttäuschungen in der Erwartung wider, doch nur immer wieder enttäuscht zu werden. Auf ähnliche Aspekte verweist die Tendenz, sich affektiv von den Objekten zurückzuziehen und sich sozial zu isolieren. Soziale Beziehungen werden aus einer resigniert-mißtrauischen Haltung heraus als nur enttäuschend phantasiert und als angstauslösend erlebt. Der **affektive** und **soziale Rückzug** soll aus dieser Sicht heraus erneute Kränkungen und Versagungen verhindern.

Unzureichende Regulation des Selbstwertgefühls

Gefühle von **Hilfslosigkeit, Ohnmacht** und **Hoffnungslosigkeit** weisen darauf hin, daß die Regulation des Selbstwertgefühls nur noch unzureichend gelingt. Es treten Gefühle des persönlichen Unwertes in den Vordergrund, Zweifel am Wert der eigenen Person, eine grundlegende Selbstunsicherheit. Schamgefühle und die Angst, vor anderen als unzulänglich bloßgestellt zu werden, können quälend und nahezu unerträglich werden. Als **Abwehr der Angst vor totaler Selbstentwertung** lassen sich Einengungen des Insuffizienzgefühls auf abgrenzbare Aspekte persönlicher Unzulänglichkeit verstehen. Das Selbst wird dann nicht mehr als in seiner Gesamtheit bedroht erlebt. Besonders deutlich erscheint dieser Abwehrvorgang, wenn das Unwerterleben sich auf die Körperrepräsentanz eingrenzt, zum Beispiel auf Gefühle, abstoßend, häßlich, nicht attraktiv zu sein. Die Angst vor einem totalen narzißtischen Zusammenbruch kann an hypochondrische Vorstellungen gebunden werden, das heißt an Teilbereiche des körperlichen Selbst, von denen dann eine Distanzierung wie von einem Objekt möglich wird (vgl. Kap. 5.2.7, S. 283 ff). Auch Gefühle der Fremdheit sich selbst und der Welt gegenüber lassen sich als Versuch verstehen, mit Verleugnung und Abspaltung andrängende Ängste vor vernichtenden Selbstentwertungen fernzuhalten.

Narzißtische Wut

Kohut (1973) beschrieb bei narzißtisch verwundbaren Individuen als **Reaktionsformen** auf eine tatsächliche oder erwartete **narzißtische Kränkung** zwei Möglichkeiten:
- den schamerfüllten Rückzug (Flucht)
- die narzißtische Wut (Kampf)

> **Definition**
>
> Die **narzißtische Wut** entsteht aus Ohnmachtsgefühlen (»ohnmächtige Wut«) und wird im Unterschied zu anderen Aggressionsarten bestimmt von einem unstillbaren Rachedurst, von einem unerbittlichen Zwang, mit welchen Mitteln auch immer die als Unrecht oder Beleidigung empfundene Kränkung, Beschämung oder Erniedrigung auszumerzen.

So verstandene narzißtische Wut spiegelt eine Persönlichkeitsverfassung wider, bei der die aggressiven Impulse nicht mehr innerlich wahrgenommen und verarbeitet werden können, sondern nach Abspaltung und Projektion zur rachsüchtigen Aktion führen und den von Vernichtungswillen getragenen Ausgleich am verfolgten Objekt suchen. Eine **konstruktive Funktion** hat dagegen narzißtische Wut, wenn sie zur Stärkung einer realitätsorientierten Verteidigungsbereitschaft führt, das heißt zu einem Gefühl der Vitalisierung, mit dem das gekränkte beziehungsweise kränkbare Individuum sich weniger ohnmächtig und nicht mehr passiv gelähmt fühlen muß.

> Narzißtische Wut in diesem Sinne läßt sich als Signal verstehen, daß eine Irritation des Selbstwerterlebens droht oder eingetreten ist.

Psychotherapeutische Gesichtspunkte

In der Psychotherapie kommt einer narzißtischen Problematik bei den verschiedenen Patienten ein unterschiedliches Gewicht zu. Sie spielt jedoch immer eine nicht unerhebliche Rolle in der **therapeutischen Beziehung**. Es werden narzißtische Erwartungen und Befürchtungen auf den Therapeuten übertragen, bei denen Triebdeutungen wenig wirkungsvoll sind. Wesentlich ist vielmehr, zu verstehen, welche Funktion der **Therapeut als narzißtisches**

Objekt für den Patienten übernommen hat. Konfrontative Deutungen werden oft als schwere Kränkungen empfunden, die zu erheblichem Widerstand bis zum Abbruch der Therapie führen können. Die narzißtische Vereinnahmung des Therapeuten führt oft zu negativen Gegenübertragungsgefühlen, zum Beispiel gereizten Tendenzen, sich abzugrenzen oder sich seiner Eigenständigkeit zu vergewissern, bis zu ablehnenden Gefühlen dem Patienten gegenüber. Ebenso schwer zu ertragen sind die häufigen Tendenzen, die therapeutische Beziehung oder den Therapeuten zu entwerten, ebenso die Realitätsverleugnung, die Größenphantasien, die latente oder offene Aggressivität. Die Deutung dieser Positionen wird meist erst möglich, wenn mit dem Patienten erarbeitet werden konnte, daß diese Positionen in früheren Lebensumständen angemessen und unverzichtbar waren. Die narzißtischen Erwartungen, die in die narzißtische Übertragung eingehen, werden zwangsläufig enttäuscht. Die einfühlende Haltung des Therapeuten und das Durcharbeiten der Enttäuschungsreaktionen vermitteln dem Patienten die entscheidenden Einsichten in seine narzißtische Problematik.

Zusammenfassung

Bei neurotischen Störungen ist die Regulation des Selbstwertgefühls relativ störbar und oft mitbetroffen. Wesentlich ist die jeweilige Empfindlichkeit für narzißtische Kränkungen. Die Art der Abwehr der narzißtischen Kränkung bestimmt das aktuelle Bild der narzißtischen Störung. Die narzißtischen Phänomene lassen sich klinisch anschaulich darstellen, wenn man ihre Dynamik als Abwehr- und Schutzvorgang auf dem Hintergrund der Regulationsmechanismen des Selbstsystems versteht. Das Phänomen der narzißtischen Wut läßt sich auch als Signal sehen, daß eine Irritation des Selbstwerterlebens droht oder eingetreten ist. In der Psychotherapie muß der Therapeut verstehen, welche Funktion er als narzißtisches Objekt für den Patienten übernommen hat. Einen besonderen Stellenwert haben die einfühlende Haltung und das Durcharbeiten der unvermeidlichen Enttäuschungsreaktionen.

Literatur

Deneke FW, Hilgenstock B. Organisationsformen und Regulationsweisen des Selbstsystems. Zschr Psychosom Med 1988; 34: 178-95.
Henseler H. Narzißtische Krisen. 2. Aufl. Opladen: Westdeutscher Verlag 1984.
Joffe WG, Sandler J. Über einige begriffliche Probleme im Zusammenhang mit dem Studium der narzißtischen Störungen. Psyche 1967; 21: 152-65.
Kohut H. Überlegungen zum Narzißmus und zur narzißtischen Wut. Psyche 1973; 27: 513-54.
Pulver SE. Narzißmus: Begriff und metapsychologische Konzeption. Psyche 1972; 26: 34-57.

Literaturempfehlungen

Henseler H. Die Theorie des Narzißmus. In: Psychologie des 20. Jahrhunderts. Bd II. München: Kindler 1976; 459-77.
Volkan VD, Ast G. Spektrum des Narzißmus. Göttingen, Zürich: Vandenhoeck & Ruprecht 1994.
Wahl H. Narzißmus. Stuttgart: Kohlhammer 1985.
Zepf S. Narzißmus, Trieb und die Produktion von Subjektivität. Berlin, Heidelberg: Springer 1985.

5.2.9 Sexuelle Funktionsstörungen, Störungen der Geschlechtsidentität, Deviationen

Friedemann Pfäfflin

> **ICD-10-Klassifikation**
>
> Sexuelle Funktionsstörungen werden im Abschnitt F5 (Verhaltensauffälligkeiten mit körperlichen Störungen und Faktoren) unter F52 als nicht organische sexuelle Funktionsstörungen klassifiziert.
> Störungen der Geschlechtsidentität werden im Abschnitt F6 (Persönlichkeits- und Verhaltensstörungen) unter F64 (Störungen der Geschlechtsidentität) klassifiziert.
> Sexuelle Deviationen werden im Abschnitt F6 unter F65 (Störungen der Sexualpräferenz) klassifiziert.

Die drei in diesem Kapitel diskutierten Störungsbilder sind durch das psychische Leiden und die sich aus den Störungen für die

Patienten ergebenden interaktionellen Behinderungen gekennzeichnet. Per definitionem handelt es sich um **Erlebnisstörungen**, die sich in unterschiedlichem Ausmaß als psychosomatische beziehungsweise somatopsychische Beeinträchtigungen äußern; bei manchen Deviationen stehen die psychosozialen Aspekte der Störung ganz im Vordergrund. Wie für die einzelnen Störungen zu zeigen sein wird, konkurrieren somatische und psychotherapeutische Behandlungsansätze.

Die Zusammenfassung der drei Gruppen in einem Kapitel folgt formal weitgehend dem Konzept des **DSM-III** (American Psychiatric Association 1980), in dem die 'Paraphilien', die 'Psychosexuellen Funktionsstörungen', die 'Geschlechtsidentitätsstörungen' (und die 'Ichdystone Homosexualität', die inzwischen unberücksichtigt bleiben kann) gemeinsam unter die Überschrift 'Psychosexuelle Störungen' subsumiert worden waren. Das **DSM-III-R** (American Psychiatric Association 1987) hatte diese Einheit aufgehoben, eine Entwicklung, die im **DSM-IV** (American Psychiatric Association 1994) fortgesetzt wurde, wobei den unterschiedlichen Zuordnungen zum Teil formale, zum Teil aber auch konzeptionelle Gesichtspunkte zugrunde lagen. Auch in der **ICD-10** (Dilling et al. 1991) werden sie unterschiedlichen Abschnitten zugeordnet: die sexuellen Funktionsstörungen dem Abschnitt F5 'Verhaltensauffälligkeiten mit körperlichen Störungen und Funktionen'; die Geschlechtsidentitätsstörungen und die Deviationen, die hier als 'Störungen der Sexualpräferenz' bezeichnet sind, dem Abschnitt F6 'Persönlichkeits- und Verhaltensstörungen'.

Sexuelle Funktionsstörungen

Deskription

Abweichend von den auf die frühe psychiatrische und psychoanalytische Literatur zurückgehenden pauschalen Einteilungen in 'Impotenz' und 'Frigidität' als Beschreibungen der männlichen beziehungsweise weiblichen Funktionsstörungen wird heute eine an den fünf **Abschnitten** der **sexuellen Interaktion** orientierte Differenzierung bevorzugt:

- Im initialen Abschnitt, der **sexuellen Annäherung**, kann es bei Frauen wie Männern zu Aversivreaktionen (z.B. Ekel, Widerwillen, Angst) kommen, oder es macht sich ein Gefühl der Lustlosigkeit breit, so daß die sexuelle Annäherung erst gar nicht gesucht beziehungsweise ihr ausgewichen wird, wenn sie vom Partner initiiert wird.
- Im zweiten Abschnitt, der **sexuellen Stimulation**, kommt es zu Erregungsstörungen, was bei Männern in im Hinblick auf Stärke und Dauer nicht ausreichenden Erektionen resultiert, bei Frauen in ungenügender Lubrikation und in deren Folge häufig in dyspareunischen Beschwerden, wenn die Interaktion weitergetrieben wird.
- Im dritten Abschnitt, der **Intromissio** beziehungsweise dem **Koitus**, können Frauen wie Männer über Schmerzen klagen (z.B. Brennen, Stechen, Jucken), oder die Intromissio ist gar nicht möglich, weil sich der Scheideneingang verkrampft (Vaginismus).
- Im vierten Abschnitt, der **Orgasmusphase**, stehen auf seiten des Mannes vorzeitige Ejakulation, verzögerte sowie ausbleibende Ejakulation und Ejakulation ohne Befriedigung im Vordergrund, bei Frauen ausbleibender Orgasmus oder Orgasmus ohne Befriedigung.
- Im fünften Abschnitt, der **nachorgastischen Phase**, können Verstimmungen (z.B. Gereiztheit, innere Unruhe, Weinkrämpfe) auftreten.

Formal wird unterschieden, ob es sich um **primäre**, das heißt von Anfang an, oder um **sekundär aufgetretene Störungen** handelt, ferner, ob es sich um **praktikbezogene, partnerbezogene** und/oder **situationsbezogene Störungen** handelt. Schließlich geben die Dauer der Störung (einmalig, intermittierend, chronifiziert auftretend) und deren subjektive Bewertung durch den Patienten Auskunft über den Schweregrad.

Epidemiologie

Auch wenn keine verläßlichen epidemiologischen Daten über die Häufigkeit dieser Störungen vorliegen, gibt es Hinweise, daß sie weit verbreitet sind. Aus klinischen Stichproben lassen sich Schätzungen über die relative Häufigkeit ableiten. Danach leiden etwa 5% der

Männer, die wegen einer sexuellen Funktionsstörung eine Beratungsstelle aufsuchen, an ausbleibender Ejakulation, 20% an vorzeitiger Ejakulation und 60% an Erektionsstörungen. Sexuelle Lustlosigkeit, Mitte der 70er Jahre bei Männern nur in 4% der Fälle diagnostiziert, wurde Anfang der 90er Jahre von den Behandlern immerhin in 17% der Fälle als Hauptgrund für das Aufsuchen der Beratungsstelle vermutet. Bei **Frauen**, die eine Beratungsstelle aufsuchen, leiden etwa 10% an Vaginismus. Hinsichtlich der sexuellen Lustlosigkeit, der Erregungs- und Orgasmusstörungen haben sich bei den Frauen in den letzten 15 Jahren deutliche Verschiebungen zugunsten der sexuellen Lustlosigkeit ergeben: Mitte der 70er Jahre wurde in 80% der Fälle die Diagnose 'Erregungs-/Orgasmusstörung' gestellt, Anfang der 90er Jahre nur noch in 20%; 'Lustlosigkeit' wurde Mitte der 70er Jahre nur in 8% der Fälle diagnostiziert, Anfang der 90er Jahre dagegen in 74%.

> Diese Daten sprechen dafür, daß sich sowohl bei den Patientinnen als auch bei den Therapeuten und Therapeutinnen einer großstädtischen westdeutschen Beratungsstelle ein Symptom-, ein Wahrnehmungs- und/oder auch ein Bewertungswandel vollzogen hat (vgl. Arentewicz u. Schmidt 1980 im Unterschied zu 1995).

Therapie

Für das Verständnis und die Behandlung sexueller Funktionsstörungen waren die Arbeiten von **Masters** und **Johnson** (1970) bahnbrechend. Zwischen 1959 und 1970 behandelten diese Autoren 510 Paare. Im Jahr 1970 publizierten sie ihre im Vergleich zu allen bisherigen Behandlungen beeindruckend günstigen Ergebnisse und stellten gleichzeitig ihr Therapiekonzept der internationalen Öffentlichkeit vor. Basierend auf eigenen physiologischen Studien (Masters u. Johnson 1966), lerntheoretischen und common-sense-Vorstellungen entwickelten sie ein pragmatisches Vorgehen, dessen drei zentrale Komponenten mit den folgenden Stichwörtern gekennzeichnet werden können:

- Paartherapie
- Teamtherapie
- Intensivtherapie

Schlüssig behaupteten sie, daß es bei sexuellen Funktionsstörungen keinen unbeteiligten Partner gibt. Da jede Verhaltensänderung eines Partners das auf welchem Niveau auch immer eingespielte Gleichgewicht zwischen den Partnern labilisiert und damit zu rechnen ist, daß der scheinbar ungestörte Partner selbst auf bewußt gewünschte Veränderungen des Partners irritiert reagieren kann, wählten sie von vorneherein das **Paar als Patienten**. Behandelt wurde es von einem **Therapeutenteam**, einem weiblichen und einem männlichen Therapeuten. Dieses Setting wurde damit begründet, daß jeder Partner einen gleichgeschlechtlichen Interpreten beziehungsweise Anwalt haben sollte und daß dadurch sonst möglicherweise störende Übertragungsprozesse zwischen Patienten und Therapeuten minimiert würden. **Intensiv** nannten sie ihre Therapie deshalb, weil sie bei täglichen Sitzungen fernab der häuslichen Umgebung innerhalb von zwei bis drei Wochen komplett durchführbar war.

> Inhaltlich geht es in der Therapie um die Neustrukturierung eingefahrener und unbefriedigender sexueller Interaktionen mittels – gemessen an Versagensängsten – hierarchisch geordneter Verhaltensanweisungen mit dem Ziel, sexuelle Interaktionen angstfreier und befriedigender zu gestalten.

Während die Grundübungen im Prinzip für alle Paare gleich sind und auf die Erfahrung körperlicher Intimität (unter Ausklammerung der Genitalbereiche und der Erwartung, dabei sexuell stimuliert zu werden) fokussieren, gibt es im weiteren Verlauf der Therapien für jede einzelne Funktionsstörung spezifische zusätzliche Verhaltensanleitungen.

Das von Masters und Johnson entwickelte Modell wurde inzwischen vielfach modifiziert. **Therapieorganisatorische Modifikationen** betrafen insbesondere die Anwendung des Verfahrens mit ein bis zwei Sitzungen wöchentlich verteilt über den Zeitraum von etwa einem halben Jahr, da die intensive Kompaktform für viele Paare, insbesondere für Paare, die kleine Kinder zu versorgen haben, nicht in Frage kam. Aus ökonomischen Gründen werden die Behandlungen außerdem heute meist nur noch von einem Therapeuten durchgeführt, und es wird mit Paargruppen gearbeitet. Alle diese

Modifikationen des Settings haben sich – vorausgesetzt es handelte sich um erfahrene Therapeuten – als ebenso wirksam erwiesen wie das urspünglich von Masters und Johnson beschriebene Vorgehen.

Inhaltliche Modifikationen betrafen einerseits **übungstechnische Aspekte**, die unter dem Stichwort 'arousal reconditioning' zusammengefaßt werden können (kritisch dazu Pfäfflin u. Clement 1981) sowie insbesondere Versuche, psychodynamische (Kaplan 1974) und partnerdynamische Aspekte stärker in die Therapie zu integrieren. In diesen erweiterten Ansätzen (Arentewicz u. Schmidt 1995) stehen vier Fragen bei der **Therapieindikation, -planung und -durchführung** im Zentrum:

- Erstens wird danach gefragt, welche Ängste und Konflikte sich in der Störung Ausdruck verschaffen und welche Funktion die Störung für das psychische Gleichgewicht des Patienten hat.
- Zweitens wird versucht, die Funktion der Störung für die Partnerschaft zu bestimmen.
- Drittens werden Erfahrungs- und Fertigkeitsdefizite, die zur sexuellen Störung beigetragen haben könnten, ausfindig gemacht.
- Viertens wird untersucht, inwieweit Erwartungsängste eine Rolle dabei spielen, daß eine unter Umständen psychodynamisch längst überflüssig gewordene Störung fortbesteht.

So unkompliziert das ursprünglich von Masters und Johnson beschriebene **therapeutische Vorgehen** auch scheinen mag, so verlangt seine **wirksame Anwendung** doch ein hohes Ausmaß klinischer Erfahrung und psychodynamischen Verständnisses. Jeder der bei bloßer Lektüre des Therapiemanuals (Arentewicz u. Schmidt 1995) banal und vielleicht sogar mechanisch wirkende Übungsschritt hat psychodynamische Bedeutung. Aspekte der Nähe-Distanz-Regulation, der Autonomie, des (mangelnden) Durchsetzungsverhaltens können daran, zugeschnitten auf den einzelnen Patienten und das einzelne Paar, gut exemplifiziert werden. Bedenklich ist die isolierte Herausnahme einzelner Verhaltensanleitungen (wie z.B. das am Anfang der Therapie regelmäßig erteilte 'Koitusverbot'), wie dies oft in der Allgemeinpraxis geschieht, ohne daß die konstruktiven Elemente des therapeutischen Konzepts eingeübt werden. Die dilettantische Anwendung des Programms trägt in der Regel nur zur Chronifizierung der Symptomatik, nicht zu deren Linderung bei. Aus diesem Grunde werden hier Einzelheiten des Vorgehens nicht dargestellt. Die Integration psychodynamischer, partnerdynamischer, und lerntheoretischer diagnostischer Überlegungen und daraus abzuleitender angemessener therapeutischer Interventionen bedarf eingehenderen Studiums sowie Einübung unter Anleitung (vgl. dazu Arentewicz u. Schmidt 1995; Hertoft 1989).

Für **alleinstehende Patienten** und für solche, deren Partner nicht zur Mitarbeit an der Therapie bereit sind, eignet sich das beschriebene Therapiemodell natürlich nicht unmittelbar. Geeignete Elemente daraus können jedoch, insofern sie eingebettet sind in ausführliche Beratungsgespräche oder in die kontinuierliche Arbeit in Männer- beziehungsweise Frauengruppen, hilfreich sein.

Zumindest in Beratungsstellen, die sich spezifisch sexueller Störungen und deren Behandlung annehmen, kommt es nicht selten vor, daß die geklagte sexuelle Symptomatik nur die Spitze des Eisbergs tiefergehender Kontaktängste und anderer neurotischer, manchmal auch psychotischer Symptome ist, so daß die Indikation für weiterreichende Therapien gestellt werden muß. Andererseits haben sich Paartherapien nach dem beschriebenen Modell auch bei (nicht akut) psychotischen Patienten, bei neurotischen Patienten und bei Patienten mit Perversionen, wenn sie mit psychodynamischem Verständnis durchgeführt wurden, über die spezifische sexuelle Symptomatik hinausgehend als günstig erwiesen.

Paartherapien nach dem Konzept von Masters und Johnson beziehungsweise dessen Erweiterungen und Modifikationen wurden überwiegend von Psychologen und Psychologinnen, die in Beratungsstellen oder in eigener Praxis arbeiteten, durchgeführt, nur selten von Ärzten, nach deren Gebührenordnung diese zwar außergewöhnlich erfolgreiche, aber zeitaufwendige 'sprechende Medizin' vergleichsweise schlecht honoriert wird. Dies mag einer der Gründe dafür sein, daß sich die **somatische Medizin** ab Ende der 70er Jahre verstärkt dem Gebiet sexueller Funktionsstörungen zuwandte. Einerseits wurden die meisten dieser Störungen zu 'sexuellen Phobien' und 'sexuellen Paniksyndromen' umdefiniert, um damit dem unkritischen Einsatz trizyklischer Antidepressiva den Weg zu ebnen (Kaplan 1987; kritisch Pfäfflin 1989a). Andererseits wurden vor allem für das Teilgebiet der Erektionsstörungen kostenträchtige diagnostische Verfahren und Behandlungsmethoden entwickelt (Übersichten bei Buvat et al. 1990; Langer u. Hartmann 1992). Hatte man in den 70er Jahren noch bis zu 95% der sexuellen Funktionsstörungen als ausschließlich oder überwiegend psychogen eingeschätzt, fanden sich ab Anfang der 90er Jahre annähernd entsprechende Prozentsätze für die angeblich somatische Verursachung der **Erektionsstörungen**. Neben gefäßchirurgischen Eingriffen am Penis und Penisimplantaten werden seit Beginn der 80er Jahre im breiten Rahmen nicht nur in der Fach-, sondern auch in der Allgemeinpraxis vasoaktive Substanzen (z.B. Papaverin, Prostaglandin E1) in die Schwellkörper gespritzt oder dem Patienten zur Selbstanwendung verschrieben, so daß sich der Patient eine je nach Dosierung unterschiedlich lang anhaltende Erektion verschaffen kann, freilich mit dem Risiko des Priapismus und der dauerhaften Einbuße der Erektionsfähigkeit. Die Behandlung firmiert unter dem kartenspielenden Männern leicht eingängigen Kürzel **SKAT** (Schwellkörper-Autoinjektions-Therapie). Über die bisher erst kurze Geschichte dieser Behandlungsmethode berichten begeistert Wagner und Kaplan (1993). Eigene Erfahrungen aus der Untersuchung von Männern mit Erektionsstörungen, die im Konsiliardienst in einer Urologischen Universitätsklinik, in der mit SKAT gearbeitet wurde, gewonnen wurden, führen eher zu skeptischen Schlußfolgerungen und stimmen überein mit der Sicht Schmidts (1995), der die Entwicklung der Therapien für sexuelle Funktionsstörungen in den vergangenen fünfzehn Jahren kritisch gesichtet hat.

Störungen der Geschlechtsidentität

Deskription

Die Entwicklung der Geschlechtsidentität ist ein komplizierter, multifaktoriell determinierter und daher störanfälliger Prozeß. Mildere Formen labilisierter Geschlechtsidentität sind daher häufig anzutreffen in psychosexuellen Schwellensituationen und bei neurotischen Krankheitsbildern, bei denen sie jedoch nicht im Zentrum der Symptomatik stehen und daher oft nicht weiter beachtet werden. Deutlichere Ausprägungen finden sich bei Patienten mit Borderline-Persönlichkeitsstörungen (s. Kap. 5.1.4, S. 209 f) sowie bei psychotischen Patienten.

> **Definition**
>
> Die Extremform der Geschlechtsidentitätsstörung ist der **Transsexualismus**, bei dem die Geschlechtsidentität konträr zum Körpergeschlecht erlebt und eine hormonelle, chirurgische und juristische Angleichung an das gewünschte Geschlecht angestrebt wird.

Gegengeschlechtlich fixiertes Rollenverhalten wird selten schon in der Kindheit manifest, verliert sich dann meist in der Adoleszenz oder im jüngeren Erwachsenenalter. Bei jenen Patienten, die als Erwachsene beim Arzt vorstellig werden, dem sie die gewöhnlich selbst gestellte Diagnose 'Transsexualität' schon mitbringen, hat die Symptomatik in der Regel in der Pubertät oder später begonnen. Die Erklärung, sie erlebten sich schon solange sie denken können, also seit ihrer Kindheit, dem anderen Geschlecht zugehörig, ist eine selbstaffirmative Rekonstruktion ihrer Lebensgeschichte zur Unterstreichung der Berechtigung ihres Begehrens nach 'Geschlechtsumwandlung'. Aus katamnestischen Untersuchungen weiß man, daß diese Erklärung kein Abbild der Bedingungen ihres Aufwachsens darstellt (Reiche 1984; Pfäfflin 1993).

Nicht immer kommen die Patienten mit dem klar formulierten Verlangen nach '**Geschlechtsumwandlung**' zum Arzt. Manche schämen sich dieses Verlangens so sehr und halten es für verrückt und unrealisierbar, daß erstmals in den Gesprächen nach einem schweren Suizidversuch das Thema angesprochen wird. Andere kommen mit dem ausdrücklichen Anliegen, sie von ihrem Zwang, sich dem anderen Geschlecht zugehörig zu erleben und sich entsprechend zu verhalten, zu befreien, weil sie dadurch in schwerste Gewissensnöte und sozial unverträgliche Krisensituationen kommen, die nicht nur ihren sozialen Status, sondern auch den ihrer Angehörigen gefährden.

> Angesichts der großen Heterogenität klinischer Verläufe ist mit Person und Ovesey (1974; ähnlich Limentani 1979 und Langer 1985) anzunehmen, daß die voll ausgeprägte transsexuelle Symptomatik die gemeinsame Endstrecke psychopathogenetisch unterschiedlicher Verläufe darstellt.

Epidemiologie

Transsexualität in der vollen Ausprägung ist selten. Auswertungen aller Verfahren zur Vornamens- und Personenstandsänderung nach dem Transsexuellengesetz in den alten Bundesländern und West-Berlin aus den Jahren 1981–1990 zeigen, daß insgesamt weniger als 1500 Personen von den Regelungen dieses Gesetzes Gebrauch machten. Diese Zahlen entsprechen einer Zehnjahresprävalenz von 2,1 Transsexuellen pro 100000 volljährigen Einwohnern beziehungsweise einem Transsexuellen pro 47000. Die Relation von Mann-zu-Frau-Transsexuellen zu Frau-zu-Mann-Transsexuellen betrug im genannten Zeitraum 2,3:1 (Osburg u. Weitze 1993). Diese Zahlen entsprechen älteren Schätzungen aus Schweden und England, liegen allerdings niedriger als aus den Niederlanden und Singapur mitgeteilte Berechnungen. Die in jüngster Zeit von Selbsthilfegruppen in der Bundesrepublik in Umlauf gebrachten Zahlen über angeblich hier lebende 40000 bis 400000 Transsexuelle haben keine empirische Basis.

Therapie

Psychotherapeutisch ist der Zugang zu Patienten mit so ausgeprägter transsexueller Symptomatik, daß sie schon mit dem Anliegen einer Geschlechtsumwandlung zum Arzt kommen, nicht leicht. Die meisten **Behandler** sind durch dieses Anliegen **verunsichert**, nicht nur aus Mangel ausreichenden Wissens, sondern auch, weil sie sich dadurch in ihrer eigenen Geschlechtsidentität in Frage gestellt erleben und sich nur schwer in das Leiden der Patienten einfühlen können. Aus unkontrollierten Gegenübertragungsreaktionen heraus stellen sie daher das Anliegen der Patienten so direkt in Frage, daß diesen selbst kein Raum für eigene Zweifel bleibt und es zum Abbruch der Behandlung kommt, bevor sie noch richtig begonnen hat.

Andere **Therapeuten identifizieren sich** zu rasch und zu unkritisch mit dem Anliegen der Patienten und überweisen sie ohne ausreichende psychodiagnostische Abklärung an Endokrinologen und Chirurgen zur somatischen Weiterbehandlung. Auch dies ist ein Weg, die in der Gegenübertragung kaum zu vermeidende Irritation schnell wieder loszuwerden.

Es kommt darauf an, daß sich der **Patient** mit seinem Anliegen **entfalten** kann, ernstgenommen wird. Sobald der Therapeut meint, besser als der Patient zu wissen, was für diesen gut ist, ist das Risiko des Scheiterns der Behandlung groß. Die Diagnose kann nicht in einem einzelnen Gespräch sicher gestellt werden, sie erfordert eine längerfristige Verlaufsbegleitung. In der Regel ist dies auch jenen Patienten plausibel zu machen, die sehr auf eine Entscheidung drängend zum Arzt kommen. In dieser Begleitung kristallisieren sich dann Themen und Symptomenkomplexe heraus, die der psychotherapeutischen Bearbeitung zugänglich sind. Zuweilen bildet diese Begleitung die Basis für spätere fruchtbare psychotherapeutische Arbeit, die in Einzelfällen erst nach Abschluß der somatischen Behandlung möglich wird und auch dann noch sinnvoll ist.

Gut beraten ist der Therapeut, wenn er genau über die somatischen Behandlungsmöglichkeiten (Eicher 1992), die Langzeitergebnisse nach somatischer Behandlung (Pfäfflin u. Junge 1992), die psychotherapeutischen Gesichtspunkte (Désirat 1985; Herold 1994; Meyenburg 1992; Pfäfflin 1994b), die Selbsthilfeaktivitäten (Kamprad u. Schiffels 1991) und die rechtlichen Voraussetzungen für Vornamens- und Personenstandsänderung (Augstein 1992; für ausländische Patienten Will 1992) informiert ist. Die meisten Patienten werden ihn diesbezüglich auf den Prüfstand stellen. Zudem ermöglicht ihm diese Information eine kritische Bewertung der von (häufig) parallel konsultierten Ärzten vorgeschlagenen Behandlungsschritte. Auch die Details der **Standards of Care** der internationalen Fachgesellschaft, die sich speziell der Erforschung der Transsexualität und der Behandlung von Patienten mit Geschlechtsidentitätsstörungen verschrieben hat, sollten ihm vertraut sein (Walker et al. 1985). Sie werden derzeit überarbeitet und voraussichtlich in der neuen Fassung im September 1997 publiziert werden.

Nicht leicht zu beantworten ist die Frage, ob sich der **Psychotherapeut als Gutachter** für die Verfahren der Freiwilligen Gerichtsbarkeit zur **Vornamens-** und **Personenstandsänderung** nach Transsexuellengesetz (Pfäfflin 1994a) beteiligen soll. Hierzu gibt es unterschiedliche Standpunkte, deren Begründungen jeder für sich selbst überprüfen muß. Einige Psychotherapeuten halten die Rollen des Gutachters und des Psychotherapeuten für prinzipiell unvereinbar, andere sehen in der Aufgabe der Begutachtung eine günstige Möglichkeit, bei dem Patienten größere Introspektion und Aufgeschlossenheit für Selbstreflexion in Gang zu setzen. Nach eigener Einschätzung gibt es hierzu kein Patentrezept, so daß es gegebenenfalls von Fall zu Fall sinnvoll sein kann, unterschiedliche Entscheidungen zu treffen.

Systematische Studien zur **Psychodynamik** und dem, was mit **Psychotherapie** erreichbar ist, gibt es bisher nicht. In der Literatur vorherrschend sind Einzelfallberichte (z.B. Janssen 1984; Schwöbel 1960), aus denen oft weitreichende theoretische Schlußfolgerungen gezogen werden (z.B. Thomä 1957), manchmal ohne ausreichende Darstellung des klinischen Verlaufs (z. B. Fenichel 1930; Greenson 1968; Socarides 1970). Vor dem Hintergrund dieses *caveat* und unter Hinweis auf die grundlegende Arbeit zur Geschlechtsidentitätsentwicklung von Fast (1991) wird zusätzlich zu den bereits genannten Arbeiten auf die Beiträge von Küchenhoff (1988), Lothstein (1977, 1983) Lothstein und Levine (1981), McCauley und Ehrhardt (1984) und Springer (1981) zur Psychotherapie von Patienten mit transsexueller Symptomatik verwiesen.

Deviationen

Deskription

Die Psychiatrie des ausgehenden 19. Jahrhunderts und die damals entstehende Sexualpathologie waren nicht müde in der Katalogisierung sexueller Besonderheiten, die als **Perversionen** bezeichnet und, abgeschoben ins Monstrositätenkabinett der Aberrationen, moralisch disqualifiziert wurden. Es waren Freud (1905) und die folgenden Generationen von Psychoanalytikern, die erstmals überhaupt eine einheitliche Theorie der Perversionen entwarfen, und die darüber hinausgehend nicht die Distanz, sondern vielmehr die Nähe zur normalen sexuellen Entwicklung betonten (zur Begriffsgeschichte der Perversion vgl. Pfäfflin 1989b). Bemerkenswerterweise trägt die ICD-10 mit ihrer Auflistung von 'Störungen der Sexualpräferenz' dem insofern Rechnung, als an verschiedenen Stellen der Einzelsymptomcharakterisierung darauf hingewiesen wird, daß nur bestimmte Symptomausprägungen in den Bereich der Krankheitsklassifikation gehören, während die meisten Kategorien prinzipiell auch Bestandteile normalen sexuellen Erlebens sind.

Dem in der psychoanalytischen Literatur wertfrei gemeinten und klar definierten Begriff der Perversion haftete in der umgangssprachlichen Verwendung trotzdem die moralische Verurteilung an. In Strafrecht und Kriminologie, in denen die Perversionen eine besondere Rolle einnehmen, ist man daher seit langem dazu übergegangen, von **Devianz** zu sprechen, doch war damit das Problem der Bewertung nicht zu vermeiden. Auch die ICD-10, die den Krankheitsbegriff, weil angeblich diskriminierend, vermeiden wollte, hat mit ihrer Begriffswahl keine wirkliche Abhilfe geschaffen: Zwar ist in Abschnitt F65 von den sexuellen Vorlieben ('Sexualpräferenz') die Rede, aber gleichzeitig von den 'Störungen' dieser Vorlieben.

> **Definition**
>
> Die Begriffe 'Deviation' und 'Perversion' stellen keine Synonyme dar. Wenn es aus der psychodynamischen Perspektive um eine intrapsychische Symptombildung geht, dann ist der Begriff **Perversion** angemessen. Mit dem Begriff **Deviation** ist die äußere Beschreibung eines Verhaltens gemeint. Die ICD-10 orientiert sich eher am Devianz- als am Perversionsbegriff.

Es sind vier **Charakteristika**, die die **perverse Symptombildung** kennzeichnen (Schorsch u. Pfäfflin 1994):
- die Sexualisierung, das heißt die thematische Bindung eines Konflikts an sexuelles Erleben
- die Ritualisierung
- die Prädominanz des narzißtischen Aspekts des Sexuellen
- die Prädominanz der Aggressivität

Die perverse Phantasie und/oder Handlung stellen eine Dramaturgie dar, in der frühe Traumatisierungen und Ängste rekonstruiert und wieder in Szene gesetzt werden, und zwar in einer solchen Weise, daß die Kränkungen und Niederlagen momentan verleugnet, ungeschehen gemacht und, verbunden mit einem Hochgefühl von Befriedigung, punktuell überwunden werden. In diesem Sinne kennzeichnet Stoller (1975) **Perversion** als **erotische Form von Haß**. Die periodischen Inszenierungen nach Art eines Wiederholungszwanges sind im Interesse des psychischen Gleichgewichts notwendig, um Defekte im Selbst, in der Persönlichkeitsstruktur, aufzufüllen und Gefühle des Beschädigt-Seins zu überwinden.

> Die perverse Symptombildung ist eine konstruktive Abwehrleistung, nicht einfach ein Persistieren früher Partialtriebregungen.

Epidemiologie

Deviante Phantasien sind ubiquitär, perverse Symptombildungen, die sich auf das 'Ausagieren' im Phantasieleben beschränken, vermutlich weit verbreitet. Sie kommen bei Männern wie bei Frauen vor. Im Kontext regressiver Prozesse spielen perverse Phantasien und deren Durcharbeitung in psychoanalytischen Behandlungen eine wichtige Rolle.

Über die Verbreitung von sexuell devianten Handlungen gibt, soweit es sich bei diesen Handlungen gleichzeitig um Straftatbestände handelt, die Kriminalstatistik annähernd (Dunkelziffer) Auskunft (Beier 1991; Baurmann 1992).

Therapie

Liest man psychoanalytische Fachliteratur und Fallberichte, ist man beeindruckt, mit welcher Hingabe sich die Autoren mit den perversen Phantasien ihrer Patienten und Patientinnen befassen, sie zu interpretieren und ihre stabilisierende Funktion für den Patienten zu verstehen suchen. Solange sich dies alles im Phantasiebereich abspielt, und weil sich dieser Persönlichkeitsbereich oft erst im Laufe längerer Behandlungen erschließt, wenn längst ein gutes Arbeitsbündnis etabliert ist, werden solche Patienten als besonders interessant geschätzt. Die psychoanalytische Literatur ist reich an eindrucksvollen Falldarstellungen, über die eine Übersicht zu geben ein gesondertes Kapitel erfordern würde, weshalb hier nur auf zwei (weiterführende) Quellen verwiesen sei (Khan 1983; Welldon 1992).

Im Kontrast dazu steht die Zurückhaltung gegenüber Personen, die solche Phantasien ausagieren und dadurch womöglich straffällig geworden sind und mit einer Behandlungsauflage vom Gericht vorstellig werden. Sie haben es schwer, einen Behandlungsplatz zu finden (Schorsch 1992; Lohse 1993). Ihr Mangel an Impulskontrolle, die Fremdmotivation und oft auch ihre desolate soziale Situation empfehlen sie nicht als Patienten. Rationalisiert wird die Abweisung solcher Patienten einerseits mit deren mangelnder Motivation, andererseits mit dem Argument, die Koppelung von Befriedigung und sexuell devianter Handlung verhindere, daß die inkriminierten Handlungen der Bearbeitung auf dem Wege der Einsicht zugänglich seien. In Einzelfällen mag das zuletzt genannte Argument zutreffen, und zweifellos gibt es Patienten, die wegen der Gefährlichkeit ihrer Handlungen bei mangelnder Impulskontrolle in einem ambulanten Setting behandeln zu wollen, unverantwortlich wäre.

Ein Großteil dieser Patienten aber bedarf der psychotherapeutischen Hilfe und ist dafür auch in einem ambulanten Setting zugänglich. Die Fremdmotivation hat sich nicht als wirklicher Hinderungsgrund für eine Behandlung erwiesen. Schließlich gilt auch für neurotische Symptombildungen, daß sie einen primären und sekundären Krankheitsgewinn verschaffen, der der Durcharbeitung der zugrundeliegenden Konflikte entgegenwirkt.

Ziele der **Behandlung** sind (Schorsch et al. 1996):
- die Funktion der perversen Symptombildung für die Aufrechterhaltung des psychischen Gleichgewichts herauszuarbeiten
- dem Patienten dabei behilflich zu sein, alternative Befriedigungs- und Stabilisierungsmöglichkeiten zu entfalten und wahrzunehmen

In der Regel muß der zweite Schritt vor dem ersten erfolgen, damit sich der Patient nicht zu sehr bedroht fühlt, weil er fürchten muß, es solle ihm eine wesentliche Stütze genommen werden. In der **Gegenübertragung** muß der Therapeut dabei immer wieder sehr viel von dem Haß aushalten, den der Patient in sich trägt, ohne daß er ihn bislang bewußt wahrnehmen konnte, bevor er ihn integrieren und dann auch kontrollieren kann.

Literatur

American Psychiatric Association. DSM-III: Diagnostic and statistical manual of mental disorders. Washington D.C.: APA 1980. Deutsch: Weinheim, Basel: Beltz 1984.

American Psychiatric Association. DSM-III-R: Diagnostic and statistical manual of mental disorders. Washington D.C.: APA 1987. Deutsch: Weinheim, Basel: Beltz 1989.

American Psychiatric Association. DSM-IV: Diagnostic and statistical manual of mental disorders. 4th ed. Washington D.C.: APA 1994.

Arentewicz G, Schmidt G (Hrsg). Sexuell gestörte Beziehungen. Konzept und Technik der Paartherapie. 1. Aufl. Berlin, Heidelberg, New York: Springer 1980; 4. Aufl. Stuttgart: Enke 1995.

Augstein MS. Zur rechtlichen Situation Transsexueller in der Bundesrepublik Deutschland. In: Geschlechtsumwandlung. Abhandlungen zur Transsexualität. Pfäfflin F, Junge A (Hrsg). Stuttgart, New York: Schattauer 1992; 103-11.

Baurmann M. Straftaten gegen die sexuelle Selbstbestimmung. Zur Phänomenologie sowie zu Problemen der Prävention und Intervention. In: Sexualdelinquenz. Déliquence sexuelle. Schuh J, Killias M (Hrsg). Kriminologie 1992; 9: 77-110.

Beier KM. Möglichkeiten und Grenzen der Prognoseforschung bei Sexualdelinquenz. In: Sexualität zwischen Medizin und Recht. Beier KM (Hrsg). Stuttgart, Jena: Fischer 1991; 105-17.

Buvat J, Buvat-Herbaut M, Lemaire A, Marcolin G, Quittelier E. Recent developments in the clinical assessment and diagnosis of erectile dysfunction. Annual Rev Sex Res 1990; 1: 265-308.

Désirat K. Die transsexuelle Frau. Stuttgart: Enke 1985.

Dilling H, Mombour W, Schmidt MH (Hrsg). WHO-Internationale Klassifikation psychischer Störungen. ICD-10 Kapitel V (F), Klinisch-diagnostische Leitlinien. 2. Aufl. Bern, Göttingen, Toronto, Seattle: Huber 1991.

Eicher W. Transsexualismus. 2. Aufl. Stuttgart, Jena, New York: Fischer 1992.

Fast I. Von der Einheit zur Differenz. Berlin, Heidelberg, New York: Springer 1991.

Fenichel O. Zur Psychologie des Transvestitismus. Vortrag auf dem XI. Internationalen Psychoanalytischen Kongreß in Oxford, Juli 1929. Internat Zschr Psychoanal 1930; 16: 21-34.

Freud S. Drei Abhandlungen zur Sexualtheorie. 1905. GW Bd V. Frankfurt: Fischer 1968; 27-159.

Greenson RR. Dis-identifying from mother: Its special importance for the boy. Int J Psycho-Anal 1968; 49: 370-4.

Herold R. Transsexualität: die Phantasie eines Geschlechtswechsels. In: Wege zur Deutung. Frank C (Hrsg). Opladen: Westdeutscher Verlag 1994; 167-98.

Hertoft P. Klinische Sexologie. Köln: Deutscher Ärzte Verlag 1989.

Janssen PL. Zum transsexuellen Symptom in einem Partnerarrangement – Nur ein Fall? Psychother Med Psychol 1984; 34: 76-80.

Kamprad B, Schiffels W. Im falschen Körper. Alles über Transsexualität. Zürich: Kreuz 1991.

Kaplan HS. The New Sex Therapy. New York: Brunner/Mazel 1974.

Kaplan HS. Sexual aversion, sexual phobias, and panic disorder. New York: Brunner/Mazel 1987. Deutsch: Sexualaversion, sexuelle Phobien und Paniksyndrome. Stuttgart: Enke 1988.

Khan MM. Entfremdung bei Perversionen. Frankfurt: Suhrkamp 1983.

Kirkpatrick M, Friedman CTH. Treatment of requests for sex-change surgery with psychotherapy. Amer J Psychiat 1976; 133: 1194-6.

Küchenhoff B. Transsexualismus als Symptom. Nervenarzt 1988; 59: 734-38.

Langer D. Der Transsexuelle: Eine Herausforderung für die Kooperation zwischen psychologischer und chirurgischer Medizin. Fortschr Neurol Psychiat 1985; 53: 67-84.

Langer D, Hartmann U. Psychosomatik der Impotenz. Bestandsaufnahme und integratives Konzept. Stuttgart: Enke 1992.

Limentani A. The significance of transsexualism in relation to some basic psychoanalytic concepts. Int Rev Psycho-Anal 1979; 6: 139-53.

Lohse H. Zur ambulanten Psychotherapie von Sexualstraftätern. Z Sexualforsch 1993; 6: 279-88.

Lothstein LM. Psychotherapy with patients with gender dysphoria syndromes. Bull Menninger Clin 1977; 41: 563-82.

Lothstein LM. Female-to-Male Transsexualism. Historical, Clinical and Theoretical Issues. Boston, London, Melbourne, Henley: Routledge & Kegan Paul 1983.

Lothstein LM, Levine S. Expressive psychotherapy with gender dysphoric patients. Arch Gen Psychiat 1981; 38: 924-9.

Masters WH, Johnson VE. Human sexual response. Boston: Little, Brown 1966. Deutsch: Die sexuelle Reaktion. Reinbek: Rowohlt 1970.

Masters WH, Johnson VE. Human sexual inadequacy. Boston: Little, Brown 1970. Deutsch: Impotenz und Anorgasmie. Frankfurt: Goverts, Krüger, Stahlberg 1973.

McCauley E, Ehrhardt A. Follow-up of females with gender identity disorders. J Nerv Ment Dis 1984; 172: 353-8.

Meyenburg B. Aus der Psychotherapie eines transsexuellen Patienten. Z Sexualforsch 1992; 5: 95-110.

Morgan AJ. Psychotherapy for transsexual candidates. Screened out of surgery. Arch Sex Behav 1978; 7: 273-83.

Osburg S, Weitze C. Betrachtungen über 10 Jahre Transsexuellengesetz. Recht & Psychiatr 1993; 11: 94-107.

Person E, Ovesey L. The transsexual syndrome in males. I. Primary transsexualism. Am J Psychother 1974; 28: 4-20.

Pfäfflin F. Buchbesprechung ãSexualaversionen, sexuelle Phobien und PaniksyndromeÕ von Kaplan HS. Z Sexualforsch 1989a; 2: 271-3.

Pfäfflin F. Perversion. In: Historisches Wörterbuch der Philosophie. Bd 7. Ritter J, Gründer K (Hrsg). Basel: Schwabe 1989b; Sp 379-82.

Pfäfflin F. Transsexualität. Beiträge zur Psychopathologie, Psychodynamik und zum Verlauf. Stuttgart: Enke 1993.

Pfäfflin F. Die Begutachtung der Transsexualität. In: Psychiatrische Begutachtung. Venzlaff U, Foerster K (Hrsg). 2. Aufl. Stuttgart, Jena, New York: Fischer 1994a; 621-38.

Pfäfflin F. Zur transsexuellen Abwehr. Psyche 1994b; 48: 904-31.

Pfäfflin F, Clement U. Sexualstörungen. In: Klinische Psychologie. Trends in Forschung und Praxis. Bd 4. Baumann U, Berbalk H, Seidenstücker G (Hrsg). Stuttgart, Bern, Wien: Huber 1981; 287-307.

Pfäfflin F, Junge A. Nachuntersuchungen nach Geschlechtsumwandlung. Eine kommentierte Literaturübersicht. In: Geschlechtsumwandlung. Abhandlungen zur Transsexualität. Pfäfflin F, Junge A (Hrsg). Stuttgart, New York: Schattauer 1992; 149-457.

Reiche R. Sexualität, Identität, Transsexualität. Beitr Sexualforsch 1984; 59: 51-64.

Schmidt G. Tendenzen und Entwicklungen. In: Sexuell gestörte Beziehungen. Konzept und Technik der Paartherapie. Arentewicz G, Schmidt G (Hrsg). 4. Aufl. Stuttgart: Enke 1995; 1-12.

Schorsch E. Psychoanalyse und Justiz. Z Sexualforsch 1992; 5: 1-10.

Schorsch E, Galedary G, Haag A, Hauch M, Lohse H. Perversion als Straftat. Dynamik und Psychotherapie. 2. Aufl. Stuttgart: Enke 1996.

Schorsch E, Pfäfflin F. Die sexuellen Deviationen und sexuell motivierte Straftaten. In: Psychiatrische Begutachtung. Venzlaff U, Foerster K (Hrsg). 2. Aufl. Stuttgart, Jena, New York: Fischer 1994; 323-68.

Schwöbel G. Ein transvestitischer Mensch, die Bedeutung seiner Störungen und sein Wandel in der Psychoanalyse. Schweiz Arch Neurol Psychiat 1960; 86: 358-82.

Socarides CW. A psychoanalytic study of the desire for sexual tranformation (»Transsexualism«): The Plaster-of-Paris Man. Int J Psychoanal 1970; 51: 341-9.

Springer A. Pathologie der geschlechtlichen Identität. Transsexualismus und Homosexualität. Theorie, Klinik, Therapie. Wien, New York: Springer 1981.

Stoller RJ. Perversion: The erotic form of hatred. New York: Pantheon Books 1975. Deutsch: Perversion. Die erotische Form von Haß. Reinbek: Rowohlt 1979.

Strauß B, Meyer AE (Hrsg). Psychoanalytische Psychosomatik. Theorie, Forschung und Praxis. Stuttgart, New York: Schattauer 1994.

Thomä H. Männlicher Transvestitismus und das Verlangen nach Geschlechtsumwandlung. Psyche 1957; 11: 81-124.

Wagner G, Kaplan HS. The New Injection Treatment for Impotence. Medical and Psychological Aspects. New York: Brunner/Mazel 1993.

Walker PA, Berger JC, Green R, Laub DR, Peynolds CL, Wollman L. Standards of care: The hormonal and surgical sex reassignment of gender dysphoric persons. Arch Sex Behav 1985; 14: 79-90.

Welldon EV. Mutter, Madonna, Hure. Die Verherrlichung und Erniedrigung der Mutter und der Frau. Waiblingen: Bonz 1992.

Will MR. ... ein Leiden mit dem Recht. Zur Namens- und Geschlechtsänderung bei transsexuellen Menschen in Europa. In: Geschlechtsumwandlung. Abhandlungen zur Transsexualität. Pfäfflin F, Junge A (Hrsg). Stuttgart, New York: Schattauer 1992; 113-47.

Literaturempfehlungen

Arentewicz G, Schmidt G (Hrsg). Sexuell gestörte Beziehungen. Konzept und Technik der Paartherapie. 4. Aufl. Stuttgart: Enke 1995.

Hertoft P. Klinische Sexologie. Köln: Deutscher Ärzte Verlag 1989.

Pfäfflin F. Transsexualität. Beiträge zur Psychopathologie, Psychodynamik und zum Verlauf. Stuttgart: Enke 1993.

Schorsch E, Galedary G, Haag A, Hauch M, Lohse H. Perversion als Straftat. Dynamik und Psychotherapie. 2. Aufl. Stuttgart: Enke 1996.

5.2.10 Münchhausensyndrome und artifizielle Erkrankungen

Reinhard Plassmann

ICD-10-Klassifikation

Die Krankheitsbilder dieses Kapitels werden unter der diagnostischen Kategorie »Sonstige Persönlichkeits- und Verhaltensstörungen« (F68) als artifizielle Störungen (F68.1) klassifiziert.

Die in diesem Kapitel behandelten Krankheitsbilder unterscheiden sich in zwei wesentlichen Punkten von sonstigen somatischen oder psychosomatischen Erkrankungen:
- der pathologischen Beziehung zum Körper
- der schwer gestörten Beziehung zum Arzt

Die klinisch zunächst ganz im Vordergrund stehenden körperlichen Symptome sind nur ein sekundäres Phänomen, eine Folge mißbräuchlicher Benutzung des Körpers für psychische Zwecke, zum Beispiel zur Spannungslösung, Affektabfuhr oder zur Inszenierung unbewußter Phantasien und Erlebniskomplexe. Die Krankheitsbilder dieser Gruppe lassen sich deshalb auch als **Körpermißbrauchssyndrome** zusammenfassen.

Die Beziehung zum Arzt ist dadurch gekennzeichnet, daß die Patienten hochgradig arztfixiert bis hin zur Arzt- beziehungsweise **Krankenhaussucht** sind. Sie erzwingen ärztliche Behandlungen durch ihre Körpermanipulationen, sie führen die Manipulationen aus noch zu diskutierenden Gründen meist heimlich durch, das heißt, sie täuschen den Arzt durch Verschweigen und Erfinden falscher Erklärungen. Der krankhafte Zwang zur Täuschung des Arztes ist unbewußt motiviert und kann als **»Mimikry-Phänomen«** (Plassmann 1987) bezeichnet werden. Der aus der Biologie entlehnte Begriff hat den Vorteil, die affektiv hochaufgeladene Beziehungsstörung zwischen Patient und Arzt möglichst wertneutral zu beschreiben.

Klassifikation und Einteilung

Wir unterscheiden heute als eigenständige Krankheitsbilder:
- **Münchhausen-Syndrom** (Asher 1951): heimliches Manipulieren oder Erfinden von körperlichen oder psychischen Symptomen, pseudologisches Ausphantasieren von Anamnese und Biographie, soziale Entwurzelung mit pathologischem Behandlungswandern von Klinik zu Klinik, häufig Drogenabhängigkeit und Delinquenz.
- **Münchhausen-by-proxy-Syndrom** (Meadow 1977): Erfinden oder heimliches Manipulieren von körperlichen Störungen bei den eigenen Kindern durch die Mutter mit Täuschung des Arztes über die Störungsursachen.
- **Offene Selbstbeschädigung:** offene, das heißt nicht verleugnete Selbstverletzungen durch Schneiden, Brennen, Verätzen etc. Diese Patienten machen aus ihrer Tendenz zur Selbstverletzung kein Geheimnis, woraus sich auch der Terminus »offene« Selbstbeschädigung ableitet (Plassmann 1986). Bei Patienten mit selbstverletzendem Verhalten kommt es nicht zur diagnostischen Krankenhaus-Odyssee, der psychische Hintergrund des offensichtlich abnormen Verhaltens ist jederzeit klar. Das Krankheitsbild der offenen Selbstbeschädigung stellt einen Grenzbereich zwischen Psychiatrie und Psychosomatik dar und wird deshalb im vorliegenden Kapitel nicht ausführlich behandelt. Als weiterführende Literatur sei auf Sachsse (1994) verwiesen.
- **Artefaktkrankheit (Factitious disease):** heimlich durchgeführte Körpermanipulation mit Täuschung des Arztes über die Störungsursachen (»Mimikry-Phänomen«).

Das Münchhausen-Syndrom

Richard Asher schrieb 1951, es gäbe einen Typus medizinischer »Münchhausen-Patienten«, die wie der bekannte Baron weitgereist seien (pathologisches Behandlungswandern), und ihre Krankengeschichten seien ebenso dramatisch wie erfunden (Pseudologica phantastica).

Deskription

Die Symptompräsentation besteht in den meisten Fällen aus klassischen medizinischen »Alarmsignalen«: Schmerz (75 %), Blutungen (31 %), Bewußtlosigkeit, Krämpfe, Suizidalität. Die Patienten suggerieren dem Kliniker das Vorliegen von Herzinfarkt, Nierenkolik, Magendurchbruch, Tuberkulose, Porphyrie, Sepsis etc. (Ford 1982; Eckhardt 1989). Sie sind oft iatrogen verstümmelt, zum Beispiel durch Serien von Laparatomien oder Operationen bis hin zu Amputationen. In manchen Fällen sind Leukosen aufgetreten als Folge multipler Röntgenuntersuchungen, so daß diese Patienten buchstäblich zu Tode geröntgt worden waren. Das Krankenhauswandern kann exzessive Ausmaße annehmen mit mehreren hundert Hospitalisierungen in wenigen Jahren entlang ausgedehnter Reiseroute.

Das **Krankheitsverhalten** scheint frühe **Kindheitserfahrungen** zu **wiederholen**. Immer wiederkehrende Elemente in der Biographie sind Beziehungsabbrüche zu den Primärobjekten in den ersten Lebensjahren, lange psychische oder körperliche Krankheiten der Eltern, eigene Krankheiten der Patienten als Kinder mit langen Hospitalisierungen, Waisenhauserziehung oder wechselnde Pflegestellen.

In den Familien der späteren Patienten sind Dissozialität, Delinquenz, Sucht, Kindesmißhandlung und Inzest häufig. Ein hoher Anteil der Patienten (ca. 30%) wird wegen kleinerer Delikte straffällig, zum Beispiel wegen Drogen- oder Alkoholdelikten. Konstante Berufsausübung oder Familiengründung sind selten. Stationäre psychiatrische Behandlungen, zum Beispiel wegen Suizidversuchen sind überdurchschnittlich häufig (Ford 1982).

Epidemiologie

Genauere epidemiologische Untersuchungen an größeren Patientenzahlen liegen bislang nicht vor. Es scheinen aber in einem Verhältnis von 2:1 überwiegend Männer betroffen zu sein. Die Altersbandbreite ist sehr groß ohne typische Häufungen irgendeiner Altersgruppe.

Psychodynamik

Psychodynamisch erscheint wesentlich, daß die Patienten ihre frühen unerträglichen Erfahrungen unzuverlässiger und sadistischer Primärobjekte narzißtisch zu bewältigen suchen. Die Integration des negativen Selbst- und Elternbildes gelingt nicht, die Erfahrung, ein ungeliebtes, unbeachtetes, vielleicht gehaßtes und mißhandeltes Kind zu sein, welches Eltern hat, die nicht liebens- und bewundernswert sind, ist für die Patienten zu schmerzhaft und trifft sie zu früh in ihrer Entwicklung, um bewältigt werden zu können. Statt dessen entwickelt sich eine **narzißtische Abwehrform**, und die Patienten suchen in ihrer Patientenkarriere die Rolle des im Mittelpunkt von Sorge und Bemühungen stehenden »Patientenkindes«.

Therapie

Die Tendenz zum Beziehungsabbruch ist derartig groß, daß nahezu alle auch ermutigend begonnenen Behandlungen scheitern, etwa die psychodynamisch hochinteressanten analytisch orientierten Therapien von Mayo und Haggerty (1984), Justus et al. (1980) oder Stone (1977). Es bleibt die Empfehlung, die Patienten in ihrem Kranksein an einer hochgradig invalidisierenden Störung mit extrem schlechter Prognose anzunehmen mit dem Ziel, körperliche Eingriffe so weit wie möglich zu vermeiden und den Patienten in eine stationäre psychiatrische Langzeitbehandlung zu integrieren.

Das Münchhausen-by-proxy-Syndrom

Deskription

Die Bezeichnung Münchhausen by proxy hat sich seit ihrer Einführung durch den englischen Pädiater Roy Meadow (1977) sofort durchgesetzt. Meadow hatte festgestellt, daß angebliche Krampfanfälle bei Kindern von den Müttern nur behauptet oder aber durch lebensgefährliche Erstickungs- oder Vergiftungsmanipulationen heimlich herbeigeführt worden waren. Weitere Krankheitsbilder, die bekannt wurden, sind manipulierte oder erfundene Zuckerstoffwechselstörungen, Hämaturien, Bakteriurien, Blutbeimengungen im Stuhl, Diarrhöen, Erbrechen, Dehydratation, Urtikaria, Fieber, Blutungen aus dem oberen Respirationstrakt, Stridor, Verhaltensauffälligkeiten, Ataxie, Polydipsie, Polyurie, generelle Blutungsneigung, Herzrhythmusstörungen (Palmer u. Yoshimura 1984).

Epidemiologie

Seit 1977 bis Ende der 80er Jahre sind mindestens 100 Fälle unter dieser Diagnose bekannt geworden bei einer anzunehmenden sehr hohen Dunkelziffer. Genauere Überprüfung der Familien ergibt eine alarmierende Häufigkeit von gleichfalls betroffenen Geschwistern. Die Todesrate sämtlicher betroffener Kinder liegt bei 10 bis 15%, wenn die Kinder nicht von den Eltern getrennt werden.

Differentialdiagnose

Zum Münchhausen-Syndrom und zu den Artefaktkrankheiten bestehen offensichtliche Ähnlichkeiten in bezug auf die charakteristischen Elemente der Beziehungsstörung zum Körper und der Beziehungsstörung zum Arzt. Der Mißbrauch des kindlichen Körpers findet heimlich und sehr häufig mit invalidisierenden oder tödlichen Folgen für das Kind statt. Die Manipulationen werden vor dem Arzt verleugnet (**Mimikry-Phänomen**), und der Arzt soll in typischer Weise zum Helfer der Mutter bei der fortgesetzten Traumatisierung der Kinder werden.

Die eigene **Biographie** der so agierenden **Mütter** ist ebenfalls voll von körperlichem Mißbrauch, Objektverlusten, psychischen und körperlichen Krankheiten und multiplen Hospitalisierungen gewesen. Die Mütter haben häufig medizinische Berufe oder soziale Helferberufe erlernt. Der **Umgang** der **Mütter** mit diesen **Kindern** wird übereinstimmend als extrem symbiotisch beschrieben. Das manipulierte Kind ist völlig abhängig von der Mutter, es gilt als ständig betreuungsbedürftig und übernimmt diese Rolle auch in sein Selbstverständnis. Nach Konfrontationen mit der ärztlichen Diagnose der heimlichen Kindsschädigung beginnen einige Mütter an rätselhaften eigenen Krankheiten zu leiden, bei denen es sich, wie sich dann oft zeigt, ebenfalls um Artefakte handelt.

Therapie

Die ständige Überwachung eines betroffenen Kindes, welches in seine Familie zurückkehrt, wird von allen Autoren angesichts des äußerst malignen Verlaufs gefordert. Langzeitbeobachtungen über den Erfolg solchen Vorgehens fehlen aber. Oft wird die Entfernung des Kindes aus der Familie nötig, um sein Leben zu retten. Berichte über erfolgreiche Behandlungen der Mütter, welche die eigentlichen Patientinnen sind, fehlen. Es scheint aber vorzukommen, daß einzelne Mütter für ärztliche Intervention sogar dankbar sind und ihr Verhalten fast erleichtert aufgeben können.

Selbstbeschädigung

Deskription

Selbstbeschädigung wird synonym auch als offene Selbstbeschädigung oder offene Selbstmißhandlung bezeichnet (Plassmann 1987; Sachsse 1987), im Englischen wird von *automutilation* oder von *delicate self-cutting* gesprochen, da das Schneiden die am häufigsten praktizierte Selbstverletzungsmethode ist.

Dieses Verhalten tritt in psychiatrischen Kliniken häufig in Gestalt des »Ritzens«, »Schnippelns« oder als Brennen der Haut mit Zigarettenstummeln, als mechanische Traumatisierung durch Schlagen mit der Hand oder mit dem Kopf gegen harte Gegenstände oder auch durch Verätzung der Haut mit Säure auf. Die Verletzungsarten sind eher stereotyp, ohne besondere persönliche Symbolik.

Diese Patienten leben ihren destruktiven Selbstanteil offen aus, sie können auch über Gewalt und Inzest in ihren Familien sprechen. Es scheint ihnen gar nichts auszumachen, daß sie ihren Körper durch ihre Selbstbeschädigungshandlungen zerstören. Sie wirken identifiziert mit einem pseudoautonomen, unerreichbaren Ideal von Unabhängigkeit, während im Kontrast dazu die infantil-symbiotischen Bedürfnisse stark abgewehrt bleiben müssen. Ein Sprechen über die Selbstbeschädigung ist viel leichter möglich als ein Sprechen über die vorausgehende Angst und Ohnmacht.

Differentialdiagnose

Während Münchhausen- und Artefaktpatienten eine fast undurchdringliche psychische Abwehr gegen die Tatsache aufbauen, daß sie selbst am Körper schädigend manipulieren, ist bei offener Selbstbeschädigung sowohl dem Patienten wie auch seiner Umgebung, besonders dem Arzt oder Therapeuten, klar, daß der Patient Urheber der körperlichen Schädigung ist.

Therapie

Die Interpretation der Selbstbeschädigung als Selbsthilfe in einer Notsituation entlastet diese Patienten sehr stark und eröffnet ihnen die Möglichkeit zur therapeutischen Allianz im gemeinsamen Suchen nach gesünderen Hilfsmöglichkeiten für den hilflosen, abhängigen Persönlichkeitsanteil. Sachsse (1987) hat diesen Konflikt, dessen Symptom die Selbstbeschädigung ist, beschrieben und auf eine infantile Parentifizierungssituation der Kinder in der Beziehung vor allem zur Mutter zurückgeführt. Es hat bereits einige Versuche psychoanalytischer Behandlung solcher Patienten gegeben (Sachsse 1994).

Die Artefaktkrankheit

Definition und Deskription

> **Definition**
>
> **Artefaktkranke** machen durch heimliche Manipulation bestimmte Körperteile oder Körperfunktionen zum Problembereich, den sie multiplen ärztlichen Maßnahmen aussetzen. Kernsymptom der Erkrankung ist das Leiden an einer mißbrauchenden Beziehung zum eigenen Körper.

Die **Organwahl** wird sowohl von äußeren, praktischen, als auch von inneren, unbewußten Einflüssen bestimmt. Unfälle, Operationen oder körperliche Spontanerkrankungen können eine Organwahl bahnen, welche die Patienten beibehalten, so zum Beispiel artifizielle Wundheilungsstörungen nach Operationen. Regelmäßig findet sich auch eine persönliche, dem Patienten unbewußte **symbolische Bedeutung** von Organwahl und Manipulationsform aufgrund unbewußter körperbezogener Phantasien und traumatischer Erfahrungen. Einige solcher pathologischen Organphantasien und Manipulationsphantasien sind leicht verständlich, zum Beispiel eine eher bewußtseinsnahe sexuelle Symbolik im Falle von Blasenartefakten mit der Folge multipler vom Arzt durchgeführter Zystoskopien. Auch die **Manipulationsweise** variiert sehr. Manche Patienten verwalten umfangreiche geheime Werkzeugarsenale, mit denen sie zielorientiert bestimmte Effekte herbeiführen, zum Beispiel rätselhafte Stoffwechselentgleisungen durch genau dosierte Einnahme toxischer Substanzen oder hämorrhagische Diathesen durch Einnahme von Vitamin-K-Antagonisten. Solche Patienten sind vom Verhalten und auch von der Persönlichkeit den Münchhausen-Patienten ähnlich, sie täuschen sich und dem Arzt eine kunstvoll geschaffene, faszinierende, aber falsche Realität vor. Zu diesem Zweck werden manchmal auch passende Biographien oder Berufsangaben hinzuerfunden. Andere Patienten manipulieren eher raptusartig-impulsiv in einem dissoziierten bewußtseinsveränderten Zustand, über dessen Beginn und Beendigung sie keine Kontrolle haben. Die Manipulationshandlung ist dann meist stereotyp und benutzt keine oder nur einfache Werkzeuge, zum Beispiel Reiben des Auges mit dem Finger, Stechen mit infizierten Nadeln, Abschnüren von Extremitäten.

Innerhalb dieses Spektrums gibt es alle Zwischenformen. Hierzu zählen auch Patienten mit chronischen Artefakten, meist Haut- oder Gewebeinfektionen. Sie manipulieren mehrfach täglich und halten damit ihr Artefakt in einem mehr oder weniger subakuten Dauerzustand.

Krankheitsbild

> Im Falle der Artefaktkrankheit steht der Kliniker vor der Aufgabe, die Widersprüche zwischen Symptomatik, Verlauf und angeblicher Diagnose zu erkennen und das Krankheitsbild quasi zu dechiffrieren, indem es auf eine oder mehrere Manipulationsformen als einzig stimmige Ursache zurückgeführt wird.

Die bekannt gewordenen **Manipulationsweisen** sind derartig zahlreich, daß sie nur noch in einer tabellarischen Übersicht aufgeführt werden können. Tabelle 5-1 gibt die häufigsten Manipulationsformen wieder (s. auch Plassmann 1993; Eckhardt 1989; Paar 1987; Bock u. Overkamp 1986).

Außer den hier zusammengestellten Manipulationsformen finden sich bei vielen Patienten als **Begleitsymptomatik** zeitweise psychiatrische Störungen, Süchte, Suizidalität, Depressivität, Erregungszustände. Unfälle und Operationen sind ebenfalls Ausdruck einer auf den Körper gerichteten Destruktivität und können unter Umständen als Artefaktäquivalent an Stelle einer selbstmanipulierten Störung treten.

Epidemiologie

Das Verhältnis von Frauen zu Männern unterscheidet sich in den einzelnen Altersklassen deutlich. In der Altersgruppe unter 20 haben die Frauen einen neunmal höheren Anteil, nur im Gesamtdurchschnitt ergibt sich ein Verhältnis von ca. 4:1. In der Altersgruppe bis 35 Jahre treten 78% der Fälle auf (Mayr 1937). Die durchschnittliche Symptomdauer bis zur Diagnosestellung beträgt 4 Jahre (Plassmann 1993). Durchschnittlich 58% der Patienten hatten einen Helferberuf ergriffen. Typischerweise handelt es sich um Krankenschwestern, Schwesternhelferinnen, Laborberufe, Medizinstudenten, jedoch fast nie um Ärzte. Die **Berufswahl** kann als Aspekt des Krankheitsbildes gesehen werden. Die Patienten, meist Frauen, entscheiden sich für eine zunächst legale »körpermanipulatorische« Berufstätigkeit. Sie üben einen Teil dessen, was später zur Krankheit wird, als Beruf aus: Blut abnehmen, Injizieren, Medikamente geben etc. Im Verlauf erfolgreicher Psychotherapien wenden sich fast alle Patientinnen von diesen Berufen ab, die sie dann als unerträglich eingreifend empfinden.

Erkrankungshäufigkeit: In dermatologischen Kliniken finden sich nach Gieler et al. (1987) ca. 1–2% Artefaktkranke, in allgemeinen Krankenhäusern ebenfalls ca. 2% (Lipsitt 1982). In einer internistischen Klinik haben Aduan et al. (1979) unter Patienten mit unklarem Fieber 9% Artefaktfälle gefunden. Wegen der hohen Dunkelziffer sind solche Zahlenangaben zwangsläufig ungenau.

Neurotische Störungen

Tab. 5-1 Manipulationsmethoden

Manipulation von Infektionen	• Abszesse, Phlegmonen oder Sepsis durch Injektion von Bakterienkulturen, Fäkalien, Blumenwasser, Urin, Speichel, Milch, Benzin, Fruchtsaft, Talkum mit der Folge von Arthritiden, Mastitiden, Bauchdeckenabszessen, systemischen Pilzinfektionen etc. • Wundheilungsstörungen durch Verunreinigungen und mechanische Manipulationen • Fiebererzeugung durch Injektion von Urin, Milch, Impfstoffen, Paraffin, Einnahme von Substanzen, wie z.B. Schilddrüsenhormon (s. auch Manipulation von Meßwerten) • Urogenitalinfektionen durch Selbstkatheterisierung, Injektion von infektiösem Material in die Harnwege oder Genitalien
Manipulation von Blutungen und Anämie	• mechanische Schleimhautverletzungen mit der Folge von Nasenbluten, Vaginalblutungen, rektalen Blutungen etc. • Fingieren oder Manipulieren von Bluthusten, Bluterbrechen, blutigem Stuhl, Teerstuhl • Blutgerinnungsstörungen durch Einnahme von Vitamin-K-Antagonisten • Manipulation von Anämie durch Aderlaß • Nichteinnahme von Antianämika
Medikamentenmanipulationen	• Diuretikaeinnahme mit der Folge von Elektrolytstörungen oder Ödembildung • Einnahme von Schilddrüsenhormonen mit der Folge von Thyreotoxikosen • Einnahme von Laxanzien oder enteritiserzeugenden Chemikalien • Einnahme oraler Antidiabetika oder Selbstinjektion von Insulin mit der Folge von hypoglykämischen Schocks • Einnahme von Kalzium- oder Kaliumpräparaten mit der Folge von Elektrolytstörungen • Nichteinnahme verordneter Medikamente (Antibiotika, Eisenpräparate, Elektrolyte) mit der Folge entsprechender Mangelerscheinungen • Einnahme von Hypertonie- oder Hypotoniemedikamenten mit der Folge von akuten Kreislaufstörungen • Einnahme zentraldämpfender Pharmaka • Einnahme von Stimulanzien einschl. Koffein mit der Folge von Erregungszuständen und Tachykardien • Einnahme großer Mengen von Zahnpasta mit der Folge von Fieber und Tachykardie • Einträufeln von Anticholinergika in das Auge mit der Folge von Pupillenstörungen • Einnahme von Nebennierenrindenhormonen mit der Folge von Cushing-artigen Bildern • Einnahme bekannter Allergene mit der Folge anaphylaktischer Reaktionen • Einnahme von hepatotoxischen Substanzen • Einnahme von Frostschutzmittel (Etylenglykol) mit der Folge metabolischer Alkalose
Mechanische Manipulationen	• Strangulationen mit Ödembildung, trophischen Störungen, Gangrän • Klopf- u. Schlagartefakte (Hämatome, chronisch-traumatisches Handödem) • Zwangsruhigstellung von Extremitäten mit Kreislaufstörungen, Stoffwechselstörungen und Ödembildung • Unfallinszenierungen (Stürze, Autounfälle etc.) • Lufteinspritzungen mit der Folge von Bindegewebsemphysemen • mechanische Hautmanipulationen durch Reiben, Scheuern etc. • Haareausreißen und Haareschlucken mit Bezoarbildung • Augenreiben mit der Folge von Hornhautläsionen • chemische Manipulationen (Verätzungen von Haut oder Augen mit Säuren und Laugen) • thermische Manipulationen (Verbrennungen, Verbrühungen)
Schildern alarmierender Symptome	• akute Herzschmerzen • akute Bauchschmerzen • Lungenschmerzen mit Husten • Gelenkschmerzen • akute Unterbauchschmerzen an blinddarmtypischer Stelle • akute Gallen- und Nierenkoliken • Ulkusschmerzen • gynäkologische Schmerzen • epileptische Anfälle • Bluthusten • Teerstuhl • Kopfschmerzattacken mit Bewußtlosigkeit • Herzrhythmusstörungen • Fieberschübe, Schüttelfrost • Lähmungen • Fallneigung • Schwindel • Harnblasenentleerungsstörungen • absolute Obstipation • Erbrechen • akute Halbseitensymptomatik
Manipulation von Meßwerten	• Thermometermanipulation • Einbringen von Urinzusätzen (Speichel, Eiweiß, Blut, Kot) • Einbringen von Sputumbeimischungen (Blut) • Blutschlucken mit der Folge scheinbarer Teerstühle • Elektrodenmanipulation in der EKG-Ableitung

Ätiologie

Körperliche Mißhandlung ist die am häufigsten nachweisbare Form infantiler Traumatisierung bei ca. 50% der Patienten. Täter sind Väter, Pflegeeltern, nahe Verwandte, Heimerzieher, Mütter. In mehreren Fällen wurden die Patienten vom Kleinkindesalter bis in die Adoleszenz gewohnheitsmäßig geschlagen. Es handelt sich dabei um ein Maß von Gewalt, welches immer mit schweren Schmerzen und oft mit Körperverletzung (Blutergüssen etc.) verbunden ist und nicht etwa um symbolische Züchtigungen. Die späteren **Selbstmanipulationen** sind in vielen Fällen analysierbare **Erinnerungsäquivalente**, sie wiederholen manchmal sehr konkret die infantil erlittene Gewalt (Plassmann 1986). Dies scheint insbesondere für **sexuellen Mißbrauch** zu gelten, weil dieser später geschieht und deshalb komplexer symbolisiert werden kann. Besonders bei Patienten mit hämatologischen Artefakten muß an eine Inzestbiographie gedacht werden. Den Patienten sind die Erinnerungen an die am eigenen Leibe erfahrene Gewalt später oft nicht bewußt zugänglich, sondern bleiben Teil eines abgespaltenen und verleugneten, lediglich am eigenen Körper ausgelebten Realitätsfragmentes. Auffällig häufig sind Hinweise auf ein abnormes Sexualleben der Eltern. In einigen Fällen lebten die Mütter gerade während der ersten Lebensjahre der Patienten mit rasch wechselnden Partnern bis hin zur gewerbsmäßigen Sexualität.

Persönlichkeitsstruktur und Psychodynamik

Die klinische Diagnostik, gestützt auf Exploration, psychoanalytische Interviews und Verlaufsbeobachtung ergibt bei 62% der Patienten eine **Borderline-Struktur** und bei weiteren 29% eine **narzißtische Persönlichkeitsorganisation**. Bei etwa einem Drittel der Patienten finden sich Hinweise auf eine reifere, **neurotische Persönlichkeitsstruktur** im Sinne einer Doppelschichtigkeit. Dies sind oft Patienten mit hoher Behandlungsmotivation und gutem therapeutischen Verlauf im Sinne der benignen Artefaktkrankheit.

Bezüglich der **Erkrankungssituation** zeigen sich überraschende Gemeinsamkeiten. Bei drei Viertel der Patientinnen führte eine Kombination sexueller Ereignisse mit der Gefahr des Verlustes existentiell wichtiger Personen zu einer psychischen Katastrophe. Sehr symbiotisch mit ihren Müttern verbundene junge Frauen beispielsweise scheitern an der ersten sexuellen Männerbeziehung, die ein unbewußtes Tabu verletzt, entweder das der Ablösung von der Mutter, das Inzesttabu oder ein generelles Sexualitätsverbot.

Psychoanalytische Überlegungen zur **Arzt-Patient-Beziehung**: Die Artefaktkrankheit ist dadurch gekennzeichnet, daß die Patienten ihr unbewußtes, hochpathologisches Elternbild auf Ärzte übertragen. Die Dynamik der Arzt-Patient-Beziehung läßt sich deshalb als **Reinszenierung** einer **traumatischen präödipalen Erfahrung** verstehen. Die Wahl des Arztes als Übertragungsobjekt scheint gerade von dem für die Medizin typischen und einzigartigen Spannungsbogen zwischen Helfen und Verletzen herzurühren. Von ganz besonderer Bedeutung ist dabei, daß die Medizin und der Arzt für die Patienten eine sprachlose Welt repräsentieren, in welcher aller Dialog eher über Handlung als über Sprache geschieht. Der **Arzt** weist deshalb aus der Sicht der Patienten typische Eigenschaften eines **archaischen Primärobjektes** auf, dem sich die Patienten ausliefern: Er ist ideal, sadistisch-allmächtig und präsymbolisch-unbegreiflich. Die Fixierung an den Arzt in der Artefaktkrankheit um den Preis körperlicher und seelischer Zerstörung wiederholt die innerpsychische Realität, daß die Patienten sich von diesem archaischen Primärobjekt nie gelöst haben. Das Leben in der Welt des Krankenhauses als Dauerpatient wiederholt und verstärkt die ausweglose infantile Fixierung.

Therapie

Es hat sich allgemein die Auffassung durchgesetzt, daß die Patienten mit der artifiziellen Genese ihrer Symptomatik auf eine unaggressive und das Krankhafte akzeptierende Weise konfrontiert werden sollten. Die Diagnosestellung und Konfrontation beenden nicht die Behandlung, sondern ändern lediglich ihre Schwerpunkte. Bei einem solchen Vorgehen leugnen zwar ungefähr zwei Drittel der Patienten weiterhin die **Selbstmanipulation**, brechen jedoch aufgrund der **unaggressiven Konfrontationsweise** die therapeutische Beziehung nicht ab, psychische Krisenreaktionen treten ebenfalls selten auf. Vorteilhaft ist es auch, das Ausmaß der Konfrontation flexibel an den einzelnen Patienten anzupassen. Je bewußtseinsnäher die Tatsache der Manipulation dem Patienten ist, desto offener kann auch der Arzt damit umgehen. Auf diese Weise scheinen immerhin ein Drittel der Patienten zu einer Psychotherapie motivierbar zu sein.

In jedem Falle ergibt sich die Notwendigkeit einer **Langzeitbehandlung**, allerdings auf verschiedenen Wegen. Eine konsiliarische psychotherapeutische Betreuung kann während des Aufenthaltes in der jeweiligen medizinischen Klinik beginnen und als ambulante Behandlung weitergeführt werden. Der Patient sollte durch alle weiteren Krankenhausaufenthalte in derselben Klinik therapeutisch begleitet werden. Einer solchen Liaisonbetreuung liegt die Einsicht zugrunde, daß die Abhängigkeit der Patienten vom Krankenhaus akzeptiert werden muß, ebenso die Unfähigkeit, die Manipulationen ohne weiteres einzustellen.

Die Betreuung im **Liaisonkonzept** macht die unterschiedliche Entwicklungsfähigkeit der einzelnen Patienten erkennbar. Patienten mit maligner Artefaktkrankheit schonen das Stationsteam so wenig wie sich selbst. Die Bemühungen des betreuenden Teams, sich atraumatisch, sowohl im körperlichen wie im psychischen Sinne, zu verhalten, stoßen in diesen Fällen ohne Erfolg auf eine negative therapeutische Reaktion. Die negative Übertragung bleibt übermächtig, die Patienten müssen auf eine letztlich suizidale Weise ihre eigene Zerstörung inszenieren, und sie versuchen, das Selbstwertgefühl der Behandler mit zu zerstören. Das Stationsteam muß in solchen Fällen die Identifikation mit dieser Übertragung vermeiden und sich nicht selbst für den malignen Verlauf verantwortlich machen. Manche Patienten haben allerdings noch an der Schwelle zum Tod nach der endgültigen Kapitulation der Ärzte in einer therapeutischen Katharsis kehrt gemacht, weil sie zum ersten Mal ihre eigene Destruktivität erkannt hatten (Kafka 1991).

> Die Überweisung motivierter Patienten an psychotherapeutische Kliniken sollte im Bewußtsein erfolgen, daß nur eine Langzeitbehandlung aussichtsreich ist.

Die stationäre Behandlungsmethode kann sich an den Modellen der Borderline-Therapie orientieren wie sie von Janssen (1987) oder Lohmer (1988) beschrieben worden sind (s. auch Kap. 5.1.4, S. 209 f).

Lebensgefährlich manipulierende Patienten werden im regressionsfördernden Milieu der psychotherapeutischen Klinik mit hoher Wahrscheinlichkeit durch ihre Manipulationen in bedrohliche, potentiell tödliche Krisen geraten. Unter dieser Voraussetzung ist weder dem Patienten noch dem Therapeuten eine vertrauensvolle Annäherung an den therapeutischen Prozeß möglich, da jeder Konflikt mit der Gefahr einer tödlichen Regression verbunden ist. Solche Patienten sollten zu ihrem eigenen Schutz primär ambulant oder im Liaison-Modell behandelt werden.

In der klinischen Psychotherapie ist der **Aufbau des psychotherapeutischen Arbeitsbündnisses** das wesentliche Ziel als Voraussetzung für eine anschließende Langzeitbehandlung. Meist sind der Therapeut und die Klinik von Beginn an oder mit kurzer Verzögerung massiven Angriffen der Patienten ausgesetzt mit dem unbewußten Ziel, den Therapeuten aus der sprechenden, distanzierten Beziehungsform in eine invasiv-manipulatorische Beziehung hineinzuzwingen. Die Manipulationen haben oft reparativen, entlastenden oft auch süchtigen Charakter. In bezug auf das Arbeitsbündnis sind sie Angriffe auf das Angebot des Therapeuten, vom Handlungs- zum Sprachdialog überzugehen. Das Überhandnehmen körperlicher Krisen wird dem Patienten deshalb als mehr oder minder ausgeprägte Zerstörung des therapeutischen Prozesses klar benannt. Die Trennung von medizinischer und psychotherapeutischer Zuständigkeit kann sehr sinnvoll sein.

Wenn die Behandlung gut geht, entwickelt sich ein beobachtendes und symbolisierendes Ich durch Introjektion des therapeutischen Prozesses und durch Identifikation mit der Tätigkeit des Therapeuten. In 50% der Fälle bricht allerdings nach der initialen klinischen Psychotherapie der Kontakt ab (Plassmann 1993). Katamnestische Studien über den weiteren Verlauf solcher Patienten liegen noch nicht vor.

―――――― **Fallbeispiel** ――――――

Die bei Krankheitsbeginn 38 Jahre alte Frau C. berichtete, angefangen habe alles mit einem Sportunfall vor mehr als vier Jahren, als sie sich beim Jiu-Jitsu einen Kreuzbandriß links zugezogen hatte, der über Monate nicht diagnostiziert und damit auch nicht adäquat behandelt worden war. Als die Diagnose schließlich durch einen bekannten Sportarzt gestellt und die Patientin auch operiert war, erhielt sie die Information, daß sie diesen Kampfsport nicht mehr würde betreiben können, da die Operation zu spät erfolgt sei. In dieser Zeit sei sie sehr unruhig geworden, vor allem nachts, sie sei dann auch wegen der unerträglichen Unruhe aufgestanden, obwohl sie das Bein nicht belasten sollte. Sie habe die »komische Idee« gehabt, daß das Bein eben ganz kaputt gehen solle, wenn sie keinen Sport mehr machen könne. Sie habe dann die Wunden immer wieder selbst aufgemacht. Später hat sie sich durch unsterile Injektionen in das Knie und durch Manipulationen an den Wunden immer wieder Entzündungen beigebracht, die zu hohem Fieber und Schüttelfrost führten. Es sei aus einem unüberwindbaren inneren Zwang heraus geschehen, sich zu schädigen. Gebe sie diesem Drang nicht nach, entwickelten sich unerträgliche Ängste, die sich bis zur existentiellen Panik steigerten. Sie habe sich selber immer wieder Blut abgenommen, dies meist mehrere Tage unsteril herumstehen lassen, um es sich mit immer den gleichen Spritzen in das Kniegelenk zu injizieren. So habe sie hohes Fieber, Schüttelfröste und Gewichtsabnahme provoziert.

Die Patientin wurde in den verschiedensten Kliniken behandelt, wo mehr als zehn Operationen erfolgten. Im 3. Jahr nach Krankheitsbeginn wurden septische Metastasen in drei Wirbelkörpern entdeckt, die ebenfalls operiert werden mußten. Unter der Operation kam es zu einem Herzstillstand, später zu einem septischen Schock. Auch am rechten Arm gab es eine septische Metastase. Eine Beinamputation, um weitere Abszesse, die unter Umständen auch das Gehirn oder die Leber betreffen könnten, zu verhindern, lehnte die Patientin ab. Vom Umgang der Patientin mit ihrem Körper war bis zu diesem Zeitpunkt noch nichts bekannt. Schließlich wurde ein großer Lungenabszeß gefunden, die Chirurgen sahen aber von einer Lungenoperation ab, da der Abszeß gut abgekapselt sei. Am Bein legte man einen Fixateur externe an, um eine Kallusbildung und vielleicht eine Versteifung des Beines zu erreichen. Die Chirurgen konfrontierten sie auch erstmalig mit der vermuteten Selbstmanipulation, was die Patientin als Erleichterung erlebte, da sie aus Angst und Scham habe darüber nicht sprechen können.

Zu ihrem aktuellen Befinden bei Aufnahme in der psychosomatischen Klinik gab sie folgendes an: Wegen ihrer ständigen starken Schmerzen bekomme sie Schmerzmittel. Deswegen und wegen einer ausgeprägten Anämie fühle sie sich ständig schlapp und müde. Sie habe regelmäßig Alpträume, von denen sie voller Angst wach werde. Ab und zu bekomme sie auch panikartige Zustände, vor allem nachts und am Vormittag, wenn die anderen Patienten weg seien und sie ins Nachdenken komme über ihre Familie, ihre Kinder, ihre Geschichte. Sie werde dann unruhig, bekomme Herzklopfen und Schweißausbrüche sowie Atemnot. Sie müsse sich dann einfach weh tun, kratzen oder den Kopf an die Wand hauen.

Aus der **Biographie** erscheint bedeutsam, daß die Patientin als drittes von fünf Kindern eines Großbauern in der Lüneburger Heide aufgewachsen ist. Sie hat einen vier Jahre älteren Bruder, der kürzlich an Prostatakrebs verstorben ist. Die einzige Schwester war im Alter von drei Jahren, kurz vor der Geburt der Patientin, an Diphterie verstorben. Ein Zwillingsbruder der Patientin starb bei der Geburt. Davon hatte die Patientin sehr früh erfahren, weil ihre Mutter ihr ständig vorgehalten habe, sie sei Schuld am Tod des Bruders, weil sie sich »bei der Geburt vorgedrängt« habe. Die Mutter hätte wohl lieber einen Sohn gehabt. Die Patientin hat noch einen zwei Jahre jüngeren Bruder, der an Hodenkrebs leide. Beide Eltern der Patientin hätten ebenfalls Krebs, der 78jährige Vater Hautkrebs, die 68jährige Mutter Darmkrebs. Der jüngere Bruder, der groß, blond und schön sei und der damit dem Ideal der Eltern von der nordischen Rasse entsprochen habe, sei im Gegensatz zur Patientin sehr verwöhnt worden. Sie selbst sei von der Mutter in übelster Weise mißhandelt worden und habe auch von dem lauten und ungerechten Vater keine Unterstützung erfahren. Sie habe sich damals geschworen, sie wolle nie mehr Angst haben und zeigen und nie mehr weinen. Als ihr älterer Bruder, der bis zum Alter von 13 Jahren bei den Großeltern gelebt hatte, nach Hause zurückgekommen sei, habe die Patientin endlich jemanden gehabt, mit dem sie habe sprechen können. Im Alter von 16 Jahren habe die Patientin in einer Kurzschlußreaktion den großen Bauernhof angezündet und anschließend versucht sich umzubringen. Mit 18 habe sie einen zweiten Suizidversuch, jetzt mit Tabletten unternommen, sei aber rechtzeitig gefunden worden, habe aber schwere Vorwürfe bekommen. Im Alter von 20 sei sie gewollt schwanger geworden und habe dem Druck der Mutter, das Kind abzutreiben, nicht nachgegeben. Bis zur Heirat, in die die Mutter schließlich doch einwilligte, habe sie in jeder Konfliktsituation mit Übelkeit und Erbrechen reagiert. Die Mutter habe auch versucht, den Mann der Patientin zu beherrschen und den ersten Sohn für sich zu beanspruchen. Darauf habe die Patientin mit panischer Angst reagiert. In einer Zeit, als sich die Beziehung zu ihrem Mann, der im übrigen fest zu ihr steht, verschlechtert hatte, entwickelte die Patientin nächtliche Angst und Unruhe, die sie zu verheimlichen suchte. Sie stürzte sich vermehrt in ihren Kampfsport, wobei sie sich völlig verausgabte. Nach dem Unfall war ihr diese Möglichkeit abrupt genommen.

Zusammenfassung

Die Suche nach definierbaren Krankheitseinheiten hat auf dem Gebiet selbstinduzierter Krankheiten besondere Probleme bereitet, die teilweise noch bestehen. Ein selbst zugefügter Schaden erscheint als Nicht-Krankheit, der Kranke ist nicht »patiens«, sondern Agressor. Artefakte erkennen hieß deshalb lange, den Patienten als nicht wirklich krank anzusehen und ihn aus dem medizinischen Versorgungssystem auszugrenzen. Dies wurde noch dadurch verstärkt, daß die Patienten nicht nur zur Autodestruktion, sondern auch zur Täuschung des Arztes über die Ursachen ihrer körperlichen Störungen neigen. Mittlerweile hat sich allerdings die Erkenntnis durchgesetzt, daß verleugnete autoaggressive Impulse Ausdruck psychischer Störungen sind und nicht Ausdruck eines moralisch zu verurteilenden, delinquenten Fehlverhaltens.

Aus dem ursprünglichen unspezifischen Ausdruck **»Artefakt«** haben sich mittlerweile vier **Krankheitseinheiten** herausdifferenziert, die miteinander verwandt sind:
- Artefaktkrankheit
- offene Selbstbeschädigung
- Münchhausen-Syndrom
- Münchhausen-by-proxy-Syndrom

Zum einen liegt ihnen eine schwere Störung in der Beziehung zum Körper zugrunde, zweitens haben diese Krankheiten gemeinsam, daß sich eine jeweils für das Krankheitsbild **typische Beziehungspathologie** im Umgang mit dem Gesundheitswesen und speziell mit dem Arzt entwickelt. Diese Dynamik ist Teil des Krankheitsbildes und nötigt den Arzt, seine eigene Verstrickung in die Pathologie der Patienten ganz besonders im Auge zu behalten.
Medizinische Behandlung der Patienten, so sorgfältig und aufwendig sie auch betrieben wird, führt erfahrungsgemäß nicht zur Besserung, sondern zur Chronifizierung. **Therapeutisches Ziel** ist deshalb die Motivierung der Patienten für eine Psychotherapie. Behandlungserfolge haben sich mit stationär-ambulanter Langzeitpsychotherapie erreichen lassen. Nach initialer klinischer Psychotherapie bleiben die Patienten in mehrjähriger ambulanter Weiterbehandlung oder Intervallbehandlung unter Einsatz therapeutischer Methoden der psychoanalytischen Borderline-Behandlung mit einigen behandlungstechnischen Parametern. Wichtig sind:
- Vermeidung ärztlicher Manipulationen am Körper des Patienten
- Objektkonstanz durch niederfrequente Langzeittherapie
- systematische Förderung der reflektierenden Ich-Funktion
- Förderung triangulärer Beziehungsstrukturen durch therapeutische Mehrpersonensysteme und durch Supervision

Trotz sorgfältigen Vorgehens bei Konfrontation und Motivierung verbleibt ein nicht unerheblicher Teil der Patienten, die durch Psychotherapie nicht erreichbar sind. Sie zwingen die Organmediziner durch fortgesetzte Manipulationen zum Tätigwerden und erzeugen in den zuständigen Abteilungen oft unerträgliche affektive Spannungen. Einige Patienten aus dieser Gruppe führen mittels ihrer Körpermanipulation letztlich ihre eigene Vernichtung herbei in einem für sie selbst und ihre Behandler qualvollen Geschehen. Sie müssen als chronisch suizidal eingestuft werden. In solchen Fällen sind Konzepte der **Liaison-Betreuung** notwendig mit Einsatz stützend-psychotherapeutischer Verfahren und mit Versuchen antidepressiver medikamentöser Behandlung. Auch diese stützende Betreuung bedarf langfristiger Konzepte über Monate und Jahre, so daß sich konstante therapeutische Beziehungen bilden und das Labilisieren der Patienten durch fortwährendes Weitervermitteln beendet werden kann.

Literatur

Aduan RP, Fauci AS, Dale DC, Herzberg JH, Wolff SM. Factitivos fever and self-induced infection. Ann Intern Med 1979; 90: 230-42.

Asher R. Munchhausen's syndrome. Lancet 1951; 1: 339-41.

Bock KD, Overklamp F. Vorgetäuschte Krankheit — Immer wieder schwere Harnwegsinfektionen: Fäzes in die Harnblase gespritzt! Ärtzl Praxis 1986; 30: 986.

Eckhardt A. Das Münchhausen-Syndrom. Formen der selbstmanipulierten Krankheit. München, Wien, Baltimore: Urban & Schwarzenberg 1989.

Ford C. The Somatizing Disorders. Amsterdam: Elsevier 1982.

Gieler U, Effendy I, Stangier U. Kutane Artefakte — Behandlungsmöglichkeiten und ihre Grenzen. Z Hautkrankh 1987; 62: 882-90.

Janssen PL. Psychoanalytische Therapie in der Klinik. Stutgart: Klett-Cotta 1987.

Justus P, Kreutzinger S, Kitchen C. Probing the dynamics of Munchhausen's syndrome. Detailed analysis of a case. Ann Intern Med. 1980; 93: 120-7.

Kafka JS. Jenseits des Realitätsprinzips. Multiple Realitäten in Klinik und Theorie der Psychoanalyse. Heidelberg: Springer 1991.

Lipsitt DR. The enigma of factitious illness. Med and Health Annual, Encyclopedia Britannica; 114-27.

Lohmer M. Stationäre Psychotherapie bei Borderline-Patienten. Berlin, Heidelberg, New York: Springer 1988.

Mayo JP, Haggerty JJ. Long-term psychotherapy of Munchhausen syndrome. Am J Psychother 1984; 4: 571-9.

Mayr J. Handbuch der Artefakte. Jena: Fischer 1937.

Meadow R. Munchhausen syndrome by proxy: the hinterland of child abuse. Lancet 1977; 2: 343-6.

Paar GH. Selbstzerstörung als Selbsterhaltung. Mat Psychoanal Analyt Orient Psychother 1987; 1: 1-55.

Palmer AJ, Yoshimura J. Munchhausen syndrome by proxy. J Am Acad Child Adolesc Psychiatry 1984; 23: 503-50.

Plassmann R. Die heimliche Selbstmißhandlung. Z Psychosom Med Psychoanal 1986; 4: 316-36.

Plassmann R. Der Arzt, der Artefaktpatient und der Körper. Psyche 1987; 41: 883-99.

Plassmann R. Psychoanalyse artifizieller Krankheiten. Aachen: Shaker 1993.

Sachsse U. Selbstbeschädigung als Selbstfürsorge. Zur intrapersonalen und interpersonellen Psychodynamik schwerer Selbstschädigung der Haut. Forum Psychoanal 1987; 3: 51-70.

Sachsse U. Selbstverletzendes Verhalten. Psychodynamik — Psychotherapie. Göttingen: Vandenhoeck & Ruprecht 1994.

Stone MH. Factitious illness. Pathological findings and treatment recommendations. Bull Menninger Clin 1977; 41: 239-54.

5.3 Funktionelle Störungen

5.3.1 Modellvorstellungen funktioneller Störungen

Joachim Küchenhoff und Stephan Ahrens

> **ICD-10-Klassifikation**
>
> In der ICD-10 sind die funktionellen Störungen im Abschnitt Somatoforme Störungen (F45) unter der diagnostischen Klasse **Somatoforme autonome Funktionsstörung** (F45.3) eingeordnet. Nach der dort gegebenen Beschreibung schildert der Patient die Symptome so, als ob sie auf der körperlichen Erkrankung eines Systems oder Organs beruhen würden, das »weitgehend oder vollständig vegetativ innerviert und kontrolliert wird«. Die somatoforme autonome Funktionsstörung wird als eine Kombination von vegetativen Symptomen und zusätzlichen unspezifischen Beschwerden oder Klagen charakterisiert, wobei die Patienten in der Regel darauf beharren, daß ein bestimmtes Organsystem die Störung verursachen würde. Viele Patienten mit dieser Störung zeigen psychische Belastungsfaktoren oder gegenwärtige Schwierigkeiten und Probleme, »die einen Bezug zur Störung zu haben scheinen«. Allerdings sei dieser Zusammenhang nicht bei allen Patienten gegeben.
>
> Demgegenüber sind für die **Somatisierungsstörung** (F45.0) nach ICD-10 multiple (nicht an ein Organsystem gebundene), wiederholt auftretende und häufig wechselnde körperliche Symptome kennzeichnend, für die keine ausreichende somatische Erklärung gefunden werden kann. Als diagnostische Leitlinie wird formuliert, daß sich die Patienten hartnäckig weigern, den Rat oder die Versicherung mehrerer Ärzte anzunehmen, »daß für die Symptome keine körperliche Erklärung zu finden ist«. Durch die Symptome und das daraus resultierende Verhalten kommt es nach ICD-10 zu einer Beeinträchtigung familiärer und sozialer Funktionen.

> **Definition**
>
> Während sich bei den neurotischen Störungen die Symptomatik vorwiegend auf das Erleben, die Affektivität, auf Vorstellungsinhalte oder den Antrieb bezieht, sind die **funktionellen Störungen** körperbezogene psychische Störungen, die Symptomatik äußert sich subjektiv durch körperliches Leiden.

Der Arzt kann bei der objektivierenden Untersuchung entweder keine somatischen Befunde erheben oder er stellt Funktionsstörungen als pathophysiologische Regulationsstörungen fest, die nicht primär mit einer pathoanatomischen Organschädigung verbunden sind. Bei der Suche nach den Ursachen dieser Beschwerden wird er regelmäßig seelische Faktoren finden, die die Beschwerden hervorgerufen haben oder aufrechterhalten.

Das Klassifikationssystem der WHO, das ICD-10 bezeichnet diese Beschwerdebilder als **somatoforme Störungen**. Immer noch existiert eine große Zahl unterschiedlicher Bezeichnungen, zum Beispiel vegetative Dystonie, psychovegetative Beschwerden, psychogene Syndrome, Begriffe, die zu unscharf oder nosologisch mißverständlich sind. Mit von Uexküll und Köhle (1990) bleiben wir bei dem Begriff der funktionellen Syndrome, weil er die Funktionsstörung ins Zentrum der Krankheitsbilder stellt. Die mit dem Begriff anklingende Assoziation, daß es sich um Krankheiten handelt, ist inhaltlich sinnvoll und verweist auf die bedeutsamen emotionalen Bedingungen der Krankheitsbilder.

Nicht von ungefähr bezieht das ICD-10 die **Arzt-Patient-Beziehung** in die Definition ein:
»F45 somatoforme Störungen
Das Charakteristikum ist die wiederholte Darbietung körperlicher Symptome in Verbindung mit hartnäckigen Forderungen nach medizinischen Untersuchungen trotz wiederholter negativer Ergebnisse und Versicherung der Ärzte, daß die Symptome nicht körperlich begründbar sind. Auch wenn Beginn und Fortdauer der Symptome eine enge Beziehung zu unangeneh-

men Lebensereignissen, Schwierigkeiten oder Konflikten aufweisen, widersetzt sich der Patient gewöhnlich den Versuchen, die Möglichkeit einer psychischen Ursache zu diskutieren«.

Tatsächlich insistieren die Patienten häufig auf der immer neuen somatischen Abklärung ihrer Beschwerden. Leider widersetzen sich nicht nur die Patienten den Versuchen, mögliche psychische Ursachen in Betracht zu ziehen, die Ärzte unterliegen der gleichen Gefahr: Sie werden mit zum Teil schwer leidenden Patienten konfrontiert, denen sie nicht helfen können; sie werden immer wieder zu überprüfen haben, warum eine »einwandfreie« somatisch-medizinische Diagnose nicht gestellt werden kann; die Unsicherheit – ebenso wie das Drängen der Patienten – verleitet die Ärzte zu immer neuen, oft apparativ aufwendigen Abklärungen, um keine verborgene Krankheit zu übersehen und vielleicht doch noch zu einer Diagnose zu kommen.

Die Gefahr dieses Vorgehens liegt in einer **iatrogenen Fixierung** der Patienten auf ihre Beschwerden und zu einer **sekundär hypochondrischen Krankheitsfurcht**. Von Uexküll und Köhle (1990) sprechen von einem **Kreislauf der Überweisungen**, der zu einem Teufelskreis werden kann. Patienten mit funktionellen Syndromen stellen deshalb eine besondere sozialmedizinische Herausforderung dar: Sie werden einer großen Zahl diagnostischer, oft apparativer und kostspieliger Eingriffe unterworfen, die nicht nur nichts Positives bewirken, sondern die Beschwerden sogar verstärken können. Die adäquate psychosomatische Behandlung funktioneller Störungen wird zu einer Kostensenkung im Gesundheitswesen beitragen (Shaw u. Creed 1991).

Psychodynamik der funktionellen Störungen

Zwei **Modellvorstellungen** zur Genese und Psychodynamik funktioneller Störungen müssen voneinander unterschieden werden:
- das Modell der Konversion
- das Modell der psychovegetativen Störung

Das Modell der Konversion

Die **klassische Konversionsstörung** basiert auf einer **hysterischen Neurose**: Das Körpersymptom stellt den psychischen Konflikt symbolisch dar, es ist ein **Ausdruckssymptom**. Konversionsstörungen sind »Ausdruckskrankheiten« (von Uexküll 1963) par excellence, der Konflikt ist unbewußt, die körperliche Störung inhaltlich auf den Konflikt bezogen. Lokalisation und Beschreibung der Symptomatik sind daher für das Verständnis der psychischen Konflikte konversionskranker Menschen besonders aufschlußreich. S. Freud hat unter dem Aspekt der Psychoökonomie das Konversionssymptom als besonders »lohnende« Symptomatik verstanden: Der Konflikt ist unbewußt geworden, der emotionale Ausdruck geht ganz in der Symptombildung auf, das heißt, Affekte und Wünsche der Patienten werden so gut in der Symptomatik gebunden, daß der psychische Gewinn durch das Symptom selbst (sog. **primärer Krankheitsgewinn**) hoch ist.

> **Definition**
>
> Die **Konversion** ist ein symbolisch verschlüsselter Ausdruck eines seelischen Konfliktes, bei dem der Verarbeitungsmodus in der seelischen Besetzung von Körperorganen, Organ- oder Funktionssystemen besteht.

Die Konversion als kreative Leistung der Psyche kann sich über verschiedene **Analogievorgänge** umsetzen.

▶ **Prinzip 1: Organwahl durch Analogie**
Das Konversionssymptom ist **verschlüsselter Ausdruck** eines **seelischen Impulses**, der nicht bewußtseinsfähig ist. Die **Auswahl** des **Organs**, das dann psychisch besetzt wird, erfolgt durch **Analogie**, zum Beispiel Kopf oder Arm = Penis.
Unterhalb der Merkschwelle des Gewissens (Über-Ich), »was eigentlich im Schilde geführt wird«, kann eine Triebbefriedigung stattfinden, der Verarbeitungsmodus der analogen Übersetzung des Impulses auf die Körperebene in verschlüsselter Form entlastet die Psyche von entsprechenden Schuldgefühlen, sie muß sich nicht mit dem »Verdacht« verbotener Triebimpulse auseinandersetzen.

▶ **Prinzip 2: Organwahl durch assoziative Verknüpfung von Szenen und Organen**

Das Körpersymptom entsteht durch assoziative Verknüpfungen von Szenen und deren Bedeutungsinhalt, zum Teil durch antizipierte, gar nicht durchgeführte Handlungen, mit Organen oder Organsystemen. Beispiel hierfür sind **Hingabephantasien** von Frauen, die zu Unterleibsschmerzen führen, oder **Penetrationsphantasien**, die sich in Bauch- oder Rückenschmerzen umsetzen. Die Wahl der Symptomqualität »Schmerz« muß übrigens nicht zwingend eine masochistische Triebbefriedigung bedeuten, sondern kann auch Ergebnis einer psychischen Verdichtung sensibler Empfindungen sein. Die Organwahl wird hier durch den Bedeutungsinhalt der entsprechenden Szene, die konvertiert wird, bestimmt.

▶ **Prinzip 3: Organwahl durch Funktionsmöglichkeiten**

Das Erfolgsorgan des seelischen Impulses wird von der Konversion betroffen, deren Gestaltung richtet sich nach den Funktionsmöglichkeiten des ausersehenen Organs oder Organsystems in Korrelation zum Inhalt der konvertierten Phantasieimpulse beziehungsweise des konvertierten seelischen Impulses. Beispielsweise wird eine Körperöffnung nicht Gegenstand eines motorischen Impulses, sondern eines sensiblen Reizes sein. Hier liegt meist eine eher bewußtseinsnahe Konstellation vor, die sich durch treffsichere Deutung gut erreichen läßt. Die Organwahl erfolgt durch primären (Trieb-)Impuls, die Konversion betrifft die Funktion des betroffenen Organs.

▶ **Prinzip 4: Organwahl durch Konditionierung**

Das Erfolgsorgan der Konversion wird durch **frühere Fixierungen** bestimmt. »Wenn eine Funktionsstörung in der Kindheit in Verbindung mit einem emotionellen Konflikt gebracht, und wenn dieser Konflikt verdrängt wurde, so ist jede spätere Anspielung, Andeutung, entweder auf die Funktionsstörung oder auf den emotionellen Konflikt in der Lage, beide Komponenten des ganzen zu mobilisieren, wobei die Funktionsstörung die bewußte Manifestation, der emotionale Konflikt dagegen die unbewußt treibende Kraft des Konversionssymptoms wird« (Fenichel 1945).

Grundlage dieses Mechanismus ist die **zeitliche Verknüpfung** einer **Funktionsstörung** (durch körperliche Krankheit oder als primäre Funktionsstörung) mit einem **emotionalen Konflikt**. Dessen Aktualisierung zu einem späteren Zeitpunkt läßt aus der zeitlichen Koinzidenz einen inhaltlichen Zusammenhang werden, das unbewußt erinnerte Körpersyndrom wird von der Psyche als Ausdrucksschiene genommen. Ausschlaggebend für dieses psychodynamische Geschehen ist zum einen die Spezifität des Konfliktes, zum anderen die »Tauglichkeit« der Somatisierung am bestimmten Organ für eine psychische Entlastung. Es handelt sich um einen einfachen Lernprozeß. Die Organwahl erfolgt in diesem Fall quasi durch Zufall, nicht primär unbewußt intendiert. Nach diesem Modell läßt sich auch eine Verknüpfung eines primär psychovegetativen Zustandes mit einer sekundär sich quasi aufpfropfenden Konversionssymptomatik verstehen.

> Dieses System psychischer Entlastung durch Konversion braucht für sein labiles Gleichgewicht das organbezogene Symptom. Entzieht man es durch somatische Beweisführung dem einen Ort, so wandert es weiter zum nächsten. Die schnelle und flüchtige Migration von der einen zur nächsten Lokalisation ist daher bei konversiven funktionellen Störungen nicht selten zu finden.

Engel und Schmale (1969) verdanken wir den Hinweis, daß **körperliche Störungen** – über die Bildung psychischer Repräsentanzen – **sekundär konversionsneurotisch verarbeitet** werden können. So kann eine primär somatische Erkrankung durch eine entsprechende psychische Umsetzung sekundär zu einem funktionellen Krankheitssyndrom führen. In diesem Fall war das Erfolgsorgan primär rein körperlich erkrankt, beispielsweise in Form eines lumbalen Diskusprolaps mit einer radikulären Symptomatik. Die damit verbundenen Sensationen können nach Abheilen der Körperkrankheit »psychisch fortgesetzt« oder auch nach einer gewissen Latenzzeit wieder aufgenommen und ausgestaltet werden. Es erfolgt dann die assoziative Verknüpfung zwischen der sensorischen Erfahrung »Schmerz« oder »Mißempfindung« und damit koinzidierenden psychischen Konstellationen, Phantasien oder Impulsen. Ist hiermit eine Problemlösung für den bis dahin latenten psychischen Konflikt verbunden, dann hat dieser Verarbeitungsmodus seine Wirksamkeit bewiesen: die Psyche akquiriert das Symptom und perpetuiert es.

Therapie

Konversionssymptome lassen sich in der Regel durch Entschlüsselung des symbolisierten Konfliktes, also durch Deutung und Durcharbeiten des Symptoms als Ersatz für verdrängte Vorstellungen mit Befriedigungs- und Bestrafungsaspekten behandeln. Sie sind daher das klassische Anwendungsfeld für das **analytische Vorgehen**, während bei anderen Störungsformen, zum Beispiel psychovegetativen oder psychosomatischen Störungen, Modifikationen erforderlich sind.

Das Modell der hysterischen Konversion verbindet ursprünglich die Konversionsstörung mit einem spezifischen Konflikttyp, nämlich **ödipalen Konflikten**. Diese Bindung an ein bestimmtes Konfliktniveau ist von vielen Autoren aufgegeben beziehungsweise erweitert worden; bezieht man präödipale Störungen als mögliche Ursachen der Konversion ein, so spricht man von **prägenitalen Konversionsneurosen**. Nicht hinter jedem Konversionssyndrom steht also ein kindliches Eifersuchts- und Konkurrenzdrama, es können auch Versorgungswünsche, Machtansprüche etc. »dargestellt« werden. Der Körperausdruck muß auch nicht an die Willkürmotorik oder das sensorische System gebunden sein, sondern kann auch durch Funktionsstörungen im Bereich des vegetativen Nervensystems dargestellt werden. Damit wird der Übergang vom Konzept der prägenitalen Konversionsstörung zur psychovegetativen Störung deutlich.

Psychovegetative Störungen als Affektäquivalente

Dieses Modell geht auf den bedeutenden Psychoanalytiker O. Fenichel zurück. Es geht von folgenden Voraussetzungen aus: **Normalerweise** sind **emotionale Zustände**, wenn sie erlebt und gelebt werden dürfen, **ganzheitlicher Natur**; die Emotionen werden gespürt, Gefühlseinstellungen wie Haß, Liebe, Sehnsucht, Trauer werden mit bestimmten, bewußtseinsfähigen Vorstellungen verknüpft; sie führen zu einem bestimmten Verhalten der Umgebung gegenüber, vor allem zu den wichtigen Bezugspersonen, denen die Emotionen gelten. Emotionen werden körpernah erlebt, das heißt sie sind mit Körperzuständen verknüpft, von denen sprachliche Redewendungen Zeugnis geben: Das Herz klopft vor Freude, der Magen zieht sich vor Furcht zusammen, die Muskeln zittern vor Angst etc. **Funktionelle Störungen** werden durch belastende seelische Ereignisse wie viele neurotische Beschwerden auch hervorgerufen; diese auslösenden Ereignisse können aber nicht durch die soeben beschriebenen ganzheitlichen Affektreaktionen beantwortet werden.

> **Definition**
>
> Bei funktionellen Störungen bleibt der Körperausdruck des Affektes erhalten, während die seelischen Empfindungen verdrängt werden. In diesem Sinne können funktionelle Krankheiten als **Affektäquivalente** angesehen werden.

»Bei Affektäquivalenten ist der seelische Inhalt eines Affektes abgewehrt worden, während seine physischen Begleitumstände zutage treten« (Fenichel 1945/1983).

Psychovegetative Störungen haben keinen Symbolgehalt wie die Konversionen, aber situativen Bedeutungsgehalt (Auslösesituation!). Durch das Mißlingen der Konfliktlösung bleibt das Symptom im Unterschied zur Konversion primär drängend und beunruhigend, im Unterschied zur Konversion, bei der eine »belle indifference« vorliegt. Der Affekt ist nicht oder kaum für den Betroffenen spürbar, allenfalls als Reaktion auf die Körpersymptomatik wahrgenommen und interpretiert. Körpersensationen werden häufig mit großem Engagement, zuweilen auch mit Akribie, immer jedoch mit erheblichem Erwartungsdruck geschildert. Dagegen finden zwischenmenschliche Beziehungen oder seelische Spannungen wenig Interesse.

> Die spezifische Abwehr der umfassenden Verdrängung von Affekten und Spannungen führt zu einer Instrumentalisierung des Körpers oder von Körperfunktionen.

Psychopathologie

Das Modell der Affektäquivalente ist neutral in bezug auf die Psychopathologie; es läßt sich einerseits mit der Annahme vereinbaren, daß psychovegetative Beschwerden reaktiv, also in Reaktion auf einen aktuellen Konflikt entstehen. Andererseits ist es auch auf der Basis einer Grundstörung denkbar, die basaler als ein neurotischer Konflikt ist und eine Ich-strukturelle Störung anzeigt. Das Modell der Konversionsneurose unterstellt ein neurotisches Niveau, wobei bei der Vorstellung einer prägenitalen Konversion die Übergänge zu den Vorstellungen struktureller Mangelzustände deutlich werden. Die klinische Beobachtung lehrt, daß statische Vorstellungen bei diesen Modellen wenig hilfreich sind, es dagegen ein breites Spektrum von Psychopathologie bei Patienten mit funktionellen Störungen gibt.

Es ist also pragmatisch sinnvoll, Patienten mit funktionellen Störungen unvoreingenommen zu begegnen: Psychovegetative Beschwerden können reaktiv als Antwort auf akute seelische Belastungen auftreten. Es können sich aber auch neurotische Störungen, also lebensgeschichtlich weit zurückreichende seelische Konfliktpathologien hinter der somatischen Symptomatik verbergen. Schließlich gibt es eine Gruppe von Patienten, deren seelische Entwicklung frühzeitig durch ausgesprochen belastende Beziehungserfahrungen beeinträchtigt gewesen ist. Bei diesen Patienten hat die Störung der Ich-Struktur unter anderem zur Folge, daß das oben beschriebene ganzheitliche emotionale Erleben sich nie vollständig entwickeln konnte, daß die Neigung, emotionale Zustände mittels körperlicher Affektäquivalente auszudrücken, von früh an gebannt wurde.

> Als klinische Konsequenz der Modellanalyse ergibt sich, daß die individuelle Psychodiagnostik bei funktionellen Beschwerden entscheidend ist; es ist wichtig, sich zu vergegenwärtigen, inwieweit die psychische Belastung in die Persönlichkeit des Patienten eingreift oder wie begrenzt die temporäre Reaktion ist.

Therapie

Wir folgen Ermanns (1987) Position, der auf einen zentralen Unterschied zur Psychotherapie bei neurotischen (auch konversionsneurotischen) Patienten hinweist. Der Behandler wird nicht als Konfliktpartner bei der Inszenierung der Übertragungsneurose verwendet, sondern die Patienten erleben in der therapeutischen Beziehung Entwicklungsmängel erneut. So entstehen Behandlungsphasen, in denen die Patienten ihre Eigenständigkeit aufgeben, Abhängigkeit erleben und den Kontakt zu Therapeuten auf der Ebene der sprachlichen Erwachsenenkommunikation einschränken. Dies könnte als Stillstand der Behandlung mißverstanden werden, bei dem das Geschehen vorübergehend nicht mehr vom sprachlichen Dialog, sondern von der unmittelbaren gegenseitigen Anwesenheit in Form einer unsymmetrischen Objektbeziehung bestimmt wird. Bei der Behandlung dieser Patienten verlaufen solche Entwicklungen oft mit besonderer Heftigkeit unter dem Schild von Körpersymptomen, der als ein schwer handhabbarer Widerstand erscheint. So verlangen diese Patienten immer wieder somatische Ausschlußuntersuchungen oder diagnostische Eingriffe, wodurch das Arbeitsbündnis stark belastet werden kann. So kommt es darauf an, die **körperlichen Signale** als Spuren biographisch bedingter Fixierungen zu verstehen und als »**Sprachersatz**« zu verwerten. Zu deren Verständnis ist es wichtig, sie in ihrer kommunikativen Funktion zu betrachten und zu berücksichtigen, daß sie als nichtverbaler Ausdruck von Wünschen und Phantasien aufzufassen sind. Beziehungsrepräsentanzen sind so an körperliche Kommunikation gebunden, daß der Patient logischerweise zunächst eine »somatische Befriedigung« anstrebt. Beziehungskonflikte werden als Konflikte um Körperlichkeit, nicht aber als psychosoziale Konflikte – wie bei Neurosen – bearbeitet.

Diese Situation erfordert eine besondere Handhabung durch den Therapeuten, um ein fruchtbares Arbeitsbündnis zu etablieren und aufrechtzuerhalten. Hierbei kommt dem Aspekt der **Angstminderung** besondere Bedeutung zu, wenn wir die Fixierung des Patienten auf seine Körpersymptomatik als Abwehr vor überwältigenden, zerstörerischen Affekten verstehen. Im Erstkontakt und der initialen Phase der Therapie kommt der **Strukturierung** der **Begegnungs-**

situation große Bedeutung zu: Ansprechen der Termine und des Zeitrahmens, Beschreibung der Arbeitsweise und deren Modalitäten, Benennen der therapeutischen Zielsetzung. Zu einer angemessenen **Handhabung** der **therapeutischen Beziehung** mit diesen Patienten gehören auch:
- Annahme der Hilfserwartung, Auffangen des damit verbundenen Erwartungsdrucks
- Vermeidung konfrontativer Deutungen, statt dessen empathisches Verstehen und Tragen
- Vorsicht beim Ansprechen affektiver Spannungen in der Beziehung, dies möglichst mit einer kognitiven Zuordnung verknüpfen

In diesen Beschreibungen wird deutlich, daß der Kranke mit psychovegetativen Störungen zunächst ein gutes **Mutterobjekt** in einer eher aktiv-strukturierenden Verhaltensweise braucht, um seine Angsttoleranz zu festigen und auszubauen. Eine forcierte Abstinenzhaltung mit einer unsymmetrischen Kommunikation dagegen verunsichert ihn und gefährdet das Arbeitsbündnis.

Durch diese Art des speziellen Beschwerdeangebotes psychovegetativer Kranker ergeben sich zwei **Gegenübertragungsfallen**, die es folglich zu vermeiden gilt:
- Zum einen kann es zu einer Aktivierung des kriminalistischen Spürsinns des Therapeuten in dem Bemühen kommen, den psychischen Hintergrund oder affektiven Gehalt der vorgetragenen Symptomatik zu beweisen (»**Sherlock-Holmes-Syndrom**«). Hierzu kann es kommen, wenn die beschriebene Tendenz des Patienten zur körperlichen Klagsamkeit als Widerstand, nicht aber als Beziehungsangebot verstanden wird.
- Je nach Temperament des Untersuchers kann diese körperbezogene Beharrlichkeit der Patienten entweder zu Gleichgültigkeit, Überdruß und Aufgabe oder zu aggressiv-gereizten Gegenreaktionen und Ablehnung führen.

Bei beiden Gegenübertragungsreaktionen ist besonders auf den **Wiederholungsaspekt** zu achten. Fast regelhaft finden sich ebensolche Erfahrungen dieser Patienten bei der Begegnung mit somatisch tätigen Ärzten, nicht selten aber auch in ihrer Biographie. Ein Erkennen dieser Gegenübertragungsfallen und deren angemessene Handhabung schützt so den Patienten vor einer weiteren Krankheitsodyssee und kann zugleich den Einstieg in die psychotherapeutische Aufarbeitung biographischer Traumatisierungen darstellen.

Literatur

Engel G, Schmale A. Eine psychoanalytische Theorie der somatischen Störung. Psyche 1969; 23: 241-63.
Ermann M.: Die Persönlichkeit bei psychovegetativen Störungen. Berlin, Heidelberg: Springer 1987.
Fenichel O. Psychoanalytische Neurosenlehre. Olten: Walter 1945/1983.
Shaw J, Creed F. The Cost of Somatisation. J Psychosom Res 1991; 35: 307-12.
Uexküll, Th v, Köhle K. Funktionelle Symptome in der inneren Medizin. In: Psychosomatische Medizin. Uexküll Th v (Hrsg). München, Wien, Baltimore: Urban & Schwarzenberg 1990; 475-91.
Uexküll Th v. Grundfragen der psychosomatischen Medizin. Reinbeck: Rowohlt 1963.

5.3.2 Globussyndrom, Schluckstörungen und Aerophagie

Ulrich Lamparter und Hans Ulrich Schmidt

ICD-10-Klassifikation

Das Globusgefühl und die Schluckstörung werden unter der sonstigen somatoformen Störung (F.45.8) klassifiziert. Die Aerophagie wird unter der somatoformen autonomen Funktionsstörung des oberen Gastrointestinaltraktes (F.45.31) eingeordnet.

Globussyndrom

Der **tiefe Rachen** vom Zungengrund bis zum Ösophaguseingang ist eine motorisch reich innervierte, durch komplizierte Bewegungsabläufe charakterisierte Region, welche von bestimmten Menschen offenbar besonders bewußt wahrgenommen und beobachtet werden kann. Fleischer (1980) weist in diesem Sinne besonders auf die Differenz hin, daß einerseits Menschen mit schwersten Schäden an der Rachenschleimhaut – also zum Beispiel Alkoholiker, Raucher, Stahlarbeiter und andere – oft überhaupt keine Beschwerden vorbringen und daß sogar oft weit fortgeschrittene und zerfallende Rachengeschwülste scheinbar klaglos hingenommen werden. Andererseits gibt es zahlreiche Patienten, die eindringlich über die unterschiedlichsten Mißempfindungen im Rachen klagen und bei denen sich trotz unverkennbaren Leidens sich nichts oder fast nichts Krankhaftes an der Schleimhaut finden läßt.

Definition und Deskription

> **Definition**
>
> Unter **Globus** versteht man ein subjektives Beeinträchtigungs- oder Engegefühl im Rachen. Typisch ist die Klage über einen »Kloß« im Hals oder eine ständige Wahrnehmung, als ob etwas noch hinuntergeschluckt werden müsse, was sich aber im Rachen verfangen habe. Meist wird der Globus in der Gegend des Schildknorpels empfunden. Bei Aufregungen wird er stärker wahrgenommen (Ganz 1989).

Einige Autoren unterscheiden zwischen einem echten Globusgefühl und Globusäquivalenzen (Kellerhals 1991). Dieser Unterscheidung soll hier gefolgt werden:
- Das **echte Globusgefühl** entspricht einer medial tief im Rachen verspürten Mißempfindung im Sinne eines Kloßes, Klumpens oder der Beengung, das nur beim Leerschlucken auftritt.
- Die **Globusäquivalenzen** umfassen unspezifische Beschwerden wie Kloß im Hals, Einengungsempfinden, Fremdkörpergefühl, Trockenheitsgefühl, Schleimgefühl, Kratzen, Brennen, Räusperzwang und Schluckzwang.

Weder zum echten Globusgefühl noch zu den Globusäquivalenzen dürfen Symptome gerechnet werden, die als **Hinweis auf ein organisches Geschehen** gewertet werden können:

- einseitige Halsbeschwerden
- mechanische Schluckbehinderungen
- Schmerzen beim Schlucken
- Aspirationen
- Regurgitationen
- Brennen bei sauren Speisen und Getränken
- jegliche Atembehinderungen

Besonders eine Persistenz der Beschwerden beim Essen oder Trinken weist auf ein lokales organisches Geschehen hin.

Historisches

Schon vor zweieinhalbtausend Jahren wurde der **Globus** von **Hippokrates** beschrieben. Er nahm im Rahmen seiner Uterus-Theorie der Hysterie an, es handele sich dabei um den hochgewanderten Uterus, der gegen die Kehle drücke. Purcell (1707) war der Auffassung, das Gefühl eines harten Balles in der Kehle entstehe durch eine Kontraktion der Halsmuskeln, die gegen den Schildknorpel drückten.
Heute gilt als obsolet, jeden Globus als »Globus hystericus« zu bezeichnen (Malcomson 1968). Die Globusbeschwerde ist als Phänomen anzusehen, das eine differenziertere Aufklärung verlangt (s. oben).

Epidemiologie

Die Angabe eines subjektiven Beeinträchtigungs- und Engegefühls im Rachen ist ein häufig vorkommendes Symptom, unter dem ungefähr 3 bis 4 % aller erstmalig einen HNO-Arzt konsultierenden Patienten leiden. 75 % sollen Frauen sein, vor allem in der Altersgruppe zwischen 40 und 60 Jahren.
Schnieder (1986) berichtet von einer Reihenuntersuchung auf der Suche nach Tumoren im HNO-Bereich bei 3200 Patienten. Bei keinem der Patienten fand sich ein Malignom, 50 % der Frauen und 40 % der Männer gaben jedoch an, einmal oder mehrfach Globusgefühl gehabt zu haben. Daß Globusgefühl und Karzinome im Rachen und Kehlkopf nicht zwangsläufig assoziiert sind, geht auch aus einem Hinweis Breuningers (1980) hervor, demzufolge viele Karzinome im Rachen- und Kehlkopfbereich auch in fortgeschrittenem Stadium kein Globusgefühl verursachen.

Ätiologie

Das echte Globusgefühl entspricht wahrscheinlich in den meisten Fällen der Wahrnehmung eines **unphysiologischen Spannungszustandes** der Muskulatur im pharyngoösophagealen Übergangsbereich. Dieser läßt zwar beim Schlucken fester oder flüssiger Nahrung durch die unwillkürliche reflektorische Erschlaffung nach. Beim Leerschlucken wird diese Erschlaffung jedoch nicht ausgelöst, da der den unwillkürlichen Fortgang des Schluckaktes auslösende Speisebolus fehlt (Kellerhals 1991). Hinter der Verspannung der speziell am Schluckvorgang beteiligten Muskulatur steht oft eine Verspannung der gesamten muskulären Takelage des Kopf-Hals-Bereiches, in welche auch psychische Faktoren im Sinne einer »angespannten« Grundhaltung eingehen können.

Eine einheitliche pathophysiologisch begründete Erklärung der sogenannten Globusäquivalenzen existiert nicht.

Die Angaben zu der **Bedeutung** des **gastroösophagealen Refluxes** bei der Genese von »Globusbeschwerden« sind uneinheitlich. Ein Reflux soll bei 15 bis 90 % aller »Globuspatienten« vorliegen, die Besserung des Refluxgeschehens geht aber nicht zwangsläufig mit einem Verschwinden des Globusgefühls einher (Timon et al. 1991).

Neben dem Reflux werden **weitere organische Faktoren** für die Genese von Globusbeschwerden benannt, wobei allerdings der Globusbegriff in den verschiedenen Untersuchungen uneinheitlich verwendet wird:
- Ödem der Aryknorpel (Timon et al. 1991)
- zervikale Osteophyten
- Motilitätsstörungen des Ösophagus
- krikopharyngeale Dysfunktionen

Freilich erfordern gerade beim Globus etwaige somatische Befunde eine kritische Einordnung in das klinische Gesamtbild unter psychologischen Gesichtspunkten: Schon das bewußte Erleben des üblicherweise automatisch ablaufenden Schluckvorganges kann zu fixierter Selbstbeobachtung und der Wahrnehmung immer feinerer Nuancen in der Halsregion führen, welche nicht mehr allein vom organischen Befund »getragen« werden, wie die Entwicklung von Globusbeschwerden aus passageren Halsentzündungen heraus zeigt.

Psychodynamik

Der **echte Globus**, der Folge einer allgemeinen muskulären Verspannung der Kopf-Hals-Muskulatur ist, kann durch alle psychischen Vorgänge, die zu einer erhöhten Muskelspannung beitragen, mitbedingt sein.

Die **Globusäquivalenzen** verweisen als funktionelle Symptome grundsätzlich auf Affekte, deren körperliche Korrelate und Begleitphänomene besonders deutlich wahrgenommen werden: vor allem Angst und die affektlosen Affekte der Depression. Ein solcher Globus dürfte häufig dem Gefühl entsprechen, daß es einem »die Kehle zuschnüre«, zum Beispiel vor Angst, Ekel oder Trauer.

Besonders häufig tritt eine solche als Dauergefühl empfundene Mißempfindung bei Depressionen aller Art – auch monosymptomatisch – als Körperbeschwerde auf. Es handelt sich hier um die typische Empfindung des »Kloßes im Hals«.

Zu ihrer psychodynamischen Genese ist auf die von vielen Psychoanalytikern beschriebene enge Beziehung zwischen **Oralität und Depression** zu verweisen. Nach Verlusten kann ein allfällig entstehender Globus auf eine nicht in Gang gekommene Trauer oder festgefahrene Trauerreaktion hinweisen.

Als Konversionsphänomen manifestieren sich in Globusäquivalenzen schließlich unbewußte Konflikte auf der »Bühne des Körpers« und finden so körpersprachlich verschlüsselten symbolischen Ausdruck. Nur dann ist die Bezeichnung **»Globus hystericus«** korrekt.

Auch kann »Globus« im Rahmen einer Konversion ein **»Erinnerungssymbol«** darstellen: Bei einer aufwendig HNO-ärztlich untersuchten Patientin symbolisierte der Globus die Erinnerung an die Ermordung der Mutter, die von einer Gewehrkugel in den Hals getroffen worden war, was die Patientin hatte mitansehen müssen ...

Vor einem entsprechenden Phantasiehintergrund können sich **orale Triebkonflikte** (Gier!) oder sexuelle Konflikte auf dem Wege einer Verschiebung von unten nach oben an der Halsregion ausdrücken. Auf der Phantasie-Ebene findet man manchmal eine unbewußte Abwehr gegen verdrängte oral-rezeptive sexuelle oder nutritive Wünsche. Die entsprechenden Phantasien kreisen um Schlucken-Mögen und Nicht-Schlucken-Dürfen (oft mit oral-genitalen, seltener mit oral-nutritiven Inhalten), oder auch um Schlucken-Müssen und Nicht-Schlucken-Wollen (Meyer 1976).

Fallbeispiel

Wie eine überwertige Selbstbeobachtung der mit dem Schlucken und der »Kehleempfindung« verbundenen Vorgänge sich intensivieren kann, indem ursprünglich unbewußte konflikthafte seelische Vorgänge im symptombedingten Körpererleben eine überschwellige Repräsentation finden, zeigt der folgende Fall:

Fallbeispiel

Eine 26jährige Patientin beschreibt ein seit eineinhalb Jahren bestehendes »Krampfgefühl im ganzen Hals, als wenn dort eine angespannte Faust sitzen würde«. Das Symptom bestehe, seit sie wegen einer Erkältung Tabletten eingenommen und sich verschluckt hatte, und führte auch zum Auftreten massiver Schluckängste. Gleichzeitig drohte zu dieser Zeit die räumliche Trennung von der Großmutter, bei der die Patientin seit ihrer frühesten Kindheit gelebt hatte und die das einzige tragende Objekt für die Patientin darstellte. Das Erleben der tiefen Angst, von der Großmutter verlassen zu werden, schien sich bei der wenig symbolisierenden und einfach strukturierten, das heißt auf die Gegenwart eines tragenden Objektes auch vital angewiesenen Patientin mit dem archaischen Gefühl »in meiner Kehle sitzt etwas, es muß raus, ich kann es nicht akzeptieren ...« verknüpft zu haben und als »Faust in der Kehle« erlebt zu werden.

Schluckstörungen

Definiton

> **Definition**
>
> Abzugrenzen vom »Globus« sind die **Dysphagien**, das heißt Schwierigkeiten beim Schlucken von Flüssigkeiten oder Speisen, die über die Angabe eines subjektiven Gefühls hinausgehen.

> Bei der **psychogenen Schluckstörung** ist der Schluckakt selbst aus psychischen Gründen gestört oder beschwerlich. Die Patienten schildern, sie könnten nichts mehr schlucken oder es falle ihnen unendlich schwer.

Differentialdiagnostik

Nicht immer fällt die Differentialdiagnose zu organisch bedingten Störungen leicht, denn hinter einer **organisch bedingten Dysphagie** können eine Vielzahl von Ursachen stehen. Die häufige chronische Pharyngitis führt vor allem zu Schluckbeschwerden während des Essens. Neben endogenen Faktoren finden sich als eine solche Pharyngitis auslösende Umweltreize besonders Hitze, Schweißrauch und Formaldehyd (Ganz 1989). Nutritive Faktoren sind besonders Zigarrenrauch und hochprozentige Alkoholika.
Eine gute klinische differentialdiagnostische Faustregel für eine erste Einordnung dysphagischer Beschwerden gibt Ganz (1989):

- Schluckstörungen beim Essen sind verdächtig auf eine organische lokale Störung, zum Beispiel eine Pharyngitis.
- Mißempfindungen beim Leerschlucken entsprechen einem Globusgefühl.
- Störungen vor allem beim Schlucken von Flüssigkeiten weisen am ehesten auf eine neurologische Erkrankung (z. B. Bulbärparalyse) hin.

Einige Autoren (z. B. Stacher 1986) weisen immer wieder darauf hin, daß die Diagnosen »psychogener Globus« oder »psychogene Dysphagie« einer kontinuierlichen Überprüfung und Reevaluation bedürfen. Nach Ravich und Wilson (1989) besteht die Gefahr, daß durch zu frühe diagnostische Etikettierung »psychogene Schluckstörung« die Entwicklung einer organischen Erkrankung übersehen wird.
Tritt die Schluckstörung in Verbindung mit gewohnheitsmäßigem Erbrechen bei Jugendlichen oder in der Adoleszenz auf, ist die differentialdiagnostische Abgrenzung zur Anorexia nervosa beziehungsweise Bulimie wichtig.

Psychodynamik

Die psychogene Schluckstörung kann Äquivalent einer **habitualisierten Protesthaltung** im

Sinne eines Konversionsphänomens sein. Sie kann bei Kindern auftreten, wenn diese etwa mit Gewalt zum Essen gezwungen wurden. So beschrieb bereits Kanner [1935, zitiert nach Gilbody (1991)] einen Jungen, der eine Störung beim Schlucken fester Speisen entwickelte, nachdem er von seinem Vater wegen schlechter Tischmanieren geschlagen worden war.

Anna O., die berühmte Patientin von Josef Breuer, konnte zeitweilig nicht schlucken, da sie die Vorstellung entwickelt hatte, ein Hund, mit dem sie sexuelle Triebhaftigkeit verband, habe aus dem Glas ihrer Freundin getrunken, und sie nun befürchtete, dies könne bei ihr ebenso der Fall gewesen sein.

Das Beispiel zeigt, wie sich aufgrund von teils bewußten, aber auch unbewußten Vorstellungen und Phantasien, die mit dem Schluckakt verknüpft werden, eine phobische Angst vor dem Schlucken ausbilden kann.

Balzer (1990) schildert an zwei Kasuistiken das Symptom der **Schluckangst** mit seiner ängstlichen Selbstbeobachtung als Vorläufersymptom einer herzneurotischen Entwicklung und arbeitet die Psychodynamik der Unsicherheit in der psychischen Grenzziehung von »Innen« und »Außen« heraus: Die Unterscheidung von »eßbar« und »ungenießbar« stelle eine der ursprünglichsten Diskriminierungsleistungen des Ichs dar, welches durch eine konkretistische Kontamination der Vorstellung vom Nahrungsbrei mit der hochambivalent besetzten Mutter-Imago in einen unauflösbaren Zwiespalt gerate.

Fallbeispiele

––––––––––––– Fallbeispiel –––––––––––––

Eine 44jährige, ihr Emigrationsschicksal und einen frühen Vaterverlust durch – an Selbstverleugnung reichende – Anspannung und Arbeit kompensierende Operationsschwester wurde nach einem Verkehrsunfall – sie war völlig schuldlos auf dem Weg zur Arbeit von einem PKW angefahren worden – gegen ihren Willen an die Krankenhauspforte versetzt, nachdem sie mehrere Male im OP einen »Schwächeanfall« erlitten hatte. Die Patientin, deren zentraler Lebensinhalt bis zu diesem Zeitpunkt ihre Arbeit gewesen war, konnte dies nicht schlucken. Die Patientin magerte massiv ab und glaubte, schwer organisch krank zu sein. Sie hatte die Empfindung, überhaupt nichts mehr schlucken zu können, buchstäblich vergessen zu haben, wie das ginge. Dies zog starke Ängste nach sich, verhungern zu müssen.

Die Störung ließ sich im Sinne eines **archaischen Protestäquivalentes** – eines »unbewußten Hungerstreikes« – verstehen. Letzlich genas die Patientin erst vollständig, als sie wieder in »ihrem« OP arbeiten durfte.

––––––––––––– Fallbeispiel –––––––––––––

Bei einer 55jährigen Patientin trat plötzlich eine akute Schluckstörung auf. Je mehr sie sich auf das Schlucken konzentrierte, desto mehr hatte sie das Gefühl, daß sich »alles verkrampfte« und es unmöglich sei, auch nur einen Schluck zu trinken. Sie habe große Angst, beim Schlucken zu »ertrinken« oder zu »ersticken«. Es kam bereits zu einem deutlichen Gewichtsverlust, und eine parenterale Flüssigkeitssubstitution wurde notwendig.

Vor drei Jahren hatte die Patientin ihren krebskranken Mann zu Hause und im Krankenhaus über längere Zeit gepflegt. Am Schluß konnte er nicht mehr abhusten und auch nicht mehr bronchial abgesaugt werden. Damals hatte sie bereits aus einer diffusen Ekelempfindung seiner Krankheit gegenüber und unterdrücktem Widerwillen gegen die Versorgungspflicht ein Globusgefühl entwickelt. Dieses bildete sich nach dem Tod ihres Mannes allmählich zurück. Die Patientin schien zunächst den Verlust gut zu verkraften. Sie ging regelmäßig auf den Friedhof, ohne jedoch wirkliche Trauer erleben zu können. Dies schienen auch Schuldgefühle aufgrund des Widerwillens dem todkranken Mann gegenüber zu verhindern.

Als eine Arbeitskollegin ihr Jahre später von ihrer altersschwachen, akut versorgungsbedürftigen Schwiegermutter erzählte, entwickelte die Patientin die akute Symptomatik, indem schlagartig der tiefe Ambivalenzkonflikt erneut aufbrach.

Das Nicht-Schlucken-Können ließ sich verstehen als Sperrung gegen die Internalisierung des verlorenen Objektes, aber auch als eine Hemmung, bei gleichzeitig intensiven Beziehungswünschen neue Objektbeziehungen auszubilden, insgesamt also als **Verlustreaktion**.

Aerophagie

Definition und Deskription

> **Definition**
>
> Eine Sonderform einer funktionellen Schluckstörung stellt die **Aerophagie** dar, auch als habituelles Luftschlucken bezeichnet. Die Luft wird entweder mit oder unabhängig von der Nahrung aufgenommen.

Die Neigung zu unwillkürlichem Luftschlucken und zum Vollpumpen des Magens mit Luft macht sich in der Regel an den Folgezuständen (Aufstoßen, gastrokardialer Symptomenkomplex, Meteorismus) bemerkbar. Gleichzeitig können gehäuftes Schlucken oder vermehrter Speichelfluß bestehen.

Die verschluckte Luft kann durch Nach-Oben-Drücken des Zwerchfelles zu scheinbar kardialen Beschwerden [gastrokardialer Symptomenkomplex (Roemheld-Syndrom)] führen.

Diagnostik

Aerophagie kann bereits im frühen Kindesalter auftreten. Im Rahmen solch frühen Auftretens kann sie zu Fehldiagnosen wie Hirschsprung-Krankheit, Malabsorptionssyndrom oder Ösophagitis führen (Gauderer und Halpin 1981). Häufiger ist die Aerophagie mit einer Hiatushernie vergesellschaftet, wobei ihr auch eine ätiologische Rolle zugesprochen wird (Calloway und Fonagy 1983).

Im Rahmen des häufigen Krankheitsbildes der nicht ulzerösen Dyspepsie (Reizmagen) kann verschluckte Luft verantwortlich für das Leitsymptom »Aufstoßen« sein. Die Gruppe der hier als Aerophagen zu deklarierenden Patienten ist allerdings relativ klein. Das Hyperventilationssyndrom muß in die diagnostischen Überlegungen einbezogen werden: Patienten mit Hyperventilationssyndrom leiden häufiger unter Oberbauchbeschwerden, die manchmal durch eine Aerophagie bedingt sind.

Psychodynamik

Unter psychosomatischen Gesichtspunkten kann das habituelle Luftschlucken einer sich verselbständigenden **Protestreaktion** gegen eine nur äußerlich hingenommene Lebenssituation entsprechen (Meyer 1976). Delius (1966) erinnert in diesem Zusammenhang an die Redewendung vom »armen Schlucker«. Bräutigam und Christian (1986) beschreiben einen häufiger anzutreffenden Patiententypus, der tief verankerte **Insuffizienzgefühle** aufweist, wenn es zum Beispiel um eine Situationsbewältigung geht. Neben einer depressiven Verstimmung findet sich dabei immer auch ein erhöhter Anspruch an sich selbst. In der Suche nach Bestätigung und Anerkennung überkompensieren die Patienten ihre eigenen Selbstzweifel.

Als emotionale Basis der Störung findet sich laut Bräutigam und Christian (1986) eine unbewußte **Verwerfung jeglicher »Einverleibung«**, da diese als Antrieb erlebt werde, bestimmte Objekte zu verschlingen und zu zerstören.

Fallbeispiel

Ein 64jähriger zwanghaft kontrollierter und seine Körperfunktionen kontrollierender Patient mit den typischen Symptomen eines Roemheld-Syndroms hatte nur äußerlich hingenommen, aber nie innerlich richtig verwunden, daß seine Frau sich kurz nach der Heirat seines Bruders suizidiert hatte. So war ans Licht gekommen, daß sie mit diesem Bruder über lange Jahre heimlich ein Verhältnis unterhielt. Der Patient hatte über viele Jahre nicht darüber gesprochen und seine ganze Mühe darauf verwendet, es den Kindern an nichts fehlen zu lassen und ihnen über den Verlust der Mutter hinwegzuhelfen.

Zusammenfassende Charakterisierung

Das Konzept der »Oralität« stellt für die Entdeckung der jeweiligen psychodynamischen Funktionszusammenhänge beim Globus und den funktionellen oder psychogenen Störungen beim Schlucken den Ausgangspunkt dar.

> Letztlich sind Globussyndrom, Schluckstörungen als auch Aerophagie »orale« Störungen und werden im psychischen Funktionsmodus der Oralität mit entsprechenden Verlust- oder Vernichtungsängsten, depressiven Vorgängen, oralen Protest- und Verweigerungshaltungen manifest.

In fast allen Fällen läßt sich im psychotherapeutischen Gespräch eine »passende« psychosoziale Konstellation entdecken. Sie kann je nach den primärpersönlichen strukturellen Gegebenheiten des Patienten und der Zugänglichkeit der Problematik psychotherapeutisch bearbeitet werden.

Psychotherapie

Die Psychotherapie zielt grundsätzlich auf eine Versprachlichung der im Körpersymptom gebundenen Affekte. Die ersten wichtigen diagnostischen und therapeutischen Schritte bestehen darin, hinter den als körperlich bedingt angebotenen Beschwerden den oft subjektiv nicht ohne weiteres zugänglichen psychologischen Bedingungszusammenhang zu erkennen und mit dem Patienten darüber ins Gespräch zu kommen und ihm hier womöglich eine erste Evidenz zu vermitteln. Ein Zugang zum inneren Erleben des Patienten wird sich häufig über die Klärung seiner Angst finden lassen: der Angst, sich zu verschlucken, das Falsche oder gar etwas Giftiges zu schlucken, und der Vorstellungsinhalte und Phantasien – auch Erinnerungen –, die mit diesen Ängsten verknüpft sind.

Im **Übertragungs-Gegenübertragungs-Geschehen** werden immer wieder **orale Muster** zu beobachten sein:

- starke Bindungswünsche, die eine Abwehr des Therapeuten auslösen
- tiefe Bedürfnisse nach Versorgung und Verwöhnung
- tiefe Ängste vor dem emotionalen und tatsächlichen Verhungern, die starke Gegenübertragungsängste und -abwehrvorgänge (z. B. im Sinne eines Nicht-Ernst-Nehmens) mobilisieren können

Bei **Kindern**, die nicht mehr schlucken wollen, kann eine Familientherapie nützlich sein. Gute Ergebnisse werden in Einzelberichten (zusammengefaßt bei Klinger und Strang 1987) auch von behavioralen Methoden berichtet (Entspannungsübungen in Verbindung mit einer systematischen Desensibilisierung, Reduktion eines aversiven Reizes, wenn der Patient schluckt etc.).

Literatur

Balzer W. Schluckangst. Überlegungen zur Symptomatik und Psychodynamik der Herzphobie. PPmP 1990; 40: 397-400.

Bräutigam W, Christian P. Psychosomatische Medizin. 4. Aufl. Stuttgart: Thieme 1986.

Breuninger H. Funktionelle Mißempfindungen im Rachenraum. In: Aktuelle Probleme der HNO-Heilkunde. Berendes J. (Hrsg). Köln: Deutscher Ärzteverlag: 1980: 215-28.

Calloway SP, Fonagy P. Behavioural techniques in the management of aerophagia in patients with hiatus hernia. J Psychosomat Res 1983; 27: 499-502.

Delius L. Psychovegetative Syndrome. Stuttgart: Thieme 1966.

Fleischer K. Differentialdiagnostische Überlegungen bei der chronischen Pharyngitis. DMW 1980; 105: 283-4.

Ganz H. Die chronische Pharyngitis. HNO-Praxis Heute 1989; 9: 57-67.

Gauderer MW, Halpin TC. Pathologic childhood aerophagia: a recognizable clinical entity. Pediat Surg 1981; 27: 301-5.

Gilbody JS. Erros of deglutition – real or imagined; or, don't forget the psyche. Laryngol Otol 1991; 105: 807-11.

Hoffmann SO. Psychosomatische Aspekte von Erkrankungen im Hals-Nasen-Ohren-Bereich. Arch Otol Rhin Laryng 1986; Suppl II: 201-10.

Kanner L. Child Psychiatry. Springfield Illinois 1935.

Kellerhals B. Globus pharyngis? Eine Differentialdiagnose. Ther Umsch 1991; 48 : 188-92.

Klinger R, Strang P. Psychiatric aspects of swallowing disorders. Psychosomatics 1987; 28: 572-4.

Malcomson KG. Globus hystericus vel pharyngis. J Laryngol Otol 1968; 82: 219-30.

Meyer AE. Psychosomatik der Kranken mit Störungen des oberen Verdauungstraktes. In: Praktische Psychosomatik. Jores A (ed). Bern: Huber 1976.

Purcell J. A treatise of vapours or hysteric fits. ed 2. London 1707.

Ravich W, Wilson R. Psychogenic dysphagia and globus; Reevaluation of 23 patients. Dysphagia 1989; 4: 35-8.

Schnieder EA. Funktionelle Syndrome in der HNO-Heilkunde. In: Psychosomatische Medizin. Uexküll T v (Hrsg). München: Urban & Schwarzenberg 1986: 1054-71.

Siegenthaler W. Lehrbuch der Inneren Medizin. Stuttgart: Thieme 1992.

Stacher G. Differentialdiagnose psychosomatischer Schluckstörungen. Wien Klin Wochenschr 1986; 98: 658-63.

Timon C, Cagney D. Globus pharyngeus: Long-term follow-up and prognostic factors. Ann Otol Rhinol Laryngol 1991; 100: 351-4.

Literaturempfehlung

Hoffmann SO. Psychosomatische Aspekte von Erkrankungen im Hals-Nasen-Ohren-Bereich. Arch Otol Rhin Laryng 1986; Suppl II: 201-10

psychotherapeutischen Gesichtspunkten bietet sich an, diejenigen Stimmstörungen, soweit diese psychologisch zumindest mitbedingt sind, unter dem Oberbegriff »**funktionelle Stimmstörungen**« abzuhandeln und die **psychogene Aphonie** als Sonderfall einer Konversionsreaktion zu verstehen.

5.3.3 Stimmstörungen (Aphonie, Dysphonie)

Ulrich Lamparter und Hans-Ulrich Schmidt

> **ICD-10-Klassifikation**
>
> Die psychogene Dysphonie und Aphonie werden unter den dissoziativen Störungen (F44.4) eingeordnet. Die funktionellen Stimmstörungen lassen sich unter R49 klassifizieren.

Die **Stimme** spiegelt menschliche Persönlichkeit wider und hat die Funktion einer Wesensäußerung. **Stimmliche Veränderungen** begleiten die Entwicklung des Individuums. Während im Säuglingsalter die Stimme noch einen bemerkenswerten Grad von Ausdruckskraft entwickelt, wird später, wenn die Artikulation einsetzt, die Stimmfunktion an sich weniger dominierend. Sie wird dann mehr ein Teil eines differenzierten Komplexes (Moses 1956). Während im frühen Kindesalter zum Beispiel Laute und Geräusche stark in Verbindung mit lustbetonten Körpersensationen hervorgebracht werden, wird beim späteren Hinzutreten von Sprache und Artikulation die Stimme der Sprache »untergeordnet«, bis »nichts mehr von ihr übrig bleibt als ein gefühlsbetonter Hintergrund« (Moses 1956).

Viele Autoren weisen auf die Notwendigkeit einer ganzheitlichen Betrachtungsweise bei Beurteilungen und Behandlungen von Stimmstörungen hin. Dabei stehen die Begriffe »psychogen«, »funktionell«, Dysphonie und Aphonie in einem komplizierten Wechselverhältnis und werden in der Literatur von verschiedenen Autoren entsprechend ihrer primär phoniatrischen oder psychotherapeutischen Ausrichtung/Ausbildung unterschiedlich gebraucht. Unter

Psychogene Aphonie

Definition und Deskription

> **Definition**
>
> Als **Aphonie** wird ein »Wegbleiben« der Stimme bezeichnet, im Sinne einer Unmöglichkeit zur Phonation.

Charakteristisch für rein **psychogene Stimmstörungen** sind
- blander laryngoskopischer Befund
- typischer Stimmbefund
- akuter Beginn

Zum Ausschluß organischer Ursachen muß primär eine laryngoskopische Untersuchung vorgenommen werden. Laut Kinzl et al. (1988) geht bei mehr als der Hälfte der Patienten ein grippaler Infekt der oberen Luftwege voraus. Hier könnte die begleitende Heiserkeit gleichsam eine »organische Schiene« im Sinne einer Organwahl für einen gleichzeitig bestehenden psychodynamischen Konflikt darstellen.

Die rein **psychogene Aphonie** im Sinne einer Konversionsreaktion ist ein eher seltenes Krankheitsbild. Mädchen und Frauen gelten als häufiger betroffen.

Psychodynamik

Häufig kommt es unter dem Eindruck eines psychischen Traumas zum vom Patienten oft genau datierbaren »Wegbleiben der Stimme«. Es hat den Patienten buchstäblich die Sprache verschlagen, sie sind sprachlos vor nicht ausdrückbarer Empörung.

Die psychodynamische Interpretation hebt zum Beispiel auf eine »Verteidigung gegen die Erkenntnis von nicht akzeptablen Gefühlen« ab

(Perkins 1957). Es ist auch eine generalisierte **Hemmung** eines **archaischen Wutschreies** vorstellbar, der aus Angst maximal gehemmt wird.

Aphonien können auch einer **Konfliktreaktion** entsprechen:

---------- Fallbeispiel ----------

Eine junge Patientin, deren Mutter die Familie aufgrund ständiger »Frauengeschichten« des Vaters abrupt verlassen hatte, entwickelte eine fast vollständige Aphonie, als der Vater ihr deutlich machte, nun wolle er mit ihr am Wochenende in die Diskothek gehen und ihr eindeutige Avancen machte.

Auch **Angst** kann eine wichtige Rolle spielen: Im Rahmen psychometrischer Untersuchungen unterschieden sich laut Kinzl et al. (1988) Aphoniepatientinnen von Herzneurosepatientinnen nur in wenigen Bereichen. Bei Streßverarbeitungsmechanismen würden beide Gruppen weitgehend zu gleichen Strategien greifen (Vermeidungstendenz, Suche nach Selbstbestätigung, Ungeschehen-Machen). Auch in der Persönlichkeitsuntersuchung zeigen laut Kinzl sowohl Patientinnen mit Herzneurose als auch solche mit funktioneller Aphonie miteinander vergleichbare Abweichungen von der Normpopulation (erhöhte emotionale Störbarkeit, geringe Ich-Stärke).

Neben der psychogenen Aphonie im engeren Sinne (Konversion) können auch funktionelle Stimmstörungen (s. unten) zum Phänomen einer Aphonie führen. In diesem Sinne unterscheiden einige Autoren zwischen einer **hypofunktionellen** und einer **hyperfunktionellen Aphonie**. Dabei soll auch die so verstandene psychogene hypofunktionelle Aphonie häufig schlagartig als Reaktion auf äußere Ereignisse eintreten.

> **Definition**
>
> Bei der **hyperfunktionellen Aphonie** (auch »krampfartige Aphonie« genannt) sind Glottis und Taschenfalten bei der Phonation so verkrampft, daß erst bei extremem »Anblasedruck« eine gepreßt-krächzende Stimme ertönt, die sofort wieder abbricht.

Diese hyperfunktionelle Form entsteht meist aus einer schon länger bestehenden hyperfunktionellen Dysphonie, die durch aktuelle seelische Anlässe in eine krampfartige Aphonie übergehen kann.

Funktionelle Dysphonien

Definition und Deskription

> **Definition**
>
> Die **funktionellen Dysphonien** sind definiert als Stimmerkrankungen mit Veränderungen des Stimmklanges und mit Leistungsminderung der Stimme ohne primär organische Veränderung der Stimmlippen. Ausgehend vom Bild der Symptomatik werden **hypofunktionelle** und **hyperfunktionelle Dysphonien** sowie solche mit gemischter Symptomatik unterschieden.

Bei der **hypofunktionellen Dysphonie** ist die Stimme behaucht bis verhaucht, leise, mit geringer dynamischer Modulation. Auffallend ist eine geringe oder völlig aufgehobene Steigerungsfähigkeit. Die Klangfarbengebung ist matt. Bei einem Krankengut von 233 Patienten einer phoniatrischen Abteilung standen 49% mit primär hypofunktionellen Stimmstörungen 35% mit primär hyperfunktionellen Störungen gegenüber. Es besteht ein Überwiegen auf seiten männlicher Patienten. Die Erkrankung tritt besonders häufig im Alter zwischen 20 und 40 Jahren auf.

Bei **hyperfunktionellen Stimmstörungen** ist die Stimme oft zu laut und zu hoch, manchmal kippelnd. Es bestehen harte Stimmeinsätze und schlechte Vokalausformung sowie ein rauher Stimmklang. Die Lautstärkenmodulation ist eingeschränkt. Die Patienten neigen zu Würgereiz und zu Verkrampfung des Kehlkopfeinganges, sie lassen sich häufig relativ schlecht laryngoskopieren. Die Muskulatur des Unterkiefers, des Halses und des Schultergürtels ist verspannt. Es kann Brusthochatmung bestehen. Die hyperfunktionelle Stimmstörung entwickelt sich meist bei in Sprechberufen aktiven Menschen und unökonomischem Stimmgebrauch. Besonders häufig seien dabei Frauen betroffen. Kruse (1982) weist darauf hin, daß hier anamnestisch zu bedenken ist, daß Krankheitsbeginn und erstes Auftreten subjektiver Beschwerden zeitlich deutlich divergieren können. Kausal findet sich in der Regel eine längerfristige Stimmüberanstrengung, die ihre Ursache entweder in zum Beispiel beruflicher Sprechbelastung oder inadäquater Singstimmbelastung habe, oder aber in einer individuellen Anspannungssituation unterschiedlichster Genese. Solche Belastung müsse in der Regel mehrere Jahre einwirken, bis es zu einer echten hyperfunktionellen Dysphonie mit subjektivem Beschwerdebild komme. Insofern ist im Unterschied zur primären hypofunktionellen Dysphonie hier eine relativ lange Anamnese kennzeichnend. Zusätzlich zu den bereits beschriebenen Stimmveränderungen geben die Patienten häufig – relativ frühzeitig – Globusgefühl oder Trockenheitsgefühl an, manchmal auch allgemeine Mißempfindungen im Halsgebiet. Muskuläre, häufiger zum Ohr hin ziehende Schmerzen deuten auf ein bereits fortgeschritteneres Stadium.

Ätiologie

Nach ihrer Ätiologie werden Stimmstörungen allgemein in der phoniatrischen Literatur folgendermaßen unterteilt (Perello 1962; Wendler 1967):
- konstitutionelle Dysphonien
- habituelle Dysphonien
- phonogene Dysphonien
- psychogene Dysphonien
- symptomatische Dysphonien

Bei der **konstitutionellen Dysphonie** hat die Stimme eine anlagemäßig nur geringe leistungsfähige Kapazität, zum Beispiel durch anatomische Gegebenheiten. Es kommt zu vorzeitiger Stimmermüdung und so eventuell zum Entstehen einer funktionellen Dysphonie. Hier spricht man auch von **Phonasthenie**.

Die **habituell bedingte Dysphonie** bezeichnet zunächst primär falsche Stimmgebungs- oder Atmungsgewohnheiten, deren Anteil an der Entstehung einer funktionellen Dysphonie allerdings nicht überschätzt werden sollte. Meist entwickelt sich im Rahmen einer relativen Stimmüberlastung (phonogene Dysphonie) oder einer psychogenen Dysphonie sekundär – im Rahmen eines hyperfunktionellen Korrekturversuches des Patienten – durch schädliche Atem- und Stimmgewohnheiten ein Circulus vitiosus, der seinerseits die Stimmstörung noch verstärkt.

Die **symptomatische Dysphonie** tritt zum Beispiel im Rahmen verschiedener Allgemeinerkrankungen auf. Sie ist praktisch immer hypofunktionell.

Bei der **psychogenen Dysphonie** ist die »normale« Variationsbreite stimmlichen Agierens oder Reagierens eingeengt. Emotionen vielfältigster Art, die sich zum Beispiel in Stimmeinsatz, Klangfarbe, Lautstärke oder Tonhöhenverlauf mitteilen, können durch psychologische Faktoren das stimmliche Agitations- und Reaktionsvermögen vermindern.

Differentialdiagnose

Selbstverständlich erfordert die Diagnose einer funktionellen Stimmstörung den Ausschluß einer Anzahl primär somatischer Erkrankungen, die nicht nur im HNO-ärztlichen, sondern auch im internistischen, neurologischen oder psychiatrischen Bereich angesiedelt sein können. Hier seien beispielhaft Tumorerkrankungen im Bereich der Stimmbänder oder des Kehlkopfes, neurologische Erkrankungen wie Bulbärparalyse, Parkinson-Syndrom, Multiple Sklerose oder Myasthenia gravis erwähnt.

Psychodynamik

Funktionelle Stimmstörungen sind häufig als eine unspezifische Reaktion auf emotionale Belastungen aufzufasssen (Bauer 1991; Freid et al. 1989). Die **hypofunktionelle Stimmstörung** kommt vor allem bei Erschöpfungszuständen und depressiven Verstimmungen vor. Zusätzlich beschreibt Gundermann (1970) einen häufig übergenauen und gewissenhaften Persönlichkeitstypus, der sehr bemüht sei, sich durchzusetzen und seine Schwächen nur ungern zugebe. Bei Patienten mit **hyperfunktioneller Dysphonie** soll es sich meist um energische, scheinbar selbstsichere Menschen handeln. Manchmal erschienen die Patienten fordernd bis aggressiv.

Die **psychosoziale Anamnese** bei funktionellen Stimmstörungen ergibt häufig persönliche

Schwierigkeiten im emotionellen, zwischenmenschlichen oder beruflichen Bereich. Bauer weist darauf hin, daß bei der Erhebung der Anamnese erlebt werden kann, wie die Psychodynamik die Stimmfunktion unmittelbar beeinflusse. Träfe man im Gespräch auf einen störungsauslösenden Komplex, so würde sich auch die Stimme ändern. Stimmstörungen können zum Beispiel im Rahmen (häufig larvierter) Depressionen auftreten. Hier spielt häufiger eine als instabil erlebte und chronisch konflikthafte Partnerbeziehung eine Rolle. Pfau (1975) konnte bei mittels des MMPI (Minnesota Multiphasic Personality Inventory) untersuchten Patienten mit psychogenen Stimmstörungen neben der Depression auch typische und auffällige Profilverläufe im Sinne einer Erhöhung anderer neurotischer Skalen wie Hypochondrie oder Hysterie ermitteln.

In vielen psychosomatischen Arbeiten zur Genese funktioneller Stimmstörungen wird nicht explizit auf die Unterscheidung von hypo- beziehungsweise hyperfunktionellen Störungen eingegangen. Häufig ist nur von funktioneller Dysphonie die Rede, was die Einordnung der psychologischen Befunde erschwert.

Freid et al. (1989) fanden in einer Gruppe von 20 Patienten mit funktionellen Dysphonien ein höheres Angstlevel in Belastungssituationen. Schäuble et al. (1988) beschrieben bei 33 Patienten mit einer funktionellen Dysphonie in einer psychosomatischen Ambulanz unspezifische Faktoren wie ein Bedürfnis nach Schonung und Regression, eine Vermeidungsfunktion gegenüber Spannungen und Konflikten im beruflichen wie im familiären Bereich. Da die Patienten oft glaubten, ganz im Gegensatz zu ihrer tatsächlichen Dominanz, sich schlecht durchsetzen zu können, fühlten sie sich in einem ohnmächtigen Spannungszustand, einer inneren »Hab-Acht«-Stellung, die sich auch häufiger in entsprechender Begleitsymptomatik wie Spannungskopfschmerzen und Halswirbelsäulen-Syndrom zeige.

Das Alltagsphänomen der »belegten Stimme« zeigt: Es kann sich »etwas auf die Stimme legen«, sei es etwas, was ausgesprochen werden will, aber nicht darf, sei es ein starker, nicht wahrgenommener, zum Ausdruck drängender Affekt.

Therapie

Bei der psychogenen Aphonie sind neben stimmtherapeutischen Verfahren oder Entspannungsübungen (evtl. auch mit medikamentöser Unterstützung) sowie logopädischer Behandlung auch psychotherapeutische Methoden erfolgversprechend. Häufig ist das Symptom als solches unter suggestiver Zuwendung leicht zu beheben (Schnitzler 1889; Brodnitz 1985); es kommt aber wieder, wenn die zugrundeliegende Konfliktsituation nicht beseitigt ist (Berendes 1972).

Die psychotherapeutische Indikation bei funktionellen Stimmstörungen richtet sich nach der zugrundeliegenden Problematik. Gundermann (1970) und Stabenow (1983) weisen darauf hin, daß besonders bei hyperfunktionellen Stimmstörungen logopädische Behandlung nicht nur auf ein isoliertes Training der Sprechfunktion abzielen solle, sondern auch auf die Zusammenhänge der Stimmgebung mit dem Ausdrucksverhalten der Persönlichkeit und ihrem kommunikativen Verhalten. Gerade auch bei der logopädischen Behandlung ist die Beziehungsdimension konsequent zu berücksichtigen (Gutwinski-Jeggle 1983).

Fallbeispiel

Eine junge Sängerin entwickelte nach einem Infekt eine chronische Heiserkeit. Sie hatte erleben müssen, daß sich ihr geliebter älterer Bruder aufgrund einer unheilbaren Erkrankung suizidierte. Um seinen Tod hatte die außerordentlich um äußeren Glanz bemühte Familie ein Geheimnis errichtet: Niemand sollte etwas von der Art seines Todes wissen. Aber auch innerhalb der Familie durfte nicht darüber gesprochen werden, obschon die Familie gemeinsam in den Urlaub gefahren war. Die Patientin war nach der Beerdigung sofort zu Proben gefahren. »Richtig weinen« können habe sie eigentlich nie.

Spastische Dysphonie

Definition und Deskription

> **Definition**
>
> Bei der **spastischen Dyphonie** handelt es sich um eine relativ seltene, aber meist schwere Stimmstörung mit ausgeprägten »Verkrampfungen« der Atmungs- und Phonationsmuskulatur, die von den funktionellen Stimmstörungen abgegrenzt werden muß. Bei gequält-mühsamer Sprechweise wirkt die Stimmgebung stöhnend-ächzend und stark gepreßt.

Früher wurde immer wieder eine hysterische Konversionsgenese vermutet, heute wird das Krankheitsbild jedoch zu den fokalen Dystonien, also einer Gruppe von neurologischen Krankheiten gerechnet. Die Erstmanifestation kann durch psychologische Faktoren »getriggert« sein, und es kann zu anhaltenden Verschlimmerungen in Phasen emotionaler Belastungen kommen, ebenso zu situativen Verschlechterungen in umschriebenen sozialen Situationen (telefonieren, Gespräch mit Autoritätspersonen).

In überraschenden Situationen – wenn der Patient keine Zeit hat, darüber nachzudenken, daß er spricht – kann die Stimme normal sein (Aaronson 1985).

Psychodynamik

Psychologische Zuflüsse zum Krankheitsgeschehen sind so zu denken, daß es aus unbewußten Gründen zu einer Minder- beziehungsweise Fehlkompensation einer Störung jener subkortikalen Regelkreise kommt, welche die »Doppelfunktion des Kehlkopfes« (Berendes 1990) regulieren, nämlich einerseits Tongenerator und andererseits »Wächter des Luftdurchgangs« zu sein.

Therapie

Das Krankheitsbild mit seinen zum Teil schwerwiegenden psychosozialen Auswirkungen ist durch psychotherapeutische und logopädische Verfahren nur schwer angehbar. So kann ein symptomatischer Behandlungsversuch durch Injektion von Botulinus-Toxin in die betroffene Kehlkopfmuskulatur gerechtfertigt sein. Der Erfolg einer solchen Behandlung kann vermutlich durch psychotherapeutische Unterstützung gefördert werden.

Literatur

Aaronson AE. Clinical Voice Disorders. Stuttgart: Thieme 1985.
Bauer HH. Zur Definition psychogener Stimmstörungen. Laryngo Rhino Otol 1991; 70: 102-4.
Berendes J. Psychologisches in der HNO-Praxis. Z. Laryng Rhinol 1972; 1: 2-11.
Berendes J. Der Kehlkopf im Spiegel seiner Doppelfunktion. HNO 1990; 38: 123-4.
Brodnitz FS. Funktionelle Aphonie. HNO-Praxis Heute 1985; 5: 127-37.
Freid W, Egger J, Friedrich G. Personality and coping with stress in patients with functional dysphonia. PPmP 1989; 39: 300-5.
Gundermann H. Die Berufsdysphonie, Nosologie der Stimmstörungen in Sprechberufen unter besonderer Berücksichtigung der sogenannten Lehrerkrankheit. Leipzig: Thieme 1970.
Gundermann H. Phänomen Stimme. München, Basel: Reinhardt 1994.
Kinzl J, Biebl W, Rauchegger W. Functional aphonia - a conversion symptom as a defense against fear. PPmP 1988; 38: 347-51
Kruse E. Hypofunktionelle und hyperfunktionelle Dysphonie. Zur Diagnose und Differentialdiagnostik funktioneller Stimmstörungen. HNO-Praxis Heute 1982; 2: 109-29.
Moses PJ. Die Stimme der Neurose. Stuttgart: Thieme 1956.
Perello J. Dysphonie functionelle: Phonoponose et Phononevrose. Folia Phoniat 1962; 14: 150-205.
Perkins W. The challenge of functional disorders os voice. In: Handbook of Speech Pathology. Travis LE (ed). New York: Appleton 1957.
Pfau EM. Psychologische Untersuchungsergebnisse zur Ätiologie der psychogenen Dysphonie. Folia Phoniat 1975; 27: 298-306.
Rudnitzki G. Intonation, Information, Resonanz. Erkundungen zur Bedeutung und Funktion der Stimme für die psychotherapeutische Kommunikation. Musikther Umsch 1990; 11: 169-86.
Schäuble HH. Pychosomatische Aspekte der funktionellen Dysphonie. Prax Klin Verhaltensmed Rehabil 1988; 1: 34-7.
Schnitzler A. Über die funktionelle Aphonie und deren Behandlung durch Hypnose und Suggestion. Wien: Braunmüller 1989.
Stabenow I. Hals-Nasen-Ohren-Heilkunde einschliesslich Phoniatrie. In: Kindlers Psychologie des 20. Jahrhunderts. Vol 2: Psychosomatik. Hahn P (Hrsg). Weinheim: Beltz 1983; 188-211.
Wendler J. Die Bedeutung der Stimmstärke bei der stroboskopischen Untersuchung. Folia Phoniat 1967; 19: 73-88.

Literaturempfehlung

Gutwinski-Jeggle J. Psychogene Dysphonien als Beziehungsstörungen. Prax Psychother Psychosom 1983; 28: 23-53.

5.3.4 Hyperventilationssyndrom

Hans-Ulrich Schmidt und Ulrich Lamparter

> **ICD-10-Klassifikation**
>
> Das Hyperventilationssyndrom wird neben dem psychogenen Husten als somatoforme autonome Funktionsstörung des respiratorischen Systems (F45.33) klassifiziert.

Mit der **Atmung** sind komplexe **physiologische Vorgänge** verbunden: Sauerstoffaufnahme, Kohlensäureabgabe, Flüssigkeitsabgabe, Temperaturregelung, Mitregulation des Säure-Basen-Haushaltes etc.
Neben diesen Funktionen nimmt sie eine Art Mittelstellung zwischen »Zwangsläufigkeit« und »Willkür« (Bräutigam u. Christian 1986) ein, wird damit Bindeglied zwischen einem offenen und einem geschlossenen Regelkreis. Denn der Mensch macht in unterschiedlichen Lebenssituationen einen nicht nur physiologischen Gebrauch von seiner Atmung – sie wird zur Gebärde, zum Ausdruck, zur **Repräsentanz innerer Befindlichkeit**. So kann zum Beispiel Erregung (Angst, Wut) zur Beschleunigung der Atmung führen bis hin zur Hyperventilation. Im Schlaf oder in einer ausgewogenen, behaglichen Stimmung besteht dagegen eine ruhige, ausgeglichene Ein- und Ausatmungsfrequenz. Plötzliches Erschrecken kann zu einem vorübergehenden Atemstillstand führen.
Bräutigam weist auch auf subtile Veränderungsmöglichkeiten der Atmung hin. So können Einatmen wie Ausatmen bis zum Seufzer hin verzögert sein. Der »kummervolle« Seufzer der Einatmung steht dann dem »erleichterten« der Ausatmung entgegen.

Auch die **Umgangssprache** trägt der ausdrucksmäßigen Bedeutung der Atemgebärde Rechnung. Wendungen wie »beklemmende«, »bedrückende« oder »dicke« Luft bis zum »den Atem Verschlagen« illustrieren Verbindungen des Atmens mit der Sphäre intensiven Gefühlsbezugs. Im »Anhusten« oder »Anpfeifen« des anderen besteht eine Distanzierungsmöglichkeit. Atmung wird so über die physiologische Funktion hinaus zu einer fundamentalen Weise des Sich-Verhaltens.

Deskription und Definition

Synonyme: nervöses Atemsyndrom, Hyperventilationstetanie, Atmungstetanie (Rossier), Da-Costa-Syndrom, kardiorespiratorisches Syndrom, Effort-Syndrom, nervöse Dyspnoe

> **Definition**
>
> Das **Hyperventilationssyndrom** ist definiert durch eine über das physiologische Bedürfnis hinausgehende Beschleunigung und Vertiefung der Atmung, durch die sich der Kohlendioxidgehalt des Blutes vermindert. Die damit einhergehende Veränderung im Säure-Basen-Haushalt des Blutes führt über kompensatorische Regulationen im Kalziumhaushalt zu gesteigerter neuromuskulärer Erregbarkeit bis hin zur sogenannten Tetanie.

Die **klinischen Symptome** der Hyperventilation sind charakteristisch: Es besteht subjektive Atemnot, meist Tachypnoe mit Seufzen, Gähnen, Schnupfen, Hüsteln. Das Gefühl, »nicht richtig durchatmen zu können«, führt zu Lufthunger mit dem Zwang, tief durchatmen zu müssen, und zu Engigkeitsgefühlen über der Brust. Dabei können Schmerzlokalisation und Head-Zonen mit denen einer Angina pectoris übereinstimmen. Anders als bei der Koronarsklerose werden die pektanginösen Beschwerden beim nervösen Atemsyndrom vor allem bei Jugendlichen angetroffen.
Die **gesteigerte neuromuskuläre Erregbarkeit** zeigt sich in muskulärer Übererregbarkeit wie Pfötchenstellung der Finger (Trousseau-Phänomen), fazialer Erregbarkeit (Chvostek-Zeichen), Karpopedalspasmen, die sich bis zu tetanischen Anfällen verstärken können, und zunehmender psychischer Labilität.
Sensible Symptome sind »Ameisenlaufen«, Gefühllosigkeit und Parästhesien an Händen (vor allem Fingerspitzen) und Füßen sowie periorales Kribbeln. Ein- oder beidseitige **Tetaniesymptome** bis zu motorischer Sprachunfähigkeit sind eher selten, häufig wird jedoch über Zittern und Muskelschmerzen geklagt.
Die Angabe von Sehstörungen, das Gefühl, »wie auf Wolken zu gehen« (Herrmann et al. 1996), Benommenheit, Kopfschmerzen und Schwindel werden als **zentralnervöse Symptome** gedeutet.

Multiple **neurovegetative Beschwerden** einschließlich gastrointestinaler Symptome können das Beschwerdebild ergänzen.
Allgemeine und **psychische Beschwerden** sind Müdigkeit, Schlappheit, Schläfrigkeit und Wetterfühligkeit, Konzentrationsschwierigkeiten, Vergeßlichkeit und Reizbarkeit.
Ergänzende **psychoneurotische Symptome** sind Ängstlichkeit, Depressionen, häufiger Phobien (u.a. Agora- und Klaustrophobien), manchmal Panikzustände.
Die Blutgasanalyse zeigt eine **Hypokapnie mit Alkalose**. Die damit einhergehende Verminderung des ionisierten Kalziums wird für die Symptomatik wesentlich verantwortlich gemacht. Dabei besteht keine absolute Verminderung des Blutkalziumspiegels, was ein wichtiger differentialdiagnostischer Ansatz gegenüber hypokalzämischen Tetanieformen ist (z.B. strumiprivem Hypoparathyreoidismus, Mangelernährung, Malabsorption).

Epidemiologie

Das psychogene Hyperventilationssyndrom wird vor allem bei jüngeren Patienten beobachtet. Vorherrschend sind das zweite und dritte Lebensjahrzehnt. Hier besteht eine Parallele zu anderen funktionellen Syndromen. Bei über 60jährigen ist es selten. Die meisten Untersuchungen geben an, daß das Krankheitsbild bei Frauen etwa dreimal so häufig wie bei Männern vorkommt. Obwohl die in einer Untersuchung mit 6 bis 10% der Patienten eines internistischen Ambulatoriums (Lum 1976) angegebene Häufigkeit etwas hoch erscheint, zeigt die Erfahrung, daß es sich bei der Hyperventilation um eine alltägliche Erscheinung handelt, die zu einer erheblichen Morbidität führt.

Differentialdiagnose

Das Hyperventilationssyndrom als Ausdruck einer primären Störung der Atemregulation ist von anderen Erkrankungen abzugrenzen, im Rahmen derer es symptomatisch auftreten kann. Hierzu gehören zum Beispiel neurologische Erkrankungen, Stoffwechselerkrankungen oder Erkrankungen des Respirations-Herz-Kreislauf-Systems. Im einzelnen seien erwähnt: Stimulation des Atemzentrums durch Tumoren, Intoxikationen (Amylnitrit, Salizylate, CO, Nitroglyzerin etc.), Sauerstoffmangel, Fieber, Stoffwechselkomata (Leber, Niere, Diabetes), Herzinsuffizienz, Lungenembolie, beginnende obstruktive Ventilationsstörung (beginnendes Asthma), Anämie, Schwangerschaft. Bei allen letztgenannten Zuständen ist die Hyperventilation im Rahmen der Grundkrankheit zu werten.

Van den Hout und Hoekstra (1992) heben hervor, daß das Hyperventilationssyndrom nicht diagnosespezifisch für Patienten mit Panikzuständen sei. Bei der Durchsicht einer Anzahl von Studien hätten sowohl Patienten mit Panikattacken als auch ängstliche Patienten ohne Panikattacken erniedrigte Kohlendioxidpartialdrucke.

Pathophysiologie

Neben der unphysiologischen Störung der Atmungsgröße besteht eine **Veränderung** des **Atemtyps**: Die Zwerchfellatmung ist vernachlässigt, die Thoraxatmung überbetont. Bei Menschen mit chronischem Hyperventilationssyndrom wird eine Zwerchfellatmung in weniger als 1% gefunden.

Das **Atemminutenvolumen** liegt durchschnittlich 95% über dem Soll. Die Ventilationsstörung erfolgt im wesentlichen über die erhöhte **Atemfrequenz**. Herrmann (1996) und Bräutigam (1986) unterscheiden dabei zwei **charakteristische Atemtypen**:
- Polypnoe mit unruhiger Hyperventilation
- Flachfrequente Polypnoe mit Seufzerzügen

Im Anfall kann das Atemminutenvolumen bis zu 500% über dem Soll liegen mit hochalkalischen pH Werten. Gleichzeitig besteht eine nach inspiratorisch verschobene Atemmittellage mit vergrößertem funktionellem Totraum. Durch die Abnahme des Blutkohlensäuregehaltes sinkt die zerebrale Durchblutung. Beschwerden wie Schwindel, Konzentrationsstörungen bis zu Bewußtseinseintrübungen sind dadurch erklärt. Die **pH-Verschiebung** führt zu einer Verminderung des ionisierten Blut-Kalziums und damit zu den beschriebenen tetanischen Symptomen.

> Die Hyperventilation ist rein funktionell, sie ist weder durch die Blutgasveränderungen noch durch eine ventilatorische oder zirkulatorische Verteilungsstörung bedingt.

Die häufig jugendlichen Patienten sind durch die unökonomische Atmung leistungsbegrenzt – bei Belastungstests kommt es zu einer hohen Pulsfrequenz und zu ungenügendem Blutdruckanstieg. Die Befunde gleichen häufig denen des hypotonen Symptomenkomplexes.

Laut Lum (1976) besteht auch im anfallsfreien Zustand eine herabgesetzte **Kohlendioxidspannung** (bei 200 Patienten im Durchschnitt 4,4 kPa [33 mmHg] gegenüber 5,4 kPa [40,7 mmHg] bei 152 Normalpersonen).

Hinter der Hyperventilation stehen **emotionale Faktoren**: vor allem Angst und Aufregung. Über die psychophysiologische Beziehung zwischen Angst und Hyperventilation ist immer wieder diskutiert worden.

1982 schlug Sheehan vor, das Hyperventilationssyndrom zusammen mit Krankheitsbildern wie zum Beispiel der Herzneurose oder dem Colon irritabile einem endogenen Angstsyndrom mit Panikzuständen zuzuordnen. Die Art der **Verbindung** des **Hyperventilationssyndroms mit Panik-** oder **Angstreaktionen** wird auch in neueren Arbeiten diskutiert. Kenardy und Oei (1990) beschreiben dabei zwar einen Zusammenhang zwischen erniedrigtem Kohlendioxidpartialdruck und Panikattacken, können jedoch bezüglich des Ursache-Wirkungs-Prinzips keine Aussagen machen. Papp und Klein (1993) führen die bei Patienten mit Panikattacken beobachtete Hyperventilation auf ein möglicherweise hypersensitives Kohlendioxid-Chemorezeptor-System zurück.

Psychodynamik

S. Freud beschrieb 1895 im Rahmen der klinischen Symptome der Angstneurose auch Störungen der Atmung, die er »nervöse Dyspnoe« nannte. Diese gingen unter anderem mit »Zittern und Schütteln« einher und seien nicht immer von kenntlicher Angst begleitet.

In der Tat weiß der Patient oft nicht, daß er Angst hat, und erlebt allenfalls subjektiv seine körperlichen Symptome ängstigend. Meist sind ihm auch psychische Gründe seiner Ängste nicht bewußt.

Hoff et al. (1952) waren der Auffassung, daß bei Patienten mit Hyperventilationssyndrom eine neurotische Flucht vor Entscheidungen stattfände. »Flucht« in eine beschleunigte Atmung oder Hyperventilation bedeute **Ausweichen** vor einer **Auseinandersetzung** mit realen Gegebenheiten. Die Patienten seien oft nicht in der Lage, ihre Konflikte zu lösen, sondern würden versuchen, sie »abzuatmen«. Die Störung würde fixiert, und es komme später schon bei geringen psychischen Belastungen zur Hyperventilation.

Lum (1976) hob hervor, daß Hyperventilation in einer großen Anzahl klinischer Situationen und in Verbindung mit verschiedenen Persönlichkeitsfaktoren und emotionalen Störungen vorkomme. Er betonte, daß hier die Übernahme einer Gewohnheit zu einer ständigen Disposition für das Auftreten der typischen Beschwerden führen könne. Neue Konzepte (Hanashiro 1990) betonen die klinische Vielfalt und fehlende Spezifität des Hyperventilationssyndroms.

Meist ist das Hyperventilationssyndrom nicht im Sinne der symptomatologischen Spitze eines zum Beispiel neurotischen Krankheitsbildes aufzufassen, sondern eher als eine **unspezifische Krisenreaktion** zu betrachten:

--- Fallbeispiel ---

Eine junge Patientin, die eben von einer chronischen Bronchitis genesen ist und ihre Heirat und die Geburt ihres Kindes tief ambivalent erlebt hat, bekommt beim Besuch ihrer Schwiegermutter einen Hyperventilationsanfall.

Sowohl Herrmann et al. (1996) als auch Bräutigam und Christian (1986) ordnen die oben beschriebenen unterschiedlichen Hyperventilationsformen verschiedenen **Persönlichkeitssituationen** zu. Während sie die Polypnoe mit unruhiger Hyperventilation als eine spezifische Ausdrucksweise von Angst auffassen, deuten sie die flachfrequente Polypnoe mit Seufzerzügen als Ausdruck von Abgespanntheit und Resignation.

Therapie

Symptomatische Therapie

Sie ist vor allem wichtig während des akuten Hyperventilationsanfalls. Häufig genügt bereits das Erscheinen des Arztes. Hilfreich kann die **Kohlendioxid-Rückatmung**, zum Beispiel mit Hilfe einer Plastiktüte oder eines Taschentuches, sein. Dabei sollte der Arzt beim Patienten bleiben und sich ausschließlich beruhigend diesem widmen. Der Patient sollte merken, daß seine Symptome durch die Rückatmung in kurzer Zeit vollständig zu beheben sind. Hervorzuheben ist die Wichtigkeit einer **guten Arzt-Patienten-Beziehung**, damit der Patient den Zusammenhang zwischen auslösender Situation, Emotion und Hyperventilation durchschaut. Dabei darf sich der Arzt durch die zum Teil dramatischen Körpervorgänge oder die Angst des Patienten nicht zu immer neuen therapeutischen Maßnahmen verleiten lassen.

Hoff et al. (1952) schlugen vor, den Patienten über das Wesen der Störung als einer »Gewohnheitsreaktion« aufzuklären und dabei auch Angehörige und Umgebung des Patienten in die Behandlung mit einzubeziehen.

Die häufiger geübte Praxis der intravenösen **Injektion** von 10 ml einer 10%igen **Kalziumlösung** hat im wesentlichen einen Placeboeffekt, da nur ein relativer, kein absoluter Kalziummangel besteht. Hier besteht überdies die Gefahr einer Fixierung auf ein vermeintlich organisches Leiden.

Behandlung der gewohnheitsmäßigen Thoraxatmung

Der Patient soll hier lernen, vorwiegend mit dem Zwerchfell zu atmen und vor allem in Ruhe ausschließlich die Zwerchfellatmung zu betätigen. Nach Lum (1976) sollten die Patienten täglich zweimal 20 Minuten solche Übungen durchführen. Die Feststellung der Patienten, daß die anfangs selbstverständliche Thoraxatmung schwieriger wird, ist dabei prognostisch günstig zu werten. 70% der von Lum nach dieser Methode behandelten Patienten wurden vollständig asymptomatisch und verloren ihre Ängstlichkeit.

Psychotherapie

Besteht die Symptomatik lange Zeit, und besteht gleichzeitig eine konflikthafte Genese neurotischer Art, ist eine analytische Einzel- oder Gruppentherapie notwendig.

Auch Hypnose kann sowohl diagnostisch als auch therapeutisch angewendet werden (Freeman et al. 1986). Herrmann et al. (1996) führen den erfolgreichen Einsatz verhaltenstherapeutischer Verfahren an. Bräutigam (1986) erwähnt auch das autogene Training nach I.H. Schultz, bei dem meist das Erlernen einer Grundstufe ausreiche. Grundsätzlich dürften alle entspannenden und entängstigenden Verfahren einen guten Effekt auf die Symptomatik haben.

> Angesicht der fast völligen Unspezifität des Krankheitsbildes wird sich die Wahl der psychotherapeutischen Methode nach den primärpersönlichen Voraussetzungen des Patienten und der sich darbietenden aktuellen Konfliktlage richten müssen.

Bräutigam (1986) erwähnt, daß häufiger im nachhinein bei ausgeprägten neurotischen und psychosomatischen Krankheitsbildern (z.B. Angsthysterie, Herzphobie) nervöse Atemanfälle in der Adoleszenz zu eruieren sind. Diese Beobachtung sollte Anlaß sein, die Indikation zu einer psychotherapeutischen Behandlung auch unter prophylaktischen Aspekten großzügig zu stellen.

Pharmakotherapie

Medikamente sind nur einzusetzen, wenn das Krankheitsbild auf psychotherapeutischem Wege nicht zugänglich ist. Im wesentlichen werden drei Medikamentengruppen eingesetzt:
- Anxiolytika
- Antidepressiva
- Beta-Blocker

Es finden sich nur wenige kontrollierte Studien über den Einsatz dieser Medikamente. Benzodiazepine können bei Auftreten des Hyperventilationssyndroms mit ausgeprägten Angst- oder Panikzuständen hilfreich sein. Antidepressiva sind indiziert bei hyperventilierenden Patienten mit ausgeprägter Depression.

Prognose

Während laut Herrmann et al. (1996) die Prognose des akuten Hyperventilationsanfalles immer gut ist, ist bei Patienten mit chronischer Hyperventilation die Prognose schlecht, insbesondere dann, wenn die Patienten nicht über den Hyperventilationsmechanismus aufgeklärt werden. Bei letzteren war in einer Studie von Weimann (1968) im Rahmen einer katamnestischen Nachuntersuchung über einen Zeitraum von 1 bis 7 Jahren in 78% der Fälle die hyperventilationsabhängige Symptomatik unverändert oder verschlechtert. Bei den aufgeklärten Patienten verbesserte sich die Symptomatik dagegen bei 65%.

---------- Fallbeispiel ----------

Ein 42jähriger Patient, der von seiner Frau unter kränkenden Umständen abrupt verlassen worden war, wurde plötzlich von einem Hyperventilationsanfall überrascht, als er Hand in Hand mit seinem Sohn, den er am Wochenende bei sich hatte, über einen Jahrmarkt ging.
Er fühlte sich körperlich schwer krank. Die einzigen Ängste, die er selbst wahrnehmen konnte, waren die vor einem Herzinfarkt und vor einer Wiederkehr der Symptomatik. Erst die subtile Besprechung seiner psychischen Situation und seiner Lebensgeschichte machte deutlich, warum der Patient gerade jetzt solche massiven Ängste entwickelt hatte, die gerade in einer relativen Entspannungssituation überschwellig geworden waren. Gefühle wie Trauer, Schmerz und Gefühle eigener früher (kindlicher) Bedürftigkeit konnten in diesem kritischen Augenblick nicht mehr verdrängt werden, was zu einem Durchbruch lang »gestauter« Angst führte.

Literatur

Bräutigam W, Christian P. Psychosomatische Medizin. Stuttgart: Thieme 1986.
Freeman LJ, Conway A, Nixon PG. Physiological responses to psychological challenge under hypnosis in patients considered to have the hyperventilation syndrome: implications for diagnosis and therapy. J Royal Soc Med 1986; 79: 76-83.
Freud S. Über die Berechtigung von der Neurasthenie einen bestimmten Symptomenkomplex als »Angstneurose« abzutrennen. 1895. GW Bd I. Frankfurt: Fischer 1952.
Hanashiro PK. Hyperventilation. Benign symptom or harbinger of catastrophe? Postgrad Med 1990; 88: 191-6.
Herrmann JM, Schonecke OW, Radvila A, Uexküll Th v. Das Hyperventilationssyndrom. In: Psychosomatische Medizin. Adler RH, Herrmann JM, Köhle K, Schonecke OW, Uexküll Th v, Wesiack W (Hrsg) 5. Aufl. München, Wien, Baltimore: Urban & Schwarzenberg 1996; 686-92.
Hoff H, Clotten R, Thurner W. Zur Frage des Hyperventilationssyndroms. Wien Med Wschr 1952; 46: 917.
Hout MA van den, Hoekstra R, Arntz A, Christiaanse M, Ranschaert W. Hyperventilation is not diagnostically specific to panic patients. Psychosom Med 1992; 54: 182-91.
Kenardy J, Oei TP, Evans L. Hyperventilation and panic attacks. Aust N Z J Psychiatry 1990; 24: 261-7.
Lum LC. The syndrome of chronic habitual hyperventilation. In: Modern Trends in Psychosomatic Medicine. Hill OW (ed). London: Butterworth 1976.
Papp LA, Klein DF, Gormann JM. Carbon dioxide hypersensitivity, hyperventilation, and panic disorder. Am J Psychiatry 1993; 150: 1149-57.
Sheehan DV. Current concepts in psychiatry: panic attacks and phobias. N Engl J Med 1982; 307: 156-8.
Weimann G. Das Hyperventilationssyndrom. München, Wien, Baltimore: Urban & Schwarzenberg 1968.

5.3.5 Schwindel

Ulrich Lamparter

ICD-10-Klassifikation

Der psychogene Schwindel ist als Symptom unter F48.0 Neurasthenie neben dem Spannungskopfschmerz, Schlafstörungen, der Unfähigkeit, sich zu entspannen, Reizbarkeit und Dyspepsie klassifiziert. Darüber hinaus findet sich das Symptom auch als somatisches Korrelat bei den Angststörungen und den depressiven Störungen. Die übrigen Schwindelformen sind unter H81 als Störungen der Vestibularfunktion eingeordnet.

Deskription und Definition

Definition

Schwindel ist keine Krankheitseinheit, sondern ein vielgestaltiges, nosologisch unspezifisches Symptom. Seine Definition umfaßt sowohl die (objektive) Störung des Gleichgewichtes als auch die (subjektive) Sinnestäuschung. Brandt (1992) definiert Schwindel als eine »unangenehme Verzerrung der Raum- und Bewegungswahrnehmung mit Gleichgewichtsstörungen«.

Die **Empfindung** von »**Schwindel**« entsteht aus der widersprüchlichen Wahrnehmung eingehender Sinnesempfindungen über die Lage des Subjektes zum Raum: Der Strom der Informationen aus den vestibulären, optokinetischen und somatosensorischen Bewegungsmeldern kommt in den im Hirnstamm gelegenen Vestibulariskernen und im Kleinhirn zusammen. Die einlaufenden Informationen werden ständig mit früheren Bewegungserfahrungen und daraus niedergeschlagenen Bewegungskonfigurationen verglichen und verrechnet. Diese Vorgänge repräsentieren sich auf der kortikalen Ebene im parietotemporal gelegenen Kortex. Liegt eine Störung in diesem integrativen System der dynamischen Raumorientierung vor oder widersprechen sich die eingegangenen Informationen, so daß diese sich nicht zur Deckung bringen lassen (mismatch), so wird dies auf der kortikalen Ebene als »Schwindel« wahrgenommen. Enge funktionelle Verknüpfungen der Zentren der Raumorientierung mit dem limbischen System führen zu den klinischen Beziehungen des Schwindels zur **Angst** und **Depression**, vor allem aber der Empfindung des stark »Unangenehmen«, der typischen »Unlust«. Zu **Nausea** (Übelkeit) und Erbrechen kommt es über eine begleitende Aktivierung des medullären Brechzentrums. **Nystagmus** entsteht durch eine mangelnde Aussteuerung des vestibuookulären Reflexes, der Taumel durch eine mangelnde Überlagerung des vestibulär-spinalen Reflexgeschehens, jeweils durch den Wegfall übergeordneter Integrationsleistungen.

»Schwindel« als subjektives Erlebnis läßt sich nicht messen. Objektiv lassen sich allenfalls Gleichgewichtsstörungen oder ein Nystagmus beobachten.
Im angloamerikanischen Sprachraum werden vorzugsweise die Bezeichnungen »vertigo« (abgeleitet von vertere = drehen) und »dizziness« verwendet. »**Vertigo**« bezeichnet eher längerdauernde illusionäre Scheinbewegungen, »**Dizziness**« vor allem kurzzeitige Störungen in der allgemeinen Beziehung zum Raum. Die Bezeichnungen sind allerdings nicht klar voneinander abgegrenzt (Tiwari u. Bakris 1961). Die urspüngliche Bedeutung von »dizzy«[1] ist »foolish« und »mentally insteady and whirling with mad rapidity«, dumm, albern, läppisch, auch psychisch unsicher und mit verrückter Geschwindigkeit drehend (Modestin 1983), damit also durchaus psychologische Bedeutungskomponenten enthaltend.

Die Bedeutungsvielfalt des Wortes »Schwindel« bringt es mit sich, daß viele Patienten diesen Begriff gebrauchen, um ganz andere Befindlichkeiten oder Störungen als eine Verzerrung der Raumwahrnehmung zu bezeichnen: Angst oder sprachlich schwer beschreibbare Mischaffekte, wie etwa »fassungsloses Entsetzen«, Benommenheit, Vigilanzminderung, Konzentrationsstörungen, »Unsicherheiten beim Gehen und Greifen« bei Polyneuropathie und Ataxie, aber auch das »Leeregefühl im Kopf« bei hypotoner Blutdrucklage oder hypoglykämischer Stoffwechselsituation, Hyperventilationsphänomene und vieles andere mehr. Die weiteste Bedeutung ist »Allgemeines Unwohlsein«. Nicht zuletzt klagen diejenigen Patienten über »Schwindel«, die nicht wagen, aus einem unbestimmten Bedürfnis heraus nach ärztlicher Hilfe zu suchen, sondern die meinen, man müsse dem Arzt ein Symptom präsentieren.

Schwindel verweist auf eine gestörte Beziehung in der Relation zwischen Mensch und »Raum«. »Raum« kann hier verstanden werden als die physikalische Umgebung eines Menschen, als psychischer »innerer Raum« wie auch als soziales Bezugsfeld. So kann das Symptom »**Schwindel**« dreierlei **anzeigen**:
- einen körperlichen Vorgang (organischer Schwindel)
- ein gefühlshaftes Erlebnis (psychogener Schwindel)
- einen sozialen Tatbestand

Epidemiologie

Schwindel gehört zu den allgemein am häufigsten geklagten Beschwerden: Fischer (1972) befragte Patienten in einer Allgemeinpraxis nach Symptomen aus den vorausgegangenen 12 Monaten: 18% berichteten, an Schwindelzuständen gelitten zu haben.
Bei einer Befragung in Baden-Württemberg von mehr als 30000 Menschen gaben 20% der Männer und 40% der Frauen Neigung zu Schwindel an (zit. nach Aschoff 1978). Über Schwindelzustände berichteten auch 19% von

---
[1] Die deutsche Entsprechung scheint »dusselig« zu sein.

insgesamt 16 000 Patienten der Deutschen Klinik für Diagnostik (Maass 1976). Weitere epidemiologische Befunde dokumentieren die Nähe des Schwindels zu psychischen Störungen: Unter den Patienten einer neurologischen Klinik, bei denen letztlich kein organisches Leiden gefunden werden konnte und schließlich eine primär psychiatrische Erkrankung postuliert wurde, fand sich der Schwindel nach den Kopfschmerzen als die zweithäufigste Beschwerde (Kirk u. Saunders 1977).

Klagen über Schwindel kommen besonders häufig als **Begleitsymptom** einer **neurotischen Erkrankung** vor: 78% der von Wheeler et al. (1950) untersuchten Patienten mit einer Angstneurose gaben Schwindelbeschwerden an, 63% in einer Herzneurotikergruppe (Richter u. Beckmann 1973).

Schwindel gilt nach den Kopfschmerzen als das zweithäufigste neurologische Leitsymptom (Brandt 1992). Unter den Patienten einer großen neurologischen Universitätsklinik, die unter dem Verdacht auf eine neurologische Störung eingewiesen wurden, bei denen aber letztlich eine psychische Ursache für die Beschwerden gefunden wurde, war Schwindel nach Schmerzen und motorischen Störungen der dritthäufigste zur Abklärung anstehende Symptomenkomplex (Lempert et al. 1990). Dauerschwindel und episodischer Attackenschwindel waren dabei gleich häufig vertreten. Häufigkeitsangaben zum psychogenen Schwindel finden sich in einer Studie von Drachman und Hart (1972). Bei 9% der Patienten einer »Schwindel-Klinik« in Chicago wurde ein psychogener Schwindel diagnostiziert, bei weiteren 23% wurde der Schwindel als Begleitsymptom einer Hyperventilationstetanie vorgefunden. Die von Mumenthaler (1981) genannten Zahlen einer neurologisch-neurochirurgischen Poliklinik entsprechen 9,6% und 13,5% der untersuchten Patienten.

Ätiologie

Organischer Schwindel

Der organische Schwindel manifestiert sich entweder als vestibulärer Drehschwindel oder als diffuser Benommenheits- oder Schwankschwindel. Dabei gilt folgende Faustregel:

> Je peripherer, das heißt beim oder im Vestibularorgan des Innenohres, der Ort der Störung liegt, um so deutlicher gewinnt der vestibuläre Schwindel seinen typischen Drehcharakter, je zentraler im Gehirn die organische Schwindelursache sich befindet, um so mehr wird der Schwindel diffuser und in seinem Charakter uneindeutiger.

Auch beim organisch bedingten Schwindel können Entstehung, Ausprägung oder Verlauf der entsprechenden Grunderkrankung eng mit psychischen oder psychosozialen Faktoren verknüpft sein, so daß jene als »psychosomatische« Krankheiten anzusprechen sind. Dazu führen organische Schwindelerkrankungen reaktiv zu sozialer Unsicherheit, Depression und Angst.

Dies läßt sich auch in Studien an größeren Fallzahlen nachweisen. Rigatelli et al. (1984) verglichen 60 Patienten mit einer organisch begründeten Schwindelsymptomatik mit nach den verschiedenen Kriterien parallelisierten 60 Nichtschwindel-Patienten desselben Krankenhauses unter Verwendung eines breit gestreuten psychometrischen Instrumentariums. Sie fanden unter den Schwindelpatienten eine vermehrte Neigung zur allgemeinen Ängstlichkeit und besonders bei den älteren Patienten eine vermehrte Neigung zur Depression, vor allem aber einen generell höheren »Neurotizismus-Score«. Die Autoren interpretieren diesen Befund als Folgeerscheinung des Schwindelerlebnisses, das einem »Zusammenbruch des psychosomatischen Konnexes« entspreche mit den entsprechenden psychischen Folgen. Eagger et al. (1992) untersuchten katamnestisch die weitere psychiatrische Morbidität von organischen Schwindelpatienten. Sie fanden nach fünf Jahren bei mehr als der Hälfte der nachuntersuchten Patienten eine erhebliche psychiatrische Problematik, vor allem eine allgemeine Ängstlichkeit, Neigung zu Panikattacken und depressive Symptome.

So werden beim organischen Schwindel wechselseitige psychosomatische/somatopsychische Interdependenzen klinisch relevant. Dies soll nun an einigen Krankheitsbildern ansatzweise dargestellt werden.

Benigner paroxysmaler Lagerungsschwindel

Eine wichtige organisch bedingte Schwindelerkrankung ist der benigne paroxysmale Lagerungsschwindel, der durch **verschlepptes Otolithenmaterial** in der Cupula des hinteren vertikalen Bogengangs entsteht. Es kommt zu einem plötzlich auftretenden, dann aber rasch abklingenden (Lagerungsschwindel, kein Lageschwindel!), oft mit Angst, Übelkeit und Schweißausbruch einhergehenden Drehschwindel mit Scheinrotation beim Hinlegen.
Therapeutisch kann durch ein spezielles Lagerungstraining das verschleppte Otolithenmaterial rein mechanisch wieder von der Cupula gelöst werden und in 90% der Fälle eine meist abrupte Besserung erzielt werden (Brandt 1985).
Besonders die Erstmanifestation der Erkrankung kann zu großer Angst führen, schließlich wird etwas ganz Neues und Fremdes, erschütterndes erlebt. Treten nicht sekundär psychisch komplizierende Faktoren hinzu, können sich die Patienten jedoch an das Phänomen gewöhnen, besonders, wenn sie von seiner Harmlosigkeit überzeugt werden konnten. Ist die Angst jedoch zu groß gewesen, kann sich über Konditionierungsvorgänge und Vermeidungsverhalten rasch eine »neurotische« Angsthierarchie aufbauen.

Menière-Krankheit

Die Menière-Krankheit ist charakterisiert durch die Trias:
- anfallsartiger Drehschwindel
- Hörverlust
- Tinnitus

Die akut einsetzende Symptomatik wird durch Vernichtungsgefühl, Panik und Erbrechen begleitet. Hervorgerufen werden diese Symptome durch ein **Platzen** oder ein Leck des sich aufgrund vermehrter Produktion oder verminderter Resorption von Endolymphe überdehnenden **Endolymphschlauches** im Innenohr. Besonders für die vermehrte Produktion von Endolymphe sind psychovegetativ vermittelte Einflüsse denkbar. Psychodynamisch orientierte Autoren (Fowler u. Zeckel 1952; Hinchcliffe 1967; Basecqz 1969; Groen 1983) fanden sehr häufig eine psychisch vermittelte Auslösung des ersten Anfalls. Sie beobachteten häufig eine hohe **abgewehrte aggressive Spannung** bei früh angepaßten, immer »braven« Menschen, die aber eigentlich ohne »Nestwärme« aufgewachsen waren. Dagegen scheint sich allerdings die weitere Auslösung der Anfälle immer mehr von dem Ausmaß des subjektiv erlebten »Stresses« abzulösen. Die Krankheit wird immer mehr selbst zu einem »Streß«, da der betroffene Patient nie sicher sein kann, nicht im nächsten Moment einen existentiell erschütternden Anfall zu erleben. Dies mag zu spezifischen psychischen Folgen führen (Wexler u. Crary 1986). Auch im anfallsfreien Intervall sind Beratung, Führung und Stützung des Patienten indiziert, der sich mit seiner relativ seltenen, dafür aber umso dramatischer verlaufenden Erkrankung oft bitter allein fühlt. Schwöbel (1954) gibt in seinen heute noch lesenswerten Behandlungsberichten einen Einblick in den Verlauf psychotherapeutischer Behandlungen bei Menière-Patienten und beschreibt den Prozeß einer allmählichen Herauslösung aus einer fixierten, durch strenge Gewissenanforderungen gekennzeichneten Lebenssituation. In der Folge dieses Prozesses kommt es zum Sisitieren der Schwindelattacken.

Neuronitis vestibularis

Auch bei der »Neuronitis vestibularis« beziehungsweise der »**akuten Vestibulariskrise**«, scheinen psychosomatische Gesichtspunkte nicht selten eine wichtige Rolle zu spielen. Klinische Beobachtungen legen immer wieder nahe, daß es sich bei diesem Krankheitsbild zumindest gelegentlich um eine akute »psychosomatische Reaktion« handelt. Eigene Beobachtungen, besonders an jüngeren Patienten, lassen uns vermuten, daß es sich bei dem Krankheitsbild nicht selten um eine **somatisierte adoleszente Krise** handelt und es unter dem Druck heftiger Affekte zustandekommt. Umfassendere Untersuchungen aus psychosomatischer Sicht liegen zu dem Krankheitsbild allerdings nicht vor.

Posttraumatischer Schwindel

Nach **Unfällen mit Kopfverletzungen** wird häufig von einem »posttraumatischen Schwindel« gesprochen. Dabei wird vor allem über ungerichteten Schwindel geklagt. Ein solcher im Rahmen eines »postkommotionellen« oder »postkontusionellen Syndroms« sich chronifizierender posttraumatischer Schwindel kann durch eine psychische Komplikation in der psychischen Bewältigung des Unfalls und seiner Verarbeitung mitbedingt sein.

Zervikaler Schwindel

Immer wieder werden Störungen oder »**Blockierungen**« im **Halswirbelsäulenbereich** als Grundlage für Schwindelsensationen genannt und als »zervikaler Schwindel« chiropraktisch behandelt. Eine häufige Symptomkonstellation besteht in der Angabe von chronischem oder auch »anfallsartig« auftretendem »Nacken-Hinterkopf-Schmerz« mit Benommenheitsschwindel und Gang- beziehungsweise Standunsicherheit. Auch hier sind häufig psychosomatische Zusammenhänge zu sehen, zum Beispiel vermittelt über chronische Fehlhaltungen oder ständige psychisch bedingte muskuläre Anspannungen der Halswirbelsäulenmuskulatur.

Einige Autoren schlagen vor, den gesamten zervikookzipitalen Übergang als ein »Organ« zu interpretieren und zu behandeln (vgl. Biesinger 1987). Aus psychosomatischer Sicht wird man zudem darauf hinweisen, daß gerade die Nackenregion als Ganze im Körperbild verankert ist. Zudem zeigen sprachliche Wendungen wie vom »Nackenschlag« oder »den Nacken einziehen« den Hals-Nacken-Bereich als prädisponiert für psychosomatische Zusammenhänge.

Schwindel bei zerebrovaskulärer Insuffizienz

Auch beim Dauerschwindel der zerebrovaskulären Insuffizienz findet sich oft eine enge Verschränkung mit einem psychologischen Geschehen: Der Schwindel kann zum quasiobjektiven Ausdruck einer **quälend erlebten Altersregression** werden. Dies kann dann zur Konzentration auf das Schwindelerlebnis und seiner ängstlichen Erwartung führen, wodurch der Patient dann immer »wackeliger« wird. Werden unter dem Gedanken einer »Beruhigung« zudem zentral dämpfende Pharmaka gegeben, kann dies die Schwindelsymptomatik noch intensivieren.

Psychovegetatives Allgemeinsyndrom

»Schwindel« ist schließlich ein sehr häufiges Symptom im Rahmen eines psychovegetativen Allgemeinsyndroms, der nervösen Erschöpfung, der »Neurasthenie«. Dann wird freilich fast nie über »Schwindel« als Monosymptomatik geklagt, sondern der »Schwindel« ist eingebettet in weitere Beschwerden körperlicher oder psychischer Art (Hoffmann u. Hochapfel 1995).

Psychogener Schwindel

> Die psychogene Schwindelsensation entsteht angesichts von für das Individuum unbegreiflichen »verwirrenden« Affekten oder aufgrund äußerer Wahrnehmungen, die die Integrationskraft des psychischen Systems überfordern.

»Mir wird von alledem ganz dumm, als ginge mir ein Mühlrad im Kopf herum« lautet die klassische Schwindelbeschwerde des Schülers in Goethes »Faust«.

Wie beim organischen Schwindel lassen sich auch beim psychogenen Schwindel im Sinne von »gefühlshaftem Erlebnis« eine Reihe von Differenzierungen treffen. Solcher Schwindel kann sein:
- Folge von Reizinkompatibilitäten
- Angstäquivalent (Angstneurose)
- Affektäquivalent (für Lust oder Ekel, aber auch Wut)
- depressive Inhaltsbildung (somatisierte Depression)
- Erinnerungssymbol (Konversion)
- psychisches Grenzflächenphänomen (schizoide Krisen)
- regressives Phänomen
- latentes Bewußtsein eigener »Verstiegenheit« (Persönlichkeitsstörungen)
- sozialer Marker (»Alles Schwindel«)

Für die Psychodynamik des psychogenen Schwindels ist wichtig, daß der dem Phantasiegeschehen unterliegende »Primärprozeß« weder eine zeitliche Struktur noch eine die physikalische Realität abbildende Strukturiertheit der räumlichen Beziehung aufweist, wie das Beispiel des Traumes zeigt. In Flugträumen,

Fallträumen und anderen entsprechenden Träumen stellt der Träumer seine Lage zum Raum nicht entsprechend physikalischer Gesetzmäßigkeiten, sondern aufgrund psychischer Erfordernisse phantasmatisch dar. Im Traum wird die Raumbeziehung unter psychologischen Gesichtspunkten in den manifesten Traum eingearbeitet und zum psychologischen Bedeutungsträger. So kann das tiefe Loch, in das der Träumer stürzt, die Vorstellung eines Absturzes in eine depressive Verstimmung bedeuten, über eine Verkehrung ins Gegenteil aber auch zum Beispiel den Wunsch nach einem grandiosen Aufstieg in Szene setzen. Über die scheinbare Aufhebung der Schwerkraft durch die Erektion findet sich häufig auch eine Beziehung zur Lust oder Unlust sexuellen Erlebens.

Angstäquivalent

Als ein Angstäquivalent signalisiert die psychogene Schwindelsensation, daß das psychische Gleichgewicht bedroht, labilisiert oder schon dekompensiert ist. Bereits frühe neurologische Psychosomatiker (Schilder 1933) haben den Schwindel als ein **inneres Gefahrensignal** interpretiert, gleichsam eine Mahnung an das Ich, besser zu koordinieren, entsprechend Freuds Theorie von der Signalangst. Demgemäß zeige ein Schwindelsignal an, daß die »synthetische Funktion des Ichs« gestört sei.
Schon Freud (1895) hat auf die »hervorragende Stellung des Schwindels in der Symptomgruppe der **Angstneurose**« hingewiesen. Viele Patienten mit schweren Ängsten – seien sie phobisch eingegrenzt oder eher diffus und unbestimmt – geben Schwindel an: Fava et al. (1991) haben eine Symptomliste zur Erfassung der Symptomatologie der Angstanfälle bei der Agoraphobie zusammengestellt. Unsicherheitsgefühle, dizziness or faintness, gehörten zu den am häufigsten angegebenen Symptomen. Schwindel als Symptom einer Angstneurose ist meist von anderen somatischen Manifestationen von Angst begleitet: zum Beispiel von Palpitationen, Atembeengungen, trockenem Mund, Oberbauchsensationen, Obstipationen oder Durchfall (Trimble 1984).
Welche zentrale Rolle die Angst beim psychogenen Schwindel einnimmt, zeigt sich nicht zuletzt an der häufigsten umschriebenen klinischen Erscheinungsform des psychogenen Schwindels, dem **phobischen Attackenschwankschwindel**. Diesen erleiden Patienten in bestimmten sozialen Situationen (Kaufhäuser, Restaurants, Konzerte, Besprechungen, Empfänge) oder angesichts typischer auslösender Sinnesreize (Brücken, leere Räume, Treppen, Straßen, Autofahren). Der Schwindel entspricht von seiner Erlebnisqualität her dem Höhenschwindel und ist durch die Kombination eines Benommenheitsschwindels mit subjektiver Stand- und Gangunsicherheit sowie einer Crescendo-Vernichtungsangst charakterisiert. Im Unterschied zur Agoraphobie oder unspezifischen Panikattacken klagen die Patienten mit phobischem Attackenschwankschwindel nicht in erster Linie über die »Angst«, sondern über den »Schwindel«, der allenfalls die schreckliche Angst ausgelöst habe. Sie fühlen sich organisch krank. Zum Schwindel führende Sinnesreize und Situationen können rasch konditioniert werden und sich generalisieren. Es bildet sich ein entsprechendes Vermeidungsverhalten aus.
Bei der Auslösung des Schwindels wird vermutlich durch eine ängstliche Introspektion eine Fehlabstimmung zwischen motorischer Efferenz und Efferenzkopie ausgelöst, mit der Folge, daß aktive Kopf- und Körperbewegungen als passive Beschleunigungen oder Scheinbewegungen erlebt werden (Brandt 1993).

Affektäquivalent

Schwindel kann auch zur **Abwehr** eines **quälenden Affektes** dienen, der – für das Subjekt oft paradoxerweise erträglicher – vor allem starke Angst oder Schuldgefühle durch Schwindelgefühle ersetzt. So ist für das Selbst der psychische Zusammenhang zwischen dem Schwindelgefühl und dem quälenden affektverursachenden Konflikt nicht mehr einsehbar, was eine scheinbare Entlastung zur Folge hat.

--- **Fallbeispiel** ---
Eine 65jährige Patientin entwickelt heftigen Schwindel als verdeckten Wutaffekt gegen ihren sich altersverändernden Ehemann, der, nach seiner Berentung zuhause und hochaktiv, sie auf Schritt und Tritt begleitet und ihr keine Luft zum Leben mehr läßt, dem sie aber ihren Wunsch, gelegentlich allein sein zu wollen, nicht begreiflich machen kann. Sie gerät unter massive aggressive Spannung, die – möglicher-

weise über eine Störung der Blutdruckregulation – sich als »Schwindel« manifestiert, der dringend eine Hospitalisierung erforderlich macht.

Neben der »Ersetzung« eines Affektes gibt es auch die »Überdeckung«. Schwindel kann als **Deckaffekt** für empfundene Lust oder Befriedigung in einer verbotenen oder anstößigen Liebesbeziehung auftreten. Neben heftiger Wut oder tiefer Scham kann »Schwindel« im Sinne eines Affektkorrelates auch Ekelempfindungen entsprechen, die sich auch in begleitendem Klagen der Patienten über »ständiges schlecht werden« oder funktionellem Erbrechen äußern können.

Depressive Inhaltsbildung

Klagen über Schwindel finden sich bei depressiven Zuständen und Störungen aller Art, besonders nach existentiellen Erschütterungen, in depressiven Krisen, bei neurotischen Depressionen und bei der sogenannten larvierten Depression. Hier kann die Schwindelbeschwerde geradezu die depressive Inhaltsbildung sein. Besonders nach Trennungen und Verlusten kann es zum Auftreten von Schwindelphänomenen kommen. Dabei muß der depressive Affekt dem Patienten nicht bewußt sein.

―――――― **Fallbeispiel** ――――――
Eine 21jährige, vaterlos aufgewachsene und im Alter von acht Jahren aus Rumänien nach Deutschland gekommene Patientin entwickelt anhaltende Schwindelzustände, nachdem ihre Mutter mit ihrem neuen Partner sich den Traum einer Existenzgründung auf Teneriffa erfüllt hat und die Patientin bei der kranken Großmutter, von der sie aber gleichzeitig wie ein Kind behandelt wurde, in einer engen Wohnung zurückblieb.

Konversion

Im Rahmen eines Konversionsgeschehens in die Körpersprache können Schwindelphänomene auch als Erinnerungssymbole für verdrängte oder abgespaltene – meist sexuelle – Erlebnisse auftreten. Schwindel wird dann zum verschlüsselten Ausdrucksgeschehen.

Grenzflächenphänomen

Schon einer der ersten psychosomatisch orientierten Neurologen (Schilder) hat beschrieben, daß die Schwindelempfindung durch die Wahrnehmung »aneinanderstoßender psychischer Grenzflächen« hervorgerufen werden kann. In diesem psychischen Funktionsmodus ist es weniger die allgemeine Dynamik eines verdrängten Wunsches und dessen Abwehr, sondern vielmehr die **Dynamik der Spaltung** und der Bedrohung durch die Gefahr ihrer Aufhebung, die Schwindelgefühle hervorrufen kann. So können im Rahmen schizoider Krisen Schwindelphänomene auftreten. Zander (1968) beschreibt eindrucksvoll die Entfremdungsgefühle und leichte Depersonalisationsphänomene eines schizoid strukturierten Patienten während einer psychotherapeutischen Behandlung.

Regressives Phänomen

Gesichtspunkte zum Verständnis psychogener Schwindelerscheinungen lassen sich auch aus einer **entwicklungspsychologischen Perspektive** gewinnen. Die Empfindung des drohenden Verlustes eines inneren Haltes verweist auf die Zeit, in welcher der **Übergang** vom **Gehalten-** und **Getragenwerden** durch die Mutter zum selbstbestimmten aufrechten Laufen erfolgte. Im Schwindelerlebnis kommt es zur regressiven Belebung dieser frühkindlichen Gefühlsregungen, wie sie positiv im Angst-Lust-Erleben beim Fahren auf Achterbahnen oder vergleichbaren Fahrgeräten nachinszeniert werden können. Die sausende Fahrt kann nur genossen werden, wenn man auf die Stabilität des Gefährtes vertraut. Die Grenzerfahrung wird gerade deswegen lustvoll erlebt, weil »es hält«. M. Balint hat mit der Unterscheidung des »Philobathen« vom »Oknophilen« eine grundlegende Unterscheidung in der Beziehung zum Primärobjekt beschrieben.
Analog tritt Angst dann auf, wenn die innere (internalisierte) Sicherheit und Geborgenheit vermittelnde Objektvorstellung bedroht ist. Winnicott hat in seinen klassischen Formulierungen über die »holding function« der Mutter eben jene Funktion des inneren stützenden Objektes herausgearbeitet, deren Labilisierung zu Schwindel führt. Als regressives Phänomen kann Schwindel auch ein Symptom

dafür sein, daß der Patienten tatsächlich den Grund unter den Füßen verliert und er sich in der Gefahr einer ernsthaften **psychotischen Dekompensation** befindet. Bei diesen Zuständen kann der Schwindelbeschwerde und der hartnäckigen Suche nach Hilfe sogar eine stabilisierende Funktion zukommen, indem der Patient sich so intensiv auf die Schwindelsensationen konzentriert, daß es ihm dadurch möglich wird, psychotische Erlebnismodalitäten niederzuhalten. Diese Abwehrmechanismen einer sekundären hypochondrischen Fixierung können auch in vielen anderen durch eine Labilisierung psychischer Funktionen »gefährlich« erscheinenden Zuständen »eingesetzt« werden.

»Alles Schwindel«

Manchmal scheinen Patienten die Schwindelbeschwerde in die Schilderung ihrer Beschwerden als **Signal** einzustreuen. Sie wollen damit verdeutlichen, daß es ihnen gar nicht so sehr auf ihre körperlichen Beschwerden ankommt, sondern daß sie in einer sozialen Situation leiden.

In mancher hartnäckigen und sich dem therapeutischen Zugriff entziehenden funktionellen Schwindelbeschwerde mag im Sinne einer multiplen Determinierung auch ein Element einer gleichzeitig wahrgenommenen und verleugneten »**Selbstbeschwindelung**« enthalten sein (Modestin 1983). »Schwindel« wird so zu einer psychosozialen Metapher für Unehrlichkeit. Oft steht hier hinter dem Schwindel ein Geheimnis, dessen Auflösung gewünscht und gleichzeitig befürchtet wird.

Differentialdiagnose »organisch versus psychogen«

Trotz der vielen bisher geschilderten psychophysischen Interdependenzen erfordert der klinische Alltag häufig, zwischen dem »organisch bedingten« und dem »psychogenen« Schwindel zu unterscheiden.

Der **funktionelle** (psychogene) **Drehschwindel** wird meistens als Drehbewegung »im Kopf« geschildert, während Patienten mit einer **somatischen** Ursache des Drehschwindels die Drehbewegung außerhalb des Kopfes im Sinne einer illusionären Scheinbewegung lokalisieren. Die funktionelle »dizziness« äußert sich vornehmlich in Beschwerden, die eine Bewegung oder Unsicherheit des ganzen Körpers zum Inhalt haben. Nystagmus spricht für eine organische Genese, ist aber kein 100%iger Beweis. Wird während der Untersuchung unter der Frenzelbrille ein eindeutiger Drehschwindel angegeben, ohne daß ein Spontannystagmus zu beobachten ist, so ist der Schwindel eindeutig psychogen (Brandt 1991). Beim psychogenen Schwindel als reinem Konversionssyndrom fehlen vegetative Begleiterscheinungen wie Erbrechen, Schwitzen oder Blässe (Adler u. Hemmeler 1986).

Bei Patienten mit **simuliertem Schwindel** beobachtet man oft, daß diese nicht in der Lage sind, ein entsprechendes Bewegungsmuster im Tret- oder Stehversuch identisch zu reproduzieren.

Ein **Dauerschwindel** über Monate oder Jahre spricht eher für eine psychogene oder funktionelle Genese, wenn nicht gleichzeitig eine Störung der Okulomotorik oder eine Ataxie nachweisbar sind, da ein etwaiger Ausfall oder eine Störung der peripheren Labyrinthfunktion im Verlauf von Wochen bis Monaten von zentral her kompensiert wird.

Bei der klinischen Bewertung von Befunden aus komplizierteren Untersuchungen zur Vestibularfunktion (Rotationsprüfungen, kalorische Testung) ist zu berücksichtigen, daß hier **interindividuell** große **Variabilitäten** bestehen. Die Varianz der Ergebnisse liegt bei ängstlichen oder anders psychisch alterierten Patienten noch deutlich höher. Seitendifferenzen bis zu 20% können bei körpergesunden Personen vorkommen (Brandt 1991).

> Grundsätzlich ist immer wieder in der klinischen Situation daran zu denken, daß sich eine körperliche Krankheit auch bei psychischer Auffälligkeit entwickeln kann.

Therapie

Beim psychogenen Schwindel ist die »Umarbeitung« des Erlebnis »Schwindel« in selbstreflexiv besser handhabbare Kategorien vordringlich. Dies sind zum Beispiel:

- Angst vor
- Abneigung gegen
- Wut auf
- Trauer wegen

Nicht vergessen werden sollte der eindringliche Hinweis, daß es sich hierbei um keine gefährliche Krankheit handelt, sondern um eine verstehbare Empfindens- beziehungsweise Befindensstörung.

Für die sogenannten **Antivertiginosa** (das Antihistaminikum Dimenhydrinat, durchblutungsfördernde Medikamente wie Cinnarizin und Flunarizin, zentral angreifende Pharmaka wie Scopolamin, Sulpirid und das Phenothiazin Thiethylperazin) ergeben sich nur drei **Indikationen** zur symptomatischen Behandlung von Schwindel und Nausea: die akute Labyrinthfunktionsstörung mit Nausea, die akute vestibulariskernnahe Hirnstammläsion mit Nausea, sowie die Prävention der Bewegungskrankheit (Brandt 1993).

Psychotherapeutisch hat sich besonders bei allen Formen abgegrenzter Angststörungen die Verhaltenstherapie bewährt, auch zur Dekonditionierung von Vermeidungsverhalten. Beim phobischen Attackenschwankschwindel gibt es eine klare Indikation zu einer verhaltenstherapeutischen Intervention mit allmählichem Expositionstraining. Die psychotherapeutische Indikation in den anderen Fällen psychogenen Schwindels richtet sich nach dem im eingehenden Gespräch mit dem Patienten darbietenden psychischen Befund und der Konfliktsituation des Patienten.

Bei komplexeren und besonders lebensgeschichtlich verwurzelten Störungen und Krisen ist ein **psychoanalytischer Zugang** sinnvoll und erfolgversprechend. Der Schwindelpatient wird besonders von einem niederfrequenten, aber langfristig angelegten Setting profitieren.

In der Behandlung schwerer depressiver Störungen, besonders im Übergang zu vitalen Verstimmungen, sind Medikamente in der Regel unverzichtbar, ebenso bei psychotischen Dekompensationen. Dagegen sollten **Anxiolytika** wie etwa Benzodiazepine nicht zur längerfristigen Behandlung einer Schwindelsymptomatik eingesetzt werden, auch nicht, wenn diese auf Angst zurückgeht oder mit ihr verbunden ist. Die Gefahr gründet sich zum einen auf die Gefahr der Abhängigkeit, die schon bei geringen Dosen auftreten kann, zum anderen aber auf die besondere sich selbst immer weiter tragende Psychodynamik, die diese Medikation über die pharmakologische Etablierung einer Selbstverborgenheit durch den Wegfall des Angstsignals bei den Patienten auslöst.

Literatur

Adler R, Hemmeler W. Praxis und Theorie der Anamnese. Stuttgart, New York: Fischer 1986.

Aschoff JC. Differentialdiagnostische Überlegungen zur Schwindelsymptomatik. HNO 1978; 26: 149-154.

Basecqz G. Aspects psychodynamiques de la maladie Menière. Laval Medical 1969; 40: 838-43.

Biesinger E. Diagnose und Therapie des vertebragenen Schwindels. Laryng Rhinol Otol 1987; 66: 32-6.

Brandt T. Differentialdiagnose klinischer Schwindelformen. Münch Med Wschr 1985; 50: 1137-40.

Brandt T. Vertigo. Its multisensory syndromes. London, Berlin, Heidelberg, New York: Springer 1991.

Brandt T. Schwindel. In: Lehrbuch der Neurologie. Kunze K (Hrsg). Stuttgart, New York: Thieme 1992; 318-39.

Brandt T. Schwindel. In: Therapie und Verlauf neurologischer Erkrankungen. Brandt T, Dichgans J, Diener HC (Hrsg). 2. Aufl. Stuttgart, Berlin, Köln: Kohlhammer 1993.

Drachman DA, Hart CW. An approach to the dizzy Patient. Neurology 1972; 22: 323-34.

Eagger S, Luxon SM, Davies RA, Coelho A, Ron MA. Psychiatric morbidity in patients with peripheral vestibular disorder: a clinical and neurootological study. J Neurol Neurosurg Psychiatry 1992; 55: 383-7.

Fava GA, Grandi S, Canestrari R, Grasso P, Pessarin F. Mechanisms of change of panic attacks with exposure treatment of agoraphobia. J Affect Disord 1991; 22: 65-71.

Fischer PA. Schwindel: Neurologische Aspekte. Dtsch Ärzteblatt 1972; 69: 2533-7.

Fowler jr EP, Zeckel A. Psychosomatic aspects of Menière's disease. JAMA 1952; 148: 1265-71.

Freud S. Über die Berechtigung von der Neurasthenie einen bestimmten Symptomenkomplex als "Angstneurose" abzutrennen. 1895. GW Bd 1. London: Imago; 315-42.

Groen JJ. Psychosomatic Aspects of Menière's Disease. Acta Otolaryngol 1983; 95: 407-16.

Hinchcliffe R. Emotions as a precipitating factor in Menière's disease. J Laryngol Otol 1967; 81: 471-5.

Hoffmann SO, Hochapfel G. Neurosenlehre, Psychotherapeutische und Psychosomatische Medizin. 5. Aufl. Stuttgart, New York: Schattauer 1995.

Kirk C, Saunders M. Primary psychiatric illness in an neurological outpatient department in North East England. Acta Psychiat Scand 1977; 56: 294-302.

Lempert T, Dieterich M, Huppert D, Brandt T. Psychogenic disorders in neurology: Frequency and clinical spectrum. Acta Neurol Scand 1990; 82: 335-40.

Maass G. Schwindel als psychosomatisches Symptom. Diagnostik 1976; 9: 342-5.

Modestin J. Schwindel als psychosomatisches Phänomen. Psychother Med Psychol 1983; 33: 77-86.

Mumenthaler M. Der neurologische Patient und der Schwindel. In: Der Schwindel aus interdisziplinärer Sicht. Karbowski K (Hrsg). Berlin, Heidelberg, New York: Springer 1981; 27-59.

Richter HE, Beckmann D. Herzneurose. 2. Aufl. Stuttgart, New York: Thieme 1973.

Rigatelli M, Casolari G, Bergamini G, Guidette G. Psychosomatic study of 60 patients with vertigo. Psychother Psychosom 1984; 41: 91-9.

Schilder P. The vestibular apparatus in neurosis and psychosis. J Nerv Ment Dis 1933; 78: 1-23, 137-64.

Schwöbel G. Zur Psychotherapie des Schwindels. Psyche 1954; 8: 367-87.

Tiwari S, Bakris GL. Psychogenetic vertigo: a review. Postgraduate Medicine 1961; 70: 69-77.

Trimble MR. Psychiatric aspects of vertigo. In: Vertigo. Dix MR, Hood DD (eds). Chichester, New York: Wiley 1984; 345-58.

Wexler M, Crary W. Menière's disease: The psychosomatic hypothesis. Am J Otology 1986; 7: 93-6.

Wheeler ED, White PD, Reed WE, Cohen ME. Neurocirculatory asthenia (anxiety neurosis, effort syndrom, neurasthenia). JAMA 1950; 142: 878-88.

Zander W. Schwindel als Symptom bei schizoiden Patienten. Z Psychother Med Psychol 1968; 18: 167-77.

Literaturempfehlungen

Karbowski K. Der Schwindel aus interdisziplinärer Sicht. Berlin, Heidelberg, New York: Springer 1981.

5.3.6 Funktionelle kardiovaskuläre Syndrome

Ulrich Stuhr

ICD-10 Klassifikation

Die funktionellen kardiovaskulären Syndrome werden unter der somatoformen autonomen Funktionsstörung des kardiovaskulären Systems (F45.30) klassifiziert. Wenn auch Panikattacken auftreten, könnte noch zusätzlich F41.0 klassifiziert werden.

Herzangstneurosen

Deskription

Der Patient klopft und steht sogleich strahlend im Zimmer: »Ich bin da«; er ist klein, drall, munter. Zu seiner modischen Kleidung trägt er vorn spitz zulaufende, hochhackige Stiefel. Er beginnt gemächlich, aber unaufhaltsam zu erzählen:

--- **Fallbeispiel** ---

Es begann vor ca. 7 Jahren, als er wie gewöhnlich zur Arbeit fuhr und ihm plötzlich »mulmig« wurde, so daß er rechts heranfuhr, ausstieg, eine Zigarette rauchte, etwas auf und ab ging, bis es besser wurde (die Symptomatik klingt nach einem Blutdruckabfall – Kopfdruck, leichtes Schwindelgefühl, verschwommen vor den Augen, leichte Übelkeit). Im Betrieb fiel seine Blässe auf. Nach zwei Stunden fühlte er sich wieder »klapperig«, das Blut sei aus den Beinen gewichen, er habe begonnen, »eierig« zu gehen. Er ging aus Vorsicht zum Betriebssanitäter, der ihn mit einem firmeneigenen Krankenwagen ins Allgemeine Krankenhaus bringen ließ. Dabei verschlechterte sich sein Zustand, als er von den Sanitätern hört: »Mensch, wie siehst Du denn aus, mach bloß keinen Quatsch. Der klappt uns noch ab, ab mit ihm, gib Gas.«

Er bekam starkes Herzklopfen und verkrampfte sich unter Schmerzen »zu einem Bündel«. Er scheint eine Hyperventilationstetanie entwickelt zu haben, die der diensthabende Pfleger von der Krankenhausaufnahme sachkundig durch das Überstülpen einer Plastiktüte vor Mund und Nase in 20 Minuten kupiert hatte. Er darf nach Hause gehen, was der Patient aber überhaupt nicht begreifen kann, da er sich kurz vor dem Tode wähnte. Seitdem klagt er über »Anfälle« von Angst und Herzrasen, so daß er fürchte, »am Herzen zu sterben«.

Oftmals beginnt dieses Krankheitsbild, das lange als »Herzneurose« bezeichnet wurde, aber treffender als **Herztod-Phobie** bezeichnet werden sollte, mit akuten Tachykardien (bis zu 160 Schläge/min), Blutdruckanstieg mit Werten bis 26,6/13,3 kPa (200/100 mmHg), Schweißausbruch, Gesichtsröte, tiefer und forcierter Atmung, eventuell mit Ausbildung einer Hyperventilationstetanie. Es bestehen oft auch

Herzschmerzen und Herzstiche mit Schmerzausstrahlung in den linken Arm. Diese Anfälle können sich in unregelmäßigen Abständen wiederholen. Nach einem ersten Anfall kommt es dann zu einer gedanklichen und erlebnismäßigen Einengung auf die stark angstbesetzte Vorstellung (**Erwartungsangst**), es könne sich um einen Anfall handeln, bei dem das Herz versagen könnte, es könnte zum Infarkt kommen.

Die Patienten kontrollieren dauernd ihren Puls, gehen von einem Arzt zum anderen, ohne daß ein pathologischer kardiologischer Befund erhoben werden könnte. Die Mitteilung, ihr Herz sei organisch gesund, beruhigt die Patienten aber nicht, die Angst vor dem Herztod und der dringende Wunsch, körperlich untersucht zu werden, bestehen meist fort; in so einem Fall spricht man von einer **Herztod-Hypochondrie**. Innerhalb der Gruppe der **funktionellen kardiovaskulären Syndrome** der Herzangstneurose können anhand der Intensität und Art der geschilderten Ängste drei Gruppen unterschieden werden:

- **Herztod-Phobiker**, die vor allem über starke panikartige Angstanfälle berichten
- **Herz-Hypochonder**, deren Angst sich vor allem in Sorgen und Befürchtungen um das Herz äußert
- **Herztod-Hypochonder**, die weniger an Angstdurchbrüchen leiden, sondern sehr zentriert von der »Gewißheit« gequält sind, am Herztod zu sterben (Hoffmann u. Hochapfel 1995, S. 111).

Prozeßhafte Mischformen sind immer denkbar.

Epidemiologie

Wie bei anderen psychosomatischen Krankheitsbildern treffen wir auch hier auf das von Hinterhuber (1982, S. 55) grundsätzlich formulierte Problem: »Die Epidemiologie der psychosomatischen Erkrankung ist ein noch weitgehend ungeschriebenes Kapitel.« Sie ist ein Stiefkind in epidemiologischen Studien, in denen psychosomatische Erkrankungen meist nicht gesondert erfaßt werden, da ihr oft schwankender und schleichender Verlauf und das verdeckte Inanspruchnahmeverhalten der Patienten ihre Erfassung sehr erschwert.

Nach Bräutigam und Christians (1981, S. 112ff) stellt die Herzneurose 6,5% aller psychiatrischen Diagnosen einer nervenärztlichen Praxis beziehungsweise 8% aller Diagnosen einer psychosomatischen Ambulanz (Universität Heidelberg). Sie ist damit eine häufig anzutreffende Symptomatik, die sich zwischen dem 18. und 40. Lebensjahr zu manifestieren scheint.

Es gibt aber sehr unterschiedliche Angaben in der Literatur zur **Prävalenz** (Schonecke u. Herrmann 1996, S. 673 ff): ländliche Gebiete 2%, Stadt (Boston) 4,7%, Medizinische Poliklinik 8%, im psychiatrischen Bereich 27%.

Differentialdiagnose

Differentialdiagnostische Entscheidungen sind abhängig von Annahmen über mögliche körperliche Dispositionen (s. unten) und von der Zuordnung manifester Symptome, die bei der Herzangstneurose mit auftreten können (z.B. Schmerzen im Brustbereich), zu möglichen organischen Erkrankungen des Herz-Kreislauf-Systems und anderer Organsysteme (z.B. Schilddrüse).

Im akuten Zustand, der besonders in den Aufnahmediensten der Krankenhäuser zu beobachten ist, muß der sympathikovasale Anfall im Rahmen der Herzangstneurose vom **Herzinfarkt** (s. Kap. 5.4.4, S. 410 ff) unterschieden werden. Dies ist zum einen dadurch möglich, daß das EKG im Falle der Herzangstneurose ohne Befund oder nur situationsbedingt vegetativ überlagert ist und sich im Urin keine ausreichenden enzymatischen Befunde finden lassen. Dabei ist es jedoch auch hilfreich, auf das Alter des Patienten zu achten, denn die Herzangstneurose tritt meist bei Patienten zwischen dem 20. und 40. Lebensjahr auf. Die dramatische Angst beziehungsweise die nicht realitätsbezogene Überbewertung herzbezogener Körpersensationen steht bei der Herzangstneurose im Mittelpunkt, während beim Herzinfarkt der Schmerz und das daran gebundene Vernichtungsgefühl dominieren; Angstgefühle sollen beim Herzinfarkt in etwa nur 10% der Fälle das Bild bestimmen (Bräutigam u. Christian 1981, S. 111).

Der funktionelle kardiovaskuläre Anteil bei der Herzangstneurose muß von **koronaren Herzerkrankungen** in der relativen und absoluten Koronarinsuffizienz abgegrenzt werden. Hierzu wird vorgeschlagen, neben den EKG-Befunden und enzymatischen Laborwerten besonders die

Charakteristika des Schmerzes zu beachten, denn funktionell verursachter Schmerz zeichnet sich mehr durch dumpfen Druck und Brennen (Stunden bis Tage) sowie kurze nadelartige Schmerzen unter der linken Brustwarze, jeweils ohne körperliche Belastung, aus. Wenn funktionell bedingte Schmerzen durch körperliche Belastung auftreten, dann weil die vom Patienten wahrgenommenen Körpersensationen immer Angst auslösen (Schonecke u. Hermann 1996; Hoffmann u. Hochapfel 1995).

Die **Hyperthyreose** bewirkt zwar auch Unruhe- und Angstzustände, sie führt aber nur sehr selten zu einer Angst als lebensbedrohliches Gefühl; die zusätzlich vorhandenen Symptome einer Hyperthyreose sind gut diagnostizierbar. Auch bei der **Phäochromozytom-Krise** gibt es schwere Herzanfälle, die aber auch nicht den angstneurotischen Charakter wie bei sympathikotonen Anfällen haben und die über die Katecholamin-Ausscheidung im Harn zweifelsfrei erkannt werden können.

Die **Prinzmetal-Angina** als Sonderform der Angina pectoris ist durch Schmerzen in Ruhe bei ansonsten guter Belastbarkeit, durch eine starke ST-Hebung im Anfall (Normalisierung im EKG nach 1–2 Std.) und durch Kammerarrhythmien ohne zusätzliche enzymatische Auffälligkeiten gekennzeichnet. Im Rahmen eines Provokationstests kann sie im Koronar-Angiogramm durch ausgelöste Koronarspasmen während des Anfalls diagnostiziert werden.

Fehldiagnosen bei eigentlich vorliegender Herzangstneurose sind oft Myokarditis, Mitralinsuffizienz, Hypotonie, Hyperthyreose und Koronarinsuffizienz. Aber auch die Fernwirkung anderer Organe (Halswirbel, Galle und Magen) können Schmerzempfindungen verursachen und zu Fehldiagnosen führen.

Ätiologie und Psychodynamik

Nach einer ausführlichen Diagnostik in unserer psychosomatischen Ambulanz (Deneke et al. 1984) formulieren wir für den oben erwähnten Patienten (Herr B.) folgende gedeutete Lebensgeschichte:

--- Fallbeispiel ---

Der fehlende Vater beziehungsweise dessen unklare Identität haben es Herrn B. erschwert, ein stabiles Bild von sich selbst zu entwickeln. Es ist zu vermuten, daß Herr B. in der frühen Beziehung zu seiner unzuverlässigen Mutter in einem nur unzureichenden Maße erfahren hat, als Kind geliebt, angenommen, sicher beschützt und zuverlässig versorgt zu werden. Die mütterlichen Aufgaben sind dann fast vollständig von der Großmutter (von seiten der Mutter) übernommen worden. Die Großmutter hat damit für Herrn B. eine sehr wichtige stabilisierende Funktion übernommen, um die enttäuschenden Erfahrungen mit der Mutter zu bewältigen.

Dabei hatte er offenbar den Eindruck, die Zuwendung der Großmutter würde ihm nur unter der Bedingung zuteil, daß er mit Cleverness, Pfiffigkeit und Durchsetzungsvermögen die Leistungen erbringt, die der Großmutter gefallen. Denn er wußte ja am Beispiel seiner Mutter, wie es einem Menschen ergeht, der den Erwartungen der Großmutter nicht entspricht: Man wird fortgeschickt. Damit hätte ihm wieder eine Situation gedroht, wie er sie in der frühen Mutterbeziehung in beängstigender Weise erlebt hatte.

Eine lange Krankheit in der Kindheit war ein weiterer Faktor, der das ständige Streben von Herrn B. nach anerkennungswürdiger Leistung verstärkte. Mit dieser Krankheit (Osteomyelitis) hatte er hauptsächlich zwei Erfahrungen gemacht: Einerseits hatte er erfahren, wie stark, fürsorglich und zuverlässig seine Großmutter sein konnte, um ihm zu helfen, wenn er krank war. Andererseits war er gerade wegen der langen Krankheit in einem hohen Maß von der Großmutter abhängig, deren subjektive Bedeutung für ihn damit noch zunahm. Die mit der Krankheit verbundene Einschränkung (Gipsbett) bewirkte, daß Herr B. sich nicht mit anderen Kindern messen konnte. Es blieb ein tiefer Zweifel, ob er wirklich mit anderen (vor allem Jungen) mithalten, konkurrieren kann, zumal er ja auch so ein auffallend »Lütter« war. An dem Thema des »Lebens nach dem Tod« erlebte Herr B. einen deutlichen Unterschied zu seiner Großmutter. Da dieses Thema für ihn sehr beunruhigend war und er es nicht eigenständig verarbeiten konnte, vermied er es, sich damit weiter auseinanderzusetzen. Die Thematik des Todes beziehungsweise des Lebens nach dem Tode behielt damit für ihn den Charakter des unheimlichen und bedrohlichen Themas. Da der eigene Vater fehlte, an dem er sich orientieren konnte, um von sich ein Selbstbild als »Junge« oder »Mann« zu entwickeln, war der Großvater für Herrn B. eine wichtige männliche Bezugsperson. Die erste Berufswahl ist mit der des Großvaters identisch.

Weiterhin lernte er es nicht, differenziert und abgestuft mit Belastungen (Tod oder Krankheit von Nahestehenden, persönliches Versagen) und zwiespältigen Gefühlen umzugehen. Es fehlten ihm die Vorbilder, an denen er differenziertere Verhaltens- und Bewältigungsmuster hätte erlernen können (»Ich habe Trauer nicht gelernt«). Es gab für ihn nur den »totalen« Erfolg. Fällt dieser aus, so erwartet er Einsamkeit und Hilflosigkeit (also eine Wiederherstellung der frühen Erfahrung mit der unzuverlässigen Mutter).

Der erste Arbeitsplatz, an dem das Symptom zum ersten Mal auftrat, hatte für Herrn B. in zweifacher Hinsicht eine positive Bedeutung: Zum einen machte er auf der fachlichen Ebene die Erfahrung, daß er objektiv schwierige und verantwortungsvolle Aufgaben lösen konnte, und zum anderen wurde ihm dafür hohe Anerkennung ausgesprochen. Beides, die befriedigenden Tätigkeitsmerkmale und der Status, ermöglichen es ihm, aufgrund seiner eigenen Leistung ein positives Konzept von sich selbst zu entwickeln. Die zusätzlichen Rahmenbedingungen, besonders die Schichtarbeit, erwiesen sich jedoch zunehmend als Belastungsfaktoren, was den Kontakt zu seiner Familie und sein Wohlbefinden im Familienleben bedrohte.

Seine Versorgungswünsche passen einerseits gut in das Verhaltensmuster seiner Ehefrau, die in ihrer Ursprungsfamilie frühe Erfahrungen damit gemacht hatte, andere mütterlich zu versorgen. Anderseits lassen sie sich auf Erfahrungen in der Ursprungsfamilie zurückführen, denn dort erlebte er, krank beziehungsweise schwach sein zu können und von einer als stark erlebten Großmutter geschützt und gepflegt zu werden. Durch Übernahme dieser Versorgungsfunktion durch die Frau übernimmt sie gleichzeitig die Rolle des starken Elternteils in der Familie, die vorher Herr B. innehatte. Sehr auffällig ist dabei der Symptom- und Positionswechsel innerhalb des Paares, das heißt, zunächst war die Frau mit einem ähnlichen Beschwerdebild krank und er gesund und nun umgekehrt.

Offenbar bleibt das spezifische Gleichgewicht in der Familie so erhalten, indem ein starker und gesunder Teil einem schwachen und kranken gegenübersteht. Dahinter könnte die Furcht stehen, die Paarbeziehung könne auseinanderfallen, wenn sich beide gleichartig geben würden, wenn die Frau neben ihm auch berufstätig ist.

Richter und Beckmann (1969) legten eine bis heute gültige Konzeption zum psychodynamischen Verstehen der Herztod-Angst vor. Darin haben sie die psychische Ähnlichkeit zu neurotisch depressiven Patienten aufgrund der tiefen Selbstunsicherheit hervorgehoben, die auf eine **nicht ausreichend gelungene Verinnerlichung** des realen und idealen **mütterlichen Objektes** zurückgehen soll. Die mit einer Mutter assoziierten Eigenschaften sind nicht in die eigene Identität und Selbstwahrnehmung integriert worden und stehen nicht, besonders in Krisensituationen, zur Verfügung. Hieraus folgt für die Beziehung zu anderen, daß diese Menschen in hohem Maße auf Lebenspartner angewiesen sind, die ihnen quasi äußerlich jenen Halt geben müssen, der ihnen innerlich fehlt; sie neigen deshalb zu **symbiotischen Beziehungskonstellationen**: Der Partner muß ständig verfügbar sein. In eigenen Untersuchungen (Deneke et al. 1984) fanden wir diese Dynamik bestätigt (s. auch den Eingangsfall, S. 343) und konnten ergänzen: Die Eltern der Patienten »überforderten die Kinder mit ihren Erwartungen, konnten ihnen zu wenig Zuwendung geben und leiteten damit eine zu frühe, forcierte Autonomieentwicklung ein oder behinderten diese, indem sie die Kinder in symbiotischer Abhängigkeit banden« (ebenda, S. 281).

Männliche Patienten

Bei der Untergruppe männlicher Patienten imponierte als zentraler **Kompensationsmechanismus** die Entwicklung eines **narzißtischen Selbstbildes** im Sinne eines »grandiosen Selbst« und eines »idealisierten Elternimagos«. Dies hat vor allem zur Folge, daß die Wahrnehmung der eigenen Person und die Grenzen der eigenen Leistungsfähigkeit unrealistisch, das heißt letztlich überhöht erfolgt. Bei den männlichen Patienten zeigt sich dieses Problem am deutlichsten in ihrer Arbeitssituation beziehungsweise berufsbezogenen Leistung. Im Arbeitsbereich finden sich einerseits eine extrem hohe positive Bedeutung der Arbeit für den Patienten, aber andererseits auch ein hoher, zermürbender Druck, unter dem diese Patienten ihre Arbeit versehen beziehungsweise glauben, versehen zu müssen, um anerkannt gute Leistungen erbringen zu können. Die für das Wohlbefinden und den Selbstwert wichtige Arbeit wird durch diese zermürbenden Faktoren zu einer belastenden Dauerbeanspruchung und zunehmend zwiespältig erlebt. Im Bereich der Familie entsteht nach der Manifestation der Symptomatik dann eine Situation, bei der der Familienvater innerhalb der Familie zur Hauptperson wird, der seine Symptome offen auslebt, ja sogar einsetzt, um seinen regressiven Bedürfnissen Nachdruck zu verleihen und insgesamt ein um ihn zentriertes festes »Pflegeklima« schafft: Die sogenannte »**Psychosomatische Familie**« ist entstanden (Wirsching 1996).

Es ist also denkbar, daß aktuelle Belastungssituationen, die – wie beim Arbeitsplatz – existentielle Bedeutung haben, Gewicht neben der bekannten These vom Wiederholungszwang frühkindlicher Konflikte oder Traumata erhalten. Es ist hiernach sinnvoller, von einer engen **Verzahnung biographisch relevanter Erfahrungen** und **aktueller Belastungen** zu sprechen, bei der die Krankheit nur durch das Zusammenwirken *beider* Bereiche möglich wurde. Unabhängig von den Entstehungsbedingungen dient die Symptomatik weiterhin dazu, den Leistungsdruck ohne das Eingeständnis, aufgegeben beziehungsweise sein berufliches Ideal nicht erreicht zu haben, vermeiden zu können/dürfen.

> Mit der Krankheit entsteht eine legitime (und legale) Möglichkeit, zu regredieren. Der Ort für diese Regression ist die Familie.

Zur Erklärung dieser Symptomatik wird das Konzept vom A-/B-Profil[1] bei der Verarbeitung von Angst herangezogen:
- Das **A-Profil** ist dadurch gekennzeichnet, daß ein Rückzug in die beziehungsweise eine Suche nach der Abhängigkeitsposition in der Rolle des Kranken beziehungsweise in der Beziehung zu einem potentiell stützenden Objekt geschieht.
- Das **B-Profil** ist gekennzeichnet durch eine ständige Suche nach Herausforderung, die der Bewahrung beziehungsweise dem Beweis der Stabilität und Bedeutung der eigenen Person und ihrer Leistungsfähigkeit dient; er folgt einer kontraphobischen Abwehr.

Diese Konzepte sind jedoch zu unspezifisch, um sie nur für diese Krankheitsgruppe reklamieren zu können. Auch die Frage der **Organwahl** ist unter Spezifitätsgesichtspunkten schwer zu beantworten. Das Herz scheint aber Ausdrucksorgan für das Gefühl des Getrenntseins beziehungsweise des Verlustes an Nähe und Liebe, mithin für Einsamkeit, besonders prädestiniert (vergl. Lynch 1979) und könnte im Rahmen der Herztod-Phobie bedeuten, sich angesichts unsicherer innerer und äußerlicher Objekte am eigenen Körper, dem Herz, festhalten zu wollen, das aber via Projektion gerade diese Beziehungsunsicherheit bis hin zur größten Trennungsangst, nämlich der Todesangst, repräsentiert. Auffällig war in unserer eigenen Untersuchung (Deneke et al. 1984), daß vor Manifestation der Herztod-Phobie im Umkreis der Patienten zum Teil wichtige Personen (im Fallbeispiel der Vorgesetzte) am Herztod gestorben waren, also ein **Identifikationsmodell** vorlag.

Weibliche Patienten

Die Gruppe der weiblichen Patienten, sofern sie sich nicht mit den männlichen Zielen und Rollenvorgaben völlig identifiziert haben (phallisch-narzißtische Persönlichkeitsstrukur) und dann auch ähnlich funktionieren (s. oben), scheinen eher an der Kompensation zu scheitern, ihre Selbstunsicherheit im traditionellen Rahmen einer harmonischen Beziehung lösen zu können.

Körperliche Dispositionen

Das Grundproblem bei der Suche nach erbbedingten somatischen oder physiologischen Dispositionen ist die post-hoc-Interpretation

---

[1] Das A- bzw. B-Profil darf nicht mit dem A- und B-Typus aus der Herzinfarktforschung verwechselt werden; Richter und Beckmann (1969) entwickelten die A- und B-Profile mit Hilfe des MMPI, eines psychologischen Fragebogens!

körperlicher Befunde. So kann zum Beispiel die Häufung funktioneller Herz-Kreislauf-Befunde in Familien (Cohen et al. 1951) als Ausdruck eines dominanten Erbganges, aber auch als Folge eines Identifikationslernens der Familienmitglieder untereinander (die sog. **»Sanatoriums«-Familie** nach Richter 1970) interpretiert werden. Das methodische Hauptproblem betrifft den stringenten wissenschaftlichen Nachweis, daß Veränderungen (z.B. im EKG) mit dem vorliegenden Krankheitsbild ursächlich oder spezifisch zusammenhängen, und die Frage, ob die körperlichen Befunde nicht doch eher Folge eines chronischen Verlaufes (z.B. Trainingsmangel aufgrund einer ängstlichen Schonhaltung) als ihre Ursache sind.

Als körperliche Vorbedingung der Herzangst-Neurose wird das **Mitralklappenprolapssyndrom** diskutiert, das heißt eine Verminderung der elastischen Elemente mit dünnen und verlängerten Chordae tendineae mit überflüssigen und verdickten Klappen, das es als angeborene wie auch durch Herzinfarkte oder Myokarditis erworbene Form gibt. Es ist jedoch auch hier zu vermuten, daß sich die ängstliche Wahrnehmung der Patienten dieser Befunde sekundär »bedient« (Jenzer 1981).

Delius und Fahrenberg (1966) legten eine Hypothese zur psychophysiologischen Disposition vor, in der von einer **»Ordnungsstörung«** (einer Art Instabilität) in der psychosomatischen Regulation zum jeweiligen Erfordernis ausgegangen wird, die dann wiederum sekundär die Wahrnehmung des Patienten berührt. Die genetische Determination zeige sich in der Persönlichkeitsstruktur und im neurovegetativen sowie neuroendokrinen System der Personen. Die Annahme einer Regulationslabilität vegetativer Funktionen als Ursache funktioneller Herz-Kreislauf-Störungen findet sich auch bei Christian et al. (1966) im Konzept der Sympathikotonie sowie bei Hahn (1966) im Konzept einer gesteigerten ergotropen Reaktionslage, die das Auftreten sympathikovasaler Anfälle befördere.

Therapie

Diagnosen, seien es nun phänomenologische Klassifikationen (wie »die Herzneurose« oder »die Herztod-Phobie«) oder auch strukturell-psychodynamische (wie z.B. »phallisch-narzißtisch« oder »hysterisch«), besitzen eine gewisse konventionelle Zweckmäßigkeit, aber mehr eigentlich nicht. Wir gehen demgegenüber davon aus, daß man – besonders auch bei der Herztod-Phobie – eben nicht von derartigen Diagnosen automatisch zu einer sinnvollen Indikationsstellung gelangt und auch nicht zu einem therapeutischen Konzept, sondern daß es auch hier um eine sogenannte **»therapeutische Diagnose«** gehen muß, bei der für jeden Patienten neu gefragt wird: Was braucht dieser Patient konkret für eine ihm gemäße Therapie, können sich der Patient und der Therapeut aufeinander einlassen, und haben beide voneinander positive Phantasien über den therapeutischen Ausgang?

Nach Durchsicht der Literatur tauchen 14 Empfehlungen auf, die in diesem Rahmen nur globalisiert dargestellt werden können. Sie reichen von der »ärztlichen Aufklärung« und dem »Arzt als stützendes Objekt« bis hin zur analytischen Psychotherapie, aber auch zur Familienberatung oder Bewegungstherapie.

Dabei wird eine starke Polarisierung der Vorschläge deutlich; denn es werden sowohl die Gabe von Psychopharmaka wie auch die analytische Psychotherapie gleich oft als Empfehlungen genannt. Die Psychoanalyse dagegen wird zwar erwähnt (Mentzos 1984), aber in einer Stichprobe mit 25 Patienten wurde sie nur für zwei Patienten empfohlen, was jedoch im Verlauf der Therapie wieder zurückgenommen werden mußte: Das Setting wurde in eine analytische Psychotherapie umgewandelt, mit zwei Sitzungen pro Woche im Sitzen.

In unserer eigenen Studie (Deneke et al. 1984) zur Herztod-Phobie, in der aus der Komplexität des Einzelfalles und auf den Einzelfall zugeschnittene Therapieziele und Behandlungsformen formuliert wurden, finden wir bei 7 männlichen und 3 weiblichen Patienten tatsächlich keine einzige identische Therapieempfehlung oder positiv formuliert: Jede Empfehlung war für jeden Einzelfall spezifisch. Sie gehen von analytischer Einzeltherapie über Paar- und Familientherapie sowie reiner pragmatischer Beratung bis dahin, gar keine Therapieempfehlung zu geben.

Welche konkreten **Verhaltensweisen** von **Patienten hinsichtlich** der **Therapie** aufgetaucht sind, wird an der Reaktion eines Patienten am Ende des Erstinterviews deutlich:

Funktionelle Störungen

―――― **Fallbeispiel** ――――

Zum Termin, wo dem Patienten erläutert werden sollte, was nun therapeutisch zu geschehen habe, erschien der Patient nicht beziehungsweise nicht pünktlich: er kam 2 Stunden zu spät und erklärte, daß er an diesem Tage nicht den direkten Weg zur Klinik nehmen konnte, sondern, da es ihm hinsichtlich seines Herzens schlecht ging, er den sicheren Weg wählen mußte, das heißt den Weg über die Krankenhäuser und bekannten Arztpraxen, die auf dem Weg zu unserer Klinik lagen, und wo er auch zum Teil dann im Wagen vor den Praxen und Krankenhäusern verweilen mußte. Er konnte dann auch äußern, daß er gerade vor diesem Termin sehr große Angst verspürt hatte; auf Nachfrage gab er eine Phantasie dazu preis: Er erwartete von uns den Therapievorschlag zu hören, daß sein Kopf geöffnet und an seinem Gehirn ein Eingriff vorgenommen werden müßte. Er war sichtlich erleichtert, als ihm »nur« eine Paartherapie mit seiner Frau vorgeschlagen wurde.

Diese Paartherapie beendete er, nicht seine Frau, nach 4 Stunden unter dem Vorwand, den finanziellen Eigenbeitrag für die Therapie besser für die Anschaffung eines neuen Mercedes verwenden zu wollen.

―――――――――――――――――

Wir können uns bei diesem Patienten über die mangelnde Motivation zur Psychotherapie beklagen und es in generelle Erfahrung mit dieser Patientengruppe einordnen, aber psychologisch mag dieser Patient recht gehabt haben: Ein neuer und größerer Mercedes bedeutete für die *innere* Welt des Patienten mehr als die bedrohlich konflikthafte Aufarbeitung einer ihn abstützenden Beziehung durch die Ehefrau – was bei Herztod-Phobikern des A-Profils auch nicht verwundern darf, denn das Symptom wird intrapsychisch zur Stabilisierung ihrer Gleichgewichtslage benötigt.

> Damit sind wir beim Kern des Problems: Was braucht der Patient, und was macht es so sehr schwer, es in der therapeutischen Beziehung mit ihm zu realisieren?

Mentzos (1984) Überlegungen zur psychotherapeutischen Behandlung erscheinen dabei von besonderer Relevanz. Sie beruhen auf 25 längeren Behandlungen und 100 Erstinterviews von Patienten mit Herzneurosen und ähnlichen körpernahen Angstanfällen. Diese Patienten scheinen in der Therapie ihre körperbezogene Angst nicht hergeben zu wollen und möchten immer wieder beruhigt werden, ohne sich gerne an den psychologischen Hintergründen ihrer Ängste rühren zu lassen. Der Therapeut fühlt sich schnell zu einer mechanisch stützenden Einrichtung degradiert beziehungsweise unter der Kontrolle des Patienten, in Form von Verfügbarkeit, zu stehen.

Mentzos (1984) Arbeitshypothese besteht darin, daß die **Selbstobjekt-Repräsentanzen**, also die *verinnerlichten* Beziehungserfahrungen zu den Primärobjekten, nicht etwa nur widersprüchlich, sondern daß sie »blaß« sind. Die Affekte in der Beziehung oder/und die Erfahrung der Beziehung selbst waren zu schwach, um sie sicher verinnerlicht und damit psychologisch verfügbar im späteren Leben zu haben: So reagieren diese Patienten auf Trennung oder Tod einer anderen Person nicht mit Traurigkeit, sondern mit Selbst- oder dem Körperselbst-Verlust, oder Aggressivität wird sofort als Töten oder Vernichten erlebt.

Diese Repräsentanzschwäche, das heißt eine psychologisch wenig gesicherte affektive Beziehungserfahrung in der inneren Welt, kann durch **Abwesenheit** der wichtigen **Primärobjekte** »Mutter und Vater« und damit Abwesenheit dieser Beziehungserfahrung entstehen. Der bereits erwähnte Patient, der die Paartherapie wegen des neuen Mercedes abbrach, kannte seinen Vater nicht, und seine Mutter ließ ihn bei ihren Eltern zurück. Aber auch durch die **Relation** von **Affektmenge** zu vorhandener **verinnerlichter Beziehungserfahrung** bewirkt es. Denn archaische Affekte beziehungsweise auch ein hoher Triebdruck können selbst bei innerer Anwesenheit der Primärobjekte die innere Gewißheit einer überdauernden Beziehungserfahrung gefährdet erscheinen lassen, weil die Affekte so überaus stark und noch ungebunden innerpsychisch wirken können. Diese nicht gebundenen Affekte in ihrer psychologisch unbearbeiteten Form bedrohen mit einer archaischen Wucht die blassen Selbstobjekt-Repräsentanzen im Patienten – außerhalb, aber eben auch innerhalb der therapeutischen Beziehung.

Der **Therapeut**, der sich zum **stützenden Hilfs-Ich** degradiert sieht beziehungsweise instrumentalisiert wird, ist dabei nun das Objekt, das darüber wachen soll, daß die bedrohlichen Affekte nicht die vorhandenen Objekt- (außen und innen) und Selbst-Repräsentanzen zerstören können; deshalb wird der Therapeut vom Patienten sehr festgehalten und kontrolliert, aber auch idealisiert: Nur der starke, omnipotente Therapeut nützt hier dem Patienten. Vermutlich wiederholen diese Patienten auch etwas, was sie bei den Eltern erlebten: Der Therapeut wird zur eigenen Stabilisierung im Sinne eines Selbstobjektes benutzt. Der Therapeut soll omnipotenten Schutz als Objekt gewähren, aber gleichzeitig verfügbar und kontrollierbar sein, wie ein kleines Kind für die Mutter, die hier unbewußt vom Patienten gespielt wird.

Aspekte der Übertragung und Gegenübertragung

Aus den Übertragungsmöglichkeiten des Patienten deuten sich große Schwierigkeiten für die Gegenübertragung des Therapeuten an. Wenn wir die globalen Profile A und B heranziehen (s. S. 347), muß man als Therapeut auf Folgendes gefaßt sein:

Der **A-Profil-Patient** kann in seiner ängstlichen Art unter Umständen so anklammernd und fordernd sein, daß massive aggressive Gefühle beim Therapeuten mobilisiert werden, verbunden mit dem Wunsch, den Patienten auf dem schnellsten Wege wieder los zu werden. Diese emotionalen Reaktionen auf den Patienten sollten wir in uns registrieren, aber zugleich kontrollieren. Dies gelingt umso eher, je besser wir verstehen, daß der Patient sich subjektiv in einer großen Notsituation befindet, die ihn nach dem stützenden Objekt greifen läßt – einer Person, die er in seinem bisherigen Leben nicht hat verinnerlichen und stabil in sich verankern können.

Der **B-Profil-Patient** kann dagegen auf eine andere Weise aggressiv machen. Er kann sich nämlich unter Umständen demonstrativ großspurig oder überheblich geben – und dies in großer Diskrepanz zu der im Hintergrund spürbaren Ängstlichkeit und Selbstunsicherheit. Auch hier müssen wir verstehen, daß ein derartiger Patient seine narzißtische Selbstüberhöhung benötigt, um sich einigermaßen ausbalancieren zu können. Das ist seine psychische Überlebensform, für die er keine Alternativen zur Verfügung hat. Gerade die Tatsache, daß er eine Herztod-Phobie entwickelt, deutet unmißverständlich daraufhin, daß seine bisherigen narzißtischen Kompensationsmechanismen äußerst labil geworden sind.

Es ist wahrscheinlich, daß in ein und derselben therapeutischen Beziehung beide Konstellationen auftauchen können. Anhand einer Fallvignette soll dies verdeutlicht werden:

---- **Fallbeispiel** ----

Ein Patient (Mitte 30) meldete sich bei uns ca. 5 Jahre nach dem Auftreten des ersten herztodphobischen Anfalls: Er selbst spricht von einem »Nervenzusammenbruch« und der Angst »am Herzinfarkt sterben« zu können. In der Zwischenzeit war er nach der Konsultation eines Internisten, der ihn die ganze Zeit bis zu uns betreute, in einer halbjährigen Behandlung bei einem Psychiater, 2 Monate war er in einer psychosomatischen Kurklinik, in der er sich völlig symptomfrei fühlte, anschließend nahm er eine ambulante Verhaltenstherapie auf, die er nach 6 Stunden wegen »rhetorischer Kämpfe« mit dem Therapeuten abbrach; es kam zur Rückkehr zum Psychiater, woran sich dann zwei psychoanalytisch orientierte Gruppentherapien anschlossen, die er nach einigen Sitzungen jeweils auch abbrechen mußte, weil er sich von dem Therapeuten bevormundet fühlte. Wir einigten uns auf eine psychoanalytisch orientierte Einzeltherapie, eine Stunde pro Woche im Sitzen.

Die **Psychotherapie** mit diesem Patienten ist inhaltlich vor allem von der Rivalität und von Über- wie Unterlegenheitsgefühlen gegenüber Vorgesetzten und Kollegen, aber auch der Angst vor Frauen geprägt. Sie ist in der **Beziehung** von folgenden uns hier besonders interessierenden Phänomenen begleitet:

- Während der Therapiestunden kommt es zu ganz akuten Schmerzanfällen im linken Brustraum, die von heftigen jaktationsähnlichen Bewegungen begleitet werden und manchmal in ein tiefes schluchzendes Weinen nach einigen Minuten übergehen.
- Oder der Patient ist von einer derartigen Müdigkeit plötzlich befallen, daß er in einen schläfrigen, tranceähnlichen Zustand verfällt und beinahe vom Stuhl zu rutschen scheint.

- Oder er klagt, beklagt und jammert über seine Herzanfälle und Todesangst, die immer nur vorübergehend außerhalb der Therapie verschwinden.
- Dann aber kommt er auch sehr arrogant und ironisch-eloquent in die Stunde, sich im Zimmer umguckend, meine Kleidung oder vorhandene Bücher kommentierend, bis er dann preisgibt, daß er mittlerweile auch meinen Wagen ausgemacht hat und die Reifen nach Profiltiefe kontrolliert, mich beim Einkaufen im Supermarkt sah und sich fragte, ob ich in dem teureren Supermarkt einkaufe, oder wie er mich auf einem Sportplatz beobachtete, ob ich mich etwa arrogant bewege, wenn ich dort meine Kinder abgeholt habe.

Ich selbst gehe dabei durch ein Wechselbad der Gefühle, ich fühle mich enorm kontrolliert, beobachtet und verfolgt und dabei geprüft: ob ich nicht schon den kleinsten Anlaß bieten könnte, entwertet zu werden, Schwachstellen vorgehalten zu bekommen und abqualifiziert zu werden, und auf der anderen Seite soll ich doch seine letzte und einzige Rettung für ihn nach all den Jahren der Krankheit und vergeblicher Therapiebemühungen sein. Auch das Jammern wird zum Vorwurf für mich: Du hilfst mir nicht genug, bist du überhaupt in der Lage mir in meinem großen Leid zu helfen, mir all das Leid und meine Ängst zu nehmen? Die akuten Schmerzanfälle in den Stunden haben demgegenüber etwas davon, als würde ich selbst dem Patienten physisch etwas antun. Die tranceähnliche Müdigkeit wirkt dabei wie das Auge inmitten eines Orkanes, wo eine unendliche Ruhe und eine Hingabe sich verbreitet und mich anzieht, quasi in eine symbiotische Verschmelzung.

Nach einigen Monaten fiel mir auf, daß der Patient mir beim Verabschieden nicht mehr die Hand geben konnte und auch den Blickkontakt vermied. Da dies auch dem Patienten selbst auffiel, indem er von seiner großen Angst sprach, mir die Hand zu reichen, konnte es angesprochen werden. Ihm fiel dabei ein, daß er mit 17 Jahren stolz nach Hause gekommen sei und damals erzählte, er habe sich 50 DM mit Nachhilfeunterricht verdient. Die Eltern zweifelten diesen Betrag an und verlangten, daß er das Geld zeige; er weigerte sich und sagte, sie müßten ihm das so glauben. Da der Vater Anstalten machte, auf ihn zuzukommen und er als Kind vom Vater auch oft geschlagen worden war, lief er auf sein Zimmer und schloß sich ein. Der Vater folgte ihm und verlangte Einlaß, den der Patient verweigerte. Erst als der Vater nach einiger Zeit versprochen hatte, ihm nichts zu tun, sperrte der Patient die Tür auf. Der Vater aber hielt sich nicht an sein Versprechen und überwältigte ihn, griff ihm in die Hosentasche und nahm ihm den Geldschein weg.

Im weiteren Verlauf wurde deutlich, daß es einen kurzen Moment während des Übergriffs des Vaters gegeben hatte, wo es den Patienten blitzartig durchzuckte, sich zur Wehr zu setzen und dem Vater etwas anzutun. Es blieb dann aber bei dem lange verdrängten Vorsatz, beim nächsten Male den Vater umzubringen, wenn dieser noch einmal einen Übergriff starten würde.

Diese Szene ist dabei der Höhepunkt einer Vater-Sohn-Beziehung, wo am Anfang eine große, aber auch durch Furcht bestimmte Idealisierung des Vaters durch den Sohn bestimmend war: Vater war der »tolle Hecht«, der als Soldat hoch zu Pferde saß, was aber zunehmend bei dem Sohn dadurch abgelöst wurde, daß er mit dem Eintritt ins Gymnasium sich allmählich dem Vater überlegen fühlte. Das ideale Bild des Vaters verblich; dies gipfelte darin, daß der Patient in jener Zeit einen Kriegsdolch des Vaters in ein Feuer hielt und der Dolch »wie Butter« dahinschmolz.

Diese kurzen Ausschnitte deuten einerseits an, wie ambivalent die Beziehung zum Therapeuten sein muß, nämlich geprägt von der **Suche** nach dem verlorenen idealen und **omnipotenten Vater** der frühen Kindheit sowie auch von der **Wut** über die **Entidealisierung des Vaters**. Andererseits wird auch die Wucht der aggressiven Affekte deutlich, wenn sich der Patient von eben jenem großen Vater kastriert fühlen könnte, den er eigentlich sucht, den er aber auch zu eigenen Selbstbehauptung ermorden möchte, ja muß, was dieser Vater/Therapeut aber nicht sehen darf. Auf die große Bedeutung der Mutter in dieser Konstellation als Objekt, auf das er angesichts dieser Vater-Beziehung rekurrieren muß, kann in diesem Rahmen – wie auf vieles andere auch – nicht eingegangen werden.

Nach unserer Ansicht ist der erste Schritt zu einer adäquaten Behandlung des herztodphobischen Patienten die **Entlastung** und Erleichterung des **Therapeuten** durch die Tatsache, daß er von ähnlichen Gegenübertragungsreaktionen bei den anderen Therapeuten bei ähnlichen Patienten erfährt. Er versteht sowohl das »So-Sein« des Patienten als auch seine eigene Gegenübertragung besser, so daß er in der Lage ist, gelassener zu reagieren.

Immer wieder strittig scheint aber die Frage, ob von Anfang an in der Psychotherapie mit herztodphobischen Patienten das **Übertragungsgeschehen gedeutet** werden sollte oder ob es notwendig ist, die **Patienten** eine Zeit lang »**nur**« zu **begleiten**, bevor man die Beziehung deutet – nach dem Muster von Kindertherapien: erst mitspielen, dann interpretieren. Nach den Erfahrungen der Therapeutengruppe um Mentzos (1984) und von uns scheint es nicht fruchtbar, zunächst rein »stützend« zu behandeln, sondern ein Fortschreiten in der Therapie ist auch daran gebunden, als Therapeut zu schildern und zu benennen, was in der Beziehung hier und jetzt passiert. Selbst wenn man als Therapeut hin und wieder dem Drängen des Patienten nach Sicherheit nachgibt und stützt, kann und sollte man ein straffes, aber nicht unbedingt strenges Setting bei sitzenden Patienten ein- bis zweimal die Woche einhalten. Die therapeutische Haltung, die die Objektqualität des Therapeuten für den Patienten bestimmt, sollte dabei konsequent und unerschütterlich wie auch tolerant und geduldig sein, um sich als Objekt benutzen lassen zu können, so daß es zu einer Stärkung der inneren Repräsentanzen beim Patienten kommen kann.

Zusammenfassung

Die Herzangst-Neurose, die auch unter den Bezeichnungen Herz-Phobie, Herz-Neurose, Herztod-Phobie auftaucht und sich in Teilaspekten mit dem funktionellen kardiovaskulären Symdrom überschneidet, zeichnet sich durch eine Angst aus, die sich auf den eigenen Körper bezieht. Zentrum dieser Angst ist das Herz mit der oft daran geknüpften Befürchtung, am Herztod sterben zu können; die Angst vor dem Tod durch einen Herzinfarkt dominiert dabei.

Die auftretenden Symptome sind vegetative Begleiterscheinungen der Angst, die selbst wieder vom Patienten dramatisiert erlebt und bewertet werden: Druck-, Schmerz- und Beklemmungsgefühle über dem Herzen (manchmal auch mit Ausstrahlungen in den linken Arm), Schweißausbrüche, Tachykardien, Extrasystolen, was dann insgesamt vom Patienten als todbringender »Herzanfall« angesehen wird, der oft am Anfang der Ausbildung dieser Erkrankung steht und dann zur sofortigen Kontaktaufnahme mit medizinischen Diensten führt. Die im Vordergrund stehende dramatische Angst und der Ausschluß einer koronaren Herzerkrankung lassen eine Diagnose relativ schnell zu.

Im Hintergrund einer Angstneurose finden wir nicht stabil internalisierte Objektbeziehungen aus der Kindheit, so daß in einem inneren Konflikt die Impulsseite unbewußt als zu bedrohlich erlebt wird und zu einer Angstreaktion führt, die sich – oft per Identifikation mit Vorbildern aus der Umgebung des Patienten – auf das Herz (als Ort für Beziehungsgefühle) verschiebt und dort erlebt wird.

Der Erfolg der psychotherapeutischen Behandlung ist sehr davon abhängig, wie groß der sekundäre Krankheitsgewinn ist und ob der Behandler emotionale Sicherheit bieten kann. Die Bandbreite der Behandlungsformen reicht von der Führung durch den Hausarzt bis hin zur psychoanalytischen Psychotherapie.

Synkopen

ICD-10-Klassifikation

Psychogene Synkopen werden als F48.8 klassifiziert.

Definition und Deskription

Definition

Unter einer **Synkope** versteht man eine(n) kurz andauernden Bewußtseinsverlust oder -trübung, begleitet von Schwindelgefühlen und einem Erschöpfungs-/Hilflosigkeitsgefühl. Es sind auch die Begriffe Faint, Ohnmacht, vasovagales Syndrom oder vagovasaler Anfall (Synkope) üblich.

Wenn eine Epilepsie ausgeschlossen werden kann, denkt man zunächst an drei mögliche **Ursachen** für das Auftreten von Synkopen:
- eine unzureichende Sauerstoffversorgung des Gehirns, die mit einer Verminderung des Gehirnstoffwechsels oder unzureichender Durchblutung im Gehirn in Zusammenhang steht, was wiederum auf eine periphere Kreislaufdysregulation, kardiale Störungen, Störungen der Atmungsfunktion oder eine Gehirnerkrankung zurückgehen kann
- eine zentralnervöse Regulationsstörung der Bewußtseinslage und des Gleichgewichts
- an psychische Mechanismen, besonders konversionsneurotische, und an eine akute Streßreaktion

Es ist zu vermuten, daß eine Synkope durch das Zusammenwirken verschiedener Mechanismen entsteht und daß gerade klinisch sehr verschiedene Ausgestaltungen anzutreffen sind.

Definition

Für die psychotherapeutische Medizin ist die sogenannte **vasovagale Synkope** von besonderer Bedeutung: Hier handelt es sich um einen Kollaps mit Bewußtseinsverlust, starker Blässe und Bradykardie, die durch eine orthostatische Kreislaufstörung (Abfall des arteriellen Blutdrucks mit systolischen Werten zwischen 7,9 und 7,3 kPa (60 und 55 mmHg) ausgelöst werden, die wiederum mit psychischen Affekten verbunden sind.

Epidemiologie

Zuverlässige epidemiologische Daten fehlen; es scheinen mehr junge Männer betroffen, und in unausgelesenen Stichproben finden sich zwischen 15 und 20% Menschen, die singulär eine **synkopische Erfahrung** hinter sich haben, die aber meist an **medizinische Maßnahmen** (Blutabnahme oder sog. »Metzgerohnmacht« beim Anblick großer Blutmengen) oder an explizit klaustrophobische Situationen (z.B. »Kirchenohnmacht«) gebunden sind. Hierzu ein kurzes Fallbeispiel:

Fallbeispiel

Eine 42jährige Patientin wird von der Inneren Abteilung einer Klinik zur Abklärung einer »Synkope mit unklarer Genese« in der Psychosomatischen Ambulanz vorgestellt. Nachdem ihr behindertes Kind, das sie ohne Unterstützung durch ihren Ehemann seit dessen frühester Kindheit unter großer Sorge und mit viel Anstrengung großgezogen hatte, mit 16 Jahren in ein Arbeitsinternat gekommen ist, klagt die Patientin zunehmend über Schulterschmerzen und kommt zur Beobachtung in eine Klinik. Die Orthopäden operieren, jedoch nicht das Gelenk, das sie eigentlich sehr schmerzt und wo es, genau wie beim behinderten Kinde, zu einer Verdickung der Knorpel gekommen war. Als nun eine Mitpatientin mit ihr spazieren gehen will und sie sich beide anziehen, sieht die Patientin bei der Mitpatientin, daß die Hose der Mitpatientin unten am Bein nicht richtig sitzt. Sie bückt sich (wie so oft beim Anziehen des behinderten Kindes) und richtet den Hosensaum. Als sie hochkommen will und sich nach links wegdreht, fällt sie in Ohnmacht. Diese Ohnmacht kann sie dann später quasi »experimentell« selbst auslösen, indem sie sich nach links abwendet. Im psychosomatischen Gespräch wird deutlich, daß die Patientin einen schweren inneren Vorwurf an den Ehemann hat, von ihm alleingelassen worden zu sein bei der Pflege des behinderten Kindes (»alles ruhte auf meinen Schultern«) und von ihm als Mann sehr enttäuscht zu sein. Im Gegensatz dazu war ihr eigener Vater ein Ideal, der zwar auch nach außen hart wie der Ehemann war, der aber im Gegensatz zum schwach erlebten und von ihr geschützten Ehemann für sie auch wirklich stark war.

Die Patientin drängt immer wieder auf neue medizinische Untersuchungen in verschiedenen Kliniken und ruft bei allen das Gefühl hervor, daß diese »dicke und drangvolle Frau« den Behandler, der stellvertretend für den Ehemann leiden soll, sauer macht. Es sei »alles in Ordnung« in ihrem Leben, sie könne sich auch keine seelischen Probleme vorstellen. Hier wird die massive Verleugnung einer seelischen Dauerbelastung mit anklagendem Charakter hervorgehoben – eine Anklage, die aber nicht offen gezeigt wird, sondern aus großer Angst vor der auftauchenden Aggressivität, die die Ehebeziehung bedrohen könnte, zur Flucht in die Ohnmacht führt.

Ätiologie und Psychodynamik

Wie im Fallbeispiel angedeutet handelt es sich oft um **unbewußte akute Angstzustände**, denen sich die Patienten nur durch eine Ohnmacht entziehen können, als ob es zu einer körperlich unterstützten Schutzmaßnahme in einer als ausweglos bewerteten Situation kommt. Körperlich läuft eine Pulsbeschleunigung ab, bei der ein kritischer systolischer Blutdruckswert erreicht wird, plötzlich sinkt die Pulsfrequenz auf 30 bis 60, und es kommt zu einem Blutdruckabfall (**orthostatischer Kollaps**), wodurch es dann auch zu einer Minderung der Durchblutung im Gehirn kommt. Psychisch kommt es unmittelbar vor der Ohnmacht zu einem **Zustand** der **Gleichgültigkeit** im Sinne von »sich der Situation einfach ausliefern« beziehungsweise zu dem, was Engel (1962) »giving up« bezeichnete (vgl. Simons u. Köhle 1996). Denn es handelt sich im Erleben der Patienten um Angstsituationen, die weder verändert noch verlassen werden können (**Ausweglosigkeit**) und in denen Angstgefühle nicht geäußert werden können (**Äußerungswiderstand**), weil dies sofort ins abgewehrte Problem einführt (s. Fallbeispiel S. 353). Dabei scheint die **Hemmung der Fluchtreaktion** entscheidend, bei der die physiologisch vorbereitete Mehrdurchblutung der Muskulatur durch eine Immobilisierung der Motorik physiologisch gestoppt wird und der Rückstrom zum Herzen erschwert ist. Hierdurch kommt es dann zu einer kritischen Verminderung des Herzzeitvolumens und zu einer entsprechenden Minderdurchblutung im Gehirn, was dann die Ohnmacht auslöst.

Therapie

Eine vasovagale Synkope kann durch **horizontale Lagerung** oder/und **aktive Bewegung** der Beine rasch kompensiert werden. Da Patienten in einer Ohnmacht auf einen absoluten Kontrollverlust treffen, sind die Patienten aber sehr beunruhigt, so daß beruhigende ärztliche Informationen über das bedrohlich bewertete Symptom gegeben werden müssen. Entscheidend ist bei wiederholtem Auftreten des Symptoms, auf intrapsychische Konflikte hinzuweisen und eine **psychotherapeutische Behandlung** zu empfehlen. Denn nur wenn sich an der Verarbeitung seelischer Probleme etwas ändert, wird das Symptom für den Patienten überflüssig. Dabei sollte man jedoch nicht nur an die Verarbeitung, sondern auch an die seelischen Konflikte selbst denken und diese bearbeiten, so daß meist eine psychoanalytisch orientierte Psychotherapie indiziert ist. Wenn Patienten jedoch keine Einsicht in ihre tieferliegende Erkrankung haben, ist es durchaus vorstellbar, daß eine verhaltenstherapeutische Veränderung der Verarbeitungsweise von Angst in den spezifischen Auslösesituationen hilfreich ist.

Literatur

Bräutigam W, Christian P. Psychosomatische Medizin. Stuttgart: Thieme 1981.

Christian P, Fink-Eitel K, Huber W. Verlaufsbeobachtungen über 10 Jahre bei 100 Patienten mit vegetativen Herz-Kreislaufstörungen. Z Kreislaufforschung 1966; 4: 342-57.

Cohen ME, Badal DW, Kilpatrick A, Reed EA, White PD. The high familial prevalence of neurocirculatory asthenia (anxiety neurosis, or the effort syndrome). Am J Hum Genet 1951; 3: 126-58.

Delius L, Fahrenberg J. Psychovegetative Syndrome. Stuttgart: Thieme 1966.

Deneke F-W, Stuhr U, Deneke Ch, Bühring B, Franz A. Die diagnostische Beurteilung von Patienten mit einer Herztodphobie: Ein Ansatz, verschiedene psychologische Erklärungskonzepte zu integrieren. Psychother Med Psychol 1984; 11: 273-86.

Engel GL. Fainting. Springfield: Thomas 1962.

Hahn P. Die Bedeutung des »somatischen« Entgegenkommens für die Symptombildung bei der Herzneurose. Therapiewoche 1976; 26: 963-9.

Hinterhuber H. Epidemiologie psychiatrischer Erkrankungen. Eine Feldstudie. Stuttgart: Enke 1982.

Hoffmann SO, Hochapfel G. Neurosenlehre, Psychotherapeutische und Psychosomatische Medizin. 5. Aufl. Stuttgart, New York: Schattauer 1995.

Jenzer HR. Das Mitralklappenprolapssyndrom: Merkmal oder Krankheit? Schw Rundschau Med (praxis) 1981; 70: 1572-82.

Lynch D. Das gebrochene Herz. Reinbek: Rowohlt 1979.

Mentzos St (Hrsg). Angst-Neurose. Frankfurt: Fischer 1984.

Richter H-E, Beckmann D. Herzneurose. Stuttgart: Thieme 1969.

Richter H-E. Patient Familie. Reinbek: Rowohlt 1970.

Schonecke OW, Herrmann JM. Funktionelle Herz-Kreislauf-Störungen. In: Psychosomatische Medizin. Adler RH, Herrmann JM, Köhle K, Schonecke OW, Uexküll Th v, Wesiack W (Hrsg). 5. Aufl. München, Wien; Baltimore: Urban & Schwarzenberg 1996; 670-85.

Simons C, Köhle K. Synkopen. In: Psychosomatische Medizin. Adler RH, Herrmann JM, Köhle K, Schonecke OW, Uexküll Th v, Wesiack W (Hrsg). 5. Aufl. München, Wien, Baltimore: Urban & Schwarzenberg 1996; 693-700.

Wirsching M. Familiendynamik und Familientherapie. In: Psychosomatische Medizin. Adler RH, Herrmann JM, Köhle K, Schonecke

OW, Uexküll Th v, Wesiack W (Hrsg). 5. Aufl. München, Wien, Baltimore: Urban & Schwarzenberg 1996; 441-9.

Literaturempfehlung
Mentzos St (Hrsg). Angst-Neurose. Frankfurt: Fischer 1984.
Richter H-E, Beckmann D. Herzneurose. Stuttgart: Thieme 1969.

5.3.7 Funktionelle Oberbauchbeschwerden

Jochen-Friedrich Buhrmann

ICD-10-Klassifikation

Funktionelle Oberbauchbeschwerden werden bei den somatoformen autonomen Funktionsstörungen des oberen Gastrointestinaltraktes (F45.31) eingeordnet.

Mit den funktionellen Oberbauchbeschwerden begegnet uns ein in der geschilderten Beschwerdevielfalt buntes und in bezug auf die ärztliche Inanspruchnahme häufiges Krankheitsbild. Die anzutreffenden **verschiedenen Bezeichnungen** (exemplarisch seien genannt: Reizmagen, Dyspepsie, Non-Ulcer-Dyspepsia, Magenneurose, Epigastric-Distress-Syndrom, Irritable-Bowel-Syndrom, Non-Abdominal-Specific-Pain) verweisen auf seine wesentliche Eigenheit:

Funktionelle Oberbauchbeschwerden entbehren einer morphologisch faßbaren Ursache, die Grenzen innerhalb des Verdauungstraktes sind fließend.

Die damit verbundenen therapeutischen Probleme bestehen in einem meist schwer beeinflußbaren Verlauf und dem sich daraus ergebenden Teufelskreis vermeidbarer und, im Sinne iatrogener Fixierung, schädlicher Wiederholungsdiagnostik.

Deskription

Selten treten die **Beschwerden** isoliert und in ihrem Charakter einheitlich auf, so daß eine klinisch-anatomische Zuordnung schwerfällt. Im Zentrum stehen Schmerzen oder ein Druckgefühl im mittleren bis linken Oberbauch mit Völlegefühl, Übelkeit und Erbrechen einhergehend. Ist der gesamte obere Verdauungstrakt betroffen, treten Sodbrennen, retrosternale Schmerzen und auch Zungenbrennen hinzu. Der Schmerzcharakter ist meist dumpf bis brennend, allenfalls von mittlerer Intensität. Die Grenzen zu Beschwerden des distalen Verdauungstraktes sind fließend (s. Kap. 5.3.8, S. 360 ff), weswegen manche Autoren auch von funktionellen abdominellen Beschwerden respektive Irritable-Bowel-Syndrom sprechen. Bisweilen werden Tagesschwankungen berichtet oder eine Abhängigkeit von der Nahrungsaufnahme. Auch können die dem Oberbauch benachbarten Körperregionen in das Beschwerdebild mit einbezogen sein, was umfangreiche differentialdiagnostische Überlegungen erforderlich machen kann. **Vegetative Begleiterscheinungen** wie Kopfschmerzen, Schwindel, Palpitationen, Globusgefühl und Schwitzen runden das Bild ab.

Entgegen jahrzehntelanger Auffassung gilt die Diagnose funktionelle Oberbauchbeschwerden heute nicht mehr als sogenannte Ausschlußdiagnose. Als Pfeiler einer anzustrebenden Primärdiagnose sind neben der oben genannten Symptomvielfalt, die in auffallender Weise die den organischen Erkrankungen eigene, sichere Zuordnung vermissen läßt, der über einen längeren Zeitraum bestehende, nicht akute Verlauf sowie insbesondere der **Beschwerdevortrag** zu nennen. Dieser ist charakterisiert durch die monotone, bis hartnäckig anmutende Art, mit der die körperlichen Symptome immer wieder in den Vordergrund gerückt werden. Nur unter großem Zeitaufwand ist es möglich, die für eine angemessene Einschätzung erforderlichen zusätzlichen Informationen zu erhalten. Sie bleiben in der Regel spärlich, karg und uneindeutig, was im Zusammenhang mit der Überzeugung des Patienten zu sehen ist, an einer organischen Erkrankung zu leiden. Die Stimmung ist gedrückt, bisweilen wird eine vorwurfsvoll-aggressive Haltung deutlich.

Ätiologie

Pathophysiologisch lassen sich drei Bereiche (Wienbeck 1984) unterscheiden:
Für eine **Sensibilitätsstörung** spricht die herabgesetzte Empfindungsschwelle mit der Folge, daß physiologische Bewegungsvorgänge als drückend oder schmerzhaft empfunden werden. Dies gilt als Prädiktor für einen schlechten Krankheitsverlauf (Pauli et al. 1992).
Als **Motilitätsstörung** läßt sich die Zunahme der Beschwerden nach dem Essen auffassen. Es konnten eine Hypomobilität des Antrums nachgewiesen werden sowie ein günstiger Einfluß peristaltikfördernder Medikamente. Von modellhaftem Charakter ist die eher seltene Tachygastrie. Sie stellt eine **Koordinationsstörung** myoelektrischer Schrittmacherpotentiale dar und führt über eine mangelnde Koordination mit der Antrumfunktion zu einer verzögerten Magenentleerung mit Übelkeit, Völlegefühl und Erbrechen. Deren Ursprünge werden Regulationsstörungen im komplexen Zusammenspiel zwischen ZNS, autonomem Nervensystem, hormoneller Steuerung und den Muskelzellen des Darmes zugeschrieben; konkrete Hinweise finden sich auf eine unphysiologische Peptidsekretion (Morris 1991). Damit stimmen die behavioristischen Forschungsergebnisse überein, die gastrointestinale Symptome auf phylogenetisch verankerte Anpassungsreaktionen auf Streß mit Repräsentanz im limbischen System respektive Paleokortex zurückführen (Almy 1973).
Unter **extragastrischen Ursachen** werden Erkrankungen und Pharmaka zusammengefaßt, die die Magenentleerung verzögern und Oberbauchbeschwerden zur Folge haben. Zu nennen sind die diabetische Enteropathie, Operationsfolgen, zentralnervöse Erkrankungen, Opiate und Digitalis.

Epidemiologie

Nach allgemeinen Schätzungen leiden bis zu 30% der Bevölkerung westlicher Industriestaaten an funktionellen Oberbauchbeschwerden, von denen ein Drittel den Arzt besuchen (Pauli et al. 1992). Bis zu 25% Gesunde berichten im Zeitraum eines Jahres von bis zu sechs entsprechenden Schmerzereignissen. Andere Untersuchungen geben eine Prävalenz der Dyspepsie zwischen 7% pro Jahr und 38% innerhalb von sechs Monaten an (Morris 1991).
Im ambulanten Bereich beträgt das Patientengut mit Dyspepsie bis zu 10% (Morris 1991; Wienbeck 1984), im selektierten gastroenterologischen Bereich macht die Gruppe der funktionellen abdominellen Beschwerden 40 bis 60% aus, ein Unterschied zwischen den Geschlechtern besteht nicht (Meyer 1981). Im Verlauf von sechs Jahren berichten ein Drittel der Patienten mit Dyspepsie von einem unbefriedigenden Verlauf, ein Sechstel waren ohne Besserung. Die Diagnose des **akuten Abdomens** erweist sich zur Hälfte funktionellen Ursprungs. Diese Zahlen gelten auch für den geriatrischen Bereich (Sklar 1979), wobei Besonderheiten in der Altersgruppe jenseits des 65. Lebensjahres in Vereinsamung durch Tod naher Menschen, häufiger Multimorbidität einschließlich einer Abnahme der geistigen Leistungsfähigkeit sowie reaktiv depressiven Entwicklungen durch zunehmenden Verlust der Eigenständigkeit am Lebensabend bestehen. Die **Häufigkeit** der **Konsultationen** hängt nicht von der Schwere der Symptome ab. Vorrangiger sind Ängste bezüglich der Schwere vermeintlicher organischer Erkrankungen (z.B. Krebsangst, Herzerkrankung), vorausgegangene belastende Ereignisse (z.B. Erkrankungen nahestehender Menschen) sowie die Beziehung zum Hausarzt, das Alter, das Geschlecht und die Schichtzugehörigkeit (Jones 1990 zit. nach Pauli et al. 1992).
Neben den häufigen Arztbesuchen und Arztwechseln ist ein ausgeprägter Medikamentenkonsum zu verzeichnen. Einen Blick auf die volkswirtschaftliche Dimension erlaubt die **Arbeitsunfähigkeit**. In einer schwedischen Untersuchung (Nyren et al. 1986) war gegenüber der Normalbevölkerung die Krankschreibung der Dyspepsie-Patienten 2,6mal und für die Ulkus-Patienten 1,6mal größer. Zieht man die Krankschreibung wegen Magenschmerzen ab, sind die Dyspepsie-Patienten 1,9mal häufiger, die Ulkus-Patienten 0,7mal weniger krankgeschrieben als die Normalbevölkerung.

Diagnostik

Nach Erhebung der eingehenden Anamnese und der körperlichen Untersuchung sollte bei Erstuntersuchung eine organische Erkrankung ausgeschlossen werden. Durch Bestimmung von Blutzucker, Kalium und Kalzium lassen sich metabolische Ursachen der gestörten Magenmotorik erfassen, durch die Oberbauchsonographie Raumforderungen im Bereich der Leber und des Pankreas sowie Gallensteine. Als unverzichtbar ist auch der Ausschluß eines Magenfrühkarzinoms beziehungsweise Ulkus mittels Endoskopie anzusehen. Erneute Diagnostik ist bei Symptomwandel rational begründet und dann unerläßlich. Wiederholungsdiagnostik ist nicht nur aus Gründen der Kosteneffektivität zu hinterfragen, sondern auch aus psychodynamischen mit Blick auf das Übertragungsgeschehen. Dieses ist, wie am Beschwerdevortrag deutlich wurde, von erheblicher Spannung geprägt, der chronische Verlauf entwertet darüber hinaus den Behandler und macht ihn hilflos. Auf diese Weise wird aus den Gegenübertragungsgefühlen rasch eine Gegenübertragungsreaktion in Form der Durchführung invasiver Diagnostik, die einer geglückten Arzt-Patient-Beziehung ebenso schadet wie sie den Patienten in dessen Überzeugung, an einer organischen Erkrankung zu leiden, iatrogen fixiert.

Tab. 5-2 Mögliche Differentialdiagnosen bei funktionellen Oberbauchbeschwerden

Speiseröhre	Achalasie, Neoplasma, Divertikel, Hiatushernie
Magen/Duodenum	Ulkus, Neoplasma
Leber	Entzündung, Neoplasma, zystische Erkrankungen
Gallenwege	Steine, Entzündungen, Neoplasma
Pankreas	Entzündung, Pseudozysten, Karzinom, Diabetes mellitus
Thoraxorgane	Koronare Herzerkrankung (Hinterwandmyokardinfarkt), Aneurisma, Lungenembolie, Entzündungen, Hernien
ZNS	Tumoren, Entzündungen

Außerdem ist an **Aerophagie** (s. Kap. 5.3.2, S. 323 ff) sowie **Schwindel** (s. Kap. 5.3.5, S. 334 ff) zu denken, wenn diese das Leitsymptom darstellen.

Differentialdiagnose

Da sich neben funktionellen Beschwerden organische Erkrankungen entwickeln oder hinter ihnen verbergen können, sind differentialdiagnostische Überlegungen unerläßlich. Vorrangig ist an das **Magenfrühkarzinom** zu denken, welches sich in 80% der Fälle im Gewand funktioneller Beschwerden zeigt (Schüffel et al. 1996). Der Nachweis einer **Gastritis/Duodenitis** stellt kein Ausschlußkriterium dar, da sie zum einen das Beschwerdebild nicht erklärt und sich zum anderen bei Symptomlosen ebenso häufig findet (Wienbeck 1984). Darüber hinaus ist den Symptomen der entsprechenden Organerkrankungen einschließlich Endokrinopathien (Hyperthyreose, Nebenniereninsuffizienz, Hyperparathyreoidismus) Rechnung zu tragen. Eine Übersicht gibt Tabelle 5-2.
Psychosomatisch kann die Abgrenzung zur **Anorexia nervosa**, mit der die funktionellen Oberbauchbeschwerden Erbrechen und Gewichtsverlust gemeinsam haben kann, notwendig werden, wobei der Anorexia nervosa der hypochondrisch-ängstliche Aspekt fehlt.

Psychodynamik

Nach psychopathologischen Kriterien weisen Patienten mit funktionellen Oberbauchbeschwerden eindeutige Merkmale auf, die sie jedoch mit Ulkus-Patienten teilen. Danach sind sie depressiver als gesunde Kontrollpersonen beziehungsweise organisch Kranke (Platz et al. 1993), weisen erhöhte Neurotizismuswerte auf und stimmen in erhöhten Somatisierungs- und Hypochondriewerten mit Patienten anderer funktioneller Störungen und Neurotikern überein. Insbesondere findet sich eine Angststörung von der Wertigkeit einer neurotischen Störung, worin sich diese Patientengruppe von den Ulkus-Patienten signifikant unterscheidet. Eine genauere Beschreibung der Patienten anhand von Persönlichkeitsmerkmalen ist im Gegensatz zu den Ulkus-Patienten (s. Kap. 5.4.10, S. 465 ff) derzeit nicht möglich.
Von psychodynamischem Interesse ist die Häufung **belastender Ereignisse** in Verbindung mit dem Auftreten funktioneller gastrointestinaler Beschwerden (Pauli et al. 1992; Hui et al. 1991), die sich als **auslösende Situation** im Sinne einer Reaktualisierung eines verdrängten Konfliktes verstehen lassen.

Nach wie vor aktuell sind die Ausführungen **Alexanders** (1934), der sich aus psychoanalytischer Sicht mit dem Krankheitsbild befaßte. Der von ihm beschriebene »**Magentypus**« ist charakterisiert durch verdrängte, stark oral-rezeptive Strebungen, die »mit den Strebungen des Ichs nach Unabhängigkeit und Aktivität nicht kompatibel sind«. In der Folge »überwiegt die Tendenz, anderen etwas zu geben, an die Stelle des Wunsches, sich auf andere zu stützen, tritt die Führung anderer, an die Stelle der Abhängigkeit, die Übernahme von Verantwortung«. Er isoliert zwei vorherrschende **Motive** für diese **orale Regression auf infantile Ansprüche**:
- eine narzißtische Verletzung, die von infantilen Ansprüchen verursacht wird und sich manifest als Unterlegenheitsgefühl äußert
- Schuldgefühl und Furcht

Eine aktuelle Untersuchung (Platz et al. 1993) ging der Frage der Spezifität von Alexanders Modell in bezug auf Magenbeschwerden (Dyspepsie) nach. Sie bestätigte das Vorliegen eines sich in der Kindheit konstituierenden Abhängigkeits-Unabhängigkeits-Konfliktes in signifikanter Häufigkeit (80% der Patienten mit Magenbeschwerden). Da andere Kriterien der Signifikanz entbehren, muß insgesamt von einem typischen Konflikt ausgegangen werden. Darüber hinaus konnte in dieser Studie das Vorliegen einer depressiven Persönlichkeitsstruktur, eine stärkere Belastung in der Kindheit durch Geschwister, ein orales Verhalten im Umgang mit Besitz sowie eine weniger Eigenständigkeit und Durchsetzungsvermögen erfordernde Berufswahl nachgewiesen werden.

Therapie

Die Therapie beginnt mit dem Erkennen des Beschwerdevortrages als Ausdruck starker oral-rezeptiver Bedürfnisse und der damit verbundenen Angst. Auf diese Weise läßt sich eine von Vertrauen gekennzeichnete Arzt-Patient-Beziehung herstellen, in der die psychischen Faktoren eine Bearbeitung finden können. Bedeutung kommt der Erfassung der individuellen Ängste und der hypochondrischen Ausgestaltungen zu, wozu Geduld und Zeit erforderlich sind.

Als hilfreich haben sich sogenannte **Peristaltikanreger** (Metoclopramid, Domperidon, Cisaprid) erwiesen. Entsprechend der fehlenden Organgenese konnte für **Antazida** und H_2-**Rezeptor-Antagonisten** (Cimetidin) kein therapeutischer Nutzen nachgewiesen werden (Nyren et al. 1986).

Besonderes Augenmerk sollte der Erarbeitung einer möglichen Auslösesituation und der damit eng verbundenen Indikation für ein psychosomatisches-psychotherapeutisches Erstinterview zukommen, um möglichst frühzeitig die Notwendigkeit einer **Psychotherapie** zu klären.

---— Fallbeispiel ———

Im Wesen wirkte die 28jährige Patientin sehr zurückgezogen und emotional karg, in der Begegnung freundlich-schüchtern und bedrückt. Im Kontrast dazu mutete ihre schwarze Lederbekleidung aggressiv-wehrhaft an.

Zum Zeitpunkt des Erstinterviews bestanden seit einem halben Jahr Magenschmerzen, Übelkeit, Erbrechen und Appetitlosigkeit. Sie hatte 5 kg abgenommen, war seither in ihrem Beruf als ungelernte Arbeiterin krankgeschrieben und bekämpfte ihre Kopfschmerzen mit einer Fülle von Analgetika. Die Vorstellung in der Psychosomatischen Abteilung wurde während eines zweiten stationären Aufenthaltes in einer Internistischen Klinik vereinbart. Darüber hinaus litt sie seit sieben Jahren an einem mutmaßlichen Asthma bronchiale, was sie bei Bedarf ohne Erfolg mit entsprechenden Inhalativa behandelte.

Die Patientin war in dissozialen Verhältnissen aufgewachsen. »Mutter hatte nie Zeit für uns, war ständig weg. Wenn sie nicht arbeiten war, war sie bei Bekannten. Mit acht Jahren mußte ich schon kochen und die Wäsche machen für meine Geschwister, zur Schule bin ich da nicht immer gegangen.«

Mit dem Vater verbindet sie äußerst bedrohliche Gefühle, er habe sie als Kind bis zur Bewußtlosigkeit geschlagen und sie über mehrere Jahre mißbraucht. Rückhalt, Verständnis und Zuneigung habe sie einzig bei den Großeltern gefunden, deswegen kümmere sie sich bis heute um die nun pflegebedürftige Großmutter.

»Konnte alles mit ihr bereden, sie war immer für mich da.« Die Erkrankung tritt nach einem Streit mit der Großmutter auf. »Großmutter hat mich angeschrien und runtergeputzt.« Mit dieser hatte sie ihren Wunsch, in einen Orden einzutreten und einen Pflegeberuf zu erlernen, besprechen wollen, worin der Versuch einer Fortführung der einzigen glücklichen Beziehung nach dem sich abzeichnenden Ableben der Großmutter zu sehen ist.

Die Beschwerden nehmen zu, als ein Versöhnungsversuch mit der Großmutter an deren unnachgiebiger Haltung scheitert. »Darf sie nicht mehr besuchen, wo ich ins Kloster gehen und konvertieren will.«

Während der sich anschließenden stationären psychosomatischen Behandlung befaßt sich die Patientin zunächst neben dem Verlust mit ihren ohnmächtig-aggressiven Gefühlen gegenüber der Großmutter. In der Folge gelingt ihr die Versöhnung, sie wird beschwerdefrei und nimmt an Gewicht zu. Zu einem Rückzug im stationären Alltag führen reaktualisierte Ängste, als sie sich mit der Mißbrauchsproblematik zu befassen beginnt. »Ich denke, mein Vater kommt rein, wenn die Tür zu meinem Zimmer aufgeht und über den Teppichboden streicht.« Sie vermag hinter der Angst liegenden Haß auf den Vater zu benennen, der zu Schuldgefühlen in bezug auf dessen Erkrankung an einem Malignom führte. Äußerlich findet die einsetzende Entlastung Ausdruck in einer fröhlicheren Kleidung. Das Asthma bronchiale, welches mit dem Auszug aus dem Elternhaus begann, erweist sich in dieser Zeit als Gefühl von Luftnot auf dem Boden eines Globus- und Würgegefühls im Halsbereich. Die antiobstruktive Medikation konnte erfolgreich abgesetzt werden. Mit Näherrücken der Entlassung zieht sie sich als Ausdruck der Trauer aus den bestehenden Beziehungen zurück, was sie nicht nur als Wiederholung, sondern auch als autonome Bestrebung zu benennen vermag. Mit Entlassung teilt sie uns ihren Entschluß mit, einen handwerklichen Lehrberuf ergreifen zu wollen, der Eintritt ins Kloster könne ja auch noch zu einem späteren Zeitpunkt erfolgen.

Zusammenfassung

Bei den funktionellen Oberbauchbeschwerden handelt es sich um die Dekompensation eines Autonomiekonfliktes, der von oral-rezeptiven Strebungen und, im Gegensatz zum Ulkusleiden, von starken Ängsten geprägt ist. Charakteristisch ist die ängstlich-hypochondrische Haltung der Patienten, welche in dem Beschwerdevortrag der Symptome Oberbauchschmerz, Übelkeit und Erbrechen sowie vegetative Begleiterscheinungen zum Ausdruck kommt. Anzustreben ist die Primärdiagnose, um der durch Ausschluß- und Wiederholungsdiagnostik zu befürchtenden iatrogenen Fixierung zu begegnen. Im Zentrum der Behandlung steht die tragfähige Arzt-Patient-Beziehung, in der die psychischen Faktoren eine Bearbeitung finden können. Rechtzeitig ist die Indikation für eine Psychotherapie zu stellen.

Literatur

Alexander F. The influence of psychologic factors upon gastrointestinal disturbances. A symposium. Psychoanal Q 1934; 3: 501-39. Deutsch: Der Einfluß psychologischer Faktoren auf gastrointestinale Störungen: Ein Symposion. Z Psychosom Med. Psychoan 1994; 40: 205-35.

Almy TP. The gastrointestinal tract in man under stress. In: Gastrointestinal Disease. Sleisenger MH, Fordtran JS. Philadelphia, London, Toronto: Saunders 1973; 3-19.

Hui WM, Shin LP, Yam S. The perception of live events and daily stress in non-ulcer-dyspepsia. Am J Gastroenterol 1991; 86: 291-6.

Meyer AE. Die Psychosomatik der Kranken mit funktionellen Oberbauchbeschwerden. In: Praktische Psychosomatik. Jores A (Hrsg). 2. Aufl. Bern: Huber 1981; 152-3.

Morris C. Non-ulcer-dyspepsia. J Psychosom Res 1991; 35: 129-40.

Nyren O, Adami HO, Bates S, Bergström R, Gustavsson S, Lööf L, Nyberg A. Absence of therapeutic benefit from antacids or Cimetidine in non-ulcer-dyspepsia. New Engl J Med 1986; 314: 339-43.

Nyren O, Adami HO, Gustavsson S, Lööf L. Excess sicklisting in non-ulcera-dyspepsia. J Clin Gastroenterol 1986; 8: 339-45.

Pauli P, Herschbach P, Weiner H, von Rad M. Psychologische Faktoren der Non-Ulcer-Dyspepsia. Psychother Psychosom Med Psychol 1992; 42: 295-301.

Platz T, Schepank H, Junkert B, Tress W. Gibt es einen typischen Konflikt bei Magenbeschwerden? Psychother Psychosom Med Psychol 1993; 43: 207-13.

Schüffel W, Loew T, Enck P, Uexküll Th v. Funktionelle Syndrome im gastrointestinalen Bereich. In: Psychosomatische Medizin. Adler RH, Herrmann JM, Köhle K, Schonecke OW, Uexküll Th v, Wesiack W

(Hrsg). 5. Aufl. München, Wien, Baltimore: Urban & Schwarzenberg 1996; 701-13.

Sklar M. Functional gastrointestinal disease in the aged. Am J Gastroenterol 1979; 53: 570-5

Wienbeck M. Pathophysiologie und diagnostische Probleme bei Reizmagen, Colon irritabile und chronischer Obstipation. In: Der chronische Kranke in der Gastroenterologie. Goebell H, Hotz J, Farthmann EH (Hrsg). Berlin: Springer 1984; 460-73.

Literaturempfehlungen
Pauli P, Herschbach P, Weiner H, von Rad M. Psychologische Faktoren der Non-Ulcer-Dyspepsia. Psychother Psychosom Med. Psychol 1992; 42: 295-301.

Platz T, Schepank H, Junkert B, Tress W. Gibt es einen typischen Konflikt bei Magenbeschwerden? Psychother Psychosom Med Psychol 1993; 43: 207-13.

5.3.8 Funktionelle Unterbauchbeschwerden

Renate Sechtem

ICD-10-Klassifikation:

Funktionelle Unterbauchbeschwerden werden unter den somatoformen autonomen Funktionsstörungen des unteren Gastrointestinaltraktes (F45.32) klassifiziert.

Deskription

Synonyma: membranöse Enteritis, Reizkolon, spastisches Kolon, Colica mucosa, Irritables Kolon.

Definition

Der heute geläufige Begriff **funktionelle Unterbauchbeschwerden** beschreibt einen Symptomenkomplex, der durch Störung der Darmfunktion mit Leibschmerzen und Stuhlunregelmäßigkeiten gekennzeichnet ist. Funktionelle Beschwerden sind durch das Fehlen morphologischer, biochemischer oder infektiöser Ursachen definiert.

Die Symptome wurden 1871 erstmals von Da Costa als eigenständiges Beschwerdebild beschrieben, der auch auf die Empfindlichkeit und Verletzbarkeit dieser Patienten aufmerksam machte.

Die Qualität der von den Betroffenen oftmals als unerträglich heftig erlebten Schmerzen, die meist im Abdomen unterhalb des Nabels und gehäuft mit Betonung im linken Unterbauch lokalisiert sind, wird als krampfartig, brennend oder bohrend-schneidend beschrieben. Die Schmerzen können in wechselnder Intensität über Stunden anhalten, neigen gegen Abend eher zum Abklingen und treten nachts selten auf. Sie bessern sich im allgemeinen nach einer Stuhlentleerung. Wochenlange schmerzfreie Intervalle stehen im Wechsel mit Perioden täglich auftretender Schmerzen.

Die **Stuhlunregelmäßigkeiten** können sich als Durchfälle mit breiig-wäßrigen Stühlen und/oder Obstipation mit bleistift- oder bohnenartig verformten Stühlen manifestieren. Fakultativ können die Stühle von vermehrtem Schleimabgang begleitet sein.

Bei etwa einem Drittel der Patienten tritt ein Wechsel zwischen Obstipation und Durchfällen auf; je ein weiteres Drittel zeigt entweder das klinische Bild des spastischen Kolons oder die diarrhöische Manifestationsform.

Die Patienten leiden meist erheblich unter ihren Beschwerden und erleben sich in ihrem Allgemeinbefinden und der Lebensqualität stark eingeschränkt. Als kennzeichnend für das Erscheinungsbild der Patienten wird ein rigidegespanntes, sehr korrektes und gepflegt wirkendes Äußeres beschrieben.

Anamnestisch auffallend ist, daß das Krankheitsbild häufig schon über Jahre besteht, bevor wegen einer Exazerbation der Beschwerden der Arzt aufgesucht wird. Die Art des Beschwerdevortrages hat oft drängenden imperativen Charakter und zeugt indirekt von der Not, in der sich die Patienten erleben; sie ist nicht selten minuziös und in der Beschreibung eng auf die körperlichen Symptome begrenzt. In der Schilderung schwingt ein vorwurfsvoller Unterton mit, wobei in der längeren Unterhaltung mit dem Patienten eine depressive Grundstimmung spürbar wird. Spontan geschilderte Zusammenhänge der Symptome mit psychosozialen Belastungssituationen sind die Ausnahme und bei der Anamneseerhebung für viele Patienten zunächst auch nur schwer vorstellbar.

Ätiologie

Funktionell handelt es sich um Störungen der Motilität und der sie steuernden myoelektrischen Aktivität mit Hypersegmentation (spastische Schmerzen/Obstipation) beziehungsweise verminderter Segmentation (Diarrhö) im distalen Kolon (Riecken 1996).

Pathophysiologisch findet sich eine vermehrte Ansprechbarkeit der Kolonmuskulatur auf verschiedene Hormone (z.B. Cholestochinin und Pentagastrin) sowie vermehrte Empfindlichkeit gegenüber Prostigmin und Morphin. Bei irritablem Kolon liegt somit eine verstärkte parasympathikomimetische Reaktionsbereitschaft vor, wobei die vermehrte Aktivität auch hier die distalen Anteile des Kolons betrifft (Kirsner 1981).

Psychophysiologisch entspricht der Zustand der aktivierten parasympathischen Innervation des Organismus dem Rückzug von nach außen gerichteter Aktivität im Sinne des withdrawal-conservation-Grundmusters. Dieser Rückzug von der Handlung ist charakteristisch für den ruhenden, verdauenden und aufbauenden Organismus (Overbeck 1984).

Psychophysiologische Untersuchungen wurden 1950 von Almy und Mitarbeitern durchgeführt, wobei die Auswirkungen emotional belastender Interviews auf die Reagibilität des Kolons entweder per Sigmoideoskop visuell beziehungsweise Aufzeichnungen mit Hilfe intraluminaler Ballontechnik oder durch Beobachtung des einsehbaren Kolonsegments bei Patienten mit Anus praeter nachgewiesen wurden. Auch bei späteren Untersuchungen bestätigte sich die von den Arbeitsgruppen erstellte Hypothese zweier grundlegender unterschiedlicher **psychophysiologisch vernetzter Verhaltensmuster**:

- Eine vermehrte motorische Kolonaktivität fand sich im Gespräch über Themen, die Ärger und Vorwurf auslösten und zu schmerzhaft empfundenen Darmkontraktionen führten.
- Ein Aussetzen der Kolonaktivität fand sich im Gespräch über Themen, die Gefühle von Hilfs- und Hoffnungslosigkeit sowie Ungenügen und Selbstvorwurf auslösten (Schüffel et al. 1996).

Bereits in den zwanziger Jahren wurde das Beschwerdebild in verschiedenen Studien sowohl in seinen somatischen wie auch psychosozialen Bezügen untersucht. In einer zusammenfassenden Darstellung wird als wesentlich die Verknüpfung mit psychosozialen Belastungssituationen sowie lebensgeschichtlich wichtigen Ereignissen, die mit dem Entstehen und der Aufrechterhaltung funktioneller abdomineller Beschwerden verbunden waren, betont (White et al. 1939).

Epidemiologie

Funktionelle Unterbauchbeschwerden sind die häufigste Störung, über die in der gastroenterologischen Sprechstunde berichtet wird. Bis zu zwei Drittel aller Patienten mit gastrointestinalen Symptomen leiden unter funktionellen Unterbauchbeschwerden. Beschwerden, die dem Krankheitsbild diagnostisch zuzuordnen sind, bedingen etwa 30 bis 40% aller poliklinischen Überweisungen (Riecken 1996). Bei einer Untersuchung an 300 Personen aus der Normalbevölkerung fanden Thompson et al. (1980) bei ca. 30% der Probanden Symptome einer funktionellen Darmerkrankung. Dabei sucht nur etwa jeder dritte Betroffene wegen dieser Beschwerden überhaupt einen Arzt auf (Sandler et al. 1984).

Die sozialmedizinische Bedeutung des Krankheitsbildes ist somit erheblich. Die Symptome treten in jedem Lebensalter auf. Zur Frage des **Häufigkeitsgipfels** gibt es unterschiedliche Angaben, die sich mehrheitlich auf die Zeitspanne zwischen dem 20. und 50. Lebensjahr beziehen. (Riecken 1996; Schüffel et al. 1996). Unterschiedliche Angaben bestehen auch zur geschlechtsspezifischen Verteilung, die sich nicht zuletzt aus der Selektion der untersuchten Klientel verstehen lassen dürften. Nach Schüffel et al. (1996) sind **Frauen** und **Männer** gleich häufig betroffen; andere Untersucher stellen für Frauen eine höhere Erkrankungshäufigkeit fest, die im Vergleich mit Männern im Verhältnis von 3:2 angegeben wird (Adler u. Schüffel 1991; Riecken 1996). Im selektierten Patientengut einer Psychosomatischen Abteilung erscheinen Frauen mit einer Verteilung von etwa 4:1 deutlich häufiger betroffen als Männer.

Diagnostik und Differentialdiagnose

Mit dem Begriff funktioneller Unterbauchbeschwerden ist ein zunächst unscharf umrissener Symptomenkomplex beschrieben, der in erster Linie differentialdiagnostisch von symptomatologisch ähnlichen organisch bedingten Krankheitsbildern abzugrenzen ist. Mögliche Differentialdiagnosen sind in Tabelle 5-3 aufgelistet. Es gilt, anamnestisch die somatischen, psychischen und sozialen Faktoren, die zum Krankheitsgeschehen beitragen, zu erfassen. Dies ist am ehesten im Rahmen einer **offenen Anamnesetechnik** möglich, die den Patienten ermuntert, seine Beschwerden sowie deren Entwicklung und ihre Zusammenhänge mit der aktuellen Lebenssituation in seinen eigenen Worten zu beschreiben.

Durch prospektive Langzeituntersuchungen über fünf Jahre hat sich erwiesen, daß eine gesicherte positive Diagnose mit einer Treffsicherheit von 95% bei typischer Symptomkonstellation erstellt werden kann (Harvey 1987; Svendsen u. Munck 1985). Hierbei gelten als **diagnostisch ausreichend**:

- die detaillierte Anamnese
- die gründliche körperliche Untersuchung mit charakteristischer Diskrepanz zwischen subjektivem Befinden und objektiv gutem körperlichen Allgemeinzustand
- Laboruntersuchungen von BSG, Blutbild, Urin und Stuhl (Kulturen und Haemoccult)

Bei untypischer Beschwerdeschilderung oder einer Veränderung von Symptomen bei bislang typischem Beschwerdebild ist die Diagnostik entsprechend zu erweitern und auf Untersuchungen wie Sonographie des Abdomens, Koloskopie, Röntgenuntersuchung des Darms sowie eventuell weiterer Funktionsdiagnostik auszudehnen. (Riecken 1996).

Psychodynamik

Patienten mit funktionellen Unterbauchbeschwerden erscheinen häufig angepaßt und wirken affektgehemmt, insbesondere was die Äußerung von Ängsten und unmittelbaren Aggressionen betrifft. Biographisch finden sich vielfach bedeutsame persönliche **Verluste**, zum Beispiel eines Elternteils durch Trennung oder Tod verbunden mit **ungelösten pathologischen Trauerreaktionen**.

Der **Beginn** beziehungsweise das **Wiederauftreten der Beschwerden** steht im zeitlichen Zusammenhang mit **Veränderungen der Lebenssituation**, die von einem Teil der Patienten auch durchaus bewußt als solche registriert und beschrieben werden, sowohl was innere als auch äußere Veränderungen betrifft.

Bei anderen Patienten scheinen zunächst nur dem Untersucher mutmaßliche Verknüpfungen deutlich zu werden, die von dem Patienten selbst gleichsam wie abgekoppelt beziehungsweise bedeutungslos berichtet werden. Typischerweise ist in den Schilderungen der Lebensumstände und der Beziehungsqualitäten dieser Patienten zu anderen Menschen die Zuschreibung »normal« anzutreffen. Alles erscheint geradezu »hypernormal«, wodurch im Gespräch anfänglich wenig Bewegung und Begegnung spürbar wird, weil die ausschließliche Dimension des »Normalen« vorherrscht.

> Die Beschwerden scheinen anstelle von Gefühlen zu stehen, die im Erleben der Betroffenen wie verlorengegangen beziehungsweise nicht vorhanden wirken.

Hier ist Art und Ausmaß der Gegenübertragungsreaktion des Untersuchers in der Hinsicht bedeutsam, daß dieser quasi stellvertretend am eigenen Leib durchaus wuchtvolle Affekte im Gesprächsverlauf verspüren kann, die es zunächst aufzunehmen gilt.

Tab. 5-3 Mögliche Differentialdiagnosen bei funktionellen Unterbauchbeschwerden

Differentialdiagnose	Beispiel
Nahrungsmittelunverträglichkeiten	Laktasemangel
Medikamentenunverträglichkeiten	Magnesium, Laxanzien, in Pankreasenzympräparaten enthaltene Gallensäuren
Gastrointestinale Infektionskrankheiten	Lambliasis, Salmonellose
Chronisch entzündliche Darmerkrankungen	Crohn-Krankheit, Colitis ulcerosa, Divertikulitis
Entzündliche Erkrankungen	im kleinen Becken
Karzinome	

Zum Verständnis dieser Patienten ist in der weiteren ärztlichen und/oder therapeutischen Behandlung die Modellvorstellung psychovegetativer Störungen als Affektäquivalente mit ihrer in Kapitel 5.3.1 (S. 313 ff) beschriebenen spezifischen Dynamik und den daraus abgeleiteten therapeutischen Implikationen grundlegend.

Bei anderen Patienten erscheint von Beginn an eher ein »bedeutsamer« Zugang möglich. Dies ist in dem Sinne zu verstehen, daß sich im Gespräch gemeinsam mögliche Bedeutungen von Auslösesituationen sowie Beschwerden ansprechen lassen. Im Untersucher bilden sich Hypothesen über den möglichen symbolischen Ausdruckscharakter der Symptomatik anhand aktuellen szenischen Verstehens im Gespräch, im Zusammenhang mit der Auslösesituation und der Lebensgeschichte des Patienten.

> So kann der Unterbauch als Ort schmerzlicher symbolischer Verdichtung von Konflikten beziehungsweise unbewußten Phantasien betrachtet werden.

Wird im therapeutischen Dialog die entsprechende Konfliktebene erreicht, löst sich der Schmerz oft ganz unmittelbar, und Gefühle – oftmals erst Tränen festgehaltener Trauer – finden ihren Lauf. Die zugrundeliegenden Konflikte sind dabei von unterschiedlicher Natur. Paradigmatisch soll hier eine Gruppe von Patientinnen – meist Frauen im mittleren Lebensalter – benannt sein, bei denen sich die Beschwerden im Anschluß an einen oder mehrere erfolgte operative gynäkologische Eingriffe entwickeln. Dies wird von den Patientinnen und den behandelnden Ärzten anfänglich meist als postoperative Verwachsungsbeschwerden beschrieben. Nicht zuletzt soll in diesem Zusammenhang auch das als **(chronische) »Appendizitis«** benannte Beschwerdebild junger Mädchen erwähnt sein, das dem Chirurgen so häufig zur operativen Intervention angetragen wird (Hontschik 1988; King 1992). Die Schmerzen lassen sich hier als Konversion verstehen, als Ausdruck von Ängsten und Irritationen, die mit weiblicher Körperlichkeit verbunden sind. Unbewußte Phantasien um Verletzungs- beziehungsweise Penetrationsängste und/oder Hingabewünsche erweisen sich im Behandlungsverlauf bei diesen Patientinnen als bedeutsamer Schlüssel zum psychodynamischen Verständnis. Hier sei nochmals auf die ausführliche Darstellung des Konversionsmodells mit seinen verschiedenen Varianten in Kapitel 5.3.1 (S. 313 ff) verwiesen.

Hilfreiche Wegweiser zum psychodynamischen Verständnis von Patienten mit funktionellen Unterbauchbeschwerden sind sowohl das Modell der **Konversion** als auch der **psychovegetativen Störungen** als **Affektäquivalente**. Dies trifft nicht nur interindividuell zu; diese Übergänge lassen sich im Therapieverlauf auch beim einzelnen Patienten in zeitlicher Sukzession beobachten (Küchenhoff 1992).

Pionierarbeit zum Verständnis gastrointestinaler Störungen leistete Alexander, der 1933 eine Modellvorstellung der zugrundeliegenden Psychodynamik entwickelte. Er postulierte als typischen **Grundkonflikt** den **Wunsch** zu **empfangen** beziehungsweise zu nehmen und den gleichzeitigen Drang, diesen Wunsch nachhaltig **abzuwehren**. Die Beschwerden seien im Zusammenhang mit dauerhaft unterdrückten emotionalen Bedürfnissen nach Geborgenheit und Abhängigkeit zu verstehen (Alexander 1934). Dabei sei der ursprüngliche Wunsch stark verdrängt, und die **Abwehr** in Form von **Geben** (auf Symptomebene: Ausstoßen) trete ganz in den Vordergrund. Der Konfliktfall liege vor, wenn das Geben behindert (kritisiert, hinterfragt etc.) werde und die Elimination zu einem aggressiven Akt werden müsse.

Wenngleich diese Konfliktannahme auch heute noch bei etlichen Patienten hilfreich sein kann, hat insgesamt die weitere Forschung um gültige psychosomatische Hypothesenbildung in den letzten Jahren zur Aufgabe des Konzepts der Konfliktspezifität geführt (Küchenhoff 1994).

Therapie

Grundlage für eine wirksame Behandlung ist vor allem das Bemühen des Arztes, eine **vertrauensvolle Arzt-Patient-Beziehung** herzustellen. Um die Entwicklung einer tragfähigen Beziehung zu fördern, ist es anfänglich günstig, den Patienten in regelmäßigen monatlichen und später vierteljährlichen Abständen wiederzusehen und den zwischenzeitlichen Verlauf zu besprechen; dem Patienten wird so ein Gefühl von Interesse, Verfügbarkeit und Verläßlichkeit vermittelt.

Wesentlich ist, eine **positive Diagnose** zu stellen und den Patienten umfassend über Art und möglichen Verlauf der Symptomatik zu informieren. Dazu gehört, den rezidivierenden Charakter der Beschwerden zu erläutern; die Gewißheit zu vermitteln, daß die Erkrankung mit großer Sicherheit diagnostiziert werden kann, keine überdurchschnittliche Gefahr des Überganges in eine organische Erkrankung beziehungsweise maligner Entartung besteht und daß bei Fortbestehen gleicher Beschwerden keine weitere Diagnostik indiziert ist.

Die im Symptom präsentierte Klage über belastende Lebensumstände wahrzunehmen, und durch offene Fragen im ärztlichen Gespräch zu verstehen beziehungsweise beim Patienten eine Beschäftigung mit seinen Beschwerden und seinem Alltag anzuregen, vermittelt diesem, daß er in seiner Bedrängnis gesehen wird und eröffnet die Chance des Zuganges zum Beschwerdebild.

Es gibt verschiedene **allgemeinmedizinische Behandlungsmöglichkeiten**, wie zum Beispiel die Anregung zu einer faser- und schlackenreichen Ernährung beziehungsweise auch die Gabe von Quellstoffen (geschroteter Leinsamen etc.), deren Wirksamkeit nicht wissenschaftlich gesichert ist, auf die jedoch eine Reihe von Patienten positiv reagieren.

> Immer gilt es zu bedenken, daß der Erfolg konservativer Therapieversuche wesentlich davon abhängt, ob es gelungen ist, ein Arbeitsbündnis mit dem Patienten herzustellen.

Dies betrifft auch die Einschätzung der Wirksamkeit bei der Gabe verschiedener Medikamente, wie zum Beispiel Spasmolytika, da der Behandlungserfolg objektiv nur schwer meßbar ist. Diesbezügliche Studien haben entsprechend keine weiterführenden Aussagen ergeben. Insgesamt sollten Medikamente nur ergänzende Bedeutung haben, wobei die zielgerichtete pharmakologische Beeinflussung bestimmter Teilaspekte des Krankheitsbildes (Bauchschmerzen, Obstipation, Diarrhö) möglich ist.

Eine Vielzahl von Patienten ist mit den beschriebenen Möglichkeiten konservativer Therapie im Rahmen einer tragfähigen Arzt-Patient-Beziehung erfolgreich zu behandeln.

Je nach Verlauf der Beschwerden und den sich im ärztlichen Kontakt abzeichnenden Hintergrund der psychosozialen Bedingungen, die zur Dekompensation beigetragen haben, stellt sich zusätzlich die Frage zur Indikation und Art einer **psychotherapeutischen Behandlung**. In Untersuchungen hierzu fand sich bei katamnestischen Vergleichsgruppen nach einem Jahr, daß die Patienten, die neben beziehungsweise statt medizinischer Standardtherapie eine zeitlich begrenzte therapeutische Begleitung (zwei bis zwölf Stunden) erhielten, über deutlich geringere Beschwerden sowie eine verminderte Beeinträchtigung durch die Beschwerden berichteten. Dies traf sowohl für psychodynamisch orientierte Kurztherapien als auch für verhaltenstherapeutische Gespräche (einzeln und in der Gruppe) zu (Svedlund 1983; Corney u. Stanton 1991).

Bei protrahiertem Verlauf hinsichtlich der Beschwerdeentwicklung beziehungsweise wenn sich ein auf erhebliche interaktionelle Schwierigkeiten hinweisender Überweisungskreislauf abzeichnet, erscheint eine stationäre psychosomatische Behandlung indiziert, die in besonderem Maß den simultanen Zugang über handlungsorientierte, nonverbale Therapieverfahren (insbesondere körpertherapeutische Verfahren) in Verbindung mit psychotherapeutischen Gesprächen sowie begleitender Physiotherapie ermöglicht und dem Patienten so vielfach erlebnisnahe Erfahrungen eröffnen kann.

Spezielle Aspekte der Übertragung und Gegenübertragung

Die Arzt-Patient-Beziehung gestaltet sich häufig als schwierig. Sie ist bestimmt durch die **intensiven Klagen** des **Patienten** über seine Beschwerden und Schmerzen und dessen gleichzeitiger **affektiver Verschlossenheit**. Der Wunsch nach Zuwendung und Versorgung gibt sich nur indirekt über die Aufforderung, die Symptome möglichst umgehend zu beheben beziehungsweise eine umfassende Diagnostik einzuleiten, zu erkennen. Unterschwellig kann parallel eine **vorwurfsvolle Haltung** und aggressive Enttäuschungsbereitschaft spürbar werden, die dem Patienten meist nicht bewußt ist. Dabei ist die Anklage, die in den Klagen mitschwingt, wesentlich für die weitere Entwicklung in der Interaktion zwischen Arzt und Patient.

Erkennt der Arzt in der Anklage nicht die dahinterliegende Problematik des sich in der derzeitigen Lebenssituation überfordert beziehungsweise unverstanden fühlenden Patienten (mit oft heftigen Gefühlen des Patienten von Protest und Aggression) – die der Therapeut in der Beziehung dann quasi stellvertretend für den Patienten häufig am eigenen Leibe verspürt – und kann er sich nicht genügend distanzieren, kommt es leicht zu einer aggressiven **Gegenübertragungsreaktion**. Diese kann sich in einer mehr oder minder direkten vorwurfsvoll-ärgerlichen Haltung gegenüber dem Patienten äußern beziehungsweise zu dem bei dieser Patientengruppe bekannten **Überweisungsritual** (im Sinne des Sich-Entledigens) von einem Facharzt oder einem Krankenhaus zum anderen mit immer neuer Diagnostik führen. Es droht, ein Kreislauf von Arztwechseln in Gang zu kommen, der die den Beschwerden eigene Tendenz zur Chronifizierung weiter verstärkt.

Schlimmstenfalls entwickelt sich ein »**kalter Krieg**« zwischen Patient und Ärzten, der seitens des Patienten in einer Abhängigkeit von Tranquilizern oder von unstillbarem Verlangen nach abdominalchirurgischen, gynäkologischen oder endoskopischen Eingriffen mündet. (Adler u. Schüffel 1991).

> Seitens der Ärzte ist die Verordnung von Tranquilizern beziehungsweise die Indikationsstellung zu abdominalchirurgischen, gynäkologischen oder endoskopischen Eingriffen vor allem vor dem Hintergrund der beschriebenen aggressiven Gegenübertragungsreaktion immer kritisch zu reflektieren.

Fallbeispiele

Fallbeispiel 1

Die Eltern der 22jährige Patientin, in Deutschland aufgewachsene Tochter einer Portugiesin und eines Deutschen, trennten sich, als die Patientin vierzehn Jahre alt war. Der Kontakt zum Vater war seitdem eher sporadisch. Die Patientin und der zweieinhalb Jahre ältere Bruder blieben bei der Mutter, zu der die Patientin ein zwiespältiges Verhältnis hat. Sie fühlt sich durch die klagsam-depressive Haltung der Mutter gebunden, gleichzeitig erlebt sie, daß diese ihr den Bruder stets vorzieht.

Die Symptomatik mit Bauchschmerzen und Durchfällen begann, als die Patientin als Au-pair-Mädchen nach England ging; sie beendete den Aufenthalt wegen der Beschwerden vorzeitig und kehrte in die mütterliche Wohnung zurück. Während der bewußt gelebte Impuls der Trennungswunsch ist, wird dies durch die Symptomatik quasi vereitelt, die zur Rückkehr und damit Abhängigkeit führt.

In der szenischen Konfliktbearbeitung mit der Mutter werden die Versorgungs- beziehungsweise Liebeswünsche der Tochter und ihre Enttäuschungswut emotional spürbar; mit den Tränen klingen die Bauchschmerzen in dieser Situation ab.

Nach achtwöchiger stationärer psychosomatischer Behandlung erfolgt eine deutliche Beschwerdelinderung und die Fähigkeit, mit den Beschwerden im Sinne einer Signalfunktion in seelisch belastenden Situationen umgehen zu können.

Fallbeispiel 2

Ein 38jähriger jugoslawischer Patient, der seit über 25 Jahren in Deutschland lebt und als Facharbeiter in einer Maschinenfabrik tätig ist, hat seit über einem Jahr krampfartige Unterbauchschmerzen im Wechsel mit Diarrhö und Obstipation; dadurch ist er seit ca. sechs Monaten arbeitsunfähig geschrieben.

Die Beschwerden treten auf, als der Patient sich in einer längerfristigen Auseinandersetzung mit seinem Vorgesetzten als der zu unrecht Kritisierte und Unterlegene erlebt. Im Dialog mit dem Vormann fühlt er sich ohnmächtig, nicht in der Lage, seiner wütenden Enttäuschung Ausdruck geben zu können, wobei er sich gleichzeitig als leistungsfähiges Arbeitspferd der Abteilung definiert.

Der **biographische Hintergrund** ist durch den Selbstmord des depressiven Vaters geprägt, als der Patient neun Jahre alt war. Dies bedingte, daß die Mutter mit den beiden Söhnen (wegen der »Schande«) das Heimatdorf verließ und nach Deutschland auswanderte.

Die Kränkungsbereitschaft des Patienten, sich für all das, was er zu leisten und zu geben bereit ist, nicht ausreichend gesehen und anerkannt zu fühlen, ist auch in den aktuellen Beziehungen während des stationären Aufenthaltes eng mit verstärkter abdomineller Schmerzsymptomatik und nachfolgendem Durchfall verbunden und kann anhand dieser Auslösesituationen mit dem Patienten bearbeitet werden.

Zusammenfassung

Funktionelle Unterbauchbeschwerden stellen einen zunächst unscharf von differentialdiagnostisch abzugrenzenden Organerkrankungen umschriebenen Symptomkomplex dar, der durch eine positive Diagnose, die insbesondere belastende psychosoziale Lebenssituationen mit einbezieht, zu sichern ist.

Es handelt sich um **Motilitätsstörungen**, vor allem im distalen Kolon, die durch Unterbauchschmerzen sowie Stuhlunregelmäßigkeiten gekennzeichnet sind. Das Beschwerdebild ist in Praxis und Klinik weit verbreitet, wobei bis zu zwei Drittel aller Patienten mit gastrointestinalen Störungen unter funktionellen Unterbauchbeschwerden leiden. Die Beschwerden weisen eine deutliche Tendenz zur Chronifizierung auf.

In der oftmals schwierigen **Arzt-Patient-Beziehung** kommt es vor allem darauf an, zu einem tragfähigen Arbeitsbündnis zu finden. Dabei ist zum einen eine umfassende Aufklärung des Patienten über Art und Verlauf der Beschwerden wichtig sowie die Haltung des Arztes, in den häufig vorwurfsvoll getönten Klagen über die Symptomatik die eigentliche Klage über eine beschwerliche Lebenssituation zu hören und durch eine offene Anamnesetechnik gemeinsam mit dem Patienten sein »Sich-Beschweren« zu verstehen.

Bei den zunächst affektiv verschlossenen Patienten wird im Gespräch meist eine **depressive Gestimmtheit** spürbar; unmittelbare Gefühlsäußerungen von Angst und Wut fallen diesen schwer. Die mit den Beschwerden verknüpfte Psychopathologie umfaßt in einem weiten Spektrum neben reaktiven Störungen neurotische Entwicklungen sowie auch Ich-strukturelle Störungen.

Zum psychodynamischen Verständnis dieser Patientengruppe sind die Modelle der **Konversion** und der **psychovegetativen Störungen** als Affektäquivalente hilfreich.

Als **Therapie** sind bei vielen Patienten unspezifische ärztliche Maßnahmen wie gute Anbindung des Patienten und konservative Therapie mit Ernährungsratschlägen sowie gegebenenfalls Gabe von Spasmolytika beziehungsweise Loperamid ausreichend, um eine Beschwerdelinderung zu erzielen. Begleitende, psychoanalytisch orientierte beziehungsweise verhaltenstherapeutische Behandlungen über einen begrenzten Zeitraum haben sich als hilfreich erwiesen. Bei protrahiertem beziehungsweise kompliziertem Verlauf ist eine stationäre psychosomatische Behandlung mit körpertherapeutischem Schwerpunkt indiziert; je nach zugrundeliegender Problematik und Motivation des Patienten sind zudem längerfristige ambulante aufdeckende Therapieverfahren angebracht.

Literatur

Alexander F. Der Einfluß psychologischer Faktoren auf gastronintestinale Störungen: Ein Symposion. 1934. Z Psychosom Med 1994; 40: 205-35.

Adler G, Schüffel W. Funktionelle Syndrome im gastrointestinalen Bereich. Internist 1991; 32: 19-25.

Almy TP, Abbot FK, Hinkle LE. Alterations in colonic function in man under stress. Gastroenterol 1950; 15: 95-103.

Corney R, Stanton R. Behavioural psychotherapy in the treatment of irritable bowel syndrome. J Psychosom Res 1991; 35: 461-9.

Da Costa JM. Membranous enteritis. Am J Med So 1871; 62: 321-35.

Fowlie S, Eastwood MA,. Prescott R. Irritable bowel syndrome: Assessment of psychological disturbance and its influence on the response to fibre suplementation. J Psychosom Res 1992; 36: 175-80.

Harvey RF, Mauad EC, Brown AM. Prognosis in irritable bowel syndrome: a 5-year prospektive study. Lancet 1987; I: 963.

Hontschik B. Fehlindizierte Appendektomien bei jungen Frauen. Z Sexualforsch 1988; 4: 62-81.

King V. Geburtswehen der Weiblichkeit – verkehrte Entbindungen. In: Zur Sozialisation junger Frauen. Frankfurt: Campus 1992; 103-25.

Kirsner JB. The irritable bowel syndrome. Arch Intern Med 1981; 141: 635.

Küchenhoff J. Spezifitätsmodelle in der Psychosomatischen Medizin: Rückblick auf eine alte Kontroverse. Z Psychosom Med 1994; 40: 236-48.

Overbeck G. Krankheit als Anpassung. Frankfurt: Suhrkamp 1984; 84-95.

Riecken EO. Erkrankungen des Dünn- und Dickdarms. Die Innere Medizin 9. Aufl. Stuttgart, New York: Schattauer 1996; 520-58.

Sandler RS, Drossmann DA., Nothan HP, Mackee DC. Symptom comploints and health care seeking behaviour in subjects with bowel dysfunction. Gastroenterology 1984; 87: 314-8.

Schüffel W, Loew T, Enck P, Uexküll Th v. Funktionelle Syndrome im gastrointestinalen Bereich. In: Psychosomatische Medizin. Adler RH, Herrmann JM, Köhle K, Schonecke OW, Uexküll Th v, Wesiack W (Hrsg). 5. Aufl. München, Wien, Baltimore: Urban & Schwarzenberg 1996; 701-13.

Svedlund J, Sjödin I, Ottosson JO, Dotewall G. Controlled study of psychotherapy in irritable bovel syndrome. Lancet 1983; 10: 589-92.

Svendsen JH, Munck LK. Irritable bowel syndrome – prognosis and diagnostic safety. Scand J Gastroenterol 1985; 20: 415-8.

Thompson WG, Heaton KW. Functional bowel disorders in apparently healthy people. Gastroenterology 1980; 79: 283-8.

White BV, Cobb S, Jones CM. Mucous colitis. A psychological medical study of 60 cases. Psychosom Med Monograph 1939; I NRC.

Literaturempfehlungen

Alexander F. Der Einfluß psychologischer Faktoren auf gastrointestinale Störungen: Ein Symposion. 1934. Z Psychosom Med 1994; 40: 205-35.

Küchenhoff J. Körper und Sprache – Anwendungen der Psychoanalyse. Bd 4. Heidelberg: Asanger 1992.

5.3.9 Funktionelle Störungen des Urogenitaltraktes

Paul L. Janssen

> **ICD-10-Klassifikation**
>
> Funktionelle Störungen des Urogenitaltraktes werden als somatoforme autonome Funktionsstörung des urogenitalen Systems (F 45.34) klassifiziert.

Der **Urogenitaltrakt** ist ein komplexer Organbereich mit drei verbundenen und voneinander abhängigen **Funktionen**:
- Harnproduktion
- Reproduktion
- Sexualität

Dies macht ihn besonders anfällig für psychische Einflüsse. Die häufigsten und bestuntersuchten Störungen im Urogenitaltrakt sind die **funktionellen Sexualstörungen** und die **psychogene Sterilität**. Es liegen auch Untersuchungen zum Einfluß psychischer Faktoren auf die Nierenfunktion und die Nierensteinbildung vor (Payk 1979) sowie zum Einfluß psychischer Faktoren auf die Urethrozystitis der Frau (Diederichs 1983, 1986) vor. Im folgenden soll auf zwei häufige funktionelle Störungen im Urogenitaltrakt eingegangen werden: das vegetative Urogenitalsyndrom des Mannes sowie die Reizblase der Frau.

Epidemiologie

Epidemiologische Daten sowohl über Inzidenz und Prävalenz als auch zur Schichtzugehörigkeit psychosomatischer Erkrankungen des Urogenitalsystems liegen nicht vor. Günthert (1980) sowie Breitwieser und Sareyka (1981) schätzen den Anteil an Patienten mit psychosomatisch bedingten Erkrankungen in der Praxis des niedergelassenen Urologen zwischen 30 und 50%, wobei möglicherweise spezielle Selektionseffekte zu berücksichtigen sind.

Das vegetative Urogenitalsyndrom des Mannes

Deskription

Synonyme: chronische Prostatitis, Prostatodynie, Prostatophathie, Kongestionsprostatitis, Prostataneurose

Das vegetative Urogenitalsyndrom findet sich bei über 50% der Patienten mit prostatitischen Beschwerden (Weidner 1984). Ein urologischer Befund kann in diesen Fällen nicht erhoben werden. Andererseits ist der Zusammenhang zwischen einer bakteriellen oder »abakteriellen« (Chlamydien, Mykoplasmen, Leukozytenzahl erhöht ohne spezifischen Nachweis) Prostatitis nicht zwingend. Aus Fertilitätsuntersuchungen ist bekannt, daß bakterielle Prostatitiden vorliegen, ohne daß über entsprechende Beschwerden geklagt wird (Günthert 1986). Die Befunde von Janssen et al. (1983) und Junk-Overbeck et al. (1988) weisen denn auch vergleichbare psychopathologische Befunde zwischen dieser Untersuchungsgruppe und der mit vegetativem Urogenitalsyndrom auf. So scheint die Beschwerdebildung weitgehend unabhängig von der Infektion abzulaufen.

Die **häufigsten Beschwerden** sind: wiederholter Harndrang, Schmerz in der Leistengegend und Blase, Schmerzen an Glied und Hoden, Kreuz- und Rückenschmerzen, Startverzögerung beim Wasserlassen, Jucken und Kitzeln in der Harnröhre, Schmerzen beim Wasserlassen, häufiges nächtliches Aufstehen wegen Harndrang und anderes. Bei über 50% der Patienten mit einem vegetativen Urogenitalsyndrom liegen auch funktionelle Sexualstörungen wie Verlust der Libido, Erektionsstörungen, Schmerz bei der Ejakulation und Ejaculatio praecox sowie retarda oder Anorgasmie vor (Diederichs 1983). Aufgrund von Beobachtungen in seiner Praxis stellt Günthert (1986) fest, daß Homosexuelle häufig an Symptomen eines vegetativen Urogenitalsyndroms leiden. Er führt dies auf die Sexualpraktiken Homosexueller zurück, die häufig nicht zur Entspannung führen.

Psychodynamik

Aus psychosomatischer Sicht wurden erst in den letzten Jahren vereinzelt methodisch anspruchsvollere Untersuchungen durchgeführt (Junker 1970; Mendlewicz et al. 1971; Janssen et al. 1983; Riedell u. Brähler 1983; Diederichs 1983; Pott et al. 1991). In den klinischen und testpsychologischen Untersuchungen bestätigte sich das Vorliegen einer Psychoneurose oder Charakterneurose. Ein einheitliches Bild der psychischen Störungen ergab sich jedoch nicht, es fanden sich unterschiedliche neurotische Krankheitsbilder. Die Patienten waren überwiegend zwangsneurotisch, aber auch hypochondrisch-depressiv, zeigten Abhängigkeitstendenzen und insbesondere Selbstwertstörungen. Manchmal lagen latente homosexuelle Tendenzen vor. In seltenen Fällen fanden sich auch Borderline-Syndrome oder präpsychotische Zustände. Die **Psychogenese** dieser Störungen weist darauf hin, daß die Patienten sich mit ihren Vätern nicht hinreichend identifizieren konnten, wodurch sich eine Störung in der männlichen Identitätsentwicklung ergab (vgl. Janssen et al. 1983).

Die häufigen **zwangsneurotischen Anteile** lassen sich triebdynamisch als Abwehr- und Kontrollversuch gegen aggressiv-sexuelle beziehungsweise homosexuelle Triebimpulse verstehen, zum anderen psychosomatisch mit dem Befund von Myalgien der Beckenbodenmuskulatur in Verbindung bringen (Wilhelm 1985). Die Verspannung dieser Muskulatur läßt sich so als Affektäquivalent verstehen, wobei die (anale) Ambivalenz zwischen dem »Festhalten-Müssen« und dem »Hergeben«, »Herauslassen« diese Dynamik initiiert.

Diederichs (1987) weist auf **narzißtische Aspekte** bei dieser Störung hin, wobei der Phallus als stabilisierendes Element des labilen Körper-Selbst durch Kränkung entwertet wird, womit der narzißtische Einbruch erfolgt.

Chronifizierende Beschwerden veranlassen den Patienten, wiederholt und unzufrieden den behandelnden Urologen aufzusuchen. Die sich **wiederholenden Untersuchungen**, insbesondere die invasive Diagnostik, kann bei vorliegender Disposition zur Neurose verstärkt unbewußte Konflikte reaktivieren, die die Beziehung zwischen Urologen und Patienten beeinflussen. So können homosexuelle Wünsche und daraus resultierende Ängste aktualisiert werden. Bei schweren psychischen Störungen wird unbewußt der Urologe als »Schädiger« erlebt (Janssen et al. 1983). Es entwickeln sich Wutgefühle, und der Patient versucht, sich zu rächen oder dekompensiert depressiv. Im Sinne eines neurotischen Wiederholungszwanges wird er dennoch immer wieder versuchen, von dem behandelnden Urologen seine »männliche Unversehrtheit« bestätigt zu bekommen und ihn zu weiteren Therapiemaßnahmen zu veranlassen, um schließlich sich selbst oder den Behandler enttäuscht zu entwerten.

Therapie

Die unbewußten Interaktionszyklen können nicht nur zu einer Chronifizierung der Beschwerden beitragen, sondern auch den behandelnden Urologen vor erhebliche Probleme stellen. Er sollte das Gespräch mit dem Patienten suchen, um Hinweise für einen Zusammenhang der urologischen Beschwerden mit psychischen oder sozialen Konflikten zu finden und diese dem Patienten verständlich vermitteln (Günthert 1986). Für eine spezielle Diagnostik ist insbesondere bei schwerwiegenden psychischen Dekompensationen der Psychotherapeut zu konsultieren. Eine gezielte psychotherapeutische Behandlung ist abhängig von dem zugrunde liegenden psychischen Krankheitsbild und richtet sich nach dem Schweregrad der psychischen Störungen. Behandlungsmaßnahmen sind aber auch abhängig von der meist geringen Motivation des Patienten, sich auf eine psychosomatisch-psychotherapeutische Behandlung einzulassen.

Die Reizblase der Frau

Deskription

Die sogenannte Reizblase, die überwiegend bei Frauen vorkommt, geht einher mit ständigem Harndrang, Pollakisurie und gelegentlich auch Dysurie. Es ist ein rein funktionelles Syndrom, da korrelierende organpathologische Befunde fehlen. Aus psychosomatischer Sicht wird sie durch Affekte und Sexualstörungen ausgelöst. **Pathophysiologisch** liegt ihr eine Verspannung im gesamten Beckenbereich, insbesondere eine Störung der Blasensphinkteren zugrunde.

Psychodynamik

Die umfassendste Untersuchung liegt hierzu von Diederichs (1983) vor. Er fand in allen Fällen eine **Hingabeproblematik** mit **Angst vor Selbstaufgabe**. Diese Hingabeangst findet sich auch bei der Anorgasmie der Frau. Molinski (1983) bringt sie in Verbindung mit urologischen Symptomen: Vor dem Orgasmus tritt bei der Frau eine **Vasokongestion** des kleinen Beckens ein, die auch den urethralen, den periurethralen und perivesikalen Bereich betrifft. Der Muskeltonus nimmt im gesamten Urogenitalbereich zu. Bei der Anorgasmie bildet sich die Vasokongestion nicht zurück, und der **erhöhte Muskeltonus** löst sich nicht. Der Erregungszustand bleibt also physiologisch erhalten und kann im Sinne der Symptome einer Reizblase über mehrere Tage bestehen.

Ähnlich wie beim vegetativen Urogenitalsyndrom des Mannes finden sich bei Frauen mit sogenannter Reizblase kein einheitliches Bild der psychischen Störungen und der Psychodynamik. Diederichs (1983) hat insbesondere die **Sexual-** beziehungsweise **Hingabestörungen** herausgearbeitet. Die Verkrampfung der Beckenbodenmuskulatur, eventuell Harnretention sowie eine hohe psychische Besetzung der Urogenitalregion bereiten den Boden für diesen Mechanismus des Affektäquivalents. In anderen Fällen ist die Miktionsstörung symptomatischer Ausdruck einer Angsterkrankung, nicht selten auch mit agoraphober Symptomatik. Hier ist die Ambivalenz zwischen Retention und Hingabe beziehungsweise »Sich-Anbieten« im Sinne von Promiskuitäts- und Verführungsphantasien unmittelbar umgesetzt. Auch Kränkungserlebnisse, insbesondere im sexuellen oder genitalen Sinne, können psychodynamisch in diese Symptomatik umgesetzt werden. In einer weiteren Gruppe stehen insbesondere narzißtische Störungen und ein labiles Selbstwertgefühl im Vordergrund. Bei solchen Frauen finden sich dann meist auch depressive Symptome und eine Psychodynamik der Depression.

Nicht selten geht die Reizblase mit **Begleitsymptomen** wie migräneartigem Kopfschmerz und Spannungskopfschmerz einher oder auch mit muskulären Verspannungen im Schulter-Nacken-Bereich wie Wirbelsäulenbereich. Wie zu erwarten findet sich bei fast allen Patienten eine gestörte Partnerbeziehung.

In diesem Zusammenhang soll auf die »Modediagnose« **interstitielle Zystitis** aufmerksam gemacht werden, die alle Voraussetzungen mitbringt, um als Verlegenheitsdiagnose eingesetzt den Patienten in eine chronische Krankheitskarriere zu führen. Dieses Krankheitsbild ist schwer objektivierbar, daher auf Symptomebene definiert. Seine Zuschreibung legitimiert das subjektive Leiden des Patienten, entlastet den Diagnostizierenden von erheblichem Erwartungsdruck und vermeidet den möglicherweise als diskriminierend empfundenen Hinweis auf psychosomatische Zusammenhänge. Obgleich diese Krankheit – sorgfältig diagnostiziert – außerordentlich selten ist, wird die Diagnose immer häufiger gestellt, und es wurde bereits eine Gesellschaft der Betroffenen gegründet.

Therapie

Auch die Reizblase der Frau führt häufig zum Aufsuchen von Gynäkologen beziehungsweise Urologen. Erkennt der Arzt die unbewußten Interaktionszyklen in der Beziehungsaufnahme der Patientin nicht, kann er zu einer Chronifizierung der Beschwerden durch zu langfristige somatische Behandlungen beitragen, wie am Beispiel der interstitiellen Zystitis dargelegt. Versucht er, einen Zusammenhang der Beschwerden mit psychischen oder sozialen Konflikten mit der Patientin zu erarbeiten, kann er die Motivation für eine fortführende psychotherapeutische Behandlung festigen. Nach den vorliegenden Erfahrungen sind die Patientinnen eher zu einer Psychotherapie zu motivieren als Männer mit einem vegetativen Urogenitalsyndrom.

Zusammenfassung

Funktionelle Störungen im Urogenitalbereich kommen relativ häufig vor, manifestieren sich zumeist beim Mann als funktionelles Urogenitalsyndrom, bei der Frau als Reizblase. Die Psychodynamik ist vielfältig, es werden konversive, narzißtische Mechanismen wie auch die des Affektäquivalents diskutiert. Der hohe Erwartungsdruck dieser Patienten macht eine Berücksichtigung der Übertragungsebene in Beratung und Therapie zur Voraussetzung einer angemessenen, somatische Fixierungen vermeidenden Handhabung durch den betreuenden Arzt.

Literatur

Breitwieser P, Sareyka O. Häufigkeit pychosomatischer Fälle in der urologischen Praxis. Urologe 1981; B21: 14.

Diederichs P. Urologische Psychosomatik. Berlin: Springer 1983.

Diederichs P. Sexualität und Miktionsstörung. Gynäkologe 1986; 19; 37-42.

Diederichs P. Zur Relevanz Narzißmus-theoretischer Aspekte in der psychosomatischen Medizin. In: Psychoanalyse der Gegenwart. Rudolf G, Rüger U, Studt HH (Hrsg). Göttingen: Vandenhoeck & Ruprecht 1987; 223-30.

Günthert EA. Psychosomatische Probleme in der urologischen Sprechstunde. Erfahrungen aus der Tätigkeit des niedergelassenen Urologen. Urologe 1980; A 19: 232-7.

Günthert EA. Psychosomatic aspects of prostatitis. In: Therapy of Prostatitis. Weidner W, Brunner H, Krause W, Rothauge CF (eds). München: Zuckerswerdt 1986; 161-70.

Janssen PL, Kukahn R, Spieler KH, Weißbach L. Psychosomatische Untersuchungen zur chronischen Prostatitis. Z Psychosom Med 1983; 29: 253-69.

Junk-Overbeck M, Pott W, Pauli U. Empirische Untersuchungen zur Psychosomatik der chronischen Prostatitis. In: Partnerschaft, Sexualität und Fruchtbarkeit. Brähler E, Meyer AE (Hrsg). Berlin: Springer 1988; 217.

Junker H. Sind Patienten mit chronischer abakterieller Prostatitis Sexualneurastheniker? – Ein psychodiagnostischer Beitrag. Z Z Psychosom Med 1970; 16: 264-78.

Mendleweicz J, Schulmann CC, Schutter B de, Wilnotte J. Chronic prostatitis. Psychosomatic Incidence. Psychother Psychosom 1971; 19: 118-25.

Molinski H. Sexualstörungen der Frau. Sexualmed 1983; 12: 182-5.

Payk TR. Nichtorganisch bedingte urologische Funktionsstörungen und Krankheitsbilder. Urologe 1979; B: 13-7.

Pott W, Junk-Overbeck M, Wirsching M. Chronisch-bakterielle Prostatitis-Prostatodynie. Z Psychosom Med 1991; 37: 157-71.

Riedell H, Brähler E. Prostatitis und Ehepaarbeziehung. In Chronische Prostatitis. Brunner H, Krause W, Rothauge CF, Weidner W (Hrsg). Stuttgart, New York: Schattauer 1983; 273-82.

Weidner W. Moderne Prostatitisdiagnostik. München: Zuckerschwerdt 1984.

Wilhelm E. Die Beckenbodenmyalgie, keine Prostatitis. In Verhandlungsbericht der Deutschen Gesellschaft für Urologie. Berlin: Springer 1985; 494.

Literaturempfehlung

Günthert EA. Psychosomatische Probleme in der urologischen Sprechstunde. Erfahrungen aus der Tätigkeit des niedergelassenen Urologen. Urologe 1986; A19: 232-7.

Diederichs P. Urologische Psychosomatik. Berlin: Springer 1983.

5.3.10 Urtikaria

Michael Trukenmüller

ICD-10-Klassifikation

Dieses Krankheitsbild wird in die diagnostische Kategorie »Psychologische Faktoren und Verhaltensfaktoren bei andernorts klassifizierten Krankheiten« (F54) eingeordnet. Dazu wird es in dem entsprechenden dermatologischen Kapitel klassifiziert (F54.0).

Definition und Deskription

Definition

Unter **Urtikaria** oder »**Nesselsucht**« versteht man ein Krankheitsbild, das durch typische Hautefforeszenzen, die Quaddeln oder Urtikä, gekennzeichnet ist. Diesen Quaddeln liegen umschriebene Ödeme in der oberen Dermis zugrunde, die durch Exsudation aus erweiterten und in ihrer Permeabilität gesteigerten Blutgefäßen entstehen. Demgegenüber kommt es beim Krankheitsbild des **Angioödems** zu einer Exsudation in den tieferen Schichten der Subkutis, die klinisch als ausgedehntere zusammenhängende Schwellung imponiert (**Quincke-Ödem**). In 20 bis 30% der Fälle treten beide Formen gemeinsam auf (Braun-Falco 1991).

Die Urtikaria ist eine häufige Erkrankung, nach Schröpl (1986) sind etwa 10% aller Menschen mindestens einmal im Leben davon betroffen. Das Auftreten der Quaddeln wird begleitet von einem intensiven Juckreiz. Typisch für diesen Juckreiz ist, daß er als Reaktion nicht Kratzen, sondern eher **Scheuern** oder **Reiben** auslöst und deshalb nicht, wie bei anderen Hauterkrankungen, zu blutigen Kratzeffekten führt. Häufig nimmt der Juckreiz gegen Abend zu, was durch die dann vorherrschende vagotone Reaktionslage erklärt wird.

In der **Pathophysiologie** der Quaddelentstehung spielen vielfältige Mechanismen eine Rolle. Von zentraler Bedeutung ist die Freisetzung von **Histamin** aus den Gewebsmastzellen. Neben Histamin können jedoch auch andere Substanzen in ähnlicher Weise als Mediatoren wirken. Die Ausschüttung dieser Mediatoren kann durch verschiedene Mechanismen ausgelöst werden.

Dem entsprechen unterschiedliche klinische Typen und Verlaufsformen der Urtikariaerkrankung. Die Hautveränderungen können wenige Stunden nach dem Auftreten definitiv wieder verschwunden sein, sie können kontinuierlich über Tage, Monate oder Jahre immer wieder auftreten, oder es kommt nach längeren erscheinungsfreien Intervallen zu Rezidiven.

Ätiologie

Hinsichtlich der Ätiologie und Pathogenese wird vielfach reflexartig an eine »**Allergie**« gedacht. Nun ist sicher gut belegt, daß allergische Mechanismen, insbesondere die IgE-abhängige Typ-1-Reaktion, häufig von zentraler Bedeutung sind, dies muß jedoch nicht zwangsläufig so sein. Man denke nur an direkte **toxische Einwirkungen**, wie zum Beispiel den Kontakt mit der Brennessel (Urtica dioica), der die Krankheit ihren Namen verdankt. Desgleichen sind Formen der Urtikaria beschrieben, bei denen es durch **physikalische Reize** (Wärme, Kälte, Druck) zur Ausbildung der typischen Effloreszenzen kommt, ohne daß dabei allergische Mechanismen im Spiel zu sein brauchen. Eine Sonderform, bei der sich die Frage nach der Beteiligung psychischer Faktoren besonders häufig stellt, ist die **Urticaria factitia**. Hier geht der Juckreiz der Quaddelbildung quasi voraus. Es besteht zunächst ein generalisierter Pruritus, erst die mechanische Irritation durch das Kratzen löst dann die Quaddelbildung aus, die in einem Teufelskreis den Juckreiz zusätzlich verstärkt. In diesen Fällen weisen die Quaddeln entsprechend der Kratzspuren eine typische streifenförmige Konfiguration auf.

> Es ist davon auszugehen, daß es sich bei der Urtikaria um ein multifaktorielles Krankheitsbild handelt, bei dem die gemeinsame »Endstrecke« der Quaddelbildung durch Einflüsse aus verschiedenen Richtungen und Mechanismen unterschiedlicher Art aktiviert werden kann.

Die Bedeutung **psychischer Faktoren** in der Ätiologie der Urtikaria ist sowohl kasuistisch, als auch durch zahlreiche empirische Studien gut belegt, wenn von den einzelnen Autoren auch das Gewicht des psychischen Faktors unterschiedlich veranschlagt wird. Da es sich offenbar um ein sehr heterogenes Krankheitsbild handelt, kann dies letztlich auch nicht überraschen. In der Praxis wird dabei die Frage nach der Beteiligung psychischer Faktoren häufig erst gestellt, wenn von somatischer Seite eine auslösende Ursache (in der Regel im Sinne einer Allergie) nicht nachzuweisen ist.

Dies ist nach übereinstimmenden Angaben in der Literatur in einem hohen Prozentsatz der Fall (über 50%). Bei positiven allergologischen Befunden rückt dagegen die Frage nach einer psychischen Beteiligung oft gar nicht ins Blickfeld. Dieses Vorgehen und eine solche alternative Betrachtungsweise erscheinen wenig sinnvoll. Wir wissen, daß auch eine **allergische Reaktionsbereitschaft** keine lebenszeitlich konstante Größe ist, sondern sehr schwanken kann, wobei noch weitgehend ungeklärt ist, welchen Bedingungen dies unterliegt. Es gibt jedoch zumindest Hinweise, die den **Einfluß psychischer Faktoren** selbst auf somatisch gut definierte Abläufe wie die Tuberkulinreaktion und die Typ-1-Reaktion belegen (Black 1963; Black et al. 1963). Um den Patienten nicht unnötig lange Irrwege im Labyrinth der somatischen Diagnostik aufzubürden, erscheint es deshalb gerade bei der Urtikaria besonders wesentlich, die psychosomatische Perspektive von vornherein mit einzubeziehen.

Psychodynamik

Schon in frühen Fallstudien (z.B. Saul u. Bernstein 1941) wird die Beziehung der Urtikaria zu **unterdrücktem Weinen** hervorgehoben. Auch von anderen Autoren wird beschrieben, daß Urtikaria-Anfälle mit einem plötzlichen Ausbruch von Weinen enden können (Alexander 1951, S. 127). In einer ähnlichen Richtung liegen die Befunde von Rechenberger (1982).

Bei der tiefenpsychologischen Untersuchung von 30 Patienten mit Urtikaria, die die Autorin anschließend auch selbst psychotherapeutisch behandelte, fand Rechenberger regelmäßig, daß dem Ausbruch der Urtikaria die Bedrohung einer engen Beziehung durch eine dritte Person zugrunde lag. Bei allen Patienten konnte sie eine **auslösende Situation** identifizieren, die relativ bewußtseinsnah war und auf Befragen angegeben werden konnte. Sie ging dem Ausbruch der Urtikaria in der Regel 1 bis 2 Tage voran. Die psychodynamische Grundlage für die Pathogenität dieser Konfliktsituation sieht die Autorin in einer **Fixierung** auf der **oralen Stufe** und der hierdurch konstituierten Gier: »Werden meine Wünsche nicht erfüllt, überfällt mich Wut, und anschließend entstehen Quaddeln«. Die Auffassung dieser Autorin ist sicher sehr durch ein etwas schematisch gehandhabtes psychoanalytisches Entwicklungsmodell geprägt. Entsprechend ist aus der zeitlichen Distanz in anderen Arbeiten der Einfluß der jeweils vorherrschenden Formen psychosomatischer oder psychoanalytischer Konzeptbildung unschwer zu erkennen. Dennoch kommen auch nichtanalytische Autoren zu ähnlichen Formulierungen. Schröpl (1989) fand bei seinen Utikaria-Patienten regelmäßig eine innere Haltung, die er folgendermaßen beschreibt: »Der Patient möchte etwas, was nicht geht. Es handelt sich oft um zwanghafte Menschen, die nicht einsehen können, daß die Welt nicht so funktioniert, wie sie gerne möchten.«

Die Bedeutung von **unterdrücktem Schmerz**, aber auch von **Wutgefühlen**, hat sich in unserer eigenen klinischen Praxis häufig bestätigt.

Therapie

Neben der pharmakologischen Therapie (Antihistaminika, u.U. Glukokortikoide) kommen von psychosomatischer Seite verschiedene Therapieverfahren in Betracht. Dabei ist insbesondere die Wirksamkeit suggestiver Techniken und von Entspannungsverfahren durch zahlreiche Studien belegt (Stangier 1989).

Wenn hinter der Symptomatik ein lebensgeschichtlich verstehbarer Konflikt deutlich wird, kann die Indikation für eine **psychoanalytisch orientierte Therapie** gegeben sein. Die Patientin aus unserem ersten Fallbeispiel (s. S. 373) hat von einem solchen Therapieangebot sehr profitiert. Oft zielen auch in vergleichbaren Fällen therapeutische Maßnahmen nur auf die Milderung der Symptomatik, oder die auslösende Situation wird nur in einem vordergründigen Sinne als belastendes Ereignis gesehen, ohne die subjektive Bedeutung dieses Ereignisses vor dem Hintergrund der individuellen Lebensgeschichte des Patienten zu verstehen. Damit wird die Chance verspielt, Zugang zu einer tieferliegenden psychischen Problematik zu gewinnen, die durchaus einer psychotherapeutischen Bearbeitung zugänglich sein kann. Nicht immer erweist sich dieser Weg allerdings als gangbar. So wurde die Patientin aus dem zweiten Fallbeispiel (s. S. 373) schon im Rahmen einiger probatorischer Sitzungen so von Gefühlen der Einsamkeit, Sinnlosigkeit und Verzweiflung überwältigt, die dann ein massives Agieren auslösten, daß eine analytisch orientierte Therapie, zumindest zu diesem Zeitpunkt, nicht durchführbar war.

> Dem heterogenen Charakter des Krankheitsbildes entsprechend läßt sich eine Therapieindikation aus der Diagnose »Urtikaria« alleine nicht ableiten, sondern sie muß sich aus der Art der beteiligten psychischen Problematik ergeben.

Fallbeispiele

— Fallbeispiel 1 —

Eine 36jährige Patientin litt seit vier Monaten unter einer Urtikaria mit fast täglich auftretenden Quaddeln und einem insbesondere abends und vor dem Einschlafen quälenden Juckreiz.

Sie wirkte im Gespräch offen und sympathisch, war, obwohl sie sich zunächst gar nicht vorstellen konnte, daß ihre Erkrankung seelische Gründe haben könnte, sehr um konstruktive Zusammenarbeit bemüht. Beim Nachdenken über den Zeitpunkt des ersten Auftretens der Symptome erinnerte sie sich, daß sie sich am Tag vorher sehr aufgeregt hatte. Sie stamme aus dem Harz, lebe zwar schon lange in Hamburg, habe aber ihr Elternhaus behalten und vermiete es als Ferienwohnung. In diesem Falle habe dort eine Familie die Ferien verbracht, die auf sie einen sehr ordentlichen Eindruck gemacht hatte. Als sie jedoch nach deren Abreise die Wohnung in Augenschein nahm, sei sie aus allen Wolken gefallen. Es sei alles völlig verschmutzt gewesen, bis hin zu Spuren von Hundekot auf dem Teppichboden. Sie habe mehrere Stunden angestrengt gearbeitet, um die Wohnung zu säubern.

Im weiteren Verlauf des Interviews berichtete sie eine erschütternde **Lebensgeschichte**. Sie sei die älteste von insgesamt vier Kindern. Sie habe früh ihre Eltern verloren, den Vater durch einen Unfall im zehnten Lebensjahr, wenig später wurde bei der Mutter eine Karzinomerkrankung festgestellt, sie wurde zunehmend hinfälliger, war die letzten beiden Jahre überwiegend bettlägerig und verstarb im sechzehnten Lebensjahr der Patientin. Sie habe dadurch sehr früh die Verantwortung für die jüngeren Geschwister und den Haushalt übernommen, habe es durch Vermittlung des Pfarrers auch erreicht, daß die Geschwister nach dem Tod der Mutter im elterlichen Haus zusammenbleiben konnten und nicht in verschiedene Heime verteilt wurden.

Während sie dies eher sachlich schilderte, fühlte sich der Interviewer im Gespräch zunehmend erschlagen und zu Boden gedrückt von einer gewaltigen Last, die die Patientin selbst aber wenig zu spüren schien. In der Schilderung der weiteren Biographie war deutlich, wie die Patientin aufgrund ihrer Bereitschaft, Verantwortung für andere zu übernehmen, sich immer schwierige und belastende Aufgaben aufgebürdet hatte, zuletzt vor einem halben Jahr die Fürsorge für ein Kind ihrer Schwester, die selbst in einer schwierigen Situation steckte.

Als sie ihre erregte Anspannung beim Putzen schilderte, beschäftigte sie immer wieder der unangenehme Geruch in der Ferienwohnung, wie wenn der sie an etwas erinnert habe. Schließlich fiel ihr ein, daß es in den letzten Jahren im Krankenzimmer ihrer Mutter ähnlich gerochen habe.

Diese Patientin mußte, um ihre Funktion in der Familie wahrnehmen zu können, sicher viele Gefühle (Trauer, Schmerz, aber auch Wut auf die Mutter und die kleineren Geschwister, deren Versorgung ihr in der Jugend kaum Raum für eigene Interessen ließ) sehr rigide abwehren. In der mehrfach determinierten Auslösesituation war der Druck der lange abgewehrten Gefühle offenbar so stark geworden, daß die gewohnte Form der Abwehr versagte und es so zu der beschriebenen Symptombildung kam.

Daß Ereignisse oder Situationen dadurch zum Auslöser für die Symptombildung werden, daß sie frühere traumatische Konstellationen wieder aktualisieren, läßt sich immer wieder feststellen:

— Fallbeispiel 2 —

Eine aus dem asiatischen Raum stammende 32jährige Patientin hatte in ihrer Jugend vom zweiten Lebensjahr an vier Jahre in einem Kinderheim getrennt von der übrigen Familie verbringen müssen, da die Mutter erkrankt und mit der Versorgung der insgesamt 6 Kinder überfordert war. Vor diesem Hintergrund entwickelte sich eine sehr ambivalente Beziehung zur Mutter und eine sehr enge Bindung an den Vater; hier kam es zu einer schrecklichen Enttäuschung, als die Patientin mit 19 Jahren entdeckte, daß der Vater große Teile seines Privatlebens vor der Familie geheimgehalten hatte und es ihm mehr darum ging, die Patientin für seine politischen Ziele einzusetzen, als daß er an ihrem persönlichen Wohlergehen interessiert gewesen wäre. Sie faßte daraufhin den Entschluß, auf nicht ungefährliche Weise ihr Heimatland zu verlassen. Nach einer wechselvollen Geschichte lernte sie später in Deutschland einen älteren Kollegen kennen, in den sie sich verliebte und mit dem sie eine gemeinsame Zukunft plante. Sie entwickelte eine Urticaria factitia, als es um die Frage der Heirat ging und sie feststellte, daß ihr Freund hier sehr zögerte und sie hinzuhalten versuchte. Hier wurde durch die aktuelle Enttäuschung ein tief in der Biographie verwurzelter und psychisch kaum wahrgenommener Affekt angerührt.

Bei der auslösenden Situation muß es sich jedoch nicht zwangsläufig um eine negative Erfahrung handeln.

―――――― Fallbeispiel 3 ――――――
So hatte es eine unserer Patientinnen als Kind in erstaunlicher Weise fertiggebracht, sich selbst aus einer schwierigen Lebenssituation zu befreien. Als ältestes von drei Geschwistern lebte sie mit Mutter und Stiefvater in einer familiären Situation, die durch Gewalttätigkeit und Verwahrlosung gekennzeichnet war. Sie nahm selbst Kontakt zu einer Behörde auf und erreichte, daß sie in einem Kinderheim untergebracht wurde, in dem sie sich dann etliche Jahre auch sehr wohl fühlte. Zum Auftreten der Urtikaria kam es, als sie sich mit 20 Jahren verliebte und erstmals eine enge persönliche Bindung einging, wobei die Schilderung der Beziehung in dieser Zeit noch durchaus glücklich und harmonisch wirkte. Die Aufnahme dieser Beziehung bedeutete hier auch das Aufgeben einer Abwehrposition, wodurch die Möglichkeit der Wiederholung alter Verletzungen näherrückte.

Um die Breite des klinischen Spektrums deutlich zu machen, sei noch ein Fall aus England erwähnt.

―――――― Fallbeispiel 4 ――――――
Hier entwickelte ein 38jähriger Mann mit ansonsten völlig unauffälliger Anamnese zweimal eine schwere Urtikaria, während er vor dem Fernseher die Spiele der Fußball-Weltmeisterschaft 1986 verfolgte. Einmal, beim Spiel England gegen Portugal, als die Portugiesen das 1:0 schossen, einige Tage später nochmals, als beim Spiel England gegen Marokko ein englischer Spieler vom Platz gestellt wurde, erregte er sich hierüber heftig und war wenig später am ganzen Körper von Quaddeln bedeckt (Merry 1987).

In Hinblick auf die Art der psychischen Beteiligung ist also nicht mit feststehenden Zusammenhängen und in jedem Fall typischen Konflikten zu rechnen. Entsprechendes gilt auch für das Gewicht der psychischen Komponente in der Pathogenese der Erkrankung. Die Heterogenität des Krankheitsbildes in dieser Hinsicht wird durch neuere empirische Studien mit den Methoden der **Zeitreihenanalyse** belegt (Bahmer u. Kisling 1993; Schubert 1989). Während bei einer der von Schubert untersuchten Patientinnen die Quaddeln regelmäßig infolge starker emotionaler Belastungen auftraten, fand sich bei einer anderen kein signifikanter Zusammenhang zwischen Symptomatik und psychosozialen Faktoren.

Zusammenfassung

Bei der Urtikaria oder »Nesselsucht« handelt es sich um eine stark juckende Hauterkrankung, deren Schweregrad und Verlauf sehr variabel sind. Hinsichtlich der Ätiologie ist von einer multifaktoriellen Krankheitsentstehung auszugehen. Die Bedeutung psychischer Faktoren ist dabei insgesamt gut belegt, kann im Einzelfall aber von sehr unterschiedlichem Gewicht sein. Die Art der beteiligten psychischen Konflikte und Affekte kann variieren, wenngleich sich relativ häufig eine Beziehung zu unterdrückten Gefühlen von Trauer, Schmerz und Wut finden.

Literatur

Alexander F. Psychosomatische Medizin. Berlin: Walter de Gruyter 1951.
Bahmer FA, Kisling M. Emotionale Befindlichkeit und chronische Urtikaria – eine zeitreihenanalytische Studie. In: Hauterkrankungen in psychologischer Sicht. Gieler U, Stangier U, Brähler E (Hrsg). Göttingen, Bern, Toronto, Seattle: Hogrefe 1993.
Black S. Inhibition of immediate-type hypersensitivity response by direct suggestion under hypnosis. BMJ 1963; 1: 925-9.
Black S, Humphrey JH, Niven J. Inhibition of Mantoux reaction by direct suggestion under hypnosis. BMJ 1963; 1: 1649-52.
Braun-Falco O, Plewig G, Wolff HH, Winkelmann RK. Dermatology. Heidelberg, Berlin: Springer 1991.
Merry P. World Cup Urticaria. J R Soc Med 1987; 80: 779.
Rechenberger I. Tiefenpsychologisch ausgerichtete Diagnostik und Behandlung von Hautkrankheiten. 3. Aufl. Göttingen: Vandenhoeck & Ruprecht 1982.

Saul LJ, Bernstein C. The emotional setting of some attacks of urticaria. Psychosom Med 1941; 3: 349-69.

Schröpl F. Die chronische Urtikaria. Stuttgart: Fischer 1986.

Schröpl F. Urtikaria: allergisch – nicht allergisch. Wien Med Wochenschr 1989; 139: 145-9.

Schubert HJ. Psychosoziale Faktoren bei Hauterkrankungen. Göttingen: Vandenhoeck & Ruprecht 1989.

Stangier U. Chronic urticaria. In: Psychological Managements for Psychosomatic Disorders. Paulley JW, Pelser HE (eds). Berlin, Heidelberg: Springer 1989.

Literaturempfehlung

Gieler U, Stangier U, Brähler E (Hrsg). Hauterkrankungen in psychologischer Sicht. Göttingen, Bern, Toronto, Seattle: Hogrefe 1993.

Koblenzer CS. Psychocutaneous Disease. Orlando: Grune & Stratton 1987.

5.3.11 Schmerzsyndrome

Rainer Schors und Stephan Ahrens

ICD-10-Klassifikation

Schmerzsyndrome werden als »anhaltende somatoforme Schmerzstörungen« klassifiziert (F45.4). Darunter werden andauernde, schwere und quälende Schmerzen zusammengefaßt, die nicht vollständig durch einen physiologischen Prozeß oder eine körperliche Störung erklärt werden können. Weiter wird gefordert, daß der Schmerz in Verbindung mit emotionalen Konflikten oder psychosozialen Problemen auftritt, die schwer genug sein sollen, um als entscheidender ursächlicher Einfluß angesehen zu werden. Nicht unter dieser Ziffer zu klassifizieren sind Schmerzen auf dem Hintergrund einer depressiven Störung oder Schizophrenie.

Davon abgesetzt ist die Migräne unter G43 differenziert nach der Symptomatik klassifiziert: Spannungskopfschmerz wird mit G44.2, arzneimittelinduzierter Kopfschmerz mit G44.4 und Cluster-Kopfschmerz mit G44.0 klassifiziert.

Die zusätzliche Vergabe der Kategorie F54 ist unter der Annahme psychophysiologischer Mechanismen obligat.

Definition und Deskription

Definition

Die internationale Gesellschaft zum Studium des Schmerzes (IASP) definiert **Schmerz** wie folgt: »Ein unangenehmes Sinnes- und Gefühlserlebnis, das mit aktueller oder potentieller Gewebeschädigung verknüpft ist oder mit Begriffen einer solchen Schädigung beschrieben wird« (IASP 1976, deutsche Übersetzung bei Schmidt u. Struppler 1982).

Diese Definition ist in mancherlei Hinsicht bemerkenswert: Das Postulat einer kausalen Verknüpfung zwischen Gewebsschädigung und Schmerzempfindung wird aufgegeben. Die emotionale Seite der Schmerzempfindung wird der sensorischen gegenübergestellt, der Schmerz als subjektive Empfindung – auch beim Fehlen objektivierbarer struktureller Läsionen im Gewebe – als Krankheitssymptom anerkannt.

Nimmt man diese Definition genau, dann ist damit eigentlich die **Trennungslinie** zwischen **somatisch bedingtem** und **funktionellem Schmerz** aufgehoben. Es spricht einiges dafür, daß dies für die klinische Anwendung psychotherapeutischer Verfahren auch nachvollzogen werden sollte. Dennoch erfolgt aus didaktischen Gründen in diesem Kapitel eine Beschränkung auf den Bereich des funktionellen Schmerzes, wobei aber die vielfältigen Interferenzen mit somatisch bedingten Schmerzsyndromen auch beleuchtet werden.

Einen Durchbruch für dieses integrative Verständnis des Schmerzgeschehens stellte die von dem kanadischen Psychologen Melzack und dem englischen Physiologen Wall 1965 aufgestellte und 1973 sowie 1982 revidierte **Gate-Control-Theorie** dar. In Absetzung von einer unikausalen Vorstellung der Schmerzverursachung und Schmerzwahrnehmung postulieren die Autoren ein **Feedback-System** auf mehreren neuronalen Ebenen, das über Wahrnehmung und Modulation des Schmerzes entscheidet.[1]

---

[1] Ausführliche Darstellung bei Egle und Hoffmann 1991. Zu kybernetischen Schmerzkonzepten siehe Seemann und Zimmermann 1990.

Das **sensorisch-diskriminative System** im ZNS vermittelt die Zuordnung eines Schmerzreizes zu Intensität, Zeit und Raum. Das **motivational-affektive System** »vermittelt den Weh-Charakter des Schmerzes und bestimmt, ob sich das Individuum vom schmerzerzeugenden Stimulus abwendet oder sich zu ihm hinwendet« (Egle u. Hoffmann 1991). Das **zentrale Kontrollsystem** schließlich ist für das Verständnis des funktionellen Schmerzes von besonderer Bedeutung: Es ist der Bereich, in dem der neuronale Impuls mit der »individuellen psychogenen Reaktionskomponente« (Beecher 1956) verknüpft wird – diese individuelle Bewertung entscheidet über das Schmerzempfinden und Schmerzverhalten. Hier mischen sich biographisch vermittelte Erfahrungen, situative Aspekte und mögliche symbolische Bedeutungen: So werden einlaufende sensorische Impulse moduliert, so können aber auch sensorische Impulse initiiert werden – der funktionelle Schmerz entsteht.

Die **Modulationsfähigkeit** des **Nervensystems** bei **Schmerzleitung** und **-wahrnehmung** postulieren auch Messlinger und Schmidt (1991). Sie sehen die Fähigkeit zu »plastischen Veränderungen in den physiologischen und biochemischen Eigenschaften spinaler Neuronensysteme«, die Schmerzchronifizierung als Verselbständigung zentraler Sensibilisierungsprozesse. Gehen die Autoren von somatisch bedingten Schmerzreizen aus, so ließe sich dieses Modell vice versa auch auf psychisch induzierte Schmerzwahrnehmung übertragen und als pathophysiologisches Korrelat verstehen. Die Erforschung dieser Zusammenhänge ist jedoch erst am Anfang, das neurophysiologische Verständnis funktioneller Schmerzen noch kaum vorhanden.

> Der **funktionelle Schmerz** entsteht zentral und kann **primär**, also ohne jeglichen Zusammenhang mit körperlichen Abläufen entstehen, vom betroffenen Menschen jedoch als ausschließlich körperlich empfunden werden. **Funktionelle Schmerzen** können sich aber auch **sekundär** entwickeln bei einer primär vorliegenden Gewebeschädigung. In diesem Fall führt die Prägung durch eine Schmerzerfahrung zu einem seelischen Verarbeitungsprozeß, durch den sich eine zweite funktionelle Schmerzerkrankung neben der primären somatischen Störung bildet.

Ein Problem der obigen Definition liegt darin, daß sie nicht zwischen akutem und chronischem Schmerz differenziert, obwohl wir dafür unterschiedliche physiologische und psychologische Pathomechanismen annehmen müssen. Der **akute Schmerz** (0–6 Wochen) ist eine Domäne somatischer Behandlungsverfahren – konservativ oder operativ. Meist tritt er in engem zeitlichen Zusammenhang zu einer körperlichen Schädigung auf, die Behandlung erfolgt pharmakologisch durch Analgetika oder systemisch durch Narkose oder operativen Eingriff. Seelische Einflüsse treten hier meist akut in Form von Angst auf, die bei entsprechender Behandlungsbedürftigkeit in praxi meist pharmakologisch behandelt wird. Dieser klinischen Alltagspraxis steht die Erkenntnis entgegen, daß psychotherapeutische Interventionen zur Angstlinderung zum Beispiel präoperativ eine Einsparung sowohl von Narkosemitteln als postoperativ von Analgetika ermöglichen und daher durchaus effektive Maßnahmen darstellen.

Auch der **akute funktionelle Schmerz** wird vom Betroffenen körperlich definiert, daher der Kompetenz der somatischen Medizin zugerechnet und in der Regel dort auch behandelt. Behandlungserfolge dürften der Suggestibilität der Patienten, der suggestiven Kraft ärztlicher Maßnahmen wie auch einer Spontanheilungstendenz zuzuschreiben sein. Im Rahmen des akuten Schmerzgeschehens wird daher in der Regel kein Behandlungsauftrag für eine psychotherapeutische Intervention entstehen. Dennoch sollte nicht außer acht gelassen werden, daß auch funktionelle Schmerzen akut einsetzen können und die Behandlung der Wahl daher eigentlich eine psychotherapeutische Intervention darstellt.

Geht der **Schmerz** in die **subakute Phase** über (protrahierter Schmerz, 6–24 Wochen), ist dies meist ein Hinweis auf mangelnde Effizienz bisheriger Behandlungsversuche; als **chronifizierter Schmerz** wird ein länger als 24 Wochen dauerndes Schmerzsyndrom eingestuft. Spätestens dann sollte die Annahme einer psychosomatischen Verknüpfung oder auch ein funktionelles Geschehen angemessen überprüft werden.

Funktionelle **Schmerzen** können grundsätzlich in allen Variationen und **Lokalisationen** auftreten, wobei es Präferenzen gibt für das Bewegungssystem, Kopf und Bauch. Über die **Chro-**

nifizierung einer solchen Störung entscheidet zum einen die Psychodynamik des Betroffenen, zum anderen aber auch die Vulnerabilität des von der Psyche »ausgewählten« Organs oder Organsystems. So kann ein funktioneller Kopfschmerz chronifizieren, ohne weitergehende pathophysiologische Prozesse anzustoßen. Ein funktioneller Kreuzschmerz dagegen führt in der Regel zu einer Schonhaltung des Rückens, dadurch bedingte Funktionseinbußen und bei entsprechender Chronizität letztlich auch zu nicht mehr vollständig rückbildungsfähigen pathophysiologischen Abläufen und pathomorphologischen Veränderungen (Ahrens 1990). Aus einem primär funktionellen Schmerzsyndrom wird ein psychosomatisches.

Das **Modell** der **psychosomatischen Krankheitsentstehung** von Schmerzen bedeutet die Einbeziehung körperlicher Schäden in den Krankheitsablauf. Im Gegensatz dazu ist bei den **funktionellen** oder **psychogenen Störungen** eine körperliche Schädigung nicht nachweisbar. Diese Unterscheidung ist unscharf und abhängig von der Genauigkeit der angewandten Untersuchungsmethoden, aber aus praktischen Gründen sinnvoll und notwendig. Bei Vorliegen körperlicher Schäden ist deren Mitbehandlung notwendig und sinnvoll, während eine körperliche Behandlung bei psychogenen Schmerzen überflüssig und sogar schädlich sein kann.

Beide Modelle, das der funktionellen wie auch der psychosomatischen Krankheitsentstehung, sind anwendbar auch im Sinne einer **sekundären Krankheitsentwicklung** nach primär körperlicher Erkrankung. Es handelt sich um eine Art sekundärer Neurotisierung in der Verarbeitung einer körperlichen Erkrankung, die zum Teil erheblichen Krankheitswert annehmen kann. So sind viele der chronifizierten Kreuzschmerzsyndrome nach komplikationsloser Bandscheibenoperation nach diesem Modell erklärbar und psychotherapeutisch behandelbar (Ahrens u. Junge 1994). Versuche der Operateure, am Ort des Geschehens Schäden oder Störungen festzumachen, müssen zwangsläufig ins Leere gehen, und ein solches Vorgehen bringt eher die Gefahr iatrogener Schäden mit sich. Auch körperliche Maßnahmen zur Schmerzlinderung können allenfalls adjuvanten Charakter haben. Der Kern des Geschehens findet im Psychischen statt, es hat sich ein sekundäres funktionelles oder psychosomatisches Schmerzsyndrom entwickelt, das sich auf die Lokalität des Operationsergebnisses quasi aufgepfropft hat und durch diese Lokalisation zu Verwechslungen mit der primär bestehenden körperlichen Erkrankung Anlaß gibt. Das psychodynamische Geschehen kann sowohl nach dem Modell der Konversion, wie auch dem der psychovegetativen oder dem noch darzustellenden narzißtischen ablaufen.

Bedeutung und Verbreitung solcher sekundärneurotisierender Prozesse in der Folge körperlicher Erkrankungen werden unseres Erachtens noch erheblich unterschätzt. Scheinbar unerklärliche Schmerzentwicklungen – die den somatischen Parametern nicht oder kaum entsprechen – sind immer »verdächtig« auf sekundäre Neurotisierungsprozesse.

Die **differentielle Diagnostik** zwischen funktionellen und somatisch bedingten Schmerzsyndromen dürfte in der Regel in der Hand der somatisch arbeitenden Mediziner liegen, kann jedoch auch durchaus zum Aufgabenfeld der psychotherapeutischen Medizin werden. Tabelle 5-4 zeigt differenzierende Kriterien.

Epidemiologie

Epidemiologische Untersuchungen haben naturgemäß mit dem Problem zu kämpfen, daß Schmerz prinzipiell ein subjektives Phänomen

Tab. 5-4 Unterscheidungskriterien für funktionell oder somatisch bedingte Schmerzen (nach Adler 1996)

Kriterium	Ausprägung bei funktionellem Schmerz	Ausprägung bei organischem Schmerz
Schmerzlokalisation	vage, unklar, wechselnd	eindeutig umschrieben
Schmerzschilderung	inadäquat	passend
Sprache	ärgerlich, wütend, gelangweilt, ungeduldig	einfach, klar, nüchtern
Zeitdimension	Schmerz ist dauernd vorhanden, etwa gleich intensiv	eindeutige Phasen von Präsenz und Fehlen bzw. deutlicher Abnahme des Schmerzes
Betonung der Ursache	Betonung des Organischen	Betonung des Psychischen
Abhängigkeit von Willkürmotorik	fehlt	vorhanden
Reaktion auf Medikamente	nicht nachvollziehbar	pharmakokinetisch plausibel
Schmerz und Beziehung zu anderen	Verbindung vorhanden	keine Verbindung
Affekte des Patienten	inadäquat	passend zum geschilderten Schmerz
Affekte des Arztes beim Zuhören	Lächeln, Hilflosigkeit, Verwirrung	Ruhe, Aufmerksamkeit, Einfühlsamkeit

darstellt und daher sich objektiven Erfassungsversuchen widersetzt. So wurde in den epidemiologischen Ansätzen gar nicht erst der Versuch gemacht, zwischen funktionellen und organisch bedingten Schmerzen zu differenzieren. Die von Zimmermann und Seemann (1986) herausgegebene Schmerz-Enquete weist für den Bereich der alten Bundesrepublik ca. 3 Millionen Menschen als chronisch schmerzkrank aus. Während Schmerzen generell ein ubiquitäres Phänomen mit einer Ein-Jahres-Prävalenz von über 80% sind (Raspe 1993), ergab die Differenzierung chronisch dysfunktionaler Schmerzen (von Korff et al. 1991), daß in den vorangegangenen 6 Monaten nur 36% der untersuchten 1016 Probanden kein Schmerzproblem aufwiesen, die restlichen rezidivierende oder persistierende Schmerzen unterschiedlicher Intensität angaben.

Nach den Kriterien »Schwere« (Severity) und Dysfunktionalität definiert wurden 10% aller unter Schmerz Leidenden als hoch belastet eingestuft, wobei diese in Übereinstimmung mit einer epidemiologischen Erhebung aus Schweden (Brattberg et al. 1989) an erster Stelle der Häufigkeit Rückenschmerzen (41%) angaben. In der schwedischen Studie sind dann Kopfschmerzen (26%), Abdominalschmerzen (1 %), Thorax- und Gesichtsschmerzen (je 12%) aufgeführt, in der US-amerikanischen Erhebung wurden dagegen Schulter- und Armschmerzen (23,2%), Halswirbelsäulen-Schmerzen (19,3%), gefolgt von Kopfschmerzen (9%) angegeben. Bei der von Hoffmann und Egle (1993) durchgeführten Untersuchung an solchen Patienten, die eine schmerztherapeutische Einrichtung in Anspruch nahmen, waren Rückenschmerzen als häufigstes Syndrom angegeben (40–70%).

Schätzungen zufolge leiden 5 bis 7% der Bevölkerung der alten Bundesländer unter chronischen Schmerzzuständen. Die enormen volkswirtschaftlichen Einbußen, vor allem unter Einschluß der Folgekosten wie zum Beispiel durch dialysepflichtige Nierenerkrankungen nach Analgetikaschäden, lassen sich nur grob schätzen (Egle u. Hoffmann 1993), von dem ungeheuren Ausmaß an persönlichem Leid und psychischem Elend ganz abgesehen. Chronische Schmerzkrankheiten gehören nicht zuletzt deshalb zu den dringlichsten Gesundheitsproblemen der Bevölkerung in den hochtechnisierten Industriegesellschaften (Basler et al. 1990; Egle u. Hoffmann 1993; Weber et al. 1990).

Diagnostik

Die diagnostische Aufgabenstellung kann sich auf zwei verschiedene Richtungen beziehen:
- auf eine Differenzierung vermutlicher Schmerzverursachung, also der Differenzierung zwischen funktionellen beziehungsweise psychosomatischen zu somatisch bedingten Schmerzen
- auf die Psychodynamik und Beziehungsgestaltung des Schmerzpatienten

Die Spezifika des psychoanalytisch orientierten Vorgehens bei diagnostischem Erstkontakt sind in Tabelle 5-5 festgehalten.

Biographische Aspekte

G.L. Engel (1959) prägte den Begriff der **Pain-Proneness**, also der Neigung, Schmerz zu empfinden. Er geht davon aus, daß sich im Zuge der Reifung vom Neugeborenen zum Erwachsenen auch eine **Differenzierung** des **Schmerzempfindens** vom rein reflektorischen Geschehen zu einem differenzierten zentralnervösen Prozeß ergibt. Schmerzerfahrungen entscheiden so über die Besetzung verschiedener Körperregionen oder körperlicher Funktionssysteme, aber auch über emotionale Prägungen von Objektbeziehungen. Aus einem Reflexgeschehen entwickelt sich über das Wechselspiel interpersonaler und intrapsychischer Prozesse eine komplexe psychische Organisation der Schmerzwahrnehmung und -verarbeitung.

Das **Schmerzerleben** »spielt damit eine zentrale **Rolle für** die **psychische Ökonomie:**
- Einerseits schützt Schmerz als **Warnsystem** das Individuum vor körperlichem Schaden, bewirkt die Unterscheidung und Abgrenzung von Umwelt und eigenem Körper.
- Andererseits beeinflußt Schmerz die Natur der **sozialen Beziehungen**, weil diese selbst mit der Entstehung des Schmerzerlebens eng verbunden sind. Im Verlauf der kindlichen Entwicklung spielen Schmerz und Entlastung von Schmerz nämlich eine entscheidende Rolle bei der Ausbildung interpersonaler Beziehungen und bei der Bildung von wertenden Konzepten wie »gut« und »böse«, Belohnung und Strafe, Erfolg und Mißerfolg. Das individuelle »Schmerzgedächtnis«, welches sich für die klinischen Phänomene als

Funktionelle Störungen

Tab. 5-5 Psychoanalytisch orientierte Diagnostik bei chronischem Schmerz

Grundlagen und Ziele	Die Grundlage liegt in der Annahme, daß die chronisch bedingte Schmerzsymptomatik durch das Zusammenwirken individueller, interaktioneller und institutioneller unbewußter Abwehrprozesse entsteht und aufrechterhalten wird. Daraus ergibt sich ein dreifaches Ziel:
Unbewußte Konflikte	• Klärung individueller unbewußter Konflikte einschließlich der Bedeutung körperlicher Symptome, gleichermaßen mit oder ohne somatische Schäden
Interaktion	• Untersuchung der Beziehungsgestaltung im »Hier« und »Jetzt«, welche die Psychogenese des Schmerzes wahrscheinlich macht und positive Befunde zu chronifizierenden Faktoren auf der Beziehungsebene liefern kann
Soziale/institutionelle Faktoren	• Beachtung sozialer und institutioneller Faktoren, die mit der individuellen Psychopathologie und der Beziehungsgestaltung verwoben sind und die Wahl anderer Lösungsmöglichkeiten für die bestehenden Konflikte erschweren oder verhindern
Biographische Dimensionen	Der Blickwinkel muß die biographische Dimension der Krankheitsentwicklung umfassen und nicht nur die Vergangenheit, sondern vor allem die Gegenwart und besonders Zukunftsentwürfe mit einschließen, denn jede Diagnose enthält auch eine Prognose.
Verluste	Verluste im körperlichen, psychischen und sozialen Bereich sind mit der Entwicklung und Aufrechterhaltung eines chronischen Schmerzsyndroms eng verknüpft. Auf depressive Symptome ist besonders zu achten.
Körperbesetzung	Die psychische Besetzung des Körpers und seiner Funktionen ist entscheidend für die Symptomwahl.
Scham-/Schuld-Dilemma	Kränkung und Beschämung sind typische Bruchstellen in der Biographie und führen zur Entwicklung eines Scham-/Schuld-Dilemmas.
Arbeitsbündnis	Voraussetzungen für eine Klärung dieser Fragen sind eine für den Patienten annehmbare Gesprächssituation und für den Therapeuten akzeptables Arbeitsbündnis im Rahmen einer auf Fairness und Achtung gegründeten vertrauensvollen Begegnung.
Psychodynamik: »Machtkampf«	Die Beziehungsdynamik ist oft gekennzeichnet durch den Wechsel von Idealisierung und Entwertung, aus dem sich ein Machtkampf entwickeln kann.
Überdeterminierung	Das Symptom »Schmerz« ist überdeterminiert und steht im Zentrum zahlreicher Abwehrmechanismen.
Agieren	Agieren und Demonstrieren als Angstabwehr kann den Therapeuten zum Handeln zwingen. Einengung und Einseitigkeit, vor allem im Reden über das Symptom, kann Ausdruck der oralen Aggressivität sein und der Ausübung von Macht und Kontrolle dienen.
Symptom und Abwehr	Übertreibung und Generalisierung dienen dem Patienten zur Reduktion von innerer Spannung und stehen auch durch den damit verbundenen Druck auf den Therapeuten einer gemeinsamen Realitätsprüfung im Wege. Das Festhalten am körperlichen Symptom und andere Mechanismen sind Ausdruck der Abwehr der inneren durch die äußere Realität und einer Psychotherapie erst dann zugänglich, wenn sie für den Patienten zumindest ansatzweise erkennbar werden.

so bedeutsam erwies, ist somit auch ein entschieden soziales Gedächtnis« (Egle u. Hoffmann 1991).

Geht man von einer solchen zentralen Position des Schmerzes für den seelischen Haushalt – insbesondere bei den durch traumatisierende Erlebnisse disponierten Menschen – aus, dann definiert sich die **Auslösesituation** durch die entsprechende Funktionsausübung des Schmerzes. Adler (1978) spricht vom »**perzeptuellen Stil**«, der sich zusammensetzt aus sensorischer Wahrnehmung, physiologischen Reaktionsmustern, Persönlichkeitsfaktoren und Abwehrmechanismen. Er bestimmt so über die Schmerzempfindlichkeit, aber auch über den Einsatz des (funktionellen) Schmerzes als Regulator des psychischen Systems.

Engel beschreibt folgende **biographische Traumatisierungen** als bedeutsam für die **Entwicklung chronisch-funktioneller Schmerzsyndrome**:

- lebensgeschichtliche Ereignisse, bei denen Schuldgefühle mit Schmerz verknüpft werden
- überzufällige Häufung von Leid und Niederlagen und die daraus sich entwickelnde Neigung, Schmerzerlebnisse zu provozieren
- Sanktionen aggressiver Tendenzen mit der Folge von Hemmung der Aggression und deren Kopplung an Schmerzerleben
- Häufung von Verlusterlebnissen, als deren Kompensation Schmerz eingesetzt werden kann
- sadomasochistisch-sexuelle Entwicklung, bei der Schmerzen als Äquivalent verbotener sexueller Impulse auftreten

Eine überzufällige **Häufung drastischer Traumata** in der Kindheit von Patienten mit chronischen funktionellen Schmerzen zeigte sich auch in den empirischen Untersuchungen von Adler et al. (1989) und Egle et al. (1991). Dabei wurden in beiden Untersuchungen die hohe Gewaltbereitschaft der Eltern untereinander und gegenüber dem späteren Schmerzpatienten wie auch eine ausgeprägte soziale emotionale Deprivation bei funktionellen Schmerzpatienten in der Kindheit gefunden.

Die komplexen Zusammenhänge der biographischen Entwicklung unter Einbeziehung auslösender Faktoren ist in Abbildung 5-3 dargestellt. Zur Rolle von belastenden Lebensereignissen in der Entwicklung chronischer Rückenschmerzen siehe auch Schors und Köppelmann (1992).

Psychodynamik

Die psychodynamischen Mechanismen des funktionellen Schmerzes folgen den Modellen

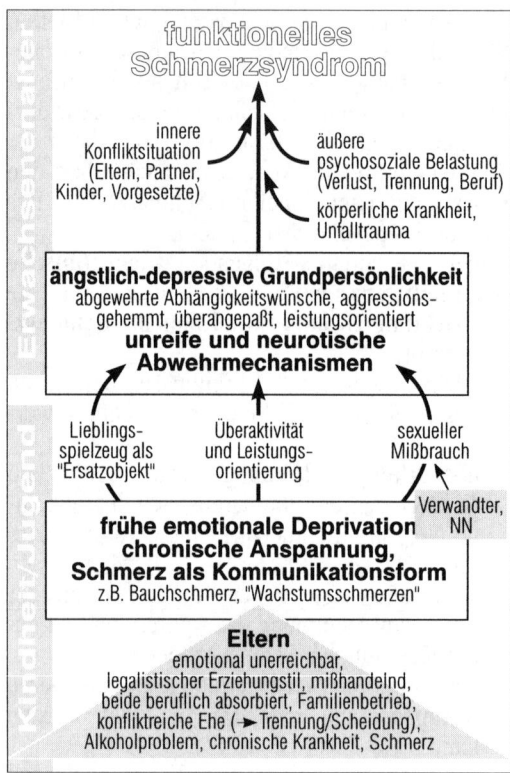

Abb. 5-3 Pathogenetisches Modell funktioneller Schmerzen (nach Egle 1993)

der Konversion und der psychovegetativen Störung, zusätzlich wird von Egle und Hoffmann (1993) jedoch auch ein narzißtischer Modus postuliert.

Der Schmerz als Symptom ist in seinem intensiven Ausdruckserleben sicherlich prädestiniert für **Konversionsvorgänge**. Für viele Patienten ist der erlebte Körperschmerz ein verdichteter Ausdruck all der Schmerzerlebnisse ihrer Kindheit, wie sie als körperliche oder seelische Schmerzen erfahren wurden. Zumeist fließen Triebbefriedigung und Über-Ich-Entlastung zu wechselnden Teilen in das Körpersymptom Schmerz mit ein.

Wichtig erscheint auch die Auffassung Egles und Hoffmanns (1991), die seelisch-leibliche Umsetzung bei **depressiven Syndromen** im Sinne einer Konversion zu verstehen. Die bei der Depression erfolgende Umsetzung des Seelenschmerzes in Körperschmerz dient häufig der Entlastung von Schuldgefühlen, dann meist aufgrund unerlaubter aggressiver Impulse. Der Schmerz ist dann die Verdichtung des aggressiven Erlebens – stellt also eine rudimentäre Triebabfuhr dar –, ist auf der anderen Seite aber auch Ausdruck der Sühne in Form des Leidens am körperlichen Schmerz. Die Entlastung von schmerzlichen Emotionen kann aber auch als unmittelbare Übersetzung in Körperschmerz eine wichtige psychische Funktion einnehmen. So können Osmond et al. (1985) nachweisen, daß die von ihnen untersuchten Patienten den seelischen Schmerz als subjektiv beeinträchtigender angaben als den körperlichen. Eine besondere Rolle spielt ein körperliches Schmerzsyndrom dann, wenn es eine Bedeutung als Objekt gewinnt. Hierbei übernimmt der **Schmerz** die Aufgabe der **Kompensation** eines **Objektverlustes** und damit verbunden auch der Linderung des seelischen Schmerzes über den Verlust. Egle (1994) weist auf Engels Erkenntnisse hin, daß Schmerz eine wichtige Bedeutung in der Beziehung zwischen Mutter und Kind habe. Schmerz bedeutet für das Kind, daß die tröstende und helfende Mutter kommt oder vorhanden ist, solange der Schmerz anhält ist man daher nicht allein. In einer eigenen Untersuchung konnte gezeigt werden, daß in diesem Zusammenhang der Schmerz die Funktion eines personalisiert imaginierten inneren Objektes erlangen kann. Er tritt gewissermaßen an die Stelle des verlorenen äußeren Objektes und wird so zum neuen »Partner«. Diese Patienten sprechen zuweilen von ihrem Schmerz, als wäre hier ein handelnder Mensch, zum Beispiel: »Der Schmerz weiß, was gut für mich ist«, »manchmal läßt er mich in Ruhe, manchmal nicht« (Ahrens u. Lamparter 1989). Durch die Entwicklung der oder die Fixierung auf die Körperschmerzsymptomatik ist Neuinstallierung, Reparatur oder Kompensation der verlorengegangenen Beziehung nun das unbewußte Anliegen dieser Patienten. Hier kommt es zur Übernahme von Objektfunktionen für den Schmerzkranken durch das Symptom »Körperschmerz« (Ahrens u. Lamparter 1989; Schors 1990).

Als **Affektäquivalente** können vegetative Spannungszustände einen erhöhten Muskeltonus hervorrufen und damit eine unspezifische Reaktion auf seelische Belastungen bilden. Hierbei geht es um undifferenzierte Impulse, zum Beispiel aggressiver Art, die sich in Muskelspannungen umsetzen und bei Chronifizierung zu Schmerzen führen. Ausersehenes Feld ist naheliegenderweise der Bewegungsapparat. Egle (1994) verdanken wir den Hinweis auf Schilder, der eine Veränderung im Körpererleben herausgearbeitet hat (Schilder 1935): Der **Körper** ist nicht Teil des Selbst bei diesen Patienten in ihrem Krankheitserleben, sondern wird zum **Objekt**, das ängstlich, mißtrauisch und zum Teil abwehrend beobachtet wird.

Blazer (1980/81) sowie Egle und Hoffmann (1991) haben den Zusammenhang des funktionellen Schmerzes mit **narzißtischen Regulationsmechanismen** herausgearbeitet, wobei die »psychoprothetische Funktion« im Sinne der Vermeidung oder Begrenzung einer subjektiv existentiellen Krise des Selbstwertgefühles hervorgehoben wird (Egle 1994). Blazer (1980/81) weist auf die hohe libidinöse Besetzung des Körpers bei diesen Schmerzpatienten hin, ein Einbruch in das Selbstgefühl wird damit zugleich zu einem Einbruch in das Körperselbst in Verbindung mit der Aktualisierung infantiler Hilflosigkeitserlebnisse. Die Funktion des **Schmerzes** ist dann die **Aufrechterhaltung** oder **Wiederstabilisierung** des **Selbstgefühls** als notwendiger Kristallisationspunkt der Selbst-Organisation, von Egle sehr treffend als »schmerzhafte Ordnungsstruktur« (Egle 1994) bezeichnet. So kann der Schmerz zum Ankerpunkt für Größenvorstellungen werden (»so einen Schmerz wie ich hatte noch keiner!«) oder über narzißtisches Agieren zum Stabilisator des angeschlagenen seelischen Gleichgewichts (»mein Schmerz ist stärker als Ihr Skalpell!«). Eine besonders eindrucksvolle Form des narzißtischen Agierens von Schmerzpatienten beschreibt Beck (1977) im Verhalten des »**Koryphäen-Killer-Syndroms**«: Der chronische Schmerzpatient, der eine medizinische Koryphäe nach der anderen aufsucht, nur um ihr und der Welt zu beweisen, daß er und sein Schmerz stärker sind. Er stabilisiert mit diesem Triumph sein narzißtisches System – aber um welchen Preis! Auch das relativ typische Krankheitsverhalten mit häufigen Arztwechseln (»Doctor-Shopping«) entspricht diesem Ebbe- und Flutmechanismus von Idealisierung und Enttäuschung, wie es für die narzißtische Störung typisch ist.

Diese beschriebenen psychischen Mechanismen können ein funktionelles Schmerzsyndrom initiieren, aber auch wesentlich zu dessen **Chronifizierung** auf psychischer Ebene beitragen. Eine Sonderform stellen solche Verläufe dar, an deren Beginn eine somatische Erkrankung mit einer somatisch bedingten Schmerzsymptomatik steht, die auf körperlicher Ebene ausheilt, die Schmerzsymptomatik aber psychisch aufrechterhalten wird. Diese **sekundär funktionellen Schmerzsyndrome** laufen nach den oben beschriebenen Mechanismen als Konversion, vegetative Störung oder narzißtisches Regulativ ab, ihre Bedeutung für die Chronifizierung von Schmerzsyndromen aller Art wird meist unterschätzt.

Die komplexe Verzahnung psychischer und physischer Abläufe wird in Abbildung 5-4 noch einmal deutlich, die anschaulich die Chronifizierungsmechanismen funktioneller Schmerzsyndrome darstellt.

Therapie

In der Psychotherapie muß der Patient lernen, daß der Schmerz im Zentrum unbewußter Abläufe steht und zum Kondensationskern oder

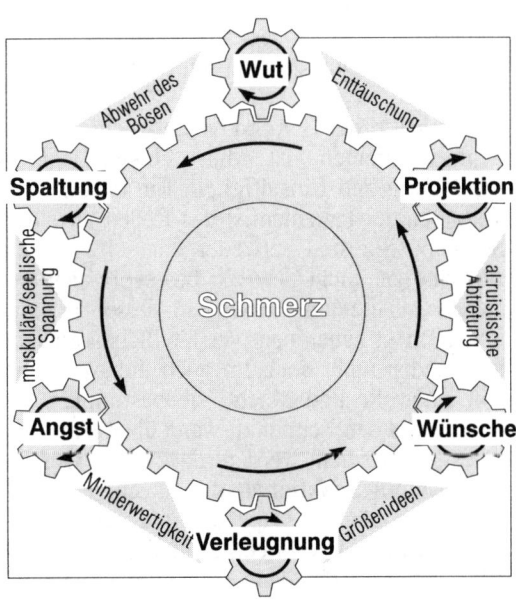

Abb. 5-4 Circulus vitiosus chronischer Schmerzen (nach Schors 1987)

Aufhänger verschiedenartiger vorbestehender Probleme und Schwierigkeiten geworden ist, für die er bisher keine Sprache und keine Lösung gefunden hat. So wünscht sich der Psychotherapeut den »Austausch von Worten«, wie es Freud (1920) formuliert hat, und sonst nichts. Die Patienten sind da oft ganz anderer Meinung, und ihnen ist jedes Mittel recht, wenn es gilt, den Therapeuten auf ihre Seite zu ziehen und von ihrer Sichtweise zu überzeugen. So kommt es öfter vor, daß die Patienten sich besondere Kissen mitbringen, ohne die sie nicht sitzen können oder darauf bestehen, in einem bestimmten Sessel des Zimmers zu sitzen, anderenfalls würden sie vom Schmerz überwältigt und wäre das Gespräch unmöglich.

Nach Überwindung anfänglicher Unsicherheit haben wir uns angewöhnt, mit großer Bereitwilligkeit auf manche Wünsche einzugehen und dem Patienten viel Spielraum zu lassen, sich in der Situation und in dem Zimmer einzurichten, in dem das diagnostische Gespräch stattfindet, immer mit der Frage im Hintergrund, was die jeweilige Aktion oder Demonstration für einen unbewußten Gehalt hat, im Sinne des szenischen Verstehens von Argelander (1970). Dies geschieht in der Absicht, stellvertretend in Worte zu kleiden, was der Patient noch nicht mit Worten ausdrücken kann. Diesen Aspekt im Verhalten von Schmerzpatienten möchten wir die **Abwehr durch Agieren** nennen. Wenn Ungesagtes sagbar werden kann, läßt sich Agieren im diagnostischen Interview verstehbar machen.

Ein Aspekt der Psychodynamik chronischer Schmerzpatienten ist die **Abwehr** durch **Einengung** und **Einseitigkeit**. Ein bevorzugtes Verhalten der Patienten ist das Reden über den Schmerz. Sie sind entweder nur schwer oder zunächst gar nicht dazu zu bewegen, sich auf andere Inhalte einzulassen. In dieser Beharrlichkeit liegt neben dem verständlichen quälenden Leiden unter anderem auch die Ausübung von Kontrolle und Macht; sie bestimmen das Thema und den Zeitpunkt, wann über etwas anderes gesprochen werden darf. Die **Gegenübertragungsreaktionen** des Psychotherapeuten darauf können Ungeduld und Langeweile sein, ein Gefühl von Leerlauf und Erschöpfung oder Sinnlosigkeit, denn sein Interesse richtet sich ja auf Beziehungen und Konflikte, nicht auf die Monotonie des Symptoms. Hier besteht die Versuchung, steuernd einzugreifen, die Produktionen des Patienten zu entwerten und als unergiebig oder nutzlos abzutun. Wir können diesem Angebot entgehen, wenn wir versuchen, alles, was der Patient sagt, als Auskunft zu verstehen, die er über sich und seine innere Bühne gibt. Alles, was der **Schmerz** tut, ob er brennt oder sticht, quält oder verfolgt, überfällt oder lähmt, rast oder tobt, können wir hören als **Interaktionsbeschreibungen**, die im Leben des Patienten eine Rolle gespielt haben oder noch spielen. Wenn man den Patienten danach fragt, wie er auf diese oder jene Schmerzqualität reagiert, so erhalten wir weiter Auskünfte darüber, was er tun darf oder nicht tun kann, was der Schmerz befördert oder woran er hindert. Der Redestrom selbst kann dann, unabhängig vom Inhalt, ein Mittel der defensiven Kontrolle mit Hilfe oraler Aggressivität sein – wenn das Gegenüber nicht zu Wort kommt, kann es auch nicht attackieren und verletzen. Wenn man dem Patienten genügend Geduld zur Verfügung stellt, wird man bald feststellen, daß er ganz von selbst auf Themen zu sprechen kommt, die ihm sein Unbewußtes »diktiert«, und das wohlwollende Abwarten führt früher oder später zur Reduktion der Angst. Wenn der Schmerz probeweise als Synonym für ein »Objekt« im Sinne einer psychodynamisch relevanten Beziehungsperson betrachtet wird, kann das ein Ausweg aus den unproduktiven Gegenübertragungsreaktionen sein.

Ein typischer Versuch der Schmerzpatienten, das Problem in der **Einseitigkeit** zu halten, liegt in dem Druck, den sie in Richtung auf eine **Polarisierung** des Problems ausüben, etwa mit der Frage: »Wollen Sie damit sagen, daß ich mir das alles einbilde?« oder noch stärker: »Wollen Sie mir einreden, daß ich verrückt bin?«

Die – vom Patienten gefürchtete und damit von ihm eingebrachte – herabsetzende Grobkategorie »verrückt« stellt den unbewußten Versuch dar, durch Einengung und Einseitigkeit etwas herzustellen, wogegen er sich um so vehementer und – nach erfolgter Übertreibung auch mit einer gewissen Berechtigung – zur Wehr setzen kann, um dann getrost in der vertrauten Einseitigkeit zu verharren.

Aus dem Verhalten der Patienten bei der Symptomschilderung und anderem Verhalten in ihrer Lebensführung können wir die **Neigung zu Übertreibung** und **Generalisierung** feststellen. Darin steckt jedoch nicht eine bewußte Irreführung, was den Patienten manchmal vorgeworfen wird, sondern das Ergebnis unbewußter Abwehrprozesse, deren Ziel die Verleugnung innerer Wahrnehmungen und die Vermeidung innerer Spannungen ist. Während die Schmerzen zunächst lokalisiert waren, tut es später in vielen Fällen »überall« weh. Ein anfänglich starker Schmerz wird im Laufe der Zeit »unerträglich«. Wenn diese Schilderung womöglich noch mit einem gewinnenden Lächeln präsentiert wird, erscheint der Patient für einen psychologisch nicht geschulten Zuhörer »unglaubwürdig« und erntet eine Zurückweisung. Das unbewußte oder »halbbewußte« Anliegen des Patienten besteht jedoch darin, mit Hilfe seiner Klagen die Unterstützung seines Gegenübers für sich zu gewinnen, da er die Abweisung seiner emotionalen Wünsche und Bedürfnisse befürchtet und als Vorerfahrung mitbringt. Wenn der Zuhörer abweist, beharrt der Patient auf seinem Symptom und muß es verstärken, erst wenn der Arzt das Symptom uneingeschränkt akzeptiert, kann der Patient das Symptom relativieren, das heißt, die Übertreibung und Generalisierung hilft dem Patienten, eine kritische Prüfung seiner inneren Situation und die damit verknüpfte Konfliktspannung zu vermeiden. Diese Tendenz wird besonders deutlich, wenn man zu früh mit Triebdeutungen arbeitet. Ein Patient antwortete auf das Ansprechen aggressiver Regungen mit der zutreffenden Bemerkung: »Ich kann doch nicht gleich jeden umbringen.« Wenn ein Konsiliarauftrag die Frage enthält, ob der Schmerz des Patienten »glaubwürdig« sei, kann man von vorneherein davon ausgehen, daß aus einem intrapsychischen Konflikt des Patienten ein interaktioneller Konflikt zwischen Patient und Arzt geworden ist. Eine Seite im Konflikt des Patienten ist entlastet, wenn der Arzt nach der körperlichen Untersuchung sagt: »Es ist doch nichts da.«, die andere Seite im Konflikt aber weiß es besser und ist daraufhin gezwungen, das Symptom im Erleben und in der Darstellung zu verstärken, weil die zugrundeliegende Angst nicht gelöst ist und doch »etwas da« ist, nämlich gerade diese Angst, die jedoch nicht als solche, sondern bevorzugt als körperliches Symptom wahrgenommen wird.

Mit der zitierten Bemerkung hat der Patient natürlich völlig recht, und jeder vernünftige Mensch muß ihm zustimmen. Die kaum wahrnehmbare Aktivität bestand bei dieser Antwort darin, daß er aus der inneren Realität, auf die sich die Deutung bezog, und der äußeren Realität eine Alternative konstruiert hat im Sinne der Feststellung: Entweder es gibt eine innere Realität, oder es gibt eine äußere Realität. Weiterhin hat er sich angesichts dieser fiktiven Alternative rasch auf die Seite der äußeren Realität geschlagen und damit überraschend, und ohne es selbst zu merken, das Thema gewechselt. Das peinliche und beunruhigende Thema der inneren Regungen soll vermieden werden zugunsten einer Beschäftigung mit der äußeren Wirklichkeit. Psychodynamisch gesehen entspricht dieses Vorgehen der **Abwehr** der **inneren Realität durch** die **äußere Realität**. Für die **Behandlungstechnik** ist es hier notwendig, nicht auf die Inhalte einzugehen, sondern auf den Ablauf und die unbewußte Tendenz des Patienten, sich seiner inneren Welt zu entziehen. Von dieser wird er naturgemäß in Gestalt des Symptoms wieder eingeholt. Der Ausweg aus diesem Dilemma führt zunächst über die Offenlegung der Pseudoalternative des »Entweder-Oder« zu ihrer späteren Ersetzung durch die Anerkennung eines »Sowohl-als-auch«.

Intrapsychische Abwehr hat zum Ziel, die Integrität und Konstanz sowohl des biologischen wie des psychologischen und sozialen Aspekts eines Individuums zu erhalten. Die Integrität des Körpers ist bei somatisch kranken Schmerzpatienten bereits verloren. Umso heftiger müssen die Patienten um die Konstanz ihrer psychischen Strukturen und ihrer sozialen Integrität kämpfen. Sie setzen der Psychodiagnostik und Psychotherapie deshalb soviel Widerstand entgegen, weil sie meinen, sich eine weitergehende Destabilisierung nicht leisten zu können. Diese Sorge ist berechtigt und ernst zu nehmen, weil die Psychotherapie immer mit der Wahrnehmung schmerzlicher (und deshalb abgewehrter) Erkenntnisse verbunden ist.

Das behandlungstechnische Problem liegt in der festgefügten Monotonie des **Symptoms als »Universalwaffe«** auf der intrapsychischen, interaktionellen und institutionellen Ebene. Unsere in der Therapie sich öffnende Chance liegt darin, daß die Möglichkeiten von Verständnis, Deutung und behutsamer Auflösung der Abwehr die Übertragungssituation notwendig verändern. Die behandlungstechnische Konsequenz heißt damit, sich zunächst nicht mit Übertragungsdeutungen zu versuchen, sondern mehrschrittig **Akzeptanz** und **Deutung der Abwehr** als **vorrangige Behandlungsziele** zu verfolgen.

> Dies entspricht durchaus der bekannten Behandlungsregel: erst zu zeigen, *daß* der Patient abwehrt, zweitens zu zeigen, *wie* er abwehrt, und erst dann zu zeigen, *was* er abwehrt.

Vor der Deutungsarbeit muß der psychosomatisch denkende Arzt aber die Bedingungen schaffen, unter denen eine fruchtbare diagnostische und therapeutische Arbeit möglich wird. Eine der Voraussetzungen dafür liegt in der dem Patienten und dem Problem angemessenen Gestaltung der Erstinterviewsituation.

───── **Fallbeispiel** ─────

Eine Patientin mit chronischen Rückenschmerzen bestand darauf, auf dem Schreibtischstuhl des Untersuchers zu sitzen, obwohl noch vier andere Sitzgelegenheiten in dem Arbeitszimmer zur Verfügung standen. Auf eine Klärung vor einer Entscheidung ließ sie sich nicht ein, sondern schaffte Fakten dadurch, daß sie den von ihr gewählten Platz einnahm. Dieser Platz hatte die höchstgelegene Sitzfläche im Raum, und die Patientin gab als Begründung an, daß sie beim Sitzen ihren Rücken gerade halten müsse, um eine Schmerzverstärkung zu vermeiden (was grundsätzlich auch in den anderen Möbeln möglich gewesen wäre). Während die übliche Gesprächsposition ein Visavis auf gleicher Höhe beinhaltet, führte das gewählte Arrangement dieser Patientin dazu, daß der Arzt von seiner niedrigeren Sitzgelegenheit zu der gestreckt aufrecht sitzenden Patientin hinaufschauen mußte. Dadurch fühlte er sich in der Position des erniedrigten Bittstellers, und die Patientin schien in der Position der Gewährenden. Sie inszenierte damit die Umkehrung ihrer inneren Situation der Hilfsbedürftigkeit durch Übernahme der Kontrolle und die Herstellung einer »oben-unten«-Situation zur Ausübung von Macht aus der Position des »Überblicks«.

Zusammenfassung

Chronischer Schmerz ist eines der herausragenden Gesundheitsprobleme der Bevölkerung in den Industrienationen. Obwohl der Patient nur einen Schmerz empfindet und diesen bevorzugt dem Körper zuordnet, besteht die ärztliche Aufgabe bei einem psychosomatischen Verständnis von Schmerz darin, jeweils die körperlichen und die seelischen Anteile der Schmerzursachen zu untersuchen und zu gewichten, um die angemessene Behandlungsform zu finden. Während Schmerzen ohne Vorliegen somatischer Befunde als psychogen verusacht anzusehen sind, können körperliche Schäden den Anlaß für die Entwicklung eines psychosomatischen Schmerzsyndroms bilden, wenn die Primärpersönlichkeit des Patienten und die eingesetzten Abwehrmechanismen zur seelischen Verarbeitung dieser körperlichen Schäden hierzu disponieren. Eine einseitig somatische Orientierung des Untersuchers kann durch Mißachtung der psychopathologischen Befunde und durch Wiederholungsuntersuchungen zur iatrogenen Chronifizierung beitragen.

Die Bereitschaft zur Entwicklung chronischer Schmerzsyndrome ist verknüpft mit frühen (infantilen) Beziehungserfahrungen, die gekennzeichnet sind durch aggressiv getönte Interaktionen mit seelischer und körperlicher Gewalt in der Primärfamilie, Verlusterlebnissen, Kränkungen und Beschämungen. Die psychodynamische Diagnostik und Therapie muß ihre Aufmerksamkeit auf solche Ereignisse richten, die oft zeitgleich mit körperlichen Schäden auftreten und gemeinsam zur Entwicklung eines chronischen Schmerzsyndroms beitragen können, vor allem, wenn die traumatischen seelischen Ereignisse von Patient und Arzt nicht angemessen berücksichtigt werden. Schmerzkranke sind meist schwer für eine Psychotherapie zu motivieren, da ein wichtiger Abwehrmechanismus in der Betrachtung des Schmerzes als körperliche Störung allein liegt.

Literatur

Adler R. Individualität in Schmerzempfinden und -verhalten. In: Schmerzstudien I: Kreuzschmerz. Wörz R, Gross D (Hrsg). Stuttgart: Fischer 1978; 8-18.

Adler R. Schmerz. In: Psychosomatische Medizin. Adler RH, Herrmann JM, Köhle K, Schonecke OW, Uexküll Th v, Wesiack W (Hrsg). 5. Aufl. München, Wien, Baltimore: Urban & Schwarzenberg 1996; 262-76.

Adler RH, Zlot S, Hürny C, Minder VC: Engel's »psychogener Schmerz und der zur Schmerz neigende Patient«: Eine retrospektive, kontrollierte klinische Studie. Psychother Med Psychol 1989; 39: 209-18.

Ahrens S, Lamparter U. Objektale Funktion des Schmerzes und Depressivität. Psychother Med Psychol 1989; 39: 219-22.

Ahrens S. Psychosomatik chronischer Schmerzsyndrome. In: Chronischer Schmerz und Psyche. Wörtz R (Hrsg). Stuttgart, New York: Fischer 1990; 1-9.

Ahrens S, Junge A. Psychosomatik des Kreuzschmerzes. Hamburger Ärzteblatt 1994; 48: 434-40.

Argelander H. Das Erstinterview in der Psychotherapie. Darmstadt: Wissenschaftliche Buchgesellschaft 1970.

Basler H-D, Franz C, Kröner-Herwig B, Rehfisch HP, Seemann H. Psychologische Schmerztherapie. Berlin, Heidelberg: Springer 1990.

Beck D. Das »Koryphäen-Killer-Syndrom«. Zur Psychosomatik chronischer Schmerzzustände. DMW 1977; 102: 303-7.

Beecher HK. Relationship of significance of wound to pain experience. JAMA 1956; 161: 1609-13.

Blazer DG. Narcisissm and the development of chronic pain. Int J Psychiat Med 1980/81; 10: 69-77.

Brattberg G, Thorslund M, Wikman A. Behavioral treatment of chronic pain: The spouse as a discriminative cue for pain behavior. Pain 1980; 9: 243-52.

Brattberg G, Thorslund M, Wikman A. The prevalence of pain in a general population. The results of a postal survey in a county of Sweden. Pain 1989; 37: 215-22.

Egle UT, Hoffmann SO. Der Schmerzkranke. Grundlagen, Pathogenese, Klinik und Therapie chronischer Schmerzsyndrome aus bio-psychosozialer Sicht. Stuttgart, New York: Schattauer 1993.

Egle UT, Hoffmann SO. Psychosomatische Grundlagen, Psychodynamik und Psychotherapie bei Schmerz. In: Nichtmedikamentöse Therapie bei Schmerz. Thomalske G (Hrsg). Stuttgart, New York: Fischer 1991; 2-50.

Egle UT, Kissinger D, Schwab R. Eltern-Kind-Beziehung als Prädisposition für ein psychogenes Schmerzsyndrom im Erwachsenenalter. Eine kontrollierte, retrospektive Studie zu GL Engels »pain-proneness«. Psychother Psychosom Med Psychol 1991; 41: 247-56.

Egle UT. Psychoanalytische Auffassungen von Schmerz. Nervenarzt 1993; 64: 289-302.

Egle UT. Das chronische Schmerzsyndrom. Psychotherapeut 1994; 39: 177-94.

Engel GL (1959) »Psychogenic« pain and the pain-prone patient. Am J Med 26: 899-918

Freud S. Jenseits des Lustprinzips. 1920. GW Bd 13: Frankfurt: Fischer 1920.

Hoffman SO, Egle UT.Das klinische Bild des Schmerzkranken. In: Der Schmerzkranke. Egle UT, Hoffman SO (Hrsg). Stuttgart, New York: Schattauer 1993; 136-48.

Korff M v, Dworkin SF, Le Resche L, Kruger A. An epidemiologic comparison of pain complaints. Pain 1988; 32: 173-83.

Messlinger K, Schmidt RF. Schmerzentstehung und Schmerzverarbeitung im Bewegungssystem. In: Psychosomatische Rheumatologie. Eich W (Hrsg). Heidelberg, Berlin, New York: Springer 1991; 83-114.

Melzack R, Wall PD. Pain mechanisms: a new theory. Science 1965; 150: 971-80.

Osmond H, Mullaly R, Bisbee C. Mood pain – a comparative study of clinical pain and depression. J Orthomolecular Psychiat 1985; 14: 5-12.

Raspe HH. Deskriptive Schmerzepidemiologie. In: Der Schmerzkranke. Egle UT, Hoffmann SO (Hrsg). Stuttgart, New York: Schattauer 1993; 69-90.

Schilder P. The image and appearance of the human body. London: Kegan, Paul, Trench, Trubner 1935.

Schmidt RF, Struppler A. Der Schmerz. Ursachen, Diagnose, Therapie. München: Piper 1982.

Schors R. Psychoanalytische Therapie bei chronischen Schmerzzuständen. Nervenheilkunde 1987; 6: 255-9.

Schors R. Die depressive Symptomatik bei psychosomatischem Schmerzsyndrom. Fortschr Med 1990; 72: 613-5.

Schors R, Köppelmann N. Chronische Rückenschmerzen im Zusammenhang mit belastenden Lebensereignissen. Schmerz 1992; 6: 110-20.

Seemann H, Zimmermann M. Kybernetische Schmerzkonzepte – eine Standortbestimmung. In: Psychologische Schmerztherapie, Basler HD, Franz C, Kröner-Herwig B, Rehfisch HP, Seemann H (Hrsg). Berlin, Heidelberg: Springer 1990; 17-46.

Weber I, Abel M, Altenhofen L, Bächer K, Berghof B, Bergmann KE, Flatten G, Klein D, Micheelis W, Müller PJ. Dringliche Gesundheitsprobleme der Bevölkerung in der Bundesrepublik Deutschland: Zahlen – Fakten – Perspektiven. Baden-Baden: Nomos 1990.

Zimmermann M, Seemann H. Der Schmerz. Ein vernachlässigtes Gebiet der Medizin? Berlin, Heidelberg: Springer 1986.

Literaturempfehlung

Egle UT, Hoffmann SO. Der Schmerzkranke. Stuttgart, New York: Schattauer 1993.

5.4 Psychosomatische Störungen

5.4.1 Modellvorstellungen psychosomatischer Störungen

Joachim Küchenhoff und Stephan Ahrens

ICD-10-Klassifikation

Die psychosomatischen Störungen können nur in Kombination der somatischen Krankheitsform und der Kategorie F54 klassifiziert werden. Nur die Eßstörungen sind relativ differenziert beschrieben und durch diagnostische Kriterien definiert. Die psychosomatischen Erkrankungen im engeren Sinne, bei denen es aufgrund ätiologisch relevanter psychogener Faktoren zu substantiellen somatischen Schädigungen kommt, werden demgegenüber nachhaltig vernachlässigt. In der Kategorie F54 wird formuliert, daß diese verwendet werden soll, um psychische und Verhaltenseinflüsse zu erfassen, die wahrscheinlich eine wesentliche Rolle in der Manifestation körperlicher Krankheiten spielen, welche in anderen Kapiteln der ICD-10 klassifiziert werden. Beschrieben werden diese psychischen Störungen als meist lang andauernd, und ihr Ausprägungsgrad würde keine Zuordnung zu einer anderen diagnostischen Kategorie rechtfertigen.
Die Tatsache, daß die ICD-10 gerade diese Störungsbilder so wenig differenziert behandelt, ist unseres Erachtens als ein grober Mangel an diesem Klassifikationssystem zu bewerten.

Definition

Psychosomatische Störungen im engeren Sinne sind Krankheiten, bei denen ein seelischer Einfluß auf Entstehung und Verlauf der Krankheit angenommen wird und die organdestruktiv verlaufen. In diesem pathomorphologischen Sinne grenzen sie sich von funktionellen Störungen ab, die ohne Schädigung am Organsubstrat ablaufen.

Immer wieder wurde versucht, spezifische Zusammenhänge zwischen seelischen Störungen auf der einen und bestimmten oder generell allen psychosomatischen Krankheiten auf der anderen Seite herauszufinden. Modellvorstellungen psychosomatischer Störungen sind also eng mit der sogenannten **Spezifitätsdiskussion** verbunden. Wir werden uns im weiteren auch mit der Frage auseinandersetzen, inwieweit die Suche nach spezifischen psychosomatischen Ursachen überhaupt eine sinnvolle Fragestellung ist. Dennoch sollen drei Aspekte der Spezifitätsmodelle im Folgenden vorgestellt werden.

Konfliktspezifität psychosomatischer Störungen

Dieses Modell ist mit dem Namen F. Alexander (s. Kap. 1.1, S. 2 f) fest verbunden. Es soll am Beispiel gastrointestinaler Störungen, die Alexander besonders beschäftigt haben, kurz charakterisiert werden. Alexander (1994) beschrieb – in Übereinstimmung mit der psychoanalytischen Theorie – drei elmentare **unbewußte Strebungen**:

- Aufnehmen
- Zurückhalten
- Ausstoßen

Ihre **Blockade** kann **Störungen** des Gastrointestinaltraktes hervorrufen, und zwar jeweils in Analogie zur Körperfunktion: Wenn das Aufnehmen gestört ist, resultieren Magensymptome (Ulkus), wenn das Ausstoßen gehemmt ist, Obstipation etc. Die drei Konflikte sollen also als spezifisch für gastrointestinale Störungen gelten. Alexander lehnt sich eng an die psychoanalytischen Konzepte der Oralität und Analität an. Den Zusammenhang zwischen körperlichen und seelischen Prozessen sieht Alexander so: Die unbewußten Tendenzen sind die entscheidenden psychologischen Reize für das vegetative Nervensystem und treten an die Stelle der adäquaten physiologischen Reize.

> Die Art des Konfliktes bestimmt in zweifacher Hinsicht die Symptomatik: Sie entscheidet über die Organwahl, aber auch darüber, welche Störungen sich an diesem Organ abspielen.

Strukturspezifität psychosomatischer Störungen

Die Modellvorstellungen spezifischer Strukturmerkmale psychosomatischer Patienten wurden aufgrund klinischer Beobachtungen entwickelt; vielen Patienten mit schweren psychosomatischen Leiden ist es unmöglich, die eigenen Affekte und Gefühlszustände zu beschreiben und zu differenzieren (**Alexithymie**), sie beschreiben sich und ihre Umwelt in einer äußerlich-technischen, emotionslosen Weise (**operatives Denken**) und gehen davon aus, daß andere Menschen prinzipiell gleichartig wie sie selbst denken und handeln (**projektive Reduplikation**). Diese Eigenschaften wurden als charakteristisch für die »psychosomatische Struktur« angesehen. Die Genese der körperlichen Symptomatik wurde in diesem Modell so hergeleitet: Die Patienten, die in ihrer Erlebnisfähigkeit zu stark eingeengt sind, um seelische Prozesse, unter anderem innere Konflikte und Widersprüche, zu erleben, das heißt psychisch zu repräsentieren, können schwerwiegende emotionale Belastungen überhaupt nicht seelisch verarbeiten.

> Die andrängenden Emotionen werden nur dadurch beherrscht, daß sie auf eine biologische Ebene abgeleitet werden; an die Stelle der seelischen Verarbeitung tritt, gleichsam als Ventil, die **biologische »Verarbeitung«**, die Krankheit.

Von einigen Autoren wurde die als spezifisch angesehene Struktur als ein letztendlich genetisch bedingter Defekt in der seelischen Ausstattung dieser Patienten angesehen, von anderen wurde der Defekt als Folge einer ganz frühen Entwicklungsstörung angesehen; wieder andere sehen die beschriebenen Merkmale überhaupt nicht als Defekt an, sondern als eine verzweifelte Abwehranstrengung, nämlich sich durch eine grundlegende emotionale Abschottung vor überwältigenden und nicht verarbeitbaren Beziehungsproblemen mit nahen Bezugspersonen zu schützen. Die Frage nach der Organwahl kann dieses Konzept nicht beantworten.

Symptomspezifität psychosomatischer Störungen

Das bereits beschriebene Modell Alexanders (s. oben) bezieht die Frage der **Organwahl** mit ein. Unter dem Postulat einer Symptomspezifität werden psychosomatische Störungen aber auch im Sinne eines Ausdruckssymptoms für verdrängte Affekte oder Impulse, also analog den **neurotischen Konversionsbildungen** verstanden. Diese Auffassung ist aufgrund vorliegender klinischer Erfahrungen in dieser Form nicht mehr haltbar, allerdings gibt es eine Untergruppe psychosomatisch Kranker, bei denen sekundär konversionsneurotische Mechanismen eine Rolle spielen. Bei der Diskussion um die Symptomspezifität ist dagegen der Stellenwert der **körperlichen**, insbesondere **genetischen Disposition**, stärker ins Blickfeld geraten, beispielsweise bei den sogenannten atopischen Erkrankungen Neurodermitis und Asthma. So ist auch die Differenzierung zu funktionellen Störungen nicht nur über die Psychodynamik, sondern auch über die somatische Disposition vorzunehmen. Ob es bei einer entsprechenden psychischen Konfliktlage bei einer Gastritis bleibt oder sich ein Ulkus entwickelt, hängt demnach wesentlich mit dem Säuregehalt und den protektiven Faktoren der Magenschleimhaut zusammen (vgl. Kap. 5.4.10, S. 465 ff). Andererseits hat ein Mensch mit funktionellen Unterbauchbeschwerden kein höheres Risiko, an einer chronisch entzündlichen Darmerkrankung zu erkranken. Die Vorstellung Alexanders, vegetative Funktionen spezifisch mit Affekten zu verknüpfen, hat sich als Vereinfachung herausgestellt, die dem heutigen Kenntnisstand über neurovegetative und pathophysiologische Abläufe nicht entspricht. Die Spezifitätsdiskussion in der dargestellten Form war sicherlich heuristisch wertvoll und hat zu vielen klinischen Erkenntnissen geführt, die damit verbundenen Postulate müssen jedoch heute als überholt gelten.

Die Psychosomatik unterscheidet nunmehr zwischen **typischen** und **spezifischen diagnostischen Merkmalen**. So sind die häufig zu findenden Beschreibungen der Colitis-ulcerosa-

Patienten, sich an sogenannte Schlüsselfiguren überaus eng zu binden und sich von ihnen nicht trennen zu können, ohne krank zu werden, durchaus als typisch zu werten, in der Tat werden sie häufig bei dieser Patientengruppe angetroffen. Diese Bindungsform ist allerdings mitnichten spezifisch, läßt sie sich doch bei vielen anderen psychosomatischen Krankheitsbildern ebenfalls finden. Hierbei mag zunehmende Erfahrung psychosomatisch tätiger Ärzte beigetragen haben, während frühere Untersuchungen an hochselektierten Patientengruppen psychosomatischer oder psychotherapeutischer Einrichtungen erhoben wurden. Die an diesen kleinen Stichproben hochselektierter Patienten gefundenen Ergebnisse wurden dann in einer Weise verallgemeinert, die aus der heutigen Sicht als unzulässig gewertet werden muß.

Pro und Contra der Spezifitätsmodelle

Erstaunlich ist es, daß der **körperliche Krankheitszustand** der Patienten in vielen Studien nicht berücksichtigt worden ist.

> Was als Persönlichkeitsmerkmal imponiert, kann auch Krankheitsfolge sein, also eine seelische Reaktion auf die akute Belastung oder Gefährdung, auf die unter Umständen mit der Diagnosestellung völlig veränderten Zukunftsperspektive darstellen.

Möglicherweise erklärt sich dieser »blinde Fleck« auch durch die Sozialisation der Untersucher als Psychotherapeuten, die sich dadurch vom Bereich der somatischen Medizin entfernen und damit einhergehend eine Tendenz entwickeln, die somatische Seite der psychosomatischen Störung und dessen Bedrohlichkeit zu verleugnen. Dieser **Gegenübertragungsaspekt** ist eine mögliche Erklärung für konzeptuelle Einschränkungen und Einseitigkeiten psychosomatischer Forschungsansätze (Ahrens 1988). So plädieren wir für gebührenden Respekt gegenüber den somatischen Eigengesetzlichkeiten schwerer Krankheiten und ihrer seelischen Folgelasten und eine angemessene Berücksichtigung somatopsychischer Aspekte.

So kann nicht davon ausgegangen werden, daß psychosomatische Krankheiten eine homogene Gruppe von Krankheitsbildern mit uniformer Dynamik darstellen. Vielmehr ergänzen sich somatisch-genetische und biographische Dispositionen, psychosoziale Belastungsfaktoren und Persönlichkeitsstruktur der Kranken zu einem Bedingungszusammenhang für Entstehung und/oder Aufrechterhaltung der Krankheit, dessen Zusammensetzung individuell stark variieren kann.

Die genannten Kritikpunkte sind bedeutsam und ernstzunehmen; sie sollten allerdings nicht dazu führen, »das Kind mit dem Bade auszuschütten« und die beschriebenen Modellvorstellungen ganz zu verabschieden. Die Modelle können nach dem gegenwärtigen Stand der Forschung nicht mehr als Spezifitätsmodelle gelten; die Modellannahmen gelten nicht ausschließlich für psychosomatische Patienten einer Krankheitsgruppe. Dennoch beschreiben sie typische Merkmale von Patientengruppen; sie bleiben also als heuristische Modelle sinnvoll und nützlich, die die klinische Arbeit strukturieren können. Sie zeigen, auf welche Merkmale in der Individualdiagnostik psychosomatischer Patienten geachtet werden muß, zum Beispiel: Hat der Patient bestimmte, neurosenpsychologisch aufhellbare Konflikte, wie sie das Modell Alexanders nahelegt? Oder bestimmen strukturelle Auffälligkeiten das klinische Bild, zum Beispiel die Unfähigkeit, Emotionen auszudrücken, Phantasien zu äußern? Diese diagnostischen Unterscheidungen sind praktisch gesehen folgenreich; sie entscheiden darüber, ob der Patient in eine analytisch orientierte Psychotherapie überwiesen werden soll, ob vorsichtig stützende Therapien oder körperorientierte Verfahren angemessener sind etc. Wir kommen bei der Beurteilung psychosomatischer Modellvorstellungen zu den gleichen Ergebnissen wie bei den Modellen für funktionelle Störungen. Die **Aufgabe** von **Spezifitätsmodellen** zwingt zu einer (und ermöglicht wieder eine) unvoreingenommene(n) Begegnung mit dem einzelnen Patienten. Ein diagnostisch-therapeutischer »Reflex« (z. B.: »Aha, eine Colitis ulcerosa, also keine analytische Psychotherapie.«) wird verunmöglicht. Andererseits bieten die Modellvorstellungen Hilfestellungen, nämlich diagnostische und Indikationskriterien an und reduzieren die klinische Komplexität. Sie begründen sinnvolle Typologien, deren Angemessenheit für den Einzelfall immer neu zu prüfen ist.

Grundkonflikt als Krankheitsauslöser

Folgt man in Absetzung von den Spezifitätskonzepten der Vorstellung typischer Merkmale der Patienten, so scheinen uns diese auf einen Grundkonflikt zurückzuführen, auf den die Patienten allerdings recht individuell und damit different antworten. Der »Grundkonflikt« kann einen unterschiedlich großen Raum im Leben einnehmen, er kann unterschiedlich drängend sein, das heißt, er kann bei dem einen nur in spezifischen, emotional aufrührenden Situationen wach werden, während er bei anderen schon durch alltägliche Begegnungen provoziert wird. Nicht die Art, sondern die Ausdehnung, das Ausmaß dieses Konfliktes und die Form seiner Bearbeitung, die Bandbreite der Reaktionsmöglichkeiten des Patienten wären variabel. Dieser Konflikt gehört in den von Balint beschriebenen Bereich der **Grundstörung**. In der Sprache der Objektbeziehungspsychologie läßt er sich so beschreiben: In einer besonderen Weise können Nähe und Distanz zwischen Selbst und anderem von vielen psychosomatischen Patienten nicht gut reguliert werden; dieser **Nähe-Distanz-Konflikt** ist bei vielen Patienten ein sehr existentieller Konflikt: Nähe mit anderen ist mit der Gefahr verbunden, daß das Selbst sich im anderen auflöst oder vom anderen vereinnahmt und aufgefressen wird. Sich einzulassen kann das Risiko beinhalten, plötzlich aufgegeben und alleingelassen zu werden. Schließlich kann die Einschätzung von Nähe und Distanz gestört sein, die Antizipation des Abstands zum anderen erschwert sein, mit der Folge, daß die Patienten sich Wechselbädern ausgesetzt sehen und nicht wissen, ob sie im nächsten Augenblick mit verschlingender Überfürsorge oder kalter Vernachlässigung zu rechnen haben (Küchenhoff 1994).

Alexithymie als Verarbeitungsmodus

Alexithymie als Funktionalisierung zwischenmenschlicher Abläufe ist ein Versuch der Abwehr gegen die Gefahr, in den Sog eines solchen zwischenmenschlichen Strudels zu geraten, aber auch gegen die schmerzlichen Empfindungen der Einsamkeit und des Verlassenwerdens. Um der Besonderheit dieses Verarbeitungsmodus Rechnung zu tragen, könnte man ihn mit dem der Soziologie entlehnten Begriff der »**Instrumentalisierung**« bezeichnen. Dieser Modus zweckrationalen Handelns meint in diesem Sinne »die Fähigkeit eines Menschen, zwischenmenschliche Abläufe zu funktionalisieren, sie einer Zweck-Mittel-Perspektive unterzuordnen und auf diese Weise zu entemotionalisieren. Instrumentalisierung zwischenmenschlicher Beziehungen schafft kognitiv steuerbare Handlungsspielräume und verstellt emotionale Reaktionsweisen – die Beziehung wird zweckgebunden, sachlich und nüchtern« (Ahrens 1988). Der Unterschied zur Affektisolierung des Zwangsneurotikers liegt in der Motivation: der Vermeidung bedrohlicher menschlicher Nähe aus Angst vor Selbstauflösung. Dieser Verarbeitungsmodus wird auch eine beachtenswerte Implikation für den **psychotherapeutischen Zugang** mit sich bringen: Die häufig umfassende Funktionalität dieser Patienten kann sich auch in die Patientenrolle umsetzen, dann besteht die Gefahr der Verwechslung zwischen der bloßen Anpassung des Patienten an die Therapeutenerwartung mit einem wirklichen therapeutischen Prozeß.

Küchenhoff (1994) stellt die klinisch wichtige Frage, wie Patienten, »die diese Form einer die Emotionen vernichtenden Abwehr nicht zu benötigen scheinen, die in Sprache und Affektwahrnehmung ausgesprochen differenziert sein können und die doch unter Somatisierungen leiden«, einzuordnen sind. Es ist davon auszugehen, daß der gleiche Grundkonflikt, allerdings lokalisiert und umschrieben auf bestimmte Situationen, bei diesen Patienten existiert. So können sie beispielsweise nach außen stabil und beruflich erfolgreich sein, dennoch in den Therapien oder Analysen einen Affektbereich enthüllen, bei dem die Differenzierung zwischen dem Selbst und anderen verloren zu gehen droht und entsprechend gefährdet ist. »Aus welchen Gründen auch immer die Verarbeitung dieses Grundkonflikts ganz andere Wege läuft (möglicherweise spielen Begabungen oder bestimmte Sozialisationsbedingungen eine Rolle): Ich nehme an, daß es den Patienten möglich war, eine progressive Abwehr zu entwickeln, die in Richtung früher Autonomieentwicklung und schneller intellektueller Differenziertheit ging.«

Analytische Psychotherapie mit psychosomatisch Kranken

Aus den vorangehenden Überlegungen ergeben sich einige wichtige Implikationen für die analytische Psychotherapie mit psychosomatisch kranken Patienten:

Das **therapeutische Setting** muß klare Grenzen und einen eindeutig definierten Rahmen haben. Eine analytische Psychotherapie mit diesen Patienten verlangt, daß der therapeutische Raum trianguliert ist und eine klare Trennung zwischen Realitätsraum und Phantasieraum vornimmt. Die Organisation der Stunden bedarf fester Absprachen, die Verläßlichkeit des Therapeuten und seine Unerschütterlichkeit auch in Settingfragen sind besonders wichtig.

Ein großer Teil der therapeutischen Arbeit geschieht in der **Gegenübertragung**. Hierbei ist es insbesondere wichtig, aggressiven Attacken der Patienten standzuhalten und sich vor entsprechenden Gegenreaktionen zu hüten, insbesondere nicht Deutungen als versteckte Form des Rachenehmens zu nutzen.

Mit der **Körpersymptomatik** und deren Verlauf sollte angemessen umgegangen werden. Die diesbezüglichen Gegenübertragungsgefahren wurden schon thematisiert, wichtig ist die Beachtung auch der **pathophysiologischen Dynamik** des somatischen Krankheitsverlaufes und der dadurch bedingten, durchaus realen Beeinträchtigungen, auf die wiederum der Patient massiv seelisch reagieren kann. Daneben darf die **kommunikative Funktion** der Körpersymptomatik nicht vergessen oder übersehen werden: Die Intensivierung oder erneutes Aufflackern kann Ausdruck emotionaler Überforderung des Patienten sein; es kann sich darin aber auch Abgrenzungsarbeit gegenüber der Gefahr, vom Therapeuten in einen Nähestrudel hineingezogen zu werden, ausdrücken. Wichtig ist hier insbesondere, daß Symptomverschlechterungen nicht als Kränkung vom Therapeuten erlebt werden oder Schuldgefühle bei vermeintlich unangemessener Behandlung entstehen.

Die Arbeit in der **Übertragung** bedarf einer besonderen Vorsicht. In der Regel wird der Therapeut von dem psychosomatisch kranken Patienten primär als Objekt erlebt, die therapeutische Initialphase besteht in dem Aufbau einer Objektbeziehung, die umso tragfähiger ist, je verläßlicher sie vom Patienten empfunden wird. Die dafür erforderlichen Rahmenbedingungen wurden bereits angesprochen. Hierzu gehört aber auch, auftauchende Übertragungsaspekte nicht unmittelbar zu interpretieren, sondern zunächst als Mosaiksteine für ein umfassenderes therapeutisches Verständnis zu verwerten und den Patienten die Möglichkeit von Identifikationen zu eröffnen, auf Benennen von Affekten (»im Raum« oder in der Gegenübertragung), dieses immer in Verbindung mit einer tragenden Funktion (holding function). Die eigentliche analytische Arbeit in der Übertragung schließt sich dann an, da nur in dieser Form die existentielle Nähe-Distanz-Thematik in ihrer ganzen Tiefe wiederbelebt werden kann. Die Übertragungsbeziehung sollte mit Vorsicht gehandhabt werden, um den Patienten nicht zu überfordern, immer im Hinblick darauf, daß der therapeutische Raum entspannt und zu einem »triangulierten Verstehensraum« (Küchenhoff 1994) werden soll. In diesem Rahmen sei auch auf die Handhabung von **Geschenken** verwiesen, die ihrerseits Triangulierungsversuche von seiten der Patienten sein können, aber auch Formen der Wiedergutmachung oder Zeichen der Dankbarkeit. Eine Verweigerung kann bei dem Patienten als Zurückweisung seiner psychischen Entwicklungsversuche verstanden werden und damit im therapeutischen Prozeß kontraproduktiv sein.

Zusammenfassung

Den psychosomatischen Patienten gibt es nicht, die Persönlichkeitsstruktur psychosomatischer Patienten kann sehr stark variieren.

Dennoch läßt sich – unabhängig von der speziellen Diagnose – von einer Gruppe somatisierender Patienten ein bestimmter Grundstörungskonflikt nachweisen, der ein existentieller Konflikt um die eigene Identität, das Selbstsein oder die Auflösung ist.

Diese existentiellen Nähe-Distanz-Konflikte werden von den Patienten unterschiedlich verarbeitet; so sind alexithyme Verhaltensmuster oder progressiv pseudoautonome Entwicklungen unterschiedliche Antworten auf den gleichen Konflikt.

Die Wahl des psychotherapeutischen Verfahrens muß sich an den strukturellen Möglichkeiten der Patienten orientieren; das Ziel verschiedener

Therapieverfahren aber ist jeweils das gleiche: Nähe-Distanz-Konflikte sollen in der Begegnung entspannt werden, indem die Objektbeziehungen trianguliert oder Übergangserfahrungen ermöglicht werden.

Literatur

Ahrens S. Die instrumentelle Forschung am instrumentellen Objekt. Psyche 1988; 42: 225-41.

Alexander F. Der Einfluß psychologischer Faktoren auf gastrointestinale Störungen: Ein Symposion. Z Psychosom Med 1994; 40: 205-35.

Küchenhoff J. Aspekte der psychoanalytischen Psychotherapie bei psychosomatischen Erkrankungen. In: Die Psychoanalyse schwerer psychischer Erkrankungen. Struck U, Hell K (Hrsg). München: Pfeiffer 1994; 149-61.

5.4.2 Hörsturz und Tinnitus

Ulrich Lamparter und Hans Ulrich Schmidt

ICD-10-Klassifikation

Der idiopathische Hörsturz wird unter H91.2, Tinnitus aurium unter H93.1 klassifiziert.

Hörsturz
Definition und Deskription

Definition

Bei dem von symptomatischen Formen des akuten Hörverlustes abzugrenzenden **Hörsturz** (sudden hearing loss, sudden deafness) handelt es sich um einen in der Regel plötzlich einsetzenden, meist einseitigen, gelegentlich auch doppelseitigen Hörverlust unterschiedlichen Grades im Sinne einer akuten Schallempfindungsschwerhörigkeit.

Der **Grad** der **Hörstörung** reicht von leichter Hörminderung bis zu völliger Ertaubung. Meist sind hohe und mittlere Frequenzen betroffen, seltener Tieftonfrequenzen. Als häufigstes **Begleitsymptom** tritt in 70 bis 80% der Fälle Tinnitus auf, daneben ein Druckgefühl im Ohr, Schwindel, Gleichgewichtsstörungen, Kopfschmerzen und Übelkeit. Ausgeprägter Drehschwindel und Nystagmus verweisen auf eine Beteiligung des vestibulären Systems.

Meist tritt der Hörsturz »aus voller Gesundheit« auf, etwa 50% der Patienten bemerken ihn nach dem morgendlichen Erwachen.

Das Ohr, das man im Gegensatz zum Auge nicht »schließen« kann, scheint besonders unter den Lebensbedingungen der Industrialisierung und der »Kommunikationsgesellschaft« zu den am meisten »belasteten« Organen zu gehören. Gleichzeitig ist die schon beim menschlichen Fetus früh ausgebildete (Lamparter et al. 1992), selbst im Schlaf nicht aufgehobene akustische Sinneswahrnehmung Träger des wichtigsten kommunikativen Bezugs zur Außenwelt.

Ätiologie

Zur Genese des idiopathischen Hörsturz wird heute überwiegend eine **vaskuläre Theorie** vertreten. Er wird am häufigsten auf eine Mangelperfusion im Bereich des Corti-Organs zurückgeführt. Es kommt dort zu einer zunächst reversiblen funktionellen Störung im Sinne einer Malnutrition des Sinnesepithels, bei fortgesetzter Mangelversorgung entsteht eine strukturelle und nicht mehr reversible Schädigung.

Hörsturz wird heute nicht nur als Folge gestörter Durchblutung, sondern auch als »Streßfolge« aufgefaßt. Zum **Zusammenhang** von **»Hörsturz«, vaskulärem Geschehen** und **»Streß«** sind verschiedene pathogenetische Vorstellungen möglich. Folgende Zusammenhänge sind denkbar:

- über die vegetative Innervation oder über zirkulierendes Noradrenalin/Adrenalin vermittelte Kontraktionszustände der zuführenden Gefäße zum Innenohr.
- eine direkte vegetative Beeinflussung des zellulären Stoffwechsels im Corti-Organ.
- eine Viskositätssteigerung des Blutes, die zu Sludge-Phänomenen im Bereich der Endgefäße des Corti-Organs führt

Eine pathogenetische Rolle funktioneller **Halswirbelsäulen-Blockierungen** und ihrer reflektorischen Einwirkung auf vegetativ vermittelte Spasmen der Innenohrgefäße ist umstritten. Schließlich spielen auch allgemeine **Gefäß-** und **Zirkulationsfaktoren** (anatomische Varianten, Blutdruckschwankungen) sowie **metabolische Veränderungen** in der Pathogenese eine Rolle. Da auch **Viruserkrankungen** (Mumps, Zytomegalie, HIV-Infektionen) das Innenohr befallen können, wird auch beim sogenannten idiopathischen Hörsturz immer wieder eine virale Genese vermutet.

Epidemiologie

Allgemein wird beobachtet, daß der Hörsturz in seiner Häufigkeit zunimmt. Betroffen sei vorwiegend die Bevölkerung der Industrienationen Westeuropas, Japans und der USA (Balkany et al. 1976). Byl (1978) nannte eine Inzidenzrate von 10,7 Fällen auf 100000 Einwohner in Nordkalifornien. Die wenigen existierenden Angaben zur Inzidenz in Deutschland machen ca. 20 Fälle auf 100000 Einwohner aus (Staindl et al. 1979; Weinaug 1984).

Differentialdiagnostik

Differentialdiagnostisch abzugrenzen und besonders bei mangelnder Besserung unter rheologischer Therapie zu erwägen ist eine tympanoskopisch abzuklärende **Verletzung der Membran** des runden Fensters zwischen Innenohr und Mittelohr. An das **Akustikusneurinom**, dessen Erstsymptom ebenfalls ein plötzlicher Hörverlust sein kann, muß differentialdiagnostisch gedacht werden.

Ebenso abzugrenzen ist der eher seltene, rein **psychogen bedingte Hörverlust** im Sinne eines reinen Konversionsgeschehens ohne pathologisch-anatomisches Substrat.

Psychodynamik

Schon Anfang der 50er Jahre wurde beobachtet, daß Hörsturzereignisse häufig unmittelbar nach besonders eingreifenden **emotionalen Belastungen** auftreten (Fowler 1950), ein Zusammenhang, der sich auch in späteren psychosomatischen Untersuchungen bis heute immer wieder darstellt (Kropp und v. Rad 1988, Hoffmeister 1988, Lamparter 1994).

Kropp und von Rad konnten zeigen, daß in einem unerwartet hohen Maße, nämlich in 70 von 90 Fällen, Patienten, denen man ein unstrukturiertes Gespräch über den Hörsturz anbot, von sich aus einen unmittelbaren zeitlichen Zusammenhang zwischen dem Hörsturz und starken psychischen Belastungen herstellten. In weiteren 7 der 90 Fälle war dieser Zusammenhang auch für den Untersucher evident, der Patient konnte hier allerdings einen solchen Zusammenhang nicht selbst darstellen. Von 58 von Hoffmeister (1988) befragten Hörsturzpatienten stuften sich 61% als vor der Erkrankung belastet ein.

Auch andere Untersucher (Stange 1972) fanden immer psychische oder physische Belastungen in der Vorgeschichte der Hörsturzerkrankten. Mit einer Life-Event-Liste nach Holmes und Rahe fanden Neuser und Knoop (1986) ein vermehrtes Auftreten belastender Lebensereignisse in den zwei Jahren vor dem Ausbruch der Hörsturzerkrankungen. Im Freiburger Persönlichkeitsinventar wies eine Gruppe von Hörsturzpatienten zwar keine gravierenden, doch deutliche Abweichungen zu einer Vergleichsgruppe von Patienten mit Otosklerose auf, wobei eine Subgruppe mit deutlich pathologischen Werten auch schlechtere Remissionen zeigte (Dohse et al. 1981).

Hoffmeister (1988) findet bei 7 von 8 Skalen eines biographischen Inventars zur Diagnose von Verhaltensstörungen (BIV) ein völlig unauffälliges Ergebnis und keine signifikanten Unterschiede zu Normalpersonen. Nur bei einer besonderen Skala zur Erfassung psychovegetativer Konstellationen, die die Neigungen erfassen soll, auf Streß mit körperlichen Symptomen zu reagieren, lag der Durchschnittswert der Hörsturzpatienten deutlich höher als der Wert der Normalpersonen.

Im allgemeinen medizinischen Sprachgebrauch handelt es sich beim Hörsturz häufig um eine »Streßreaktion«. In einer eigenen Arbeit (Lamparter 1994) ziehen wir den Begriff **»Psychosomatische Reaktion«** vor. Wir fanden ebenfalls bei einem Drittel von unausgelesenen mit einem psychoanalytischen Interview untersuchten Patienten eine unmittelbare »Reaktivität« des Hörsturzgeschehens – auf eine Nachricht, ein Telefonat, eine Situation, ein Erlebnis. Bei zahlreichen weiteren Fällen fanden sich mittelbar auslösende Situationen oder auch andere Konfliktsituationen, auf die der Hörsturz als Reaktion verständlich erscheint.

Für die **»emotional episodes before onset«** kommen nicht nur massive Verlusterlebnisse, schwerwiegende psychosoziale Konflikte oder Traumen in Frage. Auch kleine Szenen des Alltags, die erst auf dem Boden einer lebensgeschichtlichen Resonanz eine innere Wucht beziehungsweise Dramatik entfalten, können die Qualität einer auslösenden Situation gewinnen, wie eine typische »Auslösegeschichte« eines Hörsturzes auf dem »Telefon-Ohr« einer 28jährigen tüchtigen Anwältin zeigt:

Fallbeispiel

Sie habe »nur« unter heftigem »Streß« gestanden, da sie ihren Chef habe vertreten müssen und gleichzeitig noch in einer anderen Kanzlei habe aushelfen müssen. Es habe zudem diverser Termindruck bestanden, aber eigentlich mache ihr Streß Spaß. Zudem habe sie zu dieser Zeit ihre Hochzeit vorbereitet, aber auch auf die habe sie sich gefreut. Doch auch dort war sie unter Termindruck. Das Lokal für die Hochzeitsfeier war noch nicht gefunden, sie versuchte, telefonisch entsprechende Vorbereitungen zu treffen, was mit häufigen Absagen und Ärger verknüpft war. Ihr Freund arbeitete zu der Zeit auswärts, so daß sie die Abende ebenfalls mit langem Telefonieren verbrachte. Zunehmend fühlte sich die Patientin jedoch allein und im Stich gelassen, da er ihr weitgehend die Initiative und die Verantwortung für die Organisation der Hochzeit überließ. Ihren Impuls, auch ihren Freund mehr »in die Pflicht zu nehmen«, verbot sie sich: Ihre Mutter hatte sie immer gelehrt, alles müsse sofort erledigt werden. Noch heute pflegte die Mutter, sich abends bei der Patientin telefonisch zu erkundigen, ob sie heute schon alles erledigt habe. Der Hörsturz trat während eines Telefonates mit dem von ihr sehr geachteten künftigen Schwiegervater auf. Dieser bat sie, nun auch noch die Verwandten des Bräutigams schriftlich einzuladen, ein Ansinnen, das sie am liebsten sofort abgelehnt hätte, dem sie sich jedoch nicht zu verweigern wagte.

Die vorgeschilderte Auslösesituation vereinigt ein affektives Ensemble, das sich immer wieder in der Vorgeschichte von Hörsturzerkrankungen findet: das Auftreten eines oft unbewußt bleibenden, manchmal aktiv unterdrückten Ärgers, verbunden mit einer massiven Ohnmachtswut angesichts von sich aufsummierenden Problemen.

Häufig sind die Patienten **überdurchschnittlich stark beruflich belastet**. So läßt sich in einer überwiegenden Anzahl von Fällen der akute »idiopathische« Hörsturz als eine psychovegetativ vermittelte – auf dem pathogenetischen Weg einer Mikrozirkulationsstörung in der Kochlea mit konsekutiver Hypoxie der Sinneshaarzellen entstehende – psychosomatische Reaktion auf eine Überforderungs-, Überlastungs- oder Konfliktsituation begreifen.

Diese dürfte in ihrer spezifischen Dynamik besonders in industrialisierten Gesellschaften bei kommunikationsintensiven Berufen vorkommen. Oft erlangen die – von den Patienten als »Druck« erlebten – aus der beruflichen Sphäre resultierenden Überforderungen durch eine Summation mit einer Belastung im privaten Bereich (z. B. in einer erschöpfenden Pflege- oder Fürsorgesituation) besondere Intensität.

Metaphern von der »herausspringenden Sicherung« (Greuel 1988) oder vom »Streik im Innenohr« (Hollweg ohne Jahreszahl) beschreiben den Hörsturz als **psychosomatischen Schutzmechanismus**. Von den Patienten selbst verwandte Formulierungen sind ein »Wunsch nach Ruhe«, oder sie benennen sogar klar, was sie nicht mehr hören konnten oder wollten.

Bei 50 unausgelesenen Hörsturzpatienten ließen sich verschiedene **»psychoökonomische« Funktionen** des **Hörsturzes** differenzieren (Lamparter 1994). Es fanden sich dabei am häufigsten eine »Notabschaltung« bei einer zu großen Belastung oder zu großem Konfliktdruck. Auch eine »Reizschutzfunktion« ließ sich herausarbeiten. Dabei fanden sich häufig Über-Ich-Konflikte (»Stimme des Gewissens!«) und eine oft nur vorbewußte ohnmächtige Protesthaltung, verknüpft mit dem Erleben einer subjektiven Ohnmacht.

Typische **primärpersönliche**, auch psychometrisch zu erfassende **Züge** von **Hörsturzpatienten** scheinen ein stark entwickeltes Pflichtbewußtsein sowie eine Hemmung der Wendung der Aggressivität nach außen in Konfliktsituationen zu sein. Als Gesamtgruppe unterscheiden sich Hörsturzpatienten ansonsten in psychometrischen Untersuchungen von Gesunden nur wenig.

Spezielle Aspekte der psychosomatischen Diagnostik

Das Hauptproblem in der psychosomatischen Diagnostik des Hörsturzes ist in den meisten Fällen weniger der Nachweis der »Streßbedingtheit« der Hörsturzerkrankungen, die sich im Einzelfall deutlich demarkiert, sondern vielmehr, die psychodynamischen Zusammenhänge im einzelnen zusammen mit dem Patienten durchzugehen und ihre biographischen Dimensionen zu überprüfen.

Um Zugang zur inneren Welt eines Hörsturzpatienten zu finden, kann es sinnvoll sein, den Hörsturz psychodynamisch zu verstehen – als eine »somatisierte Abwehr«. Sie kann sich sowohl gegen die Wahrnehmung einer äußeren Belastungssituation richten, aber auch gegen bestimmte Gedanken und innere Impulse, nicht zuletzt gegen andere Menschen und ihre Ansinnen.

Wenn es auch eine spezifische Konfliktdynamik des Hörsturzes nicht gibt, so ist doch auf die wichtige Rolle hinzuweisen, die offenbar unbewußt bleibende **persekutorische Über-Ich-Anforderungen** für die Genese des starken inneren Druckes spielen, unter dem sich die Hörsturzpatienten so oft fühlen. Das Gewissen hat eine besondere Nähe zum akustischen Informationsverarbeitungssystem, wie es zum Beispiel im Phänomen deutlich werden kann, daß die »Stimme des Gewissens« hörbar wird.

Für einen psychodynamischen Zugang zum Hörsturzpatienten stellt sich so die Frage nach dem Vorliegen von **Schuldgefühlen**. Überblickt man Biographien von Hörsturzpatienten, entsteht nicht selten der Eindruck, daß diese in ihrer Lebensgestaltung und in ihrem unbewußten Lebensplan ein tiefes Schuldgefühl zu bewältigen suchen. Ein solcher »typischer« Hörsturzpatient hat dabei oft gleichzeitig das unausgesprochene Gefühl, daß für ihn niemand in dem Maße da ist, wie er selbst für andere da ist. Die frühzeitige Übernahme von Verantwortung und Pflichten in der Familie findet sich in diesem Zusammenhang häufig als lebensgeschichtliche Leitschiene.

Vor diesem psychodynamischen Hintergrund lassen sich die in den Anamnesen immer wieder aufzufindenden wichtigen **sozialökologischen Bedingungsstrukturen** der Hörsturzerkrankungen wie hoher Arbeitsanfall, Termindruck, gesteigerte Verantwortung am Arbeitsplatz, Prüfungssituationen, besonders aber auch eine oft überstrapazierende Sorge für Kranke und Behinderte, in ein psychodynamisches Licht setzen und mit dem Patienten reflektieren.

Übertragung und Gegenübertragung

Vordergründig ist der Umgang mit Hörsturzpatienten, die oft als beeindruckende und »interessante« Patienten erscheinen, meist für den Arzt sehr angenehm. Die Übertragungsbeziehung zum Arzt kann sich jedoch auch unbewußt aggressiv gestalten. Im Hintergrund wird dann das abgewehrte Aggressionsproblem spürbar. Der Arzt fühlt dann einen diffusen Unwillen dem Patienten gegenüber und reproduziert auf dem Wege der projektiven Identifikation auch Ohnmachtsgefühle des Patienten in sich. Die Neigung eines Hörsturzpatienten, innere Distanz herzustellen und Gefühle abzuwehren, sich »abzuschotten«, kann zu einer entsprechenden Reaktion beim Arzt führen, eine verleugnende Haltung des Patienten seinem Hörverlust gegenüber zur bagatellisierenden ärztlichen Einstellung, der Patient sei nicht wirklich erkrankt.

Therapie

Neben der möglichst früh einsetzenden **Hämodilutionstherapie** stellen die **Reizabschirmung** und das Herauslösen aus belastenden Situationen ein wichtiges therapeutisches Prinzip dar, das sich freilich erst dann als wirksam erweist, wenn mit einer stationären Aufnahme auch tatsächlich eine Vermittlung von Entspannung und Sicherheit verbunden ist. Diese Vermittlung kann durch geeignete psychologische Interventionen unterstützt werden.

Differentielle Therapiestudien zu **psychotherapeutischen Interventionen** beim Hörsturz fehlen bislang, so daß spezielle therapeutische Empfehlungen nur aus der Erfahrung an klinisch behandelten Einzelfällen gegeben werden können. Eine frühzeitige, auch psychotherapeutische Klärung und Intervention scheint besonders wichtig.

Vereinzelt wird über Erfolge durch **suggestive Beeinflussung** der **Ohrdurchblutung** und durch konzentriert angewendete **Entspannungsverfahren** berichtet (Greuel 1988). Schon ein intensives Gespräch mit dem Patienten und die gemeinsame Ausleuchtung des psychodynamischen Hintergrundes entlastet den Patienten. Der bloße Ratschlag, »Streß zu vermeiden«, kann sich dagegen als insuffizient herausstellen, besonders wenn der Patient unter »innerem Streß« leidet. Auch objektive Belastungssituationen sollten im Gespräch als Konsequenz aus psychischen Entwicklungen angesprochen werden, um Ansatzpunkte für Veränderungen, Entlastungen zu finden. Entsteht die Belastung des Patienten aus neurotischen psychosozialen Verwicklungen, muß diese Konfliktsituation offen mit dem Patienten besprochen werden. Gegebenenfalls sollte eine psychoanalytische Psychotherapie eingeleitet werden.

Prognose

Zwar zeichnet sich das einzelne Hörsturzereignis durch eine relativ gute Spontanbesserungsquote aus (Weinaug 1984), doch besteht jederzeit die Gefahr eines Rezidivs, einer sich einschleifenden »somatischen Schiene« und eines sich von Ereignis zu Ereignis verschlechternden Hörvermögens, zudem auch die Gefahr der Entwicklung und Fixierung eines chronischen Tinnitus.

Deutlich kann zudem belegt werden, daß es langfristig mit mehrfach höherer Wahrscheinlichkeit zu einem Rezidiv kommt, wenn bereits beim ersten Hörsturz dem Patienten »alles zu viel« war (Lamparter 1994). So kann es auch aus prophylaktischen Gründen sinnvoll sein, den Hörsturz zum Anlaß einer »Lebensumstellung« zu nehmen und dazu psychotherapeutische Hilfe zu suchen.

Fallbeispiel

Ein 30jähriger Wirtschaftsmathematiker, der sich aufgrund einer ungewöhnlichen intellektuellen Begabung aus einem kleinbürgerlich-defizitären Elternhaus hinausentwickelt hatte, erlitt einen massiven Hörsturz als Reaktion auf den ersten Schrei seines neugeborenen Sohnes, den er unbewußt wie seinen ihn bedrohenden Vater erlebte. Anspannung durch berufliche Existenzängste, weiter um sich greifender »Beziehungsstreß«, berufliche Anforderungen an den Grenzen der kognitiven Kapazitäten waren weitere psychopathogenetische Faktoren. In einer ersten Phase der psychoanalytischen psychotherapeutischen Behandlung stand ein Annehmen des Patienten im Vordergrund, die gemeinsame Entdeckung von Gründen der Verspannung und der Überanstrengung, die Klärung der verwickelten Beziehungen und die Herausarbeitung der inneren Objektfunktion des Sohnes (ängstigender ödipaler Rivale). Darunter kam es zu einer allmählichen Entspannung des Patienten und zur Symptomverbesserung, auch zur Herauslösung aus der psychischen Aufmerksamkeitseinengung auf das Ohr und die zunehmende Umlenkung der psychischen Aktivität in Richtung auf die Erforschung der eigenen Innenwelt – psychotherapeutische Prozesse, die gerade bei psychosomatischen Hörstörungen von großer Bedeutung sind. Die Übertragungsdynamik setzte sich schließlich in eine »Ausstiegsthematik« um (statt Hörsturz Ausstieg aus belastenden Beziehungen), und die Behandlung wurde vom Patienten unter dem Eindruck der symptomatischen Besserung und neu gewonnener Freiheiten beendet.

Zusammenfassung

Beim Hörsturz handelt es sich in der überwiegenden Anzahl der Fälle um eine psychosomatische Reaktion. Erst unter Einbeziehung der psychosozialen Aspekte, besonders aber auch der inneren Welt des Patienten, läßt sich das Ausmaß des Leidens erfassen und eine kompetente therapeutische Strategie entwickeln. Wenn man die Hörsturzerkrankung als »Abwehrkrankheit« versteht, wird deutlich, daß gerade die Überwindung der Abwehr des Patienten, etwas bestimmtes wahrzunehmen, von äußerster Wichtigkeit sein kann. Der langfristige Verlauf der Erkrankung ist stark von psychologischen Parametern abhängig.

Tinnitus

Definition und Deskription

> **Definition**
>
> **Tinnitus** zeichnet sich durch ein vorübergehendes oder dauerndes Ohrgeräusch unterschiedlicher Lautstärke aus. Intensitätszunahme und Persistenz, verbunden mit einer dekompensierenden psychischen Verarbeitung, gestalten das lästige Symptom zur Krankheit aus.

Die Patienten schildern ein unterschiedlich lautes Sausen, Klingeln, Zischen, Rasseln oder Pfeifen im Ohr, teils an- und abschwellend, teils konstant, »maschinenartig hämmernd« oder nur »leise verrückt machend« störend. Es besteht keine lineare Beziehung zwischen der Lautstärke der Ohrgeräusche und der Stärke der von ihnen ausgehenden Beeinträchtigung. Diese gewinnt vielmehr ihre quälende Intensität aus dem Gefühl, dem Geräusch lebenslänglich und unentrinnbar ausgeliefert zu sein.

Bei der dekompensierenden psychischen Verarbeitung des Tinnitus kommt es zur hohen **Aufmerksamkeitsbesetzung** des zunehmend als Verfolger erlebten Geräusches, verbunden mit der zunehmenden Unfähigkeit, dieses als in der Außenwelt entstanden zu imaginieren und sich damit vom Leibe zu halten. Auch eine depressive Reaktionsform auf den »**Verlust der Stille**« (Goebel 1991) kommt vor. Der **Gedanke an Suizid** liegt hier nahe. Als »schlimm« wird vor allem der Gedanke erlebt, daß der Tinnitus »nie aufhören« wird.

Epidemiologie

Unter den Lebensbedingungen einer Industriegesellschaft tritt bei 35 bis 45% aller Erwachsenen über 17 Jahre zu irgendeinem Zeitpunkt ein vorübergehendes oder dauerndes Ohrgeräusch unterschiedlicher Lautheit auf. So gaben von 6804 aus verschiedenen Städten Großbritanniens zufällig befragten Personen 17% einen länger dauernden Tinnitus an, jedoch nur für 1% war damit ein Verlust der Lebensqualität verbunden. Rechnet man jedoch die letztere Zahl auf die Bevölkerung in Deutschland um, so ergibt sich eine vermutliche Prävalenz von 750000 Tinnitusbetroffenen in Deutschland (Scott u. Lindberg 1992).

Ätiologie

Pathophysiologisch entsteht Tinnitus aus einem schädigungsbedingt **gestörten Zusammenspiel** von **inneren** und **äußeren Haarzellen** im Corti-Organ. Solche Schädigungen können häufig perfusionsbedingt sein. Auch andere – sonst subklinische – Schädigungen des Sinnesepithels kommen in Frage. Zentrale Verarbeitungsprozesse transformieren die läsionsbedingte stochastische Spontanaktivität in einen zeitlich gerichteten Vorgang, welcher sich dann in der Hörrinde als Höreindruck abbildet. Eine repetitive, sich selbst unterhaltende elektrische Aktivität – sogenannte **Oszillationen** – im Bereich der zentralen Hörbahn scheint zudem eine Rolle zu spielen (Lenarz 1992).

Häufig läßt sich Tinnitus als **Folge** eines sonst unbemerkt abgelaufenen **Hörsturzes** auffassen. In diesem Sinne kann auch Tinnitus als Antwort auf eine psychophysische Überforderung verstanden werden (Böning 1981). Dabei repräsentiert Tinnitus ein diffuses **Spannungsäquivalent**. Meist bemerkt der Patient den chronischen emotionalen Spannungszustand, in dem er sich befindet, selbst nicht. Weitere »**Spannungssymptome**« können zu der Tinnitussymptomatik hinzutreten und diese im Sinne eines Circulus vitiosus weiter verstärken:

- Bruxismus
- mandibuläre Dysfunktion bis hin zur massiven Gesichtschmerzsymptomatik (Costen-Syndrom)
- zervikale Muskelverspannungen mit funktionellen Blockierungen der zervikalen Wirbelbogengelenke

Psychodynamik

Über die Psychodynamik als ätiologischem Faktor liegen keine umfassend systematisierten Kenntnisse vor. Klinische Einzelbeobachtungen zeigen eine psychogenetische Ableitung eines Tinnutus aus eingekapselten traumatischen Erfahrungen, als **Trauer-** oder **Depressionsäquivalent**. Über die Rolle früher Ängste ist noch wenig bekannt. Denkbar ist das Modell einer habituierten Alarmreaktion.

Tinnitus kann eine Art »Staubsaugerfunktion« für andere Ängste und Qualen bekommen:

---------- Fallbeispiel ----------

Eine 40jährige Patientin entwickelt Tinnitus in der Auseinandersetzung mit ihrer geistig behinderten vierjährigen Tochter. Sie beschreibt ein völliges Sistieren eigener früherer multipler neurotischer Ängste und auch der Ängste um die Entwicklung der Tochter unter der Tinnitusentwicklung. Quälend ist nur noch der Gedanke, daß der Tinnitus nie aufhören wird.

Reflektierte Patienten fassen ihren Tinnitus häufig als »ihre Stimme« auf, die ihnen »etwas sagen« wolle.

Übertragung und Gegenübertragung

Zweifellos stellt sowohl die ärztliche wie auch die psychotherapeutische Behandlung von Tinnitus große Anforderungen an die Spannungstoleranz und die Geduld von Arzt und Patient. Gleichzeitig ist das Zuwendungsbedürfnis des Patienten mit dekompensierten Tinnitus in seiner gequälten Not enorm, besonders, wenn er auf rasche Hilfe drängt. Hier kann es zu ärgerlich gefärbten unerwünschten Gegenübertragungsreaktionen auf seiten des Arztes kommen, der Patient fühlt sich dann zurückgewiesen und isoliert. Zur Enttäuschung kommt es auch bei einem nicht eingelösten Heilungsversprechen.

Nicht die Beseitigung eines Tinnitus kann das therapeutische Ziel darstellen, sondern allenfalls eine Milderung der Symptomatik, der verbesserte Umgang des Patienten mit seiner Störung und die Wiedergewinnung selbstbestimmter psychischer Aktivität. Der Tinnitus soll ein gelegentlich störendes, aber zulässiges Randsymptom werden.

Besonders wenn in einer relativen Einsamkeitssituation der Tinnitus zum einzig relevanten, aber verfolgenden »Objekt« wird, ist – auch notfallmäßig – psychotherapeutische Hilfe geboten.

Therapie

Die übliche **Hämodilutionstherapie** ist vor allem in der Frühphase wirksam. **Schlaf** muß sein, notfalls mit Schlafmitteln. Die weitere Therapie ist ein Geduldsspiel. Der dekompensierte Tinnituspatient darf von seinem Arzt nie allein gelassen werden. Der Hinweis »damit müssen Sie leben« genügt auf keinen Fall.

Erste Hilfe bietet die Erzeugung erwünschter Geräusche, die das Tinnitusgeräusch überdecken, über das Radio oder über einen Walkman. Für den Erfolg eines speziellen **Tinnitusmaskers** scheint entscheidend zu sein, daß bereits bei einer relativ geringen Lautstärke des Maskers (bis 10 dB) in Relation zur Lautstärke des Tinnitus ein spürbarer Effekt erzielt wird (Vernon et al. 1990).

Die differentielle Therapieforschung zum Tinnitus steht erst am Anfang. Eine grundsätzlich gute Ansprechbarkeit auf Placebo, Entspannungsverfahren, Hypnotherapie, zielgerichtete Änderungen der Einstellung zum Tinnitus, bei Bedarf auch auf antidepressive Medikamente rechtfertigen einen therapeutischen Nihilismus nicht. Wahrscheinlich muß – nicht in einer undifferenzierten Polypragmasie, sondern in einem gemeinsamen **Ausprobieren** mit dem Patienten – diejenige **Therapieform** gefunden werden, bei welcher der Patient aufgrund eigener Selbstbeobachtung die Erfahrung macht, daß sie ihm hilft, und so auch eine psychische Rekompensation zu erreichen ist. Zudem scheint es besonders auf ein synergistisches **Zusammenwirken verschiedener Verfahren** anzukommen. Die Erfahrung, auf das Erleben der Tinnitusintensität Einfluß nehmen zu können, reduziert das Gefühl, dem Tinnitus ausgeliefert zu sein und führt so zu Angstminderung, damit zu vermehrter Entspannung und letztlich auch zur Symptomreduktion innerhalb der durch eine etwaige Innenohrschädigung vorgegebenen biologischen Variabilität.

Dem von Tinnituspatienten oft geschilderten Gefühl der Isolation (niemand, der dieses Geräusch nicht hat, kann ermessen, was ich erleide) entgegenwirken kann der Kontakt mit **Selbsthilfegruppen** (Deutsche Tinnitusliga e.V.). In den zunehmend sich entwickelnden Tinnitusstationen in psychosomatischen Kliniken lernt der Patient zum Beispiel über das Führen eines Tinnitustagebuches, seinen »ganz persönlichen« Tinnitus zunehmend als ein Signal zu erleben,

Zusammenfassung

Da es »den« Tinnitus als einheitliches Krankheitsbild nicht gibt, muß im Einzelfall die optimale Behandlungsform gefunden werden. Zweifellos nützt Psychotherapie beim Tinnitus, wobei sich über ein besseres Umgehen mit der Krankheit psychische Rekompensation einstellen kann. Dabei scheint wesentlich, daß der Patient sich nicht mehr hilflos und ohnmächtig »seinem« Tinnitus ausgeliefert fühlt, sondern der Tinnitus als Spannungssignal akzeptiert wird.

das ihm Spannungen oder »Streß« anzeigt, wodurch der verfolgende Feind zum schützenden Freund wird.

Literatur
Balkany TJ, De Blanc GB, Weidner DJ. Reversible sudden deafness and vertigo. Ther Eye Ear Nose Throat Monthly 1976; 55: 6-10.
Böning J. Klinik und Psychopathologie von Ohrgeräuschen aus psychiatrischer Sicht. Laryngol Rhinol Otol 1981; 60: 101-3.
Byl FM. Sudden hearing loss research clinic. Otolaryngol Clin North Am 1978; 11: 71-91.
Dohse J, Lehrl S, Berg M. Personality system and sudden deafness: a comparative psychological study. Adv Otorhinolaryngol 1981; 27: 110-3.
Fowler EP. Sudden deafness. Ann Otol Rhinol Laryngol 1950; 59: 980-7.
Goebel G, Keeser W, Fichter M, Rief W. Die verlorene Stille: Auswirkungen und psychotherapeutische Möglichkeiten beim komplexen chronischen Tinnitus. PPmP 1991; 41: 123-33.
Greuel H. Viel um die Ohren. Hörsturz – Schwindel – Ohrensausen. Düsseldorf: VDG 1988.
Hoffmeister K. Verhaltensmedizinische Untersuchungen zum Hörsturz. Frankfurt: Peter Lang 1988.
Hollweg WH. Streik im Innenohr. Hörsturz, M.Menière und Tinnitus aus psychosomatischer Sicht. Ramersberg: Unimed Verlag Thomas Kirchgraber ohne Jaheszahl.
Jaffe BF. Clinical studies in sudden deafness. Adv Otorhinolaryngol 1973; 20: 221-8.
Kropp U, Rad M v. Psychosomatische Aspekte des Hörsturzes. Psychother Med Psychol 1988; 38: 407-12.
Lamparter U. Studien zur Psychosomatik des Hörsturzes. Habilitationsschrift. Abteilung für Psychosomatik und Psychotherapie UK Hamburg 1994
Lamparter U, Schmidt HU, Deneke FW. Die Frage der pränatalen akustischen Wahrnehmung – eine Literaturübersicht aus psychosomatischer Sicht. PPmP 1993; 43: 30-6.
Lenarz T. Probleme der Diagnostik und Therapie des chronischen Tinnitus aus HNO-ärztlicher Sicht. In: Ohrgeräusche. Goebel (Hrsg). München: Quintessenz 1992; 17-39.
Neuser J, Knoop T. Sudden idiopathic learning loss: psychopathology and antecedent stressful life-events. Br J Med Psychol 1986; 59: 245-51.
Scott B, Lindberg P. Tinnitus-Inzidenz und ihre Auswirkungen. In: Ohrgeräusche. Goebel G (Hrsg). München: Quintessenz 1992; 41-51.
Staindl O, Hibler N, Grandy T. Der Hörsturz. Wien Med Wochenschr 1979; 129: 648-52.
Stange G. Exogene Faktoren akuter Hörminderungen. Laryngol Rhinol 1972; 51: 494-8.
Vernon J, Griest S, Press L. Attributes of tinnitus and the acceptance of masking. Am J Otolaryngol 1990; 11: 44-50.
Weinaug P. Die Spontanremission beim Hörsturz. HNO 1984; 32: 346-51.

Literaturempfehlung
Goebel G (Hrsg). Ohrgeräusche. Psychosomatische Aspekte des komplexen chronischen Tinnitus: Vorkommen, Auswirkungen, Diagnostik und Therapie. München: Quintessenz 1992.

5.4.3 Asthma

Rainer Richter und Stephan Ahrens

> **ICD-10-Klassifikation**
>
> Wenn emotionale und/oder Verhaltenseinflüsse mit einer gewissen Wahrscheinlichkeit eine wesentliche Rolle bei der Ätiologie asthmatischer Beschwerden spielen, so wird Asthma doppelt codiert: Die psychischen Störungen werden als »psychologische Faktoren oder Verhaltensfaktoren bei andernorts klassifizierten Erkrankungen« mit F54, die körperliche Störung zusätzlich mit J45.9 bezeichnet.

Historisches

Asthma bronchiale ist die erste Psychosomatose, also Organerkrankung mit möglicher psychischer Beteiligung, die von Psychoanalytikern in einer öffentlichen Fachdiskussion untersucht wurde. **Paul Federn** stellte seinen Behandlungsfall am 8.1.1913 in der berühmten Mittwochs-Gesellschaft der Wiener Psychoanalytischen Gesellschaft in Anwesenheit Sigmund Freuds vor. Sein Vortragstitel »Beispiel von Libidoverschiebung während der Kur«[1] weist auf sein Konzept einer Fixierung der Libido im Respirationstrakt mit einer Regressionstendenz zu infantilen Phantasien in Verknüpfung mit Atem- und Riechfunktion, Aufnehmen und Ausscheiden. Freud hob den somatischen (präformierenden) Faktor hervor, der an der Organwahl beteiligt sei. So wurden im Rahmen des damaligen Theoriestandes durchaus noch heute aktuelle psychosomatische Aspekte dieser Erkrankung diskutiert.

Deskription und Definition

> **Definition**
>
> **Asthma** ist eine reversible Obstruktion der unteren Atemwege, die durch Schleimhautödem, Bronchospasmus und/oder Hypersekretion bedingt ist. Diese Behinderung der Atmung wird ihrerseits hervorgerufen durch eine Hyperreagibilität der Atemwege auf verschiedenartige Reize. Da diese Hyperreagibilität wiederum auf einer Entzündung der Atemwege beruht, wird Asthma auch als entzündungsbedingte Atemwegsobstruktion definiert.

Im subjektiven Erleben des Asthmatikers steht jedoch nicht der objektivierbare Befund, etwa der Hyperreagibilität, sondern das subjektive Leiden, das Gefühl der Atemnot im Vordergrund. Die verschiedensten **subjektiven Beschwerden**, Störungen, Gefühle, Körpersensationen, wie sie von asthmatischen Patienten während ihrer Atemnotanfälle berichtet werden, können mit einem Fragebogen, der **Asthma-Symptom-Liste**, erfragt und zu folgenden fünf Dimensionen der asthmatischen Atemnot zusammengefaßt werden (Richter 1988):
- nervöse Ängstlichkeit
- obstruktive Beschwerden
- ärgerliche Gereiztheit
- Hyperventilationssymptome
- Müdigkeit

---
[1] Gemeint ist die ambulante Psychoanalyse, damals auch als »psychoanalytische Kur« bezeichnet.

Der **Zusammenhang** zwischen den **objektiven Maßen** der **Atemwegsobstruktion** (Atemwegswiderstand, peak-flow) und der **subjektiv erlebten Atemnot** ist keineswegs hoch. So gibt es Patienten, die ihre tatsächliche Atemwegsobstruktion überschätzen und andere, die sie erheblich unterschätzen. Da Patienten sich bei ihrer Inanspruchnahme medizinischer Hilfen (von nach Bedarf applizierten Bronchospasmolytika bis zum Notarzt) primär an ihrer subjektiv erlebten Atemnot orientieren, ist die Inanspruchnahme oft inadäquat, das heißt, manche Patienten nehmen ihre Medikamente zu häufig, andere rufen den Notarzt zu spät.

Ein wesentlicher Faktor für das subjektive Empfinden von Atemnot besteht in der **Verkrampfung** der **willkürlich innervierten Atemmuskulatur**, insbesondere des Zwerchfelles, die zu der funktionellen Störung in Form des Bronchospasmus, Schleimhautödems und muköser Hypersekretion hinzutritt. Hier liegt der Ansatzpunkt für Atemtherapien, die die Verkrampfungszustände abbauen sollen. Die Erkenntnis der großen Bedeutung der willkürlichen Atemmuskulatur für die Atemnot beim Asthma hat darüber hinaus auch eine Konsequenz für psychodynamische Interpretationen. Das insbesondere bei psychoanalytischen Einzelfallberichten dargestellte Auftreten von Atemnot oder kurzfristiger Entlastung davon als Reaktion auf psychoanalytische Interventionen oder äußere Ereignisse dürfte sich eher auf solche Verkrampfungszustände, als auf die eigentlichen pathophysiologischen Vorgänge des Asthmas beziehen. Das Verständnis im Sinne von konversionsneurotischen, also symbolhaften Prozessen der seelisch-körperlichen Umsetzung, dürfte in diesem Bereich der Funktionsstörung willkürlich innervierter Muskulatur begründet sein, nicht dagegen den komplexen psychosomato-psychischen Wechselwirkungen der eigentlichen Asthmaerkrankung gerecht werden.

Epidemiologie

Zwischen 5 und 10% der erwachsenen Bevölkerung westlicher Industrieländer leiden an Asthma. Für Deutschland berichtet Nolte (1994) von 3 bis 4 Millionen Erkrankten und bezeichnet Asthma als Volkskrankheit, die deswegen enorme Kosten verursache, weil sie –

trotz effektiver Behandlungsmöglichkeiten – viel zu häufig inadäquat therapiert werde. Viele Patienten wissen nicht, wie sie richtig mit ihrem Dosieraerosol inhalieren oder warten bei einer akuten Verschlechterung zu lange mit der notwendigen Steroideinnahme; »bei mehr als der Hälfte war dies die Folge einer weitgehend fehlenden Aufklärung durch den Arzt« (Nolte 1994, S. 95).

Die Erkrankung beginnt häufig im ersten Lebensjahrzehnt, es besteht eine Komorbidität mit Neurodermitis und Rhinitis allergica im Sinne der atopischen Disposition. Jungen sind zwei- bis dreimal häufiger betroffen; zu etwa 50 % heilt die Erkrankung in der Pubertät auf der Symptomebene aus. Es ist jedoch davon auszugehen, daß die Disposition lebenslang besteht. Bei Manifestation im späteren Alter überwiegen Frauen anteilmäßig, die Spontanheilungsrate im Erwachsenenalter wird zwischen 6 % und 7 % angegeben, im Status asthmaticus sterben bis zu 3 % der Kranken (Jores u. Kahr 1960; Pflanz 1962).

Ätiologie

Die Diskussion zwischen Internisten, insbesondere Pneumologen, und Vertretern der psychosomatischen Medizin war lange von der Frage bestimmt, ob **Asthma psychogen** oder **somatogen** sei. Diese Frage ist Mißverständnis und **Scheinproblem** zugleich. Mißverständnis deswegen, weil »psychosomatisch nicht psychogen heißt; es besagt nur, daß für die Entwicklung einer Krankheit ein aus dem Erleben stammender Faktor eine wesentliche, aber nicht allein ausschlaggebende Rolle spielen muß« (Mirsky 1961). Gleichwohl ist dieses Mißverständnis noch längst nicht ausgeräumt, wenn etwa Nolte (1993, S. 388), ein Kenner der somatischen Asthmaforschung und ihrer Holzwege, dafür plädiert, den »trockenen Weg der asthmatischen Psychogenese« zugunsten des »feuchten Weges der Mediatorenpathogenese mit der eosinophilen Entzündung als morphologischem Substrat zu verlassen«.

Und es ist ein Scheinproblem oder zumindest eine falsch gestellte Frage, weil diese von einem überholten Menschenbild, nämlich einer dualistischen Lösung des Leib-Seele-Problems ausgeht.

> Aus psychosomatischer Sicht sind nicht nur die psychischen, sondern auch die physiologischen und morphologischen Ursachen und Folgen einer Erkrankung gleichermaßen von Interesse.

In Ergänzung der vorwiegend somatischen Erklärung berücksichtigt und betont die psychosomatische Sichtweise dabei die relative Bedeutung seelischer Faktoren bei Entstehung, Aufrechterhaltung und Behandlung von Krankheiten, wobei sich das Interesse keineswegs auf die sogenannten psychosomatischen Erkrankungen im engeren Sinne beschränkt.

Somatische wie psychische Faktoren können dabei **konstitutionelle Faktoren** im Sinne einer Disposition für eine bestimmte Erkrankung darstellen, ebenso wie beide auch **akzidentielle**, traumatische Ereignisse sein können, die bei einer gegebenen Disposition eine asthmatische Symptomatik auslösen. Bereits 1905 beschrieb Freud dieses Zusammenwirken von (jeweils organischen und psychischen) konstitutionellen und akzidentiellen Faktoren, deren relative Bedeutung es abzuschätzen gelte: »In der Theorie neigt man immer zur Überschätzung der ersteren [konstitutionellen]; die therapeutische Praxis hebt die Bedeutung des letzteren [der akzidentiellen]. Man sollte auf keinen Fall vergessen, daß zwischen den beiden ein Verhältnis von Kooperation und nicht von Ausschließung besteht. Das konstitutionelle Moment muß auf Erlebnisse warten, die es zur Geltung bringen, das akzidentielle bedarf einer Anlehnung an die Konstitution, um zur Wirkung zu kommen« (S. 141).

> Vor dem Hintergrund einer solchermaßen **multifaktoriellen psychosomatischen Betrachtungsweise** des Asthma kann die Frage nach der **Ätiologie** folgendermaßen konkretisiert werden:
> - Lassen sich asthmatische Symptome durch psychische Stimuli experimentell hervorrufen?
> - Läßt sich die Bedeutung psychischer Faktoren bei der Auslösung und Aufrechterhaltung asthmatischer Symptome empirisch aufzeigen?

Somatische Faktoren

Es gibt zahlreiche Studien, in denen untersucht wurde, ob **asthmatische Symptome lernbar** (klassisch konditionierbar) sind, wenn spezifische Allergene als »unbedingte« Reize verwendet werden. Bei einigen dieser Untersuchungen handelt es sich wohl eher um **Suggestionseffekte** (vgl. Schüffel et al. 1996). Zwar konnte gezeigt werden, daß asthmatische Symptome im Tierversuch klassisch konditionierbar sind, im Humanversuch hingegen können derartige Effekte durchaus auch als Suggestionseffekt interpretiert werden. Dafür, daß auch eine allergische, das heißt immunologische Reaktion klassisch konditionierbar ist, liegen weder verläßliche tierexperimentelle noch humanexperimentelle Belege vor.

Andere Untersuchungen widmen sich der Frage, inwieweit die **Suggestion**, ein (nicht vorhandenes) **Allergen zu inhalieren**, zu asthmatischen Symptomen führt. In diesen Fällen (Horton et al. 1978; McFadden et al. 1969; Strupp et al. 1974; Isenberg et al. 1992) wurde nachgewiesen, daß der Atemwegswiderstand in der Tat durch Suggestion erhöht werden kann. Eine Studie von Kotses et al. (1987) legt allerdings nahe, daß es sich dabei um einen unspezifischen Suggestionseffekt handelt, da es sogar bei gesunden, nicht allergischen Versuchspersonen gelang, den Atemwegswiderstand durch Suggestionen zu erhöhen. Derselbe Autor (Kotses et al. 1989) kommt in einer Literaturübersicht zu der Einschätzung, daß Asthmakranke, aber auch Gesunde auf Streß mit einer Zunahme des Bronchomotorentonus und auf Entspannung mit einer Abnahme reagieren, daß die Wirksamkeit psychologischer Stimuli also möglicherweise in einer unspezifischen Aktivierungsveränderung begründet ist.

Auch wenn die physiologischen Grundlagen für eine vermutete kausale Beziehung zwischen emotionalen Stimuli und asthmatischer Reaktion noch weitgehend ungeklärt sind, so stehen doch Befunde der **Psychoneuroimmunologie** (vgl. Baker 1987) hierzu nicht in Widerspruch, wonach sowohl im Tier- als auch im Humanexperiment mittlerweile nachgewiesen werden konnte, daß das Immunsystem durch psychische Stressoren beeinflußbar ist. Auch die mögliche **Konditionierbarkeit** der **Histaminausschüttung** (Russel et al. 1984) unterstützt diese psychosomatische Hypothese.

Miller und Wood (1994) interpretierten psychophysiologische Reaktionen, darunter auch eine Verschlechterung der Lungenfunktion bei asthmatischen Kindern, auf einen emotional aktivierenden Film, als cholinerg vermittelt.

Zusammenspiel allergischer, infektiöser und psychologischer Faktoren

Die zweite, für die Klinik wichtigere ätiologische Frage ist die, ob **asthmatische Beschwerden** neben allergischen und infektiösen auch durch **psychologische Faktoren** ausgelöst werden können. Entsprechend den oben angestellten theoretischen Überlegungen besteht in der Literatur in aller Regel Einigkeit darüber, daß diese drei Einflüsse nicht als wechselseitig alternativ, sondern als – unter Umständen auch im Sinne einer Potenzierung – wechselseitig ergänzend zu verstehen sind. Uneinigkeit besteht allerdings darüber, wie groß ihre jeweilige relative Bedeutung ist. Darüber hinaus ist nach wie vor unklar, ob es Untergruppen des Bronchialasthmas gibt (z. B. Bäckerasthma, Pollenasthma, Infektasthma, exercise-induced, intrinsic oder »psychisches« Asthma), die aufgrund der Dominanz einzelner Auslöser voneinander unterschieden werden können und sollten. Dagegen spricht, daß sich die relative Bedeutung von Auslösern im Verlaufe der Krankheitsentwicklung so verändern kann, daß diese als valides differentialdiagnostisches Kriterium nicht geeignet sind. Für die zweite Auffassung spricht auch, daß der dominante auslösende Faktor nicht unabhängig vom Alter ist (vgl. Weiner 1977) und daß als gemeinsames morphologisches Substrat eine chronische eosinophile Entzündung angenommen wird.

Es gibt zahlreiche Untersuchungen zur relativen **quantitativen Bedeutung unterschiedlicher Auslöser**, wobei in neueren Arbeiten neben allergischen, infektiösen und psychisch/emotionalen auch hormonelle und physikalische berücksichtigt werden. Oppermann et al. (1991) kommt in einer Literaturübersicht zu dem zusammenfassenden Ergebnis, daß 75 % der Asthmaanfälle durch Infektionen, 47 % durch Allergien und 67 % durch psychische Faktoren ausgelöst werden. Aus diesen Zahlen wird deutlich, daß in den meisten Fällen von den zahlreichen Autoren mehrere auslösende Faktoren bei ein und demselben Asthmaanfall identifiziert wurden.

Von diesen möglichen Kombinationen sind diejenigen von besonderem Interesse, bei denen asthmatische Anfälle sowohl durch allergische als auch durch psychische Faktoren ausgelöst wurden, da in der älteren Literatur häufig davon ausgegangen wurde, daß ein bestehendes Asthma entweder durch Allergene oder durch psychische Faktoren ausgelöst werden könne. Rees (1956) fand, daß bei 8 % seiner 441 allergischen Patienten allergische und psychische Faktoren gemeinsam einen Asthmaanfall auslösten, bei weiteren 17 % identifizierte er zusätzlich infektiöse Faktoren.

> Danach sind mindestens bei einem Viertel der Asthmapatienten neben allergischen Faktoren unter anderem auch psychische Faktoren von Bedeutung.

Pearson (1968) berichtet über die von ihm klinisch betreute Gruppe allergischer Asthmatiker (n=375), daß bei 54% dieser allergischen Patienten auch **emotionale Faktoren** für die Auslösung eines Asthmaanfalls verantwortlich waren. Bei einer nicht allergischen Vergleichsgruppe war die Bedeutung dieser emotionalen Faktoren sowie auch im weiteren Sinne psychosozialer Faktoren nur unwesentlich größer (61%). Diese Zahlen belegen, daß auch bei einem allergischen Asthma emotionale Auslöser identifizierbar sind, wobei aus den zitierten Ergebnissen nicht hervorgeht, inwieweit sie eine primär durch Allergene ausgelöste Symptomatik verstärken oder ob sie sogar direkt für die Auslösung asthmatischer Beschwerden verantwortlich sein können.

> Klinische Studien sprechen dafür, daß die Bedeutung psychischer Faktoren wohl eher darin zu sehen ist, daß das Auftreten asthmatischer Beschwerden durch sie begünstigt und verstärkt wird.

Bei der Diskussion dieser Ergebnisse sind nicht unerhebliche **methodische Probleme** zu bedenken, die nicht nur für die psychischen, sondern ebenso für die allergischen und infektiösen Auslöser gelten: In aller Regel wurden die auslösenden Faktoren retrospektiv durch Befragung beziehungsweise Exploration der Patienten oder ihrer Angehörigen identifiziert. Streng genommen wurden damit nur die **Kausalattributionen** (Ursachenzuschreibungen) der Befragten, nicht hingegen die tatsächlichen auslösenden Bedingungen untersucht. Selbst wenn ein Atemwegsinfekt ex post hoc nachweisbar war, läßt sich dessen kausale Funktion retrospektiv nicht zweifelsfrei nachweisen, da die asthmatischen Beschwerden etwa auch durch ein nicht identifiziertes Allergen ausgelöst worden sein könnten. Dieses gilt gleichermaßen für die psychischen Auslöser. Ein weiterer Einwand ist, daß die Faktoren, die einen ersten Asthmaanfall auslösen, nicht mit denjenigen übereinstimmen müssen, die im weiteren Krankheitsverlauf dominant sind.

Die Ergebnisse der Untersuchung von Oppermann et al. (1991) stimmen mit den aus der Literatur bekannten gut überein: sie explorierten 30 asthmatische Patienten unmittelbar nach ihrer stationären Aufnahme, die wegen eines schweren Anfalls erfolgte. Bei einem Drittel der Patienten mit positiver Atopieanamnese identifizierten sie zusätzlich zu allergischen Auslösefaktoren (neben anderen) auch psychische Auslöser. Eine andere Möglichkeit, die relative Bedeutung unterschiedlichster Auslösefaktoren zu untersuchen, sind **Zwillingsuntersuchungen**, in denen insbesondere die Bedeutung hereditärer versus Umweltfaktoren quantifiziert werden kann. Frühe Familienuntersuchungen haben verschiedentlich auf eine wichtige genetische Komponente hingewiesen, wenn sie in 45 bis 57 % positive allergische Familienanamnesen fanden (vergl. Knapp et al. 1976). Diese allerdings wenig beweisenden Berichte konnten in der großen Untersuchung im schwedischen Zwillingsregister (Edfors-Lubs 1971) nicht in diesem Umfang bestätigt werden. Die Konkordanz für asthmatische Erkrankungen bei den untersuchten über 7000 Zwillingspaaren betrug zwar 19 % bei den monozygotischen Zwillingen (21 % für Heuschnupfen und 15 % für Ekzeme), sie betrug für dizygotische Zwillinge aber auch 16 %. Die Mehrheit aller allergischen Kinder stammte aus Familien, in denen weder Vater noch Mutter an Asthma litten.

> Diese groß angelegte epidemiologische Untersuchung belegt zwar einerseits eine gewisse Bedeutung genetischer Faktoren, unterstreicht aber wieder einmal die vergleichsweise größere Bedeutung von Umweltfaktoren.

Möglicherweise weisen asthmatische Kinder, die unter zusätzlichen psychologischen Belastungen (z. B. Konflikte zwischen Eltern und Ärzten, depressiven Verstimmungen) stehen, eine höhere Mortalität auf. Strunk et al. (1985) konnten diesen Verdacht aufgrund einer Krankenaktenanalyse von 21 Kindern erhärten, die während eines schweren asthmatischen Anfalls verstorben waren.

Faßt man die **Asthmasymptomatik als Reizantwort** auf, bei der immunologische, neuroendokrine und zelluläre Funktionseinheiten in komplexer Weise tangiert sind, so stellt sich die Frage der Komplexität auch für die auslösenden Faktoren. Daß hier ein monokausales Denken – hier allergisch, dort psychisch – in eine Sackgasse führt, macht der vielfach belegte fließende Übergang zwischen beiden Verursachungsfaktoren deutlich. Jores und Kerekjarto (1967) haben auf die Geruchsüberempfindlichkeit bei diesen Kranken hingewiesen, Jores und Kerekjarto (1967) berichtet bei einer Patientin mit Rauchsensibilisierung über einen Asthmaanfall beim Anblick einer rauchenden Lokomotive im Film. Ein historischer Beitrag stammt von MacKenzie aus dem Jahre 1886 über eine Patientin, die beim Anblick einer künstlichen Rose mit Heuschnupfenasthma reagierte (nach Bräutigam et al. 1992).

So wächst offensichtlich der pathophysiologische Vorgang in subjektive Bedeutungszusammenhänge hinein, die Auslöserfunktion für Asthmaanfälle übernehmen können. French (1939) hat bereits herausgearbeitet, daß **Reizstoffe** durch einen **unbewußten Bedeutungszuwachs** zu Allergenen werden und eine pathophysiologische Reaktion auslösen können. Auf der anderen Seite können Allergene auf diesem Wege ihre **pathogene Relevanz verlieren**: So berichten Long et al. (1958) über das Ausbleiben der allergischen Asthmareaktion bei hospitalisierten Kindern, Lamont (1963) entsprechend bei Trennung der Asthmakinder von ihren Eltern. Eine eigene Erfahrung betrifft die »**psychotherapeutische Desensibilisierung**« einer Asthmapatientin mit nachgewiesener Katzenhaarallergie. Die Patientin brachte zur letzten Sitzung eine kurz zuvor gekaufte Katze mit und setzte diese während des gesamten Gesprächs auf ihren Schoß – ohne Asthmareaktion (Ahrens 1992).

Persönlichkeit und Psychodynamik

Die Suche nach Zusammenhängen von bestimmten psychosomatischen Erkrankungen und Persönlichkeitstypen, also die **Suche** nach **spezifischen Persönlichkeitsprofilen** etwa des Rheumatikers, des Allergikers und eben auch des Asthmatikers ist fast so alt wie die psychosomatische Medizin selbst. Vermutlich geht dieser Forschungsansatz auf Flanders Dunbar (1938) zurück, die derartige, letztlich statische Charakterstereotypien als Endergebnis frühkindlicher Erfahrungen und späterer lebensgeschichtlicher Einflüsse beschrieb. Es gibt zahlreiche Publikationen, die in der Regel mit Fragebogen gemessene Persönlichkeitsauffälligkeiten des Asthmatikers, insbesondere des allergischen Asthmatikers beschreiben. Häufig wurde aus zwar statistisch signifikanten, aber geringfügigen Mittelwertsunterschieden zu gesunden »Norm«-Populationen unbesehen die spezifische Persönlichkeit des Asthmatikers abgeleitet. Nur selten wurde dem naheliegenden (und von Pneumologen zurecht geäußerten) Gedanken Rechnung getragen, daß eventuell nachweisbare Persönlichkeitsauffälligkeiten auch die Folge der oft lang andauernden Krankheit sein könnten, das heißt das Ergebnis einer mehr oder weniger gelungenen seelischen Bewältigung der asthmatischen Erstickungsangst (zu dieser Diskussion vgl. Kap. 5.4.1, S. 388). Dabei berichteten Meyer und Weitemeyer schon 1967 Ergebnisse, die auf die Krankheitsdependenz von Persönlichkeitsauffälligkeiten bei Asthmatikern hinweisen.

Die langjährige Suche nach dem typischen Persönlichkeitsprofil des Asthmatikers – nicht zu verwechseln mit der Suche nach spezifischen intrapsychischen Konflikten und Abwehrformen – muß heute als weitgehend erfolglos gelten (Deter u. Schepank 1991). Sicherlich hätten manche überflüssige Untersuchungen vermieden werden können, wenn die – damals allerdings noch nicht empirisch belegte – Auffassung eines der Begründer der psychosomatischen Medizin, Franz Alexander (1950), ernster genommen worden wäre: »Dementsprechend finden wir unter Asthmatikern viele Persönlichkeitszüge: aggressive, ehrgeizige, streitsüchtige Menschen, waghalsige und auch überempfindsame, ästhetische Typen; manche Asthmatiker sind Zwangscharaktere, während andere eine mehr hysterische Natur zeigen. Der

Versuch, ein charakteristisches Persönlichkeitsprofil zu definieren, wäre aus diesem Grunde vergeblich; ein solches Profil existiert nicht« (Alexander 1971, S. 97).
Die **Ergebnisse** der zahlreichen **empirischen Untersuchungen** sind dementsprechend eindeutig:

> Zahlreiche Studien können zwar aufzeigen, daß Asthmatiker in mancher Hinsicht in ihrer Persönlichkeit auffälliger sind und sich von gesunden Kontrollgruppen durchaus unterscheiden. Es gibt jedoch kaum Hinweise darauf, daß diese Persönlichkeits-«Auffälligkeiten« spezifisch für Asthmapatienten seien und nicht etwa in ähnlichem Ausmaß bei anderen Erkrankungen zu finden sind.

In einer gut kontrollierten und insbesondere allergologisch fundierten Studie konnte Wistuba (1986) weitere verläßliche Belege dafür erbringen, daß sich allergische von nicht allergischen Asthmatikern weder in ihrer Persönlichkeit noch in ihrem psychosozialen Verhalten unterscheiden. Darüber hinaus konnte er keine systematischen Zusammenhänge zwischen Allergiepotential und Persönlichkeitsdimensionen finden. Knapp et al. (1976) wiesen zurecht darauf hin, daß in diesen Studien der Komplexität der physiologischen Prozesse und den Möglichkeiten der psychologischen Krankheitsverarbeitung, insbesondere dem Phänomen der **Verleugnung**, in der Regel wenig Rechnung getragen worden ist. So ist etwa aus der empirischen psychosomatischen Forschung auch von anderen Erkrankungen wiederholt berichtet worden, daß Patienten die psychologischen Komponenten ihrer Erkrankung, intrafamiliäre oder berufliche Konflikte, verleugnen[2]. Dieses gelingt ihnen umso besser, je plausibler andere, insbesondere somatische und biologische Erklärungen im Sinne von Kausalattributionen verfügbar sind: Sind bei einem Individuum erst einmal allergische Faktoren festgestellt worden, so wächst die Neigung bei Patient und Familie (und auch beim behandelnden Arzt), psychologische Erklärungen unterzubewerten. Darüber hinaus haben Eltern möglicherweise ein nicht unbeträchtliches Bedürfnis, selbst spekulative biologische Erklärungen überzubewerten, um mögliche intrafamiliäre Konflikte, deren Verursachung, aber auch Veränderbarkeit in der Regel in ihrer Verantwortung liegen, nicht in Erwägung ziehen zu müssen.

Eine differenziertere Sichtweise schlugen Jacobs et al. (1967) vor. Sie untersuchten jüngere asthmatische Männer mit Heuschnupfen und leichtem Asthma und bestimmten das allergische und »psychologische« Potential mit einer Reihe allergologischer und psychologischer Testverfahren. Die allergischen Patienten unterschieden sich auch in psychologischen Variablen deutlich von einer gesunden Kontrollgruppe: Unter anderem berichteten sie häufiger, sich (meist von der Mutter) kontrolliert, zugleich aber auch abgelehnt gefühlt zu haben. Das Wichtige an dieser Untersuchung ist jedoch, daß Beurteiler, die über die Gruppenzugehörigkeit nicht informiert waren, allein aufgrund der Informationen über das »psychologische Potential« die tatsächlich allergischen Patienten überzufällig häufig zutreffend identifizieren konnten. Jacobs et al. (1972) interpretieren ihre Daten ganz im Sinne des **multikausalen Krankheitsmodells**:

> Sowohl psychologische als auch biologische Faktoren sind in einer allergischen Population nachweisbar, wobei die Summe aus den jeweiligen Ausprägungen den Schweregrad der Erkrankung bestimmt.

Darüber hinaus konnten sie auch die wichtige Rolle des Vaters in der Familie nachweisen: Im Vergleich zu gesunden Kontrollpersonen erlebten Patienten, die an Heuschnupfen und/oder Asthma litten, ihren Vater häufiger als körperlich oder emotional abwesend.

De Boor (1965) faßt die allergische Symptombildung als Versuch auf, Konflikte, die in der Beziehung zu der inneren und äußeren Welt auftreten, nicht vornehmlich auf psychischer Ebene durch psychische Prozesse, sondern durch Zuhilfenahme organischer Funktionen, durch »**Somatisierung**« zu bewältigen. Der Allergiker, so de Boor, verschiebe das Konflikterleben mit dem Objekt (z. B. der Mutter), dem eigentlich seine aggressiven Impulse und Ängste gelten, auf die Umwelt, insbesondere auf die Allergene, vor denen er sich schützen muß, was ihm dann eine spannungsärmere, möglicher-

---
[2] Verleugnung wird hier als unbewußter Abwehrmechanismus verstanden.

weise sogar befriedigendere Objektbeziehung erlaube.

Es gibt zahlreiche Belege dafür, daß die **Art der Beziehungen** des Asthmatikers zu seiner Umwelt, insbesondere zu nahen Beziehungspersonen, einen erheblichen Einfluß auf eine bereits bestehende Symptomatik hat (Jacobs et al. 1972; Gauthier et al. 1977; Meijer 1981; Long et al. 1958). Eine der wohl bekanntesten Studien ist die von Purcell et al. (1969), die bei allergischen asthmatischen Kindern die Bedeutung der psychosozialen Umwelt versus häuslicher Allergene untersuchten: Die wiederholt auch empirisch gesicherte klinische Erfahrung, daß sich bei asthmatischen Kindern die Symptomatik bereits wenige Tage nach einer stationären Aufnahme deutlich verbessert, wurde bis dahin durch die Allergenkarenz erklärt. Purcell et al. konnten jedoch zeigen, daß sich diejenigen asthmatischen Kinder, bei denen sie dieses aufgrund vorheriger psychologischer Tests vorhergesagt hatten, auch dann signifikant verbesserten, wenn nicht sie, sondern die Eltern über zwei Wochen das Haus verließen und durch Betreuungspersonen ersetzt wurden. Die klinische Verbesserung infolge dieser »Parentektomie«, die im übrigen anhand der benötigten Medikation, der Lungenfunktionswerte etc. belegt wurde, beruhte also nicht auf einer (nicht gegebenen) Allergenkarenz, sondern auf einer – allerdings drastischen – Veränderung der psychosozialen Situation dieser Kinder.

Die **Bedeutung intrafamiliärer psychosozialer Faktoren** konnte in einer neueren prospektiven Studie eindrucksvoll belegt werden: Mrazek et al. (1991) untersuchen die Kinder von 150 Müttern, die bereits vor der Geburt dieser Kinder an Asthma erkrankt waren. Diese Kinder hatten somit ein (auch genetisch bedingtes) erhöhtes Risiko, selber an Asthma zu erkranken: 14 % dieser Kinder erkrankten in den ersten beiden Lebensjahren selber wieder an Asthma. Wuchsen diese Kinder jedoch in einem Familienklima mit erheblichen Parternschaftskonflikten auf, waren im Alter von 2 Jahren bereits 25 % erkrankt. Im Unterschied dazu erkrankten in Familien mit einem günstigen Klima nur 8 % der Kinder. Da es sich um eine prospektive Studie handelt, belegen diese Ergebnisse die Bedeutung elterlicher Konflikte für eine sich danach entwickelnde asthmatische Symptomatik bei den Kindern.

Psychotherapie

Schon früh haben sich psychoanalytisch orientierte Autoren mit der Behandlung des Asthmas beschäftigt, eindrucksvoll differenzierte Kasuistiken stammen von Marcinowski (1913), Weiss (1922), Ziwar (1948) und auch von Alexander (1971) sowie Jores und Kerekjarto (1967), beides Pioniere der psychosomatischen Medizin. Diese Arbeiten sind von dem Bemühen der Autoren geprägt, Material für ein psychodynamisches Verständnis der Krankheitsentwicklung und -auslösung zusammenzutragen. Auch in der späteren Zeit wählten psychoanalytisch arbeitende Autoren die Methode der **kasuistischen Falldarstellung**, um den Behandlungsverlauf, die dadurch bewirkten Änderungen in der psychischen Struktur der Patienten und der körperlichen Symptomatik herauszuarbeiten. Als exemplarisch gilt die Monographie von de Boor (1965), die sich der Psychosomatik des Asthmas widmet und auch vier Beispiele psychoanalytischer Langzeitbehandlungen von Asthmapatienten (3 – 5 Jahre) enthält. Alle Autoren berichten von Heilungserfolgen und heben die Bedeutung psychosomatischer Zusammenhänge für dieses Krankheitsbild hervor. Eine systematische **Übersicht** über deutsch- und englischsprachige **Therapiestudien** bei Asthmapatienten im Zeitraum von 1932 bis 1974 gibt Rohrmeier (1982), der unterschiedliche Therapieformen (autogenes Training, Hypnose, tiefenpsychologisch fundierte Psychotherapie, psychoanalytische Therapieverfahren, verhaltenstherapeutische Verfahren) berücksichtigt.

Die durchschnittliche **Katamnesedauer** betrug 2,7 Jahre nach Abschluß der Psychotherapie und 4,5 Jahre nach Abschluß der medizinisch-somatischen Behandlung. In seiner Meta-Analyse faßte Rohrmeier zusammen, daß bei der katamnestischen Erhebung 80 % der Erwachsenen gebessert waren. Demgegenüber waren nur 36,8 % der Kontrollgruppe, die nicht psychotherapeutisch behandelt wurde, gebessert. Aus diesen Daten folgert der Autor, »daß man sowohl erwachsenen Patienten, aber vor allem kindlichen Patienten mit Asthma eine deutlich bessere Prognose zusprechen muß, wenn sie eine (zusätzliche) **Psychotherapie** erhalten« und daß »bei einer rein medizinischen Behandlung mit wesentlich geringeren Quoten zu rechnen« sei (Rohrmeier 1982, S. 204). Diese Aussage gilt in ihrer Tendenz sicherlich auch heute noch, in ihrer Schärfe jedoch nur für eine Zeit, in der eine Reihe hochwirksamer Antiallergika und Bronchospasmolytika, insbesondere aber die inhalativen Steroide noch nicht verfügbar waren.

Eigene positive Erfahrungen beziehen sich auf die stationäre Behandlung asthmatischer Patienten (Richter 1988) und im wesentlichen auf ein ambulantes **psychosomatisches Behandlungskonzept** für Asthmapatienten, das aus folgenden drei **Therapieelementen** besteht und dessen Effektivität und Wirtschaftlichkeit von Deter (1986) auch systematisch untersucht und belegt wurde:

- **Internistisch-pharmakologische Behandlung** des Asthma bronchiale; ausführliche Information über Pathophysiologie, Pharmakotherapie etc.
- **Physiotherapeutische Atemtherapie**, die neben der Vermittlung einer angemessenen Atemtechnik auch das subjektive Erleben im Zusammenhang mit der Atmung zum Inhalt hat.
- **Psychotherapeutische Gesprächsgruppen**, in der die Patienten persönliche Erfahrungen über ihr Asthma austauschen, solche Gefühle bewußter erleben, die im Zusammenhang mit Konflikten und belastenden persönlichen Erlebnissen verbunden sind. Ziel dieser Gruppentherapie ist es, die Bewältigung des Bronchialasthmas als einer chronischen Erkrankung zu verbessern und damit zu einer größeren Lebensqualität beizutragen.

Insbesondere bei Patienten, deren asthmatische Krisen durch ausgeprägte Nervosität und Ängstlichkeit begleitet sind, können **übende Verfahren** wie das autogene Training oder die progressive Muskelrelaxation indiziert sein. Allerdings wirkt autogenes Training – wie in anderen Bereichen – offensichtlich erst dann, wenn es über mehrere Monate oft und regelmäßig praktiziert wird. So konnten Henry et al. (1993) eine signifikante Verbesserung der peak-flow-Werte erst nach einer achtmonatigen Behandlung (1mal/Woche) beobachten, bei der die Patienten außerdem 3mal/Woche jeweils mindestens 15 Minuten üben sollten.

Klassische **verhaltenstherapeutische Techniken** haben sich bei der Behandlung des Asthma bislang nicht als wirksam erwiesen (Richter u. Dahme 1982). Dieses gilt insbesondere auch für die Biofeedback-Techniken, die nur in Einzelfällen und dann in der Regel als ein die Entspannung unterstützendes Verfahren indiziert sind. Die therapeutischen Effekte (vgl. Maß et al. 1993) sind bei kritischer Betrachtung gering.

Für ein sechswöchiges **Kleingruppen-Therapieprogramm** im Rahmen einer stationären Rehabilitationsmaßnahme hingegen konnte Sterzer-Breitenbücher (1988) 6 Monate nach Ende der Behandlung zeigen, daß die **Kombination** von **autogenem Training** und einem **kognitiv-verhaltenstherapeutischen Schulungsprogramm** zu einer signifikanten Verbesserung der peak-flow-Werte und der subjektiven Beschwerden geführt hatte.

> Diese Studie ist ein gutes Beispiel dafür, daß erst die Kombination verschiedener therapeutischer Techniken und die Erweiterung einer herkömmlichen Asthma-Schulung um psychotherapeutische Elemente zu einer wirksamen Interventionsform führt, die auch im ambulanten Bereich, etwa in Kooperation zwischen Internisten und Psychotherapeuten realisierbar wäre.

Für asthmatische Kinder kann die Wirksamkeit von »**Self-management-Programmen**« als gesichert gelten. Allerdings muß vor einer unkritischen Mixtur unterschiedlichster pädagogischer und psychotherapeutischer Methoden und Techniken im Rahmen von Asthma-Schulungsprogrammen gewarnt werden (vgl. etwa Vazquez u. Buceta 1993).

Die **hochfrequente analytische Psychotherapie** ist nach wie vor – allerdings nur bei einem kleinen Teil der asthmatischen Patienten – als Therapie der Wahl anzusehen. So berichtete Junker (1993) den eindrücklichen Verlauf seiner eigenen – erfolgreichen – psychoanalytischen Behandlung. Nach einer schweren Beziehungskrise erkrankte der Autor – selber Psychoanalytiker – an einem Asthma mit lebensbedrohlichen Anfällen und begab sich in Behandlung bei einem Kollegen. In dieser eindrucksvollen autobiographischen Fallgeschichte werden die psychosomatischen Anteile dieser Krankheit ebenso wie die verschiedenen Phasen des analytischen Prozesses deutlich, der letztlich zu einer vollständigen Heilung führte.

Die für breite Patientengruppen wohl wirksamste Behandlung dürfte jedoch eine **syndrom-**

spezifische psychoanalytisch orientierte Gruppentherapie sein, die mit einer internistisch-medikamentösen Behandlung und physio-atemtherapeutischen Maßnahmen kombiniert wird. Deter (1986) konnte in einer kontrollierten Studie zeigen, daß diese Behandlungsform auch noch ein Jahr nach Abschluß der Behandlung zu objektiven Verbesserungen der asthmatischen Symptomatik führt. Derartige psychosomatische Kombinationsbehandlungen sind in der Regel zeitaufwendig und kostenintensiv. Wie viele Maßnahmen, die zu einer Qualitätsverbesserung der medizinischen Versorgung führen, war dieses therapeutische Konzept jedoch mit einer Kostensenkung verbunden: Auch bei Berücksichtigung der durch die Psychotherapie bedingten erhöhten Behandlungskosten waren die direkten und indirekten Krankheitskosten letztlich niedriger, ganz abgesehen davon, daß sowohl die Patienten als auch die behandelnden Ärzte, Physiotherapeuten und Psychotherapeuten durch die umfassende Betreuung und den kontinuierlichen interkollegialen Austausch im Rahmen derartiger psychosomatischer Therapiekonzepte zufriedener sind.

Fallbeispiel

Im folgenden Fallbeispiel, das den Verlauf einer 10stündigen stationären Kurzpsychotherapie skizziert, sollen einige typische psychodynamische Besonderheiten (somatisierte Abwehr aggressiver Impulse und depressiver Affekte) und Beziehungsmuster (Nähe-Distanz-Ambivalenz, aggressive Impulse und Schuldgefühle in der Gegenübertragung) verdeutlicht werden:

Fallbeispiel

Die 25jährige Patientin, die seit ihrem 4. Lebensjahr an allergischem Bronchialasthma litt, begab sich auf eigenen Wunsch, aus Angst vor einem beginnenden Status asthmaticus in stationäre internistische Behandlung. Sie hatte wenige Monate zuvor ihre Abschlußprüfung an der Kunsthochschule bestanden und litt seitdem an verstärktem Asthma.
Beim ersten Gespräch auf der Station wirkt die Patientin sehr verschlossen, emotional sehr kontrolliert, »wie mit einer weißen Maske«. Es gehe ihr schon viel besser, kaum, daß sie in der Klinik sei. Ganz nebenbei erzählt sie ohne jeden Affekt, ohne Trauer, daß ein Lehrer, bei dem sie Jahre zuvor regelmäßig Privatstunden in Ausdruckstanz und Körpererleben genommen hatte, eine Woche vor ihrem jetzigen Asthmaanfall bei einem tragischen Unfall ums Leben gekommen sei. Sie betont, daß diese Beziehung ja eigentlich schon lange beendet sei, um dann aber im selben Atemzug zu sagen, daß sie ihn kurz vor ihrem Examen noch einmal um einen Termin gebeten habe, er aber keine Zeit für sie gehabt hätte. Nach diesem Telefongespräch mit ihm hätte sie – zum ersten Mal seit Jahren – wieder verstärkt unter Atembeschwerden gelitten.
Sie erzählt von ihrem Beruf als Künstlerin: Besonders liege ihr die Darstellung von Traurigkeit und Melancholie. An Aggressionen hätte sie sich noch nicht herangewagt, das sei ziemlich gefährlich. Wenn sie einen Asthmatiker bildnerisch darstellen müßte, würde sie einen Menschen malen, der im metallenen Gehäuse eines Roboters stecke, sich nur so bewegen könne, wie die Maschine es ihm diktiere, der nicht aus seiner Haut könne.
In der zweiten Sitzung erzählt die Patientin von ihrem herzlichen, liebevollen Verhältnis zu ihrem Vater. Als sie 5 Jahre alt war, kam der Vater bei einem Arbeitsunfall ums Leben. Kurze Zeit später verließ der deutlich ältere Bruder das Haus, so daß die Patientin alleine mit der Mutter aufwuchs. Das Verhältnis zur Mutter sei nach dem Tod des Vaters erst sehr innig gewesen, später erinnert die Patientin es als distanziert und kühl, Zärtlichkeiten habe es nicht mehr gegeben. Wenige Monate nach dem Tod des Vaters erkrankt die Patientin an Asthma.
Nach einem Unfall mit ihrem Freund, bei dem die Patientin leicht verletzt wurde, habe sie sich von ihm zwei Wochen lang pflegen und umsorgen lassen. In dieser Zeit sei es ihr sehr gut gegangen, jedoch habe sie in dem Moment starke Asthmaanfälle bekommen, als »die Wunden verheilt waren«, als sie eigentlich hätte gehen müssen. Im Gespräch erinnert sie sich, daß sie früher immer dann die Atemnotanfälle bekommen habe, wenn ihr Bruder nach einem Besuch bei ihr wieder abreisen wollte.
Den Hinweis des Therapeuten, daß es ihr nach Trennungen von ihr nahestehenden Menschen häufig schlecht gehe, wehrt sie damit ab, daß ihr derartige lebensgeschichtliche Zusammenhänge mehr oder weniger bekannt seien, das sei alles nichts Neues. Ebenso unvermittelt stellt sie

dann aber fest, daß es neu für sie sei, ihre Trauer über den nur 10 Tage zurückliegenden Tod des ehemaligen Lehrers so wenig zulassen zu können.

Im nächsten Gespräch betont die Patientin, wie wichtig es ihr sei, regelmäßig zu irgendeinem Menschen gehen zu können, zu dem sie Vertrauen habe, und wenn es zum Desensibilisieren sei. In der Gegenübertragung wird der starke Druck spürbar, für sie da zu sein, ihr zu helfen, weil sie sonst wieder schweres Asthma bekomme. Als der Therapeut diesen Druck vorsichtig anspricht, weint die Patientin heftig und beruhigt sich erst, als er sie darauf hinweist, daß es ja noch Zeit gebe, über die (aufgrund der Entlassung) bevorstehende Trennung zu reden. Dies bedeute ja auch die Chance, daß es nach einer Trennung einmal anders weitergehen könne.

In der nächsten Stunde wirkt die Patientin sehr verschlossen, redet kaum. Erst als der Therapeut sie fragt, ob ihre Stimmung vielleicht etwas mit dem zurückliegenden verlängerten Wochenende zu tun haben könne, kann sie über ihre Sehnsucht, sich bei einem Menschen ganz geborgen, aufgehoben zu fühlen, über ihre regressiven Bedürfnisse, berichten, und es fällt ihr die traurige Stimmung nach dem Unfall bei ihrem Freund ein, wo sich ihre asthmatischen Beschwerden in dem Moment verschlechterten, als sie sich wieder von ihm lösen sollte.

In einer der folgenden Stunden ist die Patientin äußerst verärgert über das Pflegepersonal. Man habe ihr blaue statt rote Pillen geben wollen. Überhaupt sei es ihr während des gesamten Klinikaufenthaltes immer schlechter gegangen. Als sie sich während der Visite beschwert hätte, daß sie eigentlich nicht wisse, warum sie noch da sei, hätten alle beifällig genickt. Auf die Frage des Therapeuten, ob der Ärger nicht jemand anderem gelte, schweigt sie lange Zeit – erst ärgerlich und aggressiv, dann enttäuscht. Der Therapeut spricht das Schweigen an, in dem ja auch viel von ihrem Ärger zu spüren sei. Aber wer angesichts eines Abschieds ärgerlich oder vielleicht auch traurig werde, würde damit ja auch zeigen, daß er damit etwas für ihn Wertvolles aufgebe. Die Patientin fragt, ihr Weinen unterdrückend, was es ihr denn bringe, wenn sie darüber rede. Es wäre besser, wenn sie jetzt einfach wegginge, sie würde den Therapeuten ja sowieso nicht wiedersehen.

Am nächsten Tag berichtet die Patientin, daß sie in der Nacht Atembeschwerden gehabt habe, davon aufgewacht sei und heftig habe weinen müssen. Sie habe plötzlich gemerkt, daß dieses Weinen mit der Traurigkeit zusammenhinge, die sie in dem Gespräch nicht habe zeigen können. Da sei es ihr zum ersten Mal deutlich geworden, daß sie erst durch das Asthma »an Gefühle herankäme«, die sie sonst unterdrücke.

In den nächsten Gesprächen wurden ihr Zusammenhänge zu vielen anderen früheren Lebenssituationen deutlich, in denen sie Gefühle von Nähe zu Freunden, zu Familienangehörigen vermieden habe. Sie versteht, daß es wohl auch eine Funktion der asthmatischen Erkrankung sei, diese Nähe einerseits herstellen und genießen zu dürfen, »die Wunden zu lecken«, wie sie sagt, sich andererseits andere Menschen mit Hilfe der Krankheit auch vom Leibe zu halten.

Die Patientin konnte am Ende dieser Kurztherapie die korrigierende emotionale Erfahrung machen, daß ein Abschied eine Trennung sein kann, die nicht zwangsläufig mit Atemnot und Verzweiflung, sondern mit einer neuen Erkenntnis verbunden ist. Am Ende des letzten, über mehrere Stunden vorbereiteten Gespräches geht sie erleichtert, gibt dem Therapeuten von sich aus die Hand und läßt ihn zum ersten Mal die Tür schließen, ohne daß sie ihm diese, wie in den Stunden zuvor, aus der Hand reißt.

Zusammenfassung

Die erhöhte Reaktionsbereitschaft des Bronchialsystems bei Asthma bronchiale äußert sich pathophysiologisch in ödematöser Aufquellung der Schleimhaut, Dyskrinie und Bronchospasmen. Neben Allergenen und chemischen Umwelteinflüssen werden psychische Auslösefaktoren diskutiert. Frühere Vorstellungen einer spezifischen Persönlichkeitsstruktur wurden verlassen, die somatische Disposition gilt als Voraussetzung auch für psychosomatische Kopplungen. Diese allerdings werden durch charakteristische psychische Konfliktkonstellationen initiiert.

Literatur

Ahrens S. Psychoanalytische Psychotherapie einer Patientin mit chronischem Asthma bronchiale. Unveröff. Manuskript 1992.

Alexander F. Psychosomatic medicine: Its principles and applications. New York: De Gruyter 1950.

Alexander F. Psychosomatische Medizin. Berlin, New York: De Gruyter 1971.

Baker GHB. Invited review: Psychological factors and immunity. J Psychosom Res 1987; 31: 1-10.

Bräutigam W, Christian P, Rad M v. Psychosomatische Medizin 5. Aufl. Stuttgart: Thieme 1992.

Dahme B, Richter R. Zur Psychophysiologie des Asthma bronchiale. Therapiewoche 1981; 31: 935-40.

de Boor C. Zur Psychosomatik der Allergie insbesondere des Asthma bronchiale. Stuttgart: Klett 1965.

Deter HC. Psychosomatische Behandlung des Asthma bronchiale. Berlin, Heidelberg, New York, Tokyo: Springer 1986.

Deter HC. Cost-benefit analysis of psychosomatic therapy in asthma. J Psychosom Res 1986; 30: 173-82.

Deter HC, Schepank H. Patterns of self-definition of asthma patients and normal persons in the Freiburg Personality Inventory. Psychother Psychosom 1991; 55: 47-56.

Dunbar HF. Psychoanalytic notes relating to syndroms of asthma and hay fever. Psychoanal Q 1938; 7: 25.

Edford-Lubs M-L. Allergy in 7000 twin pairs. Acta Allergologica 1971; 12: 17.

Federn P. Beispiel von Libidovrschiebung während der Kur. Int Z Psychoanal 1913; 1: 303-6.

French Th. Psychogenic factors in asthma. Am J Psychiat 1939; 16: 87-101.

Freud S. Drei Abhandlungen zur Sexualtheorie. 1905.GW Bd V. Frankfurt: Fischer 1942.

Gauthier Y, Fortin C, Drapeau P, Breton J-J, Gosselin J, Quintal L, Weisnagel J, Tretreault L, Pinard G. The mother-child relationship of autonoamy and selfasertion in young (14-40 months) asthmatic children. Am Acad Child Psychiatry 1977; 16: 109-31.

Henry M, de Rivera JL, Gonzalez-Martin IJ, Abreu J. Improvement of respiratory function in chronic asthmatic patients with autogenic therapy. J Psychosom Res 1993; 37: 265-70.

Horton DJ, Suda WL, Kinsman RA, Souhrada J, Spector SL. Bronchoconstrictive suggestion in asthma: a role for airways hyperreactivity and emotions. Am Rev Respir Dis 1978; 117: 1029-38.

Isenberg SA, Lehrer PM, Hochron S. The effects of suggestion and emotional arousal on pulmonary function in asthma: a review and a hypothesis regarding vagal mediation. Psychosom Med 1992; 54: 192-216.

Jacobs MA, Anderson LS, Eisman HD, Muller JJ, Friedman S. Interaction of psychologic and biologic predisposing factors in allergic disorders. Psychosom Med 1967; 29: 572-85.

Jacobs MA, Spilken AZ, Norman MM, Anderson L, Rosenheim E. Perceptions of faulty parent-child relationships and illness behavior. J ConsultClin Psychol 1972; 39: 49-55.

Jores A, Kahr H. Asthma bronchiale. In: Die Prognose chronischer Erkrankungen. Linneweh F (Hrsg). Berlin, Heidelberg: Springer 1960.

Jores A, Kerekjarto M v. Der Asthmatiker, Ätiologie und Therapie des Asthma bronchiale in psychologischer Sicht. Bern: Huber 1967.

Junker H. Nachanalyse. Tübingen: Edition diskord 1993.

Knapp PH, Mathe AA., Vachon L. Psychosomatic aspects of bronchial asthma. In: Bronchial Asthma and Therapeutics. Weiss EB, Segal MS (eds). Boston: Little Brown 1976.

Kotses H, Rawson JC, Wigal JK, Creer TL. Respiratory airway changes in response to suggestion in normal individuals. Psychosom Med 1987; 49: 536-41.

Kotses H, Hindi-Alexander M, Creer TL. A reinterpretation of psychologically induced airways changes. J Asthma 1989; 26: 53-63.

Lamont JH. Which children outgrow asthma and which do not? In: The Asthmatic Child. Scheer HI (ed). New York: Hoeber 1963; 16-26.

Long R, Lamont J-H, Whipple B, Bandler L, Blom GE, Burgin L, Jessner L. A psychosomatic study of allergic and emotional factors in children with asthma. Am J Psychiatry 1958; 114: 890-9.

Maß R, Dahme B, Richter R. Clinical evaluation of a respiratory resistance biofeedback training. Biofeedback Self Regul 1993; 18: 211-23.

Marcinowski J. Heilung eines schweren Falles von Asthma durch Psychoanalyse. Jb Psychoanal 1913; 5: 529.

McFadden jr ER, Luparello T, Lyons HA, Bleecker E. The mechanism of action of suggestion in the induction of acute asthma attacks. Psychosom Med 1969; 2: 134-142.

Meijer A. Psychosomatic research in childhood asthma. Acta Paedopsychiatr 1981; 47: 261-8.

Meyer A-E, Weitemeyer W. Zur Frage krankheitsdependenter Neurotisierung. Psychosomatisch-varianzanalytische Untersuchungen an Männern mit Asthma bronchiale, Lungentuberkulose oder Herzviten. Arch Psychiat Zeitschr Neurol 1967; 209: 21.

Miller BD, Wood BL. Psychophysiologic reactivity in asthmatic children: a cholinergic mediated confluence of pathways. J Am Acad Child Adolescent Psychiatr 1994; 33: 1236-45.

Mirsky IA. Körperliche, seelische und soziale Faktoren bei psychosomatischen Störungen. Psyche 1961; 62: 26.

Mrazek DA., Klinnert MD, Mrazek P, Macey T. Early asthma onset: consideration of parenting issues. J Amer Acad Child Adolesc Psychiatry 1991; 30: 277-82.

Nolte D. Asthma. 5. Aufl. München, Wien, Baltimore: Urban & Schwarzenberg 1991.

Nolte D. Asthma bronchiale: Neues Verständnis von der Pathogenese – Umdenken in der Therapie. Med Klin 1993; 88: 388-9.

Nolte D. Asthmatherapie: Ringen nach Luft, Ringen nach Konsens. Med Klin 1994; 89: 95-6.

Oppermann M, Leplow B, Dahme B, Richter R. Identifikation von Auslösebedingungen für einen unmittelbar zurückliegenden schweren Asthmaanfall. Prax PsychotherPsychosom 1991; 36: 148-59.

Pearson RS. Asthma-allergy and prognosis. Proc R Soc Med 1968; 61: 467.

Pflanz M. Sozialer Wandel und Krankheit. Stuttgart: Enke 1962.

Purcell K, Brady K, Chai H, Muser J, Molk L, Gordon N, Means J. Causes of asthma.The effect on asthma in children of experimental separation from the family. Lancet 1969; 1: 1299-300.

Rees L. Physical and emotional factors in bronchial asthma. J Psychosom Res 1956; 98: 114.

Richter R, Dahme B. Bronchial asthma in adults: there is little evidence for the effectiveness of behavioral therapy and relaxation. J Psychosom Res 1982; 26: 533-40.

Richter R. Auslösung und Unterhaltung des Asthmas durch psychologische Faktoren. In: Asthma bronchiale. Schultze-Werninghaus G, Debelic M (Hrsg). Berlin: Springer 1988; 190-201.

Richter R. Erfahrungen mit Asthmapatienten auf einer internistischen Station. In: Psychotherapie und Innere Medizin. Rechenberger HG (Hrsg). München: Pfeiffer 1988; 145-59.

Rohrmeier F. Langzeiterfolge psychosomatischer Therapien – Longterm effects of psychosomatic therapies. Heidelberg: Springer 1982.

Russel M, Dark KA, Cummins RW, Ellmann G, Callway E, Peeke HV. Learned histamine release. Science 1984; 225: 733-4.

Schüffel W, Herrmann JM, Dahme, B, Richter R. Asthma bronchiale. In: Lehrbuch der Psychosomatischen Medizin. Adler RH, Herrmann JM, Köhle K, Schonecke OW, Uexküll Th v, Wesiack W. 5. Aufl. München, Wien, Baltimore: Urban & Schwarzenberg 1996; 810-24.

Sterzer-Breitenbücher G. Kognitiv-verhaltensorientierte Gruppentherapie mit Asthma-bronchiale-Patienten. In: Gruppen mit körperlich Kranken – Eine Therapie auf verschiedenen Ebenen. Deter H-C, Schüffel W (Hrsg). Berlin, Heidelberg, New York, London, Paris, Tokyo: Springer 1988; 111-9.

Strunk RC, Mrazek DA, Fuhrmann GS, LaBrecque JF. Physiologic and psychological characteristics associated with deaths due to asthma in childhood. A case-controlled study. Jama 1985; 254: 1193-8.

Strupp HH, Levenson RW, Manuck SB, Snell JD, Hinrichsen JJ, Boyd S. Effects of suggestion on total respiratory resistance in mild asthmatics. J Psychosom Res 1974; 18: 337-46.

Vazquez MI, Buceta JM. Effectiveness of self-management programmes and relaxation training in the treatment of bronchial asthma: relationships with trait anxiety and emotional attack triggers. J Psychosom Res 1993; 37: 71-81.

Weiner H. Psychobiology and Human Disease. New York, Oxford, Amsterdam: Elsevier 1977.

Weiss E. Psychoanalyse eines Falles von nervösem Asthma. Intern Z Psychoanal 1922; 8: 440.

Wistuba F. Significance of allergy in asthma from a behavioral medicine viewpoint. Psychother Psychosom 1986 45: 186-94.

Ziwar M. Psychoanalyse des principaux syndromes psychosomatiques. Rev Franc Psychoanal 1948; 12: 505.

Literaturempfehlung

de Boor C. Zur Psychosomatik der Allergie insbesondere des Asthma bronchiale. Stuttgart: Klett 1965.

Deter HC. Cost-benefit analysis of psychosomatic therapy in asthma. J Psychosom Res 1986; 30: 173-82.

Junker H. Nachanalyse. Tübingen: Edition diskord 1993.

Nolte D. Asthma. 5. Aufl. München, Wien, Baltimore: Urban & Schwarzenberg 1991.

5.4.4 Koronare Herzkrankheit: Angina pectoris, Myokardinfarkt, Bypass

Ulrich Lamparter und Ulrich Stuhr

ICD-10-Klassifikation

I20 Angina pectoris, I21 Akuter Myokardinfarkt, I22 Rezidivierender Myokardinfarkt. Neben der Kennzeichnung von psychologischen und Verhaltenseinflüssen durch die Kategorie F54 besteht die Möglichkeit, durch Kategorie Z73.1 die Akzentuierung von Persönlichkeitszügen, hier Typ-A-Verhalten, zu bezeichnen.

Koronare Herzkrankheit

Definition und Deskription

Definition

Unter **koronaren Herzkrankheiten** versteht man jene Erkrankungen des Herzens, die auf eine gestörte Durchblutung des Herzens aufgrund von Veränderungen an den Herzkranzgefäßen zurückgehen. Als Angina pectoris wird die dabei auftretende typische Schmerzsymptomatik bezeichnet und als Herzinfarkt die lebensbedrohliche Schädigung des Herzens bei einer akuten Mangelversorgung des Herzmuskels mit Sauerstoff.

Durchblutungsbedingte Herzschmerzen können in Art und Intensität sehr unterschiedlich sein. Die **Skala** der **Empfindungen** reicht vom
- **Organgefühl** (»Ich spüre auf einmal mein Herz«; »ich merke, daß ich ein Herz habe«; »ich habe einen leichten Druck in der Herzgegend«; »ich habe das Gefühl, als ob ein Stein in meiner Brust liegt«) über
- **deutliche Schmerzempfindungen** (»Ich habe zeitweise ein Stechen in der Herzgegend«; »mein Herz ist manchmal in einem Schraubstock eingespannt«; »ich spüre ein deutliches Engegefühl«) bis zum
- **Vernichtungsschmerz** (»als ob ein Messer in meinem Herzen herumgedreht würde«; »als

ob mir das Herz aus dem Leib gerissen wird«; »ich habe einen brennenden Schmerz unter dem Brustbein«).

Der Begriff **Angina pectoris**, das heißt Enge in der Brust, bezeichnet eine typische dieser sehr verschiedenen Schmerzempfindungen.

Die Schmerzen dauern meist nur Sekunden bis Minuten an und treten nach körperlicher Belastung, psychischer Erregung, während eines Infektes, nach Kälteexpositionen (z. B. kalter Wind ins Gesicht oder kalte Dusche), bei Durchzug von Wetterfronten, nach voluminösen Mahlzeiten, mit Meteorismus, nach Nikotinabusus, aber auch aus der Ruhe heraus auf. Die »typischen« koronarsklerotisch bedingten Angina-pectoris-Anfälle werden meist nach Belastung angegeben und sind durch körperliche Belastungen zu provozieren.

Im Unterschied zu den funktionellen Störungen des Herzens, deren Schmerz an der Spitze des Herzens empfunden wird, wird der Angina-pectoris-Schmerz eher unter dem Sternum angegeben, er kann auch im Rücken, im Oberbauch oder in den linken Arm ausstrahlend erlebt werden.

Der **Herzinfarkt** kann ganz unterschiedlich erlebt werden: Patienten berichten von vernichtungsartig erlebten Schmerzen, als ob ihnen ein »D-Zug innen in der Brust entgleist« sei oder ein Messer bei lebendigem Leibe herumgedreht werde bis hin zum sogenannten »stummen Infarkt«, der erst bei einer nachträglichen EKG-Untersuchung festgestellt wird. Der subjektive Schmerzort kann auch in den Rücken oder in den Oberbauch verlagert werden. Auch Todesangst kann statt Schmerzen angegeben werden. Doch viele Herzinfarktpatienten neigen dazu, ihre Schmerzen zu verleugnen oder zu verharmlosen.

Die **koronare Herzkrankheit** (KHK) gilt als eine Domäne der somatischen Medizin. Zwischen ihrer Bedeutung als Volkskrankheit und dem Ausmaß, in dem sich die psychotherapeutische Medizin dieser Erkrankung widmet, scheint eine ungekehrte Relation zu bestehen. Bei der koronaren Herzkrankheit scheint es zu einer systematischen Ausgrenzung (Siegrist et al. 1980) der Lebensgeschichte und der Analyse psychosozialer Faktoren im allgemeinen Medizinbetrieb zu kommen. So reproduziert sich beim einzelnen KHK-Kranken die Psychopathologie der Erkrankung und ihre Psychopathogenese in der Art des medizinischen Zugangs im »Gesundheitssystem«.

Das **Verhältnis** zwischen **Psychoanalytikern** und **Herzinfarktpatienten** ist in besonderer Weise durch wechselseitige Sprachlosigkeit und – von wenigen Ausnahmen (z. B. Moersch 1980) abgesehen – von Nichtbeschäftigung gekennzeichnet.

Sie scheinen nicht zueinander zu passen: der eher kontemplative, die »psychische Realität« betonende Psychotherapeut und der aktive, tatendurstige und auf Bewältigung durch Handlung eingestellte Herzinfarktpatient. Anders kann man sich kaum erklären, daß so wenige Arbeiten zur Psychosomatik der koronaren Herzkrankheit aus psychoanalytischer Sicht bisher erschienen sind und so wenige Patienten sich nach einem Herzinfarkt auf die Suche nach psychotherapeutischer Hilfe machen.

Epidemiologie

Jeder zweite verstirbt heute an den Folgen von Herz-Kreislauf-Erkrankungen, insbesondere der koronaren Herzkrankheit. Die Häufigkeit ist in den letzten Jahrzehnten erheblich angestiegen und betrifft nicht nur Männer, sondern Frauen gleichermaßen. Darüber hinaus sind Herz-Kreislauf-Erkrankungen bereits heute der häufigste einzelne Grund für Frühinvalidität.

Mit dem Alter wächst die Wahrscheinlichkeit, an einem Herzinfarkt zu sterben. Das mittlere Sterbealter für die Diagnose Ischämische Herzkrankheit (ICD 9: 410-414), betrug 1991 in der alten Bundesrepublik von Männern 75 Jahre und von Frauen 82 Jahre. Wer 1991 an einem Herzinfarkt verstarb, wurde älter, als es der mittleren Lebenserwartung 1991 entsprach (70 Jahre für Männer und 78 Jahre für Frauen).

Männer in Finnland und Frauen in Schottland unterliegen dem höchsten Risiko, an Herzinfarkt zu erkranken, während Männer in China und Frauen in Spanien das geringste Risiko aufweisen. In der Altersgruppe zwischen 35 und 64 Jahren ist bei Männern die Herzinfarktrate vier- bis fünfmal höher als bei Frauen derselben Altersgruppe.

Fraglos ist die koronare Herzkrankheit eine Zivilisationskrankheit, wobei in der somatischen Medizin dem Cholesterinverzehr eine wichtige Rolle zugeschrieben wird. So haben die Japaner eine sehr niedrige KHK-Prävalenz, obwohl zwei Drittel der Männer rauchen und die Prävalenz für Hypertonus deutlich höher liegt als hierzulande. Die Japanaer haben einen wesentlich niedrigeren Cholesterinspiegel. Bei in die USA umsiedelnden Japanern nähert sich die KHK-Mortalität statistisch dann den US-amerikanischen Raten an.

Der Myokardinfarkt hat sich in den letzten Jahrzehnten von einer Todesursache der oberen sozialen zu einer der unteren sozialen Schichten entwickelt. Man findet eine erhöhte KHK-Mortalität bei niedrigen Berufsgruppen und niedrigem Bildungsniveau.

Groß angelegte epidemiologische Untersuchungen wurden in den USA durchgeführt. Dabei zeigten sich **organische Risikofaktoren**, wie in der berühmten Framingham-Studie (Dawber et al. 1963): Anhand von 5127 freiwilligen Versuchspersonen aus einer definierten Gesamtpopulation von 28000 Einwohnern eines Ortes bei Boston, Framingham, wurden innerhalb von 30 Jahren (1948–1968) anhand vieler kardiologisch relevanter Daten 5 Risikofaktoren bestimmt:

- erhöhter Blutdruck
- vermehrtes Serum-Cholesterin
- Zigarettenrauchen
- elektrokardiographische Anhalte für eine Vergrößerung der linken Herzkammer
- Neigung zu diabetischer Stoffwechsellage

Heute sind, wie Siegrist et al. (1980) resümmieren, die somatischen Risikofaktoren der koronaren Herzkrankheit ermittelt. Doch sind Rauchen, Übergewicht, Fehlernährung und Bewegungsmangel eng an gesellschaftlichen Ort und psychische Bedingungen geknüpft.

Ätiologie

Soziologische Einflußgrößen

Im Bereich makrosoziologisch faßbarer Belastungsgrößen ist es der Sozialepidemiologie bisher nicht gelungen, eindeutige Merkmale festzustellen, die mit der koronaren Herzkrankheit durchgängig korrelieren. Eine größere Zahl von Studien hat allerdings die **Bedeutung** des **sozialen Wandels** besonders nachdrücklich hervorgehoben (als Übersicht vgl. Jenkins 1971): Der Prozeß der Verstädterung, der geographischen Mobilität innerhalb und zwischen Generationen, der Status-Inkongruenz begünstigt den Anstieg koronarer Herzkrankheiten.

In einer Untersuchung der Koronarsterblichkeit von Iren wurden die Herztodraten der nach Amerika ausgewanderten Iren mit denen auf der grünen Insel verbliebenen verglichen: In den USA war sie für die Iren viermal höher. Die Iren aus Boston wurden mit jeweils einem Bruder in Irland verglichen: Letztere hatten zwei- bis sechsmal weniger Symptome von Koronarerkrankungen (je nach physiologischen Parametern) und dies, obwohl die Iren auf der Insel 400 bis 500 Kalorien mehr konsumierten: Sie bevorzugten auch mehr Speisen mit gesättigten Fettsäuren (vgl. Brown 1970).

Sicherlich gibt es vielschichtige Gründe, um diese Unterschiede zu erklären (z. B. unterschiedliche körperliche Betätigung), aber es entstanden in dieser Untersuchung auch Hypothesen über die Belastung von Menschen, die ihre Heimat und ihre sicheren Familienbande verließen und sich erst in einem neuen Kulturkreis einleben müssen. Viele Untersuchungen scheinen die Bedeutung dieser **psychischen** und **sozialen Faktoren** zu bestätigen (u.a. Kraus u. Lilienfeld 1959; Jenkins 1971).

In einigen dieser Studien konnte der **pathogene Einfluß sozialen Wandels** unabhängig von Standardrisikofaktoren nachgewiesen werden. In all diesen Studien sind aber lediglich Trendergebnisse vorfindbar, die zu weiter notwendigen Präzisierungen Anlaß geben (Siegrist et al. 1980, S. 7). Als psychosozialer protektiver Faktor scheint sich die soziale Unterstützung zu erweisen. Die vielfältigen Untersuchungen zur **beruflichen Belastung** (»occupational stress«) und dem Entstehen der koronaren Herzkrankheit können hier nicht referiert werden. Einschlägig für den Psychotherapeuten erscheint freilich der Trend der Ergebnisse, daß es weniger auf die Belastung an sich ankommt als vielmehr auf die Art, wie diese erlebt wird (vgl. Stuhr u. Karmaus 1979), besonders, ob die Arbeitsbelastung vor dem Hintergrund eines gesicherten oder ungesicherten beruflichen Status geschieht. Der »zweite Mann« erkrankt häufiger als der Meister, besonders gravierend scheint sich ein Zwang zur Überbelastung, gegen den man sich nicht wehren kann, auszuwirken.

Darüber hinaus weisen Untersuchungen am Wissenschaftszentrum Berlin (u.a. Maschewski u. Schneider 1981; Wotschack u. Wotschack 1981) auf eine noch komplexere Belastungsstruktur durch das **Wechselwirkungsgeschehen** zwischen **Arbeitsfeld** und **Privatsphäre**. Denn es gibt nicht nur Belastungen am Arbeitsplatz bei Herzinfarktpatienten (z. B. Lärm, Staub, Zeitdruck, hohe Konzentration, drohende Sanktionen), sondern auch familiäre Belastungen (hohe Kinderzahl, häuslicher Ärger, Partnerkonflikte, Freizeitstreß, wenig Freundschaften); beide Belastungsbereiche interagieren und weisen auf die Notwendigkeit zur inhaltlichen Ausweitung von Studien hin (vgl. Kap. 2.4.2, S. 88 f). So kann die familiäre Situation ein protektiver Faktor sein (Cobb 1974), aber natürlich auch Belastungen neu schaffen, verstärken oder aufschaukeln.

Herz, »Streß« und nutritive Faktoren

Die Dyslipoproteinämie ist als Mediator der Atherosklerose anerkannt. Sie ist nicht nur Ausdruck einer **Fettstoffwechselstörung** an sich, denn auch die Regulation des Fettstoffwechsels unterliegt zahlreichen psychophysiologischen Zusammenhängen. In ihrer Übersichtsarbeit (60 Untersuchungen bis zu diesem Zeitpunkt) stellen Dimsdale und Herd (1982) fest, daß im Kontext von Streßereignissen der Blutspiegel der freien Fettsäuren invariant erhöht ist. Die meisten Untersuchungen fanden zudem auch einen Anstieg des Cholesterins zwischen 8 und 65 % über dem Ausgangswert. Hier gibt es Hinweise auf interindividuelle Differenzen: Bei einigen Individuen scheint der Cholesterinspiegel besonders labil zu sein. Triglyzeride reagierten auf emotionale Aufregungen nicht konsistent. In den referierten Untersuchungen sind zahlreiche »Streßsituationen« untersucht worden, vom Anschauen schrecklicher Filme bis zu Examenssituationen, Überlandflügen oder langdauernden U-Boot-Einsätzen. Insgesamt erscheint ausreichend belegt, daß »Adrenerger Drive« auch den **Cholesterinspiegel** erhöht. Grundsätzlich erfolgen diese Regulationen unter dem Regime der Katecholamine. Wird auf eine psychosoziale Belastung nicht mehr mit Anstrengung, sondern auch mit Verzweiflung reagiert, wird auch Kortisol vermehrt ausgeschüttet.

Die **freien Fettsäuren** intensivieren die Aggregation der Thrombozyten, die über ihre Anlagerung an die Gefäßwand und über die Freisetzung von Faktoren, die das Wachstum der glatten Muskelfasern in der Herzwand anregen, atherogen wirken. Die freien Fettsäuren gelangen in die Leber und werden bei der Produktion der VLDL (very low density lipids) verwendet, die das Wachstum der atheromatösen Plaques in der glatten Muskulatur der Gefäßwand ebenfalls fördern (Adler u. Hemmeler 1986).

Daß der **Faktor »Streß«** wichtiger sein kann als der Faktor »fettreiche Ernährung«, zeigen Untersuchungen an KZ-Insassen und Spätheimkehrern aus der Gefangenschaft, deren fettarme Mangelernährung keine Auswirkung auf das Ausmaß der Koronarsklerose hatte, wohl aber das Ausmaß des von ihnen erlebten »psychosozialen Stresses« (s. auch S. 412, Herztod-Rate bei Iren, Brown 1970).

Im Korea-Krieg fanden die Amerikaner bei 30 bis 70% ihrer gefallenen, klinisch gesunden Soldaten ausgeprägte Koronarsklerosen (vgl. Glatzel 1987).

> Die in den letzten Jahren rückläufigen Zahlen an Koronartodesfällen in den USA wird als Erfolg einer konsequenten Bekämpfung der Risikofaktoren Hypertonie, Rauchen, Adipositas, Hypercholesterinämie und Bewegungsmangel angeführt. Dieser Erfolg kann aber auch im Rahmen eines gesellschaftlichen Wertewandels verstanden werden, nach dem Entspannung nicht mehr mit Faulheit gleichgesetzt wird, »Streß« als zu vermeiden gilt und überall die wichtige Funktion von Fun und Relaxen betont wird.

Risikoverhalten

Innerhalb der wissenschaftlichen Bemühungen, koronargefährdende Verhaltensweisen zu identifizieren, gewann eine Untergruppe besondere Bedeutung: das sogenannte **Typ-A-Verhaltensmuster**. Das auf Friedman und Rosenman (1974) zurückgehende Konzept ist keine echte Typologie, sondern ein Verhaltenskontinuum mit den beiden Extrempolen »Typ-A« und »Non-Typ-A«, letzterer wird als **B-Typ** bezeichnet (Matthews 1982).

> **Definition**
>
> Der **A-Typus** ist dadurch gekennzeichnet, daß diese Personen sich in einem ständigen Kampf befinden, in immer weniger Zeit immer mehr leisten beziehungsweise erreichen zu müssen und dies auch rücksichtslos gegen andere oder andere Erfordernisse. Das charakteristische »Wappen« für diese Menschen ist eine »geballte Faust mit Stoppuhr« (Rosenman u. Friedman 1974, S. 96).

In Verbindung mit diesen emotionalen Merkmalen zeigt der Verhaltenstyp A gewisse typische muskuläre und motorische Phänomene: Die Sprache ist im allgemeinen forciert und schnell, oft von explosiven Lauten unter besonderen Betonungen unterbrochen, verbunden mit gestikulierenden Gebärden, wie unwillkürlichem Fäusteballen und grimassierenden Bewegungen.

In den ersten Untersuchungen konnte gezeigt werden, daß ein **statistischer Zusammenhang** zwischen der **Prävalenz** von **koronaren Herzerkrankung** und dem **Typ-A-Verhalten** besteht. Dabei blieb aber offen, ob das Typ-A-Verhalten Folge oder vorausgehende Ursache ist. Deshalb wurden prospektive Studien unternommen, zum Beispiel die Western Collaborative Group Study (**WCGS**), bei der in kalifornischen Firmen anhand strukturierter Interviews Arbeitnehmer (3145 Männern zwischen 39 und 57 Jahren) in A- und B-Typen eingeteilt wurden und nach 8,5 Jahren gezeigt werden konnte, daß das Erkrankungsrisiko bei Personen des A-Typs 2,37mal höher war als beim B-Typ, der aber auch Herzerkrankungen aufwies. Statistisch unabhängig von den traditionellen Risikofaktoren liegt das Risiko statistisch 1,97mal höher als beim B-Typ, beziehungsweise ohne diesen psychosozialen Faktor wäre die Inzidenz um 31 % gesunken (Brand et al. 1976).

In einer Fragebogenstudie, die besonders auf Belastungen durch die amerikanische Arbeitswelt abzielte (Haynes et al. 1980), zeigte sich, daß bei statistischer Kontrolle der traditionellen Risikofaktoren Typ-A-Männer in sogenannten White-Collar-Berufen (Berufstätige mit »weißen Krägen« im Unterschied zum »Blauling«) zweimal häufiger an Angina pectoris oder Myokardinfarkt erkrankten als B-Typen und daß Typ-A-Frauen eine zweimal höhere Inzidenz für Myokardinfarkt beziehungsweise eine dreimal höhere für Angina pectoris im Vergleich mit B-Typ-Frauen aufwiesen. Haynes und Feinleib (1982) kommen in weiteren Studien zum Schluß, daß das Typ-A-Verhalten nicht nur ein eigenständiger Risikofaktor ist, sondern den pathogenetischen Effekt traditioneller Risikofaktoren verstärkt.

In weiteren Untersuchungen zeigten sich jedoch immer wieder widersprüchliche Ergebnisse, zum Beispiel WCGS (s.oben) gegenüber **MRFIT** (Multiple Risk Factor Intervention Trail von Shekelle et al. 1986), wo keine Zusammenhänge gefunden wurden.

> Beim Typ-A-Konzept handelt es sich um ein sehr globales Modell; angesichts unterschiedlicher Methoden (Interview gegenüber Fragebogen) und unterschiedlichen Krankheitskriterien bei unterschiedlichen Selektionen innerhalb der Stichproben verwundert die Widersprüchlichkeit der Ergebnisse nicht.

Im Verlaufe vieler wissenschaftlicher Studien wurde immer deutlicher, daß im globalen Typ-A-Konzept relevante Einzelkomponenten enthalten sind. Die nachfolgenden **Komponentenanalysen** weisen vor allem darauf hin, daß Variablen wie Streben nach Anerkennung, Rivalitätsverhalten, offene und unterdrückte Aggressivität, Ungeduld und Rastlosigkeit, Verantwortungsdruck, Gespanntheit und explosive Sprechweise in verschiedenen Personen zu verschiedenen Zeitpunkten beziehungsweise in unterschiedlichen Situationen auch unterschiedlich aktiviert werden.

Der stärkste Prädiktor bei den einzelnen Komponenten (vgl. Matthews et al. 1977) war die Aggressionsbereitschaft, gefolgt von »nach außen gerichtetem Ärger«, Rivalitätsverhalten, Häufigkeit von Ärger pro Woche, Ärger auf der Arbeit, explosive Sprechweise, – das heißt, es gibt vermutlich eine **Rangreihe** von **Komponenten** des **A-Typs** für bestimmte Personen zu bestimmten Zeiten und in bestimmten Situationen. Eine differenzielle Betrachtung ist also unumgänglich. Die Aggressionsbereitschaft ist zum Beispiel nur dann mit Koronarsklerose, Angina pectoris oder Herzinfarkt verknüpft, wenn gleichzeitig der Ärger zurückgehalten wird (Williams et al. 1980).

Die wichtige Rolle der Aggressionsbereitschaft beziehungsweise Feindseligkeit und die Unterdrückung von Ärger beim A-Typ regt Überlegungen aus **psychoanalytischer Sicht** an, die über die Ergebnisse der Frankfurter Psychoanalytikergruppe (Moersch 1980) noch hinausgehen. Dort wurde unter anderem festgestellt, daß

- Herzinfarktpatienten mit dem Herzinfarkt auf eine »lebensgeschichtliche Krise« antworten, die als Aktualisierung latent gewordener, in der Kindheit erworbener Strukturkonflikte der Person verstanden werden können (Kennel 1980),
- es sich um eine Fixierung auf prägenitaler Entwicklungsstufe handelt (Kelleter 1980),
- orale Modi der Objektbeziehung typisch sind (Rodriguez 1980),
- als spezifische Abwehrkonstellation die Kompensation infantiler Versagungen durch Größenphantasien vorherrscht und diese Patienten zur Konfliktvermeidung neigen (Kerz-Rühling 1980),
- die Verleugnung der Abhängigkeit von anderen oder von Körperwahrnehmungen neben Zwangsabwehr, Verdrängung und Projektion bei gut entwickelten Ich-Funktionen in technisch-organisatorischen Berufsanforderungen vorherrscht (Fischer 1980),
- ein »Urmißtrauen« gefunden werden kann (Goldschmidt 1980).

> Aus psychoanalytischer Sicht ist zu betonen, daß es vermutlich nicht einzelne Lebensereignisse oder bestimmte psychische Faktoren sind, die den psychosomatischen Hintergrund des Infarktgeschehens bilden, sondern die mit entsprechenden Ereignissen verknüpfte Notwendigkeit zur Anpassung angesichts eines Zusammenbruchs von zentralen Lebenskonstruktionen, deren vorgezeichnete Bruchlinien bereits seit langem auf die drohende Katastrophe hingewiesen haben (vgl. Siegrist et al. 1980; Maschewski u. Schneider 1981).

Fallbeispiele

Fallbeispiel 1

Ein Mann erleidet einen Herzinfarkt, nachdem er vom neuen jung-dynamischen Chef aller seiner Privilegien am Arbeitsplatz (z. B. selbständige Entscheidungen) nach vielen Arbeitsjahren und einer seit früher Jugend während des Zweiten Weltkrieges notwendig gewordenen Leistungsbereitschaft beraubt wurde, es aber in einem minimalen Punkt erreichte, daß dieser Chef sich vor der Belegschaft entschuldigen mußte, das heißt gedemütigt und gekränkt wurde. Dabei erlebte der Mann eine kurze Versuchungssituation: Er konnte den mächtigen und aggressiven, ja ihn beinahe vernichtenden Chef nun kurz selbst »in die Knie zwingen«. Die Feindseligkeit durfte zwar kurz auflodern, aber blieb, gemessen an der gesamten Demütigung und resultierenden Wut, in ihrer vollen Tiefe abgewehrt und führte beinahe zur eigenen Vernichtung durch den dann aufgetretenen Herzinfarkt.

Fallbeispiel 2

Ein anderer Patient bekommt einen Tag nach folgendem Ereignis einen Herzinfarkt: Er wird dringend zu seiner Mutter gerufen, die einen Verfolgungswahn entwickelt und sich in ihre Wohnung eingeschlossen hat. Als er dann mit dem psychiatrischen Dienst vor der Tür der Mutter steht, wird er von der Mutter als »Nazi« und »Gestapomann« beschimpft. Da begann es im Patienten – so seine Worte – »zu wackeln«, damit ist gemeint, daß sich unbewußt seine Lebensgeschichte dramatisch aktualisierte und zuspitzte. Denn die Mutter war als Jüdin der Naziverfolgung ausgesetzt. Da sie mit einem »Arier« verheiratet war, der sich nicht scheiden ließ, sondern zu ihr hielt und sie verbarg, wurde sie gerettet. Der Patient, der als Kind (geboren 1936) diese Bedrohung als sogenannter Halbjude mit erlitt und nach Eintritt in die Hitlerjugend als Halbjude stärksten Schikanen und physischem Terror ausgesetzt war, rächte sich als Halbwüchsiger nach dem Kriege in einer Art Selbstjustiz persönlich an den ihm bekannten damaligen HJ-Führern seiner Heimatstadt, bis sein Vater ihn schließlich in seiner Zerstörungswut bremsen mußte. Er war fortan dann sehr bemüht, die Familie beziehungsweise die Ehe der Eltern zusammenzuhalten, bis er sich mit dem Vater als 20jähriger überwarf und ins Ausland ging. Die Eltern ließen sich dann scheiden, ein jüngerer Bruder wurde kriminell. Er begann, sich wieder um die alleinstehende Mutter zu kümmern und die Betrügereien des Bruders, soweit es ging, auszubügeln.

Dieser Mensch war durch die psychotischen Anschuldigungen der Mutter auf jene andere Seite geraten, wo er gedemütigt worden war, wohin er als Kind aber auch eine heimliche Sehnsucht hatte: wie alle Kinder in der HJ dazuzugehören; aber das durfte er wegen Mutter nicht und von der Seite der Nazis nur durch absolute Unterwerfung. Er haßte unbewußt seine Mutter dafür, daß sie Jüdin war, und er haßte sie dafür, daß sie ihn dafür beschuldigte, was er damals sein wollte, aber auch selbst haßte: ein Nazi zu sein. Nach Jahren der Belastung in der Kindheit und Jugend brach die Abwehr gegen seine Schuldgefühle (abtrünnig gewesen zu sein) und seinen ambivalenten Haß (gegen die Verfolger und gegen die Mutter) zusammen.

Wichtig scheint bei beiden Fällen, daß die beim Herzinfarkt virulenten Konflikte und Belastungen in zeitgeschichtlich einmaligen Bezügen – hier in der Verarbeitung von Nationalsozialismus und dem zweiten Weltkrieg (vgl. ausf. Lamparter 1994) – wurzeln. **Typ-A-Verhalten** und mechanistisches Denken sind nicht »vom Himmel gefallen« beziehungsweise eo ipso aus der Persönlichkeit heraus entwickelt, sondern sind in zeitgeschichtlich entstandenen Schicksalen verwurzelt, zum Beispiel im typischen durch Aktivität und Anstrengung gekennzeichneten Muster, durch »Arbeit und nichts als Arbeit« eine frühe Bedürftigkeit oder gar ein **frühes Trauma »abzuwehren«**. Indem der geängstigte Mensch – oft in Ermangelung anderer Verarbeitungsformen für seine frühen Ängste – den Weg gegangen ist, sich in die gesellschaftlich vorgegebene und kulturell ausgestanzte Typ-A-Schablone zu pressen, kann er eine relativ konsistente Abwehr gegen seine eigenen ihn bedrängenden Gefühle errichten (Haag u. Lamparter 1994).

Die Beispiele veranschaulichen auch, daß das **Typ-A-Verhalten** und seine Komponenten nicht automatisch als zeitstabile Persönlichkeitsmerkmale interpretiert werden dürfen, sondern Teil einer **Person-Umwelt-Relation** im Sinne des Feld-Begriffes von Kurt Lewin (1963) sind, in dem bestimmte Situationen für bestimmte Personen Auslöserfunktion für einige bereitliegende Verhaltensmerkmale haben, die wiederum die Situation beeinflussen beziehungsweise eine Situation schaffen, auf die die Person dann wieder reagiert (vgl. auch Rosenman u. Friedman 1974, S. 96f).

> Da viele methodische Probleme bestehen, zum Beispiel die Selektion in den prospektiven Untersuchungen oder die Art der Datenerhebung, kann man bislang nur sagen, daß an diesem äußerst komplexen Geschehen **psychische, psychosoziale** und **somatische Faktoren** interaktionell beteiligt sind und es neben den traditionellen Risikofaktoren auch **Verhaltensweisen** gibt, die das Risiko, eine **Herzerkrankung** auszubilden, vergrößern. Insbesondere die in Gereiztheit, Ungeduld und Rivalität/Dominanz auftretende Aggressivität, die sich in unserer Gesellschaft besonders im Leistungsbereich zeigt beziehungsweise dort gefordert scheint (»der richtige Mann an die richtige Stelle«), könnte bedeutsam sein. Woher dieses explosive Potential stammt, ist wenig erforscht, aber schon bei Kindern beobachtbar (Schmidt et al. 1986).

Das gebrochene Herz

Das **Herz** wird oft als das Innerste eines Menschen bezeichnet und empfunden. Das Herz ist nicht nur ein Organ, das metaphorisch Verwendung findet in der Lyrik oder in vielen Redewendungen (»das greift mich ans Herz«; »aus dem Herzen keine Mördergrube machen«) und damit (nur) vermeintliches Projektionsorgan von Empfindungen, das Herz ist in hohem Maße auch ein **psychosomatisches Erfolgsorgan**: Der Schlag, die Aktivität des Herzens ist in hohem Maße abhängig von psychischen Empfindungen. Das Herz ist mehr als eine Pumpe, es ist ein beziehungssensitives und interaktives Organ: Wir alle haben die subjektive Erfahrung machen können, daß unser Herz plötzlich schneller schlug, sei es, weil ein von uns geliebter Mensch in unsere Nähe kam oder wir beleidigt wurden.

Das Herz als Ausdrucksorgan in der Sprache

Unter medizinischen Laien ist die Bedeutung des Herzens als seelisches Ausdrucksorgan von jeher bekannt – ein Ausdruck im Sinne einer **bildhaften Sprache** (»das bricht mir das Herz«, »das gibt mir einen Stich ins Herz« etc.), aber auch als körperlicher Ausdruck, indem erst die veränderte Herztätigkeit wahrgenommen wird (»das Herz schlägt mir bis zum Halse«, »es rast«, »es wird eng in der Brust«) und dann sekundär dabei ein Gefühl entsteht und ausgedrückt wird.

Im **Märchen** findet sich dieser Erfahrungsschatz trotz sekundärer Bearbeitung durch die Sammler von Märchen in zum Teil archaischer Form. So kehrt sich ihr (der Stiefmutter) »das Herz im Leibe herum«, so stark haßt die Stiefmutter Schneewittchen; oder der treue Heinrich war so betrübt, als sein Herr in einen Frosch verwandelt worden war, daß er »drei eiserne Bande um sein Herz« hatte legen lassen, damit es vor »Weh und Traurigkeit« nicht zerspränge, und als dann der Prinz erlöst war, kommt es zu den berühmten Worten, als diese Banden laut zerbrechen: »Nein, Herr, der Wagen nicht. Es ist ein Band um meinem Herzen, das da lag in großen Schmerzen.«

William **Shakespeare** läßt in Macbeth (4. Aufzug, 3. Szene) Malcolm zu Macduff, der gerade die Botschaft erhielt, daß ihm die Familie erschlagen wurde, sagen: »Gib Worte deinem Schmerz: Gram, der nicht spricht, preßt das beladene Herz, bis daß es bricht«.

Es verwundert dann auch nicht, daß uns Sprachforscher darauf hinweisen können, daß das Wort **'Herz' etymologisch** über Zwischenschritte mit Wortstämmen von 'Gemüt' im Sinne von »von Herzen« zusammenhängt und 'Angst' über 'eng' zum Wortstamm 'Weh' und damit synonym zu 'Schmerz' in Verbindung steht.

Historisches

Das Herz ist damit von alters her ein exponiertes Ausdrucksorgan im Sinne einer Projektionsfläche und »Auffangfigur« für tiefgehende Beziehungsgefühle, eine Tatsache, die bereits Ärzten der Antike bekannt war. 2500 v.Chr. erkannte der griechische Arzt **Erasistratos** in Alexandria, daß die Krankheit von Antiochus I. ein Herzensleid eines in seine Stiefmutter unglücklich verliebten Sohnes war, indem er den Puls fühlte, als die Geliebte den Raum des Kranken betrat; **Celsus** im ersten christlichen Jahrhundert in Rom wies in seiner Heilkunde auf die Beschleunigung des Pulses hin, da der Patient beim Eintreffen des Arztes Angst bekommen kann (East 1957, zit. nach Lynch 1979).

Die Framingham-Studie

Lynch 1979 verfolgt anhand der Framingham-Studie (u.a. Dawber et al. 1963; Kannel u. Dawber 1972) die These, daß die in dieser klassischen Herzstudie gefundenen Risikofaktoren den Entstehungsprozeß koronarer Herzerkrankung nicht umfassend erklären können.

Diese berühmte Studie galt als entschiedene Pionierleistung und als Prototyp für weitere derartige Studien. Die entscheidende Frage aber ist, ob der Ort Framingham repräsentativ ist und ob wirklich alle relevanten Daten für die Entstehung von Koronarerkrankungen erhoben wurden. Denn – so Lynchs These – hätte man eine ähnliche Untersuchung nicht im sozial stabilen und mittelständischen Framingham, sondern in Reno, Nevada, durchgeführt, oder hätte man Framingham nach 1968 in seiner sozialen Umstrukturierung untersucht, wäre man zu anderen Ergebnissen gekommen. In Nevada, und gerade auch in Reno, liegt nämlich, trotz guter medizinischer Versorgung, die mit Abstand höchste Sterbeziffer der Weißen zwischen 25 und 64 Jahren in den USA vor (Lynch 1979, S. 22): »Nevada verkürzt das Leben weißer Amerikaner am wirksamsten«. Mehr als 20 % der männlichen Bewohner (zwischen 35 und 64 Jahren) sind alleinstehend, verwitwet, geschieden oder getrennt lebend; von den Verheirateten waren über ein Drittel schon mal geschieden oder verwitwet, und 90 % der Einwohner mittleren Alters sind aus anderen Bundesländern zugezogen.

> Diese rein statistischen Ergebnisse lassen Scheidung, Mobilität, Isolation und Entwurzelung als weitere Faktoren für eine Koronarerkrankung relevant erscheinen.

Eine genaue kritische Analyse der Framingham-Studie, der wir die oben genannten klassischen Risikofaktoren verdanken, zeigte später, daß das Risiko, in Framingham herzkrank zu werden, um ein Drittel niedriger war als ursprünglich prognostiziert. Paradoxerweise diente diese Studie eher dazu, herauszufinden, warum dort noch so viele bei bester Gesundheit lebten (vgl. Lynch 1979, S. 48f).

Einsamkeit und Herzerkrankung

Anhand einer großen Zahl anderer Untersuchungen verweist Lynch ergänzend zu den bekannten Risikofaktoren auch auf den psychosomatischen Zusammenhang von Einsamkeit und Herzerkrankung im Sinne des »broken heart« (aus Einsamkeit bricht dir das Herz). So gibt es eine Reihe von Studien, die diesen Zusammenhang statistisch belegen:
In der berühmten **»Broken Heart«-Studie** haben Parkes et al. (1969) 4486 über 55jährige Witwer 9 Jahre lang nach dem Tod der Ehefrau überprüft. In den ersten 6 Monaten nach dem Tod des Partners lag die Sterblichkeit 40 % über der für eine entsprechende Altersgruppe erwarteten.
Entsprechende Befunde, die für eine psychosoziale Mitbedingung des Herzinfarktes sprechen, erbringt auch die **Lebensereignisforschung**: »Tod des Partners« ist ein besonders deutliches Beispiel für die Belastungswirkung, die von lebensverändernden Ereignissen (life events) ausgehen kann. Treten in einem kurzen Zeitraum mehrere schwere Lebensveränderungen auf, die nicht bewältigt werden können, so erhöht sich danach das Risiko eines Krankheitsausbruches. Im Bereich der koronaren Herzkrankheiten ist diese Beziehung (insbesondere zum Herzinfarkt und zum plötzlichen Herztod) in retro- und prospektiven Studien bestätigt worden, wenn auch die Korrelationen nie sehr hoch waren. Immerhin trat bei knapp der Hälfte der 177 von Engel (1971) untersuchten Patienten mit plötzlichem Herztod ein schweres Verlustereignis in den Monaten zuvor auf.

Soziale Variablen und Herzerkrankung

Es gibt vermutlich noch weitere psychosoziale Risikofaktoren, wie zum Beispiel den Mangel an menschlicher Nähe beziehungsweise unbefriedigte zwischenmenschliche Interaktion. Das heißt aber nicht, daß sämtliche Herzerkrankungen letztlich auf mangelnde Liebe zurückgehen müssen. Aber es gilt – und da gibt es wissenschaftlichen Nachholbedarf – zu untersuchen, ob der Mangel an menschlicher Nähe, der plötzliche Verlust von Liebe, chronischer Einsamkeit etc. zur vorzeitigen Herzerkrankung oder einer überdurchschnittlichen Sterberate führen.

Aus rein statistischen Untersuchungen kann man zwar Zusammenhänge, aber nicht Ursache und Wirkung ermitteln, und soziale Variablen sind in sich meist komplex beziehungsweise widersprüchlich, zum Beispiel sagt der Indikator »verheiratet« gegenüber »nicht verheiratet« noch nichts über Einsamkeit oder die Art der Ehe aus. Denn Verheiratete können sehr unglücklich sein, wie viele wissen. Hier helfen jenseits der reinen Statistik und jenseits der Volksweisheit über »Herz und Schmerz« klinische Beobachtungen:

--- **Fallbeispiel** ---

Am Beispiel eines 54jährigen Patienten konnte Lynch (1979, S. 132f) elektrophysiologisch objektiviert zeigen, daß sich der Herzrhythmus dieses Mannes im Koma kurz vor seinem Tode änderte (Abnahme der Herzfrequenz und Stabilität des Rhythmus), wenn eine Krankenschwester ihn tröstete und seine Hand hielt.

Selbst der Routinekontakt beim täglichen Pulsfühlen kann Arrhythmien unterdrücken (Reiser et al. 1955). Moss und Wyner (1970) zeigten andererseits, daß sich der Herzschlag erhöht (von 73 auf 154/min), wenn Medizinpraktikanten Professoren und Oberärzten Fälle vorstellen mußten.

> Im Einzelfall läßt sich also zeigen, daß die Herztätigkeit kein rein automatisches Geschehen ist, sondern von der Art der aktuell bestehenden menschlichen Beziehung beeinflußbar ist.

Wurden beide Partner einer menschlichen Interaktion parallel hinsichtlich ihrer Herztätigkeit untersucht (z. B. Patient/Psychiater), konnte überdies nachgewiesen werden, daß der erhöhte Herzschlag beim Patienten, die von Angsterlebnissen berichteten, mit einer Erhöhung des Herzschlages beim zuhörenden Psychiater einhergeht (diese Zusammenhänge waren eng, wenn der Psychiater dem Patienten sehr nah war – im Sinne von konzentriert und wenig beunruhigt) und sehr klein, wenn der Psychiater abgelenkt und nicht bei der Sache war (DiMascio et al. 1957). Zu dieser Art **»kardiologischer Interaktion«** gibt es mittlerweile eine Vielzahl von Untersuchungen (Lynch 1979, S. 138f).

Pathogenetische Faktoren

Immer wieder drängt sich die in der Literatur letztlich uneinheitlich beantwortete Frage auf, inwiefern neben der Koronarsklerose oder einem thromboembolischen Geschehen auch andere pathogenetische Modalitäten in der Pathogenese von Angina pectoris und Herzinfarkt eine Rolle spielen. Kann es unter dem Druck starker Affekte zu Spasmen der Koronarien kommen? Oder darüber hinausgehend: Kann das Herz gar, wenn die Umstellung auf eine neue Situation nicht geschafft wird, sich gar selbst ausschalten – etwa beim **plötzlichen Herztod**? Dieser wird meist durch thromboembolische Ereignisse oder durch Rhythmusstörungen erklärt, die zum Beispiel auftreten können, wenn das Reizleitungssystem in der Ischämiezone liegt, und so Kammerflimmern ausgelöst wird.

In einer pathologisch-anatomischen Untersuchung (Höpker et al. 1977) wurde gefunden, daß besonders jüngere Patienten (< 65 Jahre) und solche, die an einem plötzlichen Herztod verstorben waren, vergleichsweise wenige oder keine atheromatösen oder fibromatösen Veränderungen am Koronargefäßsystem aufwiesen. Befunde in diesem Sinne sprechen gegen eine »**Theorie des letzten Tropfens**«, nach der ein Herzinfarkt sich nur auf der Basis einer Koronarsklerose entwickeln könne, und eine etwaige seelische Erschütterung nur »den letzten Tropfen« darstelle, durch den das Faß dann zum Überlaufen gebracht würde.

Fallbeispiel

Am 6. August 1969 starb T.W. Adorno im Urlaub in Visp an einem Herzinfarkt. Zu Beginn des Sommersemesters 1969 war er dem berühmten Happening der Basisgruppe Soziologie ausgesetzt gewesen – es wurde »Gerichtstag über ihn gehalten« –, was er als Wiederkehr faschistischer roher psychophysischer Gewalt erlebte, von der er »bis ins Mark getroffen« wurde. Er hatte den Hörsaal an der Frankfurter Universität danach nicht mehr betreten.
Am 18. Juli 1969 war er noch als Zeuge in einem Prozeß gegen einen der Institutsbesetzer vernommen worden. »Der Tod im Wallis war seine Reaktion, zugleich eine Art Todesurteil mit sofortiger Vollstreckung am eigenen Leibe.« – so schreibt Ludger Lütkehaus (1994) im Feuilleton der Süddeutschen Zeitung zum Gedenken 25 Jahre später.

Mag man aus naturwissenschaftlich-medizinischer Sicht diese Interpretation eines Herztodes für zu weitgehend, zu wenig begründet oder einfach zu belletristisch halten, so veranschaulicht diese Textpassage doch das »gebrochene Herz«: die körperliche Folge des Zusammenbruchs einer zentralen psychologischen Lebenskonstruktion, einer Verletzung, die bis ins Herz getroffen hat.

Andere vergleichbare Zusammenbrüche mögen weniger spektakulär sein, aber sie sind bei subtiler Anamnese oft nachzuweisen. Dabei spielen auch unüberbrückbare Differenzen mit zentralen inneren »Ankerobjekten« (z. B. Kinder, Vorgesetzter, Betrieb) eine wichtige Rolle.

Verarbeitung des Herzinfarkts: Angst, Verleugnung, Depression

Nicht nur psychogenetische Überlegungen sind beim Herzinfarkt wichtig: Schließlich wird man als Psychotherapeut meist erst nach dem Herzinfarkt zum Patienten gerufen. Es geht dann im wesentlichen um die Verarbeitung des Geschehenen und die Ermöglichung einer Lebensperspektive nach dem »Zusammenbruch«: Denn der Herzinfarkt stellt »mit einem Schlag« alles in Frage, wofür der Patient bislang gekämpft hat, und wirkt so als narzißtisches Trauma. Die lange Zeit im Typ-A-Verhalten abgewehrte und gebundene frühe Angst verbindet sich mit der Todesangst, und es droht der Zusammenbruch der psychischen Regulation, die psychische Dekompensation nach dem Herzinfarkt:

Fallbeispiel

Ein 58jähriger Patient (Geschäftsführer einer großen Firma) charakterisierte sich durch die folgenden Aussagen: »nie etwas gehabt«, »ich habe mein Leben lang gearbeitet«, »schlappmachen – das gab es bisher bei mir nicht«. Er erlitt kurz vor der Rente im Abwehrkampf gegen die drohende Schließung des Betriebs einen Herzinfarkt. Mit einem Schlag steht der Lebensertrag in Gefahr. Dies führt bei dem Patienten zum »Zusammenbruch« in Form einer weinerlichen depressiven Verstimmung mit Schlaflosigkeit, Alpträumen, nächtlichem Grübeln, für die der tapfere Mann sich sehr schämt. Er erlebte sich als total zusammengebrochen, völlig ungeachtet der Tatsache, daß der Infarkt vergleichsweise milde verlaufen war und eine merkbare Einschränkung der Herzfunktion oder Herzschmerzen nicht bestanden.

Die **psychotherapeutische Behandlung** zog gemeinsam mit dem Patienten Lebens- und Krankheitsbilanz, die seelische Verletzung anerkennend und eher betonend als verharmlosend. Eine milde psychopharmakologische Medikation zur Nacht machte die Träume erträglich, ohne die Traumtätigkeit ganz zu unterbinden. Immer wieder erklärte ich dem Patienten in einfachen Worten seinen psychischen Zustand und führte ihn ihm als verstehbar und verständlich vor Augen. Sehr hilfreich erwiesen sich bei diesem Patienten die Teilnahme am Training von Koronarsportgruppen, wo der Patient sich mit erfolgreichen Schicksalsgenossen identifizieren konnte und seine übertriebene Vorsichtshaltung und Angst vor dem Reinfarkt allmahlich verlor.

Bei der psychischen Verarbeitung eines akuten Infarktereignisses wird bevorzugt der Abwehrmechanismus der **Verleugnung** eingesetzt, was die klinische Beurteilung der Patienten sowohl unter somatischen als auch unter psychologischen Aspekten oft erschwert. Es kann aber auch zu depressiven Reaktionen sowie zum Durchbruch von Angst kommen, wie das obige Beispiel veranschaulich. Das **psychotherapeutische Angebot** bleibt im wesentlichen **supportiv**. Der Patient sollte zur direkten Äußerung von Gefühlsreaktionen ermutigt werden. Nach einer solchen kathartischen Abwehrreaktion bessern sich nicht selten auch stenokardische Beschwerden, die vorher einer pharmakologischen Therapie gegenüber resistent geblieben waren (Köhle et al. 1996).

Hilft Psychotherapie beim Herzinfarkt?

In verschiedenen Studien wurde gezeigt, daß das Typ-A-Verhalten relativ gut durch therapeutische Interventionen angehbar ist (vgl. Nunes et al. 1987). Friedman et al. (1984) zeigten eine deutliche Reduktion von Typ-A-Verhalten nach einer entsprechenden Beratung und eine niedrigere Rate von Reinfarkten gegenüber einer Kontrollgruppe, die nur kardiologisch betreut worden war.

Powell et al. (1984) reduzierten Typ-A-Verhalten wirkungsvoll durch konkretes soziales Lernen, zum Beispiel sich beim Autofahren nicht aufzuregen.

Allerdings fanden Case et al. (1985) in einer Untersuchung eines Patienten zwei Wochen nach einem Herzinfarkt, daß der weitere Verlauf nicht von dem Ausmaß ihres Typ-A-Verhaltens (gemessen mit dem Jenkins-Activity-Survey) abhängig war. Immerhin zeigten Ornish et al. (1990) bei einer Kombination von optimaler Diät und intensiver gruppentherapeutischer Arbeit, daß der Trend zur weiteren Verengung der Koronarien koronarangiographisch nachweisbar gestoppt werden konnte, während die Verengungen bei einer unbehandelten Parallelgruppe eher noch zugenommen hatten.

Rehabilitation

Ambulante und stationäre Rehabilitationseinrichtungen unterstützen Herzinfarktpatienten bei ihrer Genesung. Dabei kann das Bemühen um die Wiedererlangung der kardialen Leistungsfähigkeit erneut in den Sog kompetitiven Leistungsdenkens geraten. So kann sich die pathogene Abwehrstruktur erneut reetablieren und die im Herzinfarkt liegende Chance zu wirklichem Neubeginn vertan werden.

> Selbsthilfegruppen betonen nicht nur die wichtige Rolle der organbezogenen Rehabilitation, zum Beispiel des Koronarsportes, sondern auch diejenige gemeinsamer Verarbeitung des Geschehen im reflektierenden Gespräch.

Wichtig für das Gelingen der psychischen Verarbeitung eines Herzinfarktes ist nicht zuletzt das weitere **soziale Schicksal** des **Patienten**, das ja eng mit der Frage der **Wiedereingliederung** in den Beruf verbunden ist: Es ist nicht nur äußerst wünschenswert, sondern auch der wissenschaftlichen Erkenntnis angemessen, wenn bei der Frage einer vorzeitigen Berentung nicht nur von den rein somatischen Befunden ausgegangen wird, sondern auch die konkrete Lebenssituation und die psychischen Ressourcen des Patienten mit in die Erwägungen zur verbliebenen beruflichen Leistungsfähigkeit einbezogen werden. Sowohl diejenigen Patienten, die nach einem Herzinfarkt nicht mehr glauben, arbeiten zu können, dies aber müssen, als auch diejenigen, die wieder arbeiten wollen, aber nicht mehr dürfen, werden von einer psychotherapeutische Gesichtspunkte systematisch einbeziehenden angemessenen – und eben nicht nach Schema F fallenden – Entscheidung sehr profitieren.

Bypass

Während bis noch vor wenigen Jahren die mit dem Anlegen koronarer Bypässe notwendige Operation am offenen Herzen mit dem Odium des Heroischen behaftet war, sind diese Operationen heute zu einem häufig durchgeführten Eingriff geworden und scheinen in der Sicht von Patienten »etwas Normales« geworden zu sein. Während früher schwere **psychotische Dekompensation**, teils exogen, teils auch unter dem gewaltigen Angstdruck in den ersten postoperativen Tagen häufig auftraten und schwer beherrschbare Komplikationen darstellten, sind durch verkürzte Operationszeiten und verfeinerte anästhesiologische Techniken diese Komplikationen zurückgegangen. Auch die psychosoziale Betreuung im perioperativen Umfeld mit dem Angebot einer stabilisierenden Beziehung stellt einen wichtigen Beitrag zur Vermeidung postoperativer psychischer Komplikationen dar.

Götze und Huse-Kleinstoll (1988) sehen hinter manchem schwer erklärbarem **präoperativen Befinden** und Verhalten der Patienten eine unbewußte prozeßhafte Abwehr: Sie beobachteten häufig eine Verleugnung der Realität, einen Rückfall in abhängige frühkindliche Erlebens- und Verhaltensweisen sowie eine Idealisierung des Ärzte und Pflegepersonals.

Die **Angst** kann auf den Körper im Sinne einer sekundären Hypochondrie verschoben werden oder auf die Umwelt projiziert oder an nahe Angehörige delegiert werden. Es versteht sich von selbst, daß diese Abwehrmechanismen als wesentlicher Bestandteil einer Überlebensstrategie des bedrohten Individuums anerkannt werden müssen und nicht einer kritischen psychotherapeutischen auflösenden Bearbeitung unterzogen werden dürfen.

Am besten scheinen Patienten mit einem mittleren Angstniveau, aber stabiler psychischer Abwehr durch die Operation zu kommen. Auch grob verleugnende Mechanismen gegenüber den Gefahren der Operation können helfen, die Operation gut zu überstehen.

Postoperativ können neuropsychologische Defizite und Alterationen in Stimmung und Kognition als langfristige Komplikation auftreten, die nicht als reaktive Depression verkannt werden sollte.

Zusammenfassung

Die koronare Herzerkrankung ist eine in ihrer Genese von psychosozialen Determinanten mit abhängige Erkrankung.

Neben den herkömmlichen körperlichen Risikofaktoren ist auch ein bestimmter Verhaltensstil (**Typ-A-Verhalten**) bei vielen Koronarpatienten besonders ausgeprägt. Bestimmte Eigenarten der Arbeit (Arbeit unter Zeitduck und in abhängiger Verantwortung) gehören zu den statistisch gut abgesicherten psychosozialen Faktoren, die beim einzelnen Patienten immer eine durch das individuelle soziale und persönliche Schicksal geprägte Form finden.

In psychodynamischer Sicht reproduziert die Art des wissenschaftlichen und klinischen Zugangs zum Problem der koronaren Herzkrankheiten und zum Koronarpatienten über weite Strecken das pathogene Abwehrmuster der Patienten, indem psychische Verletzungen oder tief sitzende Kümmernisse (Herzeleid) nicht erfaßt werden. Das kranke Herz wird in den meisten wissenschaftlichen Untersuchungen zur koronaren Herzkrankheit als schlecht durchblutete Muskelpumpe aufgefaßt. Die Wiederentdeckung der »anderen Seite« des **Herzens** als **menschlichem Interaktionsorgan** – Paradigma ist das »gebrochene Herz« – könnte eine – auch theoretische – Basis schaffen, den psychotherapeutischen Gesichtspunkt in der Behandlung der klinischen Manifestationen der koronaren Herzerkrankung mehr als bisher zur Geltung zu bringen.

Die Einholung der eigenen Lebensgeschichte, die Aufhebung von Verleugnung verbunden mit der Anerkennung von Angst und Verzweiflung als zum menschlichen Leben gehörig scheinen Essentials einer psychodynamisch eingreifenden Therapie. Sie hat freilich auch auf seiten des Patienten mit erheblichen Widerständen gegen ein solches Denken zu rechnen und muß sich darum in ganz besonderer Weise auf die typischen, psychische Realität verleugnenden Persönlichkeitszüge des Koronarpatienten einstellen.

Die koronare Herzerkrankung gehört zu den verbreitetsten Volkskrankheiten. In der Entwicklung und therapeutischen Anwendung von über das Konzept des »Typ-A-Verhaltens« hinausgehenden Ansätzen stellt sich eine wichtige Herausforderung für die psychotherapeutische Medizin.

Literatur

Adler R, Hemmeler W. Praxis und Theorie der Anamnese. Stuttgart, New York: Fischer 1986.

Brand RJ, Rosenman RH, Scholtz RJ, Friedman M. Multivariate prediction of coronary heart disease in the WCGS to the findings of the Framingham Study. Circulation 1976; 53: 355-438.

Brown J. Nutritional and Epidemiologic Factors related to Heart Disease. World Rev Nutr Diet 1970; 12: 1-42.

Case RB, Heller SS, Case NB, Moss AJ. Type A behavior and survival after acute myocardial infarction. New Engl J Med 1985; 312: 737-41.

Cobb S. Physiologic changes in men whose jobs were abolished. J. Psychosom Res 1974; 18: 245-58.

Dawber TB, Kannel WB, Lyell LP. An approach to longitudinal studies in a community: the Framingham Study. Ann New Acad Sciences 1963; 107: 539-56.

DiMascio A, Boyd RW, Greenblatt M. Physiological correlates of tension and antagonism during psychotherapy: A study of interpersonal physiology. Psychosom Med 1957; 19: 99-104.

Dimsdale JD, Herd A. Variability of plasma lipids in response to emotional arousal: Psychosom Med 1982; 44: 413-30.

East CT. The story of Heart Disease: The Fitzpatrick Lectures for 1956 and 1957. London (zit. nach Lynch 1979).

Engel GL. Sudden and rapid death during psychological stress: Folklore or folk wisdom? Ann Int Med 1971; 74: 771-82.

Fischer R. VIII. Abwehrmechanismen. Psyche 1980; 6: 554-63.

Friedman M, Rosenman RH. Type A Behavior and your Heart. New York: Knopf 1974.

Friedman M, Thoersen CE, Gill JJ, Powell LH, Ulmer D, Thompson L, Price VA, Rabin DD, Breall WS, Dixon T, Levy R, Bourg E. Alteration of type A behavior and reduction in cardiac recurrences in post-myocardial infarction patients. Am Heart J 1984; 108: 237-48.

Glatzel H. Der Herzinfarkt I. Ein psychosoziales Krankheitsgeschehen. Zschr Psychosom Med 1987; 33: 252-65. Der Herzinfarkt II. Persönlichkeitsmuster und Erlebnis. Z Psychosom Med 1987; 33: 338-49.

Goldschmidt O. IX. Überlegungen zur Frage der Behandlung der Herzinfarkt-Patienten. Psyche 1980; 6: 563-73.

Götze P, Huse-Kleinstoll G. Präoperative Angst und Angstbewältigung. Psychodiagnostische Probleme und therapeutische Implikationen aus psychoanalytischer Sicht. Psychother Med Psychol 1988; 38: 232-7.

Haag A, Lamparter U. Über die Pathologie des Normalen und die Anpassung der psychosomatischen Medizin. In: Abgründige Wahrheiten im Alltäglichen. Zepf S (Hrsg). Göttingen: Vandenhoeck & Ruprecht 1994.

Haynes SG, Feinleib M, Kannel WB. The relationship of psychosocial factors to coronary heart disease in the Framingham Study, III. 8-year incidence of coronary heart disease. Am J Epidemiol 1980; 111: 37-58.

Haynes SG, Feinleib M. Type A behavior and the incidence of coronary heart disease in the Framingham Heart Study. Advanc Cardiol 1982; 29: 85-95.

Höpker WW, Nyssel E, Pasternak G, Hofmann W. Koronararteriensklerose und Risikospektrum zur koronaren Herzkrankheit. Virchows Arch [A] 1977; 374: 131-56.

Jenkins CD. Psychologic and social precursors of coronary disease. New Engl J Med 1971; 282: 244-54.

Kannel WB, Dawber TR. Framingham study-follow up reports. Contributors to coronary rise: Implications for prevention and public health: The Framingham study. Heart Lung 1972; 1: 797-809.

Kennel K. IV. Ein Herzinfarkt-Patient im psychoanalytischen Erstinterview. Psyche 1980; 6: 513-24.

Kelleter R. V. Psychogenetische Aspekte. Psyche 1980; 6: 524-36.

Kerz-Rühling J. VII. Psychischer Konflikt. Psyche 1980; 6: 543-54.

Köhle K, Gaus E, Waldschmidt D. Krankheitsverarbeitung und Psychotherapie nach Herzinfarkt — Perspektiven für ein biopsychosoziales Behandlungskonzept. In: Psychosomatische Medizin. Adler RH, Herrmann JM, Köhle K, Schonecke OW, Uexküll Th v, Wesiack W (Hrsg). 5. Auflage, München, Wien, Baltimore. Urban und Schwarzenberg 1996; 798-809.

Kraus AS, Lilienfeld AM. Some epidemiologic aspects of the high mortality rate in the Young Widowed Group. J Chron Dis 1959; 10: 207-17.

Lamparter U. Phänomene der Zeitgeschichte in der praktischen psychoanalytischen Psychosomatik. In: Psychoanalytische Psychosomatik. Strauß B, Meyer AE (Hrsg). Stuttgart, New York: Schattauer 1994.

Lewin K. Feldtheorie in den Sozialwissenschaften. Berlin, Stuttgart: Huber 1963.

Lüttkehaus L. Der Tod im Wallis. Süddeutsche Zeitung vom 6.8.1994.

Lynch JJ. Das gebrochene Herz. Reinbek: Rowohlt 1979.

Maschewski W, Schneider U. Soziale Ursachen des Herzinfarkts. Frankfurt: Campus 1981.

Matthews KA, Glass DC, Rosenman RH, Bortner RU. Competitive drive, pattern A, and coronary heart disease: a further analysis of some data from the Western Collaborative Group Study. J Chron Dis 1977; 30: 489-98.

Matthews KA. What is the type A (coronary-prone) behavior pattern from a psychological perspective? Psychol Bull 1982; 91: 293-323.

Moersch E. Zur Psychopathologie von Herzinfarkt-Patienten. Psyche 1980; 6: 493-500 und 574-81.

Moss AJ, Wyner B. Tachycardia in House Officers presenting cases at Grand Rounds. Ann Intern Med 1970; 72: 255-67.

Nunes EV, Frank KA, Kornfeld DS. Psychologic treatment for the Type A behavior pattern and for coronary heart disease: A meta-analysis of the literature. Psychosom Med 1987; 48: 159-73.

Ornish D, Brown S, Scherwitz LW, Billings JH, Armstrong WT, Ports TA, McLanahan SM, Kirkeeide RL, Brand RJ, Gould KL. Can lifestyle changes reverse coronary heart disease? The Lifestyle Heart Trial. Lancet 1990; 336: 129-33.

Parkes CM, Benjamin G, Fitzgerald RG. A broken heart. A statistical study of increased mortality among widowers. Br Med J 1969; 1: 740-3.

Powell LH, Friedman M, Thoresen CE, Gill JJ, Ulmer DK. Can the type A behavior pattern be altered after myocardial infarction? A second year report from the recurrent coronary prevention project. Psychosom Med 1984; 46: 293-313.

Reiser MF, Reeves RB, Armington J. Effects of variations in laboratory procedure and experiments upon the ballistocardiogram, blood pressure and heart rate in healthy young men. Psychosom Med 1955; 17: 185-99.

Rodriguez C. VI. Objektbeziehungen. Psyche 1980; 6: 536-43.

Rosenman RH, Brand RJ, Jenkins CD, Friedman M, Straus RB, Wurm M. Coronary heart disease in the Western Collaborative Group Study: Final follow-up experience of 8,5 years. J Am Med Assoc 1975; 233: 872-7.

Rosenman RH, Friedman M. The central nervous system and coronary heart disease. In: Health and Social Environment. Insel PM, Moos RH (eds). Lexington/Mass: Heath & Comp 1974; 93-106.

Schmidt TH, Eschweiler J, Thierse H. Behavioral correlates of cardiovascular reactions in school children. In: Biological and Psychological Factors in Cardiovascular Disease. Schmidt TH, Dembrowski G, Blümchen G (eds). Berlin, Heidelberg, New York: Springer 1986; 187-227.

Shekelle RB, Hulley S, Neaton J, Billigs J, Borham N, Gerace T. Type A behavior and risk of coronary heart disease in MRFIT. In: Biological and Psychological Factors in Cardiovascular Disease. Schmidt T, Dembrowski T, Blümchen G (eds). Berlin, Heidelberg, New York: Springer 1986; 41-55.

Siegrist J, Dittmann K, Rittner K, Weber J. Soziale Belastungen und Herzinfarkt. Eine medizinsoziologische Fall-Kontroll-Studie. Stuttgart: Enke 1980.

Stuhr U, Karmaus W. Streß und Krankheit. In: Streß in der Arbeitswelt. Karmaus W, Müller V, Schienstock G (Hrsg). Köln: Bund V 1979; 164-90.

Williams RB, Hanes TL, Lee KL, Kong Y, Blumenthal JA, Whalen RE. Type A behavior, hostility and coronary artherosclerosis. Psychosom Mod 1980; 42: 539-49.

Wotschack P, Wotschack W. Herzinfarktforschung und Industriearbeit. In: Medizinische Soziologie. Jahrbuch 1. Deppe HU, Gerhardt U, Novak P (Hrsg). Frankfurt: Campus 1981; 238-65.

Literaturempfehlung

Hahn P. Der Herzinfarkt in psychosomatischer Sicht. Göttingen: Vandenhoeck & Ruprecht 1972.

5.4.5 Essentielle Hypertonie

Friedhelm Lamprecht

> **ICD-10-Klassifikation**
>
> Die Einordnung erfolgt unter der somatischen Diagnoseklasse (I10) als essentielle (primäre) Hypertonie.

Das **Gefäßsystem** gilt schon seit frühen klinischen Beobachtungen als Einbruchspforte der Psyche in den Leib. Die symbolische Besetzung des Herzens und seine vegetative Innervation machen dieses sowie die Tonusregulation der Gefäße, und zwar nicht nur der sichtbaren Hautgefäße wie zum Beispiel beim Erröten vor Scham oder Bleichwerden vor Schreck, sehr empfindlich für emotionale Störgrößen. Inhalt dieses Abschnittes sind aber nicht die funktionellen Herz-Kreislauf-Störungen, sondern die psychosomatische Betrachtung des essentiellen Hypertonus.

Definition und Deskription

Nur ein relativ geringer Prozentsatz der Varianz bei den Patienten mit pathologischen **Blutdruckerhöhungen** (etwa 10%) kann eindeutig **organischen Primärursachen** zugeordnet werden, zum Beispiel Endokrinopathien oder Nierenarterienstenosen.

> **Definition**
>
> Für das Hauptkontingent der Patienten mit **Hypertonien** wird dann, fallen diese erwähnten Primärursachen weg, die Bezeichnung **essentiell** gewählt, das heißt, man geht von einem jeweils unterschiedlich zusammengesetzten Ursachenmosaik aus, das in der Initialphase und in der Verlaufsphase unterschiedlich zusammengesetzt sein kann, so daß primäre Faktoren und Anpassungsprozesse an den erhöhten Blutdruck zunehmend schwerer unterscheidbar werden.

Jedenfalls herrscht Übereinkunft darüber, daß ein jeweils unterschiedlich zusammengesetztes

Ursachengefüge in die gemeinsame Endstrecke des pathologisch erhöhten Blutdrucks einmünden kann. Wenn wir mal altersspezifische Faktoren außer acht lassen, dann liegt die Grenze des **normalen Blutdrucks** bei 140/90 mmHg (18,6/12 kPa), oberhalb dieser Werte gibt es einen kontrollbedürftigen Grenzbereich, der für den systolischen Blutdruck bis 160 mmHg (21,3 kPa) und für den diastolischen bis 94 mmHg (12,5 kPa) reicht. Noch höhere Blutdruckwerte sind eindeutig als **hoher Blutdruck** anzusprechen. Ein einmalig oder gelegentlich über diese Grenzwerte hinausgehender Blutdruckwert bedeutet keineswegs, daß eine Hochdruckkrankheit vorliegt. Die große Schwankungsbreite des Blutdrucks, die situative Abhängigkeit, die Zunahme und Abnahme im Laufe des Tages und während der Nacht machen es dem Arzt mitunter schwer, diesen **durchschnittlichen Blutdruckwert zu ermitteln**. Es kann notwendig sein, den Blutdruck in verschiedenen Körperlagen und auch zu verschiedenen Zeiten zu messen, bevor ein Urteil darüber möglich ist, ob eine behandlungsbedürftige Situation besteht. Untersuchungsartefakten kann dadurch begegnet werden, daß der mögliche Patient in die Selbstmessung eingeführt wird und Verlaufskurven erstellt während seiner täglichen Routine. Aus dem Mosaik der möglichen Teilursachen wie genetische Prädisposition, Übergewicht, Fehlernährung, Bewegungsmangel und psychosoziale Faktoren sprechen wir hier schwerpunktmäßig die letzteren an, obwohl hier eine Interdependenz der verschiedenen Faktoren offensichtlich ist.

Epidemiologie

Die Hochdruckkrankheit gilt als Volkskrankheit Nummer 1, im Englischen als 'silent killer' bezeichnet. Wenn man davon ausgeht, daß von den männlichen Hochdruckpatienten nur 60 % und von den weiblichen nur 80 % um ihre Krankheit wissen, dann muß man von einer nicht unerheblichen Dunkelziffer ausgehen. Da die Hochdruckkrankheit mit dem Alter zunimmt – man geht von einem guten Drittel betroffener über 65jähriger aus – wird aufgrund der Umkehrung des Lebensbaumes in unserer Bevölkerung die Erkrankung zunehmend noch an Bedeutung gewinnen. Konservative Schätzungen gehen von ca. 10 Millionen, mehr progressive Schätzungen von bis zu 15 Millionen betroffener Bundesbürger aus. Im Lehrbuch von Uexküll (Herrmann et al.) 1996 wird geschätzt, daß dreimal mehr Menschen an den Folgen der Hypertonie starben als an Krebs.

Psychodynamik

Nach dem Gesagten ist deutlich, daß es keine eindeutige Konfliktpathologie beim essentiellen Hypertoniker geben kann. Eine der ältesten beschriebenen Befunde ist der, daß der Hochdruckpatient Konflikte vermeidet, um dem zu gefallen, zu dem er persönliche Beziehungen unterhält und von dem er sich abhängig fühlt, und es so an Möglichkeiten **mangelt**, seine **Wut** und seinen **Ärger auszudrücken**. Nach Alexander (1939) können so nicht zum Ausdruck kommende Feindseligkeitsgefühle zur Quelle einer **Dauererregung** des **Gefäßsystems** führen, so als ob der Patient ständig vorbereitet ist auf einen Kampf, der niemals stattfindet. Nach Alexander kommt es hierbei zu einer Substitution einer physiologischen Reaktion, die zwar mit Handlungsbereitschaft verbunden ist, aber infolge zu geringer muskulärer Abreaktion über eine neuroviszerale Aktivierung zu einer Erhöhung des Gefäßwiderstandes führen soll. Als Alternative zu dieser sogenannten **Spezifitätshypothese** von Alexander gab es Autoren (Delius u. Fahrenberg 1963), die bei emotional Labilen und introvertierten Personen eine **generalisierte psychophysiologische Labilität** als Merkmal annahmen. Von psychoanalytisch arbeitenden Kollegen werden zusätzlich zwangsneurotische Abwehrstrukturen bei weiterschwelender Aggressivität wie eine Helferhaltung bei Hypertonikern (Quint 1967), denen eine neurotische Idealbildung und geheime Überlegenheitsgefühle zugrunde liegen, beschrieben, weiterhin eine geringe Selbsteinschätzung, ein Überkontrolliertsein, ein Schuldbeladensein, eine Haltung von Unterwürfigkeit, ein Mangel an Phantasieleben im Sinne der Alexithymie, ein Verbergen persönlicher Gedanken, Wahrnehmungsunterschiede in dem Sinne, daß sie auch Feindseligkeiten von anderen nicht erkennen (Sapira et al. 1973). Bei einigen findet sich ein höheres Maß an Ängstlichkeit, andere zeigen als Folge ihrer eigenen geringen Selbsteinschätzung ein hohes Maß an kompensatorisch erhobenen hohen Anforderungen an sich selbst. Ein hohes Maß von mit neurophysiologischer Aktivierung eingehender **Leistungsmotivation** wird in einer empirischen Untersuchung von Bühler et al. (1992) herausgestellt, insbesondere bei den Skalen Leistungsstreben, Ausdauer und Fleiß und der leistungsfördernden Prüfungsangst im Leistungsmotivationstest. Ein ruhe- und rastloser Tätigkeitsdrang bei hohem Anspruchsniveau und fehlenden Gratifikationsmöglichkeiten scheint auch ein zu kardiovaskulären Erkrankungen disponierender Faktor zu sein (Siegrist 1990, 1991). Das mit diesem Tätigkeitsdrang im Zusammenhang stehende Leistungsstreben kann auch als Teil einer zwangsneurotischen Abwehrstruktur gegen aggressive Impulse gesehen werden (Bühler u. Haltenhof 1993).

In einer Metaanalyse über psychosoziale Faktoren im Zusammenhang mit dem essentiellen Hypertonus kommen Summers-Flanagan und Greenberg (1989) zu dem Schluß, daß alte analytische Hypothesen deutliche Unterstützung finden, nämlich daß Hochdruckpatienten Schwierigkeiten haben, aggressive Gefühle bei sich wahrzunehmen und auszudrücken, was sich in 21 von 25 Untersuchungen fand. Darüber hinaus bestätigten alle 23 herangezogenen Untersuchungen, daß Hochdruckpatienten **Schwierigkeiten** im **Sozialkontakt** haben mit der Tendenz zu sozialer Isolation und der Schwierigkeit, Persönliches offenzulegen. Solche zwischenpersönlichen Situationen, die persönliche Kommunikation herausfordern, seien von starken physiologischen Reaktionen begleitet. In 6 von 9 Untersuchungen wurde auch ein starkes Maß an Verleugnung und Verdrängung gefunden. Die Unterdrückung von Ärger geht offensichtlich mit einer **erhöhten β-adrenergen Rezeptorsensibilität** einher, und als Folge davon kommt es zu stärkeren streßinduzierten Blutdruckanstiegen (Mills u. Dimsdale 1993). Daß der sozioökonomische Status ebenso wie die Ausbildung in der Entwicklung des Hypertonus und bezogen auf die Mortalitätsrate eine Rolle spielen, ist immer wieder nachgewiesen worden (Tyroler 1989). Daneben spielen auch **genetische Faktoren** eine bedeutende Rolle (Tishler et al. 1987; Propping 1993). Beide Faktoren zusammengenommen führen möglicherweise dazu, daß Hochdruckpatienten in der schwarzen Bevölkerung der USA mit mangelhafter Ausbildung die höchste Mortalitätsrate in einem bestimmten Beobachtungszeitraum aufweisen (Tyroler 1989).

Die **geschlechtsdifferente Blutdruckregulation** auf Stressoren basiert in erster Linie auf der blutdrucksteigernden Wirkung des Testosteron bei den männlichen Patienten (von Eiff 1991), wie umgekehrt die protektive Wirkung des Östrogens auf die kardiovaskulären Reaktionen zur längeren Lebenserwartung der Frauen beitragen sollen. Alle diese erwähnten Faktoren sind es in der Regel nicht, weswegen ein Patient die Hilfe eines Arztes in Anspruch nimmt.

In einem anderen Modell ist es der **Krisenbegriff**, der in den Mittelpunkt der Überlegungen gestellt wird (Lamprecht 1981, 1994). Hierbei kommt es zur wechselweisen **Aktivierung** der beiden **Schenkel** des **autonomen Nervensystems**:

- einmal mit Cannons-Bereitstellungsreaktion im Sinne eines »flight-fight-response« und mit dem Überwiegen einer ergotropen Reaktionslage (**Sympathikusaktivierung**)
- zum anderen mit einem Rückzugsverhalten, verwandt zu Engels conservation withdrawal (Engel u. Schmale 1972) und zum Überwiegen einer trophotropen Reaktionslage (**Vagusaktivierung**)

Die eine oder andere Verhaltensweise setzt aber eine Entscheidung voraus. Die Reziprozität zwischen den beiden Schenkeln des autonomen Nervensystems kann verlorengehen, wenn über längere Zeiträume im Stadium der Unentschlossenheit verschiedene Verhaltensweisen ausprobiert oder ausphantasiert werden, die keine Lösung versprechen, so daß im Widerspruch stehende Stimulationen des autonomen Nervensystems im raschen Wechsel zu sympathischer oder parasympathischer Aktivierung führen mit entsprechender Symptomatik wie Rot- und Blaßwerden, Harn- und Stuhldrang, Schwindel, Zittern, Gänsehaut, Brady- und Tachykardien, Schweißausbrüche, Blutdrucksteigerung, Blutdruckabfall bis hin zur Ohnmacht und Tod (Engel 1978). Diese wechselweisen Aktivierungen der beiden Schenkel des autonomen Nevensystems sind dann auch für die Vielzahl der **Symptome** verantwortlich, die bei **Hochdruckpatienten** gefunden werden, so Schlafstörungen bei 48 %, Schwindel bei 51 %, Ohrensausen bei 33 %, Kurzatmigkeit bei 43 %,

Sensationen im Oberbauch bei 40%, saures Aufstoßen bei 44%, um nur einige Beispiele für die reichhaltige Symptomskala bei Hochdruckpatienten zu geben (Stokvis 1941). Obwohl wir hier vom autonomen Nervensystem reden, ist das rostrale Ende des integrativen Zentrums für den Karotissinus-Barorezeptor-Depressor-Mechanismus, im vorderen Hypothalamus gelegen, durch seine zahlreichen afferenten und efferenten Verbindungen zum limbischen System, insbesondere zum Mandelkern sowie zum motorischen Kortex, zum vorderen Temporallappen, zum vorderen Teil des Gyrus cinguli, teilweise aus seiner Autonomie entlassen, wodurch dieses exquisit empfindlich wird gegenüber dem, was wir fühlen und erleben und in unserer Außen- und Innenwelt wahrnehmen. Ich möchte das hier eher theoretisch Anmutende anhand eines von mir früher publizierten Patientenbeispiels (Lamprecht 1986) verdeutlichen.

Fallbeispiel

Der 44jährige, mir von der Hochdruck-Sprechstunde konsiliarisch zugewiesene Patient erweist sich zunächst als geschickter Patient und legt mir einen Zettel hin mit all den Medikamenten, die er in den letzten Jahren versucht hatte. Diese Liste enthält nach Organsystem geordnet 73 Medikamentennahmen. Sie belegt für mich eindrucksvoll das andauernde Mißverständnis zwischen Arzt und Patient. Der Patient erwähnt zunächst seine Durchschlafstörungen, er habe auch Blähungen, häufig einen Blähbauch, dann wieder Durchfälle und Schweißausbrüche. Er sei überhaupt leicht erregbar und könne sich schwer konzentrieren. Im Zusammenhang damit habe er einen Arzt konsultiert, der einen Blutdruck von 195/110 mmHg (25,9/14,6 kPa) festgestellt habe. Alle Blut-, Nieren- sowie Hormonuntersuchungen und Urinproben, ebenso das EKG seien unauffällig gewesen.

Das Gespräch fand im Februar 1984 statt. Für den Sommer 1984 stand für den Patienten ein Wechsel aus Berlin an, was er seit dem Herbst des vorherigen Jahres wußte und was sich im Mai 1983 angebahnt hatte, als er auf einer Kur eine 7 Jahre jüngere Frau kennengelernt hatte, mit der er inzwischen zweimal im Urlaub war, die er an Wochenenden regelmäßig besuchte und mit der er zusammenleben will. Sie kommt aus einer Stadt in Westfalen, ist dort als technische Auslandskorrespondentin tätig und kann ihren Beruf nicht aufgeben. Der Patient selbst ist Industriekaufmann in leitender Stellung bei einer Firma in Berlin. 1971 sei seine bislang einzige Ehe, die 1962 mit einer 2 Jahre jüngeren Frau geschlossen wurde, geschieden worden. Kinder hätten sie nicht gehabt. Die Frau hätte aber mehrere Verhältnisse gehabt »Ich habe mich auch als Mann entwertet gefühlt«. Er habe eine horrende Angst vor einem Vertrauensbruch in der jetzigen Beziehung. Neben seinen Hobbies beim Kegelverein und beim Schießsportverein der Polizei ist für die Psychodynamik erwähnenswert, daß er jeden Abend, wenn er von der Arbeit kommt, seine Mutter besucht und an den Wochenenden bei ihr Mittagessen und Abendbrot einnimmt. 1962 sei er von der Mutter weggezogen und habe direkt geheiratet.

Ich möchte aus der Genese noch erwähnen, daß der Patient als Einzelkind aufgewachsen ist und der Vater starb, als der Patient vier Jahre alt war. Es besteht eine ausgeprägte Mutterbindung, weswegen die Entscheidung, die Mutter zu verlassen, seine Stelle aufzugeben und nach Westdeutschland zu ziehen, für ihn mit erheblichen Ambivalenzgefühlen einhergeht. In dieser Krisensituation ist es dann auch zur Manifestation der verschiedenen Symptome gekommen. Einen nochmaligen Vertrauensbruch würde der Patient wahrscheinlich nicht verkraften, deswegen die erhebliche Angstmobilisierung. Der mit dem Umzug verbundene berufliche Abstieg, er würde dort freier Handelsvertreter sein und hätte eine Reisetätigkeit von zwei bis drei Tagen pro Woche bei einem Fixum von 2000,- DM gegenüber einem Festgehalt von jetzt über 4000,- DM, muß gleichzeitig als Entwertung seiner Männlichkeit verstanden werden. Krise heißt ja das Anstehen einer Entscheidung, die gefällt werden muß, und so scheint die Entscheidung – und das ist der Fokalkonflikt –, bei seiner Mutter zu bleiben und im beruflichen seinen Mann zu stehen, zu alternieren mit der Möglichkeit, sich als Mann zu beweisen und dabei einen beruflichen Abstieg in Kauf nehmen zu müssen. Die wechselweise Aktivierung von Sympathikus und Parasympathikus in Richtung Progression und Regression im Zusammenhang mit den angedeuteten Versuchungs- und Versagungssituationen könnte zu einer Entgleisung und Aufhebung der Reziprozität der beiden Schenkel des autonomen Nervensystems geführt haben und so in der Phase der Hochdruckentwicklung bedeutsam gewesen sein.

Fallbeispiel

Ich habe den Patienten zweimal gesehen und ihm gesagt, wenn er sich entschieden habe, würde ich mich freuen, wenn er mir schreiben würde, wie es ihm ginge. Ich erhielt zwei Jahre später eine Karte, indem er mir mitteilte, daß er nach Westdeutschland gezogen sei, dort geheiratet habe und daß die beruflichen Dinge sich besser angelassen hätten, als er antizipiert hatte. Er sei seit einem Jahr medikamentenfrei, und bei insgesamt fünfmaligen Blutdruckmessungen über die Zeit verteilt ist bei seinem Hausarzt der höchste Wert 140/100 mmHg (18,6/13,1 kPa) gewesen.

An diesem Patientenbeispiel wird deutlich, daß es die Symptome der Unentschiedenheit waren, die den Patienten zum Arzt führten, und daß die Handlungsmöglichkeit, die dem Patienten durch Gespräche gegeben wurde, etwas mit der Bewußtwerdung des Konfliktes zu tun hatte, so daß der symptomfixierte Leidensdruck durch die therapeutische Intervention sich auch auf das Konfliktbewußtsein ausweitete.

Übertragung und Gegenübertragung

Die speziellen Aspekte von Übertragung und Gegenübertragung sind wie bei vielen anderen Krankheiten auch eher bestimmt durch die Persönlichkeitsmerkmale und nicht durch die Krankheit. Da bei vielen Patienten die Hochdruckkrankheit eine Zufallsentdeckung ist, gibt es häufig noch nicht einmal einen symptomfixierten Leidensdruck. Hier kann es die paradox anmutende Aufgabe des Arztes sein, dem »noch nicht Patient« zu einem Leidenden zu machen. Auch findet man unter Hochdruckpatienten relativ häufig sogenannte »**Normopathen**«, was in dem Behandler Gefühle von Unsicherheit, aber auch Ablehnung gegenüber dem Patienten hervorrufen kann und dann zu einseitig pharmakologischen Behandlungen führt. Ohne daß der Patient über die Wirkweise und Nebenwirkungen des Medikamentes aufgeklärt wird, macht sich dieser dann anhand des Beipackzettels »sachkundig«. Er kann das Nutzen-Risiko-Verhältnis nicht einschätzen, was dann beim Patienten zu mangelnder Compliance führt, insbesondere dann, wenn ein erhöhter Blutdruck subjektiv nicht wahrgenommen wird. Hier gilt es, Aufklärungs- und Motivationsarbeit zu leisten. Ein drohender Hinweis auf die möglichen Folgewirkungen wie Herzinfarkt, Schlaganfall, Nierenversagen oder peripherer arterieller Verschlußkrankheit reaktiviert häufig kindlich trotzig reaktive Verhaltensweisen. Doch weiteres dazu unter dem Abschnitt 'Therapie'.

Therapie

Nach dem bisher Gesagten wird deutlich, daß essentielle Hypertoniker keine homogene Population darstellen. Die Inhomogenität gilt sowohl für die unterschiedliche Mitbeteiligung psychosomatischer Faktoren als auch für die unterschiedliche Ansprechbarkeit auf die verschiedenen psychotherapeutischen Interventionstechniken. Diese dürfen nur in seltenen Fällen als Alternative zur pharmakologischen Behandlung gesehen werden. In aller Regel wird es darum gehen, durch eine gesündere Lebensführung Medikamente einzusparen. Dieser mehr **psychoedukative Ansatz** vermittelt auf kognitiver Ebene Zusammenhänge zwischen Kochsalzaufnahme, Übergewicht, Fettstoffwechsel, Bewegungsmangel und so weiter einerseits und Hochdruck und Arteriosklerose andererseits. Auch empfiehlt es sich, die Wirkweise des Medikamentes zu erklären und auf die möglichen Nebenwirkungen hinzuweisen. Alles dieses würde noch in den allgemeinmedizinischen Bereich und in den Bereich der psychosomatischen Grundversorgung gehören. **Entspannungsverfahren** wie autogenes Training, Biofeedback und progressive Muskelrelaxation sind ebenfalls Verfahren, die häufig zur Anwendung kommen. Der Arzt für psychotherapeutische Medizin wird sensibel registrieren, welches die akuten oder chronischen Konflikt- und Belastungssituationen sind im beruflichen und/oder privaten Umfeld. Eine differenzierte psychophysiologische Diagnostik sollte vor einer therapeutischen Entscheidung stehen. Andauernden Belastungen können Arbeitslosigkeit, Rechtsstreitigkeiten, mangelnde Selbstbehauptungstendenzen, Partnerschaftsprobleme und so weiter zugrundeliegen, aber auch mehr verborgene Persönlichkeitszüge wie stark aggressive Gehemmtheiten, Schwierigkeiten, Persönliches mit anderen zu teilen, tiefe Selbstunsicherheit häufig gepaart mit einem hohen Maß an frei flottierender Angst, um nur einige Beispiele zu nennen.

Lassen sich umschriebene Konfliktbereiche ausmachen, die mit der Erkrankung im Zusammenhang stehen (s. auch das Patientenbeispiel S. 426 f), ist eine **problemorientierte tiefenpsychologisch fundierte** oder **verhaltenstherapeutische** (z. B. Selbstbehauptungstraining) **Therapie** indiziert.

Patienten, deren sympathisches Nervensystem auf alle möglichen Arten von Streß anspricht, und die man somit als **Streßhypertoniker** bezeichnen könnte, ohne daß sich initial eine auslösende Situation oder eine spezifische Bedingungskonstellation eruieren ließe, kann man gestuften **Streßbewältigungstechniken** zuführen. Schließlich gibt es auch die situationsunabhängige Hypertonie. Ob es sich hierbei um eigenständige Verlaufsformen handelt oder nur um ein späteres Stadium der Hochdruckerkrankung, ist schwierig zu entscheiden. Jedenfalls steht hier die symptomatische Behandlung ganz im Vordergrund, vielleicht ergänzt durch Entspannungstechniken und Biofeedback.

Bei anderen Patienten findet man häufig die Paarung von Adipositas und gesteigertem Alkoholkonsum, eine **Suchtkomponente** im oralen Bereich ist hier also nicht zu übersehen. Beides verstärkt die Hochdruckentwicklung, was man schon daran sieht, daß pro Kilogramm Gewichtsabnahme der Blutdruck um 3 bis 5 mmHg (0,4–0,6 kPa) sinkt und häufig durch eine ausreichende Gewichtsabnahme eine Normalisierung des Blutdrucks erreicht werden kann.

Obwohl es zur Hochdruckbehandlung gut wirksame Medikamente gibt, werden diese häufig nicht eingenommen. Das **Compliance-Problem** stellt somit innerhalb der Hochdruckbehandlung ein besonders gravierendes Problem dar. Es ist jeweils sehr wichtig, daß der Arzt das Gespräch mit dem Patienten nicht auf die Art und Weise der Einverleibung einer Tablette beschränkt, gerade bei solchen Patienten, bei denen die Hochdruckkrankheit mehr oder weniger zufällig entdeckt worden ist, und die nicht einmal einen symptomfixierten Leidensdruck unterliegen.

> Wenn das Leid nicht im Leiblichen empfunden wird, kann es nur darum gehen, das Leiden in anderen Bereichen offenkundig zu machen, was dann dem Patienten etwas in die Hand gibt, in eigener Sache aktiv zu werden und eine Kurskorrektur auf seinem Lebensweg anzubringen, etwas, was für Arzt und Patient gleichermaßen befriedigend ist.

Eine psychodynamische Charakterisierung von Subpopulationen von Hochdruckpatienten mit prospektiven differentiellen Behandlungsprogrammen steht erst in den Anfängen. Trotzdem gibt es inzwischen zahlreiche Untersuchungen, die darauf hinweisen, daß nichtpharmakologische Ansätze auf den Verlauf der Erkrankung günstig beeinflussende Effekte haben (Kaplan 1991; Basler et al. 1991; Lamprecht 1994), und auch erste Ansätze für eine differentielle Behandlungsindikation im nichtpharmakologischen Bereich (McGrady u. Higgins 1989; Franck et al. 1994).

Zusammenfassung

Der essentielle Hypertonus ist eine heterogene Erkrankung, die sich aus unspezifizierten Untergruppen zusammensetzt. Nach der dualen Theorie des Hochdruckes können erworbene und genetische Faktoren zu vaskulären Muskeldefekten und gesteigertem sympathischem Impulsfluß führen, welche entweder zusammen oder allein zu einem gesteigerten Gefäßwiderstand führen. Erworbene Faktoren können entweder einer Disposition dazu verhelfen, eine manifeste Erkrankung zu werden, allein eine Krankheit verursachen oder auch verhindern, daß ein genetischer Zug manifest wird. Innerhalb der erworbenen Faktoren differenzieren wir solche, die innerhalb der Persönlichkeit liegen, welche früh im Leben erworben sind und solche, die außerhalb liegen, wie zum Beispiel Streß bei der Arbeit, Lärmexposition und so weiter. Wie die externen Stressoren aufgenommen werden, hängt ab von der Persönlichkeit und dem sozialen Unterstützungssystem. In der vorgestellten Theorie spielt das griechische Wort »Krise« eine große Rolle in der Bedeutung, wie es einen Zustand charakterisiert, in der eine Entscheidung getroffen werden muß. In einer Situation, in welcher weder in der

Realität eine Entscheidung getroffen, noch in der Phantasie ausprobiert werden kann, aktiviert der Organismus das autonome Nervensystem in einer planlosen Art und Weise, alternierend sehr schnell zwischen den beiden Schenkeln mit Symptomen wie Zittern, Gänsehaut, Speichelfluß, Erbrechen, Urination, Defäkation und so weiter. In dem Fall, daß dieses länger anhält, kann die Reziprozität zwischen den beiden Systemen zusammenbrechen, der Organismus scheint in einem Zustand psychologischer Immobilisation zu sein. Im Anfang führt die Streßexposition zu einer gesteigerten sympathischen Nervenaktivität mit einer adaptiven Funktion, wodurch das Individuum in die Lage versetzt wird, mit einer Herausforderung fertig zu werden. Aber wenn diese Versuche ständig fehlschlagen, ist der Streß schwer auszuhalten. Es stellt sich eine Haltung des Aufgebens ein, begleitet von einem sympathischen Nervensystem, was dann niedrig geschaltet ist. Das geht einher mit einer Adaptation des Barorezeptoren-Depressor-Mechanismus. Als eine Folge davon würde jede zusätzliche Art von Streß nicht mehr zu einer entlastenden Gegenregulation führen. Besonders im Bereich der Grenzwerthypertonie sind psychotherapeutische Zusatzverfahren sinnvoll.

Literatur

Alexander F. Emotional factors in essential hypertension. Psychosom Med 1939; 173-79.

Basler HD, Unnewehr S, Gluth G. Follow-up of a group treatment for obese essential hypertensives in a primary care setting. Patient Educ Counseling 1991; 17: 217-26.

Bühler KE, Haltenhof H, Kress S. Leistungsmotivation bei essentiellen Hypertonikern: Eine empirische Studie. Z Psychosom Med 1992; 38: 269-80.

Bühler KE, Haltenhof H. Leistungsmotivation bei essentieller Hypertonie. MMW 1993; 135: 425-8.

Delius L, Fahrenberg J. Ein kritischer Beitrag zur Psychosomatik der essentiellen Hypertonie. Med Klinik 1963; 27: 1102-7.

Engel GL, Schmale AH. Conservation-withdrawal: a primary regulatory process for organismic homeostasis. In: Physiology, Emotion, Psychosomatic Illness. Ciba Foundation Symposium 1972; 8: 57-75.

Engel GL. Psychologic stress, vasodepressor (Vasovagal) syncope, and sudden death. Ann Int Med 1978; 89: 403-12.

Eiff AW v. Längere Lebensdauer der Frau. Dtsch Ärztebl 1991; 48: B-2783-4.

Franck M, Schäfer H, Stiels W, Herrmann J. Welche Patienten profitieren von einer Behandlung mit dem respiratorischen Feedback (RFB)? Psychother Psychosom Med Psychol 1994; 44: 390-5.

Herrmann JM, Rassek M, Schäfer N, Schmidt TH, Uexküll Th v. Essentielle Hypertonie. In: In: Psychosomatische Medizin. Adler RH, Herrmann JM, Köhle K, Schonecke OW, Uexküll Th v, Wesiack W (Hrsg). 5. Aufl. München, Wien, Baltimore: Urban & Schwarzenberg 1996; 743-68.

Kaplan NM. Long-term effectiveness of nonpharmacological treatment of hypertension. Hypertension 1991, 18: 153-60.

Lamprecht F. Der Barorezeptorenreflex und seine Beziehung zur Hochdruckentwicklung. In: Experimentelle Forschungsergebnisse in der Psychosomatischen Medizin. Zander W (Hrsg). Göttingen: Vandenhoeck & Ruprecht 1981; 161-9.

Lamprecht F. Zur Psychosomatik des Herzinfarktes und des essentiellen Hypertonus. Psychosomatik in der inneren Medizin. Studt HH (Hrsg). Berlin, Heidelberg, New York: Springer 1986; 11-8.

Lamprecht F. Der essentielle Hypertonus psychosomatisch betrachtet. Z Psychosom Med 1994; 40: 274-87.

McGrady A, Higgins JT. Prediction of response to biofeedback-assisted relaxation in hypertensives: Development of a hypertensive predictor profile (HYPP). Psychosom Med 1989; 51: 277-84.

Mills P, Dimsdale JE. Anger supression: its relationship to (-adrenergic receptor sensitivity and stress-induced changes in blood pressure. Psychol Med 1993; 23: 673-8.

Propping P. Molekulare Genetik in der Medizin. Hypertonie. Dtsch Ärztebl 1993; 90: B-1944-5.

Quint H. Die Hypertoniker in psychosomatischer Sicht. In: Essentielle Hypertonie – Klinik, Psychophysiologie und Psychopathologie. Eiff AW v (Hrsg). Stuttgart: Thieme 1967; 65-189, 217-22.

Sapira ID, Bileent S, Heib BA, Moriarty R, Shapiro AP. Differences in perception between hypertensive and normotensive populations. Psychosom Med 1973; 33: 3-12.

Siegrist J, Peter R, Junge A, Cremer P, Seidel D. Low status controll, high effort at work and ischemic heart disease: Prospective evidence from blue-collar men. Soc Sci Med 1990; 31: 1127-34.

Siegrist J, Peter R, Georg W, Cremer P, Seidel D. Psychosocial and biobehavioral characteristics of hypertensive men with elevated atherogenic lipids. Atherosclerosis 1991; 86: 211-8.

Stokvis B. Psychologie und Psychotherapie der Herz- und Gefäßkranken. Lochem: Uitgeversmaatschappij »De Tijdstroom« 1941; 147-56.

Summers-Flanagan J, Greenberg RP. Psychosocial variables and hypertension. A new look at an old controversy. J Nerv Ment Dis 1989; 177: 15-24.

Tishler PV, Lewitter FI, Rosner B, Speizer FE. Genetic and environmental control of blood pressure in twins and their family members. Acta Genet Med Gemellol 1987; 36: 455-66.

Tyroler HA. Socioeconomic status in the epidemiology and treatment of hypertension. Hypertension 1989; 13, Suppl I: 94-7.

5.4.6 Diabetes mellitus

Klaus Rodewig

> **ICD-10-Klassifikation**
>
> Die Einstufung des Diabetes mellitus gliedert sich nach den Verursachungsfaktoren:
> E10: insulinabhängiger Diabetes
> E11: nichtinsulinabhängiger Diabetes
> E12: Diabetes in Verbindung mit Fehl- oder Mangelernährung
> E13: sonstiger näher bezeichneter Diabetes
> E14: nicht näher bezeichneter Diabetes
>
> Durch die vierte Stelle können Komplikationen differenziert werden.

Definition und Deskription

> **Definition**
>
> Beim Diabetes mellitus handelt es sich nicht um ein einheitliches Krankheitsbild, sondern um eine Stoffwechselerkrankung unterschiedlicher Genese. Wir unterscheiden heute im klinischen Alltag:
> - insulin-dependent diabetes mellitus (IDDM), auch Diabetes mellitus Typ I
> - non-insulin-dependent diabetes mellitus (NIDDM), auch Diabetes mellitus Typ II

In jeder dieser Krankheitsgruppen, insbesondere jedoch beim Typ-II-Diabetes, werden multiätiologische Faktoren für die Stoffwechselentgleisung verantwortlich gemacht.
Die in der Erkrankung beklagten Beschwerden sind unmittelbare Folge einer **hohen Glukosekonzentration** im **Blut**. Es sind dies Poliurie (osmotische Diurese), sekundäre Polydipsie und hypertone Dehydratation mit Kreislaufregulationsstörung. Als Folge des **hohen Glukose-** und **Ketonkörperverlustes** entstehen Gewichtsabnahme, Müdigkeit und vermehrter Hunger. Darüber hinaus werden über Gedächtnis- und Sehstörungen, Juckreiz, vermehrte Infektanfälligkeit und Wundheilungsstörungen geklagt. Bei **schwerwiegenden Stoffwechselentgleisungen** werden die Folgen von Schleimhautreizungen beobachtet, wie Übelkeit und Brechreiz oder peritonitische Reizsymptome. Erst sehr spät treten Bewußtseinstrübungen bis zum Coma diabeticum hinzu. Diese Beschwerden können beim Kind oder Jugendlichen in relativ kurzer Zeit erscheinen und sich beim älteren Menschen langsam über Monate bis Jahre entwickeln.

Ätiologie

Typ-I-Diabetes

Beim Typ-I-Diabetes handelt es sich um eine **Autoimmunerkrankung**, in der die β-Zellen der Pankreasinseln durch Autoantikörper zerstört werden. Eine **genetische Prädisposition**, die Barnett et al. (1981) an eineiigen Zwillingen nachgewiesen haben, wird durch Untersuchungen an HLA-identischen Geschwistern bestätigt. So hat nach Froesch und Schoenle (1994) ein solches Geschwister des an Diabetes erkrankten Patienten ein 90mal höheres Erkrankungsrisiko als nicht ausgesuchte Kinder. Es wird eine Häufung spezifischer HLA-Antigene in Typ-I-Diabetikern beobachtet, wobei die neueren molekularbiologischen Untersuchungen schon spezifische Aminosäuresequenzen in diesen HLA-Antigenen als ätiologisch relevant fokussieren.
Diese genetische Komponente bedarf noch eines besonderen Auslöse- oder Triggermechanismus, wie er in spezifischen viralen Infektionen gesehen wird, bei denen unter Vermittlung von Zytokinen eine Schädigung der β-Zellen erfolgen soll (Nerup et al. 1988). Auch wird eine »molekulare Mimikri« verdächtigt, in der zum Beispiel bovines Albumin in Teilbereichen eine identische Struktur aufweist wie die oben angeführten spezifischen HLA-Antigene. Dies wird durch die Beobachtung gestützt, daß von der Mutter gestillte Kinder ein signifikant geringeres Erkrankungsrisiko aufweisen als mit der Flasche ernährte (Froesch u. Schoenle 1994).

Typ-II-Diabetes

Die Krankheitsgruppe des Typ-II-Diabetes ist weit weniger homogen als die des Typ-I-Diabetes. Froesch und Schoenle (1994) unter-

scheiden vier **zugrundeliegende Stoffwechselstörungen**, die sich gegenseitig beeinflussen können:
- eine gestörte Insulinsekretion
- eine erhöhte endogene hepatische Glukoseproduktion
- eine verminderte Insulinsensitivität der Muskulatur
- Adipositas

Hierbei interagiert das Insulin mit anderen Hormonen wie Glukagon und Katecholaminen in bezug auf die hepatische Glukoneogenese und mit dem Wachstumshormon, den Schilddrüsenhormonen und den Glukokortikoiden in Hinblick auf die Insulinsensibilität des Gewebes. Mit dieser engen **hormonellen Vernetzung** hängt zusammen, daß bei dieser Krankheitsgruppe im Gegensatz zum Typ-I-Diabetes hohe, normale und erniedrigte Insulinkonzentrationen im Blut gefunden werden. Der Inselapparat ist bei den meisten Typ-II-Diabetikern zu Beginn der Erkrankung noch intakt, die β-Zellen können aber im Verlauf durch zu hohe Glukosekonzentrationen selbst geschädigt werden (**Glukosetoxizität**). Ätiologisch scheint die prämorbide Anzahl funktionsfähiger β-Zellen für den Ausbruch der Erkrankung eine Rolle zu spielen.

Die **genetische Komponente** des Typ-II-Diabetes wird durch den Umstand untermauert, daß er in nahezu 100 % bei eineiigen Zwillingen konkordant auftritt, wobei Froesch und Schoenle (1994) auch auf die konkordant auftretende Adipositas hinweisen.

Epidemiologie

Der Erkrankungsbeginn des **Diabetes mellitus Typ I** liegt bei 50 % der Fälle im Kindes- und Jugendalter, mit einem Häufigkeitsgipfel um etwa das 5. Lebensjahr sowie um die Zeit der Pubertät. Die restlichen 50 % verteilen sich auf alle Altersstufen. In der Krankheitsinzidenz läßt sich ein Nord-Süd-Gefälle aufzeigen, das heißt, sie tritt in den nordischen Ländern etwa 10mal häufiger auf als zum Beispiel in Israel, wobei beide Geschlechter im Altersdurchschnitt etwa gleich häufig betroffen sind. In Japan wird die niedrigste Krankheitsinzidenz beobachtet, was die Bedeutung genetischer Einflüsse unterstreicht.

Der **Typ-II-Diabetes** ist eher eine Erkrankung des Alters. Der Altersgipfel liegt bei Diagnosestellung zwischen dem 50. und 65. Lebensjahr (Mehnert u. Schöffling 1984). Etwa 10 % der gesamten Krankheitsgruppe erkranken im Jugendalter. Diese ätiologische Besonderheit wird mit der Bezeichnung **MODY** (Maturity Onset of Diabetes in Youth) betont. Für den europäischen Raum wird für IDDM und NIDDM gemeinsam von einer Krankheitsinzidenz von 2 bis 3% ausgegangen (Mehnert et al. 1968).

Psychosomatische Aspekte

Die psychosomatischen und psychotherapeutischen Überlegungen richten sich nach dem Erkrankungstypus des Diabetes, dem Alter und dem Entwicklungsstadium des Patienten. Bei **Kindern** und **Adoleszenten** müssen wir den Einfluß der Erkrankung auf die Persönlichkeitsentwicklung fokussieren, beim **Erwachsenen** deren Einbau in bestehende psychodynamische Strukturen und das damit verbundene Krankheitsmanagement.

Eine ätiologisch wirksame, **spezifische Persönlichkeitsstruktur** wird für den Diabetes heute von niemandem mehr ernsthaft diskutiert (Steinhausen u. Börner 1978; Johnson 1988; Dunn u. Turtle 1981).

Diabetes im Kindes- und Jugendalter

Je jünger die Erkrankten sind, desto größer ist die Möglichkeit, daß sich durch die Krankheit ein pathologischer Einfluß auf die Persönlichkeitsentwicklung entfaltet. So entwickelt sich eine Wechselbeziehung zwischen Krankheitsbewältigung und Persönlichkeit, die sich in der Berücksichtigung der Diätempfehlungen, der Handhabung der Blutzuckerkontrollen und dem Insulinmanagement manifestiert.

Liegt der **Erkrankungsbeginn** in der **frühen Kindheit**, so müssen in den ersten Jahren die **Eltern** die Verantwortung für die Führung des Diabetes übernehmen. Hierbei ergeben sich Probleme durch den **kontrollierenden Aspekt** des **Behandlungsregimes**. Die Angst vor den Komplikationen kann bei der Mutter – sie trägt in der Regel die Last der Verantwortung – zur Verdrängung und Verleugnung aggressiver

Impulse führen und in Reaktionsbildung hierzu zu überprotektivem, einschränkendem und zwanghaft-kontrollierendem Verhalten. Dies bedingt eine **mangelnde Autonomieentwicklung** des **Kindes** und eine ambivalente aggressiv ablehnende, aber innerlich abhängige Beziehung von beiden Seiten. Die Angst der Mutter oder der Eltern ist auch darin begründet, daß sich emotionale Belastungen (und dann natürlich auch diejenigen in der Familie) über die Streßhormone (Katecholamine und Kortison) auf die Stoffwechsellage und damit den Blutzucker auswirken sollen. Es wird somit ein unmittelbares, **negativ gewertetes Feedback** für die – auch möglicherweise im erzieherischen Sinne – positiv-aggressiven (z. B. begrenzenden) Impulse von den Eltern angenommen. Diese Auffassung wird in der Literatur kontrovers diskutiert (Cox u. Gonder-Frederick 1992; Kemmer et al. 1986). Pernet et al. (1984) konnten in einer experimentellen Untersuchung einen solchen Effekt nicht bestätigen, wobei nach anderen Autoren (Halford et al. 1990; Gonder-Frederick et al. 1990) zumindest eine Subpopulation von Patienten unmittelbar metabolisch auf Stressoren reagiert. Es liegt zusätzlich zu diesem metabolischen Reaktionsmuster nahe, die klinisch beobachtete Korrelation zwischen emotionalem Streß und erhöhten Blutzuckerwerten (Helz u. Templeton 1990) auf eine Veränderung der Compliance zurückzuführen (Gill et al. 1985).

Im Verlauf der Entwicklung muß die Verantwortung des **Krankheitsmanagements** altersangemessen **auf den Heranwachsenden übertragen** werden. Hier kann sich die Abwehr der überprotektiven Haltung der Eltern in deren Identifikation mit dem Diabetes niederschlagen und in einer ablehnenden Haltung des Kindes den Kontrollzwängen der Erkrankung gegenüber resultieren (s. 1. Fallbeispiel, S. 434). Neben den familiären Störeinflüssen spielt die **Stigmatisierung** durch die **Peergroup** eine wichtige Rolle: Wie sehr wird das Kind oder der Heranwachsende von gemeinsamen Aktivitäten ausgeschlossen, und wie sehr erlebt er sich in seinem Selbstwert in Frage gestellt? In Phasen der Adoleszenz ist eine mangelnde **Compliance** durchaus normal und weist eher darauf hin, daß individuelle Behandlungsregime mit den Patienten abgesprochen werden müssen. Die therapeutische Beziehung geht vor zwanghafter Kontrolle (Gill 1991). Eine wesentliche Grundlage der Compliance – und das nicht nur bei Kindern und Jugendlichen – ist die **Lebensqualität** des Patienten, deren Beurteilung von seiner subjektiven Wirklichkeit bestimmt wird. Divergieren die Auffassungen zwischen Arzt und Patient hinsichtlich der Beurteilung, was Lebensqualität für den individuellen Diabetiker ausmacht, so entstehen zwangsläufig Probleme in der Kooperation (Deak 1992). Diesen sich hieraus ableitenden besonderen Beziehungsbedürfnissen wird in diabetischen Zentren durch spezielle poliklinische Einrichtungen für Kinder und Jugendliche Rechnung getragen. Die in allen Altersgruppen bei einzelnen Diabetikern beobachtbare Diskrepanz von gutem Kenntnisstand bezüglich des notwendigen Krankheitsmanagements und realer (mangelhafter) Stoffwechseleinstellung unterstützt die Auffassung, daß es wichtiger sein kann, die Krankheitsverarbeitung durch spezielle Programme zu fördern, als eine wiederholte Schulung einzuleiten (Albus et al. 1990).

Die Gefahr einer **Fehlanpassung** in der **Adoleszenz** scheint nach Steinhausen (1993) für Mädchen größer zu sein als für Jungen, was möglicherweise in der psychodynamischen Besonderheit der Mutter-Tochter-Beziehung begründet liegt. Wesentlich scheint neben der familiären Interaktion auch das pädagogische Geschick und das Einfühlungsvermögen des Pädiaters beziehungsweise Diabetologen zu sein, um beim Kind eine positive Anpassung an seine chronische Erkrankung zu erreichen. Ebenso wie in einer unglücklichen Eltern-Kind-Beziehung scheinen gelegentlich auch Ärzte den **Diabetes mit** dem **Patienten** (respektive Kind) **gleichzusetzen**, das heißt:
»Guter Blutzucker = guter Patient, schlechter Blutzucker = schlechter Patient.
Und weil sie keinen bösen Patienten wollen, schimpfen sie mit ihm, verärgern ihn, was häufig dazu führt, daß der Patient mit gefälschten guten Blutzuckerwerten den Arzt betrügen muß, um eben als guter und lieber Patient taxiert zu werden« (Froesch u. Schoenle 1994, S. 88).

Eine **Selbstwertkrise** kann dann an der **Grenze zum Erwachsenenalter** erneut aufflammen, wenn Fragen nach der weiteren Lebensperspektive andrängen. Dies betrifft die berufliche Planung, bei der einem Diabetiker aufgrund der möglichen Komplikationen manche Berufe, die mit besonderen Gefahren verbunden sind, verschlossen bleiben. Aber die Erkrankung spielt auch durch ihre genetische Komponente, so wie die möglichen Früh- und Spätkomplikationen im Aufbau einer Partnerschaft und Familie, eine wichtige Rolle (Ahlfield et al. 1985). Aus den genannten Entwicklungshindernissen ist es verständlich, daß die Gruppe diabetischer Kinder und junger Erwachsener mit psychischen Störungen und sozialen Defiziten größer ist als für ihre Altersgruppe zu erwarten wäre (Gross u. Johnson 1981; Johnson 1988; Mayou et al. 1990).

Diabetes im Erwachsenenalter

Beim Erwachsenen steht die **Verarbeitung** der **Sekundärkomplikationen** im Vordergrund: periphere Durchblutungsstörung, fortschreitende Niereninsuffizienz, koronare Herzkrankheit, Einschränkung des Sehvermögens, Polineuropathien und sexuelle Funktionsstörungen, um nur die Wesentlichen zu nennen. Die Gefahr hypoglykämischer Krisen bedingt Einschränkungen im beruflichen Leben, und nicht selten führt die Erkrankung zur vorzeitigen Berentung. So verwundert es nicht, daß die Patienten im Verlauf der Erkrankung häufig mit **Depressionen** reagieren. Hierbei zeigen unkritische, somatisierend-depressive Patienten eine schlechtere metabolische Situation und die meisten Spätschäden (Abramson et al. 1991). Hier können krankheitsspezifische Gruppentherapien die Fähigkeit zu einer aktiveren Lebenseinstellung und Krankheitsverarbeitung fördern (Thomas et al. 1989).

Der **Einfluß** von **Streßsituationen** auf den Zeitpunkt des **Krankheitsausbruches** wird in der Literatur widersprüchlich beantwortet (Gendel u. Benjamin 1946; Cobb u. Rose 1973; Leonetti et al. 1985; Kisch 1985). Wenn man beim Typ-I-Diabetes den Autoimmunmechanismus in den Vordergrund der theoretischen Erörterungen rückt, so ist hier über psychoimmunologische Brücken ein Einfluß durchaus denkbar.

Eine wichtige Variable für eine **positive Krankheitsverarbeitung** ist das Ausmaß an sozialer Unterstützung. Hierbei wird von Typ-II-Diabetikern größere soziale Unterstützung wahrgenommen als von Typ-I-Diabetikern. Dies mag daran liegen, daß sich letztere aufgrund der invasiveren therapeutischen Maßnahmen eher als Last für ihre Umgebung erleben (Hancher Kvam u. Lyons 1991).

Der labile Diabetes

> **Definition**
>
> Von **labilem** oder **Brittle-Diabetes** redet man bei Patienten, deren Blutzuckerspiegel sich nicht auf stabile Werte einstellen läßt.

Das Problem des »labilen Diabetes« wird von erfahrenen Diabetologen nicht als ein Phänomen undurchschaubarer Stoffwechselzusammenhänge, vielmehr als ein Managementproblem angesehen (Gill et al. 1985). Froesch und Schoenle (1994) schreiben:

»Von »brittle« diabetes sprechen wir nicht gerne. Es kommen viele Faktoren zusammen, die den labilen Diabetes »brittle«, d.h. uneinstellbar werden lassen: schwierigste Situationen auf der psychosozialen Ebene; Unsicherheit und laufende Überkompensation von Hypo- und Hyperglykämien; schlechte Betreuung ...« (S. 92).

In Übereinstimmung damit fanden Tattersall et al. (1991) bei fast allen Brittle-Diabetikern schwierige Lebensumstände mit einem **hohen Streßfaktor**. Follow-up-Studien haben gezeigt, daß sich bei der überwiegenden Anzahl der betroffenen Patienten über die Jahre der Blutzuckerspiegel stabilisiert (Williams u. Pickup 1988; Gill 1990; Tattersall et al. 1991). Gill (1991) vertritt die Auffassung, daß sich die emotionalen Probleme, die zu einem eher mangelhaften Krankheitsmanagement führen, sich im Laufe der Jahre durch positive Lebensereignisse, wie befriedigende Partnerbeziehungen und Schwangerschaft, stabilisieren. Auch zwei der hier dargestellten Patientenbeispiele (s. 2. u. 3. Fallbeispiel, S.435) zeigen einen Brittle-Diabetes, der sich jedoch bei genauerem Hinsehen als ein Ausagieren intrapsychischer Konflikte über das Krankheitsmanagement herausstellt.

Psychodynamik

Innerhalb der psychotherapeutisch/psychosomatischen Schulung des medizinischen und paramedizinischen Personals wird der Diabetes zu einem Thema unseres Faches, das in der Psychodynamik unserer psychotherapeutischen Klientel eine Rolle spielt. Dies kann dort sein, wo er

- als Repräsentant von Selbst- und/oder Objektanteilen steht oder
- als eine Möglichkeit aggressive Impulse in Form autoaggressiven Verhaltens abführt.

Wenn die Erkrankung zur Repräsentanz negativ destruktiver Persönlichkeitsanteile wird, kann sich das Ich als überfordert erleben und seine Geschicke zum Beispiel in die Hände des Arztes legen, was mit schlechter Krankheitsadaptation einhergeht. Eine **interne Kontrollüberzeugung** jedoch führt zu einer aktiven Mitarbeit und damit zu einer guten Diabeteseinstellung, einem günstigeren Körpergewicht, zu weniger Angst und größerer Lebenszufriedenheit (Bradley et al. 1990). Das Self-monitoring kann bei einer Fehlattribuierung zu einem Compliance-Hindernis werden, wenn es als Visualisierung des Fehlverhaltens (negativer Selbstanteile) angesehen wird. So kontrollieren Patienten ihren Blutzuckerspiegel eher, wenn sie dem vorgeschriebenen Regime gefolgt sind (Cox 1992).

Autoaggressive oder **suizidale Impulse** können in Form heimlicher zusätzlicher Insulinapplikationen bei Jugendlichen ausagiert werden und als Ausdruck einer zugrundeliegenden Persönlichkeitsstörung angesehen werden (Orr et al. 1986).

Fallbeispiele

An drei Fallbeispielen soll die unbewußte Bedeutung des Diabetes in der Psychodynamik der Patienten veranschaulicht werden.

Fallbeispiel 1

Herr O. ist 23 Jahre alt und leidet seit vier Jahren an einem insulinabhängigen Diabetes mellitus, kommt jedoch wegen generalisierter Angstzustände zu uns in Behandlung. Die Insulineinstellung seines Diabetes erweist sich als ausgesprochen schwierig. Obwohl schon vier Diabetesschulungen hinter sich, ist der Patient nicht in der Lage, seine Eßgewohnheiten sowie seine Insulinanpassung angemessen zu handhaben, obwohl er hierzu intellektuell durchaus in der Lage wäre. Es zeigt sich während des stationären Aufenthaltes, daß er aus Angst vor einer Unterzuckerung Werte unter 160 mg% nicht tolerieren kann. In einer einmalig aufgetretenen Situation hat er in der Vergangenheit Symptome einer Unterzuckerung erfahren und fühlte sich hierbei auf die Hilfe des ebenfalls diabeteskranken Vaters angewiesen. Diesen hat er Zeit seines Lebens als kontrollierendes Objekt wahrgenommen. Die Ambivalenz in der Beziehung zum Vater führt dazu, daß er sich von seinem Diabetes als Repräsentanten des Vaters nicht bestimmen lassen will, er andererseits wie sein Vater despotisch über seinen Diabetes herrscht, anstatt ihn liebevoll wie ein Kind zu führen und seine Lebensgewohnheiten ein Stück auf ihn einzustellen. In der Angstsymptomatik bindet er sich zwar an Ersatzautoritäten wie Ärzte oder Therapeuten, hält sich aber gleichzeitig nicht an ihre Anweisungen, was für ihn gleichbedeutend wäre wie sich der Kontrolle des Vaters zu unterwerfen. So schwankt der Blutzucker zwischen 200 und 400 mg% (11,2 u. 22,4 mmol/l), wodurch frühe somatische Folgeschäden abzusehen sind. Durch die sonst übliche Trennung in somatische versus psychotherapeutische Therapie gelangt der Patient nicht in eine Situation, in der er seinen Umgang mit der körperlichen Erkankung als Beziehungsproblem begreifen kann. In der stationären Therapie hat er erneut versucht, der Auseinandersetzung mit der Autorität des Therapeuten durch eine Verschiebung der Problematik auf die Schwierigkeit mit der Diabeteseinstellung aus dem Weg zu gehen. Als dieser in seiner Unzufriedenheit über die schlechte Blutzuckereinstellung eine erneute Diabetesschulung ins Auge faßte, wurde die reinszenierte Vater/Sohn-Beziehung deutlich, in der er seinem »Sohn« über die Schulung noch einmal die »Flötentöne« beibringen wollte. Der Stellenwert des Diabetes in der Beziehung zum Vater beziehungsweise Therapeuten wurde dem Patienten hieran erstmalig deutlich, und es konnte ein erster Ansatz zu einer besseren Kooperationsfähigkeit des Patienten in seiner Diabetesführung erreicht werden.

Die Angst vor Hypoglykämien bis hin zur Phobie ist nicht selten unter Diabetikern. Wie in diesem Beispiel ist die Phobie und die Bedeutung der eher als blande anzusehenden hypoglykämischen Symptomatik nur aus der spezifischen Psychodynamik zu verstehen.

In manchen Fällen entwickelt sich aus einer Angst vor den Komplikationen einer Hyperglykämie ein im pathologischen Sinne zwanghaftes Urin- und Blutmonitoring mit Überreaktionen in der Insulinapplikation, was dann wiederum Hypoglykämien zur Folge hat (Tattersall et al. 1991; Beer et al. 1989).

---------- Fallbeispiel 2 ----------

Frau M. ist 21 Jahre alt und kommt wegen depressiver Symptome mit autodestruktiven Handlungen und Suizidgedanken zu uns in die stationäre Therapie. Verschiedene Lehren hat sie abgebrochen, ebenfalls sexuelle Beziehungen nach kurzer Zeit. Ihren seit dem 4. Lebensjahr bestehenden Diabetes ignoriert sie, brüstet sich hingegen noch damit, daß sie einen Blutzuckerspiegel von 1470 mg% (82 mmol/l) mit 20stündigem Koma überlebt habe und selbst bei 13 mg% (0,7 mmol/l) sich noch auf den Beinen halte. Der Diabetes wird zu einem Gegner, dem es standzuhalten gilt. Sie kämpft mit ihm und wird auch schon mal wie im Ring k.o. geschlagen, aber sie steht immer wieder auf und sucht die Revanche, worauf sie sichtlich stolz ist. Allein mit ihrer Mutter aufgewachsen habe sie dieser schon immer den Mann ersetzen müssen. Wegen ihres Diabetes habe sie früher eine »ekelige« Diät einhalten müssen, während die Mutter keinen Einschränkungen unterworfen war und ihr Süssigkeiten und Chips vorgegessen habe, mit der Bemerkung, daß sie ja nun nicht krank sei. Sie kämpfte um ihre Anerkennung und Zuwendung, während sich die Mutter verschiedenen Männerbeziehungen zuwandte. Die Beziehung zwischen Mutter und Tochter erscheint in der Schilderung emotionslos und ohne liebevollen Körperkontakt. Die Männer werden von der Tochter als Konkurrenten bekämpft und »hinausgeekelt«. Heute tritt sie in pubertär jungenhaft protzendem Gehabe auf und zeichnet für sich einen männlichen Lebensweg. Auf der Station kommt es sofort zum Machtkampf mit dem Therapeuten um die Frage des Therapieregimes. Die Blutzuckerwerte liegen zwischen 200 und 350 mg% (11,2 u. 19,5 mmol/l). Nachdem der Therapeut auf seinem Standpunkt beharrt, die wesentlichen Eckpfeiler der Therapie zu bestimmen, fügt sie sich nach einem »Schaukampf« vorübergehend, als ob sie sehnlichst darauf gewartet hätte, daß ihr jemand liebevoll aber bestimmt die Verantwortung aus der Hand nimmt. Betrachten wir den Diabetes als Repräsentanten internalisierter Selbst- und Objektanteile, so übernimmt er einmal die Rolle der Mutter, die das Kind (so die Wahrnehmung der Patientin) aggressiv ablehnend behandelt und keine Rücksicht auf seine Bedürfnisse nimmt. Der Diabetes (= Mutter) wird von der Patientin durch Regelübertretungen ständig trotzig provoziert, worauf dieser mit Entgleisung reagiert. Aber auch das macht ihr nichts, im Sinne von »schlag doch, mir kannst du damit nicht wehtun«. Zwischen Diabetes und Patient scheint sich ein narzißtischer Machtkampf zu entspinnen. Daneben stellt der Diabetes den Selbstaspekt dar, der ein verwahrlostes, emotional unterversorgtes Kind darstellt, dessen Bedürfnisse ignoriert werden. Die Patientin spielt die Rolle der Mutter, die sich unsolidarisch und aggressiv von den Einschränkungen der noch jungen Tochter distanziert.

---------- Fallbeispiel 3 ----------

Frau G. ist 25 Jahre alt und kommt wegen Bulimie und Diabetes mellitus Typ I (seit dem 18. Lebensjahr) zur stationären Aufnahme. Ihr Blutzucker zeigt Schwankungen bis über 600 mg% (33,5 mmol/l). Bereits im Erstgespräch beginnt sie ihren Therapeuten anzuschreien, weil er sie 5 Minuten hat warten lassen, ein anderes Mal wieder sinkt sie demonstrativ in sich zusammen und bricht in Tränen aus. Sie schwankt zwischen emotionalen Extremen wie zwischen »Freß-« und »Kotzanfällen«. Die Blutzuckerentgleisungen sind für sie eine Möglichkeit, über den renalen Verlust der Glukose (»renales Erbrechen«) ihr Gewicht zu beeinflussen. Sie berichtet, schon im Krankheitsbeginn den Blutzuckerspiegel manipuliert zu haben, um die Aufmerksamkeit des Diabetologen auf sich zu lenken. Dieser habe sich lediglich mit ihr beschäftigt, wenn ihr Blutzuckerspiegel nicht gut eingestellt gewesen sei. Sie habe ihm ihre seelische Not irgendwie mitteilen wollen, er habe das jedoch nicht verstanden. Bereits vor Ausbruch des Diabetes bestand die Symptomatik einer Persönlichkeitsstörung mit autodestruktiven Handlungen und erheblicher narzißtischer Problematik. Der Diabetes wurde interaktionell zur Betonung der eigenen Bedürftigkeit und des Selbstwertes benutzt wie vorher andere Handlungen (z. B. das Beifügen von Verletzungen bis zur Fraktur). In der erst ein Jahr später einsetzenden Bulimie erfüllt er zusätzlich eine Funktion in der Gewichtssteuerung, dadurch, daß sie den Blutzuckerspiegel nach Freßanfällen bewußt entgleisen läßt.

Diese Funktion des Diabetes für Bulimikerinnen ist in der Literatur hinlänglich bekannt. Feiereis (1989) beschreibt, daß etwa 5% der in seiner Abteilung behandelten Bulimikerinnen zusätzlich an einem Diabetes mellitus Typ I leiden, wobei andere Arbeiten bei 20 bis 35 % der weiblichen Diabetiker von einem Zusammentreffen beider Krankheitsbilder ausgehen.

Auch auf Station beginnt die Patientin bald mit dem Blutzuckerspiegel die Beziehungen zu strukturieren. So unterstreicht sie ihre emotionale Bedürftigkeit mit Blutzuckerentgleisungen, andererseits wiederum gibt sie einen geringeren Blutzuckerwert an, um ungestört über Hyperglykämien ihr Gewicht zu kontrollieren, was wiederum sadistische Impulse im Therapeuten und Pflegepersonal wachruft.

Zusammenfassung

Der Diabetes mellitus muß ätiologisch, symptomatisch und behandlungstechnisch in einen Typ-I- und Typ-II-Diabetes (bzw. IDDM und NIDDM) unterteilt werden. Für das Krankheitsmanagement wie für die Krankheitsverarbeitung mit Einfluß auf die psychische Entwicklung ist das Alter des Patienten bei Diagnosestellung wie auch im weiteren Verlauf eine wesentliche Größe.

Je jünger der Patient, desto größer ist die Möglichkeit einer hierdurch ausgelösten sekundär neurotischen Entwicklung. Für die Krankheitsverarbeitung scheinen krankheitsspezifische Gruppentherapien hilfreich zu sein, was sich in ausgeglicheneren somatischen Bezugsgrößen (Blutzuckerspiegel, HbA_{1c}) ausdrückt.

In der Psychodynamik kann der Diabetes auf unterschiedliche Weise Bedeutung gewinnen. Er kann auf der Ebene des Selbst-Körperselbst (= kranker Körper) eine Projektionsfläche für negative Selbstanteile darstellen, die vom Selbst strafend behandelt werden und vice versa. Darüber hinaus spielt er auf der Ebene des »acting-out« eine wesentliche Rolle in der Beziehung zum Therapeuten, sei es durch die Mobilisierung von Fürsorge oder sadistischer Impulse im Gegenüber. Bei Eßgestörten übernimmt der Diabetes oft die Rolle des Erbrechens über die renale Glukoseausscheidung bei überhöhten Zuckerwerten (renales Erbrechen).

Die interaktionelle Rolle der Erkrankung, aber auch ihre Bedeutung für die Einschätzung des eigenen Selbstwertes läßt eine besondere Schulung des behandelnden Personals (Ärzte, Pflegekräfte, Therapeuten) sowie bei Kindern der Eltern sinnvoll erscheinen.

Literatur
Abramson L, McClelland DC, Brown D, Keller S. Alexithymic characteristics and metabolic control in diabetic and healthy adults. J Nerv Men Dis 1991; 179: 490-4.
Ahlfield JE, Soler NG, Marcus S. The young adult with diabetes: Impact of the disease on marriage and having children. Diabetes Care 1985; 8: 52-6.
Albus C, Ollenschläger G, Thomas W, Fischer H, Schäfer HM, Peters R. Einfluß einer diabetologisch-psychosomatischen Gruppenschulung auf Stoffwechselkontrolle und Krankheitsverarbeitung insulinpflichtiger Patienten. Klin Wochenschr 1990; 68: 77-82.
Barnett AH, Eff C, Leslie RD, Pyke DA. Diabetes in identical Twins. A study of 200 pairs. Diabetologia 1981; 20: 87-93.
Beer SF, Lawson C, Watkins PJ. Neurosis induced by home monitoring of blood glucose concentrations. BMJ 1989; 298: 362.
Bradley C, Lewis KS, Jennings AM, Ward JD. Scales to measure perceived control developed specifically for people with tablettreated diabetes. Diabetic Medicine 1990; 7: 685-94.
Cobb S, Rose RM. Hypertension, peptic ulcer and diabetes in air traffic controllers. JAMA 1973; 224: 489-92.
Cox DJ, Gonder-Frederick L. Major developments in behavioral diabetes research. J Consult Clin Psychol 1992; 60: 628-38.

Deak D. Typ-1-Diabetes-mellitus: Lebensqualität als subjektive Wirklichkeit im systemischen Kontext 1992; 23:5 44-8.

Dunn SM, Turtle JR. The myth of diabetic personality. Diabetes Care 1981; 4: 640-6.

Feiereis H (Hrsg). Diagnostik und Therapie der Magersucht und Bulimie. München: Marseille 1989.

Froesch ER, Schoenle EJ. Diabetes. Stuttgart, New York: Thieme 1994.

Gendel BR, Benjamin JE. Psychogenic factors in the etiology of diabetes. N Engl J Med 1946; 234: 556-60.

Gill G. Psychological aspects of diabetes. Brit J Hosp Med 1991; 46: 301-5.

Gill GV, Walford S, Albereti KGMM. Brittle diabetes – present concepts. Diabetologia 1985; 28: 579-89.

Gill GV. The outcome of brittle diabetes – a follow-up study of young female diabetic patients with recurrent ketoacidosis. Diabetic Med 1990; 7(Suppl 1): 25A.

Gonder-Frederick LA, Carter WR, Cox DJ, Clarke WL. Enviromental stress and blood glucose change in IDDM. Health Psychol 1990; 9: 503-15.

Gross AM, Johnson WG, Wildman HE, Mullett M. Coping skills training with insulin-dependent preadolescent diabetics. Child Behav Ther 1981; 3: 141-53.

Hancher Kvam S, Lyons JS. Assessment of coping strategies, social support, and general health status in individuals with diabetes mellitus. Psychol Rep 1991; 68: 623-32.

Halford WK, Cuddily S, Mortimer RH. Psychological stress and blood glucose regulation in type I diabetic patients. Health Psychol 1990; 9: 516-28.

Helz JW, Templeton B. Evidence of the rule of psychological factors in diabetes mellitus: a review. Am J Psychiatry 1990; 147: 1275-82.

Johnson SB. Annotation. Psychological aspects of childhood diabetes. J Child Psychol Psychiat 1988; 29: 729-38.

Kemmer FW, Bisping R, Steingrüber HJ, Baar H, Hardtmann F, Schlaghecke R, Berger M. Psychological stress and metabolic control in patients with type I diabetes mellitus. N Engl J Med 1986; 314: 1076-84.

Kisch ES. Stressful events and the onset of noninsulin-dependent diabetes mellitus. Isr J Med Sci 1985; 22: 466-7.

Leonetti D, Fujimoto W, Wahl P. The Japanese American community diabetes study: stressful life experiences and diseases (Abstr). Diabetes Res Clin Pract 1985; Suppl: 336.

Mayou R, Bryant B, Turner R. Quality of life in non-insulin-dependent diabetes and a comparison with insulin dependent diabetes. J Psychosom Res 1990; 34: 1-11.

Mehnert H, Schöffling K. Diabetologie in Klinik und Praxis. Stuttgart, New York: Thieme 1984.

Mehnert H, Sewering H, Reichenstein W, Vogt H. Früherkennung von Diabetikern in München 1967/68. Dtsch Med Wschr 1968; 93: 2044.

Nerup J, Mandrup-Poulsen T, Molvig I, Helqvist S, Wogensen L, Egeberg J. Mechanism of pancreatic beta-cell destruction in type I diabetes. Diabetes Care 1988; 11 (Suppl 1): 16-23.

Orr DP, Eccles T, Lawlor R, Goldon M. Surreptitious insulin administration in adolescents with insulin-dependent diabetes mellitus. JAMA 1986; 256: 3227-30.

Pernet A, Walker M, Gill GV, Orskov H, Alberti KGMM, Johnson DG. Metabolic effects of adrenalin and noradrenalin in man: Studies with somatostatin. Diabetes Metab 1984; 10: 98-105.

Schade DS, Drumm DA, Duckworth WC, Eaton RP. The etiology of incapacitating, brittle diabetes. Diabetes Care 1985; 8: 12-20.

Steinhausen HC, Börner S. Kinder und Jugendliche mit Diabetes. Göttingen: Psychologie 1978.

Steinhausen HC. Psychische Störungen bei Kindern und Jugendlichen. München, Wien, Baltimore: Urban & Schwarzenberg 1993.

Tattersall R, Gregory R, Selby C, Kerr D, Heller S. Course of brittle diabetes: 12 year follow up. BMJ 1991; 302: 1240-3.

Thomas AP, Bax MC, Smyth DP. The social skill difficulties of young adults with physical disabilities. Child Care Health Dev 1988; 14: 255-64.

Thomas W, Lohmann R, Meuter F. Pychologische Untersuchungen zum Krankheitsverhalten bei Diabetikern. Vortrag 24. Jahrestagung der Deutschen Diabetes Gesellschaft. Akt Endokrinol Stoffw 1989; 10: 137.

Williams G, Pickup MK. Psychological factors and metabolic control: Time to reappraisal? Diabetes Med 1988; 5: 211-5.

Literaturempfehlungen

Froesch ER, Schoenle EJ. Diabetes. Stuttgart, New York: Thieme 1994.

Mehnert H, Schöffling K. Diabetologie in Klinik und Praxis. Stuttgart, New York: Thieme 1984.

Steinhausen HC, Börner S. Kinder und Jugendliche mit Diabetes. Göttingen: Psychologie 1978.

5.4.7 Hyperthyreose

Klaus Rodewig

ICD-10-Klassifikation

Die Hyperthyreose wird mit E05 klassifiziert. Untergruppen werden nach Komplikationen differenziert.

Definition und Deskription

Definition

Die **Hyperthyreose** stellt eine Stoffwechselentgleisung der Schilddrüse dar, die nach ihren vielfältigen Ursachen weiter unterschieden wird:
Die häufigsten Ursachen in unserem Kulturraum stellen solitäre oder multilokuläre autonome Adenome und die als Basedow-Krankheit bezeichnete **Autoimmunhyperthyreose** dar. Hierneben kann in seltenen Fällen die Ursache der Stoffwechselentgleisung in einem hormonproduzierenden Schild-

drüsenkarzinom oder einem extrathyreoidalen Malignom, einer Thyreoiditis, einer übermäßigen Jodzufuhr (**Jod-Basedow**) oder einer exzessiven Einnahme von TSH (thyreoid stimulating hormone = Thyreotropin) oder Schilddrüsenhormonen (**Hyperthyreosis factitia**) gefunden werden.

Das **autonome Adenom** ist ein hormonproduzierendes Schildrüsengewebe, das unabhängig von dem Regelkreis Hypothalamus-Hypophyse-Schilddrüse Hormone ausschüttet und somit keinen produktionshemmenden Einflüssen unterliegt.

Die **Basedow-Krankheit** hingegen stellt eine Autoimmunerkrankung dar, die auf einer pathologischen Antigenpräsentation der Schilddrüsenzellen beruht. Durch die auf den Membranen stattfindende Antigen-Antikörper-Reaktionen werden die Thyreozyten zur Hormonproduktion angeregt. Hierbei liegt zusätzlich eine gestörte Funktion der Suppressor-T-Lymphozyten vor, was zu einer Verstärkung der zellulären Immunreaktion führt (Mann 1988).

Die Symptomatik der Hyperthyreose betrifft neben einer Vergrößerung des Organs selbst (Struma) hauptsächlich das Herz-Kreislauf-System, den Magen-Darm-Trakt, die Haut, die Psyche, das Nervensystem, den Energiestoffwechsel, die Muskulatur und das Reproduktionssystem (Hehrmann 1988). Die **Beschwerden** entsprechen den betroffenen Organen: Tachykardie, Palpitation, Durchfall, Wärmeunverträglichkeit mit Hitzeanfällen, innere Unruhe, Rastlosigkeit, Nervosität, übermäßige Reizbarkeit, ängstlich-depressive, aber auch andere psychopathologische Symptome, Unkonzentriertheit und Gedächtnisstörungen, Reflexsteigerung, Zittern, gesteigerter Muskeltonus, Zyklusunregelmäßigkeiten und Störungen der Sexualfunktion, um nur die häufigsten zu nennen. Die früher zu den klassischen Symptomen der Basedow-Krankheit zählende **endokrine Orbitopathie** tritt nur in ca. 40 % der Basedow-Patienten auf und wird heute als eigenständiges Krankheitsbild betrachtet.

Auffällig für den Praktiker ist, wie lange die Patienten ihre Symptome tolerieren, bevor sie, oft erst durch Verwandte gedrängt, den Arzt aufsuchen. Sie selbst versuchen ihre Beschwerden auf dem Hintergrund ihrer Alltagsprobleme einzuordnen. So können sie ihre Gereiztheit auf den Streß am Arbeitsplatz oder in der Partnerbeziehung zurückführen. Die meisten Symptome sind denn auch Streßsymptome, die den Patienten aus anderen Lebenssituationen durchaus bekannt sind, wobei sie sich jedoch dabei auch in ihrer Erlebnisweise oft als fremd beziehungsweise ihre **Reaktionsweise** als **Ich-dyston** erleben. Hierfür stehen folgende Äußerungen:

──────── **Beispiel** ────────

Ich fühle mich in meiner Haut ganz fremd.
Ich habe ein unsicheres Gefühl für mich selbst bekommen.
Angst macht mir, daß ich meine körperlichen und seelischen Regungen so nicht kenne und ich keine Möglichkeit sehe, mit ihnen umzugehen.
Ich habe nicht das Gefühl innerer Festigkeit.
Alle Symptome sind mir nicht unbekannt, aber sie sind viel extremer.

────────────────────

An der Beschwerdeschilderung von Hyperthyreotikern ist auch der Einfluß des gesteigerten Stoffwechsels auf die Reiz- und Streßwahrnehmung, aber auch Reizsteuerung beziehungsweise Streßverarbeitung zu erkennen. Die Reizüberflutung und damit verbunden die **überforderte Fähigkeit** zur **Streßbewältigung** wird durch Aussagen unterstrichen wie:

──────── **Beispiel** ────────

Ich habe das Gefühl, alles bricht über mir zusammen.
Alle seelischen Vorgänge sind beschleunigt und sprunghaft.
In Streßsituationen habe ich das Gefühl wie ein gehetztes Tier.
Ich fühle mich einer Streßsituation hilflos ausgeliefert.
Auch wenn sich schwierige Situationen lösen, bleibt die Anspannung.

────────────────────

Die **Reizsteuerung**, das heißt der Schutz vor dem Einwirken von äußeren und inneren Reizen durch Selektion in der Wahrnehmung (**rezeptiver Reizschutz**) und der Vermeidung von Reizkonfrontation (**protektiver Reizschutz**) ist nachhaltig gestört. Dies wie auch die individuellen Lösungsversuche veranschaulichen folgende Äußerungen:

▶ **Rezeptiver Reizschutz**

―――――― Beispiel ――――――
Weil die Symptome mir nicht unbekannt waren, wußte ich nicht, daß es krankhaft ist.
Ich reagiere auch auf Anforderungen in einer für mich fremden Weise. Vielleicht so, wie ich spontan gerne reagieren würde, was man aber aus gesellschaftlichen Gepflogenheiten so nicht macht. Ich reagiere dann kindlich, ich kann nicht mehr abwägen.
Wenn ich konzentriert bei der Arbeit bin, kann ich mich psychisch erholen, weil ich nicht mit meinen Symptomen beschäftigt bin.

▶ **Protektiver Reizschutz**

―――――― Beispiel ――――――
Ich möchte alles hinschmeißen und abhauen.
Ich werde in einer vollen Kneipe unruhig, der Schweiß bricht mir aus, weil sie mir zu stark auf die Pelle rücken.
Ich kann keinen Krach ertragen, ich höre wenig Musik. Verräucherte Luft, Hitze, laute Geräusche, viele Stimmen, viele Stimmen, insgesamt zuviele Außenreize kann ich nicht ertragen.

Es ist hiernach auch nicht erstaunlich, daß diese Störung der Reizsteuerung auch erheblichen Einfluß auf die **Gestaltung** der **Beziehung** ausübt. Auch hierzu einige Äußerungen von Patienten:

―――――― Beispiel ――――――
Ich habe ein starkes Bedürfnis, mich von menschlichen Beziehungen zurückzuziehen, weil ich am liebsten alleine bin.
Ich habe Angst, nicht mehr dazuzugehören.
Ich kann mit der Aggressivität der anderen nicht mehr umgehen.
Ich kann nicht ertragen, länger angeschaut zu werden.
Ich habe Angst, die Erkrankung belastet die Beziehung.

> Die Gesamtheit der Symptome kann als Reaktion auf eine innere (und äußere) Reizüberflutung angesehen werden, die den individuellen Reizschutz durchbricht und auf eine mangelnde Möglichkeit der Verarbeitung trifft.

Hierbei ist die Frage, inwieweit eine äußere Reizüberflutung, wie sie im Begriff des »**Schreck-Basedow**« zum Ausdruck gebracht wird, krankheitsauslösend wirkt, nicht endgültig geklärt; neuere Arbeiten scheinen jedoch darauf hinzuweisen, daß dies zumindest bei einer Untergruppe der Basedow-Kranken eine Rolle spielt (Rodewig 1996).
Die imponierende psychische Symptomatik hat immer wieder die Frage nach der Psychogenese der Erkrankung provoziert.

Ätiologie

Die Ursache der Hyperthyreose ist, wie wir oben gesehen haben, vielfältig. Nicht immer wird im älteren Schrifttum dieser Vielfalt Rechnung getragen. So werden Begriffe wie Hyperthyreose, Thyreotoxikose, Basedow-Krankheit oder im angloamerikanischen Schrifttum *Graves' disease, thyreotoxicosis, toxic goiter, exophthalmic goiter* synonym verwendet. Beschränken wir uns auf die häufigsten Krankheitsursachen, so unterscheiden wir **solitäre** und **multilokuläre autonome Adenome** sowie die **Basedow-Krankheit**.
Die familiäre Häufung von Schilddrüsenerkrankungen, insbesondere bei der Basedow-Krankheit, ist vielfach belegt (Martin u. Fischer 1945; Ham et al. 1951; Mandelbrote u. Wittkower 1955), ebenfalls haben Untersuchungen an eineiigen Zwillingen die **genetische Komponente** der Basedow-Krankheit untermauert (von Verschuer 1958). In neueren Untersuchungen wird dies durch den gehäuften Nachweis von spezifischen HLA-Antigenen bestätigt (Grumet et al. 1975; Bech et al. 1977; Allanic et al. 1980).

Epidemiologie

Die Ergebnisse systematischer Untersuchungen zur Krankheitsinzidenz aus den beiden Weltkriegen legen zwar einen Zusammenhang zwischen Streß und Krankheitsausbruch nahe. Hierbei bleiben jedoch eine Reihe von Fragen offen, so zum Beispiel, inwiefern gleichzeitig stattgefundene virale oder bakterielle Epidemien in der Bevölkerung für den Anstieg der Inzidenz verantwortlich sein können. Auch korrelierte eine allgemeine Mangelernährung in

Holland während des Zweiten Weltkrieges mit einer Abnahme der Krankheitsinzidenz auf ein Viertel (Schweitzer 1944). Ebenso erkrankten Insassen nationalsozialistischer Konzentrationslager erst nach der Befreiung viermal häufiger als solche Menschen, die nie interniert worden waren (Weisman 1958). Möglicherweise stabilisiert in extremen Gefahrensituationen eine eindeutige Rollenzuschreibung mit klaren Freund-/Feindbildern und der Verdrängung eigener Ambivalenzen eher die immunogene Abwehr. In Dänemark wurde während des Zweiten Weltkrieges eine Epidemie von Basedow-Erkrankungen registriert (Greenwald 1966), eine neuere Untersuchung während der Wirren in Nordirland zeigte jedoch keinen Anstieg der Krankheitsinzidenz (Hadden 1974). Eine ausführliche Zusammenfassung und Diskussion der bisherigen epidemiologischen Untersuchungen hat Weiner (1977) vorgelegt.

Psychodynamik

Wie Begriffe des Streß-, Schock- oder Schreck-Basedow schon nahelegen wird seit der Erstbeschreibung dieses Krankheitskomplexes durch Parry (1825), Graves (1835) und Basedow (1840) immer wieder ein **Zusammenhang** zwischen besonderen **Streßsituationen** und der **Krankheitsmanifestation** hergestellt.

Hierbei wird eine besondere Vulnerabilität für streßauslösende Faktoren postuliert. Jores (1949) nimmt eine thyreotoxische Konstitution oder vegetative Übererregbarkeit bei Basedow-Patienten an. Winsa et al. (1991) und Sonino et al. (1993) arbeiteten den Zusammenhang zwischen Streßerleben und Krankheitsausbruch erneut heraus, und Paschke et al. (1990) fanden auch nach Erreichen der Euthyreose erhöhte Werte für Angst als Traitmerkmal, woraus sie eine besondere Vulnerabilität für angstauslösende Situationen folgerten.

Allein die imponierende psychopathologische Symptomatik legt den **Zusammenhang** mit **psychischen Störungen** nahe. So diskutierte Graves (1835) die Erkrankung in Zusammenhang mit der hysterischen Neurose, und Lewis (1925) faßte sie als die strukturalisierte Form einer schweren Angstneurose auf. Systematische Untersuchungen begannen mit dem Aufblühen der psychoanalytischen Theorie in der ersten Hälfte unseres Jahrhunderts. Es ergaben sich für uns heute bizarr anmutende Hypothesen zur **Körpersymbolik** des erkrankten Organs. So sah Lewis eine ungelöste Abhängigkeit und Identifikation mit der Mutter, in der die Patientinnen – es handelt sich ja überwiegend um Frauen – unbewußt Inzeßtwünsche dem Vater gegenüber hegen. So stelle die Struma ein Äquivalent zum schwangeren Uterus und ihre derbe Konsistenz ein Symbol für den inkorporierten Penis des Vaters dar. Die Arbeitsgruppe um Franz Alexander (Ham et al. 1951) faßte die wesentlichen damaligen psychodynamischen Theorien (Lewis 1925; Mittelmann 1933; Conrad 1934a, 1934b; Brown u. Gildea 1937; Lidz 1949; Mandelbrote u. Wittkower 1955) zur Psychogenese der Hyperthyreose zusammen.

> Hiernach streben die Patienten erfolglos nach Anerkennung durch die Mutter. In der Identifikation mit ihr erfolgt die vorzeitige Übernahme elterlicher Verantwortung. Die ständig unbefriedigt bleibende Anstrengung nach Anerkennung durch das ersehnte Objekt ihrer Abhängigkeitswünsche aktiviere die Schilddrüse über den Weg Kortex-Hypothalamus-Hypophyse, bis sie schließlich dekompensiere.

Hieraus formulierte er eine spezifische **Persönlichkeitsstruktur**, der er neben konstitutionellen somatischen Faktoren ätiologische Bedeutung beimaß. Auf der Grundlage der angenommenen Persönlichkeitsstruktur alleine gelang einer Gruppe von Analytikern (Alexander et al. 1968) die überzufällige Zuordnung von psychodynamischen Fallschilderungen zu diesem Krankheitsbild. Spätere Arbeiten konnten die Hypothese einer spezifischen Persönlichkeitsstruktur jedoch nicht bestätigen (Kleinschmidt et al. 1956; Hermann u. Quarton 1965.

Rodewig (1993b, 1996) untersuchte eine Gruppe **hyperthyreoter Basedow-Patienten**. Er erhob eine tiefenpsychologisch orientierte Anamnese, auf deren Hintergrund er die biographische und aktuelle psychische Belastung zum Zeitpunkt der Krankheitsdiagnose einschätzte. Diese Ergebnisse verglich er mit den Ergebnissen verschiedener Selbstbeurteilungsfragebögen zu psychopathologischen Symptomen. Er

konnte hierdurch drei **Subgruppen** herausarbeiten:
- **Gruppe 1:** Patienten mit geringer psychischer Belastung und normaler psychischer Befindlichkeit nach Stoffwechselnormalisierung
- **Gruppe 2:** Patienten mit hoch eingeschätzter psychischer Belastung und ausgeprägten psychopathologischen Symptomen auch nach Stoffwechselnormalisierung
- **Gruppe 3:** Patienten mit hoher psychischer Belastung und psychopathologischer Auffälligkeit, die erst nach Erreichen der Euthyreose entsteht

Es ließ sich zeigen – wenn auch an einer relativ kleinen Stichprobe (n=19) – daß eine nicht unbedeutende Subgruppe (ca. 65 %) als psychisch relativ belastet eingeschätzt wird und dies mit ausgeprägten psychischen Beschwerden unter Euthyreose korrelierte. Ein weiterer bemerkenswerter Befund jedoch ist, daß sich aus dieser als psychisch belastet eingeschätzten Klientel eine weitere Untergruppe herausarbeiten läßt, die offensichtlich **psychisch von** der Entwicklung der **Hyperthyreose profitiert**. Dies scheinen Patienten zu sein, bei denen eine depressive Struktur vorliegt, ohne unbedingt eine entsprechende klinische Symptomatik zu entwickeln. Die Hyperthyreose führt hier zu einer Art hypomanen Zustand, der die depressive Grundstimmung kompensiert. Dieser Einfluß der Schilddrüsenhormone ist aus der Behandlung depressiver Patienten bekannt, wo bei therapieresistenten Depressionen durch die zusätzliche Gabe von Thyroxin doch noch ein positiver Effekt erzielt wird (Loosen 1986).

Therapie

Die zum Teil erhebliche Konsequenz des Circulus vitiosus zwischen Streß und Autoimmunmechanismus läßt eine psychotherapeutische Begleitung bei einem Teil der Patienten sinnvoll erscheinen. Diese Zusammenhänge scheinen wir jedoch heute in der akademischen Medizin neu entdecken zu müssen. In früheren Lehrbüchern wurde dies wie selbstverständlich von erfahrenen Klinikern gefordert. So hob Jores (1949) die Notwendigkeit und heilsame Wirkung einer guten psychotherapeutischen Führung der Basedow-Patienten hervor, und Bleuler (1954, S. 271) schrieb:

»Viele Patienten haben sie schon aus ihrer emotionalen Aufgewühltheit heraus nötig und bei vielen strahlt ein psychotherapeutischer Erfolg beruhigend, bessernd, vielleicht manchmal heilend, auf das körperliche Krankheitsgeschehen aus ... Wir verfügen beim M. Basedow über größere psychotherapeutische Erfahrungen als bei den meisten anderen endokrinen Krankheiten.«

Fallbeispiele

Die klinische Relevanz der Interaktion zwischen Psyche und Stoffwechsel möchte ich Ihnen an zwei Beispielen demonstrieren.

――――― Fallbeispiel 1 ―――――

Ein Patient war früher als leitender OP-Pfleger tätig. Er berichtet aus dieser Zeit, daß er Dienste, die zum Beispiel im Krankheitsfall unter den Kollegen nicht mehr vermittelt werden konnten, selbst übernommen hätte. Seit drei Monaten hat er nun die Stelle eines Pflegedienstleiters inne. In dieser Position kann er die ausfallenden Dienste nicht mehr selbst übernehmen, sondern muß im Extremfall Kollegen oder Kolleginnen zwangsverpflichten. Das setze ihm sehr zu. Er sei jetzt mit enormen Aggressionen konfrontiert, denen er nicht ausweichen könne. Er überlege sich schon, die Stellung wieder aufzugeben und in den OP-Bereich zurückzugehen. Drei Monate nach Beginn einer als stressig erlebten Arbeit beginnt die Hyperthyreose (bei familiärer Vorbelastung, Mutter hatte Hyperthyreose). Die hierbei erlebten zusätzlichen pathophysiologischen Stressoren können von ihm nicht abgewehrt oder kompensiert werden, zum Beispiel durch Aktivierung eines äußeren Reizschutzes (z. B. durch Krankschreibung). Zum einen wäre dies für ihn unbewußt einer Niederlage vor dem Vater gleichgekommen und dem Eingeständnis, daß er der Aufgabe nicht gewachsen sei, zum anderen befand er sich noch in der Probezeit. Dadurch unterhielt sich eine Streß-Krankheits-Spirale, die er nur durch eine Operation durchbrechen konnte. Diese Operation ließ er in seinem Ausbildungskrankenhaus von seinem ehemaligen Lehrer beziehungsweise Chefarzt vornehmen. In diesem Haus hatte er die Erfahrung machen können, daß er auch mit seinen Schwächen angenommen und akzeptiert wurde. Drei Monate nach der Operation ging es ihm ausgezeichnet, und er hatte das Gefühl, seine Arbeit angemessen ausfüllen zu können.

Dieses Fallbeispiel mag als Illustration dafür dienen, wie Autoimmunhyperthyreose und Streß sich gegenseitig beeinflussen und einen Circulus vitiosus unterhalten, den unter den gegebenen Umständen nur eine Operation durchbrechen konnte.

---------- Fallbeispiel 2 ----------

Seit dem zweiten Lebensjahr und Scheidung der Eltern wuchs die 46jährige Patientin vaterlos auf. Die Mutter mußte hart arbeiten, um den Unterhalt für sie beide zu erwirtschaften. Nach der auch hierdurch bedingten Frustration eigener Abhängigkeitswünsche identifizierte sich die Patientin mit der starken Mutter in der Forcierung ihrer Autarkiebestrebungen. Durch eine akute Erkrankung der 74jährigen Mutter (zerebrale Durchblutungsstörungen) wurden die abgewehrten Abhängigkeitswünsche reaktiviert mit einer Angst vor Autonomieverlust. In einer kontraphobischen Abwehr ihrer symbiotischen Wünsche expandierte die Patientin beruflich, indem sie in einer 50 km entfernten Stadt ein weiteres Geschäft eröffnete, was einer verstärkten Autarkiebestrebung entsprach. Die beginnende Hyperthyreose verstärkte in seiner ergotropen Stoffwechselsituation die Expansionsbestrebungen der Patientin quasi wie in einem hypomanen Zustand. In der Erstuntersuchung konnte die Patientin kaum psychische Beschwerden angeben, sie fühlte sich zwar leicht erschöpft, aber insgesamt ausgesprochen stabil und leistungsfähig. Erst nach thyreostatischer Therapie und Erreichen der Euthyreose reagierte sie mit einer depressiven Symptomatik.
Wie ist diese Veränderung zu erklären?
Die Erkrankung der Mutter hat Ängste vor Abhängigkeit und Verlust der Autonomie mobilisiert. Bei bestehender familiärer Belastung (Schilddrüsenerkrankung der Mutter) reagierte die Patientin mit einer Basedow-Krankheit. Die sich darin entwickelnde hypomane Symptomatik kam ihren Autarkiebestrebungen zugute, die sich bereits in einer beruflichen Expansion ausdrückte. Erst nach Erreichen der Euthyreose und Reduktion der ergotropen Stoffwechselsituation wurden ihr ihre abgewehrten Abhängigkeitswünsche bewußt, die sich jetzt aber auf ihre Familie richtete (ihre Mutter war inzwischen genesen). Sie hatte jetzt Angst, ihre Familie (als Mutterersatz) könnte sich wegen ihres verstärkten beruflichen Engagements von ihr abwenden. Dies führte zu einer verspäteten, depressiven Reaktion. Da sie ihre berufliche Veränderung nicht wieder rückgängig machen konnte, blieb die Angst vor dem Verlust ihrer Familie und ein Defizit in der Befriedigung eigener Abhängigkeitswünsche. Obwohl unter Thyreostase eine Euthyreose erzielt werden konnte, ließ der bleibende emotionale Streß den Autoimmunprozeß erwartungsgemäß (entsprechend unseren psychodynamischen Überlegungen) nicht zur Ruhe kommen, so daß auch sie schließlich operiert werden mußte. Die depressive Symptomatik blieb jedoch bestehen, gleichzeitig nahm sie kontinuierlich an Gewicht zu, was ihr Selbstwertgefühl zusätzlich untergrub.

In beiden beschriebenen Krankheitsverläufen spielt die Hyperthyreose in der Psychodynamik eine wichtige Rolle. In beiden Fällen kann bei bestehender genetischer Belastung in der Streßsituation ein ätiologisch wirksamer Faktor angenommen werden. Es zeigt sich der Einfluß der Stoffwechselsituation auf wesentliche Lebensentscheidungen: So dachte der Patient im ersten Beispiel schon daran, seine Leitungsstelle wieder aufzugeben, weil er sich überfordert fühlte, während die Patientin im zweiten Beispiel die Hyperthyreose brauchte, um ihre berufliche Expansion zu betreiben.

Hypertyreosis factitia

Definition

Die **Hyperthyreosis factitia** bezeichnet alle Formen der Hyperthyreose, die sich auf die akute oder chronische, bewußte, unbewußte oder akzidentelle Überdosierung von Schilddrüsenhormen bezieht (Cohen et al. 1989).

Hierunter sind iatrogene Überdosierungen, zum Beispiel im Rahmen einer Strumaprophylaxe, genauso zu verstehen wie die heimliche Einnahme im Rahmen einer Artefaktkrankheit oder die einmalige Einnahme einer großen Hormonmenge in suizidaler Absicht. Ebenso trat die Hyperthyreosis factitia endemisch auf nach dem Verzehr von Rindergehacktem, in dem bovine Schilddrüsenanteile verarbeitet wurden, oder nach der Einnahme von Schlankheitspillen mit einem nicht unerheblichen Anteil an Schilddrüsenextrakten (Cohen et al. 1989).

Aufgrund der hohen freien Bindungskapazität von TBG (Thyroxinbindendes Globulin), Veränderungen in der Clearance sowie im Verteilungsmuster kann eine einmalige intravenöse Dosis von 4 mg Thyroxin (normale Tagesdosis 75–100 ng) aufgenommen werden, ohne daß die peripheren Hormonmengen in den pathologischen Bereich steigen (Woeber et al. 1970). Die eigenmächtige Einnahme von Thyroxin, sei es im Rahmen einer Artefaktkrankheit oder zum Zwecke der Gewichtsreduktion, findet sich besonders bei medizinischem oder paramedizinischem Personal (Greer 1986). Riggs et al. (1945) fanden, daß jüngere, euthyreote Probanden beträchtliche Mengen an Hormonen vertragen, ohne wesentliche Zeichen der Stoffwechseldekompensation, und Jores (1949) stellte fest, daß unter der Bedingung der experimentellen Hyperthyreose keine psychischen Symptome auftreten. Bei älteren Menschen muß jedoch bei der Hyperthyreosis factitia auch mit erheblichen psychiatrischen Störungen gerechnet werden (Ohno et al. 1971). Die Therapie besteht im Unterlassen der hormonellen Zufuhr und der Behandlung einer eventuell zugrunde liegenden psychischen Störung.

Zusammenfassung

Die Hyperthyreose ist eine Stoffwechselerkrankung mit unterschiedlicher Ätiologie. Beschränken wir uns auf das klar abgrenzbare Krankheitsbild der Autoimmunhyperthyreose (Basedow-Krankheit), so scheint nach vorliegenden Untersuchungen zumindest bei einer zahlenmäßig nicht unbedeutenden Subgruppe die Erkrankung in einem engen Zusammenhang zur Fähigkeit der Streßverarbeitung zu stehen. Hierbei gewinnt die Steigerung des Metabolismus entsprechend der vorbestehenden Persönlichkeitsstruktur unterschiedliche Bedeutung. So kann sie bei einem eher depressiv strukturierten Menschen sogar zu einer Steigerung seiner Lebensqualität beitragen. Patienten sind geneigt, die Symptomatik als Folge ihrer Lebenssituation zu deuten und werden oft erst durch die Umgebung auf ihr inadäquates Verhalten aufmerksam. Eine psychotherapeutische Begleitung erscheint bei einem Teil der Patienten sinnvoll.

Literatur

Alexander F, French TM, Pollock GH. Psychosomatic Specifity. Vol. 1: Experimental Study and Results. Chigago, London: University of Chicago Press 1968.

Allanic H, Fauchet R, Lorcy Y, et al. HLA and Graves' disease: an association with HLD-DRw3. J Clin Endocrinol Metabol 1980; 51: 863.

Basedow C v. Exophthalmus durch Hypertrophy des Zellgewebes in der Augenhöhle. Caspers Wschr Ges Heilk 1940a; 13: 197-220.

Basedow C v. Exophthalmus durch Hypertrophy des Zellgewebes in der Augenhöhle. Caspers Wschr Ges Heilk 1940b; 14: 220-8.

Bech K, Lumbholtz B, Nerup J, et al. HLA-antigens in Graves' disease. Acta Endocrinol 1977; 86: 510.

Beck AT, Ward CH, Mendelson M, Mock J, Erbaugh J. An Inventory for Measuring Depression. Arch Gen Psychiat 1961; 4: 561-71.

Bleuler M. Endokrine Psychiatrie. Stuttgart: Thieme 1954.

Brown WT, Gildea EA. Hyperthyreoidismus and personality. Am Psychiatry 1937; 94: 59-76.

Brown WT, Hetzel BS. Stress, personality and thyroid disease. J Psychosom Res 1963; 7: 223.

Cohen JH, Sidney H, Ingbar SH, Braverman LE. Thyrotoxicosis due to ingestion of excess thyroid hormone. Endocr Rev 1989; 10: 113-24.

Conrad A. The psychiatric study of hyperthyroid patients. J Nerv Ment Dis 1934a; 79: 505-29.

Conrad A. The psychiatric study of hyperthyroid patients. J Nerv Ment Dis 1934b; 79: 656-76.

Fahrenberg J, Hempel R, Selg H. Das Freiburger Persönlichkeitsinventar (FPI). Göttingen, Bern, Toronto, Seattle: Hogrefe 1989.

Greenwald I. The history of goiter in Bolivia, Paraguay and Brasil. Tex Rep Biol Med 1969; 27: 7-26.

Graves RJ. Clinical lectures. Lond Med Surg J Lect 1835; XII: 516.

Greer MA. Thyrotoxicosis of extrathyroid origin. In: Werner's The Thyroid. Ingbar SH, Braverman LE (eds). 5th ed. Philadelphia: Lippincott 1986.

Grumet FC, Payne RD, Konishi J, et al. HLA-antigen in Japanese patients with Graves' disease. Tissue Antigens 1975; 6: 347.

Hadden DR, McDevitt DG. Environmental stress and thyrotoxicosis. Absence of association. Lancet 1974; 2: 577-8.

Ham GH, Alexander F, Carmicheal HT. A psychosomatic theory of thyrotoxicosis. Psychosom Med 1951; 13: 18-35.

Hehrmann R. Symptome, die auf eine Schilddrüsenkrankheit hinweisen. Internist 1988; 29: 523-8.

Hermann HT, Quarton GC. Psychological changes and psychogenesis in thyroid hormon disorders. J Clin Endocrin Metab 1965; 25: 327-38.

Jores A. Klinische Endokrinologie. Berlin, Göttingen, Heidelberg: Springer 1949.

Kleinschmidt HJ, Waxenberg SE, Cuker R. Psychophysiology and psychiatric management of thyrotoxicosis: a two year follow-up study. Mt Sinai J Med 1956; 23: 131-53.

Lewis ND. Psychological factors in hyperthyreoidism. M J Rec 1925; 122: 121-5.

Lidz T. Emotional factors in the etiology of hyperthyroidism. Psychosom Med 1949; 11: 2-8.

Loosen PT. Hormones of the hypothalamic-pituitary-thyroid axis: A psychoneuroendocrine perspective. Pharmacopsychiatry 1986; 19: 401-15.

Mandelbrote BM, Wittkower ED. Emotional factors in Graves' disease. Psychosom Med 1955; 19: 109-23.

Mann K. Störung der Immunregulation bei Morbus Basedow. 20. Tagung der Sektion Schilddrüse der Deutschen Gesellschaft für Endokrinologie 1988.

Martin L, Fisher RA. The hereditary and familial aspects of exophthalmic goiter and nodular goiter. Quart J Med 1945; 14: 207.

Mittelman B. Psychogenetic factors and psychotherapy in hyperthyrosis and rapid heart imbalance. J Nerv Ment Dis 1933; 77: 465.

Ohno F, Miyoshi K. Clinical observations on thyreoidismus medicamentosus due to weight reducing pills in Japan. Endocrinol Jpn 1971; 18: 321.

Paschke R, Harsch I, Schlote B, Vardarli I, Schaarf L, Kaumeier S, Teuber J, Usadel KH. Sequential psychological testing during the course of autoimmune hyperthyroidism. Klin Wochenschr 1990; 68: 942-59.

Paykel ES. Abnormal personality and thyrotoxicosis: A follow-up study. J Psychosmc Res 1966; 10: 143-50.

Parry CH. Enlargement of the thyroid gland in connection with enlargement or palpitation of the heart. In: Collections from Unpublished Medical Writings. Vol. II. London: 1925.

Riggs DS, Man EB, Winkler AW. Serum iodine of euthyroid subjects treated with desiccated thyroid. J Clin Invest 1945; 24: 722.

Röckel M, Teuber J, Schmidt R, Kaumeier S, Häfner H, Usadel KH. Korrelation einer »latenten Hyperthyreose« mit psychischen und somatischen Veränderungen. Klin Wochenschr 1987; 65: 264-73.

Rodewig K. Psychosomatische Aspekte der Hyperthyreose unter besonderer Berücksichtigung des Morbus Basedow. Ein Überblick. Psychother Psychosom Med Psychol 1993a; 43: 271-7.

Rodewig K, Heckmann Ch, Leitz C, Rudorff KH. Hyperthyreosis – a problem of interdisciplinary psychosomatic diagnosis. European Congress of Psychosomatic Medicine. Bern 1993b.

Rodewig K, Heckmann Ch, Leitz C, Rudorff KH. Gibt es eine besondere Vulnerabilität für Streß bei Patienten mit Morbus Basedow? Z Psychosom Med Psychoanal 1996 (im Druck).

Schweitzer PMJ. Calorie supply and basal metaboism. Acta Med Scand 1944; 119: 306.

Sonino N, Girelli ME, Boscaro M, Fallo F, Busnardo B, Fava GA. Life events in the pathogenesis of Graves's disease. A controlled Study. Acta Endocrinol 1993; 128: 293-6.

Verschuer O v. Die Zwillingsforschung im Dienste der Inneren Medizin. Verh Dtsch Ges Inn Med 1958; 64: 262-73.

Weiner H. Graves' disease. In: Psychobiology and Human Disease. Weiner H (ed). New York, Oxford, Amsterdam: Elsevier 1977; 319-413.

Weisman SA. Incidence of thyrotoxicosis among refugees from Nazi prison camps. Ann Intern Med 1958; 48: 747.

Winsa B, Adami HO, Berstrom R, et al. Stressful events and Graves' disease. Lancet 1991; 338: 1475-9.

Woeber KA, Hecker E, Ingbar SH. The effects of an acute load of thyroxine on the transport and peripheral metabolism of triiodothyronine in man. J Clin Invest 1970; 49: 650.

Literaturempfehlungen

Overdisse K, Klein E, Reinwein D. Die Krankheit der Schilddrüse. Stuttgart: Thieme 1980.

Rodewig K. Psychosomatische Aspekte der Hyperthyreose unter besonderer Berücksichtigung des Morbus Basedow. Ein Überblick. Psychother Psychosom Med Psychol 1993; 43: 271-7.

Weiner H. Graves' disease. In: Psychobiology and Human Disease. Weiner H (ed). New York, Oxford, Amsterdam: Elsevier 1977; 319-413.

5.4.8 Rheumatische Erkrankungen

Wolfgang Eich

ICD-10-Klassifikation

Die Zuordnung erfolgt primär somatisch:
M05: seropositive chronische Polyarthritis
M06: andere chronische Polyarthritiden
M45: ankylosierende Spondylitis
M32: SLE
M79: Fibromyalgie

Bei der Fibromyalgie sollte grundsätzlich F54 kodiert werden, da diese Erkrankung in jedem Fall eine psychische Mitbeteiligung aufweist.

Sowohl für die psychotherapeutische Medizin wie die Rheumatologie sollte die systematische Einbeziehung psychosozialer Aspekte bei der Erstmanifestation, dem Verlauf und der Therapie rheumatischer Erkrankungen integraler Bestandteil ihres Selbstverständnisses sein. Dies gilt besonders für die wichtigsten und häufigsten rheumatischen Erkrankungen, wie die chronische Polyarthritis, die ankylosierende

Spondylitis (Bechterew-Krankheit), den systemischen Lupus erythematodes sowie als häufigste nichtentzündlich-rheumatische Erkrankung die Fibromyalgie. **Patienten-Selbsthilfeorganisationen** (Rheumaliga, Bechterew-Vereinigung, SLE-Gruppen, Fibromyalgie-Gruppen) haben die Notwendigkeit dieser integrierten Betreuung schon frühzeitig erkannt. Bisher mit ihren psychosomatischen Anteilen wenig beachtete rheumatische Krankheitsbilder wie zum Beispiel die Sklerodermie, die Wegener-Granulomatose, die Borreliose und andere schwere rheumatische Erkrankungen, Kollagenosen oder Vaskulitiden sollten dabei in Zukunft mehr berücksichtigt werden.

Differenzierungen und Neuentwicklungen in der psychosomatischen Theoriebildung der letzten Jahrzehnte, die mit einer größeren Differenzierung auch auf der somatischen Ebene der Krankheiten korrespondiert, führten zur Beschreibung von immer komplexeren biopsychosozialen Interaktionsfeldern (**biopsychosoziales Modell**). So gelingt es heute oft nur noch für hochselektierte und eng definierte Krankheitsuntergruppen von klassischen Krankheitseinheiten wissenschaftliche Aussagen über beteiligte psychosoziale Faktoren zu erstellen.

Chronische Polyarthritis

> **Definition**
>
> Die **chronische Polyarthritis** (Synonym: **rheumatoide Arthritis**) ist eine chronisch entzündliche Systemerkrankung mit Entzündungen der Gelenkinnenhaut (besonders der Finger-, Zehen- und Handgelenke), die allmählich zu Fehlstellungen der Gelenke und schließlich zur Funktionslosigkeit führen können.

Ätiologie

Die Ätiologie ist unbekannt.

Epidemiologie

Die Erkrankung entwickelt sich am häufigsten zwischen dem 25. und 50. Lebensjahr. Frauen erkranken dreimal so häufig wie Männer. Die Erkrankung ist die häufigste entzündlich-rheumatische Erkrankung. Sie macht, nicht zuletzt auch wegen der Chronizität der Behandlungsnotwendigkeit, ungefähr zwei Drittel der Patienten einer rheumatologischen Fachpraxis aus.

Psychodynamik

Aus der Gruppe der rheumatischen Erkrankungen wurde die chronische Polyarthritis paradigmatisch immer wieder auf psychologische Faktoren hin untersucht. F. Alexander (1950) nahm sie in seinen Kanon der psychosomatischen Krankheiten im engeren Sinne auf. Als häufigste chronisch-entzündliche, in Schüben verlaufende rheumatische Erkrankung sind Patienten und Ärzte mit den schwierigen psychosozialen Fragen einer Krankheit konfrontiert, die chronisch Schmerzen bereitet und die Bewegung behindert.

Schon die frühesten klinischen Beschreibungen charakterisieren die chronische Polyarthritis als eine auch **psychologisch auffällige Patientenpopulation**. Die Patienten erscheinen ruhig, bescheiden, zuverlässig, gewissenhaft, beruflich selbständig, gefühlsmäßig äußerungsgehemmt und selbstaufopfernd (Halliday 1942) sowie unreif, umweltabhängig und perfektionistisch (Ludwig 1952). Durch ihre Schwierigkeiten, Gefühle auszudrücken (Blom u. Nicholls 1954), insbesondere Ärger und Aggression (McLaughlin et al. 1953), wirken sie hinter einer Fassade gespielter Selbstsicherheit doch erheblich unsicher und haben Schwierigkeiten im mitmenschlichen Umgang (Robinson 1957). Diese frühen klinischen Deskriptionen, die hauptsächlich in den 40er und 50er Jahren erfolgten, haben aus heutiger Sicht den methodischen Mangel einer nicht charakterisierten Patientenselektion und eines fehlenden Kontrollgruppenvergleichs.

Der Internist H. Plügge (1953) wies in einer phänomenologisch-anthropologischen Studie auf die »**Selbstlosigkeit**« dieser Kranken hin. Die klinisch imponierende Geduld und Genügsamkeit bei ihrer doch schweren Behinderung ebenso wie ihre unermüdliche Fürsorge und ihr aufopferndes Dienen für ihre Mitmenschen vor der Erkrankung erklärte er sich durch ihre ausgeprägte Selbstlosigkeit und ihren Mangel an Selbst- und Körperwahrnehmung.

F. Alexander postulierte für diese klinische Symptomatik einen gemeinsamen psychodynamischen Hintergrund. Er steht dabei in einer Reihe mit anderen psychoanalytisch geprägten Autoren, die bei den Patienten eine spezifische Form der **Aggressionsverarbeitung** in den Vordergrund ihrer Überlegungen stellen. In psychoanalytischen Interviews finden sie einen chronisch-gehemmten, feindselig-aggressiven Zustand, der sich als Aufständigkeit gegen jede Form von äußerlichem und innerlichem Druck, gegen das Beherrschtwerden von anderen Menschen oder gegen den hemmenden Einfluß des überempfindlichen Gewissens zeigt. Die Kranken versuchen, ein Gleichgewicht zwischen ihren aggressiven Antrieben und der geforderten Beherrschung derselben zu erreichen. Sie lernen dabei, Aggression in schwere Arbeit, Sport oder zum Beispiel intensive Gartenarbeit umzuleiten. In bezug auf ihre Mitmenschen lernen sie den einschränkenden Einfluß des Gewissens durch eine dienende Haltung anderen gegenüber aufzuheben. So können aggressive Gefühle anderen gegenüber nicht zugelassen werden. Die Anpassung an neue Situationen und sich verändernde Umwelten wird dadurch erheblich erschwert.

Eine zunehmende Anzahl von Untersuchungen belegt einen Zusammenhang zwischen **belastenden Lebensereignissen** (life-events) und Krankheitsausbruch (Baker 1982). Während des letzten Jahres vor Beginn der Erkrankung finden sich signifikant mehr psychologische Stressoren und familiäre Konflikte. Hier sind es vor allem Probleme bei Trennungen sowie Krisen in den zwischenmenschlichen Beziehungen, Tod und Verlust wichtiger Bezugspersonen oder Autoritäts- und Eheprobleme. Lag früher mehr die Hoffnung, mit der Psychophysiologie der Muskelverspannungen das »missing link« zwischen Körper und Psyche zu suchen, so ist es heute die Psychoneuroimmunologie (Ader 1981).

Gibt es eine Rheumapersönlichkeit?

Die Generalisierbarkeit dieser Aussagen kann wegen des Fehlens von Kontrollgruppen aus methodischer Sicht in Frage gestellt werden. Neuere Untersuchungen mit Fragebogen und standardisierten Testinstrumenten haben gezeigt, daß die Persönlichkeiten von chronischen Polyarthritikern, wenn sie in den Frühstadien erfaßt werden, sich in diesen Testinstrumenten nicht von denen anderer chronischer Krankheiten unterscheiden lassen. Auch neuere psychoanalytisch inspirierte Untersuchungen zeigten keine spezifischen Konflikte, sondern entlang der individuellen psychogenetischen Entwicklungslinie unterschiedliche Vulnerabilitäten gegenüber konflikthaften Lebenssituationen (Jordan et al. 1987). Die oben aufgezeigten Eigenschaften sind somit auch krankheitsreaktiv interpretierbar oder Ausdruck einer Persönlichkeitsstruktur chronisch Kranker überhaupt (vgl. Kap. 5.4.1, S. 388). Das ändert jedoch nichts an der Tatsache, daß bei nahezu allen Patienten konflikthafte Probleme mit der Krankheit auftreten, und zwar entweder in Form einer ängstlichen Verleugnung, einer depressiven oder konversionsneurotischen Verarbeitung. In einer größeren Stichprobe konnte nur bei 19 % kein Konflikt gefunden werden (Schüßler 1993), auch wenn es sich hierbei nicht um spezifische Konflikte handelte.

Verlauf

Der Verlauf der chronischen Polyarthritis wird durch das Vorhandensein psychischer Konflikte und durch die Art des Umgangs sowie die bewußte und unbewußte Einstellung (Coping) zur Krankheit insgesamt beeinflußt.

Erste psychologisch bedingte Differenzierungen in der wahrscheinlich inhomogenen Gruppe von Patienten mit chronischer Polyarthritis wurden durch Rimon (1969) gezeigt. Er isolierte zwei **Subgruppen**, deren klinischer Verlauf mit der An- oder Abwesenheit psychischer Konflikte korrelierte:

▶ »major-conflict-group« mit:
- akuter Symptomatik
- rapider Progression
- deutlicher Häufung psychischer Konflikte

▶ »non-conflict-group« mit:
- Ausbleiben psychischer Konflikte
- schleichendem Beginn
- langsameren Verlauf
- positiver Familienanamnese

Er schloß deshalb bei der »non-conflict-group« auf das Vorherrschen eines genetischen Faktors, der bei der »major-conflict-group« nicht vorliegen sollte.

Die Coping-Forschung konnte zeigen, daß die Art des für jeden Patienten typischen **Bewältigungsstils** einen bisher unterschätzten Einfluß auch auf den körperlichen Verlauf der Erkrankung hat und eng mit dem Funktionsstatus der Gelenke korreliert ist. Insbesondere ein passiv-hinnehmendes Coping zusammen mit einer niedrigen Einschätzung eigener Beeinflussungsmöglichkeiten (self-efficacy) ist mit Hoffnungslosigkeit und Depression verbunden. Angst und Depression wiederum führen zu einem deutlich schlechteren Verlauf der chronischen Polyarthritis. Erlernte Hilflosigkeit und »Katastrophisieren« haben einen signifikant schlechten Einfluß auf die Schmerzen und den Funktionsstatus (Keefe et al. 1989).

Grob klassifizierend können drei verschiedene **Coping-Muster** (Solomon 1981) der Krankheitsbewältigung der chronischen Polyarthritis unterschieden werden:
- aktive Auseinandersetzung
- Verleugnung
- hilflose Unterwerfung

Diese unterschiedlichen Coping-Stile haben einen prädiktiven Wert nicht nur für das psychische Wohlbefinden, sondern auch für den Funktionsstatus der Gelenke (Parker et al. 1988).

> Die Verlaufsforschung konnte sogar zeigen, daß psychologische Variablen wie Angst und Depression den Funktionszustand der Gelenke besser prädizieren können als jeder somatische Parameter, ja selbst besser als Aktivitätsparameter (wie z. B. BKS, CRP etc.) und Schweregradparameter (wie z. B. röntgenologischer Befund; Hagglund et al. 1989). Das weist nochmals eindringlich auf die Bedeutung psychischer Faktoren für den Verlauf der chronischen Polyarthritis hin.

Verknüpft man die Ergebnisse der Persönlichkeits-, Streß- und Verlaufsforschung so wird deutlich, daß belastende Lebensereignisse dann größeres Gewicht haben, wenn der Ausbruch der Erkrankung jenseits der eigenen Kontrollierbarkeit erlebt wird, und wenn es infolge erlernter Hilflosigkeit, Depression oder Angst zu mangelnder Compliance und unvollständiger medizinischer Therapie kommt. Das ist besonders dann deletär, wenn infolge mangelnder Körper- und Selbstwahrnehmung der Patient nur schwer in der Lage ist, über seine somatischen und psychischen Beschwerden adäquat mit dem Arzt zu kommunizieren. Ein günstiger Verlauf kann sich aber dann einstellen, wenn Stressoren weitgehend fehlen, eine Kontrollierbarkeit der Erkrankung empfunden wird und der Patient in seiner Wahrnehmung durch möglichst wenig neurotische Verzerrungen eingeschränkt ist.

Psychotherapie

Studien zur **Einzel-Psychotherapie** der chronischen Polyarthritis sind rar, berichten aber über teilweise erstaunliche Ergebnisse (Lindberg u. Lindberg 1988) bis zur Symptomfreiheit (Kütemeyer 1963). Die Behandlung besteht dabei in einer niedrigfrequenten Psychotherapie über mehrere Jahre (de Boor 1986). Zunehmend werden die Ergebnisse **krankheitsorientierter Gruppentherapien** (Deter u. Schüffel 1988) bekannt, die neben Entspannungsmethoden (autogenem Training, Biofeedback oder progressiver Muskelrelaxation) aus bis zu 10stündigen psychodynamischen (Brinkmann et al. 1988) oder kognitiv-verhaltenstherapeutisch orientierten Gruppengesprächen (McCracken 1991) bestehen und mit Schmerzbewältigungsstrategien und gezieltem Aktivitätsaufbau arbeiten. Diese Gruppentherapien stellen für die Patienten oft ein vergleichsweise gering bewertetes therapeutisches Verfahren dar, mit dem sie sich nicht individuell genug gefördert sehen. Als ein eigenständiges Therapieverfahren bietet es dem Patienten jedoch in konzentrierter Form vielfältigste Möglichkeiten der Krankheitsbewältigung und darüber hinaus eine Fülle neuer Kommunikationsmöglichkeiten. Verglichen mit Patienten, die lediglich soziale Unterstützung oder keine Gruppentherapie erhielten, zeigten diese Patienten eine deutlichere Schmerzreduktion und einen verbesserten Funktionsstatus sowie signifikante Verbesserungen der Krankheitsaktivitätsparameter wie BKS, Zahl der betroffenen Gelenke, Griffstärke und Titer des Rheumafaktors (Bradley et al. 1984; Rehfisch 1988).

Für den rheumatologisch orientierten Allgemeinmediziner, Internisten oder Orthopäden geht es bei der Behandlung von Patienten mit einer chronischen Polyarthritis auch um eine langfristige und abgestufte psychotherapeutische Begleitung, wie sie in der **psychosomatischen Grundversorgung** (Bergmann 1989) konzeptualisiert ist. Über Jahre oder Jahrzehnte ist er der entscheidende Ansprechpartner, mit dem wichtige Entscheidungen wie Medikamentenänderungen, Operationen, Zeitpunkt einer Rehabilitationsmaßnahme, berufliche Schwierigkeiten, Berufsaufgabe etc. besprochen werden und der mit neu aufkommender Sorge, Angst, Depression und Verzweiflung sowie der zwischenzeitlichen Hoffnungslosigkeit zuerst konfrontiert wird. Die **psychotherapeutische Funktion** des **Arztes** besteht hierbei in einer:

- aktiv stützenden und haltenden Einstellung, die den Patienten in seinen Ängsten annimmt und beruhigt
- Information und Beratung des Patienten, aber auch seiner Angehörigen, damit die individuellen und familiären Ressourcen genutzt werden können (Welter-Enderlin 1989)
- Stimulierung einer introspektiven und selbstreflexiven Wahrnehmungsfähigkeit, um zum Beispiel Medikamentennebenwirkungen genauer abzugrenzen, Gefühle differenzierter als bisher zu erleben oder die eigene Befindlichkeit realistischer einschätzen zu können. Dies geschieht am ehesten in einer
- kontinuierlichen und geduldigen Betreuung des Patienten, die das Anlehnungsbedürfnis der Patienten versteht, und die langfristig zu einer Ich-Stärkung und damit zur Möglichkeit aktiver Konfliktlösung führen kann.

Eine Indikation zur **speziellen Psychotherapie** und damit die Überweisung zum Arzt für psychotherapeutische Medizin ergibt sich, unabhängig davon, dann, wenn zwischen Arzt und Patient ein Grundkonsens über eine psychosoziale Konfliktsituation und deren Zusammenhänge erreicht ist, das heißt wenn eine genügend große Introspektionsfähigkeit vorliegt, der Patient nach einer reflektierenden Annahme der eigenen Krankheit zu einer Therapie motiviert ist und das Ausmaß der psychischen Störung die Erkrankung des Patienten beeinflußt.

Ankylosierende Spondylitis

Definition

Die **ankylosierende Spondylitis** (früher: Bechterew-Krankheit) ist eine systemische, chronisch-entzündliche, rheumatische Erkrankung des Bewegungssystems, bei der es im Verlauf der Erkrankung zu einer allmählichen Versteifung der Wirbelsäule kommen kann. Neben der Wirbelsäule treten auch zahlreiche andere extravertebrale und extraartikuläre Manifestationen auf.
Bei der Erstmanifestation treten Kreuzschmerzen vom entzündlichen Typ (d. h. besonders nächtliche, tiefsitzende Kreuzschmerzen) auf.

Ätiologie

Die Ätiologie ist unbekannt. Eine erbliche Disposition liegt in Form des seit 1973 bekannten HLA-B27 vor, das zu 88 bis 96 % eine Assoziation zur ankylosierenden Spondylitis aufweist.

Epidemiologie

Die Erkrankung betrifft in 80 bis 90 % der Fälle Männer und manifestiert sich erstmals zwischen dem 20. und 30. Lebensjahr.

Psychodynamik

Der klinische Eindruck, daß Patienten mit ankylosierender Spondylitis im sozialen Bereich sehr angepaßt, arbeitssam und strebsam sowie wenig krank seien, wenig klagten und in der Beziehung zum Arzt sehr kooperativ seien, konnte durch Untersuchungen (Zant et al. 1982) bestätigt werden, die auch zeigen, daß die Schulbildung der Patienten mit ankylosierender Spondylitis im Vergleich zu anderen Rheumapatienten am höchsten ist und daß sie weniger die Rentenversicherung in Anspruch nehmen als andere Rheumapatienten. Durch dieses betont aktive Coping fühlen sich diese Patienten ihrer

Erkrankung nicht so ausgeliefert wie Patienten mit chronischer Polyarthritis. Sie haben eine höhere interne Kontrollüberzeugung, was sich auch darin zeigt, daß sie besser mit ihrer Krankheit umgehen können und sie besser in den Griff bekommen als Patienten mit einer chronischen Polyarthritis (Engst-Hastreiter 1984).

Die Interpretation dieser betont aktiven Einstellung zur Krankheit und zum Leben allgemein, die **Abhängigkeit vermeidet** und **Autonomie betont**, wird von manchen Autoren als Ausdruck eines Überbotens männlicher Sozialisationsmechanismen verstanden, während andere die Autonomiebestrebungen als Pseudoprogression interpretieren und darin eine Vermeidung zwischenmenschlicher Kontaktfähigkeit, Empathie und Hingabefähigkeit sehen.

Versuche, dies mit der Ätiologie der ankylosierenden Spondylitis in Zusammenhang zu bringen, sind methodisch mit der Hypothek nichtkontrollierter retrospektiver Erhebungen verbunden. Mit dem Rohrschach-Test, einen projektivem Testverfahren (Spiegel 1969), konnte gezeigt werden, daß Patienten mit ankylosierender Spondylitis im Vergleich zu Patienten mit lumbalem Diskusprolaps eine **reduzierte Phantasietätigkeit** aufwiesen sowie Zeichen einer **chronischen Konfliktsituation** mit Reduzierung der persönlichen Beziehungen und einem insgesamt gestörten psychischen Wohlbefinden (Schild 1972, 1973). In psychoanalytischen Interviews fanden sich ausgeprägte frühkindliche, **hypermotorische Impulse**, deren **Hemmung** zu einem späteren Zeitpunkt (z. B. bei Eintritt in das Berufsleben oder bei Heirat) mit dem Krankheitsbeginn assoziiert sind (Zander 1981).

Subgruppen der ankylosierenden Spondylitis

In einer eigenen Untersuchung von 67 Patienten mit ankylosierender Spondylitis und einer gleichgroßen, nach Alter und Geschlecht parallelisierten gesunden Kontrollgruppe konnten wir anhand von semistrukturierten Interviews und testpsychologischen Untersuchungen nachweisen, daß die meisten dieser Thesen nicht mehr aufrecht erhalten werden können (Eich et al. 1993), sondern daß eine Differenzierung nötig ist. Bestehen blieben allenfalls Hinweise auf eine verstärkte frühkindliche Motorik bei den Patienten und Hinweise auf eine krankheitsreaktive soziale Isolierung. Anhand der Art der Selbstwertregulation konnten wir drei **psychologisch unterscheidbare Subgruppen** mit ankylosierender Spondylitis identifizieren, die auch klinisch und damit differentialtherapeutisch relevant sind (Eich 1994):

- 52% der Patienten mit ankylosierender Spondylitis zeigen eine stabile Selbstwertregulation mit relativ geringem Leidensdruck und geringem subjektiven Krankheitserleben und meistern ihre Erkrankung auch bei hoher Krankheitsaktivität adäquat. Sie brauchen in der Regel vor allem eine Beratung und Information von seiten des Hausarztes.
- 35% der Patienten konnten unter Zuhilfenahme aktiver Gegenregulationsbemühungen ihr bedrohtes Selbstwertgefühl wieder deutlich stabilisieren. Sie haben selbst bei mittlerer Krankheitsaktivität einen sehr guten Funktionsstatus von Gelenken und Wirbelsäule. Diese Patienten bedürfen einer supportiv-unterstützenden und entängstigenden Begleitung durch den Hausarzt, nachdem durch eine Vorstellung beim Arzt für psychotherapeutische Medizin abgeklärt wurde, ob nicht doch eine Indikation für eine Psychotherapie vorliegt.
- 13% der Patienten zeigten ein ausgesprochen instabiles Selbstwertgefühl, das durch keinerlei Bemühungen kompensiert werden konnte. Sie gleichen hierin den Patienten einer psychosomatischen Ambulanz. Schon bei geringer Erkrankungsaktivität zeigen sie eine hohe Funktionseinschränkung. Diese Patienten bedürfen daher dringend neben der rheumatologischen einer zusätzlichen psychosomatischen, oft konfliktzentrierten Behandlung und sollten eine Psychotherapie erhalten.

Psychotherapie

Als einziges evaluiertes Therapiekonzept kann über ein standardisiertes Gruppen-Behandlungsprogramm mit den Elementen progressive Muskelrelaxation, kognitives Training, Aufmerksamkeitsfokussierung und Aktivitätsförderung berichtet werden, das zu einer deutlichen Verbesserung der Selbstkontrolle des chronischen Schmerzes und zur Reduktion von Ängstlichkeit und der Depression bei Patienten mit ankylosierender Spondylitis führt (Basler u. Rehfisch 1991).

Systemischer Lupus erythematodes

Definition und Deskription

> **Definition**
>
> Der **systemische Lupus erythematodes** ist eine klassische Autoimmunerkrankung, die sich systemisch, das heißt im ganzen Körper, abspielt und die unterschiedlichsten Organsysteme befällt.

Typisch für die Erkrankung ist das Auftreten von nativer Doppelstrang-DNA (ds-DNA) im Blut der Patienten. Das wesentliche pathogenetische Prinzip ist eine histologisch nachweisbare Immunvaskulitis.

Das Krankheitsbild ist gekennzeichnet durch Fieber, Anämie, Leukopenie, Thrombopenie, Polyarthritis, Lymphome, Milzvergrößerung und Leberbeteiligung.

Ätiologie

Die Ätiologie ist unbekannt. Neben exogenen Noxen scheint eine genetische Prädisposition mit Alteration des Immunsystems Voraussetzung für die Krankheitsentwicklung zu sein.

Epidemiologie

Das Geschlechtsverhältnis beträgt 9:1 für Frauen gegenüber Männern. Die Erstmanifestation erfolgt in der Regel in den frühen Erwachsenenjahren.

Psychodynamik

Das Erstmanifestationsalter zwischen dem 15. und 25. Lebensjahr sowie das häufige Betroffensein von Frauen (Frauen:Männer = 9:1; Rothfield 1993) bedingen ein charakteristisches Zusammentreffen von biographischen Problemsituationen mit psychosozialen Faktoren, die besonders Schwellensituationen des frühen Erwachsenenlebens wie Berufsbeginn, Berufsausbildung, Pubertät, Freundschaftsbeziehungen, Ehe, Schwangerschaftswunsch und Schwangerschaft komplizieren. Dabei ist deutlich, daß diese Probleme umso besser bewältigt werden können, je stabiler die prämorbide Persönlichkeitsstruktur ist. Die »impact-Forschung«(engl. *impact* = Zusammenstoß, Einfluß) hat nun gezeigt, daß Patienten mit systemischem Lupus erythematodes hier mindestens ebenso große Probleme haben wie Patienten mit einer chronischen Polyarthritis (Liang et al. 1984).

Abhängig von der Schwere der Erkrankung mit einer Mortalität von bis zu 20 % innerhalb von 10 Jahren (Reveille et al. 1990) und der prämorbiden Persönlichkeitsstruktur sind die meisten jungen Patientinnen erheblich verunsichert und haben große psychische Probleme mit:

- einer bedrohlich erscheinenden Krankheit, die sie oft zu verleugnen
- der unter Umständen hochdosierten und aggressiven Therapie

Je länger sie sich mit Krankheit und intensiver Therapie konfrontiert sehen, umso eher zeigen sie ängstliche und depressive Reaktionen (Dam et al. 1991).

Durch die Möglichkeit eines **zerebralen Lupus-Befalls** kommt erschwerend hinzu, daß zwischen 50 und 75 % der Patienten mit systemischem Lupus erythematodes **neuropsychiatrische Symptome** aufweisen. Häufigstes psychisches Symptom sind organische Psychosen mit optischen und akustischen Halluzinationen und paranoiden Verkennungen. Daneben finden sich auch dementielle Entwicklungen und depressive Zustandsbilder (Berlit 1989). Wichtigstes Frühsymptom sind Konzentrationsstörungen. Ein routinemäßiges Antikörper-Screening aller psychiatrischen Patienten auf ds-DNA-Antikörper kann trotzdem nicht als effektiver diagnostischer Weg empfohlen werden, da nur 0,1 bis 0,2 % der Patienten, die in ein psychiatrisches Krankenhaus eingeliefert werden, einen systemischen Lupus erythematodes zur Grundlage haben (Dam et al. 1991).

Psychische Auslösefaktoren?

49 % der Patienten mit systemischem Lupus erythematodes haben vor der Erstdiagnose psychiatrische Symptome, 33 % dieser Patienten waren deshalb schon vor der Diagnose in psychiatrischer Behandlung (Wekking et al. 1991). Neuere Untersuchungen zeigen, daß insbeson-

dere Patienten mit zerebralem Befall schwere **psychische Störungen** aufweisen, nämlich Borderline-Persönlichkeitsstörungen, schwere neurotische Störungen oder psychotische Depressionen (Giang 1991; nach DSM-III-R). Dieselben Patienten zeigen auch eine niedrigere neurokognitive Konzentrationsfähigkeit.

Dies bedeutet, daß Patienten mit systemischem Lupus erythematodes dann, wenn sie psychisch auffallen, sich als erheblich gestört darstellen. Das mag auch ein Grund dafür sein, daß diese Patienten, die an einer Autoaggressionskrankheit leiden, auch mit dem psychischen Konstrukt der **Autodestruktivität** und mit höchst autodestruktiven Einstellungen und Verhaltensweisen in Zusammenhang gebracht wurden. So existieren kasuistische Mitteilungen darüber, daß sich die Patienten in einem erheblichen psychosozialen, traumatisch bedingtem Katastrophenzustand befinden.

Es muß jedoch davor gewarnt werden, diese psychischen Manifestationen immer als integralen Part eines ZNS-Lupus zu sehen. Sie können genauso gut Ausdruck einer komorbiden Persönlichkeitsstörung, die unabhängig vom systemischen Lupus erythematodes besteht oder psychodynamisches Äquivalent eines körperlich autodestruktiven Prozesses sowie Resultat der Medikation (i.d.R. Steroide und NSAR) sein. Die differentialdiagnostischen Überlegungen müssen am Einzelfall entschieden werden.

Psychotherapie

Die Summation der Befunde zeigt, daß bei nahezu jedem Patienten mit systemischem Lupus erythematodes mit erheblichen psychosozialen Problemen zu rechnen ist. Im Einzelfall bedeutet dies für den behandelnden Arzt ein Vorgehen in Sinne der integrierten **psychosomatischen Grundversorgung,** die folgende Punkte berücksichtigen sollte:
- Übernahme längerfristiger Begleitung
- Information, Aufklärung, Beratung, und Beruhigung des Patienten
- Rückversicherung für den Patienten in unklaren Situationen
- Stimulation des Patienten zur besseren Selbstbeobachtung

Wenn darüber hinaus – durch die Schwere der psychischen Symptomatik indiziert – eine **Psychotherapie** notwendig ist, sollte bei jugendlichen Patienten auch an ein oder mehrere **Familiengespräche** (Rose-Itkoff 1987) gedacht werden. In einzelnen Fällen kann nur durch die kombinierte und langfristig **koordinierte Zusammenarbeit** von Immunologen, Psychiatern und psychosomatisch arbeitenden Internisten eine erfolgreiche psychosomatische Therapie gelingen (Kämmerer u. Petzold 1984; Kröger u. Petzold 1984). Berichte über erfolgreiche psychotherapeutische Einzelbehandlungen sind selten (Schöttler 1981).

Fibromyalgie

Definition und Deskription

> **Definition**
>
> Bei der **Fibromyalgie** handelt es sich um eine chronische generalisierte Schmerzerkrankung, die mit druckschmerzhaften Sehnenansätzen (sog. »tender-points«) einhergeht. Diese Sehnenansätze sind Orte, an denen sich eine herabgesetzte Druckschmerzschwelle bevorzugt feststellen läßt (Lautenschläger et al. 1995).

Innerhalb der rheumatischen Erkrankungen im weiteren Sinne bilden die weichteilrheumatischen Erkrankungen, das heißt die Erkrankungen, die mit Schmerzen und Funktionseinbußen an Sehnen, Muskeln und Bändern einhergehen, die weitaus größte Erkrankungsgruppe. Die gravierendste ist hierbei die generalisierte Form, die in der Literatur »generalisierte Tendomyopathie« oder »Fibromyalgie« genannt wird. Erst seit 1981 läßt sich durch die Beschreibung der primären Fibromyalgie durch Yunus et al. (1981) dieses abgrenzbare weichteilrheumatische Krankheitsbild diagnostizieren, das den Vorteil bietet, durch die Hervorhebung der *multilokalen* diffusen Schmerzsymptomatik lokale Weichteilphänomene auf der einen Seite und generalisierte Schmerzzustände (»pain-all-over«, »tender-all-over«) auf der anderen Seite auszugrenzen. So gelingt es, innerhalb des »Morastes« (Campbell et al. 1983) der weichteilrheumatischen Erkrankungen ein Krankheitsbild zu isolieren.

Die Fibromyalgie ist die zur Zeit schillerndste Diagnose innerhalb der weichteilrheumatischen Erkrankungen. Sie läßt sich von den entzündlich-rheumatischen Erkrankungen durch das Fehlen jeglicher entzündlicher Veränderungen, seien sie labormäßig oder histologisch, charakterisieren. Darüber hinaus konnten bisher auch keine relevanten degenerativen Veränderungen dokumentiert werden.

Obligatorisch für das **Beschwerdebild** sind lang anhaltende Rückenschmerzen, die durch vielfältige Therapieversuche nicht gebessert werden konnten. Hinzu kommen Beschwerden in den Armen und Beinen, insbesondere an den Muskelansätzen. Typischerweise wird die Erkrankung begleitet von Schlafstörungen, insbesondere dem nicht erholsamen Schlaf mit morgendlicher Müdigkeit und dem Gefühl, »wie erschlagen« zu sein. Die Beschwerden können durch starke körperliche Aktivität, kalte Witterung und Streßfaktoren verstärkt werden. Schmerzlinderung kann durch ein Wärmeapplikationen, leichte körperliche Aktivität sowie einen erholsamen Schlaf und Entspannungstherapien erreicht werden.

Ätiologie

Die Ätiologie der Fibromyalgie ist bisher unklar.

Epidemiologie

Die Prävalenz der Fibromyalgie in der Gesamtbevölkerung liegt zwischen 1,9 und 3 % (Raspe u. Baumgartner 1992), in Rheumakliniken zwischen 10 und 20 % (Samborski et al. 1992). Der versorgungsmäßige Aufwand für diese Patienten ist enorm.

Diagnostik

Im Rahmen einer Multicenter-Studie wurden 1990 von den führenden nordamerikanischen Fibromyalgieforschern zusammen mit dem Multicenter Fibromyalgie Criteria Commitee (MFCC) des American College of Rheumatology (ACR; Wolfe et al. 1990) neue **Kriterien** für die **Diagnose** der Fibromyalgie aufgestellt. Danach wird dann von einer Fibromyalgie gesprochen wenn:

- ausgedehnte Schmerzregionen vorliegen
- 11 von 18 definierten Tenderpoints positiv sind

Arzt-Patient-Beziehung

Das klinische Bild der Fibromyalgie ist neben den weitgehend diffusen und vielgestaltigen Beschwerden durch unspezifische funktionelle Symptome weiter kompliziert, so daß für den untersuchenden Arzt eine Fülle differentialdiagnostischer Überlegungen notwendig sind und in der Regel ein erheblich diagnostischer Aufwand getrieben wird, um schwerwiegendere Krankheiten auszuschließen. Dadurch wird der Kranke allmählich zu einem schwierigen Patienten, der von einem Arzt zum anderen überwiesen wird, um noch gründlicher untersucht zu werden. Die diagnostischen Möglichkeiten werden dabei mit zunehmender Dauer der Beschwerden immer aggressiver, die Enttäuschung bei Arzt und Patient immer deutlicher. Schließlich kann keine eindeutige Diagnose gestellt werden, und es kommt zu einer charakteristischen Arzt-Patient-Beziehung, bei der nach der anfänglichen Idealisierung des Arztes die dahinter versteckten Entwertungstendenzen und Enttäuschungsmomente sichtbar werden. Beck (1977) sah dies auf dem Hintergrund eines narzißtischen Persönlichkeitszuges und persistierenden äußeren Idealobjekten.

Psychodynamik

Die schmerzhaften Sehnenansatzpunkte wurden schon früh von psychodynamisch geschulten Autoren als **Konversion** gedeutet. So von Weiss und Englisch (1943) im ersten Lehrbuch der psychosomatischen Medizin, in dem sie die Konversion dahingehend erläuterten, daß die Muskeln stellvertretend für den Patienten schmerzhaft schreien.

Von Zedtwitz (1971) sah die Fibromyalgie als Ausdruck einer **Selbstüberforderungsneurose**. Für ihn kam hinzu, daß früher eindeutig lebensnotwendige Arbeitseinsätze durch veränderte Lebensumstände als nicht mehr adäquat angesehen werden und der Patient in eine chronische Überforderung hineingerät.

Seidl und Klußmann (1989) sahen, wie viele andere analytisch orientierte Autoren, den psychodynamischen Kernkonflikt in der **chronisch gehemmten Aggression**. Die auffallend zwanghafte Charakterstruktur war für sie mit deutlich hysterischen Anteilen verbunden.

Zeidler, Ritter und Freyberger (1977) deuteten auf die **Alexithymie** der Patienten hin und sahen die Ursache in unbewußten Objektverlusten und nachfolgender narzißtischer Kränkung. Die Triebhemmung betrifft bei ihnen nicht nur die aggressiven, sondern auch die libidinösen Wünsche. Infolgedessen wird bei der Interaktion mit dem Arzt auch eine Kontaktstörung faßbar, die mitbestimmt ist durch die unterdrückten beziehungsweise aufgestauten aggressiven Triebwünsche. Das Alexithymiemerkmal sehen sie bei diesen Patienten in engem Zusammenhang mit ihrer seelischen Leere, mit der Einschränkung ihrer sprachlichen Flexibilität, mangelndem Problembewußtsein sowie der fehlenden Introspektivität und Selbstreflexion.

Ahles et al. (1987) diskutierten, wie viele psychiatrisch orientierte Autoren, die Fibromyalgie als Variante einer **depressiven Erkrankung**. Wie bei vielen anderen psychosomatischen Erkrankungen, bei Eßstörungen oder anderen chronifizierten Schmerzerkrankungen wurde immer wieder der **sexuelle Mißbrauch** in der Kindheit als Ursache für die Erkrankung diskutiert. Zwei neuere Arbeiten (Boisset-Pioro et al. 1995; Taylor et al. 1995) konnten hier zu keinem eindeutigen Ergebnis kommen. Es zeigte sich zwar, daß in einer retrospektiven Untersuchung im Vergleich mit entzündlich rheumatischen Erkrankungen die Fibromyalgiepatienten tendenziell (aber nicht signifikant) erhöht über sexuellen Mißbrauch in der Kindheit berichteten, daß dies aber auch für viele andere psychosomatische Erkrankungen zutrifft, so daß die Vermutung geäußert wurde, daß es sich hier um eine Koinzidenz handelt, die zu einer Verstärkung der Symptomatik führt, die aber nicht ursächlich für die chronischen Schmerzen ist.

Therapie

Die Therapie der Fibromyalgie ist bis jetzt polypragmatisch, unbefriedigend und frustrierend. Es besteht eine erhebliche Diskrepanz in der Bewertung der Therapie zwischen Behandler und Patient (Potts u. Silverman 1990): Die Patienten fühlen sich in die Rolle des Simulanten und des Rentenneurotikers gedrängt. Die Arzt-Patient-Beziehung ist – wie oben erläutert – mit zunehmender Dauer gekennzeichnet von Spannungen und wechselseitigen Frustrationen.

Die Verfahren der **physikalischen Therapie**, in der Regel von Patienten mit rheumatischen Beschwerden akzeptiert und in vielen Fällen auch unspezifisch angewandt, führen im Gegensatz zu sonstigen Erfahrungen bei Fibromyalgiepatienten häufiger zu Nebenwirkungen und bleiben erfolglos (Schmidt 1991).

Die **medikamentöse Therapie** mit niedrig dosierten Antidepressiva sind nur passager in zirka der Hälfte der Fälle wirksam. Sie bergen zudem die Gefahr des Abusus (Brückle u. Lautenschläger 1995).

Yunus und Masi (1993) empfehlen in ihren Therapierichtlinien ein Konzept, das die wahrscheinlich multifaktorielle Genese berücksichtigt, in ihrem **Therapieansatz multimodal** vorgeht und aus folgenden Elementen besteht:

- Patientenschulung
- Management psychologischer Faktoren
- Verhaltensänderungen
- physikalische Therapie
- Erhöhung von Fitness
- Gabe einfacher Schmerzmittel

Einem klassischen **psychotherapeutischen Zugang** stehen die meisten Patienten eher ablehnend gegenüber. Bei Patienten mit umschriebener Auslösesituation und nicht zu langer Krankheitsdauer lassen sich teilweise gute Erfolge erzielen (Eich 1991). Neben der Einzeltherapie werden zunehmend auch Modifikationen eines Gruppentherapie-Settings evaluiert, in das Elemente der Bewegungstherapie eingebaut sind. Diese modifizierten und integrierten Gruppentherapieprogramme (Keel 1987) stellen zur Zeit die wichtigsten Behandlungselemente für die größte Anzahl dieser Patienten dar.

Zusammenfassung

Auch bei entzündlich rheumatischen Erkrankungen, wie der chronischen Polyarthritis, der ankylosierenden Spondylitis und dem systemischen Lupus erythematodes, beeinflussen psychosoziale Faktoren in je unterschiedlichem Ausmaß den Krankheitsausbruch, die Krankheitsausbreitung, das Coping-Verhalten und den Ausgang der Erkrankung. Psychosoziale Konflikte sind jedoch nicht per se mit dem Krankheitsbild assoziiert, sondern müssen im Einzelfall herausgearbeitet werden. Entsprechend dem Ausmaß komorbider Belastungsfaktoren im Rahmen der Erkrankung sollten Elemente der psychosozialen Grundversorgung, der krankheitsorientierten Gruppentherapie oder der Einzel- und Familientherapie konsequent in das Behandlungsregime einbezogen werden. Dabei geht es vor allem um die Stärkung der Selbstkompetenz im Umgang mit der Erkrankung.

Bei der Fibromyalgie als einer abgrenzbaren, wahrscheinlich funktionell-psychosomatischen chronischen Schmerzerkrankung mit Beschwerden im Bewegungssystem sollten körperliche Entspannungsverfahren am besten in Kombination mit Fokaltherapie, Gruppentherapie, psychosomatischen stationären Behandlungen und/oder nachfolgender Einzelpsychotherapie behandelt werden.

Literatur

Ader R (ed). Psychoneuroimmunology. New York: Academic Press 1981.

Ahles TA, Yunus MB, Masi AT. Is chronic pain a variant of depressive disease? The case of primary fibromyalgia syndrome. Pain 1987; 29: 105-11.

Alexander F. Psychosomatische Medizin – Grundlagen und Anwendungsgebiete. 3.Aufl. Berlin: de Gruyter 1950.

Baker GH. Life-events before the onset of rheumatoid arthritis: Psychother Psychosom 1982; 38: 173-7.

Basler HD, Rehfisch HP. Cognitive-behavioral therapy in patients with ankylosing spondylitis in a german self-help organization. J Psychosom Res 1991; 35: 345-54.

Beck D. Das "Koryphäen-Killer-Syndrom" – Zur Psychosomatik chronischer Schmerzzustände. Dtsch Med Wchenschr 1977; 102: 303-7.

Bergmann G. Psychosomatische Grundversorgung. Berlin, Heidelberg, New York: Springer 1989.

Berlit P. Lupus erythematodes und Nervensystem. Dtsch Ärzteblatt 1989; 86: B 2192-5.

Blom GE, Nicholls G. Emotional factors in children with rheumatoid arthritis. Am J Orthopsychiatry 1954; 24: 588-601.

Boisset-Pioro MH, Esdale JM, Fitzcharles MA. Sexual and physical abuse in woman with fibromyalgia syndrome. Arthitis Rheum 1995; 38: 235-41.

Bradley L, Young L, Anderson KO, McDaniel LK,Turner RA, Aguedelo CA. Psychological approaches to the management of arthritis pain. Soc Sci Med 1984; 19: 1352-60.

Brinkmann R, Deter HC, Eisele H, Brohl J. Ambulante Gruppentherapie bei Patienten mit chronischer Polyarthritis. In: Gruppen mit körperlich Kranken – Eine Therapie auf verschiedenen Ebenen. Deter HC, Schüffel W (Hrsg). Berlin, Heidelberg, New York: Springer 1988; 139-59.

Brückle W, Lautenschläger J. Die Therapie der generalisierten Tendomyopathie. Akt Rheumatol 1995; 20: 13-9.

Campbell SM, Clark S, Tindall EA, Forehand ME, Bennett RM. Clinical characteristics of fibrositis – a "blinded" study of symptoms and tender points. Arhtritis Rheum 1983; 26: 817-24.

Dam AP v, Wekking EM, Oomen HAPC. Psychiatric symptoms as features of Lupus erythematosus. Psychother Psychosom 1991; 55: 132-40.

de Boor C. Aggression und pschosomatische Erkrankung. Z Psychoanal Theor Prax 1986; 2: 190-9.

Deter HC, Schüffel W. Gruppen mit körperlich Kranken. Eine Therapie auf verschiedenen Ebenen. Berlin, Heidelberg, New York: Springer 1988.

Eich W. Allgemeinmaßnahmen und spezifische Situationsanalyse bei der generalisierter Tendomyopathie. In: Generalisierte Tendomyopathie/Fibromyalgie. Müller W (Hrsg). Darmstadt: Steinkopff 1991; 261-5.

Eich W. Subjektives Krankheitserleben und Selbstwertregulation bei Patienten mit ankylosierender Spondylitis. Habilitationsschrift an der Medizinischen Fakultät der Ruprecht-Karls-Universität Heidelberg 1994.

Eich W, Fischer P, Hahn P. Auslösesituation und Psychodynamik bei Patienten mit Morbus Bechterew. Med Klinik 1993; 88, Suppl 2: 129.

Engst-Hastreiter U. Psychologische Krankheitsbewältigung bei Patienten mit Spondylitis ankylosans. Z Rheumatol 1984; 43: 299-302.

Giang DW. Systemic lupus erythematosus and depression. Neuropsychiatr Neuropsychol Behav Neurol 1991; 4: 78-82.

Hagglund KJ, Haley WE, Reveille JD, Alarcon GS. Predicting individual differences in pain and functional impairment among patients with rheumatoid arthritis. Arthritis Rheum 1989; 32: 851-8.

Halliday DN. Psychological aspects of rheumatoid arthritis. Proc R Soc Med 1942; 35: 455-7.

Jordan J, Rothhaupt J, Overbeck G. Interpersonelle Konfliktabwehr bei entzündlich-rheumatisch Erkrankten – Ergebnisse einer empirisch psychoanalytischen Untersuchung. Psychother Med Psychol 1987; 37: 111-20.

Kämmerer W, Petzold E. Zum psychosomatischen Umgang mit Schwerkranken. Eine Patientin mit Lupus erythematosus. Teil I. Mater Psychoanal 1984; 10: 231-9.

Keefe FJ, Brown GK, Wallston KA, Caldwell DS. Coping with rheumatoid arthritis pain: Catastrophizing as a maladaptive strategy. Pain 1989; 37: 51-6.

Keel PJ. Generalisierte Tendomyopathie: Psychologisches Profil einer Patientengruppe im Verlauf einer integrierten Behandlung. Z Rheumatol 1987; 46: 322-7.

Kröger F, Petzold E. Zum psychosomatischen Umgang mit Schwerkranken. Eine Patientin mit Lupus erythematosus. Teil II. Mater Psychoanal 1984; 10: 240-51.

Kütemeyer W. Die Krankheit in ihrer Menschlichkeit – Zur Methode der Erschließung und Behandlung körperlicher Erkrankung. Göttingen: Vandenhoek & Ruprecht 1963.

Lautenschläger J, Brückle W, Zeidler H. Klinische und technische Untersuchungsverfahren bei der generalisierten Tendomyopathie (Fibromyalgie-Syndrom). Akt Rheumatol 1995; 20: 4-12.

Liang MH, Rogers M, Larson M, Eaton HM, Murawski BJ, Taylor JE, Swafford J, Schur PH. The pychosocial impact of systemic lupus erythematosus and rheumatoid arthritis. Arthritis Rheum 1984; 27: 13-9.

Lindberg N, Lindberg E. Experiences in the psychotherapy of rheumatoid arthritis. Psychother Psychosom 1988; 50: 157-63.

Ludwig AO. Psychogenic factors in rheumatic disease. Bull Rheum Dis 1952; 2: 15-6.

McCracken LM. Cognitive-behavioral treatment of rheumatoid arthritis: a preliminary review of efficacy and methodology. Ann Behav Med 1991; 13: 58-65.

McLaughlin JT, Zabarenko RN, Diana PB, Quinn B. Emotional reactions of rheumatoid arthritis to ACTH. Psychosom Med 1953; 15: 187-99.

Parker J, McRae C, Smarr K, Beck N, Frank R, Anderson S, Walker S. Coping strategies in rheumatoid arthritis. J Rheumatol 11988; 5: 1376-83.

Plügge H. Anthropologische Beobachtungen bei primär-chronischen Arthritikern. Z Rheumaforsch 1953; 12: 231-46.

Potts MK, Silverman SL. The importance of aspects of treatment for fibromalgia. Differences between patients and physicians view. Arthritis Care Res 1990; 3: 11-8.

Raspe HH, Baumgrtner CH. Die Epidemiologie der Fibromyalgie in Bad Säckingen. Z Rheumatol 1992; 51: 42.

Rehfisch HD. Psychologische Schmerztherapie bei chronischer Polyarthritis. Eine kontrollierte Studie. Akt Rheumatol 1988; 13: 34-5.

Reveille JD, Barolucci A, Alarcón-Segovia G. Prognosis in systemic lupus erythematosus. Negative impact of increasing age at onset, black race, and thrombocytopenia, as well ascauses of death. Arthr Rheum 1990; 33: 37-48.

Rimon R. A psychosomatic approach to rheumatoid arthritis. Acta Rheum Scand 1969; Suppl 13: 1-154.

Robinson CE. Emotional factors and rheumatoid arthritis. Scand J Rheumatol 71957; 7: 344-5.

Rose-Itkoff C. Lupus: An interactional approach. Fifth International Congress of Family Therapy, 1986, Jerusalem, Israel. Fam Sys Med 1987; 5: 313-21.

Rothfield NF. Systemic Lupus erythematosus: Clinical aspects and treatment. In: Arthritis and Allied Conditions – A Textbook of Rheumatology. McCarty DJ, Koopman WJ (eds). 12th ed. Philadelphia, London: Lea & Febiger 1993; 1155-77.

Samborski W, Stratz T, Sobieska M. Vergleichende Untersuchung über Häufigkeit, Geschlechts- und Altersverteilung bei generalisierter Tendomyopathie und chronischem Lumbalsyndrom. Akt Rheumatol 1992; 17: 87-9.

Schild R. Medizin-psychologische Untersuchungen bei Patienten mit rheumatischen Krankheiten. Teil 1. Psyche 1972; 26: 929-38.

Schild R. Medizin-psychologische Untersuchungen bei Patienten mit rheumatischen Krankheiten. Teil 2. Psyche 1973; 27: 50-68.

Schild R. Medizin-psychologische Untersuchungen bei Patienten mit rheumatischen Krankheiten. Teil 3 und 4. Psyche 1973; 27: 249-64.

Schmidt KL. Physikalische Therapie der generalisierten Tendomyopathie. In: Generalisierte Tendomyopathie/Fibromyalgie. Müller W (Hrsg). Darmstadt: Steinkopff 1991.

Schöttler C. Zur Behandlungstechnik bei psychosomatisch schwer gestörten Patienten. Psyche 1981; 35: 111-41.

Schüßler G. Rheumatoide Arthritis. In: Der Schmerzkranke. Egle UT, Hoffmann SO (Hrsg). Stuttgart, New York: Schattauer 1993; 576-89.

Seidl O, Klußmann R. Zur Psychosomatik des Weichteilrheumatismus, insbesondere der Fibromyalgie. In: Der Schmerz- und Rheumakranke. Klußmann R, Schattenkirchner M (Hrsg). Berlin, Heidelberg, New York: Springer 1989; 85-91.

Solomon GF. Emotional and personality factors in the onset and course of autoimmune disease, particularly rheumatoid arthritis. In: Psychoneuroimmunology. Ader R (ed). New York: Academic Press 1981; 159-82.

Spiegel R. Rohrschach-Testbefunde an zwei Patientengruppen mit rheumatischen Erkrankungen. Z Exp Angew Psychol 1969; 16: 680-704.

Taylor M, Trotter DR, Csuka ME. The prevalence of sexual abuse in woman with fibromyalgia. Arthritis Rheum 1995; 38:_ 229-34.

Weiss E, English OS. Psychosomatic medicine. Philadelphia: Saunders 1943; 725-54.

Wekking EM, Nossent JC, Dam AP v, Swaak AJJG. Cognitive and emotional disturbances in systemic Lupus erythematosus. Psychother Psychosom 1991; 55: 126-31.

Welter-Enderlin R. Krankheitsverständnis und Alltagsbewältigung in Familien mit chronischer Polyarthritis. München: Psychologie-Verlagsunion 1989.

Wolfe F, Smythe HA, Yunus MB, et al. The american college of rheumatology 1990 criteria for the classification of fibromyalgia: a report of the multicenter criteria committee. Arthritis Rheum 1990; 33: 846-50.

Yunus MB, Masi AT. Fibromyalgia. In: Arthritis and Allied Conditions. McCarty DJ (ed). Philadelphia: Saunders1993; 1383-405.

Yunus MB, Masi AT, Calabro JJ, Miller KA, Feigenbaum SL. Primary fibromyalgia: clinical study of 50 patients with matched normal controls. Semin Arthritis Rheum 1981; 11: 151-71.

Zander W. Zur Psychodynamik des Morbus Bechterew. Z Psychosom Med 1981; 27: 201-15.

Zant JL, Dekker-Saeys AJ, van den Burgh IC, Kolman A, van der Stadt RJ. Sthenia, ambition and educational level in patients suffering from ankylosing spondylitis: a controlled study of personality features as compared to rheumatoid arthritis and unspecified low-back-pain. Clin Rheumatol 1982; 1: 243-50.

Zedtwitz J v. Das Fibrositissyndrom als Ausdruck einer Selbstüberforderungsneurose. Schweiz Med Wschr 1971; 101: 301-11.

Zeidler H, Ritter J, Freyberger H. Zur Psychosomatik des Weichteilrheumatismus. Notabene Medici 1977; 7: 23-36.

Literaturempfehlungen

Eich W (Hrsg). Psychosomatische Rheumatologie. Berlin, Heidelberg, New York: Springer 1991.

Weintraub A. Rheuma und Psyche – seelische Gründe und Hintergründe. Bern: Huber 1993.

Müller W. Generalisierte Tendomyopathie/Fibromyalgie. Darmstadt: Steinkopff 1991.

5.4.9 Eßstörungen: Anorexia und Bulimia nervosa, Adipositas

Christel Böhme-Bloem

> **ICD-10-Klassifikation**
>
> Die Eßstörungen werden unter F50 klassifiziert:
> F50.0: Anorexia nervosa
> F50.1: atypische Anorexia nervosa
> F50.2: Bulimia nervosa
> F50.3: atypische Bulimia nervosa
> E66.0: Adipositas durch übermäßige Kalorienzufuhr

Kaum ein menschliches Grundbedürfnis ist so vielen individuellen, interpersonellen und soziokulturellen Einflüssen ausgesetzt wie das Essen. Daher ist es nicht verwunderlich, daß in diesem Bereich neurotische Störungen auftreten, die Krankheitswert haben. Für das gehäufte Auftreten von Eßstörungen ist ausreichendes Nahrungsangebot eine wesentliche Vorbedingung.

Von den drei in der Überschrift genannten Krankheitsbildern sollen die Anorexie und die Bulimie wegen zahlreicher Gemeinsamkeiten und Übergänge besonders in therapeutischer Hinsicht zusammen betrachtet werden; die Adipositas nimmt eine eigene Position ein, sie ist in einer bestimmten Ausprägung stärker der Sucht verwandt als die beiden anderen Krankheitsbilder, obwohl in den deutschen Bezeichnungen »Magersucht« und »Eß-Brech-Sucht« auch bei ihnen süchtige Elemente angesprochen werden. Bei allen drei Krankheitsbildern geht es um Eß- und Gewichtsprobleme; alle drei sind multifaktoriell bedingt.

Die Überschneidung von Anorexia und Bulimia nervosa, die Tatsache, daß bulimisches Verhalten bei der Anorexie und anorektisches Verhalten bei der Bulimie vorkommt, ist der Grund dafür, daß von einigen Autoren abgelehnt wird, eigene Krankheitseinheiten anzunehmen (z.B. Bruch 1985). Dennoch entspricht es dem Konsens der Mehrzahl der Eßstörungsforscher, seit der Definition im DSM-III (1980) von zwei getrennten Entitäten auszugehen.

Die Anorexie fällt wegen des Leitsymptoms der Magerkeit stark ins Auge, die Bulimie existiert oft jahrelang im Verborgenen – »die heimliche Schwester der Anorexie«. Die landläufige Information über Anorexie ist verbreiteter als über Bulimie, die immer noch als merkwürdige oder gar »verrückte« Erscheinung für Sensationsthemen in den Medien gut ist (Huon et al. 1988). Dies liegt wahrscheinlich nicht zuletzt an der unterschiedlichen Psychodynamik beider Krankheiten: Über Askese verhandelt es sich leichter als über Triebdurchbrüche, die auf Heimlichkeit drängen und stark schambesetzt sind.

Epidemiologie

Sowohl die Magersucht als auch die Bulimie treten in 95% der Fälle beim weiblichen Geschlecht auf; der Einfachheit halber wird daher meist von Patientinnen gesprochen. Die Prävalenzrate der Anorexie liegt zwischen 1 und 2% bei Mädchen in der Adoleszenz, die der Bulimie bei 2 bis 4% bei Frauen zwischen 20 und 35 Jahren (Fichter 1984). Die Bulimie tritt also später auf als die Anorexie und ist etwa doppelt so häufig. In einem Teil der Fälle entsteht sie aus einer Anorexie oder wird von anorektischen Phasen unterbrochen. Berufsgruppen wie Ballett-Tänzerinnen und Mannequins weisen eine mehrfach höhere Prävalenzrate auf.

Anorexia nervosa

Definition und Deskription

Nach den diagnostischen Leitlinien der ICD-10 (F 50.0) gehören alle folgenden Kriterien zur Definition der Anorexia nervosa:

- Tatsächliches **Körpergewicht** mindestens 15% unter dem erwarteten (entweder durch Gewichtsverlust oder nie erreichtes Gewicht) oder Quetelets-Index[1] von 17,5 oder weniger. Bei Patienten in der Vorpubertät kann die erwartete Gewichtszunahme während der Wachstumsperiode ausbleiben.

---

[1] Körpergewicht in kg/(Körpergröße in m)^2

- Der **Gewichtsverlust** ist **selbst herbeigeführt** durch:
  - Vermeidung von hochkalorischen Speisen und eine oder mehrere der folgenden Möglichkeiten:
  - selbstinduziertes Erbrechen
  - selbstinduziertes Abführen
  - übertriebene körperliche Aktivitäten
  - Gebrauch von Appetitzüglern und/oder Diuretika
- **Körperschemastörung** in Form einer spezifischen psychischen Störung: Die Angst, zu dick zu werden, besteht als eine tief verwurzelte überwertige Idee; die Betroffenen legen eine sehr niedrige Gewichtsschwelle für sich fest.
- Eine **endokrine Störung** auf der **Hypothalamus-Hypophysen-Gonaden-Achse**. Sie manifestiert sich bei Frauen als Amenorrhö und bei Männern als Libido- und Potenzverlust. Eine Ausnahme stellt das Persistieren vaginaler Blutungen bei anorektischen Frauen mit einer Hormonsubstitutionstherapie zur Kontrazeption dar. Erhöhte Wachstumshormon- und Kortisolspiegel, Änderungen des peripheren Metabolismus von Schilddrüsenhormonen und Störungen der Insulinsekretion können gleichfalls vorliegen.
- Bei Beginn der Erkrankung vor der Pubertät ist die Abfolge der **pubertären Entwicklungsschritte verzögert** oder gehemmt (Wachstumsstop, fehlende Brustentwicklung und primäre Amenorrhö bei Mädchen, bei Knaben bleiben die Genitalien kindlich). Nach Remission wird die Pubertätsentwicklung häufig normal abgeschlossen, die Menarche tritt aber verspätet ein.

Nach diesen diagnostischen Leitlinien ist Magersucht die zutreffendere Diagnose als der Ausdruck »nervöse Appetitlosigkeit« (Anorexia nervosa). Die Patientin ist zu Beginn der Erkrankung niemals wirklich appetitlos, sie strebt nach immer stärkerer Magerkeit, wobei sie meist insgeheim dauernd ans Essen denkt. Sie fastet entweder weitgehend (**passiv restriktiver Typ** nach Halmi 1983) oder nimmt nur kalorienarmes Essen zu sich, das sie unter Umständen selbst induziert erbricht oder anders beseitigt (s.oben) (**aktiver Typ** nach Halmi 1983). Die Abmagerung bis zur Kachexie ist neben interkurrenten Infektionen und Suiziden die Todesursache bei der beachtlichen **Mortalitätsrate** von 10%. Die Prognose ist insgesamt günstiger, je früher eine Anorexia nervosa auftritt und je früher sie in Behandlung kommt. Neuerdings werden Anorexien jenseits dem 25. Lebensjahr beschrieben, deren Chronifizierungstendenz ausgeprägt ist.

Zu den ICD-Kriterien gibt es zusätzliche **häufig beobachtbare Symptome**, die teilweise aus den beschriebenen Leitsymptomen ableitbar sind: chronische Obstipation, erniedrigter Gesamtstoffwechsel mit erniedrigtem Grundumsatz und Körpertemperatur, trockene, rissige Haut, brüchige stumpfe Haare, Lanugobehaarung, häufig Akrozyanose und Elektrolytstörungen (besonders Hypokaliämie).

Eine **ausgeprägte Überaktivität**, primär motorisch, aber auch auf intellektuellem Gebiet, steht in eklatantem Gegensatz zur Auszehrung der Patientin. Sie ist ständig in Aktion (»perpetuum mobile«): als Musterschülerin, Spitzenstudentin oder perfekte Mitarbeiterin, zusätzlich erfüllt sie oft ein hartes sportliches Trainingsprogramm.

Die **Verleugnung** der **krankhaften Abmagerung** fällt im Erstkontakt mit der Patientin auf. Sie findet sich nicht krank und schwach, sondern fit und aktiv und betont, daß sie nicht zu essen braucht. Oft ist sie sogar überzeugt, immer noch »zu fett« zu sein, einen dicken Bauch, ein »Mondgesicht« oder zu fette Oberschenkel zu haben. Dies entspricht einer **Störung** der **eigenen Körperwahrnehmung** und ist am stärksten mit dem inneren Bild verbunden, das die Patientin von sich hat. Die Körperkontur kann nicht weit genug vom normalen Maß entfernt sein. Je konkaver der Bauch, desto besser, je weiter die Lücke zwischen den nicht schließenden Oberschenkeln, desto angenehmer, obwohl dies nicht dem Schönheitsideal der Patientin entspricht, sondern dem Bedürfnis, die Kontrolle über den eigenen Körper abzusichern. Zur Körperwahrnehmungsstörung gehört auch das Verleugnen beziehungsweise die **Fehlinterpretation** von **Hunger** und **Durst**, ein Phänomen, das in der Therapie besondere Beachtung finden muß.

Die geschilderten Störungen auf der Verhaltensebene haben oft **seelische Folgesymptome**: Isolation und sozialer Rückzug nehmen in der ausschließlichen Beschäftigung mit Askese oder dem »guten«, das heißt nicht dick machenden Essen ständig zu. Die Patientin isoliert sich auch innerhalb der Familie, zieht sich arrogant und unduldsam zurück, Zwangssymptome werden beobachtet, häufig ist eine depressive Verstimmung verbunden mit einem Gefühl tiefer Einsamkeit.

Psychodynamik und Psychogenese

Der Gipfel des Erkrankungsalters liegt in der frühen und mittleren Adoleszenz (**Pubertätsmagersucht**). In diesem Lebensabschnitt beginnt die Vorstellung um die anstehende Trennung von den primären Bezugpersonen zu kreisen. **Trennungserlebnisse** (Schulwechsel, Auslandsaufenthalt, Wegzug älterer Geschwister, Tod von Großeltern o. ä.) konfrontieren mit der adoleszenten Ablösungsthematik. Nach der Schutzphase der Latenzzeit steht entwicklungspsychologisch erneut die Auseinandersetzung mit den Triebimpulsen an, die eigene Geschlechtsidentität in der Begegnung mit dem anderen Geschlecht muß gefunden werden. Dieser Entwicklungsaufgabe ist die spätere Magersuchtspatientin wenig gewachsen.

Biographische Faktoren

Die Betrachtung der Familienstruktur und die der Inividualentwicklung der Patientin bis zur Krankheitsentstehung geben Aufschluß über die wesentlichen prädisponierenden Faktoren: Systemisch betrachtet läßt die **Familie** eine **enge Vermaschung** der Familienmitglieder untereinander erkennen. Die Autonomie des einzelnen wird erheblich eingeschränkt (Bruch 1973, 1980; Minuchin et al. 1981; Selvini Palazzoli 1982). Eine **charakteristische Rollenverteilung** läßt sich vielfach erkennen: Die Mutter ist offen oder verdeckt dominierend. Sie unterwirft sich selbst und die Familie einem triebfeindlichen Leistungsideal. Die Väter sind dabei oft »emotional nicht vorhanden«. Es kommt zu einem überbehütenden, »einverleibenden« Umgang der einzelnen Familienmitglieder untereinander, wobei die persönlichen Grenzen eines jeden, insbesondere der später magersüchtigen Tochter, nicht respektiert werden. Oft finden sich fest etablierte Rituale beim Essen: Was als gute Mütterlichkeit gelebt wird, ist mit spürbarer Aggressivität gepaart. Die **Verselbständigungsmöglichkeiten** einer Tochter sind dabei besonders **eingeschränkt** (Bruch 1973; Thomä 1961). Die Tochter muß an drei Fronten zugleich kämpfen: Altersentsprechend geht es um Autonomie, auf die sie ganz schlecht vorbereitet ist. Sie muß den Wunsch stark abwehren, über das Essen wieder mit dem mütterlichen Prinzip zu verschmelzen und die innige Verbundenheit aufrechtzuerhalten. Zutiefst wird die Adoleszente geängstigt durch die Vorstellung, Frau (und Mutter) werden zu sollen, sie muß sexuelle Impulse ebenso **abwehren** wie die Phantasie von der **Übernahme** der **weiblichen Rolle**. In der Vorgeschichte wurde die symbiotische Beziehung verinnerlicht. Die Patientin beginnt nun gegen das eigene Innere, den eigenen Körper, die »Mutter in sich« zu kämpfen. Zugleich wehrt sie sich gegen die fortbestehende mütterliche Kontrolle, die ja häufig so weit reichte, daß die Mutter die Körpersignale der Tochter zu interpretieren pflegte, zum Beispiel seit frühester Kindheit wußte, wann die Tochter hungrig war – Ursache der Körperwahrnehmungsstörung der späteren Patientin. Indem die Tochter ihren hungrigen, nach symbiotischer Nähe verlangenden Körper maximal kontrolliert, hat sie unbewußt ihre gegensätzlichen Wünsche nach Autonomie und Symbiose weitgehend angenähert. Sie stellt sicher, daß der **gierige Körper** von sich aus keine Nahrung einfordert. Dies gelingt durch unbewußte Verleugnung, die die Magersüchtige sagen läßt: »ich brauche nichts zu essen« oder dadurch, daß die Patientin sich bewußt ständig mit Essen beschäftigt, ohne selbst zu essen oder das Aufgenommene wieder beseitigt. Durch den Gewichtsverlust macht die Patientin ihre Sexualentwicklung rückgängig, sie läßt die weiblichen Rundungen verschwinden und entwickelt eine Amenorrhö, oder sie hat die Pubertätsentwicklung primär verhindert. In diese Abwehroperation paßt auch die triebtheoretisch begründete psychodynamische Hypothese (A.E. Meyer 1970), daß die Magersüchtige die **weibliche Form** der **Sexualität**, die mit inkorporierenden Vorgängen (Aufnahme von Glied und Samen) einhergeht, **ablehne** und in Gestalt der in den oralen Bereich verschobenen Verweigerung und Kontrolle bekämpfe. Allerdings muß bei der individuellen Überprüfung dieser Hypothese beachtet werden, daß die triebdynamische Reifung der meisten Anorektikerinnen kaum wirklich auf die genitalsexuelle Ebene vorgedrungen ist, sie sind zumeist oral fixiert geblieben.

> Der schnell etablierte Teufelskreis zwischen dem Zwang, die orale Gier kontrollieren zu müssen, und der Angst vor dem steigenden realen Hunger wirkt als starker aufrechterhaltender Faktor der Anorexie.

Die körpereigenen **Endorphine** unterstützen durch ihre **euphorisierende Wirkung** die Ausbildung des Zirkels. Die Askese erzeugt ein Gefühl der Überlegenheit über die anderen, die sich »im Morast der fleischlichen Begierden suhlen« und führt zu immer stärkerer Isolation. Einzig in Askese und Magerkeit ist die Patientin effizient, würde sie wie die anderen essen, käme dies einer totalen Niederlage gleich. Sobald diese Facette des Krankheitsbildes eine **Chronifizierung** erfahren hat, muß die Therapie nach dem Muster einer Suchtbehandlung aufgebaut werden.

Therapie

Die Therapie wird aus den schon genannten Gründen (s. oben) zusammen mit der Therapie der Bulimie besprochen (s. S. 461).

Bulimia nervosa

Definition und Deskription

Nach den diagnostischen Leitlinien der ICD-10 sind für eine endgültige Diagnose folgende Kriterien erforderlich:
- Eine andauernde Beschäftigung mit Essen, eine **unwiderstehliche Gier** nach **Nahrungsmitteln**; die Patientin erliegt Eßattacken, bei denen große Mengen Nahrung in sehr kurzer Zeit konsumiert werden.
- Die Patientin versucht, dem **dickmachenden Effekt** der **Nahrung** durch verschiedene Verhaltensweisen **entgegenzusteuern**: selbstinduziertes Erbrechen, Mißbrauch von Abführmitteln, zeitweilige Hungerperioden, Gebrauch von Appetitzüglern, Schilddrüsenpräparaten oder Diuretika. Wenn die Bulimie bei Diabetikerinnen auftritt, kann es zu einer Vernachlässigung der Insulinbehandlung kommen (s. Kap. 5.4.6, Fallbeispiel S. 435 f).
- Die psychopathologische Auffälligkeit besteht in einer **krankhaften Furcht** davor, **dick zu werden**; die Patientin setzt sich eine scharf definierte Gewichtsgrenze, weit unter dem prämorbiden, vom Arzt als optimal oder »gesund« betrachteten Gewicht.
- Häufig läßt sich in der Vorgeschichte mit einem Intervall von einigen Monaten bis zu mehreren Jahren eine Episode einer **Anorexia nervosa** nachweisen. Diese frühere Episode kann voll ausgeprägt gewesen sein oder war eine verdeckte Form mit mäßigem Gewichtsverlust und/oder einer vorübergehenden Amenorrhö.

Der Begriff Bulimie (von *bous* = Stier, Ochse und *limos* = Hunger, Heißhunger), also der **Stierhunger** oder der Hunger auf einen Ochsen, kennzeichnet nur die eine Seite des Symptomgeschehens. Der Nahrungsaufnahme im Freßanfall folgen zwingende Kontrollmaßnahmen, wie sie in den diagnostischen Leitlinien beschrieben sind. Der Triebdurchbruch, der mit dem Erleben von Kontrollverlust verbunden ist, muß in einer strengen Reinigungsaktion rückgängig gemacht werden.

> Das bulimische Verhalten zeichnet sich aus durch die gegensätzlichen Strebungen nach oraler Befriedigung und reinigender Entleerung, Inkorporation und Exkorporation – es ist im Kern ambitendent.

Die Bulimiepatientin möchte die Gier unter allen Umständen verbergen; ihre Angst vor der Gewichtszunahme als ein äußeres Zeichen ihres unkontrollierten Essens führt zur Ausrichtung an einem Wunschgewicht, das um das Normalgewicht oder um den leicht untergewichtigen Bereich schwankt, extreme Schlankheit oder gar Magerkeit wie bei der Anorexie wird nicht angestrebt (dies findet sich in der ICD-10 anders!). Folgende **körperliche Folgesymptome** (Feiereis 1989) sind manchmal zur Diagnostik nützlich, vor allem, solange die Patientin sich gezwungen fühlt, ihre Bulimie aus Scham zu verheimlichen:
- die sekundäre Amenorrhö, die hier stärker noch als bei der Magersucht Ausdruck der inneren Not der Patientin ist, die im Körpergeschehen etwas aushandelt, das sie

auf der seelischen Ebene nicht in symbolisierter Form ausdrücken kann (Plassmann 1993)
- entmineralisierte, durch die Magensäure zerstörte Zähne
- geschwollene Ohrspeicheldrüsen
- verhornte Areale auf dem Fingerrücken des »Brechfingers«

Auch soziale Auffälligkeiten, gehäufte Ladendiebstähle, Schulden und Hinweise auf Selbstverletzungen lassen gelegentlich auf das Vorliegen einer Bulimie rückschließen.

> Die typische Abfolge von Verlangen, Befriedigung, Spannung, Kontrollverlust, Haß und Wut sowie die Rückgewinnung der Kontrolle durch das Erbrechen stellen den Gefühlskreislauf im bulimischen Verhalten dar.

Psychodynamik

Das bulimische Verhalten ist ein sehr charakteristischer Zirkel, beginnend mit einem Gefühl von Leere und Alleinsein, einem ständigen kompensatorischen Beschäftigen mit dem Essen, anfangs in angenehmer Form, dann ganz unter dem Zeichen des Kontrollverlustes. In der lustvollen Anfangsphase wird die Nähe des **bulimischen Aktes** zum **oral sexuellem Erleben** deutlich: Wie ein Säugling beim Saugakt mit dem Milchstrom verschmilzt, so ähneln die Anfänge des Freßanfalles den frühesten Liebeserfahrungen des Menschen an der Mutterbrust. Weiche und halbflüssige Speisen werden vielfach bevorzugt, daher in der angloamerikanischen Literatur der Ausdruck binge (Saufgelage) im Terminus »**Binge-eating**«. Der **Kontrollverlust** ist meist mit einem **Wutaffekt** verbunden, der einsetzt, wenn sich der Leib vorzuwölben beginnt und der Magendruck steigt. In ängstlich irritierter Stimmung geht die Patientin dann zum Angriff über. Das Essen wird zum Hinunterschlingen. Der volle Leib wird mehr und mehr gehaßt. Das Essen ist nun ohne Genuß, es hat zerstörerische Qualitäten. Manche Patientinnen werden so autoaggressiv, daß sie sich auf den Leib schlagen, sich verletzen und völlig Ungenießbares in sich hineinstopfen. Das spontane oder induzierte Erbrechen wird dann als Befreiung erlebt. Zug um Zug gewinnt die Patientin die Kontrolle zurück. Meist tritt nach dem Erbrechen eine kurze Entspannungsphase ein oder Scham und Reue überwiegen. Rückzug in Alkohol oder Schlaf folgen, oder aber ein wieder entstehendes Gefühl der Leere mündet in einen neuen bulimischen Kreislauf ein.

Psychogenese

Auch bei der Bulimie ist meist ein **Objektverlust** im weitesten Sinne auslösender Faktor. Bei den Patientinnen mit vorheriger Anorexie (ein Drittel der Patientinnen von Feiereis 1989) liegt die Trennungsproblematik schon früh in oder vor der Pubertät. Obwohl auch die Entstehung der Bulimie multifaktoriell zu sehen ist, lassen sich beim Studium von Patientenbiographien typische Entwicklungskonstellationen finden, die sich zu einer hypothetischen Pathogenese verbinden lassen (Böhme-Bloem u. Schulte 1989).

Das **psychostrukturelle Entwicklungsniveau** der Patientinnen ist breit gefächert. Neben Bulimikerinnen, die auf unreifem, »früh-gestörtem« Strukturniveau operieren, finden sich reife neurotische Patientinnen und alle Abstufungen dazwischen.

In der Entwicklungsgeschichte ist allen Bulimiepatientinnen gemeinsam die **orale Fixierung**, das Verhaftetbleiben in der Objektbeziehung des ersten Lebensjahres. Das Essen als das wichtigste Kommunikationsmedium der ersten Lebenszeit wird als solches weiterbenutzt. Dies wird von Müttern gefördert, welche die oralen Wünsche der Töchter abwehren müssen, weil sie selbst ihren oralen Wünschen gegenüber ambivalent sind und die bedürftigen Töchter ambivalent erleben.

Die Entwicklungsgeschichte, die zu einer Bulimie auf neurotischem Niveau führt, ist dadurch gekennzeichnet, daß die spätere Patientin durch die mütterliche Ambivalenz in **starker Abhängigkeit** gehalten wird, daß die Tochter wegen eines ungenügenden Selbstgefühls in dieser Konstellation den **Körper phallisch besetzt** und mit diesem Körpergefühl in die Adoleszenz eintritt. Im Rahmen eines Partnerkonfliktes werden die alte »Muttersucht« und die phallische Übersetzung des Körpers aktualisiert, und das Symptom formt sich bei Fortbestehen einer ödipalen Fixierung als

Kompromiß aus, bei dem orale Schwängerung und Kastration im Essen und Erbrechen agiert werden (Schwartz 1988).

Die Geschichte der frühgestörten Bulimiepatientinnen läuft über einen deutlichen Selbstdefekt, der durch tatsächliches oder inneres **Verlassenwerden von der Mutter** entsteht. Die Tochter wendet sich auf der Suche nach einem Ersatz an den Vater, an den sie oft nur über die Leistung Anschluß findet. Dies ergibt eine, von uns als »pseudo-ödipale« **Stabilisierung** bezeichnete Notlösung, die den Symptomausbruch bis in die Spätadoleszenz verhindert. Ein Objektverlust (Tod eines Elternteils, Zerbrechen einer Partnerbeziehung) konfrontiert mit dem Selbstdefekt, der **Körper** wird nun zum **Ersatzobjekt**. Im Symptom wird das mütterliche Objekt in Gestalt des Essens zur Verschmelzung mit dem defekten Selbst gebracht und anschließend zur Rettung des Selbstes, das sich in der Verschmelzung aufzulösen droht, wieder zerstört (ausgestoßen). Das Symptom wird beim bestehenden Selbstdefekt zur Abwehr einer drohenden Depression benötigt.

Allen Bulimiepatientinnen gemeinsam ist die **Körperbildstörung**, die sich in der ganz besonderen Besetzung des Körpers, zu allererst des Bauchumfangs, ausdrückt und der übermäßigen Beschäftigung mit der Figur und dem Gewicht im Sinne einer fortwährenden Kontrolle aus Angst, etwas könnte die Gier verraten. Der eigene Körper ist aufgrund der unterschiedlichen Defizite im Selbsterleben etwas Defektes oder vom Defizitären Bedrohtes. Durch den Wunsch, dem Schlankheitsideal zu entsprechen, soll der manifeste oder drohende Mangel verdeckt werden (vgl. Schulte u. Böhme-Bloem 1990).

Therapie von Anorexie und Bulimie

Die Voraussetzung für eine Psychotherapie ist für Anorexie und Bulimie sehr unterschiedlich, wiewohl es in der Durchführung Gemeinsames gibt. Nach den Überlegungen zur Psychodynamik und Psychogenese wird verständlich, daß die **Anorexiepatientin** alle körperlichen Behandlungsversuche als Übergriffe nach dem Modell der kontrollierenden Mutter erlebt. Im abgemagerten Zustand kommt die Patientin selten freiwillig, sondern wird von den Angehörigen in die Behandlung gebracht. Eine stationäre Aufnahme in eine psychotherapeutische Klinik ist meist unumgänglich.

Im Zentrum muß dann das Bemühen um die therapeutische Beziehung stehen. Dabei ist es am wichtigsten, der Patientin mit viel Geduld und Einfühlungsvermögen in ihre Ausgangssituation klarzumachen, daß man ihr Bemühen um Verselbständigung unterstützt, nicht aber ihre autodestruktiven Mittel akzeptiert. Das Arbeitsbündnis ist vor allem bei stark untergewichtigen Patientinnen eine Gratwanderung zwischen der befürchteten »oralen Vergewaltigung«, der zwangsweisen Sondenernährung, und der Entwicklungsförderung. In kluger dialektisch offener Haltung muß der Therapeut einerseits auf Gewichtszunahme bestehen, andererseits der Patientin vermitteln, daß ihr »Dickwerden« nicht das Ziel ist, sondern ihre innere und äußere Verselbständigung. Die Kombination von verhaltenstherapeutischen Ansätzen und psychoanalytisch orientierter Therapie (Kernbichler et al. 1983) hat sich dabei als günstig erwiesen. In den meisten psychotherapeutischen Kliniken wird eine solche Kombination angewandt, auch wenn sie nicht explizit so genannt wird: Vertragsähnliche Abmachungen zur Gewichtszunahme (Meermann u. Vandereycken 1987) verknüpft mit Maßnahmen, die auch eine Sondenernährung im äußersten Notfall nicht ausschließen und eine an der Psychodynamik orientierte Psychotherapie, in deren Zentrum die Selbstentwicklung steht, kommen zum Einsatz.

Die Selbstentwicklung ist auch der Behandlungsschwerpunkt der **Bulimiebehandlung**. Die Bulimikerin kommt aufgrund der späteren Entstehungsgeschichte meist freiwillig zur Therapie, wenn sie die Schamschranke überwinden konnte. Eine analytisch orientierte Psychotherapie ist auch hier das Mittel der Wahl, wobei dem hohen gewohnheitsbildenden Potential des bulimischen Verhaltens oftmals Rechnung getragen werden muß dadurch, daß auch hier verhaltenstherapeutische Elemente einbezogen oder angeschlossen werden müssen.

Adipositas

Definition

> **Definition**
>
> Das Überschreiten des Normalgewichts in der Größen-Gewichts-Tabelle nach Broca von 20 % und mehr bedeutet das Vorliegen einer **Adipositas**.

Zur Definition wird vermehrt der Körpermassenindex (Body Mass Index, BMI) herangezogen, der dem Quetelets-Index (s. oben) entspricht und Auskunft gibt über die Menge des Fettgewebes. Der **BMI** ist der Quotient aus dem Körpergewicht in Kilogramm und dem Quadrat der Körperlänge in Metern. Der Normwert beträgt 20 bis 25, ein BMI von über 30 zeigt starkes Übergewicht an (Müller et al. 1990).

In der ICD-10 ist die Adipositas nur als Kombinationsdiagnose enthalten: Sie wird verschlüsselt unter F50.4 »Eßattacken bei anderen psychischen Störungen« zusammen mit E66.0 »Fettsucht«. Diese Schwierigkeit beim Aufsuchen der diagnostischen Leitlinien spiegelt die Tatsache wider, daß die Adipositas keine nosologische Entität ist, sondern ein multifaktoriell entstandenes Phänomen, das in der Geschichte der Psychosomatik allerdings häufig als Krankheitseinheit aufgefaßt und beschrieben worden ist.

Epidemiologie

Die Tatsache, daß mehr als die Hälfte aller über 40jährigen Deutschen übergewichtig ist sowie die Tatsache, daß die Adipositas eine Vielzahl von Folgekrankheiten nach sich zieht im Bereich des Herz-Kreislauf-Systems, des Bewegungsapparates und des Stoffwechsels, läßt das Phänomen Adipositas zu einem volksgesundheitlichen Problem ersten Ranges werden. Die Geschlechter sind nach den meisten Untersuchungen etwa gleich betroffen, wobei in jüngerem Alter die Frauen etwas überwiegen. Zwischen sozioökonomischem Status und der Verbreitung der Adipositas besteht ein umgekehrtes Verhältnis, allerdings sind die epidemiologischen Daten über das Übergewicht sehr divergent.

Differenzierung

Soziokulturell ist Übergewicht in Regionen, in denen Nahrungsmittel knapp sind, anders zu bewerten als in Überflußregionen: In bestimmten Regionen Asiens und Afrikas zum Beispiel ist Adipositas ein Zeichen von hohem sozialem Ansehen und kann nicht mit nordamerikanischen oder europäischen Verhältnissen verglichen werden. Klar scheint zu sein, daß junge Frauen und etwas seltener Männer unter 40 Jahren in der Mittel- und Oberschicht, bei denen eine Adipositas vorliegt, am ehesten zu derjenigen Personengruppe gehören, für die die Adipositas als psychosomatisches Krankheitsbild auf der Basis einer neurotischen Erkrankung oder einer Persönlichkeitsstörung zu untersuchen ist. Bei diesen Patienten, in abnehmender Bedeutung auch bei älteren Menschen, geht die Adipositas mit zahlreichen psychischen Beeinträchtigungen einher, die teils als Ursache, teils als Folge des Übergewichts anzusehen sind.

Psychopathologisch bedeutsam sind bei diesen Adipösen das Phänomen des Überessens und dasjenige des gestörten Körperbildes.

Das **Überessen** (**Hyperphagie-Syndrom**) ist von Bruch (1973) ausführlich beschrieben und der Magersucht gegenübergestellt worden. Bei der Hyperphagie unterscheidet Freyberger (1976) Rauschesser, Dauereresser, Nimmersatte und Nachtesser, wobei es sich klinisch in den meisten Fällen um Mischformen handelt. Am Überessen ist stets eine Störung des Hunger- und Sättigungszentrums beteiligt, das im Bereich des limbischen Systems lokalisiert ist. Die Nahrungsmenge wird nicht am Energiebedarf reguliert, der über das Hungergefühl gemeldet wird, sondern an der tatsächlichen vorhandenen erreichbaren Eßmenge. Die häufig in der Kindheit gebahnte Angewohnheit »leer zu essen« hat sich bei diesen Menschen tief verwurzelt. Die Verfügbarkeit (Angebot) von Essen wird zum **Eßzwang**, der von den Patienten stärker geklagt wird als das Gefühl der Gier, das bei den Bulimiepatienten maßgeblich dazu führt, daß sie aufbrechen, um Essen für einen Freßanfall zu besorgen. Die Verführung durch das Essen ist bei den meisten Adipösen stärker als die innere Gier nach dem Essen.

Psychodynamik und Psychogenese

In der Entwicklung der Symptomatik spielt das reale Angewiesensein auf das mütterliche Objekt wie bei anderen Suchtentwicklungen eine Rolle. Das **Essen** hat bei Adipösen den Wert der »**legalen**« **Droge**.

Oft sind fettsüchtige Kinder verwöhnte, ständig gefütterte Kinder, solche, denen die **Eltern** aufgrund von **Schuldgefühlen** weder Versagung noch Triebaufschub zutrauen (Form der Wohlstandsverwahrlosung). Nach dem Motto »alle Sucht ist Muttersucht« muß ständig ein gutes mütterliches Objekt, repräsentiert durch Essen, inkorporiert beziehungsweise von Müttern mit solchen Strukturanteilen bereitgehalten werden. Ist es nicht zur Ausbildung eines stabilen, genügend guten inneren Objektes gekommen, dann führt ein äußerer **Objektverlust** (Tod eines nahen Menschen, Trennungssituation, Umzug, Verlust des Arbeitsplatzes) oder eine besondere Frustration oder Kränkung (sexueller Mißbrauch) unter Umständen regressiv zu Rückgriff auf die orale Triebbefriedigung und damit zum gesteigerten Essen. Das Essen soll das Verlorene direkt körperlich ersetzen. Es kommt zu einer regelrechten Begriffsverwirrung (Bruch 1973) zwischen Hunger und Unlustgefühlen anderer Art.

> Wie das »gestopfte« Kind alle Unlust als Hunger interpretiert bekam, so dekodiert der Erwachsene jegliche Frustration als Drang nach Essen, das zur Ersatzbefriedigung für alle Enttäuschung wird.

Gefühle von Trauer, Angst oder Kränkung werden von dem Betreffenden nur im Ansatz erlebt. Jegliche Einsamkeit und Leere wird sogleich durch Essen aufgefüllt. Hierdurch etabliert sich rasch ein Teufelskreis, da der adipöse Körper von den Betroffenen als extrem unförmig und häßlich (hassenswert) erlebt wird (**Körperbildstörung**) und ein sozialer Rückzug zu stärkerer Isolation mit erneuter Frustration und verstärktem Essen führt. Dadurch, daß jegliche Frustration früh durch Essen erstickt wurde, ist die Fähigkeit zur aggressiven Auseinandersetzung wenig ausgebildet. Der Adipöse neigt dazu, **aggressive Gefühle** gegen sich selbst zu wenden, also depressiv zu verarbeiten. Trauer und Leere werden dann wiederum durch Essen aufgefüllt (**Kummerspeck**). Bei einigen Patienten lassen sich die aggressiven Gefühle als solche gut erkennen, sie werden im Beißen und im gierigen Verschlingen deutlich. Solche Patienten stehen dem bulimischen Verhalten nahe, beziehungsweise sie setzen das Übereseen direkt autodestruktiv ein: »Ich mußte fett werden, damit er mich nicht mehr hinlegen konnte.« – »meine dicke Mauer« (Angaben einer sexuell mißbrauchten Patientin).

Therapie

Auf der unbewußten Ebene müssen sich alle Kontaktpersonen von der süchtigen, saugenden Beziehungsgestaltung der Adipösen retten, geraten so in aggressives Fahrwasser und reagieren leicht vorwurfsvoll vor dem Hintergrund, daß der Patient ja »nur« weniger zu essen bräuchte, um nicht adipös zu sein. Die **Gegenübertragung** des Therapeuten ist deshalb oft problematisch. Das »überaktive Eßbesteck« der Leute, »die sich krank essen«, gerät allzuleicht zum Vorwurf und zeigt, daß der Patient nicht ernstgenommen wird. Beides können die frustrationsintoleranten Adipösen nicht ertragen; sie ziehen sich gekränkt ins Essen zurück oder versuchen, mit dem Therapeuten über andere Dinge zu verhandeln, als über das Übergewicht.

Die **Behandlung** ist nur **interdisziplinär** als Kombination verschiedener Behandlungsansätze möglich (Koch et al. 1985). In seltenen Fällen ist eine psychoanalytisch orientierte Psychotherapie indiziert, in der Regel werden gesundheitspädagogische Maßnahmen kombiniert mit verhaltenstherapeutischen Ansätzen angewandt (Paul u. Jacobi 1989).

> Die bislang eher resignative Einstellung in der Behandlung Adipöser läßt sich bei individueller Behandlungsplanung und persönlichkeitsspezifischer Zusammensetzung der Behandlungselemente nicht aufrechterhalten. Insbesondere die Integration psychodynamischer und verhaltenstherapeutischer Ansätze erweist sich als günstig (Hohage u. Haisch 1991).

Zusammenfassung

Essen ist als menschliches Grundbedürfnis vielfältigen individuellen und interpersonellen psychologischen Einflüssen ausgesetzt. Die Eßstörungen haben Gewichtsprobleme als gemeinsames phänomenologisches Thema. Alle drei Eßstörungen, Anorexia und Bulimia nervosa sowie Adipositas, sind multifaktoriell bedingt.

Während bei der Entstehung individuelle psychogenetische Gesichtspunkte im Vordergrund stehen, müssen bei der Frage der Aufrechterhaltung verstärkt soziokulturelle Parameter betrachtet werden. Anorexia und Bulimia nervosa kommen überwiegend bei Frauen und Mädchen vor; die Adipositas weist nur eine geringfügige Betonung des weiblichen Geschlechtes auf.

Die **Anorexia nervosa** ist als Krankheit der frühen bis mittleren Pubertät Ausdruck eines unbewußten Autonomie-Abhängigkeits-Konfliktes. Achsensymptom ist ein schonungsloses Streben nach einem mageren Körper (Magersucht). Sie wird von der Patientin meist verleugnet, die Behandlungsmotivation ist daher selten primär gegeben.

Die **Bulimia nervosa** ist Krankheit der Spätadoleszenz und des jungen Erwachsenenalters; Achsensymptom ist das Aufnehmen großer Eßmengen und die Beseitigung des Aufgenommenen mit dem Ziel, den intensiv erlebten Kontrollverlust und die Zeichen der Gier (Gewichtszunahme) rückgängig zu machen. Ist die Tendenz zur schambedingten Verheimlichung überwunden, so ist die Behandlungsmotivation besser als bei der Anorexia nervosa, wobei die starke Gewohnheitsbildung bei der Symptomatik beachtet werden muß.

Die **Adipositas** mit dem Achsensymptom der Überschreitung des Normalgewichtes nach Broca vom mehr als 20% hat in der Kerngruppe den stärksten Suchtcharakter unter den Eßstörungen; Essen ist hier »legale Droge«. Der Wunsch nach Vereinigung mit einem mütterlichen Ersatzobjekt steht im Zentrum. Die Therapie ist als Suchtbehandlung notwendigerweise eine Kombination aus psychodynamischen, verhaltenstherapeutischen und gesundheitspädagogischen Maßnahmen.

Literatur

Böhme-Bloem C, Schulte MJ. Bulimie: unterschiedliche Psychogenese, Symptomwahl und Therapie. In: Zukunftsaufgaben der psychosomatischen Medizin. Speidel H, Strauß B (Hrsg). Berlin: Springer 1989.

Bruch H. Eating Disorders: Obesity, Anorexia nervosa and the Patient within. New York: Basic Books 1973.

Bruch H. Der goldene Käfig. Das Rätsel der Magersucht. Frankfurt: Fischer 1980.

Bruch H. Four decades of eating disorders. In: Handbook of Psychotherapy for Anorexia nervosa and Bulimia. Garner DM, Garfinkel PE (eds). New York: Guilford 1985.

Feiereis H. Diagnostik und Therapie der Magersucht und Bulimie. München: Marseille 1989.

Fichter MM. Epidemiologie der Anorexia nervosa und Bulimie. Abt Ernähr 1984; 9: 8-13.

Freyberger H. Die Psychosomatik des Kranken mit Fettsucht. Praktische Psychosomatik. Stuttgart: Huber 1976.

Halmi KA. Classification of eating disorders. Int J Eating Dis 1983; 2: 21-7.

Hohage R, Haisch I. Die Integration von verhaltenstherapeutischen und psychoanalytischen Therapieelementen bei der Gruppentherapie von Adipositas-Patienten. Prax Psychother Psychosom 1991; 36: 132-42.

Huon GT, Brown L, Morris S. Lay beliefs about disordered eating. Int J Eating Dis 1988; 7: 239-48.

Kernbichler A, Freiwald M, Böhme-Bloem C, Ahrens S. Integrative Ansätze in der stationären Therapie der Anorexia nervosa. Prax Psychother Psychosom 1983; 28: 223-31.

Koch U, Gromus B, Kahlke W. Interdisziplinäre Therapie der Adipositas. Stuttgart: Kohlhammer 1985.

Meermann R, Vandereycken W. Therapie der Magersucht und Bulimia nervosa. Berlin: de Gruyter 1987.

Meyer A.E. Die Anorexia nervosa und ihre für die Allgemeinmedizin wichtigen Aspekte. Z Allgemeinmed 1970; 46: 1782-6.

Minuchin S, Rosman BL, Bauer L. Psychosomatische Krankheiten in der Familie. Stuttgart: Klett-Cotta 1981.

Müller MJ, Lautz U, Von Zur Mühlen A.. Pathogenese und Therapie der Adipositas. Wie schützen wir uns vor dem Überfluß? Dtsch Med Wschr 1990, 115: 789-94.

Plassmann R. Grundrisse einer analytischen Körperpsychologie. Psyche 1993; 47: 261-82.

Paul T, Jacobi C. Verhaltenstherapeutische Maßnahmen bei Eßstörungen. In: Verhaltenstherapie in der Medizin. Band I, Wittchen HU (Hrsg). Berlin: Springer 1989; 327.

Selvini Palazzoli M. Magersucht. Stuttgart: Klett-Cotta 1982.

Schulte MJ, Böhme-Bloem C. Bulimie, Entwicklungsgeschichte und Therapie aus psychoanalytischer Sicht. Stuttgart: Thieme 1990.

Schwartz H. Bulimia: Psychoanalytic Treatment and Therapy. Connecticut: International University Press 1988.

Thomä H. Anorexia nervosa. Stuttgart: Klett-Cotta 1961.

Literaturempfehlungen

Fichter MM. Magersucht und Bulimia. Berlin: Springer 1985.

Herzog W, Munz D, Kächele H (Hrsg) Analytische Psychotherapie bei Eßstörungen. Stuttgart, New York: Schattauer 1995.

Meermann R, Vandereycken W. Therapie der Magersucht und Bulimia nervosa. Berlin:de Gruyter 1987.

5.4.10 Ulcus duodeni und Ulcus ventriculi

Gerd Overbeck

> **ICD-10-Klassifikation**
>
> K25: Ulcus ventriculi
> K26: Ulcus duodeni
> K27: Lage nicht näher bezeichnet

Definition und Deskription

> **Definition**
>
> Typischerweise schildern die Patienten mit **Duodenalulkus** ihre Beschwerden als krampfartige epigastrische Schmerzen, die besonders bei nüchternem Magen auftreten und sich durch Nahrungsaufnahme lindern, wogegen beim **Magenulkus** die Beschwerden eher unmittelbar nach dem Essen beginnen.

Von den meisten Patienten werden darüber hinaus Sodbrennen, Völlegefühl, Aufstoßen, Unverträglichkeit gegenüber bestimmten Getränken und Speisen und jahreszeitliche Beschwerdeabhängigkeit angegeben. Krankheitskomplikationen entstehen vor allem bei chronischem Verlauf durch Narbenstrikturen oder Ulzerationen tieferer Wandschichten, die zu Blutungen, Perforationen in die Bauchhöhle oder zu Penetrationen in benachbarte Organe führen. Das Ulcus ventriculi kann auch maligne entarten.
Die Geschwüre heilen unter diätetisch-medikamentöser Behandlung in Tagen bis Wochen ab, neigen jedoch zu Rezidiven.

Diagnostik und Differentialdiagnostik

Die Diagnose ist röntgenologisch beziehungsweise gastroskopisch leicht zu sichern. Von der Ulkuskrankheit muß differentialdiagnostisch das akute **Streßulkus** unterschieden werden (nach schweren Verletzungen, Verbrennungen, operativen Eingriffen).

Ätiologie

Die psychosomatischen Ergebnisse beziehen sich vorwiegend auf das **Ulcus duodeni** (pylorusnahe, nicht maligne unspezifische Ulzeration) und hier wiederum besonders auf das **Ulcus pepticum** bei Patienten mit erhöhter Magensaftsekretion. Bei diesen Patienten findet sich genetisch eine familiäre Häufung, vermehrt die Blutgruppe 0 und das HLA-Antigen B5. Für diese Patienten gilt nach wie vor der Satz »Kein Ulkus ohne Säure«, auch wenn weiteren pathogenetischen Faktoren wie gastrointestinalen Hormonen und protektiven Schleimhautschutzfaktoren gesicherte Bedeutung zukommt und neuerdings auch einer bakteriellen Komponente (Helicobacter pylori) vermehrt Beachtung geschenkt wird. Innerhalb dieser multifaktoriellen Genese kommt **psychischen Faktoren** insofern eine erhebliche Bedeutung zu, als sie zu vegetativen Fehlsteuerungen und dysfunktionalen Störungen der Magentätigkeit führen können. Die Annahme einer Mitverursachung emotionaler Konflikte an der Entstehung des Zwölffingerdarmgeschwürs wurde durch zahlreiche experimentelle psychophysiologische Untersuchungen belegt (Zander 1978). Störungen der Motilität, der Schleimhautdurchblutung und der Magensaftsekretion durch psychische Einflüsse konnten röntgenologisch, durch Magensafttitration und durch Direktbeobachtung an Magenfisteln bestätigt werden. Die Ergebnisse bezüglich der relevanten Affekte (Wut, Neid, Angst, Versorgungswünsche) sind allerdings unterschiedlich und zeigen eine hohe individuelle Variabilität (Overbeck u. Biebl 1975).

Epidemiologie

Die Ulkuskrankheit ist eine sehr häufige Erkrankung mit einer Prävalenz für das Ulcus pepticum von ca. 2 % und für das Ulcus ventriculi von ca. 1 %. Das Verhältnis Männer zu Frauen beträgt ungefähr 2:1. Die Häufigkeit erreicht um das 45. Lebensjahr beim Ulcus pepticum einen Gipfel, um dann abzusinken, während die Häufigkeit des Ulcus ventriculi im Alter zunimmt. Man schätzt, daß etwa 12 % der männlichen und 8 % der weiblichen Bevölkerung in westlichen Industriestaaten einmal in ihrem Leben an einem Magengeschwür erkranken. Bei ungefähr 50 % kommt es nach Ablauf eines Jahres erneut zu einem Rezidiv, jedoch nur 30 % der Ulkusträger entwickeln eine chronische Ulkuskrankheit mit häufigeren Krankheitsschüben (Holtermüller 1982). Die leider sehr wenigen Untersuchungen über Langzeitverläufe zeigen, daß die Symptome bei Ulkuskranken in der Allgemeinpraxis bei konservativer Behandlung durchschnittlich nach 10 Jahren verschwinden und von stationär internistisch behandelten Patienten nach 13 Jahren nurmehr die Hälfte noch Beschwerden hat (Greibe et al. 1977). Bei diesen Patienten mit chronischen Ulzera wird dann häufig eine relative Operationsindikation gestellt, die immerhin noch bei ca. 60 bis 80 % dieser Patienten zum Erfolg führt (Möhlen et al. 1982).

Psychosoziale Situation

Untersuchungen der Ulkuskranken zur **Schichtzugehörigkeit** erbrachten sehr widersprüchliche Ergebnisse. So wurde das Ulcus duodeni gehäuft bei Piloten, Unteroffizieren und Werkmeistern gefunden, sowohl als typische Krankheit der Hilfsarbeiter wie auch der Manager, der sozialen Aufsteiger wie auch der sozialen Absteiger angesehen. Ferner wurde auch eine gewisse Affinität zu »oralen« Berufen wie Bäcker, Konditor und Gastwirt nahegelegt. Diese selektionsbedingten widersprüchlichen Ergebnisse lassen sich besser interpretieren, wenn **Arbeitsplatzsituation** und berufliche Position genauer auf spezifische Zusammenhänge zwischen Beruf und Persönlichkeit untersucht werden. So fanden Eckensberger et al. (1976) bei ihren **sozialpsychologischen Gruppeneinteilungen**, daß es zum Beispiel in der Gruppe der »jungen, karriereorientierten Meister und Graduierten in mittleren Führungspositionen« offensichtlich nicht die Berufsart selber war, sondern die spezifische Zwischenposition, die für diese Patienten attraktiv und konflikterzeugend zugleich war. Einerseits waren diese Patienten ehrgeizig, konnten aber oft ihre berechtigten Ansprüche auf die nächst höhere Position nicht äußern und wurden dann krank, wenn sie bei Beförderungen übergangen worden waren. Eine zweite Gruppe, die einen ähnlichen Zusammenhang zwischen Beruf und Persönlichkeit illustrierte, waren die »abwärtsmobilen Aussiedler«. Bei ihnen war die Krankheit mit sozialem Abstieg und Arbeitslosigkeit unschwer in Zusammenhang mit inadäquaten passiven Erwartungshaltungen und aggressiven Enttäuschungsneigungen zu bringen. Ein anderer sozialpsychologischer Zusammenhang ergab sich dagegen bei der Gruppe der »chronisch kranken Schwerstarbeiter«, wo die Arbeitsplatzsituation mit Überstunden, Schichtarbeit, unregelmäßigem Eßverhalten und starkem Genußmittelgebrauch eher als krankheitsauslösendes Moment im Sinne eines Dauerstreß angesehen werden konnte. Ein weiterer bedeutsamer Faktor ist offensichtlich der Verlust der Zugehörigkeit zu einer Gruppe, die Anerkennung oder Schutz verleiht, was von vielen Autoren durch die biographische Life-event-Forschung als krankheitsrelevant herausgefunden wurde (Giligan et al. 1987). Dieser psychosoziale Krankheitsauslöser des »**Objektverlusts**« ist teils durch äußere Anlässe wie gesellschaftliche Migration und Mobilität bedingt (Gastarbeiter, Flüchtlinge, Arbeitslosigkeit, Berufswechsel), ergibt sich teils durch individuelle Motive (Trennung vom Elternhaus, Heirat, Scheidung, sozialer Aufstieg; Pflanz 1962).

Psychodynamik

Das gängigste Konzept (Alexander 1951) ist, daß Ulkuskranke unbewußte **oral-rezeptive** (Verwöhnung, Nähe, Zuwendung) oder **oral-kaptative Bedürfnisse** (Besitzstreben, aggressive Impulse) **abwehren** müssen. Die Abwehr kann durch **Scham** motiviert sein, die zum Beispiel durch die Unverträglichkeit mit den eigenen Selbstvorstellungen entsteht, oder weil solche Wünsche auf ambivalent besetzte Personen gerichtet sind und durch **Schuldgefühle** gehemmt werden (z. B. Geschwisterneid). Die bewußt abgewehrten, aber unbewußt latent vorhandenen Bedürfnisse wirken sich über die »Hunger«, Gier, Wut etc. begleitenden physiologischen Affektkorrelate (z. B. als Hyperazidität, Spasmen, Durchblutungsstörungen) als unzeitgemäße vegetative Fehlsteuerungen beziehungsweise Bereitstellungen aus, die zu Dysfunktionen und schließlich zum Ulkus führen. Den Krankheitsschüben vorausgehend finden sich entsprechend häufig in der Anamnese Konfliktsituationen, die entweder durch innere persönlichkeitsspezifische Konflikte (Reifungsanforderung, Angst vor Verantwortung, gehemmte Konkurrenzansprüche) entstanden sind oder unspezifisch durch äußere soziale Einflüsse (Versagungen, Trennung, Geborgenheitsverlust, Enttäuschung) ausgelöst wurden.

Persönlichkeitsstruktur

Der idealtypische Zusammenhang von genetisch bedingter Disposition, Auswirkung auf das Mutter-Kind-Verhältnis, Entwicklung einer bestimmten Persönlichkeit und ihrer Krankheitsgefährdung durch spezifische Konflikte wurde für das Ulcus duodeni theoretisch am besten durch den somatopsychisch-psychosomatischen Zirkel (Engel u. Schmale 1967) und durch den Situationskreis von v. Uexküll (Schüffel u. von Uexküll 1996) beschrieben. Empirisch konnte er durch die prospektiven Studien von Weiner et al. (1957) und Weiner (1981) belegt werden, die mit hoher Treffsicherheit für Rekruten mit hohem Magensäuregehalt und spezifischen psychologischen Daten eine Erkrankungswahrscheinlichkeit an einem Ulcus pepticum beim Einzug in den Militärdienst voraussagten. Einschränkend muß hinzugefügt werden, daß dort die Merkmalskombination einer Extremgruppe erfaßt wurde, also nicht für alle Patienten gilt.

> Je mehr in den letzten Jahrzehnten alle Ulkuskranken ins psychodiagnostische Blickfeld rückten und nicht mehr nur psychoanalytisch/psychotherapeutisch behandelte Patienten beschrieben wurden, desto mehr stellte sich heraus, daß es *die* Ulkuspersönlichkeit nicht gibt (vgl. dazu Kap. 5.4.1, S. 387 f).

In eigenen Untersuchungen (Overbeck et al. 1990), die an Durchschnittspopulationen von medizinischen Polikliniken, chirurgischen Kliniken und Patienten aus der Allgemeinpraxis erhoben wurden, zeigte sich eine große Heterogenität unter den Ulkuskranken, wie sie zusammengefaßt in Tabelle 5-6 wiedergegeben wird. In diese taxonomische Beschreibung von Untergruppen gehen die unterschiedlichen Persönlichkeiten mit jeweils anderer Ich-Struktur und Objektbeziehungsmustern ein, sowie der durch diese Konstellation jeweils bedingten typischen Vulnerabilität gegenüber bestimmten Konflikten oder Belastungen. Diese grob skizzierte Typologie läßt erkennen, daß pathogenetisch »verschiedene Wege nach Rom« (zum Ulkus) führen können und dabei psychosozialen Faktoren eine sehr unterschiedliche Bedeutung zukommt. Wenn man auch letztlich auf den Einzelfall angewiesen ist, so hat sich diese Einteilung doch für die Psychodiagnostik und für die Einschätzung der Prognose klinisch bewährt und kann auch als Leitlinie für eine differentielle Psychotherapieindikation dienen (s. unten).

Therapie

Eine Einschränkung der psychotherapeutischen Möglichkeiten bei der Ulkuskrankheit ergibt sich dadurch, daß die akute Krankheitsphase jeweils relativ rasch abklingt und nach Abheilung des Ulkus häufig die Behandlungsmotivation weg ist. Außerdem stehen heutzutage mit den Histamin-H_2-Rezeptorantagonisten Medikamente mit Langzeitwirkung zur Verfügung, die den Patienten häufig Psychotherapie wie Operation

Tab. 5-6 Zusammenspiel von Persönlichkeit, Belastungssituation und Psychodynamik bei verschiedenen Typen der Ulkus-Kranken (nach Overbeck und Biebl, in Rudolf 1993)

Persönlichkeit	Psychosoziale Belastungssituation im Vorfeld der Erkrankung	Psychodynamische Mechanismen
1. Der psychisch Gesunde oder neurotisch depressiv wirkende Ulkuskranke		
gut integriert oder neurotisch-depressiver Konflikt	schwerwiegend-spezifisch oder unspezifisch	temporäre Ich-Regression und Resomatisierung, Aggressionsproblematik auf der oralen oder analen Stufe
2. Der charakterneurotische, pseudounabhängige Ulkuspatient		
zwanghaft oder rigide	spezifisch: Kränkung Versagung, Liebesverlust	Zusammenbruch der Charakterabwehr, Aggressionsproblematik auf der analen oder oralen Stufe
3. Der soziopathische Ulkuskranke		
Ich-schwach, abhängig, sehr auf Bezugspersonen angewiesen	schon kleine Versagungen von Liebe und Zuwendung (äußere Versagung, kein Triebkonflikt)	Ulkus als psychophysiologisches Korrelat, Aggressionsproblematik auf der archaisch-narzißtischen Stufe
4. Der psychosomatische Ulkuskranke		
alexithym, phantasiearm, ausdruckslos	oft unspezifische Belastungssituation	Unfähigkeit, Konflikte psychisch zu verarbeiten, Neigung zu multiplen psychosomatischen Beschwerden, Aggressionsproblematik auf der archaisch-narzißtischen Stufe
5. Der normopathische Ulkuskranke		
überangepaßt, starke Verleugnung vor allem der eigenen Leistungsgrenze	chronisch-autodestruktive Überarbeitungs- und Überlastungssituation	Unfähigkeit, analaggressive Konflikte offen zu verarbeiten

»ersparen« können. Angesichts dieser Umstände und der oben geschilderten Verlaufsprognose (Spontanremission ca. 80 %) kann es daher nicht wundern, daß bisher nur sehr wenige Therapiestudien vorliegen (vgl. Overbeck et al. 1990), weil letztlich nur eine sehr geringe Zahl von Patienten (ca. 20 % der chronisch Ulkuskranken) in psychotherapeutische Behandlung gelangt. Es ist daher sehr empfehlenswert, den psychotherapeutischen Ansatz möglichst in die unmittelbare Nachsorgephase zu legen, wenn man eine psychosoziale Beratung mit dem Ziel einer Rezidivprophylaxe im Auge hat. Damit beginnt am besten der behandelnde Arzt, der in psychosomatischer Grundversorgung geschult ist, durch ein ärztliches Gespräch. Als Einstieg in die Psychotherapie scheint sich danach bei bestimmten Patienten (Typ 4 und 5) die **homogene themenzentrierte Gruppe** am besten zu eignen (Biebl et al. 1986), wobei besonders auf die Beratung der Lebensführung abgezielt wird und bei Patienten mit bewußtseinsnahen psychosozialen Konflikten Anstöße zur Bewältigung gegeben werden können. Je weniger die Disposition zum Ulcus duodeni dagegen in einer somatischen Reaktionsspezifität liegt, sondern eher durch eine Persönlichkeits- beziehungsweise Konfliktspezifität bedingt wird (Typ 2 und 3), desto mehr kommen **psychoanalytisch orientierte Einzel-** oder **Gruppenpsychotherapie, ambulant** zwei bis drei Jahre durchgeführt, in Frage. Diese Patienten, die ihre Konflikte mit ihrer Umgebung ständig durch ihr eigenes Verhalten rekonstellieren, bringen häufig auch eine gewisse psychische Krankheitseinsicht mit. Die wenigen Therapiestudien beziehen sich auf diese Gruppe von therapiemotivierten Ulkuskranken und zeitigen Erfolgsergebnisse, die zwischen 55 und 80 % liegen (Senf u. Rad 1990). Bei geringer psychischer Krankheitseinsicht (Typ 4 und 5) oder geringer Frustrationstoleranz (Typ 3) stößt die ambulante psychotherapeutische Behandelbarkeit bei Ulkuskranken allerdings sehr schnell an ihre Grenzen. Hier bietet die **stationäre psychosomatische Behandlung** mit ihrem mehrdimensionalen Behandlungskonzept größere Chancen, indem sie durch verschiedene nonverbale und Körpertherapieverfahren vielen Patienten überhaupt erste psychosomatische Zusammenhänge eröffnet und eine eigene Therapiemotivation setzt. Außerdem kann unter stationär kontrollierten Bedingungen mit dem Agieren der Ich- schwachen und narzißtisch gestörten Patienten (Typ 3 und 4) besser umgegangen werden, wenn es in der Behandlung zur Reinszenierung von Konflikten kommt, die bei ambulanter Behandlung meist zum Therapieabbruch führen.

Übertragung und Gegenübertragung

So wenig wie es *den* Ulkuskranken gibt, so wenig kann man von einem spezifischen Übertragungs-/Gegenübertragungsmuster sprechen. Das Konsultationsverhalten ist teils betont korrekt, psychisch unauffällig bis sachlich-instrumentell abwehrend (Ahrens 1981) oder ganz im Gegenteil vorwurfsvoll, anspruchlich bis distanzlos. Am häufigsten wird wohl bei Ulkuskranken der **oral-aggressive Konflikt** in der Arzt-Patient-Interaktion psychodynamisch wirksam (vor allem bei den Typen 2 und 3). Entweder neigen diese Patienten selbst zu vorschnellen Enttäuschungsreaktionen bis unkontrollierten Wutausbrüchen, oder sie mobilisieren im Arzt durch ihr forderndes Verhalten schnell ärgerliche Affekte. Gerade den früh gestörten Ulkuspatienten gelingt es leicht (durch Verleugnung ihrer eigenen oral-aggressiven Impulse, Projektion und interpersonelle Manipulation) ihre Mitmenschen zu Verhaltensweisen zu provozieren, die diese dann als unverschämt, böse, aggressiv dastehen lassen. Durch diese Neigung der Patienten, ihren oralen Sadismus, ihre archaische Wut auszuagieren, beziehungsweise sich durch interaktionelle Abwehr (das Gegenagieren des Arztes) einer Einsicht zu entziehen, gestaltet sich eine Behandlung oft außerordentlich schwierig. Beim ersten unten beschriebenen Fall findet sich dazu ein Beispiel aus einem psychosomatischen Erstgespräch.

Fallbeispiele

--- Fallbeispiel 1 ---

Ein Patient saß »zufällig« in meiner Doktorandensprechstunde und war auf meine Frage, wer jetzt dran sei, aufgestanden und mit mir in mein Arbeitszimmer gegangen. Als sich der Irrtum herausstellte, mußte ich ihn wieder rausschicken und erklärte ihm, daß ich noch bis 11 Uhr eine Doktorandensprechstunde hätte und er sicher auch von der Sekretärin erst für diese

Zeit bei mir einbestellt worden sei. Daraufhin fragte er, ob Doktoranden etwas Besseres seien als Patienten, außerdem sei er vor den Doktoranden dagewesen und sitze schon seit 9 Uhr hier, weil seine Frau ihn aus beruflichen Gründen schon so früh mitgenommen habe. Ich bat ihn trotzdem zu warten, worauf er andeutete, er werde sich das noch einmal überlegen, ob unter diesen Umständen hier, wenn Patienten so schlecht behandelt würden, ein Gespräch überhaupt einen Sinn hätte. Als ich ihn dann um 11 Uhr hereinbat, saß er ganz friedlich bei seiner zurückgekehrten Frau, die ihn offenbar beruhigt hatte, und war am Futtern. Ich postuliere, daß er wutentbrannt davon gestürzt wäre, wenn seine Frau ihm nicht quasi das »Fläschchen« gegeben hätte. Es wäre nur zu einer Reinszenierung seines Konflikts, aber nicht mehr zum Besprechen dieser Szene gekommen. Er hätte nur zum wiederholten Male sein Gefühl, zurückgesetzt zu werden, agiert, aber nicht verstanden. Es zeigte sich nämlich, daß diese Szene für ihn biographisch typisch war. Er wurde in der Schule als Fachlehrer, wie er meinte, für die gleiche Arbeit schlechter bezahlt als seine Kollegen und fühlte sich als Lehrer zweiter Klasse behandelt. Er erkrankte erstmals nach der Erbteilung, als er seiner Meinung nach schlechter weggekommen war als sein älterer Bruder. Auch seine Ehefrau sah er bei ihren Erbangelegenheiten deutlich gegenüber ihren Geschwistern benachteiligt. Indirekt machte er sogar seiner Mutter, die früh verstorben war, den Vorwurf, daß sie den älteren Bruder besser behandelt habe, weil der sie länger für sich haben konnte, er aber zeitweise in seiner Jugend in ein Internat gehen mußte. Diesem Patienten war durchaus bewußt, daß sein Ärger über die Erbstreitigkeiten und sein Gefühl der Zurücksetzung in der Schule Magenschmerzen verursachte, nicht bewußt war ihm aber, daß er gerade die Benachteiligungen, die ihn wütend und krank machten, im Sinne eines Wiederholungszwangs unbewußt oft selber herstellte.

Fallbeispiel 2

Abschließend ein Beispiel aus einer längeren Paartherapie mit einer ulkuskranken Patientin (Schoenhals 1990), bei der versucht wurde, die wechselseitige Übertragung beziehungsweise gemeinsame Konfliktabwehr des Paares (Kollusion) zu analysieren. Zusammengefaßt agierte der Ehemann (Alkoholiker) in dieser Paarbeziehung das Böse aus, das seine Frau, die ihn zum »Angeklagten« machte, auf ihn projiziert hatte. Umgekehrt wurde das Über-Ich von der Ehefrau agiert in einer Weise, wie es ihrem archaischen Über-Ich entsprach und wie es von ihrem Ehemann externalisiert und auf sie als »Staatsanwalt« projiziert wurde. Es zeigte sich, daß die Patientin immer dann prompt mit Magenschmerzen reagierte, wenn die kollusive Abwehr dekompensierte, das heißt wenn ihr die Externalisierung ihrer Aggression nicht mehr gelang, beziehungsweise sie diese nicht mehr an ihrem Ehemann dingfest machen konnte, wenn dieser sich »gebessert« hatte:

„Ich verstehe die Notgemeinschaft der beiden so: Sie klagt ständig an, während er sich wie ein schwerer Junge clever herauswindet. Oft sehe ich ihn in der Stunde wie vor einer Staatsanwältin (seiner Frau), die verzweifelt versucht, seine Schuld nachzuweisen, während er sie mit einem hämischen Lächeln auflaufen läßt. Dabei soll ich offensichtlich die Rolle des Richters spielen. Sie verfolgt ihn, möchte das Böse in ihm aufdecken: »Du haßt mich doch!« Mit Hilfe von Projektionen entlastet sie sich so von der selbstvernichtenden Verurteilung eines bösen Introjekts. Wenn es ihr gelingt, stellt sie eine ähnliche Konstellation her, wie sie zwischen ihren Eltern früher bestand: Sie, die strenge Über-Ich-hafte Mutter, verfolgt und beschimpft den »bösen« Alkoholikervater (der auch ein Ulkus entwickelte). Je cleverer Herr S. sich jedoch verteidigen kann, um so verzweifelter wird sie, denn damit bleibt das Böse bei ihr. In der Rolle des Sadisten zwingt er sie raffiniert, das Böse in sich hineinzufressen, sozusagen den Brei selber aufzuessen, bis sie Magenschmerzen und -blutungen bekommt und das Böse aus sich herausschneiden lassen muß. Jetzt ist es nicht mehr möglich, das Böse aus dem Magen herauszuoperieren, und so bringt das Paar nun mir das Böse. Dieses Verständnis überzeugt mich auch von der Gegenübertragung her: Ich fühle mich während und nach ihrer wöchentlichen Stunde ziemlich schlecht, empfinde mich als unfähige Therapeutin, sadistisch und voller Schuldgefühle und möchte »den Druck« beziehungsweise das Paar öfters los sein. Ihre Geschenke (ausgetrocknete Pralinen und zu teurer Champagner), die ich übrigens nicht verzehre, belasten mich besonders deshalb, weil eine Bearbeitung der Bedeutung dieser Geschenke mit ihnen nicht möglich ist. Meistens ist mir leicht übel. Ich habe das Gefühl, das Böse ist nun »in mir«. Als mir die Gegenübertragung bewußter wird und ich diese Gefühle bei mir ertragen kann, kann ich sie dann auch für meine Arbeit mit dem Paar verwenden."

Zusammenfassung

Die Ätiopathogenese des Magen- beziehungsweise Duodenalulkus ist multifaktoriell bedingt, wobei somatischen und psychosozialen Faktoren im Einzelfall jeweils eine sehr unterschiedliche Gewichtung zukommen kann. Für das Ulcus duodeni, insbesondere das peptische Ulcus belegen zahlreiche wissenschaftliche, teils experimentelle Untersuchungen einen bedeutsamen Zusammenhang von psychosozialen Faktoren und Störungen der Magenfunktion. Der früher als spezifisch angesehene orale Abhängigkeitskonflikt bei Persönlichkeiten mit passiven Charakterzügen beziehungsweise überkompensatorischen pseudounabhängigen Verhaltensweisen (die Konfliktspezifität bzw. Persönlichkeitsspezifität) oder die somatische Reaktionsspezifität bei genetischer Disposition (z. B. bei den Hypersekretoren) haben sich nur als Varianten eines psychosomatischen Zusammenhangs beim Ulcus duodeni herausgestellt. Daneben finden sich andere typische Konstellationen von Persönlichkeitsstruktur, Auslösesituation, psychodynamischen Mechanismen und somatisch relevanten Faktoren. Dieser Heterogenität von psychosomatischen Entstehungsbedingungen muß bei der Psychotherapieindikation entsprechend Rechnung getragen werden. Eine ambulante aufdeckende Psychotherapie kommt primär nur für relativ wenige Patienten in Frage, bei vielen Patienten muß erst durch stationäre psychosomatische Behandlung psychische Krankheitseinsicht und Therapiemotivation geschaffen werden. Für die Mehrzahl sind themenzentrierte Gruppentherapie, Entspannungsverfahren oder beratende/stützende Psychotherapie ausreichend, zumal viele Belastungen und Konflikte sich nur auf bestimmte krisenhafte Lebensphasen beschränken.

Literatur

Ahrens S. Experimentelle Untersuchungen kognitiver Funktionen bei Ulcus-Patienten. In: Experimentelle Forschungsergebnisse in der Psychosomatischen Medizin. Zander W (Hrsg). Göttingen: Vandenhoeck & Ruprecht 1981.

Alexander F. Psychosomatische Medizin; Grundlagen und Anwendungsgebiete. Berlin: de Gruyter 1951.

Biebl W, Platz T, Bergant A, Judmeier G. Untersuchungen zur Ulkuskrankheit. Z Psychosom Med Psychoanal 1986; 32: 272-82.

Eckensberger D, Overbeck G, Biebl W. Subgroups of ulcer patients according to clinico-sociological test and psychotherapeutic characteristics. J Psychosom Res 1976; 20: 489.

Engel GL, Schmale AH jr. Psychoanalytic theory of somatic disorder. J Amer Psychoanal Ass 1967; 15: 344-65. Deutsch: Overbeck G, Overbeck A (Hrsg). Seelischer Konflikt – körperliches Leiden. Reinbeck: Rowohlt 1978; 246-68.

Giligan I, Fung L, Piper D, Tennant C. Life event stress and chronic difficulties in duodenal ulcer: a case control study. J Psychosom Res 1987; 31: 117-23.

Greibe I, Bugge P, Gjorup T. Long term prognosis of duodenal ulcer. Follow up study on survey of doctors estimates. Br Med J 1977; 2: 1572-4.

Holtermüller KH. Was ist gesichert in der konservativen Ulcustherapie? Internist 1982; 23: 653-63.

Möhlen K, Brähler E, Rohde H, Overbeck G. Zur Psychosomatik des operierten Ulkuskranken – eine 4-Jahre-Katamnese. Psychother Med Psycholog 1982; 32: 19.

Overbeck G, Biebl W. Psychosomatische Modellvorstellungen zur Pathogenese der Ulkuskrankheit. Psyche 1975; 29: 542-67.

Pflanz M. Sozialer Wandel und Krankheit. Stuttgart: Enke 1962.

Rudolf G. Psychotherapeutische Medizin. Ein einführendes Lehrbuch auf psychodynamischer Grundlage. Stuttgart: Enke 1993.

Schoenhals H. Überich-Pathologie und Ulkuserkrankung – zur Psychodynamik einer Paarbeziehung. In: Psychosomatik der Ulkuskrankheit. Overbeck G, Möhlen K, Brähle E (Hrsg). Berlin, Heidelberg, New York: Springer 1990.

Senf W, Rad M v. Ergebnisforschung in der psychosomatischen Medizin. In: Psychosomatische Medizin. Adler RH, Herrmann JM, Köhle K, Schonecke OW, Uexküll Th v, Wesiack W (Hrsg). 4. Aufl. München, Wien, Baltimore: Urban & Schwarzenberg 1990.

Weiner H, Thaler M, Reiser MF, Mirsky IA. Etiology of duodenal ulcer: Relation of specific psychologial characteristics to rate of gastric secretion (serum pepsinogen). Psychosom. Med 1957; 19: 1-18.

Weiner H. Untersuchungen über den Zusammenhang zwischen Pepsinogenspiegel, psychischen Auffälligkeiten und Ulcus duodeni. Unveröffentlichter Vortrag anläßlich des 25jährigen Bestehens der Psychosomatischen Poliklinik München.

Zander W. Zur spezifischen Konfliktantwort bei Patienten mit Ulcus duodeni. Ein Beitrag zur Strainforschung. Psychother Med Psychol 1978; 28: 50-8.

Literaturempfehlungen

Overbeck G, Möhlen K, Brähler E (Hrsg). Psychosomatik der Ulkuskrankheit – Psychodiagnostik, soziales Arrangement und Prognose beim Ulcus duodeni. Berlin, Heidelberg, New York: Springer 1990.

Schüffel W, Uexküll Th v. Ulcus duodeni. In: Psychosomatische Medizin. Adler RH, Herrmann JM, Köhle K, Schonecke OW, Uexküll Th v, Wesiack W (Hrsg). 5. Aufl. München, Wien, Baltimore: Urban & Schwarzenberg 1996; 825-38.

Zander W. Psychosomatische Forschungsergebnisse beim Ulcus duodeni. Göttingen: Vandenhoeck & Ruprecht 1977.

5.4.11 Chronisch entzündliche Darmerkrankungen (CED)

Gisela Huse-Kleinstoll

ICD-10-Klassifikation

K50: Enteritis regionalis (Crohn-Krankheit)
K51: Colitis ulcerosa

Die weitere Differenzierung in Untergruppen erfolgt nach Lokalisation.

Definition und Deskription

Definition

Die Colitis ulcerosa und die Crohn-Krankheit gehören zu den unspezifischen chronisch entzündlichen Darmerkrankungen. Bei **Colitis ulcerosa** ist fast ausschließlich der Dickdarm entzündlich verändert und nur in ca. 5 % der angrenzende Teil des Ileums (Back-wash-Ileitis).
Die **Crohn-Krankheit** kann im gesamten Magen-Darm-Trakt auftreten, am häufigsten sind das terminale Ileum und das Colon ascendens betroffen.

Bei beiden Erkrankungen finden sich Begleitsymptome im Bereich der Haut, der Augen und der Gelenke, zum Beispiel: Erythema nodosum, Pyoderma gangraenosum, rheumatoide Arthritis, ankylosierende Spondylitis, Episkleritis, Iridozyklitis. Darüber hinaus findet der Untersucher nichtentzündliche Erkrankungen der Leber und der Gallenwege. Die diagnostische Unterscheidung zwischen beiden Erkrankungen kann schwierig sein, wenn die Crohn-Krankheit ausschließlich im Dickdarm lokalisiert ist (zu 20 %).

Epidemiologie

Beide Erkrankungen verlaufen bei der Mehrzahl der Patienten chronisch rezidivierend. Sie können in jedem Lebensalter auftreten und haben einen Häufigkeitsgipfel zwischen dem 20. und 30. Lebensjahr. Männer und Frauen sind etwa gleich häufig betroffen, auch wenn die Angaben in einzelnen Veröffentlichungen schwanken.

Ätiologie

Die Ätiologie der chronisch entzündlichen Darmerkrankungen ist unbekannt. Epidemiologische Daten weisen auf genetische und Umwelteinflüsse hin.

Colitis ulcerosa

Krankheitsbild

Die Entzündung bei der Colitis ulcerosa beginnt immer im Rektum und breitet sich von distal nach proximal aus, im Extremfall ist der ganze Dickdarm betroffen. Die Entzündung ist auf die Mukosa beschränkt. In der Regel beginnt die Erkrankung schleichend oder akut mit schleimigen, zum Teil blutigen Stühlen. In schweren Fällen bestehen Fieber, sehr starke Schmerzen und schwerer Blutverlust mit hohen Durchfallfrequenzen von bis zu 20 Stühlen pro Tag. Gefürchtete Komplikationen sind das toxische Megakolon, schwer zu stillende Blutungen oder eine Perforationsperitonitis.

Trotz der deutlich sichtbaren Symptome neigen die Patienten dazu, ihre Beschwerden zu bagatellisieren und zu verheimlichen, in der Hoffnung, sie würden sich von selbst bessern. Diese **Dissimulationstendenz** hat zur Folge, daß das familiäre Umfeld und die erstkontaktierten Ärzte leicht die Krankheit unterschätzen, so daß häufig erst das Sistieren und die Verschlimmerung der Beschwerden zur richtigen Diagnose führen.

50 % der Patienten müssen stationär behandelt werden. Wegen des Blutverlustes erscheinen die Patienten blaß und fühlen sich schlapp. Bei schwerer Kolitis verlieren die Patienten in kurzer Zeit sehr viel Gewicht. Hinzu kommt eine deutliche Lethargie und Depressivität mit Inappetenz und allgemeiner Müdigkeit, die bis zur Lebensmüdigkeit gehen kann. Dennoch sind die Patienten selten klagsam und meinen, der Arzt würde schon merken, wie schlecht es ihnen geht. Oft fällt eine deutliche Regression auf. Die Patienten werden meist jünger geschätzt. Kuscheltiere im und um das Bett herum signalisieren Wünsche nach Geborgenheit und magisch heiler Welt.

Seelische Belastungen vor Ausbruch der **Erkrankung** oder vor Schüben werden oft nur vom Interviewer identifiziert und nicht vom Patienten selbst. Im vertrauensvollen Gespräch lassen sich bei zwei Dritteln der Patienten definierte Ereignisse finden, die den Charakter von realem, befürchtetem oder phantasiertem **Objektverlust** zentral bedeutsamer Objekte haben. Diese Ereignisse liegen in den Bereichen von Trennung und Abschied oder Leistungserfolg. Als Krankheitsauslöser reaktivieren sie massive negative Emotionen früherer, unbewußter Traumata, deren vollständige Abwehr nicht mehr möglich ist (Freyberger u. Künsebeck 1992).

Epidemiologie

Die Inzidenz klinisch versorgter Colitis-ulcerosa-Patienten lag nach Dirks (1991) in Nordrhein-Westfalen Anfang der 80er Jahre bei 2,9/100 000 Einwohner/Jahr. Dies entspricht etwa 50 % der jährlichen Neuerkrankungen. Prospektive Populationsstudien in den Niederlanden, Schottland und Skandinavien geben Raten von 6,8 bis 12,8/100 000 Einwohner/Jahr an. Die Inzidenzrate hat sich in den 80er Jahren stabilisiert. Die Prävalenzrate beträgt 27,3/100 000 Einwohner/Jahr. Bevölkerungsstudien in den USA oder Israel zeigen eine unterschiedliche Häufung in verschiedenen Bevölkerungsgruppen (Dirks 1991).

Diagnostik

Die Diagnose der Colitis ulcerosa wird röntgenologisch, endoskopisch und histologisch gestellt.

Psychodynamik

Psychologische Theorien zu Entstehung und Verlauf der Colitis ulcerosa sind unspezifisch in dem Sinne, daß sie auch für andere chronisch rezidivierende Krankheitsbilder gelten. Die Patienten mit Colitis ulcerosa waren aber maßgeblich an der Entwicklung der Theorien über psychosomatische und somatopsychische Wechselwirkungen und Symbolisierungen beteiligt.

Unter triebdynamischen Aspekten der **Affektabfuhr** und durch Hemmung verbaler oder anderer nonverbaler Ausdrucksmöglichkeiten in subjektiv ausweglosen Konfliktsituationen sehen Engel und Schmale (1978) in den körperlichen Symptomen der Kolitis die einzige Möglichkeit der Entledigung von unerträglichen inneren Spannungen und aggressiven Emotionen. Die fast regelhaft zu beobachtende Depressivität und eine mehr oder weniger starke Suizidalität bei Beginn der Erkrankung und bei den Schüben unterstreichen diese Hypothese. So äußerten sich zwei männliche Patienten mit schwerer Pankolitis in dem Sinne, daß sie von »Abtreibung« anstatt von »Abführen« sprachen, was als Wunsch gedeutet werden kann, sich vom negativen elterlichen Introjekt zu befreien. Unter theoretischen Überlegungen der Entwicklung von **Objektbeziehungen** aus der Symbiose zur Objektkonstanz im Sinne von Mahler et al. (1978) bestehen ungelöste frühe Bindungen an Elternfiguren oder deren Surrogate mit einer Verinnerlichung elterlicher, rigider Normen, die eine persönliche Entscheidung entsprechend den Normen persönlichen Wohlempfindens nicht gestatten. Die positive Beziehung zu einer Schlüsselfigur, die eine Schutzfunktion gegenüber Impulsen der Angst und Aggression hat, droht im Konfliktfall zum 'Selbst-Objekt'-Verlust zu führen. Dies hat zur Folge, daß die Patienten aggressive Impulse wichtigen Bezugspersonen gegenüber unterdrücken und bei stabiler Abwehr als aggressionsgehemmt erlebt werden. Offen aggressives Verhalten kann deshalb ein Warnsignal sein, was auf einen Zusammenbruch der Abwehrstrukturen hinweist.

Bei Einstellungs- und Verhaltensauffälligkeiten aufgrund früher traumatischer Erfahrungen, die in der Regel in den ersten Lebensjahren liegen, können **Nähe-Distanz-Konflikte** in zwischenmenschlichen Beziehungen beobachtet werden, wobei gleichzeitige, entgegengesetzte Wünsche nach Nähe bis hin zur Verschmelzung und genauso großen Ängste vor Verletzung bestehen (Freyberger u. Künsebeck 1992). Schwere Traumata wie zum Beispiel **frühe Elternverluste** können sich nach Bowlby (1977) negativ auf die spätere psychosoziale Entwicklung auswirken. Es gibt Hinweise, daß Patienten mit schwereren Verläufen der Erkrankung mehr Elternverluste und negative Lebensereignisse vor dem 15. Lebensjahr erlebt haben, als Patienten mit leichterem Befall (Biebl et al. 1984). Eine prospektive Jahrgangsstudie aus England konnte für männliche Patienten zeigen, daß diese zwischen dem 12. und 26. Lebensjahr häufiger stationär wegen einer Kolitis aufgenommen werden mußten, wenn sie vor dem 5. Lebensjahr durch Tod, Trennung oder Scheidung ein Elternteil verloren hatten (Wadsworth 1984).

Darüber hinaus wirken sich die **Familiensituation** und **-dynamik** auf die Entwicklung der Persönlichkeit und die Fähigkeit, Konflikte zu lösen, aus. Familien mit chronisch entzündlichen Darmerkrankungen zeichnen sich nach Wirsching (1984) durch drei Charakteristika aus:

- Die Familien zeigen einen sehr starken Zusammenhalt (**familiäre Bindung**).
- Innerhalb der Familien scheinen die interpersonellen Grenzen aufgehoben (**Fusion**) bei deutlicher Abgrenzung nach außen (**Isolation**).
- Die Familien zeigen eine eingeschränkte Entwicklungsfähigkeit (**eingeschränkte Flexibilität**).

Die **Partnerbeziehung** der Patienten entspricht oft der Struktur der prägenden Eltern-Kind-Beziehung. Darüber hinaus bleibt häufig der Einfluß dominanter elterlicher Bezugspersonen erhalten (Weiner 1977). Probst et al. (1990) untersuchten Partnerkonflikte und Sexualität. Im Vergleich zu einer Kontrollgruppe klagten die Colitis-ulcerosa-Patienten häufiger über Partnerkonflikte und gaben an, schlechter über Gefühle und Probleme reden zu können. Sie fanden ihre Partner weniger attraktiv. Körperkontakt in Form von Liebkosungen war ihnen wichtiger als sexuelle Kontakte. Sie hatten seltener Geschlechtsverkehr und gaben mehr Probleme dabei an. Die meisten Frauen hatten nie einen Orgasmus beim Geschlechtsverkehr, zahlreiche Männer klagten über zeitweise oder dauerhafte Impotenz. Einige Patienten stuften sexuelle Kontakte als ekelhaft und schmutzig ein. Ledige Patienten hatten seltener ein Rendezvous.

Auf **Störungen** der **Körperbesetzung** in der frühen Entwicklungsphase hat Kutter (1988) hingewiesen. Werden Körperfunktionen vernachlässigt oder extrem durch die Erziehungspersonen kontrolliert, ist die Integration von Körper- und Selbstrepräsentanz erschwert.

--- Fallbeispiel ---

Eine Patientin war selbst sehr irritiert von dem Wunsch, ihre Therapeutin fressen zu wollen. Sie erlebte sich als maßlos, gierig und aggressiv. Dabei handelte es sich in erster Linie um den Wunsch nach Einverleibung eines guten mütterlichen Objektes, das heißt nach einer positiven inneren Körperbesetzung.

Bei **Spaltung** zwischen **Körper-** und **Selbstrepräsentanzen** kommt es zur Fremdheit des eigenen Körpers oder von Körperteilen, was eine unsichere Einschätzung der Bedeutung von Körpersymptomen und der Grenzen persönlicher Belastbarkeit zur Folge hat. Der Körper wird dann schnell anderen überantwortet, wie zum Beispiel den Ärzten.

Bei einigen Colitis-ulcerosa-Patienten findet der Interviewer eine **unsichere emotionale Differenzierung** des **eigenen Standpunktes** und der sozialen Orientierung, welche als 'Pensée opératoire' von Marty und de M'Uzan (1978) oder 'Alexithymie' von Nemiah und Sifneos (1970) bezeichnet wurden. Die Patienten vermeiden die subjektive Kennzeichnung von Bedeutungen des Sachverhaltes im Dialog, weil sie unsicher sind, ob die Bedeutung, die sie dem Sachverhalt geben, akzeptiert wird (Zepf u. Tschirch 1981).

Die **berufliche Integration** der Colitis-ulcerosa-Patienten kann schwierig sein, da infolge der verinnerlichten elterlichen Leistungsansprüche, der emotionalen Abhängigkeit und Unsicherheit in der Übernahme von Verantwortung Examina, berufliche Kritik oder Mißerfolge überbewertet werden und zu Versagensängsten beitragen. Hinzu kommt, daß nach Feiereis und Jantschek (1996a) bei einem Drittel der unter 60jährigen Patienten die Arbeitsfähigkeit eingeschränkt ist und 11% zeitweise oder dauerhaft berentet werden.

Therapie

Bei der Colitis ulcerosa handelt es sich um eine schwere Erkrankung, die frühzeitig in die Hände von Spezialisten gehört. Bezüglich der internistischen und chirurgischen Behandlung, die in den letzten Jahren große Fortschritte gemacht hat, sei auf Lehrbücher der Gastroenterologie (z. B. Goebell et al. 1992) verwiesen. Die chronische Erkrankung erfordert eine gute Compliance der Patienten, die nur durch eine einfühlsame Arzt-Patient-Beziehung erreicht werden kann. Das gilt besonders für die Psychotherapie.

> Psychotherapie in Kombination mit der internistischen und chirurgischen Regelversorgung führt zur Verkürzung der Erkrankungsschübe, der Abnahme des Leidensdrucks und der besseren rehabilitativen Eingliederung der Patienten (Karush et al. 1977). Nach Feiereis und Jantschek (1996a) konnten auch die Überlebenschancen der Colitis-ulcerosa-Patienten verbessert werden.

Während der **akuten Krankheitsphase** dominieren **Angst** und **Depression**. Suizidgedanken sind häufig, besonders bei schwerer körperlicher Symptomatik. Reale Ängste betreffen Schmerzen, bösartige Tumorbildung, unangenehme Diagnostik, parenterale oder Sondenernährung, Nebenwirkungen der Medikamente, wie zum Beispiel das »Mondgesicht« bei Kortisonbehandlung, Abhängigkeit von Psychopharmaka und Opioiden oder operative Eingriffe, insbesondere eine Kolektomie. Die **Psychotherapie** sollte in dieser Phase überwiegend **supportiv** sein. Dies kann in Form von Gesprächen und mittels Entspannungsverfahren (z. B. autogenes Training, progressive Muskelrelaxation) erfolgen.

Analytisch orientierte Psychotherapie, welche auf längerfristige Veränderungen abzielt, bleibt in der Regel dem **symptomarmen Intervall** vorbehalten. Die Psychotherapie dient einerseits der Krankheitsverarbeitung, andererseits der Förderung der Wahrnehmung körperlicher und psychischer Belastungen sowie des Ausdrucks- und Konfliktverhaltens. Die Psychotherapie sollte in der Regel ambulant, ein- bis zweimal wöchentlich stattfinden und kann als Einzel- oder Gruppentherapie durchgeführt werden. Die stationäre analytische Psychotherapie ist besonders bei den Patienten angezeigt, die aufgrund ihrer Introspektions- und Kommunikationsfähigkeiten Schwierigkeiten haben, in Kontakt mit ihren verborgenen Bedürfnissen und Gefühlen zu kommen. Dort kommen neben verbalen auch Therapieverfahren zur Anwendung, die **nonverbale Zugänge** wählen, wie die Musik- und die Kunsttherapie oder Atem- und Bewegungstherapien. Nonverbale und verbale Therapieformen ergänzen einander und werden deshalb regelhaft im stationären Setting gemeinsam angeboten.

Studien in den 50er Jahren haben gezeigt, daß sich Therapieerfolge erst langfristig auf den somatischen Verlauf auswirken. Dagegen stand die Besserung des emotionalen Befindens in direkter Beziehung zur Dauer und Intensität der Psychotherapie. Die schlechtesten Ergebnisse hatten **Patienten**, die eine **psychotische Spaltung** mit deutlichem Realitätsverlust zeigten. Dies betraf 20 % der von Karush et al. (1977) untersuchten Patienten. Letztere Patientengruppe hatte auch eine erhöhte Mortalität und schwerere Verläufe. Die Psychotherapie dieser Patienten setzt spezielle Kenntnisse in der Behandlung von Patienten mit frühen Störungen voraus.

Fallbeispiel

Herr F. ist 50 Jahre alt und leidet seit 6 Jahren an einer Colitis ulcerosa. Wegen eines wiederholten, sich nicht bessernden Schubes hat er sich auf Empfehlung seines 12 Jahre älteren Bruders, der an einer Crohn-Krankheit leidet, in stationäre Behandlung begeben. Anläßlich eines akuten Anfalls von Herzrhythmusstörungen seiner Frau bekommt Herr F. einen so schweren Angstanfall, daß der behandelnde Arzt um Krisenintervention bittet.

Während des ersten Kontaktes, der auf der Station in einem separaten Zimmer stattfindet, weint der Patient viel. Er berichtet, daß die Krankheit aufgetreten ist, als seine Frau einen schweren Herzinfarkt bekam und wenig Hoffnung bestand, daß sie ihn überleben würde. Wegen eines Herzwandaneurysmas sei sie dann operiert worden und habe seither synkopale Anfälle, die ihm fürchterliche Verlustangst machten. Obwohl seine Frau medikamentös gut eingestellt wurde und noch am selben Tag die Klinik verlassen konnte, beruhigte sich Herr F. nicht. Er fürchtet einerseits, daß er durch seine Erkrankung seine Frau stark belaste, andererseits äußert er im Gespräch Vorwürfe, sie schone sich nicht ausreichend und versetze ihn permanent in Unruhe.

Herr F. wurde in einer mittleren Stadt in Ostdeutschland als drittes Kind seiner Eltern geboren. Neben dem Bruder hatte er eine 6 Jahre ältere Schwester. Nach dem Krieg ließ sich der Vater aus der Gefangenschaft in eine Kleinstadt nach Westdeutschland entlassen. Es bestand brieflicher Kontakt zum Vater. Als die Mutter mit den Söhnen dem Vater folgte, war Herr F. 10 Jahre alt. Zur Überraschung der Mutter und der Söhne lebte der Vater mit einer anderen Frau zusammen. Die Mutter, die diese Kränkung nie verwindet, erkrankte an »Herzanfällen«, die Herrn F. ständig in Alarmbereitschaft versetzten. Wenn er von der Schule kam, wußte er nie, was ihn zuhause erwartete. Er lehnte seinen Vater ab. Zur Mutter habe er ein recht gutes Verhältnis. Nach der mittleren Reife – er habe nicht leicht in der Schule gelernt – machte Herr F. eine Lehre und erwarb sich in seiner Ausbildungsfirma wegen seiner Gewissenhaftigkeit großes Ansehen. Er heiratete seine jetzige Frau und bekam eine Tochter. Als diese bereits erwachsen war, nahm er einen Arbeitsplatz in einer entfernten Kleinstadt an. Dort verbrachte er bis zum Zeitpunkt des Herzinfarkts seiner Frau »die schönste Zeit seines Lebens«. Dies änderte sich schlagartig mit der Erkrankung der Ehefrau und seiner eigenen Erkrankung. Inzwischen sind beide Frührentner und haben eine zeitlich begrenzte Tätigkeit, die ihnen Spaß macht.

Herr F. hat psychotherapeutische Vorerfahrungen, er war vor 1 1/2 Jahren stationär in einer psychosomatischen Klinik und ist seither ambulant bei einem niedergelassenen Psychotherapeuten in Behandlung. Er berichtet, daß ihm die stationäre Therapie schlecht bekommen sei, denn er habe Ohrgeräusche und einen Hörsturz bekommen, was sich glücklicherweise nach einigen Tagen wieder zurückgebildet hätte. Auch hätten die Therapeuten den Ausbruch der Colitis ulcerosa mit dem Verhalten seiner Mutter in seiner Kindheit in Verbindung gebracht, was er nicht habe akzeptieren können.

Bei genauerer Exploration der Situation, in der sich der Hörsturz ereignet hatte, schildert Herr F., daß er ein großer Liebhaber klassischer Musik sei. Die Ohrgeräusche und der Hörverlust seien in dem Augenblick aufgetreten, als er aufgefordert wurde, sich etwas zu kaufen, was er sich schon lange gewünscht habe. Er habe sich eine Stereoanlage vorgestellt. Gleichzeitig habe er große Schuldgefühle bekommen bei dem Gedanken, sich ein so großes Geschenk zu gönnen. Im weiteren Gespräch sagt er, daß es ihm am liebsten gewesen wäre, seine Frau hätte ihm diesen Wunsch erfüllt, dann hätte er sicher sein können, daß diese Anschaffung in Ordnung gewesen sei.

Auf Wunsch des Patienten findet eines der folgenden Gespräche gemeinsam mit der Ehefrau statt. Die Ehefrau ist wenig jünger als der Patient. Sie ist sehr attraktiv, spontan und offen und macht einen sehr patenten Eindruck. Sie berichtet, daß der Patient immer dann angespannt und trotzig reagiere, wenn sie sich nicht seinen Erwartungen entsprechend verhält und zum Beispiel Arbeitsabläufe anders einschätzt oder handhabt.

In wenigen stationären Gesprächen gelingt es, das Selbstvertrauen des Patienten zu stärken. Unter der kombinierten Behandlung bessert sich sein körperliches und seelisches Befinden, und er kann in einem deutlich gebesserten Zustand nach Hause entlassen werden.

Crohn-Krankheit

Krankheitsbild

Die Entzündung bei der Crohn-Krankheit umfaßt, im Gegensatz zur Colitis ulcerosa, alle Darmwandschichten. Ihre Ausbreitung ist diskontinuierlich. Häufig kommt es zu Fistel- und Abszeßbildung. Bei Fisteln ist besonders oft die Analregion betroffen. Die Beschwerden wechseln je nach dem Sitz der Erkrankung. Bei Dünndarmbefall stehen starke Schmerzen, Blähbauch und Durchfälle im Vordergrund, häufig mit Übelkeit und Erbrechen und in schweren Fällen mit Fieber einhergehend. Bei Mitbefall des Dickdarms findet man Schleim- und Blutbeimischungen im Stuhl. Es kommt zur Gewichtsabnahme und Inappetenz. Analfisteln, die bei einem Drittel der Patienten bestehen, können durch Zerstörung des Schließmuskels zu teilweiser oder vollständiger Stuhlinkontinenz führen. Durch die Entzündung wird das Darmlumen eingeengt, was zu Passagestörungen bis zum Darmverschluß führen kann. Der Heterogenität der Symptomatik unter den Crohn-Patienten korrespondiert mit der Verschiedenartigkeit des persönlichen Eindrucks und der Darstellung der Beschwerden. Die Mehrheit der Crohn-Patienten ist mitteilsam und wirkt wenig depressiv. Oft werden sie jünger als ihr Lebensalter geschätzt. Im Gespräch fällt schnell eine große Ängstlichkeit und Schmerzempfindlichkeit auf. Viele Patienten sind schnell bereit, höhere Dosen an Beruhigungs- und Schmerzmitteln zu nehmen, um von medizinischen Eingriffen möglichst wenig zu spüren. Sie lassen sich dagegen von der Krankheit scheinbar wenig beeindrucken (**Affektabwehr**). Meist sind nur wenige enge Vertrauenspersonen in die Krankheit eingeweiht. Lange Zeit wird nach außen ein Bild vom Gesundheit aufrechterhalten. Erwartungsängste (z. B. bei Kontrolluntersuchungen, Operationen, Prüfungen, Besuchen, Unterredungen) werden bewußt gedanklich weggedrückt, bis die unangenehmen Ereignisse die Patienten einholen. Viele Patienten neigen dazu, ihre Beschwerden zu dissimulieren, weil sie unangenehme Konsequenzen befürchten. Die betonte Unabhängigkeit einiger Patienten wird von zahlreichen Autoren als **'pseudo'-unabhängig** bezeichnet (Paulley 1974; Biebl et al. 1984; Feiereis u. Jantschek 1996b).

Epidemiologie

Nach Dirks (1991) zeigt die Inzidenz stationärer Patienten Ende der 70er und Anfang der 80er Jahre mit 5 bis 7 pro 100 000 Einwohner/Jahr ein stabiles Plateau. 13,4 % der untersuchten Patienten mit einer Crohn-Krankheit hatten in einer Populationsstudie Familienangehörige mit chronisch entzündlichen Darmerkrankungen. Am häufigsten waren Angehörige ersten Grades betroffen, in zweiter Linie Vettern und Basen aus derselben Generation. Es fällt auf, daß Patienten mit familiärer Häufung früher erkranken (Monsen et al. 1991).

Diagnostik

Die Diagnose wird klinisch röntgenologisch, endoskopisch und histologisch gestellt. Makroskopisch fällt eine ungleichmäßige segmentale Entzündung der Schleimhaut mit umschriebenen Nekrosen und Läsionen auf. In späteren Stadien finden sich Wandstarre, Verdickung und Einengung des Darmlumens. Die Schwere der Erkrankung wird am häufigsten mit Hilfe des CDAI (Crohn's Disease Activity Index) dokumentiert.

Psychodynamik

Aus psychodynamisch theoretischer Sicht werden für die Erstmanifestation und den Verlauf ähnliche Einflußgrößen angenommen wie bei der Colitis ulcerosa (vgl. S. 472). Die Konflikte, die zum Ausbruch der Erkrankung oder zu Erkrankungsschüben führen, liegen im Bereich **instabiler** oder **ungelöster** aktueller beziehungsweise biographischer **Bindungen**. Sie betreffen nach Küchenhoff (1993) im wesentlichen drei Bereiche:

- Angst vor Verletzung eines internalisierten familiären Tabus
- Angst vor Verlust einer versorgenden Instanz
- Angst vor der Auswegslosigkeit einer 'in-between'-Situation[1]

Freyberger und Künsebeck (1992) finden bei einem Drittel der Patienten neben Abhängigkeitskonflikten **Nähe-Distanz-Konflikte**. Krankheits- oder schubauslösend können deshalb im Sinne von kritischen Lebensereignissen sowohl Ereignisse sein, die zu einer engeren Bindung führen, wie zum Beispiel das Verlieben in einen neuen Partner, als auch solche, bei denen es zur Trennung von einer wichtigen Bezugsperson kommt. Der Abstand zwischen auslösendem Ereignis und stationärer Aufnahme kann Wochen bis Monate betragen.

Wie bei den Patienten mit Colitis ulcerosa fehlt vielen Crohn-Patienten die Fähigkeit, sich in **sozialen Beziehungen abzugrenzen** und eigene Interessen, wenn nötig, offen aggressiv durchzusetzen.

---

[1] Stellung als Puffer zwischen Eltern oder Eltern- und Großelternteil

Im **akuten Schub** finden sich bei Crohn-Patienten im Vergleich zum symptomarmen Intervall eine deutliche Zunahme psychischer Beschwerden, vor allem **Angstsyndrome** und **Depression**. Andrews et al. (1987) beschreiben nach DSM-III-Kriterien bei einem Drittel der Patienten psychische Auffälligkeiten. Wood et al. (1987) fanden bei Kindern keine Abhängigkeit der psychischen Beschwerden von der Krankheitsaktivität. Eigene Untersuchungen sprechen dafür, daß Patienten mit Dünndarmbefall bei stärkeren Beschwerden von einem Zusammenbruch der Angstabwehr stärker bedroht sind (Fedeschmidt et al. 1994). Küchenhoff (1993) beschreibt ebenfalls eine kleinere Untergruppe psychisch sehr gefährdeter Patienten, die im Schub Angst mittels Spaltung und projektiver Identifizierung abwehrten.

Beim Vergleich der **Ursprungsfamilien** von Crohn-Patienten mit denen von Colitis-ulcerosa-Patienten fiel bei eigenen unveröffentlichten Untersuchungen die engere Verflechtung mit der Eltern- und Großelterngeneration auf, wobei auch entferntere Familienmitglieder die Ursprungsfamilie erweitern können. Generationsgrenzen sind oft verwischt. Die engsten **Bezugspersonen** der Patienten in der Kindheit waren häufig nicht die Eltern, sondern Großeltern oder ältere Geschwister. Nach Paulley (1974) haben Crohn-Patienten häufig eine 'in-between'-Stellung, zum Beispiel bei Elternkonflikten, inne. Nach eigenen Untersuchungen fanden sich frühe Verluste eines Elternteils durch Tod, Scheidung oder Trennung, teilweise schon vor der Geburt der Patienten, in 79 % der Crohn-Patienten vor Erreichen des 6. Lebensjahres. Dagegen galt dies nur für 14 % der untersuchten Colitis-ulcerosa-Patienten.

In der **Partnerbeziehung** suchen Crohn-Patienten in erster Linie Sicherheit und Geborgenheit. Sexuelle Wünsche spielen eine geringere Rolle. Sie geben häufiger Probleme beim Geschlechtsverkehr im Gegensatz zu einer chirurgischen Kontrollstichprobe[2] an (Probst et al. 1990). Das nichtfamiliäre soziale Netz der Crohn-Patienten ist deutlich eingeschränkt. Viele Patienten wünschen sich einen besseren kommunikativen Zugang zu Gleichaltrigen, verhalten sich aber oft ängstlich und uneindeutig. Nach Paar et al. (1988) haben Crohn-Patienten im Mittel höhere Schulabschlüsse als Colitis-ulcerosa-Patienten. Sie treffen ihre Berufswahl oft fremdbestimmt und/oder unter emotionalen Sicherheitsgesichtspunkten. Ein Teil der Patienten erfährt durch die Erkrankung Rückschläge in **Ausbildung** und **Beruf**. Die physische Belastbarkeit vieler Patienten ist durch schnelle Ermüdung, Übelkeit, häufige Schmerzattacken oder Diätfehler und Durchfälle eingeschränkt. Knapp ein Viertel war teilzeitbeschäftigt, und 10 % bezogen Zeit- oder Frührente (Feurle et al. 1983). Nach Probst et al. (1990) war die Arbeitslosigkeit bei Crohn-Patienten mehr als doppelt so hoch wie bei Colitis-ulcerosa-Patienten.

Therapie

Bezüglich der internistischen und chirurgischen Therapie der Crohn-Krankheit sei auf Lehrbücher der Gastroenterologie (z. B. Goebell et al. 1992) verwiesen. Die **Psychotherapie** ist immer eine Ergänzung zur internistischen und chirurgischen Behandlung. Auch wenn eine Psychotherapie nicht indiziert scheint, braucht jeder Crohn-Patient seelische Unterstützung durch die behandelnden Ärzte in Krankheitsphasen. Bei komplizierten Verläufen, operativen Eingriffen, anhaltenden Konflikten und negativen sozialen Entwicklungen sollte regelhaft ein Psychotherapeut hinzugezogen werden. Die Wahl des therapeutischen Vorgehens ist bei Crohn-Patienten besonders wichtig, da die Akzeptanz psychotherapeutischer Angebote bei 50 % gering ist. Diese Patienten haben größere Schwierigkeiten, sich in ein verbindliches therapeutisches Setting einzulassen. Deshalb erfordert die Psychotherapie, insbesondere der Beginn, bei Crohn-Patienten oft mehr Sensibilität, Geduld und Entgegenkommen auf seiten der Therapeuten.

Im **akuten Schub** ist die **supportive Gesprächspsychotherapie** die Methode der Wahl. Feiereis und Jantschek (1996b) empfehlen frühzeitig autogenes Training und Körpertherapie sowie konzentrative Bewegungstherapie oder Tanztherapie. Freyberger und Künsebeck (1992) beschreiben als besonders schwierig die Behandlung von Patienten, die stark untergewichtig waren und dabei wenig Krankheitseinsicht zeig-

---

[2] gleicher Altersrang mit vorwiegend unfallchirurgischen Eingriffen

ten. Bei diesen **autoaggressiven Patienten** haben behandelnde Therapeuten häufig eine Containerfunktion, indem sie für die unter extremer innerer Anspannung stehenden Patienten einen Teil der Aggressionen 'übernehmen'. Die kombinierte Behandlung während des stationären Aufenthalts zeigt auch noch nach einem Jahr eine Abnahme der Angst- und Depressionssymptomatik im Vergleich zu den Patienten, die keine stützende Psychotherapie erhielten (Freyberger u. Künsebeck 1992).

Feiereis und Jantschek (1996b) empfehlen im **symptomarmen Intervall** eine **ambulante** Fortsetzung der **Psychotherapie** oder eine regelmäßige ambulante **psychosoziale Beratung**. Nach eigenen Erfahrungen willigen nur wenige Patienten im Anschluß an stationäre Aufenthalte in stationäre Psychotherapien innerhalb psychosomatischer Kliniken ein. Dabei spielen die familiäre Bindung und Angst vor neuer Umgebung eine große Rolle.

Bei einigen Patienten – nicht selten solche mit sehr schweren Krankheitsverläufen – wird die Behandlung durch **Suchtprobleme** kompliziert. Bei diesen Patienten gelten im wesentlichen Behandlungskonzepte wie für Suchtpatienten.

Bei Jugendlichen und jungen Erwachsenen, bei denen familienbezogene Beziehungsmuster den Genesungsverlauf und die Weiterentwicklung verhindern, kann eine systemische Familientherapie prognostisch günstiger sein als Einzel- oder Gruppenpsychotherapie. Wegen der oben beschriebenen familiären Besonderheiten muß diese häufig als **Drei-Generationen-Therapie** durchgeführt werden (Freyberger u. Künsebeck 1992).

Ein Teil der Gastroenterologen sieht die psychischen Störungen und sozialen Konflikte der Patienten ausschließlich als krankheitsbedingt an und hält, mit Ausnahme von Krisenintervention und der supportiven Psychotherapie bei reaktiven Störungen, längerfristige ambulante psychoanalytisch orientierte Psychotherapien für stigmatisierend. Aus diesem Grunde ist die Psychotherapiemotivation von seiten dieser Ärzte sehr zurückhaltend.

Selbsthilfegruppen für Patienten mit chronisch entzündlichen Darmerkrankungen bieten bundesweit eine wichtige Quelle für Information und Unterstützung der Betroffenen und ihrer Angehörigen. Auskünfte über lokale Kontaktstellen geben die Deutsche Morbus-Crohn/Colitis-ulcerosa-Vereinigung (**DCCV** e.V.) und die Deutsche Ileostomie/Colostomie/Urostomie-Vereinigung (**ILCO** e.V.). Beide Vereinigungen geben eigene Zeitschriften heraus.

Fallbeispiel

Frau S. ist eine 34 Jahre alte humorvolle junge Frau, die vor drei Jahren an einer Crohn-Krankheit erkrankt ist. Sie kommt zum psychosomatischen Konsil auf Empfehlung des sie ambulant behandelnden Oberarztes, weil sich ihre Beschwerden nicht bessern. Sie habe alle Gastroenterologen aus dem Branchenbuch getestet. Immer, wenn sie das Kortison reduziere, ginge es ihr so schlecht, daß sie wieder erhöhen müsse. Versuche mit neuen Medikamenten, die teilweise noch nicht auf dem Markt sind, seien alle fehlgeschlagen. Sie klagt über häufige Schmerzattacken, allgemeine Leistungsunlust und zahlreiche Unverträglichkeiten beim Essen. Trotz der von ihr glaubhaft geklagten Beschwerden macht die Patientin insgesamt einen sehr ungeduldigen Eindruck auf mich, was ich nur zum Teil auf ihr südländisches Temperament zurückführe. Sie hat keinen Hausarzt und nimmt die Zusicherung des Oberarztes, sie könne ihn jederzeit anrufen, wortwörtlich. So ist sie geschockt, als sie in der Notaufnahme erfährt, daß er sich auf einem Kongreß befindet.

Frau S. wurde in Südamerika geboren. Ihre Familie lebt auch heute noch dort. Sie war der Augapfel ihres Vaters, der sie sehr förderte. Sie besuchte gute Schulen und wurde Lehrerin. Sie liebte Sport und Schwimmen. Zuhause sorgte die Mutter für eine ordnungsbetonte Erziehung. Zu einem älteren Bruder besteht eine gute Beziehung. Der Vater starb, als Frau S. ihre Ausbildung abgeschlossen hatte und ihr eigenes Geld verdiente. Sie wohnte noch bei der Mutter, als sie ihren deutschen Mann kennenlernte, der in Südamerika für eine große deutsche Firma tätig war. Sie beobachtete, daß er Mühe hatte, durch die Brandung auf den Strand zurückzugelangen und schwamm raus, um ihm zu zeigen, wie man das am leichtesten schaffen kann. Nach dieser Lektion entwickelte sich schnell eine intensive Freundschaft. Nach 2 1/2 Jahren, als ihr Mann nach Deutschland zurückkehren wollte, heirateten beide, und sie schloß sich ihm an. Sie wohnten anfänglich bei den Schwiegereltern, wo sie erstmals an Durchfällen erkrankte, als es zu schweren Konflikten mit der Schwiegermutter kam. Daraufhin zog sie mit ihrem Mann in eine entfernte Stadt, wo vor 8 Jahren ihr Sohn geboren wurde. Die Beziehung zur Schwiegermutter blieb sehr gespannt. Anläßlich eines Umzuges der Familie in eine neue Wohnung kam es zu einem Zerwürfnis, und Frau S. lehnte weitere Besuche seitens der Schwiegermutter ab. Kurz nach dem Umzug erkrankte der Ehemann schwer an Darmkrebs. Als er nach der Operation auf der Intensivstation lag, stellte Frau S. den Kontakt zu den Schwiegereltern wieder her, bat aber ihren Mann nach dessen gesundheitlicher Besserung, den Kontakt alleine zu pflegen und auch den Kontakt zum Enkelkind über ihn laufen zu lassen. Nach dieser Klarstellung beging die Schwiegermutter Selbstmord, was zur Folge hatte, daß Frau S. vom Schwiegervater und einem Teil der Familie ihres Mannes für den Tod der Schwiegermutter verantwortlich gemacht wurde. Der Ehemann stand immer fest auf ihrer Seite. Drei Jahre später starb er an der Krebskrankheit, und Frau S. erkrankte an schweren Schmerzen und Durchfällen. Es wird die Diagnose Crohn-Krankheit gestellt.

Frau S. hat psychotherapeutische Vorerfahrung. Sie ging zu einem erfahrenen Hypnotherapeuten, als ihr Mann im Sterben lag und sie völlig verzweifelt war. Sie fühlte sich von ihm nur teilweise verstanden und erzählt ärgerlich, daß der Psychotherapeut ihr gesagt habe, sie werde es schon schaffen. Im Verlauf der folgenden drei Jahre ist Frau S. sehr viel selbständiger geworden. Sie kann wegen mangelhafter schriftlicher Deutschkenntnisse nicht in ihrem erlernten Beruf arbeiten, wollte aber bei der schlechten wirtschaftlichen und politischen Lage nicht in ihr Heimatland zurückkehren. Sie arbeitet halbtags in einem angelernten Beruf, in dem sie ihre Sprachkenntnisse verwenden kann. Seit einigen Monaten hat sie wieder einen deutschen Freund, der geschieden ist und selbst mit einem Sohn im Alter ihres Sohnes zusammenlebt. Frau S. vergleicht ihn ständig mit ihrem Mann und kann sich eine langfristige Beziehung nicht vorstellen. Sie macht sich große Sorgen um die Erziehung ihres Sohnes und ist hin und her gerissen zwischen den ehrgeizigen Plänen ihres verstorbenen Mannes und ihrer jetzigen finanziell, zeitlich und kräftemäßig eingeschränkten Lage.

Der Therapeutin fällt auf, daß Frau S. wie ein Wasserfall redet. An schmerzhaften Stellen versucht sie, diesen so schnell wie möglich auszuweichen. Zwei Dinge sind in der ersten Stunde dennoch neu für die Patientin: Sie entdeckt, daß die Krankheit möglicherweise schon im Haus der Schwiegereltern begonnen hat und nicht erst nach dem Tod ihres Mannes, und sie spricht erstmals über den Selbstmord der Schwiegermutter.

Seither befindet sich Frau S. 1 1/2 Jahre in ambulanter analytisch orientierter Psychotherapie mit einer Stunde pro Woche. Sie ist bei einem niedergelassenen Gastroenterologen in regelmäßiger Behandlung und sucht die Spezialambulanz nur noch mit besonderen Fragestellungen auf. Sie hatte zwischenzeitlich eine schwere Virusenzephalitis und mußte Weihnachten stationär in der Neurologie verbringen. Es war in der Psychotherapie wichtig, immer wieder auf die medizinische Compliance der Patientin zu achten und teilweise Behandlungskompromisse mit den Ärzten auszuhandeln. Die Symptome bestehen nach wie vor mit wechselnder Intensität, wobei sie nun zum Hinweis auf mehr oder weniger bewußte seelische Belastungen werden konnten. Nach Meinung des behandelnden Gastroenterologen muß die Patientin über kurz oder lang wegen einer Stenose operiert werden.

Die Patientin hat sich während der Therapie von ihrem früheren Freund getrennt und einen neuen Partner kennengelernt, mit dem sie sich eine Zukunft vorstellen kann. Den letzten leichteren Schub erlitt sie vor drei Monaten, als ihr, obwohl es zu erwarten war, wegen Auflösung der Firma gekündigt wurde. Der Zeitpunkt war nicht optimal, da sie einen langen Urlaub in Südamerika antreten wollte und nicht gleich auf Arbeitsplatzsuche gehen konnte. Sie ist immer noch sehr schnell zu beunruhigen und vergleichsweise ungeduldig. Im Urlaub mit Sohn und Partner hat sie sich gut erholt. Auch hat sie nach ihrer Rückkehr einen neuen Arbeitsplatz gefunden.

Zusammenfassung

Als chronisch entzündliche Darmerkrankungen (CED) werden hier die Colitis ulcerosa und die Crohn-Krankheit behandelt. Bei der Colitis ulcerosa ist ausschließlich der Dickdarm betroffen, die Crohn-Krankheit kann in allen Abschnitten des Verdauungstraktes auftreten. Die Krankheitsgenese beider Erkrankungen ist unbekannt, der Verlauf in der Regel chronisch rezidivierend. Die Mortalität ist erhöht, besonders zu Beginn der Erkrankungen. Die große Morbidität führt gehäuft zur Frühinvalidität. Darüber hinaus wirken sich die chronische Erkrankung und geringe Belastbarkeit besonders negativ auf die Freizeitgestaltung und die Pflege nichtfamiliärer Kontakte aus. Der Erkrankungsgipfel zwischen dem 20. und 30. Lebensjahr fällt in die Zeit der Ablösung aus dem Elternhaus, der beruflichen Etablierung und Gründung eigener Familien.

Im Vorfeld der Erkrankung und von Erkrankungsschüben findet der Therapeut bei den Patienten belastende Lebensereignisse, die starke Verlust- und Versagensängste hervorrufen mit dem Gefühl von Hilf- und Hoffnungslosigkeit. Partner oder andere enge Bezugspersonen haben häufig die Aufgabe, das sehr labile seelische Gleichgewicht der Patienten von außen zu stabilisieren. Beziehungsstörungen und -konflikte mit diesen Personen werden deshalb als bedrohlich erlebt. Bei der Art der Konflikte handelt es sich sowohl um Nähe-Distanz- als auch um Abhängigkeits-Unabhängigkeits-Konflikte. Die seelische Verletzbarkeit der Patienten resultiert aus frühkindlichen Traumen, ungünstigen Familienkonstellationen und unsicherer Orientierung hinsichtlich eigener Leistungsmaßstäbe und Belastungsgrenzen. Psychotherapie als Mitbehandlung hat auf den kurz- und langfristigen Verlauf einen günstigen Einfluß. Die Länge der Therapie korrespondiert positiv mit der seelischen Befindlichkeit. Die Therapiemotivation ist bei Colitis-ulcerosa-Patienten besser als bei Crohn-Patienten. Letztere haben stärkere Verleugnungs- und Dissimulationstendenzen. Patienten mit schwereren Persönlichkeitsstörungen haben auch somatisch kompliziertere Verläufe. Die Psychotherapie im akuten Schub sollte überwiegend stützend sein. Aufdeckende analytisch orientierte Psychotherapie bleibt eher dem symptomfreien Intervall vorbehalten. Ergänzende Körpertherapien wirken sich oft günstig auf Körperwahrnehmung und -identität aus. Zu gegenseitiger Information, Unterstützung und Beratung wurden von den Patienten bundesweit Selbsthilfegruppen gegründet: die Deutsche Ileostomie - Colostomie - Urostomie - Vereinigung (ILCO e.V.) und die Deutsche Colitis-Crohn-Vereinigung (DCCV e.V.).

Literatur

Andrews H, Barczak P, Allan RN. Psychiatric illness in patients with inflammatory bowel disease; Gut 1987; 28: 1600-4.

Biebl W, Platz T, Kinzl J, Judmaier G. Psychosomatische Untersuchung bei Patienten mit Colitis ulcerosa und Morbus Crohn. Prax Psychother Psychosom 1984; 29: 184-90.

Bowlby J. The making and braking of affectional bonds. I. Aetiology and psychopathology in the light of attachment theory. Brit J Psychiat 1977; 130: 201-10.

Dirks F. Die Epidemiologie des Morbus Crohn und der Colitis ulcerosa. Verdauungskrankheiten 1991; 9: 162-7.

Engel GL. Biologic and psychological features of the ulcerative colitis patient. Gastroenterol 1961; 40: 13-7.

Engel GL, Schmale AH jr. Eine psychoanalytische Theorie der somatischen Störung. In: Seelischer Konflikt – körperliches Leiden. Overbeck G, Overbeck A (Hrsg). Reinbek: Rowohlt 1978; 246-68.

Federschmidt H, Huse-Kleinstoll G, Bosse B, Comer U, Sudeck M, Kerekjarto M v. Kann die Differenzierung einer Krankheitsentität in somatische Untergruppen bei der Suche nach »spezifischen« Persönlichkeitsmerkmalen hilfreich sein? Eine Darstellung am Beispiel des M.Crohn. In: Modell und Methode in der Psychosomatik. Hahn P, Werner A, Bergmann G, Drinkmann A, Eich W, Hayden M, Herzog W (Hrsg). Weinheim: Deutscher Studien Verlag 1994; 195-204.

Feiereis H, Jantschek G. Colitis ulcerosa. In: Psychosomatische Medizin. Adler R, Herrmann JM, Köhle K, Schoneke OW, Uexküll T v, Wesiak, W (Hrsg). 5. Aufl. München, Wien, Baltimore: Urban & Schwarzenberg 1996a;839-52.

Feiereis H, Jantschek G. Morbus Crohn. In: Psychosomatische Medizin. Adler R, Herrmann JM, Köhle K, Schoneke OW, Uexküll T v, Wesiak, W (Hrsg). 5. Aufl. München, Wien, Baltimore: Urban & Schwarzenberg 1996b;853-66.

Feurle GE, Keller O, Hassels K, Jedinsky HJ. Soziale Auswirkungen des Morbus Crohn. Dtsch Med Wschr 1983; 108: 971-5.

Freyberger H, Künsebeck H-W. Beziehungen zwischen Psyche und Magen-Darm-Trakt. In: Gastroenterologie. Teil A/B. Goebell H (Hrsg). München, Wien, Baltimore:Urban & Schwarzenberg 1992; 65-75.

Goebell H, Kölbel CBM, Zeitz M. Colitis ulcerosa und Morbus Crohn. In: Gastroenterologie. Teil C/D. Goebell H (Hrsg). München, Wien, Baltimore: Urban & Schwarzenberg 1992; 631-61.

Karush A, Daniels GE, Flood CF, O' Connor JF. Psychotherapy in Chronic Ulcerative Colitis. Philadelphia: Saunders 1977.

Küchenhoff J. Psychosomatik des Morbus Crohn. Stuttgart: Enke 1993.

Kutter P. Phantasie und Realität bei psychosomatischen Störungen. Prax Psychother Psychosom 1988; 33: 225-32.

Mahler MS, Pine F, Bergman A. Die psychische Geburt des Menschen. Frankfurt: Fischer 1978.

Marty P, de M'Uzan M. Das operative Denken ('Pensée opératoire'). Psyche 1978; 32: 974-84.

Monsen U, Bernell O, Johannson C, Hellers G. Prevalence of inflammatory bowel disease among relatives of patients with Crohn's disease. Scand J Gastroenterol 1991; 26: 302-6.

Nemiah LC, Sifneos PE. Affect and fantasy of patients with psychosomatic disorders. In: Modern trends in psychosomatic medicine. Hill OW (Hrsg). London: Butterworths 1970; 26-34.

Paar G, Bezzenberger H, Lorenz-Meyer H. Über den Zusammenhang von psychosozialem Streß und Krankheitsaktivität bei Patienten mit Morbus Crohn und Colitis ulcerosa. Z Gastroenterol 1988; 26: 648-57.

Paulley JW: Psychological management of Crohn's Disease. Practitioner 1974; 213: 59-64.

Probst B, Wiertersheim J v, Wilke E, Feiereis H. Soziale Integration von Morbus Crohn und Colitis ulcerosa Patienten. Z Psychosom Med Psychoanal 1990; 36: 258-75.

Wadsworth MEJ. A lifetime prospective study of human adaptation and health. In: Breakdown in Human Adaptation to Stress. Vol. I Part 1: Psychological and Sociological Parameters for Studies in Human Adaptation. Cullen J, Siegrist L (eds). Boston, The Hague: Martinus Nijhoff Publications for the CEC 1984; 122-34.

Weiner H. Psychobiology and human disease. Amsterdam, New York: Elsevier 1977.

Wirsching M. Familientherapeutische Aspekte bei Colitis ulcerosa und Morbus Crohn. Z Psychosom Med 1984; 30: 238-46.

Wood B, Watkins JB, Boyle JT, Nogueira J, Simand E, Carroll L. Psychological functioning in children with Crohn's disease and ulcerative colitis: Implications for models of psychobiological interaction. J Am Acad Child Adolesc Psychiatry 1987; 26: 774-81.

Zepf S, Tschirch L. Zur empirischen Überprüfung der Alexithymie mit dem semantischen Differential. Psychother Med Psychol 1981; 37: 15-22.

Literaturempfehlungen

Goebell H, Kölbel CBM, Zeitz M. Colitis ulcerosa und Morbus Crohn. In: Gastroenterologie. Teil C/D. Goebell H (Hrsg). München, Wien, Baltimore:Urban & Schwarzenberg 1992; 631-61.

Feiereis H, Jantschek G. Colitis ulcerosa. In: Psychosomatische Medizin. Adler R, Herrmann JM, Köhle K, Schoneke OW, V. Uexküll T, Wesiak, W (Hrsg). 5. Aufl. München, Wien, Baltimore:Urban & Schwarzenberg 1996a; 839-52.

Feiereis H, Jantschek G. Morbus Crohn. In: Psychosomatische Medizin. Adler R, Herrmann JM, Köhle K, Schoneke OW, V. Uexküll T, Wesiak, W (Hrsg). 5. Aufl. München, Wien, Baltimore:Urban & Schwarzenberg 1996b; 853-66.

Küchenhoff J. Psychosomatik des Morbus Crohn. Stuttgart: Enke 1993.

5.4.12 Herpes simplex

Michael Trukenmüller

ICD-10-Klassifikation

Infektionen durch Herpesviren (Herpes simplex) werden unter B00 kodiert, die Differenzierung in Untergruppen bezeichnet somatische Komplikationen. Unter A60.0 werden Infektionen der Genitalorgane und des Urogenitaltraktes durch Herpesviren klassifiziert.

Definition und Deskription

Neben der praktisch-klinischen Bedeutung sind durch das Herpes-simplex-Virus (HSV) hervorgerufene Erkrankungen von besonderem theoretischen Interesse. Es handelt sich um Infektionskrankheiten, die von somatischer Seite gut untersucht und in ihrer Pathogenese weitgehend aufgeklärt sind (Braun et al. 1987). Gleichzeitig ist der Einfluß emotionaler Faktoren auf bestimmte Verlaufsformen gut belegt. Insofern handelt es sich um den paradigmatischen Fall einer Wechselwirkung zwischen Psyche und Infektionsverlauf.

Definition

Das Herpesvirus ist ein DNS-Virus. Serologisch lassen sich zwei klinisch relevante Typen unterscheiden:
- Typ 1 ist in der Regel für Erkrankungen im Mund- und Gesichtsbereich (**Herpes labialis**) verantwortlich,
- Typ 2 für Erkrankungen im Genitalbereich (**Herpes genitalis**).

Man geht davon aus, daß das Virus von der Stelle der Primärinfektion entlang der sensiblen und vegetativen Nervenfasern in die entsprechenden Ganglien wandert und dort unerreichbar für die körpereigene Abwehr in den Ganglienzellen verbleibt.

Die latente Infektion kann nun durch verschiedene Umstände wieder aktiviert werden. Beim Herpes labialis entstehen dann an der Lippe nach vorangehendem Jucken und Spannungsgefühl die typischen Bläschen. Häufige **Aus-**

löser für eine solche Rekurrenz sind die Bestrahlung mit UV-Licht (Ski-Urlaub), leichte Verletzungen, zum Beispiel beim Rasieren, und Fieber (»Fieberbläschen«). Sie wird auch nach Operationen am Trigeminalganglion beobachtet.

Epidemiologie

Die Erstinfektion mit HSV Typ 1 erfolgt in der Regel bereits im Kleinkindesalter. Die Durchseuchung der Bevölkerung ist sehr hoch. Antikörper finden sich bei etwa 90 % der Erwachsenen (Schneweis 1994). Für HSV Typ 2 liegen entsprechende Schätzungen bei 10 bis 20 %, vor allem aus den USA wird über eine stark steigende Tendenz berichtet.

Psychodynamik

Schon früh stellte man fest, daß zumindest bei manchen Menschen Herpesrezidive auch durch emotionale Faktoren ausgelöst werden können. Bereits 1928 vermuteten Heilig und Hoff, daß die Krankheit zum Ausbruch komme, sobald die Abwehrkräfte durch **Unlustaffekte** geschädigt würden. Sie konnten bei drei ihrer Patienten Herpesrezidive dadurch provozieren, daß sie ihnen in Hypnose Situationen suggerierten, die für sie in besonderer Weise mit unangenehmen Gefühlen verbunden waren (Heilig u. Hoff 1928). Über die Auslösung von Herpesrezidiven durch **unterdrückten Ärger** berichtet Schneck (1947). Ähnliche Fälle sind in der klinischen Erfahrung nicht selten.

Blank und Brody berichten über die tiefenpsychologische Untersuchung von 10 Patienten mit sehr häufigen **Herpes-labialis**-Rezidiven ohne feststellbare somatische Auslöser. Sie fanden bei neun dieser Patienten in auffälliger Weise übereinstimmende Persönlichkeitsmerkmale, die sie im Sinne einer **depressiven Struktur** mit Neigung zu Schuldgefühlen, Passivität, Unterwürfigkeit und schlechtem Selbstwertgefühl beschreiben (Blank u. Brody 1950). Solche klinisch-deskriptiven Befunde lassen sich sicher nicht ohne weiteres verallgemeinern, aber auch neuere empirische Studien kommen zu Ergebnissen, die in eine ähnliche Richtung weisen. Trotz etlicher im Detail widersprüchlicher Befunde fanden sich beim **Herpes genitalis** regelmäßig Zusammenhänge zwischen der Häufigkeit und der Schwere der Rezidive und Faktoren wie **Depressivität**, **Ärger**, **Ängstlichkeit** und **sozialer Isolierung** oder negativen Lebensereignissen (Longo u. Koehn 1993). Kemeny et al. (1989) fanden in einer prospektiven Studie mit 36 Patienten einen positiven Zusammenhang zwischen dem Faktor Depressivität, einer Verminderung der **T-Suppressor-Zellen** und der Häufigkeit genitaler Herpesrezidive. Offenbar wird im Absinken der T-Suppressor-Zellen ein immunologischer Parameter erfaßt, der Teil der ansonsten noch weitgehend unbekannten Mechanismen ist, die zwischen Psyche und körperlicher Krankheitserscheinung vermitteln.

Therapie

Die psychotherapeutische Beeinflußbarkeit der Herpesinfektion ist insgesamt noch wenig untersucht. Über positive Erfahrungen sowohl mit tiefenpsychologisch orientierten als auch suggestiven sowie Entspannungsverfahren wird berichtet (Longo u. Koehn 1993). Die Frage nach einer psychosomatischen Mitbetreuung stellt sich im Falle des **Herpes labialis** in der Regel nur bei schweren Verläufen. Anders sieht es beim **Herpes genitalis** aus. Aufgrund der Übertragung durch sexuellen Verkehr wird diese Erkrankung nicht selten zu einer schweren Belastung für Partnerbeziehungen. Hier kann therapeutische Unterstützung zur Bewältigung der psychologischen und sozialen Probleme, möglicherweise unter Einbeziehung des Partners, notwendig und sinnvoll sein.

Übereinstimmend mit unserer klinischen Erfahrung fanden sich bei neueren Untersuchungen Anhaltspunkte dafür, daß psychotherapeutischen Maßnahmen auch ein positiver Einfluß auf den Krankheitsverlauf zukommt (vgl. z. B. Longo u. Koehn 1993).

―――――― **Fallbeispiel** ――――――

Bei einem unserer Patienten, einem 38jährigen Juristen, kam es während einer psychotherapeutischen Behandlung mehrmals zum akuten Auftreten eines Herpes labialis. Die betreffenden Situationen waren jeweils ähnlich und durch eine massive narzißtische Kränkung charakterisiert. In einem Fall hatte sich der Patient erfolgreich auf eine leitende Position im Verwaltungsdienst beworben. Voll Schwung und neuer Ideen begab er sich zur ersten Vorbesprechung mit seinen künftigen Mitarbeitern. Dort hatte er dann das Gefühl, auf eine Mauer von Ablehnung und Widerstand zu stoßen. Seine heftige Enttäuschungsreaktion war in der nächsten Psychotherapiestunde deutlich spürbar. Am Tag darauf entwickelte sich ein Herpes an der Oberlippe.

Zusammenfassung

Herpes labialis und Herpes genitalis werden durch zwei serologisch unterscheidbare Typen eines DNS-Virus hervorgerufen. Die Erkrankung verläuft in der Regel chronisch-rezidivierend. Zumindest bei manchen Menschen können Rezidive durch emotionale Faktoren ausgelöst werden. Hieran wird exemplarisch deutlich, wie psychische Momente auch den Verlauf von Infektionskrankheiten beeinflussen können. In der Therapie schwerer Verlaufsformen des Herpes genitalis erscheint die Berücksichtigung psychologischer und sozialer Aspekte besonders notwendig.

Literatur
Blank H, Brody M. Recurrent Herpes Simplex: A psychiatric and laboratory study. Psychosom Med 1950; 12: 254-60.
Braun RW, Kirchner H, Munk K, Schröder Ch. Herpes-simplex-Virus. Stuttgart: Kohlhammer 1987.
Heilig R, Hoff H. Über psychogene Entstehung des Herpes Labialis. Med Klinik 1928; 24: 1472.
Kemeny ME, Cohen F, Zegans LS, Conant MA. Psychological and immunological predictors of genital Herpes recurrence. Psychosom Med 1989; 51: 195-208.
Longo D, Koehn K. Psychosocial factors and recurrent genital Herpes: A review of prediction and psychiatric treatment studies. Int J Psychiatry Med 1993; 23: 99-117.
Schneck J. The psychological component in a case of Herpes simplex. Psychosom Med 1947; 9: 62-4.
Schneweis E. Herpes Simplex Virus (HSV). In: Lehrbuch der Medizinischen Mikrobiologie. Brandis H, Eggers HJ, Köhler W, Pulverer G (Hrsg). 7. Aufl. Stuttgart: Fischer 1994.

5.4.13 Neurodermitis

Astrid Junge und Stephan Ahrens

> **ICD-10-Klassifikation**
> Die Neurodermitis wird als atopisches (endogenes) Ekzem unter L20 klassifiziert.

Die französischen Dermatologen Brocq und Jaquet stellten Ende des vorigen Jahrhunderts die These eines Zusammenhanges chronischer Hautekzeme mit den seelischen Verarbeitungsprozessen des betroffenen Menschen auf und prägten für diese Hauterkrankung daher den Begriff »Neurodermitis«. Diese Vorstellung entspricht der Funktion der Haut als Sinnesorgan, das zugleich auch eine kommunikative Funktion übernehmen kann. Aktuelle Gefühlszustände, chronische Gestimmtheiten, seelische Spannungszustände und Konflikte drücken sich häufig über die Haut aus. Sie ist das Empfangsorgan für taktile Reize, damit zugleich das Schlüsselorgan für den Kontakt zum anderen Menschen, für zärtliche Berührung, sexuelle Erregung, aber auch körperliche Mißhandlung.

So liegt das Interesse der Psychoanalytiker und Psychotherapeuten an Neurodermitis-Patienten auf der Hand, leider mit der Folge einer zu unkritischen Hypothesenbildung in den fünfziger Jahren, der »Sturm- und Drang-Zeit« der Psychosomatik. An der Neurodermitis werden wie bei kaum einer anderen »Psychosomatose« die klassischen **Fehler** und **Mißverständnisse** der **frühen Psychosomatik** deutlich:

- die Neigung zur Generalisierung hypothetischer Aussagen aus Erfahrungen mit einem oder wenigen Patienten
- das Übersehen des (mittlerweile wissenschaftlich-empirisch belegten) Selektionsfaktors, der die Patienten filtert, die in Kontakt mit einem Psychotherapeuten oder Psychoanalytiker kommen
- ex-post-Hypothesen als prädiktives Erklärungsmodell zu nehmen
- ausschließlich das Konversionsmodell für die Erklärung der komplexen psycho-somato-psychischen Zusammenhänge heranzuziehen
- die Verwechslung reaktiver, das heißt als seelische Antwort auf krankheitsbedingte Belastung entstehender Störungen mit primär

vorhandenen, als ursächlich für die Erkrankung angesehen

So sollten vereinfachende Kausalkonstruktionen wie die Annahme ungenügender taktiler Zuwendung von Mutter zum Kind als Ursache für eine Neurodermitis in die Mottenkiste des noch einzurichtenden Psychosomatik-Museums verbannt werden. Der Zusammenhang seelischer und körperlicher Faktoren ist komplex: Die Berührung der Mutter kann für das neurodermitische Kind auch schmerzhaft sein, die Mutter kann sich durch das »unappetitliche« Aussehen des Kindes abgestoßen fühlen oder verunsichert sein, durch häufige nächtliche Störungen aufgrund des Juckreizes des Kindes sehr strapaziert werden. Andererseits können sich dadurch Schuldgefühle entwickeln, die die Mutter dann mit vermehrter Zuwendung zu kompensieren trachtet etc.

> Die moderne psychosomatische Betrachtungsweise der Neurodermitis stellt daher die Frage nach psychosozialen Faktoren bei Auslösen neurodermitischer Schübe neben der nach somatopsychischen Zusammenhängen und widmet sich der Frage der Krankheitsverarbeitung in besonderer Weise.

Definition und Deskription

Definition

Neurodermitis (atopische Dermatitis, endogenes Ekzem) ist eine chronische Hauterkrankung, deren Leitsymptom Juckreiz ist und die zu ekzematischen Veränderungen der Haut (rötliche papulöse Effloreszenzen) wie auch zu rautenförmigen Verdickungen (Lichenifizierungen) führen kann.

Durch das Kratzen der betroffenen Hautstellen kann es zu sekundären Effloreszenzen, Verunreinigungen und Sekundärinfektionen mit Exsudation der betroffenen Hautpartien kommen. Die Lokalisation der Erkrankung kann wechseln, der subjektiv empfundene Juckreiz korreliert nicht immer mit dem Ausmaß der sichtbaren Hautveränderungen. Besonders betroffen sind Gelenkbeugen, Hände und Handgelenke, auch Gesicht und Hals. Bei extremen Schüben kann die Erkrankung sämtliche Hautpartien erfassen und zu schweren körperlichen Krankheitszuständen führen.

Beim **Säugling** kann diese Erkrankung in der Form des Milchschorfes beginnen, der schuppenförmige Beläge des Kapillitiums bildet oder schuppende Rötungen im Gesicht verursacht. Beugenekzeme sind die charakteristischen Symptome im **Kinder-** und **Jugendlichenalter**, auch Rhagaden in den Mundwinkeln oder Ohrläppchen beziehungsweise zwischen Fingern oder Zehen sind Symptome aus diesem Formenkreis.

Ätiologie

Bei der Neurodermitis liegt eine **genetische Disposition** im Sinne der **Atopie** vor, häufig besteht eine Komorbidität mit dem Asthma bronchiale sowie der Rhinitis allergica. Die pathogenetischen Vorgänge werden im Immunsystem vermutet, wobei allergische Prozesse häufig vergesellschaftet sind. Hinweise auf eine **Immunstörung** in Verbindung mit einer vegetativen Dysregulation finden sich im Befund der Übererregbarkeit der sympathisch innervierten Hautfunktionen, einer Erhöhung der Histaminausschüttung und vermehrter IgE-Produktion.

Wie der Begriff »endogen« nahelegt ist aber eine weitergehende ätiologische Aufklärung bislang nicht gelungen. Neben der genetischen **Disposition** wird auch eine **psychische** postuliert, allerdings nicht mehr in Form der Annahme einer spezifischen Persönlichkeitsstörung, sondern spezifischer Abwehr- und Bewältigungsmechanismen als Bestandteil der psychischen Struktur Neurodermitis-Kranker.

Epidemiologie

Die Erkrankung beginnt häufig bereits im Säuglingsalter und erfaßt etwa 5 % aller Kinder in Mitteleuropa. Seltener treten die ersten Krankheitserscheinungen im Erwachsenenalter auf. Der weitere Verlauf ist zumeist altersabhängig, so verschwinden die Symptome in einer Vielzahl der Fälle in der Pubertät, spätestens jedoch Anfang des zweiten Lebensjahrzehnt. Es können jedoch auch Rezidive in bestimmten Altersphasen auftreten. Die Disposition zu dieser Erkrankung bleibt lebenslang bestehen. Die hohe Spontan-«Heilungs»-Rate darf nicht darüber hinwegtäuschen, daß es nur eine Symptomheilung ist, die körperliche Disposition jedoch persistiert.

Empirische Befunde

Untersuchungen von Persönlichkeitsmerkmalen bei Neurodermitis-Kranken ergaben am häufigsten Hinweise auf **vermehrte Ängstlichkeit** (Garrie et al. 1974; Jordan u. Whitlock 1972, 1975; Gieler et al. 1990; White et al. 1990; Ginsburg et al. 1993). Genannt werden außerdem **latente Feindseligkeit** (Jordan u. Whitlock 1972), **überdurchschnittliche Neurotizismuswerte** (Brown 1967; Gieler et al. 1990) und **Defizite** in der **sozialen Kompetenz** (Gieler et al. 1985). White et al. (1990) fanden bei Neurodermitis-Patienten mehr Probleme im Umgang mit Ärger und Feindseligkeit als in der gesunden Vergleichsgruppe. Auch Ginsburg et al. (1993) stellten bei dieser Patientengruppe Defizite in der Durchsetzungsfähigkeit und im Ausdruck von Ärger fest. Das Freiburger Persönlichkeitsinventar (FPI) beschreibt Neurodermitis-Patienten im Vergleich zur Normalpopulation als gehemmter, leichter erregbar, aggressiver, lebensunzufriedener, introvertierter, emotionaler, leicht überfordert, körperlich beansprucht und sorgenvoller in bezug auf ihre Gesundheit (Peseschkian 1993). Dies läßt sich möglicherweise als Effekte der Krankheitserfahrung dieser Patienten interpretieren.

Einige Untersuchungen setzen **psychische Merkmale** in **Zusammenhang** mit solchen der **Erkrankung**. Scheich et al. (1993) fanden signifikant erhöhte Werte von Reizbarkeit und inadäquate Streßbewältigungsstrategien bei Neurodermitis-Kranken mit klinisch relevant erhöhtem Serum-IgE gegenüber solchen Patienten mit geringerem IgE-Level. Gupta et al. (1994) berichten bei 143 Patienten einen signifikanten Zusammenhang zwischen der Ausprägung von Juckreiz und Depression. In einer Untersuchung mittels Tagebuchprotokollen zeigten King und Wilson (1991) einen signifikanten Zusammenhang des Zustandes der Haut mit einerseits interpersonellem Streß am vorangegangenen Tag und andererseits mit Depression am folgenden. Auch Lammintausta et al. (1991) beschrieben den psychischen Streß als wichtigen Faktor für die Aggravation der Symptomatik bei über der Hälfte der untersuchten Patienten.

Insgesamt ist offenbar das Interesse an derartigen Untersuchungen an Neurodermitis-Kranken eher gering, so daß von einem wissenschaftlich gesicherten empirisch untersuchten Basiswissen bei dieser Krankheitsgruppe kaum die Rede sein kann.

Psychodynamik

Wie bei den anderen Krankheitsbildern, die dem Bereich der psychosomatischen Störungen zugerechnet werden, ist man heute von der Vorstellung einer spezifischen Persönlichkeitsstruktur abgerückt (vgl. Thomä 1980; s. auch Kap. 5.4.1, S. 387 f). Es gibt dennoch viele klinische und wissenschaftlich-empirische Hinweise darauf, daß es typische Verarbeitungs- und Abwehrprozesse gibt, die Neurodermitis-Kranke überzufällig häufig zeigen. So kommen häufig Neurodermitisschübe bei **Trennungen**, **Spannungen** in **Partnerbeziehungen**, aber auch bei dem **Sich-näher-Kommen** mit einem **geliebten Menschen**, der gefühlsmäßig »hoch besetzt« ist, vor (Bosse 1990). Das Sich-Zeigen, Körperlich-angenommen-Werden und Berühren spielt eine große Rolle, möglicherweise ist dieser Aspekt jedoch nicht primär persönlich, sondern eher durch die krankheitsbezogenen Erfahrungen ausgeprägt. Hierbei könnte die Beziehung zwischen Mutter und Kind einen prägenden Einfluß ausüben, da ein erhebliches **Oszillieren** zwischen den Polen **Zuwendung** und **Distanz** bei der **Mutter** vermutet wird. Möglicherweise ist dies weniger der psychischen Struktur der Mutter zuzuschreiben, als eher der Verknüpfung dieser Struktur mit dem wechselhaften Erleben des Kindes, das durch seine Krankheit »gezeichnet« ist. Das neurodermitische Kind stellt eine erhebliche Belastung für seine Mutter dar: Das Aussehen verursacht Schamgefühle und Ängste, aber auch Abneigung und Ekel. Das ständige Kratzen in Verbindung mit motorischer Unruhe führt zu Ärger und Erschöpfung, ebenso wie die häufigen nächtlichen Störungen. Auf der anderen Seite erfordert ein solches Kind besondere Aufmerksamkeit und körperliche Zuwendung (taktiler Reiz durch Einsalben). Spitz wies bereits in seinen Säuglingsuntersuchungen darauf hin, daß die Mütter neurodermitischer Kinder als ungeschickt, sehr eng, sehr ängstlich, verunsichert und wenig empathisch eingeschätzt wurden, die ambivalent mit dem körperlichen Kontakt umgingen und diesen eher zu vermeiden oder zu funktionalisieren versuchten (Spitz 1957). Daraus entwickelt sich eine krankheitsinduzierte Ambivalenz, die je nach psychischer Struktur des Kindes unterschiedlich verarbeitet wird.

Das Besondere bei diesem Krankheitsverlauf, der bereits in der Kindheit beginnt, besteht darin, daß die körperliche Situation des Neurodermitis-Kindes als (wesentlicher) gestaltender Faktor für die Entwicklung von Beziehungsmustern sowie deren Repräsentanzen hinzutritt. Die hohe psychische Besetzung der Haut resultiert aus diesen kindlichen Erfahrungen und wird insbesondere bei Konflikten um Nähe und Distanz aktualisiert.

> Das daraus resultierende, relativ charakteristische Beziehungsmuster ist geprägt von der Ambivalenz zwischen Wünschen nach Angenommenwerden und Geborgenheit einerseits und auf der anderen Seite der Angst, damit auch den Schutz und die sichere Abgrenzung dem anderen gegenüber aufgeben zu müssen. Zuviel Distanz auf der anderen Seite löst schnell die Sorge aus, abgelehnt und verlassen zu werden.

Psychotherapie

Die Lösung aus diesem Ambivalenzkonflikt besteht in der **Distanz**, was sich auch in den **Arzt-Patient-Beziehungen** deutlich bemerkbar macht. Die Patienten treten oft ablehnend auf, versäumen Termine und erschweren es dem Arzt auf vielerlei Art, sie bei der Behandlung der Erkrankung zu »begleiten«. So besteht die Gefahr, daß es in der Arzt-Patient-Beziehung zu einer Wiederholung des vermuteten Konfliktes zwischen Mutter und Kind kommt: Der Arzt verhält sich seinerseits ablehnend bis feindselig dem Patienten gegenüber, der dies durch sein Verhalten unwissentlich induziert. Dieser verbucht das ärztliche Verhalten als Wiederholungserfahrung mit einer Bestärkung seiner Annahme, die zugleich seine Befürchtung ist, daß man es mit ihm nicht aushalten kann und seine Nähe gefährlich sei. Ist einmal die Erfahrung mit der außerordentlichen Sensibilität dieser Patienten in bezug auf die Regulierung von Nähe und Distanz gemacht, so dürfte dies eine gute Grundlage zur Überwindung ärgerlich-abweisender Gegenübertragungsgefühle sein und den Weg für eine geduldige, langfristige Kooperation mit ihnen eröffnen. In der Psychotherapie halten diese Patienten über relativ lange Zeit eine mittlere Distanz aufrecht, so daß gerade von Anfängern die Behandlung als »pflegeleicht« unterschätzt wird. In der sich anschließenden Phase der Psychotherapie wird dann der intensive Wunsch nach Nähe und Zuwendung deutlich, was besondere Anforderungen an die angemessene Handhabung von seiten des Psychotherapeuten stellt.

Ein psychotherapeutischer Zugang ist zu diesen Patienten oft nur schwer erreichbar, da er ihnen aufgrund des Ambivalenzkonfliktes zu bedrohlich erscheint. Dies bedingt den bei diesem Krankheitsbild besonders hohen Selektionsfaktor derjenigen, die sich in **analytische orientierte** – also aufdeckende – **Therapie** begeben und legt besondere Vorsicht bei der Verallgemeinerung solcher Therapieerfahrungen nahe. Andererseits sind diese Patienten häufig zumindest sekundär psychisch alteriert, Krankheitsschübe gehen häufig mit depressiven Verstimmungen, Schlaf- und Konzentrationsstörungen sowie aggressiven Impulsen einher. So kommt es häufiger zu einer die somatische Behandlung begleitenden **psychotherapeutischen Betreuung** eher supportiven Charakters, zuweilen gekoppelt mit der Anwendung von **Entspannungsverfahren**, bei Bedarf auch ergänzt durch Krisenintervention (s. auch Bosse 1985). Dieses Behandlungskonzept wird auch stationär umgesetzt (Bosse u. Hüneke 1988; Löwenberg u. Peters 1994), die Erfahrungen mit Körpertherapien oder kreativen Verfahren stehen erst am Anfang.

--- Fallbeispiel ---

Eine 25 Jahre alte Patientin wird konsiliarisch von der Hautklinik wegen eines seit gut einem Jahr bestehenden, sich intensivierenden, ausgeprägten Neurodermitis-Schubes behandelt. Sie wurde dort ausführlich dermatologisch und allergologisch untersucht, Allergien gegen Hausstaub und Nickel wurden nachgewiesen.

Die Patientin benennt selbst als Problem die starke seelische Abhängigkeit von ihrem Vater, in deren Verknüpfung ausgeprägte depressive Verstimmungen und auch Aggressionen auftreten würden. Die Mutter sei sehr früh, noch vor der Pubertät der Patientin, verstorben. Seit dieser Zeit besteht ein intensives, enges Verhältnis zum Vater, von dem sie sich kaum abgrenzen kann. Sie äußert dazu, der Vater habe sie immer in diese Rolle gedrängt, zumal sie ihrer Mutter sehr ähnlich sei. Partnerschaften hat sie nach eigenen Angaben nicht entwickeln können, sexuelle Erfahrungen seien gering. Die Neurodermitis trat erstmals vor 7 Jahren auf, als sich der Vater einer Frau zuwandte, mit der die Patientin große Schwierigkeiten hatte. Als die Freundin des Vaters zu ihnen zog, suchte sich die Patientin eine eigene Wohnung. Die Patientin arbeitete jedoch weiterhin im elterlichen Architektenbüro, wo es nunmehr zu ständigen Reibereien und Auseinandersetzungen kam. Seitdem hat sich die Symptomatik kontinuierlich verschlimmert.

Auslösende Funktion für die Neurodermitis hat offenbar die schrittweise Lösung der hochambivalent besetzten Beziehung zum Vater, wobei den Abgrenzungsversuchen gegen den Vater auf der anderen Seite die (verbotenen) Berührungswünsche entgegenstehen. Die psychotherapeutische Bearbeitung dieser Thematik im Sinne einer Fokustherapie führte zu einem allmählichen Abklingen der Hautsymptomatik, wobei die dermatologische Basisbehandlung kontinuierlich fortgeführt wurde.

Zusammenfassung

Neurodermitis (atopische Dermatitis, endogenes Ekzem) ist eine chronische rezidivierende, stark juckende Entzündung der Haut, die häufig mit einer allergischen Reaktionsbereitschaft assoziiert ist. Die Erkrankung beginnt meist bereits im Säuglingsalter und erfaßt etwa 5 % aller Kinder in Mitteleuropa. Aus psychodynamischer Sicht gibt es Hinweise, daß es bei Neurodermitis-Kranken typische Verarbeitungs- und Abwehrprozesse gibt. So kommen häufig Neurodermitis-Schübe bei Trennungen, Spannungen in Partnerbeziehungen, aber auch bei dem Sich-näher-Kommen mit einem geliebten Menschen vor. Hierbei könnte die Beziehung zwischen Mutter und Kind einen prägenden Einfluß ausüben, da ein erhebliches Oszillieren zwischen den Polen Zuwendung und Distanz bei der Mutter vermutet wird. Möglicherweise ist dies weniger der psychischen Struktur der Mutter zuzuschreiben, als eher der Verknüpfung dieser Struktur mit dem wechselhaften Erleben des Kindes, das durch seine Krankheit »gezeichnet« ist. Psychotherapeutisch ist die Lösung des Ambivalenzkonflikts in bezug auf die Regulierung von Nähe und Distanz von vorrangiger Bedeutung. Zusätzlich bedürfen oft auch sekundäre Krankheitsfolgen, wie depressive Störungen, Schlaf- und Konzentrationsstörungen sowie kosmetische Probleme durch das akute Krankheitsgeschehen und häufig intensives Kratzen therapeutischer Behandlung.

Literatur

Bosse K. Psychosomatische Kriterien bei der Behandlung der Neurodermitis atopica. Z Hautkr 1985; 61: 543-5.

Bosse K, Hüneke P. Psychosomatische Therapieansätze im Rahmen der stationären Therapie Hautkranker – Bilanz einer interdisziplinären Zusammenarbeit. In: Sich gesund fühlen im Jahre 2000. Schüffel W (Hrsg). Heidelberg: Springer 1988; 452-7.

Brown D. Emotional disturbances in eczema: A study of symptom-reporting behavior. J Psychosom Res 1967; 11: 27-40.

Garrie E, Gattie S, Mote T. Anxiety and atopic dermatitis. J Consulting Clin Psychol 1974; 42: 742.

Gieler U, Ehlers A, Hohler T, Burkard G. Die psychosoziale Situation der Patienten mit endogenem Ekzem. Eine clusteranalytische Studie zur Korrelation psychischer Faktoren mit somatischen Befunden. Hautarzt 1990; 41: 416-23.

Gieler U, Schulze C, Stangier U. Das Krankheitskonzept von Patienten mit endogenem Ekzem. Z Hautkrankheiten 1985; 60: 1224-30.

Gleler U, Stangier U. Dermatologie. In: Psychosomatische Medizin. Adler R, Herrmann JM, Köhle K, Schoneke OW, V. Uexküll T, Wesiak, W (Hrsg). 5. Aufl. München, Wien, Baltimore: Urban & Schwarzenberg 1996; 1087-100.

Ginsburg IH, Prystowsky JH, Kornfeld DS, Wolland H. Role of emotional factors in adults with atopic dermatitis. Int J Dermatol 1993; 32: 656 60.

Gupta MA, Gupta AK, Schork NJ, Ellis CN. Depression modulates pruritus perception: a study of pruritus in psoriasis, atopic dermatitis, and chronic idiopathic urticaria. Psychosom Med 1994; 56: 36-40.

Jordan J, Whitlock F. Emotions and the skin: The conditioning of scratch responses in cases of atopic dermatitis. Br J Dermatol 1972; 86: 574-85.

Jordan J, Whitlock F. Atopic dermatitis: Anxiety and conditioned scratch responses. J Psychosom Res 11975; 8: 297-9.

King RM, Wilson GV. Use of a diary technique to investigate psychosomatic relations in atopic dermatitis. J Psychosom Res 1991; 35: 697-706.
Lammintausta K, Kalimo K, Raitala R, Forsten Y. Prognosis of atopic dermatitis. A prospective study in early adulthood. Int J Dermatol 1991; 30: 563-8.
Löwenberg H, Peters M. Evaluation einer stationären psychotherapeutisch-dermatologischen Behandlung bei Neurodermitis. Psychother Psychosom Med Psychol 1994; 44: 267-72.
Peseschkian N. Neurodermitis-Persönlichkeit. In: Hauterkrankungen in psychologischer Sicht. Jahrbuch der Medizinischen Psychologie 9. Gieler U, Stangier U, Brähler E (Hrsg). Göttingen: Hogrefe 1993; 135-48.
Scheich G, Florin I, Rudolph R, Wilhelm S. Personality characteristics and serum IgE level in patients with atopic dermatitis. J Psychosom Res 1993; 37: 637-42.
Spitz RA. Die Entstehung der ersten Objektbeziehungen. Stuttgart: Klett 1957.
Thomä H. Über die Unspezifität psychosomatischer Erkrankungen am Beispiel einer Neurodermitis mit zwanzigjähriger Katamnese. Psyche 1980; 34: 589-624.
White A, Horne DJ, Varigos GA. Psychological profile of the atopic eczema patient. Australas J Dermatol 1990; 31: 13-6.

Literaturempfehlung
Schur M. Comments on the metapsychology of somatization. Psychoanal Stud Child 1955; 10: 119-64. Deutsch: Zur Metapsychologie der Somatisierung. In: Einführung in die Psychosomatische Medizin. Brede K (Hrsg). Frankfurt: Fischer 1974; 335-95.

5.5 Somatopsychische Störungen – Psychotherapie mit körperlich Kranken

Fritz A. Muthny, Isaac Bermejo und Uwe Koch

5.5.1 Psychoätiologie versus somatopsychische Störung – unterschiedliche Erwartungen, unterschiedliche Bewertungen

Während vor 100 Jahren noch Infektionskrankheiten Haupttodesursache waren, sind dies heute Herzinfarkt (ca. die Hälfte der Todesfälle) und Krebs (ca. 1/4 der Todesfälle).
Psychoätiologische Faktoren werden überwiegend als Teil eines komplexen multifaktoriellen Verursachungsgeschehens gesehen. Ausgeprägte Psychoätiologie- und Spezifitätspositionen, wie sie auch heute noch in der Psychosomatik vertreten werden (z. B. Bahnson 1986), sind zugunsten einer stärkeren Betonung somatopsychischer Folgen schwerer körperlicher Krankheit eher in den Hintergrund geraten. **Hauptschwierigkeiten** der **Psychoätiologie-Argumentation** sind vor allem am Beispiel der »Krebspersönlichkeit« eindrücklich dargestellt worden (s. Koch,1982; Scherg 1986; Schwarz 1994). Sie betreffen vor allem Kausalitätsprobleme, Schwierigkeiten des Spezifitätsnachweises, Probleme monokausaler Argumentation in einem multifaktoriellen Geschehen, Kausalinterpretationen von Korrelationen und die Schwierigkeit, daß tatsächlich eine Kausalitätskette und ein Pathogeneseprozeß erklärbar sein müßten. Trotz der Schwierigkeiten einer Objektivierung der Psychoätiologie kommt dem subjektiven Kausalverständnis des Patienten nicht nur in der kognitiven Verhaltenstherapie, sondern in fast allen Therapieschulen eine große Bedeutung zu und ist häufig wichtiges Therapiethema, zum Beispiel in Form der »why me?«-Frage. Der Betrachtungsfokus hat sich deutlich von der Psychoätiologie-Frage zu einer Fülle anderer Themen verschoben, so vor allem den somatopsychischen Belastungen, den Verarbeitungsprozessen des Individuums und seines sozialen Umfelds sowie den vielfältigen Aus-

wirkungen im Hinblick auf das neue Kriterium »Lebensqualität« (s. auch Muthny u. Koch 1989).

Viele schwere **körperliche Erkrankungen** sind übereinstimmend gekennzeichnet durch massive **Bedrohungen** und **Belastungen**, so vor allem durch die Irreversibilität oder gar Progredienz des Verlaufs, objektive und subjektive Lebensbedrohung, geringe Kontrollierbarkeit und ausgeprägte soziale Auswirkungen (s. Tab. 5-7). Für einzelne Erkrankungen können auch sehr spezifische Belastungen hinzukommen und die Lebensqualität nachdrücklich verschlechtern, wie dies vor allem für chronische Schmerzen, körperliche Stigmata und Maschinenabhängigkeit gilt.

Vielfältige Belastungen machen vielfältige Anpassungsanstrengungen des Individuums und seiner sozialen Umgebung erforderlich und können die verfügbaren Ressourcen weit überfordern.

Im Hinblick auf die psychosoziale Versorgung erscheint bedeutsam, daß viele Belastungsfaktoren Leidensdruck beim Patienten erzeugen und zur Intervention führen können, solche, die für die meisten Patienten schweren Belastungscharakter haben und andere, die erst durch eine besondere individuelle Gewichtung des Patienten vorrangig wirksam sein können.

Tab. 5-7 Belastungsfaktoren bei einer schweren körperlichen Erkrankung

Vielen schweren körperlichen Erkrankungen gemeinsam sind:
- Lebensbedrohung (subjektives Erlebnis/objektiv reduzierte Lebenserwartung)
- Irreversibilität oder gar Progredienz
- mangelnde Vorhersagbarkeit des Verlaufs
- reduzierte körperliche Leistungsfähigkeit
- Einschränkung/Bedrohung der körperlichen Integrität
- Einschränkung von körperlichem Wohlbefinden und Leistungsfähigkeit
- Bedrohung des Selbstbildes
- Stimmungsveränderung/Bedrohung des emotionalen Gleichgewichts
- Einschränkung/Bedrohung von Sozialbeziehungen und in der Erfüllung von Rollen
- Abhängigkeit von Ärzten und Personal
- Einschränkung/Bedrohung beruflicher Möglichkeiten
- Einschränkung von Zukunfts- und Lebensplanung

Bei bestimmten Erkrankungen können weitere, z.T. auch typische oder spezifische Belastungen der Erkrankung und Therapie auftreten, z.B.:
- körperliche Stigmata (z.B. Amputationen, verändertes Hautkolorit und Aussehen, Anus praeter, Laryngektomie, usw.)
- spezielle Funktionseinbußen (z.B. durch ein Lymphödem nach Mastektomie, Potenzprobleme nach Prostataoperation, Immobilität, usw.)
- chronische Schmerzen (v.a. bei rheumatischen Erkrankungen)
- aversiv erlebte Therapie (z.B. Krebs-Chemotherapie und Operationen)
- besondere Einschränkungen der Lebensführung (z.B. diätetische Einschränkungen und starke Flüssigkeitsrestriktion bei chronischer Niereninsuffizienz, nicht mehr reisen können, usw.)
- Abhängigkeit von einer Maschine (z.B. Hämodialyse, Herzschrittmacher)
- stigmatisierende Reaktionen der Umwelt (z.B. bei AIDS) und vieles mehr

5.5.2 Besonderheiten der Psychotherapie bei chronisch Kranken im Vergleich zu traditionellen Psychotherapien

Geht man nicht primär von einer Psychoätiologie chronisch körperlicher Erkrankungen aus, so wird in der Beratungs- und therapeutischen Arbeit mit chronisch Kranken eine Reihe von Besonderheiten deutlich, die sich zum Teil sehr stark von psychoneurotischen und klassisch psychosomatischen Patienten unterscheiden:

▶ **Fehlen einer obligaten prämorbiden psychischen Störung:**
Es ist eher davon auszugehen, daß es sich bei chronisch körperlich Kranken in erster Linie um einen Querschnitt der »Normalbevölkerung« handelt, professionale psychosoziale Hilfen werden vorwiegend unter aktuellen erkrankungsbezogenen Belastungen und häufig auch nur kurz- oder mittelfristig erforderlich.

▶ **Begrenzte Motivation zur Inanspruchnahme psychologischer Beratung/Psychotherapie:**
Hier ist immer wieder die Stigmatisierungsangst von Patienten festzustellen, eine unglückliche Assoziation von Psychotherapie mit Psychiatrie oder das Mißverständnis, man müsse erst mit seinen eigenen Verarbeitungsmöglichkeiten völlig am Ende sein, bevor professionale psychosoziale Hilfen in Anspruch genommen werden könnten.

▶ **Hohes Alter, häufige geriatrische Problematik:**
Da ein Großteil der chronischen körperlichen Erkrankungen gehäuft mit höherem Alter auftritt, muß sich auch psychosoziale Beratung/Psychotherapie auf diese Patienten im besonderen einstellen. Die Thematik der Intervention (häufig Probleme der sozialen Isolation, Heimunterbringung, Auseinandersetzung mit Tod und Sterben) muß darauf Bezug nehmen, so wie auch sprachliche und intellektuelle Einschränkungen mit berücksichtigt werden müssen.

▶ **Häufige Multimorbidität:**
Zum Teil im Zusammenhang mit dem hohen Durchschnittsalter bestehen nicht nur behandlungsbedürftige Probleme, die in unterschiedli-

cher Art und Weise mit einer Erkrankung assoziiert sind, sondern es liegen häufig auch mehrere Erkrankungen gleichzeitig vor, die für Patienten und Betreuer das Eingehen auf unter Umständen rasch wechselnde angstbesetzte Ereignisse erforderlich machen können.

▸ **Häufig begrenzte Lebensperspektive:**
Diese resultiert sowohl aus dem hohen Durchschnittsalter als auch aus der Lebensbedrohlichkeit der Erkrankungen, bringt das Thema Tod in die Intervention und läßt die in der traditionellen Psychotherapie üblichen langfristigen Therapieziele eher zugunsten kurzfristiger Ziele zurücktreten.

▸ **Primat der somatischen Therapie:**
Dieses führt dazu, daß zum einen bei Patient und auch Behandlungsumfeld ein eher somatisches Krankheitsverständnis vorliegt, zum anderen aber auch der in diesem Bereich arbeitende Psychosomatiker um die Ausweitung dieses Krankheitsverständnisses bemüht sein muß, sich aber in vielem den Abläufen und Zielsetzungen der somatischen Therapie anpassen muß.

▸ **Unklare Vorstellung von der Rolle und Arbeitsweise eines Psychotherapeuten:**
Der psychosomatische Behandler kann im Bereich der Behandlung organischer chronischer Erkrankungen nicht davon ausgehen, daß bei Ärzten und Personal hinreichend Kenntnisse über die Ziele, Vorgehensweise und Möglichkeiten psychosozialer Beratung und Psychotherapie vorliegen, hier ist stets parallel zur patientenbezogenen Intervention zusätzliche Vermittlungsarbeit zu leisten, die sich am besten in Rückmeldungsprozessen an die somatischen Behandler einbauen läßt.

5.5.3 Anlässe, Indikationen und Bedarfsfrage

Hauptanlässe für Interventionen betreffen vor allem Störungen, die beim Patienten selbst, bei den Angehörigen oder auch bei den Betreuern Leidensdruck hervorrufen.
Ziele und **Interventionsansätze**, die bei körperlich Kranken häufig sinnvoll erscheinen und in vielen Fällen therapeutisch günstig beeinflußbar sind, betreffen Angst, Verarbeitungsprobleme und Depression, Compliance-Probleme sowie Interaktionsprobleme im familiären wie auch Behandlungsumfeld.

Die **Abhängigkeit** des **Bedarfs** vom konkreten **Angebot** konnte in Teilstudien wie folgt belegt werden, entsprechend wurden unterschiedliche **Bedarfseinschätzungen** gewonnen:
So hielten in einer Fragebogenuntersuchung an 105 Dialysepatienten zwar 18 % ein professionales Gesprächsangebot durch einen Psychologen/Psychotherapeuten für »notwendig« (Muthny et al. 1987), aber nur 2 % der Patienten suchten einen Psychologen/Psychotherapeuten im Rahmen einer angebotenen Sprechstunde auf (angeboten durch Aushang in den Behandlungszentren). War jedoch der Psychotherapeut durch einen Forschungskontakt (i. d. R. Erstinterview) bereits bekannt, wurde ein Gesprächsangebot von ca. 20 % der Patienten genutzt. Legt man das Bedarfskriterium Zuweisung durch den behandelnden Dialysearzt zugrunde, so würde für ca. 5 % der Patienten ein psychotherapeutischer Bedarf bestehen. Allerdings liegen die direkten Einschätzungen der behandlungsbedürftigen psychosozialen Probleme chronisch niereninsuffizienter Patienten durch Ärzte und Pflegekräfte weitaus höher: zwischen 30 und über 60% (wobei allerdings die Ärzte selbst den größten Teil dieses Bedarfs zu decken angeben).

Bedeutsam erscheint auch, daß keineswegs von einem klar definierten **Bedarf** ausgegangen werden kann. Ginge man mit Schepank (1988) davon aus, daß 22,8 % der Bevölkerung eine behandlungsbedürftige psychische Morbidität aufweisen, käme man für die Krebspatienten auf einen Behandlungsbedarf von mindestens derselben Größenordnung.

> Die Erfahrungen zeigen zusammenfassend, daß
> - Bedarf sehr stark vom Angebot abhängig ist
> - Bedarf von Patient, Angehörigen und Behandlern oft sehr unterschiedlich definiert wird
> - auch psychosoziale Experten sich keineswegs einig sind in der Definition der behandlungsbedürftigen Störung und Höhe des Behandlungsbedarfs (z.B. Einschätzungen zur Häufigkeit von behandlungsbedürftigen Depressionen bei Krebspatienten zwischen wenigen Prozent bis über 60%)

Auch störungsspezifisch zeigen sich nur begrenzte Übereinstimmung zwischen Patient und Behandlern in der **Indikationsfrage**, oft sogar ausgeprägte Diskrepanzen: Bei akuter Angstsymptomatik, aber auch bei offenen Depressionen sind sich Patienten, Angehörige und Behandler vergleichsweise einig, daß »etwas getan werden muß«, da der Leidensdruck hier allen Beteiligten gemeinsam sein kann. Anders bei aggressiven Patienten oder mangelnder Compliance: Hier kann der Patient in seinem Autonomiebestreben unter Umständen ohne erkennbaren Leidensdruck sein, nicht aber Angehörige und Behandler, die dem Patienten gerne ein Optimum an Behandlung zuteil werden lassen wollen beziehungsweise schwer mit der Zurückweisung umgehen können. In solchen Fällen entstehen erhebliche Motivierungsprobleme (vor allem, wenn der Patient den zu ihm geschickten Psychotherapeuten als Disziplinierungsmaßnahme mißversteht), aber auch Konflikte für den Therapeuten aus unterschiedlichen, zum Teil sehr diskrepanten »Aufträgen« (z.B. bei Compliance-Problemen, wo der Auftrag des Arztes häufig auf die kurzfristige Gewährleistung der Kooperation des Patienten in der Behandlung abzielt, der damit schwer kompatible Auftrag des Patienten aber die Stärkung seiner Autonomiebestrebungen). In aller Regel wird aus diesem Konflikt, wenn er sich nicht bearbeiten läßt, eine reduzierte Wirksamkeit der Maßnahmen entstehen, falls sie unter solchen Umständen überhaupt möglich sind. Als wichtige Konsequenzen aus diesem Dilemma erscheinen eine enge Kooperation zwischen Arzt und psychosozialem Dienst, eine gemeinsame Indikationsstellung sowie (im Idealfall) auch eine gemeinsame Motivierung des Patienten.

5.5.4 Beispielfelder der Beratung und Psychotherapie mit chronisch Kranken

Im folgenden soll zunächst über Erkrankungen und Arbeitsfelder hinweg Angst als wesentlicher Interventionsgrund bei körperlichen Erkrankungen zusammenfassend dargestellt werden. Anschließend wird exemplarisch auf den Bereich der Psychoonkologie und des Organersatzes (Psychonephrologie) eingegangen.

Angst und körperliche Krankheit

Anhand eines Fallbeispiels sollen zunächst typische Anlässe und Objekte von Angst im klinischen Alltag aufgezeigt werden (s. ausführlichere Darstellung bei Muthny 1988).

Fallbeispiel:
Entscheidungskonflikt und Angst

Eine 25jährige Dialysepatientin war aufgrund massiver Shuntprobleme kaum noch wirksam dialysierbar; die Peritonealdialyse schied aufgrund von Verwachsungen im Bauchraum aus, so daß die Nierentransplantation als einziger langfristiger therapeutischer Ausweg erschien. Vor der Transplantation hatte die Patientin jedoch so ausgeprägte Ängste, daß sie entsprechende Voruntersuchungen und die Aufnahme auf die Transplantationsliste ablehnte. In den ersten Kriseninterventionsgesprächen wurden diese Ängste als Ängste vor der Operation, stärker aber noch als Angst vor weiterer Verunstaltung und Beeinträchtigung des Körperselbstbildes deutlich. Vorerfahrungen mit zahlreichen Shuntoperationen, die die Patientin bei Bewußtsein (Plexusanästhesie) erlebt hatte, hatten bei ihr eher sensibilisierend gewirkt. Eine besondere Zuspitzung des angstbegleiteten Entscheidungskonflikts kann darin gesehen werden, daß die Patientin vor der Wahl zwischen extrem angstbesetzten Alternativen stand (sog. Aversions-/Aversions-Konflikt), von denen keine in der Lage war, einen Erfolg, wenn auch nur im Hinblick auf das pure Überleben, zu garantieren.

Angst entsteht im Behandlungsbereich schwerer körperlicher Erkrankungen vor allem aus **Bedrohungserlebnissen**:
- Bedrohung des Lebens (Todesangst, präoperative Ängste, Narkoseängste)
- Bedrohung der Gesundheit beziehungsweise der körperlichen Integrität (präoperative Ängste, Angst vor Verstümmelung, z. B. vor Mastektomie)
- Bedrohung des Selbstbildes und Selbstwertgefühls (Angst vor der Krankenidentität, Angst vor dem Makel der Behinderung)
- Bedrohung von Sozialbeziehungen und Möglichkeiten des Sozialkontakts (z. B. durch die

relative soziale Deprivation bei langen stationären Aufenthalten, Bedrohung durch die vermeintliche oder tatsächliche Reaktion des Partners auf verringerte körperliche Attraktivität und Sexualstörungen)
- Bedrohung der wirtschaftlichen Existenz (z.B. beruflicher Abstieg durch Erkrankung, finanzielle Einbußen)
- Bedrohung der Möglichkeiten der eigenen Lebensgestaltung, Einschränkung der Freiräume und Handlungsmöglichkeiten

Darüber hinaus gibt es auch viele **somatische Ursachen** für Angst, die eine Systematik einschließen sollte (s. Tab. 5-8):
So wird Angst vor allem bei den sympathikusaktivierenden endokrinen Angstsyndromen als Folge einer erhöhten physiologischen Aktivierung betrachtet und erscheint auch bei zerebralen Erkrankungen unmittelbar verbunden mit einem organischen Prozeß – in diesem Fall direkt am zentralen Ort unseres Denkens und Fühlens. Bei der Bedrohung von Vitalfunktionen stehen ebenfalls organische/metabolische Prozesse in einer Kausalfunktion zur erlebten Angst, zum Beispiel bei der Todesangst des Herzinfarktpatienten oder der Erstickungsangst im Asthmaanfall. Ängste vor einer Verschlimmerung der Erkrankung oder vor belastenden therapeutischen Maßnahmen sind stark von kognitiven Prozessen abhängig, zum Beispiel der Bewertung als Bedrohung, der Antizipation von künftigem Leiden sowie Gedanken zur Verursachung und Kontrollierbarkeit. Eine eigene Kategorie bilden die akuten Schmerz-Angst-Syndrome, die im Prinzip auf einer gegenseitigen Verstärkung von Schmerz und Angst über das Zwischenglied physiologischer Aktivierung beruhen, und denen bei verschiedenen körperlichen Erkrankungen eine große Bedeutung zukommen dürfte.

Angsttheorien und ihr Bezug zur Angst bei körperlicher Krankheit

Zahlreiche Theorien können auch für den Therapeuten im Umfeld schwerer körperlicher Erkrankung interessant sein und besitzen jeweils partiellen Erklärungswert (s. auch Klicpera 1983):
- das auf Freud zurückgehende klassische **psychoanalytische Modell** der Angstgenese (Angst aus fehlender angemessener Abreaktion zentralnervöser, vor allem sexueller Erregung)
- Theorien der **Verhaltensforschung** (Angst als Trieb, Angst und Trennungserlebnis)
- Modell der **klassischen Konditionierung** von Angst (z. B. Angst, die durch den Anblick des Spritzenbestecks ausgelöst wird, später u.U. gar schon auf der Fahrt in die Klinik auftritt)
- das **operante Modell** des **Lernens** (Äußerung von Angst löst im sozialen Kontext häufig Zuwendungen aus, die der Patient u.U. nicht auf adäquateren Wegen zu erreichen gelernt hat)
- **sozialpsychologische Attributionstheorien** zur Erklärung der Verbindung von Angst und kognitiven Prozessen (z.B. angstmindernde Wirkung subjektiver Kontrollierbarkeit eines Ereignisses)
- die Theorien des **Modellernens** und **Beobachtungslernens** (sensibilisierende oder angstmindernde Wirkung von Modellen, Angst als ansteckendes Phänomen am Beispiel des »Morbus clinicum« von Medizinstudenten in den ersten klinischen Semestern)
- **Konflikttheorien** (am Fallbeispiel des obigen Entscheidungskonflikts zwischen zwei stark angstbesetzten Alternativen)

Tab. 5-8 Systematik der Angst bei körperlichen Erkrankungen

Angst vor/durch	Beispiele
Verschlimmerung der Erkrankung, ungünstigem Verlauf, Komplikationen, Zusatzerkrankungen	Angst vor Rezidiven (Krebs), Reinfarkt (Herzinfarkt), erneutem Schub (MS)
belastenden therapeutischen Maßnahmen	Spritzenangst, Operations- und Narkoseängste, Angst vor Radio- und Chemotherapie
Bedrohung von Vitalfunktionen	Todesangst bei Herzinfarkt, Erstickungsangst im Asthmaanfall
physiologisch aktivierende Faktoren	endokrine Angstsyndrome (Phäochromozytom, Hyperthyreose, Cushing-Syndrom, Hypoglykämie), Angst bei Bluthochdruck (ätiologisch und komplikativ)
akute Schmerz-Angst-Syndrome	koronare Attacken, Hirndruckkrisen, Neuralgien, Koliken, Diskusprolaps
zerebralen Erkrankungen	epileptische Angstsyndrome, hirnorganische Angstsyndrome

Empirische Ergebnisse aus der Angstforschung

Anhand von zwei Beispielen soll das Thema der Angst bei körperlichen Erkrankungen durch Beispiele empirischer Ergebnisse veranschaulicht und damit für den Leser auch die klinische Relevanz der Angstforschung in diesem Bereich demonstriert werden:

Chronische Niereninsuffizienz

So zeigt sich im Vergleich der drei Behandlungsgruppen der chronischen Niereninsuffizienz (Hämodialyse, Peritonealdialyse und Transplantation), daß die Nierentransplantation zwar im Hinblick auf die meisten Lebensqualitätsparameter das günstigste Ergebnis erbringt, daß sich die drei Behandlungsgruppen aber nicht bezüglich des Angstniveaus unterscheiden (s. Muthny et al. 1990). In der zweifaktoriellen Analyse (Geschlecht, Behandlungsmethode) zeigen sich signifikante Unterschiede in dem Sinne, daß Frauen erwartungsgemäß mehr Angst äußern als Männer. Der Nichtunterschied zwischen den Behandlungsgruppen liegt daran, daß zwar das Angstniveau nicht verschieden ist, sehr wohl aber das **Objekt** dieser **Angst**:
- bei den **Hämodialyse-Patienten** vor allem die Angst vor dem Shuntverschluß oder anderen medizinischen Komplikationen
- bei den **Peritonealdialyse-Patienten** die Angst vor der Peritonitis, die die weitere Durchführung der Behandlung gefährdet und lebensgefährlich ist
- bei den (erfolgreich) **Transplantierten** vor allem die Angst vor dem Verlust der Niere, aber auch die Angst vor den Nebenwirkungen der immunsuppressiven Medikamente

Krankheitsverarbeitung und Angst bei verschiedenen Krebserkrankungen

Die hohe Relevanz und oft ständige Präsenz der Angst im Zusammenhang mit einer Krebserkrankung ist vielfältig beschrieben (s. Verres 1986). Anhand eigener Daten soll ein Vergleich von über 1000 Krebspatienten mit drei Diagnosen (Bronchialkarzinom, Leukämien, Lymphome, kolorektale Karzinome) hinsichtlich der geäußerten Angst gegeben werden. So äußern auf die offene Frage nach aktuellen »Angstgefühlen« 23% mäßig starke und 5% sehr starke Angst (in retrospektiver Sicht über den gesamten Krankheitsverlauf sind es 30 bzw. 12%). Frauen äußern erwartungsgemäß mehr Angst als Männer; Angstgefühle nehmen mit dem Alter eher ab. Bei den erkrankungsbezogenen Parametern zeigt sich als einziger signifikanter Effekt, daß Angst mit der Dauer der stationären Behandlung im Rahmen der Primärtherapie zunimmt.

Lebensqualitätsparameter zeigen enge Zusammenhänge mit dem Angsterleben, vor allem Depression, Beschwerdesumme und generelle Lebenszufriedenheit, wo zum Teil substantielle Korrelationen deutlich werden, alle in dem erwartungsgemäßen Sinne, daß Angst mit geringerer Lebensqualität einhergeht.

Angstbewältigung und Therapie der Angst

Eine Reduzierung der Angst ist grundsätzlich auf verschiedenen Wegen möglich, die von verschiedenen Individuen oder auch von einem Individuum bei verschiedenen angstbesetzten Ereignissen beschritten werden können:
- Die **Vermeidung angstauslösender Situationen**; diese Form der Angstreduzierung, die zum Beispiel bei der Höhenangst prinzipiell einen sinnvollen biologischen Mechanismus repräsentiert, kann im Falle einer körperlichen Erkrankung lebensgefährlich sein, so, wenn dadurch notwendige Schritte der Diagnostik und Behandlung unterbleiben.
- Das **emotionale Durchleben** der **Angst** (therapeutisch im Sinne einer Katharsis oder Abreaktion) kann dem Patienten einerseits Erleichterung verschaffen, andererseits aber auch Labilisierung bedeuten und negative soziale Folgen haben, wenn Personen der sozialen Umgebung mit dieser geäußerten Angst nicht umgehen können und auf Distanz gehen.
- Die **kognitive Bearbeitung/Umstrukturierung** kommt im klinischen Bereich am deutlichsten in der Informationssuche von Patienten zum Ausdruck, wobei der förderliche Wert dieses Vorgehens sicher zu einem großen Teil davon abhängt, wie offen der Patient ist beziehungsweise wie selektiv er diese Suche betreibt. In diesem kognitiven Bereich setzen vor allem Verfahren der kognitiven Verhaltenstherapie an.

- Die **Spannungsreduktion** mindert Angst vor allem durch eine Senkung des Aktivierungsniveaus; zu diesem Ziel setzen Patienten häufig Alkohol ein. Therapeutisch sind in diesem Bereich sowohl anxiolytisch wirkende Psychopharmaka als auch psychotherapeutische Methoden einzuordnen, wie zum Beispiel systematische Desensibilisierung und Entspannungsmethoden wie Jacobson-Technik und autogenes Training.
- Schließlich dürfte die **Suche nach sozialer Unterstützung** einen weiteren wichtigen Weg der Angstbewältigung für viele Patienten bedeuten. Dabei kommt auch den Personen des medizinischen Behandlungsfeldes als wichtigen Unterstützungspersonen (in vielen Fällen sogar einzig präsenten) eine große Bedeutung zu.

Neben dem therapeutischen Grundprinzip, wo immer möglich vorhandene Ressourcen des Patienten in der Krankheits- und Angstbewältigung aufzugreifen und zu verstärken, wird das individuelle **therapeutische Vorgehen** bei Angst im Kontext körperlicher Erkrankungen im wesentlichen **abhängig** sein **von**:

- der eingeschätzten realen Bedrohung beziehungsweise der Angemessenheit der emotionalen Reaktion des Patienten
- den Angstbewältigungsmöglichkeiten des Patienten
- dem Zeitdruck, unter dem ein konkretes Ziel (z.B. Compliance bei lebensrettenden Maßnahmen) erreicht werden soll
- dem therapeutischen Repertoire, den eigenen Erfahrungen des Therapeuten mit der Angst der Patienten, nicht zuletzt auch seinen eigenen Ängsten

Psychoonkologie

Am Beispiel der dreijährigen Erfahrungen mit psychosozialer Versorgung von Krebspatienten im Rahmen eines Universitätsklinikums sollen patienten- wie auch personalbezogene **Versorgungsanstrengungen** kurz dargestellt werden (Weis et al. 1992):
Patientenbezogen wurden 730 Gespräche mit 248 Patienten geführt (durchschnittliche Gesprächsdauer ca. 30 Minuten), **personalbezogen** 41 Veranstaltungen psychosozialer Fortbildung und Supervision mit Pflegepersonal und Ärzten (meist 90minütige Einheiten, aber auch mehrtägige Veranstaltungen).

Zur Patientenbetreuung (Weis et al. 1992):
Von den 248 betreuten Patienten waren fast zwei Drittel Frauen; der Altersmittelwert lag knapp unter 50 Jahren. Hauptdiagnosen waren Lymphomerkrankung, Mammakarzinom, Erwachsenen-Leukämien und Bronchialkarzinom. Bei über der Hälfte der Patienten wurde die Betreuung um den Zeitpunkt der Erstdiagnose herum geleistet, bei 23% im Rahmen eines Rezidivs.
Die **Gespräche** wurden in ca. 90% mit dem Patienten allein geführt, nur in 7% waren Angehörige dabei beziehungsweise wurden Gespräche mit diesen alleine geführt. Die Gesprächsdauer variierte abweichend vom klassischen Psychotherapiesetting sehr stark, von ca. 15minütigen Gesprächen (die eher der Aufnahme und Erhaltung von Kontakt und Beziehung dienten) bis zu über einstündigen Gesprächen. Das besondere Setting (u.U. mithörende Bettnachbarn im Mehrbettzimmer), die häufige primär somatische Orientierung der Patienten (und Behandler), aber auch die Grenzen der Belastbarkeit Schwerkranker führte zu einer durchschnittlichen Gesprächsdauer von ca. 30 Minuten (40% 15–30 min, 36% 30–60 min). Die Initiative ging zu zwei Drittel vom Arzt aus, in 12% vom Mitarbeiter des Liaisondienstes (der dem Patienten z.B. im Anschluß an eine Visite ein Angebot unterbreitete), in ca. 10% vom Personal und nur in 5% vom Patienten selbst, der um psychosoziale Beratung/Behandlung nachsuchte. **Hauptanlässe** waren in ca. der Hälfte der Fälle Depressionen und Angstzustände, in ca. 20% Probleme der sozialen Interaktion (aus Personalsicht der »schwierige Patient«). Nur in 7% standen die häufig in der Literatur zitierten Compliance-Probleme, vor allem betreffs Chemotherapie, im Vordergrund.
Unter den dann tatsächlich behandelten **Inhalten/Themen** der Beratung beziehungsweise Psychotherapie waren Probleme der Partnerschaft und Familie und kognitiv-emotionale Belastungen am häufigsten (je ca. 1/5 der Gespräche), gefolgt von Problemen aus dem Erleben von Erkrankung und Behandlung (14 bzw. 13%), sowie aus einer eingeschränkten Zukunftssicht. Nur in 5% der Gespräche war

die Beschäftigung mit Tod und Sterben die bestimmende Thematik – dies vor dem Hintergrund, daß schätzungsweise ein Drittel der Patienten eine stark reduzierte Lebenserwartung (unter 3 Jahren) hatte. In Einzelfällen mündete die Therapie in eine Sterbebegleitung.

Die Ergebnisse entsprechen in weiten Teilen den Erfahrungen der psychosozialen Nachsorgeeinrichtung in Heidelberg (Schwarz et al. 1990), wo ebenfalls der größte Teil der Interventionen Einzelgespräche mit Patienten waren (44%), allerdings hatten hier die Gespräche mit den Angehörigen einen deutlich höheren Stellenwert (24%). Unter den Hauptgründen für die psychologische Betreuung wurden übereinstimmend mit unseren Erfahrungen recht häufig familiäre Probleme angeführt (35%), aber »körperliches Leiden« als Hauptanlaß aufgeführt (75%). Der höhere Anteil des Themas »eigene Persönlichkeit« mag die vorzugsweise psychoanalytische Orientierung der Heidelberger Einrichtung reflektieren (im Gegensatz zu der stärker auf Verhaltenstherapie und humanistischer Psychologie basierenden Arbeit der Freiburger Arbeitsgruppe).

Ein Fallbeispiel soll die psychoonkologische Arbeit veranschaulichen:

――――――― Fallbeispiel ―――――――
Herr M., ein 24jähriger Bankangestellter, sucht nach mehrmaliger Feststellung von Blut im Urin einen Urologen auf, der ein Harnblasenkarzinom feststellt und zu einer baldigen Operation rät, die der Patient bereits eine Woche später durchführen läßt. Unter der anschließenden Chemotherapie leidet der Patient sehr, ist aber fest entschlossen, diese bis zum Ende durchzustehen. Als ein halbes Jahr später ein Lokalrezidiv festgestellt und ihm die völlige Entfernung der Blase nahegelegt wird, wird er dem psychosozialen Dienst zugewiesen. Der Patient nutzt den geschützten Rahmen ausgiebig und konkret zur wiederholten Abklärung der verschiedenen Möglichkeiten und ihren je eigenen Vor- und Nachteilen. In dieser Phase werden ausschließlich rationale Verarbeitungswege sichtbar, die Gespräche dienen für ihn primär der Entscheidungsfindung. Über Gefühle kann er nicht sprechen, sie erscheinen ihm nicht einmal zugänglich. Er unterzieht sich auch dem zweiten Eingriff und läßt sich eine Ersatzblase aus Darm anlegen; die Sphinkterfunktion kann glücklicherweise erhalten bleiben. Bereits zwei Wochen nach Entlassung aus der stationären Behandlung beginnt der früher sehr sportliche Patient bereits wieder mit Schwimmen und Joggen. Er sieht darin wichtige Möglichkeiten zur Erhöhung der Widerstandskraft und stellt auch seine Ernährung auf »biologische Krebsdiäten« um. Er bezeichnet sich selbst in dieser Phase als »arbeitswütig«. Wichtige Funktion der jetzt vierzehntägigen Gespräche ist es offensichtlich, mit jemandem über seine Vorstellungen zu alternativmedizinischen Methoden sprechen zu können und in seinen eigenen Anstrengungen gewürdigt zu werden. Nur allmählich kann er auch Ängste und Belastungen thematisieren. Erst ein halbes Jahr später wird anhand eines Erlebnisses die verdrängte Todesangst deutlich und kann jetzt bearbeitet werden: Der Patient berichtet, wie er einmal zu Hause die Decke über den Kopf zieht und plötzlich in Panik verfällt, was seine Freundin und ihn sehr irritiert. Zunächst ist ihm diese Reaktion völlig unverständlich, bis er plötzlich die Assoziation 'Zudecken eines Leichnams mit einem Laken' findet.

―――――――――――――――――――

Das Beispiel zeigt, wie schwer es für Patienten sein kann, gerade in besonders belasteten Situationen über Gefühle zu sprechen, und wie wichtig in solchen stützenden Gesprächen die Respektierung der Abwehr sein kann. Es zeigt auch, daß das vom Patienten verlangte Einlassen des Therapeuten auf rationale Prozesse und konkrete Ziele keineswegs tiefergehende Arbeit zu einem späteren Zeitpunkt verunmöglicht, wenn der Patient reif dazu ist und die Beziehungsvoraussetzungen gegeben sind.

Patienten mit Organersatz

Während noch vor drei Jahrzehnten **chronisch niereninsuffiziente** Patienten in kurzer Zeit einen oft qualvollen Tod in der Urämie starben, sind heute im statistischen Mittel die Überlebenswahrscheinlichkeiten besser als selbst bei prognostisch günstig eingeschätzten Malignomen, was die Behandlung des chronischen Nierenversagens als ein besonderes Beispiel lebensrettender und -verlängernder Möglichkeiten moderner apparativer Medizin erscheinen läßt.

Trotzdem sind chronisch niereninsuffiziente Patienten auch bei erfolgreicher Nierenersatztherapie subjektiv und objektiv weiter bedroht und erleben drastische **Einschränkungen** ihres **aktuellen Lebens** und künftiger Möglichkeiten. Im Vordergrund steht die Todesbedrohung durch den irreversiblen Funktionsausfall eines lebenswichtigen Organs, Schock- und Verleugnungsreaktionen bei der Diagnosemitteilung, die lebenslange Abhängigkeit von einer Maschinenbehandlung und vielfältige Einschränkungen der körperlichen und geistigen Leistungsfähigkeit, ausgeprägte Selbstwertprobleme, Sexualstörungen und zum Teil darauf zurückzuführende Beziehungsbelastungen, und vieles mehr (s. Muthny et al. 1985; Gaus u. Köhle 1986).

Behandlungsspezifische Belastungen werden für die Hämodialysebehandlung vor allem in der Maschinenabhängigkeit, in der Angst vor einer Verletzung oder Thrombosierung des Shunts sowie in Compliance-Problemen, vor allem in Zusammenhang mit der Flüssigkeitsrestriktion gesehen (s. Kaplan De-Nour 1985; Muthny 1986). Selbst die Nierentransplantation, die für viele Patienten eine eindrückliche Verbesserung ihrer physischen und psychischen Befindlichkeiten bewirkt, kann mit ausgeprägten psychischen Belastungen verbunden sein, so wenn das Organ in Einzelfällen die Funktion nicht aufnimmt oder rasch wieder abgestoßen wird, als Fremdkörper erlebt wird oder wenn belastende Nebenwirkungen der immunsuppressiven Therapie auftreten (s. Muthny et al. 1985; Koch et al. 1987). Psychosoziale Belastungen, die der Peritonealdialyse zugerechnet werden, bestehen vor allem in Körperbildproblemen und Sexualstörungen durch den Verweilkatheter sowie in der Bedrohung durch Peritonitiden, die die Durchführung des Verfahrens, bei verzögerter Behandlung aber auch das Leben des Patienten bedrohen können (vgl. Burton et al. 1983).

Compliance-Probleme bei der chronischen Niereninsuffizienz und ihrer Behandlung

Chronisch niereninsuffiziente Patienten sind besonders stark mit Behandlungsvorschriften konfrontiert (Muthny 1986): Bereits vor der sogenannten Dialysepflichtigkeit sind sie zum Teil über Jahre an eine eiweißarme Diät gebunden, mit Eintritt der Dialysepflichtigkeit besteht die Notwendigkeit, dreimal pro Woche 4 bis 5 Stunden an der Maschine zu verbringen. Noncompliance betreffs Nahrungs- und Flüssigkeitszufuhr kann kurzfristig zu lebensbedrohlichen Zuständen wie Lungenödem und Hirnödem beziehungsweise bedrohlichen Folgezuständen einer Hyperkaliämie führen.

Nach einer Nierentransplantation schließlich beziehen sich hohe Compliance-Anforderungen vor allem auf die pünktliche Einnahme der Immunsuppressiva trotz eventueller Nebenwirkungen. Hier wurde vor allem die Cushing-Krankheit (aufgrund der Kortikoide) und die Gingiva-Hyperplasie sowie gesteigerte Körperbehaarung (aufgrund des Cyclosporin) vor allem bei jungen Frauen als erhebliche Belastung erlebt und erfordert manchmal ausgiebige Begleitung, vor allem aber angemessene psychische Vorbereitung.

Ein typisches Fallbeipiel soll mögliche Probleme aufzeigen, die Interventionen erforderlich erscheinen lassen:

────────── **Fallbeispiel** ──────────

Eine 34jährige Patientin wurde dem psychosozialen Dienst vom Dialysearzt zur Behandlung ausgeprägter Compliance-Probleme überwiesen: Die Patientin nahm durch unkontrollierte Flüssigkeitsaufnahme zwischen zwei Dialysen durchschnittlich 5 bis 6 kg zu und litt erheblich an den Folgeerscheinungen. Die Dialyseprozedur wurde dadurch für die Patientin zur Qual, ausgeprägte Blutdruckabfälle und Übelkeit traten auf. Das Erleben des Kontrollverlustes war zudem mit einer deutlichen Reduzierung des Selbstwertgefühls verbunden. Die motivierte Patientin erreichte mit einem Selbstkontrolltraining in acht ambulanten Kontakten eine deutliche Besserung der Symptomatik und beendete die Psychotherapie.

Als ein halbes Jahr später plötzlich ein Verschluß der Shunts auftrat und eine erneute Operation erforderlich wurde, reagierte die Patientin mit panikartiger Angst. Die Dialyse, die jetzt vorübergehend über einen Shaldon-Katheter in der Leistenbeuge durchgeführt wurde, war für die Patientin sehr strapaziös und medizinisch immer schwieriger; schließlich mußte sie stationär in die Klinik aufgenommen werden. Hier wurde ein Psychologe der Projektgruppe konsiliarisch hinzugeholt; das Behandlungsziel seitens Arzt und Patientin bestand in dieser Phase in der Behandlung der Angst und der Ermöglichung des operativen Eingriffes, was schließlich über ein Entspannungsverfahren und die Bearbeitung bedrohlicher Kognitionen und Fehlattributionen erreicht werden konnte. Da das Verhalten der Patientin massive Reaktionen seitens des behandelnden Personals von Mitleid über Unverständnis bis hin zu Aggressivität auslöste und Interaktionsprobleme komplizierend wirkten, erschien die parallele Arbeit mit dem Personal im Sinne von Fallarbeit sinnvoll und trug wesentlich zur Entspannung bei, die der Patientin schließlich auch ihre Entscheidung für die notwendige Operation erleichterte. Auch nach der im übrigen erfolgreichen Transplantation war zunächst eine weitere Betreuung erforderlich, da die Patientin sehr sensibel auf die körperlichen Veränderungen durch die Immunsuppressiva reagierte (vor allem auf die verstärkte Körperbehaarung infolge Cyclosporin A), die so massive Körperbild- und Selbstwertprobleme auslöste, daß zeitweilig sogar ein eigenmächtiges Absetzen dieser Mittel befürchtet werden mußte (was den Verlust des Organs und die Rückkehr in die desolate Dialysesituation zur Folge gehabt hätte).

Das Beispiel zeigt, wie in problematischen Fällen immer wieder psychosoziale Interventionen erforderlich sein können, oft kurz und eher fokal. Auch veranschaulicht es, wie die zusätzliche Arbeit des psychosozialen Dienstes mit dem Personal notwendig und hilfreich sein kann und wie schließlich nicht immer eine medizinisch erfolgreiche, gar lebensrettende Behandlung psychosoziale Interventionen überflüssig macht, sondern viele Patienten auch in der Adaptation an prinzipiell günstigere Bedingungen unserer Hilfe bedürfen.

Psychosoziale Versorgung von Dialyse- und Transplantpatienten

Anhand der Versorgungsleistungen eines fünfjährigen Modellprojekts konnten wesentliche Erfahrungen in der konkreten Realisierung gewonnen werden (Muthny et al. 1987):
- Es ergeben sich überwiegend kurzfristige Beratungsgespräche beziehungsweise Kriseninterventionen mit 1 bis 2 Kontakten, seltener mittelfristige Therapien mit über 10 Kontakten.
- Neben den auf Patient und Partner bezogenen Versorgungsleistungen nehmen die Supervision und die psychosoziale Fortbildung des Personals einen breiten Raum ein.
- Es zeigt sich in diesen Zahlen trotz der häufigen und schweren Belastungen für die Patienten ein durchaus begrenzter Bedarf an professionaler psychosozialer Versorgung, der durchaus befriedigt werden kann und sollte.

Das Spektrum der Anlässe, Gründe beziehungsweise Inhalte der Interventionen, ist in Tabelle 5-9 exemplarisch für diese psychonephrologischen Erfahrungen zusammengestellt.
Hier, wie in vielen anderen Bereichen der Behandlung chronisch Kranker, sind Depressionen (meist reaktiv zu verstehen), Ängste, Compliance-Probleme, Probleme der Paarbeziehung/Familie und Interaktionsprobleme mit den Behandlern die Hauptkategorien und häufigsten Anlässe beziehungsweise Therapieinhalte.

5.5.5 Möglichkeiten und Grenzen psychosozialer Interventionen

Behandlungserfolge konnten vor allem im Abbau von Ängsten, in der Hilfe bei Entscheidungskonflikten, in der Behandlung von Compliance-Problemen und bei der Behandlung depressiver Störungen erzielt werden.
Möglichkeiten und **Schwierigkeiten** psychosozialer Beratung und Therapie sollen anhand der wichtigsten Störungsbilder kurz zusammengefaßt werden:
Zum **Abbau** von **Ängsten** steht ein breites Repertoire von Methoden der Entspannung und kognitiven Verarbeitung zur Verfügung (s. auch S. 493 f). Allerdings stand hier die Psychotherapie auch in einem deutlichen Konkurrenzverhältnis zur Pharmakotherapie, der die medizinischen Behandler vor allem bei akut auftretenden Ängsten mit starkem Ausdruckscharakter oft vorschnell den Vorzug gaben. Die verwendete Methode richtet sich neben anderem nach dem Realitätsgehalt der Angst, ihrer Verlaufsgestalt (z. B. Panikattacken) und den weiteren Aus-

Tab. 5-9 Hauptanlässe und Gründe für psychotherapeutische Interventionen bei chronisch niereninsuffizienten Patienten

Depressionen/Suizidalität	Compliance-Probleme	Ängste aus realer oder befürchteter Bedrohung	Probleme der Paarbeziehung/Familie	Interaktionsprobleme mit den Behandlern
• z. B. in der Anfangszeit der Dialyse als Ausdruck eines Verarbeitungsdefizits • als sog. »Dialysemüdigkeit« oft nach vielen Jahren relativ problemloser Dialyse • bei partnerschaftlichen/familiären Konflikten, Trennung und Scheidung • aufgrund erlebter Stigmatisierung • bei medizinischen Komplikationen, schweren Behandlungsproblemen • bei Verlust der transplantierten Niere und Rückkehr an die Dialyse • bei schwerwiegenden Interaktionsproblemen mit Behandlern • bei Abfall der körperlichen Leistungsfähigkeit • bei zunehmender Erblindung von Diabetikern	mit z. B. selbstschädigender Wirkung bei: • unkontrollierter Flüssigkeitsaufnahme • Nichteinhaltung von Diät (bes. bezüglich Kalium) • Problemen der Medikamenteneinnahme (schwerwiegend im Hinblick auf Antihypertensiva und Immunsuppressiva)	• am häufigsten auf Operationen und medizinische Komplikationen bezogen • in schwerster Form Angst bei der Erschöpfung der Behandlungsmöglichkeiten und schweren Behandlungsproblemen mit Todesangst • Ängste vor Beziehungsverlusten	• aufgrund der bei Nierenpatienten häufigen Sexualstörungen • aufgrund verminderter Attraktivität des Patienten und Selbstwertzweifeln • bei konkreten Ereignissen wie Trennung und Scheidung • bei ausgeprägter Mitbelastung des Partners (»Co-Behinderung«) • bei Problemen des Rollenwechsels • bei finanziellen Einbußen • bei schwieriger Familiendynamik im Zusammenhang mit Lebendspende	vor allem bei • ausgeprägtem Autonomie-Abhängigkeits-Konflikt des Patienten • rigidem Interaktionsstil des Personals bzw. unzureichender Kommunikation/Aufklärung • langjährig verfestigten Rollenmustern und Beziehungskonflikten

wirkungen (z.B. Handlungsunfähigkeit, Entscheidungsunfähigkeit, sekundärer Krankheitsgewinn).
Bei der Behandlung von **Compliance-Problemen** erwiesen sich Selbstkontrollverfahren unter bestimmten Voraussetzungen bei Dialysepatienten als durchaus wirksam (s. auch Muthny 1986). Bezogen auf die möglichen Compliance-Probleme nach einer Transplantation (z.B. unregelmäßige Einnahme der Immunsuppressiva) erscheint jedoch eine präventive Vorgehensweise wichtig. Vergleichsweise schwieriger und weniger erfolgreich erwies sich der einzeltherapeutische Ansatz bei Compliance-Problemen, wenn diese im Zusammenhang mit Autonomie-/Abhängigkeitskonflikten und Interaktionsproblemen mit dem Personal auftraten oder mit ausgeprägten Depressionen verbunden waren. Die Therapie muß dabei auf das breite Spektrum sehr unterschiedlicher Ursachen und Gründe für das mangelnde Compliance-Verhalten eingehen, das von latenter Suizidalität, Kommunikation über das Symptom bis hin zu einer hedonistischen Lebenseinstellung gehen kann und die Frage der Therapiebedürftigkeit stets neu aufwirft (s. Muthny 1986). Grundsätzlich muß sich der Therapeut intensiv mit den oft von der Schulmedizin abweichenden subjektiven Theorien auseinandersetzen (typisches Beispiel sind hierfür vor allem die oft ausgeprägten psychosozialen Motive von Krebspatienten für die Inanspruchnahme sog. alternativmedizinischer Methoden).

Demgegenüber erwiesen sich die Erfolge bei der verhaltenstherapeutischen Behandlung **depressiver Verstimmungen** als oft mäßig. Dies dürfte auf verschiedene Ursachen zurückzuführen sein: die mögliche organische Komponente im Zuge der diffusen Hirnschädigung bei Langzeitdialysepatienten, die massiven und kausal unbeeinflußbaren Bedrohungen im Zuge einer chronischen Krankheit (bis hin zur Todesbedrohung) und schließlich ein besonders ausgeprägtes Verstärkerdefizit bei langfristig chronisch Kranken und zu einem großen Teil reale (und oft zunehmende) Einschränkungen und Behinderungen. In aller Regel kann dabei eher von einer reaktiven Depression ausgegangen werden (Reaktion auf Verlust der Gesundheit und vieler aktueller und künftiger Möglichkeiten), so daß psychosoziale Therapie primär indiziert erscheint. Besondere Aufmerksamkeit braucht diese Gruppe vor allem auch aufgrund des vergleichsweise hohen Suizidrisikos: Während in vielen Studien mit Krebspatienten keine oder eine nur leicht erhöhte Suizidrate festgestellt wird (im Vergleich zu altersgleichen Gesunden), fanden Studien mit Dialysepatienten eine bis zu 400fach erhöhte Suizidrate (Abram u. Buchanan 1976). In schweren Fällen von Depression (und bei stärkerer organischer Komponente) kann es auch sinnvoll sein, den Weg der Kombinationstherapie (psychopharmakologisch + psychotherapeutisch) einzuschlagen, da auch bei organisch mitbedingten Depressionen langfristig ausgeprägte soziale Defizite auftreten, die einer

Behandlung bedürfen, um dem ungünstigen sozialen Rückzug entgegenzuwirken.

Die **Einbeziehung** von **Partnern** in die **Therapie** erschien in vielen Fällen und aus vielen Gründen sinnvoll: aufgrund der generellen Mitbelastung von Partner und Familie (s. auch Kepplinger et al. 1993), aufgrund der starken und konkreten Einbeziehung des Partners bei der zu Hause durchgeführten Behandlungsform der Heimdialyse und schließlich aufgrund der bei Dialysepatienten häufigen Sexualstörungen (vor allem Erektionsstörungen aufgrund der Polyneuropathie und anderen organischen Ursachen, auch aufgrund des häufig gestörten Körpergefühls und des reduzierten Selbstwertgefühls). Das gemeinsame Gespräch kann hier den Patienten entlasten, Schamschranken überwinden, unter Umständen den Stellenwert der Sexualität in der Beziehung zugunsten anderer Beziehungselemente relativieren helfen oder auch dazu beitragen, daß eventuelle medizinische Hilfen gemeinsam akzeptiert werden können. In Einzelfällen waren **Familieninterventionen** indiziert, so vor allem, wenn die Frage einer **Lebendspende** eine schwierige Familiendynamik auslöste (Simmons 1983).

Ziele, Grenzen und Schwierigkeiten

Grenzen und **Schwierigkeiten psychotherapeutischer Interventionen** in der Behandlung chronisch Kranker betreffen vor allem:
- Probleme durch die Besonderheiten chronisch Kranker im Vergleich zu traditionellen Psychotherapieklienten (s. S. 489 f)
- Probleme aus dem Behandlungssetting (Gespräche sind z.T. nur im Mehrbettzimmer möglich, großes Einzugsgebiet hoch spezialisierter Zentren, nach der Entlassung oft keine Fortführung der Therapie aufgrund der weiten Entfernung des Wohnorts möglich)
- Primat der somatischen Therapie (die häufig Psychopharmakotherapie der Psychotherapie vorzieht)
- unter Umständen sich widersprechende »Aufträge« an den Therapeuten (z.B. Arzt: Gewährleistung der Behandlung; Patient: Lernen von Durchsetzung, Autonomie)
- Probleme aus bestehenden Kommunikations- und Kooperationsbedingungen mit den somatischen Behandlern (häufig eher begrenzte Konsiliardienste statt Liaisonservice gewünscht bzw. realisiert, Kommunikationsstrukturen und Zeitbedarf für Austausch oft kaum vorhanden oder nutzbar, mangelndes Wissen von Personal und Ärzten über Psychotherapie)
- Probleme in der therapeutischen Methode und der Person des Therapeuten (mangelnde Adaptation vieler therapeutischer Methoden für diesen klinischen Bereich, Limitierung einer bestimmten Therapieschule, Qualifikation und Erfahrung des Therapeuten, Grenzen seiner Belastbarkeit des Therapeuten, v.a. im Umgang mit Schwerkranken und Sterbenden)

Sinnvolle und häufig realisierbare **Ziele** und **Interventionsansätze** bei körperlich Kranken sind so zusammenzufassen:
- **Abbau** von **Ängsten** im Zusammenhang mit realer oder phantasierter Bedrohung, die sowohl auf unmittelbar krankheitsbezogene Ereignisse als auch auf Veränderungen im sozialen Umfeld gerichtet sein kann
- Maßnahmen zur **Verbesserung** der **Compliance**: Hier kann der Bedarf bzw. Leidensdruck sowohl vom Patienten, oft aber auch von den Behandlern ausgehen, was ein zweigleisiges Vorgehen erfordern kann, d.h. therapeutische Arbeit mit dem Patienten und Fallarbeit bzw. Personalfortbildung mit dem Personal.
- Hilfen bei der **emotionalen** und **kognitiven Verarbeitung**: Hier wird supportive Therapie als Stützung der Krankheitsverarbeitung verstanden (Heim 1986), sie wird konkret geleistet, zum Beispiel in der Bearbeitung ungünstiger Attributionen und in der Unterstützung von Trauerarbeit.
- Hilfe bei der **Klärung** von **Konflikten**: Diese können sich beispielsweise auf die verschiedenen Behandlungsalternativen mit ihren Nebenwirkungen (z.B. Krebstherapie, Therapie chronischer Niereninsuffizienz) richten, aber auch den partnerschaftlichen/familiären Bereich betreffen.
- Sterbebegleitung
- Paar- und Familientherapie zum Abbau von Belastungen und Konflikten in der Folge der Erkrankung, aber auch weit darüber hinaus

Über diese vorwiegend patienten- und familienbezogenen Interventionsziele und -ansätze hin-

aus werden **weitere Aufgabenfelder** des **Psychosomatikers** gesehen und erscheinen erfüllbar bezüglich
- der Verbesserung konkreter Kommunikationsstrukturen im Behandlungsfeld, Bearbeitung von Konflikten im Team, Verbesserung des interpersonalen 'Arbeitsklimas'
- Angeboten psychosozialer Fortbildung für verschiedene Berufsgruppen
- Betreuung von Patientenselbsthilfegruppen und Angehörigengruppen

5.5.6 Organisation des psychosozialen Dienstes: Konsiliardienst – Liaisonservice – integrierte Psychosomatik

Die üblichere Form der psychosozialen Versorgung ist der begrenztere Konsiliardienst als eine Art »Feuerwehrfunktion« und mit dem entscheidenden Nachteil, daß der Therapeut den Patienten erst in der Krise kennenlernt und nicht auf eine vorbestehende Beziehung oder zumindest Bekanntheit (seiner Person und Arbeitsweise) aufbauen kann, die vertrauensfördernd wirken. Die Organisationsform des Liaisondienstes mit seiner wesentlich stärkeren Einbindung in den Versorgungsablauf (Mitgehen auf Visiten, gleichzeitige Arbeitsmöglichkeit mit Patienten und Personal) erscheint hier weit günstiger (s. Kimball 1970; Wirsching u. Herzog 1989).

Typische **Gefahren** und Sackgassen aus der **Konsiliartätigkeit** seien kurz zusammengefaßt:
- So besteht die Gefahr einer **Abspaltung** der **psychosozialen Versorgung**, indem neben dem organmedizinischen Experten ein zweiter psychosozialer Experte hinzugezogen wird, der in der Regel nur wenig Kontakt mit dem somatischen Behandler hat und erst in der Problemsituation gerufen wird.
- Die Delegationsmöglichkeit begünstigt seitens Ärzten und Pflegepersonal die **Abwehr eigener Anteile** in der Interaktion mit dem Patienten. Möglicher Ablauf: Das Auftreten des Interaktionsproblems führt zum Heranziehen des psychosozialen Dienstes und unter Umständen auch Heraustreten aus der Beziehung zum »schwierigen« Patienten, der aber möglicherweise gerade diese Auseinandersetzung mit »seinem« Arzt als wichtigen Verarbeitungsvorgang gesucht hat.
- Schließlich können vor allem engagierte und motivierte Ärzte und Betreuer durch einen **zu aktiven** und **selbständigen Konsiliardienst** entmutigt werden, sich weiter auch um die psychosozialen Belange des Patienten zu kümmern (was sich die meisten Patienten im Sinne einer ganzheitlichen Behandlung primär wünschen).
- Die (übliche) geringe Kommunikation zwischen psychosozialem Konsiliardienst und Ärzten führt unter Umständen auch zu unproduktiven **Konkurrenzsituationen** und wenig Miteinander, was aber zum Wohle des Patienten wünschenswert wäre (oft auch zu geringer Arbeitszufriedenheit vor allem der Angehörigen psychosozialer Dienste).

Diese Probleme einer »Nur«-Konsiliartätigkeit führen sehr klar zur Forderung nach einer stärkeren Integration psychosozialer Betreuung in den Versorgungsalltag, in Form des Liaisondienstes beziehungsweise in Form der **integrierten Psychosomatik**. Letztere setzt indes voraus, daß organmedizinische Behandler sich weit mehr als in der bisherigen Ausbildung üblich psychosoziales Wissen und Kompetenzen aneignen. Die seit 1987 als Teil kassenärztlicher Versorgung vorgesehene **psychosomatische Grundversorgung** stellt sicher einen interessanten Ansatz in dieser Richtung dar (Stucke 1989), birgt aber je nach Kurrikulum und konkreter Vermittlung der Inhalte und Kompetenzen auch Risiken der Selbstüberschätzung. Hier muß es ein wichtiges Lernziel sein, Möglichkeiten und Grenzen einschätzen zu können (bei letzterem mit der Konsequenz der evtl. Zuweisung zu angemessener Psychotherapie), was auch den Stellenwert der Supervision besonders unterstreicht.

Weiter erscheint **psychosoziale Fortbildung** als ein wichtiger Beitrag zur Verbesserung der Versorgung, aber auch der Arbeitszufriedenheit der Betreuer und hat im Selbstverständnis der Autoren und des vertretenen Projekts eine zentrale Rolle gespielt, wie im folgenden ausgeführt werden soll.

5.5.7 Fortbildung und Supervision als mittelbare Patientenversorgung und Burnout-Prävention

Personalfortbildung und Supervision erscheint unter mehreren Aspekten sinnvoll und als wichtige Ergänzung der Patiententherapie:
- weil bei vielen Störungen Interaktionsprobleme zwischen Patienten und Personal eine beträchtliche Rolle spielen
- weil nach dem Grundgedanken der »integrierten Psychosomatik« nach Möglichkeit vorhandene Beziehungen im Behandlungsfeld so weit wie möglich genützt werden sollen (dies wird durch Unterstützung in Form von Personalfortbildung und Supervision möglich)
- weil Personal in Behandlungsbereichen schwerer Erkrankungen anerkanntermaßen beträchtlich belastet ist (s. auch Burisch 1989; Herschbach 1991; die Folgen dieser Belastungen und Überforderung werden unter dem »Burnout«-Begriff intensiv diskutiert) und Fortbildung und Supervision nicht nur die Kompetenz erhöhen, sondern auch der emotionalen Entlastung dienen
- weil die Motivation des Personals in diesem Sinne vergleichsweise hoch ist

Die Gefahr, durch **Überbetonung** von **Einzeltherapien** eher eine Auslagerung/Abspaltung der Psychosomatik zu erzielen, wurde von den Autoren im Rahmen eines Modellprojekts früh erlebt, und es wurde versucht, dem entgegenzuwirken (s. auch Muthny et al. 1989). Nicht die Zurückweisung der Einzelbetreuungswünsche erschien allerdings dabei als geeignetste Methode, sondern vielmehr die Förderung von Motivation und Kompetenz von Ärzten, Schwestern und Pflegern.

Im folgenden sind Ergebnisse aus der Untersuchung verschiedener durchgeführter Fortbildungen zusammengetragen (Muthny et al. 1989):

Die durchgeführten 132 Fortbildungen bezogen in der überwiegenden Zahl der Fälle »gewachsene« Teams ein, das heißt Angehörige eines bestimmten Zentrums oder einer Station. Obwohl die durchschnittlich ca. 10 Teilnehmer der Einzelveranstaltungen (Bereich 4-30) weit überwiegend Schwestern und Pfleger waren, nahmen immerhin in 30% der Fälle Ärzte an der Fortbildung teil. Über 90% waren Einheiten von 1 bis 2 Stunden Dauer, in Einzelfällen waren auch (überregionale) Veranstaltungen von bis zu vier Tagen einbezogen. Gelegentlich war die psychosoziale Fortbildung (mit einigen Stunden) eingebettet in mehrtägige, primär medizinische Fortbildungsveranstaltungen.

Bezüglich der **Arbeitsform** beziehungsweise -konzeption wurden in 37% der Fälle themenzentrierte Einheiten (s. Broda u. Muthny 1989) durchgeführt, hatte bei 33% Fallarbeit einen Schwerpunkt und stand in 14% die Teaminteraktion als geplantes und erwünschtes Thema im Vordergrund. Als hauptsächliche Themen wurden im Rahmen der strukturierten Einheiten vor allem Kommunikation, aktives Zuhören/Gesprächsführung, Krankheitsverarbeitung, Umgang mit Schwer- und Todkranken sowie Compliance-Probleme und Depressionen behandelt.

Unter den in der Behandlung erlebten **Problemen** im **Umgang** mit **Patienten** standen Probleme mit fordernd-aggressiven, ungenügend kooperierenden und depressiven Patienten im Vordergrund. Die in der Fallarbeit vorrangig behandelten Patientengruppen waren aufgrund des beim Personal ausgelösten Leidensdruckes vor allem Schwerkranke und Depressive. Obwohl nur in 14% der Fälle Teaminteraktion als vorher geplantes Thema behandelt wurde, nahmen Schwierigkeiten der Teaminteraktion und gruppendynamische Prozesse in 30% der Veranstaltungen einen großen Raum ein.

In einer parallel durchgeführten Untersuchung mit Dialyse-Pflegekräften zu **Belastungen** und **Bedarf** an **psychosozialer Fortbildung** (Muthny 1988) wurde deutlich, daß nur ein sehr kleiner Prozentsatz psychosoziale Fortbildung am Arbeitsplatz kennt, andererseits aber fast zwei Drittel ein solches Angebot als sinnvoll einschätzt. Bezüglich der gewünschten **Durchführungsformen** standen regelmäßige Fortbildungseinheiten von 1 bis 2 Stunden Dauer und etwa in Monatsabstand weit im Vordergrund. Immerhin wünschten 41% der Teilnehmer auch ein Angebot außerhalb des Zentrums in Form von Wochenendseminaren. Bezüglich der gewünschten **Art** der **Arbeit** stand Fallarbeit mit über 80% weit im Vordergrund. Über 50% der Antwortenden signalisierten auch eine gewisse Bereitschaft zum Einbringen eigener Anteile in die Arbeit, indem sie der Balint-Gruppenarbeit und der Bearbeitung von Teamproblemen einen hohen Stellenwert einräumten. Eine eher kognitiv-informative Art der Arbeit (»Referate über den Umgang mit problematischen Patienten«) wünschten sich aber auch noch fast 50% und betonten damit eher kognitive Ziele der Fortbildungsarbeit. Gewünschte **Hauptinhalte** waren der Umgang mit depressiven und aggressiven Patienten, Prozesse der Krankheitsverarbeitung und Möglichkeiten der Gesprächsführung. Ein erheblicher Leidensdruck aus dem Umgang mit Tod- und Schwerkranken sowie mit den vergleichsweise häufigen und oft folgenschweren Compliance-Problemen im Dialysebereich drückt sich in entsprechenden thematischen Fortbildungsinteressen aus.

Die motivationsstärkenden **Argumente für psychosoziale Fortbildung** für Personal und Ärzte sollen hier noch einmal zusammengefaßt werden :
- eklatante Ausbildungsmängel
- ein deutlich artikulierter Bedarf der Betroffenen
- Sackgassen der psychosozialen Konsiliardienste und ihre Ergänzungsbedürftigkeit
- das konzeptuelle Argument der integrierten Psychosomatik (im Gegensatz zu noch mehr Spezialistentum)
- das Beziehungsargument (d.h. denen, die in der Beziehungskontinuität mit den Patienten stehen, dabei zu helfen, auftretende Probleme selbst besser zu meistern)
- Fürsorge- und Burnout-Präventionsargument
- Arbeitszufriedenheitsargument (unter der Annahme, daß Kompetenzerhöhung und emotionale Entlastungsmöglichkeiten durch Fortbildung auch die Arbeitszufriedenheit steigern)
- das Ökonomieargument (hohe Personalfluktuation überlasteter und unzufriedener Mitarbeiter ist sicher unökonomisch)
- Machbarkeitsargumente (vielfältige positive Vorerfahrungen, die belegen, daß Angebote genutzt werden, bestehende Kurrikula und Manuale, aber auch spezielle Kurse zur Unterstützung des Fortbilders verfügbar sind)

5.5.8 Zusammenfassung

Definiert man das Aufgabenspektrum des Psychosomatikers und Medizinpsychologen in der Behandlung chronisch Kranker mit Forschungs-, Versorgungs- und Vermittlungsaufgaben, so werden nach Auffassung der Autoren Detailaufgaben im Hinblick auf den Patienten, sein familiäres Umfeld und die Beziehungen zu Ärzten und Pflegekräften sichtbar (s. Tab. 5-10). In der Patientenbetreuung spielt sicher in der augenblicklichen Versorgungsstruktur der Konsiliardienste (wenn überhaupt) die Krisenintervention beziehungsweise »Feuerwehrfunktion« immer noch eine zentrale Rolle, andere Therapieformen, wie sie in einer systematischeren Integration (Liaisondienst) möglich sind, erscheinen demgegenüber noch wenig ausgeschöpft. Dies ist sicher auch im Hinblick auf Belastung und Arbeitszufriedenheit des Therapeuten nicht optimal.

Nach der Art der Aufgaben des Psychotherapeuten in der Versorgung körperlich Kranker lassen sich eigentliche Versorgungsaufgaben von Vermittlungs-, Fortbildungs- und klinischen Forschungsaufgaben abheben. Die oft vernachlässigten Vermittlungsfunktionen umfassen Fortbildungs- und Ausbildungsaufgaben, aber auch die Vermittlung psychosozialer Sichtweise überhaupt. Forschung schließlich soll die eigene Arbeit evaluieren und therapeutische Ansätze verbessern, aber auch das grundlegende Ziel nicht aus den Augen verlieren, zum Beispiel in der Beschäftigung mit der Krankheitsverarbeitung ein profunderes Verständnis der Reaktionen des chronisch Kranken zu erreichen.

Tab. 5-10 Aufgabenspektrum in der Versorgung körperlich Kranker

Auf Patienten bezogen (stationär und ambulant)	• Krisenintervention • psychosoziale Beratung • Kurzpsychotherapien • mittel-/langfristige Psychotherapien
Auf Patienten und soziales Umfeld bezogen	• Paar- und Familientherapie • Patienten- und Angehörigengruppen • Unterstützung von Selbsthilfegruppen
Auf Personal bezogen (psychosoziale Fortbildung und Supervision)	• Vermittlung psychosozialen Wissens • Training sozialer Kompetenz • emotionale Entlastung
Art der Aufgaben des Psychotherapeuten	
Versorgungsaufgaben im engeren Sinne	• Leistung von Krisenintervention bei akuten Anlässen • Durchführung supportiver Therapien bei Angst- und Depressionsproblematiken • Bearbeitung von Compliance-Problemen • psychosoziale Fortbildung für Ärzte und Personal • allgemeine Maßnahmen zur Verbesserung der Behandlungsatmosphäre
Vermittlungsaufgaben	• psychosoziale Fortbildung • Vermittlung psychosomatischen Denkens und Handelns in die verschiedenen Träger der somatischen Medizin • Ausbildungsaufgaben (sowohl in den Ausbildungsgängen der medizinischen als auch klinischen Psychologie) • Öffentlichkeitsarbeit
Forschungsaufgabe und Forschungsdesiderata	• Evaluation eingesetzter Maßnahmen • Erforschung der Prozesse der Krankheitsverarbeitung und ihres »Nutzens« in der Einzelfall-, aber auch in der Gruppenbetrachtung • Erforschung der unterschiedlichen Bewältigungs- und Rehabilitationsziele (inkl. der Klärung der »Wertfrage«) • Entwicklung adäquater Erfassungsmethoden (z.B. zur Lebensqualität als Therapieerfolgskriterium) • Entwicklung von therapeutischen Strategien zur Stärkung vorhandener Verarbeitungsmöglichkeiten des Individuums und seines sozialen Umfelds • Untersuchungen der Verbesserungsmöglichkeiten der Arzt-Patient-Beziehung

Literatur

Abram HS, Buchanan DC. The gift of a life: A review of the psychological aspects of kidney transplantation. Int J Psychiatry Med 1976; 7: 153-64.

Bahnson CB. Das Krebsproblem in psychosomatischer Dimension. In: Lehrbuch der psychosomatischen Medizin. Adler R, Herrmann JM, Köhle K, Schoneke OW, V. Uexküll T, Wesiak, W (Hrsg). 3. Aufl. München, Wien, Baltimore: Urban & Schwarzenberg 1986; 889-909.

Broda M, Muthny FA. Umgang mit chronisch Kranken. Ein Lehr- und Handbuch der psychosozialen Fortbildung. Stuttgart: Thieme 1990.

Burisch M. Das Burnout-Syndrom. Theorie der inneren Erschöpfung. Berlin: Springer 1989.

Burton HJ, Canzona L, Wai L, Holden RR, Couley J, Lindsay RM. Life without the machine: A look at psychological determinants for successful adaptation on CAPD. In: Psychonephrology II. Levy (ed). New York: Plenum 1983; 159-72.

Gaus E, Köhle K. Psychische Anpassungs- und Abwehrprozesse bei körperlichen Erkrankungen. In: Psychosomatische Medizin. Adler R, Herrmann JM, Köhle K, Schoneke OW, V. Uexküll T, Wesiak, W (Hrsg). 3. Aufl. München, Wien, Baltimore: Urban & Schwarzenberg 1986; 1127-45.

Heim E. Krankheitsauslösung – Krankheitsverarbeitung. In: Psychosoziale Medizin – Gesundheit und Krankheit aus bio-psycho-sozialer Sicht. Bd 2: Klinik und Praxis. Heim E, Willi J (Hrsg). Berlin, Heidelberg, New York, Tokyo: Springer 1986; 343-90.

Herschbach P. Streß im Krankenhaus. Die Belastungen von Krankenpflegekräften und Ärzten/Ärztinnen. Psychother Psychosom Medizinische Psychol 1991; 41: 176-86.

Kaplan De-Nour A. Persönlichkeitsfaktoren und Adaptation. In: Psychonephrologie. Balck F, Koch U, Speidel H (Hrsg). Berlin: Springer 1985; 303-17.

Kepplinger J, Muthny FA, Nowak C. Auswirkungen der Krebserkrankung auf den Partner und die Paarbeziehung – eine Literaturübersicht zu Forschungsmethoden und zentralen Ergebnissen. In: Onkologie im psychosozialen Kontext – Spektrum psychoonkologischer Forschung, zentrale Ergebisse und klinische Bedeutung. Muthny FA, Haag G (Hrsg). Heidelberg: Asanger 1993; 116-40.

Kimball CP. Conceptual developments in psychosomatic medicine: 1939-1969. Ann Intern Med 1970; 73: 307-16.

Klicpera C. Psychologie der Angst. In: Angst. Grundlagen und Klinik Ein Handbuch zur Psychiatrie und Medizinischen Psychologie. Strian F (Hrsg). Berlin, Heidelberg, New York, Tokyo: Springer 1983.

Koch U. Möglichkeiten der Erforschung der psychosozialen Bedingungen der Krebserkrankung. Med Klin 1982; 77: 326-30.

Koch U, Beutel M, Broda M, Muthny FA. Prä- und postoperative Situation Nierentransplantierter. In: Verhaltensmedizin: Ergebnisse und Perspektiven interdisziplinärer Forschung. Gerber W-D, Miltner W, Mayer K (Hrsg). Weinheim: Edition Medizin 1987; 341-65.

Muthny FA. Verhaltenstherapie bei Compliance-Problemen von Dialyse-Patienten. Verhaltensmodifikation 1986; 7: 133-50.

Muthny FA. Furcht und Angst bei körperlichen Erkrankungen. In: Angst – Leitsymptom psychiatrischer Erkrankungen. Hippius H, Ackenheil M, Engel RR (Hrsg). Berlin: Springer1988; 94-103.

Muthny FA, Broda M, Koch U. Psychosoziale Probleme im Umfeld der Nierentransplantation und psychotherapeutische Betreuung. In: Psychonephrologie. Balck F, Koch U, Speidel H (Hrsg). Berlin, Heidelberg: Springer 1985; 445-74.

Muthny FA, Broda M, Beutel M, Koch U. Erfahrungen aus der Psychotherapie mit chronisch niereninsuffizienten Patienten – Bedarf, Ziele und Wirkungen. In: Psychotherapie in der Psychosomatischen Medizin – Erfahrungen, Konzepte, Ergebnisse. Quint H, Janssen W (Hrsg). Berlin: Springer 1987; 91-9.

Muthny FA, Koch U. Künftige Aufgabenfelder des Psychosomatikers bei chronischen körperlichen Erkrankungen: Psychoätiologischer Spurensucher oder Diener der Organmedizin In: Zukunftsaufgaben der psychosomatischen Medizin. Speidel H, Strauß B (Hrsg). Berlin: Springer 1989; 119-32.

Muthny FA, Beutel M, Broda M, Dinger A. Psychosoziale Personalfortbildung und integrierte Psychosomatik – Konzepte und Erfahrungen. Prax Klin Verhaltensmed Rehab 1989; 2: 248-56.

Muthny FA, Broda M, Dinger A., Koch U, Stein B. Aspekte der Lebensqualität bei verschiedenen Behandlungsverfahren der chronischen Niereninsuffizienz – ein empirischer Vergleich. In: Blutreinigungsverfahren – Technik und Klinik. Franz HE (Hrsg). Stuttgart, New York: Thieme 1990; 205-10.

Schepank H. Psychoneuroses and psychophysiological disorders: prevalence, courses and strategies for prevention. Psychother Psychosom 1988; 49: 187-96.

Scherg H. Zur Kausalitätsfrage in der psychosozialen Krebsforschung. Psychother Med Psychol 1986; 36: 98-109.

Schwarz R. Die Krebspersönlichkeit. Stuttgart, New York: Schattauer 1994.

Schwarz R. Bedarf an psychosozialer Betreuung von Krebskranken und Anforderungen an die psychosoziale Personalfortbildung. In: Krebsrehabilitation und Psychoonkologie. Koch U, Potreck-Rose F (Hrsg). Berlin: Springer 1990; 124-33.

Simmons RG. Long-term reactions of renal recipients and donors. In: Psychonephrology II. Levy NB (ed). New York: Plenum 1983; 275-87.

Strian F. Klinik der Angst. In: Angst. Grundlagen und Klinik – Ein Handbuch zur Psychiatrie und Medizinischen Psychologie. Strian H (Hrsg). Berlin, Heidelberg, New York, Tokyo: Springer 1983.

Stucke W. Psychosomatische Grundversorgung: Definitionen – Ziele – Abgrenzungen. Prax Psychother Psychosom 1989; 34: 22-6.

Verres R. Krebs und Angst. Berlin, Heidelberg, New York: Springer 1986.

Weis J, Heckl U, Muthny FA, Nowak C, Stump S, Kepplinger J. Erfahrungen mit einem psychosozialen Liaisondienst auf onkologischen Stationen einer medizinischen Universitätsklinik. Psychother Psychosom Med Psychol 1993; 43: 21-9.

Wirsching M. Konsiliar- und Liaisonarbeit. Praktische Erfahrungen der Kooperation von psychologischer und biologischer Medizin. Prax Klin Verhaltensmed Rehab 1989; 5: 27-33.

Wirsching M, Herzog T. Aktuelle Entwicklungen im Konsiliar-/Liaisonbereich. Informationen, Begriffserklärungen, Perspektiven. Psychother Psychosom Med Psychol 1989; 39: 41-4.

Kapitel 6

Therapie

6.1 Medikamentöse Therapie

Werner Homann

Nur wenige Arbeiten der Publikationsorgane für psychosomatische und psychotherapeutische Medizin beschäftigen sich mit Fragen der medikamentösen Therapie im allgemeinen oder reflektieren die besonderen Bedingungen dieser Behandlungsform in der psychotherapeutischen Medizin. 1992 bis 1994 waren dies nur unter 3% der Gesamtarbeiten.

Andererseits kommen die wenigsten Patienten, die von uns (Psychosomatische Abteilung, Krankenhaus Rissen) profitieren wollen, direkt zu uns, sondern viel häufiger über verschiedene ärztliche Stationen, an denen sie oft wegen der Leiden, die nun mit den speziellen Methoden der Psychotherapie gebessert werden sollen, mit Medikamenten behandelt wurden. Nach Durchsicht von etwa 1000 Erstgesprächsnotizen sind dies über 50%. Man könnte diesen Widerspruch aufgelöst sehen wollen mit dem Hinweis, daß die medikamentöse Therapie nach den Leitlinien der Pharmakologie, Inneren Medizin usw. indiziert und durchgeführt werden muß und daß damit alle Fragen ausgeräumt seien.

In den Berichten der Patienten über die medikamentöse Therapie tauchen aber Formulierungen auf wie: »ich *muß* oder *soll* die Medikamente nehmen« oder »das Medikament XY brauche ich unbedingt«. Oder wir erfahren, daß Patienten ein Medikament getreu der Anordnung nehmen, obwohl sie die Überzeugung äußern, daß dies ihnen nur unerwünschte Wirkungen einbringe.

Damit ergibt sich aber die Frage, wie sich die Patienten mit dem »müssen, sollen« usw. fühlen und ob sie die Medikamente wirklich nehmen, wenn sie diese nehmen »sollen« und im Interesse ihrer körperlichen Integrität nehmen »müssen«, dies aber gar nicht »wollen«. Wer oder was stehen in den Phantasien der Patienten hinter oder für »sollen, müssen, wollen«?

> Mit einer Medikation sind intensiv Vorstellung von Autorität, Macht, aber auch umsichtiger, verläßlicher Versorgung sowie magischem Können verbunden.

Wie erleben es zum Beispiel die Patienten, wenn diesen Vorstellungen der Boden entzogen wird, indem die Medikation beispielsweise in ihr Belieben gestellt wird (»das müssen Sie selbst entscheiden«)?

In der Praxis erleben wir mit älteren Patienten immer wieder, daß sich in der Beziehung zu den Patienten erhebliche Irritationen einstellen, wenn sachlich und wirtschaftlich völlig korrekt von einem Präparat auf ein anderes mit gleichem Wirkstoffgehalt umgestellt wurde. Die Patienten wissen, daß vernünftig gehandelt wurde und schlucken so schweigend die Maßnahme, obwohl sie sich unsicher fühlen, weil sie von dem vertrauten Medikamentennamen, der gewohnten Tablettenform und -farbe lassen mußten oder weil sie sich abgeschoben fühlen, da das neue Medikament billiger ist.

Es gäbe also ausreichend Stoff, Neugier und Interesse an der medikamentösen Therapie im Rahmen der psychotherapeutischen Medizin zu wecken. Gleichwohl scheinen sich diese wichtigen Eigenschaften nicht ohne weiteres wecken lassen zu wollen (s. oben). Dafür wird es Gründe geben, die wahrscheinlich in den ausgeprägten Unterschieden der Vorgehensweisen der »Beziehungstherapien« versus der »instrumentellen Therapien« zu suchen sind. Wenn das notwendige Interesse geweckt werden soll, kommt es also darauf an, die Beziehungsaspekte der »instrumentellen Therapien« herauszuarbeiten und zu betonen.

Eine Kenntnis um und damit eine Kritikfähigkeit an den stoffgebundenen (»instrumentellen«) Aspekten der Medikamente ist für den Prozeß der Integration der medikamentösen Therapie in die psychotherapeutische Medizin aber ebenfalls nützlich, da diese Behandlungsform ein spezifisches Angebot formuliert, das wie jede andere Therapie in den Gesamtrahmen passen muß und dessen Validität wir somit abschätzen können müssen.

> Mit medikamentöser Therapie wird versucht, ererbte oder erworbene Schwächen zu lindern, zu begrenzen oder auszugleichen. Nur in sehr seltenen Fällen ergibt sich eine Aussicht auf Heilung. Immerhin kann dieses Angebot aber Stabilität für den Patienten bedeuten, wie er sie braucht, um in die »Beziehungstherapien« einzutreten und diese durchzuhalten.

Eine besondere Anforderung an die Kritikfähigkeit gegenüber der medikamentösen Therapie stellt sich auch, da die Pflege und Schonung des therapeutischen Klimas mit seinen implizierten Frustrationen und Erschütterungen klare Rahmenbedingungen und Behandlungsgrundlagen nötig macht und somit die psychotherapeutische Medizin kein Raum für unsicheres Probieren oder Experimentieren ist, sei es mit konventionellen oder »sanften« Mitteln. Andererseits haben die Patienten der psychotherapeutischen Medizin Anspruch, an den wirklichen Fortschritten der medikamentösen Therapie beteiligt zu werden, so daß der Behandler gegebenenfalls in der Lage sein muß, sein bewährtes Behandlungsrepertoire zu erweitern.

Vielleicht erinnern wir uns bei dem Versuch, die medikamentöse Therapie in die psychotherapeutische Medizin zu integrieren, daß die Psychotherapie mit der Arbeit eines Archäologen verglichen wurde. Dieser wird sich aber gern in der Weise bei seiner Arbeit helfen lassen, daß er Handwerker beauftragt, seine Grabungsstätte abzustützen und gegen Regen, Wind, Lärm usw. abzudecken.

In den folgenden Abschnitten werden wir uns mit der medikamentösen Behandlung durch Psychopharmaka und Analgetika näher beschäftigen. Viele der Überlegungen zur Psychodynamik und Interaktion können auf eine allgemeine Pharmakotherapie übertragen werden.

6.1.1 Psychopharmaka

Eine Erhebung in der Erwachsenenbevölkerung der alten Bundesrepublik (Angermeyer et al. 1993) besagt, daß die nicht betroffene Bevölkerung auch für solche Erkrankungen, die von den Fachleuten schwerpunktmäßig mit Psychopharmaka behandelt werden (affektive und schizophrene endogene Psychosen) eine Psychotherapie mit absoluter Mehrheit als angemessen erachtet und eine Psychopharmakabehandlung mit hoher relativer Mehrheit ablehnt. Neben der Furcht vor den Nebenwirkungen ist das Hauptargument, daß nur Psychotherapie eine kausale Behandlungsform sein könne.

Franz und andere zeigten 1993, daß Betroffene, für die nach fachkundigem Urteil eine Psychotherapie indiziert wäre (mittelgradig psychogen beeinträchtigte Probanden) zu zwei Dritteln die Psychotherapie unter verschiedensten Argumenten ablehnen. Gesunde scheinen also mutiger und bereitwilliger, eine Klärungsarbeit an sich leisten zu wollen, als diejenigen, die es nach fachkundiger Meinung nötig hätten. Diese bauen auch, wie Wiegand und Matussek (1991) zeigten, in erheblichem Umfang dispositionelle Faktoren in ihr persönliches Krankheitsentstehungskonzept ein. So kann nicht verwundern, daß Psychopharmaka zur Linderung seelischer Leiden in erheblichem Umfange herangezogen werden (s.oben), obwohl deren Anwendung in wechselnder Intensität von der Mehrheit der Durchschnittsbevölkerung abgelehnt wird.

Mit zunehmendem Alter der Patienten gehören nach Radebold (1992) die Psychopharmaka sogar zu den am häufigsten verordneten und wahrscheinlich auch genommenen Medikamenten überhaupt.

Geschichte

Die Entwicklung und Anwendung von Stoffen, die das Erleben erleichtern oder beflügeln sollen, hat eine jahrtausendealte Tradition, und der Umgang mit diesen Stoffen war immer doppelbödig. Vom **Kokain** zum Beispiel wissen wir, daß S. Freud es über Monate selber nahm und daß er für seine Patienten die Zunahme an Selbstbeherrschung und Kräftigung des Lebensgefühles und der Leistungsstärke durch die Einnahme dieser Droge sehr schätzte. In den folgenden Jahren erhoben sich dann gewichtige Stimmen gegen den Kokaingebrauch.

> An Substanzen, die das Denken anregen und ordnen, von bedrängenden Inhalten befreien, die Wahrnehmungen angenehm erscheinen

> lassen und die Gefühlslage anheben sollen, wurden immer irrational starke Hoffnungen geknüpft, deren Zerstörung erfolgte stets, aber immer verspätet.

Seit Mitte dieses Jahrhunderts wurde gezielt und kritisch, also Vor- und Nachteile rechtzeitig abwägend in Angriff genommen, Medikamente zu entwickeln, die bei unterschiedlichen seelischen Leidenszuständen hilfreich sein könnten. Es wurde dabei jeweils an Erfahrungen mit Substanzen, deren psychotroper Effekt bekannt war, angeknüpft. Aus systematischen chemischen Veränderungen der Antihistaminika mit ihrem bekannten zentraldämpfenden Effekt entstand 1950 das **Chlorpromazin**, das 1952 durch J. Delay und P. Deniker in die Klinik eingeführt wurde. Rasch zeigte sich die gute Beeinflussung der Symptome schizophren Erkrankter. Der erste Vertreter einer Gruppe von Substanzen, die später **Neuroleptika** genannt wurden, stand zur Verfügung. P. Janssen nahm die Morphine als Ausgangsbasis seiner Entwicklungen und kam so 1958 zur Synthese des **Haloperidol**, eines weiteren Neuroleptikums.

Die Entwicklung der **Benzamide** mit dem Sulpirid als wichtigstem Psychopharmakon dieser Gruppe ging auf die systematische Beschäftigung mit dem Prokain, letztlich also dem Kokain zurück und wurde federführend von L. Justine-Besancon betrieben.

Die Nützlichkeit des Chlorpromazin hatte sich schnell herumgesprochen, und R. Kuhn mochte auf die positive Wirkung dieser Substanz für seine Kranken nicht verzichten. Die Substanz war ihm aber unter anderem aus Kostengründen nicht zugänglich, und er nahm einen chemisch ähnlichen Stoff in Erprobung. Seine Beobachtungen ergaben, daß dieser produktiv psychotische Symptome nicht dämpfen konnte, daß er aber aus endomorphen depressiven Zuständen heraushelfe. Damit war das **Imipramin** als erstes **Antidepressivum** entdeckt.

> Der Exkurs in die Geschichte der Psychopharmaka bis hierhin soll auch deutlich machen, daß die Psychopharmaka nicht zufällig gefunden wurden, sondern daß ihre Entwicklung auf die systematische Veränderung bekannter psychotroper Substanzen zurückgeht. Dies beachtend werden andere als die namengebenden Eigenschaften der Medikamente, zum Beispiel die analgetische Potenz der Antidepressiva und Neuroleptika, besser verständlich.

L. Sternbach ging als einziger nicht von bekannten psychotropen Substanzen aus, sondern von grundsätzlichen Vorstellungen der biologischen Potenz der Struktureigenschaften der erwählten Grundsubstanzen und von deren chemischer und wirtschaftlicher Attraktivität. Am Ende seiner Entwicklungen stand 1958 das **Chlordiazepoxid**, dessen ausgeprägte anxiolytische, muskeltonolytisch und beruhigende Wirkung von L.O. Randall erkannt wurde, so daß bald die klinische Einführung der Substanz als erstes **Benzodiazepin** in die Klinik erfolgte.

Einteilung der Psychopharmaka

Die Psychopharmaka werden nach ihren Hauptwirkungen eingeteilt:
- Neuroleptika (erster Vertreter Chlorpromazin): antipsychotisch
- Antidepressiva (erster Vertreter Imipramin): stimmungsaufhellend
- Tranquilizer (Hauptvertreter die Benzodiazepine): beruhigend

Diese Einteilung ist gültig und gängig, obwohl sie ihre Schwächen hat. Immer wieder wurde der Versuch unternommen, Substanzen zu entwickeln, deren Wirkprofil durch die Eigenschaften aller drei Kategorien gekennzeichnet ist, die also sowohl antidepressiv als auch antipsychotisch als auch beruhigend wirken. Gerade in der psychotherapeutischen Medizin müssen solche Substanzen hilfreich sein, da die Leidenszustände der Patienten selten schwerpunktmäßig durch ein Symptom, zum Beispiel die vitale Verstimmung, geprägt sind. Doxepin beispielsweise hat im mittleren Dosierungsbereich ein breites Wirkprofil (Pöldinger 1988), und Sulpirid entfaltet je nach Dosierungshöhe unterschiedliche Schwerpunkte des vollen Wirkprofiles der Psychopharmaka.

Eigenschaften und Anwendungsmöglichkeiten der Psychopharmaka

— Neuroleptika —

Erwünschte Wirkungen

Besserung psychotischer Symptome wie:
- Denkstörungen mit schlechter Lenkbarkeit und Sprunghaftigkeit der Denkvorgänge, Ichdystonen Denkinhalten, Wahnbildungen
- Verkennungen und Halluzinationen sowie deren affektiven Folgen wie ungerichtete Erregung, aggressive Gespanntheit und Verfolgungsangst
- Behebung von Übelkeit und Erbrechen
- hochpotente Neuroleptika mit starkem Einfluß auf die Zielsymptomatik und wenig allgemein sedierender Wirkung
- niederpotente Neuroleptika mit deutlich sedierender und weniger antipsychotischer Wirkung

Häufige unerwünschte Wirkungen

- »Wurstigkeit«, Stimmungsverlust
- extrapyramidalmotorische Bewegungsstörungen als Frühdyskinesien, Parkinsonoid, Bewegungs(-sitz)-Unruhe
- Appetitsteigerung mit Gewichtszunahme
- vegetative Entgleisungen wie Mundtrockenheit, Akkommodationsstörungen, Obstipation und Miktionsstörungen, Kreislaufdysregulationen, Augeninnendruckerhöhungen

Wichtigste weitere unerwünschte Wirkungen

- Krampfanfälle, Spätdyskinesien, delirante Syndrome
- Erregungsbildungs- und -leitungsstörungen des Herzens
- Blutbildungsstörungen
- toxische Hepatose
- Störung der Thermoregulation mit dem lebensbedrohlichen Bild der malignen Hyperthermie

Wirkungseintritt

- Besserung kognitiver Störungen: nach wenigen Stunden bis zu 2 Wochen
- affektive Entlastung: je nach Applikationsart innerhalb von Stunden bis zu einigen Tagen
- sedierende Wirkung: rasch
- unerwünschte Wirkungen: sehr schwankend (sofort bis zu Jahren)

Pharmakologie

- strukturell sehr heterogene Substanzen, hauptsächlich aber Trizyklika und Butyrophenone
- Applikationshäufigkeit wegen der durchweg längeren Halbwertszeit 1- bis 2malpro Tag ausreichend
- Inaktivierung über die Leber
- therapeutische Breite groß bis sehr groß

Weitere Indikationen

- häufige Verwendung als Antiemetika, Antiallergika und Magentherapeutika

Ergänzung und Zusammenfassung: Anwendung in der psychotherapeutischen Medizin

Die Neuroleptika haben eine große therapeutische Breite und kein Abhängigkeitspotential. Somit sind sie auch für längere Behandlungen geeignet. Da eine Auswahl nach »hoch- und niederpotent« möglich ist und im unteren Dosierungsbereich unspezifische beruhigende Effekte eintreten, können unterschiedliche Syndrome syndromgerecht behandelt werden, zum Beispiel psychotische Zuspitzungen gleich welcher Ursache, Angst und Unruhezustände. Wegen der affektiven Abschirmung und einer wahrscheinlichen analgetischen Eigenwirkung werden die Neuroleptika auch adjuvant in der Schmerztherapie herangezogen.
Die antiemetische Wirkung kann Linderung bei manchen psychosomatischen Funktionsstörungen und Psychosomatosen bedeuten.
Viele der unerwünschten Wirkungen schlagen sich subjektiv als Symptome nieder wie sie auch durch die Erkrankung verursacht werden

(z. B. Schwindel, Herzklopfen). Deswegen muß besonders aufmerksam beachtet werden, ob eine stoffgebundene unerwünschte Wirkung vorliegt oder ob das Symptom Ausdruck der Erkrankung oder einer Schwierigkeit im psychotherapeutischen Prozeß ist und mit einer Arzneimittelwirkung nur vorschnell erklärt wird.

Eine rechtzeitige, ausführliche Aufklärung über das Medikament und eine Auseinandersetzung mit dem Patienten über den neuen Behandlungsschritt ist die beste diesbezügliche Prophylaxe.

Je ungeübter der Behandler im Umgang mit Neuroleptika ist, desto klarer sollten die Screeningprogramme zur Erfassung der unerwünschten Wirkungen geordnet sein (Frequenz der Kontakte mit dem Patienten zur Erkundung der vegetativen und motorischen Funktionen, Frequenz und Art der Laboruntersuchungen wie Blutbild, Leberprofil, harnpflichtige Substanzen, EKG).

In Tabelle 6-1 finden sich vier Beispiele häufig in der psychotherapeutischen Medizin eingesetzter Neuroleptika.

Antidepressiva

Erwünschte Wirkungen

- Stimmungsaufhellung
- Dämpfung von Unruhe und Angst
- Antriebssteigerung

Häufige unerwünschte Wirkungen

Vegetative Entgleisungen mit
- Kreislaufregulationsstörungen
- Obstipations- und Miktionsstörungen
- trockenen Schleimhäuten
- Akkommodationsstörungen
- Müdigkeit, »Lahmheit«

Wichtigste weitere unerwünschte Wirkungen

- kardiotoxische Einflüsse mit Erregungsbildungs- und Ausbreitungsstörungen
- Störungen der Blutbildung
- toxische Hepatose
- zerebrale Krämpfe

Wirkungseintritt

- Dämpfung: nach Stunden
- Antriebssteigerung: nach Tagen
- Stimmungsaufhellung: nach 2 bis 3 Wochen
- unerwünschte Wirkungen: sehr unterschiedlich (nach wenigen Stunden bis zu Wochen und Monaten)

Pharmakologie

- strukturell sehr heterogene Substanzen, hauptsächlich aber Trizyklika
- Applikationshäufigkeit für die meisten Substanzen mit 2- bis 3mal pro Tag ausreichend
- Inaktivierung über die Leber
- therapeutische Breite nur mäßig

Weitere Indikationen

- nur als Psychopharmaka im Gebrauch, als solche aber auch in einer speziellen Indikation zur Behandlung von Panikattacken und zur Behandlung von chronischen Schmerzen

Ergänzung und Zusammenfassung: Anwendung in der psychotherapeutischen Medizin

Antidepressiva haben kein Abhängigkeitspotential, aber eine nur mäßige therapeutische

Tab. 6-1 Beispiele häufig in der psychotherapeutischen Medizin eingesetzter Neuroleptika

Generic name (Präparat ®)	Charakteristika	Applikationsarten, übliche Dosierungen
Promethazin (Atosil®)	sehr schwach potentes trizyklisches Neuroleptikum, das besonders in mäßigen Spannungs- und Angstzuständen und zum Schlafanstoß gegeben wird	Dragees, Sirup, Tropfen (1 ml = 20 mg); i. v., i. m. (1 Amp. = 50 mg) 25 – 100(– 200) mg/die
Thioridazin (Melleril®)	schwach potentes, beruhigend wirkendes und in Grenzen stimmungsaufhellendes trizyklisches Neuroleptikum	Dragees, Retard-Tabletten Tropfen (1 Trpf. = 1 mg); 25 – 100 mg/die
Haloperidol (Haldol®)	hochpotentes Butyrophenon mit wenig vegetativen unerwünschten Wirkungen. Die Vigilanz wird wenig beeinflußt. Gute antiemetische Wirkung	Tabletten, Tropfen (1 Trpf. = 0,1 mg); i. v., i. m. (1 ml = 5 mg) 1-3-5 mg/die
Fluspirilen (Imap®)	Butyrophenon, das eine substanzbedingte Langzeitwirkung hat und in der niedrigen Dosierung als Tranquilizer angewendet wird (umstrittenes Regime)	i. m. 1-2 mg/Woche

Breite, was zur Folge hat, daß schwere und tödliche Vergiftungen durch sie viel häufiger sind, als solche durch Neuroleptika. Die vorrangigen Zielsymptome sind meist Unruhe und Angst und nicht so sehr die depressive Stimmung, so daß immer wieder an die differentialtherapeutischen Möglichkeiten der niederpotenten Neuroleptika oder der Benzodiazepine (s. unten) gedacht werden muß.

Wenn für die Behandlung ein Antidepressivum ausgewählt wird, so ist für gute Betreuung des Patienten zu sorgen, wenn nach einigen Tagen die Antriebssteigerung einsetzt. Diese wird oft ungerichtet und nicht wie zur Persönlichkeit gehörig oder »gemacht«, »von außen beeinflußt« usw. erlebt, irritiert die Patienten und kann zu Suizidhandlungen führen, da die Stimmung sich zu diesem Zeitpunkt ja noch nicht besserte. Hilfreich ist meist die Auswahl eines Antidepressivums von Amitriptylintyp, das schwerpunktmäßig beruhigend und angstdämpfend wirkt. Oft ist in unserem Fach der untere Dosierungsbereich ausreichend. Gelegentlich muß in der angesprochenen Phase zusätzlich mit einem Benzodiazepin behandelt werden.

Eine sichere Indikation für ein Antidepressivum, das alle drei Hauptwirkungen ausgewogen erbringt (sog. Imipramin-Typ), sind die Panikattacken.

In der Schmerztherapie bewähren sich Antidepressiva vom Amitriptylin-Typ im mittleren bis höheren Dosierungsbereich. In jedem Fall sind ein- und ausschleichende Dosierungen zu wählen (im übrigen s. auch Anmerkungen zu »Neuroleptika«, S. 509).

Zwei Beispiele häufig in der psychotherapeutischen Medizin eingesetzter Antidepressiva sind in Tabelle 6-2 zu finden.

Tranquilizer vom Benzodiazepin-Typ

Erwünschte Wirkungen

- Dämpfung von Angst
- Lösen von Spannungen (auch muskulären)
- Beruhigung
- Schlafanstoß
- Anhebung der Krampfschwelle

Unerwünschte Wirkungen (die unmittelbar an die erwünschten gekoppelt sind)

- Einschränkung der emotionalen Schwingungsfähigkeit, der Kritikfähigkeit, der Reaktionsgeschwindigkeit und der Vigilanz
- krampfauslösend bei raschem Absetzen der Substanz

Weitere unerwünschte Wirkungen

- Abhängigkeit auch im geringen (therapeutischen) Dosierungsbereich
- paradoxe Reaktionen (also Reaktionen mit Verstärkung der Zielsymptome)
- motorische und kognitive Unsicherheiten
- Auslösung einer myasthenen Symptomatik
- cholestatische Hepatosen
- Beeinträchtigung der Nierenleistung
- Blutbildstörungen

Wirkungseintritt

- erwünschte Wirkungen: sehr rasch (Minuten)
- unerwünschte Wirkungen: stark unterschiedlich (Minuten bis Monate)

Pharmakologie

- gemeinsam ist den ca. 20 differenten Substanzen das 1,4-Benzodiazepin, das in der Stellung 5 fast regelmäßig mit einem Phenylrest substituiert ist
- Applikationshäufigkeit wegen der meist langen Halbwertzeiten mit 1- bis 2mal täglich ausreichend
- Inaktivierung über die Leber; in Abhängigkeit von der Substanz Auftreten aktiver

---

Tab. 6-2 Zwei Beispiele häufig in der psychotherapeutischen Medizin eingesetzter Antidepressiva

Generic name (Präparat®)	Charakteristika	Applikationsarten, übliche Dosierungen
Doxepin (Aponal®)	trizyklisches Antidepressivum vom Amitriptylin-Typ mit deutlicher sedierender und angstdämpfender Wirkung, das i. m. auch in suizidalen Krisen gegeben wird	Dragees (5, 10, 25 mg); i. m. (1 Amp. = 25 mg) (10-)25-75 mg/die; bei suizidalen Krisen 25-50 mg
Clomipramin (Anafranil®)	trizyklisches Antidepressivum vom Imipramin-Typ, das weniger dämpfend als Doxepin wirkt; geeignet für die Behandlung von Panikattacken	Dragees (10, 25 mg) (10-)25-75 mg/die

Metaboliten, was ebenso wie die Eiweißbindung unterschiedliche Wirkdauern bedingt
- therapeutische Breite größer als die der Antidepressiva und niedriger als die der Neuroleptika
- Flumazenil als wirksamer Antagonist, mit dem Vergiftungszustände geklärt und behandelt werden können

Weitere Indikationen

- als Muskeltonolytikum (Tetrazepam)

Ergänzung und Zusammenfassung: Anwendung in der psychotherapeutischen Medizin

Die Benzodiazepine erbringen rasch und verläßlich bei guter therapeutischer Breite die erwünschten Wirkungen. Dies ist ihr Vorteil und kann zugleich ein Nachteil sein, da die gespannte Emotionalität soweit abflachen kann, daß der psychotherapeutische Prozeß gestört wird. Viele Patienten mit heftigen Angstzuständen, die sie sehr intensiv zum Ausdruck brachten, empfinden geradezu ein Minderwertigkeitsgefühl, da sich der ganze Aufruhr so rasch »beheben« ließ. Dieser Hinweis unterstreicht schon die Wichtigkeit einer angemessenen Dosierung. Zu dieser führen die Leitlinien, sich flexibel in kleinen Einzeldosen an die aktuell notwendige Dosierung heranzutasten, was bei dem raschen Wirkungseintritt gut zu machen ist, und die Dosierungszeitpunkte der Tagesrhythmik anzupassen (z. B. nur 1 Dosierung abends). Der Zeitplan einer Intervention mit Benzodiazepinen sollte sehr bald erarbeitet und mit dem Patienten besprochen werden, da dem Einschleichen einer Abhängigkeit (»low dose dependency«), einem wesentlichen Nachteil der Benzodiazepine, aufmerksam und konsequent entgegengearbeitet werden muß.

In der psychotherapeutischen Medizin kommen Benzodiazepine nur als Helfer in sonst nicht aufzufangenden Zuspitzungen von Angst, Spannung und Unruhe in Frage. Wegen des prompten und intensiven Eintrittes der erwünschten Wirkungen und wegen der Nebenwirkungsarmut haben sie gegenüber (niedrig dosierten) Antidepressiva und Neuroleptika deutliche Vorteile in solchen Situationen. Nach einigen Tagen, aber spätestens nach 3 Wochen, sollten die Benzodiazepine langsam nach Plan abgesetzt werden, wozu je nach Ausgangsdosierung 1 bis 2 Wochen benötigt werden können.

Sollte im oder nach dem Absetzen trotz des Fortschrittes der Psychotherapie die Symptomatik wieder stärker werden, müßte sie von Patient und Behandlern ausgehalten oder äußerstenfalls mit Antidepressiva oder Neuroleptika gedämpft werden. Bei der zeitlichen Planung der Behandlung sind besser 1 oder 2 Tage des Benzodiazepingebrauches zuzulegen, als der Versuchung zu unterliegen, nach Wiederaufflammen der Symptomatik noch einmal in voller Dosierung mit Benzodiazepinen in die Krisenbehandlung einzusteigen.

Zu beachten ist, daß Benzodiazepine häufig als Mittel gegen schmerzhafte muskuläre Verspannungen sozusagen über die Hintertür in die Behandlung Eingang finden.

Drei Beispiele häufig in der psychotherapeutischen Medizin eingesetzter Benzodiazepine finden sich in Tabelle 6-3.

Tab. 6-3 Beispiele häufig in der psychotherapeutischen Medizin eingesetzter Benzodiazepine

Generic name (Präparat®)	Charakteristika	Applikationsarten, übliche Dosierung
Diazepam (Valium®)	Referenzsubstanz für die Benzodiazepine, lange Halbwertszeit, aktive Metaboliten, gute Sedierung	Tabletten (2, 5, 10 mg), i. v. und i. m., Tropflösung für den Resorptionsort Mundschleimhaut (0,5)-1-5 mg/die
Lorazepam (Tavor®)	kürzere Halbwertszeit. Die Angstlösung ist betont im Wirkungsprofil. Häufig wird Tavor zur Behandlung suizidaler Krisen verwendet.	Tabletten (0,5/1,0/2,5 mg), Tabs und Plättchen zur schnellen Freisetzung der Substanz, i. m. (i. v.) 0,5-3(-5) mg/die
Bromazepam (Lexotanil®)	substanzeigener 24-h-Langzeiteffekt; gilt als wenig hypnotisch und wird besonders als Anxiolytikum eingesetzt	Tabletten (6 mg) 1,5-3 mg im ambulanten Gebrauch, in besonderen Fällen und im stationären Rahmen auch höher

Für die Behandlung mit Psychopharmaka generell gilt, daß sie die gesamte Behandlungskonzeption fördern muß. Sie darf also nicht durch erwünschte oder unerwünschte Wirkungen auf unsicheres, unbekanntes Terrain führen. Deswegen sollte sich jeder Behandler eine kleine Auswahl langjährig erprobter Substanzen, über die er sich sehr gut informiert, zu eigen machen. Dieses Vorgehen ist ohne weiteres gerechtfertigt, da ein wirklicher therapeutischer Fortschritt durch Marktneueinführungen selten erreicht wird, sich dann aber schnell herumspricht. Andererseits sind manche initial positiv besprochenen Neueinführungen rasch wieder vom Markt verschwunden wegen schwerwiegender Nebenwirkungen.

Der Übersichtlichkeit halber sollten Umstellungen in der Behandlung so vorgenommen werden, daß ein Mehr oder Weniger an Medikamentenwirkung nicht an Wochenenden oder Feiertagen zum Tragen kommt. Die oft sehr langen Halbwertszeiten sind in diesem Zusammenhang besonders zu berücksichtigen.

Demjenigen, der jemals in der Psychiatrie mit Psychopharmaka therapierte, werden die grundsätzlich relativ niedrig angesetzten Dosierungsvorschläge aufgefallen sein. Die Erfahrung zeigt, daß diese Dosierungen meist ausreichend sind, um die Symptome erträglich zu halten. Andererseits sind in der psychotherapeutischen Medizin Arzneimittelwirkungen wie Dösigkeit, psychomotorische Verlangsamung, »Wurstigkeit« besonders störend, da sie die Mitarbeit des Patienten am psychotherapeutischen Prozeß behindern und Spekulationen über ein Wachsen des Widerstandes des Patienten oder ein »Nicht-Wollen« aufkommen lassen müssen.

Wirkprinzipien der Psychopharmaka

Psychopharmaka nehmen Einfluß auf die Kommunikation der Nervenzellen des Gehirnes untereinander. Diese bilden mit ihren vielen Zelleibausläufern Netzwerke, die sich zu baulich immer komplexeren Systemen mit immer komplexeren Funktionen ergänzen.

Der Informationsaustausch in den Netzwerken und Systemen und zwischen den Systemen ist durch die **Synapsen** gewährleistet, mit denen die Nervenzellen dicht besetzt sind. Synapsen sind Membranspezialisierungen an der Kontaktstelle zwischen einer Nervenfaserendigung und einer Nervenzelle, die durch die Nervenfaser erreicht wird (»Zielzelle«).

Da die Informationsübermittlung an den Synapsen immer nur in einer Richtung erfolgt, spricht man von der *prä*synaptischen Membran, die zur Nervenfaserendigung gehört und der *post*synaptischen Membran, die zur Zielzelle gehört.

Prä- und postsynaptische Membran sind durch den sehr engen synaptischen Spaltraum getrennt. Die Informationsübermittlung erfolgt von der prä- auf die postsynaptische Membran durch die Freisetzung eines Botenstoffes, eines **Neurotransmitters**, in den postsynaptischen Spalt. Die Freisetzung ist Folge des Aktionspotentials, das über die Nervenfaser die Synapse erreicht.

Der Neurotransmitter bewirkt über **Rezeptoren** in der postsynaptischen Membran Reaktionen, die eine Veränderung der Erregbarkeit in der zugehörigen Nervenzelle bewirken. Damit ist die Signal- oder Informationsübermittlung abgeschlossen. Um dem Signal ein exaktes zeitliches Maß zu geben, muß anschließend der Neurotransmitter aus dem synaptischen Spalt eliminiert werden.

Die **Psychopharmaka** moderieren die Signalübertragungsvorgänge (»Neurotransmission«) an den Synapsen, indem sie die Funktionsbereitschaft der postsynaptischen Rezeptoren und/oder das Schicksal des Neurotransmitters im synaptischen Spalt durch verschiedene Mechanismen verändern.

Was so noch recht einfach klingt, wird in der Wirklichkeit höchst kompliziert, da die einzelnen Neuronennetzwerke und -systeme mit unterschiedlichen Neurotransmittern arbeiten. Diese treffen auf unterschiedliche Rezeptoren in der postsynaptischen Membran, deren Funktionen different sind, die eine Erregung der Zielzelle zum Beispiel bahnen oder aber hemmen können.

In diese komplexen Abläufe greifen die Psychopharmaka nicht sehr genau oder selektiv ein, sondern mit erheblichen Unschärfen: Es gibt kaum Substanzen, die gezielt nur mit *einem* Rezeptor oder Transmitter in nur *einem* System interferieren. Viel eher werden auch solche Systeme durch die Interaktion mit dem Transmitter oder Rezeptor beeinflußt, die wir eigentlich nicht beeinflussen wollten.

So erklären sich die vielfältigen Wirkungen (»**Wirkprofile**«) und besonders auch die vegetativen (unerwünschten) Wirkungen, denn die Informationsübermittlung vom Nervensystem an die Erfolgsorgane folgt ebenfalls den oben beschriebenen Prinzipien.

Der Verlauf einer Psychopharmakabehandlung wird zudem durch **Adaptationsvorgänge** der **Synapsenstrukturen** an den pharmakologischen Eingriff kompliziert. Die tardiven Dyskinesien im Zuge längerer Neuroleptikabehandlungen gehen auf solche zurück, die Adaptation bedingt in anderen Fällen aber erst die erwünschte Wirkung.

Zum Schluß dieses Abschnittes wollen wir als Merkhilfe und zur **Charakterisierung** der **Wirkung** der **drei Psychopharmakagruppen** doch wieder vereinfachen. In erster Annäherung kann folgendes gesagt werden:

- **Neuroleptika** hemmen die dopaminerge Neurotransmission. Dopaminerge Untersysteme finden sich aber besonders in dem für unsere Emotionen so wichtigen limbischen System und andererseits in dem nigrostriatalen System, das unsere Bewegungen unwillkürlich formt und regelt.
- **Antidepressiva** fördern die noradrenerge und serotonerge Neurotransmission, mit der anregende vom Hirnstamm aufsteigende Systeme arbeiten.
- **Benzodiazepine** fördern die Neurotransmission durch γ-Aminobuttersäure (GABA). Sie erleichtern dem postsynaptischen Rezeptor die Übernahme des Signals, die in Form der GABA angeboten wird. Es arbeiten vorzugsweise dämpfende Systeme mit GABA. Zudem finden sich Benzodiazepin-Rezeptoren besonders im limbischen System.

Indikationen und Kontraindikationen

Die psychopharmakologische Behandlung muß sich in die Gesamtbehandlung einfügen. Die Literatur über die Frage, inwieweit andere Behandlungen der psychotherapeutischen Medizin durch eine psychopharmakologische Intervention behindert werden, ist spärlich (Bronisch 1993). In ihr zeichnet sich ab, daß grundsätzlich störende Effekte auf den Gesamtverlauf einer Psychotherapie nicht gegeben sind. Nach eigenen Erfahrungen ist es wichtig, den richtigen Zeitpunkt für eine psychopharmakologische Intervention zu erfassen und dann die notwendige Dauer der Behandlung sicher zu prognostizieren, so daß ein möglichst verbindlicher Behandlungsplan aufgestellt werden kann. Negative Auswirkungen auf die Gesamtbehandlung sind immer dann zu erwarten, wenn vorschnell, beliebig, zu kurz und insbesondere zu lange interveniert wurde.

> Im Kontakt mit dem Patienten, aber auch den anderen Behandlern wird sich zeigen, ob eine aktuelle quälende Gedanken- und Affektkonstellation situationsangemessen, verstehbar und insbesondere aushaltbar ist und ob sie in absehbarer Zeit im therapeutischen Prozeß eine Bearbeitung und Besserung finden kann. Ein **Psychopharmakon** ist prinzipiell **indiziert,** wenn dies nicht der Fall ist.

Diese Beurteilung setzt voraus, daß ein tragfähiger Kontakt zum Patienten hergestellt wurde. In der Einleitungsphase einer psychotherapeutischen Behandlung oder in der Wartezeit besteht dieser natürlich noch nicht, dann kann die Indikation großzügiger gestellt werden. In der Abschlußphase einer Psychotherapie könnte sich erneut die Indikation für eine Psychopharmakobehandlung stellen. Es ist dann sorgfältig darauf zu achten, daß das Pharmakon nicht vornehmlich oder ausschließlich die Funktion eines Ersatzobjektes hat. Sollte sich dies herausstellen, und sollte ein Ersatzobjekt unverzichtbar sein, so läßt sich eventuell ein anderes Pharmakon ohne unerwünschte Wirkung und Gewöhnungspotential finden.

Zur Indikation finden sich hier vier Fallbeispiele.

─────────── Fallbeispiel 1 ───────────

Frau D., 19 Jahre alt, wurde nach einem Suizidversuch in die Psychiatrische Klinik eingewiesen. Dort fiel die bulimische Eßstörung auf, deren psychodynamische Hintergründe zunehmend ins Gespräch kamen. Nach Überwindung der suizidalen Krise wurde Frau D. in die Psychosomatische Klinik aufgenommen. Sie hatte den intensiven Wunsch, Klärungsarbeit zu leisten, aber auch eine erhebliche Angst davor, die sich schnell Objekte suchte, so daß sich Frau D. bald angegriffen und ausgegrenzt fühlte, wodurch die Suizidalität wieder aufbrach.

So galt es rasch zu klären, ob der eben begonnene Versuch einer Klärungsarbeit aufgegeben werden müßte oder zu erwarten war, daß Frau D. nach Überwindung der momentan unaushaltbaren Affektspannung das notwendige Vertrauen für den Beginn der therapeutischen Arbeit fassen könne.

In einer Kriseninterventionssitzung wurde festgelegt, daß Frau D. für einen Tag dreimal 2 mg Lorazepam und für zwei weitere Tage dreimal 1 mg Lorazepam per os bekäme. Dieses Regime überwandt die drängende Situation und machte den Einstieg in eine gute psychotherapeutische Arbeit möglich.

Fallbeispiel 2

Frau K., Ende Dreißig, leidet unter einem Tinnitus, leiblich empfundenen Unsicherheits- und Schwindelerscheinungen. Bei einer Borderline-Störung mit histrionischer Symptombildung wurde an eine Psychogenese des Tinnitus gedacht und eine stationäre psychosomatische Behandlung nach einem integrativen Konzept versucht. Durch Setting und die Erinnerungsarbeit in den Therapien labilisierte sich der Zustand und der Tinnitus wurde wahnhaft verarbeitet: »Er kreischt mir dazwischen, raubt mir alle Gedanken«. Angst und Verzweiflung verstärkten Schwindel und leiblich empfundene Unsicherheit, die kontinuierliche Therapie konnte nicht forgesetzt werden.

Ziel der psychopharmakologischen Intervention war, die Affektspannung zu lösen und insbesondere das wahnhafte Erleben des Tinnitus zu dämpfen. Da sich die Patientin sehr unsicher fühlte, sollten eine Kreislaufdämpfung und allgemeine Vigilanzminderung möglichst vermieden werden. Es wurde Haloperidol in der Dosierung von dreimal 1 mg über 14 Tage gegeben. Nach diesem Intervall der Abschirmung konnte – mit verändertem Setting – die Arbeit wieder aufgenommen werden.

Fallbeispiel 3

Frau P., 30 Jahre alt, kam wegen einer Crohn-Krankheit in die psychosomatische Behandlung. Die biographische Anamnese lenkte den Blick auf psychodynamische Zusammenhänge. Frau P. war motiviert und introspektionsfähig. Gleichwohl war in den ersten Therapiestunden eine traurig resignierte Grundstimmung der Patientin kennzeichnend für das Klima der Sitzungen. Auch von der Patientin als wichtig erkannte Deutungen verhallten in dieser Grundstimmung, so daß ein wirklicher psychotherapeutischer Prozeß nicht zustandekam.

Der Patientin wurde Amitriptylin in der Dosierung von dreimal 25 mg angeboten. Ein erhoffter Begleiteffekt war, daß sich die Durchfallsymptomatik unter der anticholinergen Wirkung des Medikamentes bessern möge. Die depressive Symptomatik hellte sich soweit auf, daß die Patientin sich wesentlich lebendiger auf die therapeutischen Beziehungsangebote einlassen konnte. Sie resümierte selbst, daß dies ein Effekt der Antidepressiva sein müsse, die Behandlung wurde für einen mittleren Zeitpunkt (mehrere Monate) angesetzt.

Fallbeispiel 4

Frau H., Anfang Zwanzig, hatte gute therapeutische Fortschritte gemacht. Eine angstneurotische Symptomatik mit heftigen, jeweils zu panikartigen Zuständen führende Dyskardie war der Patientin soweit verstehbar geworden, daß sie sich aus dichter Betreuung lösen und eigene Schritte unternehmen wollte. Wegen der Dyskardien war sie bereits mit Kardiaka und Benzodiazepinen vorbehandelt worden. Natürlich projizierten sich auf Medikamente in der neuen Situation die alten Wünsche nach Sicherheit.

Die Patientin wurde für die ersten eigenständigen Schritte (z. B. Benutzung öffentlicher Verkehrsmittel) 25 mg Promethazin angeboten. Sie wollte das Medikament nur nehmen, wenn sie anders nicht zurechtkäme. So hatte das Medikament gewiß die Funktion eines Ersatzobjektes und wurde alternativ zum denkbaren Betablocker gewählt, um auch weiterhin zu betonen, daß keine primäre Herzerkrankung vorläge. Ein Benzodiazepin hätte möglicherweise in einer der befürchteten Situation raschere und bessere Wirkung entfaltet, war aber besonders im Ausklang der Gesamttherapie wegen der möglichen Abhängigkeitsentwicklung zu problematisieren.

Kontraindikationen ergeben sich aus den unerwünschten Wirkungen der Psychopharmaka immer dann, wenn sich erkennen läßt, daß die Patienten aufgrund körperlicher oder seelischer Disposition mit größerer Wahrscheinlichkeit diese unerwünschten Wirkungen erleiden müssen.

Zusätzliche Kontraindikationen für unser Fachgebiet bestehen, wenn der psychotherapeutische Prozeß nicht gefördert oder in Fluß gehalten wird, sondern im Gegenteil behindert wird. Die Behinderung kann erstens durch die erwünschten oder unerwünschten Wirkungen des Medikamentes erfolgen, in dem die Gefühle und die Gedankenwelt des Patienten so verändert wird, daß er sich an der therapeutischen Arbeit nicht mehr beteiligen kann oder mag.

Die Behinderung des therapeutischen Prozesses kann aber auch unabhängig von den Arzneimitteln alleine durch die Tatsache entstehen, daß ein weiteres Prinzip in die Behandlung eingeführt wurde. Es besteht die Möglichkeit und Gefahr, daß der Patient und die Therapeuten auf dieses Prinzip eine besondere, eventuell auch überhöhte Aufmerksamkeit und Hoffnung oder Befürchtung richten. Andererseits kann die Bearbeitung solcher Hoffnungen und Befürchtungen die Klärung der inneren Situation des Patienten voranbringen.

Psychodynamik

Die Verordnung oder das Angebot und die Annahme oder Hinnahme eines Psychopharmakons drücken Wesentliches über die therapeutische Beziehung aus. Schon die Wortwahl »Verordnung oder Angebot«, »Annahme oder Hinnahme« deutet darauf hin. Ich möchte einige Äußerungen anführen, die so oder ähnlich häufig in Erstinterviews oder auch in Verordnungssituationen von den Patienten zu hören sind oder von Ärzten gemacht werden:

―――――― Beispiel ――――――
»Ich laß mich nicht mit Medikamenten vollstopfen.« »Ich bin gar kein Freund von Medikamenten.« ». . . ich kann noch gar nicht auf meine Medikamente verzichten.«, »Wenn Sie das anordnen, will ich das gerne nehmen/weglassen.«

Und auf der anderen Seite:

―――――― Beispiel ――――――
»Nehmen Sie das bitte, das ist gegen Ihre Unruhe!« »Das Mittel wird Ihnen eine Hilfe sein, sich besser durchzusetzen.« »Wenn Sie statt der Traurigkeit Zahnschmerzen hätten, würden Sie doch auch ein Medikament nehmen!«

In allen Bemerkungen bildet sich ab, daß die **Arbeitsebene** der Beziehung, das »Arbeitsbündnis« definiert, korrigiert oder **stabilisiert** werden soll. Schon dieses Vorhaben ist oft mit Sorgen und Befürchtungen oder auch neuen Erwartungen und Hoffnungen belegt. »Bekommt mir das Mittel und wird es mir auch wirklich helfen, besser mitzumachen?« wird eine Frage sein, die den Patienten bewegt, und der Arzt wird sich zum Beispiel fragen müssen, ob Zahnschmerzen nicht doch ein emotional klarer umrissenes Problem sind als Traurigkeit.

Die Arbeitsebene mit ihrem mehr oder weniger »erwachsenen« Niveau gründet auf einem Fundament, das der Patient nicht oder nicht ausreichend klar und solide in sich spürt. Die Vorstellungen von dem, was gut und tragfähig ist, muß er sich »leihen« und benötigt dazu die basale, authentische und warm getönte Beziehung zum Behandler. Gerade auch schwerer gestörten Patienten muß diese Basis angeboten werden, sie brauchen etwas, worauf sie sich ohne weiteres Problematisieren verlassen können.

Diese **symbiotische Beziehungsebene** kann durch ein Psychopharmakon gefördert oder beeinträchtigt werden. Die Bemerkung »wenn Sie sagen, daß ich das Mittel nehmen soll, will ich das gerne tun« deutet an, wie sehr der Patient sich auf verläßliche Wegweisung angewiesen sieht. Er sucht diese aber umfassend und nicht reduziert auf die fachmännische Beratung in Psychopharmakafragen, auf die er sowieso einen Anspruch hat. Andererseits sagt die nachdrückliche, autoritäre Verordnung eventuell aus, daß der Arzt mehr Angst in der Behandlungssituation spürt, als er sich selber klar macht, und die Verordnung wird nur scheinbare Sicherheit schaffen.

Zwischen der symbiotischen und der Arbeitsebene spannt sich der **Raum** der eigentlichen **Psychotherapie** aus. In ihm begegnen sich Patient und Therapeut durch Übertragung und

Gegenübertragung. In ihm können sich die verschütteten Erinnerungen, unbewußten Vorstellungen, Wünsche, Gefühle und Triebe der Patienten (und Therapeuten) und die Konflikte der unterschiedlichen Gefühle usw. zeigen und klären.

Auf die »Sach«-Auseinandersetzung um Medikamente aber bildet sich im therapeutischen Raum das reaktivierte Seelische ab.

So zeigt sich hinter dem Satz »Ich laß mich nicht mit Medikamenten vollstopfen!« die Angst vor einem Autonomieverlust in einem **Abhängigkeits/Autonomie-Konflikt**. Im weiteren erfahren wir vielleicht von diesen Patienten, daß sie sich häufig abgefüttert, eben vollgestopft fühlten und den »elterlichen« Übergriff fürchten, aber noch keine wirklichen Möglichkeiten »sich selbst zu sättigen«, also aus der Abhängigkeit herauszutreten, in sich tragen.

Die auf der Arbeitsebene durchweg zu schätzende Äußerung »wenn Sie das anordnen, will ich das gerne nehmen« mag zu verstehen geben, daß **Unterwürfigkeit** und **Auflehnung** in Konflikt liegen, denn durch die sanfte Zustimmung schimmert hindurch, daß sich der Patient eigentlich nicht gefragt fühlt.

Diejenigen, die sich »nicht als Freunde von Medikamenten« bezeichnen, sind nicht selten diejenigen, die Medikamente sogar bevorzugt nehmen, aber auf der Suche nach wirklichen Freunden, »guten Objekten« sind. Sie problematisieren die Medikation ständig und überprüfen damit unsere Verläßlichkeit, die Verläßlichkeit der Objekte wegen der unbewußt ständig befürchteten **mangelhaften Objektkonstanz**.

Angstpatienten brauchen etwas Festes und Gewisses in ihrer Nähe, etwas, das ihnen bleibt, auf das sie zurückkommen können, wenn die eigenen in der Therapie erarbeiteten Vorstellungen und Möglichkeiten nicht hinreichen, um ohne Angst eine Situation, zum Beispiel die Lösung aus der Therapie, zu meistern. Sie sagen uns »sie brauchen noch die Medikamente«, wo sie eigentlich etwas Mitnehmbares von uns, ihren Objekten in der Therapie, benötigen. Für sie ist das Medikament dann das **Ersatzobjekt**, und die in diesem Ersatzobjekt gebundene Erinnerung an das Objekt ist wichtiger als die pharmakologische Wirkung.

In jedem Einzelfall und in jeder Behandlungssituation sind die individuellen psychodynamischen Zusammenhänge zu erarbeiten. Erst wenn dies geschieht, wird aus der Psychopharmakaanwendung eine Therapie mit oder unter Psychopharmaka.

6.1.2 Analgetika

> Mit den **Analgetika** versuchen wir, Schmerzzustände unterschiedlicher Entstehungsgeschichte, unterschiedlicher Lokalisation und Dauer zu beeinflussen.

In die Behandlung der psychotherapeutischen Medizin kommen besonders solche Patienten, deren Schmerzen lange bestehen und keine ausgeprägte Beziehung zu körperlichen Erkrankungen haben. Oft werden seelische und soziale Determinanten, die mit der lange währenden Schmerzerkrankung verknüpft sind, aufgedeckt, und oft läßt sich durch das Gespräch klären, daß der Schmerz einen geheimen, wenn auch quälenden Sinn für die Persönlichkeit des Patienten hat, so daß von einem **psychogenen Schmerz** gesprochen werden kann.

Auf Leidenszustände, die hinsichtlich Charakter, Lokalisation und Entstehungsgeschichte sehr heterogen und komplex sind, wird medikamentös mit den Analgetika demgegenüber sehr einfach reagiert. Entsprechend unbefriedigend ist oft der Erfolg. Deswegen suchen die Patienten nach anderen Behandlungsstrategien und können so auch Kontakt zur psychotherapeutischen Medizin bekommen.

Zusätzliche medikamentöse **systemische Behandlungsstrategien**, den Einsatz von Analgetika ergänzend, bestehen in der Gabe von:
- Psychopharmaka (Antidepressiva, Neuroleptika)
- muskeltonolytischen Benzodiazepinen
- Antikonvulsiva (Carbamazepin, Hydantoin)
- Kortikosteroiden

Von den Antidepressiva ist erwiesen, daß sie in der Schmerztherapie hilfreich sind, von den Neuroleptika steht die statistische Sicherung dieses hilfreichen Effektes noch aus. Er ergibt sich zum einen durch eine direkte analgetische Wirkung und zum anderen durch eine affektive Abschirmung, so daß das Schmerzerleben entschärft wird.

Einteilung der Analgetika

Im klinischen Alltag ist immer noch die Einteilung der Analgetika in **peripher** und **zentral wirksame Substanzen** gebräuchlich. Da die Entstehung des bioelektrischen Korrelates einer schmerzverursachenden Gewebsirritation oder Schädigung in der Peripherie und der Mechanismus der Übertragung dieses Korrelates von Schaltstelle zu Schaltstelle des Nervensystems bis zum Kortex und auf signalmodulierenden Bahnen zurück zum Hinterhorn des Rückenmarkes grundsätzlich ähnlich sind, verwundert es nicht, daß die peripher wirksamen Analgetika auch zentrale Wirkungen entfalten. So wurde die benannte Einteilung schärfer gefaßt.

Die herkömmlich als zentral wirksam bezeichneten Analgetika entfalten ihre Wirkung durch Bindung an Opiatrezeptoren, weswegen sie **Opioide** genannt werden. Sie können mit verschiedenen Opiatrezeptoren reagieren und dort agonistisch oder antagonistisch wirken, was ihr differentes Wirkprofil ausmacht.

Diejenigen Analgetika, die nicht an Opiatrezeptoren binden, werden entsprechend **Nichtopioid-Analgetika** genannt. Sie wirken schwerpunktmäßig am Ort der Schmerzentstehung, bei vielen somatogenen Schmerzzuständen also in der Peripherie. Ihre Wirkung ist verknüpft mit mehr oder minder starken antiphlogistischen und antipyretischen Eigenschaften. Sie lassen sich chemisch nach ihrem Säuregrad weiter differenzieren.

So kommen wir heute zu folgender Einteilung der Analgetika:

Nichtopioid-Analgetika
- saure antiphlogistische und antipyretische Analgetika, z. B. Acetylsalicylsäure, Diclofenac
- nichtsaure antipyretische Analgetika, z. B. Metamizol, Paracetamol

Opioid-Analgetika
- schwächer wirksame Opioide, z. B. Tramadol, Tilidin + Naloxon
- stark wirksame Opioide, z. B. Morphinsulfat

Wirkungsweisen

Die somatische **Ursache** eines **Schmerzerlebnisses** ist eine Gewebsläsion. Durch sie wird die gewebsständige Protease Kallikrein aktiviert, die aus einer im Blut zirkulierenden Vorstufe das Peptid Bradykinin abspaltet. Dieses bindet an die Schmerzrezeptoren und führt dort zu:
- einer fortgeleiteten Erregung
- einer Aktivierung der Phospholipase A2, die aus den Gewebsmembranen Phospholipide freisetzt

Unter der Katalyse der **Zyklooxygenase** werden die Phospholipide zu **Prostaglandinen** umgewandelt. Prostaglandine bestimmen wesentlich den Verlauf der ursprünglichen Gewebsläsion. Sie sensibilisieren zum Beispiel die Schmerzrezeptoren und führen zu der Gewebsanschwellung. Die **sauren antiphlogistischen Nichtopioid-Analgetika** verhindern diesen Prozeß, indem sie die Zyklooxygenase blockieren, wodurch weniger Prostaglandine anfallen. Da die Prostaglandine an der Magenschleimhaut und an anderen Organstrukturen protektive Wirkung entfalten, sind durch die Hemmung der Prostaglandinsynthese wesentliche unerwünschte Wirkungen, zum Beispiel die gastrointestinalen Blutungen, erklärt. Die Wirkung der Zyklooxygenase führt aber nicht nur zur Bildung der Prostaglandine, sondern auch zur Bildung des Thromboxan A_2 (an der Thrombozytenaggregation beteiligt), das durch die Hemmung der Zyklooxygenase vermindert anfällt. Dadurch erklärt sich die verminderte Thrombozytenaggregation und die entsprechende Blutgerinnungshemmung unter den sauren antiphlogistischen Analgetika.

Bei gehemmter Wirkung der Zyklooxygenase werden die Phospholipide der lädierten Gewebsmembranen über andere Wege verstoffwechselt. So fallen vermehrt die **Leukotriene** mit ihrer bronchokonstriktorischen Wirkung an. Die Erregung des Schmerzrezeptors wird über mehrere Schaltstufen zum Kortex weitergeleitet, so daß als Folge der Gewebsläsion ein Schmerz erlebt werden kann. Seine Intensität kann dadurch moduliert werden, daß das Signal an den einzelnen Schaltstufen gedämpft wird. Die Dämpfungsvorgänge können von der Peripherie organisiert werden und/oder vom Zentrum über absteigende Bahnen, die nach funktionsverfeinernden Verschaltungen im Mittelhirn und Hirnstamm auf das Hinterhorn des Rückenmarkes projizieren.

Die Transmitter der Dämpfungsvorgänge binden im wesentlichen an Opiatrezeptoren. Die

Medikamentöse Therapie

Opioide verstärken die dämpfende Transmission und wirken auf diesem Wege schmerzlindernd. Ihre Bindung an andere Opiatrezeptoren im Zentralen Nervensystem oder auch in anderen Organen machen die wesentlichen unerwünschten Wirkungen, zum Beispiel die Atemdepression aus. Die Opiatrezeptoren adaptieren sich an den Opioideinfluß. Auf diesen Mechanismus geht die Toleranzentwicklung zurück, die wichtige unerwünschte Wirkungen (Müdigkeit, Übelkeit, Erbrechen) nach einer Einstellungsphase weitgehend unterbindet.

Eigenschaften, Indikationen und Kontraindikationen der Analgetika

Saure antiphlogistische Nichtopioid-Analgetika

Erwünschte Wirkungen
- schmerzlindernd bei leichten bis mäßigen Schmerzen, besonders wenn sie auf eine entzündliche Gewebsreaktion muskuloskelettaler Strukturen zurückgehen
- mäßige bis gute antipyretische Wirkung

Erwünschte oder unerwünschte Wirkung (je nach Indikation)
- Thromozytenaggregationshemmung

Häufigere unerwünschte Wirkungen
- Läsionen der Schleimhaut des oberen Intestinums mit Blutungen
- Nierenfunktionsstörungen
- Bronchokonstriktion über eine sogenannte Pseudoallergie (s. S. 518)
- Allergien mit Hautmanifestationen

Seltenere unerwünschte Wirkungen
- interstitielle Nephritis und Papillenschäden
- Leberfunktionsstörungen
- Schädigung der Blutbildung und der Haut

Wirkungseintritt
- rasch nach oraler Applikation

Wirkungsdauer
- je nach Substanz sehr unterschiedlich, aber stets einige Stunden

Zwei häufig angewandte Substanzen dieser Gruppe sind in Tabelle 6-4 vorgestellt.

Anmerkungen

Bei Patienten mit Neigung zu Magen- und Darmulzera sowie bei Asthmatikern sollte auf diese Substanzgruppe verzichtet werden. Die Gefahr gastrointestinaler Blutungen läßt sich geringer halten, wenn die Medikamente nach den Mahlzeiten eingenommen werden. Eventuell muß die Magenschleimhaut zusätzlich protektiv mit einem Antazidum oder einem H_2-Blocker behandelt werden. Die Blutungsneigung unter Acetylsalicylsäure ist zum Beispiel bei zahnärztlichen Eingriffen zu beachten.

Nichtsaure antipyretische Analgetika

Erwünschte Wirkungen
- sehr gut analgetisch
- gut antipyretisch
- kaum antiphlogistisch
- z.T. spasmolytisch

Tab. 6-4 Häufig angewandte Substanzen aus der Gruppe der sauren antiphlogistischen Nichtopioid-Analgetika

Generic name (Präparat®)	Charakteristika	Darreichungsformen, Dosierungen, Applikationsintervalle
Acetylsalicylsäure (Aspirin®)	sehr gut analgetisch und antipyretisch wirksam, weniger antiphlogistisch, guter Thrombozytenaggregationshemmer, gilt als besonders ulzerogen	Tabletten von 100-500 mg; Applikationsintervalle 4-6 stündlich; Einzeldosierungen 250-1000 mg; Maximaldosierung 6 g/die
Diclofenac (Voltaren®)	sehr gut antiphlogistisch, gut analgetisch, weniger antipyretisch	Dragees à 25, 50 und 100 mg; Supp. 50 und 100 mg; Applikationsintervalle 8stündlich; Einzeldosierung 50-100 mg; Maximaldosierung 300 mg/die

Unerwünschte Wirkungen (insgesamt seltener, dann aber oft ernst)

- Blutbildungsstörungen mit Agranulozytose und aplastischer Anämie
- Nieren- und Leberstörungen
- Allergien

Wirkungseintritt

- rasch, auch bei oraler oder rektaler Applikation

Wirkungsdauer

- relativ kurz

Zwei wichtige Vertreter dieser Substanzgruppe sind in Tabelle 6-5 zu finden.

Anmerkungen

Die **Indikationsgebiete** sind Schmerzzustände, die ohne wesentliche entzündliche und ödematöse Gewebsreaktionen einhergehen. Metamizol ist ein gutes Allround-Analgetikum, das sich auch bei Schmerzen der intestinalen Hohlorgane einsetzen läßt.
Die **Kontraindikationen** ergeben sich aus den unerwünschten Wirkungen. Diese scheinen, wie Beobachtungen in den 70er Jahren zeigten, unter i.v.-Gabe gehäufter aufzutreten, so daß diese Applikationsform weitgehend verlassen wurde.

--- Opioid-Analgetika (schwach und stark wirksame) ---

Erwünschte Wirkungen

- Analgesie

Unerwünschte Wirkungen

- Atemdepression
- Übelkeit, Erbrechen, Sedierung
- Miosis, Obstipation, Miktionsstörungen
- Euphorie, seelische Abhängigkeit
- körperliche Abhängigkeit

Toleranzentwicklung

- gegenüber der analgetischen Wirkung
- gegenüber der Übelkeit, dem Erbrechen, der Sedierung
- *nicht* gegenüber der Obstipation und Miktionsstörung

Wirkungseintritt

- rasch

Wirkungsdauer

- substanzabhängig, eher kurz

Vertreter eines schwach und eines stark wirksamen Opioidanalgetikums sind in den Tabellen 6-6 und 6-7 beschrieben.

Tab. 6-5 Wichtige Vertreter der nichtsauren ayntipyretischen Analgetika

Generic name (Präparat®)	Charakteristika	Applikationsformen, Dosierungen
Paracetamol (ben-u-ron®)	gut analgetisch und antipyretisch wirksam, keine antiphlogistische und spasmolytische Wirkung. In Überdosierung (> 12 g/die) können schwere Leberschäden auftreten. Als Antidot sollte N-Acetylcystein vorgehalten werden.	Tabletten à 500 mg; 500-1000 mg alle 4-6 Stunden; Maximaldosierung 6 g/die
Metamizol (Novalgin®)	sehr gute analgetische und zugleich deutliche spasmolytische Wirkung; gut antipyretisch, aber nur gering antiphlogistisch wirksam	Tabletten à 500 mg; Tropfen 1 ml = 20 Trpf. = 500 mg; Supp.: 1000 mg Ampullen (i.v.) à 500 mg; 50-1000 mg alle 4 Stunden; Maximaldosierung 5 g/die

Tab. 6-6 Vertreter eines schwach wirksamen Opioidanalgetikums

Generic name (Präparat®)	Charakteristika	Applikationsform, Dosierung
Tilidin und Naloxon (Valoron N®)	relativ kurze Wirkdauer von 2-4 Stunden; Wirkpotenz gegenüber Morphin etwa 1/5 bis 1/10; Bildung der aktiven Substanz nach der ersten Leberpassage; Entzugserscheinungen durch Naloxon bei unzweckmäßig hoher (mißbräuchlicher) Dosierung	Kapseln à 500 mg Tilidin + 4 mg Naloxon; Tropfen 20 = 50 mg Tilidin + 4 mg Naloxon; 50-100 mg/4 h; Maximaldosierung 600 mg/die

Tab. 6-7 Vertreter eines stark wirkenden Opioid-Analgetikums (der Betäubungsmittelverordnung unterliegend)

Generic name (Präparat ®)	Charakteristika	Applikation, Dosierung
Morphin (MST®)	Referenzsubstanz mit der relativen Wirkpotenz 1 und durch die Galenik relativ langer Wirkungsdauer von 8-12 h, solange die Tablette nicht beschädigt ist	Retard-Tablette à 10, 30, 60, 100 mg; 10-30 mg alle 8-12 h

Anmerkungen

Opioid-Analgetika sind besonders zur Behandlung von Schmerzen, die durch maligne Erkrankungen verursacht werden, indiziert. Sie sollten erst gegeben werden, wenn Nichtopioid-Analgetika unzureichend wirken oder wegen ihrer Nebenwirkungen nicht gegeben werden können. Durch die Kombination mit Nichtopioid-Analgetika läßt sich die Dosis senken. Aus Gründen der Handhabbarkeit wird man in einer ersten Stufe versuchen, mit einem schwach wirksamen Opioid-Analgetikum auszukommen, da dieses einfach zu rezeptieren ist. Vorrangig der Schmerz verhindert das Auftreten einer **Atemdepression**. Sollte es zum Beispiel durch ein nichtmedikamentöses Behandlungsverfahren gelingen, den Schmerz wesentlich zu bessern, so ist der Patient gut zu beobachten, da nun die Atemdepression auftreten könnte.

Die stark wirksamen Opioide sind stärker durch das Problem der **psychischen Abhängigkeit** belastet. Allerdings sind sie effektiver und flexibler als die frei zu rezeptierenden schwächer wirksamen Opioide. Die Entwicklung der psychischen Abhängigkeit läßt sich am besten durch ein möglichst effektives Gesamtkonzept der Behandlung eingrenzen: Ein Patient unter effektiver Schmerztherapie hat keine Not, die Dosis zu steigern.

Bei chronischer Opioid-Therapie entwickelt sich immer eine physische Abhängigkeit, und es muß in den Fällen, in denen die Therapie mit Opioiden verlassen werden kann, mit Entzugssymptomen gerechnet werden.

Anwendungsgrundsätze, Kombinationen

Unsere Patienten erleben ihr quälendes Symptom zumeist als somatogen und können sich am Anfang einer Behandlung eine Besserung ihrer Schmerzerkrankung durch Psychotherapie nicht vorstellen. Sie drängen oft mit erheblichem Nachdruck immer wieder auf körperliche, so auch auf medikamentöse Behandlungsverfahren. Es hat keinen Sinn, in solchen Situationen Diskussionen anzufangen mit dem Tenor, daß nun psychotherapeutische Verfahren den absoluten Vorrang hätten. Die Angst und die oft unausgesprochene Verärgerung über die Ablehnung der Medikamentenwünsche fachen die Schmerzen an, und der Einstieg in die Therapie ist erschwert. Auf der anderen Seite darf man nicht den Ehrgeiz entwickeln, den Schmerz mit einem somatischen Vorgehen allzu rasch aufzulösen. Der Schmerz bleibt über lange Zeit in der Therapie ein wichtiges Ausdrucksmittel, immer solange, bis ein zum Beispiel mimischer oder verbaler Ausdruck gewagt werden kann. Meistens braucht der Patient doch den Schmerz, um sich überhaupt deutlich zu machen, um sich Bedeutung zu verschaffen, eventuell um sich überhaupt als Individuum zu fühlen.

So ist es sinnvoll, in der Eingangssituation der Therapie sehr genau die bisherige medikamentöse Schmerztherapie bezüglich nützlicher Effekte, die sich einstellten, und bezüglich individueller Nebenwirkungen, Gewöhnungsmechanismen, aber auch Vorlieben bezüglich Applikationsart, Einnahmezeitpunkten usw. zu analysieren. In diesen Themenkreisen kennt der Patient sich aus, er spürt, daß auf ihn zugegangen wird, um ihn in den neuen Bereich der psychotherapeutischen Medizin abzuholen.

Häufig ist zu beobachten, daß medikamentöse **Behandlungskonzepte** innerhalb oder außerhalb der psychotherapeutischen Medizin wenig Konturen zeigen: häufig Bedarfsmedikationen statt festgelegter Dosierungen nach Zeitplan, häufiger unübersichtlicher Wechsel von sehr ähnlichen Substanzen, häufig hinhaltendes Taktieren, abgelöst durch zeitlich dicht gedrängte Verordnungen. Eher bewähren sich festgelegte Behandlungspläne, die durch Bedarfsmedikationen flexibel gehalten werden, wobei für das, was als Bedarf definiert wird, ein fester Rahmen benannt werden muß. Dieser letzte Gesichtspunkt ist sicher eine Spezialität der Schmerzbehandlung im Rahmen der psychotherapeutischen Medizin, da viele Patienten besonders in der Eingangssituation unerträglich finden, alle Freiräume aufzugeben, sich ganz auf die Fürsorge durch andere zu verlassen. Durch allzu starre Schemata wäre zu rasch und zu heftig ein häufiger Grundkonflikt der chronisch Schmerzkranken angerührt und in der Phantasie der Patienten die Autonomie bedroht.

> Um in der Diskussion mit den Kranken und den Mitbehandlern Konzepte für die medikamentöse Schmerztherapie aufzustellen, braucht es eine fundierte Kenntnis über die Wirkungen und Nebenwirkungen der Einzelsubstanzen sowie über den sinnvollen Aufbau von Kombinationen und über die zeitlichen Abläufe eines eventuellen Therapiefortschrittes. So ist es auch bei der Anwendung von Analgetika hilfreich, sich an erprobte Substanzen in einer kleinen, durchaus persönlich gefärbten Auswahl zu halten.

Bevor eine **medikamentöse Schmerztherapie** eingeleitet oder nach einem eventuell neuen Regime fortgesetzt wird, müssen mit dem Patienten die **Ziele** besprochen werden. Es ist sinnlos, Schmerzfreiheit als dieses zu benennen, allerdings geben Patienten in der psychotherapeutischen Medizin sehr häufig die Schmerzfreiheit als ihr wichtigstes Ziel an. So ist im Gespräch darauf hinzuarbeiten, daß Teilziele als sinnvoll anerkannt werden, die darin bestehen, daß der Patient Lebensgestaltungsmöglichkeiten gewinnt. Hierüber sollte möglichst konkret gesprochen werden (»wenn ich doch etwas lesen könnte«, »wenn ich doch einen Spaziergang machen könnte oder abends etwas aufbleiben könnte«). An solchen Maßstäben bemißt sich die Qualität der Schmerztherapie. Muß der Versuch unternommen werden, sie mit Hilfe der Analgetika zu erreichen, so ist nach einem **Stufenplan** vorzugehen.

Die **erste Stufe** sieht die Anwendung eines Nichtopioid-Analgetikums vor, das ausreichend dosiert werden muß. Seine Auswahl richtet sich nach Vorerfahrungen, besonders bezüglich der Nebenwirkungen, aber auch nach zusätzlichen Argumenten, die sich aus Schmerzcharakter und körperlichem Befund ergeben. Bei sicht- oder tastbaren Schwellungszuständen des Gleit- und Bindegewebes sollte zum Beispiel Diclofenac mit seiner antiphlogistischen Komponente in der Dosierung achtstündlich 50 bis 100 mg gegeben werden. Bei spastischen intestinalen Schmerzen käme Metamizol vier- bis sechsstündlich 500 bis 1000 mg in Frage.

Spannungskopfschmerzen sprechen oft gut auf Acetylsalicylsäure sechsstündlich 500 mg an.

Auf der Stufe 1 kann bei unzureichendem Effekt mit einem Antidepressivum kombiniert werden. Die Stufe 1 sollte nicht allzu schnell verlassen werden, frühestens nach einigen Tagen, da die Folge langanhaltender Schmerzzustände in Form von Irritationen des Gewebes gewisse Zeit zu ihrer Beruhigung braucht. Hierauf sollten Patient und Mitbehandler aufmerksam gemacht werden.

Wenn nach einigen Tagen kein ausreichender Erfolg gemessen an den vereinbarten Teilzielen zu erreichen ist, so kann auf **Stufe 2** mit einem schwächer wirkenden Opioid-Analgetikum, zum Beispiel Tilidin und Naloxon (Valoron N®) vierstündlich 50 bis 100 mg kombiniert werden. Die eventuell schon vollzogene Kombination mit einem Antidepressivum kann ausgebaut werden. Zwischenzeitlich mögen auch Erkenntnisse dazugekommen sein, die zum Beispiel den Einsatz anderer adjuvanter Therapieregimes rechtfertigen.

Der Übergang zu **Stufe 3** wird gut zu überlegen und mit dem Patienten zu besprechen sein. Man sollte sich aber klarmachen, daß er auch bei sogenannten benignen Schmerzen notwendig werden kann. Er sieht den Ersatz des schwachen Opioids durch ein stark wirkendes Opioid, zum Beispiel retardiertes Morphin achtstündlich bis zu 30 mg vor. Mit der klaren Gewißheit, den Übergang zu Stufe 3 vollziehen zu »dürfen«, läßt sich viel besser ergründen, warum die bisherigen Maßnahmen nicht ausreichend waren. Oft wird mit dem Wunsch nach mehr und anderen Medikamenten ein Wunsch ausgedrückt, der mit mehr und anderen Substanzen nicht aufzufangen ist, sondern in der Psychotherapie geklärt werden muß.

Mit den oben angegebenen Modifikationen sollte auf jeder Stufe oral, in festgelegtem Zeittakt und in den fest- und offengelegten Dosierungen behandelt werden.

In der psychotherapeutischen Medizin stellt sich häufiger als sonst im Umgang mit chronisch Schmerzkranken (etwa Tumorpatienten) die Frage nach einem **Abbau** der **Medikation**. Es bewährt sich dabei nicht, auf den ersten Silberstreifen am Horizont hereinzufallen, oft wird der Therapeut in seiner Verläßlichkeit auf diese Weise getestet. Es sollte sich in einem kritischen Gespräch klären, daß die zuvor vereinbarten Teilziele wirklich erreicht sind. Sollte dies gegeben sein, so ist die Reduktion der Schmerzmedikation in umgekehrter Reihenfolge des Aufbaues der einzelnen Stufen vorzunehmen. Eine eventuell schon eingetretene körperliche Gewöhnung an die Opioide ist dabei zu beachten.

Psychodynamik

Eine Schmerzsymptomatik kann bei psychoneurotisch und psychosomatisch Kranken spontan oder unter Behandlung durchaus flexibel und facettenreich verlaufen. Die chronisch psychosomatisch Schmerzkranken leiden aber häufig an sehr starren, monomorphen Beschwerden, die wie ein Berg auf ihnen lasten oder ihnen und der Behandlung im Wege stehen. In dieser Starre finden sich die besonderen **Abwehrformen** der meist sehr drängenden und tiefreichenden Konflikte der Patienten wieder, die in Kapitel 5.3.11 (S. 375 ff) angeführt wurden.

Der Verlauf einer medikamentösen analgetischen Therapie wird ebenfalls durch diese besonderen Abwehrformen und Konfliktmuster geprägt, auf ihr bilden sich Beziehungsmuster ab, die sich in wichtigen Beziehungen des Patienten, also meist in seiner Ursprungsfamilie, entwickelten.

Analgetika gelten bei Ärzten und Patienten zurecht als gut wirksame Medikamente. Da liegt es nahe, daß ein Patient, der aufgrund seines Erlebens sagen muß, er habe Schmerzen und dies sei seine einzige oder vorrangige Belastung, für sich in Anspruch nimmt, mit Analgetika behandelt zu werden. Wenn der Schmerz erkennbare somatische Wurzeln hat, ergibt sich für den Behandler kein wirkliches Problem. Er kann ein differentialtherapeutisches Konzept unter Einschluß einer analgetischen Medikation aufstellen. Diese wird in Abhängigkeit davon helfen, »was« in welcher Intensität der Schmerz für den Patienten bedeutet. Steht der Schmerz lediglich für aktuelle Gewebsläsionen oder Irritationen, sei es im Rahmen einer akuten oder chronischen Erkrankung, so wird die Hilfe durch die Analgetika ausgeprägt sein. Konnte der Patient in der Verordnungssituation erleben, ernst und angenommen und nicht abgespeist zu werden, so wird sich die Hilfe noch klarer erweisen. Fühlte er sich abgespeist, so kann dieser Beziehungsaspekt ein schmerzliches Gefühl anfachen, daß den hilfreichen pharmakologischen (»instrumentellen«) Effekt blockiert.

Bringt der Schmerz – auch solcher mit somatischen Wurzeln – unbewußt für den Patienten und anfangs auch für den Therapeuten ganz andere leidvolle Gefühle und Erfahrungen in die Beziehung, über die der Patient sich nicht oder noch nicht austauschen kann oder aus innerer Not nicht austauschen darf, so muß die Medikation versagen und dies umso eher, wenn wenig somatische Veränderungen festzustellen sind, die sich mit dem Eingriff in die Biochemie per Analgetikum glätten ließen.

Im weiteren wird der Patient davon ausgehen, daß er unzureichend oder falsch behandelt wird, er wird seinen Anspruch auf eine gute analgetische Therapie versuchen durchzusetzen. Dies wird nicht zuletzt durch weitere Schmerzverstärkung beziehungsweise eine Zunahme der Schmerzklage oder einer spürbaren zähen Verbissenheit geschehen, auf die der Behandler mit Blick auf die »objektive« Befundlage antworten wird, daß das Notwendige getan werde und sich die Beschwerdezunahme nicht erklären lasse. Ein **Machtkampf** ist entbrannt, bei dem es auch um die Schmerzmedikation, unbewußt vorrangig aber um die Anerkennung als ein Mensch mit sehr persönlichen Belastungen, aber auch Konturen und Bedürfnissen geht, die sich hinter dem Schmerz verbergen. Über den Kampf um die Medikamente kann der Patient verschlüsselt hiervon etwas zeigen. Unmittelbar kann er dies nicht und besonders nicht, da sich im Kampf alte Interaktionsmuster, die er »kennt«, wieder durchsetzen.

Die Mittel zur **Deeskalation** des **Machtkampfes** wären vielfältig, greifen aber nicht verläßlich, da über das Wesentliche nicht gesprochen werden kann. Es können andere schmerztherapeutische Maßnahmen (Krankengymnastik, physikalische Therapie) angeboten und durchgeführt werden. Über die Entscheidung zu dieser und keiner anderen Medikation kann sich der Behandler erklären, vielleicht gibt es Ergänzungen und Verbesserungsvorschläge des Patienten, die vertretbar sind und in das Konzept aufgenommen werden können. Damit wäre signalisiert, daß Macht den Mächtigen nicht blind und den Patienten ohnmächtig macht, ein Versuch also, eine verfestigte typische Erfahrung dem Patienten befremdlich zu machen.

Ideal wäre, wenn sich in der zwischenzeitlich gewachsenen therapeutischen Beziehung klären ließe, wofür der Schmerz und der eben entbrannte Machtkampf stehen. Dies sollte in der Arbeit mit psychoneurotischen und psychosomatischen Patienten gelingen, für die der

Schmerz nicht »die« zentrale Bedeutung hat. In der Arbeit mit chronisch psychosomatisch Schmerzkranken zeigt sich aber, daß sie sich in einseitigen Vorstellungen und Empfindungen, und seien diese erdrückend, sicher fühlen. Zwischentöne verunsichern und ängstigen, da sie auf unbekanntes Terrain führen, und Angst drängt den Patienten, den Kampf wieder aufzunehmen (»zu agieren«). Die Patienten sagen, sie haben Schmerzen oder der Schmerz habe sie im Griff, und gegen die Schmerzen müsse etwas getan werden, denn sie wüßten, daß es ihnen danach wieder gut gehen würde und sie ihr Leben eigenverantwortlich gestalten könnten. Dabei spüren sie nicht, daß sie ohne den Schmerz eventuell Schuldgefühle oder ein Gefühl der Leere zu ertragen hätten. Mit einem »Sie können sich diese Schmerzen gar nicht vorstellen« wird das Gespräch beendet. Wir sind versucht mitzuagieren, und mit dem Versuch, jetzt die Psychogenese der Schmerzen zu belegen, verschärft sich die Situation. Es sollte vielmehr sorgfältig untersucht und besprochen werden, wie sich »das Schmerzliche« körperlich umsetzt: Ob durch muskuläre Verspannungen, Fehlhaltungen mit Gelenkfehlfunktionen und entsprechenden Athralgien usw. Zum einen ist so ins Gespräch gekommen – ohne dies ausdrücklich zu betonen –, daß Seelisches einen körperlichen Ausdruck findet, und zum anderen kann der Schmerz differenzierter, weniger starr betrachtet und behandelt werden, womit sich die Chance ergibt, durch sinnvolle Medikamentenkombinationen und andere Behandlungsverfahren die anlaufende Dosierungsspirale zu stoppen. Es sollte also in der Behandlung immer neu nach vertretbaren Kompromissen gesucht werden. Sie werden das wachsende und damit differenzierte Krankheitsverständnis der Patienten ebenso berücksichtigen wie die aktuellen Erfahrungen hinsichtlich der erwünschten und unerwünschten Arzneimittelwirkungen. Die Kompromisse beziehungsweise momentanen medikamentösen Behandlungsstrategien sollten zeitlich befristet werden, und über die Nachjustierung sollte man sich von vornherein geplant zu festgelegten Zeiten verständigen, da wir die Möglichkeit haben müssen, Analgetika, die sich als begrenzt indiziert erwiesen, wieder abzusetzen, ohne dem Patienten das Gefühl zu geben, er werde nun willkürlich und vollends aufgegeben, was kränkende Vorerfahrungen zwar belebt, sicher aber noch nicht ins Gespräch bringt.

Eine genaue und verständliche Aufklärung des Patienten über die begrenzten Möglichkeiten der medikamentösen Schmerztherapie – ruhig im allgemeinen – ist an dieser Stelle hilfreich und mildert die Spannung zwischen Idealisierung und Entwertung und entschärft diesen Abwehrmodus. Dies ist wichtig, da ja auch der Schmerz überhöht erlebt wird als der übermächtige Feind von außen, oder der zwar versklavende, aber doch einzige verläßliche Begleiter.

Vielleicht gelingt es dem Patienten nun, von der Sicht zu lassen, daß diesem Feind nur mit einem Prinzip von außen beizukommen ist, und die Deeskalation und damit eine weitere Chance für vielfältigere therapeutische Ansätze wäre erreicht.

Die angesetzte medikamentöse Therapie kann aber auch in **ängstlicher Unterwerfung** akzeptiert und von Kritik verschont werden. Von ihrer Insuffizienz erfahren wird dann durch die verbissene Einseitigkeit, mit der der Patient beteuert, es gehe ihm gut. Es führt in dieser Situation nicht weiter, diese Monotonie in Frage zu stellen, da der Patient sich ertappt fühlen würde und sein Angebot an uns entwertet sähe, was seinen unbewußten Erwartungen entspräche (»was ich mache, mache ich verkehrt«). Der Druck der Schuldgefühle nähme zu, und die Schmerzverstärkung zu deren Sühne paralysiert potientiell hilfreiche Einflüsse der medikamentösen analgetischen Therapie.

Durch die klare Verabredung von vornherein, sich nach einer Erprobungsphase der Medikation noch einmal zusammenzusetzen und Vor- und Nachteile entlang der neuen individuellen Erfahrungen zu besprechen, wird der schmerzliche Anpassungs- oder gar Unterwerfungsdruck gemildert.

> In jedem Falle moderieren die Beziehungskonflikte den Ablauf einer medikamentösen Behandlung, und es ist wichtig für ihren Nutzen, sich jene zu verdeutlichen, denn hinreichend gute »instrumentelle Medizin« ist immer auch »Beziehungsmedizin«.

Literatur

Angermeyer MC, Held T, Görtler D. Pro und Contra Psychotherapie und Psychopharmakotherapie im Urteil der Bevölkerung. PPMP 1993; 43: 286-92.

Bronisch T. Therapie psychiatrischer Erkrankungen. Stuttgart: Enke 1993; 420-6.

Franz M, Dilo K, Schepank H, Reister G. Warum »Nein« zur Psychotherapie? PPMP 1993; 43: 278-85.

Pöldinger W. Pharmakopsychiatrie im Wandel der Zeit. Klingenmünster: Tila. 1988; 266-70.

Radebold H. Psychodynamik und Psychotherapie Älterer. Berlin, Heidelberg, New York: Springer 1992; 173.

Wiegand M, Matussek P. Vorstellungen Depressiver über die Ursachen ihrer Erkrankung. PPMP 1991; 41: 199-205.

Literaturempfehlungen

Egle UT, Hoffmann SO (Hrsg). Der Schmerzkranke. Stuttgart, New York: Schattauer 1993; 311-25.

Finzen A.: Medikamentenbehandlung bei psychischen Störungen. 10. Aufl. Bonn: Psychiatrie Verlag 1993; 42.

Möller HJ (Hrsg). Therapie psychiatrischer Erkrankungen. Stuttgart: Enke 1993.

Zenz M, Jurna I (Hrsg). Lehrbuch der Schmerztherapie. Stuttgart: Wissenschaftliche Verlagsgesellschaft 1993.

6.2 Methoden der Psychotherapie

6.2.1 Wirkfaktoren in der psychoanalytischen Psychotherapie

Ulrich Stuhr

Die Psychotherapieforschung hat den replizierbaren Nachweis der generellen Wirksamkeit psychotherapeutischer Verfahren, vor allem der Verhaltenstherapie, Psychoanalyse und Gesprächspsychotherapie, gegenüber unbehandelten Patientengruppen erbringen können (Grawe 1992). Aber die eigentlich klinisch relevante Frage differentieller Methoden und der Zusammenhang von Wirkfaktoren des therapeutischen Prozesses mit dem Therapieerfolg blieben bislang eher vage. Dies liegt bisher vor allem daran, daß:

- das bisherige Forschungsmodell der Effizienzforschung zu global angelegt war, zum Beispiel ihre uniformen Annahmen hinsichtlich der Therapeuten- und Patientenvariablen und die Art der Definition des Therapieerfolges
- den dynamischen und den der direkten Beobachtung oft nicht zugänglichen Aspekten der psychotherapeutischen Prozesse zwischen Therapeut und Patient methodisch bisher nicht entsprochen werden konnte

Dies zeigte sich exemplarisch bei der von Grawe (1992) initiierten Diskussion über die Rangreihe psychotherapeutischer Verfahren, die auf seiner Metaanalyse von 897 klinischen Untersuchungen basiert und die – entgegen seinen eigenen Überlegungen und empirischer Überprüfung aus vergangenen Jahren (Grawe 1986) – die Gefahr zu globaler und damit gefährlicher Aussagen verdeutlicht.

Bis zur Entwicklung eines angemessenen Forschungsparadigmas müssen wir uns für das hier gestellte Thema damit begnügen, die über mittlerweile viele Jahrzehnte in der wissenschaftlichen Gemeinschaft von psychoanalytischen Psychotherapeuten reflektierte klinische Erfahrung als Erkenntnisbasis zu nehmen, die dem Wesen des psychoanalytischen Therapieprozesses und ihrer Wirkfaktoren auch angemessen scheint (vgl. Behrens et al. 1995).

Das klassische Therapiemodell: der Psychotherapeut als Deuter des Übertragungsgeschehens

Die psychotherapeutische **Behandlungssituation** ist **asymmetrisch** gestaltet: Entgegen den Gepflogenheiten einer alltäglichen Kommunikation werden nicht – jedenfalls nicht so ohne weiteres – Fragen des Patienten vom Behandler beantwortet oder Ratschläge erteilt, und der Behandler spricht nicht von sich selbst, wie sonst Gesprächspartner, und er verzichtet dabei auch auf die Befriedigung eigener Wünsche. Dem Patienten wird, ohne ihn dabei zu kritisieren oder zu loben, mitgeteilt, gedeutet, wie der Psychotherapeut sagt, daß er, der Patient, in seinem eigenen »psychischen Haus« nicht so gut Bescheid weiß, wie jener, der sich alles, aber auch wirklich alles anhört.

Diese analytische Situation provoziert damit das, was **Übertragung** genannt wird (vgl. Kap. 4.5, S. 167 f). Sie wird durch die persönliche Art der Ausgestaltung des Settings durch den jeweiligen Therapeuten, zum Beispiel die Ausstattung des Raumes, die Art der zeitlichen Verabredung usw. (Balint u. Balint 1939) zu einer ganz individuellen Atmosphäre, worin sich der Behandler auch als Person dem Patienten gegenüber mitteilt. Insofern geht möglicherweise die Übertragung des Psychotherapeuten der Übertragung des Patienten voraus.

Im Rahmen des **Wiederholungszwanges** (vgl. Kap. 4.5, S. 166 f) wird beim Patienten ein gewisses Stück seines vergessenen Lebens in der Beziehung zum Behandler wieder lebendig, und wenn alle Symptome der Krankheit eine Übertragungsbedeutung haben, also für die Beziehung und in der Beziehung zum Analytiker sichtbar werden, dann ist aus der ursprünglichen Neurose eine sogenannte **Übertragungsneurose** geworden, die aufgrund ihrer Präsenz in der therapeutischen Arbeit im Hier und Jetzt unmittelbar zugänglich ist und bearbeitet, das heißt gedeutet wird.

Die in der **Übertragung** auftretenden **Gefühlsqualitäten** bezeichnet man hierbei als:
- positiv (erotisch-sexuell)
- negativ (feindselig-destruktiv)
- ambivalent, wo Liebe und Haß dem Analytiker gegenüber miteinander ringen

> Bei der Übertragung kommt es zu kunstvollen Verstellungen alter Beziehungserfahrungen und ihrer Objekte; es sind Projektionen aus der inneren Welt des Patienten.

Die **zentrale Frage** hinsichtlich der **Wirkfaktoren** ist nun: Mit welcher therapeutischen Haltung sollte ein Psychotherapeut in eine psychoanalytische Behandlungssituation hineingehen, wenn zu erwarten ist, daß der Patient mit dem gesamten Spektrum zwischen Lieben und Hassen in seinen Gefühlen und Phantasien direkt oder indirekt, verbal oder nonverbal fähig ist, zu agieren?

Die Gegenübertragung (Freud 1910; vgl. auch Kap. 4.5, S. 169 f) gebietet hierzu, daß sich zuerst der Psychotherapeut selbst von eigenen inneren Widerständen befreien muß, um auf diese Weise – so könnte man ergänzen – selbst einer Grundregel folgen zu können, nämlich bereit zu sein, seinen eigenen Gedanken-, Gefühls- und Phantasieströmen freien Lauf lassen zu können. Gemeint ist der Erwerb einer Haltung, deren zentralen Aspekt man **»gleichschwebende Aufmerksamkeit«** nennt (Freud 1912). Der Psychotherapeut sollte so zuhören, daß er alles ihm Mitgeteilte für die Zwecke der Deutung verwendet, ohne die vom Kranken gegebene Auswahl durch eine eigene Zensur zu ersetzen. Heuzutage scheint sich hierfür die prägnante Formel von Bion (1991) durchzusetzen: »without memory and desire«.

Wie kann dann die Arbeit im Therapeuten, sein Erkenntnisprozeß, aussehen? Wenn wir annehmen, idealerweise, daß die **Gegenübertragung** nutzbar ist, dann kann es mit Hilfe beziehungsweise innerhalb der Gegenübertragung zu einem **therapeutisch fruchtbaren Prozeß** kommen (vgl. Kap. 4.5, S. 169 f). Zur Beschreibung dieses Prozesses wähle ich Kempers (1954, S. 601f) Ausführungen, da sie denen in der Philosophie entwickelten Vorstellungen zum wissenschaftlichen Verstehen, der Hermeneutik (vgl. Stuhr 1993), entsprechen:

- In der **ersten Phase** nimmt der Analytiker im Rahmen der »gleichschwebenden Aufmerksamkeit« alles verbal und nonverbal Mitgeteilte vom Patienten in sich auf und wahr. Hierbei kommt es zu einer vorübergehenden Identifizierung mit dem Patienten, da der Analytiker seine latente eigene Gefühls- und Impulswelt offen als Wahrnehmungsinstrument einbringt: »Sie läßt die jeweils im Patienten angeschlagenen Themen auch bei uns antönen, so wie an einem Flügel die Saite in Schwingung gerät, die auch auf einem anderen Flügel angeschlagen wird.« Es ist eine Art **affektive Identifizierung**, ein »Sich-gleich-Machen«.
- In der **zweiten Phase** wird dann das mittels des sich beim stellvertretend Hineinversetzen

gewonnene Mit- und Nacherlebte für eine nun erfolgende rationale Erfassung wieder zurückgenommen; es kommt nun zu einer **kritischen Distanzierung**.

- Dieses Wechselspiel zwischen identifikatorischem Miterleben und rationaler Distanzierung, zwischen Sich-Einlassen und kritischer Reflexion wiederholt sich solange im Analytiker, bis in Entsprechung mit dem gerade ablaufenden Erlebten, mit der aktuellen Gestimmtheit im Patienten eine **Deutung** des Geschehens vom Analytiker abgegeben wird. Die gleichzeitige Präsenz vom Analytiker und dem Übertragungsangebot des Patienten, also die Präsenz in der Beziehung, machen die Übertragung für den Analytiker sichtbar und damit erratbar, so daß die Übertragung ganz aktuell therapeutisch angesprochen werden kann und auch angesprochen werden soll.
- Der Analytiker läßt sich nach dieser deutenden Aktivität dann wieder in den Zustand der »**gleichschwebenden Aufmerksamkeit**« zurückgleiten, um die Resonanz auf seine Deutung wieder identifikatorisch mitzuerleben, und so fort. Dieses »und so fort« beschreibt Ferenczi (1919) als ein fortwährendes Oszillieren zwischen dem »freien Spiel der Assoziation und der kritischen Prüfung im Analytiker«.

Bei der Konstruktion der Deutungen in diesem klassischen psychoanalytischen Wirkprozeß hat der Psychotherapeut jedoch nur dann Erfolg, wenn »beide Partner des Dialoges auch eine emotionale Befriedigung aus diesem Dialog und durch diesen Dialog gewinnen« (Loch 1976, S. 889): Wahrheit kann sich hier nur durch die Begegnung von Patient und Therapeut vollziehen, Begriffe, wie »korrigierende emotionale Erfahrung« (Alexander u. French 1946, S. 66) greifen da zu kurz.

Der seit Strachey (1935) mit größter Bedeutung versehenen Übertragungsdeutung – nur ihr wird eine »mutative« Wirkung zugeschrieben – droht jedoch eine Relativierung (von Schlieffen 1995), da Patienten auch außerhalb des Übertragungsgeschehens verstanden und ihnen geholfen werden könnte. Diese Relativierung scheint notwendig geworden zu sein, weil der Übertragungs- und Gegenübertragungsbegriff seit Freud immer weiter gefaßt wurde.

Der Psychotherapeut als Container für projizierte Gefühle

Bion (1959, 1990) machte den 1946 von Melanie Klein eingeführten Begriff der »**Projektiven Identifikation**« für die therapeutische Beziehung zwischen Psychoanalytiker und Patient in Anlehnung an die Mutter-Kind-Beziehung nutzbar.

Wenn man die bisherigen Versuche zu einer Systematisierung des Begriffs der projektiven Identifikation bei Kernberg (1989), Ogden (1988) und Zwiebel (1985) in Reflexion der Gedanken bei Melanie Klein oder Wilfried Bion übereinanderlegt, dann kann man folgende **Grundelemente** im Prozeß der projektiven Identifikation festhalten:

- **1. Phase:** Der Patient projiziert in ihm selbst als unerträglich erlebte Erfahrungen, die Teile seines Selbst sind, auf ein äußeres Objekt (z. B. den Analytiker) – dies tut er, nachdem diese Teile vermutlich vorher abgespalten wurden.
- **2. Phase:** Der Patient versucht, eine empathische Verbundenheit mit der Person/dem Analytiker, dem die Projektion gilt, zu halten.
- **3. Phase:** In der Verbundenheit versucht der Patient, den Analytiker in der Beziehung zu kontrollieren.
- **4. Phase:** Das Projizierte wird im Analytiker lebendig, in dem der Patient »subtilen Druck« (Sandler, zit. nach Zwiebel 1985, S. 458) in der Interaktion mit dem anderen ausübt.

Nach Bion zwingt der Patient Affekte (z.B. Todesangst) in den Psychotherapeuten hinein, wo diese Affekte in Analogie zur Mutter-Kind-Dyade vom Therapeuten in einer Art »**Container**« – so seine Metapher, die nur schwer direkt ins Deutsche übersetzbar ist – aufgenommen (z. B. die für den Patienten nicht aushaltbare Todesangst), aufbewahrt und modifiziert werden, um dann – und das ist der eigentliche therapeutische Wirkfaktor – modifiziert vom Patienten wieder zurück in sich hineingeholt werden zu können, also re-introjiziert zu werden:

- Der Analytiker gibt also an den mittlerweile veränderten Patienten den vormals projizierten und beim Therapeuten gelagerten Anteil nun besser integrierbar zurück (der Patient ist reifer geworden) oder/und

- der Patient konnte sich mit dem vormals beim Therapeuten befindlichen Selbst-Anteil identifizieren (oder von ihm distanzieren) und auf diese Weise sich mit ihm auseinandersetzen oder/und
- das Projektil wird verändert an den Patienten zurückgegeben (quasi »vorverdaut« oder »reflektiert«) und kann nun vom Patienten besser re-introjiziert und integriert werden.
- Der Therapeut gibt die auf ihn projizierten Inhalte somit nicht sofort deutend zurück, sondern bewahrt sie bei sich auf Zeit auf (Mentzos 1987, S. 388). Dabei handelt es sich nicht nur um aggressive, zerstörerische Aspekte, sondern auch um positive, libidinöse Wünsche, die in den Therapeuten projiziert werden und dort vor sich selbst (dem Patienten) beziehungsweise einem inneren verfolgenden Objekt geschützt überleben können beziehungsweise sich im Therapeuten sogar erst entfalten und dann zum Patienten zurückkehren können.

Wenn wir keine magischen, telepathischen oder okkulten Beziehungsströme annehmen (vgl. Dittrich 1995, S. 14f), bleibt offen, wie sich dieser therapeutisch wirksame **Austausch** von **Affekten** konkret vollzieht. Nach Ogden (1988) und Porder (1991) in Anlehnung an Anna Freud (1936), kann dies durch subtile manipulative, wohl eher nonverbale oder paraverbale Signale oder auch durch Agieren in der analytischen Situation entstehen, so daß der Psychotherapeut genau jene Gefühle bekommt, die der Patient hat und loswerden will – es kommt zu einer Art Rollentausch (Wurmser 1990).

Bions Container-Begriff wäre jedoch unvollständig ohne seinen Begriff »reverie« (1990).

Definition

»Reverie« kann etwa als die Fähigkeit der Mutter und dann auch des Therapeuten definiert werden, träumerisch einfühlend, beinahe traumverloren, aufnehmend-verstehend dem Patienten zur Verfügung zu stehen wie eine Mutter, wo man von einem »stillenden Verstehen« sprechen könnte.

Dieser schöne, emotional getönte Begriff »reverie« als wesentliches Element des Containers ist meines Erachtens überführbar in den kälter wirkenden Begriff des klassisch-psychoanalytischen Wirkprozesses: den der **Probe-Identifikation**. Die Fähigkeit, träumerisch zu verstehen oder sich in den anderen via Identifikation hineinzuversetzen, hat in der konkreten Praxis beziehungsweise im Therapeuten starke Überschneidungen (s. Kempers Ausführungen, hier S. 526) zur Folge. Die bis heute andauernde kontroverse Diskussion um die projektive Identifikation ist dabei auch als eine Auseinandersetzung zu verstehen, intrapsychische Triebvorgänge mit der Objektpsychologie zu verbinden, um eine triebdynamische Interaktionstheorie innerhalb Freuds Psychoanalyse zu entwickeln. Interaktion kann hier natürlich nicht als eine »Ping-Pong-Interaktion« verstanden werden, sondern Übertragung und Gegenübertragung bilden eine »gemeinsame Kreation«, und es werden »Beziehungsgefühle« erzeugt.

Der Psychotherapeut als inneres Objekt des Patienten

Ferenczis (1919) Experimente zur »Aktivität« des Psychoanalytikers (als aktives, gezieltes Eingreifen, um Patienten über den »toten Punkt« in Übertragungskrisen zu bringen) stellen eine Erweiterung der psychoanalytischen Deutungstechnik dar. Seine Experimente führen zur grundsätzlichen Frage: Welche Rolle oder Haltung des Therapeuten ist für die Heilung eines Patienten nützlich?

Ferenczi war dabei, eine andere therapeutische Haltung zu erproben, die als therapeutischer Wirkfaktor die **»Heilung durch Beziehung«** einführen sollte. Er wies nämlich darauf hin, daß eine um Abstinenz und technische Regeln besorgte Psychoanalyse in der Gefahr stünde, alte psychische Traumen des Patienten in der Beziehung zum Therapeuten aufgrund dieser »Versagungstechnik« der Freudschen Technik (Ferenczi 1988, S. 40) wiederzubeleben.

Der spannungsreiche Dualismus in der klassischen therapeutischen Technik zwischen Einsichtstherapie (»väterlich-rational«) und emotionaler Erfahrung (»mütterlich-regressiv«) (Cremerius 1979; Thomä 1983; Haynal 1988), personifiziert durch Freud und Ferenczi, ist hinsichtlich Deutungsarbeit oder Beziehungsarbeit jedoch nur ein scheinbarer, denn Deutungsarbeit schließt Beziehung unmittelbar und untrennbar ein und umgekehrt (Stuhr 1984).

Balint (1973), ein Schüler Ferenczis und Verwalter seines geistigen Erbes, stellte die Objektbeziehung in der Therapie konsequent neben die Deutung als Faktor der psychoanalytischen Behandlung; er sprach von der **»Heilkraft der Objektbeziehung«** (ebenda, S. 193). Die »legitime technische Maßnahme« (ebenda, S. 196) besteht nach Balint darin, in bestimmten Abschnitten der Therapie bestimmte Objektbeziehungen von seiten des Therapeuten zu schaffen und zu erhalten, wenn die Regression des Patienten vom Therapeuten bewußt erkannt und angenommen wird. Ohne unbewußt auf das Verlangen in der beziehungsweise durch die Regression des Patienten einzugehen und damit die Abstinenz gänzlich aufzugeben, gilt es somit, jene Art von Objektbeziehung mitzugestalten, die therapeutisch angezeigt ist. Thomä und Kächele (1985, S. 96f) haben diesen therapeutischen Prozeß in einem Rollenkonzept beschrieben, in dem der Psychoanalytiker die Rollenerwartung des Patienten spielerisch komplementiert und »sich beide dabei über die Schulter gucken«. Die sich an die szenische Mitgestaltung des Therapeuten anschließende distanzierte Reflexion ist unerläßlich, um nicht durch die bloße Übernahme einer Rolle die neurotischen Bedürfnisse des Patienten nach infantiler Abhängigkeit und Triebbefriedigung zu wiederholen (vgl. Freud 1940, S. 414).

Winnicott (1954, S. 298f) geht bei der Frage der **Objektverwendung** des Therapeuten durch den Patienten weiter, indem für ihn der Therapeut, wie jede Mutter, den Wunsch haben muß, gefressen zu werden, sich kannibalistisch angreifen zu lassen, um dem Patienten dann Wiedergutmachung am Objekt im Rahmen der Durcharbeitung der depressiven Position zu ermöglichen. In einer Rezeption von Fairbains Therapietechnik hebt Kernberg (1988, S. 86) hervor, »daß therapeutische Effekte nicht nur auf die Deutungen des Analytikers zurückgehen – insbesondere auf Übertragungsdeutungen – sondern auch, und zwar grundlegend, auf die Fähigkeit des Analytikers, kraft seiner wirklichen Interessen und seiner Anteilnahme das notwendige Gegengewicht zur Aktivierung von Beziehungen mit bösen Objekten während der Übertragung zu bilden«.

Zentraler Ausgangspunkt für die Theorie der Technik ist dabei die Verinnerlichung von Objekten beziehungsweise die Assimilation der Erfahrung aus/mit einer Objektbeziehung im Patienten (Klauber 1980). Das Objekt ist nach Freud (1915, S. 115) ein Triebobjekt, »an welchem oder durch welches der Trieb sein Ziel erreichen kann« und »es ist das Variabelste am Trieb, nicht ursprünglich mit ihm verknüpft, sondern ihm nur in Folge seiner Eignung zur Ermöglichung der Befriedigung zugeordnet« (ebenda, S. 215). Was sich bei Freud im nicht systematisch gebrauchten Begriff der Objektbeziehung noch vereint, wird in der Objektpsychologie wie bei Fairbain (1941) differenziert in die Suche nach Lust und in die Suche nach dem Objekt. Der heute verwendete Begriff der Objektbeziehung geht damit über Freuds Auffassung hinaus, der die Objektbeziehung rein von der Triebdynamik des Subjektes her zu fassen suchte. Demgegenüber versuchte Balint in der Objektpsychologie Beziehungen umfassender zu sehen (vgl. Balint 1935), das heißt als eine entwicklungspsychologische Größe wechselseitiger Beziehungen und Beeinflussung, insbesondere in der Entwicklung des Kindes gegenüber den ersten Objekten: Mutter und Vater. Die triebdynamische Ausgestaltung von Beziehungen zu Objekten durch das Kind und später in der Übertragung des Patienten zum Therapeuten wird zum Konzept der Objektverwendung erweitert (vgl. Winnicott 1971): Der Therapeut läßt sich partiell als Triebobjekt des Patienten benutzen beziehungsweise der Patient kann den Therapeuten als Objekt (be-)nutzen.

In der psychoanalytischen Literatur finden sich verschiedene **Begriffe für** eine **therapeutisch gute Objektbeziehung** von seiten des Therapeuten: Balints »primary love« (1973), Anna Freuds »bedürfnisbefriedigendes Objekt« (zit. nach Balint 1973, S. 204), Winnicotts »primäre Mütterlichkeit« (1956) – Begriffe, die in der empiristischen Psychotherapieforschung heute verdünnt anklingen als »warm, supportive relationship« (Luborsky et al. 1985, S. 609) oder »empathic resonance« (Orlinsky u. Howard 1986, S. 368).

Das Konzept von der »Überordnung der Objektsuche über die Lustsuche«, wie Beland (1988, S. 655) es ausdrückte, wurde von der »Middle Group« der British Psycho-Analytical Society, insbesondere von M. und E. Balint, Fairbain, Winnicott, entwickelt, für die Ferenczi sicherlich mit wegbereitend war (s. S. 528).

Die Vorstellung der Objektpsychologie, in der die ganzheitliche Funktion von Objekten und deren Verinnerlichung betont wird, entspricht den empirisch gestützten Befunden der Berliner Psychotherapiestudie von Rudolf et al. (1988, S. 43), die neben dem Begriff »Wertschätzung« auch den Begriff des **»stützenden Introjekts«** verwenden, also die Bedeutung internalisierter Objektbeziehungserfahrung einbeziehen. Der Therapeut und die Beziehung zu ihm wirken in ihrer psychischen Repräsentanz im Patienten förderlich, um:
- sehnsüchtige, libidinöse, sexuelle und destruktive Anteile, die vormals abgespalten werden mußten, integrieren zu können
- auch nach Abschluß der Therapie in einen inneren Dialog mit dem verinnerlichten Therapeuten treten zu können
- aus der Erfahrung der therapeutischen Beziehung heraus alte Beziehungen neu zu erleben und neue Beziehungen anders aufbauen zu können

Auch die Metapher vom »Container« oder – wie es Kemper (1954, S. 604) mit Verweis auf Winkelried nennt – von der »Auffangfigur« oder auch Sandlers (1976) Begriff der »Rollenzumutung« an den Analytiker durch den Patienten weisen gemeinsam auf Winnicotts (1954) übergreifende Konzeption der Objektverwendung hin, in dem die Funktionsweise des Therapeuten gegenüber den Patienten eher mütterlich oder präödipal ist.

> Die Fähigkeit, in der Therapie zu lernen, ein Objekt zu gebrauchen, sollte dann auch dazu führen, sich als Subjekt besser zu gebrauchen (vgl. Schacht 1973), und zwar über die Evidenz und Gewißheit der erinnerten beziehungsweise verinnerlichten und damit verfügbaren guten therapeutischen Beziehung (z.B. »ich weiß, ich darf wütend sein, ohne daß ich befürchten muß, den anderen zu zerstören und damit zu verlieren«).

Die von Freud (1905, S. 279) postulierte **Ablösung** des **Patienten vom Therapeuten** muß deshalb differenziert werden in die Ablösung vom neurotischen Übertragungsobjekt, also der Auflösung der Übertragung als Widerstand in der Beziehung zum Therapeuten (Nedelmann 1984) und in die Bewahrung eines guten Introjektes. Zur Aufhellung dieser Prozesse ist Forschungsaufwand erforderlich, um den Schritt von der notwendigen Zerstörung der Übertragung und Ablösung vom Therapeuten zum Aufbau überdauernder guter Introjekte differenziert nach Patienten-Untergruppen handhaben zu können. Die Ansätze der Objektpsychologie berühren dabei die Deutungsarbeit und das Übertragungsgeschehen in der psychoanalytischen Therapie derart, daß die Deutungsarbeit im Rahmen von Übertragung-Gegenübertragung und die Container- beziehungsweise Objektfunktion des Analytikers in eine psychoanalytische Haltung integriert werden könnten. Die Wirksamkeit und Bedeutung der therapeutischen Beziehung, wie sie in der therapeutischen Psychoanalyse geschaffen wird, ist wissenschaftlich nachweisbar (Senf u. Schneider-Gramann 1990; Hentschel 1990; Tschuschke et al. 1994).

Literatur

Alexander F, French TM. Psychoanalytic Therapy. New York: Ronald 1946.
Balint M. Zur Kritik der Lehre von den prägenitalen Libidoorganisationen. 1935. In: Die Urformen der Liebe und die Technik der Psychoanalyse. Balint M. Frankfurt: Klett-Cotta bei Ullstein 1981.
Balint M. Therapeutische Aspekte der Regression. Reinbek: Rowohlt 1973.
Balint A, Balint M. On Transference and Counter-Transference. Int J Psychoanal 1939; 394: 223-30.
Behrens I, Berger F, Plänkers T (Hrsg). Der Widerstand gegen die Psychoanalyse. Herbsttagung der DPV 1954. Frankfurt: Geber und Reusch 1995.
Beland H. Buchbesprechung: Kohon G (ed). The British School of Psychoanalysis – The independent tradition. London: Free Association Books 1986. Psyche 1988; 7: 651-5.
Bion WR. Attacks on Linking. Int J Psychoanal 1959; 40: 308-15.
Bion WR. Lernen durch Erfahrung. Frankfurt: Suhrkamp 1990.
Bion WR. Anmerkungen zu Erinnerung und Wunsch. In: Melanie Klein Heute. Bott Spillius E (Hrsg). Bd 3. München, Wien: Verlag Internationale Psychoanalyse 1991; 22-8.
Cremerius J. Gibt es zwei psychoanalytische Techniken? Psyche 1979; 7: 577-99.
Dittrich KA. Zur Frühgeschichte des Gegenübertragungsbegriffs bei Freud und seinen ersten Schülern. Luzifer-Amor 1995; 15: 7-30.
Fairbain WRD. A revised psychopathology of the psychoses and psychoneuroses. Int J Psychoanal 1941; 22: 250-79.
Ferenczi S. Technische Schwierigkeiten einer Hysterieanalyse. 1919. In: Bausteine zur Psychoanalyse. Bd III. Arbeiten aus den Jahren 1908-1933. Ferenczi S. Frankfurt, Berlin, Wien: Ullstein 1984.

Ferenczi S. Ohne Sympathie keine Heilung. Das klinische Tagebuch von 1932. Frankfurt: Fischer 1988.

Freud A. Das Ich und die Abwehrmechanismen. 1936. In: Die Schriften der Anna Freud. Bd 1. München: Kindler 1980; 193-355.

Freud S. Studien über Hysterie. 1895. GW Bd 1. London: Imago 1955.

Freud S. Bruchstück einer Hysterie-Analyse. 1905. GW Bd 5. London: Imago 1955.

Freud S. Die zukünftigen Chancen der psychoanalytischen Therapie. 1910. Studienausgabe. Frankfurt: Fischer 1982.

Freud S. Zur Dynamik der Übertragung. 1912. Studienausgabe. Frankfurt: Fischer 1982.

Freud S. Triebe und Triebschicksale. 1915. Studienausgabe. Bd 3. Frankfurt: Fischer 1982.

Freud S. Wege der psychoanalytischen Therapie. 1919. Studienausgabe. Ergänzungsband. Frankfurt: Fischer 1982.

Freud S. Die psychoanalytische Technik. 1940. Studienausgabe. Ergänzungsband. Frankfurt: Fischer 1982.

Grawe K. Die Effekte der Psychotherapie. Vortrag auf dem 35. Kongreß der Deutschen Gesellschaft für Psychologie in Heidelberg 1986. Kurzfassung in: Bericht über den 35. Kongreß der Deutschen Gesellschaft für Psychologie in Heidelberg 1986. Amelang M (Hrsg). Göttingen: Hogrefe 1986.

Grawe K. Psychotherapieforschung zu Beginn der neunziger Jahre. Psychol Rundsch 1992; 43: 132-62.

Haynal A. Zur Bedeutung der »Behandlungsregeln« in der Psychoanalyse. Psyche 1988; 7: 561-76.

Hentschel U. Zur therapeutischen Allianz. In: Psychotherapie – Welche Effekte verändern? Tschuschke V, Czogalik D (Hrsg). Berlin, Heidelberg, New York: Springer 1990.

Kemper W. Die Gegenübertragung. Psyche 1954; 7: 593-626.

Kernberg O. Innere Welt und Äußere Realität. München: Verlag Internationale Psychoanalyse 1988.

Kernberg O. Projektion und projektive Identifikation. Forum Psychoanal 1989; 7: 267-83.

Klauber J. Formulating interpretations in clinical psychoanalysis. Int J Psychoanal 1980; 61: 195-201.

Klein M. Bemerkungen über einige schizoide Mechanismen. 1946. In: Das Seelenleben des Kleinkindes. Klein M. Stuttgart: Klett-Cotta 1989; 131-63.

Laplanche J, Pontalis J-B. Das Vokabular der Psychoanalyse. Frankfurt: Suhrkamp 1973.

Loch W. Übertragung – Gegenübertragung. Anmerkungen zur Theorie und Praxis. Psyche 1965, 19. 1-23.

Loch W. Psychoanalyse und Wahrheit. Psyche 1976; 30: 856-98.

Luborsky L, McLellan AT, Woody GE, O'Brien CP, Auerbach AH. Therapist success and its determinants. Arch Gen Psychiat 1985; 42: 602-11.

Mentzos S. Die Bedeutung von Internalisierung und Externalisierung in der normalen Entwicklung. Psychothor Med Psychol 1987; 37: 384-8.

Nedelmann C. Indikation zur Psychoanalyse und tiefenpsychologischen Psychotherapie. In: Psychogene Reaktionen und Entwicklungen. Heimann H, Foerster K (Hrsg). Stuttgart, New York: Fischer 1984.

Ogden Th. Die projektive Identifikation. Forum Psychoanal 1988; 4: 1-21.

Orlinsky OE, Howard KJ. Process and outcome in psychotherapy. In: Handbook of Psychotherapy and Behavior Change. Garfield SL, Bergin AE (eds). New York: Wiley 1986.

Overbeck G. Die Fallnovelle als literarische Verständigungs- und Untersuchungsmethode – Ein Beitrag zur Subjektivierung. In: Die Fallgeschichte. Stuhr U, Deneke F-W (Hrsg). Heidelberg: Asanger 1993.

Porder MS. Projektive Identifikation: Eine Alternativ-Hypothese. Forum Psychoanal 1991; 7: 189-201.

Rudolf G, Grande T, Porsch U. Die initiale Patient-Therapeut-Beziehung als Prädiktor des Behandlungsverlaufs. Z Psychosom Med 1988; 34: 32-49.

Sandler J. Gegenübertragung und Bereitschaft zur Rollenübernahme. Psyche 1976; 30: 297-305.

Schacht L. Subjekt gebraucht Subjekt. Psyche 1973; 27: 151-68.

Schlieffen HG v. Zum Problem der Überbewertung von Übertragung und Übertragungsdeutung. In: Der Widerstand gegen die Psychoanalyse. Behrens I, Berger F, Plänkers T (Hrsg). Frankfurt: Gerber und Reusch 1995.

Senf W, Schneider-Gramann G. Was hilft in der psychoanalytischen Psychotherapie? Rückblick ehemaliger Patienten. In: Psychotherapie – Welche Effekte verändern? Tschuschke V, Czogalik D (Hrsg). Berlin: Springer 1990.

Strachey J. Die Grundlagen der therapeutischen Wirkung der Psychoanalyse. Int Z Psychoanal 1935; 21: 486-516.

Stuhr U. Die Deutungsarbeit im psychoanalytischen Dialog. Göttingen: Vandenhoeck & Ruprecht 1984.

Stuhr U. Ohne Verstehen keine Fallgeschichte. Über Voraussetzungen des Verstehens. In: Die Fallgeschichte. Stuhr U, Deneke F-W (Hrsg). Heidelberg: Asanger 1993.

Thomä H. Erleben und Einsicht im Stammbaum psychoanalytischer Techniken und der »Neubeginn« als Synthese im »Hier und Jetzt«. In: Kritische Beiträge zur Behandlungskonzeption und Technik in der Psychoanalyse. Hoffmann SO (Hrsg). Frankfurt: Fischer 1983.

Thomä H, Kächele H. Lehrbuch der psychoanalytischen Therapie. Bd 1. Berlin, Heidelberg, New York, Tokyo: Springer 1985.

Tschuschke V, Kächele H, Hölzer M. Gibt es unterschiedliche effektive Formen von Psychotherapie? Psychotherapeut 1994; 39: 281-97.

Winnicott DW. Die depressive Position in der normalen emotionalen Entwicklung. 1954. In: Von der Kinderheilkunde zur Psychoanalyse. Winnicott DW. Frankfurt: Fischer 1985.

Winnicott DW. Primäre Mütterlichkeit. In: Von der Kinderheilkunde zur Psychoanalyse. Winnicott DW. Frankfurt: Fischer 1985.

Winnicott DW. The use of an object and relating through identification. In: Playing and Reality. Winnicott DW. New York: Basic Books 1971.

Wurmser L. Die Maske der Scham. Berlin, Heidelberg: Springer 1990.

Zwiebel R. Das Konzept der projektiven Identifizierung. Bericht über die Tagung »Projektion, Identifizierung und projektive Identifizierung« vom 27. bis 29.05.1984 in Jerusalem. Psyche 1985; 5: 456-68.

6.2.2 Psychoanalytische Therapieverfahren

Paul Götze

Theoretische Grundannahmen der psychoanalytischen Therapie

Der Begriff der Psychoanalyse kennzeichnet zugleich eine Theorie und eine Methode zur Erforschung menschlichen Erlebens und Verhaltens sowie eine Methode zur Behandlung psychischer Störungen. Auf letzteres soll hier näher eingegangen werden. Ein kurzer, notwendigerweise vereinfachender Überblick über die psychoanalytische Neurosentheorie und -therapie Freuds sei zum besseren Verständnis der psychoanalytischen Therapieverfahren vorangestellt.

Theoretische Grundlagen

Das klassische **psychoanalytische Konfliktmodell** der **Neurosenentstehung** nach Freud ist triebdynamisch orientiert. Es besagt, daß in den ersten Lebensjahren das Kind mit seinen autonomen Bedürfnissen zu den Haltungen, Einstellungen und Bedürfnissen seiner Bezugspersonen in einen psychosozialen Konflikt gerät, dem das Kind dadurch begegnet, indem es seine eigenen Bedürfnisse aufgibt, anpaßt oder abwehrt. Eine situationsangemessene Bewältigung des psychosozialen Konfliktes erfolgt also nicht.

Daß der frühkindliche Konflikt – weil ungelöst und zu gefährlich (angsterzeugend) – dem Bewußtsein entzogen wird, ist auf die sogenannten **Abwehrmechanismen** des Ichs zurückzuführen (Verdrängung, Verleugnung, Rationalisierung, Intellektualisierung, Projektion, Spaltung, Isolierung, Verschiebung, Reaktionsbildung u.a.; A. Freud 1936). Diese Abwehrmechanismen treten selten allein auf, erst in der Verbindung zu komplexen Abwehrformationen und -prozessen entsteht eine charakteristische Abwehr bestimmter neurotischer Krankheitsbilder.

Im Verlauf des Lebens kommt es in emotional analogen, durch Schwächung der psychischen Abwehr nicht mehr kompensierbaren Belastungssituationen zu **Reaktualisierungen** der unbewußt abgewehrten ungelösten **frühkindlichen Konflikte**; nunmehr jedoch auf der bewußten Ebene chiffriert in Form neurotischer Symptombildungen, Charakter- und Verhaltensstörungen. Dabei haben die Art und die Ausprägung der neurotischen Störungen nichts Beliebiges an sich, sondern sie sind abhängig von der Auslösesituation, von den individuellen Bedingungen der psychophysischen und sozialen Realität sowie von konstitutionellen Faktoren und unter psychogenetischen Aspekten von der Entwicklungsphase, während der der frühkindliche Konflikt ursprünglich aufgetreten und abgewehrt worden ist.

Über das klassische psychoanalytische Konfliktmodell hinaus werden manche neurotischen Symptombildungen aber auch als unbefriedigende **korrektive Folgen von** sogenannten **Entwicklungsschäden** (»Entwicklungsdefekte« nach A. Freud 1968), beziehungsweise von »strukturellen Ich-Störungen« (Fürstenau 1977) im Sinne der »frühen Störung« durch direkte Früh-Traumatisierungen und primäre Defizite in der Zeit der Herausbildung der Persönlichkeitsstrukturen angesehen. In diesem Sinne entsprechen die Symptomkomplexe der Borderline-Persönlichkeitsstörungen, der narzißtischen Neurosen, der süchtigen Entwicklungen und der Perversionen quasi Ich-strukturellen Prothesen.

Dem klassischen psychoanalytischen Konfliktmodell liegt **Freuds Strukturtheorie** vom Ich, Es, Über-Ich als den drei intrapsychischen Instanzen der Persönlichkeit zugrunde (S. Freud 1923). Sie sind der »seelische Ort« des Realitätsbezuges, der (triebverbundenen) Emotionalität und des Gewissens. Dieses sehr vereinfacht dargestellte, statisch anmutende »Seelenmodell« ist schon bei Freud sehr komplex und dynamisch gedacht und später weiterentwickelt und modifiziert worden. Hier sind vor allem die »**Ich-Psychologie**« (Erikson 1950; Hartmann 1950; Rapaport 1950, s. in Gill 1967; Blanck u. Blanck 1974; Drews u. Brecht 1975 u.a.), die »**Selbst-Psychologie**« (Jacobson 1964; Kohut 1971, 1979; Deneke 1989 u.a.) und die »**Objektbeziehungs-Psychologie**« (Kernberg 1975 u.a.) zu erwähnen. Diese Theorien sind heute für das Verständnis und in der Behandlung neurotischer Störungen unverzichtbar. Eine zusammenfassende Darstellung der psychoanalytischen Neurosentheorien findet sich zum Beispiel bei Fenichel (1935, 1945),

Loch et al. (1967), Kuiper (1969) und Mertens (1990/1991).

Therapeutische Grundlagen

Während die psychoanalytische Therapie anfänglich symptomorientiert war, wurden mit zunehmendem Wissen über die Entstehung der neurotischen Symptome neben deren Beseitigung überwiegend Veränderungen in den Persönlichkeitsstrukturen als kausal orientiertes **Therapieziel** angestrebt, da letztere nicht nur in unmittelbarer Beziehung zur Entstehung, sondern auch in der Aufrechterhaltung der Symptome gesehen wurden. Heute ist die Therapie unter besonderer Berücksichtigung der Selbst-Psychologie noch stärker auf das Erreichen eines angemessenen Selbstverständnisses und Selbstwertgefühls ausgerichtet sowie auf die Entwicklung der Fähigkeit, das »Identitätsselbst« (Deneke 1989) deutlicher wahrzunehmen. Grundsätzlich aber gilt es, die hinter den Symptomen stehenden unbewußten affektbesetzten frühkindlichen Konflikte unter Berücksichtigung der neurotischen Persönlichkeitsstruktur aufzudecken und durchzuarbeiten.

Mit welchen Mitteln können diese Ziele auf dem Hintergrund der psychoanalytischen Theorie in der Therapie erreicht werden?

Durch das **freie Assoziieren** tauchen lebensgeschichtlich geradezu »zeitlos« und vom Ich unzensiert Einfälle und Gedanken, Affekte und Gefühle, Phantasien und Träume im Bewußtsein auf.

Dieses zuvor abgewehrte neurosenrelevante Material wird im psychoanalytischen Dialog durch **therapeutische Interventionen** (Klärungen, Konfrontationen, Deutungen, Rekonstruktionen u.a.) mit der neurotischen Symptomatik in einen Bedeutungszusammenhang gestellt, wodurch die Dechiffrierung der neurotischen Symptomatik erst möglich wird. Dabei ist wesentlich, daß der Analytiker durch sein Abstinenzverhalten während der Therapie als reale Person vom Patienten auch nur eingeschränkt wahrgenommen wird. Dennoch tauchen Gedanken, Gefühle und Affekte zum Therapeuten auf, die aber mit dessen Realität wenig zu tun haben, um so mehr jedoch mit den in der Lebensgeschichte des Patienten emotional als bedeutsam erlebten Personen. Wir sprechen dann von **Übertragungen** oder von Übertragungsphänomenen, die in einer längeren Behandlung zur Entfaltung einer therapeutisch gewünschten **Übertragungsneurose** führen, in deren Schutz die oben beschriebene psychoanalytische Arbeit am nunmehr reaktualisierten neurotischen Konflikterleben und -verhalten erfolgen kann. Die Reinszenierung der frühkindlichen Konflikte in der psychoanalytischen Situation setzt aber immer eine **therapeutische Regression** voraus, die durch das psychoanalytische Setting erst möglich wird.

Zugleich ist es erforderlich, daß der Analytiker all das reflektiert, was der Patient in ihm an Empfindungen auslöst (**Gegenübertragungen**). Vor allem sind die Gegenübertragungsgefühle für den diagnostischen und therapeutischen Prozeß bedeutsam, weil sie Aspekte der neurotischen Beziehungsprobleme des Patienten widerspiegeln und so dem Analytiker emotional erfahrbar und einer Deutung im Zusammenhang mit Übertragungsphänomenen zugänglich werden.

Alle Phänomene, die der therapeutischen Arbeit im Sinne der Aufrechterhaltung der neurotischen Symptomatik entgegenstehen, bezeichnen wir als **Widerstand**. Die Widerstände in der Therapie sind dem Patienten unbewußt und entsprechen seiner neurotischen Abwehr.

Die Arbeit an den Widerständen, die sogenannte **Widerstandsanalyse**, steht noch vor der **Übertragungsanalyse** im Vordergrund der Therapie. Fenichel (1935) spricht hier von der »Daß-, wie-, warum-, was-Regel«. S.O. Hoffmann (1987) faßt es in die folgenden Worte: Die Regel »besagt, daß in der Deutung des Widerstandes dem Patienten zuerst gezeigt werden muß, *daß* er abwehrt (= Konfrontation), *wie* er abwehrt (= Klärung), *warum* er abwehrt (= Widerstandsdeutung) und schließlich *was* er abwehrt (– inhaltliche Deutung)«.

Das Hauptaugenmerk wird daher besonders auf das Auftreten von Übertragungswiderständen oder -phänomenen und deren Analyse gelegt. Denn erst die Wahrnehmung, das Analysieren, das Bearbeiten und die Auflösung der Übertragungs- wie auch der Gegenübertragungswiderstände ermöglichen einen umfassenden psychoanalytischen Therapieerfolg. Gerade letztere verstellen den Blick des Analytikers auf den Patienten oder bilden blinde Flecken, deren Wahrnehmung und Analyse aber häufig der Schlüssel zum psychodynamischen Verständnis des neurotischen Konfliktes des Patienten ist.

Nicht zuletzt gilt es – um die psychoanalytische Therapie beenden zu können – das »Vehikel der Therapie«, die Übertragungsneurose, selbst einer Bearbeitung zu unterziehen und aufzulösen.

> Wichtige **Voraussetzungen** für die **psychoanalytische Behandlung** sind nicht nur der Wunsch nach Heilung und die Bereitschaft des Patienten, sich auf die eigene Lebensgeschichte im psychoanalytischen Setting einzulassen (sog. Arbeits- oder Behandlungsbündnis), sondern auch die Fähigkeit zur Ich-Spaltung in der Therapie.

Das heißt, daß der Patient sowohl das Auftauchen als auch das notwendige Durcharbeiten der zuvor unbewußten Konflikte und »Wahrheiten« bewußt als krankheits- und therapieimmanent aus einer erlebenden und zugleich beobachtenden Position heraus wahrnehmen und verstehen kann, um letztlich einen Zuwachs an Erkenntnis und Einsicht zu erhalten. Erst daraus erwächst schließlich dem Patienten die Fähigkeit, neurotisches Erleben und Verhalten nachhaltig verändern zu können. Dabei ist immer daran zu denken, daß bloßes emotionsloses Erinnern und Verstehen zu keiner bleibenden Veränderung führen kann.

Hervorragende Einführungen in die Grundbegriffe der psychoanalytischen Therapie finden sich bei Sandler et al. (1973) und bei Mertens (1990/1991).

Psychoanalytische Einzeltherapieverfahren

Die Psychoanalyse als »klassisches« Therapieverfahren

Die oben (S. 532 ff) bereits gegebenen Ausführungen zur psychoanalytischen Therapie beziehen sich uneingeschränkt auf die Psychoanalyse als »klassisches« Therapieverfahren. Es erfolgen daher hier nur noch einige Ergänzungen (vgl. Tab. 6-8):

Therapeutisches Ziel

Das therapeutische Ziel ist eine Symptombesserung/-aufhebung durch entsprechende Veränderungen in den triebdynamischen und strukturellen Anteilen der Persönlichkeit.

Tab. 6-8 Unterschiede zwischen psychoanalytischen Kurz- und Langzeitverfahren (modifizierte und erweiterte Fassung von Götze 1993)

Kriterien	Psychoanalyse (als »klassisches« Therapieverfahren)	Psychoanalytische Psychotherapie	Psychoanalytische Kurzpsychotherapie (z. B. Fokaltherapie)
Zeitdauer	»zeitlos«, 3 – 5 Jahre	»zeitlos«, 2 – 5 Jahre	zeitbegrenzt, »Monate«
Frequenz	3 – 5mal/Woche	1 – 2mal/Woche	1mal/Woche
Stundenzahl (Kernbereich)	400 – 800 Stunden	100 – 300 Stunden	10 – 40 Stunden
Setting	Liegen	Sitzen	Sitzen
Diagnostische Besonderheiten	–	–	z. B. bei der Fokaltherapie: Formulierung eines »Fokus« auf der aktuellen gemeinsamen Verstehensebene
»Therapeutischer Enthusiasmus«	(+)	(+)	+
Haltung des Therapeuten	»passiv«	eher »passiv«	eher »aktiv«
Aufmerksamkeit (Therapeut)	»gleichschwebend«	weniger »gleichschwebend«	»selektiv«, »fokus«-orientiert
Assoziation (Patient)	»frei«	weniger »frei«	»gerichtet«
inhaltliche Ausrichtung der therapeutischen Arbeit	weniger symptom- als kernkonfliktorientiert (triebdynamisch und strukturorientiert) bei freier Entfaltung des Therapieprozesses auch auf nicht pathologische Persönlichkeitsbereiche	symptom- und kernkonfliktorientiert (triebdynamisch und strukturorientiert)	Fokalkonflikt zentriert (evtl. sekundär den Kernkonflikt berührend)
Regression	+	(+)	–
Gegenübertragung	+	+	+
Übertragungs- – neurose – phänomene – positive Übertragung – negative Übertragung	+ + + +	(+) + + +	– + + –/+
Deutungen – Traumdeutung – genetische Deutung – Übertragungsdeutung	+ + +	(+) + +	(+) + (+)
Widerstandsanalyse	+	+	+
Therapieziel – Symptombesserung – strukturelle und triebdynamische Veränderungen der Persönlichkeit	umfassend + +	weitgefaßt + (+)	begrenzt + –/(+)

+: vorhanden; Berücksichtigung in der therapeutischen Arbeit
–: nicht vorhanden; nicht möglich; zu vermeiden

Setting

Im psychoanalytischen Setting liegt der Patient in möglichst entspannter Haltung auf der Couch, der Analytiker sitzt außerhalb des Blickfeldes direkt oder etwas schräg dahinter. Der Therapeut verhält sich »passiv« bei gleichschwebender Aufmerksamkeit. Bezüglich seiner eigenen Person zeigt er sich weitgehend abstinent.

Die **therapeutische Atmosphäre** ist in der Vorgabe entspannt und »zeitlos«; sie ist für die freie Assoziation und für die Entwicklung sowohl der therapeutischen Regression »im Dienste des Ichs« als auch letztendlich der Übertragungsneurose als therapieprozeßimmanenter Vorgang unerläßlich. Notwendige Voraussetzung ist jedoch die rasche Entwicklung einer guten und stabilen Objektrepräsentanz (Therapeut) auf dem Boden eines primär vorhandenen basalen Vertrauensverhältnisses.

Ausrichtung der therapeutischen Arbeit

Die Ausrichtung der therapeutischen Arbeit erfolgt inhaltlich **kernkonfliktorientiert** durch die Wahrnehmung, Erkennung und Dechiffrierung der unbewußten Prozesse. Dabei muß gesehen werden, daß der neurotischen Symptomatik nicht nur ein Kernkonflikt, sondern immer zugleich mehrere meist sehr unterschiedlich determinierte unbewußte Konflikte zugrundeliegen, die wiederum (krankheitswertige) Störungen in der Organisation und Ausprägung der seelischen Grundfunktionen voraussetzen.

Behandlungsart und -dauer

Die einzelne Behandlungsstunde dauert 50 Minuten bei 3 bis 5 Stunden pro Woche. Die Gesamtstundenzahl beträgt im Mittel 400 bis 800 bei einer Dauer von 3 bis 5 Jahren.

Indikation

Für eine »klassische« psychoanalytische Behandlung als geeignet gelten seit S. Freud unverändert die **Psychoneurosen**, die wegen der ausgeprägten Fähigkeit zur Übertragung auch als sogenannte Übertragungsneurosen bezeichnet werden. Hierzu zählen wir in erster Linie die hysterischen, phobischen, einen Teil der zwangsneurotischen und die meisten neurotisch-depressiven Krankheitsbilder. Sogenannte **frühe Störungen**, vor allem mit ausgeprägteren Ich-strukturellen Defekten sind selten geeignet, da diese Patienten meist zur notwendigen therapeutischen Ich-Spaltung und anderem nicht fähig sind. Hierunter fallen vor allem die Borderline- und narzißtischen Persönlichkeitsstörungen, die Perversionen, die Süchte und selbstverständlich auch die endogenen Psychosen. Auch ist die »klassische« Psychoanalyse für die meisten Formen der Angstneurose, der Persönlichkeitsstörungen (Psychopathien, Charakterneurosen) und der körperlichen Funktionsstörungen psychischen Ursprungs sowie der psychosomatischen Erkrankungen im engeren Sinne nicht die Therapieform der ersten Wahl. Aber nicht nur diagnostische Kriterien (die teilweise sehr kontrovers gesehen werden, z. B. »Analyse nur für schwergestörte Patienten« vs. »Analyse niemals für schwergestörte Patienten«) sind für die Wahl des therapeutischen Verfahrens entscheidend. Die Indikation ist hoch komplex. Denn sie wird auch unter anderem mitbestimmt durch die Erwartung, Haltung und Einstellung und durch die realen Lebensbedingungen des Patienten wie auch des Therapeuten.

Das klassische psychoanalytische Verfahren fordert vom Therapeuten und vom Patienten einen ungewöhnlich hohen zeitlichen und vom Patienten auch einen hohen finanziellen Aufwand. Wenngleich seit 1967 in der Bundesrepublik Deutschland die »klassische« Psychoanalyse als Therapieverfahren über eine Begutachtung abrechnungsfähig geworden ist (»Neurosen haben Krankheitswert«), so steht sie der Häufigkeit nach doch nicht mehr an erster Stelle der psychoanalytischen Therapieformen. Als Lehr- und Forschungs-»Instrument« ist die Psychoanalyse jedoch unverzichtbar. Sie behält auch weiterhin ihre hohe Bedeutung im Einzelfall, insbesondere aber in der Behandlung von sogenannten Multiplikatoren, also von Neurose-Kranken in sozial verantwortlichen Positionen, worauf schon Freud hingewiesen hat.

Abrechnung über Krankenkassen

Die »klassische« Psychoanalyse kann über ein Gutachterverfahren mit den Kassen abgerechnet

werden mit derzeit 3 Liegungen pro Woche und bis zu 240 bis 300 Stunden, selten mehr. Darüber hinaus muß eine Selbstfinanzierung erfolgen.
Seit 1993 wird die »klassische« Psychoanalyse, wenn sie »besonders« hochfrequent (d. h. 4–5 Liegungen/Woche) beantragt wird, von der kassenärztlichen Versorgung (unter Berufung auf die sog. Psychotherapie-Richtlinien) ausgeschlossen oder in der Bezahlung auf 3 Liegungen pro Woche begrenzt. Die Gründe sind vielfältig und komplex (nicht wissenschaftlich abgesicherte Wirksamkeit u.a.) und können hier nicht referiert und diskutiert werden, ebenso nicht die vorgebrachten Gründe für eine hochfrequente Psychoanalyse. Die Konfrontation und vor allem auch die inhaltliche Diskussion unter den Psychoanalytikern hält an. Eine Übersicht über die derzeitige Situation und ein eigenes Meinungsbild gibt Thomä (1994).

Psychoanalytische Psychotherapie

Freud und die Psychoanalytiker der ersten Generation waren sich darüber im klaren, daß die Psychoanalyse als eine Methode zur Erforschung psychischer Vorgänge und als eine Theorie menschlichen Erlebens und Verhaltens einer hohen Wertschätzung sicher sein dürfte, als Behandlungsmethode psychischer Störungen jedoch auf die Zukunft hin nur eine unter vielen sein wird. Dies lag mit daran, daß die Analysen parallel zum Zugewinn an psychoanalytischem Wissen immer länger und die therapeutischen Ziele immer weiter und unschärfer formuliert wurden. Schon früh tauchte so der Wunsch nach einer weniger zeit- und geldaufwendigen Behandlungsmethode neurotischer Störungen auch für die große Zahl der Patienten aus den mittleren und unteren sozialen Schichten auf. Gleichsam aus der sozialen Not geboren entwickelten sich eigenständige psychoanalytische Therapieformen, bei denen heute die Indikation positiv und nicht mehr durch Ausschluß erfolgt (Hoffmann 1987).

Therapeutisches Ziel

Das therapeutische Ziel ist zunächst wie bei der klassischen Psychoanalyse eine Symptombesserung/-aufhebung durch entsprechende Veränderungen in den triebdynamischen und strukturellen Anteilen der Persönlichkeit. Nur werden die Veränderungen von vornherein nicht so umfassend wie in der klassischen Psychoanalyse, sondern eher begrenzt – auf eindeutig krankheitswertige Konfliktbereiche bezogen – erwartet.

Ausrichtung der therapeutischen Arbeit

Die Unterschiede in den theoretischen Ansätzen und in der Technik des therapeutischen Vorgehens bei den psychoanalytischen Psychotherapien jenseits der »klassischen« Psychoanalyse sind nicht so groß, als daß sie hier differenziert dargestellt werden sollten (z.B. »psychoanalytisch orientierte Psychotherapie«, »analytische Psychotherapie«, Schultz-Hencke 1951; »dynamische Psychotherapie«, Dührssen 1972; »niederfrequente psychoanalytische Langzeittherapie«, Hoffmann 1987), zumal auch nicht unerwähnt bleiben soll, daß unter dem Aspekt der kassenärztlichen Antragsverfahren (entsprechend den Psychotherapie-Richtlinien) »Realitätsanpassungen« in den Definitionen zu berücksichtigen sind. Das allen Gemeinsame soll hier unter dem Begriff der psychoanalytischen Psychotherapie herausgestellt werden (vgl. Tab. 6-8, S. 534).

Ein entscheidender Unterschied zur Psychoanalyse bezüglich der Technik der Therapie – unter Berücksichtigung des angestrebten therapeutischen Ziels (s. oben) – besteht in dem Bemühen, regressive Neigungen zwar zuzulassen, nicht aber eine tiefergehende Regression, vor allem nicht bei schwer (d. h. vor allem früh) gestörten Patienten aufgrund der meist ausgeprägten Ich-Schwäche und/oder Ich-Defekte (Gefahr der »malignen Regression«). Dazu bedarf es, den therapeutischen Prozeß nicht ganz sich selbst zu überlassen (»freier Lauf«), sondern von seiten des Therapeuten behutsam einzugrenzen. Allein das äußere Setting ist hier schon präventiv: Die freie Assoziation, die Übertragungen und die Widerstände sind aufgrund einer mehr vorbewußten Orientierung meist weniger stark ausgeprägt als in der Psychoanalyse. Dadurch wird auch erreicht, daß es nicht zu einer vollen Entwicklung einer Übertragungs*neurose* kommt, die bei schwer/früh gestörten Patienten (s.unten) zu vermeiden ist, weil nicht nur die Zeit dagegen spricht, die man in der Therapie braucht, um die Übertragungsneurose wieder aufzulösen, sondern auch die Art der Ausprägung: Zu leicht entwickeln sich bei schwer/früh gestörten Patienten im Setting der klassischen Psychoanalyse psychosenahe oder psychotische Dekompensationen, wenn das Übertragungsgeschehen unzureichend erkannt und kontrolliert wird. Die Kontrolle ist im »Sitzen« leichter zu handhaben als im »Liegen«.

> Es sollte nicht unerwähnt bleiben, daß durch das klarer definierte Verhältnis von »Veränderung in der Zeit« der Leistungsdruck des Analytikers in der psychoanalytischen Psychotherapie eher höher ist als in der klassischen Psychoanalyse.

Behandlungsart und -dauer

Im Gegensatz zur Psychoanalyse sitzen sich in der psychoanalytischen Psychotherapie Patient und Therapeut gegenüber. Die Sitzungen finden in der Regel 1- bis 2mal pro Woche statt, die Gesamtstundenzahl beträgt im Mittel 100 bis 300 bei einer Therapiedauer von 2 bis 5 Jahren.

Indikation

Die Indikation zur psychoanalytischen Psychotherapie stellt sich nicht nur bei einer weniger stark ausgeprägten Symptomatik, sondern auch und besonders bei Patienten mit sogenannten **frühen Störungen**. Hierzu rechnen wir die Borderline- und narzißtischen Persönlichkeitsstörungen, manche Formen der neurotischen Depression, vor allem aber fast alle Formen der Angstneurose. Darüber hinaus eignet sich die psychoanalytische Psychotherapie auch zur Behandlung von **körperlichen Funktionsstörungen psychischen Ursprungs**, während die Erfolge bei psychosomatischen Erkrankungen im engeren Sinne begrenzt sind. Hier muß meist hinsichtlich der therapeutischen Technik modifiziert und mit anderen, zum Beispiel körperorientierten Therapieverfahren kombiniert und im Sinne einer integrativen Vorgehensweise behandelt werden. Fast immer ist eine Zusammenarbeit mit dem somatisch orientierten Mediziner unerläßlich.

Selbstverständlich können auch alle **neurotischen Krankheitsbilder**, bei denen die Indikation zur klassischen Psychoanalyse gegeben ist, mit der Methode der psychoanalytischen Psychotherapie behandelt werden. Dies ist zum Beispiel notwendig, wenn aus zeitlichen, finanziellen oder anderen Gründen eine Psychoanalyse nicht realisiert werden kann. Allgemein wird dann jedoch erwartet, daß die psychoanalytische Psychotherapie – wie schon erwähnt – die pathologischen Persönlichkeitsstrukturen weniger umfassend korrigieren kann als das »klassische« Psychoanalyse-Verfahren. So konnte 1988 eine empirische Studie im Auftrag der Deutschen Gesellschaft für Psychotherapie, Psychosomatik und Tiefenpsychologie (DGPPT) aufzeigen, daß die Patienten der überwiegend niedergelassenen Analytiker mehrheitlich eine Behandlung mit 1 bis 3 Wochenstunden im Sinne einer psychoanalytischen Psychotherapie erhielten. 7 % wurden mit der klassischen Psychoanalyse behandelt, 9 % mit einer Kurzpsychotherapie, 7 % standen in einer psychoanalytisch orientierten Beratung oder in einer Krisenintervention.

Abrechnung über Krankenkassen

Auch die psychoanalytische Psychotherapie kann über ein Gutachtenverfahren mit den Kassen abgerechnet werden.

Psychoanalytische Kurzpsychotherapie

Es war bereits ein Anliegen der Analytiker der ersten Generation, das klassische psychoanalytische Verfahren abzukürzen, um möglichst vielen Menschen in kurzer Zeit wirksam und nachhaltig helfen zu können. Freud selbst behandelte immer wieder einmal »kurztherapeutisch« (»Bruno Walter«, »Gustav Mahler«) und veröffentlichte auch einige sehr erfolgreich verlaufende »Kurzanalysen« (die Krankengeschichten »Katharina«, »Dora«, »Rattenmann« u. a.), wenngleich er von einem kurzanalytischen oder kurztherapeutischen Konzept nicht sprach. Die damals auch von anderen Analytikern in der Frühzeit der Psychoanalyse publizierten Krankengeschichten vermitteln viel Enthusiasmus und Aktivität auf seiten der Analytiker ohne besondere Berücksichtigung von Widerstand, Übertragung und Gegenübertragung. Aus heutiger Sicht handelte es sich bei den Kurztherapien in der Frühzeit der Psychoanalyse wohl überwiegend um Übertragungsheilungen.

Die ersten systematischen Entwicklungen psychoanalytischer Kurztherapien in Theorie und Technik sind eng mit den Namen Stekel, Ferenczi (»aktive Therapie«), Rank und Alexander (»Konzept der korrigierenden emotionalen Erfahrung«) verbunden. Aber alle Versuche – vor allem in den 20er Jahren –, das psychoanalytische Verfahren zu »verkürzen«, mißlangen.

> Die heute verbreiteten Kurzpsychotherapien entstanden aus der Absicht heraus, psychoanalytische Therapien von begrenzter Dauer und mit begrenzten Therapiezielen zu entwickeln, die sich in Theorie und Technik qualitativ vom klassischen Verfahren zwangsläufig unterscheiden (müssen).

In den zurückliegenden 30 Jahren war die **Entwicklung psychoanalytischer Kurzpsychotherapien** besonders mit den Namen Balint (1973), Malan (1963, 1976), Bellak und Small (1965), Sifneos (1972, 1979), Davanloo (1978, 1980), Mann (1973, 1982), Wolberg (1980), Strupp und Binder (1984) sowie Horner (1985) verbunden. Im deutschsprachigen Raum sind zur gleichen Zeit die Arbeitsgruppen von Klüwer (1970, 1971), Beck (1974), Meyer (1981), Kächele (1985, 1990), Meistermann-Seeger (1986), Leuzinger-Bohleber (1988), Lachauer (1992) u.a. mit Arbeiten zur Kurzpsychotherapie (Theorie, Technik, Effizienz, Therapievergleichsstudien u. a. m.) hervorgetreten.

Wenn man sich zunächst an den **Begriffen** orientieren will, dann gibt es wie bei der psychoanalytischen Psychotherapie eine Tendenz zur Vielfalt bis zur Begriffsverwirrung. Im englischen Sprachraum wird fast ausschließlich von »Short-Term« (z. B. »Short-Term Provoking Psychotherapy«: STAPP, Sifneos 1979), »Time-Limited« (z. B. »Time-Limited Psychotherapy«, Mann 1973) und »Brief-Psychotherapy«, zum Teil auch mit dem zusätzlichen Adjektiv »Dynamic« (z. B. »Short-Term Dynamic Psychotherapy«: STDP, Davanloo 1980) gesprochen. Manche Autoren benutzen für ein- und dieselbe Therapieform auch verschiedene Begriffe. Übersetzen wir »Short-Term« mit »Kurz-Zeit« (z. B. 10 – 40 Stunden), und »Time-Limited« mit »zeitbegrenzt« (z. B. auf 12 Stunden bei Mann), so liegt die Begriffsbetonung auf der Zeit, die für die Therapie zur Verfügung steht in Abgrenzung zur »Zeitlosigkeit« der klassischen Psychoanalyse.

Entsprechend unterscheidet sich auch die Technik der Therapie. So wird zum Beispiel in der »Time-Limited Psychotherapy« von Mann mit der Begrenzung auf 12 Stunden die Bearbeitung von »Trennungen in Beziehungen« thematisch ganz in den Vordergrund gestellt und in der Therapeut-Patient-Übertragungsbeziehung geradezu szenisch bearbeitet. Der Begriff »Brief« – wenngleich weniger gebräuchlich – schließt meines Erachtens noch am besten das ein, was wir unter »kurz« (Dauer), »begrenzt« (Therapieziel) und veränderter Technik verstehen.

Am eindeutigsten ist der Begriff »**Fokaltherapie**« – vor allem in der Abgrenzung zur Psychoanalyse durch die Einführung eines »Fokus« (auf die Fokaltherapie wird auf S. 540 f ausführlicher eingegangen).

Im Gegensatz zur Langzeitanalyse und auch zur psychoanalytischen Psychotherapie ist den verschiedenen Konzeptionen der psychoanalytischen Kurzpsychotherapien einschließlich der Fokaltherapie gemeinsam, daß – wie es Sifneos ausdrückt – von einer umschriebenen **Hauptklage**, die einem auf der Verstehensebene formulierten aktuellen Problem entspricht oder von einem **fokalen Konflikt** – wie es Balint nannte – ausgegangen wird, wodurch das zentrale Thema der Therapie bereits in der diagnostischen Phase gekennzeichnet ist.

Die Frage, ob das Adjektiv »psychoanalytisch« bei den verschiedenen Formen der Kurzpsychotherapie überhaupt zutreffend ist, läßt heute folgenden allgemeinen Konsens zu (s. Tab. 6-8, S. 534):

> Kurzpsychotherapien sind nicht als psychoanalytisch zu bezeichnen, wenn sie nur die psychoanalytische Theorie nutzen, zum Beispiel in der Konfliktberatung und in der Krisenintervention (s. S. 541 f). Psychoanalytisch können wir eine Kurzpsychotherapie nur dann nennen, wenn sie die psychoanalytische

> Methode *anwendet*. Zur Methode gehört, daß Widerstand, Übertragung und Gegenübertragung nicht nur erkannt, sondern auch analysiert und interpretiert und damit auch entsprechend der klassischen psychoanalytischen Therapiemethode direkt im Therapieprozeß nutzbar gemacht werden.

Therapieziel

Das Therapieziel analytischer Kurzpsychotherapien ist im Vergleich zur Psychoanalyse begrenzt: Neben einer allgemeinen Symptombesserung werden nur sehr bedingt struktur- und triebdynamische Veränderungen der Persönlichkeit erwartet.

Ausrichtung der therapeutischen Arbeit

Voraussetzung für eine erfolgreiche Kurzpsychotherapie scheint ein ausgeprägter Enthusiasmus auf seiten des Analytikers zu sein. Er hat sich in Therapieprozeß- und Therapieeffizienz-Studien als prognostisch bedeutsam herausgestellt (Malan 1976).
Die therapeutische Haltung bei der psychoanalytischen Kurzpsychotherapie ist »aktiver«, die Aufmerksamkeit des Therapeuten »selektiver« und das Assoziieren des Patienten »gerichteter« als in der Psychoanalyse.
Die therapeutische Arbeit ist mehr auf den aktuellen Konflikt beziehungsweise auf den Fokalkonflikt zentriert. Der Kernkonflikt wird meist nicht berührt. Eine Regression wie auch die Ausbildung einer Übertragungsneurose wird aktiv vermieden. Hingegen sind Übertragungsphänomene erwünscht, vor allem positive. Traum- und Übertragungsdeutungen werden eher zurückhaltend gegeben. Die Widerstandsanalyse steht – vor allem bei Davanloo (1978, 1980) – ganz im Vordergrund der Behandlung.

Behandlungsart und -dauer

Im Gegensatz zur Psychoanalyse sind bei psychoanalytischen Kurzpsychotherapien Stundenzahl und Stundenfrequenz begrenzt. Die Behandlungen dauern »Monate« mit im Mittel 10 bis 40 Stunden und finden im Sitzen statt.

Allgemeine Voraussetzungen für eine psychoanalytische Kurzpsychotherapie sind neben einem hohen Leidensdruck eine besonders hohe Motivation, eine hohe Fokalität, die Fähigkeit zum therapeutischen »Splitting«, ein frühzeitig erkennbares Eingehen des Patienten auf Deutungen, das Fehlen einer starren Abwehrstruktur, die Herstellung eines Arbeitsbündnisses sowie »Enthusiasmus« auf seiten des Therapeuten. Das Arbeitsbündnis muß auch deutlich machen, daß sowohl Therapeut als auch Patient gemeinsam die Entscheidung zur kurzpsychotherapeutischen Behandlung als Therapieverfahren getroffen haben. Einseitige (d. h. vor allem unbewußte) Anpassungsprozesse verhindern erfolgreiches Arbeiten.

Indikation

Malan (1976) hat zwischen einer »konservativen« und einer »radikalen« Indikation unterschieden. Zur **konservativen Indikation** gehören kurz zurückreichende ödipale Konfliktsymptome, psychosoziale Krisen im weitesten Sinne sowie gute Ich-Funktionen. Zur **radikalen Indikation** gehören auch präödipale, schwerere und chronifizierte Störungen sowie labile, desintegrierte und Ich-schwache Persönlichkeiten. Die radikale Indikation setzt jedoch ein hohes Maß an Strukturierung und Beschränkung in der Kurzpsychotherapie voraus, auch ist eine Supervision unerläßlich, um nicht zuletzt Therapieschäden durch ungeübte Therapeuten zu vermeiden.
Fast alle Vertreter kurzpsychotherapeutischer Verfahren schließen Suchtkrankheiten, Psychosen, schwere chronifizierte Phobien und Zwänge sowie langfristig hospitalisierte Patienten aus. Patienten mit aktuellen Suizidversuchen im Sinne eines mißlungenen Suizids müssen unter diagnostischen Gesichtspunkten sehr differenziert betrachtet werden, bevor eine Entscheidung im Sinne einer »radikalen« Indikationsstellung zur Kurzpsychotherapie erfolgt. Letztlich ist für die Aufnahme einer Kurzpsychotherapie weniger die Diagnose bedeutsam als vielmehr die Möglichkeit, einen fokalen Konflikt abgrenzen zu können.

Technik

Auch bezüglich der Interventionstechnik wird zwischen einem »konservativen« und einem »radikalen« Vorgehen unterschieden. Zur **konservativen Interventionstechnik** gehört eine etwas mehr passiv-abwartende Haltung des Analytikers sowie ein sehr vorsichtiges Deuten, vor allem sollten keine sogenannten »frühen« oder Übertragungsdeutungen gegeben werden. Zur **radikalen Interventionstechnik** zählt zum Beispiel die »angstprovozierende« Technik (Sifneos 1972, 1979) mit Konfrontationen, Klarifikationen und einer konsequenten Deutung von Widerstand und Übertragung (Davanloo 1978, 1980; Horner 1985) mit dem Ziel, den fokalen Konflikt in Kongruenz mit dem tieferliegenden »Kern«-Konflikt zu bringen (Balint et al. 1973; Malan 1976).

Ein sehr guter Überblick über die verschiedenen Formen der psychoanalytischen Kurzpsychotherapie findet sich bei Flegenheimer (1982) sowie bei Lachauer (1992).

Sowohl unter mehr praktischen als auch forschungsorientierten Gesichtspunkten gewinnt die **Fokaltherapie** eine zunehmende Bedeutung. Dabei geht es vor allem um die inhaltliche Aussage und Formulierung des Fokus, der im Therapieprozeß die ständig zu überprüfende Arbeitshypothese darstellt.

Eine kritische Bestandaufnahme und eigene Erfahrungen legte zuletzt Lachauer (1992) in einem, vor allem auch für die Praxis gedachten Buch vor. Lachauers Definition des Fokus ist knapp und klar:

> **Definition**
>
> »Der **Fokus** im Rahmen einer psychoanalytischen Kurztherapie ist ein Satz, der in zwei Zentrierungsschritten erarbeitet wird und der ein aktuelles Hauptproblem mit einer Hypothese über dessen zentralen unbewußten Hintergrund verbindet. ... Das 'aktuelle Hauptproblem' läßt sich am ehesten aus den gemeinsamen Nennern von 'Szene' einschließlich Übertragungs- und Gegenübertragungsreaktionen sowie der Symptomatik mit auslösender Situation herausarbeiten.«

Der Fokus wird in der Literatur meist in Form einer Deutung (z. B.: Ich glaube, Sie leiden an ..., weil ...« oder »Sie dürfen keine Prüfung machen, weil ...«) gegeben. Lachauer (1992) verdichtet den Deutungsprozeß noch durch die gewählte Ich-Form (»Ich muß immer Retter sein, weil ...«).

Das **Hamburger Fokaltherapieprojekt** (Götze et al. 1987; Mohr et al. 1987; Papenhausen et al. 1987) beschäftigt sich seit 12 Jahren mit der Fokaltherapie, zum Teil auch mit einer auf 15 Stunden zeitbegrenzten Form. Der Fokus entspricht meist einem im Erstinterview sich herausbildenden emotional orientierten Beziehungskonflikt, der sich durchaus szenisch in der Übertragungsbeziehung abbilden kann und in Form einer Deutung in der Sprache des Patienten auf der bewußten Ebene verbalisiert wird; wir nennen ihn den **patientenorientierten Fokus**. Es hat sich als besonders günstig erwiesen, wenn in der Fokus-Formulierung im Sinne einer Deutung zusätzlich ein – wie ich es nenne – konstruktives Moment enthalten ist, welches sich – für den Patienten erkennbar – auf das Therapieziel richtet.

Auf einer zweiten Ebene wird der patientenorientierte Fokus entsprechend der dahinterstehenden psychodynamischen Hypothese formuliert. Dieser sogenannte **therapeutenorientierte Fokus** ermöglicht dem Therapeuten vor jeder Stunde eine rasche Orientierung und Überprüfung der geleisteten Arbeit.

Wenn möglich, wird eine vom therapeutenorientierten Fokus abgeleitete psychodynamische »Kurzformel« gebildet, die für den Therapeuten als »roter Faden« in der Therapiestunde hilfreich ist. Wir sind mit Lachauer der Meinung, daß der Fokus sich möglichst frühzeitig für den Therapeuten formulierbar und in der Supervision kontrollierbar herausstellen sollte. Das Ausüben der Fokaltherapie ohne langjährige Erfahrung mit einer Team-Supervision erscheint uns sehr problematisch. Auch stimmen wir Lachauer – entgegen der Meinung anderer Autoren – zu, daß ein so wie oben beschriebener Fokus nicht »vom Diagnostiker zum Therapeuten weitergereicht« werden kann, da er meist übertragungsorientiert und nicht beziehungsfrei »neutral« hergeleitet und formuliert ist.

Anmerkung: Heute wird offenbar viel häufiger als allgemein angenommen kurzpsychotherapeutisch gearbeitet. Wir wissen aber immer noch wenig darüber, wann, wie und mit welchem Erfolg das geschieht.

Die Meinung, daß psychoanalytische Kurzpsychotherapien nur von sehr erfahrenen Analytikern durchgeführt werden sollten, sollte meines Erachtens revidiert werden: Die psychoanalytische Kurzpsychotherapie – gerade weil sie häufiger als die klassische Psychoanalyse angewendet wird – wird erst seit einigen Jahren während der psychoanalytischen Ausbildung unter Supervision erlernt. Das Praktizieren der psychoanalytischen Kurzpsychotherapie ist auch heute nicht mehr nur eine Frage der analytischen Identität und der »hohen Schule« der Analytiker, sondern auch eine Frage der rechtzeitigen qualifizierten Ausbildung und natürlich auch der persönlichen Neigung. Denn tatsächlich haben sich die meisten Analytiker das kurzpsychotherapeutische Verfahren autodidaktisch angeeignet, was gern verleugnet wird. Aus diesen genannten, vor allem aber auch aus Gründen der Art und Weise der Kontaktaufnahme und der meist notwendigen Supervision eignen sich die psychoanalytischen Kurzpsychotherapien unter Versorgungs- und Begleitforschungsaspekten besonders für Institutionen, an denen sie ja auch ursprünglich aus pragmatischen Überlegungen heraus entwickelt worden waren.

Die verschiedenen Formen der psychoanalytischen Kurzpsychotherapien werden wahrscheinlich die psychoanalytischen Therapieformen der Zukunft sein – sowohl unter klinischen und ambulanten als auch unter Forschungsgesichtspunkten.

Abrechnung über Krankenkassen

Auch die psychoanalytischen Kurzpsychotherapien können heute – allerdings nur bis zu 25 Stunden – auf Antrag oder ohne ein ausführliches Gutachten mit den Kassen abgerechnet werden.

Psychoanalytisch orientierte Krisenintervention

Der Begriff Krise kommt aus dem Griechischen »krisis« und bedeutet wörtlich übersetzt »Entscheidung« oder »Wendepunkt«. Hippokrates verstand darunter die plötzliche »Lösung« eines akut lebensbedrohlichen Zustandes. Zunächst bezog sich der Begriff allein auf den Körper, später analog auch auf die Seele.

Der Begriff der Krise enthält aber nicht nur die Aussage, an einer Wende zu stehen im quantitativen Belastungssinne, sondern auch im qualitativen Sinne. Eine Krise wendet den Blick nicht nur auf Sterben, Tod, Nieder- oder Untergang einerseits und Überleben und Rückkehr zur Ausgangssituation andererseits, Krise bedeutet auch Chance auf Wandlung, nicht nur auf Rekonstruktion an sich, sondern auf Rekonstruktion mit verbesserter oder neuer Substanz, auf Neu- und nicht nur auf Rückbesinnung.

Krise signalisiert also immer eine Gefahr und eine Chance zugleich. So ist Krise an sich auch nicht per se krankhaft. Krisenhaftes Erleben gehört in den Grenzbereich zwischen normalem und pathologischem Reagieren auf eine Extrembelastung und kann den einen oder den anderen oder gar beide Aspekte in sich tragen.

In den 60er, 70er und 80er Jahren sind sehr viele Untersuchungen zur Krisenthematik erfolgt. Vor allem unter dem Aspekt des Traumabegriffes kamen viele neue Beobachtungen und Erkenntnisse hinzu, die die Vielfalt der Krisentheorien vermehrte. Auf Einzelheiten kann hier nicht eingegangen werden.

Es soll aber nicht unerwähnt bleiben, daß sowohl in der angloamerikanischen Klassifikation psychischer Störungen (DSM-III u. -IV) als auch in der internationalen Klassifikation (ICD-10) psychischer Störungen ein neues Syndrom, das »Posttraumatic Stress Disorder Syndrom« (PTDS) beziehungsweise die »posttraumatische Belastungsstörung« aufgenommen wurde, welches sich auf die Möglichkeit von jahre- oder gar lebenslangen Nachwirkungen von schweren Traumen bei Gewalttaten, Katastrophen und in anderen Zusammenhängen in Form von rekurrierenden Angst- und Schreckerinnerungen, Angstträumen, Schlafstörungen u. a. m. bezieht. So ist es verständlich, daß im Bereich der Forschung einschließlich der Therapie Überschneidungen unter anderem zur Notfallpsychiatrie, Suizid-, Coping-, Life-event- und Streßforschung gegeben sind.

Der Begriff der seelischen Krise wird je nach Standort des Betrachters unterschiedlich definiert. Fast immer aber treten gemeinsam psychische mit somatischen oder funktionellen Symptombildungen auf.

Therapie

> **Definition**
>
> Ganz allgemein können wir davon ausgehen, daß wir von einer **Krise** dann sprechen, wenn der Einzelne in einer von ihm als zu groß erlebten inneren oder äußeren Belastungssituation steht, in der er fürchtet, psychisch dekompensieren zu müssen. Unter Berücksichtigung der psychoanalytischen Theorie können wir hinzufügen, daß die psychische Dekompensation den Zusammenbruch der intrapsychischen Abwehr bedeutet.

Um die Krise unter diagnostischen und therapeutischen Aspekten richtig gewichten zu können, müssen wir beurteilen, ob:
- es sich um eine mehr objektiv oder um eine mehr subjektiv erlebte Extrembelastung handelt
- das auslösende Ereignis in der aktuellen Belastungssituation unbewußt tieferliegende neurotische Konflikte berührt und aktualisiert oder auf eine »natürliche, lebenserhaltene« Abwehr trifft

Entsprechend erfolgt entweder eine »Selbstheilung«, das heißt eine Bewältigung der Krise aus eigener Kraft (wenn eine objektive Belastung auf eine stabile Abwehr trifft), oder der Betroffene braucht Hilfe (1. wenn eine auch objektiv zu extreme Belastung auf eine sonst im Leben ausreichend stabile Abwehr trifft; 2. wenn eine objektiv zu bewältigende, aber subjektiv als zu schwer empfundene Belastung auf eine durch neurotische Konflikte oder andere psychosoziale Besonderheiten geschwächte Abwehr stößt).

Die psychische Krise erfordert ein sofortiges Handeln. In der aktuellen Situation geht es daher zunächst um die Verbalisierung des Erlebens und Verhaltens im Hier und Jetzt, um Klärung und Strukturierung. Dies ermöglicht dem Patienten bereits eine gewisse Entspannung und Distanzierung. Die Rolle des Therapeuten ist dabei wesentlich aktiver und entspricht nicht der regelhaften Abstinenz des Analytikers.

Wenn möglich wird versucht, die aktuelle (konfliktbezogene) Belastungssituation auf dem Hintergrund der individuellen Lebensgeschichte unter psychodynamischen Aspekten zu verstehen, dabei können in angemessener Weise durchaus einmal genetische Deutungen gegeben werden, wenn dadurch mehr Verstehen und mehr Einsicht in wichtige lebensgeschichtliche Zusammenhänge erreicht werden können. Widerstände und Übertragungsphänomene bleiben weitgehend unberücksichtigt. Insofern handelt es sich nicht um ein »aufdeckendes« Verfahren, sondern um Erhellung, Klärung und Restrukturierung im Schutz des therapeutischen Settings.

Ziel dieses Vorgehens ist immer, die individuelle Abwehrstruktur und die individuellen Ressourcen des Patienten zu erkennen und durch Ich-stützende Interventionen zu stärken.

Behandlungsart und -dauer

Die Dauer der psychoanalytisch orientierten Krisenintervention liegt bei durchschnittlich 1 bis 5 Stunden, dabei ist es nicht ungewöhnlich, wenn die übliche Beschränkung der Therapiestunde auf 50 Minuten sowohl über- als auch unterschritten wird, auch werden die Abstände der Therapiestunden sehr flexibel gehalten.

Es kommt nicht selten vor, daß sich Patienten nach einer überwundenen Krise für eine längere psychotherapeutische Behandlung entschließen. Grundsätzlich muß der Therapeut daran denken, daß der Krise eine seelische Erkrankung zugrundeliegen kann. Eine gleichzeitige oder auch vorangehende medikamentöse Behandlung ist nicht selten. Der psychoanalytisch orientierte Krisentherapeut muß daher auch zu einem sehr pragmatischen Handeln bereit sein.

Einen guten Überblick zu diesem Thema geben Bellak und Small (1965) sowie Büchi und Wirth (1985).

Psychoanalytische Gruppentherapie

Die psychoanalytische Gruppentherapie ist heute sowohl ambulant als auch stationär weit verbreitet. Im Gegensatz zu den psychoanalytischen Einzeltherapieverfahren ermöglicht sie die Behandlung von mehreren Patienten zugleich in relativ kurzer Zeit.

Auch die psychoanalytische Gruppentherapie wurde, wie die anderen psychoanalytischen Therapieformen, in einer Zeit aufgenommen, als die Not durch fehlende Einzeltherapieplätze besonders drückend wurde. Daß die psychoanalytische Gruppentherapie heute so verbreitet ist, ist im wesentlichen S.H. Foulkes (1964) zu verdanken, der vor 50 Jahren gruppentherapeutisch zu arbeiten begann und die Theorie und Technik der psychoanalytischen Gruppentherapie entscheidend mit entwickelte, wenngleich wir davon auszugehen haben, daß die Gruppentherapie klinisch und theoretisch als psychoanalytisches Verfahren dieselben Grundlagen hat wie die Psychoanalyse als Einzeltherapie.

Behandlungsart und -dauer

Die Sitzungen der psychoanalytischen Gruppentherapie finden regelmäßig ein- bis zweimal pro Woche mit jeweils eineinhalb Zeitstunden über 1 bis 3 Jahre in einem Raum mit kreisförmig angeordneten Sesseln statt.

Die Gruppe setzt sich aus 6 bis 10 (7 sind ideal) Mitgliedern beiderlei Geschlechts zusammen. Wünschenswert ist eine nicht zu große Diskrepanz bezüglich der psychosozialen Herkunft, keine zu großen Altersunterschiede, auch sollten psychotherapeutische Vorerfahrungen – wenn welche vorliegen – nicht zu unterschiedlich sein. Die Kombination von einzel- und gruppentherapeutischen Sitzungen hat sich nicht bewährt, ein Nacheinander kann im Einzelfall durchaus sinnvoll sein.

Eine weitere Voraussetzung ist, daß keine persönlichen Beziehungen vor Aufnahme der Therapie unter den Mitgliedern der Gruppe bestanden haben, auch sollten außerhalb der Gruppensitzungen persönliche Kontakte vermieden werden.

Die Gruppen werden »geschlossen« (d. h. Beginn und Abschluß der Therapie erfolgt für alle Teilnehmer gleichzeitig; Bion 1961) oder »halbgeschlossen« beziehungsweise »offen« (d. h. im langsamen Wechsel kommen Teilnehmer hinzu oder scheiden aus; Foulkes 1964) geführt.

Durch die Einführung des Therapeuten in die Gruppe entsteht die »**gruppenanalytische Situation**«, in der der Therapeut die gleiche analytische Grundhaltung einnimmt wie in der psychoanalytischen Einzeltherapie. Er benutzt im Wesentlichen die Gruppe als Ganzes für seine Interventionen, nur im Ausnahmefall wendet er sich an den Einzelnen. So wird die »freie Assoziation« zur »freien Gruppenassoziation«.

Es entwickeln sich Übertragungen und Widerstände zwischen den einzelnen Gruppenmitgliedern und auf den Therapeuten bezogen, sowohl vom Einzelnen als auch von der Gruppe als Ganzes ausgehend.

Entsprechend treten auch weitere gruppenspezifische Phänomene auf. Es kommt zu szenischen Abbildungen, zum Beispiel von unbewußten ödipalen Konflikten und symbiotischen Beziehungsmustern, von hysterischen Agieren, von narzißtischen Enttäuschungen und Idealisierungen, kurz, zu Übertragungs- und Gegenübertragungsprozessen, die der Therapeut fast ausschließlich gruppenorientiert deutet.

> Es erfolgt also weniger eine gleichzeitige Behandlung von Einzelnen in der Gruppe, sondern eine Behandlung des Einzelnen mit und durch die Gruppe.

Indikation

Die Indikation zur psychoanalytischen Gruppentherapie kann für alle Formen der Psychoneurosen positiv gestellt werden (vergleichbar der Indikation zur psychoanalytischen Psychotherapie). Entscheidend ist nicht die gleichartige Zusammenstellung der Gruppenmitglieder nach diagnostischen Kriterien – das sollte nur bei ganz bestimmten Krankheitsbildern erfolgen wie zum Beispiel bei Patienten mit süchtigen Entwicklungen, mit Depressionen oder mit Borderline-Persönlichkeitsstörungen, die ein modifiziertes technisches Vorgehen in der Gruppe erfordern, sondern entscheidend ist, daß der Patient motiviert ist, über sich in der Gruppe und mit der Gruppe zu sprechen, sich selbst in der Gruppe und die Gruppe als solche wahrzunehmen und konstruktiv damit umzugehen.

Abrechung über Krankenkassen

Auch die psychoanalytische Gruppentherapie kann heute über ein Gutachtenverfahren mit den Kassen abgerechnet werden.

Sehr gute Einführungen in die psychoanalytische Gruppentherapie vermitteln Foulkes (1964) und Yalom (1970).

Literatur

Balint M, Ornstein PH, Balint E. Fokal Psychotherapy. An Example of Applied Psychoanalysis. London: Tavistock 1972. Deutsche Ausgabe: Fokaltherapie. Frankfurt: Suhrkamp 1973.
Beck D. Die Kurzpsychotherapie. Bern: Huber 1974.
Bellak L, Small L. Emergency Psychotherapy and Brief Psychotherapy. New York: Grune & Stratton 1965. Deutsche Ausgabe: Kurzpsychotherapie und Notfallpsychotherapie. Frankfurt: Suhrkamp 1972.
Bion WR. Erfahrungen in Gruppen und andere Schriften. Stuttgart: Klett 1971.
Blanck G, Blanck R. Ego Psychology: Theory & Practice. New York: Columbia University Press 1974. Deutsche Ausgabe: Angewandte Ich-Psychologie. Stuttgart: Klett-Cotta 1978.
Büchi R, Wirth E. Die psychoanalytisch orientierte Krisenberatungsstelle. In: Psychoanalytische Kurztherapien. Zur Psychoanalyse in Institutionen. Leuzinger-Bohleber M (Hrsg). Opladen: Westdeutscher Verlag 1985.
Davanloo H. Basic Principles and Techniques in Short-Term Dynamic Psychotherapy. New York: Spectrum Press 1978.
Davanloo H. Short-Term Dynamic Psychotherapy. New York: Jason Aronson 1980.
Deneke F-W. Das Selbst-System. Psyche 1989; 43: 577-608.
Drews S, Brecht K. Psychoanalytische Ich-Psychologie. Frankfurt: Suhrkamp 1975.
Dührssen A. Analytische Psychotherapie in Theorie, Praxis und Ergebnissen. Göttingen: Vandenhoeck & Ruprecht 1972.
Erikson EH. Identität und Lebenszyklus. 1950. Frankfurt: Suhrkamp1966.
Fenichel O. Zur Theorie der psychoanalytischen Technik. Int Z Psychoanal 1935; 21: 78-95.
Fenichel O. Psychoanalytische Neurosenlehre. 1945. Bd 3. Olten: Walter 1974-1977.
Flegenheimer WV. Techniques of Brief Psychotherapy. New York: Jason Aronson 1982.
Foulkes SH. Gruppenanalytische Psychotherapie. 1964. München: Kindler 1974.
Freud A. Das Ich und die Abwehrmechanismen. 1936. München: Kindler 1959.
Freud A. Wege und Irrwege in der Kinderentwicklung. Bern, Stuttgart: Huber/Klett 1968.
Freud S. Das Ich und das Es. 1923. GW. Bd 13. 5. Aufl. Frankfurt: Fischer 1967; 235-89.
Fürstenau P. Die beiden Dimensionen des psychoanalytischen Umgangs mit strukturell ichgestörten Patienten. Psyche 1977; 31: 197-207.
Gill MM (ed). The Collected Papers of David Rapaport. New York: Basic Books 1967.
Götze P. Psychoanalytische Therapieverfahren. In: Therapie psychiatrischer Erkrankungen. Möller H-J (Hrsg). Stuttgart: Enke 1993.
Götze P, Mohr M, Papenhausen R. Ein Konzept für die Erforschung der Prozesse in psychoanalytischen Fokaltherapien. III. Einige Hypothesen und erste Erfahrungen. In: Process of Therapy and Training Research and Practice. Geyer M, Hess H, König W, Magnussen F (eds). Kongreßband: International Symposium on Psychotherapy, Erfurt 1987.
Hartmann H. Ich-Psychologie. 1950. Stuttgart: Klett 1972.
Hoffmann SO. Psychoanalyse. In: Handbuch der Psychotherapie. Bd 2. Corsini RJ (Hrsg). München, Weinheim: Psychologie Verlagsunion 1987.
Horner AJ (ed). Treating the Neurotic Patient in Brief Psychotherapy. New Jersey: Northvale 1985.
Jacobson E. The Self and the Object World. New York: International University Press 1964. Deutsche Ausgabe: Das Selbst und die Welt der Objekte. Frankfurt: Suhrkamp 1973.
Kächele H. Was ist psychodynamische Kurztherapie. Prax Psychother Psychosom 1985; 30: 119-27.
Kächele H, Heldmaier M, Scheytt N. Fokusformulierungen als katamnestische Leitlinien zur Beurteilung einer psychodynamischen Kurztherapie. Prax Psychother Psychosom 1990; 35: 205-16.
Kernberg OF. Borderline-Störungen und pathologischer Narzißmus. 1975. Frankfurt: Suhrkamp 1978.
Klüwer R. Über die Orientierungsfunktion eines Fokus bei der psychoanalytischen Kurztherapie. Psyche 1970; 24: 739-55.
Klüwer R. Erfahrungen mit der psychoanalytischen Fokaltherapie. Psyche 1971; 25: 932-47.
Kohut H. The Analysis of the Self. A Systematic Approach to the Psychoanalytic Treatment of Narcissistic Personality Disorders. New York: International University Press 1971. Deutsche Ausgabe: Narzißmus. Eine Theorie der psychoanalytischen Behandlung narzißtischer Persönlichkeitsstörungen. Frankfurt: Suhrkamp 1973.
Kohut H. Die Heilung des Selbst. Frankfurt: Suhrkamp 1979.
Kuiper PC. Die seelischen Krankheiten der Menschen. Psychoanalytische Neurosenlehre. Bern, Stuttgart: Huber/Klett 1969.
Lachauer R. Der Fokus in der Psychotherapie. Fokalsätze und ihre Anwendung in Kurztherapie und andere Formen analytischer Psychotherapie. München: Pfeiffer 1992.
Leuzinger-Bohleber M (Hrsg). Psychoanalytische Kurztherapie. Zur Psychoanalyse in Institutionen. Opladen: Westdeutscher Verlag 1985.
Leuzinger-Bohleber M. Psychoanalytische Fokaltherapie. Prax Psychother Psychosom 1988; 33: 59-69.
Loch W, Kutter P, Roskamp H, Wesiak W. Die Krankheitslehre der Psychoanalyse. Stuttgart: Hirzel 1967.
Malan DH. A Study of Brief Psychotherapy. New York: Plenum 1963. Deutsche Ausgabe: Psychoanalytische Kurztherapie. Eine kritische Untersuchung. Stuttgart: Klett 1965; Hamburg: Rowohlt Taschenbuch 1972.
Malan DH. The Frontier of Brief Psychotherapy. An Example of the Convergence of Research and Clinical Practice. New York: Plenum 1976.
Mann J. Time-Limited Psychotherapy. Cambridge Mass: Harvard University Press 1973. Deutsche Ausgabe: Psychotherapie in 12 Stunden. Zeitbegrenzung als therapeutisches Instrument. Olten, Freiburg: Walter 1978.
Mann J, Goldmann R. A Casebook in Time-Limited Psychotherapy. New York: McGraw-Hill 1982.
Meistermann-Seeger E. Kurztherapie-Fokaltraining. München: Verlag für angewandte Wissenschaften 1986.
Mertens W. Einführung in die psychoanalytische Therapie. Bd 1-3. Stuttgart, Berlin, Köln: Kohlhammer 1990/1991.
Meyer AE (Hrsg). The Hamburg Short Psychotherapy Comparison Experiment. Psychother Psychosom 1981; 35: 81-208.
Mohr M, Biermann-Ratjen E-M, Eckert J, Jährig Chr, Papenhausen R. Ein Konzept für die Erforschung der Prozesse in psychoanalytischen Fokaltherapien. II. Der Psychotherapieprozeß. In: Process of Therapy and Training Research and Practice. Geyer M, Hess H, König W, Magnussen F (eds). Kongreßband: International Symposium on Psychotherapy, Erfurt 1987.

Nagara H. Psychoanalytische Grundbegriffe. Eine Einführung in Sigmund Freuds Terminologie und Theoriebildung. Frankfurt: Fischer 1974.

Papenhausen R, Mohr M, Götze P. Ein Konzept für die Erforschung der Prozesse in psychoanalytischen Fokaltherapien. I. Der diagnostische Prozeß. In: Process of Therapy and Training Research and Practice. Geyer M, Hess H, König W, Magnussen F (eds). Kongreßband: International Symposium on Psychotherapy, Erfurt 1987.

Sandler J, Dare Chr, Holder A. Die Grundbegriffe der psychoanalytischen Therapie. Stuttgart: Klett 1973.

Schultz-Hencke H. Lehrbuch der analytischen Psychotherapie. Stuttgart: Thieme 1951.

Sifneos PE. Short-Term Psychotherapy and Emotional Crisis. Cambridge Mass: Harvard University Press 1972.

Sifneos PE. Short-Term Dynamic Psychotherapy. New York: Plenum 1979.

Strupp HH, Binder JL. Psychotherapie in a New Key. A Guide to Time-Limited Dynamic Psychotherapy. New York: Basic Books 1984. Deutsche Ausgabe: Kurzpsychotherapie. Stuttgart: Klett 1991.

Thomä H. Frequenz und Dauer analytischer Psychotherapien in der kassenärztlichen Versorgung. Bemerkungen zu einer Kontroverse. Psyche 1994; 48: 287-323.

Wolberg LR. Kurzzeit-Psychotherapie. Stuttgart: Thieme 1980.

Yalom ID. Gruppen-Psychotherapie. Grundlagen und Methoden. 1970. München: Kindler 1974.

6.2.3 Familientherapie

Manfred Cierpka

Die verschiedenen familientherapeutischen Schulen sind sich darin einig, daß die individuellen Störungen im affektiv-kognitiven Bereich nicht nur auf das Individuum zurückzuführen sind. Sie sind der Meinung, daß, im Sinne der Mehrpersonenpsychologie, die interpersonalen Beziehungen in Dyaden, Triaden und in der Gesamtfamilie an der Entstehung und Aufrechterhaltung von Störungen und Symptomen beteiligt oder sogar ursächlich dafür verantwortlich sind.

> **Definition**
>
> Gurman, Kniskern und Pinsof (1986, S. 565) haben deshalb »die **Familientherapie** als eine psychotherapeutische Methode definiert, die sich explizit darauf konzentriert, die Interaktionen zwischen den Familienmitgliedern so zu verändern, daß sich die Dynamik der Familie als Ganzes, der Subsysteme und der einzelnen Individuen verbessert«.

Im Unterschied zu den anderen psychotherapeutischen Verfahren, in denen *über* die Beziehungen in der Familie gesprochen wird, verlegt die Familientherapie die Behandlung *in* die reale familiäre Szene.

Familientherapeutische Verfahren

Trotz der relativ kurzen Entwicklungszeit bildeten sich verschiedene Schulrichtungen in der Familientherapie heraus, die die Diskussion zwischen den unterschiedlichen theoretischen Ansätzen widerspiegeln. Während in den Anfängen die psychoanalytisch orientierten Konzeptionen dominierten, stehen jetzt die systemtheoretischen Richtungen im Mittelpunkt des Interesses. Überhaupt trug die systemtheoretische Sichtweise zu den bedeutendsten Innovationen in der Familientherapie bei.

Abbildung 6-1 zeigt die vier unterschiedlichen **Schulrichtungen**, die sich inzwischen herausdifferenziert haben:

- die verhaltenstherapeutischen Schulen
- die kommunikationstheoretischen beziehungsweise systemischen Schulen
- die wachstums- beziehungsweise erlebnisorientierten Schulen
- die psychodynamisch orientierten Schulen

Das stärkere Interesse an der Familientherapie wird mit durch die wissenschaftstheoretische Vorstellung – die sogenannte „**systemische Sichtweise**" – verursacht. Diese Theorie wenden wir an, um eben nicht nur das Ganze, die Familie, oder die Teile des Ganzen, die Individuen, sondern vor allem die Interaktion zwischen den Individuen zu erfassen.

Historische Entwicklung

Die Familientherapie besteht als Methode seit ungefähr vierzig Jahren und ist inzwischen sowohl aus dem klinischen als auch wissenschaftlichen Spektrum der Psychotherapie nicht mehr wegzudenken. Horst Eberhard Richters Buch »Eltern, Kind und Neurose« (Richter 1969) hat im deutschsprachigen Raum mit dazu beigetragen, daß der Familiendynamik in der psychosozialen Medizin viel Aufmerksamkeit geschenkt wurde. Über das Individuum hinaus wurde der 'Patient Familie' in die klinische Betrachtung

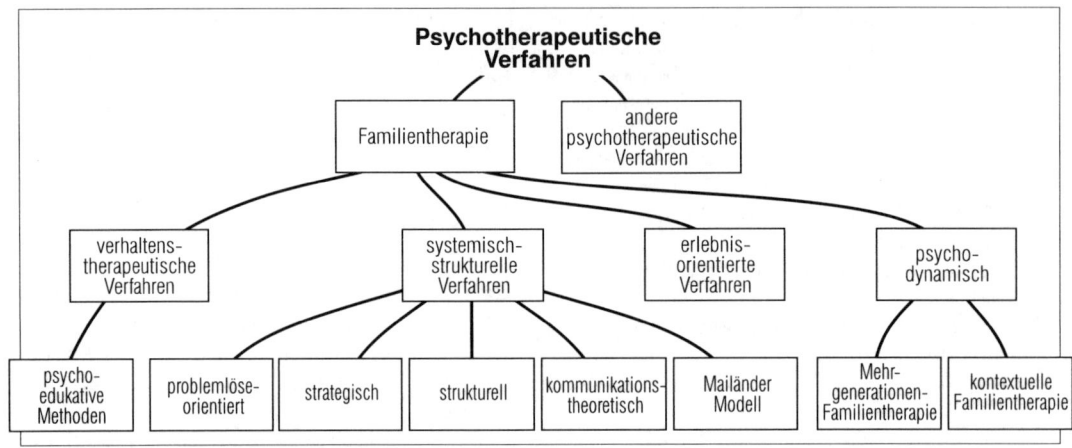

Abb. 6-1 Die familientherapeutischen Verfahren

einbezogen. Inzwischen erachtet man eine von der Individualdiagnostik unabhängige und ergänzende Beurteilung des Familiensystems für unerlässlich, wenn man von einem biopsychosozialen Modell in der Krankheitslehre ausgeht, also mehrere Bedingungsfaktoren bei der Entstehung und Aufrechterhaltung seelischer Erkrankungen annimmt.

Hinweise auf die Einbeziehung der Angehörigen in die Psychotherapie finden sich schon bei Freud, aber auch bei den Sozialwissenschaften und der Pädagogik können Vorläufer der Familientheorie und -therapie identifiziert werden (vgl. Broderick u. Schrader 1981). Die eigentliche Geschichte der Familientherapie beginnt Ende der vierziger Jahre in den USA mit der systematischen Einbeziehung der Familienangehörigen in die Psychotherapie von schizophrenen Patienten. Inzwischen gibt es Anzeichen dafür, daß wir uns in der »dritten Generation« der Familientherapie befinden. Nach den Pionieren, die bereits für die Vielfalt der familientherapeutischen Methoden verantwortlich sind, folgte eine Generation von Schülern, die unter allen Umständen die jeweilige Schulrichtung verteidigen mußten. Die Vertreter der 'dritten Generation' fühlen sich in ihrer professionellen Identität gesichert, so daß inzwischen Vergleiche mit den anderen psychotherapeutischen Schulen angestrengt werden. Folgende geschichtliche Phasen lassen sich unterscheiden (vgl. Cierpka 1991):

Die 40er und 50er Jahre: die Gründerjahre

Vor allem in der Psychiatrie kommt es zu ersten systematischen Familienbehandlungen, insbesondere bei Familien mit schizophrenen Patienten. Die erste Fassung der Doublebind-Hypothese (Bateson et al. 1956) weist auf eine Kommunikationsstörung bei der Entwicklung der schizophrenen Erkrankung hin. 1957 beschreiben Lidz, Cornelison, Terry und Fleck die ehelichen Beziehungen in schizophrenen Familien als schismatisch (gespalten) und asymmetrisch (schief). Sie charakterisieren die extremen Abhängigkeitsverhältnisse zwischen allen Familienmitgliedern. Für die Beziehungsmuster in Familien Schizophrener prägen Wynne, Ryckoff und Hirsch (1958) den Begriff der »**Pseudogegenseitigkeit**«, mit dem sie das Harmonisierungsstreben und die Aggressionslosigkeit in den Abhängigkeitsverhältnissen der Familienmitglieder kennzeichnen wollten. 1959 gründet Jackson das Mental Research Institute in Palo Alto. Die Mitarbeiter waren damals Satir, Riskin, Haley, Weakland, Watzlawick und andere. In der Literatur findet man viele kasuistische Beiträge, verschiedene Interaktionsmuster werden beschrieben und zum ersten Mal als spezifisch für bestimmte Krankheitsbilder herausgestellt.

Die 60er Jahre: die Jahre der familientherapeutischen Konzeptbildungen

Die ersten familientherapeutischen Schulen werden gebildet. Vor allem den Familientherapeuten Satir, Ackermann, Jackson, Haley und Bowen, und Minuchin gelingt es, die Methode populär zu machen. Die Familientherapie wird als Disziplin in den Kriterienkatalog für die Ausbildungsrichtlinien der amerikanischen Psychiater aufgenommen. 1962 gründen Ackermann, Jackson und Haley die Zeitschrift »Family Process«, die auch heute noch die führende Zeitschrift in diesem Feld ist. Konzepte wie die »**psychosomatische Familie**« werden von Minuchin und seinen Mitarbeitern erarbeitet, die die Spezifität von definierten Familieninteraktionsmustern für eine bestimmte psychopatholgische Störung beim Patienten postulieren.

Die 70er Jahre: die Behandlungstechniken

In diesen Jahren setzt eine Differenzierung der familientherapeutischen Techniken ein, um der Vielzahl der klinischen Probleme gerecht zu werden. In der Literatur werden Behandlungstechniken im Umgang mit Familien mit einem Kind mit Lernstörungen beschrieben, genauso Techniken bei Depressiven, bei psychosomatisch Erkrankten, bei sexuellen Störungen. 1977 wird das Buch von Selvini-Palazzoli et al. »Paradoxon und Gegenparadoxon« veröffentlicht. Die Auseinandersetzung mit paradoxen Techniken setzt ein. In den 70er Jahren faßt die Familientherapie endgültig auch Fuß in Europa.

Die 80er Jahre: die Kluft zwischen Erkenntnistheorie und Klinik

In diesem Jahrzehnt ist die Auseinandersetzung mit der **systemtheoretischen** und **kybernetischen Denkweise** kennzeichnend. Während am Anfang des Jahrzehnts die manchmal fast enthusiastisch zu kennzeichnende Haltung der Familientherapie zu kreativen neuen, vor allem klinischen Ansätzen führt, wird gegen Ende des Jahrzehnts verstärkt diskutiert, was die Systemtheorie nicht leisten kann. In der empirischen Wissenschaft werden familiendynamische Prozeßmodelle erarbeitet, die schulenunabhängig eine Integration der verschiedenen familientheoretischen Ansätze versuchen. In der Outcome-Forschung wird die Effektivität der Familientherapie in großen Übersichtsartikeln herausgestellt (z. B. Gurman et al. 1986). Die Literatur zum Thema eines kausalen Zusammenhangs zwischen einer umschriebenen Familieninteraktionsstörung und einer individuellen Psychopathologie macht die Spezifitätshypothese unwahrscheinlich (Cierpka 1989a).

Die 90er Jahre: kritische Überprüfungen der Methode

Die Auseinandersetzung der Familientherapie mit dem **Konstruktivismus** steht zu Anfang diese Jahrzehnts im Vordergrund. Dies gilt nicht nur für die theoretische Erfassung der familiären Wirklichkeit, sondern auch für die Erarbeitung klinischer Konzepte und dabei insbesondere für die therapeutischen Interventionen. Die Therapeuten verweisen auf die Subjektivität ihrer Konstruktionen. Nach der Schwerpunktsetzung in der Analyse und Veränderung dysfunktionaler Interaktionszirkel werden wieder stärker die gestaltenden individuellen Einflüsse im Netzwerk betont. In der Outcome-Forschung zeigt sich, daß günstigere Ergebnisse in der Familientherapie zu erwarten sind, wenn eine gleichzeitige oder nachträgliche einzeltherapeutische Behandlung des erkrankten Familienmitglieds (sog. Index-Patient) dazukommt (Grawe et al. 1994). Größere multizentrische Studien sind jetzt gefordert, um die Möglichkeiten der Familientherapie im Spektrum der anderen psychotherapeutischen Verfahren vergleichend aufzuzeigen (Zander et al. 1995).

Aktuelle Konzeption und therapeutisches Wirkprinzip

Jede Familientherapie beginnt mit der **Definition** des **Problems**, das von der Familie oder – falls Uneinigkeit besteht – von den einzelnen Familienmitgliedern als Problem präsentiert wird (Wynne 1988). Eine der grundlegendsten Schwierigkeiten in der Familientherapie besteht darin, daß im Erleben der Familie meistens nur ein Familienmitglied krank ist oder durch sein Verhalten auffällt und stört. Die Therapeuten versuchen die Konstruktionen der Familie zu analysieren und so zu interpretieren, daß das Problem des Index-Patienten auf dem Hintergrund der Struktur und der Psychodynamik der Familie als gemeinsames Problem der Familie »umgedeutet« wird. Das Problem des Index-Patienten wird zum Problem der Familie. Wesentlich für die weitere Weichenstellung ist, ob die Familie diese Umformulierung im Ansatz versteht und für sich nutzbar machen kann. Das technische Mittel der **Umdeutung** (*reframing*) spielt im therapeutischen Prozeß eine herausragende Rolle. Da wir die Umdeutung von der individuumzentrierten zur **familiendynamischen Problemstellung** als eine der therapeutisch wirksamsten Agenzien ansehen, achten wir von Anfang an darauf, daß der Index-Patient in dieser Position nicht mehr gestützt wird. Nur so können die gemeinsamen Ressourcen der Familie zur Problemlösung genutzt werden.

In der Familientherapie sprechen wir vom **therapeutischen System**. Die Therapeuten bilden mit der Familie ein System, das seine eigenen typischen Interaktionen aufweist, die für die Interpretationen nutzbar gemacht werden können.

Die Problemdefinition und die Vorschläge zur Problemlösung erfolgen in der Phase der Familiendiagnostik, die jeder Beratung oder Therapie vorgeschaltet ist:

> **Definition**
>
> »Die **Familiendiagnostik** untersucht und beschreibt Interaktionen und ihre Veränderungen zwischen den Familienmitgliedern, den Subsystemen und analysiert die Dynamik der Familie als systemisches Ganzes. Sie untersucht die unbewußten Phantasien, Wünsche und Ängste der Familie auf dem Hintergrund der Familiengeschichte und der Lebensentwürfe für die Zukunft, um zu einem Verständnis für die bedeutsamen Interaktionssequenzen und deren Funktionalität zu kommen« (Cierpka 1996a, S. 5).

Diese Definition beinhaltet verschiedene Aussagen, die in unseren Überlegungen zur Familiendiagnostik und für die Therapieplanung eine wichtige Rolle spielen:

▶ **Familienstruktur**
Gegenstand von Diagnostik und Behandlung ist die Interaktion der Familienmitglieder und deren Veränderungen nach Intervention. Im klinischen Erstgespräch diagnostizieren wir ein charakteristisches Netzwerk von Beziehungen, das wir im sogenannten Strukturbild der Familie querschnittartig festhalten können. Die Familienstruktur ergibt sich aus den individuellen, persönlichen Bedürfnissen einerseits und den Anforderungen der Familie andererseits. Die Normen und die Regeln, die Hierarchien und die Machtverhältnisse verstehen wir als die strukturellen Gegebenheiten, die die Problemlösungen, die Bedürfnisbefriedigungen und die Sicherheitsanforderungen in der Familie regeln. Sie bestimmen die innere Organisation des Systems. Strukturbildend sind die immer wiederkehrenden Muster von Interaktionen, die durch bestimmte Regeln festgelegt werden. Falls strukturelle Dysfunktionalitäten, zum Beispiel Überschreitungen der Generationsgrenzen oder Unklarheiten in den familiären Hierarchien, diagnostiziert werden, werden von den Therapeuten entsprechende strukturelle Interventionen eingebracht.

▶ **Familientradition**
Familien sind jedoch nicht nur querschnittartig durch ihre aktuellen Beziehungen zu erfassen. Familien haben eine Vergangenheit, über mehrere Generationen hinweg. Wir sprechen von der Tradition der Familie und deren kulturellem Kontext. Die Untersuchung des Hintergrunds der Familiengeschichte findet im Längsschnitt statt. Familientherapeutisch geht es um die Mehrgenerationenperspektive, wie sie von Boszormenyi-Nagy und Spark (1973), Bowen (1978), und Sperling et al. (1982) entwickelt wurde.

▶ **Lebensgeschichtlicher Kontext und Entwicklungsgeschichte**
Die Familientherapeuten fragen nach dem Sinn, der das Verhalten der Familienmitglieder und das Entstehen eventueller Krisen in der Familie verständlich macht. Die Diagnostik der unbewußten Phantasien, der Wünsche, aber auch der Ängste ist notwendig, um diese dynamischen Prozesse zu erklären. Auch hier treffen sich Längs- und Querschnitt: Die aktuelle Beziehungsdiagnostik wird durch den lebensgeschichtlichen Kontext und die Entwicklungsgeschichte der Familie ergänzt.

Wenn wir den psychodynamischen Ansatz zur Veränderung von interpersonellen Konflikten in der Familientherapie wählen, dann arbeiten wir mit den bewährten Mitteln von Übertragung, Gegenübertragung und Widerstand. Die am Ende des Erstgesprächs von den Therapeuten mitgeteilte Interpretation erlaubt es, ihre Wirkung auf die Familie zu studieren. Gerade bei Familien mit einem neurotischen Problem bei einem Familienmitglied ist eine solche **Probedeutung** unerläßlich, um die eigenen psychodynamischen Hypothesen, das spontane Verständnis und die Introspektionsfähigkeit der Familie zu überprüfen.

▶ **Wachstumsprozesse**
Wir verstehen die Familie als ein solches System, das kontinuierlich versucht, im Gleichgewicht zu bleiben. Um diesen Zustand möglichst stabil halten zu können, muß sich die Familie an Veränderungen anpassen können. Die Notwendigkeiten zur individuellen Veränderung der einzelnen Familienmitglieder und zur Veränderung des Familiensystems ergeben sich durch individuelle Wachstums- oder Reifungsprozesse. Den theoretischen Hintergrund für das Verständnis dieser Wachstumsprozesse liefert das **Konzept des Lebenszyklus**. Die verschiedenen Phasen im Lebenszyklus (Paare ohne Kinder, Familiengründung, Familien mit Kleinkind(ern), Familien mit Schulkindern, Familien mit sich ablösenden Kindern, Paare nach dem Auszug der Kinder, ältere Paare) machen es erforderlich, daß das familiäre System sich ständig entwickeln muß. Diese Entwicklungen vollziehen sich auf der individuellen, der interpersonalen (Dyaden, Triaden) Ebene, und der Ebene der Gesamtfamilie. Der Therapeut muß die Probleme im Zusammenhang mit den aktuellen lebenszyklischen Phasen verstehen. Erst dann kann er die Aufgaben und Anforderungen abschätzen, die für die Einzelnen und die Familie aktuell sind oder demnächst anstehen. Er wird die Ressourcen der Familie dazu in Relation setzen, um sich ein Bild zu machen, wie die Familie ihr Problem bewältigen wird.

Modalitäten des Settings

Sowohl für die Familiendiagnostik als auch für die Familientherapie hilft die Differenzierung der familiären Organisation in drei Ebenen:

- die Ebene der Individuen
- die Ebene der Dyaden
- die Ebene des Familiensystems

Erst die Berücksichtigung dieser Ebenen macht Aussagen über die unterschiedliche Gewichtung der individuellen, dyadischen und familiären Faktoren möglich (Cierpka 1989b). Nicht nur in der Diagnostik muß man diese verschiedenen Ebenen vor Augen haben, auch in der Therapieplanung und in der Setting-Gestaltung spielt die Fokussierung der Ebenen eine entscheidende Rolle (Cierpka 1996b).

Die heutige Praxis der Familientherapie ist nicht mehr dadurch charakterisiert, daß die Anwesenheit aller Familienmitglieder – oder gar aller Personen, die zusammen in einem Haus oder in einer Wohnung wohnen – notwendig ist. Inzwischen arbeiten wir mit dem sogenannten **Problemsystem**. Meistens sieht man in der Phase der Erstgespräche die ganze Familie, danach jenes System, das durch dysfunktionale Beziehungen gekennzeichnet ist, die in Verbindung mit dem präsentierten Problem der Familie gebracht werden können. Man folgt also dem Grundsatz, das kleinste System zur Therapie einzuladen, um die Komplexität möglichst gering zu halten. Dazwischen kann es immer wieder notwendig werden, die im Subsystem erarbeiteten Veränderungen in die Gesamtfamilie einzubringen.

Die meisten Familientherapien gehen entweder in einer bestimmten Phase der Behandlung oder zum Schluß der Therapie in eine **Paartherapie** über. Dies ist bei Problemen der Kinder konsequent, wenn man bedenkt, daß die Beziehungsstörungen der Eltern ganz wesentlich zu Entwicklungs- und Anpassungsstörungen bei den Kindern führen.

Indikation und Differentialindikation

Konsequenterweise verspricht man sich gegenüber der Einzeltherapie in der Familientherapie dann bessere Ergebnisse, wenn die familiäre Problematik im interpersonalen Beziehungsfeld überwiegt. Obwohl davon auszugehen ist, daß die Indikation für eine Familientherapie in der heutigen Generation der Psychotherapeuten wesentlich häufiger gestellt wird als früher, hinkt die Forschung über die Entscheidungsprozesse, welches Problem des Patienten oder welche interpersonale Konfliktkonstellation zur Indikationsstellung einer Familientherapie führt, hinter der klinischen Realität her.

Im Sinne der adaptiven Indikationsstellung sind bestimmte familientherapeutische Verfahren erfolgreicher als andere (Heekerens 1990), hierzu einige Beispiele:

- operante Familientherapie bei Verhaltensstörungen
- funktionale Familientherapie bei der Behandlung von Familien mit leicht delinquenten Jugendlichen
- strukturelle Familientherapie bei der Behandlung psychosomatischer Krankheiten von Kindern und Jugendlichen
- psychoanalytische Familientherapie bei (generationsübergreifenden) Beziehungsproblemen

Zusammenfassung

Eine Familientherapie ist vor allem dann indiziert, wenn das präsentierte Problem als interpersonales Problem definiert werden kann und die Familienmitglieder motiviert werden können, dieses Problem auch als gemeinsames zu sehen (Cierpka 1996b). Als gesichert gilt, daß Familientherapie ebenso erfolgreich ist wie andere Behandlungsformen, bei Beziehungsproblemen jedoch erfolgreicher. Bei neurotischen, psychosomatischen, psychotischen Krankheitsbildern ist der Anteil der Beziehungsprobleme maßgebend für den Erfolg der Familientherapie.

Literatur

Bateson G, Haley J, Weakland J. Toward a theory of schizophrenia. Behav Sci 1956; 1: 251-64.

Boszormenyi-Nagy I, Spark GM. Unsichtbare Bindungen. Stuttgart: Klett-Cotta 1973.

Broderick CB, Schrader SS. The history of professional marriage and family therapy. In: Handbook of Family Therapy. Gurman AS, Kniskern DP (eds). New York: Brunner/Mazel 1981; 5-35.

Bowen M. Family therapy in clinical practice. New York: Jason Aronson 1978.

Cierpka M. Das Problem der Spezifität in der Familientheorie. System Familie 1989a; 2: 197-216.

Cierpka M. Zur Diagnostik von Familien mit einem schizophrenen Jugendlichen. Heidelberg, Berlin: Springer 1989b.

Cierpka M. Entwicklungen in der Familientherapie. Prax Psychother Psychosom 1991; 36: 32-44.

Cierpka M (Hrsg). Handbuch der Familiendiagnostik. Heidelberg: Springer 1996a.

Cierpka M. Ziele und Indikationsüberlegungen der Therapeuten. In: Handbuch der Familiendiagnostik. Cierpka M (Hrsg). Heidelberg: Springer 1996b; 59-86.

Gurman AS, Kniskern DP, Pinsof WM. Research on the process and outcome of marital and family therapy. In: Handbook of Psychotherapy and Behavior Change. Garfield S, Bergin A (eds). 3rd ed. New York: Wiley 1986; 565-624.

Grawe K, Donati R, Bernauer F. Psychotherapie im Wandel. Von der Konfession zur Profession. Göttingen: Hogrefe 1994.

Heekerens H-P. Familientherapie bei Problemen von Kindern und Jugendlichen: Eine Sekundärevaluation der Effektivitätsstudien. System Familie 1990; 3: 1-10.

Joraschky P, Cierpka M. Diagnostik der Grenzstörungen. In: Familiendiagnostik. Cierpka M (Hrsg). Heidelberg, Berlin: Springer 1987; 112-30.

Lidz T, Cornelison A, Fleck S, Terry D. Marital schism and marital skew. Am J Psychiatry 1957; 114: 241-8. Deutsch: Zur Familienumwelt des Schizophrenen. Psyche 1959; 13: 288-302.

Minuchin S. Familie und Familientherapie. Freiburg: Lambertus 1977.

Richter HE. Eltern, Kind und Neurose. Reinbek: Rowohlt 1969.

Selvini-Palazzoli M, Boscolo L, Cecchin G, Prata G. Paradoxon und Gegenparadoxon. Stuttgart: Klett-Cotta 1977.

Sperling E, Massing A, Reich G, Georgi H, Wöbbe-Mönks E. Die Mehrgenerationenfamilientherapie. Göttingen: Vandenhoeck & Ruprecht 1982.

Wynne LC, Ryckoff IM, Day J, Hirsch JS. Pseudomutuality in the family relations of schizophrenics. Psychiatry 1958; 2: 205-20. Deutsch: Pseudogemeinschaft in den Familienbeziehungen von Schizophrenen. In: Schizophrenie und Familie. Bateson G, et al. (Hrsg). Frankfurt: Suhrkamp 1969; 44-80.

Wynne L. Zum Stand der Forschung in der Familientherapie: Probleme und Trends. System Familie 1988; 1: 4-22.

Zander B, Strack M, Wallmoden C v, Anton S, Cierpka M, Balck F, Conen M-L, Hiß I, Michelmann A, Scheib P, Seide L, Wirsching M. Kurzbericht über die Pilotphase der »Multizentrischen Studie zur Versorgungsrelevanz und Effektivität der Familientherapie«. Kontext 1995; 1: 60-6.

Literaturempfehlungen

Alexander JF, Holtzworth-Munroe A, Jameson P. The Process and outcome of marital and family therapy: Research review and evaluation. In: Handbook of Psychotherapy and Behavior Change. Bergin AE, Garfield SL (eds). 4th ed. New York: Wiley 1994; 595-630.

Cierpka M (Hrsg). Handbuch der Familiendiagnostik. Heidelberg, Berlin: Springer 1996.

Gurman AS, Kniskern DP (Hrsg). Handbook of Family Therapy. New York: Brunner/Mazel 1991.

Massing A, Reich G, Sperling E. Die Mehrgenerationenfamilientherapie. Göttingen: Vandenhoeck & Ruprecht 1994.

6.2.4 Paartherapie

Reinhard Kreische

> **Definition**
>
> Unter **Paartherapie** wird hier die psychotherapeutische Behandlung psychischer Erkrankungen im paartherapeutischen Setting verstanden. Sie unterscheidet sich insofern von der Ehe- und Partnerberatung, die primär der Verbesserung von Paarbeziehungen dient.

Historische Entwicklung

Die Ursprünge der professionellen Ehe- und Familientherapie reichen in den westlichen Ländern bis ins 19. Jahrhundert zurück, wo vor allem Sozialarbeiter und Psychiater in karitativen Einrichtungen mit Familien arbeiteten (Broderick u. Schrader 1981). Paartherapie ist eine Sonderform der Familientherapie. Die beiden hauptsächlichen theoretischen Hintergrundkonzepte sind die System- und Kommunikationstheorie sowie die Psychoanalyse.

Die historische Entwicklung führte zu einer Differenzierung zwischen verhaltenstherapeutischen, systemisch-strukturellen, wachstums- und erlebnisorientierten sowie psychodynamischen Schulrichtungen (s. Kap. 6.2.3, S. 545 ff). In den 80er Jahren gab es erste Ansätze zur schulenübergreifenden Integration verschiedener Sichtweisen, zum Beispiel durch Fürstenau (1984), Ciompi (1981), Strotzka (1984), Buchholz (1982), Simon (1984) und Bauriedl (1985).

Für die psychoanalytische Beschäftigung mit Paarbeziehungen stellen die Arbeiten von Dicks (1967), der die eheliche Beziehung unter Einbeziehung objektbeziehungstheoretischer Gesichtspunkte untersuchte, eine wichtige Grundlagenarbeit dar. In der psychoanalytischen **Objektbeziehungstheorie** wird der Einfluß realer Beziehungen zu wichtigen Beziehungspersonen (»Beziehungsobjekten«) auf die innere Welt (die intrapsychisch repräsentierten, im Gedächtnis abgespeicherten Erinnerungsspuren von diesen Beziehungen) und umgekehrt deren Einflüsse auf spätere Wahrnehmungs-, Affekt- und Verhaltensdispositionen im Umgang mit anderen Menschen erforscht. Von Dicks stammt der Begriff der »**Kollusion**« (lat. colludere = zusammenspielen), womit er eine Form ehelicher Beziehungen beschrieb, bei der die Neurosen der Partner zueinander passen wie Schlüssel und Schloß. Im deutschsprachigen Raum wurde das Kollusionskonzept in Zürich von Willi (1975, 1978) aufgegriffen und unter stärkerer Berücksichtigung triebdynamischer Gesichtspunkte erweitert.

Aktuelle Konzepte

Psychogene Erkrankungen gehen mit Erlebens- und Verhaltensstörungen einher, die oft zu Beziehungsstörungen führen, die durch immer wiederkehrende dysfunktionale Verhaltensweisen und Interaktionen gekennzeichnet sind. Diese **Beziehungsstörungen** wirken sich in den Gegenwarts- und Herkunftsfamilien der Patienten, in denen meist die engsten und intensivsten sozialen Kontakte gelebt werden, besonders stark aus. Belastungen dieser Beziehungen wirken wiederum auf die neurotischen Erkrankungen zurück und können diese verstärken oder stabilisieren. Wahrscheinlich ist das auch der Grund dafür, daß Paare mit neurotischen Partnerproblemen meist unter mittelgradigen bis starken psychischen oder psychosomatischen Symptomen leiden (Kreische 1992). Senf (1987) stellte fest, daß Partnerkonflikte die Prognose von Patienten mit psychischen Erkrankungen verschlechtern. Außerdem können chronische Spannungen in Familien, die neben anderen Ursachen durch neurotische Partnerkonflikte hervorgerufen werden können, zu Neuerkrankungen weiterer Mitglieder des familiären Systems, vor allem auch von bisher nicht erkrankten Kindern, führen.

Neurotische Persönlichkeitsstörungen (sog. **Charakterneurosen**) führen nicht direkt zu psychischen oder psychosomatischen Symptomen. Der Weg ist vielmehr ein indirekter. Die charakterneurotischen Veränderungen führen zu Beziehungsstörungen, und die Belastung durch die Beziehungsstörungen führt zu Symptomen (Kreische 1992).

Die **Schwellensituationen** des Lebens (z.B. Schwangerschaft, Geburt, berufliche Veränderungen, Umzüge, Krankheiten und Todesfälle in der familiären Umgebung) können bei allen Menschen zu **Identitätskrisen** und Irritationen in Partnerbeziehungen führen (Kreische 1994). Wenn die bisherige Persönlichkeitsentwicklung keine ausgeprägteren Störungen aufweist, kommt es in solchen Phasen zu Regressionen im Dienste des Ichs, durch die adaptive Umstrukturierungsprozesse und die Progression in ein neues Entwicklungsstadium sowohl bei den beteiligten Individuen als auch im familiären System ermöglicht werden.

Unter ungünstigen Umständen, entweder wenn es Störungen in der bisherigen Entwicklung gab oder wenn aufgrund von übermäßig starken äußeren oder inneren Irritationen ein neuer Entwicklungsschritt nicht bewältigt werden kann, kommt es zu **pathologischen Regressionen**. Adaptive Umstrukturierungen sind in diesen Fällen erschwert oder unmöglich. Statt dessen entwickeln sich bei den beteiligten Partnern **stereotype, dysfunktionale Erlebens- und Interaktionsmuster**, die unbehandelt oft chronifizieren. Mit solchen Störungen von Krankheitswert beschäftigen wir uns in der Paartherapie. Derartige stereotype Erlebens- und Verhaltensmuster werden vom Individuum durch den Einsatz von individuellen Abwehrmechanismen aufrechterhalten. In zwischenmenschlichen Beziehungen kommt es darüber hinaus zu den Abwehrformen **psychosozialer Kompromißbildungen:** Mehrere Personen führen in einem Zusammenspiel eine Form des Umgangs miteinander herbei, die der Abwehr unlustvoller Zustände der einzelnen Mitglieder des familiären oder gruppalen Systems dient und die gleichzeitig den Zusammenhalt des Systems gewährleistet. Kollusionen in Paarbeziehungen sind besonders stabile psychosoziale Kompromißbildungen. Die Interaktionspartner haben sie oft in einem jahrelangen Prozeß miteinander »eingeübt«, so daß sie durch minimale Signale ausgelöst werden können.

Bei den von Willi (1975) beschriebenen narzißtischen, depressiven, zwanghaften und hysterischen Kollusionen befinden sich beide Partner auf einem ähnlichen Triebfixierungsniveau (**direkte Kollusionen**). In **gekreuzten Kollusionen** (König u. Kreische 1991) ist das Triebfixierungsniveau verschieden: zum Beispiel bei der Kollusion zwischen einem depressiven Mann mit einer hysterischen Latenz und einer hysterischen Frau mit einer depressiven Latenz. Gekreuzte Kollusionen finden sich häufig. Hier kann ein in der eigenen Persönlichkeit nicht ausreichend integrierter Persönlichkeitsanteil jeweils im Partner bekämpft und gleichzeitig partizipierend genossen werden.

Wenn **systemische Therapeuten** bei einem Paar oder in einer Familie mit verschiedenen therapeutischen Verfahren daran gehen, die systemimmanenten Regeln zu verändern, um das Symptom, das durch diese Regeln aufrechterhalten wird, zum Verschwinden zu bringen, dann arbeiten sie an solchen psychosozialen Kompromißbildungen. Das Konzept der psychosozialen Kompromißbildungen geht jedoch über die systemische Sicht hinaus, weil es intrapsychische Vorgänge und die Bedeutung von verinnerlichten Objektrepräsentanzen ausdrücklich in die Wahrnehmung und Beschreibung der untersuchten interpersonellen Phänomene mit einbezieht. Implizit ist Derartiges auch in zahlreichen systemischen Interventionen enthalten. Es wird aber nicht explizit diskutiert, wodurch sich der Blick systemischer Therapeuten auf die manifesten Interaktionsphänomene ausrichtet. Die Sichtweise systemischer Therapeuten wird damit der phänomenologisch-deskriptiven psychiatrischen Sichtweise ähnlich.

Das psychoanalytische Konzept der psychosozialen Kompromißbildung steht nicht im Widerspruch zur Systemtheorie, sondern es erweitert sie um die intrapsychische Dimension.

Modalitäten des Settings

Bei der Indikationsstellung für das bestgeeignete paartherapeutische Verfahren im jeweiligen Behandlungsfall sind neben der neurosenpsychologischen Diagnostik vielfältige weitere, vor allem **interaktionsdiagnostische Faktoren** zu berücksichtigen. Hierzu gehören nach Fürstenau (1994) folgende Aufgaben:

- die gegenwärtige Lebenssituation der Patienten im kulturellen, beziehungs- und lebensgeschichtlichen Kontext zu erfassen, wozu auch Beobachtungen aus der unmittelbaren Behandlungsbeziehung (Übertragung und Gegenübertragung) gehören
- die gesunden Ressourcen des Patientensystems aufzuspüren, zu mobilisieren und zu verstärken
- die behindernden Faktoren aus der Vorgeschichte der Patienten in einer auf Entwicklungsförderung hin fokussierten Weise in die Behandlung einzubeziehen
- sich je nach den Erwartungen der Patienten und den klinischen Notwendigkeiten auf unterschiedliche Anforderungen von der Kri-

senintervention über die Beratung und Kurztherapie zur länger begleitenden Therapie einzustellen
- aus einem breiten Repertoire angemessene Settings und Methoden in Kooperation mit den Patienten auszuwählen
- gegebenenfalls mit anderen Therapeuten (z. B. Organmedizinern, Körpertherapeuten, gestaltenden Therapeuten) und Therapeuten anderer Schulrichtungen fallbezogen zu kooperieren

In der psychoanalytisch orientierten Paartherapie, aber auch in Paartherapien anderer Schulrichtungen, wird die Behandlung bei direkten Kollusionen am häufigsten in der Form der **gleichzeitigen Behandlung** des Paares durch einen Therapeuten oder eine Therapeutin durchgeführt, manchmal auch durch ein Therapeutenpaar, letzteres hauptsächlich in Kliniken und anderen therapeutischen Institutionen. Die erfolgreiche Behandlung der oft chronifizierten Kollusionen setzt viel therapeutische Erfahrung in diesem Setting unter kompetenter Supervision voraus. – Manchmal werden auch paartherapeutische Gruppenbehandlungen durchgeführt, bei denen ein Therapeut oder ein Therapeutenpaar mit 4 bis 5 Paaren in einer Therapiegruppe zusammenarbeitet.

Bewährt hat sich in den letzten Jahren, vor allem bei gekreuzten Kollusionen, eine **sukzessive Therapie** beider Partner in zwei therapeutischen Systemen: zunächst im paartherapeutischen Setting, anschließend in zwei parallelen psychoanalytisch orientierten Gruppen (Kreische 1990).

Indikationen und Kontraindikationen

Paartherapie ist in den Fällen **indiziert**, in denen ausgeprägte psychosoziale Abwehrmechanismen in Form der oben beschriebenen Kollusionen die Einzeltherapie eines Partners behindern. Zur Abklärung ist ein diagnostisches Paargespräch im Rahmen der Anamnese notwendig, manchmal auch bei Patienten, die eine einzelpsychotherapeutische Behandlung wünschen. Paartherapie ist aber auch in manchen Fällen indiziert, in denen der Index-Patient[1] ein Kind ist, nämlich dann, wenn ein elterlicher Konflikt maßgeblich an der Erkrankung des Kindes beteiligt ist. Es gibt klinische Beispiele dafür, daß die ausschließliche Behandlung des Elternpaares, das »symptomfrei« war, zur Gesundung des Symptomträgers Kind geführt hat.

Entsprechend groß ist die **prophylaktische Bedeutung** der Paar- (und Familien-)therapie, weil sie in vielen Fällen verhindern kann, daß die Gesundung eines Familienmitglieds im Rahmen einer Einzeltherapie zur Neuerkrankung anderer Familienmitglieder führt.

Nicht indiziert, weil weniger wirksam, ist Paartherapie bei internalisierten pathologischen Lösungen. Hier kann eine Verringerung des sekundären Krankheitsgewinns durch Paartherapie zwar zu einer vorübergehenden Symptombesserung führen. Diese ist aber meist nicht ausreichend stabil.

Kontraindiziert ist Paar- (und Familien-)therapie, wenn befürchtet werden muß, daß einzelne Mitglieder der Familie durch den therapeutischen Veränderungsprozeß geschädigt werden, zum Beispiel wenn das soziale Umfeld des Index-Patienten nicht ausreichend verändert werden kann, so daß die Familienstruktur unter Berücksichtigung des sozialen Kontextes bereits den relativ günstigsten Kompromiß darstellt. Hier ist es besser, den Symptomträger zu stabilisieren und ihm dabei behilflich zu sein, in einer belastenden Umgebung besser leben zu können, als noch mehr Familienmitglieder zur Dekompensation zu bringen.

Zusammenfassung

Paartherapie dient der psychotherapeutischen Behandlung psychischer Erkrankungen, bei denen sich die Persönlichkeitsveränderung in gestörten Paarbeziehungen auswirkt, was oft in kreisförmigen Prozessen zu einer Stabilisierung oder Verstärkung der psychischen Erkrankung des Individuums und zur Neuerkrankung weiterer Mitglieder des familiären Systems führt. Um den »veränderungsoptimalen Systembezug« (Fürstenau 1985) bei der Indikationsstellung und Therapie zu ermöglichen, benötigen Psychotherapeuten gründliche Kenntnisse und Erfahrungen in verschiedenen therapeutischen Settings, zu denen die Paartherapie notwendig dazugehört.

---

[1] Unter »Index-Patient« versteht man in der Familientherapie jenes Mitglied der Familie, das zum Patienten erklärt wird und diese Rolle übernimmt. Damit werden die übrigen Familienmitglieder entlastet, weil sie ihren Anteil an der Familienpathologie nicht erkennen und erleben müssen.

Literatur

Bauriedl T. Das systemische Verständnis der Familiendynamik in der Psychoanalyse. In: Die Familie in der Psychotherapie. Ermann M, Seifert Th (Hrsg). Berlin, Heidelberg, New York, Tokyo: Springer 1985.

Broderick CB, Schrader SS. The history of professional marriage and family therapy. In: Handbook of Family Therapy. Gurman AS, Kniskern DP (eds). New York: Brunner/Mazel 1981.

Buchholz M. Psychoanalytische Methode und Familientherapie. Frankfurt: Verlag der psychologischen Fachbuchhandlung 1982.

Ciompi L. Psychoanalyse und Systemtheorie – ein Widerspruch? Ein Ansatz zu einer »Psychoanalytischen Systemtheorie«. Psyche 1981; 35: 66-86.

Dicks HV. Marital Tensions. London: Routledge & Kegan Paul 1967.

Fürstenau P. Der Psychoanalytiker als systemisch arbeitender Therapeut. Familiendynamik 1984; 9: 166-76.

Fürstenau P. Konsequenzen der systemtheoretischen Orientierung für die psychoanalytische Gruppentherapie. In: Methoden und Theorien der Gruppenpsychotherapie. Kutter P (Hrsg). Stuttgart-Bad Cannstatt: Frommann-Holzboog 1985; 237-44.

Fürstenau P. Chancen der Professionalisierung durch den »Facharzt für psychotherapeutische Medizin«. In: Weiterbildungsführer Psychotherapeutische Medizin. Gröninger S, Fürstenau P (Hrsg). München: Pfeiffer 1994; 39-53.

König K, Kreische R. Psychotherapeuten und Paare. Was Psychotherapeuten über Paarbeziehungen wissen sollten. 2. Aufl. Göttingen: Vandenhoeck & Ruprecht 1994.

Kreische R. Paartherapie in zwei Systemen. Zur Kombination von Paartherapie und paralleler Gruppentherapie für beide Partner. Gruppenpsychother Gruppendyn 1990; 26: 245-57.

Kreische R. Gestörte Paarbeziehungen bei neurotischen Erkrankungen und ihre psychotherapeutische Behandlung mit Paar- und Gruppentherapie. Ein Vergleich zwischen Frauen und Männern. Habilitationsschrift. Göttingen 1992.

Kreische R. Paare in Krisen. Reinbek: Rowohlt 1994.

Senf W. Behandlungsergebnisse bei stationärer Psychotherapie. Eine empirische Nachuntersuchung von 116 Patienten zur differentiellen Wirksamkeit stationär-ambulanter Psychotherapie. Habilitationsschrift. Heidelberg 1987.

Simon FB. Der Prozeß der Individuation. Über den Zusammenhang von Vernunft und Gefühlen. Göttingen: Vandenhoek & Ruprecht 1984.

Strotzka H. Tiefenpsychologie und Psychotherapie. Wien: Springer 1984.

Willi J. Die Zweierbeziehung. Reinbek: Rowohlt 1975.

Willi J. Die Therapie der Zweierbeziehung. Reinbek: Rowohlt 1978.

Literaturempfehlungen

Bauriedl T. Beziehungsanalyse. Frankfurt: Suhrkamp 1980.

Boszormenyi-Nagy I, Spark GM. Unsichtbare Bindungen. Die Dynamik familiärer Systeme. Stuttgart: Klett 1981.

Buchholz M. Die unbewußte Familie. Berlin, Heidelberg, New York: Springer 1990.

Reich G. Partnerwahl und Ehekrisen. 3. Aufl. Heidelberg: Asanger 1991.

6.2.5 Gesprächspsychotherapie

Jobst Finke und Ludwig Teusch

Historische Entwicklung

Die Gesprächspsychotherapie, auch klientenzentrierte Psychotherapie genannt, wurde vor über einem halben Jahrundert von Carl R. Rogers gegründet. Sie gehört heute neben der Psychoanalyse und der Verhaltenstherapie zu den drei wissenschaftlich ausgewiesenen (Meyer et al. 1991) und meist verbreiteten Psychotherapieverfahren (Studt 1989). Allerdings beziehen sich die meisten Untersuchungen zur Effizienz noch auf ein eher frühes Stadium in der Entwicklung der Gesprächspsychotherapie; neuere Entwicklungen in der gesprächspsychotherapeutischen Methodik wurden meistens noch nicht erfaßt. Auch bei vielen Außenstehenden ist das Bild von der Gesprächspsychotherapie oft durch die frühen Entwicklungsstadien dieses Verfahrens geprägt. So scheint es wichtig, diese Entwicklung bis in die jüngste Zeit stichwortartig nachzuzeichnen.

Wesentliches Merkmal der Gesprächspsychotherapie war zunächst in therapietheoretischer und therapiepraktischer Hinsicht die **Nichtdirektivität**. Dieser Terminus sollte die zum Programm erhobene Absicht anzeigen, dem Patienten in der Therapie einen größtmöglichen Freiraum zur Selbstentfaltung zu geben. Diese Nichtdirektivität bedeutet nicht nur die Enthaltung von Ratschlägen, suggestiver Beeinflussung und wertenden oder belehrenden Hinweisen, sondern auch die Abstinenz von theoretisch-erklärenden Vorgaben, die den Patienten auf bestimmte Eigenschaften, Motive und Ziele festlegen und insofern fremdbestimmen könnten. Hier kommt einerseits eine gewissermaßen antiedukative und individualistische und andererseits eine phänomenologische Position zum Ausdruck, die dem Therapeuten auferlegt, den Patienten »aus sich selbst heraus« oder, wie Rogers sagt, aus seinem Bezugssystem zu verstehen. Die Aufgabe des Therapeuten hat demnach in einem anschauenden Mitvollzug, in einem Vergegenwärtigen des wirklichen Erlebens des Patienten zu bestehen, bei dem alle theoretischen Vormeinungen, alle psychologischen Konstruktionen zunächst einmal »einzuklammern« sind.

Diese sehr im Sinne einer empirischen Phänomenologie geprägte Position wird dann (etwa ab 1950) insofern erweitert, als der Therapeut nun stärker gehalten ist, auch das Ungesagte, auch die nur erahnbaren Gefühle und Stimmungen des Patienten zu »erhören« und aufzugreifen. Die Aufgabe des Therapeuten besteht nun also nicht mehr nur in einem Widerspiegeln des phänomenal unmittelbar Gegebenen, sondern auch in einem »Erspüren« und Erfassen von gefühlshaften Bedeutungen und Sinnsetzungen. Da aber für dieses Sinnerfassen weiterhin der Patient beziehungsweise der Klient den Maßstab abgeben soll, spricht Rogers nun von **klientenzentrierter Psychotherapie**.

Etwa ab Ende der 50er Jahre bestimmt Rogers das therapeutische Gespräch zunehmend als dialogisches Geschehen, als eine Begegnung »von Person zu Person«, in der der Therapeut nicht mehr nur das »Alter ego« des Patienten ist (Rogers 1951), sondern auch der authentisch Antwortende, der dem Patienten auch sein eigenes Bezugssystem zur Verfügung stellt (Rogers 1961). Diese Entwicklung in der Gesprächspsychotherapie wird als die **personenzentrierte Phase** bezeichnet. Dem rein spiegelnden Vorgehen im Sinne einer identifikatorischen Teilhabe wird nun ein dialogisches beziehungsweise interaktionelles Moment hinzugefügt. Die therapeutische Kunstfertigkeit besteht jetzt darin, sich zwischen diesen beiden Positionen angemessen, das heißt entsprechend dem Stadium des Therapieprozesses und der Art der Störung des Patienten hin und her bewegen zu können. Die therapietheoretischen und vor allem therapiepraktischen Konsequenzen dieser Position wurden dann von Rogers Mitarbeitern, insbesondere von Carkhuff (1969) herausgearbeitet. Rogers selbst hatte es abgelehnt, Behandlungsanweisungen, also eine Therapietechnik detailliert zu beschreiben. Er befürchtete, daß der routinierte Vollzug technischer Anweisungen den Sinn der therapeutischen Grundhaltungen verkehren könne.

Die von Carkhuff (1969) beschriebene prozeßspezifische Behandlungstechnik wurde von den Schülern und Nachfolgern Rogers erweitert um die Konzeptionalisierung eines störungsbezogenen Vorgehens, so daß wir, gewissermaßen in einem vierten Entwicklungsschritt des Verfahrens, seit Beginn der 90er Jahre von einer **prozeß-** und **störungsbezogenen Phase** sprechen können. Diese Entwicklung ist gerade auch durch neuere Publikationen aus dem europäischen Raum, vor allem den Niederlanden und der Bundesrepublik, bekräftigt und ergänzt worden (Swildens 1991; Sachse u. Maus 1991; Finke u. Teusch 1991; Sachse 1992; Tscheulin 1992; Finke 1994; Greenberg et al. 1994; Speierer 1994; Teusch et al. 1994; Teusch u. Finke 1995).

Aktuelle Konzeption und therapeutische Wirkprinzipien

Aus seiner Persönlichkeits- und Krankheitstheorie (s. S. 556) leitete Rogers Vorannahmen über die Wirkprinzipien von Psychotherapie ab und versuchte sodann, diese Prinzipien in ihrer Wirksamkeit dadurch empirisch zu verifizieren, daß er das Ausmaß ihrer Realisierung (eingeschätzt durch Ratings von Tonbandaufnahmen der Therapiegespräche) mit dem Therapieergebnis verglich. Mit diesem Vorgehen kann Rogers als der Begründer der empirischen Therapieprozeßforschung gelten (Meyer 1991, 1993). Die von Rogers evaluierten **Wirkprinzipien** der **Psychotherapie** (oft **Basismerkmale** genannt) sind:

- bedingungsfreies Akzeptieren
- einfühlendes Verstehen
- Echtheit/Selbstkongruenz

Rogers (1957, 1961) hat betont, daß es sich bei diesen drei Prinzipien um therapeutische Haltungen beziehungsweise Einstellungen, nicht schon um behandlungstechnische Anweisungen handelt. Diese drei sogenannten Basismerkmale stellen also tatsächlich Therapieprinzipien dar, aus denen die Therapietechnik erst abzuleiten ist. Diese Technik beziehungsweise die einzelnen Interventionsformen, die sich aus den drei Therapieprinzipien ergeben, können aus Raumgründen hier nicht im Einzelnen erörtert werden (Näheres dazu s. Finke 1994). Abbildung 6-2 soll jedoch eine kurze Übersicht geben.

Die Interventionsformen, die sich aus den Therapieprinzipien ergeben, finden ihre Anwendung nach der Indikation, welche sich aus dem Erleben und Verhalten des Patienten ergibt. Indikationskriterien sind dabei zum Beispiel das Ansprechen auf das therapeutische

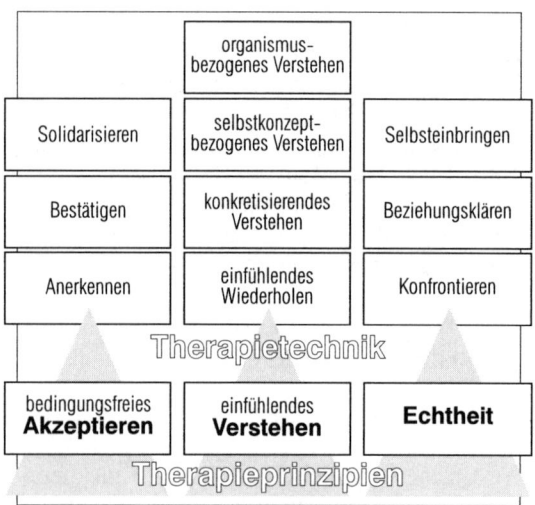

Abb. 6-2 Therapieprinzipien und Therapiepraxis

Beziehungsangebot, das Ausmaß der Selbstexploration und Art und Ausprägung der Abwehrmöglichkeiten des Patienten (Teusch 1993). Das therapeutische Vorgehen wird natürlich auch vom jeweiligen Krankheits- beziehungsweise Störungsbild des Patienten geprägt.

Therapieprinzip bedingungsfreies Akzeptieren

Bedingungsfreies Akzeptieren bedeutet für den Therapeuten, dem Patienten grundsätzlich mit einer bejahenden Grundhaltung entgegenzutreten, das heißt sämtliche Interventionen aus einer positiven Wertschätzung und einem tiefen Respekt für die Würde der Person des Patienten zu vollziehen.

Auch dort, wo der Patient ein therapieblockierendes Verhalten zeigt oder Einstellungen zu erkennen gibt, die antagonistisch zu gesprächspsychotherapeutischen Therapiezielen wie Autonomie, Individuation und Selbstoffenheit zu sein scheinen, soll der Therapeut spüren lassen, daß er zwar nicht Billigung, aber Verständnis und anteilnehmende Sympathie für den Patienten empfindet. Auch wird der Therapeut dem Patienten eine Zuversicht in dessen konstruktive Möglichkeiten, in das, was der Patient seinem Entwurf nach sein könnte, deutlich werden lassen. Hier kommt ein entscheidendes Moment der Persönlichkeitstheorie von Rogers zum Ausdruck: der (u.a. durch die Lebensphilosophie und den Pragmatismus geprägte) Glaube an die Selbstregulationspotenz, von Rogers **Aktualisierungstendenz** genannt. Diese Aktualisierungstendenz wird, so das Credo, in einem bejahenden und wertschätzenden Klima aktiviert.

Therapieprinzip einfühlendes Verstehen

Im Mittelpunkt der gesprächspsychotherapeutischen Krankheitslehre steht der **Inkongruenzbegriff**. Dieser besagt, daß die Ursache einer neurotischen Störung in einer meist im Kindesalter erworbenen Diskrepanz zwischen zwei Repräsentationssystemen besteht, dem Selbstkonzept einerseits und dem »organismischen«, das heißt ganzheitlichen und ursprünglichen Erfahren und Erleben andererseits. Bestimmte Aspekte dieses ganzheitlichen Erfahrens und Erlebens werden, da mit verinnerlichten elterlichen Normsetzungen und Geboten unvereinbar, von der Wahrnehmung ausgeschlossen. Diese »Wahrnehmungsverweigerung« (Rogers 1959) führt dann zur Inkongruenz zwischen Selbstkonzept und organismischer Erfahrung, die unter dem Einfluß aktueller Lebensereignisse eine konflikthafte Zuspitzung erfahren kann. Diese Zuspitzung führt häufig ihrerseits zum Auftreten krankheitswertiger Symptome.

Das mit sich selbst inkongruente Individuum befindet sich also in einem Selbstwiderspruch, weil es bestimmte Aspekte seiner Erfahrung abgespalten beziehungsweise nicht integriert hat. Das **Therapieziel** hat demnach darin zu bestehen, im Vollzug des Therapieprinzips »einfühlendes Verstehen« zwischen den beiden inkongruenten Erfahrungsebenen zu vermitteln, das innere Zwiegespräch des Individuums mit sich selbst wieder herzustellen und es so für sich selbst offen und frei zu machen. Der Therapeut muß dabei als eine Art Dolmetscher fungieren, er muß, wie Rogers (1951) sagte, dem Patienten ein »zweites Selbst« oder ein »Alter ego« sein, das im Vollzug des einfühlenden Verstehens stellvertretend für den Patienten dessen Fühlen und Erleben zur Sprache bringt.

Therapieprinzip Echtheit

Rogers erweitert seit Ende der 50er Jahre (auch unter dem Einfluß mehrerer Begegnungen mit

Martin Buber) das Konzept der reinen Alterego-Beziehung. Der Therapeut soll jetzt nicht nur in identifikatorischer Teilhabe die »innere Welt« des Patienten spiegeln. Vielmehr soll er jetzt dem Patienten auch ein echtes Gegenüber sein, das diesem »von Person zu Person« begegnet (Rogers 1961). Diese Position ist besonders im Therapieprinzip »Echtheit« beschrieben. Auf sie beziehungsweise auf dieses Prinzip sind **Interventionsformen** zu beziehen, die vor allem Carkhuff (1969) in systematischer Weise dargestellt hat. Bei diesen Interventionen rekurriert der Therapeut ausdrücklich auch auf sein eigenes Bezugssystem beziehungsweise Vorverständnis:

Beim **Beziehungsklären** (*immediacy*) versucht der Therapeut in erlebnisnaher Weise, die Beziehungsanspielungen seines Patienten aufzugreifen, ohne diese jedoch vorzugsweise als vergangenheitsdeterminiert, also übertragungsbedingt, zu verstehen. Vielmehr geht der Gesprächspsychotherapeut davon aus, daß er selbst, seine reale Gegenwärtigkeit, ein mitbedingender Faktor für die Beziehungserwartungen des Patienten ist.

Das **Konfrontieren** (*confrontation*) zielt ein Bearbeiten von Widersprüchen des Patienten an (z.B. Widerspruch zwischen verbaler und nonverbaler Äußerung des Patienten). Da diese Widersprüchlichkeit des Patienten das Ergebnis seiner Inkongruenz beziehungsweise Abwehr ist (Rogers 1959), ist das Konfrontieren ein Modus der Abwehrbearbeitung. Dies ist partiell auch vom **Selbsteinbringen** (*self-disclosure*) zu sagen, bei welchem der Therapeut sein Erleben der therapeutischen Situation und seine Resonanz auf den Patienten diesem mitteilt. Die Funktion des Selbsteinbringens geht aber über die Abwehrbearbeitung hinaus. Letztlich geht es darum, daß der Therapeut als authentisch Antwortender mit seiner wertschätzenden und bejahenden Grundhaltung dem Patienten eine neue Beziehungserfahrung vermittelt. In der unmittelbaren Auseinandersetzung mit der realen Person des Therapeuten erweisen sich die bisherigen Beziehungsmuster des Patienten als ungültig, durch eine neue Weise der Kommunikation kann der Patient seine Erwartungshaltungen und Reaktionsstereotypien korrigieren.

Modalitäten des Settings

Die Gesprächspsychotherapie wird als Einzel-, Gruppen- oder Paartherapie durchgeführt. Zwar ist die Einzeltherapie wohl die meist geübte Anwendungsform, jedoch hat die *Gruppen*gesprächspsychotherapie sowohl hinsichtlich der Therapiepraxis wie der Begleitforschung eine lange Tradition (Hobbs 1951; Rogers 1970; Speierer 1982; Eckert u. Biermann-Ratjen 1985; Esser u. Rosen 1988; Franke 1978). Die gesprächspsychotherapeutische Gruppentherapie ist gerade auch im Rahmen stationärer Behandlungsangebote ein häufig angewandtes Verfahren.

Die **Einzeltherapie** wird meist mit einer Gesamtzahl von etwa 30 bis 60 Stunden bei 1 bis 2 Sitzungen pro Woche durchgeführt. Charakteristisch ist die vis-a-vis-Position und der routinemäßige Tonbandmitschnitt der Therapiegespräche zu Zwecken der Supervision. Übrigens wird in der Ausbildung der Gesprächspsychotherapeuten unter anderem viel Wert auf die Ausformung des konkreten Gesprächsverhaltens (auch anhand von Tonaufzeichnungen) gelegt.

Indikationen und Differentialindikationen

Aufgrund empirischer Untersuchungen ist die Gesprächspsychotherapie im Sinne eines **selektiven Indikationsmodells** in besonderer Weise indiziert bei Personen mit einer ausgeprägten Selbstunsicherheit, Neigung zu intrapunitiver Konfliktverarbeitung und internalen Blockierungen sowie einem gewissen Ausmaß an Selbstunsicherheit (Tausch 1970; Minsel 1974; Zielke 1979). Auf der Symptomebene sind hier vor allem Angststörungen (Teusch u. Böhme 1991), dysthyme beziehungsweise depressive Störungen (Böhme et al. 1994), sowie dissoziative und somatoforme Störungen zu nennen (Übersicht s.: Finke u. Teusch 1991; Teusch et al. 1994).

Eine hohe Vorhersagegenauigkeit bezüglich der Eignung zur Gesprächspsychotherapie kommt dem Ansprechen des Patienten auf das therapeutische Beziehungsangebot im Rahmen einer Probetherapie zu.

Bei einer Vergleichsuntersuchung mit der psychoanalytisch orientierten Psychotherapie war die Psychoanalyse bei klassischen Neurosen

(»auf ödipalem Niveau«), die Gesprächspsychotherapie bei »frühen Störungen« (»auf präödipalem Niveau«) leicht überlegen (Meyer 1991; Meyer u. Wirth 1988). Dies dürfte einleuchten, wenn man sich vergegenwärtigt, daß sich aus dem Therapieprinzip »bedingungsfreies Akzeptieren« unmittelbar stützende und fördernde Interventionen ableiten und daß Interventionsformen wie »Selbsteinbringen« hinsichtlich des Realitätsbezuges und des Beziehungserlebens des Patienten unmittelbar wahrnehmungskorrigierend und -differenzierend wirken dürften.

Patienten mit sehr umschriebener und isolierter Symptomatik, zum Beispiel einfachen Phobien, scheinen eher von einer Verhaltenstherapie zu profitieren (Grawe et al. 1994).

Im Sinne einer **adaptiven Indikation**, bei der die Standardtechnik in Anpassung an das Zustandsbild des Patienten modifiziert wird, ist auf den günstigen Einfluß einer gesprächspsychotherapeutischen Mitbehandlung bei schizophrenen Patienten hinzuweisen (Rogers et al. 1967; Teusch 1986, 1990).

Zusammenfassende Charakterisierung

Die Gesprächspsychotherapie ist ein konfliktzentriertes Verfahren, das in seiner Vorgehensweise sowohl als einsichtsorientiert wie als erlebnisaktivierend zu beschreiben ist.

Die Darstellung des Inkongruenzmodells, die Beschreibung therapietheoretischer und -praktischer Positionen, wie die der Nichtdirektivität und der strikten Bezugnahme auf die Subjektivität des Patienten, legen, zumal in einem psychoanalytisch ausgerichteten Handbuch, den **Vergleich** der **Gesprächspsychotherapie** mit der **Psychoanalyse** nahe, um Parallelen, aber auch Besonderheiten deutlich zu machen. Bei der »klassischen« Psychoanalyse springen jedoch sowohl in persönlichkeitstheoretischer (»Metapsychologie«) wie in therapietheoretischer Hinsicht (Deutungsparadigma versus »Narzißmus-stützende« Spiegelhaltung) die Unterschiede ins Auge. Diese Unterschiede scheinen weniger markant bei den »unorthodoxen« Ausrichtungen innerhalb der Psychoanalyse. In therapietheoretischer und vor allem therapiepraktischer Hinsicht scheinen hier mancherlei Parallelen zur Gesprächspsychotherapie zu bestehen. Dies betrifft zunächst die »Technik der korrigierenden emotionalen Erfahrung«, wie sie von Rank und Ferenczi initiiert und von Alexander und French proklamiert wurde. Überhaupt finden sich Korrespondenzen zur Ich-psychologischen Position der Psychoanalyse im gesamten Therapiekonzept der Gesprächspsychotherapie. Dies gilt auch für manche Aspekte der objektbeziehungstheoretischen Ausrichtung, etwa hinsichtlich des Prinzips der »holding-function« (Winnicott) und des »Containers« (Bion). Die Funktion des »spiegelnden Selbstobjektes« in der Selbstpsychologie Kohuts hat ihre Entsprechung in der Alter-ego-Beziehung bei Rogers (1951). Auch das eher »unanalytisch« erscheinende »Selbsteinbringen« der Gesprächspsychotherapie (Carkhuff 1969) hat eine Parallele im »Prinzip Antwort« von Heigl-Evers und Heigl gefunden. Schließlich ist auch bei neueren Konzepten der Widerstandsanalyse (so etwa bei R. Schafer) und der Übertragungsanalyse (Gill, Hoffman, Sandler u. Sandler) eine größere Ähnlichkeit zu entsprechenden gesprächspsychotherapeutischen Positionen festzustellen. Es bleiben deutliche Unterschiede zwischen beiden Verfahren in den axiomatischen Grundannahmen, der Krankheits- und Behandlungstheorie und – wie die vergleichende Psychotherapieforschung gezeigt hat (Meyer u. Wirth 1988) – im praktizierten therapeutischen Vorgehen. In der Gesprächspsychotherapie sind Deutungsangebote seltener, der Umgang mit Abwehrprozessen ist empathisch, mitunter stützend.

> Kennzeichnend für die Gesprächspsychotherapie ist ein *aktives*, einsichts- und erlebniszentriertes Vorgehen.

Literatur

Böhme H, Finke J, Gastpar M, Staudinger T. Die Veränderung von Kausalattribution und Coping durch stationäre Gesprächspsychotherapie. Psychother Psychosom Med Psychol 1994; 44: 432-9.

Carkhuff RR. Helping and Human Relations, a Primer for Lay and Professional Helpers. Vol 1: Selection and Training; Vol 2: Practice and Research. New York: Holt, Rinehart and Winston 1969.

Eckert J, Biermann-Ratjen EM. Stationäre Gruppenpsychotherapie. Prozesse – Effekte – Vergleiche. Berlin, Heidelberg, New York, Tokio: Springer 1985.

Esser U, Rosen C. Zehn Jahre Gruppenpsychotherapie mit jungen Erwachsenen im Rahmen einer kommunalen Erziehungsberatungsstelle — Erfahrungen mit einem halboffenen Langzeitangebot. In: Personenzentrierte Gruppentherapie. Esser U, Sander K (Hrsg). Heidelberg: Asanger 1988.

Finke J. Empathie und Interaktion. Methodik und Praxis der Gesprächspsychotherapie. Stuttgart, New York: Thieme 1994.

Finke J, Teusch L (Hrsg). Gesprächspsychotherapie bei Neurosen und psychosomatischen Erkrankungen. Neue Entwicklungen in Theorie und Praxis. Heidelberg: Asanger 1991.

Franke A. Klienten-zentrierte Gruppenpsychotherapie. Stuttgart, Berlin, Köln, Mainz: Kohlhammer 1978.

Grawe K, Donati R, Bernauer F. Psychotherapie im Wandel — Von der Konfession zur Profession. Göttingen, Bern, Toronto, Seattle: Hogrefe 1994.

Greenberg LS, Elliot RK, Lietaer G. Research on experiental psychotherapies. In: Handbook of Psychotherapy and Behavior Change. Bergin AE, Garfield SL (eds). New York: Wiley 1994; 509-39.

Hobbs N. Group-related psychotherapy. In: Client-centered Therapy. Rogers CR (ed). Boston: Mifflin 1951. Deutsch: Gruppen-bezogene Psychotherapie. In: Die klientenzentrierte Gesprächspsychotherapie. Rogers CR (Hrsg). München: Kindler 1973.

Meyer AE. Laudatio auf Carl Ransom Rogers. GwG-Ztschr 1991; 81: 53-5.

Meyer AE. Geleitwort zu: Krankheitslehre der Gesprächspsychotherapie. Teusch L, Finke J (Hrsg). Heidelberg: Asanger 1993.

Meyer AE, Richter R, Grawe K, Schulenburg JM, Graf vd, Schulte B. Forschungsgutachten zu Fragen eines Psychotherapeutengesetzes. Berlin: Bundesgesundheitsministerium 1991.

Meyer AE, Wirth U. Die Beeinflussung affektiver Störungen durch psychodynamische und durch Gesprächspsychotherapie. Ergebnisse einer empirischen Vergleichsstudie. In: Affektive Störungen. Zerssen D v, Möller HJ (Hrsg). Heidelberg, Berlin: Springer 1988.

Minsel WR. Praxis der Gesprächspsychotherapie. Wien, Köln, Graz: Springer 1974.

Rogers CR. Client-Centered Therapy. Boston: Houghton Mifflin 1951. Deutsch: Die klientenzentrierte Gesprächspsychotherapie. München: Kindler 1973.

Rogers CR. The necessary and sufficient conditions of therapeutic personality change. J Consult Psychol 1957; 21: 95-103.

Rogers CR. A theory of therapy, personality and interpersonal relationships, as developed in the client-centered framework. In: Psychology. A Study of a Science. Study I: Conceptual and Systemic. Vol III: Formulation of the Person and the Social Context. Koch S (ed). New York, Toronto, London: McGrawHill 1959. Deutsch: Eine Theorie der Psychotherapie, der Persönlichkeit und der zwischenmenschlichen Beziehung. Köln: GwG 1987.

Rogers CR. On Becoming a Person. A Therapist's View of Psychotherapy. Boston: Houghton Mifflin 1961. Deutsch: Entwicklung der Persönlichkeit. Stuttgart: Klett-Cotta 1973.

Rogers CR. On Encounter Groups. New York: Harper & Row 1970. Deutsch: Encounter-Gruppen. Frankfurt: Fischer 1984.

Rogers CR, Gendlin ET, Kiesler DJ, Truax CB. The Therapeutic Relationship and its Impact: a Study of Psychotherapy with Schizophrenics. Madison: University of Wisconsin 1967.

Sachse R. Zielorientierte Gesprächspsychotherapie. Göttingen: Hogrefe 1992.

Sachse R, Maus C. Zielorientiertes Handeln in der Gesprächspsychotherapie. Stuttgart, Berlin, Köln: Kohlhammer 1991.

Speierer GW. Diagnostik in der klientenzentrierten Gruppenpsychotherapie. In: Diagnostik in der Psychotherapie. Zielke M (Hrsg). Stuttgart: Kohlhammer 1982; 78-106.

Speierer GW. Das Differentielle Inkongruenzmodell, Gesprächspsychotherapie als Inkongruenzbehandlung. Heidelberg: Asanger 1994.

Studt HH. Pragmatismus in der Klinik — Purismus in der Praxis. Vortrag auf dem AÄGP Kongreß, Düsseldorf 1989, 28.-29.10.89.

Swildens H. Prozeßorientierte Gesprächspsychotherapie. Köln: GwG 1991.

Tausch R. Gesprächspsychotherapie. Göttingen: Hogrefe 1970.

Teusch L. Gesprächspsychotherapie schizophrener Patienten. ZPP 1986; 5: 391-8.

Teusch L. Positive effects and limitations of client-centered therapy with schizophrenic patients. In: Client-centered and Experiential Psychotherapy in the Nineties. Litaer G, Rombauts J, van Balen R (eds). Leuven: University Press 1990.

Teusch L. Diagnostik in der Gesprächspsychotherapie. In: Krankheitslehre der Gesprächspsychotherapie. Teusch L, Finke J (Hrsg). Heidelberg: Asanger 1993.

Teusch L, Böhme H. Was bewirkt ein stationäres Behandlungsprogramm mit gesprächspsychotherapeutischem Schwerpunkt bei Patienten mit Agoraphobie und/oder Panik? Ergebnis einer Ein-Jahres-Katamnese. Psychother Psychosom Med Psychol 1991; 41: 68-76.

Teusch L, Finke J. Die Entwicklung eines Manuals zur gesprächspsychotherapeutischen Behandlung bei Panik und Agoraphobie. Psychotherapeut 1995; 40: 88-95.

Teusch L, Finke J, Gastpar M (Hrsg). Gesprächsypsychotherapie bei schweren psychiatrischen Störungen. Heidelberg: Asanger 1994.

Tscheulin D. Wirkfaktoren psychotherapeutischer Intervention. Göttingen: Hogrefe 1992.

Zielke M. Indikation zur Gesprächspsychotherapie. Stuttgart, Berlin, Köln, Mainz: Kohlhammer 1979.

Literaturempfehlungen

Finke J. Empathie und Interaktion. Methodik und Praxis der Gesprächspsychotherapie. Stuttgart, New York: Thieme 1994.

Finke J, Teusch L (Hrsg). Gesprächspsychotherapie bei Neurosen und psychosomatischen Erkrankungen. Neue Entwicklungen in Theorie und Praxis. Heidelberg: Asanger 1991.

Rogers CR. Therapeut und Klient. München: Kindler 1977.

Swildens H. Prozeßorientierte Gesprächspsychotherapie. Köln: GwG 1991.

6.2.6 Multimodale Verhaltenstherapie

Iver Hand

Innerhalb des Gesamtspektrums der Verhaltenstherapie werden unterschiedlich komplexe Behandlungsansätze für unterschiedliche Teilbereiche »psychoneurotischer«, psychiatrischer, psychosomatischer oder somatischer Störungen angeboten. Grundsätzlich kann Verhaltenstherapie in diesen Indikationsbereichen zur Krankheitsprophylaxe, Krankheits-«beseitigung» oder -minimierung und zur Verbesserung der Coping-Fähigkeiten bei chronisch verlaufenden Erkrankungen eingesetzt werden (s. Tab. 6-9).

Übertragen auf beliebige Bereiche der Medizin kommen dem Einsatz der Verhaltenstherapie unter Berücksichtigung dieser Möglichkeiten recht unterschiedliche Funktionen zu. Je nach dem Anteil der somatischen oder psychischen Krankheitsfaktoren – soweit diese bei umschriebenen Störungen überhaupt voneinander zu trennen sind – ergibt sich das in Abbildung 6-3 dargestellte Spektrum von Interventionsmöglichkeiten.

Im vorliegenden Beitrag wird eine multimodale verhaltenstherapeutische (Be-)Handlungsstrategie mit sowohl initialer, differentieller wie auch mit prozeßbegleitender, adaptiver Indikationsstellung für einzelne Interventionen im Rahmen einer übergeordneten, systemisch orientierten Gesamtstrategie dargestellt (multimodale, »strategisch-systemische Verhaltenstherapie«). Unter besonderer Berücksichtigung konflikt- und motivationspsychologischer Ambivalenzkonstrukte wird die Analyse der intraindividuellen wie der interaktionellen Funktionalitäten von Symptom- und allgemeinerem Krankheitsverhalten dargestellt. Eingebettet ist dieses Vorgehen in die Analyse und Modifikation der Patient-Therapeut-Beziehung.

Tab. 6-9 Verhaltenstherapie in der Medizin
(Ziel: professionelle Anleitung zur kompetenten Selbsthilfe)

Ziel der Verhaltenstherapie	Anwendungsbeispiele
Prophylaxe von Krankheit (Gesundheitsbeziehung, »health education«)	Raucherentwöhnung, Modifikation von risikoreichem Eß- und Trinkverhalten, Programme zu körperlicher Abstinenz usw.
Reduktion/Beseitigung von Krankheit (einschl. Training von Rückfallprophylaxe und Rückfallbewältigung)	Angsterkrankungen, Zwangskrankheit, Eßstörungen, »nicht stoffgebundene Abhängigkeiten«, funktionelle Organbeschwerden u. v. a.
Bewältigung von/kompetenter Umgang mit (chronischer) Krankheit (»Coping«, Krankheitsmanagement)	Schizophrenie, Diabetes, chronisches hirorganisches Psychosyndrom u. a.

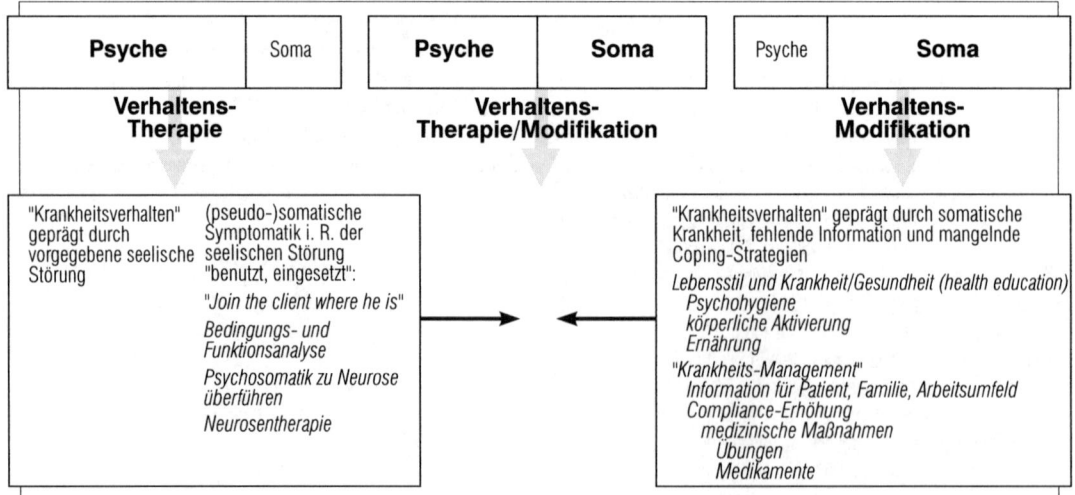

Abb. 6-3 Pychosomatische Gestörtheit und Indikation für Verhaltenstherapie und -modifikation

Strategie der Verhaltenstherapie

Rahmenbedingungen und Ablaufphasen

Die (Be-)Handlungstrategie der Verhaltenstherapie umfaßt:
- die grundlegenden Rahmenbedingungen; sie beinhalten die kontinuierliche Analyse und Modifikation der Motivation von Patient (u. seinem sozialen Umfeld) und Therapeut sowie von deren Beziehung zueinander.
- die Systematik der für das jeweilige Verfahren charakteristischen Veränderungsschritte

Am Beispiel der Verhaltenstherapie ist in Abbildung 6-4 zur Strategie ein Fünf-Phasen-Modell (Hand 1986; s. auch Craig u. McMahon 1984; Kanfer u. Schefft 1988) zusammengefaßt. **Therapie** wird als zeitlich eindeutig limitierter Erfahrungsbreich in der Lebensführung verstanden, durch den in vorübergehender Abhängigkeit von Expertenwissen und -verhalten des Therapeuten erheblich höhere Eigenständigkeit in der nachfolgenden Lebensführung resultieren soll. Gerade bei schwerer gestörten Personen kann die Systematik der Veränderungsschritte aber nur verändernd wirken, wenn Beziehungsaufbau und Motivationsabklärung gelungen sind und reflektierte Rahmenbedingungen für den Veränderungsprozeß bleiben.

In der klinischen Praxis dient das in Abbildung 6-4 dargestellte Ablaufmuster der Systematisierung der Informationsgewinnung und der therapeutischen Zielfindung. Durchführung und Sequenz der einzelnen Schritte variieren jedoch in Abhängigkeit von Patienten- und Therapeutenvariablen.

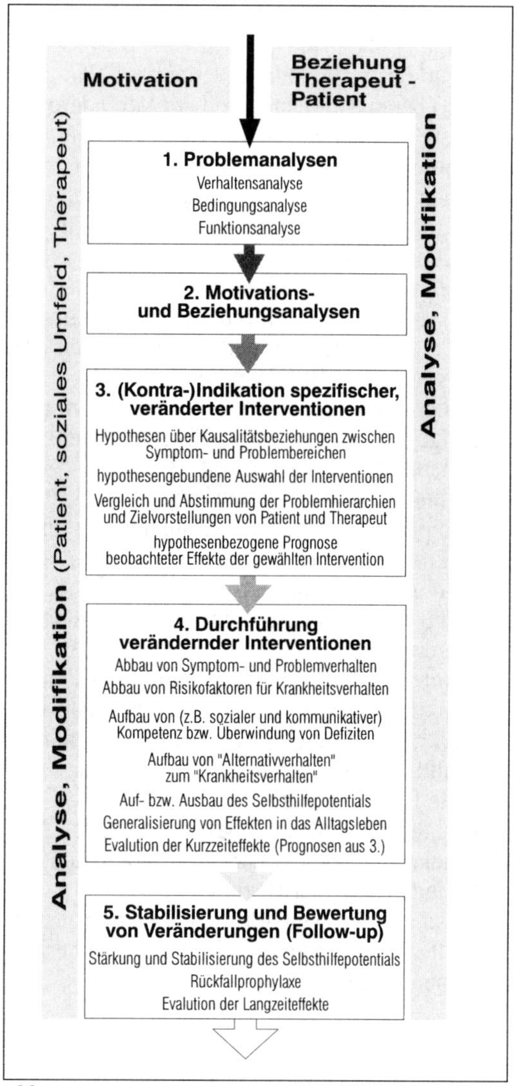

Abb. 6-4 Die Strategie der Verhaltenstherapie: ein Fünf-Phasen-Modell

Analysen und Hypothesenbildung

Die **Informationssammlung** im »Erstkontakt« – zu dem die ersten drei bis fünf Kontakte (»probatorische« Sitzungen in der »Richtlinien«-Verhaltenstherapie) gerechnet werden – kann in drei typischen **Phasen** erfolgen:
- Die **rezeptiv-informative Phase** steht in der Regel am Beginn: Der Therapeut ermutigt den Patienten, sich und seine Probleme möglichst spontan darzustellen.
- Die **direkt-explorative Phase** folgt, sobald der Therapeut erste Hypothesen gebildet hat, die er nun durch gezielte Themenvorgaben abzuklären versucht.
- Die **norm-** und **zielorientierte, kooperative Phase** führt dann zu einer gemeinsamen Entscheidung für oder gegen eine Therapie und zur Festlegung von deren Zielsetzungen und den dafür geeigneten Interventionen.

Folgende zehn **Basisfragen** sollten für eine differenzierte, individualisierte Therapieplanung bereits in diesen ersten Kontakten soweit wie

möglich geklärt und im Therapieverlauf dann regelmäßig überprüft werden:
- Eigen- bzw. Fremdmotivation des Patienten zur Therapieaufnahme und zur Veränderung
- direkt erkennbare oder indirekt ableitbare Problembereiche neben den primär vorgetragenen Symptomen oder Beschwerden usw.
- Abgrenzung der auslösenden von den aufrechterhaltenden Bedingungen vorgetragener Symptome oder Problembereiche
- Abgrenzung der intraindividuellen gegenüber den interaktionellen Funktionen der vorgetragenen Beschwerden
- frühere und gegenwärtige Kausalzusammenhänge zwischen Symptombeschwerden und anderen Problembereichen
- vermutete Konsequenzen eines Abbaues von Symptom- und anderem Krankheitsverhalten
- Mikroanalyse des Symptomverhaltens, deren abschließende Bewertung unter Einbeziehung der durchgeführten Testdiagnostik erfolgen sollte
- Symptombildungen oder andere besondere Reaktionsweisen auf frühere biosoziale Entwicklungsphasen (z. B. Pubertät, Schulabschluß, Verlassen des Elternhauses, erste feste Partnerbeziehung etc.)
- soziale Kompetenz und emotionale Ausdrucksfähigkeit (akute Modellsituation: Patient-Therapeut-Beziehung)
- Ausmaß und Qualität von eigeninitiiertem »Alternativverhalten« in der bisherigen Lebensführung

Motivationsanalyse

> **Definition**
>
> Die **Motivationsanalyse** versucht zu klären, »wer was wollen kann«, das heißt inwieweit die von allen Beteiligten verbalisierte Motivation zur therapeutischen Arbeit der internalisierten entspricht.

Zu trennen sind dabei insbesondere die **wirkliche** von der **scheinbaren Eigen-** beziehungsweise **Fremdmotivation**. Nicht erkannte scheinbare Eigenmotivation führt zu falschen Therapieangeboten, während nicht erkannte scheinbare Fremdmotivation den Therapeuten zu vorschneller Therapieablehnung veranlassen kann.

Bei chronifizierter Symptomatik eines Individuums und gleichzeitig über längere Zeit bestehender Partnerschaft (Familie) kann selbst eine Einzeltherapie nur dann sinnvoll geplant werden, wenn die Motivationsanalyse systemisch orientiert durchgeführt wurde. Nur dann wird beurteilbar, ob und in welcher Weise das (z. B. Familien-)System, und damit der designierte Krankheitsträger im System, überhaupt veränderbar erscheint – oder ob durch die scheinbare Therapiesuche eines Familienmitgliedes eher eine Optimierung bereits vorhandener, defensiver Kompromißlösungen mit Delegation von Verantwortung dafür an Dritte angestrebt wird. In einem solchen Falle würde dann jenes Familienmitglied in die Therapie »geschickt«, von dem qua »unbewußtem« Konsens am ehesten erwartet wird, daß es durch die Therapie am wenigsten beeinflußbar ist. Zugleich entsteht eine vorübergehende Entlastung im System, da ja »endlich etwas getan« wird.

Aus alledem ergibt sich auch, daß sorgfältig abzuwägen ist, ob und wann Angehörige als »Co-Therapeuten« oder als »Co-Patienten« in eine Therapie einbezogen werden – beziehungsweise wann über eine Individualtherapie gezielt systemische Veränderungen anzustreben sind.

Bedingungs- und Funktionsanalyse

> **Definition**
>
> **Bedingungen** sind Auslöser, Voraussetzungen oder Ursachen von Krankheitsverhalten, die ihrerseits durch dieses Verhalten nicht wesentlich beeinflußt werden (unidirektionale Kausalität).
>
> **Funktionen** sind die direkten und die mittelbaren (über die Umwelt) Rückwirkungen des Krankheitsverhaltens auf die betroffene Person selbst im Sinne eines Regelkreises (zirkuläre Kausalität).

Die Bedingungs- und Funktionsanalyse von Symptom- und anderem Krankheitsverhalten ist ein Kernstück der Diagnostik in der Verhaltenstherapie. In Abbildung 6-5 ist der Versuch unternommen, eine Operationalisierung (abweichend von der Nomenklatur bei Reinecker 1991) und Systematik der Bedingungs-

und Funktionsanalyse zusammenzufassen (Einzelheiten bei Hand 1989, 1991). Die Aufteilung in Bedingungen für (unidirektionale Kausalität) und Funktionen von (zirkuläre Kausalität) Symptom- oder Krankheitsverhalten – bei gleichzeitiger Berücksichtigung der Zeitfaktoren Vergangenheit, Gegenwart und Zukunft – ermöglicht die Ableitung eines übergeordneten zeitdynamischen Störungs- und Kausalitätsmodells. Es dient der Ableitung von Interventionen sowie der Prognose von deren Effekten.

Auslösung und Aufrechterhaltung einer Störung können durch mehrere Bedingungs- und Funktionsvariablen gleichzeitig erfolgen, deren Kombination über die Zeit keineswegs stabil sein muß. Für den Therapeuten sind diese Variablen beobachtbar oder aus mosaikartigen Teilinformationen hypothetisch abzuleiten. Sie sind aufteilbar in Individuum- und Umweltvariablen.

Die **Funktionsvariablen** können in (vom Patienten) **gewußte** und **nichtgewußte** unterteilt werden. Zu ihnen zählen auch das »Appell«- oder »Signal«- verhalten, dessen »Bedeutung« in der Therapie herauszuarbeiten ist. Die Annahme »nichtgewußter Intentionen« beinhaltet nicht die Übernahme analytischer Konstrukte unbewußter Handlungsmotivation, sondern ist lediglich pragmatisches Mittel zum therapeutischen Zweck einer spekulativ-kreativen Funktionsanalyse: Ein Problemverhalten kann auf diesem Wege für Therapeut und Patient »verständlich« und vielleicht verzichtbar werden, wenn etwa die nunmehr bewußt gemachte Intention mit sozial akzeptableren Strategien realisiert wird. Die Konfrontation mit der (noch) nichtgewußten Intention kann aber auch ein symptomatisches Verhaltensstereotyp abrupt unterbrechen. So eine Hypothese ist oft ein »Spielball« zwischen Therapeut und Patient, der in die Luft geworfen wird (aber bei seiner Erstellung nicht aus der Luft gegriffen wurde) und ergriffen, gehalten, aber auch wieder in das therapeutische Spiel zurückgeworfen werden kann. Der Therapeut hat im verhaltenstherapeutischen Kontext mit seiner(n) Hypothese(n) dem Patienten gegenüber also nicht a priori »Recht« – oft führt die Vorstellung seiner Hypothese sogar zur gemeinsamen Ableitung ergänzender oder alternativer Hypothesen (vollständiges Konzept mit relevanter Literatur bei Hand 1989, 1991).

Therapieplanung

> Die höchste Kunst im therapeutischen Handwerk liegt sicher darin, bei komplexen Störungen möglichst einfache Vorgehensweisen erfolgreich einzusetzen, um so dem Idealziel der Verhaltenstherapie, der »Hilfe zur Selbsthilfe« möglichst nahe zu kommen.

Die aus den komplexen Analysen abzuleitenden Interventionen können modellhaft auf wenige grundlegende **Problembereiche** ausgerichtet werden:
- Verhaltensstörungen
- Verhaltensdefizite
- (interaktionelle) Wahrnehmungsblockaden
- Handlungsblockaden

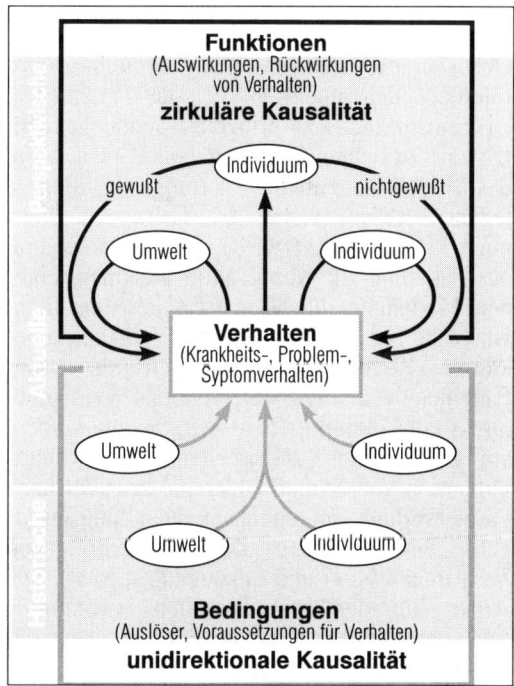

Abb. 6-5 Bedingungen und Funktionen von Krankheitsverhalten: ein pragmatisch-therapeutisches »Kausalitätsmodell«

Problembereiche, zugehörige Interventionsformen und Interventionsziele sind in Tabelle 6-10 zusammengefaßt (Einzelheiten bei Hand 1991).

Tab. 6-10 Problemebenen, Störungsformen und Interventionen innerhalb der Verhaltenstherapie

Problem-ebenen	Störungsformen	Interventions-formen	Interventions-ziele: Auf-/ Ausbau von
Verhaltens-störungen	• **Symptomverhalten:** qualitativ neues, »nicht normales« Verhalten • **Verhaltensexzesse:** eskaliertes »Normalverhalten«	(Störungs-) Verhaltensreduktion	Handlungsfreiraum
Verhaltens-defizite	• **Entwicklungsdefizite:** primäre (vor Erkrankung) und sekundäre (Folge der Erkrankung) in: – sozialer Kompetenz – Problemlösestrategie – Distreß-Toleranz – eigeninitiiertem Planen und Handeln	(Basis-)Verhaltens-aufbau	Handlungs-kompetenz
Wahrnehmungs-blockaden (interaktionell)	• **»Parataxien«:** stereotype Fehlwahrnehmungen anderer Personen • **»Kollusionen«:** dynamische, komplementäre Interdependenz bei äquivalenten Reifungsdefiziten, aber gegensätzlichen Kompensations-mechanismen »Interaktionspersönlichkeit«	• historisch orientiert: Bearbeitung induzierter Transferneurose • gegenwartsorientiert: Kommunikations-training	Erfahrungs-freiraum
Handlungs-blockaden	• **Konfliktambivalenz:** z. T. »nichtgewußte Intention« für Krankheits-verhalten und Handlungs-blockaden im Alltagsleben; Widerspruch: emotionales Bedürfnis versus rationale Handlungssteuerung	• Deutung der Bedeutung (Analyse) • systemische Funktionsanalyse (Verhaltenstherapie) • provokative Verschreibung (Familientherapie)	Handlungs-bereitschaft

Diese vier Kategorien von Störungen, Defiziten und Blockaden können im Einzelfall in unterschiedlichen Kombinationen vorliegen und beeinflussen dementsprechend das Ausmaß der Verhaltensaktiva im Alltagsleben einerseits und die Veränderungsmotivation andererseits.

Für jeden dieser Störungsbereiche gibt es gezielte Interventionen, deren Indikation oder Kontraindikation im Einzelfall wiederum nur aus den beschriebenen komplexen Analysen abgeleitet werden kann. So können bei gleicher Symptombildung – in Abhängigkeit vom Ausmaß der »Gesamtgestörtheit« beziehungsweise hierarchisch übergeordneter Störungen – eine alleinige **Symptomtherapie** oder eine »Therapie am Symptom vorbei«, (i. S. einer »**Ursachentherapie**«) oder auch beide Maßnahmen (**multimodale Verhaltenstherapie**) erforderlich sein (Konzept u. klinische Beispiele bei Hand 1993). Bei vielschichtiger Gestörtheit können entweder unterschiedliche Interventionen für die unterschiedlichen Störungsbereiche (sukzessive oder parallel) oder auch nur Interventionen in einem eng umschriebenen Störungsbereich indiziert sein: So haben etwa schwergestörte Zwangskranke, ähnlich wie schizophrene Patienten, oft nur eine sehr begrenzte Informationsverarbeitungskapazität, die durch multimodale Intensivtherapie rasch überfordert würde und dann zu massiver Krankheitsverstärkung führen könnte.

Wird die Hierarchisierung von Störungsbereichen um **systemische Aspekte** (Familie, Beruf) erweitert, dann ergeben sich zur Ableitung eines schlüssigen Kausalitätsmodells für die Erarbeitung adäquater Interventionen die in Abbildung 6-6 schematisch dargestellten Standardsituationen. Bei gleichzeitigem Vorliegen etwa von Partnerschaftskonflikt, Arbeitsplatzproblemen, Depression und Phobie wird erkennbar, daß in der ersten und dritten Variante eine klares **Kausalitätsmodell** erstellt, in der zweiten und vierten dagegen die Identifizierung einer »Ursache« vermieden beziehungsweise noch offen gelassen wurde. Mitunter gelingt es erst im Therapieprozeß, die für die Bildung einer Kausalitätshypothese erforderlichen Informationen zu gewinnen.

Therapiezielsetzung

Der Therapeut versucht, sein Hierarchie- oder Interdependenzmodell mit dem des Patienten in Übereinstimmung zu bringen. Bei anhaltendem Dissens zwischen Therapeut und Patient sollte das Modell des Patienten vorrangig handlungsleitend werden (wobei der Therapeut seines noch keineswegs verwirft), da die Motivation des Patienten zur Kooperation in seinem eigenen Modell am höchsten ist (»join the client where he is«, Kanfer). Nur bei Vorliegen einer klaren Kontraindikation gegen die vom Patienten bevorzugte Interventionsebene muß, direkt oder indirekt, ein Weg gefunden werden, auf dieser nicht zu arbeiten (z.B. Kontraindikation von Symptomtherapie bei akut nach Partnerverlust aufgetretenen Handlungszwängen, die eindeutig der »Abwehr« von Verlustdepression und Suizidalität dienen). Die Arbeit auf der vom Patienten bevorzugten Interventionsebene führt entweder (entgegen der Annahme des Therapeuten) zum Erfolg (gar nicht so selten!) – oder der Patient hat eine autonome Erfahrung gemacht und kann deshalb nunmehr von sich aus auf die Ebene des

Methoden der Psychotherapie

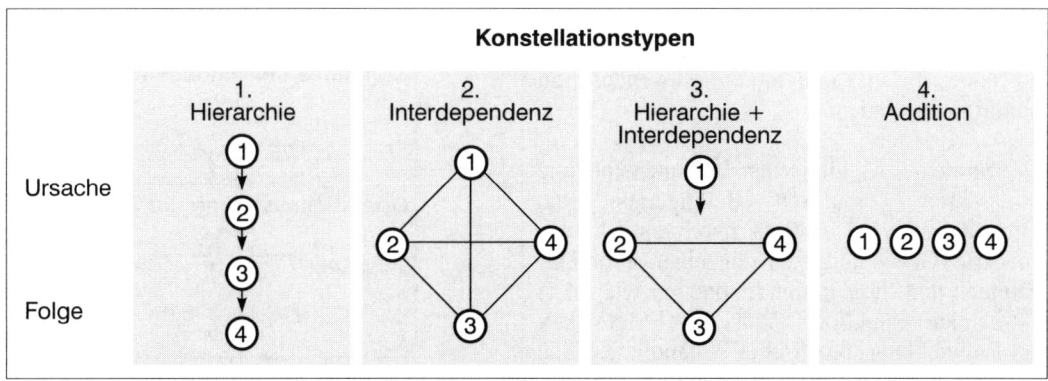

Abb. 6-6 Symptom- und Problemkonstellation unter Einbeziehung systemischer Aspekte

Therapeuten wechseln. In gut begründeten Ausnahmefällen kann auch sehr erfolgreich mit »verheimlichter« Therapiezielsetzung gearbeitet werden (ausführliches Fallbeispiel bei Hand et al. 1977): zum Beispiel einer als Symptomtherapie (die von dem Patienten gewollt wurde) »verkleideten« Paartherapie (die von dem Patienten nicht gewollt wurde).

Indikationssicherung durch Makro- und Mikroanalysen

Die Indikation für spezifische Symptominterventionen – als Schwerpunkt oder als Teilbereich multimodaler Therapie – wird über die Kombination von Makro- und Mikroanalysen gesichert. In Abbildung 6-7 wird am Beispiel der Agoraphobie gezeigt, welche handlungsanleitenden Entscheidungsschritte über beide Ebenen möglich sind.

Auf der **ersten Ebene** der **Makroanalyse** wird mit den Verfahren der Somato- und Psychopathologie eine Zuordnung zu den drei Hauptkrankheitsbereichen Organerkrankung, Psychose und »Neurose« (zum Ausschluß der ersten beiden) vorgenommen. Auf der **zweiten Ebene** der **Makroanalyse** wird exemplarisch gezeigt, wie eine initial vorgetragene agoraphobische Symptomatik – die als Symptombildung bei allen übergeordneten Störungen vorkommen kann – über hierarchisierte Entscheidungsschritte mit hoher Sicherheit zugeordnet werden kann. Bei Verifizierung des Vorliegens einer primären Phobie (vor allem: Ausschluß einer sekundären phobischen Symptomatik bei primärer Depression) kann dann auf der Ebene der **Mikroanalyse** des Symptomverhaltens die Zuordnung

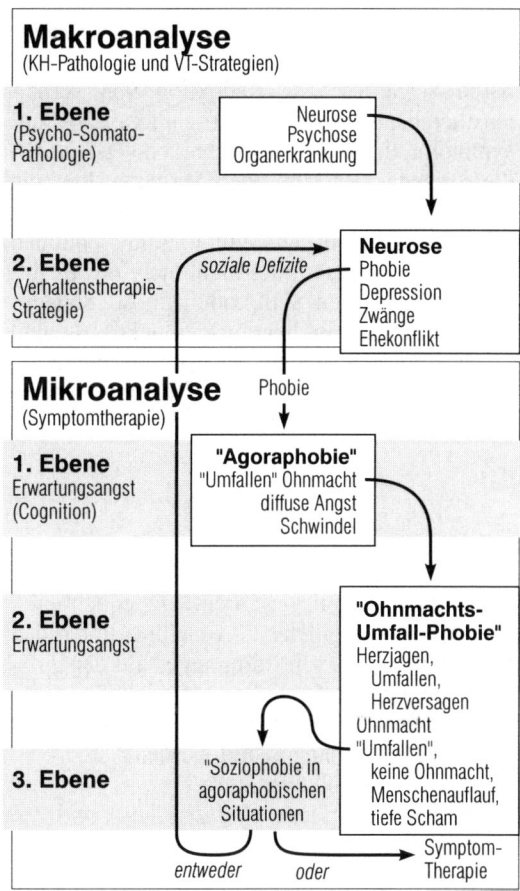

Abb. 6-7 Makro- und Mikroanalyse von Symptomverhalten am Beispiel Agoraphobie

zu Unterformen der »Agoraphobie« anhand der gezeigten Schritte überprüft und abgesichert werden. Aus den Ergebnissen der Mikroanalysen ergibt sich dann, wie Standardverfahren der Verhaltenstherapie für bestimmte Störungen für die individuelle Anwendung zu modifizieren sind.

Die Strategie der klinischen Verhaltenstherapie mit ihren komplexen Bedingungs- und Funktionsanalysen eröffnet durch eine hierarchisierte Gewichtung der einzelnen Problembereiche und ihrer intraindividuellen wie interaktionellen Funktionalitäten die Möglichkeit zur Entwicklung spezifischer Behandlungspläne auch im Bereich von konflikt- und kollusionsbedingten Handlungs- oder Wahrnehmungsblockaden – sei es auf Einzel-, Paar- oder Familienebene. Dabei entstehen Überschneidungen mit systemischer Therapie, neurolinguistischer Programmierung (NLP) und vergleichbaren Verfahren. Die Reduktion von verhaltenstherapeutischer Neurosentherapie auf symptomreduzierende »Techniken« ist durch die Strategie der klinischen Verhaltenstherapie also seit langem überholt. Sofern eine Therapie schwerpunktmäßig auf Symptominterventionen beschränkt bleibt, ist dies nicht mehr das Resultat einer einfachen Symptomdiagnose, sondern der komplexen Bedingungs-, Funktions- und Motivationsanalysen auf dem Hintergrund einer funktionalen Psychopathologie (Überblicksschema über alle Diagnostikschritte in Abb. 6-8).

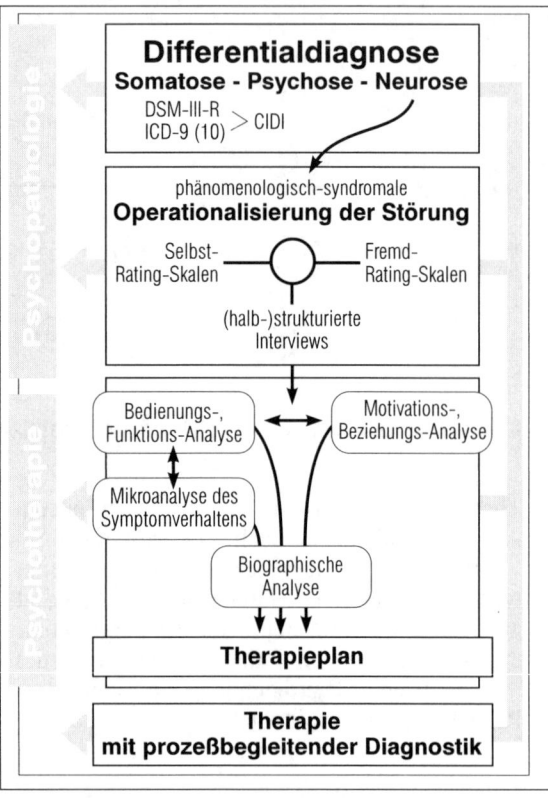

Abb. 6-8 Hierarchisierung diagnostischer Entscheidungsprozesse bei »Neurosen«

Therapieverfahren

Verhaltenstherapie besteht überwiegend aus der Kombination von Verfahren in sequentieller (meist) oder paralleler Anwendung unter den dargestellten Rahmenbedingungen auf der Basis eines hierarchisierten Störungsmodelles.

Die **Verfahren** der **Verhaltenstherapie** sind unterschiedlich kategorisiert worden:
- respondente und operante
- verhaltensorientierte (»klassische«) und kognitive (teilweise auch physiologische oder emotional ausgerichtete)
- Verhalten (bei Störungen) abbauende und Verhalten (bei Defiziten) aufbauende
- Einzel-, Paar-, Familien- und Gruppenverfahren

Die konkret gewählten Vorgehensweisen lassen sich jeweils mehreren dieser Kategorien gleichzeitig zuordnen, worauf hier aus Raumgründen verzichtet wird.

Symptomreduzierende Verfahren sind in der multimodalen Verhaltenstherapie durch **strukturierte** und **standardisierte Verfahren** zum Training von Fertigkeiten ergänzt:
- Training sozialer Fertigkeiten
- Kommunikationstraining- (Wahrnehmen – Verarbeiten – Mitteilen)
- Problemlösetraining
- Distreß-Bewältigungstraining (von verbessertem Umgang mit alltäglichen Streßsituationen bis zu »Angst-Depressions-Distreß-Management«)
- Entspannungstraining
- Selbstanalyse- (»sokratischer Dialog«) und Selbstsprache- (kognitive Evaluation) training u. a.

Eine Trennung in kognitive, motorische, emotionale und physiologische Verfahren ist – trotz der gegenwärtigen Popularität der Begriffe Kognitive Therapie (KT) und Kognitive Verhaltenstherapie (KVT) – von der Konzeptualisierung her anachronistisch (Behaviorismus versus Kognitivismus) und inhaltlich irreführend: Die meisten der in der klinischen Praxis eingesetzten Verfahren enthalten Elemente aus mehreren Verhaltensbereichen und werden dann auch noch in multimodalen »Therapiepaketen« miteinander kombiniert.

Die Popularität der **Kognitiven Therapie** beziehungsweise der Kognitiven Verhaltenstherapie – sowohl in der verhaltenstherapeutischen »Nachwuchsgeneration« wie unter den Psychoanalytikern – steht immer noch in auffälligem Widerspruch dazu, daß deren spezifische Effizienz in den bisher wenigen direkten Vergleichsstudien zum Beispiel bei Angst- und Zwangsstörungen nicht nachgewiesen wurde (s. u.a. erster Weltkongreß für Verhaltens- und Kognitive Therapien 1995). Das Gesamtverhalten scheint also weiterhin leichter über Experimente mit motorischem Verhalten verändert zu werden als über kognitive Interventionen. Verändertes motorisches Verhalten führt zu neuen kognitiven, emotionalen und physiologischen Erfahrungen, die dann ihrerseits Rückwirkungen auf die vorgegebenen kognitiven Konstrukte des Übenden haben. Es ist schwer vorstellbar, daß eine Trennung dieser im Individuum ständig und wechselnd miteinander interagierenden Verhaltensvariablen regelhaft sinnvoll ist. So sind heute denn auch die meisten der in der therapeutischen Praxis eingesetzten »kognitiven« Verfahren wieder multimodale Vorgehensweisen im Sinne der langen Tradition dieser Verhaltenstherapierichtung geworden.

Weiterbildung

Die Weiterbildung von Ärzten in Verhaltenstherapie ist aufgrund der seit 1992 gültigen Weiterbildungsordnung wie folgt geregelt:
- im Rahmen der psychosomatischen Grundversorgung (nur für niedergelassene Ärzte)
- im Rahmen der Zusatzbezeichnung »Psychotherapie« (für Nichtpsychiater)
- im Rahmen der Zusatzbezeichnung »Psychotherapeutische Medizin« (vor allem für den Bereich Psychosomatik)
- im Rahmen des Facharztes für Psychiatrie (psycho- bzw. verhaltenstherapeutischer Weiterbildungs-Pflichtteil in der Facharzt-Weiterbildung)

Die Regelungen, wo und bei wem diese Weiterbildung für eine Anerkennung bei der Ärztekammer geleistet werden muß, variieren noch im Extrem zwischen den Bundesländern (von ermächtigten Einzelweiterbildern bis hin zu anerkannten Weiterbildungsinstituten). Sofern nicht nur potentielle, verhaltenstherapeutisch orientierte Fähigkeiten im Rahmen einer ärztlichen Praxis, sondern schwerpunktmäßig verhaltenstherapeutisches Arbeiten angestrebt wird, kann nur dringend die Weiterbildung an einem der anerkannten Institute beziehungsweise in Kliniken der Aufbau eines inhaltlich daran orientierten Curriculums nahegelegt werden. Dann sind die »verhaltenstherapeutischen Unterlassungssünden« in der bisherigen ärztlichen Weiterbildung in Zukunft hoffentlich wieder auszugleichen.

Literatur
Bartling G, Echelmeyer L, Engberding M, Krause R. Problemanalyse im therapeutischen Prozeß. 3. Aufl. Stuttgart: Kohlhammer 1992.

Caspar F (Hrsg). Problemanalyse in der Psychotherapie. 2. Aufl. Tübingen: DGVT 1990.

Feldhege FJ, Krauthan G. Verhaltenstrainingsprogramm zum Aufbau sozialer Kompetenz. Berlin: Springer 1979.

Hand I. Verhaltentherapie und kognitive Therapie in der Psychiatrie. In: Verhaltenstherapie in der Medizin. Hand I, Wittchen HU (Hrsg). Berlin, Heidelberg: Springer 1989.

Hand I. Neurosen-Interventionen. In: Lehrbuch Klinische Psychologie. Bd 2. Baumann U, Perrez M (Hrsg). Stuttgart: Hans Huber 1991.

Hand I. Verhaltenstherapie für Zwangskranke und deren Angehörige. In: Therapie psychiatrischer Erkrankungen. Möller HJ (Hrsg). Stuttgart: Enke 1993.

Hand I, Spoehring B, Stanik E. Treatment of obsessions, compulsions and phobias as hidden couple counseling. In: Phobic and Obsessive Compulsive Disorders. Boulougouris J, Rabavilas A (eds). New York: Pergamon 1977.

Herrle J, Kuhner C (Hrsg). Depression bewältigen – ein kognitiv-verhaltenstherapeutisches Gruppenprogramm nach P.M. Lewisohn. Weinheim: Beltz 1994.

Kanfer FH, Reinecker H, Schmelzer D. Selbstmanagment – Therapie. Berlin, Heidelberg: Springer 1991.

Laireiter AP, Elke G. Selbsterfahrung in der Verhaltenstherapie – Konzepte und praktische Erfahrungen. Forum 22. Tübingen. DGVT 1994.

Mathews A, Gelder M, Johnston D. Platzangst – ein Übungsprogramm für Betroffene und Angehörige (deutsche Bearbeitung: I. Hand u. C. Fisser-Wilke). 2. Aufl. Freiburg: Karger 1994.

Petermann F (Hrsg). Lehrbuch der Klinischen Kinderpsychologie. Göttingen: Hogrefe 1995.

Pfingsten U, Hinsch R. Gruppentraining sozialer Kompetenzen (GSK) – Grundlagen, Durchführung, Materialien. 2. Aufl. Weinheim: Psychologie Verlags Union 1991.

Reinecker H. Grundlagen der Verhaltenstherapie. München, Weinheim: Psychologie Verlags Union 1991.

Teegen F, Grundmann A, Röhrs A. Sich ändern lernen – Anleitung zur Selbsterfahrung. Reinbek: Rowohlt 1975.

Ullrich de Muynck R, Ullrich R. Das Assertiveness Programm (ATP) – Einübung in Selbstvertrauen und sozialer Kompetenz. 3 Bände. München: Pfeiffer 1976.

Wittchen HU, Bullinger-Naber M, Hand I, et al. Was Sie schon immer über Angst wissen wollten. Freiburg: Karger 1993.

Wlazlo Z. Soziale Phobie – eine Anleitung zur Durchführung einer Exposition in vivo. Freiburg: Karger 1995.

Ziesing F, Pfingsten U. Selbstveränderung – Verhaltenstherapie selbst erfahren. Ausbildungsmanual DGVT. Tübingen: DGVT 1994.

Literaturempfehlungen

Hand I, Wittchen HU (Hrsg). Verhaltenstherapie in der Medizin. Berlin, Heidelberg: Springer 1989.

Hawton K, Salkovskis P, Kirk J, Clark D. Cognitive Behaviour Therapy for Psychiatric Problems – a Practical Guide. Oxford: Oxford Medical Publications 1989.

Hautzinger M, Stark W, Treiber R. Kognitive Verhaltenstherapie bei Depressionen. 2. Aufl. München, Weinheim: Psychologie Verlagsunion 1992.

Mark N, Bischoff C (Hrsg). Psychosomatische Grundversorgung – verhaltenstherapeutische Konzepte und Empfehlungen für die ärztliche Praxis. Hannover: Deutscher Ärzte Verlag 1994.

Meermann R, Vandereycken W (Hrsg). Verhaltenstherapeutische Psychosomatik in Klinik und Praxis. 2. Aufl. Stuttgart, New York: Schattauer 1996.

Stark A (Hrsg.). Verhaltenstherapie und psychoedukative Ansätze im Umgang mit schizophren Erkrankten: Tübingen: DGVT 1996.

Steinhausen HC, Aster M v (Hrsg). Handbuch Verhaltenstherapie und Verhaltensmedizin bei Kindern und Jugendlichen. Weinheim: Beltz 1993.

Wahl R, Hautzinger M (Hrsg). Verhaltensmedizin – Konzepte, Anwendungsgebiete, Perspektiven. Köln: Deutscher Ärzteverlag 1989.

Zeitschriften

Verhaltenstherapie (Freiburg: Karger)

Praxis der Klinischen Verhaltensmedizin und Rehabilitation (Dortmund: verlag modernes lernen)

6.2.7 Psychodrama

Renate Sechtem

Historische Entwicklung

Das Psychodrama wurde in den 20er Jahren von dem Wiener Psychiater Jakob L. **Moreno** entwickelt. Neben dem Medizin- und Philosophiestudium beeinflußten langjährige eigene Theaterarbeit und theoretische Auseinandersetzung mit Formen des Theaters im Altertum sowie mit Gebräuchen und Riten alter Kulturen seine Konzeption des Verfahrens als Aktionsmethode mit vielfältigen Techniken.

Nach Auffassung von Moreno ist das Individuum wesentlich durch das soziale und emotionale Beziehungsgefüge der Gruppe, in der es aufwächst, geprägt. Derartige Strukturen lassen sich soziometrisch erfassen und bearbeiten; dies ist elementarer Bestandteil des Verfahrens. Unter dem Oberbegriff Psychodrama bekannt geworden, ist Morenos Methode als triadisches System entworfen, das als Gruppenpsychotherapie mit psychodramatischen und soziometrischen Techniken sowohl diagnostisch als auch therapeutisch einzusetzen ist.

Zunächst hatte die psychodramatische gruppenorientierte Methode wenig Einfluß auf die Psychotherapie ihrer Zeit, die in erster Linie durch die Psychoanalyse geprägt war. Nach Morenos Emigration in die USA wurde dort eine psychodramatisch arbeitende Klinik und 1942 das erste Psychodrama-Institut in New York gegründet. Erst in den 60er Jahren kehrte das Psychodrama nach Europa zurück, vor allem nach Deutschland (G. Leutz, H. Petzold, H. Straub) und Frankreich (S. Lebovici, D. Anzieu).

Es entstanden unterschiedliche Schulen, die das Psychodrama entweder mit den theoretischen Ansätzen der Psychoanalyse oder denen der Verhaltenstherapie enger verbanden.

Die Methode wird in der **Gegenwart** in der ambulanten und stationären Psychotherapie mit neurotischen, psychosomatisch oder psychiatrisch erkrankten Patienten aller Altersgruppen angewendet. Psychodrama kann als Kurz- und Langzeittherapie konzipiert sein; je nach Setting werden mehr stützende oder aufdeckende Techniken eingesetzt. Es kann dabei mehr die konfliktzentrierte oder die verhaltenmodifizierende Arbeit in den Mittelpunkt gestellt werden.

Als Methode umfaßt das Psychodrama sowohl die Therapie der Gruppe (**gruppenzentriertes Psychodrama**) als auch die Therapie des einzelnen in der Gruppe (**protagonistenzentriertes Psychodrama**) und kann zudem als Einzeltherapie (**Monodrama**) angewandt werden.

Aktuelle Konzeption und therapeutische Wirkprinzipien

> **Definition**
>
> Das **Psychodrama** versteht sich als diejenige Methode, »welche die Wahrheit der Seele durch Handeln ergründet« (Moreno 1957).

In seiner **therapeutischen Zielsetzung** ist das Psychodrama auf die Wiederherstellung und Erweiterung spontanen schöpferischen Handelns durch den Abbau erstarrter Haltungen ausgerichtet.

Psychodramatisches Handeln findet auf der Bühne, einer vom Gruppenkreis deutlich abgegrenzten Spielfläche statt. Es entsteht ein sogenannter **semirealer Raum** mit eigenen Gesetzen von Ort und Zeit, in dem der Protagonist[1] seine Wirklichkeit darstellen kann. Durch die Inszenierung eines Konfliktes mit dazugehörigem Ort, dazugehöriger Umgebung, Zeit des Geschehens sowie daran beteiligten Personen, die nonverbalen Ausdruck, Bewegung, Gestik und Mimik mit einbeziehen, wird die affektive Beteiligung soweit mobilisiert, daß unmittelbares emotionales Erleben entsteht.

Die Begleitung durch den Psychodramatherapeuten im Spiel bewirkt, daß die psychodramatische Wirklichkeit des Konflikts nicht die Wirklichkeit des realen Konflikts bleibt, sondern fördert das Erleben mit Abstand, durch das dem Protagonisten eine vertiefte Einsicht in seine Probleme und ein besseres Handhaben seiner Gefühle ermöglicht wird.

Das **klassische Psychodrama** gliedert sich im Verlauf einer Gruppensitzung in **drei Phasen**:

▶ **Erwärmungsphase**

In der Erwärmungsphase wird das Entstehen einer möglichst offenen, angstfreien und damit handlungsbereiten Atmosphäre angestrebt. Das kann durch spezifische Anwärmübungen wie Imaginations- oder Körperwahrnehmungsübungen angeregt werden. Dieses Vorgehen bietet sich in der Anfangsphase einer Gruppe an – insbesondere mit Patienten im stationären Setting –, um Hemmschwellen abzubauen. Alternativ kann sich aus spontanen Mitteilungen der Teilnehmer in der Anfangsrunde die Thematik der Gruppe herauskristallisieren. Die Entscheidung über ein gruppen- oder protagonistenzentriertes Vorgehen findet sich in diesem Zusammenhang. Dann erfolgt die Einrichtung der jeweiligen Szene auf der Bühne, das heißt der Aufbau des Raums sowie die Auswahl der Rollen.

▶ **Handlungsphase**

In der Handlungsphase werden die Situationen durchgespielt, und die Szenen mit den handelnden Personen werden lebendig. Dabei wird Vergangenes gegenwärtig, Zukünftiges im Hier und Jetzt erlebbar. Es kann sich um reale, phantasierte, geträumte oder auch halluzinierte Ereignisse handeln, die durch ihre psychodramatische Darstellung mehr Realität gewinnen, was Moreno als *surplus-reality* bezeichnete. Der Protagonist und die Mitspieler – Antagonisten beziehungsweise Hilfs-Ich genannt – erleben das Geschehen im Spiel in einer emotionalen Intensität und Unmittelbarkeit, die sich von der Realsituation kaum unterscheidet. Durch den Einsatz spezifischer Techniken wird das gefühlhafte Erleben des Protagonisten verdeutlicht und verstärkt.

▶ **Abschlußphase**

In der Abschlußphase versammeln sich die Teilnehmer wieder in der Runde, kehren in die Realität der Gruppe zurück. Im **Sharing** berichten die Teilnehmer über eigene Gefühle und Erlebnisse während des Spiels; im **Rollenfeedback** bekommt der Protagonist Wahrnehmungen und Erleben der Antagonisten aus den von ihnen verkörperten Rollen mitgeteilt. Hier haben auch körperliche Gesten der Anteilnahme und Unterstützung Raum. Generell besteht im Psychodrama – auch seitens der Therapeuten – kein Tabu im Hinblick auf körperliche Berührung.

Neben der Bühne, dem Psychodramatherapeuten, Teilnehmern der Gruppe, Protagonist und Antagonisten gehören die **psychodramatischen Techniken** zu den wesentlichen Instrumenten des Verfahrens. In dieser Übersicht seien nur zwei für das Psychodrama zentrale Elemente ausführlicher beschrieben: das Doppeln und der Rollentausch.

---

[1] Der Protagonist ist der Hauptakteur, dessen Thema auf der Bühne inszeniert wird. In der Sprache des Psychodramas bezeichnet man mit Protagonist den Hauptdarsteller einer Szene.

▶ Das Doppeln

Der Doppelgänger steht dem Protagonisten als Alter ego zur Seite. Das Doppeln wird im allgemeinen vom Psychodramatherapeuten übernommen. Beim einfühlenden Doppeln kommt es darauf an, sich so genau wie möglich in die momentane Situation und Gestimmtheit des Protagonisten einzufühlen und an seiner Statt geahnte, unausgesprochene oder bis dahin unaussprechbare Gedanken und Gefühle aus der Identifikation mit diesem so zu verbalisieren, daß er sie erfassen und annehmen kann und durch das Doppeln zu weiterer Selbstexploration angeregt wird. Der hierzu erforderliche enge Rapport zwischen Protagonisten und Doppelgänger wird durch vorsichtige körperliche Kontaktaufnahme wie leichtes Handauflegen und die auch körperliche Identifikation mit der Haltung des Protagonisten gefördert.

Die Technik des Doppelns ist eine im wesentlichen Ich-stützende Technik, vergleichbar der Rolle einer genügend guten Mutter, die die Bedürfnisse und Gefühle ihres Kindes erspürt, stellvertretend ausspricht und diesem dadurch zur aktiven Verfügung stellt.

▶ Der Rollentausch

Ganz andere Möglichkeiten bietet der Rollentausch, der mehr ist als der Tausch des Protagonisten in die Rolle des Antagonisten im Sinne einer Rollenübernahme. Bei vollständigem Rollentausch erlebt der Protagonist sich selbst – gespielt vom Antagonisten – als Objekt wie in einem Spiegel und empfindet als Subjekt in der Antagonistenrolle diesem Objekt geltende Gefühle (Krüger 1989).

Den Möglichkeiten zum Rollentausch sind praktisch keine Grenzen gesetzt: Er kann mit realen, phantasierten und abstrakten Personen beziehungsweise Figuren, mit Gegenständen, Landschaften, Körperteilen usw. vollzogen werden. Der Rollentausch ermöglicht dem Protagonisten, im Spiel in Aktion und Reaktion Handlungsabläufe erneut zu vergegenwärtigen. Der bis dahin attribuierten Deutung einer Situation steht dann häufig die wiedererarbeitete konkrete Erinnerung gegenüber, die zu einer Korrektur der bisherigen Selbst- und Fremdwahrnehmung führt und so hilft, Projektionen abzubauen, die Fähigkeit, sich in andere einzufühlen fördert, und so zu vermehrter Rollenflexibilität beiträgt.

Eine in solchem Zusammenhang erlebte Katharsis wirkt integrierend in dem Sinne, daß ein habituelles Abwehrverhalten bewußt und verändert wird und der Protagonist wieder in den Fluß spontanen Verhaltens zurückkehren kann.

Nicht zuletzt ermöglicht der Rollentausch dem Protagonisten wie dem Antagonisten, Gefühle und Situationen zu erleben, die ihm sonst oft nicht zugänglich sind. Wo bewußte und gelebte Rollen in erster Linie über die spezifischen Bewältigungs- und Abwehrmechanismen eines Patienten Aufschluß geben, kann sich im Rollentausch – im Rahmen von Stegreif- oder Märchenspielen wie auch in der oft unbewußt von »Schattenaspekten« motivierten Wahl für eine Antagonistenrolle – ersehntes und/oder befürchtetes Abgewehrtes zeigen, das im Schutz der Rolle oft zum ersten Mal gelebt werden kann.

--- **Fallbeispiel** ---

Ein 41jähriger Patient, Herr K., leidet seit über zwei Jahren unter Angstzuständen mit wechselnder Körpersymptomatik wie Schwindel, Herz- und Kopfschmerzen sowie depressiver Verstimmung. Er sieht die Beschwerden im Zusammenhang mit Belastungen am Arbeitsplatz, vor allem dem angespannten Verhältnis zu seinem Chef, gegen den er sich nicht wehren könne.

Herr K. wuchs mit zwei Schwestern in einer Familie auf, die durch den autoritären strengen Vater beherrscht wurde, dem keiner zu widersprechen wagte. Der Vater, den der Patient auch als gutmütigen, hilfsbereiten Mann erlebte, war für ihn bis zu dessen Tod am Herzinfarkt wichtige emotionale Bezugsperson.

Unter der Auffassung, daß die Problematik von Herrn K. in der ambivalenten Beziehung zum Vater wurzelt, die durch das Verhältnis zum Chef aktualisiert wurde, wird er in die Psychodramagruppe aufgenommen.

Er ist in der Gruppe zunächst sehr zurückhaltend, hat Ängste, etwas falsch zu machen. Nach einigen Wochen traut er sich, den Konflikt mit dem Chef auf die Bühne zu bringen. Es fällt ihm sehr schwer, dessen Rolle auszufüllen. In seiner Rolle wird er immer kleiner und schwächer. Als Beobachter dieser Szene – gespielt von zwei anderen Teilnehmern – erinnert er sich an eine Szene mit seinem Vater, die dann aufgebaut wird:

Als 18jähriger kommt er mit seiner Freundin aus dem ersten gemeinsamen Urlaub zurück. Er hat sich einen Bart wachsen lassen. Zu Hause fordert der Vater – in Gegenwart der Freundin – von ihm: »Der Bart muß ab!« Der zuvor beschwingte Sohn beginnt mit hängenden Schultern in sich zusammenzusinken. Dabei fällt der Therapeutin ein ansatzweises Zusammenballen seiner Fäuste auf, und sie ermuntert ihn, diese Geste zu verstärken. Durch einfühlendes Doppeln gibt sie dann diesem zaghaften Widerstand weitere Worte. Die Haltung des Patienten strafft sich, er nimmt körperlich Raum ein, wirkt präsent und sagt plötzlich: »Der Bart bleibt dran!« Dabei bleibt er auch in der folgenden fiktiven Auseinandersetzung mit dem Vater und kann im Rollentausch mit diesem dessen lautstark fordernde Haltung deutlich einnehmen.

In der Feedback-Runde ist Herr K. überrascht über die Rückmeldung der Teilnehmerin, die die Rolle des Vaters verkörperte, wie sie den Widerspruch des Sohnes neben ihrem Ärger darüber auch geschätzt habe.

Im Anschluß an das Spiel fühlt sich Herr K. wie befreit. Er verspürt keine körperlichen Symptome mehr. Dies bleibt so in der folgenden Zeit, die der Patient noch zu mehreren anderen Spielen nutzt. Auch seine Ängste sind merklich zurückgegangen. Bei der Entlassung ist der Patient beschwerdefrei.

Zusammenfassend ist von einem depressiv abgewehrten ödipalen Konflikt zu sprechen, der dem Patienten bislang die Entwicklung sicherer männlicher Identität erschwerte.

Modalitäten des Settings

Ambulante Psychodramagruppenarbeit ist im allgemeinen mit den Teilnehmern auf einen Zeitraum von 1 bis 2 Jahren mit einer 2- bis 3stündigen Sitzung pro Woche vereinbart. Meist handelt es sich – wie auch im stationären Setting – um **Slow-open-Gruppen**, das heißt, neue Teilnehmer werden zu bestimmten Zeitpunkten für ausscheidende Mitglieder aufgenommen.

Im **stationären Rahmen** hängt die Therapiedauer in erster Linie von den durchschnittlichen Behandlungszeiten der jeweiligen Kliniken ab, im Mittel zwischen 6 und 12 Wochen. Die stationäre Behandlungsfrequenz umfaßt meist 3 bis 4 Sitzungen à 2 Stunden pro Woche, ergänzt durch kurze auf den Gruppenprozeß bezogene Einzelgespräche einmal wöchentlich. Für psychodramatische Gruppentherapie ist eine Anzahl von 8 bis 10 Teilnehmern günstig.

In der eigenen Psychosomatischen Klinik hat sich die zunächst als Experiment konzipierte Kombination von Psychodrama und Kunsttherapie bei gleicher Gruppenzusammensetzung mit unterschiedlichen Therapeuten in täglichen Sitzungen als für die Entwicklung und Dynamik der Gruppe – auch hinsichtlich Anregung der Phantasietätigkeit und Symbolisierungsfähigkeit – als ausgesprochen förderlich erwiesen.

Indikation und Differentialindikation

Das Psychodrama hat einen sehr weiten Indikationsbereich. Es gibt praktisch keine Kontraindikation, die sich aus Alter, Intelligenz, Introspektionsfähigkeit, Beschwerdesymptomatik, Konflikt oder Struktur des Patienten allein ableiten ließe. In Anbetracht der Variabilität psychodramatischer Techniken ist das Psychodrama in der Lage, seine Arbeitsweise den Möglichkeiten der Patienten und den Erfordernissen ihrer spezifischen Problematik anzupassen. Relative Kontraindikationen ergeben sich daher in erster Linie aus Kriterien, die generell für die Zusammensetzung einer potentiell arbeitsfähigen therapeutischen Gruppe gelten, was insbesondere für zeitlich limitierte Gruppen zutrifft.

Nach MacKenzie (1990) ist zum einen eine gewisse Homogenität hinsichtlich des aktuellen Entwicklungsthemas und der strukturellen Diagnose der Teilnehmer hilfreich; beachtenswert auch die Verteilung der verschiedenen typischen Rollen innerhalb der Gruppe, wobei Mackenzie neben der sozialen Rolle die strukturierende Rolle sowie die abweichende Rolle (»Sündenbock«) und die des Vorsichtigen, »Warnenden« unterscheidet. Patienten mit paranoidem Stil und stark projektiv gefärbter Abwehr sind schwer in die Gruppe zu integrieren; günstig ist die Auswahl von zwei bis drei Mitgliedern, die Motivation und Kohäsion repräsentieren.

Zusammenfassung

Als handlungsorientierte, vornehmlich gruppentherapeutische Methode ist das Psychodrama durch die Möglichkeit zur szenischen Darstellung von Ereignissen auf der psychodramatischen Bühne charakterisiert, die unmittelbares Erleben in besonderem Maß fördert.

Ziel ist der Abbau erstarrter Haltungen, die Belebung der Fähigkeit zum spontanen schöpferischen Handeln und damit die Erweiterung des intrapsychischen und interpersonellen Handlungs- und Phantasiespielraums von Patienten mit sehr unterschiedlichen Krankheitsbildern. Unmittelbarer Zugang zum Erleben erweist sich zum Beispiel als sehr hilfreich in der Arbeit mit psychosomatisch erkrankten Patienten, die sich häufig durch einen affekt- und phantasiegehemmten normopathischen Stil auszeichnen (Klingelhöfer 1993).

Psychodramatherapie ist im ambulanten und stationären Setting als Kurz- und Langzeittherapie konzipierbar. Je nach Behandlungsziel und Gruppenzusammensetzung gestaltet sich der Einsatz der psychodramatischen Techniken. So ist – auch in Abhängigkeit vom Therapeuten – eine mehr konfliktzentrierte oder mehr verhaltensmodifizierende Arbeit möglich. Die sich ergänzende Verbindung beider Schwerpunkte ist dem Entwurf des Verfahrens inhärent.

Das Psychodrama bewirkt:
- die Klärung zwischenmenschlicher Beziehungen und ihrer Störungen
- die Aufdeckung kindlicher Konflikte, wobei assoziativ in der psychodramatischen Aktion von aktuellen Szenen zu Szenen der Psychogenese zurückgegangen wird
- das affektive kathartische Wiedererleben verdrängter Zusammenhänge und ihre Integration ins gegenwärtige Erleben
- das erprobende Handeln in alternativen Spielszenen, das die Umsetzung der therapeutischen Erfahrung in die Alltagsrealität des Patienten erleichtert (Leutz 1986).

Literatur

Klingelhöfer J. Strukturierte Verunsicherung. Psychodrama 1993; 6: 41-51.

Krüger R. Der Rollentausch und seine tiefenpsychologischen Funktionen. Psychodrama 1989; 1: 1989, 45-67.

Leutz GA. Psychodrama Theorie und Praxis. 2. Aufl. New York, Berlin, Heidelberg: Springer 1986.

Mackenzie R. Introduction to Time Limited Group Psychotherapy. Washington D.C.: American Psychiatric Press 1990.

Moreno JL. Gruppenpsychotherapie und Psychodrama – Einleitung in die Theorie und Praxis. 1957. Stuttgart: Thieme 1973.

Petzold H. Angewandtes Psychodrama. Paderborn: Junfermann 1993.

Literaturempfehlungen

Petzold H, Mathias U. Rollenentwicklung und Identität. Paderborn: Junfermann 1982.

Zeintlinger K. Analyse, Präzisierung und Reformulierung der Aussagen zur Psychodramatherapie nach J.L. Moreno. Dissertation Universität Salzburg 1981.

6.2.8 Katathym imaginative Psychotherapie (KiP)

Eberhard Wilke

Die Katathym imaginative Psychotherapie (KiP) ist die therapeutische Anwendung des Katathymen Bilderlebens (KB) in Form einer tiefenpsychologisch fundierten Psychotherapie. Das Katathyme Bilderleben (KB) wurde in seinen Grundzügen von H. Leuner beschrieben und von ihm und anderen Autoren in verschiedenen Anwendungsbereichen weiterentwickelt. Leuner versuchte, die Bedeutung tiefenpsychologischer Symbolik im imaginativen Experiment zu bestätigen und differenziert darzustellen. Bald wurde deutlich, daß sich in katathymen Imaginationen nicht nur psychodynamische Abläufe symbolisch darstellen, sondern daß sich im dialogischen Miteinander zwischen Patient und Therapeut ein psychotherapeutischer Prozeß entwickelt, der bestimmten Gesetzmäßigkeiten unterliegt.

Historische Entwicklung

Der **Begriff »katathym«** bezeichnet die Abhängigkeit imaginativer Vorgänge von Emotionen (griechisch: *kata* = gemäß, *thymos* = Seele, d.h. Emotionalität). Der Begriff »katathym« kommt bereits in der Odyssee vor und wird dort übersetzt mit »vom Herzen kommend«. Da die bildhaften Projektionen der innerseelischen Abläufe oft dramatischen Charakter haben, wird vor allem in Schweden und Holland auch der synonyme Begriff »Symboldrama« verwandt. Im angloamerikanischen Sprachraum ist die Bezeichnung »*Guided Affective Imagery*« gebräuchlich.

Imaginative Techniken als Mittel intensiver Selbstwahrnehmung sind lange bekannt. Freud wandte sie einige Jahre lang an, entwickelte nicht zuletzt auf dem Hintergrund dieser Erfahrungen die freie Assoziation. C.G. Jung entwickelte die Technik der »aktiven Imagination«. In der Oberstufe des autogenen Trainings wird die Imagination von Farben und Bildern angeregt.

> Im Gegensatz zu diesen Verfahren, bei denen der Patient für sich allein imaginiert und später dem Therapeuten darüber berichtet, ist die **Katathym imaginative Psychotherapie** ein **dialogisches Verfahren**, das heißt, der Patient berichtet dem Therapeuten den Tagtraum simultan mit dessen Entstehen, sozusagen »in statu nascendi«. Dabei stellt die Beziehung zwischen dem Patienten und seinem Therapeuten neben dem intrapsychischen Konflikt eine wesentliche Determinante des Tagtraums dar. Übertragung, Gegenübertragung und Widerstand finden symbolischen Ausdruck.

Praxis der Katathym imaginativen Psychotherapie

Nach Erheben der tiefenpsychologischen Anamnese, Klärung der Indikation und Gedanken zur Prognose beginnt die Arbeit mit dem Katathymen Bilderleben etwa in der fünften Behandlungsstunde. Der **Patient** wird aufgefordert, sich ein bestimmtes Motiv, etwa eine Blume oder eine Wiese, vorzustellen. Die Motivvorgabe erleichtert zu Beginn die symbolische Darstellung intrapsychischer und intrapersoneller Konflikte, sie kann jedoch im fortgeschrittenen Stadium einer Katathym imaginativen Psychotherapie entfallen. Suggestive Hinweise zur Entspannung sind überflüssig, da tagtraumhafte innere Bilder rasch zu einer muskulären Entspannung führen. Imagination und Entspannung korrelieren miteinander. In einem sich selbst verstärkenden Zirkel führt die vertiefte psychophysische Entspannung zu klaren und plastischen katathymen Imaginationen, diese wiederum vertiefen den Entspannungszustand. In voller Ausprägung sind die inneren Bilder sehr deutlich, oft farbig, quasi real. Der Patient kann sich in ihnen bewegen, Handlungen vollziehen, Gefühle empfinden und modulieren. Das katathyme Bild ist in seiner vollen Ausprägung durch eine gewisse Autonomie gekennzeichnet. Es kann willentlich nur mühsam beeinflußt werden, das Gefühl für die reale Zeit und den realen Raum schwächt sich ab. Durch den ständigen verbalen Bericht bleibt die oft tiefe Regression kontrolliert. Diese Verbalisierung, die als Sekundärprozeß simultan den Primärprozeß des bildhaften Erlebens begleitet, schützt vor zu tiefer und unkontrollierter Regression.

Der **Therapeut** ist durch den verbalen Austausch in der Lage, das sich entwickelnde bildhafte innere Drama seines Patienten zu begleiten. Aufgrund seiner eigenen Therapie ist er geübt im »Lesen« von inneren Bildern und kann die bei ihm selbst aufsteigenden korrespondierenden Imaginationen diagnostisch nutzen. Er kann den Tagtraum nach bestimmten Regieprinzipien und durch die Vorgabe von bestimmten Motiven strukturieren. In späteren Phasen wird dem Patienten mehr und mehr Raum zur kreativen Entfaltung des Tagtraumes gegeben. Das übende Vorgehen der **Grundstufe**, bei dem der Therapeut vornehmlich eine supportiv-protektive Haltung einnimmt, geht über in das assoziative Vorgehen der **Mittelstufe** mit der Möglichkeit der freien assoziativen Entfaltung des Tagtraumes, verbale Einfälle und Assoziationsketten schließen sich an. Der Patient steuert das Tagtraumgeschehen zunehmend selbständiger und setzt sich damit auch stärkeren emotionalen Erschütterungen aus. In der **Oberstufe** begegnet der Patient mit Motiven wie der Höhle, dem Sumpfloch, dem Vulkan oder einem alten Folianten verdrängten archaischen Impulsen. Das therapeutische Vorgehen ist dann konfrontativer.

Bei längeren Therapien mit Katathym imaginativer Psychotherapie wird überwiegend das assoziative Vorgehen der Mittelstufe angewandt (s. Tab. 6-11).

Tab. 6-11 Die Instrumente der Katathym imaginativen Psychotherapie (aus: Leuner et al. 1993)

	Standardmotive	Struktur	Therapeutische Techniken	Regieprinzipien
Grundstufe	1. Wiese 2. Bachlauf 3. Berg 4. Haus 5. Waldrand	● breit ● mittelbreit ● breit ● mittelbreit ● breit	● übendes Vorgehen ● Entfaltung kreativer Imaginationen	● Versöhnen ● Nähren
Mittelstufe	6. Beziehungsperson 7. Sexualität (Rosenbusch, Autostop) 8. Aggressivität (Löwe) 9. Ich-Ideal	● eng ● eng ● eng ● eng	● assoziatives Vorgehen ● Nachttraum ● Fokussierung akuter Konflikte ● Inspektion des Körperinneren ● Befriedigung archaischer Bedürfnisse ● Durcharbeiten ● Übertragungsanalyse	● Schrittmacher ● Symbolkonfrontation
Oberstufe	10a. Höhle 10b. Sumpfloch 11. Vulkan 12. Folianten	● breit ● eng	● Kombinationen mit konventioneller Psychoanalyse ● Malen imaginativer Inhalte	● Erschöpfen und Mindern ● magische Flüssigkeiten
Musikalisches Katathymes Bilderleben (mKB)	Fokussierung 1. – 8. möglich		● assoziatives Vorgehen	
Katathymes Bilderleben in Gruppen (GKB)	Fokussierung 1. – 8. möglich		Typ 1: individuelle Phantasien Typ 2: Gruppenphantasien	Feedback-Techniken

Motive der Grundstufe

Leuner hat eine Reihe von **Bildmotiven** entwickelt, die klinisch erprobt und geeignet sind, symbolhafte Projektionen in zentralen menschlichen Konfliktbereichen anzuregen. Die Bedeutungsinhalte der Bildsymbole im einzelnen können nur individuell erfaßt werden. Ihre Entschlüsselung im Sinne einer »Deutung« steht allenfalls am Ende eines Prozesses der Selbstexploration. Bedeutsam ist zunächst die Imagination in ihrer kreativen Entfaltung zusammen mit der Wahrnehmung der dazugehörigen Emotion und der Rückwirkung auf das erlebende Selbst des Patienten.

Die imaginierte **Wiese** ist oft Bühne von Symbolgestalten wie Tieren, Pflanzen und Bäumen, sie spiegelt die gegenwärtige Gestimmtheit. Sie kann Symbol des geschützten Raumes (Paradieswiese) sein wie auch Symbol des Ursprungs. Beim Motiv des **Bachlaufes** kann der Träumende an die Quelle gelangen, er kann sich aber auch entscheiden, dem Fluß des Wassers zu folgen und das Meer zu erreichen. Beim Motiv des **Berges** und dessen Besteigung wird oft das Anspruchsniveau des Patienten deutlich, seine Leistungsthematik wird symbolisch angesprochen. Das Motiv des **Hauses** ermöglicht Einblicke in das Erleben der eigenen Person hinsichtlich Kontaktbereitschaft, Impulsfreudigkeit und die Bereitschaft zur Aufdeckung genetischen Materials.

Es hat sich bewährt, die auftauchenden Symbole sowohl unter den Aspekten der Objektstufe wie auch der Subjektstufe zu betrachten.

Es lassen sich drei **Dimensionen** der **Katathym imaginativen Psychotherapie** voneinander abgrenzen:

● Konfliktdarstellung und Konfliktbearbeitung auf der Symbolebene
● Befriedigung archaischer Bedürfnisse
● Entfaltung von Kreativität und kreative Problemlösung

Erste Dimension der katathym imaginativen Psychotherapie

Die Strukturierung durch die **Vorgabe** von **Motiven** fördert initial den therapeutischen Prozeß. Motive helfen dabei, die Imaginationen des Patienten auf seine zentralen Konflikte zu fokussieren und sie darzustellen. Der Therapeut versucht, als Begleiter seinen Patienten zu ermutigen, sich symbolhaft mit sich selbst und den umgebenden Objekten zu konfrontieren. Der Patient hat jedoch alle Freiheiten, das Motiv zu individuellen Szenen auszuweiten. Der Therapeut fördert den **assoziativen Fluß der Imaginationen**. In Analogie zum freien Assoziieren der klassischen Psychoanalyse wird in der Katathym imaginativen Psychotherapie auf der imaginativen Ebene assoziiert. Die Assoziationskette von Imaginationen ist von Affekten getragen. In der symbolhaften Szene entsteht ein Gefühl, das wiederum auf das Symbol zurückwirkt. Da dieser Vorgang verbal vermittelt wird, läßt sich die Tiefe der **Regression** durch die Art des verbalen Kontaktes steuern. Die kontrollierte Regression führt oft in frühe Phasen der Individuation zurück, der Patient findet sich in Kindheitsszenen wieder und durchlebt sie intensiv. Es kann zu einer Regression auf Konflikte kommen, aber auch zu Regressionen in konfliktarme Bereiche im Sinne einer harmonischen wohltuenden Szenerie. Dieses »Regredieren vor den Konflikt« stellt ein Phänomen dar, das für die Behandlung von psychosomatisch Kranken von besonderer Bedeutung ist.

Zweite Dimension der Katathym imaginativen Psychotherapie

Neben der ersten, konfliktzentrierten Dimension der Katathym imaginativen Psychotherapie liegt in der »zweiten Dimension« die Möglichkeit der Befriedigung archaischer Bedürfnisse. Die Imagination zentriert sich hier auf ein regressives, wohltuendes Erleben, wie es vielleicht in der bisherigen Realität des Patienten nur selten möglich war. Häufig kommt es zu Szenen innerer Beglückung im Sinne einer »therapeutischen Regression« (Balint 1970). Eine »bergende« primärprozeßhafte Szenerie ist an eine weitgehende Akzeptanz zwischen Patient und Therapeut gebunden.

Nach solchen Imaginationen ergeben sich oft anhaltende klinische Besserungen. Es läßt sich die Hypothese bilden, daß sich durch längeres Imaginieren konfliktarmer, überwiegend guter und bedürfnisbefriedigender Szenen auf dem Hintergrund einer anaklitischen Übertragung zum Therapeuten Entwicklungsdefizite kompensieren beziehungsweise korrigieren lassen (Wilke u. Leuner 1990).

Dritte Dimension der Katathym imaginativen Psychotherapie

Mit Hilfe katathymer Bilder lassen sich kreative Prozesse fördern, denn der imaginative Prozeß ist in sich kreativ. Dieser Aspekt des Verfahrens weist über die Krankenbehandlung hinaus in Bereiche der Persönlichkeitsförderung und -entwicklung. Das katathyme Bild eröffnet nicht nur den Blick auf Dysfunktion und Konflikt, sondern es eröffnet auch die Möglichkeit, innere Stärken wahrzunehmen, sie zu erproben und in der Vorstellung Handlungskompetenz zurückzugewinnen. Im Verlauf einer Imagination entsteht zwischen dem Patienten und seinem Therapeuten oft ein Gefühl des »Neuerschaffens«. Es entsteht ein Hin und Her zwischen Regression und Progression, deren Freiheitsgrade im Verlauf der Therapie größer werden. Die Imagination ermöglicht das Experiment in der Vorstellung als Voraussetzung für den kreativen Prozeß. Im Zustand der inneren Versenkung und Regression nimmt der Einfallsreichtum zu, einengende, die Kreativität hemmende Prozesse sind weniger bedrückend.

Therapeutische Techniken und Wirkprinzipien

Auf der Grundstufe der Katathym imaginativen Psychotherapie überwiegt die Technik des »**Nährens**«, »**Versöhnens**« und »**Anreicherns**«. Hierdurch kann es zu einer Versöhnung mit abgespaltenen Introjekten kommen, die von feindseligen Symbolgestalten verkörpert werden. In der Mittelstufe ermöglicht die Technik der »**Symbolkonfrontation**« die Beziehungsklärung zu einer als feindselig erlebten Symbolgestalt. Im Verlauf solcher Interventionen kommt es zu **Wandlungsphänomen**, die Szene verändert sich, durch Probehandlungen in der katathymen Szene werden reale Verhaltensänderungen vorbereitet. Beim **Durcharbeiten** in der Katathym imaginativen Psychotherapie werden Imaginationen eingesetzt, um neurotisch bedingte Wiederholungszwänge zu verstehen und aufzulösen. Es geht um das Klarifizieren von Gefühlen, um Assoziieren und Spiegeln mit den imaginierten Inhalten, um das Durchleben und Durchleiden negativer Affekte. Am Ende dieser Reihe steht die deutende Hilfe des Therapeuten. Die Behandlungstechnik in der Katathym imaginativen Psychotherapie folgt einem erweiterten psychoanalytischen Paradigma, in dem neben Konfrontationen und Deutungen auch Beruhigungen, Ermutigungen, Anregungen und Handlungsanweisungen einen Platz haben. Es werden zwei **Kommunikationsebenen** etabliert (Kottje-Birnbacher u. Sachsse 1986):
- die Ebene der Imagination (Erleben dominiert)
- die Ebene des Gespräches (kognitive Verarbeitung dominiert)

Beide Ebenen folgen in strukturiertem Wechsel aufeinander. Der Wechsel zwischen Erleben und Verarbeiten, zwischen Regression und Progression wird als etwas Selbstverständliches etabliert und eingeübt. Jeder Bereich erhält seinen Raum und wird durch den anderen begrenzt. Diese Struktur wird im Laufe der Zeit internalisiert und steht dann als inneres Schema für den Umgang mit progressiven und regressiven Tendenzen zur Verfügung.

Während in der Psychoanalyse primär die Übertragung auf den Therapeuten als Manifestationsebene für die Neurose dient, nutzt die Katathym imaginative Psychotherapie Imaginationen zur **Darstellung** der **neurotischen Konfliktbereitschaft** des Patienten. Dabei kann eine stille, positiv getönte Elternübertragung auf den Therapeuten über weite Strecken uninterpretiert als Hintergrund der Entwicklung dienen. Später muß auch die Beziehung zum Therapeuten explizit bearbeitet werden.

Das Wahrnehmen von inneren Konflikten mit Hilfe von Imaginationen, begleitet von einem vertrauensvoll erlebten Therapeuten, ist weniger belastend als das Erleben von Konflikten ausschließlich in der Übertragung zum Therapeuten. Für psychosomatisch Kranke ist die enge Verschränkung von psychophysischer Entspannung und gleichzeitiger Konfliktdarstellung in der Imagination bedeutsam. Die Aktivitäten des Therapeuten haben nicht nur analysierenden Charakter, sondern auch eine **psychosynthetische Funktion**. Zusammen mit der selbstexplorativen Kraft des Patienten helfen sie, neue innere Strukturen zu errichten.

In der Katathym imaginativen Psychotherapie ist der therapeutische Raum in einen erlebenden und einen reflektierenden Bereich eingeteilt. Die Möglichkeit des Patienten, seine innere Welt auf der Ebene der Bilder zu externalisieren, fördert seine Selbstreflexion. Dabei besteht eine funktionelle Einheit von intrapsychischem Konflikt und imaginiertem Symbol. Hiermit korrespondieren Affekte und Verhaltensmuster. Die Katathym imaginative Psychotherapie ermöglicht die therapeutische Nutzung der Regression im Dienste des Ichs. Sie fördert die Kreativität. Die Regieprinzipien ermöglichen eine direkte Einflußnahme auf der Symbolebene.

Die Katathym imaginative Psychotherapie hat sich in der Therapie psychosomatisch Kranker besonders bewährt, da sie **Symbolisierungsprozesse** anregt und fördert. Hierdurch wird eine »Rückübersetzung« körperlicher Symbolisierung in der Krankheit in eine Symbolsprache gefördert, die die Verbalisierung vorbereitet und den kognitiven Zugang erleichtert. Das Verfahren fördert die Phantasietätigkeit und eröffnet psychosomatisch Kranken Erlebnisbereiche, in denen sie primär behindert scheinen.

Die Katathym imaginative Psychotherapie ist ein intensiv wirkendes, die Regression förderndes und selbstkonfrontatives Verfahren. Seine Anwendung verlangt eine gründliche Ausbildung in allgemeiner Psychotherapie und im speziellen Verfahren der Katathym imaginative Psychotherapie, die eine spezifische Selbsterfahrung beinhaltet.

Indikationen und Kontraindikationen

Die Katathym imaginative Psychotherapie hat einen breiten **Anwendungsbereich**. Zu nennen sind: Kriseninterventionen und alle Formen neurotischer Entwicklungen sowie psychosomatischer Erkrankungen im Kindes- und Jugendlichenalter. Spezielle Erfahrungen liegen bei der Behandlung von Eßstörungen und chronisch entzündlichen Darmerkrankungen vor (Wilke 1990). Die Katathym imaginative Psychotherapie hat sich auch als Paar-, Familien- und Gruppentherapie bewährt. Erfolgreich ist die Katathym imaginative Psychotherapie oft bei Patienten mit festgefügten Abwehrstrukturen, bei einem gestörten Zugang zur Emotionalität, bei einfach strukturierten und in Introspektion und therapeutischer Ich-Spaltung ungeübten Patienten. Ein Schwerpunkt ist die Kurztherapie, besonders wirksam ist das Verfahren auch bei Patienten mit guter Verbalisierungsfähigkeit, die zu intellektualisierender Abwehr neigen.

Kontraindikationen sind Psychosen akuter und chronischer Art, schwer depressive Zustände, ausgeprägte hysterische Neurosen sowie Borderline- und schwere narzißtische Syndrome.

Literatur

Balint M. Therapeutische Aspekte der Regression. Stuttgart: Klett 1970.
Kottje-Birnbacher L, Sachsse U. Das gemeinsame Katathyme Bilderleben in der Gruppe. In: Gruppenimagination. Gruppentherapie mit dem katathymen Bilderleben. Leuner H, Kottje-Birnbacher L, Sachsse U, Wächter M (Hrsg). Bern: Huber 1986; 29-142.
Leuner H. Experimentelles katathymes Bilderleben als klinisches Verfahren der Psychotherapie. Z Psychother Med Psychol 1955; 5: 233-60.
Leuner H. Lehrbuch des Katathymen Bilderlebens. 2. Aufl. Bern, Stuttgart, Toronto: Huber 1987.
Leuner H, Henning H, Fikentscher E (Hrsg). Katathymes Bilderleben. Stuttgart, New York: Schattauer 1993.
Wilke E, Leuner H (Hrsg). Das Katathyme Bilderleben in der psychosomatischen Medizin. Bern, Stuttgart, Toronto: Huber 1990.

6.2.9 Übende Verfahren

Hubert Feiereis

Die bei vielen Erkrankungen beobachteten psychophysischen Wechselwirkungen sowohl primär körperlicher wie primär psychischer Krankheiten und Funktionsstörungen führten zur Entwicklung autosuggestiver, übender, auf den Körper entspannungstherapeutisch wirkender Verfahren, unter denen autogenes Training, progressive Relaxation und funktionelle Entspannung in der psychosomatischen und psychotherapeutischen Medizin die größte Verbreitung gefunden haben. Die Einstufung dieser Verfahren unter den Begriffen »kleine oder zudeckende Psychotherapie« gegenüber der »großen oder aufdeckenden Psychotherapie«, das heißt der psychodynamisch-psychoanalytischen Psychotherapie, erscheint heute weitgehend überwunden. Eine entspannungstherapeutisch wirkende übende Methode gehört zu den Therapiekonzepten der meisten psychotherapeutischen Fachkliniken und ebenso in eine Praxis, in der Patienten psychotherapeutische Hilfe erwarten und erhalten.

Autogenes Training

> Autogenes Training heißt »aus dem Selbst entstehendes Üben«.

J.H. Schultz (1991) hat das autogene Training aus seinen Beobachtungen bei der Hypnose entwickelt: »Die konzentrative Selbstentspannung des autogenen Trainings hat den Sinn, sich mit genau vorgeschriebenen Übungen immer mehr innerlich zu lösen, zu versenken und so für den Organismus eine von innen kommende Umschaltung zu erreichen, die es erlaubt, Gesundes zu stärken, Ungesundes zu mindern oder abzustellen.«

Der Patient vermag mit Hilfe der Übungen aktiv auf seine Körperfunktionen, die sonst einer autonomen Steuerung unterliegen, Einfluß zu nehmen und im Erlebnis der Wahrnehmung seiner Entspannung gleichzeitig auch eine seelische Beruhigung und Gelöstheit zu erfahren (»Resonanzdämpfung der Affekte«).

Aktuelle Konzeption und therapeutische Wirkprinzipien

Die **Unterstufe** des autogenen Trainings setzt sich aus der einleitenden Ruhetönung und den beiden allgemeinen Grundübungen, nämlich der Schwereübung zur Entspannung der Muskulatur und der Wärmeübung zur Entspannung der Blutgefäße, sowie den sich anschließenden vier sogenannten Organübungen für Herz, Atmung, Bauchorgane und Kopf zusammen.

Für die meisten Patienten genügt es, die Unterstufe zu erlernen. Dem Patienten muß zunächst der Ablauf der Übungen ausreichend verständlich gemacht werden, so daß er klare Vorstellungen über die Wirkungsweise bekommt. Hierzu gehört es, den Entspannungsvorgang zu erklären und am besten an Beispielen zu erläutern, das heißt Zusammenhänge zwischen emotionaler Belastung, anhaltender körperlicher Anspannung, affektivem Fehlverhalten und Reaktionsweise einzelner Organe oder Organsysteme aufzuzeigen. Man wähle etwa als Beispiel Röte und Blässe, Tachykardie oder Diarrhö unter akuter Anspannung, vermehrte Schweißsekretion bei Angst und Aufregung, Erbrechen bei Ekel.

In der **Oberstufe** des autogenen Trainings läßt sich durch bildhafte Meditationen, die sich an die Übungen der Unterstufe anschließen, ein weitaus stärkerer Grad der Versenkung erreichen. Im Anschluß an die Einzelübung wird das Erlebnis innerhalb der Gruppe unter tiefenpsychologischem Aspekt gemeinsam mit dem Gruppenleiter besprochen, gedeutet und durchgearbeitet. Die meditierten Bilder gruppieren sich in Farberlebnisse, konkrete Gegenstände und Formen sowie abstrakte Werte in symbolhafter Verschlüsselung.

Sobald die konzentrative Selbstentspannung erreicht ist, lassen sich **formelhafte Vorsätze** anschließen, die es dem Patienten ermöglichen, analog den posthypnotischen Aufträgen fehlerhafte Reaktionen oder eingeschliffene Angewohnheiten zu korrigieren oder abzustellen. Die Form dieser kurzen positiven und leicht einprägsamen formelhaften Vorsätze kann mit dem Therapeuten im einzelnen besprochen und im Verlaufe der Übungen auch modifiziert werden.

> Das autogene Training stellt eine differente psychotherapeutische Behandlungsmethode mit Indikationen, Nebenwirkungen und Gefahren dar. Daher sollte nur ein mit der Methode Erfahrener das autogene Training lehren. Gegen diese Grundregel wird immer wieder verstoßen. Ebenso unzweckmäßig ist es, das autogene Training lediglich aufgrund einschlägiger Literatur selbst oder mit anderen zu »probieren«.

Das autogene Training bietet dem Patienten die Möglichkeit, aktiv auf seine körperliche Erkrankung oder Funktionsstörung Einfluß zu nehmen, eine tiefe Entspannung mit ihren körperlichen und psychischen Auswirkungen wahrzunehmen und die therapeutische sowie auch präventive Wirkung auf die gestörte Funktion und veränderte morphologische Struktur zu bahnen und zu stärken. Gleichzeitig erreicht er innerhalb weniger Minuten eine Ruhigstellung, Distanz von akuten Belastungen und Umwelteinflüssen mit Förderung der Selbstreflexion und Selbstkontrolle (Binder u. Binder 1993; Dittmann 1988; Lohmann 1996).

Modalitäten des Settings

Das autogene Training kann allein oder innerhalb einer Gruppe erlernt werden. Die Gruppen setzen sich aus 10 bis 15 Patienten zusammen; die geschlossene Gruppe der Oberstufe sollte nicht mehr als 7 bis 10 Teilnehmer umfassen. Geschlechts- und Altersunterschiede können weitgehend unberücksichtigt bleiben. Der Übungsraum soll möglichst ruhig gelegen sein. In der Klinik kann das autogene Training täglich vermittelt werden, für die Praxis empfiehlt es sich, wenigstens einmal wöchentlich gemeinsam zu üben. In unserer Klinik bilden wir Gruppen für Anfänger und Fortgeschrittene, so daß Patienten ohne Zeitverlust in halboffenen Gruppen beginnen und nach 8 bis 10 Übungsstunden in die Gruppe für Fortgeschrittene wechseln. In der Anfängergruppe werden die Schwere- und Wärmeübung vermittelt, in der Fortgeschrittenengruppe die Übungen für Herz, Atmung, Sonnengeflecht und Kopf.

Das autogene Training wird sitzend oder liegend erlernt und ausgeübt. Die Haltung im Sitzen sollte so bequem wie möglich sein: Am meisten wird die sogenannte **Droschkenkutscherhaltung** auf einem Stuhl oder Hocker bevorzugt. Der Oberkörper ist leicht „in sich zusammengesunken", der Kopf etwas nach vorn geneigt. Die Unterarme liegen gebeugt auf den Oberschenkeln, die Hände berühren sich nicht. Auf die Lockerung beengender Kleidungsstücke ist ebenso zu achten wie auf einen gut temperierten Raum. Eine individuelle Modifikation der Haltung im Sitzen wäre, Oberkörper und Kopf bequem in einem Sessel zurücklehnen, die Arme dann auf die Armstützen des Sessels zu legen.

Die **liegende Haltung** – je nach individuell am besten empfundener Bequemlichkeit mit flachem oder leicht erhöhtem Oberkörper, die Arme neben dem Körper, Handflächen nach unten, die Beine nicht übereinander geschlagen, die Fußspitzen leicht nach außen gewendet – ist dann vorzuziehen, wenn man anschließend einschlafen möchte, also vor allem abends.

Jede Übung wird durch mehrfaches Beugen und Strecken der Arme, tiefes Atmen und zuletzt Öffnen der Augen beendet.

Eine Übungsstunde umfaßt etwa 40 Minuten, zwischen den jeweils stattfindenden 2 Übungsteilen in der Übungspause die Patienten ihre Empfindungen und Erfahrungen mit, so daß auch auf Ablenkbarkeit oder Mißempfindungen eingegangen werden kann, zum Beispiel Schwindel, Beklemmungen, Lidflattern oder Herzklopfen.

> Ein Erfolg mit dem autogenen Training ist in der Regel nur dann zu erreichen, wenn man es regelmäßig ausübt, das heißt möglichst zweimal täglich. Leider sind viele Patienten aus verschiedenen Gründen nicht konsequent genug, regelmäßig zu üben. Deshalb sollte den Patienten angeboten werden, von Zeit zu Zeit die Übungen innerhalb der Gruppe aufzufrischen, dabei erneut Erfahrungen auszutauschen und eventuell Korrekturen vorzunehmen.

Progressive Relaxation

Die von E. Jacobson (1938) vor 60 Jahren entwickelte muskuläre Entspannungsmethode entstand auf dem Boden der Ergebnisse neurophysiologischer Untersuchungen und Reaktionen.

Hierbei wurde sehr bald eine enge Beziehung körperlicher und psychischer Anspannung beobachtet.

Aktuelle Konzeption und therapeutische Wirkprinzipien

> Die willkürliche, fortgesetzte kräftige Anspannung und anschließende Lockerung einzelner Muskeln und Muskelgruppen führt zur besseren Wahrnehmung des Muskeltonus und zur Entwicklung eines »Muskelsinns«.

Miteinander korrespondierende körperliche und emotionale Anspannungen finden gleichsam ihre Auflösung in der Muskelentspannungsübung, die sich generalisiert und über die Wahrnehmung der körperlichen Entspannungsvorgänge auch zur emotionalen Entspannung und einem Gefühl der Ruhe und des Wohlbefindens führt. Während beim autogenen Training die konzentrative autohypnoide Versenkung und Bewußtseinseinengung mit Beginn der Übung intendiert wird, entwickelt sich bei der progressiven Relaxation das Erlebnis der psychischen Entspannung bis zur »Bewußtseinsleere« aus der Wahrnehmung der Entspannung willkürlicher Muskeln und Muskelgruppen. Viele Erfahrungen und Untersuchungsergebnisse (Bernstein u. Borkovec 1995; Ohm 1992; Petry 1994; Probst u. von Wietersheim 1996) haben erwiesen, daß mit der sich ausbreitenden körperlichen und psychischen Entspannung auch die autonomen Funktionen der einzelnen Organe einbezogen werden können und sich hierdurch eine ähnliche Indikation ergibt wie für das autogene Training (Gandras 1989).

Modalitäten des Settings

In einer Gruppe der progressiven Relaxation sind etwa 15 bis 20 Patienten, die bei diesen Übungen mit geschlossenen Augen auf einer Matte liegen. Wie beim autogenen Training werden diese Übungen in der Klinik täglich angeboten; die Dauer der Gruppenübung beträgt ebenfalls etwa 40 Minuten. Die Patienten sollten möglichst einmal täglich diese Übungen zu Hause anwenden.

Funktionelle Entspannung

Die funktionelle Entspannung wurde von Marianne Fuchs (Fuchs 1988; Fuchs 1994) als körperorientierte Psychotherapie, die sie weder zu den übenden Verfahren noch zu den nonverbalen Therapien rechnet, entwickelt. Sie wird mehr und mehr als Entspannungsmethode vor allem bei psychosomatischen Krankheiten angewendet, die mit körperlichen Verspannungen einhergehen.

Aktuelle Konzeption und therapeutische Wirkprinzipien

Zu Beginn wird die symptomatologische und biographische Anamnese erhoben. Der Patient wird angeregt, Verspannungen in der Abhängigkeit von der Atmung wahrzunehmen und mit Hilfe der Selbsterfahrung die therapeutischen Anweisungen, die in »Spielregeln« zusammengefaßt sind, zu verstehen. So erfährt der Patient, daß willkürliche Bewegungen, gekoppelt an die Einatmung, anders wahrgenommen werden als in der Ausatemphase. Übend erlebt der Patient, daß mit Hilfe nur kleiner Bewegungen während der Ausatmung eine Korrektur eingeschliffenen Fehlverhaltens eintritt; hierbei sollen die Übungen jedoch höchstens zwei- bis dreimal wiederholt werden, um eine vom Willen gesteuerte Kontrolle zu vermeiden. Eine weitere Regel gilt dem »Nachspüren«, der Reflexion und schließlich der Verbalisierung des Wahrgenommenen und Erlebten. Johnen und Müller-Braunschweig (1988) sowie Müller-Braunschweig (1996) haben hierzu die These formuliert, daß die funktionelle Entspannung eine Methode ist, die es ermögliche, »gerade die in der frühen Entwicklung entstandenen Körpereindrücke wieder aufzuspüren«. Die vertiefte Wahrnehmung körperlicher Vorgänge hilft dem Patienten somit, die enge Verflochtenheit leiblich-seelischer Abläufe nicht nur zu erfahren, sondern die funktionelle Entspannung auch als tiefenpsychologisch fundierte verbale Therapie begleitende oder vorbereitende psychosomatische Behandlung zu verstehen. Ebenso sei sie auch zur Ablösung von einer Psychotherapie geeignet.

Modalitäten des Settings

Im Mittelpunkt des individuell aufgebauten dialogischen Prozesses steht kein vorgegebener Übungsablauf, sondern das Ziel der vertieften Wahrnehmung körperlicher Vorgänge und Prozesse. Der Atemrhythmus wird hierbei in den Mittelpunkt gestellt.

Indikationen und Kontraindikationen zur Anwendung übender Verfahren

- **psychosomatische Krankheiten**, zum Beispiel Hypertonie, Koronarinsuffizienz, Asthma bronchiale, Ulkusleiden, entzündliche Darmerkrankungen, Magersucht und Bulimie, Neurodermitis, Urtikaria
- **funktionelle Störungen**, zum Beispiel Spannungskopfschmerz und Migräne, spastische Angina pectoris, Herzrhythmusstörungen, periphere Durchblutungsstörungen, Colon irritabile, spastische Parametropathie und Dysmenorrhö
- **Schlafstörungen**
- **chronifizierte Schmerzen**, zum Beispiel bei neurologischen und orthopädischen Krankheiten
- in der **Rehabilitation** organischer Krankheiten
- bei **neurotischen Störungen**

Ungeeignet für diese Verfahren sind meistens Kranke mit Psychosen, fehlender Motivation und fehlendem Verständnis einfacher psychophysischer Abläufe und Zusammenhänge.

Zusammenfassung

Autogenes Training, progressive Muskelrelaxation und funktionelle Entspannung sind über den Körper wirksame übende Psychotherapieverfahren, die das Behandlungskonzept in einer Klinik ebenso wie in einer Praxis wesentlich erweitern und ergänzen.

Literatur

Bernstein DA, Borkovec TD. Progressive Relaxation Training. Champaign: Research Press 1973. Deutsch: Entspannungstraining. Handbuch der Progressiven Muskelentspannung. 7. Aufl. München: Pfeiffer 1995.

Binder H, Binder K. Autogenes Training – Basispsychotherapeutikum. 2. Aufl. Köln: Deutscher Ärzte-Verlag 1993.

Dittmann RW. Zur Psychophysiologie beim Autogenen Training von Kindern und Jugendlichen. Frankfurt, Bern, New York, Paris: Lang 1988.

Drenk K. Autogenes Training. In: Psychosomatische Medizin und Psychotherapie. Feiereis H, Saller R (Hrsg). München: Marseille 1995; 175-85.

Fuchs M. Funktionelle Entspannung. 5. Aufl. Stuttgart: Hippokrates 1994.

Fuchs M. Das leibliche und seelische Unbewußte, die Funktionelle Entspannung und das therapeutische Gespräch. Prax Psychother Psychosom 1988; 33: 120-9.

Gandras G. Progressive Relaxation. In: Diagnostik und Therapie der Magersucht und Bulimie. Feiereis H (Hrsg). München: Marseille 1989; 125-7.

Jacobson E. Progressive Relaxation. Chicago: University of Chicago Press 1938. Deutsch: Entspannung als Therapie: Progressive Relaxation in Theorie und Praxis. 2. Aufl. München: Pfeiffer 1993.

Johnen R, Müller-Braunschweig H. Psychoanalyse und Funktionelle Entspannung. Prax Psychother Psychosom 1988; 33: 134-46.

Lohmann R. Suggestive und übende Verfahren. In: Psychosomatische Medizin. Adler R, Herrmann JM, Köhle K, Schonecke OW, Uexküll Th v, Wesiack W (Hrsg). 5. Aufl. München, Wien, Baltimore: Urban & Schwarzenberg 1996; 450-63.

Müller-Braunschweig H. Körperorientierte Psychotherapie. In: Psychosomatische Medizin. Adler R, Herrmann JM, Köhle K, Schonecke OW, Uexküll Th v, Wesiack W (Hrsg). 5. Aufl. München, Wien, Baltimore: Urban & Schwarzenberg 1996; 464-76.

Ohm D. Progressive Relaxation. Report Psychologie 1992; 17: 27-43.

Petry J. Wirkung von autogenem Training und progressiver Relaxation auf Psychophysiologie und Befindlichkeit bei Patienten mit Anorexia nervosa, Colitis ulcerosa und Morbus Crohn. Dissertation Lübeck 1994.

Probst B, Wietersheim J v. Entspannungstherapie. In: Analytische Psychotherapie bei Eßstörungen. Herzog W, Munz D, Kächele H (Hrsg). Stuttgart, New York: Schattauer 1996; 65-75.

Schultz JH. Das autogene Training. 19. Aufl. Stuttgart: Thieme 1991.

Literaturempfehlungen

Fuchs M. Funktionelle Entspannung. 5. Aufl. Stuttgart: Hippokrates 1994.

Jacobson E. Entspannung als Therapie: Progressive Relaxationen in Therapie und Praxis. 2. Aufl. München: Pfeiffer 1993.

Schultz JH. Das autogene Training. 19. Aufl. Stuttgart: Thieme 1991.

6.2.10 Körperorientierte Verfahren

Konzentrative Bewegungstherapie

Hans Becker

Historische Entwicklung

Bereits in den 20er Jahren setzte die Tänzerin **Elsa Gindler**, die aus der deutschen Gymnastikbewegung kam, wesentliche Grundsteine für ein Behandlungsverfahren, das später »Konzentrative Bewegungstherapie« bezeichnet wurde. Die Methode setzte sich mit dem Prinzip der »freien Körperausdrucksassoziation« von den mechanistischen Übungen der damaligen Krankengymnastik ab und trat so in den Grenzbereich zwischen Körper und Psyche ein. Vermittelt wurden Konzentration und Entspannung unter besonderer Berücksichtigung der Atemfunktion. Die Ansätze der Methode waren damals ausdrücklich noch nicht therapeutischer, sondern mehr künstlerischer, pädagogischer Natur.

Eine Schülerin Gindlers, **Gertrud Heller**, arbeitete über 12 Jahre in der schottischen Klinik Crighton Hall unter Mayer-Gross, beide Emigranten aus dem nationalsozialistischen Deutschland, mit Neurotikern und psychotischen Patienten. Sie gab ihre Erfahrungen an zahlreiche Schüler, unter anderem **Helmuth Stolze**, weiter. Stolze veröffentlichte 1959 seine Erfahrungen in der ambulanten psychotherapeutischen Praxis und umschrieb dabei die Methode mit der Bezeichnung »Konzentrative Bewegungstherapie«. 1975 wurde der Deutsche Arbeitskreis für Konzentrative Bewegungstherapie (DAKBT) gegründet und ein umfangreiches Curriculum für die Weiterbildungsinhalte festgelegt. Heute kommen Therapeuten der Konzentrativen Bewegungstherapie aus den verschiedensten Berufsgruppen, neben Ärzten auch Ergotherapeuten, Krankengymnasten, Psychologen und andere mehr. Mittlerweile ist dieses sogenannte Körpertherapieverfahren an den meisten psychosomatischen Kliniken eingeführt und hat sich bei der Behandlung vor allem neurotischer, funktioneller und psychosomatischer Störungen bewährt.

Aktuelle Konzeption und therapeutische Wirkprinzipien

Die Konzentrative Bewegungstherapie ist eine Psychotherapiemethode, die über das Verbalisieren hinaus den Körperausdruck über Wahrnehmung und Bewegung zentral einbezieht. Sie ist eine psychosomatische Therapie, die die auf der Erfahrung beruhende Erkenntnis nutzt, daß sich unbewußte Konflikte und Charakterpanzerungen (Reich 1933) nicht nur über Sprache, sondern auch im Körperlichen und Handeln ausdrücken und oftmals nur im prä- und averbalen Bereich kommunikationsfähig und daher therapeutisch angehbar werden. Die Methode ermöglicht den freien Einfall über Körperausdruck, Körperwahrnehmung und szenisches Handeln, das heißt Agieren als einer der »Königswege« zum Unbewußten, analog zur freien Assoziation im Verbalen. Es geht vor allem um zwei theoretisch begründete Aspekte:
- das Aufdecken von Konflikten
- die Ermöglichung emotional korrigierender Erfahrungen über Wahrnehmung und Bewegung

Der therapeutische Prozeß strebt weder Entspannung an noch handelt es sich um ein übendes Verfahren mit einem kollektiven Übungsziel. Je nach Indikation findet diese Therapieform als Gruppen- oder Einzeltherapie statt.

Die Konzentrative Bewegungstherapie nutzt unser Wissen über die Bedeutung prä- und averbaler, das heißt sensomotorischer Anteile in der frühkindlichen Entwicklung. Durch »**Konzentration**« auf das Körperselbst wird eine Intensivierung des Körperraumbildes erreicht, objekthaftes Körpererleben (Körperentfremdung) wird über Anspüren des eigenen Körpers und seiner Funktionen zu Subjekthaftem. Ein weiterer wesentlicher Aspekt ist das konkrete Wahrnehmen über taktile, manuelle, visuelle und motorische Erforschung des Raumes und seiner Gegenstände in »Konzentration«. Dies konfrontiert mit den eigenen Körpergrenzen, mit Einssein und Getrenntsein, Abgegrenztsein von der Umgebung, Geben und Nehmen, Beherrschen, Beherrschtwerden, Eindringen in den Raum, Erforschen, Durchdrungenwerden, Zuwendung zu Gegenständen und Personen. Über konkretes Erforschen und Wahrnehmen der Objektwelt werden Prozesse des Internalisierens, der Symbolisierung und Realitätsprüfung angestoßen. Ein weiteres wesentliches Therapeutikum ist die **Kommunikation** im Sinne der sozialen Bezogenheit zu anderen Gruppenmitgliedern. Nähe, Distanz, eigene Bedürfnisse, Bedürfnisse anderer, Anlehnung, Mittragen anderer, Fühlen, Gefühltwerden und gemeinsame Verantwortlichkeit sollen nur verdeutlichen, wie über konkretes Handeln im psychodynamischen Feld Prozesse der »Imitation«, Identifikation, sozialen Lernens und der Realitätsprüfung angestoßen und bearbeitbar gemacht werden. Das therapeutische Setting ist vergleichbar mit einer psychoanalytischen »Spieltherapie« für Erwachsene (Becker 1989).

Die **Körpertherapie** zeigt als eigenständige Methode oder Ergänzung zur verbalen Psychotherapie folgende wesentliche **Aspekte**:

- Inter- und intraindividuelle Konflikte konstellieren sich in recht kurzer Zeit in Form von Schlüsselerlebnissen.
- Die Erlebnisqualität im konkreten Handeln und leibseelischen Ausdruck fördern die Erinnerung an genetisches Material.
- Auftretende Abwehrformen wie Spaltung, Projektion, Verleugnung, Konformität und Symptomfixierung sind im konkret Wahrnehmbaren besonders gut zu bearbeiten.
- Wo sich in mehr verbalem Bereich die Abwehr darstellt, kommt es im Nonverbalen nicht selten allerdings auch ungeschützt zur Darstellung der Trieb- und Affektseite.
- Der nonverbale und präverbale Bereich ist in besonderem Maße affektiv besetzt, dem unbewußten Primärprozeßhaften sehr nah und unterliegt weniger der Zensur.
- Unterschiedliche soziale Schichtzugehörigkeit zwischen Mitpatienten und zwischen Patient und Therapeut führen im präverbalen und averbalen Bereich gerade in der Anfangsphase einer Therapie zu deutlich weniger Kommunikationsschwierigkeiten als im verbalen Bereich.
- Das Wiedergewinnen und die Reintegration primärprozeßhaften Denkens und Fühlens sind eine Grundvoraussetzung für den Gesundungsprozeß.

Indikationen

In der täglichen Praxis sind wir bei nicht wenigen Patienten, die uns lediglich einen symptomatischen Leidensdruck anbieten und die weit weg von einem kommunikationsfähigen Konfliktverständnis sind, recht hilflos. Gerade bei ihnen stellen wir nicht selten die Indikation für eine stationäre Therapie. So ist es kein Zufall, daß die mehr körperorientierten Psychotherapiemethoden heute in keiner der bedeutenden universitären und nichtuniversitären stationären Einrichtungen für Psychosomatik und Psychotherapie fehlen. Versteht man eine stationäre Psychotherapie als Initialphase eines therapeutischen Prozesses, so gehören die sogenannten Körpertherapien gerade hier zu den sehr wesentlichen therapeutischen Ansätzen (Becker u. Senf 1988).

Die Indikationsstellung zur Konzentrativen Bewegungstherapie im ambulanten wie stationären Bereich bezieht sich auf Patienten mit sogenannten **frühen Störungsanteilen**, mit einer ausgeprägten Abwehr über Intellektualisieren, Agieren und Symptomfixierung. Dies betrifft Patienten mit neurotischen, funktionellen und psychosomatischen Symptomen und bei modifizierter Therapietechnik Patienten mit psychotischen Symptomen, Autismus und Extremtraumata (sog. Folteropfer).

Die Indikationsstellung spezifiziert sich, betrachtet man Ansätze zur theoretischen Begründung der Methode. Neben Reich (1933) hat Ferenczi (1921) darauf hingewiesen, daß es unbewußte pathogene Seeleninhalte vor allem aus der frühen Kindheit gibt, die nicht »erinnert, sondern nur durch Wiederbelebung im Sinne der Wiederholung reproduziert werden«. Andere Autoren haben dies mit den Begriffen »**infantile Persönlichkeit**« (Ruesch 1948) und mit dem sehr unglücklichen Begriff »**Primitivpersönlichkeit**« (DeBoor u. Mitscherlich 1973) umschrieben. Letztere haben die Vermutung ausgesprochen, daß die Therapeuten hier noch nicht weit genug in dem non- und präverbalen Erlebnisbereich vorgedrungen sind. Tilmann Moser (1987) stellt in seiner sehr verdienstvollen Durchsicht mehr oder weniger gescheiterter »verbaler« Psychotherapien »das Monopol der Worte als einzigen Zugang zum Unbewußten« in Frage. Es gelte, »die somatische und interaktionelle Basis des Phantasierens und Symbolisierens zu reparieren, bevor man mit dem kostbaren Instrument der Analyse kommen kann«. Die vorwiegend verbalen Psychotherapien stellen an den Patienten oft schon zu Beginn der Psychotherapie höchste Anforderungen an eine Symbolisierungsfähigkeit über die Sprache. Ich-Funktionen wie sekundärprozeßhaftes Denken, Verbalisations- und Symbolisierungsfähigkeit erfüllen viele Patienten gerade zu Beginn einer Therapie nicht. Bei ihnen zeigt sich die klassische Indikation für eine Körpertherapie. Darüber hinaus ermöglicht die Konzentrative Bewegungstherapie bei Patienten mit Symptomen der **Körperentfremdung** und der **Abwehr** des **Rationalisierens** einen erneuten Zugang zum Primärprozeßhaften und den Weg der **Resomatisierung**.

Katamnestische Studien haben gezeigt, daß Patienten die Konzentrative Bewegungstherapie als besonders hilfreich zur Wahrnehmung ihrer Konflikte einschätzen. Immerhin ein Drittel der Patienten schätzten die Konzentrative Bewegungstherapie als hilfreicher ein als das mehr verbale Psychotherapieangebot (Becker u. Senf 1988; Tammen 1988). Übereinstimmend mit den Erfahrungen an der Psychosomatischen Klinik der Universität Heidelberg kam eine Freiburger Studie (Carl et al. 1989) aufgrund der vorliegenden Forschungsergebnisse zu der Annahme, daß der Bewußtwerdungsprozeß im therapeutischen Geschehen in der Konzentrativen Bewegungstherapie den mehr verbalen Psychotherapieformen vorausgeht.

Der wirklich effektive Einsatz von sogenannten Körpertherapien, das heißt die Indikationsstellung, aber auch Durchführung, wird im stationären und insbesondere im ambulanten Bereich nur möglich sein, wenn zukünftig bei der Ausbildung von Psychotherapeuten diese Verfahren Berücksichtigung finden (Moser 1992).

Fallbeispiel

Herr F., ein 39jähriger Patient mit seit 10 Jahren auftretenden rezidivierenden Magenulzera, der beruflich überdurchschnittlich erfolgreich war, kam zur stationären Aufnahme, nachdem die Magensymptomatik erneut zugenommen hatte. Auslösend war die Trennung von seiner Frau und der damit wohl verbundene Leistungsabfall sowie der Verlust des Arbeitsplatzes. In der analytischen Gruppe machte er sich schnell zum Co-Therapeuten, wurde anerkannt und der Leiter der Gruppe. In der Konzentrativen Bewegungstherapie lag er vorwiegend eingerollt auf dem Boden, brach bei Kontakten zu Mitpatienten in Tränen aus und klammerte sich geradezu an diese. In einer Situation, in der er Rücken an Rücken mit einem Mitpatienten saß, fühlte sich der Partner durch sein Anlehnungsbedürfnis völlig erdrückt und überfordert. Der Patient hatte im verbalen Bereich, also in der analytischen Gruppe, ausschließlich sein kompensatorisches Leistungsstreben dargestellt. Auch auf Deutungen hin waren für ihn seine regressiven Bedürfnisse nur intellektuell, jedoch nicht emotional annehmbar. Die Übertragung als Wiederholung in der Beziehung hatte sich lediglich in der Konzentrativen Bewegungstherapie emotional erfahrbar ereignet (Becker 1989).

Zusammenfassung

Das therapeutische Prinzip der Konzentrativen Bewegungstherapie besteht in der freien Körperausdrucksassoziation als Zugang zu unbewußtem Material im Sinne der Leiberinnerung und in emotional korrigierender Erfahrung über Wahrnehmung und Bewegung.

Durch konzentrative Beschäftigung mit dem eigenen Leib, mit Gegenständen und Partnern stehen Prozesse der Körperbesetzung, Symbolisierung, Internalisierung und Aspekte der frühen Objektbeziehungen im Mittelpunkt der therapeutischen Arbeit. Über diese genuin psychosomatische Therapie finden die meist hinter den Symptomen stehenden inter- und intrapsychischen Konflikte und Defizite oft erstmals eine Sprache und können im Gespräch reflektiert, emotional erfahrbar und durchgearbeitet werden.

Literatur
Becker H. Konzentrative Bewegungstherapie. 2. Aufl. Stuttgart, New York: Thieme 1989.
Becker H, Senf W. Praxis der stationären Psychotherapie. Stuttgart, New York: Thieme 1988.
Carl A, Fischer-Antzei J, Gaedtke A, Hoffmann SO, Wendler W. Vergleichende Darstellung gruppendynamischer Prozesse bei Konzentrativer Bewegungstherapie und Analytischer Gruppentherapie. In: Konzentrative Bewegungstherapie. Stolze H (Hrsg). 2. Aufl. Berlin, Heidelberg, New York: Springer 1989; 167-86.
De Boor C, Mitscherlich A. Verstehende Psychosomatik. Ein Stiefkind der Medizin. Psyche 1973; 27: 1-20.

Ferenczi S. Weiterer Aufbau der 'aktiven Technik' in der Psychoanalyse. Schriften zur Psychoanalyse. Bd II. Frankfurt: Fischer 1921.
Moser T. Der Psychoanalytiker als sprechende Attrappe. Eine Streitschrift. Frankfurt: Suhrkamp 1987.
Moser T. Die Grenzen der Psychoanalyse und der interkollegiale therapeutische Raum. Psychoanalyse im Widerspruch 1992; 7: 67-89.
Reich W. Charakteranalyse. 1933. Köln: Kiepenheuer & Witsch 1970.
Ruesch I. The infantile Personality. Psychosom Med 1948; 10: 134-44.
Stolze H (Hrsg). Die Konzentrative Bewegungstherapie. 2. Aufl. Berlin, Heidelberg, New York: Springer 1989.
Tammen H. Katamnestische Untersuchungen von stationär oder ambulant behandelten Patienten mit Ulcus duodeni und/oder ventriculi in der Psychosomatischen Klinik Heidelberg. Dissertation 1988.

Literaturempfehlungen

Becker H. Konzentrative Bewegungstherapie. 2. Aufl. Stuttgart, New York: Thieme 1989.
Budjuhn A. Die psycho-somatischen Verfahren. Konzentrative Bewegungstherapie und Gestaltungstherapie in Theorie und Praxis. Dortmund: Modernes Leben 1992.
Stolze H (Hrsg). Die Konzentrative Bewegungstherapie. 2. Aufl. Berlin, Heidelberg, New York: Springer 1989.

Exkursion Feldenkrais-Methode

Susanne Tümpel

Historische Entwicklung

Die Feldenkrais-Methode ist nach ihrem Begründer, Dr. **Moshé Feldenkrais** (1904–1984) benannt. Der in Rußland geborene Naturwissenschaftler richtete sein Forschungsinteresse neben der Physik später vor allem auch auf die Gebiete der Anatomie, der Neurologie und der Verhaltenspsychologie. Nach einer schweren Knieverletzung erkannte er, daß sich die meisten Menschen ihrer eigenen Bewegungsabläufe nicht bewußt sind. Daraus schloß er, daß ein bewußteres Wahrnehmen von Körperstruktur und Bewegungsmöglichkeiten vor schädigenden Verhaltensweisen schützen kann. Ebenso kann ein erweitertes Selbstbild Zugang zu einer Selbstregulation eröffnen, durch die psychische oder physische Traumatisierungen aufgelöst oder handhabbar werden. Die erste theoretische Darstellung seiner Arbeit erschien 1949, er entwickelte seine Methode jedoch bis zu seinem Tode ständig weiter.

Ausbildungen in der Feldenkrais-Methode gibt es seit Ende der 60er Jahre. Sie sind als ca. vierjähriges, berufsbegleitendes Training konzipiert und unterliegen international festgelegten Standards. Weltweit gibt es etwa 30 Ausbilder (1996). Die Feldenkrais-Methode ist ein Lernverfahren, das sowohl in Gruppen, als auch in Einzelarbeit gelehrt und praktiziert wird. Sie versteht sich als eigenständiges Berufsbild und ist nicht an einen bestimmten Grundberuf gebunden. Standesvertretung der ca. 800 Feldenkrais-Lehrer in Deutschland ist die Feldenkrais-Gilde in Stuttgart.

Aktuelle Konzeption und Wirkprinzipien

> Feldenkrais verstand seine Methode als Möglichkeit, das Lernen zu lernen, als Medium dafür wählte er die Bewegung.

Er definiert diese Art des Lernens wie folgt: »Bei genauer Betrachtung merkt man, daß die Art des Lernens, die dich befähigt, das, was man schon kennt, auf eine andere, auf eine zweite oder dritte Weise zu tun, die wichtigere für uns ist« (Feldenkrais 1993, S. 28). »Zu erlernen, wie man neue Fertigkeiten lernt, scheint mir wichtiger, als diese Fertigkeiten selbst« Feldenkrais 1987, S. 135). Diese Art des Lernens, die er »**organisches Lernen**« nennt, unterscheidet sich grundsätzlich vom stark zielgerichteten Lernen, wie es in einer leistungsorientierten Gesellschaft verlangt wird.
Feldenkrais beschreibt als wichtigste Voraussetzung von Lernprozessen die Fähigkeit, zwischen verschiedenen Empfindungen, Möglichkeiten und Zuständen differenzieren zu können: Nur wenn ich zwischen angenehm und unangenehm, zwischen leicht und anstrengend etc. unterscheiden kann, bin ich überhaupt in der Lage, die für mich bessere Möglichkeit auszuwählen.
Bei der Erforschung der **neurophysiologischen Grundlagen** des Lernens entdeckte Feldenkrais, daß die Repräsentation des Körperbildes im Gehirn offensichtlich nicht getrennt von der Erfahrung möglicher Tätigkeiten und Handlungen gespeichert wird. Es heißt also nicht »dies ist meine Hand«, sondern »dies ist meine Hand, die das und jenes tun kann«. Wenn sich – eventuell unbewußt – verschiedene Intentionen mischen, wird eine Tätigkeit unökonomisch, anstrengend oder sogar unmöglich.

Die Feldenkrais-Methode kann helfen, widersprüchliche Handlungs- und Bewegungsabläufe bewußt zu machen, um sie dann in funktionaler Weise neu zu organisieren. Das bedeutet, daß Handlungsabsicht und Handlungsablauf in Einklang gebracht werden.

Jeder **Widerstand** gegen eine Bewegung wird als die individuelle, momentane Grenze geachtet und akzeptiert. Insbesondere sollten nie Gefühle von Anstrengung entstehen oder gar Schmerzen auftreten, da sie Lernen behindern und verlangsamen. Feldenkrais beschreibt, wie mit einer schmerzhaften Bewegung neben der eigentlichen Bewegung gleichzeitig auch der Schmerz »gelernt« wird und wie er künftig mit dieser Bewegung assoziiert bleibt.

Ausgehend von der Erkenntnis, daß besonders **chronische Schmerzen** also oft mit bestimmten **Bewegungsabläufen** verknüpft sind (z.B. »immer wenn ich den Arm seitlich hebe, tut die Schulter weh«), entwickelte Feldenkrais einen neuen Ansatz im Umgang mit Schmerzen: Wenn es gelingt, die Bewegung so zu verändern, daß der Bewegungsablauf gleich bleibt, jedoch die Absicht eine andere ist (im oben genannten Beispiel durch Vertauschen von Punctum fixum und Punctum mobile, der Arm ruhig bleibt und der Rumpf sich von Arm fortbewegt), dann ist häufig kein Schmerz mehr spürbar, und es kann zu einer erheblichen und dauerhaften Besserung des Schmerzsyndroms kommen.

Die **Lernatmosphäre** spielt eine wichtige Rolle, sie sollte spielerisch, selbstbestimmt und ohne Leistungsdruck sein. Der Lernende wird in der Verbesserung seiner Selbstwahrnehmung unterstützt. Er wird ermutigt, seinen Empfindungen zu trauen und eventuell sein Handeln entsprechend zu ändern.

Durch Bewegungsvorschläge werden dem Lernenden seine **Bewegungsmuster** deutlich: fest eingeschriebene Gewohnheiten, die unser Handeln bestimmen und in vielen Momenten unverzichtbar sind. Häufig hindern sie uns jedoch auch an der Entfaltung unseres Potentials, unserer Möglichkeiten.

> Für den Lernenden ist die Erfahrung der Bewegungsvielfalt eine Chance, unerwartete Fähigkeiten zu entdecken. Dies unterstützt ihn in seiner Autonomie, stärkt sein Gefühl von Eigenständigkeit und Selbstachtung.

Modalitäten des Settings

Für den **Gruppenunterricht** – genannt »**Bewußtheit durch Bewegung**« – wird ein Raum benötigt, der ausreichend Platz für Bewegung bietet. Das Liegen auf einer Unterlage sollte bequem sein (Wolldecke, Matte, Kissen). Die Gruppengröße schwankt zwischen 10 und 20 Teilnehmern in den ambulanten Gruppen, es werden aber auch Großgruppen von über 100 Teilnehmern angeboten. Wenn der Austausch unter den Gruppenteilnehmern eine wichtige Rolle spielt – wie zum Beispiel bei stationären Behandlungen – ist eine Gruppengröße von 6 bis 12 günstig. Eine zu geringe Anzahl der Gruppenteilnehmer behindert die Gelegenheit, voneinander lernen zu können.

Die **Vermittlungsweise** in der Gruppe ist **verbal**, die Teilnehmer führen die Bewegungen selbst aus.

Der Unterricht findet anfangs oft im Liegen statt, es kann jedoch auch im Sitzen oder in anderen Positionen gearbeitet werden. Die **Bewegungen** sind eher langsam und klein, so kann der Lernende sie leichter nach verschiedenen **Qualitätskriterien** untersuchen, wie zum Beispiel:

- Kann die Bewegung angenehm weich und fließend ausgeführt werden?
- Ist es möglich, sich zu bewegen, ohne den Atem anzuhalten?
- Kann man in jedem Moment eine Bewegung beginnen, anhalten, umkehren oder etwas ganz anderes tun ohne Vorbereitung oder große Anstrengung?
- Gibt es mehrere verschiedene Möglichkeiten, das Gleiche zu tun (z. B. vom Liegen zum Sitzen zu kommen)?
- Ist der ganze Körper an der Bewegung beteiligt?
- Entsteht ein Gefühl von Leichtigkeit, Eleganz?
- Kann die ganze Kraft in Bewegung umgesetzt und so der Kraftaufwand reduziert werden?

Feldenkrais wandte sich ganz entschieden gegen ein **Üben** des Gelernten. Dies sei ein automatisches, quasi »bewußtloses« Wiederholen und stünde damit in einem Gegensatz zum forschenden und spielerischen Tun.

In den **Einzelstunden** – genannt »**Funktionale Integration**« – wird meist auf einer kniehohen, 80 x 200 cm großen Liege gearbeitet. Der

Lernende ist grundsätzlich voll bekleidet, so kann er sich sicher fühlen. Seine Kleidung sollte ihm ausreichend Bewegungsfreiheit ermöglichen. Der Lernende ist hier eher passiv, der Lehrer gibt seine Bewegungsvorschläge durch **Berührung** mit seinen Händen. Die Art der Berührung ist nicht direktiv oder manipulierend, sondern erforschend und begleitend. Zwischen den Händen des Lehrers und dem Schüler entsteht eine Art Dialog; Feldenkrais nannte es einen »gemeinsamen Tanz«.

Indikation und Differentialindikation

Die wichtigste Voraussetzung ist die innere Motivation, das Interesse, etwas über sich zu erfahren und sich in irgendeiner Hinsicht verändern zu wollen. Eine Indikationsstellung durch den Behandler allein würde dem Prinzip der Selbstverantwortlichkeit des Lernenden in der Feldenkrais-Methode widersprechen.
Die Feldenkrais-Methode versteht sich nicht als krankheitsorientiert. Der Wunsch, neue Wege zu entdecken im Umgang mit Schmerzen, mit einer Krankheit oder einem als unzureichend erlebten Körpergefühl, aber auch das Interesse am Umgang mit einem Musikinstrument oder der eigenen Stimme – und sei es einfach der Spaß an Bewegung – kann Anlaß sein, mit der Feldenkrais-Methode zu lernen.
Da es im Feldenkrais-Unterricht keinen Leistungsdruck, keine »objektiv richtigen Bewegungen« gibt, können auch Menschen mit großen Bewegungseinschränkungen teilnehmen, ohne sich unzureichend oder unfähig zu fühlen, sie erleben es oft als sehr beglückend, ihre Selbständigkeit neu oder wiederentdecken zu können.
In der »Funktionalen Integration« kann der Lehrer besonders gut auf den individuellen Lernprozeß des Schülers eingehen. Außerdem bietet sich diese Arbeitsform dort an, wo sich der Lernende selbst gar nicht oder nur unter Schmerzen bewegen kann, und auch bei denen, die eine verbale Anleitung nicht verstehen (z.B. bei Kleinkindern).
Die **Abgrenzung** zu **krankengymnastischen** oder **physikalischen Behandlungsmaßnahmen** besteht unter anderem darin, daß die Feldenkrais-Methode den Schwerpunkt auf die Verfeinerung der Selbstwahrnehmung legt. Der Lernende wird dazu angeregt, auch seine gewohnheitsmäßigen oder dysfunktionalen Bewegungs- und Verhaltensmuster zu untersuchen, und er wird darin unterstützt, selbst andere, bessere Möglichkeiten zu entwickeln.
Sowohl in der Einzelarbeit als auch in der Gruppe wird stets darauf geachtet, daß die Bewegungen immer als angenehm und wohltuend empfunden werden, sie dürfen nicht schmerzhaft sein. Außerdem bietet die verbale Vermittlungsweise ein großes Spektrum an Möglichkeiten für die Arbeit mit Menschen, die eine Berührung, sei es aus psychischen oder aus physischen Gründen, nicht oder noch nicht ertragen können.

Der **Unterschied** zu **körperorientierten Psychotherapieverfahren**, wie zum Beispiel der Konzentrativen Bewegungstherapie (s. S. 581 ff), bezieht sich auf den Umgang mit Wahrnehmung und Veränderung. Der Feldenkrais-Lehrer verbalisiert nur, was der Lernende selbst bemerkt hat, bleibt also ganz bei der Wahrnehmung des Lernenden. Bei unsicheren Menschen vermeidet dies ein Gefühl des Versagens und der Unzulänglichkeit (»das habe ich ja gar nicht gefühlt«).
Während in der Feldenkrais-Methode der Schwerpunkt auf der Erfahrung des Lernenden mit sich selbst liegt, schließt die Konzentrative Bewegungstherapie auch die Erfahrung der Beziehung zu den anderen Gruppenmitgliedern und zum Therapeuten mit ein. So ergibt sich für eine Feldenkrais-Gruppenbehandlung eine klinische Indikation besonders für Menschen, die eine unzureichende Wahrnehmung ihrer eigenen Bedürfnisse und Fähigkeiten haben, so daß eine beziehungsorientierte Gruppe sie überfordern würde. Aus psychodynamischer Sicht sind die sogenannten »frühgestörten« Patienten mit fragilen Selbstgrenzen besonders für die Arbeit mit der Feldenkrais-Methode geeignet.

Fallbeispiel (stationäre Behandlung)

Eine 55jährige, übergewichtige Bechterew-Patientin klagte über starke Schmerzen in beiden Schultergelenken. Die Feldenkrais-Pädagogin und die Patientin deuteten dies zunächst als krankheitsbedingten Entzündungsschmerz. Die gemeinsame Arbeit an der Verbesserung der Körperwahrnehmung sowie die Entwicklung eines Gefühls für unnötige Spannungen in verschiedenen Bewegungen ermöglichten der Patientin, ihr Körperbild zu vervollständigen. So merkte sie beim Aufstehen, daß sie aus einer relativ aufrechten Position im Sitzen ihre Arme mit viel Kraft nach vorn warf, um sich mit Hilfe dieses Schwunges aufzurichten. Dabei verspürte sie den Schmerz in ihren Schultern. Durch Ausprobieren verschiedener Möglichkeiten entdeckte sie, wie sie durch Gewichtsverlagerung (ohne die Arme zu benutzen) ihren Schwerpunkt weiter über ihre Füße bringen und dann, durch die Kraft ihrer Beine zum Stehen kommen konnte. Das Schmerzsyndrom war damit vollständig beseitigt.

Zusammenfassung

Die Feldenkrais-Methode versteht sich nicht als therapeutisches Verfahren, sondern als Lernmethode. Im Vordergrund steht die Wahrnehmungsschulung von Bewegungszusammenhängen, damit setzt sich die Feldenkrais-Methode ausdrücklich von rein mechanischen Übungen ab. »Bewußtheit durch Bewegung« und »Funktionale Integration« basieren auf denselben neurophysiologischen Prinzipien, unterschiedlich ist unter anderem die Vermittlungsweise (verbal bzw. durch Berührung). Durch bewußte Bewegung werden die Selbstwahrnehmung und das Entdecken von neuen Bewegungsmöglichkeiten gefördert. Dies führt letztlich in eine neue innere und äußere Haltung, die mehr den eigenen Möglichkeiten und Fähigkeiten entspricht.

Literatur
Feldenkrais M. Body and Mature Behaviour. London: Routledge and Keagan Paul 1949.
Feldenkrais M. Die Entdeckung des Selbstverständlichen. Frankfurt: Suhrkamp 1987.
Feldenkrais M. Die Feldenkrais-Methode in Aktion, eine ganzheitliche Bewegungslehre. 4. Aufl. Paderborn: Junfermann 1993.

Literaturempfehlungen
Alon R. Leben ohne Rückenschmerzen, Bewegen im Einklang mit der Natur. Feldenkrais-Lektion I. Paderborn: Junfermann 1993.
Feldenkrais M: Die Entdeckung des Selbstverständlichen. Frankfurt: Suhrkamp 1987.
Feldenkrais M. Abenteuer im Dschungel des Gehirns. Der Fall Doris. Frankfurt: Suhrkamp 1981.

6.2.11 Musiktherapie

Doris Sondermann

Historische Entwicklung

Musik als Medium ist in der Medizin ein altes Heilmittel. Es läßt sich über die vielzitierte Geschichte von David, der mit seinem Leierspiel die Schwermut des Königs Saul zu besänftigen suchte, noch in weiter zurückliegendere Kapitel unserer Menschheitsgeschichte verfolgen.

Musiktherapie, wie wir sie heute vorfinden, hat sich in den Nachkriegsjahren in Europa und den USA in unterschiedlichen Behandlungsbereichen entwickelt und differenziert. Ein wesentlicher Impuls kam dabei sicher von den Amateurmusikern unter den Ärzten aus dem Bereich der Inneren Medizin und der Psychiatrie. Während Musik früher mehr unter dem Aspekt ihrer physiologischen Wirkung betrachtet und angewendet wurde, gewann zunehmend der soziokommunikative und dann auch der tiefenpsychologische Aspekt das Interesse der Behandler und Forscher.

Eine staatliche **Ausbildung** besteht in Österreich seit 1959. In Deutschland gab es etliche Zwischenschritte auf dem Weg bis zur Errichtung von Studiengängen auf Hochschulebene (Berlin, Hamburg, Herdecke, Münster) und an der Fachhochschule in Heidelberg 1979. Auch einige nichtstaatliche Institutionen bieten Ausbildungen an.

Eine Vielzahl von »autodidaktisch« ausgebildeten Wegbereitern ist als erste Generation angetreten und hat dieses Berufsbild entwickelt und gefördert. Sie weisen in ihrer Herkunft ein breites Spektrum an Fachdisziplinen auf, in denen die Musiktherapie heute angesiedelt ist: Psychosomatik/Psychotherapie, Psychiatrie, Neurologie, Innere Medizin, Kinderheilkunde und Heilpädagogik.

Dies spiegelt sich im Fächerkatalog der Ausbildungen wider. Nach einer meist langjährigen musikalisch-künstlerischen Grundausbildung werden Kenntnisse in allgemeiner und Tiefenpsychologie, Psychopathologie, Psychiatrie, Humanmedizin erworben. Eine tiefenpsychologisch orientierte Lehrtherapie ist meist weiterer Bestandteil der Ausbildung in einem Diplomstudiengang.

Es gibt unterschiedliche **Anwendungsbereiche** innerhalb der Musiktherapie. Einige arbeiten ohne eine tiefenpsychologische Fundierung, zum Beispiel in der Inneren Medizin, der Geriatrie oder Kinderheilkunde. Dort werden die aktivierenden, ordnenden oder stimmungsaufhellenden Aspekte der Musik genutzt und kommen in vielfacher Form zur Anwendung. Es kann gesungen, getanzt, nach geleiteten Vorgaben selber gespielt und auch Musik gehört werden.

Im weiteren Verlauf wird die Musiktherapie im klinischen Bereich der Psychosomatik/ Psychotherapie näher erläutert. Musiktherapeuten finden sich in der Mehrzahl in institutionellen beziehungsweise stationären Praxisfeldern, arbeiten aber auch ambulant in freier Praxis.

Aktuelle Konzeption und therapeutische Wirkprinzipien

In der Praxis unterscheiden sich zwei Bereiche der Musiktherapie:
- die rezeptive
- die aktive

Rezeptive Musiktherapie

In der rezeptiven Musiktherapie werden ausgewählte Musikstücke in einem speziell konzipierten Rahmen angehört. Dies kann über entspannende Effekte hinaus Erlebensprozesse anregen oder an Erinnerungen anknüpfen, die im anschließenden Gespräch therapeutisch aufgearbeitet werden. Sie läßt sich auch mit aktiven Verfahren kombinieren.

Aktive Musiktherapie

Bei der aktiven Musiktherapie steht die freie musikalische Improvisation von Patient und Therapeut als Gestaltungsspielraum im Mittelpunkt, in dem sich seelische Prozesse bilden und umbilden. Diese werden unmittelbar beim Spielen selber sinnlich wahrnehmbar und sind durch Tonbandaufzeichnungen beliebig oft wiederholbar. Im Unterschied zu anderen psychotherapeutischen Verfahren ist der Therapeut am Ausdrucksgeschehen des Patienten aktiv beteiligt.

Die Herangehensweise an eine solche **Improvisation** kann unterschiedlich sein. Entweder entwickelt der Patient das Spiel aus dem Moment heraus, in der **spontanen Begegnung** mit den Instrumenten und dem mitspielenden Therapeuten beziehungsweise der Gruppe (z.B. nach der Aufforderung: »Spielen Sie, was Ihnen gerade in die Finger kommt!«). Sie kann auch aus einem zuvor besprochenen Zusammenhang, sozusagen mit gerichteter Aufmerksamkeit, **thematisch gebunden** sein, (z. B. eine Bergbesteigung, ein Gewitter, das Bild einer bestimmten Person, ein Traum oder auch das Erleben der aktuellen körperlichen Beschwerden). Dabei kann das Spiel wie ein nach innen gerichteter Scheinwerfer die Phantasien und Assoziationen zu diesem Thema ausleuchten. Unbewußte Anteile des Erlebens und die Art der Beziehungsgestaltung zwischen den Beteiligten bekommen eine hör- und sichtbare Gestalt.

Einige **Beispiele**: Ein Patient nutzt konsequent nur die Hälfte des gespielten Instruments; oder auch: Zwei Trommeln reichen nicht aus, es wird ein Set aus mehreren Instrumenten – wie ein Schutzwall – vor dem Spieler aufgebaut. Es kann ein Patient sich im Verlauf einer Improvisation Ton für Ton nach dem Spiel des Therapeuten richten oder im Gegenteil am Ende eines gemeinsamen Stückes ganz versunken fragen: »Haben Sie auch mitgespielt?«

Wenn die Patienten noch sehr unsicher oder vermeidend sind, besteht für den Therapeuten die Möglichkeit, mit klar gegliederten **Spielregeln** oder Übungen den Weg bis zum freien Spiel behutsam anzubahnen. Die Frage nach der **technischen Handhabung** der **Instrumente** oder nach Musikalität tritt dabei in der Regel rasch zugunsten von Erleben und Erfahrung in den Hintergrund. Sie kann aber auch stellvertretend für Ängste vor dem sich andeutenden Erleben als Abwehr rationalisiert und aufrechterhalten werden. Es könnte dann so formuliert werden: »Das war doch nur Zufall, was ich da produziert habe. Das hat mit meinen Problemen nichts zu tun!«; oder: »Ja, wenn ich richtig spielen könnte, dann käme auch etwas Vernünftiges dabei heraus.«

> Die Musiktherapie geht davon aus, daß der Patient in der freien Gestaltung des Klangmaterials seiner unbewußten Lebensmethode

> folgt und so seelische beziehungsweise psychosomatische Wirkmechanismen deutlich werden. Es läßt sich mit den Äußerungen von Unbewußtem in Träumen oder Fehlleistungen vergleichen.

Patient und Therapeut erarbeiten gemeinsam einen Zugang zum **Verstehen** der inneren Logik des **produzierten Werkes**. Dabei wird die Aufmerksamkeit sowohl auf die Musik selber als auch auf die assoziierten Bilder, Vergleiche oder körperlichen Wahrnehmungen beim Spielen und Anhören gerichtet. »Es kommt zur unmittelbar evidenten Wahrnehmung innerer Vorgänge in der affektiven Kommunikation mit dem Übergangsobjekt »Tongestaltung«. ... Die produzierten Vergegenständlichungen von Selbst- und Objektbildern ... sind erlebnis- und affektnah und in der Musik auch körpernah« (Janssen 1981). Auf dem Hintergrund der psychoanalytischen Theorie versteht der Musiktherapeut in seiner Methode auch die Abwehrmechanismen, Widerstände und das Übertragungs-/Gegenübertragungsgeschehen.

Dabei ist die Musiktherapie beim kreativen Ausdruck im wesentlichen auf das **Handeln** gerichtet. Es wird anders als bei Freud nicht mehr als *agieren* im Sinne von »Handeln, anstatt zu erinnern« (Freud 1914) verstanden, sondern als »Handeln, um zu erinnern«. Im gemeinsamen Spiel, dem zweckfreien Handeln von Patient und Therapeut, werden aktuelle und frühkindliche Erfahrungen reinszeniert und aus der Perspektive des aktuellen Konfliktes verstehbar. »Ich halte *das Spiel* für *das Universale*; es ist Ausdruck von Gesundheit; denn Spielen ermöglicht Reifung und damit Gesundheit; es führt zu Gruppenbeziehungen; es kann eine Form der Kommunikation in der Psychotherapie sein; und schließlich hat sich Psychoanalyse als eine hochdifferenzierte Art des Spielens im Dienste der Kommunikation des Patienten mit sich selbst und anderen entwickelt« (Winnicott 1971).

Der Therapeut bewegt sich dabei im Spielfeld einer kontrollierten Subjektivität und stellt seine musikalische »Sprache« und seine Fähigkeiten dem Patienten zur Verfügung. »Der mitspielende Therapeut kann eine seelische Verfassung finden, in der sein Spielen sich von dem her gestaltet, was im Seelischen des Patienten auf Ausdruck drängt. ... Er muß in seinem Mitspiel leicht beeinflußbar sein« (Tüpker 1988).

Modalitäten des Settings

Spielen, Hören und Sprechen sind die Medien in der Musiktherapie. Sie ist also kein »nonverbales« Verfahren. Die Instrumente sollten so ausgewählt sein, daß jedermann sie unmittelbar, ohne technische Hürden erklingen lassen kann. Schon beim Anblick fordern sie die Phantasie des Spielers heraus und laden zum Experimentieren ein. Vertrautes findet sich neben Fremdem. Sie repräsentieren in ihrer Vielfalt an Form, Größe und Materialbeschaffenheit sehr unterschiedliche Erlebnisbereiche: klein – groß; viel – wenig; weich – hart; schwach – stark; schön – scheußlich; Klang – Krach; und vieles mehr. Die Art der Klangerzeugung variiert zwischen Streichen, Zupfen, Blasen, Schlagen, etc.

In der Gruppenmusiktherapie kommen ca. 5 bis 8 Teilnehmer meist zweimal wöchentlich für ca. 60 bis 90 Minuten zusammen. In dem geschützten Rahmen einer sich regelmäßig treffenden und möglichst nur langsam verändernden Zusammensetzung entfalten sich bald individuelle und gruppendynamische Prozesse. Diese können durch gezielt eingebrachte Spielformen unterstützt und verstärkt werden. Es wird gemeinsam, allein oder in Untergruppen gespielt. Im Unterschied zur Einzelarbeit rücken in der Gruppe mehr die aktuellen Erlebens- und Verhaltensmuster in der Begegnung mit den Gruppenteilnehmern in den Vordergrund des Geschehens und der Wahrnehmung. In der klinischen, zeitlich begrenzten Behandlung haben sich Kombinationen mit anderen handlungsorientierten Verfahren (z. B. Konzentrative Bewegungstherapie [s. S. 581 ff] oder Kunsttherapie [s. S. 591 ff]) beziehungsweise mit Einzelgesprächen bewährt. Es ist aber von dem Prinzip »viel hilft viel« abzuraten, damit die Beziehungen sowohl mit dem jeweiligen Therapeuten als auch mit den Gruppenmitgliedern nicht in ihrer Vielzahl beliebig und damit verwässert werden.

Indikationen und Differentialindikationen

Die Indikation ist in der klinischen psychotherapeutischen Arbeit in der Regel ein vielschichtiger Entscheidungsweg. Das Verfahren mit seinen Wirkmechanismen steht ja nicht isoliert für sich selbst da, sondern ist in Verbindung mit der Persönlichkeit des praktizierenden Therapeuten und gegebenenfalls dem klinischen Konzept zu sehen. Die Frage, ob ein Patient in der Musiktherapie im Sinne einer heilsamen Persönlichkeitsentwicklung profitieren kann, hängt, so wie in anderen Verfahren auch, im wesentlichen von einem tragfähigen Arbeitsbündnis mit dem Therapeuten ab. Es ist sinnvoll, daß ein Musiktherapeut selber nach einem ersten verbalen und musikalischen Kontakt mit dem Patienten eine Indikation für die Behandlung stellen kann. Individuelle Vorlieben für eine bestimmte Musikrichtung bleiben dabei meistens eine Nebensache, weil das improvisierte Spiel zunächst in Kontrast zur vertrauten Musik erscheint.

Die besonderen Eigenschaften der Musiktherapie liegen zum einen im Handeln, das unmittelbaren Zugang zum emotionalen Erlebens- und Ausdrucksgeschehen ermöglicht, ohne primär auf kognitive Reflexionsmöglichkeiten angewiesen zu sein. Darüber hinaus führt das eigene Produzieren und Wahrnehmen von Rhythmen und Klängen auch in Bereiche der frühkindlichen Entwicklung und damit in die Zeit, die dem Spracherwerb vorausgeht. Gemeinsam improvisierte Musik ermöglicht es, in einen vorsprachlichen Dialog zu treten, der an die sehr frühen emotionalen Erfahrungen des Säuglings anknüpft.

Vor diesem Hintergrund ist es nicht sinnvoll, die Indikation anhand eines Diagnosekataloges zu erstellen. Vielmehr bewegt sich der hier in Frage kommende Diagnosekreis im Spektrum sowohl frühkindlicher als auch aktueller Beziehungsstörungen.

Man mag auch bedenken, ob jemand zwar gut verbalisieren, aber dabei wenig spüren und wahrnehmen kann, was die Untersuchung des Seelischen mit sich bringt. Andererseits kann Musiktherapie gerade dann hilfreich sein, wenn Patienten noch weit entfernt davon sind, ihr Erleben in Worte fassen und in Sinnzusammenhänge stellen zu können. Die Behandlung der Musikinstrumente und der therapeutischen Situation (zu zweit, in der Gruppe) verweist auf individuelle Behandlungsmuster in anderen Erlebenszusammenhängen. Frühe Erfahrungen werden wiederbelebt, und Neues kann im gemeinsamen Spielraum erprobt werden.

--- **Fallbeispiel** ---

Ein 55jähriger Mann kommt zum erstenmal zur stationären Behandlung in die psychosomatische Abteilung. Er zeigt ein umfangreiches Beschwerdebild, bei dem zur Zeit im Vordergrund stehen: diffuse, starke Kopfschmerzen, unklare, epilepsieartige Anfälle, chronische Nebenhöhlenvereiterung. Er hat schon etliche Klinikaufenthalte hinter sich gebracht. Musiktherapie wird mit der Intention verordnet, ihm einen Zugang zu seinen ungelebten Affekten zu eröffnen, was bei seiner intellektuellen Herangehensweise bislang nicht möglich war.

Der Patient erlebt seine Beschwerden nicht nur als ein Nichtfunktionieren des Kopfes, sondern er als Mensch funktioniere nicht richtig, sei fehlerhaft. Es ziehe sich für ihn wie ein roter Faden durch sein Leben der letzten zwanzig Jahre.

Das **Spiel** in der Musiktherapie hat bald eine deutliche individuelle Prägnanz. Es bewegt sich oft im Spannungsfeld der folgenden **Aspekte**:

- Alles ist verworren und durcheinander.
- Impulse für Neues werden immer gleich angehalten.
- Es gibt nur Scheinbewegungen, als würde etwas festgehalten.
- In seinem Spiel wird keine Eigenständigkeit deutlich, sondern es verbleibt in enger Anlehnung an das Spiel der Therapeutin.

Die musikalische Improvisation aus der 10. Sitzung wurde mit Hilfe von Beschreibungen auf folgenden Satz zusammengefaßt:

»Endloses Gewusel breitet sich aus, aber Impulse zu Veränderungen hören immer wieder auf.« Parallelen zur aktuellen Lebenssituation beziehungsweise Biographie in allgemeiner und psychosomatischer Hinsicht wurden augenfällig und in ihrem Sinnzusammenhang erlebt und verstanden.

Zusammenfassung

Musiktherapie ist ein tiefenpsychologisch orientiertes Verfahren, das in der stationären und ambulanten psychosomatischen, psychotherapeutischen Behandlung zur Anwendung kommt. Im Mittelpunkt steht die gemeinsame Improvisation von Patient(en) und Therapeut, in der

sich im freien Spiel seelische Prozesse abbilden und verändern. Mit Hilfe von musikalischen Gestaltungen wird ein unmittelbarer Zugang zum emotionalen Erleben ermöglicht. Das Spiel kann auch inhaltlich zielgerichtet sein auf das Darstellen von:
- aktueller Befindlichkeit
- Assoziationen zu emotionalen Inhalten
- Konfliktmaterial
- Träumen

Durch das spontane Spiel, die Beschreibung der Erfahrungen und Wahrnehmungen, das gemeinsame Handeln, zu zweit oder in einer therapeutischen Gruppe, wird die seelische Bewegung zwischen Eindruck und Ausdruck belebt und aktiviert.
Gemeinsam führen Patient und Therapeut die neu gewonnenen Erfahrungen zu einer verstehenden, integrierenden Übersetzung in vertraute, subjektive Bilder und Themen.

Literatur
Freud S. Erinnern, Wiederholen und Durcharbeiten. 1914. GW Bd 10. Frankfurt: Fischer 1942-1987.
Janssen PL. Psychoanalytisch orientierte Mal- und Musiktherapie im Rahmen stationärer Psychotherapie. Psyche 1982; 36: 541-70.
Tüpker R. Ich singe, was ich nicht sagen kann. Kassel: Bosse 1988.
Winnicott DW. Vom Spiel zur Kreativität. Stuttgart: Klett 1971.

Literaturempfehlungen
Loos GK. Spiel-Räume. Stuttgart: Fischer 1986.
Decker-Voigt H-H. Aus der Seele gespielt. Eine Einführung in die Musiktherapie. München: Goldmann 1991.
Frohne-Hagemann I (Hrsg). Musik und Gestalt, Klinische Musiktherapie als integrative Psychotherapie. Paderborn: Junfermann 1990.

6.2.12 Kunst- und Gestaltungstherapie

Yvette Soppa und Bärbel Zucker

Kunst- und Gestaltungstherapie meint hier speziell die psychotherapeutische Arbeit mit den Mitteln der bildenden Kunst. Dies sei besonders erwähnt, da die Kunsttherapie auch intermediale Ansätze entwickelt hat und sich nicht auf diese Mittel beschränken muß.

Das Anliegen des Verfahrens

Kunst- und Gestaltungstherapie bietet **Freiraum** und **Spielraum** für den Ausdruck, das Entdecken und die Gestaltung eigener Wirklichkeit. Im künstlerischen Gestaltungsprozeß verbinden sich innere und äußere Bildwelten, inneres Erleben wird auf der Bildebene in die äußere Realität transportiert und integriert. Die eigenen Ausdrucks- und Gestaltungsmöglichkeiten spiegeln dem Gestaltenden die individuellen Qualitäten und Grenzen. Die Auseinandersetzung mit Materialien stellt den Gestaltenden vor äußere Bedingungen. Zwischen diesen Polen wird der eigene Gestaltungsspielraum erfahrbar. Darüber hinaus läßt der Gestaltungsprozeß **Wandlung** und **Entwicklung** als selbstgesteuerten Prozeß erleben und macht dieses Potential beziehungsweise seine Einschränkungen greif- und sichtbar, das heißt auch kommunizierbar. Kunst- und Gestaltungstherapie behandelt nicht im üblichen Sinne, sondern bietet Handlungsspielraum, regt damit das Erkennen der Eigenverantwortlichkeit an und bietet spielerische Wege des Selbst-Erfahrens und Selbst-Erprobens an, die individuelle Lern- und Entwicklungsprozesse ermöglichen und auf der Bildebene dokumentieren. Es ist also ein aktivierendes Verfahren, das Selbsterkenntnis und Selbstheilungskräfte anregt und die Autonomieentwicklung fördert.

Historische Entwicklung

Bild und Bildnis sind dem Menschen eigen und haben alle Phasen der menschlichen Bewußtseinsentwicklung begleitet und dokumentiert.
Die Verbindung von Künsten und Therapie findet sich zum Beispiel schon im neolithischen Schamanismus (im magischen Ritual zur Bindung oder Freisetzung von Kräften), in der antiken Heilkunst, die die Künste (Drama, Musik, Malerei, Plastik) aktiv und rezeptiv einbezog und als Gabe – rezeptiv – in der religiös gebundenen Kunst (ein Beispiel aus der bildenden Kunst unseres Kulturkreises ist hier der Isenheimer Altar).
Die Anfänge der Entwicklung kunst- und gestaltungstherapeutischer Verfahren in der Moderne liegen zunächst vor allem im Bereich der Beschäftigung von Psychiatriepatienten. (**Hans Prinzhorn** war einer der Pioniere, der sich mit

der »Bildnerei der Geisteskranken«, Berlin 1923, auseinandergesetzt hat.) Innerhalb dieses Bereiches zeichnet sich schnell ab, daß die »Bildnerei« auch Diagnosemöglichkeiten bietet. So wird künstlerische Gestaltung zunächst als »Hilfsverfahren« eingesetzt, entwickelt sich später aber zu einem eigenständigen Therapieverfahren. Diese Entwicklung hat unterschiedliche Ausrichtungen. Zunächst in den USA, später auch in Europa, beginnen vor allem Künstler (z. B. **Edith Kramer**) aufgrund der eigenen Erfahrung des integrativen Potentials künstlerischer Schaffensprozesse, Kunst in Kliniken und Gefängnissen therapeutisch einzusetzen. Diese Form der »*art-therapy*« stellt den Schaffensprozeß in den Vordergrund und arbeitet auf der Hypothese, daß dieser Prozeß selbst therapeutische Wirkung hat.

Die Herleitung dieser Hypothese ist nur verständlich vor dem Hintergrund einer kunsthistorischen Betrachtung der Inhalte der Kunst der Moderne. Deren Essenz kann in diesem Rahmen nur grob angerissen werden, deshalb nur einige Stichpunkte zu diesem Thema.

Kernfragen in der **Kunst der Moderne** sind beispielsweise:
- Wahrnehmung
- Wirkung der sozialen Entwicklungen auf den Einzelnen, das Spannungsfeld Individuum und Gesellschaft
- Abstraktion wird ein Thema; ästhetische Traditionen und Werte werden in Frage gestellt; das Subjektive nimmt sich Raum der Kunstbegriff verändert sich, wird erweitert.
- Neue interdisziplinäre Kunstformen, zum Beispiel Fluxus und Performance, machen die Aktion und den Prozeß zum Produkt.
- Biographisches und Alltägliches werden Material der Kunst, zum Beispiel in Installationen und Performances etc.

Dieser kurze und unvollständige Abriß zeigt, wie direkt die Kunst Zeitfragen und Zeitgeist auf der individuellen und universalen Ebene erfaßt und bearbeitet beziehungsweise auf der universellen Ebene die Essenz der Summe individuellen Erlebens spiegelt.

> Die Kunst, einst auch als »schöne Wissenschaft« begriffen, verbindet Erlebnis- und Abstraktionsebene, und das macht ihre Qualität für den therapeutischen Einsatz aus.

In diesem Zusammenhang sei noch auf **Joseph Beuys** verwiesen. Vor dem Hintergrund der emanzipatorischen Bewegungen der 60er Jahre forderte er die Erweiterung des Kunstbegriffs. Er hob die kreativen Fähigkeiten jedes Einzelnen hervor und wies auf deren große Bedeutung für Erkenntnisprozesse und die Möglichkeit der Wandlung und Gestaltung, vor allem auch im Sozialen, hin – »jeder Mensch ist ein Künstler ... soziale Plastik« (zit. aus Petzold u. Orth 1990, S. 33f).

»Das soziale Wirken der Kunst« wird zum Thema des Kunstschaffens selbst. Die Aktion, die schöpferische Handlung wird hier zum Werkzeug und Medium, sowohl für die Entwicklung der Autonomie der Persönlichkeit als auch zur sozialen Integration des Einzelnen. ... Kunst ist ja Therapie« (Beuys in Petzold u. Orth 1990, S. 33).

Parallel zum künstlerischen Ansatz bilden sich die **tiefenpsychologisch orientierte Kunst-** und **Gestaltungstherapie** heraus. Hier hat unter anderem die »*dynamical oriented art therapy*« (**Margret Naumburg**) Bedeutung erlangt.

Im deutschsprachigen Raum bezieht die tiefenpsychologisch orientierte Kunst- und Gestaltungstherapie ihre Grundlagen vor allem aus dem Gedankengut von **C.G. Jung** und der Kreativitätsforschung, die in den 60er Jahren mit besonderem Interesse betrieben wird. Hier bilden sich Verfahren und Methoden aus, die ein Erfassen des Unbewußten beziehungsweise unbewußter oder verdrängter Anteile des seelischen Erlebens auf der Bildebene ermöglichen sollen.

Das **Bild als komplexer Zusammenhang**, in dem »alles gleichzeitig geschieht, ... alles zur selben Zeit wirkt, ohne daß irgendetwas beginnt oder endet« (P. Claudel in Kreitler u. Kreitler 1980), eröffnet hier eine zusätzliche Ausdrucksebene, auf der in eindrücklicher Weise Zusammenhänge deutlich werden können, die sich durch die Zeitkomponente des Sprachflusses im verbalen Ausdruck nicht immer so klar abzeichnen. (Anmerkung: Der Begriff Bild meint hier nicht in erster Linie das Produkt, sondern die darin enthaltene Bildaussage, gilt also auch für plastische Gestaltungen.) Entscheidend für die verbale Therapieform ist die Fähigkeit zur Verbalisierung des Erlebens. Das Bild als Medium eröffnet durch seinen Objektcharakter die Möglichkeit, sich durch Beschreiben und Benennen von Bildqualitäten und Bildinhalten der Verbalisierung zu nähern und sie zu erüben. Die Unmittelbarkeit des bildnerischen Ausdrucks schafft so auch verbal Zugang zu präverbalen Erlebnis- und Bewußtseinsebenen.

Im Verlauf der letzten 10 bis 15 Jahre ergibt sich aus der wachsenden Erfahrung in diesem relativ »jungen« Verfahren zunehmend eine gegenseitige Bereicherung der verschiedenen Ausrichtungen. Die Praxis konfrontiert den **künstlerisch orientierten Kunsttherapeuten** zum Beispiel mit dem häufig auftretenden Bedürfnis seiner Klienten, angeregt durch die Erlebnisse im Schaffensprozeß, sich auch verbal mitzuteilen. Er begegnet Abwehrmechanismen, sieht sich mit den Auswirkungen dynamischer Gruppenprozesse konfrontiert oder erlebt Übertragung und Gegenübertragung. Solche Erfahrungen haben vielfach ein Interesse an Zusatzausbildungen tiefenpsychologischer Prägung geweckt.

Der **tiefenpsychologisch orientierte Kunsttherapeut** erlebt in der Praxis zum Beispiel die Bedeutung des verwendeten Materials oder die Notwendigkeit der großen Achtsamkeit im Umgang mit dem Bild als Ganzheit, dessen Teile nicht zweckdienlich einer Einzeldeutung unterzogen werden können. Das läßt ihn möglicherweise auf künstlerische Herangehensweisen und Methoden zurückgreifen, um sich dem Bild adäquat zu nähern. Diese Erfahrungen haben auch Einfluß auf die Ausbildungsinhalte gehabt, die heute nach oder neben einer langjährigen künstlerischen Ausbildung, unter Einbeziehung von Kunstgeschichte, Ästhetik und Grundlagen der Philosophie, unter anderem die Vermittlung medizinischen, psychiatrischen, pathologischen, psychologischen und tiefenpsychologischen Grundwissens umfassen. Die Ausbildungsmöglichkeiten und -inhalte sind derart vielfältig, daß sie hier nicht weiter ausgeführt werden können.

Aktuelle Konzeption und therapeutische Wirkprinzipien

In der aktuellen Konzeption verbinden sich künstlerische und tiefenpsychologische Aspekte des Verfahrens. Grundlegende **Annahmen** für die **Konzeption** des Verfahrens sind:

▶ **Form und Inhalt sind in der Kunst unzertrennlich.**
Das Kunstobjekt ist organische Einheit von Form-Bedeutung und Bedeutung-in-der-Form.

Daraus folgt eine phänomenologische Betrachtungsweise, die ohne Wertung oder Deutung Eigenschaften beschreibt und so die Wahrnehmung nicht einengt, damit ein Zugang zum Objekt als Ganzheit möglich und Struktur evident wird. Evidenzerlebnisse regen die seelische Beweglichkeit an, sind erschütternd, konfrontierend und verbinden Erlebnis- und Erkenntnisebene – wirken also strukturierend und integrierend.

▶ **Herangehensweisen im kreativen Prozeß spiegeln die individuellen Handlungs- und Interaktionsmuster.**
Die Offenbarung im Bild macht es dem Klienten möglich, das so Erkannte mit Erfahrungen in anderen Lebenssituationen in Verbindung zu bringen. Eine Fremddeutung erübrigt sich damit. Eine Patientin bei der Bildbesprechung: »Hm, ich wollte was ganz anderes ... Aber das kenne ich, so ist das immer...«

▶ **Jeder künstlerische Prozeß beinhaltet das Erzeugen, Erkennen und Lösen struktureller Probleme.**
»Während der schöpferischen Handlung werden Konflikte erneut durchlebt, gelöst und integriert« (Edith Kramer in Dalley 1986, S. 12).

▶ **Kreativität, Spontaneität und Imaginationsfähigkeit sind Kennzeichen von Gesundheit.**
Einschränkungen dieser Fähigkeiten sind Kennzeichen von Krankheit. Sensibilität und Expressivität sind zentrale Ziele therapeutischer Arbeit.

▶ **Die Auseinandersetzung mit bildhaftem Material regt Assoziationen und Phantasietätigkeit an.**
Gezielte Wahrnehmungsschulung (Phänomenologie) in der Bildbetrachtung erübt die Differenzierung zwischen Wahrnehmung, Assoziation, Phantasie und Emotion und schafft damit eine Grundlage für eine strukturierte Verarbeitung der intensiven Erlebnisse im kreativen Prozeß.

▶ **Die therapeutische Arbeit mit den Medien der Kunst setzt ein Konzept des Dialogs voraus.**
Der Dialog zieht sich durch alle Bereiche und Phasen der kunsttherapeutischen Arbeit – der

Dialog mit dem Bild, der Dialog mit sich selbst, der Dialog mit dem Therapeuten, eventuell der Dialog in der Gruppe.

Kunst- und Gestaltungstherapie wird im Rahmen des stationären Angebots einer psychosomatischen Klinik oder Abteilung (die Patienten sind nur selten bettlägerig) überwiegend als aktives Verfahren eingesetzt, da durch eigenes Handeln das Ich-Erleben besonders angesprochen wird. Die Rezeption »fremder« Bilder kann jedoch hinzugezogen werden, zum Beispiel zur Bearbeitung eines Themas, das sich in der eigenen Arbeit abgezeichnet hat.

Die therapeutische Arbeit gliedert sich in den einzelnen Sitzungen grob in Handlungsteil und reflektierendes Gespräch. Der Handlungsteil kann sowohl von freier künstlerischer Arbeit als auch durch geführte Angebote bestimmt sein. Häufig ergibt sich im Verlauf eine sinnvolle Kombination von freier und geführter Arbeit.

Der **Gesprächsteil**, der durch die gemeinsame Betrachtung des entstandenen »Werks« und der damit verbundenen Reflexion des Prozesses eingeleitet wird, steht sinnvollerweise meist am Anfang der folgenden Sitzung. So wird, in der eng begrenzenden zeitlichen Struktur des klinischen Settings, dem schöpferischen Prozeß als einem der Wirkprinzipien der nötige Raum gewährt.

Der **Handlungsteil** wird mit einer kurzen gemeinsamen Betrachtung der »Werke« abgeschlossen, in der spontane Eindrücke gesammelt werden, jedoch noch kein reflektierendes Gespräch stattfindet. Durch das entstandene »Werk« ist die Kontinuität der inhaltlichen Arbeit trotz der Unterbrechung sichergestellt.

Medien

Die angebotenen Medien sind Graphik, Malerei und Plastik. Jedes Medium spricht durch die Charakteristika seiner Arbeitsweise bestimmte Bereiche des Erlebens an:
- **Graphischer Gestaltung** ist eine konzentrierte und kontrollierte Arbeitsweise eigen.
- Die **Malerei**, die Arbeit mit Farben, führt in Stimmungen, ermöglicht intuitives Arbeiten.
- **Plastisches Arbeiten** spricht Form- und Raumempfinden an, wirkt tief ins Körperliche, spricht mit dem haptischen Element frühe Erlebnisbereiche an.

Materialien

Die Materialien sind entsprechend vielfältig: Kohle, Rötel, Graphitstifte, Öl- und Pastellkreiden, Tinte, Tusche, Aquarell-, Tempera-, Gouachefarben, Tonmassen, Gips und Gipsbinden, verschiedene Papierqualitäten, Karton, Pappen, um nur einiges zu nennen (s. auch S. 598, »Modalitäten des Settings«).

Bestimmte Medien und Materialien erlauben mehr Kontrolle in der Gestaltung als andere. Das ist zum Beispiel für sehr ängstliche Klienten oftmals wichtig. Andere Medien und Materialien haben in der Arbeit lösende Qualität. Sie erzeugen eine besondere Dynamik im kreativen Prozeß, so das Malen mit Aquarell, besonders in der Naß-in-Naß-Technik. Das Mischen der Farben auf dem Blatt läßt in die Farbe »eintauchen«, die ständige Verwandlung der fließenden Farben regt auch den Fluß des inneren Erlebens an. Es entsteht eine tiefe Verbindung zwischen dem inneren Erleben und den äußeren Vorgängen im Malprozeß (dies ist nur eins von vielen Beispielen für einen qualitativ bestimmten Einsatz von Material und Technik in der Therapie).

Methodisches

Die kunsttherapeutische Arbeit setzt an der aktuellen Stimmung und Verfassung des Klienten an, »holt ihn ab«, wo er sich erlebt. Voraussetzung dafür ist ein Konzept des Dialogs für die therapeutische Arbeit. In der gemeinsamen Betrachtung, Beschreibung und Reflexion des Prozesses und der entstandenen Arbeit zeichnen sich individuelle Fragestellungen und Aufgaben ab, aus denen das folgende Angebot entwickelt wird.

> Da es im therapeutischen Prozeß nicht Ziel sein kann, »Kunst« zu produzieren, und eine Therapieform nicht besondere Fähigkeiten und Fertigkeiten zur Voraussetzung machen kann, bedeutet »freie künstlerische Arbeit« hier, daß der Therapeut dem Klienten einen Freiraum für den Ausdruck spontaner Impulse und Phantasien anbietet. Der sinnliche Zugang zum Material kann dabei als Brücke zum Aneignen dieses Raumes dienen.

In der Praxis bedeutet »**freie künstlerische Arbeit**« zum Beispiel:

▸ **Experimentieren mit Farbe**

Aquarell, naß-in-naß, bietet sich zum Einstieg an, es können aber auch andere Materialien gewählt werden. Das lustbestimmte Spiel mit Farben steht im Vordergrund. Eine Bildvorstellung ist nicht Ausgangspunkt, muß nicht, kann aber im Verlauf des Malprozesses entstehen. Der Malende folgt seiner Neugier und seinem Spieltrieb.

▸ **Materialexperimente**

Der Klient kann aus den vorhandenen Materialien auswählen. Er kann eventuell auch selbst Material aller Art dafür sammeln. Mit diesen Materialien »erfindet« er eigene Techniken und Mischtechniken, lotet die Möglichkeiten des Materials aus, überschreitet eventuell auch die Grenzen zwischen den verschiedenen Medien. Das spielerische Entdecken und Ausloten der Möglichkeiten und das Wagen der schöpferischen Erweiterung des Spielraums sind hier zentrale Erlebnisinhalte.

Das Experimentieren bietet sich besonders als Einstieg in das kunsttherapeutische Arbeiten an. Darüber hinaus kann das spielerische Erleben im Experiment helfen, Fixierungen zu lösen. Das Maß der Fähigkeit zur Aneignung des Materials und des Ausschöpfens von Möglichkeiten ist beispielsweise ein Kriterium für den diagnostischen Zugang des Therapeuten zur Persönlichkeitsstruktur des Klienten.

▸ **Die Umsetzung eigener Ideen**

Aus dem Experimentieren ergeben sich neue Ideen und spontane Einfälle, denen hier nachgegangen wird. Bildideen können aber auch durch Träume, intensive Eindrücke und Erlebnisse angeregt sein. Hier wird ein individueller Weg zur Verwirklichung eines selbstgesetzten Ziels erarbeitet. Persönliche Entwicklungsfähigkeit wird erlebbar auf der Basis des immer neuen Versuchs- und der schrittweisen Näherung. Probleme und Schwierigkeiten können als schöpferische Herausforderung begriffen werden.

Im Gegensatz zur »freien künstlerischen Arbeit« haben geführte Angebote von vorneherein eine klare Zielrichtung. Aus dem gestaltungstherapeutischen Ansatz heraus werden Methoden entwickelt, die gezielt auf psychodynamische Prozesse und Gruppenprozesse gerichtet sind.

In der Praxis ist ein **geführtes Angebot** beispielsweise:

▸ **Geleitete Phantasie**

Zum Beispiel Modellieren einer (Miniatur-) »Landschaft, in der ich (jetzt) gern wäre« – spiegelt Bedürfnisse und Wünsche, zum Beispiel nach Rückzug, Schutz, Geborgenheit und/oder Freiraum, Gemeinschaft etc.; die Betrachtung der individuellen Gewichtung solcher Tendenzen im Bild eröffnet dem Klienten den bewußten Zugang zu eigenen Wünschen und bietet darüber hinaus Hinweise auf Probleme.

▸ **Erarbeitung von Biographischem**

Zum Beispiel: »Finden Sie Formen für die Mitglieder Ihrer Ursprungsfamilie« – Ausdruck, Größenverhältnisse und Konstellationen der Formen machen die familiären Beziehungen und Rollenverteilungen aus der Sicht des Klienten greifbar.

▸ **Leibbezogene Methode**

Zum Beispiel das Körperbild »Wo spüre ich meinen Körper? In welche Farbe, Form oder Bewegungsspur kann ich diese Körperempfindungen übersetzen?« (s. auch Abb. 6-9).

▸ **Gruppenarbeit**

Zum Beispiel das Gruppen-Bildgespräch. Diese kunsttherapeutische Methode wird im folgenden ausführlich anhand eines bebilderten Fallbeispiels beschrieben.

Gruppen-Bildgespräch

Das Gruppen-Bildgespräch ist ein von der Gruppe gemeinsam gemaltes Bild, eine nonverbale Kommunikation in Farbe und Form auf Papier. Durch die Wiederholung lernen sich die Teilnehmer zunehmend kennen und erüben, sich genauer auszudrücken. Die aufeinanderfolgenden Bildgespräche zeigen den sich laufend verändernden Prozeß in der Gruppe und dokumentieren anschaulich die Entwicklungsphasen des therapeutischen Prozesses. Sie geben Hinweise auf bestehende Konflikte, auf Fähigkeiten und Schwierigkeiten der Gruppe wie auch des Einzelnen in der Gruppe. An den folgenden drei Bildbeispielen wird eine solche Entwicklung anschaulich.

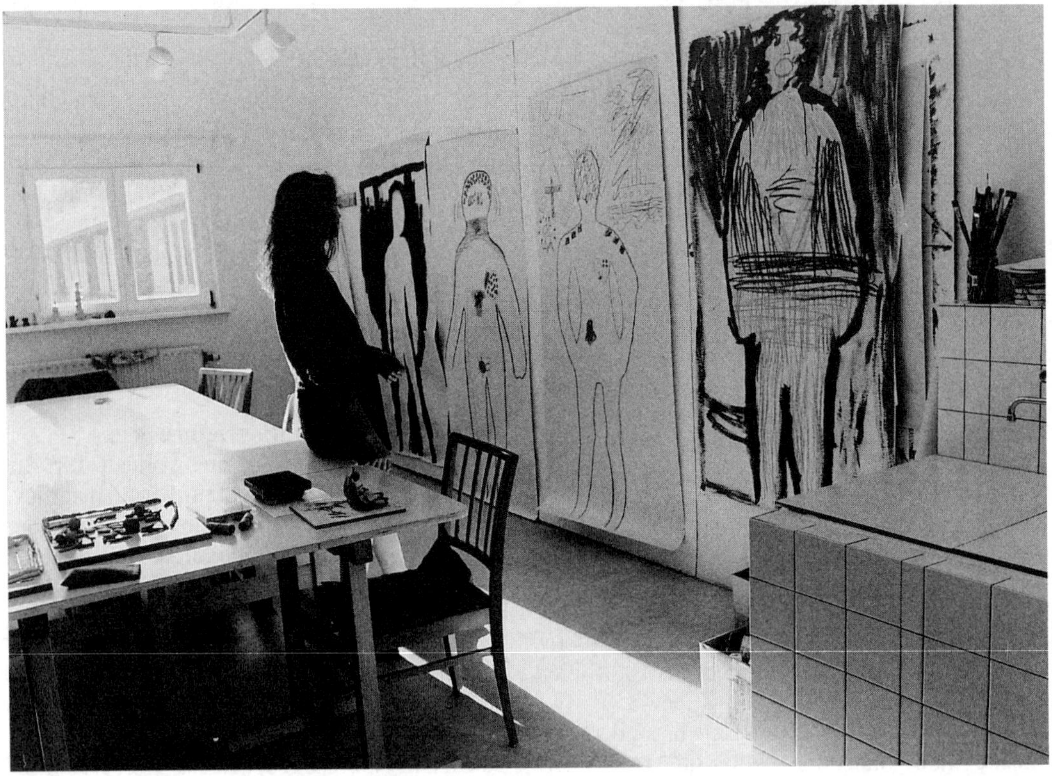

Abb. 6-9 Blick in den Kunsttherpieraum mit Patientenbildern (Aufnahme von Bärbel Zucker)

▶ **Bildbeispiel für ein erstes Gruppen-Bildgespräch (Abb. 6-10)**
Jeder der 9 Teilnehmer wählte 3 bis 4 Farben aus. Es wurde nacheinander gemalt. Jeder suchte zunächst einen Platz am Bildrand und besetzte ihn mit einem oder mehreren Zeichen und Symbolen. Fast alle malten innerhalb ihres abgegrenzten Bildbereichs. Die Grenzen der anderen wurden vorsichtig gewahrt. Berührung wurde, bis auf einige Verbindungslinien in der Mitte des Bildes, kaum gewagt. Nur einer der Teilnehmer bewegte sich mit seinen Zeichen – Kreisformen – in die Bildmitte (von links oben). Am Bildrand zeigen sich Einzelthemen, die sich auf die jeweilige persönliche Situation beziehen, darunter Beziehungsabhängigkeit – symbolisiert durch zwei gleiche, verbundene Formen (am unteren Bildrand) – und Isolation – symbolisiert durch eine eingeschlossene Gestalt, dazu Vögel als Symbole für bisher nicht geglückte Kontaktaufnahme und Sehnsucht (rechts oben).

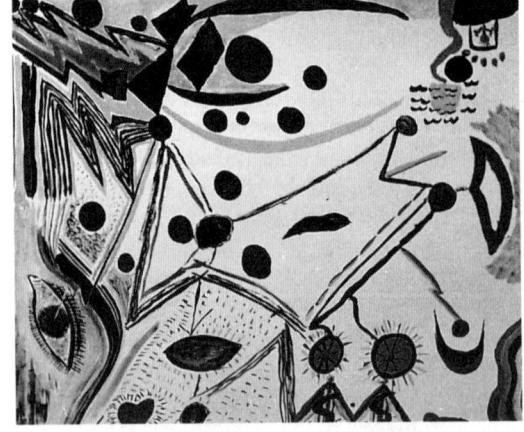

Abb. 6-10 Bildbeispiel für ein erstes Gruppen-Bildgespräch (Aufnahme von Bärbel Zucker)

▶ **Bildbeispiel für ein zweites Gruppen-Bildgespräch (Abb. 6-11)**
Wieder zeigte sich jeder zunächst mit einem Symbol, wobei diese Symbole sich hier nicht nur am Bildrand befinden, sondern sich über die gesamte Bildfläche verteilen und auch die Bildmitte besetzen. Die so entstandenen Zwischenräume wurden von einigen der Teilnehmer gemeinsam in Gelb- und Grüntönen gestaltet. Die einzelnen Elemente bekamen dadurch einen gemeinsamen Untergrund und wurden zum Bild verwoben. Die Zwischenräume wurden von den Teilnehmern zusätzlich durch kleine Zeichen strukturiert. Hier entwickelte sich ansatzweise eine Kommunikation in einer gemeinsamen Sprache.

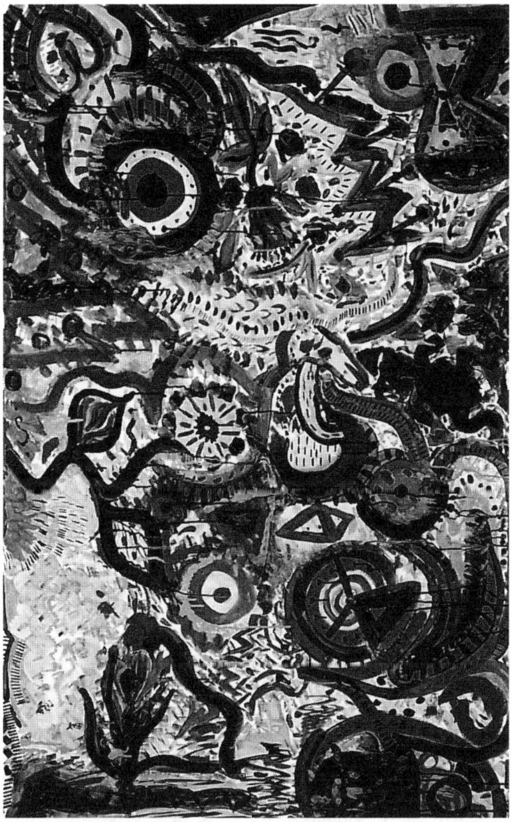

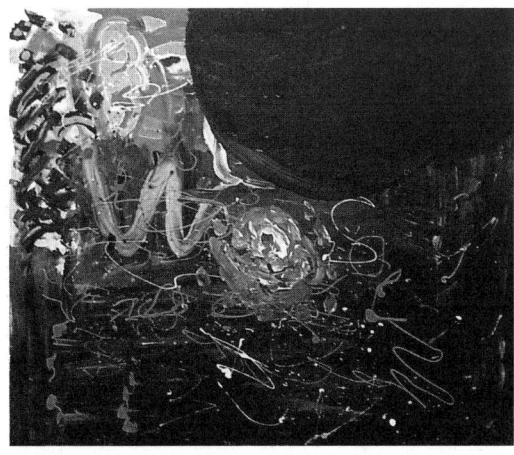

Abb. 6-12 Bildbeispiel für ein drittes Gruppen-Bildgespräch (Aufnahme von Bärbel Zucker)

▶ **Bildbeispiel für ein drittes Gruppen-Bildgespräch (Abb. 6-12)**
Dieses Bildgespräch war nicht mit dem »Ausfüllen« des Blattes beendet, der Prozeß ging darüber hinaus, so daß eine Überlagerung und intensive Vermischung verschiedener Bilder stattfand (braune Farbfläche). Die Teilnehmer inspirierten sich gegenseitig, und die Gruppe entwickelte Mut zu immer neuer Verwandlung. Gegen Ende des Malprozesses »tauchten« einzelne Teilnehmer aus der Vermischung »auf« beziehungsweise setzten sich mit ihrem Gestaltungswillen durch. Ein anorektischer Patient, der zum ersten Mal dabei war, behauptete in dieser Phase seinen Platz, indem er einen schwarzen Vorhang malte. Er mochte nicht in der Vermischung »untergehen«, sich aber auch noch nicht zeigen. Die Teilnehmerin, die im ersten Bildgespräch ihre Abhängigkeitsproblematik thematisierte, hatte während des gesamten Malvorgangs die anderen Teilnehmer durch ihre neuentdeckte Gestaltungsfreude inspiriert. Sie setzte sich zum Abschluß mit dem strahlenden Goldton in die Mitte. Im Verlauf der Gruppen-Bildgespräche erlebte sie einen Individuationsprozeß, der sich hier deutlich abbildet.

Während das erste Bildgespräch überwiegend durch das Nebeneinander symbolhafter Einzelaussagen bestimmt war, begann im zweiten Bildgespräch eine Begegnung. Der gemeinsame Raum wurde genutzt und gestaltet; zwischen

Abb. 6-11 Bildbeispiel für ein zweites Gruppen-Bildgespräch (Aufnahme von Bärbel Zucker)

den Einzelaussagen begann ein Austausch; die Zeichensprache bekam eine gemeinsame Ebene. Im dritten Bildgespräch kam dann ein wirklich gemeinsamer Gestaltungsprozeß in Fluß, dessen Produkt echten Bildcharakter gewann. Eine Teilnehmerin dazu: »Ich sehe mich im Bild zusammen mit allen anderen.«

Modalitäten des Settings

Kunsttherapie wird als Einzel- oder Gruppentherapie angeboten und kann mit anderen Therapieverfahren kombiniert werden. Die Gruppentherapie kann sowohl durch Einzelarbeit in der Gruppe als auch durch gemeinsame Arbeit der Gruppe beziehungsweise Partnerarbeit charakterisiert sein.

Im Verlauf von ca. 6 bis 10 Wochen treffen in der Kunsttherapie-Gruppe 6 bis 8 Teilnehmer zweimal wöchentlich für ca. 90 bis 120 Minuten zusammen. Die Einzeltherapie findet zweimal wöchentlich ca. 60 Minuten statt. Aus dieser zeitlichen Begrenzung ergibt sich eine Materialauswahl nach dem Kriterium der schnellen Be- und Verarbeitung.

Indikationen und Differentialindikationen

Da die Kunsttherapie ihre Klienten »abholt«, also am Menschen, nicht am Symptom ansetzt, ist ein Indikationsrahmen nicht festgeschrieben. Gute Erfahrungen für den Einsatz dieser Therapieform liegen vor bei: Neurosen, Narzißmus, Arbeitsstörungen, Selbstwertproblematik, Depression sowie intellektueller Vereinseitigung, rationalisierender Abwehr beziehungsweise gestörtem Zugang zur Gefühlsebene.

Zusammenfassung

Kunst- und Gestaltungstherapie ist ein handlungs- und erlebnisorientiertes Therapieverfahren, das das Ich-Erleben vertieft und differenziert, die Außen- und Selbstwahrnehmung schult, den Dialog mit sich selbst anregt, Sensibilität sowie Ausdrucks- und Verbalisierungsvermögen fördert.

Literatur
Bachmann H. Malen als Lebensspur. 5. Aufl. Stuttgart: Klett-Cotta 1993.
Dalley T (Hrsg). Kunst als Therapie – Eine Einführung. Rheda-Wiedenbrück: Daedalus 1986.
Dreifuss-Kattan E. Praxis der klinischen Kunsttherapie. Göttingen: Huber 1986.
Egger B. Der gemalte Schrei, Geschichte einer Maltherapie. Bern: Zytglogge 1991.
Kramer E. Kunst als Therapie mit Kindern. 3. Aufl. München: Reinhardt 1991.
Kreitler H, Kreitler S. Die Psychologie der Kunst. Stuttgart: Kohlhammer 1980.
Petersen P. Der Therapeut als Künstler, ein integrales Konzept von Psychotherapie und Kunsttherapie. Paderborn: Junfermann 1987.
Petersen P (Hrsg). Ansätze kunsttherapeutischer Forschung. Berlin: Springer 1990.
Petzold H, Orth I (Hrsg). Die neuen Kreativitätstherapien – Handbuch der Kunsttherapie. Bd I und II. Paderborn: Junfermann 1990.
Prinzhorn H. Bildnerei der Geisteskranken. 1923. 4. Aufl. Wien, New York: Springer 1994.
Schottenloher G. Kunst- und Gestaltungstherapie, eine praktische Einführung. München: Kösel 1989.

6.3 Besondere Aspekte der Psychotherapie

6.3.1 Konzept und Indikation stationärer Psychotherapie

Ulrich Streeck und Stephan Ahrens

Stationäre psychotherapeutische und psychosomatische Behandlungen werden zum einen in Akutkrankenhäusern und -abteilungen und zum anderen in Rehabilitationskliniken durchgeführt. Krankenhäuser der Akut- beziehungsweise Regelversorgung einerseits und Rehabilitationskliniken andererseits arbeiten auf unterschiedlichen **gesetzlichen Grundlagen**:
- In **Akutkrankenhäusern** (§ 108 SGB V) ist stationäre psychotherapeutische und psycho-

somatische Medizin Teil der medizinischen Regelversorgung.
- In **Rehabilitationskliniken** (§ 111 SGB V) dient Psychotherapie mit entsprechend anderen Zielsetzungen und Schwerpunkten Zwecken der Rehabilitation.

Gegenwärtig gibt es in der Bundesrepublik für die stationäre psychotherapeutisch-psychosomatische Krankenbehandlung im Rahmen der gesetzlichen Krankenversorgung lediglich etwa 1200 Betten in Krankenhäusern der Akut- beziehungsweise Regelversorgung einschließlich der Betten in universitären Abteilungen und Kliniken; dem stehen mehr als 10000 Betten in Rehabilitationseinrichtungen gegenüber. Schepank (1987) hat im Rahmen einer epidemiologischen Studie (»Mannheimer Kohortenstudie«) ermittelt, daß bei etwa 4% der Bewohner einer Großstadt eine stationäre psychotherapeutische Behandlung indiziert ist. Demzufolge ist derzeit noch ein nicht unbeträchtlicher Mangel an Betten in Akutkrankenhäusern für die Versorgung dieser Patientengruppen zu verzeichnen.

Historische Entwicklung

Ernst Simmel hat als erster ein umfassendes Konzept einer eigenständigen psychoanalytischen Krankenhausbehandlung entwickelt und verwirklicht (Simmel 1928, 1937). Mit der für den 1. April 1927 angekündigten Eröffnung einer »Psychoanalytischen Klinik« in Berlin-Tegel wollte Simmel »die psychoanalytische Methode Freuds, die bisher nur dem ausgehfähigen, die ärztliche Sprechstunde aufsuchenden (ambulanten) Neurotiker erreichbar war, weitgehend in den Dienst klinisch kranker Menschen ... stellen« (Simmel 1928). Mit Unterstützung der »Hilfsmittel« der Klinik wollte Simmel die therapeutischen Möglichkeiten der Psychoanalyse insbesondere Patienten zugänglich machen, die an »fortgeschrittenen Zwangsneurosen und Phobien« litten, an »hysterischen Erkrankungen, bei denen funktionelle Organstörungen die Existenzfähigkeit des Kranken – oft sehr weitgehend – beeinträchtigen, ... Süchtigen«, Patienten mit »Charakterfehlentwicklungen, speziell von Jugendlichen und Kindern, die eine besondere Überwachung auch außerhalb der psychoanalytischen Behandlungsstunden notwendig machen« und Patienten mit »komplizierten und langwierigen organischen Erkrankungen, bei denen eine psychische Komponente deutlich den Heilvorgang behindert und aufzuheben droht« (Simmel 1928). Die Mehrzahl dieser Patienten war ambulant nicht behandelbar, weil ihre Neurose »eine Ausdehnung erfahren hat, die den Kranken in einen ausgesprochen asozialen Zustand geraten ließ« (Simmel 1928, S. 352); für sie wollte Simmel mit der Einrichtung einer psychoanalytischen Klinik bis dahin nicht vorhandene therapeutische Zugangswege eröffnen.

Die von Ernst Simmel genannten Patientengruppen waren den Kranken ähnlich, die in der Psychiatrie als »Psychopathen« oder »Soziopathen« bezeichnet wurden; man würde sie heute überwiegend als Patienten mit sogenannten **strukturellen Störungen** diagnostizieren. Kranke mit diesen Störungen halten ihre pathogenen Konflikte meist dadurch von ihrem Erleben fern, daß sie sie in die Außenwelt verlagern und dementsprechend so behandeln, als ginge es statt um ihre eigenen innerseelischen Konflikte um solche mit einer beziehungsweise in einer unzuträglichen äußeren Realität. Sie können sich deshalb auch nicht mit ihren psychischen Problemen und Konflikten auseinandersetzen, indem sie ihre Aufmerksamkeit sich selbst, ihren eigenen Vorstellungen, Gefühlen oder Phantasien zuwenden, sondern sie versuchen, ihre Probleme handelnd – agierend – zu erledigen. Oft sind die Kranken mit ihren externalisierten Konflikten in ihr alltägliches Lebensmilieu unlösbar verstrickt. Auch deshalb wollte Simmel für sie einen therapeutischen Ort einrichten, an dem sie in einem nicht pathogenen Milieu ihre sich wiederholenden Konflikte und Schwierigkeiten würden erkennen und verstehen können.

> In der Gemeinschaft des psychotherapeutischen Krankenhauses sollten Patienten mit strukturellen Störungen ein soziales Milieu finden können, das ihnen neue Wege der Konfliktlösung und -bewältigung eröffnet.

Dazu bedarf es – in den Worten von Simmel – einer »aktiven Milieuregulierung«, womit vor allem auch die Effektivität der Einzelanalyse erhöht werden sollte. Mit der **Unterscheidung von »Milieu« und »psychoanalytischer Be-**

handlung« nahm Simmel vorweg, was in der späteren, aber inzwischen nicht mehr aktuellen Diskussion um die unterschiedlichen Konzeptualisierungen von stationärer Psychotherapie und Psychosomatik als Gegenüberstellung von »Therapieraum« und »Realitätsraum« wiederkehren sollte.

Nach dem **Zweiten Weltkrieg** stand die Wiege der stationären psychotherapeutischen und psychosomatischen Medizin in Berlin-Grunewald mit der 1948 gegründeten Klinik für psychogene Störungen, es folgten bald das Niedersächsische Landeskrankenhaus Tiefenbrunn bei Göttingen und die Klinik Umkirch bei Freiburg. Eine erste psychosomatische Klinik im universitären Rahmen entstand 1950 an der Universität Heidelberg unter der Leitung von **Alexander Mitscherlich**; diese umfaßte sowohl eine Ambulanz wie auch eine Bettenstation. Diese Entwicklung war mit Unterstützung der Rockefeller-Foundation möglich geworden und konnte gegen den damaligen Widerstand des überwiegenden Teiles der etablierten deutschen Hochschulpsychiatrie durchgesetzt werden. In den sechziger und siebziger Jahren wurden vor dem Hintergrund der Einführung der Psychotherapie – später auch der Psychoanalyse – in die ärztliche Weiterbildungsordnung, der Aufnahme von Fachpsychotherapie in den Katalog der Kassenleistungen und der Hineinnahme von Psychotherapie und Psychosomatik in die Ausbildung von Medizinstudenten schließlich an zunehmend mehr Universitäten psychosomatische Abteilungen und Kliniken gegründet, denen meist auch Bettenstationen angeschlossen waren.

Heute ist die stationäre Psychotherapie und Psychosomatik ein fester Bestandteil der medizinischen Versorgung. Neben der vergleichsweise großen Anzahl psychotherapeutisch-psychosomatischer Rehabilitationseinrichtungen gibt es im Bereich der sogenannten Regelversorgung ein differenziertes Spektrum von Krankenhäusern und Abteilungen, die entweder in größere Klinikverbände eingebunden sind, wie das für den größten Teil der universitären Kliniken oder für entsprechende Abteilungen an Allgemeinkrankenhäusern zutrifft, oder die ohne die organisatorische Nähe zu stationären Einrichtungen anderer medizinischer Fächer als Spezialkrankenhäuser für psychotherapeutische und psychosomatische Medizin arbeiten. Während Abteilungen und Kliniken an Allgemeinkrankenhäusern oder an Universitätskliniken eher über kleinere Bettenabteilungen mit 10 bis zu etwa 25 Behandlungsplätzen verfügen, haben manche Spezialkrankenhäuser für psychotherapeutische und psychosomatische Medizin eine Größe von 100 bis zu 200 Betten. In einigen dieser stationären psychotherapeutischen Krankenhäusern gibt es Abteilungen oder Stationen, die sich auf die Behandlung bestimmter Patientengruppen spezialisiert und dafür spezifische Behandlungssettings entwickelt haben, beispielsweise für Kranke mit Eßstörungen, für den Bereich der neurologischen oder der orthopädischen Psychosomatik, für die Behandlung von Borderline-Persönlichkeitsstörungen, für psychosenahe Störungen und andere.

Eine Übersicht der psychotherapeutisch-psychosomatischen Einrichtungen vermittelt die Zusammenstellung von Neun (1994).

Aktuelle Konzeption und therapeutische Wirkprinzipien

Im psychotherapeutisch-psychosomatischen Krankenhaus ist der Patient seinen alltäglichen Verpflichtungen enthoben. An die Stelle des sozialen Umfeldes, in dem er überlicherweise lebt, ist jetzt für einen begrenzten Zeitraum die soziale Welt der psychotherapeutischen Klinik beziehungsweise der psychotherapeutischen Station mit vielfältigen sozialen Beziehungen und einer ebenso großen Vielfalt von Klein- und Großgruppenformationen getreten. An diesem breiten und vielschichtigen sozialen Feld nimmt der seelisch oder psychosomatisch kranke Patient nicht nur teil, sondern er gestaltet es zugleich mit, *indem* er daran teilnimmt. Hier kommt nun in der Art und Weise, wie er die vielfältigen Interaktionen im stationären Rahmen gestaltet beziehungsweise mitgestaltet, die Pathologie seines Selbst und seiner Objektbeziehungen zum Tragen. Anders als in seinem sozialen Alltag haben die hier im klinischen Rahmen dargestellten Inszenierungen seiner verinnerlichten pathologischen Objektbeziehungen jedoch keine schwerwiegenden, realen Folgen und werden zudem von definierten therapeutischen Rahmenbedingungen eingegrenzt.

> Während in den Anfängen der stationären, psychoanalytisch orientierten Psychotherapie die psychoanalytische Behandlung des einzelnen Patienten im Mittelpunkt stand und die übrigen Bereiche in der Klinik davon weitgehend abgeschirmt und getrennt gehalten wurden, wird heute das gesamte soziale Feld der Klinik als Feld solcher Inszenierungen der verinnerlichten sozialen Welt des Patienten, seiner verinnerlichten pathologischen Objektbeziehungen verstanden und gehandhabt.

Therapeutische Methoden

Es kennzeichnet stationäre psychotherapeutische und psychosomatische Behandlungen, daß in dieses komplexe therapeutische Feld verschiedene therapeutische Methoden und Verfahren in einer gezielt aufeinander abgestimmten Weise in die Therapie des einzelnen Kranken einbezogen werden. Dazu gehören neben verschiedenen Methoden der Einzel- und der Gruppenpsychotherapie auch solche therapeutischen Verfahren, die vorwiegend mit nichtsprachlichen Ausdrucks- und Gestaltungsverfahren arbeiten, wie Mal- und Gestaltungstherapie (s. Kap. 6.2.12, S. 591 ff) oder Musiktherapie (s. Kap. 6.2.11, S. 587 ff). Eine große Bedeutung kommt den körpertherapeutischen Verfahren im stationären Rahmen zu, in deren Mittelpunkt sinnliche Erfahrungen der eigenen Körperlichkeit und deren Ausdrucksformen stehen, wie zum Beispiel konzentrative Bewegungstherapie oder die Feldenkrais-Methode (s. Kap. 6.2.10, S. 581 ff, 584 ff). In vielen Fällen werden auch sozialtherapeutische Aktivitäten, wie zum Beispiel therapeutisch begleitete Arbeitsbelastungsversuche beziehungsweise bei Kindern und Jugendlichen Schulversuche in die Behandlung einbezogen. Nicht zuletzt gehören zu den stationären psychotherapeutischen Behandlungsansätzen auch Prinzipien der therapeutischen Gemeinschaft und vor allem der Milieutherapie, die im alltäglichen Zusammenleben der Patienten auf der Station und in der Klinik realisiert werden. In größeren Kliniken kann meist unter einer Vielzahl unterschiedlicher therapeutischer Methoden und Verfahren ausgewählt werden, je nach Erfordernissen des einzelnen Patienten und dessen spezifischer Störung.

Das integrative Konzept

Die Vielfalt und Mehrdimensionalität stationärer psychotherapeutischer und psychosomatischer Behandlung bedeutet nicht, daß lediglich verschiedene psychotherapeutische Maßnahmen nebeneinander im Rahmen eines Krankenhauses durchgeführt werden. Vielmehr wird die Behandlung als **integrierte Gesamtbehandlung** organisiert. Die Vielfalt der therapeutischen Verfahren und Methoden mit unterschiedlichen therapeutischen Schwerpunkten, Behandlungsansätzen und Wirkmechanismen einschließlich der somatischen Dimension ist damit etwas anderes und mehr als eine bloße Summation oder Kombination einer Mehrzahl von psychotherapeutischen Verfahren oder Methoden.

Die notwendige Integration dieser verschiedenen therapeutischen Ansätze ist deshalb ein unverzichtbares Moment klinischer Arbeit (sog. **integrative Konzepte** der stationären Psychotherapie). **Integration** meint in diesem Zusammenhang, daß die in die Behandlung des einzelnen Patienten einbezogenen therapeutischen Verfahren und Methoden sich gleichberechtigt ergänzen und aufeinander abgestimmt beziehungsweise aufeinander bezogen werden. Entsprechend arbeiten auch die an der Behandlung jedes einzelnen Patienten beteiligten therapeutischen Mitarbeiter gleichberechtigt zusammen. Die verschiedenen therapeutischen Aktivitäten und Methoden, die die Mitarbeiter vertreten, werden in ihrer besonderen Zusammensetzung und Abstimmung sowie in ihrer zeitlichen Abfolge auf jeden Patienten und dessen spezifische Störung individuell abgestimmt und zu einem Gesamtbehandlungsplan zusammengefaßt. Der therapeutische Prozeß entfaltet sich somit als dynamischer Verlauf der als Gesamtbehandlungsplan konzipierten therapeutischen Aktivitäten.

Das Behandlungsteam

Eine überaus wichtige Bedeutung kommt dem Team in der stationären Psychotherapie zu. Die Integration der therapeutischen Ansätze wird durch das Behandlungsteam gewährleistet.

> Zusammenarbeit im Team ist eine unabdingbare Voraussetzung, um die verschiedenen Interaktionen, zu denen es in den verschiedenen therapeutischen und nichttherapeutischen Feldern der Klinik kommt, als Ausgestaltungen der inneren Welt des Patienten und als deren zusammengehörige Teile erkennen und vor allem verstehen zu können.

Im Team tauschen sich die an der Behandlung beteiligten Mitarbeiter über ihre Beobachtungen und ihre Erfahrungen miteinander aus, die sie in den verschiedenen Behandlungsarrangements oder im Alltag auf der Station in Interaktion mit dem Patienten jeweils gemacht haben. Hier werden die verschiedenen Ausgestaltungen, an denen jeweils einzelne, aber zusammengehörige Aspekte der psychischen Innenwelt des Patienten zum Ausdruck kommen, zueinander in Beziehung gesetzt. Auf diesem Weg können dann zum Beispiel bei Patienten mit schweren strukturellen Störungen deren Teilobjektbeziehungen, die gewöhnlich voneinander getrennt gehalten werden (sog. primitive Spaltung), zusammengeführt und in nächsten Schritten von dem Patienten potentiell integriert werden; in anderen Fällen wiederholen sich in den therapeutischen Feldern gegenüber verschiedenen therapeutischen Mitarbeitern jeweils ähnliche Beziehungsmuster; oft handelt es sich dann um habituelle Übertragungsbereitschaften des Patienten, die jeweils verschieden ausgestaltet sind und in diesen vielfältigen Ausprägungen verstanden und therapeutisch bearbeitet werden können.

Behandlungsorganisation

Die Art der Behandlungsorganisation kann in stationären psychotherapeutisch-psychosomatischen Einrichtungen auch in Abhängigkeit von deren Größe variieren. **Kleine psychotherapeutische Einrichtungen** arbeiten meist mit einer relativ standardisierten Behandlungsorganisation. Hier nehmen meist alle Patienten an den gleichen therapeutischen Aktivitäten teil beziehungsweise werden mit den gleichen Verfahren behandelt – zum Beispiel kombiniert mit Einzel- und Gruppentherapie, konzentrativer Bewegungstherapie, Gestaltungstherapie und/oder Musiktherapie. Eine dermaßen festgelegte Behandlungsorganisation hat den Vorteil, daß sie vergleichsweise gut überschaubar ist; allerdings können hier nur solche Patienten aufgenommen werden, für die diese spezielle Behandlungsorganisation förderlich ist. Die Patienten werden dementsprechend unter dem Gesichtspunkt ausgewählt, ob die in der entsprechenden stationären Einrichtung praktizierte Methodenkombination angesichts der spezifischen Pathologie des individuellen Kranken erfolgreich sein kann.

In **größeren psychotherapeutischen Krankenhäusern** und Abteilungen mit einer größeren Zahl von Mitarbeitern, die unterschiedliche therapeutische Qualifikationen haben, können die Gesamtbehandlungspläne so gestaltet und die Behandlung so organisiert werden, daß eine größtmögliche Abstimmung auf die individuelle Pathologie des Patienten und auf spezifische Behandlungsschwerpunkte gewährleistet ist. Dies bringt allerdings erhöhte und nicht immer leicht zu erfüllende Anforderungen an die integrativen Aufgaben des Behandlungsteams mit sich.

Gesamtbehandlungsplan

> Stationäre Psychotherapie ist Kurztherapie in einem komplexen Behandlungsarrangement.

Manche seelisch und psychosomatisch kranken Patienten gewinnen durch die stationäre Kurztherapie so viel an Stabilität und Ich-Stärke, daß die Behandlung nicht in jedem Fall ambulant fortgesetzt werden muß. Für viele Kranke ist dagegen im Anschluß an die stationäre Therapie noch eine ambulante Weiterbehandlung notwendig. Die stationäre Behandlung beschränkt sich in der Mehrzahl der Fälle auf umgrenzte therapeutische Schwerpunkte und **umschriebene Zielsetzungen**. Eine therapeutische Haltung von Absichts- und Ziellosigkeit wie in der ambulanten psychoanalytischen Langzeitbehandlung ist hier obsolet. Angesichts der zeitlichen und therapeutischen Begrenzungen müssen Schwerpunkte für die Therapie ausgewählt und Behandlungsziele festgelegt werden, die durch die stationäre Therapie erreicht werden sollen beziehungsweise – bei schwerkranken Patienten – mindestens erreicht werden müssen, damit eine ambulante Weiterbehandlung möglich wird.

In den Fällen, wo der Gesamtbehandlungsplan flexibel für jeden Patienten neu festgelegt und somit individuell bestimmt werden kann, welche therapeutischen Verfahren in welcher »Dosierung«, Kombination und Abfolge in den Gesamtbehandlungsplan aufzunehmen sind, werden die verschiedenen therapeutischen Ansätze nach Möglichkeit auf gemeinsame Schwerpunkte hin ausgerichtet und auf gemeinsame Zielsetzungen hin organisiert; die Behandlung wird somit als komplexe Fokalbestimmung organisiert (Streeck 1991). Der **Fokus** ist somit ein von der Krankheit des Patienten bestimmter umschriebener **Behandlungsschwerpunkt**. Die verschiedenen, in die Behandlung einbezogenen therapeutischen Aktivitäten und Verfahren werden auf diesen therapeutischen Fokus hin ausgerichtet, und das therapeutische Handeln der an der stationären Behandlung beteiligten Mitarbeiter orientiert sich auf diesen Fokus hin. Einen Fokus definieren zu können setzt eine umfassende und genaue Diagnostik voraus, die über den dynamischen Aufbau der Störung des Kranken und über seine Ich-Organisation Aufschluß gibt. Ist diese Voraussetzung erfüllt, kann der therapeutische Fokus eine Funktion wie ein Brennpunkt erfüllen, auf den hin die verschiedenen therapeutischen Aktivitäten inhaltlich gleichsinnig ausgerichtet und in diesem Sinne integriert werden. Mit diesem therapeutischen Konzept verbinden sich folgende Zielsetzungen:

- Mit dem integrierten sowohl körperlich wie psychotherapeutisch ausgerichteten Behandlungszugang wird es Patienten ermöglicht, die eigene Krankheit und das eigene Leiden in seinem **psychischen** und **psychosomatischen Bedingungsgefüge** zu **erkennen**; dies bedeutet vor allem für solche Patienten eine entscheidende Weiterentwicklung, die ihre Störung bis dahin ausschließlich als körperliche und körperlich bedingte Beeinträchtigung verstanden haben.
- Die Vielfalt therapeutischer Ansätze und die damit einhergehende Mehrdimensionalität der Ebenen des Ausdrucks und des Erlebens sowohl in sprachlich vermittelnden Therapien wie in Körpertherapien und in therapeutischen Verfahren, bei denen eine gestalterisch-expressive Dimension im Vordergrund steht, erweitert die **Ausdrucksmöglichkeiten** von seelisch und psychosomatisch Kranken und eröffnet in vielen Fällen erstmals Möglichkeiten, überhaupt einen therapeutischen Zugang zu ihnen zu finden.
- Angesichts dessen, daß sich die pathologischen verinnerlichten Objektbeziehungen in der sozialen Welt der Klinik beziehungsweise der Station in den Beziehungen zu Mitpatienten und zum therapeutischen Personal entfalten und dort Gestalt annehmen, bieten sich weitreichende Möglichkeiten, diese **Objektbeziehungen** und die dazugehörigen Selbstaspekte nicht nur in ihrer subjektiven Dimension zu erkennen, zu untersuchen und zu verstehen, sondern zugleich mit deren innerpsychischer Seite auch deren interpersonelle Ausgestaltungen im aktuellen sozialen Milieu der Klinik aufzugreifen und beide Aspekte miteinander ins Verhältnis zu setzen und in dieser Verschränkung therapeutisch zu bearbeiten.
- Schließlich entfalten sich verschiedene **Aspekte** der gleichen **psychischen** und **psychosomatischen Pathologie**, die in der ambulanten Behandlung über einen längeren Zeitraum hinweg nacheinander in den therapeutischen Prozeß Eingang finden würden, im stationären Setting mit seinen verschiedenen Therapieebenen gleichzeitig nebeneinander; dies kann den therapeutischen Prozeß abkürzen und intensivieren.

Die **Indikation** für die einzelnen **therapeutischen Maßnahmen**, deren Kombination, zeitliche Abfolge, Fokussierung und thematische Ausgestaltung wird in der Initialphase der Behandlung gestellt beziehungsweise nach Abschluß der gegebenenfalls stationär durchgeführten diagnostischen Untersuchungen.

Psychodynamische Prozesse im Behandlungsteam

Bislang haben wir uns mit den psychodynamischen Prozessen zwischen Behandlern und Patienten und deren therapeutischer Umsetzung, insbesondere im Sinne der Integration, beschäftigt. Diese ohnehin schon sehr anspruchsvolle und schwierige Aufgabe des Teams wird häufig durch psychodynamische Prozesse beeinflußt, die innerhalb des Teams ablaufen und zum Teil in Berufsrolle und Teamposition impliziert sind. Bernhard (1984) weist darauf hin, daß die hohe psychische Belastung der **Teams** eigene, zumeist frühe **Abwehrmechanismen**, wie zum Beispiel Spaltung und/oder projektive Identifikation herausbildet. Es liegt auf der Hand, daß hier große Gefahren für die therapeutische Effizienz liegen, insbesondere bei einer Durchmischung mit Übertragungsangeboten und Abwehrmanövern von seiten der Patienten.

Bernhard (1984) spricht vom »Regressionssog der therapeutischen Atmosphäre«, die zur szenischen »Aufspaltung in Partialobjekte oder Untergruppierungen spezifisch im stationären Setting« auftrete. Er weist auf das dialektische Spannungsfeld hin, in dem der **psychosomatisch tätige Arzt** steht: Zuständig für die somatische Erkrankung, die Organisation diagnostischer und therapeutischer Maßnahmen etc. wird zügiges, konsequentes Handeln erwartet. Andererseits wird ein psychodynamisches Grundverständnis gefordert mit abwartender Haltung und Vermeidung von Mitagieren. So ist die Versuchung groß, sich aus diesem unsicheren Gelände auf die (vermeintlich) sichere somatische Ebene zurückzuziehen und damit zum Opfer somatischen Agierens des Patienten zu werden.

Die **Pflegekräfte** fühlen sich häufig, gerade zu Beginn ihrer Tätigkeit auf einer psychotherapeutischen Station, unterschätzt und in ihrer Bedeutung nicht ausreichend anerkannt, sind im übrigen in einem vergleichbaren Spannungsfeld wie die Ärzte. Dieses wird in der Regel jedoch verstärkt durch die notwendige inhaltliche Umorientierung ihrer Tätigkeit (nicht mehr handelnd pflegen, sondern tragend aushalten) und die zumeist fehlende Möglichkeit zur Selbsterfahrung. Diese quasi vorprogrammierte Überforderung bedarf der besonderen Aufmerksamkeit. Der Rückzug auf somatisch-pflegerische Funktionen oder die Phantasie, so wie die Therapeuten auch Psychotherapie anbieten zu können, sind Signale für diese Überforderung. Das Erarbeiten einer eigenen Berufsidentität ist für diese Berufsgruppe ungleich schwerer als für alle anderen Teammitglieder; es sollte daher in besonderer Weise unterstützt werden (eigene Fortbildung, Erarbeitung spezifischer Konzepte zur »psychosomatischen Pflege«).

Die **Therapeuten** der **Körpertherapien** und sogenannter **kreativer Therapien** (Mal- bzw. Gestaltungstherapie, Musiktherapie) sind zumeist niedriger eingestuft als die Ärzte und Psychologen, so daß Neid und Rivalität durch die Tarifstruktur vorgegeben sind. Entsprechendes Agieren in der Rivalität zu anderen Therapien, symbiotisch-narzißtische Verbundsysteme zu entsprechend strukturierten Patienten können die Folge sein.

Für alle Berufsgruppen prinzipiell gleich belastend kann das Konzept der Kurztherapie durch die darin implizierte Trennung sein, die je nach Beziehung zu dem jeweiligen Patienten auch vom Therapeuten ver- und bearbeitet werden soll. Unzufriedenheit mit der eigenen Arbeitssituation, Kränkungen etc. verführen den Therapeuten, Gratifikationen vom Patienten erhalten zu wollen, und konterkarieren die notwendige **Trennungsarbeit**. Insbesondere die Bearbeitung aggressiv-destruktiver und narzißtischer Konflikte stellt hohe Anforderungen an ein therapeutisches Team und jedes einzelne Mitglied. So ist die externe Supervision eine unabdingbare Unterstützung der Funktionsfähigkeit therapeutischer Teams.

Modalitäten des Settings

Um zu prüfen, ob eine stationäre psychotherapeutisch-psychosomatische Behandlung angezeigt ist und ein Patient die Möglichkeiten des Settings potentiell nutzen kann, ist es in den meisten Fällen sinnvoll, den Patienten in einem **ambulanten Vorgespräch** zu sehen. Das Vorgespräch soll der diagnostischen Beurteilung des Krankheitsbildes des Patienten dienen, was vor allem dann unumgänglich ist, wenn bis dahin noch keine fachpsychotherapeutische Untersuchung erfolgt ist. Insbesondere geht es dabei aber auch um die Frage, ob ein Patient für das spezifische stationäre Behandlungsetting geeignet ist und die in Aussicht genommene Krankenhausbehandlung bei diesem speziellen Patienten effektiv sein kann; dazu gehört auch, die somatische Krankheitssituation des Patienten abzuklären und gegebenenfalls weitere vorstationäre Untersuchungen zu veranlassen. Schließlich erhält der Patient mit einem Vorgespräch die Möglichkeit, einen ersten Kontakt zu der Einrichtung aufzunehmen, für die seine Aufnahme ins Auge gefaßt wird. Er kann über seine Ängste sprechen, die er mit einer Krankenhausbehandlung verbindet, seine Erwartungen klären und nach Möglichkeit an der

Realität, die tatsächlich auf ihn zukommt, überprüfen, und er kann sich mit Anforderungen vertraut machen, die mit der stationären Behandlung an ihn gestellt werden.

Obwohl auch stationäre psychotherapeutische und psychosomatische Behandlungen im allgemeinen um so aussichtsreicher sind, je mehr der Patient dazu motiviert ist, ist das Fehlen einer entsprechenden **Motivation** keine Kontraindikation zur stationären Aufnahme des Kranken. Im Gegenteil kann eine stationäre Aufnahme bei schwer erkrankten Patienten deshalb angezeigt sein, weil sie gerade nicht in der Lage sind, ihr Leiden als seelisches oder psychosomatisches Leiden anzuerkennen und deshalb auch nicht motiviert sind, sich – wenn überhaupt – anders als organmedizinisch behandeln zu lassen. Mit der stationären Aufnahme wird dann in erster Linie der Zweck verfolgt, über das therapeutische Milieu der psychotherapeutischen Klinik den Kranken für eine fachpsychotherapeutische und -psychosomatische Behandlung erst zu gewinnen; gelegentlich muß das Ziel, das sich mit einer stationären Aufnahme verbindet, noch bescheidener sein und sich darauf beschränken, daß der Patient eine psychische Beteiligung an seiner Krankheit zumindest in Erwägung zieht. Wird dieses scheinbar eng gesteckte Ziel erreicht, kann das manchmal den ersten, aber entscheidenden Schritt bedeuten, der aus einer langen, alleine auf körperliches Krankheitsgeschehen fixierten und fixierenden Patientenkarriere herausführt.

Mit der **stationären Aufnahme** verbinden sich unterschiedliche **Zielsetzungen**. Was die diagnostischen Untersuchungen anbelangt, so können diese in einer Vielzahl von Fällen bereits ambulant durchgeführt werden; der stationäre Aufenthalt kann sich dann ganz auf therapeutische Aufgaben konzentrieren. Gelegentlich verbinden sich mit der stationären Aufnahme aber auch diagnostische und differentialdiagnostische Fragen, deren Beantwortung von einer Beobachtung und Untersuchung des Kranken unter den besonderen Bedingungen des therapeutischen Milieus der Klinik erwartet wird. Die therapeutischen Zielsetzungen unterscheiden sich darüber hinaus je nach der spezifischen Störung des Patienten. Soweit unbewußte Konflikte der Symptomatik zugrundeliegen, bestehen die therapeutischen Ziele am ehesten darin, zur Aufdeckung dieser unbewußten pathogenen Konflikte beizutragen beziehungsweise die Voraussetzungen zu entwickeln, damit dies in einer anschließenden ambulanten Therapie möglich wird. Damit dieses therapeutische Ziel angestrebt werden kann, bedarf es auf seiten des Kranken einer relativen Ich-Stärke und vergleichsweise reifer Ich-Fähigkeiten. Dies sind einige der Voraussetzungen dafür, daß der Kranke seine habituelle Abwehr durch flexiblere und reifere Abwehrmaßnahmen ersetzen und ins Unbewußte abgespaltene Konflikte und Konfliktinhalte potentiell assimilieren kann. Bei vielen Patienten, die zur stationären Aufnahme kommen, ist mit diesen Voraussetzungen jedoch nicht zu rechnen; manchmal sind ambulant durchgeführte, konfliktaufdeckende therapeutische Bemühungen bei ihnen deshalb gescheitert, weil sie nicht über die Ich-Fähigkeiten verfügen, die dafür erforderlich sind. Für Kranke mit sogenannten strukturellen Störungen ist dieser Mangel an Ich-Stärke pathognomonisch; ihre Beeinträchtigungen werden mehr von Eigenschaften einer defizienten Persönlichkeitsentwicklung geprägt, mit denen sie ihre Konflikte »gelöst« und kompensiert haben, als von diesen unbewußten Konflikten selbst.

> Deshalb kann das Ziel der stationären Behandlung hier nicht darin liegen, unbewußte Konflikte aufzudecken, sondern richtet sich auf die Stabilisierung der Ich-Organisation. Dabei kommt der Entwicklung tragfähiger und integrierter therapeutischer Beziehungen (*»holding function«*) eine wichtige Bedeutung zu, weil sie Ersatzfunktionen im Sinne von Hilfs-Ich-Funktionen für die bei strukturell gestörten Patienten vorhandenen strukturellen Defizite übernehmen.

Gelegentlich kann die Aufnahme eines Patienten in ein psychotherapeutisch-psychosomatisches Krankenhaus auch im Sinne einer Krisenintervention erfolgen, soweit es dafür nicht einer geschlossenen psychiatrischen Einrichtung bedarf.

Im größten Teil der psychotherapeutisch-psychosomatischen Krankenhäuser und Abteilungen in der Regelversorgung hat sich eine **Behandlungsdauer** von ein bis drei Monaten als sinnvoll und notwendig erwiesen. Dies ist allerdings nur eine statistische Durchschnittsgröße, die im Einzelfall deutlich überschritten wird, in anderen Fällen, wie zum Beispiel bei den genannten Kriseninterventionen, auch einmal unterschritten werden kann. Darüber hinaus gibt es Kliniken mit spezialisierten Behandlungsansätzen, die ihr eigenes Indikationsspektrum haben und bei denen den spezialisierten Aufgaben entsprechend auch mit längeren Behandlungszeiten zu rechnen sein kann. Dies unterscheidet das Fachgebiet der psychotherapeutischen und psychosomatischen Medizin nicht von anderen medizinischen Fachgebieten. In Rehabilitationskliniken mit ihren anders gelagerten Aufgaben sind die Behandlungszeiten gewöhnlich standardisiert und werden durch die Rentenversicherungsträger vorgegeben.

Indikation und Differentialindikation

Die Untersuchungen von von Rad et al. (1994) über die stationären Patienten der psychosomatischen Klinik in München-Harlaching weisen diese als länger und schwerer krank aus, als die Vergleichsgruppe aus der zugehörigen Ambulanz der Technischen Universität München. Die Gruppe der stationär aufgenommenen Patienten war häufiger und länger in stationärer und/oder ambulanter Behandlung und weist demzufolge eine größere Anzahl ärztlicher Konsultationen auf. Der Schlußfolgerung der Autoren, daß bei diesen Patienten die Chronifizierung fortgeschrittener sei, können wir uns aus der Erfahrung der eigenen Kliniken anschließen. Bei einer Untersuchung der Aufnahmekriterien in der psychosomatischen Abteilung des Krankenhauses Rissen in Hamburg erwiesen sich diese Merkmale als Selektionskriterien für die stationäre Aufnahme (Ahrens u. Junge 1995).

> Diese Daten belegen, daß es einen eigenständigen Indikationsbereich für die stationäre Psychotherapie gibt, insbesondere für solche Patienten, die ambulant nur schwer oder überhaupt nicht behandelt werden können.

Die Indikation für eine stationäre psychotherapeutische und psychosomatische Behandlung wird entweder von dem zuweisenden Arzt oder aber im Rahmen einer vorstationären Untersuchung gestellt; bei Patienten, die im Rahmen von Konsiliar- oder Liaisondiensten untersucht werden, wird die Indikation von einem Mitarbeiter der Klinik, der mit den Behandlungsmöglichkeiten und -modalitäten gut vertraut ist, selbst gestellt. Wenn die Indikation im vorstationären Rahmen nicht möglich ist, bedarf es unter Umständen einer Probeaufnahme des Kranken, um innerhalb eines begrenzten Zeitraumes von etwa ein bis drei Wochen zu klären, ob eine Behandlung sinnvoll und aussichtsreich sein kann.

Dem Ziel eines angemessenen Behandlungsangebotes dient auch die Beachtung von **Ausschlußkriterien**. Dies muß beachtet werden bei Patienten, die körperlich krank sind und dringend somatisch behandelt werden müssen; weiter bei Patienten, die akut psychotisch erkrankt sind, die akut suizidal sind (nicht jedoch Patienten mit chronischer Suizidalität, ein bei schwereren Persönlichkeitsstörungen häufiges Phänomen) und bei Patienten mit nicht kontrollierbarem süchtigen Verhalten.

Eine **positive Indikation** für eine stationäre psychotherapeutisch-psychosomatische Behandlung liegt in den nachfolgend aufgeführten Fällen vor:

- bei **Neurosen** mit einer Symptomatik, die der Teilnahme an einer ambulanten psychotherapeutischen Behandlung entgegensteht, wie zum Beispiel psychogene Gangstörungen oder psychogene Anfälle
- bei Kranken mit schweren **neurotischen** oder **Persönlichkeitsstörungen**, die aufgrund ihrer Ich-strukturellen Schwäche nicht in der Lage sind, im ambulanten Rahmen eine therapeutische Beziehung aufzunehmen und aufrechtzuerhalten
- bei Patienten mit neurotischen oder Persönlichkeitsstörungen, die zu schwereren Formen des **Agierens** neigen und eines stabilen therapeutischen Rahmens bedürfen, der ambulant nicht sicher genug aufrechtzuerhalten ist
- bei einer **akuten Dekompensation** neurotischer oder von Persönlichkeitsstörungen, wobei die stationäre Behandlung im Sinne einer Krisenintervention die Fortführung einer bereits begonnenen ambulanten Behandlung oder den Schritt dahin herstellen soll
- bei Patienten, die unter ambulanten Bedingungen für eine psychotherapeutische Behandlung ihrer behandlungsbedürftigen Erkrankung nicht zu **motivieren** sind, um den Versuch zu machen, mit Hilfe des therapeutischen Milieus und des komplexen

Behandlungsarrangements im psychotherapeutischen Krankenhaus Möglichkeiten zu finden, eine psychotherapeutisch und psychosomatisch ausgerichtete Behandlung einzuleiten

- zur **Herauslösung** aus einem **pathogenen Milieu**, um die Voraussetzungen für eine potentiell erfolgversprechende Behandlung herzustellen
- bei Patienten, deren neurotische oder Persönlichkeitsstörung mit schwerwiegenden **sozialen Folgeerscheinungen** einhergeht, die des Rahmens einer psychotherapeutischen Klinik bedürfen, um unterbrochen werden zu können
- bei Patienten mit Störungen, bei denen die erforderliche **Dichte** des **Behandlungsarrangements** ambulant nicht zu gewährleisten ist
- bei Vorliegen von **Multimorbidität**, die probatorische therapeutische Zugangswege verlangt, die in der notwendigen Komplexität und Kombination ambulant nicht durchzuführen sind
- zur Einleitung einer komplexen, mehrdimensionalen Behandlungsstrategie unter Beobachtung der Reaktionen des Patienten auf die Behandlungsansätze, um einen geeigneten **therapeutischen Zugang** zu **eröffnen**, der dann ambulant fortgeführt werden kann
- bei Erkrankungen primär somatischer Genese, bei denen eine bis dahin latente neurotische Konfliktsituation oder eine relativ stabil kompensierte Persönlichkeitsstörung dekompensiert und zu psychischer beziehungsweise psychosomatischer **Destabilisierung** und/oder zur Verstärkung der primär körperlichen Symptomatik führt
- bei Patienten, bei denen es durch Art und Verlauf einer körperlichen Erkrankung (z.B. chronifizierende Schmerzsyndrome, invalidisierende oder zum Tode führende Erkrankungen) **sekundär** zu schwereren **psychischen Veränderungen** kommt

Die beiden zuletzt genannten Indikationskriterien betreffen körperlich Kranke, bei deren Krankheitsentstehung und/oder -aufrechterhaltung psychosomatische Zusammenhänge von Bedeutung sind. In den meisten Fällen werden diese Patienten von somatischen Stationen oder Einrichtungen im Sinne einer psychosomatischen Sekundärbetreuung übernommen, wenn die dort erfolgte intensive somatische Behandlungsphase abgeschlossen ist.

Zusammenfassung

Die stationäre psychotherapeutische und psychosomatische Therapie ist durch einen komplexen, mehrdimensionalen Behandlungszugang gekennzeichnet, bei dem sich einzel- und gruppentherapeutische Maßnahmen sowie psychosoziale Einflüsse des therapeutischen Milieus der Klinik miteinander verbinden und zu einem Wirkungsgefüge ergänzen. Diese stationäre Behandlung mit ihrer Dichte eines differenzierten therapeutischen Behandlungsarrangements, verbunden mit einem relativen Schonraum, kann in vielen Fällen therapeutische Zugangswege für seelisch und psychosomatisch kranke Patienten eröffnen, die in ambulanter Behandlung nicht wirksam zu erreichen sind.

Literatur

Ahrens S, Junge A. Katamnesestudie der Psychosomatischen Abteilung des Krankenhauses Rissen. Unveröffentlichtes Manuskript 1995.

Becker H, Senf W. Praxis der stationären Psychotherapie. Stuttgart: Thieme 1988.

Bernhard P. Spaltungsprozesse in der institutionellen Zusammenarbeit eines psychotherapeutischen Teams. Prax Psychother Psychosom 1984; 29: 282-9.

Janssen PL. Psychoanalytische Therapie in der Klinik. Stuttgart: Klett-Cotta 1987.

Neun H (Hrsg). Psychosomatische Einrichtungen. 3. Aufl. Göttingen: Vandenhoeck und Ruprecht 1994.

Rad M v, Schors R, Henrich G. Stationäre psychoanalytische Psychosomatik. In: Psychoanalytische Psychosomatik. Strauß B, Meyer AE (Hrsg). Stuttgart, New York: Schattauer 1994; 152-64.

Schepank H. Psychogene Erkrankungen der Stadtbevölkerung. Eine epidemiologisch-tiefenpsychologische Feldstudie in Mannheim. Berlin, Heidelberg, New York: Springer 1987.

Schepank H. Die stationäre Psychotherapie und ihr Rahmen. Berlin: Springer 1988.

Simmel E. Die psychoanalytische Behandlung in der Klinik. Int Z Psychoanal 1928; 14: 352-70.

Simmel E. The psychoanalytic sanitarium and the psychoanalytic movement. Bull Menninger Clin 1937; 1: 133-43.

Streeck U. Klinische Psychotherapie als Fokalbehandlung. Z Psychosom Med 1991; 37: 3-13.

6.3.2 Psychoanalytische Psychotherapie bei Kindern und Jugendlichen

Dieter Bürgin

Alle Formen der psychoanalytischen Psychotherapie mit Kindern und Jugendlichen, sowohl diese, die in ihrer »Philosophie« auf M. Klein, als auch diese, die auf A. Freud oder D.W. Winnicott zurückgehen, stimmen – neben größeren technischen und metapsychologischen Unterschieden – in grundlegenden Haltungen überein: zum Beispiel in:
- der Bedeutsamkeit unbewußter Phänomene und Prozesse
- den hauptsächlichen psychischen Instanzen (Es, Über-Ich, Ich mit Selbst- und Objektrepräsentanzen)
- der analytischen Beziehung
- der Übertragung
- dem Setting

Kinder bringen oft ein erstaunlich großes Vertrauen mit und sind recht freigiebig im Zeigen ihrer Grundproblematik. Ihre Fähigkeit, daran zu glauben, daß sie auf eine verstehende Person treffen, ist nur selten so verschüttet, daß sie überhaupt nicht mehr in Erscheinung tritt. Fast immer geben sie zumindest Hinweise auf die Konflikte, die zur Symptombildung führten. Auch in der psychoanalytischen Evaluation von Kindern und Jugendlichen ist es wesentlich, eine **psychodynamische** und **psychosoziale Diagnose** von der Art zu stellen, daß nicht nur die Psychopathologie festgehalten werden kann, sondern auch die im Hinblick auf die Förderung der Entwicklung funktionierenden Bereiche der Person und des Umfeldes erfaßt werden. Dies ist notwendig, damit der Therapeut sich Vorstellungen über folgende Aspekte machen kann:
- Mit welchen Formen von **Übertragungsentwicklungen** (neurotische oder psychotische?) hat er zu rechnen?
- Muß er sich auf primitivere oder sehr entwickelte Formen der **Abwehr** einstellen?
- Wieviel **psychische Arbeit** ist das Kind oder der Jugendliche im Moment zu leisten imstande, das heißt, wieviel Spannung, Frustration und seelischen Schmerz kann der Patient voraussichtlich aushalten und innerseelisch, ohne größeres Ausagieren, in sich bewahren? Dies ist von besonderer Bedeutung in Situationen, bei denen aus äußeren oder inneren Gründen einem Kind oder Jugendlichen keine regelmäßige Sitzungsfrequenz angeboten werden kann, sondern Therapiestunden »on demand« abgehalten werden.

In allen Fällen ist aber zu beachten, daß die Realitätsprüfung von Kindern und Jugendlichen noch bedeutend geringer, das Lustprinzip hingegen stärker ausgebildet ist als bei Erwachsenen.

> Das psychotherapeutische Ziel bei Kindern und Jugendlichen ist grundsätzlich ein anderes als bei den Erwachsenen: Es geht in erster Linie darum, die weitere psychische Entwicklung und Reifung des Patienten zu ermöglichen.

Modalitäten des Settings und therapeutische Wirkprinzipien

Die Psychotherapie von Babys oder sehr kleinen Kindern erfolgt zumeist in Anwesenheit der Mutter und geht von der Annahme aus, daß bei dieser Beziehungskonstellation erst eine sehr dünne – wenn überhaupt vorhandene – Abgrenzung zwischen beiden besteht. Die Interventionen sind vor allem an die Mutter gerichtet, aber die Reaktionen des Säuglings beziehungsweise Kleinkindes stellen oft die direkte Antwort auf das Gesagte dar.

In den Therapien von **Klein-** und **Vorschulkindern** finden sich viele symbolische, in die Außenwelt verlegte Anteile der Innenwelt des Kindes. Das Schulkind hat als große Aufgabe, immer wieder von neuem zu trennen zwischen dem, was Schule, was Spiel und was Therapie ist.

Beim **Adoleszenten** muß mit einem zunehmend starken Triebdruck libidinöser und aggressiver Art gerechnet werden. Hier ist es für den Therapeuten besonders schwierig, die Konstanz und Kontinuität innerhalb des oft sehr wechselhaften Verlaufes der therapeutischen Beziehung zu bewahren. Auch ist der besonders hohen narzißtischen Kränkbarkeit der Adoleszenten Rechnung zu tragen, da sonst explosive Ausbrüche, Regressionen oder Vermeidungen die Folge sind.

> Wie beim Erwachsenen ist beim Kind nicht die Symptombeseitigung das Ziel, sondern eine ganz starke **Orientierung am Symptom** als dem Prototypen des scheinbar Unverständlichen.

Die **gegenständliche Beteiligung** im Sinne einer **Eigenleistung**, die beim Erwachsenen zum Beispiel in der Bezahlung sichtbar wird, kann auch in Kindertherapien eingeführt werden, wenn dies notwendig scheint, zum Beispiel durch symbolische Stundenbezahlungen in Form des Mitbringens eines Steines.

Im allgemeinen ist der **Therapeut** in psychoanalytischen Psychotherapien von **Kindern** und Jugendlichen viel weniger geschützt durch das Setting als bei der Arbeit mit Erwachsenen. Er muß sich gegebenenfalls zeitweilig in Rollenspiele einlassen, wird viel stärker immer wieder in dyadische Abläufe einbezogen, aus denen er stets wieder hinaus muß. Zudem spielt der direkte körperliche Kontakt bei Klein- und Schulkindern eine viel größere Rolle. In der **Adoleszenz** bedarf es eines besonders feinen Takts, um sowohl die körperlichen Abläufe der sexuellen Erregung anzusprechen, als auch vor allem dem gegengeschlechtlichen Adoleszenten emotional nicht zu nahe zu kommen. Weiterhin muß der Therapeut in viel stärkerem Ausmaß imstande sein, sich in seine eigene Kindheit und Adoleszenz zu versetzen. Er darf sich durch solche therapeutischen Regressionen nicht bedroht fühlen, denn die Arbeit mit den entsprechenden Patienten führt notgedrungen zur Reaktivierung eigener Kindheits- und Adoleszenzerfahrungen. Er muß er selbst sein und natürlich bleiben können und den Lauf der Dinge nicht durch ein Handeln oder Nichthandeln aufgrund von eigenen Ängsten, Schuldgefühlen oder dem Bedürfnis, erfolgreich zu sein, verzerren lassen.

Die **Gefahr** der **defensiven therapeutischen Überheblichkeit** auf seiten der Therapeuten ist bei der psychoanalytischen Psychotherapie von Kindern und Jugendlichen größer als bei analogen Prozessen mit Erwachsenen, da eine bereits altersmäßig offensichtliche Asymmetrie zwischen dem Kind und dem Therapeuten besteht, die eine solche Haltung erleichtert. Der Respekt vor dem Patienten und die Erhaltung seiner Würde sind deshalb zentrale ethische Grundwerte, auch bei der psychotherapeutischen Arbeit mit Kindern und Jugendlichen.

Schließlich ist die **virtuell dritte Person** (Eltern, Vormund, Erzieher) in ganz anderem Ausmaß präsent und relevant als bei der Psychotherapie mit Erwachsenen. Sie muß in jeweils adäquater Form mit einbezogen werden. Eltern gewinnen manchmal durch die Psychotherapie ihres Kindes vertiefte Einsicht in ihre eigenen Störungen. Manchmal aber verschlimmert sich auch gerade durch den therapeutischen Prozeß des Kindes das psychopathologische Störungsbild bei einem oder beiden Elternteilen. In seltenen Fällen ist auch Neid der Eltern auf die spezifische Form der Zuwendung zu beobachten, die ein Kind oder Jugendlicher innerhalb der Therapie bekommt.

In gewissen Fällen sind **pädagogische Interventionen** zur Erhaltung des psychotherapeutischen Settings unumgänglich. Sie sollten aber nur nach reiflicher Überlegung und zeitlich limitiert eingesetzt werden, so daß sie, wie eine Parenthese eingeschoben, ebenso leicht wieder weggelassen werden können. Das verbale oder nichtverbale Eingreifen stellt eine bewußte Aktivität dar, die keine Deutung ist, sondern die vom Therapeuten aufgrund seiner metapsychologischen Einschätzung der Situation bewußt zu Behandlungszwecken eingesetzt wird und ein bestimmtes Ziel hat, das im Dienste des therapeutischen Prozesses steht und mit keinem anderen Mittel erreicht werden kann.

Das **Beziehungsgefüge** zwischen **Kind** und **Therapeut** stellt sich wie folgt dar: Das Kind geht auf dem Weg der therapeutischen Arbeit voran, der Therapeut folgt nach und muß der Verführung entgegenwirken, dem Kind oder Jugendlichen die Arbeit abzunehmen, das heißt ihm die Eigenerfahrung der Selbstorganisation von Beziehungsprozessen vorzuenthalten. Zu Beginn paßt sich der Therapeut im allgemeinen erst recht stark den Erwartungen des Kindes oder Jugendlichen an und kommuniziert mit ihm aus der Position heraus, in die er durch die Übertragungen des Patienten gestellt wird. Er ist in einem Intermediärraum der Beziehung positioniert, in welchem er für den Patienten ein »subjektives Objekt« ist, nämlich eines, dem nur eine begrenzte Eigenständigkeit zugesprochen wird, das gleichzeitig aber auch das Realitätsprinzip vertritt – zum Beispiel die Einhaltung des Zeitgefäßes der psychotherapeutischen Sitzungen oder der abgemachten Behandlungsregeln –, das überlebt, gesund und wach bleibt.

> Die therapeutische Arbeit wird vom Patienten geleistet, auch wenn es sich um ein kleines Kind handelt.

Die unbewußte Mitarbeit zeigt sich oft in Form eines sogenannten Widerstandes. Dieser ist Teil einer negativen Übertragung. Wird er angemessen angesprochen und gedeutet, so setzt er eine Kooperation in Gang, die positiven Übertragungselementen Platz macht.

Auch das Kind kann für seine therapeutische Arbeit profitieren, wenn es sich eine Vorstellung davon erwerben kann, was **Übertragung**, was der therapeutische Prozeß ist. Denn es baut neben der Übertragungsbeziehung auch eine ganz reale Beziehung zum Therapeuten auf, der ihm als eigenständige Person gilt, und die, bei angemessener Deutungsarbeit, im wesentlichen doch recht frei von Übertragungselementen gehalten werden kann. Bei Kleinkindern hat der Therapeut in noch viel stärkerem Ausmaß als später oder beim Erwachsenen auch Aufgaben eines realen **Primärobjektes**, nämlich die Gewährleistung von Schutz, Begrenzung, Abgrenzung etc.

Das Kind assoziiert verbal oft nicht so direkt und frei wie der Erwachsene. Dennoch kann die Sequenz seiner verbalen und averbalen Aktivitäten genau gleich wie die **freie Assoziation** verstanden und für den therapeutischen Prozeß genützt werden.

> Alle Aktivitäten und Verhaltensweisen des Kindes während der Behandlungsstunde können bedeutsames Material ausdrücken und für den therapeutischen Prozeß genützt werden.

Dennoch gibt es für jedes Kind spezifisch bevorzugte Kommunikationsmittel, die es freiwillig oder unfreiwillig gebraucht.

Humor und das **Spielerische** nehmen im allgemeinen einen größeren Platz im therapeutischen Geschehen ein. Das Spiel, aber auch Zeichnungen oder gestaltete Produkte, erlauben, ähnlich wie der Traum, den altersadäquaten Ausdruck innerseelischer Abläufe. Sie vermögen auch dem Versuch zu dienen, traumatisch wirkende Erlebnisse durch eine geeignetere, szenische Einspielung dadurch zu bewältigen, daß mittels Eigenaktivität Kontrolle darüber gewonnen wird. Andererseits ist es auch ein Kommunikationsmittel in einem Intermediärraum, mittels welchem sich mühelos Übertragungsanteile in einer als-ob-Form einbringen lassen. Es enthält, wie fast alle Produktionen eines Menschen, die innerhalb einer Beziehung Bedeutung erlangen, stets Wunsch- und Abwehranteile zugleich. Das Spiel steht in enger Verbindung zu den Inhalten der Phantasie, die sich mittels der vorliegenden Gegebenheiten mehr oder weniger machbar umzusetzen versuchen. Je nach Patient ist das Spiel an sich bereits ein Stück weit heilend – oder auch blockierend. Durch die **Deutung** erfährt es aber eine Anhebung auf die Ebene eines zentralen intersubjektiven Kommunikationsgeschehens. Jegliche Abwehr, zeige sie sich im sprachlichen Ausdruck, im Verhalten allgemein, im (Rollen-)Spiel, beim Zeichnen oder innerhalb einer anderen Form kreativen Gestaltens, ist immer zuerst als eine Ich-Leistung zu deuten, bevor der defensive Aspekt aufgenommen wird. Der Therapeut muß bereit sein, jegliche Deutung – die er sich üblicherweise für zentrale Momente vorbehält – wieder zurückzunehmen, wenn vom Kind oder Jugendlichen her entsprechende Signale kommen. Er muß auch akzeptieren, in seiner Sicht vom Patienten korrigiert zu werden.

> **Nichtdeuten** kann gefährlicher sein als Deuten, denn es kann das Kind oder den Jugendlichen in der Überzeugung bestärken, niemand verstehe den Patienten oder möchte ihn verstehen.

Liegt eine Interpretation falsch, so wirkt sie nicht verletzend, wenn sie im echten Versuch unternommen wurde, die vom Kind oder Jugendlichen eingebrachten Abläufe und Inhalte ernsthaft nachvollziehen und verstehen zu können. Die psychoanalytische Psychotherapie stellt einen Ort der Begegnung zur Verfügung, an welchem der Dialogpartner eine besondere Rezeptivität, eine für das Kind völlig neuartige Art des Hörens besitzt, die bewirkt, daß sich das Gesprochene, Empfundene oder Gespielte verändert und einen neuen Sinn bekommt. Das Kind kommt über den therapeutischen Dialog zu einer Begegnung mit sich selbst.

> Jede **deutende Intervention** hat neben ihrem therapeutischen auch einen partiell diagnostischen Charakter. Sie muß stets mit aller Sorgfalt auf das jeweilige Sprachniveau des Kindes transformiert werden. Das Kind zeigt seine Reaktionen auf Deutungen und Interventionen aber nicht nur in der Form und dem Inhalt seiner sprachlichen Produktionen, sondern auch in seinem Spiel, dem kreativen Gestalten und dem jeweiligen Verhalten.

Bei jedem **Fortschritt** der **Integration** innerhalb der Selbst- und der Objektrepräsentanz ist auch eine **Stärkung** der **Ich-Leistungen** festzustellen, die nicht nur in Richtung einer Lockerung, das heißt eines spärlicheren Gebrauchs der vom Patienten hauptsächlich gebrauchten Abwehrmechanismen geht, sondern auch eine Steigerung des Gefühls, frei, das heißt nicht mehr von den Symptomen oder der Krankheit gefangen, zu sein, in sich trägt. Das an jener Stelle bisher aufgehaltene Wachstum und die entsprechende Entwicklung kommen nach solchen Integrationsmanifestationen erneut in Bewegung.

Literatur

Freud A. Wege und Irrwege in der Kinderentwicklung. Stuttgart: Klett 1968.
Klein M. Die Psychoanalyse des Kindes. München: Reinhardt 1991.
Sandler J, Kennedy H, Tyson RL. Kinderanalyse. Frankfurt: Fischer 1982.
Winnicott DW. Reifungsprozesse und fördernde Umwelt. München: Kindler 1974.
Winnicott DW. Von der Kinderheilkunde zu Psychoanalyse. München: Kindler 1976.

6.3.3 Stationäre Psychotherapie bei Kindern und Jugendlichen

Annette Streeck-Fischer

Stationäre Psychotherapie ist ein Eingriff in die Lebensverhältnisse eines jungen Menschen und seiner Familie, der in der Regel nur dann erfolgt, wenn so schwerwiegende psychische Störungen vorliegen, daß eine Trennung vom bisherigen sozialen Umfeld, von Familie, Schule und Gleichaltrigengruppe erforderlich wird. Betroffen sind Kinder und Jugendliche im Alter zwischen etwa 7 und 20 Jahren mit schweren neurotischen und psychosomatischen Erkrankungen, Verhaltens-, Entwicklungs- und Reifungsstörungen, die oft verbunden sind mit massiven Lern- und Leistungsstörungen und schweren Familienkrisen. Bei jüngeren Kindern ist eine ambulante Psychotherapie, in besonderen Fällen eine stationäre Psychotherapie von Mutter und Kind gleichzeitig beziehungsweise eine Familientherapie vorzuziehen.

Historische Entwicklung

Wie stationäre Psychotherapie für Kinder und Jugendliche in einem Umfeld zu gestalten und zu organisieren ist, in dem die jungen Menschen über einen kürzeren oder längeren Zeitraum leben, hat Psychoanalytiker und psychoanalytische ausgebildete Pädagogen seit den Anfängen der Psychoanalyse beschäftigt (z.B. Aichhorn 1951; Bettelheim 1950; Redl u. Winemann 1952). Insbesondere für schwer gestörte Kinder und Jugendliche mit Verwahrlosung, mit multiplen Traumatisierungen in ihrer Lebensgeschichte oder mit psychosenahen Entwicklungen wurden therapeutische und pädagogische Behandlungskonzepte entwickelt, die sich auch fruchtbar auf die Psychotherapie erwachsener Patienten in der Klinik ausgewirkt haben.

Modalitäten des Settings

> Stationäre Psychotherapie von Kindern und Jugendlichen ist eine zeitlich begrenzte, vielschichtig organisierte Behandlung, die voraussetzt, daß dem Kind oder Jugendlichen in der Klinik Bedingungen geboten werden, die eine altersentsprechende und möglichst normale weitere Entwicklung ermöglichen und zugleich den Schutz- und Schonraum gewähren, der in Anbetracht der neurotischen Störungen und Entwicklungsdefizite nötig ist.

Dies erfolgt gemäß der Einstellung »so viel Schonraum wie nötig«, damit Überforderungen und Dekompensationen verhindert werden und »so viel Belastung wie zumutbar« (Zauner 1975), um Entwicklungen anzuregen. Dabei kommt auch den **äußeren Verhältnissen** in der **Einrichtung**, ihrer Lage, den Räumlichkeiten, der kindgemäßen Ausstattung und anderem eine wichtige Funktion zu. Eine stationäre Psychotherapie, die zum Beispiel in einem Klinikhochhaus im Stadtzentrum durchgeführt wird, begrenzt den Lebens- und Erfahrungsraum eines Kindes erheblich und in spezifischer Weise. Oder wo im Zimmer, in dem das Kind in der Klinik wohnt und lebt, ein Spiegel an der Wand fehlt, werden Störungen, sich mit dem eigenen Körper zurechtzufinden, unterstützt. So können Entwicklungsschädigungen und strukturschädigende Regressionen durch Hospitalisierung herbeigeführt werden, wenn die »innere und äußere Architektur des stationären Milieus« (Becker u. Senf 1988) auf das Alter des Kindes und Jugendlichen nicht ausreichend abgestimmt ist.

Psychotherapie von Kindern und Jugendlichen, die getrennt von ihrer Familie leben, wird heute sowohl in Kliniken als auch in Heimen durchgeführt. Dabei wird bisher noch nicht sorgsam unterschieden, welche Kinder und welche Jugendlichen besser in einer heilpädagogischen Einrichtung, einem psychotherapeutisch geführten Heim oder in stationärer Psychotherapie aufgehoben sind.

> Grundsätzlich sollte stationäre Psychotherapie als zeitlich begrenzte, mehrdimensionale Behandlung auf solche Kinder und Jugendliche ausgerichtet sein, die im Anschluß an die Behandlung wieder in ihr bisheriges Umfeld zurückkehren können und deren Störungsbilder ärztlich-psychotherapeutische Fachkompetenzen erfordert.

Die Unterbringung in Heimen ist vor allem bei solchen Kindern und Jugendlichen sinnvoll, die auf längere Sicht ein Ersatzelternhaus brauchen. Die Klärung solcher Fragen muß zusammen mit einer gründlichen Diagnostik und Indikationsstellung im ambulanten Vorgespräch erfolgen. Zugleich dienen die Erstkontakte der Vertrauensbildung und der Weckung von Veränderungswünschen beim Kind oder Jugendlichen. Erste Überlegungen können hier gemeinsam mit der Familie angestellt werden zur genaueren Planung und Gestaltung der stationären Behandlung.

Die **Organisation** und **Gestaltung** der **klinischen Psychotherapie** von Kindern und Jugendlichen wird bestimmt von:
- der Verteilung von Rollen und Funktionen auf die verschiedenen Berufsgruppen
- der Art der Beziehungen und der Gestaltung der Rahmenbedingungen im Alltag und in der Therapie
- der Zusammenarbeit im interdisziplinär zusammengesetzten Team

Abgestimmt auf die alters- und entwicklungsspezifischen Bedingungen beim Kind oder Jugendlichen haben sich in der stationären Psychotherapie früh Konzepte entwickelt, die zwischen **Therapieraum** und **Realraum trennen** (Zauner 1972, 1975). In der Klinik wird hierbei eine räumliche und funktionelle Aufteilung der verschiedenen Aktivitäten vorgenommen:
- Der Psychotherapeut vertritt den **therapeutischen Bereich**, zu dem Einzeltherapie, Eltern- und/oder Familientherapie und Gruppentherapie gehören.
- Der Stationsarzt ist zusammen mit den pädagogischen Betreuern und dem Sozialarbeiter für den »**realen Bereich**« mit der pädagogischen und sozialtherapeutischen Arbeit zuständig.

Im Unterschied dazu ist man heute zumeist um **integrierte Behandlungskonzeptionen** bemüht. In welcher Form und wie weitgehend die verschiedenen therapeutischen Behandlungsebenen in der klinischen Psychotherapie von Kindern und Jugendlichen aufeinander abgestimmt werden können und sollen, ist eine kontrovers diskutierte Frage. So findet man bei allen Integrationsbemühungen in der Praxis vielfach ein nur additives Nebeneinander von methodenzentrierten Behandlungsformen, kustodialen Strukturen und unzureichenden Versuchen, verschiedene Ebenen therapeutischen Handelns zu integrieren.

> Unabhängig davon, mit welchem Therapiemodell vorrangig gearbeitet wird, ist in jedem Fall wichtig zu beachten, daß es unter Umständen auf die spezifische Art, wie die Rollen und Funktionen auf die Mitarbeiter verteilt sind, zurückzuführen ist, wenn es zu habituellen Therapieproblemen kommt. Vor allem bei der Behandlung von sogenannten frühgestörten Kindern und Jugendlichen ist daran zu denken.

Am Beispiel der Rolle des Therapeuten im Verhältnis zum Team können solche Probleme veranschaulicht werden: Arbeitet der **Therapeut räumlich** und **inhaltlich getrennt von** der **Station** und gewährt den übrigen Mitarbeitern keinerlei Einblick in seine Tätigkeit – dies wäre ein Modell strikter Trennung in Therapie- und Realraum – besteht die Gefahr, daß im Stationsalltag neurotische Konfliktmuster mitagiert und pathologische Familienkonstellationen reinszeniert werden. Dieses Behandlungsmodell unterstützt unter Umständen primitive Abwehrmechanismen frühgestörter Kinder und Jugendlicher, wie Spaltungen in »böse Erzieher« – »guter Therapeut« und massive Realitätsverleugnungen, Verhältnisse, die das Team mit seinen integrativen Aufgaben mitunter überfordern. Bei psychosenahen Patienten entsteht die Gefahr der Entwicklung eines folie-à-deux mit dem Therapeuten und eines zunehmenden Realitätsverlustes im Alltag.

Ist im Unterschied dazu der **Therapeut in** den **Stationsalltag einbezogen** und übernimmt eventuell Aufgaben des Stationsmanagements – das sind in der Regel die Funktionen des Stationsarztes –, so droht der geschützte Raum der Therapie, der insbesondere bei Kindern und Jugendlichen notwendig ist, um therapeutische Prozesse in Gang zu bringen, durch reale Eingriffe wie Verweise, Sanktionen oder medizinische Verordnungen in Frage gestellt zu werden.

Bei Kindern und Jugendlichen ist vor Beginn der stationären Psychotherapie zumeist eine umfassende kinderpsychiatrisch-neurologische **Diagnostik**, Lern- und Leistungsdiagnostik sowie eine genauere Erfassung des familiären und aktuellen sozialen Bezugsystems erforderlich. Darüber hinaus ist eine ausführliche psychoanalytische Untersuchung zwecks Beurteilung der bislang erreichten Persönlichkeitsentwicklung unabdingbar.

> Je mehr es gelingt, die verschiedenen Therapieansätze auf die zentralen Konflikte des einzelnen Patienten sowie auf dessen vorliegende Entwicklungsressourcen hin zu strukturieren und zu koordinieren, desto hilfreicher und zielgerichteter und letztlich erfolgreicher wird die klinisch-psychotherapeutische Behandlung sein.

Die vier verschiedenen psychoanalytischen Psychologien – wie Triebpsychologie, Ich-, Selbst- und Objektbeziehungspsychologie – bilden dabei gleichsam ein Raster zum Verständnis und zur Gestaltung von Therapie auf den verschiedenen Handlungsebenen. Sie bestimmen die Gestaltung und Organisation der Beziehungen und der Rahmenbedingungen im Alltag und der Therapie.

Bei Kindern und Jugendlichen, deren Persönlichkeit sich noch entwickelt, sind Leidensdruck, Krankheitseinsicht, **Problembewußtsein** oder Introspektionsfähigkeit, die bei erwachsenen Patienten zumeist Voraussetzung für die Behandlung sind, nicht oder nur in Ansätzen gegeben. Probleme werden oft nur im aktuellen Geschehen gesehen und erkannt und können nur mangelhaft verbal ausgedrückt werden. Die Fähigkeit, sich selbst zu erkennen, verlagert sich abhängig vom Entwicklungsstand von der handelnd-interpersonellen Ebene erst allmählich auf die Ebene der Introspektion und der Symbole. Hierzu brauchen das Kind und der Jugendliche gezielte Hilfestellungen, Konfrontationen und Grenzziehungen im Alltag und in der Psychotherapie (Bleiberg 1987).

Die **therapeutische Beziehung** und das **Setting** in der **Einzeltherapie** werden im wesentlichen ähnlich wie in der ambulanten Psychotherapie gestaltet (vgl. Kap. 6.3.2, S. 608 ff). Bei schwer gestörten Kindern und Jugendlichen sind allerdings im Vergleich zum ambulanten Behandlungssetting häufiger therapeutische Modifikationen notwendig. Anhand der sich entwickelnden Übertragung ist zu entscheiden, ob mehr stützend, an den realen oder den unbewußten Konflikten gearbeitet und ob der Rahmen mit zwei, drei oder vier Sitzungen, mit aktiven Angeboten von Materialien oder Aktivitäten im Sinne von vertrauensbildenden

Maßnahmen gestaltet wird (A. Freud 1973). In der Regel werden die Eltern in zwei- bis vierwöchigen Abständen in die klinische Behandlung einbezogen, je nach Indikation zu beratenden oder konfliktzentrierten Elterngesprächen oder zu einer Familientherapie.

Mit den **Rahmenbedingungen** stationärer Psychotherapie wird für die Kinder und Jugendlichen ein Umfeld eingerichtet, das auf das individuelle Entwicklungs- und Objektbeziehungsniveau hin gestaltet wird. Der Rahmen im stationären Setting umfaßt die Regelung des Tagesablaufs, des sozialen Miteinanders, die Hausordnung, die zeitliche und räumliche Gestaltung der stationären Behandlung und ähnliches. Dem Rahmen kommt die Funktion von »entwicklungsförderlichen Laufställen« zu. Er stellt eine Art Stützkorsett des Ichs dar (Streeck-Fischer 1991). Beispielsweise können Rückzugsmöglichkeiten in ein Einzelzimmer helfen, mangelnde psychische Fähigkeiten von Grenzziehung zwischen sich und anderen durch äußere Grenzziehungen zu stützen; oder eine engmaschige Strukturierung des Tagesablaufes kann dazu beitragen, unerträgliche Leere- und Spannungsgefühle einzugrenzen.

Die Erzieher führen im Alltag der Station gezielte **heilpädagogische** und **verhaltensmodifikatorische Aktivitäten** durch (z.B. Angstexpositionstraining, lebenspraktisches Training). Konkrete Hilfen zur Bewältigung und Strukturierung des Alltags, Angebote eines sozialen Übungs- und Trainingsfeldes und pädagogische Gruppenarbeit (z.B. Werkgruppe, Hörspielgruppe) unterstützen das Kind oder den Jugendlichen bei der Bewältigung krankheitsspezifischer Lern- und Entwicklungsschritte. Soziale Kompetenz, altersspezifische Interessen und Umgangsformen sollen hierbei entwickelt werden.

Die **sozialtherapeutische Arbeit** ist darauf ausgerichtet, dem Kind oder Jugendlichen mit Hilfe eines gestuften Angebotes den Weg zurück in die Schule beziehungsweise den Beruf zu ermöglichen. An **schulvorbereitende Aktivitäten** (z. B. Beschäftigungstherapie, Frühgruppe) schließt sich eine klinikinterne Beschulung mit Einzelunterricht, Kleingruppen- und Gruppenunterricht an, die das Kind oder den Jugendlichen, der unter Umständen über lange Zeit hinweg keine Schule besucht hat oder schulisch gescheitert ist, an die Schularbeit wieder heranführen. Als besonders hilfreich hat es sich erwiesen, wenn sich ein Psychologe mit den Schulproblemen befaßt und sich gezielt der Arbeits- und Lernbeeinträchtigungen der Kinder oder Jugendlichen mit entsprechender psychologischer Diagnostik und Ausarbeitung gestufter therapeutischer Lernprogramme (z.B. auch Legasthenietherapie) annimmt. Nach Verbesserung der Lern- und Leistungssituation der jungen Patienten werden Schulbelastungsversuche in öffentlichen Schulen mit dem Ziel der schulischen Reintegration noch während der stationären Psychotherapie angestrebt. Entsprechend helfen gestufte Arbeitsbelastungsversuche bis dahin gescheiterten Jugendlichen bei Berufsfindung, Herstellen von Arbeitsfähigkeit und Integration ins Berufsleben.

Weitere Therapieformen wie **körperbezogene Einzel-** und **Gruppentherapie** sowie **Sporttherapie** flankieren und ergänzen die stationäre Psychotherapie.

Klinische Psychotherapie von Kindern und Jugendlichen bedarf eines hohen **Personalaufwandes**. Das Verhältnis pädagogische Betreuer – Patienten liegt annähernd bei 1:1 (vgl. PsychPV). Das interdisziplinär zusammengesetzte Team mit sehr unterschiedlich qualifizierten Mitarbeitern, deren Fachwissen und Erfahrung sich auf einer breiten Palette bewegen, erfordert eine intensive **Zusammenarbeit**. Stationsarzt, Psychotherapeut, Sozialarbeiter, Erzieher und Pflegekräfte bemühen sich in Fallkonferenzen, Teamkonferenzen, Frühbesprechungen, Visiten und sogenannten Übergaben die vielfältigen Interaktionen mit dem Kind und dem Jugendlichen zu erkennen, zu verstehen und daraus ihre diagnostischen und therapeutischen Schlußfolgerungen zu ziehen. Eine aktive zielgerichtete Gestaltung des therapeutischen Milieus und der Beziehungen ist in diesem »**interkollegialen Raum**« notwendig, um unheilvolle Verstrickungen zu erkennen und zu vermeiden. Der »interkollegiale Raum« ist auch der Raum der inneren Repräsentation des Miteinanders, der inneren Vorstellung, die der einzelne in seiner besonderen Rolle von der Zusammenarbeit mit Mitarbeitern, der Gruppe und der Funktionseinheit hat. Diese Zusammenarbeit, die von den persönlichkeitsspezifischen Merkmalen des einzelnen Teammitglieds mitbestimmt ist, ist immer auch geprägt vom Störungsbild des Kindes oder des Jugendlichen und seiner Familie. Als Ort, in dem der neurotische Konflikt erfaßt oder die Reinszenierung familiärer Beziehungsmuster erkannt werden, übernimmt der »interkollegiale Raum« eine wichtige psychohygienische und beziehungsregulierende Funktion. Hier kann der zentrale Fokus immer wieder neu gefaßt und bestimmt und der entwicklungsförderliche Beziehungsmodus konzipiert werden, der die gesunden Seiten des Kindes oder Jugendlichen stärkt und die mangelhaft entwickelten aufbaut. Bei großen Mitarbeiterteams können dabei Supervisionen durch einen externen Psychoanalytiker sinnvoll sein.

Fallbeispiel

Am Beispiel eines 12jährigen Patienten mit psychosozialem Rückzug, skurrilem und kleinkindhaftem Verhalten, Schulvermeiden und Schulversagen bei phobischer Entwicklung kann das Modell der mehrdimensionalen Behandlung anschaulich gemacht werden:

--- Fallbeispiel ---

Eng gebunden an eine bemächtigende, überfürsorgliche Mutter bei gleichzeitig abwesendem Vater war der Patient unfähig und mangelhaft ausgestattet, eigene Wege zu gehen. Verschärft wurde seine neurotische Störung durch komplexe, hirnorganisch bedingte Teilleistungsschwächen, die die ängstliche Mutter dazu veranlaßten, den Jungen festzuhalten. In der Einzeltherapie war ein Raum zu schaffen, in dem der Junge Selbstvertrauen und Selbstbestimmung entwickeln konnte. In 14tägigen Elternterminen wurde die Problematik der Ehepartner sowie die Verstrickung von Mutter und Vater (»wenn der Junge seiner Wege geht, passiert etwas Schlimmes«) thematisiert. Im Alltag galt es, den Patienten an Konflikte mit Gleichaltrigen heranzuführen, ihn zu befähigen, mit Konflikten und Schwierigkeiten umzugehen und Hobbies und Interessen zu entwickeln, die ihm neue Bereiche eröffneten. In der klinikinternen Schule wurde ein gestuftes Programm erarbeitet über Einzel- und Gruppenunterricht mit gezielter sonderpädagogischer Förderung, insbesondere der vorhandenen Teilleistungsschwächen und Leistungsdefizite. Die psychomotorische Gruppenarbeit sollte seine ausgeprägten Wahrnehmungsstörungen durch gezielte spielerische Aktivitäten reduzieren. Längere Zeit vor dem Außenschulbesuch wurden gestufte Angstexpositionstrainings gemeinsam mit dem Bezugserzieher durchgeführt, die seine Kompetenz, sich alleine zurechtzufinden, stärkten.

Literatur

Aichhorn A. Verwahrloste Jugend. Die Psychoanalyse der Fürsorgeerziehung. 1951. Bern: Huber 1971.
Becker H, Senf W. Praxis der stationären Psychotherapie. Stuttgart: Thieme 1988.
Bettelheim B. Liebe allein genügt nicht. 1950. Stuttgart: Klett-Cotta 1970.
Bleiberg E. Treatment of severly disturbed children. Bull Menninger 1987; 51: 296-9.
Freud A. Einführung in die Technik der Kinderanalyse. München: Kindler 1973.
Redl F, Winemann D. Steuerung des aggressiven Verhaltens beim Kind. 1952. München: Piper 1976.
Streeck-Fischer A. Entwicklungsförderliche Laufställe – Wirkfaktoren in der stationären Psychotherapie von Kindern und Jugendlichen. Prax Kinderpsychol Kinderpsychiatr 1991; 40: 328-33.
Zauner J. Analytische Psychotherapie und soziales Lernen in Klinik und Heim. Prax Kinderpsychol Kinderpsychiatr 1972; 20: 166-71.
Zauner J. Analytische Psychotherapie bei Kindern und Jugendlichen in der Klinik. Probleme und Möglichkeiten ihrer Anwendung. In: Therapie in der Kinder- und Jugendpsychiatrie. Poustka F, Spiel W (Hrsg). Kongreßbericht des 5. Kongresses der Union europäischer Pädopsychiater 1975.

6.3.4 Psychoanalytische Psychotherapie bei älteren Menschen

Gereon Heuft

Bedarf für Psychotherapie alter Menschen

Der Anteil von Menschen über 65 Jahren beträgt derzeit 15% mit stark steigender Tendenz in allen Industrienationen. Mit zunehmendem Alter steigt der Anteil psychischer beziehungsweise psychiatrischer Erkrankungen, wobei die Prävalenz in Abhängigkeit vom untersuchten Kollektiv zwischen 23,9% und 42,8% schwankt (Cooper u. Sosna 1983). Psychoorganische

Syndrome liegen in England, Skandinavien, Deutschland und den USA mit 11 bis 13% aller psychogeriatrischen Störungen erst an zweiter Stelle hinter dem größten Anteil psychischer Erkrankungen im Alter: den neurotischen und psychosomatischen Störungen mit 16,9% (Dilling et al. 1984). In einer eigenen Untersuchung an der Memory Clinic Essen zeigte sich, daß von 1000 Patienten einer konsekutiven Stichprobe, die sich unter der Verdachtsdiagnose einer »Gedächtnisstörung im Alter« vorstellten, 51,5% tatsächlich unter einem demenziellen Prozeß, jedoch auch in dieser »Hochrisikogruppe« 31,4% unter einer relevanten psychischen beziehungsweise psychiatrischen Erkrankung als Hauptdiagnose litten (davon 41,1% unter einer neurotischen, Belastungs- und somatoformen Störung, 20,7% unter einer Persönlichkeits- und Verhaltensstörung und 7,3% unter einem Partnerschaftskonflikt).

Der **Bedarf** an **psycho-** und **soziotherapeutischen Maßnahmen** wird für die über 65jährigen auf mindestens 9% geschätzt (Dilling 1981). Dagegen ist der realisierte **Versorgungsgrad** sowohl in psychoanalytisch orientierter Psychotherapie (Fichter 1990) wie in kognitiv-behavioraler Psychotherapie (Linden et al. 1993) noch völlig unzureichend. In stationären und teilstationären Einrichtungen der Gerontopsychiatrie wird Psychotherapie nur selten (Übersicht bei Wächtler u. Block 1991) und in geriatrischen Tageskliniken praktisch gar nicht eingesetzt (Übersicht bei Werner u. Dittberner 1993). Ärzte denken noch zuwenig an psychotherapeutische Behandlungsindikationen bei ihren alten Patienten, und die alten Patienten ihrerseits fordern bisher (noch) wenig eine so qualifizierte Therapie ein – ein Kohortenphänomen, das sich mit hoher Wahrscheinlichkeit in den nächsten Jahren radikal ändern wird.

Die Erstellung eines **qualifizierten psychosomatisch-psychotherapeutischen Gesamtbehandlungsplanes** bei alten Menschen erfordert zusätzliches Wissen über psychosoziale und soziotherapeutische Dienste, Bildungs- und Trainingsangebote sowie Rehabilitationsmöglichkeiten. Dies schließt auch die Reflexion der politischen Dimension der psychotherapeutischen Arbeit wie Rollenzuschreibungen, Altersbild, geschichtliche Entwicklung und Wissen um die sozialen Realitäten der Betroffenen mit ein.

Psychoanalytische Psychotherapie alter Menschen

In der **allgemeinen psychoanalytischen Krankheitstheorie** (s. Tab. 6-12 für wesentliche Literaturstellen) hat die Annahme ungelöster Konflikte aus Kindheit und Jugend, die im Alter neuroseförderd seien, bis zu den Vertretern entwicklungspsychologischer Ansätze eine zentrale Bedeutung. Daneben stehen Versuche, das Leben im Sinne eines Lebenszyklus *(life cycle)* zentraler Entwicklungsaufgaben oder als lebenslanges Schicksal von 10 Kernthemen (wie Liebe, Sexualität, Arbeit, Tod) zu begreifen. Neuerdings wird der Bedeutung »später« Traumatisierungen oder von im Alternsprozeß reaktivierten Traumatisierungen für die Symptombildungen im Alter vermehrte Aufmerksamkeit gewidmet.

Tab. 6-12 Krankheitstheorien

	allgemein	altersspezifisch
Psychoanalytische Psychotherapie	• ungelöste Aufgaben früherer Phasen verursachen spätere Krisen (Liptzin 1985) • Life-cycle-Theorien (Erikson 1956) • 10 Kernthemen über den ganzen Lebenszyklus (Colarusso u. Nemiroff 1987) • Traumata überschreiten Anpassungsmöglichkeiten (Heuft 1993)	• Regressionskonzepte (Schuhmacher 1973) • Progressionskonzepte (Radebold 1979) • Verlust des Genitalprimates (Deutsch 1925) • Geschlechtershift (Hildebrand 1982) • Auseinandersetzung mit Meditationsfaktoren (Moore u. Christenson 1988) • Narzißtische Belastungen (Heuft 1993) • Abschwächung der Abwehr (Wertheimer u. Lobrinus 1981) • Verstärkung der Abwehr (Burner 1970)
Verhaltenstherapie	• kein populationsspezifischer oder entwicklungspsychologischer, sondern ein problemorientierter Ansatz (z. B. Richards u. Thorpe 1978) • Veränderungen eigener Lernprozesse der Umgebung (z. B. Hoyer 1973; Ritter-Vosen 1979)	
Kognitive Therapie	• kognitive Strukturen sind ursächlich für psychische Krankheiten • irrationale Denkstile verknüpft mit negativen Erwartungen (z. B. depressiogene Spirale im Alter; Bourque u. Vezina 1981; Fry 1984)	• negative Altersstereotypien (Freedman 1986; »Katalog« von Peth 1974) • Anpassung von Altersveränderungen (Lehr u. Dreher 1969) • Anpassung an das Alter als Gleichgewicht zwischen kognitiven und motivationalen Systemen des Individuums (Thomae 1970)

Bei den **altersspezifischen Konzepten** dominierte lange die Annahme einer regelmäßigen Regression auf prägenitale Stufen im normalen Alternsprozeß, wobei die Hypothese vom Verlust des Genitalprimates im Alter eine (vorurteilsbeladene) Sonderform des allgemeinen Regressionskonzeptes darstellt. Dagegen steht inzwischen die Anerkennung adaptiver Regression (im Dienste der Entwicklung) und die Möglichkeit zur Progression. Der Fortbestand der Triebansprüche im Alter auf allen psychosexuellen Ebenen ist heute unstrittig. Eine zentrale Rolle scheinen narzißtische Konflikte im Zusammenhang mit dem körperlichen Alternsprozeß zu spielen. Die Kontroverse, ob Alter generell zu einer abgeschwächten Abwehr oder zu einer Verstärkung der Abwehr führt, kann aus klinischer Sicht als irrelevant betrachtet werden. Ergiebiger ist die Suche nach spezifischen Abwehräußerungen alter Menschen unter Rückgriff auf bereitliegende Selbst- und Rollenkonzepte wie zum Beispiel die Äußerung einer hirnorganisch gesunden 72jährigen Frau, die bei einer konflikthaften Thematik plötzlich den Faden zu verlieren scheint: »Ich bin doch arg vergeßlich geworden! Was haben sie eben gemeint?«

Die **Indikationsstellungen** umfassen beinahe alle phänomenologisch-symptomatischen Diagnosen (z.B. depressive Störungen, Phobien, Hypochondrie etc.) ebenso wie psychodynamische Diagnosen (klassische Übertragungsneurosen). Zunehmend setzt sich die Erkenntnis durch, daß neurotische Symptome auch nach einem sozial und persönlich geglückten Leben in der zweiten Hälfte des Erwachsenenalters beziehungsweise im Alter erstmals auftreten können. Erwartungsgemäß haben diese eine deutlich bessere Prognose als chronische Störungen. Obwohl grundsätzlich auch die Indikation zu psychoanalytischen Langzeitverfahren erfolgreich gestellt werden kann, profitiert ein erheblicher Teil alter Menschen von psychoanalytischer Fokaltherapie im ambulanten oder stationären Setting.

Hinsichtlich der **Behandlungstechnik** ist wesentlich, sich mit der Dynamik der »inversen Ödipussituation« auseinanderzusetzen. Dem Therapeuten können als Eigenübertragung (Heuft 1990) bei alten Menschen das Tabu der elterlichen Sexualität, die politische Biographie und ihm bedrohlich erscheinende Abhängigkeitswünsche sowie Konfrontation mit Endlichkeit und Tod so belastend erscheinen, daß Abwertung und therapeutischer Nihilismus resultieren können. Gerade bei den Berichten massiver Traumatisierungen oder unbekannter biographischer Umstände alter Menschen neigen die in der Regel jüngeren Behandler ihrerseits zur Regression und können sich inkompetent fühlen (ein Staunen, wie »wenn Oma erzählt«). Hinzu tritt die Notwendigkeit, sich mit den politischen und sozialen Realitäten der Patienten so weit kritisch vertraut zu machen, daß der Therapeut kognitiv und emotional die Lebensbedingungen der Weimarer Republik und der NS-Diktatur in sich abbilden kann.

> Da die Variabilität menschlicher Entwicklung über den Lebenslauf zunimmt, besteht unabhängig vom chronologischen Alter die Notwendigkeit zur adaptiven Wahl der Behandlungsverfahren von stringent aufdeckenden, unter Umständen fokaltherapeutischen Indikationen bis hin zu supportiven, Ich-stützenden Behandlungen.

Kognitiv-behaviorale Therapie alter Menschen

Im Vergleich zur psychoanalytischen Psychotherapie kennt die Verhaltenstherapie keine spezifischen Krankheitstheorien für alte Menschen (s. Tab. 6-12). Veränderungen werden entweder durch eigene Lern- und Umlernprozesse oder durch aktive Veränderung der Umgebung erreicht. Dabei korreliert die veränderte Lernfähigkeit weniger mit dem chronologischen Alter als mit Variablen wie der individuellen Lerngeschichte, dem Training und der Motivation. Die Verhaltenstherapie stellt einen geeigneten Therapieansatz im Alter dar, weil sie zeitbegrenzt, zielorientiert und konkret an Lösungen alltäglicher Probleme (auch als Gruppentherapie) arbeitet. Aufgrund des Trainingsansatzes wird sie oft als weniger kränkende und stigmatisierende Psychotherapie erlebt. Erweiternd konzipiert die kognitiv-behaviorale Therapie irrationale Denkstile, die – verknüpft mit negativen Alterserwartungen – sich zum Beispiel zu einer depressiogenen Spirale im Sinne einer sich selbst erfüllenden Prophezeiung zuspitzen können. Anpassung an das Alter wird als eine Funktion des Gleichgewichtes zwischen kognitiven und motivationalen Systeme des Individuums betrachtet. Danach wird etwa die Pensionierung positiv erlebt, wenn ein Gefühl der Kongruenz zwischen erstrebten und erreichten Zielen bestand.

Die **Indikationen** zu kognitiv-behavioralen Therapien wird vor allem im Bereich des operanten Konditionierens (z.B. Körperpflege, Kontinenzprobleme) als breit angesehen. Dies wirft jedoch in Grenzbereichen auch ethische Probleme bei der Anwendung in Institutionen auf (z.B. soziale Zuwendung als sehr wirksamer Verstärker im Heim). Im Rahmen klinischer Anwendungen werden vor allem Depressionen, Angstzustände und Phobien behandelt. Es wird auch die »Exposition« gegenüber aufwühlenden Gedanken an Verstorbene bei pathologischen Trauerreaktionen beschrieben. **Voraussetzungen** sind der Wille zum Lernen von Selbst-verändernden Fähigkeiten sowie die Motivation, Hausaufgaben auszuführen. Darüber hinaus verlangt der kognitive Ansatz die Fähigkeit, Beziehungen zwischen Gedanken und Gefühlen kognitiv und affektiv zu verstehen.

> Bei den psychoanalytischen wie kognitiv-behavioralen Therapieverfahren wird bei alten Patienten eher eine allmähliche Dosisreduktion der Therapiesitzungen in der Zeiteinheit (»Ausschleichen«) empfohlen. Dies ist eine Reaktion auf die oft sehr wenigen realen Sozialkontakte alter Menschen, die es erst wieder zu entwickeln gilt.

Paar- und Gruppentherapie alter Menschen

Eigene Untersuchungen am Inanspruchnahme-Klientel konnten zeigen, daß der Schluß, überwiegend alleinlebende alte Menschen suchten eine psychosomatisch-psychotherapeutische Institutsambulanz auf, keinesfalls stimmt. Daher kommt der **Paartherapie**, der gemeinsamen Behandlung der »alten Ehe«, eine zunehmende Bedeutung zu. Dabei zeigt sich bei Untersuchungen von Vorurteilsbildungen bei bewußt grundsätzlich positiver Einstellung von Ärzten zur **Familientherapie** eine erhebliche Skepsis gegenüber den Möglichkeiten dieser Therapieform im Alter. Die Folge: Mehrgenerationen-Therapie konzentriert sich oft auf die Individuation der mittleren(!) Generation.

Therapieziele der Paartherapie sind die Neudefinition von Rollen und Zielen sowie von Intimität und Sexualität und die Individuation zur Vorbereitung auf den Partnerverlust.

--- Fallbeispiel ---

Uns wurde ein 68jähriger ehemaliger leitender Angestellter vom Internisten mit einer medikamentös schwer einstellbaren Hypertonie, die er nach seiner Berentung mit 67 Jahren entwickelt hatte, überwiesen. Das Erstgespräch (»Ich bin doch nicht verrückt«) reaktivierte die ganze Kränkung, die das Ende der Berufstätigkeit für den vitalen, einflußreichen Mann bedeutete. Im Gespräch zeigte sich, daß neben der Hochdruckproblematik seine 45 Jahre laufende Ehe in einer massiven Krise war: Er versuchte, seine gleichaltrige Frau, die immer selbständig einem großen Haushalt vorgestanden hatte, zu seiner Sekretärin zu »degradieren«, was diese mit Auflehnung und schließlich depressiven Symptomen beantwortete.

In einer Kombination von acht ambulanten einzeltherapeutischen Gesprächen für jeden Partner und fünf paartherapeutischen Sitzungen konnte jeder für sich zunächst die akuten Selbstwertkonflikte bewußter erleben, um sie in den eingeschalteten paartherapeutischen Behandlungen ohne die volle narzißtische Wut in eine gemeinsame Lösungssuche umzusetzen. Von Therapeutenseite wurde betont, daß die gemeinsame Arbeit an der Bewältigung einer solchen Schwellensituation in der zweiten Hälfte des Erwachsenenlebens für alle Ehepaare unvermeidlich sei.

Mit der erwähnten therapeutischen Dosis im Wochenabstand wurden der Index-Patient und seine Frau symptomfrei und nahmen auch das abrupt unterbrochene gemeinsame sexuelle Erleben wieder auf. Die Stabilität des Befundes ist von internistischer Seite katamnestisch belegt.

Die methodische Zuordnung von im Alter eingesetzter **Gruppentherapie** ist oft nicht eindeutig zu treffen und noch von eklektischem Erproben geprägt. Mehrheitlich werden altershomogene Gruppen bevorzugt, um die spezifischen Probleme der alten Patienten zu bearbeiten und ungünstige Übertragungskonstellationen zu vermeiden. Allerdings gibt es auch gute Erfahrungen mit altersgemischten Gruppen

(Cave: keine Außenseiterposition mit nur einem alten Patienten schaffen!), die bei Life-cycle-Gruppen zum Austausch zwischen den Generationen auch bewußt eingesetzt werden. Homogenisierung wird auch bei der Arbeit mit Zielgruppen (z. B. Witwen mit pathologischen Trauerreaktionen) angestrebt. Die Behandlungsziele reichen von der Bearbeitung individueller lebensabschnittsbezogener oder neurotischer Konflikte bis zur Bearbeitung von Ängsten, Kontaktproblemen und beabsichtigter Aktivierung bei chronischer Krankheit. Oft werden verschiedene Techniken wie positives Reframing, Rückgriff auf im Lebenslauf bewährte Coping-Stile, Interpretation, Konfrontation, Verstärkung und psychodramatisches Spiel kombiniert. Kontakte der Teilnehmer außerhalb der Gruppensitzungen werden interessanterweise oft mindestens toleriert, wenn nicht gar gefördert.

Stationäre Psychotherapie im Alter

Die Schaffung stationärer gerontopsychosomatisch-psychotherapeutischer Behandlungsmöglichkeiten in entsprechenden Krankenhäusern und Abteilungen ist eine der wesentlichen Aufgaben zur Verbesserung der Regelversorgung alter Menschen in der nahen Zukunft. Dies gilt sowohl für tagesklinische wie vollstationäre Behandlungsplätze. Derartige Behandlungseinheiten von sinnvollerweise 8 bis 16 Betten/Plätzen sollten in einem gerontologischen Zentrum mit der geriatrischen Akutklinik, den gerontopsychiatrischen Institutionen, den Beratungsstellen und der stadtteilbezogenen Sozialarbeit vernetzt sein, um möglichst effektive Kommunikationswege zu schaffen. Insbesondere der Vorteil der gemeinsamen Behandlung in einem ambulant-stationär-ambulanten Gesamtbehandlungsplan garantiert bei stimmigen Indikationen einen hohen positiven Outcome auch bei schweren akuten (Körper-) Symptombildungen durch fokaltherapeutisch konzipierte stationäre Behandlungen.

――――― Fallbeispiel ―――――

So litt beispielsweise eine mobile, geistig rege, verheiratete 72jährige Patientin seit zwei Jahren unter der Angst, sich beim Trinken zu verschlucken und in Gesellschaft lächerlich zu machen. Die Folge waren soziale Isolierung mit konsekutiver depressiver Stimmung und eine ständig gefährdete Stoffwechseleinstellung des insulinpflichtigen Diabetes mellitus. Nach einer organischen Abklärung (Internist/Geriater, HNO-Arzt, Neurologe, Röntgen) konnte mit der Patientin im Rahmen diagnostisch-therapeutischer Gespräche in der Institutsambulanz ein Fokus herausgearbeitet werden, der insbesondere ihre (vorbewußten) Ängste vor Hilflosigkeit und Abhängigkeit einstellte. Auslöser für ihre Ängste war eine TV-Sendung, in der ein von der Patientin bewunderter Altstar ihrem Eindruck nach deutliche Artikulationsstörungen zeigte und sich damit der Gefahr der Lächerlichkeit preisgab. Lebensgeschichtlich stand der genannte Fokus in Verbindung mit einem Selbstkonzept von Autonomie und Tüchtigkeit, während sie einmal im Erwachsenenleben »Lehrgeld« bezahlt habe, als sie die Kontrolle aus der Hand gegeben habe.
Im Verlauf der sechswöchigen stationären psychoanalytisch orientierten Fokaltherapie (3 Std. Einzeltherapie, 4 Std. Gruppentherapie pro Woche sowie tägliche Visitengespräche) gelang es der Patientin, unter Anerkennung ihrer Kompetenzen den Zumutungen des körperlichen Alternsprozesses (mit den drohenden Verlusten) akzeptierender zu begegnen. Die Schlucksymptomatik und die affektive Störung besserten sich befriedigend. Aufwendige somatische Diagnose- und Behandlungsverfahren mußten nicht mehr eingesetzt werden.

―――

Behandler mit Erfahrung in der Psychotherapie alter Menschen bestätigen alle die überdurchschnittliche **Stabilität** der **Motivation alter Menschen** in Therapieprozessen sowohl in ambulanten wie stationären Settings, wenn über die Therapieziele beiderseitig Klarheit herrscht.

Literatur

Bourque P, Vezina J. An evaluation of depression distortion and coping skills in the elderly. Paper presented at the Association for the Advancement of Behavior Therapy meeting. Toronto, Ontario, Canada 1981.

Burner M. L'abord psychothérapeutique du malade âgé. Fortbildungskurse Schweiz. Ges Psych, Vol. 3. Basel, New York: Karger 1970; 61-75.

Colarusso CA, Nemiroff RA. Clinical implications of adult developmental theory. Am J Psychiatry 1987; 144: 1263-70.

Cooper B, Sosna U. Psychische Erkrankungen in der Altenbevölkerung. Nervenarzt 1983; 54: 139-49.

Deutsch H. Psychoanalyse der weiblichen Sexualfunktionen. Wien: Internationaler Psychoanalytischer Verlag 1925.

Dilling H. Zur Notwendigkeit psychotherapeutischer Interventionen zwischen dem 50. und 80. Lebensjahr. Vortrag Weltkongreß für Gerontologie, Hamburg 1981.

Dilling H, Weyerer S, Castell R. Psychische Erkrankungen in der Bevölkerung. Stuttgart: Enke 1984.

Erikson EH. The problem of ego identity. J Am Psychoanal Assoc 1956; 4: 56-121.

Fichter MM. Verlauf psychischer Erkrankungen in der Bevölkerung. Berlin, Heidelberg, New York: Springer 1990.

Freedman AM. Psychosoziale und psychotherapeutische Maßnahmen bei älteren depressiven Patienten. In: Der Alte Mensch als Patient. Kielholz P, Adams C (Hrsg). Köln: Deutscher Ärzte-Verlag 1986.

Fry PS. Cognitive training and cognitive-behavioral variables in the treatment of depression in the elderly. Clinical Gerontologist 1984; 3: 25-45.

Heuft G. Bedarf es eines Konzeptes der Eigenübertragung? Forum Psychoanal 1990; 6: 299-315.

Heuft G. Psychoanalytische Gerontopsychosomatik – Zur Genese und differentiellen Therapieindikation akuter funktioneller Somatisierungen im Alter. Psychother Psychosom Med Psychol 1993; 43: 46-54.

Hildebrand HP. Psychotherapy with older patients. Br J Med Psychol 1982; 55: 19-28.

Hoyer WJ. Application of operant techniques to the modification of elderly behavior. Gerontologist 1973; 13: 18-22.

Lehr U, Dreher D. Determinants of attitudes toward retirement. In: Adjustment to retirement. A Cross-national study. Havighurst R, Munnichs B (eds). Assens 1969; 116-37.

Linden M, Förster R, Oel M. Verhaltenstherapie in der kassenärztlichen Versorgung. Eine versorgungsepidemiologische Untersuchung. Verhaltenstherapie 1993; 3: 101-11.

Liptzin B. Psychotherapy with the elderly: a Eriksonian perspective. J Geriatr Psychiatry 1985; 18: 183-203.

Moore JT, Christenson RM. Significance of premorbid adjustment and psychotherapy in selected case studies. Int J Aging Hum Dev 1988; 26: 117-84.

Peth PR. Rational-emotive therapy and the older adult. J Cont Psychother 1974; 6: 179-84.

Radebold H. Der psychoanalytische Zugang zu dem älteren und alten Menschen. In: Psychotherapie mit älteren Menschen. Petzold HG, Bubolz E (Hrsg). Paderborn: Junferman 1979; 89-108.

Richards WS, Thorpe GL. Behavioral approaches to the problems of later life. In: The clinical psychology of aging. Storandt M (ed). New York: Plentum 1978; 253-76.

Ritter-Vosen X. Verhaltenstherapie mit älteren Menschen. In: Psychotherapie mit älteren Menschen. Petzold HG, Bubolz E (Hrsg). Paderborn: Junferman 1979; 311-28.

Schumacher W. Psychische Veränderungen des höheren Lebensalters aus der Sicht des Psychoanalytikers. Aktuel Gerontol 1973; 3: 275-80.

Thomae H. Theory of aging and cognitive theory of personality. Human Development 1970; 13: 1-16.

Wächtler C, Block U (Hrsg). Gerontopsychiatrische Tageskliniken in der Bundesrepublik Deutschland. Hamburg: Druckerei AK Ochsenzoll 1991.

Werner H, Dittberner H. Geriatrische Tageskliniken und Gerontologische Beratungsstellen in der Bundesrepublik Deutschland. Frankfurt: Cassell-Riedel Pharma 1993.

Wertheimer J, Lobrinus A. Psychotherapie neurotischer Störungen beim alten Menschen: eine neue Öffnung ins Leben. Z Gerontol 1981; 14: 22-33.

Weiterführende Literatur

Heuft G, Kruse A, Nehen HG, Radebold H (Hrsg). Interdisziplinäre Gerontopsychosomatik. München: MMV Medizin Verlag 1994.

Heuft G, Marschner C. Psychotherapeutische Behandlung im Alter – state of the art. Psychotherapeut 1994; 39: 205-19.

Radebold H. Psychodynamik und Psychotherapie Älterer. Berlin, Heidelberg, New York: Springer 1992.

6.3.5 Psychotherapie von Folteropfern

Brigitta Bühring

Bei der Beschäftigung mit schwer traumatisierten Patienten geht es um die Begegnung mit etwas Unerträglichem, auch von uns zutiefst Gefürchteten und Abgewehrten, um Ohnmacht und Hilflosigkeit, um »die Furcht vor dem Zusammenbruch«, von der Winnicott (1974) in seinem posthum erschienenen Aufsatz spricht, um den drohenden psychischen Tod. Es sei hier eine Definition vom Trauma von Victoria Hamilton (1989) eingefügt, die sich an die Gegenübertragung anlehnt:

> **Definition**
>
> Das Wort »**Trauma**« sollte Reaktionen auf Ereignisse vorbehalten sein, die in den meisten von uns intensives Entsetzen, ein Gefühl des Grauens und häufig das Gefühl von Abscheu und Abwenden hervorrufen. Wir möchten lieber nicht wissen und nicht hören.

Es gibt drei **Gegenübertragungskomponenten**, die den Bericht über diese Patienten erschweren können:

- Die erste ist Qual, wie sie sonst nur bei Patienten mit Malignomen oder schweren narzißtischen Störungen auftreten kann.

- Zweitens ist dies ein starkes Bedürfnis, die Intimität der Patienten, aber auch der therapeutischen Beziehung zu schützen, und zwar einmal wegen der schrecklich beschämenden Niederlagen, die diese Patienten erleben mußten, dann aber auch wegen der großen emotionalen Nähe, die gerade im Umgang mit ihnen entsteht.
- Drittens ist es die Versuchung, den abgewehrten Zorn der Patienten aufzunehmen und in einen Ton von Vorwurf und Anklage zu verfallen, der in der Regel Abwehr mobilisiert.

> **Definition**
>
> Folgerichtig definieren Laplanche und Pontalis (1994) das **Trauma** folgendermaßen: »Ereignis im Leben des Subjektes, das definiert wird durch seine Intensität, der Unfähigkeit des Subjekts, adäquat darauf zu antworten, die Erschütterung und die dauerhaften pathogenen Wirkungen, die es in der psychischen Organisation hervorruft.«

Ich werde hier nicht das ganze Schreckensarsenal der modernen Folter eröffnen, sondern verweise auf die entsprechenden Veröffentlichungen von Amnesty International (ai 1983, 1985; Keller 1981). Die häufigsten Mißhandlungen unserer Patienten sind – außer der Erzeugung schwerer Mangelzustände und extremer Demütigung – Schläge in allen Variationen (aufgehängt, mit Knüppeln usw., aber auch Sandsäcken [stumpfe Traumen!], Falanga [Schläge auf die Fußsohlen], Elektroschocks, sexuelle Mißhandlungen sowie das Mitansehen von Folterungen und Gefolterten). Die Patienten, auf die sich meine Erfahrung bezieht, stammen zumeist aus dem vorderen Orient (Iran, Türkisch Kurdistan, Türkei) und aus Lateinamerika (Argentinien, Chile). Sie wurden gesehen bei Untersuchungen im Rahmen einer Flüchtlingsinitiative, von Poliklinik und Praxis, bei Untersuchungen für Atteste, Kassen- und Gerichtsgutachten, bei Krisenintervention, Kurz- und Langzeittherapien oder im Rahmen von Supervisionen und kollegialen Gesprächen.

Der Begriff des Traumas

In Freuds Schriften trat die Realität des Traumas immer mehr in den Hintergrund. Zwar wurde er durch die Kriegs- und Unfallneurosen immer wieder an diese Realität erinnert, doch ist die klassische Psychoanalyse im wesentlichen eine Psychologie neurotischer Phantasien und innerer Konflikte. Das Ich, von dem in den frühen Schriften die Rede ist, ist das Ich vor Einführung der Strukturtheorie und vor Einführung des Narzißmus.

Keilson (1979) führte den Begriff der **sequentiellen Traumatisierung** ein im Sinne von mehreren aufeinander folgenden traumatisierenden biographischen Abschnitten. Massud Khan (1977) prägte den Begriff des **kumulativen Traumas** im Sinne einer Häufung von Ereignissen, die für sich genommen nicht unbedingt traumatisch wirken müssen, es jedoch durch die Summierung tun. Bettelheim (1982) schließlich spricht im Hinblick auf die KZ-Erfahrungen in der NS-Zeit von Extremsituation, woher Grubrich-Simitis (1984) den Begriff der **Extrem-Traumatisierung** herleitete. Unsere Patienten sind stets kumulativ beziehungsweise sequenziell, wenn nicht extrem traumatisiert. Es gibt eine Vorgeschichte von persönlicher Neurose, von politischer Verfolgung, von Haft und Folter und schließlich von Exil, wobei jedes Exil zunächst depressive und paranoide Tendenzen verstärkt. Die Patienten erleben das Exil zuweilen als eine Fortsetzung der Verfolgung. Hinzu trat in jüngster Zeit noch die schwere Wertkrise durch den Zusammenbruch des Ostblocks, da viele Patienten für den Sozialismus in irgendeiner Gestalt aufopfernd gekämpft hatten.

Phänomenologie des posttraumatischen Syndroms

Über die Phänomenologie des posttraumatischen Syndroms besteht über die Zeit hinweg und weltweit Übereinstimmung; allenthalben wurde die verstärkte Neigung zu Ängstlichkeit und Depressivität oder Aggressivität gefunden, eine entschiedene Verdrängungstendenz, zum Teil mit Gefühlsabsperrung, schweren Schuld- und Unwertgefühlen, verstärkter Suizidalität oder einer sonstigen Tendenz zur Selbstaufgabe. Hinzu treten Erschöpfung, multiple funktionelle

Störungen und eine erhöhte Krankheitsneigung. Ursachen und Symptome werden jedoch je nach Schulrichtung unterschiedlich geordnet und gedeutet. So bietet die Lerntheorie das **Konzept** der **Konditionierung** an, das für Einzelphänomene eine brauchbare Erklärung bereithält, so zum Beispiel für die Erhöhung der Herzfrequenz der früheren Opfer des Bombenkrieges beim Anhören der Alarmsirenen. Farber, Harlow und West (1957), die die Heimkehrer des Korea-Krieges untersuchten, die einer sogenannten Gehirnwäsche unterzogen worden waren, isolierten als verursachende Faktoren die **drei D**:
- Dependency (Abhängigkeit)
- Debility (Schwäche)
- Dread (Schrecken)

Diese drei Faktoren werden aber auch allenthalben immer wieder spontan zur Manipulation von Kindern im Rahmen einer autoritären Erziehung neu erfunden.

Die Streßforschung im Gefolge von Selye bietet das **Modell** der **Einwirkung** von **Belastungsfaktoren** unterschiedlicher Stärke und Dauer mit abgestuften Reaktionen darauf in Abhängigkeit von den Bewältigungsmöglichkeiten der Individuen an. Hierbei wird die biologische Dimension, zum Beispiel zentralnervöse und endokrinologische Wirkfaktoren, in den Vordergrund gerückt, ohne daß bereits im Detail aufgeklärt wäre, wie etwa seelische Belastungen ins Somatische übersetzt und wie und wo belastende Erfahrungen gespeichert werden.

Die drei Stufen der Anpassungsreaktionen sind:
- die Alarmreaktion, angelehnt an unser Kampf-Flucht-Repertoire
- die Widerstandsphase mit ihrer psychophysiologischen Alarmbereitschaft
- das posttraumatische Syndrom

Das posttraumatische Syndrom gehört nach dieser Auffassung zur chronischen Verhaltensänderung (oder zur Phase der Erschöpfung). Diese dritte Stufe der Anpassungsreaktion dauert über die Einwirkung der Belastung hinaus, während die erste und die zweite Stufe reversibel sind. Die Forschungsergebnisse samt der schädlichen Auswirkungen auf die zweite Generation konnten in Tierversuchen mit Ziegen reproduziert werden.

Streng freudianische Analytiker sehen im posttraumatischen Syndrom immer noch ein Festhalten an **Selbstbestrafungstendenzen** wegen **infantil-sexueller Wünsche**, die unter der Folter kompromißhaft in Erfüllung gegangen sein sollen. Nun gibt es in den Militärgefängnissen zweifellos Konstellationen, die wie eine Realisierung hochpathologischer Phantasien anmuten und geeignet sind, entsprechende Phantasien und Konflikte in den Opfern zu mobilisieren. Eine kritiklose Übertragung neurosenpsychologischer Modelle auf reale Traumen und ihre Generalisierung hat aber meines Erachtens ihrerseits etwas Gewaltsames. Will man eine solche Selbstbestrafung wegen infantil-sexueller Wünsche auch für die oben erwähnten Laboratoriumsziegen annehmen? Ähnliches scheint mir auch für das Konzept der **Regression** zu gelten. Ist es wirklich angemessen, von einem Menschen, der nur noch die Möglichkeit besitzt, durch Stillhalten eine unerträgliche Situation zu überstehen, zu sagen, er sei auf die Stufe eines Kleinkindes regrediert? Das Modell der Regression, bei dem man bildlich gesprochen wie mit einer Drahtseilbahn entwicklungsgeschichtlich frühere Stadien aufsucht, verleugnet unter Umständen den Bruch, die Zerstörung. Um im Bild zu bleiben: Nach einem extremen Trauma ist das Drahtseil gerissen, die Gondel abgestürzt.

> Bei schweren Traumen geht es um einen Angriff auf die gesamte psychophysiologische Existenz des Menschen. Betroffen ist nicht nur das Ich, und das Agens ist nicht nur der Schmerz; Mediziner erfahren ja, daß Patienten, die schwerste Schmerzen erlitten, keineswegs alle schwer traumatisiert wirken. Sondern es geht um den Kontext, es ist der zugefügte Schmerz in zerstörerischer Absicht unter extrem schwächenden und demütigenden Bedingungen.

Ich möchte hier zwei andere Modelle zur Erklärung heranziehen und zur Diskussion stellen. Einmal das Konzept vom **Übergriff**, das Winnicott (1949, 1974) eingeführt hat. Kurz gesagt ist nach seiner Vorstellung ein Übergriff eine Einwirkung der Umwelt, die beim Individuum Reaktionen in einem Ausmaß erzwingt, die es ihm nicht mehr gestatten, sein Gefühl von Kontinuität des Seins und der Identität aufrechtzuerhalten; es entsteht ein Bruch.

Sehr hilfreich zum Verständnis finde ich auch den neueren selbstpsychologischen Ansatz und die Ergebnisse der Narzißmusforschung von F.-W. Deneke (1989), Denecke und Müller (1985) sowie Deneke und Hilgenstock (1988), die hier nur sehr gerafft dargestellt seien. Deneke faßt das **Selbst als autoregulatives System** auf, das sich mittels verschiedener Regulationsmechanismen auf unterschiedlichem Organisationsniveau einstellt und in einem dynamischen Prozeß, der jedoch von einem kontinuierlichen Identitätsgefühl getragen wird, immer wieder eine Homöostase anstrebt. Dieses **Gleichgewicht** ruht auf vier **Säulen**:

- Triebruhe, das heißt die Erfüllung körpernaher Bedürfnisse
- Sicherheitsgefühl mit den drei Komponenten verläßliche Objektbeziehungen, kognitive Orientierungsgewißheit und Handlungskompetenz
- Selbstwertgefühl (Wahrung von Selbstachtung, Anerkennung durch andere, Übereinstimmung mit eigenen Wertvorstellungen)
- ein Gefühl von Sinnhaftigkeit des eigenen Lebens

Betrachtet man die Methoden von Folter und Verfolgung, so ist ersichtlich, daß dabei systematisch versucht wird, diese vier Säulen des psychischen Gleichgewichts zu untergraben. In Anlehnung an dieses Konzept möchte ich folgende Definition von Trauma vorschlagen:

Definition

Ein **Trauma** ist der in zerstörerischer Absicht herbeigeführte Zusammenbruch des Gleichgewichts des Selbst, der die Regulationsmechanismen vorübergehend außer Kraft setzt und in der Folge zunächst eine Homöostase auf labilerem Niveau erzwingt. Im Extremfall erfolgt ein Bruch im Identitätsgefühl.

Diese Definition versucht der Anregung von Benyakar, Kutz et al. (1987) Rechnung zu tragen, daß in einem Konzept von Trauma die »Vorstellung von Zusammenbruch und Zerreißen einer Kontinuität« enthalten, daß es die »Bedeutung eines irreparablen Risses in Selbst und Realität einfangen sollte.« Ich hoffe auch, durch diese Definition der Inflationierung des Begriffes Trauma entgegenzuwirken.

Folgen traumatischer Situationen

Als unmittelbare Auswirkung der traumatischen Situation erfolgt, abgesehen von Bewußtlosigkeit und Verletzungen, vorübergehend oder über die Zeit hinweg das allmähliche **Verschwinden jeglichen positiven Gefühls**, zumal Erholung und Wiederaufrichtung des Selbst systematisch verhindert werden. Das Ausmaß des Verlustes ist abhängig von persönlichen Ressourcen und verbliebenen Hilfsquellen. So werden Häftlinge zuweilen getragen von der Solidarität der Gruppe der Mithäftlinge; das Gruppengefühl dient der Abwehr gegen die Vernichtung. In der Einzelhaft bedeutet das Lösen von selbstgestellten intellektuellen Aufgaben oder das liebevolle Interesse für ein Kleintier in der Zelle unter Umständen eine Überlebensstrategie. Im extremen Fall versiegen jedoch diese Quellen; es gibt nicht einmal mehr tröstliche Träume, sondern nur noch, wie bei anderen schweren narzißtischen Störungen auch, Angstträume. Freundliche Erinnerungen werden nicht mehr mobilisiert, um nicht weich zu werden, der Rettung wert erscheinen nur noch andere oder anderes. Der körperliche Zusammenbruch durch Mangel und überwältigenden Schmerz und der Zusammenbruch der Abwehr ermöglichen offenbar die projektive Identifizierung des Täters mit dem Opfer oder, anders ausgedrückt, die **Introjektion** von **Haß** und **Vernichtung** des Täters durch das Opfer (Becker 1992, S. 191, 210). Das Opfer fühlt sich wie eine von einem Usurpator eroberte Stadt. Im Extremfall geben sich die Menschen auf, sehnen den Tod oder Wahnsinn herbei oder verfallen in völlige Apathie (**Muselmansyndrom**; Bettelheim 1977).

Nach der Entlassung stellt sich, abgesehen von möglicher körperlicher Verschrtheit, zunächst oft ein labiler Zustand ein im Sinne des »**bedrohten Selbst**« (Deneke 1989) mit Angst, Unruhe, Reizbarkeit, Schlafstörungen, Alpträumen und vitaler Schwäche. Charakteristisch ist die schlagartige Vergegenwärtigung (»*flashback*«) der Haft- und Foltersituation durch assoziative Auslöser wie Schlüsselrasseln, Türenschlagen, Stiefelschritte, Kellergeruch. Es setzt eine intensive Anstrengung ein, durch Verdrängung der drohenden Überwältigung Herr zu werden.

Im weiteren Verlauf bildet sich das bereits erwähnte **posttraumatische Syndrom** aus. Die

Entlassenen bleiben an die Mithäftlinge und die Toten gebunden, denen sie sich näher fühlen, als den oft verständnislosen Mitmenschen. Auch **Schuld**- und **Verpflichtungsgefühle** spielen eine große Rolle, häufiger offenbar wegen des bösen Introjekts (s. oben) als wegen realer Schuld. Die archaische Phantasie, auf Kosten anderer zu leben, scheint hierbei ebenfalls eine Rolle zu spielen, sowie der Versuch, durch Wiedergutmachung und Übernahme von Verantwortung ein Stück Bemeisterung zu erlangen (Becker 1992, S. 248).

Mir scheint, daß der Mitgefangene und Tote aber auch im Sinne des Doppelgänger- oder Zwillingsphänomens gelegentlich zum Träger des eigenen unintegrierbaren Leidens und psychischen Sterbens wird, das in ihm betrauert werden kann. Die Schamgefühle sind Folgen der schrecklichen Demütigung, aber auch der Tatsache, daß die Opfer sich den Zusammenbruch als Versagen anrechnen. Sie fühlen sich elend und schlecht. Sie wirken wie infiziert durch den Täter. Die Identifikation mit dem Aggressor, das Sich-gleich-Machen zur Abwehr der Opferposition scheint mir dagegen eher bei der Erziehung von Soldaten und Polizisten zu Folterern und bei Häftlingen zu Kollaborateuren eine Rolle zu spielen. Die Täter fühlen sich in der Regel »gut«, mächtig, siegreich, autorisiert und sanktioniert durch eine herrschende Ideologie oder Religion. Aufgefallen ist mir bei Haftentlassenen noch eine heraufgesetzte Angstschwelle bis hin zu einem kleinen Unverletzbarkeitswahn, der sie in Gefahr bringen kann, vielleicht aber auch der Abwehr der erlebten Ohnmacht dient.

Verarbeitungsmodi

Grundgesten

Klinisch-psychologisch fallen zwei Grundgesten auf, wie sie bereits in Alexanders Modellvorstellung der auto- und alloplastischen Verarbeitung erscheinen und die vermutlich aus dem Flucht-Kampf-Repertoire erwachsen: Ich nenne sie den depressiven und den paranoiden Gestus:

Der **depressive Typ** verhält sich autoaggressiv, selbstbezichtigend, selbstbestrafend, selbstaufopfernd. Er macht sich über seine Zuständigkeit hinaus verantwortlich, bleibt oft an die Opferrolle fixiert, leidet, ist im Extremfall suizidal. Er schützt am meisten die für ihn wichtigen Objektbeziehungen und -repräsentanzen. Schwäche, Schuld, Trauer, Fürsorge kann er integrieren, am meisten abgewehrt sind aggressive Anteile.

Der **paranoide Typ** verhält sich aggressiv, reagiert heftig auf jeden vermeintlichen Angriff, fast so, als sei die stattgehabte Verletzung noch rückgängig zu machen. Fühlt er sich bedroht, mobilisiert er quasi die Wut der letzten Bastion, wird unter Umständen sogar zum Täter in seinem Lebensbereich und macht andere leiden. Im Extremfall gibt es schwere aggressive Durchbrüche. Er schützt am meisten sein bedrohtes Selbst. Aggressive, selbstbehauptende Anteile kann er integrieren, am meisten abgewehrt sind Gefühle von Unzulänglichkeit, Schuld, Depression, Abhängigkeit.

Freiwillig in Therapie begibt sich eher der depressive Typus, während der paranoide Typ eher sozial auffällig wird. Man erfährt von ihm durch Frauenhäuser, Familienberatungsstellen, Gerichtsauflagen, psychiatrische Polikliniken usw. Oder er kehrt so rasch wie möglich in den politischen Kampf zurück.

Somatische Verarbeitung

Die ursprünglich funktionelle Begleitsymptomatik von Angst, Erregung oder Erschöpfung verselbständigt sich mit zunehmender Verdrängung und Affektisolierung. Oder sie organisiert sich um zu bekannten psychosomatischen Syndromen wie der Herzneurose, chronischen Schmerzzuständen, funktionellen Oberbauchsyndromen usw. Ein erhöhtes Krankheitsrisiko für schwere Psychosomatosen, auch für Malignome, scheint statistisch nachweisbar. Man denke aber auch stets an mögliche Spätfolgen der Mißhandlungen, zum Beispiel an Drucksymptome bis hin zu Nekrosen durch bindegewebig umorganisierte Hämatome.

Narzißtische Regulationsmodi

Von den vier Hauptformen der Selbstorganisation, wie Deneke (1988, 1989) sie beschreibt, wurde die des »**bedrohten Selbst**« mit Angst, Ohnmacht und Unwertgefühlen, schwindender Hoffnung usw. als erste Stabilisierung auf niedrigerem, labilem Niveau bereits erwähnt. Von der Konfiguration des »klassisch-narzißtischen Selbst« im Sinne von Grandiosität ist mir bei meinen Patienten nur die Komponente »**Mobilisierung narzißtischer Wut**« beim paranoiden Typus begegnet. Dagegen scheint der Modus des »**idealistischen Selbst**« häufig vertreten, offenbar auch als prätraumatische Persönlichkeitsstruktur, besonders bei idealistischen Kämpfern für eine gerechtere Gesellschaftsordnung. Allerdings ist dieser Regulationsmechanismus unter den Bedingungen des Exils zusätzlich erschwert. Der Modus des »**hypochondrischen Selbst**« ist mit der Komponente der Bindung von Vernichtungsängsten durch körperbezogene Symptome als somatische Verarbeitungsform vertreten.

Symbolische Verarbeitung

Eine sehr reife Form der Verarbeitung und Reintegration der Persönlichkeit ist die **künstlerische Verarbeitung**, besonders die sprachliche, wie sie sich in Liedern, Gedichten, Zeugnissen und Berichten der Betroffenen niederschlägt. Sie ist aber bei großer Depressivität zunächst oft blockiert. Die sprachliche Verarbeitung ist ja auch Teil der Psychotherapie und dient dem Wiederaufbau der Ich-Funktionen. Bei manchen Betroffenen werden traumatische Erinnerungen zudem anscheinend umgewandelt zu Angstsignalen, die die Gefahr des Verlustes des psychischen Gleichgewichts anzeigen.

Verarbeitung zwischen den Generationen

Bei einem schweren, unbearbeiteten Trauma scheint die Weitergabe an die nächste Generation die Regel zu sein; dieser tragische Sachverhalt ist in neuerer Zeit besonders von Dan Bar-On (1993) und von Ilany Kogan (1993, 1996) aufgeklärt worden. Mir scheint eine Vermittlung der wahren Befindlichkeit traumatisierter Mütter auf humoralem Wege intrauterin durchaus denkbar. Diese Teilhabe setzt sich nach der Geburt emotional fort infolge fehlender Abwehr und früher Introjektion. Später treten Faktoren hinzu wie mangelnde emotionale Verfügbarkeit der Eltern, das quälende Schweigen, die Funktion der Kinder als Selbstobjekt der geschädigten Eltern mit entsprechenden Folgen für die Autonomieentwicklung, das Entgegenkommen der Kinder, um die Eltern zu verstehen oder zu retten, wobei sie oft zu Trägern der abgewehrten Affekte der Eltern (Wut oder Depression) werden. Die zweite Generation internalisiert das böse Introjekt der Eltern, ohne dies als Fremdkörper erkennen zu können. Bedroht in der Sicherheit ihrer Objektbeziehungen sind die Kinder auch, wenn sie die abgelehnten Selbstanteile der Eltern verkörpern oder an die unerträgliche Niederlage erinnern. Bedrohlich ist ferner die Tatsache, daß traumatisierte Eltern gelegentlich unter dem Wiederholungszwang zur Reinszenierung der traumatischen Situation neigen – unbewußt, um endlich eine Lösung, einen Ausweg zu finden. Dadurch können die Kinder in reale Gefahr geraten.

> Die Überwindung eines schweren Traumas ist die Arbeit von Generationen.

Therapie

Vielleicht ist aus der Schilderung der Traumafolgen und der verschiedenen Verarbeitungsweisen schon hervorgegangen, daß es verschiedene therapeutische Ansätze und Zielvorstellungen geben kann. Das Vorgehen ist außerdem abhängig von der Konstellation, in der man auf die Flüchtlinge trifft, zum Beispiel:

▸ **Im Lager**
Hier kann es darum gehen, die Erstarrung nach dem noch relativ frischen Trauma zu durchbrechen, einzeln oder in der Gruppe Trauerprozesse in Gang zu bringen, sinnvolle Tätigkeiten zu initiieren und das soziale Klima im Lager zu verbessern.

▸ **Bei einer Flüchtlingsinitiative**
Hier geht es zunächst oft zum sozialtherapeutische Maßnahmen, zum Beispiel Hilfe bei Behörden, bei der Suche nach einem Rechtsanwalt usw., sowie um ein Stück praktische Solidarität, die die Basis für weitere therapeutische Maßnahmen schaffen kann.

▸ **In einer Beratungsstelle**
Hier werden oft Familienprobleme sichtbar, zum Beispiel die Delegation von verschiedenen

Faktoren der traumatischen Reaktion an verschiedene Familienmitglieder, Exilprobleme wie der Konflikt zwischen Anpassung und Bewahrung der Identität, die Entwertung des Vaters und der alten Kultur, die veränderte Stellung der Frau, die Versuchung durch die Konsumgesellschaft bei den Jugendlichen in relativ schlechter sozialer Postion.

▶ **In einer Ambulanz**
Hier stellt sich die Frage nach Diagnose und Indikation. Erwähnenswert scheint mir, daß jede tiefergehende therapeutische Maßnahme, wie jedes längere Exil, die Patienten ihrer Kultur ein Stück weit entfremdet. Daher sollte man versuchen, sich ein Bild von den Verarbeitungsmöglichkeiten der Patienten zu machen. Diese sind zum Beispiel bei Frauen aus Kulturen, in denen ihre Autonomieentwicklung unterbunden wird und die in Abhängigkeitsbeziehungen leben, unter Umständen sehr begrenzt.

▶ **In einer Praxis**
Die Patienten suchen zunächst meist einen Praktiker auf wegen körperlicher Beschwerden. Die Betroffenen berichten von sich aus kaum von ihren Traumen; diese muß man bei gewissen Verdachtsmomenten (Symptomatik, Herkunftsland usw.) erfragen. Nach sorgfältiger körperlicher Abklärung könnte man dann versuchen, den Patienten für eine Psychotherapie zu motivieren. Die medizinischen Kollegen seien eindringlich zur Vorsicht ermahnt, und dazu, sich zu informieren. Allein durch die Aufforderung, sich für die Untersuchung auszuziehen, oder durch den Versuch, Elektroden anzulegen, kann man bei diesen Patienten Panik hervorrufen! Als niedergelassener Psychotherapeut ergibt sich die Zusammenarbeit mit dem Hausarzt von selbst.

▶ **In einer Klinik**
Abgesehen von rein körperlichen Erkrankungen käme ein Aufenthalt in einer psychosomatischen Klinik in Betracht, sofern sich der Patient überhaupt darauf einlassen kann, sich in eine Institution zu begeben (»Knast«-Assoziation). Man sollte dann auch vorsichtige physiotherapeutische Maßnahmen versuchen. Oft haben sich die Patienten ihrem Körper als einer Quelle ihrer Schmerzen entfremdet und müssen ein normales Körperempfinden erst wieder lernen.

Vorsicht mit Versuchen, über den körperlichen Zugang die oft fragile Abwehr zu unterlaufen, sofern man nicht sicher ist, die möglichen Folgen auffangen zu können!

Des weiteren ist das therapeutische Vorgehen von folgenden Faktoren abhängig:
▶ **Soziale Situation**
Sind die Fragen von Aufenthalt, Unterhalt, Versicherung etc. geklärt? Eine längerfristige Psychotherapie ist erst möglich, wenn sich die äußere Situation der Patienten stabilisiert hat.

▶ **Sprachliche Situation**
Sprechen der Therapeut und der Patient nicht eine gemeinsame Sprache, so erhebt sich die Frage nach einem für beide Seiten akzeptablen Dolmetscher. Dies ist zwar ein Parameter, aber nicht immer ein Hindernis. Eine Langzeittherapie würde ich unter diesen Bedingungen jedoch nicht beginnen wollen.
Spricht der Patient dagegen hinlänglich deutsch, sollte der deutsche Therapeut sich darin üben, einfach und klar zu sprechen, nur bei besonderen Voraussetzungen zu abstrahieren und sonst sich eher bildlich auszudrücken, Sprichwörter und Gleichnisse zu verwenden, statt einer Deutung eventuell eine Geschichte zu erzählen, in der der Sinn der Deutung verborgen ist. Das wirkt auch der Gefahr der Schulmeisterei wohltuend entgegen.

▶ **Beziehungen des Patienten am Ort**
Hat er hier Angehörige, Freunde, Landsleute, eine vertraute Gruppe? Oder nur die durch Mißtrauen und Aggressivität gekennzeichnete Lagersituation? Angehörige oder befreundete Landsleute bewältigen Krisensituationen oft besser als Professionelle, etwa durch Aufnahme in die Familie und durch emotionales Auffangen, durch Beistand bei Schreckensnachrichten aus der Heimat oder sonstigen Konflikten wie etwa dem Kampf mit Racheimpulsen, wenn jemand hier einen seiner Peiniger wiedergetroffen hat. Der Einsatz dieser Landsleute ist bewundernswert.

Ideale **Voraussetzungen** beim **Therapeuten** umfassen:
▶ **Verankerung** des **psychosomatischen Ansatzes**. Einseitig körperliche Behandlung zementiert die Verdrängung, einseitig psychologische Sicht wird möglichen psychosomatischen

Syndromen unter Umständen nicht gerecht und übersieht Spätschäden.

▸ Ein **undogmatisches, diskursives, kritisches Denken**, die Bereitschaft, sich durch Fremdes und Neues gleichsam immer erneut zu triangulieren, die Fähigkeit, Unsicherheit auszuhalten. Die Bereitschaft, Vorstellungen der eigenen Schicht und Kultur von einem anderen Standpunkt aus zu betrachten und diejenigen der Patienten anderer kultureller Zugehörigkeit zu verstehen.

▸ Eine möglichst tiefe **Vertrautheit mit eigenen** frühen oder sonstigen **Traumen**, den dazugehörigen Befindlichkeiten, Bedürftigkeiten, Selbstobjektbeziehungen und Abwehrformationen. Ein Therapeut, der die eigene narzißtische Störung nicht bearbeiten konnte, seine Depression und Gefühle von Ohnmacht und Hilflosigkeit abwehren muß, wird die Zerstörung der Patienten nicht wirklich an sich heranlassen.

▸ Die Fähigkeit, extreme **Gegenübertragungsgefühle zuzulassen** (Qual, Nähe). Andererseits ein funktionierender Selbstschutz und die Fähigkeit, selbsterhaltende und libidinöse Anteile festzuhalten.

▸ Die **Durchbrechung** unserer hiesigen kollektiven **Verleugnung** des **Todes**; man kann das viele Sterben und die vielen Toten, die die Repräsentanzenwelt der Patienten bevölkern, sonst nicht auf sich nehmen.

▸ Die **Einsicht**, vielleicht einige therapeutische Kompetenz zu besitzen, sonst aber **auf Hilfe angewiesen** zu sein. Sofern wir nicht selbst betroffen oder Landsleute sind, sind wir unwissend bezüglich der Situation von Verfolgung, Haft und Folter und bezüglich der sonstigen Verhältnisse im Heimatland der Patienten.

▸ Ein möglichst **breites psychoanalytisches Wissen**, eigenes Bemühen um kritische Reflexion und Integration. Sodann die Fähigkeit, alles wieder zu vergessen, um zu sehen, was einem bei diesen Patienten entgegenkommt; nach Bion (1970) »einen **gedächtnislosen** und **wunschlosen Zustand anstreben**, einen Zustand des Unerkennbaren, der der Ausgangspunkt der Erkenntnis ist«.

Zur Psychotherapie im Besonderen

Wichtig ist die Einsicht, daß einige psychoanalytische Konzepte nur modifiziert, bei wachsamer Selbstkontrolle flexibel und funktional verwendbar sind. Das gilt zum Beispiel für Abstinenz und Neutralität. Weiterhin gilt es, folgende Punkte zu beachten:

▸ Eine ausführliche **neurosenpsychologische Untersuchung** ist am Anfang oft gar nicht möglich; entweder man nimmt den Patienten oder nicht.

▸ Die Regelung von **Stundendauer** und **Frequenz** muß der Belastbarkeit des Patienten angepaßt werden.

▸ Das gewohnte **Kompetenzgefälle** ist insofern modifiziert, als der Patient hier in der Regel der Spezialist für Landeskunde und die traumatische Situation ist und wir auf seine Mithilfe angewiesen sind.

▸ Sehr wichtig ist eine **vertrauensvolle Supervision**, zum Beispiel zur Aufklärung der projektiven Identifikation oder eigener Abwehrreaktionen, sowie der Zugang zu Informationen zur Kultur des Patienten (Landsleute, Institute).

▸ Nützlich ist die Erkenntnis, daß man sich unter Umständen mit **begrenzten Zielen** zufrieden geben muß. Es gibt auch eine sequenzielle Annäherung an das Trauma über die ganze Lebenszeit dieser Patienten hinweg, und der Behandler sollte nicht unbedingt von sich erwarten, alles im ersten Anlauf zu schaffen.

Grundsätzliche Ziele müssen sein:
- die Wiederaufrichtung des Selbst und die Stärkung des Ichs
- die Wiederanbindung an die Welt der Objekte
- der Versuch, die zerrissene Kontinuität wieder zusammenzuknüpfen

Das geschieht im wesentlichen durch den Rückgriff auf das frühere Gute, Selbsterhaltende und Libidinöse des Patienten, dessen Verbindung mit dem verbliebenen Guten in der traumatischen Situation – ohne dies hätte der Patient nicht überlebt – und die dadurch bewirkte Erfahrung und Stärkung des gegenwärtigen Guten, von Vertrauen und Hoffnung, in der therapeutischen Beziehung. Als sehr fruchtbar haben sich die therapeutischen Konzepte von Winnicott und Bion (Halten, Containment) erwiesen. Wichtig ist es, zumindest anfangs verstehend und konstruktiv zu deuten. In der Anfangsphase, in der sich eine große Nähe einstellen kann – manche Patienten beginnen gleichsam noch einmal von vorne – ist es nicht angebracht, diese **Übertragung** anzusprechen;

das wird erst wieder im psychischen »Gegenüber« sinnvoll. Das **Wiedererleben** der **Traumen** sollte sich nach den Kräften der Patienten richten. Jeder erneute Einbruch – ein solcher ist manchmal nicht zu vermeiden – bedeutet eine Retraumatisierung, die den Patienten in Beschämung, den Therapeuten in Selbstzweifel und Schuldgefühle stürzen. Diese Schwierigkeit darf aber nicht zur Vermeidung führen.

Jede **Störung** der **Beziehung**, jedes Mißtrauen muß sofort angesprochen werden. Es ist meines Erachtens aber geradezu ein Kunstfehler, den Verfolger absichtlich in die Übertragung zu zerren. Man kann damit alles Erreichte zunichte machen und im Extremfall eine psychotische Dekompensation bewirken. Man erwarte auch nicht zu früh reife Ambivalenz gegenüber dem Therapeuten. Eine gewisse Idealisierung oder leichte Spaltungstendenz hat anfangs die Funktion, das Gute zu schützen. Ein sorgfältiges Durcharbeiten ist jedoch nötig bezüglich des **bösen Introjekts** und der **Aggressionsproblematik** des Patienten, um eine mögliche Fixierung an die Opferrolle zu verhindern. Doch erwarte man auch hier nicht gleich reife Aggressivität. Das böse Introjekt zeigt sich oft gleichsam ungehobelt, in bestürzender archaischer Gestalt, und es kommt alles darauf an, daß die therapeutische Beziehung diese Äußerungen trägt.

Langzeittherapie

Ohne ein hinlängliches Deutsch und ohne eine gewisse Anpassung an hiesige Gepflogenheiten, zum Beispiel Termine einzuhalten, würde ich eine Langzeittherapie nicht auf mich nehmen. Hier werden nach und nach sichtbar:
- das Trauma und die Folgen
- die Familiengeschichte und persönliche Neurose des Patienten
- die kulturelle Prägung

Irritiert vermeinen Patient und Therapeut zu gewissen Zeiten, in dem jeweiligen Gebiet die eigentlichen Ursachen der Erkrankung zu erblicken. Erst nach und nach enthüllt sich das erstaunliche und schicksalhafte Beziehungsgeflecht zwischen diesen Einflußfaktoren. Jeder Faktor bildet eigentlich ein Spezialgebiet. In der Regel sind wir für die Bearbeitung der Neurose am besten gerüstet, müssen aber immer bedenken, daß in anderen Kulturen, explizit und implizit andere Wertvorstellungen und Erziehungsziele angestrebt werden. Für die transkulturelle Dimension sind wir meist am schlechtesten gerüstet. Wie lange wollen, nein, können wir noch in unserer therapeutischen Provinz, auf unserer therapeutischen Höheren-Töchter-Schule verweilen?

Heilungsprognose

Eine Heilung im Sinne von Wiederherstellung des vortraumatischen Zustandes gibt es meines Erachtens bei einem schweren Trauma nicht; eine solche Hoffnung entspringt unserem Wunschdenken oder der Abwehr unserer eigenen Vernichtungsangst. Die Erfahrung des vernichtenden Angriffs und die Prägung dadurch ist unauslöschlich. Wohl aber gibt es Wiederherstellung, bildlich den Wiederaufbau einer zerstörten Stadt, es gibt die Genesung, die Hoffnung, »daß der Baum wieder ausschlägt«, wie ein Patient es ausdrückte.

Die gleichsam normal-pathologische **Verarbeitung** einer **narzißtischen Verletzung** durch Flucht, Verdrängung oder Kompensation hat immer ihren Preis; sie geht einher mit seelischen Verlusten und Selbstzweifeln sowie Störungen der menschlichen Beziehungen, es drohen Erschöpfung oder Erkrankung. Hingegen kann gerade die Annahme der Verletzung den Zugang zu den ursprünglichen Kraftquellen und der Basis der Authentizität ermöglichen. Heilung kann daraus erwachsen, Mangel und Leid zu sich zu nehmen, sich darum zu kümmern. Dies gilt auch für die Heilung einer Gesellschaft. Wir müssen in Hinblick auf unsere eigene Gesundheit aber auch das rechte Maß und die rechte Zeit dafür herausfinden.

Krankheit und Gesundheit der Gesellschaft

Ich sage meinen Patienten oft, daß ich ihre Reaktion im Hinblick auf die wahnwitzige Situation, in der sie sich befunden haben, für völlig angemessen halte, hingegen die sie umgebende Gesellschaft schwer krank finde. Es hat sich für mich mit der Zeit ein Muster von kollektivem Wahn abgezeichnet, der die Bedingung von Verfolgung und Folter zu sein scheint. Bei wachsender sozialer Angst und Kränkung, zum Beispiel durch Bedrohung der ökonomischen Lage oder des kulturellen Identitätsgefühls, scheinen in einer **Gesellschaft Spaltungs-** und **Projektionstendenzen** unter Entbindung enormer Destruktivität zunehmend um sich zu greifen. Die Spaltung, oft schon angelegt in der Gesellschaft selbst oder durch Kolonial- und Blockmächte und angefacht von machtgierigen Politikern und Militärs oder von ausländischen Interessen, polarisiert die Gesellschaft und erzeugt in ihr die wahnhafte Vorstellung, alle Probleme könnten durch die Vernichtung des jeweiligen Gegners gelöst werden. Diese Spaltung, so berichten Betroffene, sei bis in die Familien gedrungen; sie hätten das geistige Klima geradezu irre gefunden. Mir scheint, hier wäre sozialpsychologische Forschung notwendig, um Bedingungen und erste Anzeichen solch kollektiver Wahnbildung erkennen und aufzeigen zu können.

Literatur

ai. Bericht über die Folter. Frankfurt: Fischer TB 1981.
ai. Wer der Folter erlag. Frankfurt: Fischer TB 1985.
Bar-On D. Children as unintentional transmitters of undiscussable traumatic life events. Vortrag auf dem Kongreß „Children, War and Persecution", Hamburg, September 1993. Zuk. in: Facthood of Facts, Manuskript in Vorbereitung.
Becker D. Ohne Haß keine Versöhnung. Freiburg: Kore 1992.
Benyakar M, Kutz I, et al. The collapse of structure. A structural approach to trauma. Unveröffentlichter Aufsatz. Workshop Traumatization and Retraumatization in the Israeli Context. Van-Leer-Jerusalem-Institute 1987.
Bettelheim B. Die Geburt des Selbst. München: Kindler 1977.
Bettelheim B. Individuum und Massenverhalten in Extremsituationen. In: Erziehung zum Überleben. Bettelheim B (Hrsg). München: Kindler 1982.
Bion WR. Attention and Interpretation. London: Tavistock 1970.
Deneke FW. Das Selbst-System. Psyche 1989; 43: 577-608.
Deneke FW, Hilgenstock B. Organisationsformen und Regulationsweisen des Selbst-Systems. Z Psychosom Med Psychoanal 1988; 34: 178-95.
Deneke FW, Müller R. Eine Untersuchung zur Dimensionalität und metrischen Erfassung des narzißtischen Persönlichkeitssystems. Psychother Med Psychol 1985; 35: 329-41.
Farber IE, Harlow HF, West LJ. Brainwashing, conditioning and DDD. Sociometry 1957; 20: 271-85.
Grubrich-Simitis I. Vom Konkretismus zur Metaphorik. Psyche 1984; 38: 1-28.
Hamilton V. The mantle of safety. Winnicott Studies 1989; 4: 70-95.
Keilson H. Sequentielle Traumatisierung bei Kindern. Stuttgart: Enke 1979.
Keller G. Die Psychologie der Folter. Frankfurt: Fischer TB 1981.
Khan MMR. Das kumulative Trauma. In: Selbsterfahrung in der Therapie. Khan MMR (Hrsg). München: Kindler 1977.
Kogan I. Listening to the sound of mute children. Vortrag gehalten auf dem Kongreß »Children, War and Persecution«, Hamburg, September 1993. In: The crie of mute children. New York: University press 1996.
Kogan I. Die Konstruktion des Selbst in der Psychoanalyse der Nachkommen von Holocaust-Überlebenden. Vortrag gehalten auf dem Kongreß »Reparation des psychischen Loch«, Hamburg, Juni 1994. In: The crie of mute children. New York: University press 1996.
Laplanche J, Pontalis JB. Das Vokabular der Psychoanalyse. Bd. 2. 12. Aufl. Frankfurt: Suhrkamp 1994.
Winnicott DW. Birth memories, birth trauma and anxiety. 1949. In: Collecter Papers, Through Paediatrics to Psycho-Analysis. London: Tavistock 1958.
Winnicott DW. Reifungsprozeß und fördernde Umwelt. München: Kindler 1974.
Winnicott DW. Fear of breakdown. Intern Rev Psychoanal 1974; 1: 103-7.

6.3.6 Psychotherapeutischer Umgang mit Suizidgefährdeten

Paul Götze

Suizidalität

Begriffsbestimmung

Suizidalität umfaßt alle unbewußten und bewußten Denk-, Erlebens- und Verhaltensweisen, die das eigene Leben selbst gefährden oder töten können. Dazu gehören die Begriffe:
- **Suizid:** Selbsttötung
- **Suizidversuch, enggefaßt:** ein mißlungener Suizid, das heißt eine aktive Handlung (oder auch passive Unterlassung) im Sinne einer intendierten Selbsttötung ohne tödlichen Ausgang
- **Suizidversuch, weitgefaßt:** sogenannte parasuizidale Handlung = Parasuizid, das heißt eine selbstschädigende Handlung ohne Tötungsabsicht, die aber – bewußt oder unbewußt intendiert – meist von der Umwelt als suizidale Handlung verstanden wird, wo-

durch der interaktionelle, häufig appellative Charakter deutlich im Vordergrund steht
- **Suizidale Geste:** nicht selbstschädigende, ausschließlich interaktionell ausgerichtete Handlung, die bewußt oder unbewußt die Umwelt auf Suizidgedanken/-ideen und -phantasien aufmerksam machen soll
- **Suizidgedanken/-ideen/-phantasien:** entsprechen eher passiv sich aufdrängenden Vorstellungen über suizidale Handlungs- und Erlebensweisen
- **Todeswunsch:** Wunsch zu Sterben, einerseits überwiegend ohne suizidale Gedanken oder Absichten, andererseits geht bewußten suizidalen Handlungen immer auch der Wunsch zu Sterben voraus.

Die Entscheidung, ob es sich um einen Suizidversuch im Sinne eines mißlungenen Suizids oder um einen Suizidversuch im Sinne eines Parasuizids beziehungsweise einer suizidalen Geste handelt, kann im Einzelfall schwierig sein und sollte vom Untersucher nur unter Einbeziehung der bewußten/unbewußten Intention des Untersuchten getroffen werden. Denn eine Beurteilung ausschließlich aus der Sicht des Untersuchers unter Zugrundelegung zum Beispiel der gewählten Suizidmethode, des Settings (d.h. des Wann, Wie und Wo), der von außen erkennbaren Anlässe und Motive und anderem mehr entspricht meist mehr einer subjektiven Vorurteilsbildung als der individuellen äußeren und inneren Erlebnisrealität des Betroffenen.

Suizidalität: Verpflichtung zum therapeutischen Handeln?

Während suizidales Denken, Erleben und Handeln als ein allgemein menschliches Phänomen ubiquitär und zeitlos erscheint, ist die Beurteilung der Suizidalität und damit sowohl die gesellschaftliche als auch die individuelle Haltung zu einem suizidalen Mitmenschen immer wieder einem epochalem Wandel unterworfen. Sie steht in Abhängigkeit vom jeweils vorherrschenden Zeitgeist im psycho-sozio-kulturellem Umfeld. Die **Beurteilung** der **Suizidalität** berührt ethische, philosophische, soziologische, theologische, kulturhistorische, psychologische und medizinische Grundfragen, die – sehr vereinfacht – auf drei wertorientierte Positionen zurückgeführt werden können:
- Der Suizid ist ohne Ausnahme zu verurteilen.
- Der Suizid ist abzulehnen, in Ausnahmefällen aber durchaus zu rechtfertigen.
- Der Suizid steht in der freien Entscheidung des Menschen.

Entsprechend wird von Selbstmord, Suizid, Selbsttötung oder von Freitod gesprochen. In der therapeutisch orientierten Suizidologie wird wegen seines wertneutralen Verständnisses der Begriff Selbsttötung und im internationalem Sprachgebrauch der Begriff Suizid verwendet.

Definition

In weitgehender Übereinstimmung sprechen wir heute bei **Suizidalität** von einer Denk-, Erlebens- und Verhaltensweise, die ein bestimmtes psychisches Leiden ausdrückt, eine Bewältigung vom Betroffenen selbst aber nicht möglich erscheinen läßt und überwiegend bewußt oder unbewußt auf Fremdhilfe ausgerichtet ist. Nur in diesem Sinne besitzt Suizidalität als *Befindlichkeit* Krankheitswert ohne jedoch den Kriterien einer Krankheitsentität zu entsprechen.

In diesem Rahmen ist therapeutisches Handeln verpflichtend.

Epidemiologie

Allgemein wird unter dem Begriff Suizidversuch sowohl die eng- als auch die weitgefaßte Formulierung subsummiert. So wundert es nicht, daß die veröffentlichten Zahlen zum Suizidversuch national und international nur eine Orientierungshilfe zum besseren Erkennen der Größenordnung der dahinterstehenden psychischen Probleme abgeben können, zumal Suizidversuche aus datenschutzrechtlichen Gründen in einigen Ländern, so auch in der Bundesrepublik Deutschland, seit gut 10 Jahren nicht mehr erfaßt werden dürfen. So bleibt es in bezug auf die Zahl der sogenannten Suizidversuche bei Schätzungen.

1994 wurden in der Bundesrepublik Deutschland (West) rund 10 000 Suizide amtlich erfaßt, was ungefähr einer Suizidrate von 15 auf

100 000 Einwohnern entspricht. Seit 1964 war die Zahl der Suizide von Jahr zu Jahr auf 14 000 im Jahre 1977 angestiegen und fiel dann bis 1990 wieder ab, seither ist die absolute Zahl der Suizide wie auch die Suizidrate weitgehend konstant. Dies gilt sowohl für Frauen als auch für Männer. Die Suizidrate der Männer liegt seither bei etwa 22, die der Frauen bei 8 auf 100 000 Einwohner. Bei den sogenannten Suizidversuchen kehrt sich das Verhältnis um. Die Suizidrate steigt bei beiden Geschlechtern mit zunehmendem Lebensalter gleichsinnig an, bei Männern ab 70 Jahren verläuft die Kurve im Vergleich zu den Frauen bedeutend steiler nach oben mit einer Suizidrate von annähernd 100 auf 100 000 Einwohner in der Altersgruppe ab 90 Jahren.

Bei Kindern und Jugendlichen liegt das Verhältnis von Suizid zu Suizidversuch bei 1:30 bis 150, bei 80jährigen Männern bei 1:1, bei 90jährigen Männern bei 2:1. Über alle Altersgruppen und über die Geschlechter hinweg sprechen wir orientierend von einem Verhältnis Suizid zu Suizidversuch von 1:10.

Voraussetzungen zum Verständnis der Suizidalität und zur Einschätzung der Suizidgefahr

Die Abschätzung des Suizidrisikos ist immer schwierig. Allgemeingültige Risikolisten haben sich ebensowenig bewährt wie das Vertrauen auf die Antworten der Patienten auf gezieltes Befragen hin.

Suizidalität ist – wie schon erwähnt – keine Entität, auch kein Symptom (eher symptombildend), sondern eine besondere seelische Befindlichkeit, die als solche durchaus einem raschen Wandel und der Beeinflussung durch viele Faktoren auf verschiedenen Ebenen unterliegt, und so durchaus rezidivierend oder persistierend auftreten kann. Nur so wird auch verständlich, daß der Begriff Suizidalität mit Adjektiven (akut, latent, chronisch) versehen wird, die auf somatische Krankheiten bezogen eine eindeutige Aussage machen können, auf die Suizidalität bezogen hingegen für eine begriffliche Unschärfe sorgen, die im therapeutischen Alltag häufig zu Mißverständnissen führen kann. Das Verständnis der Suizidalität und die Einschätzung der Suizidgefahr erfordern im Einzelfall viel Erfahrung und Wissen. Vorauszusetzen sind die **theoretischen Kenntnisse**:

- der Risikogruppen
- der suizidalen Entwicklungsstadien
- des präsuizidalen Syndroms
- der Aggressionstheorien
- der Narzißmustheorien
- der Interaktionsmodi unter Berücksichtigung von Übertragungs- und Gegenübertragungsphänomenen in der diagnostischen und therapeutischen Situation

Im Hier und Jetzt sind Kenntnisse nötig:
- des aktuellen psychischen Befundes (mit offener oder abgewehrter depressiver Befindlichkeit als Leitsymptomatik)
- der zugrundeliegenden psychischen Störung oder Krankheit
- der kurz zurückliegenden Lebensereignisse und Lebensprobleme im Sinne unbewältigter Krisen
- die Wahrnehmung der szenischen Übertragungs- und Gegenübertragungsphänomene

Risikogruppen

Suizidalität korreliert sehr häufig mit einer neurotischen Grunderkrankung, Persönlichkeitsstörung, Suchterkrankung oder mit einer Psychose. Sie ist aber auch häufig die Reaktion auf ein individuell besonders belastendes, subjektiv nicht kompensierbares Erlebnis, ohne das relevante Erkrankungen erkennbar sind.

Zu den Risikogruppen im engeren Sinne zählen wir:
- Depressive aller Art
- Schizophrene
- Borderline-Persönlichkeitsgestörte
- Süchtige (Alkohol-, Medikamenten- und Drogenabhängige)
- Alte und Vereinsamte
- Personen, die in der Anamnese einen Suizidversuch aufweisen
- Personen, die einen Suizidversuch ankündigen

Erklärungskonzepte der Suizidalität

Suizidale Entwicklungsstadien

Jeder Suizidhandlung geht eine suizidale Entwicklung im Erleben und Verhalten voraus. Pöldinger (1968) spricht von drei Stadien. Das dritte Stadium sollte jedoch stärker differenziert werden, um die psychodynamisch besonders wichtige präsuizidale Situation herauszustreichen, welche als »präsuizidale Pause« bezeichnet wird (Götze 1988).

▶ **Stadium 1:** Der Suizid wird als Mittel zur Lösung von Lebensproblemen erwogen (Krisenbewältigung).
Dieses (»stille«) Stadium ist sehr häufig, wird der Umwelt meist nicht vermittelt und von dieser auch nicht wahrgenommen.

▶ **Stadium 2:** Ambivalenz zwischen lebenserhaltenden und lebensvernichtenden Kräften
Dieses (»laute«) Stadium teilt sich der Umwelt direkt oder indirekt mit. Es kommt zu Suizidsignalen, zu Suizid-«drohungen« und zu suizidalen Gesten, die als Appell zu verstehen sind. In entsprechenden Untersuchungen konnten in 80% der Suizide derartige Hinweise retrospektiv nachgewiesen werden. Daß sie prospektiv von der Umwelt nicht wahrgenommen oder zugeordnet werden konnten, lag – wie wir heute wissen – offensichtlich in Gegenübertragungsproblemen begründet.

▶ **Stadium 3:** Entschluß zum Suizid
Die lebhafte Ambivalenz ist abgeschlossen. Es kommt zu einer Phase der »Ruhe«.

▶ **Stadium 4:** »Präsuizidale Pause«
Die getroffene Entscheidung ermöglicht vorübergehend klares Denken, Empfinden und Handeln und einen Wiedergewinn von psychophysischer »Kraft«, die zur Durchführung der suizidalen Handlung auch erforderlich ist. Nicht selten hat es den Anschein, als wenn es in den Beziehungen zu intensiveren Kontakten kommt, manchmal geradezu mit Euphorie und zukunftsorientierten Äußerungen verbunden, die von der Umwelt fehlgedeutet und auch fehlverstanden werden sollen. In diesem Sinne hat die präsuizidale Pause auch die Bedeutung eines unbewußten Ablenkungsmanövers, das sich sowohl auf die Umwelt als auch auf den Suizidalen selbst bezieht. Die präsuizidale Pause schafft so erst die Voraussetzungen für ein zielstrebiges suizidales Handeln. Es liegt an diesem Stadium, daß manchmal rückblickend der Eindruck eines kühl bilanzierten Suizids entsteht.

▶ **Stadium 5:** Durchführung des Suizids

Die ausgeführten Entwicklungsstadien sind idealtypisch. Die zeitliche Dauer der Stadien kann sehr unterschiedlich sein, auch die Abfolge ist nicht zwingend, in jedem Stadium kann – verursacht durch äußere oder innere Faktoren – eine Umkehr oder auch ein Überspringen eines Stadiums erfolgen.

Präsuizidales Syndrom

> **Definition**
>
> Das **präsuizidale Syndrom** gibt auf pychopathologischer Ebene phänomenologisch-deskriptiv psychodynamisch erklärbare intrapsychische Abläufe wieder (Abwehrvorgänge im Sinne von Bewältigungsversuchen).

Die syndromale Trias des präsuizidalen Syndroms (Ringel 1953, 1969) geht jeder Suizidhandlung voraus. Das Syndrom ist jedoch nicht spezifisch in dem Sinne, daß es eine Suizidhandlung zwingend voraussagt, sondern daß es auf eine Suizidgefahr hinweisen kann. Der Wert dieses Syndroms liegt also nicht nur in seiner diagnostischen, sondern in erster Linie in seiner prognostischen Aussage, welche erst gezielte und damit auch effektive therapeutische Interaktionen möglich macht.
Zum präsuizidalen Syndrom gehören:
- zunehmende Einengung
- gehemmte und gegen die eigene Person gerichtete Aggressionen
- Suizidphantasien

▶ **Einengung**
Unter Einengung versteht Ringel eine situative Einengung, eine dynamische, das heißt vorwiegend affektive Einengung, eine Einengung der Werte (u. a. Selbstwert) und letztlich eine Einengung der zwischenmenschlichen Beziehungen. Das Symptom der Einengung entsteht vor allem bei dem Versuch, Kränkungen, Enttäuschungen und Mißerfolgen, die von nahestehenden Personen ausgehen oder beeinflußt werden, durch die Abwehrmechanismen Vermeidung und Regression zu begegnen. Es besteht also die »Flucht« in einengende, regressive, das heißt frühkindliche Erlebens- und

Verhaltensweisen mit stark geschwächtem Selbstwertgefühl (»Rückzug«).

▸ **Gehemmte und gegen die eigene Person gerichtete Aggressionen**
Mit gehemmter und gegen die eigene Person gerichteter Aggression ist gemeint, daß durch die einengenden Erlebnis- und Verhaltensweisen (aufgrund von Mißerfolgen, Kränkungen und Enttäuschungen) die aufkommenden aggressiven Impulse vom strengen rigiden Über-Ich (»Gewissen«) »in Schach gehalten« werden. Schuldgefühle führen zur unbewußten Aggressionsumkehr.

▸ **Suizidphantasien**
Unter Suizidphantasien werden meist sich eher passiv aufdrängende Selbsttötungsphantasien verstanden, die die unerträgliche intrapsychische Spannung affektiv und handlungsorientiert entlasten.

Ringels teils psychopathologisch-deskriptiv, teils psychodynamisch orientierter Erklärungsversuch der Suizidalität bildet auch heute noch die diagnostische Grundlage der Suizidalität.

Die psychoanalytische Aggressionstheorie der Suizidalität

Freuds vorwiegend triebdynamisch orientierte Aggressionstheorie der Suizidalität im Rahmen des Depressionsmodells (Freud 1916) sieht im **Suizid** die **letzte Konsequenz depressiven Reagierens.**
Die Ausgangssituation für eine Depression – und hier unter dem besonderen Aspekt der Suizidalität – ist stets der Verlust eines realen oder phantasierten, emotional als unverzichtbar erlebten Objektes. Dieses geliebte Objekt ist meist die psychische Vorstellung von einer nahestehenden Person (im Sinne der sog. Objektrepräsentanz).
Die Reaktion auf den **Verlust** einer **geliebten Person**, zum Beispiel durch einseitige Trennung des Partners – durch Entfremdung, Krankheit oder Tod erlitten – ist besonders dadurch heftig, daß die vorausgegangene Wahl des geliebten Objektes auf frühkindlicher Ebene in der symbiotischen Phase immer narzißtisch ist, wodurch insbesondere eine geringe Resistenz der Objektbeziehung anzunehmen ist. Das heißt, die aktuell nahestehende Person ist immer auch ein Abbild der frühkindlich erlebten Bezugsperson und damit unbewußt stark emotional besetzt.
Auf die Erfahrung des Objektverlustes reagiert der Betroffene mit heftiger Enttäuschung und Kränkung und mit einem intensiven Haßgefühl (»Warum hast du mich verlassen??!!«).
Heftige Schuldgefühle aus dem Über-Ich erlauben es jedoch nicht, die aggressiven Impulse nach außen auf das Objekt zu richten.
Der Patient trifft in dieser Situation nach dem Verlust des Objektes keine neue Objektwahl, sondern es erfolgt durch Regression eine Rückkehr der libidinösen Objektbesetzung ins Ich durch eine primär-narzißtische Identifizierung des Ichs mit dem verlorenen Objekt im Sinne der **Introjektion**. Damit ist das Objekt als Introjekt mit dem Subjekt im Sinne eines Ersatzes der eigentlichen Objektbeziehung untrennbar verbunden.
Der Ambivalenzkonflikt – die Liebe und der Haß zum Objekt – kann sich nunmehr voll ausbreiten.
Da sich nach Freud die Suizidalität des Depressiven ausschließlich durch den Haß auf das Objekt erklärt, wendet sich der Haß nunmehr ganz gefahrlos – das heißt unter Vermeidung eines Konfliktes mit dem Über-Ich – dem introjizierten Objekt zu, was von außen als Wendung der Aggression gegen die eigene Person erscheint.
In Freuds Sinne kommt hier durch Tötung des Objektes (d. h. der Objektrepräsentanz) das Subjekt durch sich selbst zu Tode, was die eigentliche Absicht ja nicht ist. Etwas überspitzt und verkürzt kann formuliert werden:

> Der Suizid ist der psychische Mord einer Objektrepräsentanz im Subjekt durch Selbsttötung (Götze 1993).

Die psychoanalytische Narzißmustheorie der Suizidalität

Die Aggressionstheorie Freuds reicht heute nicht aus, um das Spektrum der suizidalen Befindlichkeiten und Handlungen befriedigend erklären zu können. Erst durch die Berücksichtigung auch der psychoanalytischen Narzißmustheorien (Henseler 1974, 1982) und nicht zuletzt auch der Ich- und Objektbeziehungstheorien in Ergänzung zu den Aggressions-

theorien kann suizidales Erleben und Handeln psychoanalytisch hinreichend erklärt werden:
Die Unsicherheit dem eigenen Selbst gegenüber stellt eine Störung des ganzen psychischen Systems einschließlich der Objektbeziehungen dar. So besteht nicht nur eine unrealistische Einschätzung der eigenen Person gegenüber mit einem ständigen Schwanken zwischen unterschiedlich ausgeprägten Omnipotenzphantasien einerseits und Minderwertigkeitsgefühlen andererseits, sondern entsprechend auch eine unrealistische Einschätzung der Objekte, das heißt der zwischenmenschlichen Beziehung im Sinne von Idealisierung einerseits und Entwertung andererseits (»**narzißtische Ich-Schwäche**«).
Je narzißtischer der Mensch ist, desto deutlicher wird ein anderer Mensch narzißtisch besetzt. Das **narzißtische Objekt** wird also nicht um seiner selbst willen oder im Sinne der Ergänzung geliebt, sondern ausschließlich, um das narzißtische Selbst zu stützen und zu befriedigen. Das heißt: Der geliebte Mensch wird als ein Teil des eigenen Selbst erlebt und nicht unabhängig vom eigenen Selbst und diesem gleichgestellt wahrgenommen, wie es sonst in reifen Partnerbeziehungen zu beobachten ist.
Ein **Versagen** des **geliebten Menschen** bedeutet eine erhebliche Schwächung des eigenen Selbstwerterlebens. Der so symbiotisch geliebte Mensch (im Sinne der Objektrepräsentanz) wird damit zu einer potentiellen Kränkung und Bedrohung im Selbsterleben (im Sinne der Selbstrepräsentanz).
Sind **Kränkung** und **Bedrohung des Selbst** schließlich so schwer, daß sie durch Verleugnung und Selbstidealisierung nicht mehr abgewehrt werden können, dann kommt es zu einer tiefen **Regression**, das heißt zu einem Kompensationsversuch durch das Agieren einer Phantasie von der Aufgabe der Individualität zugunsten einer Verschmelzung mit dem narzißtisch phantasierten Wunschobjekt in einem harmonischen symbiotischen Primärzustand. Dieser Schritt stellt die letzte Möglichkeit dar, das geliebte Objekt vor der Verfolgung des eigenen Hasses durch Wendung der Aggression gegen die eigene Person zu retten.
Die phantasierte Wunscherfüllung eines harmonischen symbiotischen Primärzustandes und die autodestruktiven Erlebens- und Verhaltensweisen können – wie Liebe und Haß – in hoch ambivalenter Weise heftig oszillieren.

> Suizidhandlungen sind also im Rahmen dieses Selbst-Konzeptes fast immer Reaktionen partiell selbstunsicherer Menschen auf Enttäuschungen und Kränkungen in wesentlichen zwischenmenschlichen Beziehungen, die auch durch die Abwehrmechanismen wie Verleugnung und Selbst-Idealisierung nicht mehr zu kompensieren sind. Der Rückzug, das heißt die Regression auf einen phantasierten harmonischen Primärzustand, bedeutet, der totalen Verlassenheit, Schwächung und Hilflosigkeit aktiv zuvorzukommen, um so das Selbstwertgefühl zu bewahren.

Aus der Verknüpfung der verschiedenen Vorstellungen über die Psychodynamik der Suizidalität geht hervor, daß es in archaisch anmutender Weise sowohl um die **Zerstörung** des **verloren geglaubten geliebten Objektes**, als auch um die **Rettung** einer **Objektbeziehung** geht. In beiden Reaktionsweisen des hoch ambivalenten Konfliktes geht es aber zugleich auch immer um die **Rettung** des **Selbstwertgefühls**.

Psychotherapeutische Aspekte

Wie schon ausgeführt, ist Suizidalität keine Krankheit per se, kann aber krankheitswertig sein oder im Rahmen von zugrundeliegenden Belastungen oder Krankheiten auftreten. Suizidalität vermittelt, ohne Zeitverzug diagnostisch und therapeutisch zu handeln. Suizidalität wird daher überwiegend als suizidale Krise verstanden, wenngleich seit langem bekannt ist, daß die suizidale Krise nur die »Spitze des Eisberges« ist.
In der **Diagnostik** und **Behandlung** Suizidgefährdeter sind die nachfolgend ausgeführten allgemeinen **Voraussetzungen** der Psychotherapie, die Voraussetzungen der Suizidgefährdeten und die der Therapeuten sowie die Interaktionstypologie der Patienten und die Patient-Therapeut-Interaktionsmodi unter Berücksichtigung von Übertragungs- und Gegenübertragungsphänomenen die wichtigsten Besonderheiten. Der Kern der jeweils gewählten Psychotherapieform unterscheidet sich hingegen nicht wesentlich von den Psychotherapien nicht suizidgefährdeter Patienten, wenn man von einigen therapietechnischen Problemen

(z. B. der Umgang mit dem Agieren des Suizidalen, welches sich deutlich unterscheidet vom sog. suizidalen Agieren z. B. Neurosekranker) absieht.

Das bisher Gesagte kann aber nur hilfreich sein, wenn der Therapeut nicht nur über Psychotherapieerfahrungen verfügt, sondern auch über Kenntnisse der bereits ausgeführten Aggressions- und Narzißmustheorien.

Die **Umsetzung** der psychoanalytisch orientierten **Theorien in therapeutisches Handeln** unter Berücksichtigung der Ausführungen zu den Voraussetzungen einer Psychotherapie mit Suizidalen ist schwierig. Es haben nicht zuletzt aus diesen Gründen mehrheitlich psychosozial orientierte Krisenkonzeptinterventionskonzepte Verbreitung gefunden, auch in den Kliniken. Es hat sich aber in katamnestischen Untersuchungen gezeigt, daß stets ein anfangs unbewußtes, aber virulentes suizidales Restpotential mit der Gefahr der jederzeitigen Reaktivierung bei erneuter Belastung bestehen bleibt, was sich nicht zuletzt auch in der relativ hohen Rezidivquote der Suizidversuche von 10 bis 30 % im ersten Jahr nach dem Indexsuizidversuch und erfolgter Krisenintervention ausdrückt.

Allgemeine Voraussetzungen

Allgemeine Voraussetzungen für die Therapie Suizidgefährdeter sind:
- eindeutige Indikationsstellung
- flexible therapeutische Angebote
- eindeutiges Behandlungsangebot im Einzelfall
- sofortiger Behandlungsbeginn mit Terminabsprache
- wenn erforderlich: rechtzeitige und unmittelbare Kooperation zwischen ambulanter und stationärer Einrichtung
- Vermeidung eines Therapeutenwechsels nach dem Erstgespräch
- Qualifikation des Therapeuten (persönliche Eignung, fachliche Kompetenz, d. h. psychotherapeutische Orientierung mit Berücksichtigung psychiatrischer, psychologischer und psychosozialer Aspekte)
- die Möglichkeit zur wissenschaftlichen Begleitforschung zumindest in der Institution (Evaluation u. a.)

Therapeuten sind es normalerweise gewohnt, daß Patienten mit ihren Beschwerden zu ihnen kommen. Bei Suizidalen ist es jedoch problematischer. Hier entsteht häufig auf der bewußten Ebene eine paradoxe Situation im Sinne einer **polarisierten Motivation** beim »Patienten« und beim »Therapeuten«:

> Der Suizidale will nicht mehr leben, der Therapeut hingegen will, daß der Suizidale am Leben bleibt.

Schwieriger kann eine »Patient-Therapeut-Beziehung« nicht sein, wenn nicht davon auszugehen wäre, daß nach der Empirie mehr als 90 % der Suizidalen – wenn nicht bewußt, dann doch unbewußt – vermitteln, Hilfe erhalten zu wollen. Andererseits kann der Therapeut »professionell« zwar Hilfe anbieten, aber aufgrund seiner inneren Haltung und/oder Gegenübertragungsgefühle unbewußt sich verweigern.

Neben dem bereits Ausgeführtem ist es in der diagnostischen Phase noch vor Aufnahme einer Therapie – weil therapieimmanent – sehr wichtig, die Therapievoraussetzungen sowohl beim Suizidgefährdeten als auch beim Therapeuten zu kennen (s. unten).

Psychotherapievoraussetzungen beim Suizidgefährdeten

Suizidgefährdete suchen, wenn die Suizidalität im Vordergrund steht, überwiegend von sich aus nach Hilfe. Sie sprechen jedoch häufig nicht von ihrer Gefährdung, sondern vermitteln diese indirekt durch Andeutungen, Gesten oder auch durch funktionelle Körperbeschwerden. Dadurch fällt es dem in der Suizidologie weniger erfahrenen Therapeuten schwer, überhaupt oder das Ausmaß der Suizidgefährdung zu erkennen. Nicht wenige der Patienten werden aus Besorgnis der Angehörigen/Freunde heraus »geschickt« oder »gebracht«. Selten sind Zwangseinweisungen in die Klinik. Häufiger begegnet der Therapeut dem Suizidalen nach einem Suizidversuch in der Notaufnahme der Klinik. Es stellt sich dann die Frage nach einer stationären oder ambulanten Behandlung. Die Antwort ist vor allem abhängig von der Befindlichkeit und der eigenen Entscheidung des Patienten sowie von ambulanten Behandlungsmöglichkeiten. Liegt eine psychotische Erkrankung vor, besteht immer eine Indikation zur stationären Aufnahme.

Auch wenn davon auszugehen ist, daß die suizidgefährdeten Patienten überwiegend mit einer offen oder abgewehrten depressiven Verstimmung nach Hilfe suchen, kann das klinische Erscheinungsbild sehr trügerisch sein, findet aber Klärung in der Psychodynamik des suizidalen Erlebens und in der individuellen Abwehrhaltung des Patienten, die die Patient-Therapeut-Interaktion bestimmen.

Dazu ein Beispiel:
Die Reaktion des suizidalen Patienten auf den Therapeuten im Erstinterview im Hamburger Therapiezentrum für Suizidgefährdete (n = 151, konsekutiv erfaßt und von den Therapeuten selbst eingeschätzt) ergab folgendes Bild:
- 47% zeigten sich aggressiv-entwertend,
- 27% indifferent-verleugnend und/oder den Therapeuten idealisierend und
- 26% regressiv-fordernd oder depressiv-symbiotisch.

Die Patienten bieten dem Untersucher/Therapeuten häufig schon im Erstgespräch genau das in der Interaktion an, was ihre Beziehungsproblematik ausmacht und ihre Suizidalität gebahnt hat. Verhält sich der Therapeut wie der Konfliktpartner zum Beispiel vorwurfsvoll, moralisierend, ablehnend oder entwertend, dann fühlt sich der Patient in seiner suizidalen Befindlichkeit bestätigt, die lebensbejahende Seite seiner Ambivalenz erschöpft sich.

> Allgemein können wir bei suizidgefährdeten Patienten davon sprechen, daß aufgrund der meist präödipalen Störungen und der polarisierten Motivation in der Therapeut-Patient-Beziehung negative Übertragungs- und Gegenübertragungsgefühle häufiger und ausgeprägter als sonst in der psychoanalytisch orientierten Erstinterviewsituation vorkommen.

Schließlich ist noch hinsichtlich der Therapievoraussetzungen des Suizidalen wichtig zu wissen:
- Welche Vorstellungen hat der Patient selbst von der Verursachung seiner Suizidalität?
- Welche Therapiewünsche hat der Patient, und welche Möglichkeiten kann er wahrnehmen (z. B. zeitliche Vorstellungen, berufliche und familiäre Situation, Einbeziehung von Familienmitgliedern/Freunden/Konfliktpartnern in die Therapie u. a. m.)?

Psychotherapievoraussetzungen beim Therapeuten

Neben der bereits schon erwähnten fachlichen Kompetenz ist die **persönliche Qualifikation** sehr wichtig. Dazu gehören nicht nur eine ausreichende Selbsterfahrung während der Therapieausbildung, sondern auch ein »gewisses Maß« an Lebens- und vor allem an Beziehungserfahrung. Zum Problem Suizidalität muß der Therapeut eine auch persönliche Einstellung und Haltung besitzen, die sich durchaus im Laufe seines Lebens verändern kann. Nur dann wird er in der Lage sein, zu entscheiden, ob und wie er sich auf suizidale Patienten therapeutisch einlassen kann.

Wie schon ausgeführt entspricht die **Gegenübertragung** des Therapeuten dem Übertragungsangebot des Patienten. Zugleich aber bringt der Therapeut auch seine Persönlichkeitsstruktur, seine situative Befindlichkeit sowie eigene unbearbeitete neurotische Anteile in die Interaktion mit ein, so daß hier durchaus mehr oder weniger ausgeprägte Gegenübertragungsgefühle auftreten können. Kind (1987) hat hier vor allem auf Probleme des hysterisch, zwanghaft, depressiv, schizoid oder narzißtisch strukturierten Therapeuten in der Interaktion mit dem suizidalen Patienten hingewiesen und typische Gegenübertragungsprobleme aufgezeigt.

Der Therapeut kann sich in seinen eigenen Ängsten und Selbstwertproblemen bis hin zu latenten Todesgedanken herausgefordert fühlen – Tabachnick (1961) spricht hier von einer **Gegenübertragungskrise**. Kurz: Der Therapeut kann aufgrund von unbewußten Gegenübertragungsgefühlen zum Spiegelbild des Suizidalen werden.

Die dem Therapeuten unbewußten Gegenübertragungsgefühle müssen – weil unerträglich – abgewehrt werden. Die **Abwehr** des Therapeuten stellt jedoch das Haupthindernis in der Behandlung suizidaler Patienten dar. So ist die Begegnung mit dem suizidalen Patienten auch immer eine Herausforderung an das eigene Selbstverständnis und an die eigene Identität, die über die Identität als Therapeut weit hinausgeht.

Der Therapeut suizidgefährdeter Patienten muß sich schließlich auch **zeitlich** sehr **flexibel** – anders als gewöhnlich im psychotherapeutischen Setting – auf den Patienten einstellen und verhalten können.

Besondere Aspekte der Psychotherapie

Psychotherapieformen

Nur an wenigen Orten, an denen die personellen, finanziellen und institutionellen Voraussetzungen günstig waren, haben sich inzwischen psychotherapeutische, auf Suizidgefährdung spezialisierte Einrichtungen etabliert, die jedoch sehr selten auch langfristig über eine wissenschaftliche Begleitforschung einschließlich katamnestischer Untersuchungen verfügen. Beispielhaft soll hier das Hamburger Therapie- und Forschungszentrum für Suizidgefährdung (TZS) mit seinen psychotherapeutischen Möglichkeiten erwähnt werden.

> Je nach Indikationsstellung stehen im therapeutischen Handeln definierte Therapieformen im Vordergrund. Dabei muß berücksichtigt werden, daß es sich in der Behandlung der Suizidalität aus den oben genannten Gründen nicht um reine Therapieformen handeln kann, sondern daß sich durchaus bei ein- und demselben Patienten Übergänge situationsbedingt ergeben können. Dies gilt auch für die Krisenintervention. Nicht die »Reinheit der Methode«, sondern die Zweckmäßigkeit in der aktuellen Situation ist entscheidend. Ein ekklektizistisches Vorgehen ist jedoch nicht gemeint.

Abbildung 6-13 verdeutlicht den komplexen differentiellen Therapie-Entscheidungsprozeß unter Einbeziehung stationärer Behandlungsmöglichkeiten, Vermittlung externer Hilfen, Psychopharmakotherapie, sozialer Betreuung und anderes mehr als begleitende Maßnahmen, nicht selten auch im Sinne eines integrativen Therapieansatzes.

Folgende Psychotherapieformen finden im TZS Anwendung:
- (analytisch orientierte) Krisenintervention
- supportive Psychotherapie
- problemzentrierte Kurzzeit-Psychotherapie
- analytisch orientierte Kurzzeit-Psychotherapie, insbesondere Fokaltherapie
- »open end«-analytische Psychotherapie

Die hier aufgeführten Therapieformen sind im Kapitel 6.2.2 (S. 534 ff) zum Teil ausgeführt worden. Entsprechend erfolgen hier in bezug auf die Behandlung von Suizidgefährdeten nur Ergänzungen:

▶ **Supportive Psychotherapie**
Die supportive Psychotherapie ist auf dem Hintergrund der psychoanalytischen Theorien ein weitgehend deutungsfreies und nonkonfrontatives Verfahren, welches bei Suizidalität immer erst nach einer Krisenintervention erfolgt.

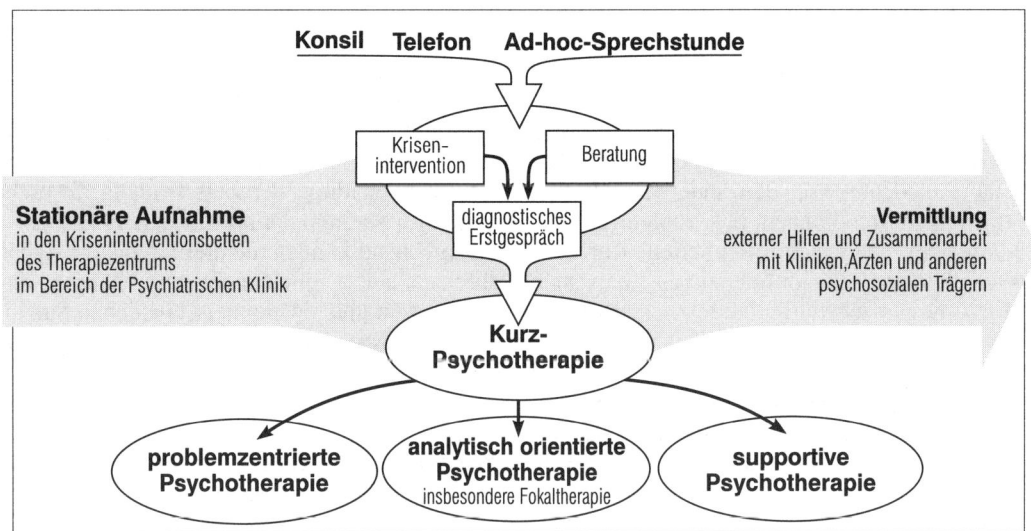

Abb. 6-13 Diagnostik- und Therapiekonzept des Hamburger Therapie- und Forschungszentrums für Suizidgefährdung – TZS

Ziel ist es, nach der Krisenintervention eine bessere Anpassung an alltägliche Anforderungen und deren Bewältigung zu erreichen.
Der Therapeut funktioniert als sogenanntes Hilfs-Ich stützend und abwehrstabilisierend. Er interveniert handlungsorientiert, sorgt durch eine protektive Atmosphäre aktiv für eine positive Übertragungssituation. Psychopharmaka sind nicht selten über einen längeren Zeitraum zusätzlich sinnvoll.
Die supportive Psychotherapie erhalten Patienten, die für eine analytisch orientierte Psychotherapie nicht geeignet erscheinen und die nach der Krisenintervention bereits schon zu diesem Zeitpunkt erkennbar eine nachhaltige, quasi hausärztlich orientierte psychotherapeutische Unterstützung über eine längere Zeit zur Suizidprävention benötigen.

▸ **Problemzentrierte Kurzzeit-Psychotherapie**
Der Unterschied zur analytisch orientierten Kurzzeit-Psychotherapie liegt vor allem darin, daß die unbewußten Anteile der Motivbildungen, die Übertragungen und Gegenübertragungen sowie die szenischen Wiederholungen in den therapeutischen Sitzungen zwar wahrgenommen, aber nicht oder nur selten aufgegriffen und bearbeitet werden.
Ganz im Vordergrund der problemzentrierten therapeutischen Arbeit steht die Klarifikation (des Problems) mit Konfrontation: Nur das, was der Patient wirklich sagt, wird aufgegriffen. Deutungen unbewußter Zusammenhänge werden eher selten abgegeben. Der sogenannte Kernkonflikt einer zugrundeliegenden neurotischen oder auch Persönlichkeitsstörung wird – wenn erfaßbar – nicht berührt.
Die Erfahrungen in den letzten Jahren haben gezeigt, daß wir zwar die supportive Psychotherapie eindeutig von den anderen Therapieformen abgrenzen können; die problemzentrierte von der analytisch orientierten Kurzzeit-Psychotherapie zu differenzieren hat sich jedoch als sehr schwierig und letzlich als wenig sinnvoll herausgestellt.

▸ **Analytisch orientierte Kurzzeit-Psychotherapie, insbesondere Fokaltherapie** (Ergänzungen zu den Ausführungen im Kap. 6.2.2, S. 537 ff).
Bei der analytisch orientierten Kurzzeit-Psychotherapie bemühen wir uns schon zu Beginn der Behandlung, eine Zeitbegrenzung zu vereinbaren. Dies geschieht nicht nur aus institutionellen und zeitökonomischen Gründen, es geschieht auch, weil sich in empirischen Arbeiten zur analytischen Kurzzeit-Psychotherapie häufig gezeigt hat, daß im Zusammenhang mit einer begrenzten Stundenzahl durch das rechtzeitige Aufgreifen des Problems der Trennung vom Therapeuten der Therapieprozeß günstig beeinflußt werden konnte; denn das Problem der Trennung vom Therapeuten ist ja eine Wiederholung des neurotischen Trennungskonfliktes. Trennungsprobleme und Verlusterlebnisse spielen bei Suizdpatienten eine ganz entscheidende Rolle.

Patienten-Interaktionstypen suizidalen Verhaltens während der Therapie

Kind (1990) unterscheidet aus der klinischen Erfahrung heraus im Umgang mit suizidgefährdeten Patienten – meist mit schweren Persönlichkeitsstörungen oder Neurosen – unter objektbeziehungstheoretischen Aspekten drei Interaktionstypen:
- **Interaktionsreicher (manipulativer) Typ:** Hier geht es um die Objektsicherung bei Angst vor Objektverlust oder Bedrohung der Beziehung zu einem Objekt.
- **Interaktionsarmer Typ:** Hier ist die Objektbeziehung bereits aufgegeben.
- **Pseudostabiler Interaktionstyp:** Hier ist die Objektbeziehung bereits entleert.

Bezogen auf die Suiziddynamik könnte man auch von psychodynamischen Interaktionsfolgen sprechen im Sinne der »Dynamisierung« der suizidalen Entwicklungsstadien (1. interaktionsreich = Stadium der Ambivalenz, 2. interaktionsarm = Stadium der Ambivalenz im Übergang zum Stadium der Entscheidung, 3. pseudostabil = Stadium der präsuizidalen Pause). Entsprechend können die drei Interaktionstypen durchaus auch miteinander zeitabhängig verbunden sein und einen unterschiedlichen Suizidgefährdungsgrad ausdrücken (ausführliche Darstellung der Interaktionstypen bei Kind 1990).

Patient-Therapeut-Interaktionsmodi während stationärer Therapie

Götze und Schneider (1989) unterscheiden drei pathologische Interaktionsmodi von einem konstruktiven (therapeutisch gewünschten) Interaktionsmodus.

Die drei pathologischen Interaktionsmodi wurden bei Patienten beobachtet, die sich während oder kurz nach der stationären Behandlung suizidierten (ausführliche Darstellung der Interaktionsmodi bei Götze u. Schneider 1989):

- **Aggressiver Interaktionsmodus:** Ambivalente und betont ablehnende Haltungen stehen weitgehend unbewußt bei Patient und Therapeut im Vordergrund.
- **Resignativer Interaktionsmodus:** Hier stehen trotz hoher Einfühlung und Sympathie auf beiden Seiten Resignation und Hoffnungslosigkeit im Denken, Fühlen und Handeln im Vordergrund. Es kommt beim Therapeuten und beim Patienten zu einem ausgeprägten, sich gegenseitig bedingenden Enttäuschungserleben.
- **Harmonisierender Interaktionsmodus:** Dieser Modus zeigt eine starke Identifikation des Therapeuten mit seinem Patienten. Sowohl der Therapeut als auch der Patient verleugnen Konflikte, offenbar in der unbewußten Annahme, dadurch überhaupt erst eine gute therapeutische Beziehung und letztlich eine Trennung zum Zeitpunkt der Entlassung ermöglichen zu können.

Literatur

Freud S. Trauer und Melancholie. 1916. GW Bd X. Frankfurt: Fischer 1967.

Götze P. Einschätzung des Suizidrisikos beim depressiven Patienten. In: Angst-Depression – Schmerz und ihre Behandlung in der ärztlichen Praxis. Hippius H, Ortner M, Rüther E (Hrsg). Berlin, Heidelberg, New York: Springer 1988.

Götze P. Zur Interaktion von Psychotherapie und Psychopharmakotherapie bei der Behandlung Suizidgefährdeter. In: Suizidalität – die biologische Dimension. Wolfersdorf M, Kaschka WP (Hrsg). Berlin, Heidelberg, New York: Springer 1995.

Götze P. Der Suizid: Vom philosophischen und theologischen Problem zur Psychodynamik und Psychotherapie der Suizidalität. In: Psychiatrie und Zivilisation. Andresen B, Stark FM, Gross J (Hrsg). Köln: Edition Humanistische Psychologie 1993; 363-86.

Götze P, Schneider A. Poststationärer Suizid. In: Kliniksuizid. Forschungsmethoden und rechtliche Aspekte. Ritzel G (Hrsg). Regensburg: Roderer 1989.

Henseler H. Ein psychodynamischer Deutungsversuch des präsuizidalen Syndroms. Nervenarzt 1974; 45: 238-43.

Henseler H. Die Theorie des Narzißmus. In: Psychologie des XX. Jahrhunderts. Bd 1. Weinheim, Basel: Beltz 1982.

Kind J. Strukturabhängige Gegenübertragungsschwierigkeiten bei suizidalen Patienten. Forum Psychoanal 1987; 3: 215-26.

Kind J. Zur Interaktionstypologie suizidalen Verhaltens. Nervenarzt 1990; 61: 153-8.

Pöldinger W. Die Abschätzung der Suizidalität. Bern: Huber 1968.

Ringel E. Der Selbstmord. Abschluß einer krankhaften Entwicklung. Wien, Düsseldorf: Maudrich 1953.

Ringel E. Neue Gesichtspunkte zum präsuizidalen Syndrom. In: Selbstmordverhütung. Ringel (Hrsg). Bern, Stuttgart, Wien: Huber 1969.

Tabachnick N. Countertransference crisis in suicidal attempts. Arch Gen Psychiatry 1961; 4: 64-70.

Namensverzeichnis

A

Abraham, K. 199, 220 ff., 266 f., 270 f.
Ader, R. 76
Adler, R. 159, 379
Ahles, T. A. 453
Ahrens, B. 148
Ahrens, S. 388
Akiskal, H. S. 222
Akiskal, K. 222
Albrecht, W. 47
Alexander, F. 2, 358, 386, 424, 446, 466
Allport, G. 198
Almy, T. P. 361
Arentewicz, G. 296
Argelander, H. 144, 165
Asher, R. 303

B

Bahnson, C. B. 80
Baker, G. H. 446
Balint, A. 526
Balint, M. 59, 63, 102, 120, 142, 218, 340, 526, 538, 575, 529
Banck, G. 269
Bar-On, D. 625
Bartrop, R. W. v. 80
Basch, M. F. 111
Basedow, C. v. 440
Bateson, G. 546
Baumann, U. 138, 146
Beck, D. 452, 538
Becker, D. 623 f.
Becker, H. 612
Beckmann, D. 346
Beland, H. 166, 529
Bellak, L. 538, 542
Belotti, E. G. 114 f.
Benedetti, G. 240
Benjamin, L. S. 201, 216
Benyakar, M. 623

Bergmann, G. 448
Berrios, G. E. 196
Besedovsky, H. O. 77 f.
Beutel, M. 265
Bibring, E. 272 f.
Bion, W. R. 56, 62, 527 f.
Biondi, M. 81
Birbaumer, N. 150 f.
Birnbaum, C. 197
Bischof, N. 116
Blalock, J. 77 f.
Blaser, A. 144
Blatt, S. J. 270
Block, U. 616
Blos, P. 127 f.
Bovbjerg, D. H. 79
Bowlby, J. 102 f., 107, 200, 207, 221, 249, 260, 473
Bräutigam, W. 191, 333, 344
Braun, C. v. 230
Brenman, E. 231
Brown, G. W. 220 f.
Bruch, H. 456, 458, 462 f.
Buchheim, P. 143, 145
Büchi, R. 542
Buvat, J. 297

C

Captan, R. L. 231
Carkhuff, R. R. 557
Cattell, R. B. 198
Chodoff, P. 212
Chorine, V. 79
Christians, P. 344
Ciompi, L. 37

D

Da Costa, J. M. 360
Dahl, H. 108
Dare, C. 110, 271

DeBoor, C. 582
Del Ray, A. 77
Deneke, F.-W. 623
Dennett, D. 72
Deutsch, F. 2
Dicks, H. V. 551
Diederichs, P. 368 f.
Dilling, H. 191
Dillon, K. M. 81
Dimsdale, J. D. 413
Dittberner, H. 616
Dolan, M. 207
Donabedian, A. 15

E

Eckensberger, D. 466
Edfors-Lubs, M.-L. 402
Egle, U. T. 379 ff.
Ehlers, A. 2, 176
Ekman, P. 148
Elhardt, S. 205
Engel, G. L. 158, 231, 273, 315, 378, 467, 472
English, O. S. 3, 452
Erikson, E. H. 50 , 61, 119 f., 123, 200
Ermann, M. 317
Eysenck, H. J. 198

F

Faber, F. R. 26, 34 ff.
Fahrenberg, J. 150 f.
Fava, G. A. 339
Fawzy, F. I. 81
Federn, P. 398
Feiereis, H. 478
Feldenkrais, M. 584 ff.
Felten, S. Y. 77
Fenichel, O. 199, 220, 230, 239, 274
Ferenczi, S. 59, 230, 527 f.
Frank, L. K. 182
Freid, W. 327 f.
Freud, A. 45, 55 ff., 60, 119, 240, 529, 532, 608
Freud, S. 2, 28, 50 ff., 53 ff., 58 f., 62, 65 f., 95 ff., 105, 110, 114, 123, 142, 163, 199, 209, 211, 213, 218, 220, 222, 240, 246 ff., 262, 267, 269, 299, 332, 339, 526, 537, 633

Frey, S. 149
Freyberger, H. 453, 462, 478
Freyberger, H. J. 185, 191
Friedman, M. 413
Fries, J. F. 197
Friesen, W. V. 148
Froesch, E. R. 430, 433
Fuchs, M. 579
Fürstenau, P. 532, 552

G

Ginsburg, I. H. 485
Glazerm M. W. 275
Glover, E. 60
Götze, P. 632, 638
Graves, R. J. 440
Grawe, K. 136, 525
Green, A. 231, 235
Greenberg, R. P. 425
Groddeck, G. 2
Grubrich-Simitis, I. 621
Grunberger, B. 59
Guilford, J. P. 198
Gupta, M. A. 485
Gurmann, A. S. 545

H

Haarstrick, R. 26, 34 ff.
Haas, J. P. 229, 235
Haggerty, J. J. 304
Halmi, K. A. 457
Hamilton, V. 620
Hand, I. 561, 563 ff.
Harré, R. 200
Harris, T. 220
Hartkamp, N. 111
Hartmann, H. 50, 55, 61, 63, 110, 117
Hartmann, U. 297
Hautzinger, M. 266
Heekerens, H.-P. 550
Heigl-Evers, A. 122
Heimann, P. 169
Heisel, J. S. 81
Hemmeler, W. 159
Henseler, H. 633
Herbermann, R. B. 82

Herd, A. 413
Herrmann, J. M. 333
Heuft, G. 617
Hilgenstock, B. 623
Hiller, W. 189
Hirsch, J. S. 546
Hoekstra, R. 331
Hoff, H. 332
Hoffmann, S. O. 11, 135, 192, 234 f., 380 f.
Hoffmeister, K. 392
Holt, R. R. 107 f.
Horney, K. 200, 214
Horowitz, M. J. 212
Hout, M. A. van den 331

J

Jablensky, A. 37
Jacobs, M. A. 404
Jacobson, E. 64, 66, 268, 274, 279, 578
Jancovic, B. D. 78
Janssen, P. L. 11, 589
Jantschek, G. 478
Jaspers, K. 197
Jenkins, C. D. 412
Joffe, W. G. 59
Johnen, R. 579
Johnson, V. E. 295 f.
Jones, E. 110, 167
Jores, A. 403
Junkert, B. 207
Justus, P. 304

K

Kahn, D. A. 277
Kant, I. 72
Kaplan, H. S. 297
Keilson, H. 621
Kemper, W. 526
Kenyon, F. E. 285
Kerekjarto, M. v. 403
Kernberg, O. F. 40, 60, 64, 66, 99, 200, 207, 209, 218 f., 527
Khan, M. M. R. 206, 217, 300
Kiecolt-Glaser, J. K. 79 ff.

Kind, J. 636, 638
Klein, D. F. 249
Klein, M. 55 f., 59, 62, 99 f., 121, 169, 218, 220, 275 f., 527, 608
Klopfer, B. 183
Klosterhalfen, S. 79
Klüwer, R. 165, 538
Klußmann, R. 452
Knapp, P. H. 402
Kniskern, D. P. 545
Koch, I. L. A. 197
Koch, U. 463
Köhle, K. 314
König, K. 211
Kogan, I. 625
Kohut, H. 61, 200, 218, 270, 275, 292
Kraepelin, E. 197
Kramer, E. 592
Krause, R. 52, 66, 106
Kretschmer, E. 198
Kropp, U. 392
Krown, S. E. 82
Küchenhoff, J. 230, 363, 389 f.
Künsebeck, H.-W. 478
Kutz, F. 623

L

La Bruyère, J. 197
Lamparter, U. 392 f.
Lamprecht, F. 425
Langenbach, M. 200
Langer, D. 297
Laplanche, J. 169
Leary, T. 201
Leuner, H. 572, 574
Leupold-Löwenthal, H. 163
Leuzinger, M. 144
Levy, S. M. 81
Lewin, K. 416
Lichtenberg, J. D. 108 f.
Lienert, G. A. 171
Loranger, A. W. 190
Lorenzer, A. 104
Luborsky, L. 145, 529
Lühring, H. 88
Lum, L. C. 332
Lynch, J. 418

M

MacFarlane, J. W. 38
MacKenzie, R. 571
Mahler, M. S. 64, 117, 119 ff., 472
Malan, D. H. 538
Margraf, J. 176
Marks, I. M. 257
Marmor, J. 230
Masi, A. T. 453
Masters, W. H. 295 f.
Mayo, J. P. 304
Meadow, R. 304
Meermann, R. 176, 461
Mende, M. 189
Mentzos, S. 211, 231, 233 ff., 237, 251 ff., 277, 349
Messlinger, K. 376
Metal'nikov, S. 79
Meyer, A. E. 458, 538
Meyer, J. E. 200
Mirsky, I. A. 400
Mitscherlich, A. 582
Molinski, H. 369
Moos, R. H. 76
Moreno, J. L. 568
Morey, L. C. 204, 206, 209, 214, 216 f.
Morgan, E. 158
Moser, T. 582
Moss, R. B. 81
Mrazek, D. A. 405
Müller, R. 623
Müller-Braunschweig, H. 579
Muhs, A. 185
Murray, H. A. 182
Muthny, F. A. 496 ff., 501

N

Nadelson, T. 231
Nemiah, J. 285
Neun, H. 46, 600
Nolte, D. 400

O

Ogden, Th. 527
Olschowka, J. A. 77
Orlinsky, O. E. 529

Ortaldo, J. R. 82
Overbeck, G. 467

P

Palmer, A. J. 123
Parin, P. 142
Parkes, C. M. 418
Parry, C. H. 440
Pert, C. B. 78, 81 f.
Pettingale, K. W. 81
Piaget, J. 113
Pinel, P. 197
Pinsof, W. M. 545
Plügge, H. 445
Pöldinger, W. 631
Pontalis, J. B. 169
Prichard, J. C. 197
Prinzhorn, H. 591
Purcell, K. 405

Q

Quint, H. 241

R

Rad, M. v. 392, 606
Rado, S. 270 ff.
Raedler, A. 82
Rapaport, D. 107
Rechenberger, I. 372
Reich, W. 200
Reik, T. 53, 169
Reinecker, H. 562
Reister, G. 39
Richter, H.-E. 346
Rigatelli, M. 336
Riley, V. 79
Ringel, E. 632
Ritter, J. 453
Rodewig, K. 440
Röhl, R. 57
Roether, J. 253
Rogers, C. R. 555
Rohde-Dachser, C. 209
Rorschach, H. 182

Rosenman, R. H. 413
Roy, A. 221
Ruesch, I. 582
Ruff, M. R. 78
Rupprecht-Schampera, U. 234, 237
Rutter, M. 39
Ryckoff, I. M. 546

S

Sachsse, U. 305
Sandler, J. 59, 66, 103, 106, 110, 165, 271
Sandweg, R. 44
Saß, H. 189, 196
Saviotti, M. 279
Schapira, K. 261
Scheich, G. 485
Schepank, H. 39, 240
Scheuch, E. K. 141
Schleifer, S. J. 80
Schmale, A. H. 273, 315, 467, 472
Schmidt, G. 296
Schmidt, R. F. 150, 376
Schneider, A. 638
Schneider, K. 198
Schneider, W. 135
Schnieder, E. A. 319
Schoenle, E. J. 430, 433
Schröpl, F. 371
Schüffel, W. 467
Schulte, D. 136
Schultz, J. H. 577
Schultz-Hencke, H. 200
Schulz, K. H. 82
Schumacher, W. 140
Schwidder, W. 192
Seemann, H. 378
Seibel, H. R. 88
Seidenstücker, G. 146
Seidl, O. 452
Selye, H. 89
Semler, G. 190
Senf, W. 612
Sheehan, D. V. 332
Shekelle, R. B. 414
Shorter, E. 229
Sifneos, P. E. 538
Simmel, E. 599

Small, L. 538, 542
Smith, E. A. 77 f.
Solomon, G. F. 76, 82
Spitz, R. A. 102, 207, 220, 272 f.
Spitzer, R. L. 185
Stange, G. 392
Stern, D. N. 112
Sterzer-Breitenbücher, G. 406
Stieglitz, R.-D. 138 f., 146, 148
Stoller, R. J. 300
Stolze, H. 581
Stone, M. H. 304
Strachey, J. 527
Streeck, U. 603
Streeck-Fischer, A. 614
Strunk, R. C. 403
Sturm, J. 6
Sullivan, H. S. 201, 215
Summers-Flanagan, J. 425

T

Tabachnick, N. 636
Temoshok, L. A. 82
Theweleit, K. 116
Tölle, R. 215
Tress, W. 207

U

Uexküll, Th. v. 151, 314, 467

V

Valenstein, A. F. 233 f.
Vandereycken, W. 176, 461
Vinnitsky, V. B. 82

W

Wächtler, C. 616
Waelder, R. 251
Wagner, G. 297
Wallbott, H. G. 148 f.
Wanebo, H. J. 82
Weidenhammer, B. 122

Weiner, H. 265, 467
Weis, J. 494
Weiss, E. 3, 452
Weissmann, M. M. 250
Weizsäcker, V. v. 42
Welldon, E. V. 300
Werner, H. 616
Wheeler, E. D. 336
White, A. 485
White, B. V. 361
Wilke, E. 576
Willi, J. 551 f.
Wing, J. K. 190
Winnicott, D. W. 40, 63, 100 ff., 119, 216, 275, 529, 589, 608, 620, 622
Wirsching, M. 347
Wirth, E. 542
Wisdom, J. O. 231, 268
Wittchen, H. U. 189 f., 261
Wittels, F. 230

Wurmser, L. 53, 67
Wynne, L. 546 f.

Y

Yunus, M. B. 451, 453

Z

Zant, J. L. 448
Zauner, J. 612
Zedtwitz, J. v. 452
Zeidler, H. 453
Zepf, S. 59, 104
Zielke, M. 6
Zimmermann, M. 378
Zwiebel, R. 527

Sachverzeichnis

A

A-/B-Profil-Konzept der Angstverarbeitung 347
Abdomen, akutes 356
Abführmittelmißbrauch 459
Abhängigkeit 45, 216
  anklammernde 221
  Opioide 520 f.
  schizophrene Familie 546
  der Tochter von der Mutter 460
  Tranquilizer, Benzodiazepin-Typ 511
  versorgungserzwingende 211 f.
Abhängigkeits-Autonomie-Konflikt 517
Abhängigkeitskonflikt
  Crohn-Krankheit 476
  oraler, Hysterie 235
Abhängigkeitstendenzen, aktive 231
Abmagerung, verleugnete 457
Abwehr 66
  aggressiver Impulse 248
  durch Agieren 382
  behinderte 227
  Definition 55, 178
  durch Einengung 382
  Fragebogen 178 f.
  eines frühen Traumas 416
  Immunparameter 81
  der inneren Realität 383
  intrapsychische 383
  manipulative, Neurose 228
  naher Beziehungen 205
  Unterbauchbeschwerden, funktionelle 363
  unerträglicher Realität 232
Abwehrleistung 227
  Zwangsneurotiker 240
Abwehrmaßnahmen, verhaltensmäßige, kindliche 113
Abwehrmechanismen 45, 55 ff., 159, 532
  Behandlungsteam 604
  Interview 143
  primitive 55 f.
  reifere 56 ff.
Abwehrorganisation, Zwangsneurotiker 241 f., 245
Abwehr-Positions-Konzept 62
Abwehrstrukturen, zwangsneurotische, essentielle Hypertonie 424
Acetylsalicylsäure 518 f., 522
Achse, diagnostische 185
Achtmonats-Angst 102
ACTH (adrenocorticotropes Hormon) 78
Adipositas 456, 462 ff.

Adipositas (Forts.)
  Definition 462
  Differenzierung 462
  Epidemiologie 462
  ICD-10-Klassifikation 462
  Psychodynamik 463
  Psychogenese 463
  soziokulturelle Bedeutung 462
  Therapie 463
ADIS (Anxiety Disorder Interview Schedule) 190
Adoleszenz 126 ff.
  Definition 126
  Fehlanpassung bei Diabetes mellitus 432
  Kennzeichen 126
  Selbstpsychologie 128
Adrenocorticotropes Hormon (ACTH) 78
Ängstlichkeit
  Fragebogen 176
  Fremdbeurteilung 148
  Herpes-genitalis-Rezidive 482
  Neurodermitis 485
  posttraumatisches Syndrom 621
Ärger, unterdrückter
  essentielle Hypertonie 424 f.
  Herpes-simplex-Rezidiv 482
  koronare Herzkrankheit 414 f.
Aerophagie 318, 323, 357
  Definition 323
  Psychodynamik 323
  Psychotherapie 324
Affekt
  beziehungsregulierender 67
  Bindung 105
  Funktion 105
    kommunikative 106
  Funktionskreise 67
  informationsverarbeitender 67, 107
  Komponenten 67
  nachtragender 68, 107
  Qualität 105
  Resonanzdämpfung 577
  selbstreflektiver 67, 107
Affektabfuhr 66, 105, 472
Affektabwehr 476
Affektäquivalent
  Beckenbodenmuskulatur-Verspannung beim Mann 368
  Konversion 363
  psychovegetative Störung 316, 363
  Schmerzsyndrom 380
  Schwindel 339

Sachverzeichnis

Affektäquivalent (Forts.)
   Unterbauchbeschwerden, funktionelle 363
Affektausbruchsneigung 208
Affektaustausch, therapeutisch wirksamer 528
Affektenergie, Verteilung 105
Affektisolierung 57
Affektive Störung
   bipolare, leichte 222
   episodenhafte 220
   ICD-10-Klassifikation 187
Affektivität, labile 211
Affektkontrolle 45
Affektlehre 105 ff.
Affektpsychologie 65 ff., 105 ff.
Affektreaktion, ganzheitliche 316
Affektregulation, innerpsychische 106
Affektsozialisation 68
Affektsystem 106 f.
Affekttheorie 65
Affekt-Trieb-Beziehung 68
Affektualisierung 57, 233
Affektverdrängung 316
Affektzustände 66 f.
Aggression
   chronisch gehemmte, Fibromyalgie 453
   bei Depression 272, 278
   gegen die eigene Person, präsuizidales Syndrom 632 f.
   orale 60, 272
   physiologische Auswirkung 248
   Sexualität
      männliche 98
      weibliche 98
Aggressionsbereitschaft, koronare Herzkrankheit 414 f.
Aggressionsschuld 270
Aggressionstheorie, psychoanalytische, der Suizidalität 633
Aggressionstrieb 64, 99, 219
Aggressionsverarbeitung, cP-Patient 446
Aggressivität
   Depression 268
   essentielle Hypertonie 424
   orale, pathologisch verstärkte 219
   posttraumatisches Syndrom 621, 624
Aggressor, Identifizierung 55
Agieren, ausgeprägtes 232
Agnotizismus, pragmatischer 73
Agoraphobic Cognition Questionnaire 176
Agoraphobie 249, 257 ff., 263
   Angstanfall, akuter 260
   Definition 257
   hereditäre Komponente 261
   Makroanalyse 565
   Mikroanalyse 565
   Psychotherapie, psychodynamisch orientierte 262
   sekundäre 249
   Symptomatik 260
Agranulozytose, analgetikabedingte 520
AIDS, Psychoneuroimmunologie 82
Akkommodationsstörung
   antidepressivabedingte 510

Akkommodationsstörung
   neuroleptikabedingte 509
Akrophobie 258
Aktionserkenntnis 111
Aktivierungsprozeß
   Beschreibung 150
   Parameter physiologische 151
Aktivität, elektrodermale 150
Aktualneurose 247
Akustikusneurinom 392
Akutkrankenhaus 598 f.
AKV (Fragebogen zu körperbezogenen Ängsten, Kognitionen und Vermeidung) 176
Akzeptieren, bedingungsfreies 555 f.
Alexander-Theorie 2 f.
Alexithymie 387, 389, 453
Alkalose, Hyperventilationssyndrom 331
Allgemeine Depressionsskala (ADS) 175
Allgemeinsyndrom, psychovegetatives, Schwindel 338
Allmachtsgefühl 68
Als-ob-Persönlichkeit 216
Altersregression, Schwindel 338
Ambitendenz 120
Ambivalenzkonflikt 64, 220, 266
   Depression 270
AMDP-System 148
Amenorrhö 457, 459
Amitriptylin 511
Ammensprache 118
Anaclitic depression 272
Anämie, manipulierte 307
Analgetika 517 ff.
   Anwendungsgrundsätze 521 f.
   Definition 517
   Eigenschaften 519
   Einteilung 518
   Kombination 521 f.
   nichtsaure, antipyretische 518
      Indikation 520
      Kontraindikation 520
      Wirkung 519
      unerwünschte 519
   peripher wirkende 518
   saure
      antiphlogistische 518
      Wirkungsweise 518
      antipyretische 518
   Wirkungsweise 518 f.
   zentral wirkende 518
Analogie, Organwahl der funktionellen Störung 314
Analyse
   hermeneutische 74
   der inneren Konsistenz 172
   kausale 74
Analysierbarkeit, Eignungskriterien des Patienten 164
Analytiker, Persönlichkeitsmerkmale 164
Anamnese
   ärztliche 141 f.
   Funktion 141

Sachverzeichnis

Anamnese (Forts.)
    psychosozialer Zugang 142
  biographische 142, 165
  psychosomatische 158 ff.
  soziale 160
Anamnesetechnik 158
  offene 362
Anankastische Reaktion 240
Anfall
  hysterischer 232 f.
  vagovasaler s. Synkope
Angina pectoris 411
Angioödem 371
Angst 103, 105
  Abwehrmechanismen 248
  akute unbewußte, Synkope 354
  anale 97
  vor der Angst 258
  Aphonie 326
  Attributionstheorie, sozialpsychologische 492
  Bearbeitung, kognitive 493
  Beobachtungslernen 492
  Colitis ulcerosa 474
  Crohn-Krankheit 476 f.
  Durchleben, emotionales 493
  Einfluß auf den Krankheitsverlauf 135
  Fragebogen 175 f.
  frei flottierende 247
  gemischt mit depressiver Störung 246
  Globusäquivalenzen 320
  Hyperventilationssyndrom 332
  hypochondrische 283
  Intervention, psychosoziale 497
  kastriert zu sein, Reaktion 98
  bei körperlicher Krankheit 491 ff.
  körpernahe 252
  Konditionierung, klassische 492
  Konflikttheorie 492
  Modellernen 492
  neurotische 66
  operantes Modell des Lernens 492
  orale 97
  physiologische Auswirkung 248
  Säuglingsalter 99
  vor Selbstaufgabe 369
  Therapie 493
  Umstrukturierung 493
  vor Veränderung 279
  Verschiebung 421
  zwanghafte 213
Angstäquivalent, Schwindel 339
Angstanfall 247
  akuter, Agoraphobie 260
  unvorhersehbarer 249
  vegetative Äquivalente 247
Angstarten 65
Angstbewältigung 493
Angstdämpfung
  antidepressivabedingte 510 f.

Angstdämpfung (Forts.)
  benzodiazepinbedingte 511 f.
Angstempfindung, Ort 66
Angstforschung 493 f.
Angstgefühle, ursprüngliche 215
Angsthysterie 333
Angstkonfrontation, therapeutische 253 f.
Angstneurose 65, 121, 227 f., 246 ff.
  Abwehrfunktion, versagende 248
  Ätiologie 247 f.
  angstkonfrontierende Maßnahmen 253 f.
  Anklammerung 253
  Defizitmodell 249
  enterozeptiv selbstverstärkender Zirkel 247
  Epidemiologie 251
  Hemmungsaspekt 248
  hereditäre Komponente 250
  Hilfs-Ich-Funktionen 253
  Ich-Stärkung 253
  Konfliktmodell 249
  Langzeitbehandlung 251
  Medikamentenabusus 252
  Partnerinteresse 253
  Prävalenz 251
  Psychodynamik 247 ff.
  Psychotherapie, psychodynamisch orientierte 251
  Schwindel 336, 339
  Symptomatik, hypochondrisch strukturierte 252
  Therapie 251 ff.
  übende Maßnahmen 253 f.
  Verlauf 250
Angstschicksal 65
Angststätte 66
Angststörung
  generalisierte 246 ff.
  Chronifizierung 250
  enterozeptiv selbstverstärkender Zirkel 247
  Verhaltenstherapie 251
Angstsyndrom, endokrines 492
Angsttheorie 65, 105, 247 f., 492
Angsttoleranz 258
  geringe 219
Angstüberflutung 227
Angstursache 65
Angstverarbeitung, A-/B-Profil-Konzept 347
Anklammerung bei Angstneurose 253
Annäherung, sexuelle, Aversivreaktion 294
Annahme des Patienten 157 f.
Anorexia nervosa 321, 357, 456 ff., 459, 464
  aktiver Typ 457
  atypische 456
  Epidemiologie 456
  Familienstruktur 458
  Folgesymptome, seelische 457
  ICD-10-Klassifikation 456
  Mortalitätsrate 457
  passiv restriktiver Typ 457
  Symptome 457
  Therapie 461

Sachverzeichnis

Anorgasmie 232
   der Frau 369
Anpassung 64
   Adoleszenz 126
   an die Gesellschaft, Charakterentwicklung 200
   psychosoziale 143
Ansprüchlichkeit 96, 217
Antiallergika 509
Antidepressiva(-um) 508, 510 f.
   Amitriptylin-Typ 511
   bei Angstneurose 252
   bei Hyperventilationssyndrom 333
   erstes 508
   Imipramin-Typ 511
   Indikation 510
   Pharmakologie 510
   bei Schmerzen 517 , 522
   Vergiftung 511
   Wirkprinzip 514
   Wirkung 510
      unerwünschte 510
   Wirkungseintritt 510
Antiemetika 509
Antikonvulsiva bei Schmerzen 517
Antivertiginosa 342
Antizipationsfähigkeit 45
Antriebssteigerung, antidepressivabedingte 510 f.
Antriebsstörung 44
Antwortstil, spezifischer 173
Anxiety Disorder Interview Schedule (ADIS) 190
Anxiety Status Inventory 148
Anxiolytika 252, 342
   bei Hyperventilationssyndrom 333
Aphonie 325 f.
   hyperfunktionelle 326
   hypofunktionelle 326
   krampfartige 326
   psychogene 325 f.
      Therapie 328
Appellverhalten 563
Appendizitis, chronische 363
Apperzeptionstest, thematischer (TAT) 182
Appetitsteigerung, neuroleptikabedingte 509
Appetitzügler 459
Arbeit 87 ff.
   Dauerbelastung, Herzinfarkt 89
   melancholische 271
   therapeutische, konfliktorientierte 535
Arbeiten
   freies künstlerisches 594 f.
   plastisches 594
Arbeitsbedingungen, Stressoren 88
Arbeitsbelastung 88 f.
   subjektiv erfahrene 88
Arbeitsbündnis 160 f.
Arbeitsebene, Psychopharmakatherapie 516 f.
Arbeitsfeld-Privatsphäre-Wechselwirkung 413
Arbeitsmedizin 88
Arbeitsplatz 87

Arbeitsplatzerfahrungen, Einfluß auf die Familie 90 f.
Arbeitsplatzsituation, Ulcus duodeni 466
Arbeitspsychologie 88
Arbeitsstruktur, Stressoren 88
Arbeitsteilung 123
Arbeitsunfähigkeit 46
Aristoteles 197
Arroganz 217
Artefaktkrankheit 228, 303, 305 ff.
   Begleitsymptomatik 306
   Definition 305
   Epidemiologie 306
   Erkrankungssituation 308
   Hyperthyreose 443
   Manipulationsmethoden 306 f.
   Organwahl 305 f.
   Therapie 308 f.
      Liaisonkonzept 309
Artifizielle Erkrankung 302 ff.
Aryknorpelödem 320
Arzt
   Grundhaltung 157 f.
   Positionsbestimmung 162
   psychosomatisch tätiger, dialektisches Spannungsfeld 604
   Sozialisierungsprozeß 156
   Verhalten gegenüber dem Patienten 156
Arzt-Patient-Beziehung (s. auch Patient-Therapeut-Beziehung)
   bei Artefaktkrankheit 308
   Diagnostik, operationale 189
   Fibromyalgie 452 f.
   Hyperventilationssyndrom 333
   Neurodermitis-Kranker 486
   paraverbale Ebene 157
   Psychopharmakatherapie, Indikationsstellung 514
   Reflexion 9 f.
   schwer gestörte 302
   bei somatoformer Störung 313 f.
   Ulkuskranker 468
   Unterbauchbeschwerden funktionelle 363 , 366
Arzt-Patient-Interaktion, ambulante 156 f.
Arzt-Patient-Kontakt, erster 155
Aspiration 319
Assimilation 111
   fehlerhafte 113
Assoziationszwang 167
Assoziieren, freies 533
   kindlicher (jugendlicher) Patient 610
Asthma bronchiale 398 ff.
   Ätiologie 400
   allergische Faktoren 401
   Atemtherapie, physiotherapeutische 406
   Behandlung, internistisch-pharmakologische 406
   Behandlungskonzept, psychosomatisches 406
   Definition 399
   emotionale Faktoren 402
   Epidemiologie 399 f.
   genetische Komponente 402
   Gesprächsgruppe, psychotherapeutische 406

Sachverzeichnis

Asthma bronchiale (Forts.)
  Gruppentherapie, psychoanalytisch orientierte 407
  ICD-10-Klassifikation 398
  infektiöse Faktoren 401
  Kleingruppen-Therapieprogramm 406
  konstitutionelle Faktoren 400
  Krankheitsmodell, multikausales 404
  Persönlichkeitsprofil 403 f.
  Psychodynamik 403 f.
  psychosoziale Faktoren, intrafamiliäre 405
  Psychotherapie 405 ff.
    analytische 406
  Schulungsprogramm, kognitiv-verhaltenstherapeutisches 406
  Self-management-Programm 406
  somatische Faktoren 401
  Training, autogenes 406
  Veränderung der psychosozialen Situation 405
  Zwillingsuntersuchungen 402
Asthma-Symptom-Liste 399
Asthmatiker, Beziehung zur Umwelt 405
Asthmatische Symptome
  Auslöser 401
  Erlernbarkeit 401
  als Reizantwort 403
Atemdepression, opioidbedingte 520 f.
Atemgebärde 330
Atemminutenvolumen bei Hyperventilationssyndrom 331
Atemmuskulatur, Verkrampfung 399
Atemnot 399
  subjektive 330
Atemsyndrom, nervöses s. Hyperventilationssyndrom
Atemtherapie, physiotherapeutische 406
Atherosklerose 413
Atmosphäre, therapeutische 535
Atmung
  Physiologie 330
  vertiefte, beschleunigte 330
Atmungsmuskulatur, Verkrampfung 329
Atmungstetanie s. Hyperventilationssyndrom
Atopie 402
Attachment 103, 108
Attackenschwankschwindel, phobischer 339
Attackenschwindel, episodischer 336
Attributionstheorie, sozialpsychologische, Angst 492
Auflehnung gegen Psychopharmakatherapie 517
Aufmerksamkeit, gleichschwebende 164 f., 526 f.
Aufmerksamkeitsbesetzung, Tinnitus 396
Aufmerksamkeitsfokussierung bei ankylosierender
  Spondylitis 449
Aufschrecken, nächtliches 247
Augenbewegungen 150
Augeninnendruckerhöhung, neuroleptikabedingte 509
Ausdrucksmöglichkeit, Erweiterung 603
Ausdruckssymptom 314
Ausgangssituation des Patienten 155
Ausscheidungsfunktion, Beherrschung 97
Ausstattung, medizinisch-technische 16
Auswertungsobjektivität eines Tests 172, 182

Autismus, normaler 64, 117
Autoaggression
  bei Adipositas 463
  Crohn-Patient 478
  Diabetiker, jugendlicher 434
Autodestruktivität 451
Autoerotismus 59, 95
Autogenes Training s. Training, autogenes
Autoimmunhyperthyreose 437 ff.
Automatismen 61
Autonome Funktionsstörung, somatoforme,
  gastrointestinale 318
Autonomie
  anale Phase 97
  primäre 61
  sekundäre 61
  unbezogene 206
Autonomiebedürfnis 45, 442, 449
  der Tochter 458
Autonomieentwicklung, mangelhafte, bei kindlichem
  Diabetes 432
Autonomieförderung, fehlende 216
Autonomie-Gehorsam-Konflikt 213
Auto-Poesie 90
Aversions-/Aversions-Konflikt 491

B

Balint-Gruppe 9
  Erfahrungsnachweis 11
Basedow-Krankheit 437 ff.
  hyperthyreote, Psychodynamik 440 f.
Basisdokumentation 23
Basta-Haltung, elterliche 213
BDI (Beck-Depressions-Inventar) 175
Bechterew-Krankheit s. Spondylitis, ankylosierende
Beck-Depressions-Inventar (BDI) 175
Bedingung 562
Bedingungsanalyse 562 f.
Bedingungsgefüge, psychosomatisches 603
Bedrohungserlebnis 491 f.
Bedürfnis
  archaisches, Befriedigung, Psychotherapie, katathym
    imaginative 574 f.
  oral-kaptatives, Abwehr 466
  oral-rezeptives 466
  physiologisches, Regulierung 108
Bedürftigkeit, narzißtische 59, 104
Beeinträchtigung, soziale 45
Befangenheit 214
Befinden
  aktuelles 159
  in der Vergangenheit 160
Befindlichkeit, innere, Atmung 330
Befindlichkeitsskala 151
Befindlichkeitsstörung 155
Befriedigung 62, 95, 104
  orale 96

Befürchtung, zwanghaft aufkommende 263
Befundintegration 16
Begutachtung, psychosomatische, Erfahrungsnachweis 11
Behandlungsbedürftigkeit 19
Behandlungsdichte 18
Behandlungserfolg, nicht ausreichender 34
Behandlungserwartung des Patienten 135
Behandlungskonzept 521
Behandlungsmethode, Wirksamkeitsnachweis 134
Behandlungsplan, individueller 17
Behandlungsverzögerung 6
Behaviorismus 71
   ontologisch-methodologischer 72
Behinderung, individuelle 44 f.
Beihilfestelle, Antragsabfassung, formale 31
Belastung
   berufliche 88 f., 393
      koronare Herzkrankheit 88, 412
   emotionale, Hörsturz 392
   psychische 541 f.
      Colitis ulcerosa 472
      Hyperthyreose 441
      Verbalisierung 542
   psychosoziale
      Kindheit 39
      Ulkuskrankheit 467
Belastungsfaktoren 622
Belastungsstörung
   ICD-10-Klassifikation 187, 541
   posttraumatische 541
Benommenheitsschwindel 336
Benzamide, Entwicklung 508
Benzodiazepine 511 ff.
   Abhängigkeit 511
   Antagonist 512
   bei Antidepressivumtherapie 511
   Entwicklung 508
   bei Hyperventilationssyndrom 333
   paradoxe Reaktion 511
   Pharmakologie 511 f.
   Wirkprinzip 514
   Wirkung 511
      unerwünschte 511
   Wirkungseintritt 511
Beobachtungslernen, Angst 492
Beratungsstelle für Flüchtlinge 625
Beratungstätigkeit 27
Bereitstellungs-Krankheit 3
Berentung 46 f.
Berichtswesen 17
Berufsunfähigkeit 46
Berufswahl bei Artefaktkrankheit 306
Beruhigung, benzodiazepinbedingte 511
Beschämung 120
Beschwerden
   körperliche 156
      Fragebogen 175, 177
   psychische 175
   viszerale, Angstneurose 247

Beschwerden-Liste (B-L) 151, 177
Betrachtungsweise
   biomedizinisch-kausalwissenschaftliche 73
   biopsychosoziale 73
   materialistische 151
Betreuung, psychohygienische 38
Bevölkerungsversorgung, psychotherapeutische, adäquate 6
Bewältigungsstil 447
Bewegung, Widerstand 585
Bewegungsablauf, Schmerz, chronischer 585
Bewegungsstörung, extrapyramidale, neuroleptikabedingte 509
Bewegungstherapie, konzentrative 581 ff.
   Aspekte 582
   Indikation 582 f.
   Kommunikation 582
Bewußtheit durch Bewegung 585
Bewußtsein 50 f.
Bewußtseinsverlust, kurzdauernder 352
Beziehung
   symbiotische 346
   zwischenmenschliche 40
      Affekte 106
      gestörte s. Beziehungsstörung
      intensive, unbeständige 209
      konflikthafte 209
      nahe, Abwehr 205
      Wiederholungszwang 166 f.
Beziehungsabbruchtendenz 304
Beziehungsaufnahme, Motivationssystem 109
Beziehungsdiagnostik 165
Beziehungsebene, symbiotische 516
Beziehungsepisoden, Analyse 145
Beziehungserfahrung, bindungsverunsichernde, kindliche 249
   frühkindliche 40
Beziehungsklären 557
Beziehungsmuster
   Interview 143
   intrafamiliäres, schizophrener Patient 546
   Neurodermitis-Kind 486
Beziehungsobjekt (s. auch Objekt) 551
Beziehungsstörung 27, 201
   Familientherapie 550
   Musiktherapie 590
   Narzißt 218
   Paartherapie 551 ff.
Bezugsperson, frühkindliche 39 f.
Bezugstherapeut 18
Bieri-Trilemma 71
Bilderleben, katathymes 572 f.
   assoziativer Fluß, Förderung 574
   Bildmotive 574
      Darstellung neurotischer Konfliktbereitschaft 576
      in Gruppen 574
      musikalisches 574
      Regressionstiefe 574
Bindung
   familiäre, Colitis ulcerosa 473

Bindung (Forts.)
  instabile, Crohn-Krankheit 476
  Motivationssystem 109
Bindungsverhalten, kindliches 103
Biofeedback 152
  bei chronischer Polyarthritis 447
Biographie, Verzerrung, interaktionelle 143 f.
Biopsychosoziales Modell 445
Bitterkeit 68
B-L (Beschwerden-Liste) 177
Blaptophobie 259
Blickkontakt, reduzierter 149
Blutdruck
  hoher 424
  normaler 424
Blutdruckerhöhung 423 f.
Blutdruckregulation, geschlechtsdifferente 425
Blutung
  gastrointestinale, analgetikabedingte 519
  manipulierte 307
Body Mass Index (BMI) 462
Body Sensation Questionnaire 176
Borderline-Depression 265
Borderline-Persönlichkeitsstörung 44, 56, 204, 206, 208 ff.
  Prävalenz 209
Borderline-Phänomen 44
Borderline-Syndrom 209
Botschaften, inkongruente 202
Brittle-Diabetes 433
Broca-Index 462
Broken-Heart-Studie 418
Bromazepam 512
Bronchokonstriktion, analgetikabedingte 518 f.
Brust
  böse 62, 66
  gute 62, 66
Bruxismus 396
Bündnis, therapeutisches 161
Bulimia nervosa 321, 459 ff., 464
  atypische 456
  Definition 459
  Epidemiologie 456
  Folgesymptome körperliche 459
  Gefühlskreislauf 460
  ICD-10-Klassifikation 456
  Psychodynamik 460
  Psychogenese 460 f.
  Therapie 461
Bulimikerin, Entwicklungsniveau, psychostrukturelles 460
Burnout-Prävention 500
Butyrophenone 509
Bypass 421

C

Center for Epidemiologic Studies Depression Scale (CES-D) 175
CFS (Chronic-fatigue-Syndrom) 43

Charakter 196 f.
  Abwehraspekt 200
  analer 213
  Definition 199 f.
  Determiniertheit, soziale 200
  erotischer 199
  hysterischer 229
  narzißtischer 199
  oral unbefriedigter 96
  zwanghafter 199
Charakterbildung 51
Charaktereigenschaften 159
Charakterentwicklung 199
Charakterneurose 44, 192, 231
  Merkmale 231 f.
  Partnerkonflikt 551
  schizoide 205
  Zwillingsuntersuchungen 61
Charakterologie, psychoanalytische 199
Charakterpathologie 199
Charakterstörung 199
Charaktertypologie 199 f.
  psychoanalytische 271
Checkliste 189
  diagnostische 139
Child-Guidance-Study 38
Chlordiazepoxid, Entwicklung 508
Chlorpromazin, Geschichte 508
Choleriker 197
Cholesterinspiegel 413
Chronic-fatigue-Syndrom (CFS) 43
Chronifizierung 135
Chronisch entzündliche Darmerkrankung s. Darmerkrankung, chronisch entzündliche
Chronisch Kranker
  Intervention, psychosoziale 497 ff.
    Partnereinbeziehung 499
  Psychotherapie 489 f.
CIDI (Composite International Diagnostic Interview) 190
Clomipramin 511
Colica mucosa s. Unterbauchbeschwerden, funktionelle
Colitis ulcerosa 471 ff.
  Definition 471
  Dissimulation 471
  Epidemiologie 472
  Familiendynamik 473
  ICD-10-Klassifikation 471
  Psychodynamik 472 f.
  Psychotherapie 474
  Therapie 474
Colitis-ulcerosa-Kranker, berufliche Integration 473
Compliance 155
  Diabetiker jugendlicher 432
  Hypertoniepatient 427 f.
  nicht zu erreichende 207, 209
Compliance-Problem
  Intervention, psychosoziale 498
  niereninsuffizienter Patient 496
Composite International Diagnostic Interview (CIDI) 190

Sachverzeichnis

Consultation-Liaison-Psychiatrie-Psychosomatik 3
Container-Konzept 56, 61, 62, 527 f.
Coping
   Definition 179
   bei körperlicher Krankheit, Fragebogen 179
   bei Schmerzen 177, 179
   bei Streß 179
Coping-Fähigkeit 39 f.
Coping-Forschung 447
Coping-Muster 447
Coping-Verhalten 45, 81
Corti-Organ
   Funktionsstörung 396
   Mangelperfusion 391
Costen-Syndrom 396
Crohn-Krankheit 471, 475 ff.
   akuter Schub 477
   Beratung, psychosoziale 478
   Definition 471
   Drei-Generationen-Therapie 478
   Epidemiologie 476
   Gesprächspsychotherapie, supportive 477
   ICD-10-Klassifikation 471
   Psychodynamik 475 f.
   Psychotherapie 477 ff.
   Selbsthilfegruppe 478
   Suchtproblem 478
   Therapie 477 ff.
Crohn-Patient
   Partnerbeziehung 477
   Ursprungsfamilie 477
Cyclophosphamide 79

D

Da-Costa-Syndrom s. Hyperventilationssyndrom
Dämmerzustand 232
Dämpfung, antidepressivabedingte 510
Darmerkrankung
   chronisch entzündliche 471 ff.
   entzündliche Adoleszenz 126
Darmfunktionsstörung 360
Darmmotilitätsstörung 361, 366
Daten, erlebensbezogene 139
   Selbstbeurteilung 147
Datenerhebung 139 f.
   nichtstandardisierte 139 f.
   standardisierte 139
Dauerschwindel 336, 341
Deckaffekt, Schwindel 340
Defense Mechanism Inventory (DMI) 178
Dekompensation, psychotische 341
Dekortikation 77
Delegation 35 f.
   Privatkassenpatient 36
   Voraussetzung 36
Demontageerlebnis 157

Denken 110
   operationales 123
   operatives 387
   primärprozeßhaftes 110
   sekundärprozeßhaftes 110
Denkstörung, Neuroleptikawirkung 509
Denkweise
   kybernetische 547
   systemtheoretische 547
Denkzwang, Fragebogen 176
Depersonalisation 232
Depression 67, 265 ff.
   als Abwehr 268
   bei Adipositas 463
   Ätiologie 269 ff.
   agitierte 267
   akute, Charakteristika 266 ff.
   anaklitische 220 f.
   als Anpassungsleistung 269
   als Anzeichen einer inneren Entwicklung 275
   Beziehung zur Oralität 320
   Colitis ulcerosa 474
   Crohn-Krankheit 477
   Diabetes mellitus 433
   durch Abwehr modifizierte 269
   einfache 273
   Einfluß auf den Krankheitsverlauf 135
   Epidemiologie 265 f.
   Fibromyalgie 453
   Globusäquivalenzen 320
   Grundkonflikt 266
   ICD-10-Klassifikation 265
   Immunsystemveränderung 80
   Klassifikation
      klinische 265
      operationalisierte 265
   bei körperlicher Krankheit, Intervention, psychosoziale 498
   Komorbidität 265
   Kompensation durch Hyperthyreose 441
   Leitgefühl 269
   Mimik 149
   narzißtische 274 f.
   Neurodermitis 485
   neurotische 265
   oral-abhängige 271 f.
   Psychodynamik 269 ff.
   Psychogenese 269 ff.
   Psychopharmakotherapie 277
   Psychotherapie 276 ff.
      psychoanalytische 277 ff.
   psychotische 265, 273
   realistische 275 f.
   schöpferische s. Depression realistische
   schwere 273
   Suizidalität 633
   Therapieende 278
Depressionsäquivalent 396
Depressionsskala, allgemeine s. Allgemeine Depressionsskala

Depressive Reaktion 265
Depressive Störung, Schwindel 340
Depressive Symptome, Fragebogen 175
Depressivität
  Colitis ulcerosa 472
  Fremdbeurteilung 148, 175
  Herpes-genitalis-Rezidive 482
  Herpes-labialis-Rezidive 482
  posttraumatisches Syndrom 621, 624
Deprivation, emotionale soziale 379
Derealisation 232
Dermatitis, atopische s. Neurodermitis
Desensibilisierung, psychotherapeutische 403
Desexualisierung 268
Desinteresse des Patienten 157
Destruktion im Zentralnervensystem 77
Destruktivität gegen die eigene Person 210
Deviation
  sexuelle 299 f.
  DSM-Klassifikation 294
  ICD-10-Klassifikation 293
Diabetes mellitus 430 ff.
  Definition 430
  Einfluß auf die Persönlichkeitsentwicklung 431
  Epidemiologie 431
  ICD-10-Klassifikation 430
  Kind (Jugendlicher) 431 ff.
  Krankheitsmanagement, altersangemessenes 432
  Krankheitsverarbeitung 433
  labiler 433
  psychosomatische Aspekte 431
  Sekundärkomplikationen 433
  Streßeinfluß 433
  Symptome 430
Diagnose
  Definition 132
  Kriterien 185
  psychodynamische, Kind (Jugendlicher) 608
  psychosoziale 608
  therapeutische 348
Diagnosekategorien, klinische 191 ff.
Diagnosesystem
  klinisches 191 ff.
  operationales 185 f.
    Interview, standardisiertes 190
    Kritik 188 f.
Diagnostic and Statistical Manual of Mental Disorders s. DSM
Diagnostik 132 ff.
  Datenerhebung s. Datenerhebung
  konfliktorientierte 134
  Methode 132
  Methodenwahl 140
  multimethodale 139
  multimodale 139, 146
  nichtstandardisierte 139 f.
  normorientierte 137
  Ökologie 16
  Ökonomie 16

Diagnostik (Forts.)
  operationale 145, 186
    Arzt-Patient-Beziehung 189
    Merkmale 136
    Stellung des Patienten 189
  psychiatrische
    Erfahrungsnachweis 11 f.
    Qualitätsanforderungen 16 f.
  psychoanalytische 133 f., 140, 186
    Erfahrungsnachweis 11 f.
  psychodynamisch orientierte 133, 135, 139 f.
    Merkmale 135
    Operationalisierung 145
  Standard, methodologischer 132
  standardisierte 139
  symptomorientierte 134, 186, 188
  Verfahren, indikationsbezogenes 16
  Verhältnis zur Psychotherapie 136 ff.
  verhaltenstherapeutische 133 f.
    Erfahrungsnachweis 11
    erklärender Anspruch 136
    Merkmale 136
  Vorgehen, interpretatives 186
  Wirkung auf den Patienten 144
  Zielsetzung 132 ff.
Diagnostikprozeß 137
Diagnostische Merkmale 387
Diagnostisches Interview bei psychischen Störungen (DIPS) 190
Dialog, sokratischer 566
Dialysepatient, psychosoziale Versorgung 497
Diazepam 512
Diclofenac 518 f., 522
Dienst, psychosozialer, Organisation 500
Differentialdiagnostik 26
Differenzierungsphase 118
Dimension
  masochistische 54
  narzißtische 61
  psychische, Einstellung des Patienten 155
DIPS (Diagnostisches Interview bei psychischen Störungen) 190
Disability s. Behinderung, individuelle
Diskriminierungsängste 156
Disrupted attachment group (DAG) 201
Dissimulation 471
Dissoziation 232, 234, 238
Distanzierung, kritische 527
Distreß 43
Distreßbewältigungstraining 566
Dizziness 335
DMI (Defense Mechanism Inventory) 178
DNCB-Reaktion 82
Dokumentation 20, 22 f., 31 f.
  Qualitätsanforderung 18
Dokumentationspflicht 31
Dokumentationssystem 23
Don-Juanismus 232

Doppeln im Psychodrama 570
Doublebind-Hypothese 546
Doxepin 508, 511
Drama, ödipales 122
Dramatisierungstendenz 232 f., 237
Drehschwindel 336
   anfallsartiger 337
   funktioneller 341
   beim Hinlegen 337
   organischer 341
DSI (Zung Depression Status Inventory) 175
DSM
   (Diagnostic and Statistical Manual of Mental Disorders) 185 f.
DSM-III 185
   Interview 189 f.
DSM-III-R 185 f.
   Interview 189 f.
      strukturiertes 189 f.
DSM-IV 185 f.
Dual-Union Mutter-Kind 100
Duodenalulkus s. Ulcus duodeni
Duodenitis 357
Durchfall 360
Durchführungsobjektivität eines Tests 172, 182
Durst, Fehlinterpretation 457
Dysfunktion
   krikopharyngeale 320
   mandibuläre 396
   neurophysiologische, Panikstörung 249
Dyskinesie, tardive 514
Dysmorphophobie 258, 283
Dyspareunie 294
Dyspepsie 358
   nichtulzeröse 323
Dysphagie s. Schluckstörung
Dysphonie 326 ff.
   Ätiologie 327
   Anamnese, psychosoziale 327
   Differentialdiagnose 327
   funktionelle 326 ff.
   habituelle 327
   hyperfunktionelle 326 f.
   hypofunktionelle 326 f.
   konstitutionelle 327
   phonogene 327
   Psychodynamik 327 f.
   psychogene 327
   spastische 329
   symptomatische 327
Dyspnoe, nervöse s. Hyperventilationssyndrom
Dysregulation, vegetative, Neurodermitis 484
Dysthymie s. Persönlichkeitsstörung, depressive
Dystonie, fokale 329
Dysurie 369

E

Eating Disorder Scale (EDI) 176
Echtheit 555 f.
EDI (Eating Disorder Scale) 176
Effort-Syndrom s. Hyperventilationssyndrom
Egozentrismus 113, 211, 231
Ehekonflikt, chronischer 121
Ehrgefühl 67
Eifersucht 67
Eigeninitiative, Hemmung 216
Eigenmotive 562
Eigensinn 213
Eigenverantwortlichkeit, Idealisierung 291
Einengung, präsuizidales Syndrom 632
Einfühlungsvermögen, Mangel 217
Einsamkeit, Herzerkrankung 418
Einstellung, interpersonelle, Wechsel, unvorhersehbarer 202
Einzelpsychotherapie
   Polyarthritis, chronische 447
   psychoanalytische 534 ff.
      Abrechnung über Krankenkassen 535 f.
      Gesamtstundenzahl 535
      Indikation 535
      Setting 534 f.
      therapeutisches Ziel 534
   Überbetonung 500
Einzelselbsterfahrung, Nachweis 11
Ejakulation
   ausbleibende 294 f.
   vorzeitige 294 f.
Ekel 55, 67
   internalisierter 67
Ekzem, atopisches s. Neurodermitis
Elastic-mind-movement 38
Elektroenzephalographie 150
Elektromyographie 150
Elternbild, hochpathologisches 308
Elternimago, idealisiertes 61, 346
Eltern-Kind-Beziehung 121 f.
Elternobjekt, Ablösung des Adoleszenten 127
Elternteil, gegengeschlechtlicher, Identifikation 211
Elternverlust, früher 473
Emergismus 151
Emotion
   Beschreibungsebenen 151
   Immunglobulinkonzentration 78
   Immunkompetenz 81
   Neuropeptide 81
Emotionalisierung 233, 237
Emotionalität 73 f.
   übermäßige 211, 232
Emotionsbeherrschung 387
Empathie 165
Empathiefähigkeit, stark ausgeprägte 216
Empfindsamkeit, Adoleszenz 128
Empfindungsstörungen, sexuelle 232
Endokrines System 76

Endorphine 78, 459
Enquête zur Lage der Psychiatrie 4
Entdeckelung 34
Enteritis, membranöse s. Unterbauchbeschwerden, funktionelle
Enteritis regionalis s. Crohn-Krankheit
Entfernung, optimale, des Kindes von der Mutter 119 f.
Entlastung, affektive, neuroleptikabedingte 509
Ent-Libidinisierung 268
Entspannung 105
   funktionelle 579 f.
   konzentrative, Erfahrungsnachweis 11
   muskuläre 578 f.
Entspannungsverfahren 152
   bei chronischer Polyarthritis 447
   bei essentieller Hypertonie 427
   bei Hörsturz 394
Entwicklung
   geschlechtsspezifische 122 f.
   kindliche 38
   kognitive 62, 110 ff.
      Aktionserkenntnis 111
      Objekterkenntnis 111
      Schema, sensomotorisches 112
      sensomotorische Phase 111
   psychische, Anamnese 160
   psychosexuelle 94 ff., 114
      objektlose Stufe 102
      Regression 240
      Zwangsneurotiker 240
   pubertäre, verzögerte 457
   suizidale 631 f.
Entwicklungsdefizit 564
   Psychotherapie, katathym imaginative 575
Entwicklungsmodell, dreistufiges 113 f.
Entwicklungsphase (s. auch Phase) 94
   formal-operatorische 114
   der konkreten Operationen 113
   sensomotorische 111
Entwicklungspsychologie 66
   psychoanalytische 94 ff.
Entwicklungsschaden, korrektive Folgen 532
Entzündungsreaktion, peritoneale, antigeninduzierte 79
Enzephaline 78
Epidemiologie 38
Epiphänomenalismus 72
Episode
   depressive 220 f.
   manische 208, 222
Erbrechen 55
   selbstinduziertes 459 f.
Ereignis, lebensveränderndes, Fragebogen 179
Erektionsstörung 294 f.
   somatisch bedingte 297
Erfahrungszustand 62
Erfolg, beruflicher 87
Erfolgsorgan, psychosomatisches 416
Ergebnisdokumentation 23

Ergebnisqualität 15, 19 f.
   Einschätzung 20
Erinnerung, frühe 110
Erinnerungsstörung des Kurzzeitgedächtnisses 232
Erinnerungssymbol 320
Erleben, phallisch-genitales, des Mädchens 97
Erlebensmuster, dysfunktionales, stereotypes, Partnerkonflikt 552
Erlebensweise, anal-sadistische 97
Erlebnisstörung 294
Erlebnisverarbeitung 28
Erlebniszustand 62
Erörterungstätigkeit 27
Eros 54
Erotisierung 57, 234, 238
Erotomanie 232
Erregbarkeit, neuromuskuläre, gesteigerte 330 ff.
Erregung, sexuelle, Motivationssystem 109
Ersatzbefriedigung durch Essen 463
Ersatzkasse, Kassenantragsabfassung, formale 29 ff.
Ersatzobjekt 461, 517
Erschöpfung, nervöse, Schwindel 338
Erstantrag 30
Erstgespräch, psychoanalytisches 163 ff.
   Information
      objektive 165
      subjektive 165
      szenische 165
      prozeßorientiertes 165
      Rahmenbedingungen 164
      Zielsetzung 165
Erstinterview 32 f., 143
   Dokumentation 32
   psychoanalytisches 142
   sozialisierende Funktion 143
Erstuntersuchung, psychoanalytisch begründete 11
Erwartung, ängstliche 247
Erwartungsangst, Herzangstneurose 344
Erwerbsunfähigkeit 46
Erythrophobie 258
Erziehungsstil, elterlicher, Angstgefühle 215
Essen als legale Droge 463
Es-Widerstand 58
Eß-Brech-Sucht s. Bulimia nervosa
Eßstörung 456 ff.
   ICD-10-Klassifikation 456
   Psychotherapie katathym imaginative 576
   Selbstbeurteilung 176
Eßverhalten, Fragebogen 176
Eßzwang 462
Eustreß 43
Evaluation, kognitive 566
Evolutionsbiologie 115
Examensstreß, immunologische Effekte 79
Exkretion 97
Exploration, Motivationssystem 109
Explosibilität 208
Extraversion 198
Extrem-Traumatisierung 621

F

Facharzt Kinder- und Jugendpsychiatrie/-psychotherapie 9
Facharzt Psychiatrie/Psychotherapie 4, 7, 9
  Zusatzbezeichnung Psychoanalyse 9, 12
Facharzt Psychotherapeutische Medizin 4, 10 f.
  Weiterbildung 11
  Zusatzbezeichnung Psychoanalyse 12
Facial Action Coding System (FACS) 148
Faint s. Synkope
Fallkonferenz 17
Fallseminar, Nachweis 11
Familie 89 f.
  Einfluß von Arbeitsplatzerfahrungen 90 f.
  Entwicklungsgeschichte 548
  Kontext, lebensgeschichtlicher 548
  psychosomatische 347
  in Tieren 182
Familienanamnese 160
Familiendiagnostik 548 f.
Familienintervention 499
Familienmerkmale 39
Familienmitglied, Wachstumsprozeß, individueller 549
Familienstruktur 548
  Anorexia nervosa 458
Familientherapie 545 ff.
  bei älteren Menschen 618
  Behandlungstechnik 547
  Definition 545
  Finanzierung 33
  funktionale 550
  Gegenübertragung 549
  historische Entwicklung 545 f.
  Index-Patient 548
  Indikation 549 f.
  Kontraindikation 553
  Konzeptbildung 547
    aktuelle 547 f.
  operante 550
  Problemprobedeutung 549
  Problemumdeutung 548
  psychoanalytische 550
  Psychotherapie, katathym imaginative 576
  Schulrichtungen 545
  Settingmodalitäten 549
  strukturelle 550
  Übertragung 549
  Verfahren 545 f.
Familientradition 548
FBL s. Freiburger Beschwerdenliste
Feedback-System, Schmerzwahrnehmung 375
Fehlernährung, emotionale, kindliche 205
Feierabend, Thematisierung 91
Feldenkrais-Methode 584 ff.
  Ausbildung 584
  Bewegungsmuster 585
  Einzelstunde 585
  Gruppenuterricht 585
  Indikation 586

Feldenkrais-Methode (Forts.)
  Lernatmosphäre 585
  Qualitätskriterien der Bewegungen 585
Fenster, rundes, Membranverletzung 392
Fettsäuren, freie 413
Fettstoffwechselstörung 413
FEV (Three-Factor-Eating-Questionnaire) 176
Fibromyalgie 445, 451 ff.
  Arzt-Patient-Beziehung 452 f.
  Beschwerden 452
  Definition 451
  Diagnosekriterien 452
  Diagnostik 452
  Psychodynamik 452 f.
  Psychotherapie 453
  Therapie 453
Fixierung
  frühe, Organwahl der funktionellen Störung 315
  orale 372, 460
FKBS (Fragebogen zu Konfliktbewältigungsstrategien) 178
Flucht 55
Flüchtlingsinitiative 625
Flumazenil 512
Fluspirilen 510
FMT (Fragebogen zur Therapiemotivation des Patienten) 180
Fokaltherapie 538, 540
Fokus 540, 603
  patientenorientierter 540
Folteropfer 620 ff.
  Gegenübertragung 620 f.
  Heilungsprognose 628
  Langzeitpsychotherapie 628
  Psychotherapie 627 f.
  Ziele 627
  Therapie 625 ff.
    Voraussetzungen beim Therapeuten 626 f.
  Übertragung 627
  Verarbeitung 624 f.
    depressive 624
    zwischen den Generationen 625
    narzißtische 624 f.
    paranoide 624
    somatische 624
    symbolische 625
Fortbewegung, aufrechte 119
Fortbildung 18
  psychosoziale 500 ff.
Fortführungsantrag 30
FPI s. Freiburger Persönlichkeits-Inventar
Fragebogen 139, 146 ff.
  Bezugsquelle 173
  Fremdbeurteilung 147 f.
    Fehlerquellen 148
  zu körperbezogenen Ängsten, Kognitionen und Vermeidung (AKV) 176
  zu Konfliktbewältigungsstrategien (FKBS) 178
  psychometrischer 173 ff.
  Selbstbeurteilung 147

Sachverzeichnis

Fragebogen (Forts.)
  Selbstbeurteilung
    Fehlerquellen 147
    zur sozialen Integration (FSI) 179
    zur sozialen Unterstützung (F-SOSU) 179
    Statevariablen 146
    zur Therapiemotivation des Patienten (FMT) 180
    Traitvariablen 146
Fragmentierung 56
Fragmentierungsangst 284
Framingham-Studie 412, 417
Frau-zu-Mann-Transsexualität 298
Freiburger Beschwerdenliste (FBL) 177
Freiburger Persönlichkeits-Inventar (FPI) 146, 177
Fremdbeurteilung
  Fragebogendiagnostik 147 f.
  physiologische Parameter 151
Fremdenangst 102
Fremdmotive 562
Freßanfall 459
Freude 67
Frigidität 232
Früh-Adoleszenz 127
Früherkennungsmaßnahme 38
Frühkindheit, Risikoindikatoren 38
Frustration 62, 64
Frustrationstoleranz, niedrige 206
FSI (Fragebogen zur sozialen Integration) 179
F-SOSU (Fragebogen zur sozialen Unterstützung) 179
Fügsamkeit, übergroße 97
Fürsorgebedürfnis, übermäßiges 216
Funktion 562
Funktionelle Störung 313 ff.
  ICD-10-Klassifikation 313
  Organwahl 314 f.
  Psychodynamik 314 ff.
  Psychopathologie 317
  Therapie 317 f.
  übende Verfahren 580
Funktionsanalyse 562 f.
Funktionsniveau, psychologisches, des Patienten 143
Funktionsstörung
  körperliche, psychogene 537
  sexuelle s. Sexuelle Funktionsstörung
  somatoforme autonome 313
Funktionsvariablen 563
Furcht 67

G

Gängelband 121
Gastritis 357
Gastrokardialer Symptomenkomplex 323
Gate-Control-Theorie 375
GBB s. Gießener Beschwerdebogen
Gebietsarzt, Zusatzbezeichnung Psychotherapie 9
Gebietsarzt für psychotherapeutische Medizin 9, 11 f.
  Weiterbildungsstätte 13

Gebietsarzt für psychotherapeutische Medizin (Forts.)
  Zusatzbezeichnung Psychoanalyse 12
Gedächtnisprotokoll 32
Gefäßsystem
  Dauererregung 424
  psychischer Einfluß 423
Gefahrensignal 105
Gefühlswelt, eigene, Entfremdung 216
Gegenemotion 233
Gegenmilieu, kompensatorisches 89
Gegenübertragung 32, 161 f., 164, 166, 168 f., 526, 533
  adipöser Patient 463
  depressiver Patient 278
  Erstgespräch, psychoanalytisches 164
  Familientherapie 549
  Folteropfer 620 f.
  funktionelle Unterbauchbeschwerden 365
  Hörsturzpatient 393
  Hypertoniepatient 427
  hypochondrischer Patient 286 f.
  Interview 142, 144
  konkordante 287
  bei psychoanalytischer Gruppentherapie 543
  Schmerzsyndrom 382
  suizidaler Patient 636
  therapeutisch fruchtbarer Prozeß 526
  Tinnituspatient 397
  Ulkuskranker 468
Gegenübertragungsaspekt bei psychosomatischer Störung 388
Gegenübertragungskrise 636
Gehirn-Seele-Korrelationismus 73
Gehirntätigkeit, Diagnostik, bildgebende 150
Gehirn-Verhalten-Beziehung 150
Gehirnzentren, Einfluß auf Immunparameter 77
Geiz 97
Generalisierungsneigung 382
Genitalfunktion 150
Genitalorganisation, infantile 97
Gerechtigkeitsgefühl 123
Gesamtpsychopathologie, Fremdbeurteilung 148
Geschenke des Patienten an den Therapeuten 390
Geschlecht, Selbstverständnis, kindliches 116
Geschlechtsidentität 114 ff.
  Ausprägung 128
  Störung 297 ff.
    DSM-Klassifikation 294
    ICD-10-Klassifikation 293
Geschlechtsreife 126
Geschlechtsrolle 114 ff.
  Ausgestaltung 116, 126
  Stabilisierung 128
Geschlechtsstereotypen 114
Geschlechtsumwandlung 297
Geschlechtsunterschied, Disposition, angeborene 115
Geschlechtszuweisung 114
Gesellschaftsschichtzugehörigkeit, Ulcus duodeni 466
Gespräch, diagnostisches 140 ff., 155 ff.
  Definition 141
  orientierendes 156

Gespräch, diagnostisches (Forts.)
  Rahmenbedingungen 158
  Vertraulichkeit 158
  Zeitrahmen 158
Gespräche mit Krebskranken 494 f.
Gesprächsführung 157 f.
Gesprächsgruppe, psychotherapeutische, bei Asthma bronchiale 406
Gesprächspsychotherapie 554 ff.
  Einzeltherapie 557
  historische Entwicklung 554 f.
  Indikation 557 f.
    adaptive 557 f.
    selektive 557
  Interventionsformen 555 f.
  Konzeption, aktuelle 555
  Nichtdirektivität 554
  personenzentrierte Phase 555
  prozeßzentrierte Phase 555
  Settingsmodalitäten 557
  störungszentrierte Phase 555
  supportive, bei akutem Crohn-Krankheitsschub 477
Gestaltung, graphische 594
Gestaltungstherapie 591 ff.
Geste, suizidale 630, 632
Gestik 149
  sprachbegleitende 149
  sprachunabhängige 149
Gestimmtheit, depressive, Unterbauchbeschwerden, funktionelle 366
Gesundheit, seelische, protektive Faktoren 39
Gesundheitsförderung 37
Gesundheitsreformgesetz 14
Gewaltausbruch 208
Gewissen 51 f., 54
Gewissenhaftigkeit 198
Gewissensangst 66
Gewissensfunktion, herabgesetzte 206, 222
Gewissenskonflikt, pathologischer 270
Gier 66
  orale 458 f.
Gießener Beschwerdebogen (GBB) 177
Gießen-Test (GT) 146, 177 f.
Giving-up-given-up complex 273
Gleichgewicht, affektives 289
Gleichgewichtsstörung 334 f.
Globus 319 ff.
  Definition 319
  hystericus 320
Globusäquivalenzen 319 f.
  Psychodynamik 320
Globusgefühl
  Dysphonie, hyperfunktionelle 327
  echtes 319
Globussyndrom 318 ff.
  Ätiologie 320
  Epidemiologie 319
  organische Faktoren 320
  Psychodynamik 320 f.

Globussyndrom (Forts.)
  Psychotherapie 324
Grandiosität 217
Grenzflächenphänomen 340
GRG s. Gesundheitsreformgesetz
Grimm 68
Größen-Selbst 290
  pathologisches 218
  zerstörerisches 60
Größenvorstellungen 290
Groll 68
Großzügigkeit 96
Grübelzwang 239
Grundstörung 63
Grundversorgung, psychosomatische 6 ff., 9 f., 27 f., 500
  Abrechnung 27
  bei chronischer Polyarthritis 448
  bei systemischem Lupus erythematodes 451
  Definition 9
  Fortbildung 7
  Fortbildungsnachweis 27 f.
  Indikation 27 f.
  Qualifikation 9
  Weiterbildungsstätte 12
Gruppen-Bildgespräch 595 ff.
Gruppeneinteilung, sozialpsychologische, Ulkuskrankheit 466
Gruppentherapie
  bei älteren Menschen 618
  bei dissozialer Persönlichkeitsstörung 208
  krankheitsorientierte, Polyarthritis, chronische 447
  psychoanalytische 542 f.
    Abrechnung über Krankenkassen 543
    bei Asthma bronchiale 407
    bei Ulkuskrankheit 468
    Dauer 543
    Indikation 543
  themenzentrierte, bei Ulkuskrankheit 468
Gruppenuniformität, homoerotische 128
Grußreaktion 118
GT s. Gießen-Test

H

Haarzellenzusammenspiel, gestörtes 396
Hader 68
Hämodilutionstherapie
  bei Hörsturz 394
  bei Tinnitus 397
Halluzination, Neuroleptikawirkung 509
Haloperidol 510
  Geschichte 508
Halsbeschwerden, einseitige 319
Halswirbelsäulen-Blockierung 392, 396
  Schwindel 338
Halten 63, 100
Haltung
  neurotische, Immunparameter 81

Sachverzeichnis

Haltung (Forts.)
  therapeutische 555
Hamburger Fokaltherapieprojekt 540
Hamburger Zwangsinventar 176
Hamilton-Depression-Scale (HAMD) 148, 175
Handeln
  Musiktherapie 589
  probatorisches, Unterdrückung 241
  psychotherapeutisches, Zielsetzung 9
  suizidales 632
Handicap s. Beeinträchtigung, soziale
Handlung, parasuizidale 629
Handlungsanleitung, therapeutische 133 f., 191
Handlungsblockade 563 f.
Handlungswissen 111
Handlungszwang, Fragebogen 176
Harmonie 63
Harndrang 369
Haß, Perversion 300 f.
Hauptklage 538
Haus-Person-Baum-Test 182
Hautbeschwerden, psychosomatische 206
Heilige Chicago Sieben 2 f.
Heilung durch Beziehung 528
Heimkind 207
Helicobacter pylori 465
Hemmung
  Depression, akute 267
  generalisierte, Aphonie 326
Herpes genitalis 481
  Rezidivauslösung 482
Herpes labialis 481
  Rezidivauslösung 482
Herpes simplex 481 ff.
  Definition 481
  ICD-10-Klassifikation 481
  Rezidivauslösung 482
  Therapie 482
Herz
  als Ausdrucksorgan in der Sprache 416 f.
  gebrochenes 416 f.
  Organgefühl 410
  als psychosomatisches Erfolgsorgan 416
Herzangstneurose 252, 258, 326, 343 ff.
  Ätiologie 345 f.
  bei Agoraphobie 258
  A-Profil-Patient 347, 350
  B-Profil-Patient 347, 350
  Diagnose, therapeutische 348
  Differentialdiagnose 344 f.
  Epidemiologie 344
  Fehldiagnosen 345
  körperliche Disposition 347 f.
  männliche Patienten 346 f.
  Organwahl 347
  Psychodynamik 345 f.
  Psychotherapie
    Motivation 349
    Übertragung-Gegenübertragungs-Aspekte 350 f.

Herzangstneurose (Forts.)
  Therapie 348 ff.
    Motivation 349
  weibliche Patienten 347
Herz-Hypochonder 344
Herzinfarkt 344, 410 ff.
  Belastungsfaktoren 88
  Erleben des Patienten 411
  Psychotherapie 420
  Rehabilitation 420
  Verarbeitung 419
Herzinfarktforschung 88
Herzinfarktpatient, Beziehung zum Psychoanalytiker 411
Herzkrankheit, koronare s. Koronare Herzkrankheit
Herz-Kreislauf-Befunde, familiäre Häufung 348
Herz-Kreislauf-Funktion, Regulationslabilität 348
Herz-Kreislauf-Parameter 150
Herzneurose s. Herzangstneurose
Herzphobie 333
Herzschmerzen, durchblutungsbedingte 410
Herztod, plötzlicher 419
Herztod-Hypochondrie 344
Herztod-Phobie 343 f.
  Therapie 348 ff.
Hilfestellung
  sozialpädagogische 38
  sozialtherapeutische 38
Hilflosigkeit 273, 292
Hilfs-Ich-Funktionen bei Angstneurose 253
Hingabephantasien 315
Hingabestörung 369
Hippokrates 196
Hirnpotentiale
  ereigniskorrelierte 150
  evozierte 150
  spontane 150
Histamin 371
Histaminausschüttung, Konditionierbarkeit 401
Histamin-H2-Rezeptor-Antagonisten 467
HIV-Infektion 82
HLA-Antigen
  Typ-I-Diabetes 430
  Ulcus pepticum 465
HLA-B5 465
HLA-B27 448
Hochmut 217
Höhenangst 258
Höhenschwindel 339
Hörbahn, zentrale, Oszillation 396
Hörsturz 391 ff.
  Ätiologie 391 f.
  Bedingungsstrukturen soziökologische 394
  Definition 391
  Diagnostik, psychosomatische 394
  Differentialdiagnostik 392
  Häufigkeit 392
  idiopathischer 391
  Prognose 395

Sachverzeichnis

Hörsturz (Forts.)
   Psychodynamik 392
   psychoökonomische Funktion 393
   als psychosomatische Reaktion 392
   Therapie 394 f.
Hörsturzpatient
   Gegenübertragung 393
   Persönlichkeitsstruktur 393
   Übertragung 393
Hörverlust
   Menière-Krankheit 337
   psychogener 392
Hoffnungslosigkeit 273, 279, 292
Holding-Situation 163
Homosexualität 58
Hormonspiegel 150
Hummer-Syndrom 128
Hunger, Fehlinterpretation 457
Hyperaktivitätssyndrom 208
Hyperemotionalität 211, 232
Hyperphagie-Syndrom 462
Hypersexualität 232
Hyperthyreose 345, 437 ff.
   Ätiologie 439
   Beschwerden 438
   Definition 437 f.
   Epidemiologie 439 f.
   genetische Komponente 439
   Kompensation einer Depression 441
   Psychodynamik 440 f.
   psychotherapeutische Begleitung 441
   Therapie 441 f.
Hyperthyreosis factitia 438, 442 f.
Hypertonie 2
   essentielle 423 ff.
      Definition 423 f.
      Epidemiologie 424
      genetische Faktoren 425
      ICD-10-Klassifikation 423
      Psychodynamik 424 ff.
      Spezifitätshypothese 424
      Suchtkomponente 428
      Symptome 425 f.
      Therapie 427 f.
         Compliance 427 f.
         psychoedukativer Ansatz 427
         tiefenpsychologisch fundierte, problemorientierte 428
         Verhaltenstherapie 428
Hypertoniepatient
   Gegenübertragung 427
   Übertragung 427
Hyperventilation, chronische 333 f.
Hyperventilationssyndrom 323, 330 ff.
   Agoraphobie 260
   Definition 330
   Differentialdiagnose 331
   emotionale Faktoren 332
   Epidemiologie 331
   Pathophysiologie 331

Hyperventilationssyndrom (Forts.)
   Pharmakotherapie 333
   Prognose 333
   Psychodynamik 332
   Psychotherapie 333
   symptomatisches 331
   Symptome 330 f.
      psychoneurotische 331
   Therapie 332 f.
      symptomatische 332 f.
Hypnose
   bei Hyperventilationssyndrom 333
   Qualifikation 10
Hypochondrie 259, 283 ff.
   Definition 283
   Epidemiologie 285
   ICD-10-Klassifikation 283
   Psychodynamik 284
   sekundäre 421
   Therapie 285 f.
Hypokapnie 331 f.
Hypothalamus-Hypophysen-Gonaden-Achse, Störung 457
Hysterie 65, 229 ff.
   Definition 229
   Differentialdiagnose zur Zwangsstörung 239
   diskriminierende Konnotation 229
   Epidemiologie 231
   geschlechtsspezifische Bedingtheit 230
   Grundkonflikt 235
   Historisches 230 f.
   ICD-10-Klassifikation 229
   Konfliktebenen 235
   Konversionssymptomatik 231 f.
   Persönlichkeitsstörung 231 f.
   psychische Funktionsstörungen 232 f.
   Psychodynamik 233 ff.
      Zielrichtung 232
   Psychotherapie 235 f., 238
      Beziehungsaufnahme, grenzverwischende 235
   soziokulturelle Faktoren 229
   Symptomatikwandel 229
   Zeitgeistfaktoren 229
Hysteriker, Übertragungskonstellation 235
Hysterischer Modus der Konfliktverarbeitung 231, 233
Hysterisches Syndrom 231

I

IAF (Interaktions-Angst-Fragebogen) 176
ICD (Internationale Klassifikation der Krankheiten, Verletzungen und Todesursachen) 185 ff.
ICD-10-Klassifikation 145, 185 ff.
   Begleitinstrumente 187
   Entwicklung 187 f.
   Forschungskriterien 188
   Hauptkategorien 186 f.
   Interview 189 f.
   Kurzformen 186

Sachverzeichnis

ICD-10-Klassifikation (Forts.)
    Leitlinien, klinisch-diagnostische 186, 188
    Übereinstimmung, diagnostische 188
ICD-10-Merkmalsliste 189
Ich 51, 52
    Libidobesetzung, ursprüngliche 59
Ich-Aufbau 55
Ich-Bewußtsein 50 f.
Ich-Depression 272 f.
Ich-Einschränkung, Angstabwehr 248
Ich-Entwicklung 61
    Adoleszenz 128
Ich-Es-Matrix, undifferenzierte 64
Ich-Kerne 60
Ich-Leistung, Stärkung, kindlicher (jugendlicher) Patient 611
Ich-Libido 59
Ich-Organisation, Stabilisierung, stationäre Psychotherapie 605
Ich-Psychologie 60 f., 532
Ich-Schwäche 56, 61
    narzißtische 634
Ich-Sphäre, konfliktfreie 61
Ich-Stärkung bei Angstneurose 253
Ich-Störung
    Depression, einfache 273
    strukturelle 532
        Angstneurose 227
        chronifizierte 27
Ich-Strukturdefizit 44
Ich-Über-Ich-Differenz, Aufhebung 222
Ich-Widerstand 58
Ich-Zusammenbruch 273
Ideal-Ich 51
Idealismus 72
Idealsuche 127
Ideenflucht 222
Identifizierung 51, 55 f., 64
    affektive 526
    Charakterentwicklung 199
    Erstgespräch, psychoanalytisches 165
    Hysterie 234 f., 238
    Persönlichkeitsbildung 201
    projektive 56, 62, 228, 527
        Grundelemente 527
Identitätsdiffusion 61
Identitätsgefühl 119
Identitätskrise 551
Identitätsstatus, Adoleszenz 128
Identitätstheoretiker 72
Idol 127
IDS (Inventar depressiver Symptome) 175
IIP (Inventar interpersoneller Probleme) 179
Illusion, Säuglingsalter 100
Imagination, katathyme, Verbalisierung 573
Imaginative Technik 573
Imipramin 511
    Entdeckung 508
Imitation 234

Immunglobulinkonzentration
    bei Depression 80
    Emotionseinfluß 78
Immunparameter
    bei Depression 80
    Gehirnzentreneinfluß 77
Immunreaktion
    Konditionierung 79
    Versagen 77
Immunstörung, Neurodermitis 484
Immunsystem 76 ff.
    bei Depression 80
    Emotionseinfluß 80 f.
    Neuropeptideinfluß 78
    bei Objektverlust 80
    Streßeinfluß 79
Immunsystem-Nervensystem-Kommunikation 77
Impact-Forschung 450
Impairment 43 f.
Impotenz, orgastische 98
Impressionistischer kognitiver Stil 234
IMPS (Inpatient Multidimensional Psychiatric Scale) 148
Impuls(e)
    aggressiver, Abwehr 248
    dissozialer 57
    hypermotorische, Hemmung 449
    suizidaler, Diabetiker, jugendlicher 434
    verbotener, Ablenkung 233
Impulskontrolle 45
    mangelnde 208
        Handeln, perverses 300
Impulssteuerung, fehlende 207
Indikationsstellung, adaptive 137
Individuation, Phasen 64
Infektion, manipulierte 307
Information
    behandlungsrelevante, Weitergabe 18
    nachsorgerelevante 19
Informationsquelle 16
Informationsverarbeitung, Analyse 150
Inhaltsvalidität eines Tests 172
Initiativefähigkeit, Verlust 45
Inkompetenzgefühl 216
Inkongruenzbegriff 556
Inpatient Multidimensional Psychiatric Scale (IMPS) 148
Inspektionsbereitschaft, gleichschwebende 165
Instabilität, emotionale 208
Instanzenmodell der psychischen Struktur 51 f.
Instrument
    diagnostisches 132
    wahrnehmungsdiagnostisches 183
Instrumentalisierung 389
Insuffizienz, zerebrovaskuläre, Schwindel 338
Insuffizienzgefühl, Aerophagie 323
Integration
    funktionale 585
    Psychotherapie, stationäre 601
    soziale 135
        Fragebogen 179

Intellektualisierung 57
Intensivtherapie bei sexueller Funktionsstörung 295
Intention, nichtbewußte 563
Intentionalität 72
Interaktion
   beim diagnostischen Interview 139, 143
   kardiologische 418
   psycho-soziale, Faktoren, psychosoziale 135
   sexuelle 68, 294
   soziale 122
      Präadaptation 118
   zwischenmenschliche, Störung 222
Interaktionismus 151
Interaktions-Angst-Fragebogen (IAF) 176
Interaktionserfahrung, Repräsentanzenbildung 104
Interaktionsform
   bestimmte 104
   symbolische 104
Interaktionsmatrix, mütterlich-kindliche, Konflikt 112 f.
Interaktionsmuster
   Analyse 136
   dysfunktionales, stereotypes, Partnerkonflikt 552
Interesse 67
Interferon α 78
Interleukine 78
Internalisierung, Persönlichkeitsbildung 201
International Personality Examination 190
Internationale Klassifikation der Krankheiten, Verletzungen und Todesursachen s. ICD
Interpretationsobjektivität eines Tests 172
Intervention
   deutende, kindlicher (jugendlicher) Patient 610 f.
   therapeutische 533
   verbale
      Definition 9
      Qualifikation 9
      Zielsetzung 9 f.
Interventionsangebot, Qualitätsanforderungen 18
Interventionsmethode, psychophysiologische 152
Interventionstechnik
   konservative 540
   radikale 540
Interview 138 f., 156
   Bewertung, inhaltsanalytische 146
   Brennpunkte 143
   Definition 141
   als diagnostisches Meßinstrument 145
   dynamisch ausgerichtetes 142
   Forschung, methodenbezogene 146
   freies 138
   Gegenübertragungsprozeß 142, 144
   Interaktion 139, 143
   Merkmale, interaktionelle 139
   Methodik 142
   psychodynamisch orientiertes 142
   standardisiertes 138, 190
      Definition 190
   strukturiertes 143 f., 189 f.
      Definition 189

Interview (Forts.)
   teilstrukturiertes 189
   Übertragungsprozeß 142
   Verzerrung, interaktionelle 143 f.
   Zielsetzung 142
Interviewer, Rolle 143 f.
Interviewführung 144 f.
Interviewschema 159
Introjektion 55, 64 , 270
   Persönlichkeitsbildung 201
   Säuglingsalter 99
Introspektionsfähigkeit, Mangel 27
Inventar depressiver Symptome (IDS) 175
Inventar interpersoneller Probleme (IIP) 179
Investition, parentale 115
Inzestwünsche, unbewußte 53 f.
Inzidenz 37
Isolation
   Herpes-genitalis-Rezidive 482
   interpersonale 206
   soziale
      bei Adipositas 463
      bei Anorexia nervosa 457
      essentielle Hypertonie 425

J

Jod-Basedow 438
Juckreiz, Neurodermitis 484
Jugendlicher, delinquenter, Familientherapie 550

K

Kachexie 457
Kampfehe, sadomasochistische 235
Kardiorespiratorisches Syndrom s. Hyperventilationssyndrom
Kardiovaskuläres Syndrom, funktionelles 343 ff.
   ICD-Klassifikation 343
Karzinophobie 258
Kastrationsangst 66, 97 f., 122 f., 211, 213
   Reaktion 98
Kastrationsdrohung, väterliche 122
Katamnese 20
Katastrophenzustand 451
Katathym, Definition 572
Kategorie, diagnostische, deskriptive 185
Kausalanalyse 74
Kern-Geschlechsidentität 114 f.
   Ausformung 114
   Erleben 114
Kernkonflikt, depressiv-narzißtischer 207
Killerzellen, natürliche, Aktivität s. NK-Zell-Aktivität
Kind-Eltern-Übertragung 166
Kindertherapeut, analytischer, Hinzuziehung 35
Kindheit
   Belastung, psychosoziale 39

Kindheit (Forts.)
  Risikofaktoren 38
Kind-Mutter-Beziehung s. Mutter-Kind-Beziehung
Kind-Psychotherapeut-Beziehungsgefüge 609
Kindsmißbrauch 202
Klassifikationssystem, operationales 185 f.
Klaustrophobie 257
Klischee 104
Körper 71 f.
  als Ersatzobjekt 461
Körperbesetzung, Störung 473
Körperbildstörung 457, 461 ff.
Körperdialog, innerer 284 f., 288
Körperentfremdung 581, 583
Körpererleben, objekthaftes 581, 583
Körpergewichtsverlust, selbstherbeigeführter 457
Körperliche Erkrankung
  Belastungsfaktoren 489
  Destabilisierung, psychosomatische 607
  psychische Veränderung, sekundäre 607
Körperliche Störung, konversionsneurotische Verarbeitung 315
Körperlichkeit, stimulierte 122
Körpermißbrauchsyndrom 302
Körpermotorik, Kategoriensystem 149
Körperorientiertes Verfahren 581 ff.
Körpersäfte 196 f.
Körper-Seele-Problem 71 f.
 Zugang
    biomedizinischer 73
    intentional-biographischer 72 f.
Körpersymbolik 440
Körpertherapie
  Aspekte 582
  Therapeut, psychodynamische Prozesse 604
Körperwahrnehmung
  eigene, Störung 457
  Selbsteinstufung 151
Kognitive Funktionen, Beurteilung 44
Kognitive Prozesse, Entwicklung 110 ff.
Kognitive Störung, Neuroleptikawirkung 509
Kohlendioxid-Rückatmung 333
Koitus, schmerzhafter 294
Kokain, Geschichte 507
Kollaps, orthostatischer 353 f.
Kollusion 551 f.
  direkte 552
  gekreuzte 552
Kolon
  irritables s. Unterbauchbeschwerden, funktionelle
  spastisches s. Unterbauchbeschwerden, funktionelle
Kommentar Psychotherapie-Richtlinien 26
Kommunikation
  komplexe, kontaminierte 202
  bei konzentrativer Bewegungstherapie 582
Kommunikationsfähigkeit bei Hypochondrie 286
Kommunikationsprozeß, Verbesserung 22
Kommunikationstraining 566

Kompetenz
  psychosoziale 206
  soziale, Defizite 485
Kompetenzentwicklung 212
Kompetenzförderung 22
Komplementarität, negative 219
Komplementaritätsprinzip 75, 151
Kompromißbildung, psychosoziale 552
Konditionierung, Organwahl der funktionellen Störung 315
Konflikt
  aktueller 28
  Begriff 60
  elterlicher, asthmatische Symptomatik beim Kind 405
  externalisierter 599
  fokaler 538
  frühkindlicher, Reaktualisierung 532
  ödipaler 126, 539
    Hysterie 235
  oral-aggressiver, Arzt-Patient-Interaktion 468
  präödipaler 126
  psychischer
    chronische Polyarthritis 446
    unlösbarer 226 f.
  psychosomatische Störung 389
  spezifischer 3
  unbewußter
    Globusäquivalenzen 320
    innerer 267
    Inszenierung 164
    Unterbauchbeschwerden, funktionelle 363
Konfliktabwehr 226
Konfliktbereitschaft, neurotische, Psychotherapie, katathym imaginative 576
Konfliktdarstellung, Psychotherapie, katathym imaginative 574 f.
Konfliktlösung, autoplastische 227
Konfliktmodell, psychoanalytisches 532
Konfliktpsychologie 60
Konfliktreaktion, Aphonie 326
Konfliktsituation, chronische 449
Konfliktspezifität, psychosomatische Störung 386
Konflikttheorie, Angst 492
Konfliktverarbeitung, hysterische 211, 231, 233
Konfliktverlagerung 226
Konfrontieren 557
Kongestionsprostatitis s. Urogenitalsyndrom, vegetatives, des Mannes
Konsiliardienst 500
  psychosomatischer, Erfahrungsnachweis 11
Konstruktivismus 547
Konstruktvalidität eines Tests 173
Konsultationsverhalten, Einflußfaktoren 155
Kontext, lebensgeschichtlicher, der Familie 548
Kontrollängste 23
Kontrollausübung, autoritäre 217
Kontrolle durch die Eltern 204
Kontrollsystem, zentrales, Schmerzwahrnehmung 375 f.
Kontrollverlust 459 f.
  Angst 214

Kontrollwünsche 23
Konversion 230, 314 f.
  Aphonie 325
  Appendizitis, chronische 363
  Definition 314
  Fibromyalgie 452
  Gestaltwandel 232
  Globusäquivalenzen 320
  Schluckstörung 322
  Schmerzsyndrom 380
  Schwindel 340
Konversionsneurose, prägenitale 316
Konversionsstörung 314
Konversionssymptomatik
  Hysterie 229, 231 f.
  präödipale Fixierung 230
  symbolischer Gehalt 232
  Therapie 316
Konzentration auf das Körperselbst 581
Kooperation, Verbesserung 22
Kopf-Hals-Muskulatur, Verspannung 320
Kopfverletzung, Schwindel 337 f.
Koronare Herzkrankheit 344, 410 ff.
  Ätiologie 412 f.
  Definition 410
  Einfluß des sozialen Wandels 412
  Epidemiologie 411
  Framingham-Studie 412, 417
  ICD-10-Klassifikation 410
  nutritive Faktoren 413
  organische Risikofaktoren 412
  pathogenetische Faktoren 419
  psychische Faktoren 412
  Risikoverhalten 413 ff.
  soziale Variablen 418
  soziologische Einflußgrößen 412 f.
  Typ-A-Verhaltensmuster 413 ff.
  Typ-B-Verhaltensmuster 413
  Wechselwirkungsgeschehen 413
Kortikosteroide bei Schmerzen 517
Koryphäen-Killer-Syndrom 381
Kosten-Nutzen-Verhältnis 20, 24
Kränkbarkeit Depressiver 279
  erhöhte 211
Kränkung, narzißtische 289 f.
  Kompensationsmechanismen 290
  Reaktion
  pathologische 290
  reife 290
  unreife 290
  Regression auf den Primärzustand 290
Krampfschwellenanhebung, benzodiazepinbedingte 511
Krankenhaussucht 302 f.
Krankenkassenantrag 26 ff.
  Ablehnung 36 f.
  formale Abfassung 29 ff.
Krankheit 186
Krankheitsangebot des Patienten 156 f.
Krankheitsbegriff, Psychotherapie-Richtlinien 26

Krankheitsbewältigung 135, 447 ff.
Krankheitsfurcht 283, 288
  sekundär hypochondrische 314
Krankheitsgeschehen 28
Krankheitsgewinn, primärer 314
Krankheitsgewißheit, subjektive 288
Krankheitskonzept
  psychoanalytisches 50 ff.
  Verarbeitung, unbewußte 155
Krankheitsphobie 259
Krankheitssymptome, unspezifische 43
Krankheitstheorie, psychoanalytische 616 f.
  altersspezifische 617
Krankheitsverarbeitung, Angstforschung 493
Krankheitsverlauf
  Lernprozesse, beeinflussende 135
  psychosoziale Faktoren 135
Krankheitsverständnis, somatisches 490
Kreativitätsentfaltung, Psychotherapie, katathym imaginative 574 f.
Krebserkrankung
  Angstforschung 493
  Patientenbetreuung 494 ff.
  Psychoneuroimmunologie 82
Kreislaufstörung, orthostatische 353
Krise
  adoleszente, somatisierte 337
  aktuelle 26
  Begriff 425, 541 f.
  Beurteilung 542
  emotionale 209
  narzißtische 290
  psychosoziale 539
  Selbstheilung 542
  suizidale 274
  Verbalisierung 542
Krisenangebot 18
Krisenbewältigung, Suizidalität 632
Krisenintervention
  psychoanalytisch orientierte 541 f.
  Dauer 542
  Psychotherapie, katathym imaginative 576
Krisenreaktion, Hyperventilationssyndrom 332
Krisentheorie 541
Kriterien, diagnostische 185
Kriterienliste 189
  diagnostische 139
Kummerspeck 463
Kunst der Moderne 592
Kunsttherapeut
  künstlerisch orientierter 593
  tiefenpsychologisch orientierter 593
Kunsttherapie 591 ff.
  Gruppen-Bildgespräch 595 ff.
  Indikation 598
  Konzeption 593 f.
  Materialien 594
  Medien 594
  Therapeut, psychodynamische Prozesse 604

Sachverzeichnis

Kurzpsychotherapie
  Antrag 28
    Abfassung, formale 29
  problemorientierte, suizidaler Patient 638
  psychoanalytische 534, 537 ff.
    Abrechnung über Krankenkassen 541
    Dauer 539
    Entwicklung 538
    Fokaltherapie 538, 540
    Indikation 539
    konservative 539
    radikale 539
    suizidaler Patient 638
    Technik 538, 540 f.
    Voraussetzungen, allgemeine 539
    Ziel 539
  stationäre 602
Kurzzeitgedächtnis, Erinnerungsstörung 232

L

Labilität
  emotionale 231 f.
  psychophysiologische, generalisierte 424
Lächelreaktion
  soziale 118
  spezifische 102
Lagerungsschwindel, paroxysmaler, benigner 337
Laienätiologie 155
Langner-Test 88
Langzeitpsychotherapie
  Antragsabfassung, formale 30
  Indikationsabklärung 28 f.
  psychoanalytische 534
Langzeitstreß, Immunsystem 79 f.
Latenzalter 123
Lebendorganspende, Familiendynamik 499
Lebensalter, mittleres/höheres, Psychopathologie 60
Lebenseinstellung, Einflußfaktoren, frühkindliche 39
Lebensereignis, belastendes
  chronische Polyarthritis 446
  Herzinfarkt 89
Lebensereignisforschung 418
Lebensgeschichte 138
Lebenskrise, Hoffnung auf Hilfe 156
Lebenspartnerverlust, Immunsystemveränderungen 80
  Lebensereignisforschung 418
Lebensperspektive, begrenzte 490
Lebenssituation
  aktuelle 138
  Veränderung 362
Lebenstrieb 62, 66, 269
Lebenszykluskonzept 549
Leere, innere 209
  Depression, narzißtische 274
Lehranalyse 168 f.
Leib 71 f.

Leibschmerzen 360
Leib-Seele-Problem 71
Leistungsbezogenheit 212 f.
Leistungserbringer, Interessen in der Qualitätssicherung 23
Leistungsideal, internalisiertes 47
Leistungsmotivation, hohe, essentielle Hypertonie 425
Leistungssinn 123
Leistungstest 171
Leistungsträger, Interessen in der Qualitätssicherung 24
Leitgefühl 269
Lernen
  lernen 584
  neurophysiologische Grundlagen 584
  organisches 584
Lernprozeß
  den Krankheitsverlauf beeinflussender 135
  Neugeborenes 117
Leukotriene 518
Liaisondienst, psychosomatischer, Erfahrungsnachweis 11
Liaisonservice 500
Libido 95, 200
  Adoleszenz 127
  Formen 59
  Regression 245
    auf den Narzißmus 220
    auf die anal-sadistische Stufe 245
    auf die oral-kannibalistische Stufe 271
  Umwandlung in Angst 66
  Verlust 457
Lichenifizierung 484
Liebe, primäre 59
Liebesverlust 213
  Angst 66
Limbisches System 335
Lorazepam 512
Loslösung, autonome 217
Loyalität, familiäre 204, 215
Luftschlucken, habituelles s. Aerophagie
Lupus erythematodes, systemischer 445, 450 ff.
  Auslösefaktor, psychischer 450
  Definition 450
  Grundversorgung, psychosomatische 451
  Psychodynamik 450 f.
  Symptome 450
    neuropsychiatrische 450
    zerebraler Befall 450 f.
Lusterleben, orale Phase 96
Lustlosigkeit, sexuelle 294 f.
Lustprinzip 66
Lymphozytenstimulierbarkeit, Depressionseinfluß 80

M

Machtausübung, willkürlich-aggressive 97
Machtkampf bei medikamentöser Schmerztherapie 523
MADRS (Montgomery-Asberg Depression Rating Scale) 175
Magenfrühkarzinom 357

Magentherapeutika 509
Magentypus 358
Magenulkus s. Ulcus ventriculi
Magersucht s. Anorexia nervosa
Makroanalyse 565 f.
Malerei 594
Manifestation, organische 43
Manipulation 306 f.
   mechanische 307
Mann-zu-Frau-Transsexualität 298
Marker
   biomedizinische 74 f.
   sozialempirische 74 f.
Masochismus 53 f.
   äußerlicher 54
   Entstehungsbedingungen, infantile 53
   erogener 53
   femininer 53
   Frauenrolle 54
   moralischer 53
   sozialer 54
   verdeckter 54
Materialismus 72
Matrix
   passiv-kausale 28
   undifferenzierte, ursprüngliche 61, 110, 117
Maturity Onset of Diabetes in Youth (MODY) 431
Medikamente 506 ff.
Medikamente als Ersatzobjekt 517
Medikamentenabusus bei Angstneurose 252
Medikamentenmanipulation 307
Medikamentenverordnung, Qualitätssicherung 18
Meditation, bildhafte 577
Medizin
   psychosoziale 15
   psychotherapeutische s. Psychotherapeutische Medizin
Mehr-Ebenen-Forschung 73
Melancholie 265
   Disposition 266
Melancholiker 196
Melancholischer Prozeß 270
Menière-Krankheit 337
Merkmale
   Deskription 132 f.
   Klassifikation 133
   psychologische
      Integration 151
      überdauernde 146
   somatische, Integration 151
   veränderungssensitive 146
   zu diagnostizierende, Auswahl 139
Messung
   physiologische 151
   psychophysiologische 149 ff.
      Anwendung 150
      Dateninterpretation 151
      Informationszusammenhang, korrelativer 152
      Zielgrößen 150 f.
Meßwertmanipulation 307

Metamizol 518, 520, 522
Metapher vom Protoplasmatierchen 59
Metapsychologie 107
Mikroanalyse 565 f.
Miktionsstörung
   antidepressivabedingte 510
   neuroleptikabedingte 509
   opioidbedingte 520
Milchschorf 484
Milieu, pathogenes, Psychotherapie, stationäre 607
Milieuregulierung, aktive 599
Mimik 148 f.
Mimikry-Phänomen 302 ff.
Minderwertigkeitsgefühl 218, 221, 285
Mindeststandards 21, 23
Minnesota Multiphasic Personality Inventory (MMPI) 177 f.
Miosis, opioidbedingte 520
Mißbrauch
   emotionaler 204, 210
   inzestuöser 210
   sexueller 308, 453
Mißbrauchs-Stereotyp 210
Mißempfindung
   beim Leerschlucken 321
   im Rachen 319
Mißhandlung, körperliche 308
Mitralklappenprolapssyndrom 348
MMPI s. Minnesota Multiphasic Personality Inventory
Mobilitätsinventar 176
Modell, biopsychosoziales 445
Modellernen, Angst 492
MODY (Maturity Onset of Diabetes in Youth) 431
Monodrama 568
Monophobie 45
Montgomery-Asberg Depression Rating Scale (MADRS) 175
Moral 54
Morphin 518, 521 f.
Motiv, unbewußtes 139
Motivation
   des alten Menschen 619
   des Patienten 142, 156
      Fragebogen 180
      Mangel 27
      Psychotherapie, stationäre 605
Motivational-affektives System 376
Motivationsanalyse 562
Motivationssystem 108 ff.
   Beziehungsaufnahme 109
   Exploration 109
   Regulierung physiologischer Bedürfnisse 108 f.
   Rückzug 109
   Schaffung von Bindung 109
   Selbstbehauptung 109
   sinnliches Vergnügen 109
   sinnlich-sexuelles 109 f.
MRFIT (Multiple Risk Factor Intervention Trail) 414
Münchhausen-by-proxy-Syndrom 303 ff.

Sachverzeichnis

Münchhausensyndrom 302 ff.
   Psychodynamik 304
Münchner Diagnosen-Checkliste 189
Mütterlichkeit
   primäre 39 f., 63
   fehlende 205
Multimodalität, diagnostische 139, 146
Multimorbidität 43, 489 , 607
Multiple Risk Factor Intervention Trail (MRFIT) 414
Multiple Sklerose 78
Muselmansyndrom 623
Musiktherapie 587 ff.
   aktive 588 f.
   Anwendungsbereiche 588 f.
   Ausbildung 587
   Entwicklung 587
   rezeptive 588
   Therapeut, psychodynamische Prozesse 604
Muskelentspannungsübung 578 f.
Muskelrelaxation, progressive
     bei ankylosierender Spondylitis 449
     bei chronischer Polyarthritis 447
Muskelspannungszustand, paraösophagealer,
   unphysiologischer 320
Muskeltonolytikum 512
   bei Schmerzen 517
Muskelverspannung, zervikale 396
Musterweiterbildungsordnung 8
Mutter
   ablehnende 119
   frustrierende 119
   gemütskalte, wenig verfügbare 207
   hinreichend gute 63, 119
     Mutter-Kind-Beziehung 100
   weniger gute 119
Mutterimago 266
Mutter-Kind-Beziehung 102 f.
   Nähe-Distanz-Abfolge 64
   Neurodermitis 485
   Qualität 119
Mutter-Kind-Dual-Union 100
Mutter-Kind-Interaktion, emotionale, frühe 61
Mutter-Tochter-Abhängigkeitsverhältnis 460
Mutter-Tochter-Beziehung, gescheiterte 122
Mutter-Tochter-Verbundenheit, zärtlich-freundschaftliche 123
Myokardinfarkt s. Herzinfarkt

N

Nachahmung 64
Nachsorgeangebot
   Inanspruchnahme, Patientenmotivierung 18
   Qualitätsanforderungen 18 f.
Nachtarbeit 90
Nähe-Distanz-Abfolge, Mutter-Kind-Beziehung 64
Nähe-Distanz-Konflikt 23
   Colitis ulcerosa 472

Nähe-Distanz-Konflikt (Forts.)
   Crohn-Krankheit 476
   psychosomatische Störung 389
Nahrungsbedürfnis 95 f.
Naloxon 518, 520
Narzißmus (s. auch Persönlichkeitsstörung, narzißtische)
   58 ff., 266
   Begriff 289
   Beziehung zur Triebentwicklung 59
   eigenständiges Schicksal 59
   Entwicklung 59
   kindlicher 51
   pathologischer 60
   primärer 59, 64, 218
   sekundärer 59, 218
Narzißmusinventar (NI) 146, 179 f.
Narzißmustheorie, psychoanalytische, Suizidalität 633 f.
Narzißt
   Beziehungsstörung 218
   Borderline-Niveau 219
   Lernziel 219
   sozial erfolgreicher 218
Narzißtische Aspkete beim vegetativen Urogenitalsyndrom des Mannes 368
Narzißtische Störung, Psychotherapie 289 ff., 292 f.
Narzißtischer Regulationsmechanismus, Schmerzsyndrom 381
Natürliche Killerzellen, Aktivität s. NK-Zell-Aktivität
Nausea 335
   Therapie, symptomatische 342
Nebenwirkungsanalyse 20
Negativismus 279
Negativität, grandiose 274
Neid 66
Nein-Beherrschung 102
Nervenkitzel 127
Nervensystem 76 ff.
Nervensystem-Immunsystem-Zusammenspiel 77
Nervenzusammenbruch 233
Nesselsucht s. Urtikaria
Netz, psychosomatisches 78
Netzwerk, soziales 40
Neugeborenenperiode 117
Neurasthenie, Schwindel 338
Neurodermitis 206, 483 ff.
   Definition 484
   Epidemiologie 484
   genetische Disposition 484
   ICD-10-Klassifikation 483
   Psychodynamik 485 f.
   psychosomatische Betrachtungsweise 484
   Psychotherapie 486
Neurodermitis-Kranker
   Arzt-Patient-Beziehung 486
   Persönlichkeitsmerkmale 485
Neurohumorales System, Aktivität bei Tumor 82
Neuroleptika 508 ff.
   Geschichte 508
   hochpotente 509

Neuroleptika (Forts.)
  niederpotente 509
  Pharmakologie 509
  Wirkprinzip 514
  Wirkung 509
    antiemetische 509
    bei Schmerzen 517
    unerwünschte 509
    Screening 510
    Wirkungseintritt 509
Neuronitis vestibularis 337
Neuropeptide 81
  Einfluß auf Immunfunktionen 78
Neuropeptidnetz 78
Neuropsychologie, Meßmethoden, psychophysiologische 150
Neurose 226 ff.
  Definition 192, 226
  Drei-Schritt-Modell 227
  hypochondrische 283
  hysterische 211, 314
  ICD-10-Klassifikation 226
  Konfliktmodell, psychoanalytisches 532
  mit manipulativer Abwehr 228
  Modellvorstellungen 226 ff.
  narzißtische 218
  Prävalenz 6
  Psychotherapie, stationäre 606
Neurosebegriff 191
Neurotische Entwicklung, Psychotherapie, katathym imaginative 576
Neurotische Erkrankung, Schwindel 336
Neurotische Störung 226 ff.
  Dekompensation, akute 606
  ICD-10-Klassifikation 187
  narzißtische Phänomene 289
  psychodynamisches Modell 226 f.
  Psychotherapie, stationäre 606 f.
  soziale Folgen 607
  Symptomwahl 227
  übende Verfahren 580
Neurotische Struktur 28
Neurotisches Symptom 44, 51
Neurotizismus 198
Neurotizismuswerte, überdurchschnittliche 485
Neurotransmitter 77, 513
NI (Narzißmusinventar) 179 f.
Nichtopioid-Analgetika 518, 522
  nichtsaure, antipyretische 518
    Indikation 520
    Kontraindikation 520
    Wirkung 519
      unerwünschte 519
  saure
    antiphlogistische 518
    Wirkung 519
      unerwünschte 519
    Wirkungsweise 518

Nierenfunktion, psychische Faktoren 367
Nierenfunktionsstörung, analgetikabedingte 519 f.
Niereninsuffizienz, chronische
  Angstforschung 493
  Compliance-Problem 496
  Intervention, psychotherapeutische, Anlaß 498
Nierentransplantatpatient
  Betreuung 496
  psychosoziale Versorgung 497
NK-Zell-Aktivität
  Endorphin-Einfluß 78
  MMPI-Indikatoren 81
  Nervensystemeinfluß 77
  bei Objektverlust 80
  bei sozialer Unterstützung 81
  Streßeinfluß 79
Norm, soziale
  Geschlechtsrolle 115
  Sexualpartner-Orientierung 116
Normopath 427
Notfallaffekt 68
Notfallpsychotherapie, Erfahrungsnachweis 11
Nukleus, hypothalamischer, anteriorer, Destruktion 77
Nymphomanie 232
Nystagmus 335

O

Oberbauchbeschwerden, funktionelle 355 ff.
  Ätiologie 356
  auslösende Situation 357
  Beschwerdevortrag 355
  Deskription 355
  Diagnostik 356 f.
  Differentialdiagnose 357
  Epidemiologie 356
  extragastrisch bedingte 356
  ICD-10-Klassifikation 355
  Konsultationshäufigkeit 356
  Koordinationsstörung 356
  Motilitätsstörung 356
  Psychodynamik 357 f.
  Therapie 358
  vegetative Begleiterscheinungen 355
Obergutachten 37
Objekt 62 ff.
  mütterliches, nicht ausreichende Verinnerlichung 346
  narzißtisches 634
  verlorenes 62
Objektbesetzung 51
  frühe, traumatische 210
Objektbeziehung 62 ff.
  Charakterentwicklung 199 f.
  Colitis ulcerosa 472
  Entwicklung 64, 98 ff.
    Borderline-Pathologie 209

Sachverzeichnis

Objektbeziehung (Forts.)
  erste, Enttäuschung 205
  Formen 63
  frühe 218
  generalisierte, früheste 99
  gestörte 45, 218
  Grundkonflikt des Depressiven 266
  Heilkraft 529
  idealisierte 291
  narzißtische 291
  pathologisch verinnerlichte, Bearbeitung 603
  phallisch-genitale Phase 97
  symbiotische 291
  therapeutisch gute 529
  Ursprungsfamilie hysterischer Persönlichkeiten 211
Objektbeziehungspsychologie 98 ff., 532
Objektbeziehungstheorie
  Ich-psychologische 63 f.
  psychoanalytische 40, 551
  Systematik 64
Objektbindung, präödipale 266
Objektentwertung 291
Objekterkenntnis 111
Objektfunktionalisierung 291
Objektivität eines Tests 172
Objektkonstanz 64, 121
  mangelhafte 517
Objektlibido 59
Objektliebe 59
  primäre 62 f., 102, 218
Objektorientierung 62
Objektpsychologie 59, 62 ff., 529 f.
Objektrepräsentanz 61, 63, 209
  internalisierte 202
Objektverlust
  Adipositas 463
  Angst 205
    Abwehrmechanismen 221
  Bulimia nervosa 460 f.
  Colitis ulcerosa 472
  depressive Persönlichkeitsstörung 220
  Immunsystemveränderung 80
  Kompensation durch Schmerz 380
  Reaktion 66
  Suizidalität 633
  Ulkuskrankheit 466
  zyklothyme Persönlichkeitsstörung 222
Objektverwendung 529
Objektvorläufer 102
Objektwahl 59
  narzißtische 59, 285
Objektwahrnehmung 64
Obstipation 360
  antidepressivabedingte 510
  neuroleptikabedingte 509
  opioidbedingte 520
Ödipuskomplex 50, 52, 60
  des Jungen 122
  des Mädchens 122

Ödipuskomplex (Forts.)
  Reaktivierung, Adoleszenz 128
  regressive Wiederbelebung 54
Ökologie, Diagnostikverfahren 16
Ökonomie 16
Ösophagusmotilitätsstörung 320
Offenheit für neue Erfahrung 198
Ohnmacht s. Synkope
Ohnmachtsgefühl 292
Ohrdurchblutung, suggestive Beeinflussung 394
Ohrgeräusch, vorübergehendes s. Tinnitus
Oknophilie 63, 120, 340
Omnipotenzvorstellungen 290
Onanie 127
Operationalisierte psychodynamische Diagnostik (OPD) 145
Opioide 78, 518, 520 ff.
  Abhängigkeit 520 f.
  schwächer wirksame 518, 522
  stark wirksame 518, 522
  Toleranzentwicklung 520
  Wirkung 520
    unerwünschte 520
  Wirkungsweise 519
Opioidrezeptoren 518
Optimismus 96
Optimist, oraler 271
Oralität 266
  Beziehung zur Depression 320
  frustrierte 272
  Konzept 323
Orbitopathie, endokrine 438
Ordnungsrelationen 113
Ordnungsstörung der psychosomatischen Regulation 348
Organersatz, Patientenbetreuung 495 f.
Organisation der Krankheit 42
Organisator
  dritter 102
  erster 102
  zweiter 102
Orgasmus, ausbleibender 294
Orientierungslosigkeit, Depression, narzißtische 274
Osteophyt, zervikaler 320
Oszillation der zentralen Hörbahn 396
Otolithenmaterial, verschlepptes 337

P

Paartherapie 549, 551 ff.
  bei älteren Menschen 618
  Finanzierung 33
  historische Entwicklung 551
  Indikation 553
  interaktionsdiagnostische Faktoren 552
  Kontraindikation 553
  Konzept, aktuelles 551 f.
  psychoanalytische 553
  Psychotherapie, katathym imaginative 576

Sachverzeichnis

Paartherapie (Forts.)
   Settingmodalitäten 552 f.
   bei sexueller Funktionsstörung 295 f.
   sukzessive 553
Pain-Proneness 378
Panikattacke
   bei Angstneurose 227
   Antidepressivawirkung 510 f.
Panikreaktion, Hyperventilationssyndrom 332
Panikstörung 249 ff.
   hereditäre Komponente 250
   Prävalenz 251
Paracetamol 518, 520
Parästhesien 247, 330
Paralleltest-Reliabilität 172
Parameter, physiologische, Erhebung 151
Paranoia 204
Parasuizid 629
Parataxien 564
Parentifizierung 207
Partialobjektbeziehung, Säuglingsalter 99
Partialtrieb 53, 95
   sadistischer, infantiler 54
   Unterordnung 127
Partnerbeziehung
   Colitis ulcerosa 473
   Crohn-Patient 477
   Neurodermitis 485
Partnereinbeziehung bei psychosozialer Intervention 499
Partnerkonflikt
   chronischer 121
   neurotischer 551
Partnerschaftskollusion, hysterische 235
Partnerwahl, heterosexuelle 127 f.
Patient
   Ausgangssituation 155
   mit Diskriminierungsängsten 156
   geschickter 155 f.
   Interessen in der Qualitätssicherung 24
   körperlich behinderter 161
   motivierter 156
   Stellung bei operationaler Diagnostik 189
   Therapieerfolgseinschätzung 20
   übermotivierter 156
   unheilbar kranker 161
Patientenbetreuung
   bei Krebserkrankung 494 ff.
   nach Organersatz 495 f.
Patientenmotivierung 18
Patient-Therapeut-Beziehung (s. auch Arzt-Patient-Beziehung)
   Interviewführung 142
   konflikthafte 161
   Reflexion durch den Therapeuten 142
   tragfähige, Initiierung 142
Patient-Therapeut-Interaktion
   bei suizidalem Patienten 636
   Untersuchung 149
Pause, präsuizidale 632

Pedanterie 213
Peer-Review-Verfahren 23
Penetrationsphantasien 315
Penisneid 97, 122, 211
Peptid T 82
Perfektionismus 212
Persönlichkeit
   aggressive 208
   biologisch-genetische Faktoren 94
   Fünf-Faktoren-Modell 198
   infantile 582
   reizbare 208
   selbstunsichere s. Persönlichkeitsstörung, ängstlich-vermeidende
   sensitive s. Persönlichkeitsstörung, ängstlich-vermeidende
Persönlichkeitsentwicklung, Diagnostik 135
Persönlichkeitsfaktoren 39
   psychosomatische Störung 94
Persönlichkeits-Fragebogen 173, 177 f.
   Definition 177
Persönlichkeitsmerkmale
   Analytiker 164
   Definition 171
   komplexe, Datenerhebung 139 f.
Persönlichkeitspsychologie 146
Persönlichkeitsstörung 28, 192, 196 ff.
   abhängige 216 f.
      DSM-IV-Klassifikation 216
      Psychodynamik 216
      Therapie 217
   Abwehr, manipulative 228
   ängstlich-vermeidende 204, 214 f.
      Differentialdiagnose 214
      DSM-IV-Klassifikation 214
      Psychodynamik 214 f.
      Therapie 215
   anankastische 44, 212 ff.
      Ätiologie 213
      Differentialdiagnose 213
      DSM-IV-Klassifikation 213
      Prävalenz 213
      Psychodynamik 213
      Therapie 214
   antisoziale 206
   asthenische s. Persönlichkeitsstörung, abhängige
   biologisch-genetische Faktoren 94
   Charakteristik 201 f.
   Checkliste 189
   Definition 44, 196, 201
   Dekompensation, akute 606
   dependente 216
   Depression 265
   depressive 219 ff., 265
      DSM-IV-Klassifikation 220
      interpersonelle Kennzeichen 221
      Prävalenz 220
      Psychodynamik 220 f.
      Therapie 221
   dissoziale 44, 206 ff.

Sachverzeichnis

Persönlichkeitsstörung (Forts.)
  dissoziale
    Ätiologie 207
    Differentialdiagnostik 206
    DSM-IV-Klassifikation 206
    Gruppentherapie 208
    Prävalenz 206
    Psychodynamik 207
    Therapie 207 f.
  emotional instabile 44, 208 ff., 222
    Ätiologie 208 f.
    Borderline-Typus 208 ff.
    Differentialdiagnose 208 f.
    DSM-IV-Klassifikation 208 f.
    impulsiver Typus 208 f.
    Psychodynamik 208 ff.
    Therapie 209 f.
  Historisches 196 ff.
  histrionische 44, 206, 211 f.
    Ätiologie 211 f.
    Differentialdiagnose 211
    DSM-IV-Klassifikation 211
    Psychodynamik 211 f.
    Ursprungsfamilie 211
  hysterische s. Persönlichkeitsstörung, histrionische
  ICD-10-Klassifikation 187, 196, 201, 203
  interpersonelles Modell 200 ff.
  Interview
    standardisiertes 190
    teilstrukturiertes 189
  Klassifikationsversuche 197 f.
  narzißtische (s. auch Narzißmus) 204, 206, 217 ff.
    Ätiologie 218
    Differentialdiagnostik 217 f.
    Prävalenz 218
    Psychodynamik 218 f.
    Therapie 219
  neurotische 308
    Partnerkonflikt 551
  paranoide 203 ff.
    Ätiologie 204
    Differentialdiagnostik 204
    DSM-IV-Klassifikation 204
    Prävalenz 204
    Psychodynamik 204
    Therapie 204
  Prävalenz 6
  Psychodynamik 199 f.
  Psychotherapie, stationäre 606 f.
  qualitativer Unterschied zur normalen Persönlichkeit 201
  schizoide 205 f.
    Ätiologie 205
    Differentialdiagnose 205
    DSM-IV-Klassifikation 205
    Psychodynamik 205 f.
    Therapie 206
  soziale Folgen 607
  Trait-Ansatz 198

Persönlichkeitsstörung (Forts.)
  zwanghafte s. Persönlichkeitsstörung, anankastische
  Zwillingsforschung 61
  zyklothyme 220 ff.
    Differentialdiagnostik 222
    Psychodynamik 222
    Therapie 222
Persönlichkeitsstruktur
  Analyse 143
  Artefaktkrankheit 308
  Asthma bronchiale 403 f.
  depressive 44
  emotional instabile 44, 208 ff., 222
  Herpes-labialis-Rezidiv 482
  Hörsturzpatient 393
  Hyperthyreose 440
  hysterische 44, 206, 211 f.
  Nachreifung 40
  narzißtische 308
  Neurodermitis 485
  neurotische 308, 551
  Polyarthritis, chronische 445 f.
  reife 40
  schizoide 44
  Ulkuskrankheit 467
  zwanghafte 44, 212 ff.
Persönlichkeitssystem, narzißtisches 179 f.
Persönlichkeitstest 146, 171
  projektiver 171
  psychometrischer 171
Person-Umwelt-Relation, Typ-A-Verhalten 416
Perversion 299 f.
  masochistische 54
  sexuelle 228
Pessimismus 96
Pessimist, oraler 271
Pflegebedürfnis 95
Pflegekind 207
Pflegekräfte, psychodynamische Prozesse 604
Phänomen
  mentales 71
  physisches 71
Phänomenologie 72
Phäochromozytom-Krise 345
Phallizität, Primat 114
Phantasie
  bedrohliche 260
  perverse 300
  sadistische 53 f.
Phantasietätigkeit, reduzierte 449
Phase (s. auch Entwicklungsphase)
  anale 96 f., 122
  orale 94 f.
    Erlebnisqualitäten 96
  oral-sadistische 96
  passiv-orale 96
  phallisch-genitale 97 f., 122
  symbiotische 118
Philobat 120, 340

Philobatismus 63
Phlegmatiker 197
Phobie 45, 239, 255, 257 ff.
  Ätiologie 259
  Angstabwehr 248
  chronifizierte 539
  Definition 257
  einfache 257 f., 263
    Abwehrvorgang 264
    Definition 258
  Entstehung 56
  Epidemiologie 261
  Generalisierung 258
  ICD-10-Klassifikation 257
  Psychodynamik 259 f.
  soziale 257 f.
    Definition 258
  Therapie 261 f.
  Verhaltenstherapie, symptomorientierte 261
  Verlauf 261
  Vermeidungsreaktion 258 f.
Phonasthenie 327
Phonationsmuskulatur, Verkrampfung 329
Phospholipase A_2 518
Physiognomie 197
Plasmacortisolspiegel, Streßeinfluß 80
Pollakisurie 369
Polyarthritis, chronische 444 ff.
  Begleitung, psychotherapeutische, langfristige 448
    Coping-Muster 447
    Definition 445
    Grundversorgung, psychosomatische 448
    major-conflict-group 446
    non-conflict-group 446
    Psychodynamik 445 f.
    psychotherapeutische Funktion des Arztes 448
    Psychotherapie 447 f.
    spezielle Indikation 448
    Schmerzbewältigungsstrategie 447
    Verlauf 446 f.
Polypnoe 331
  flachfrequente 331 f.
Position
  depressive 62, 275
    Säuglingsalter 99 f.
  paranoid-halluzinatorische 62
    Säuglingsalter 99 f.
Positionsbestimmung des Arztes 162
Post-Adoleszenz 128
Postkommotionelles Syndrom 338
Postkontusionelles Syndrom 338
Posttraumatisches Syndrom 621 ff.
  Konditionierungskonzept 622
  ursächliche Faktoren 622
Potenzverlust 457
Präadaptation 118
Prä-Adoleszenz 127
Präsuizidale Pause 632
Präsuizidales Syndrom 632 ff.

Präsuizidales Syndrom (Forts.)
  Definition 632
Prävalenz 37
Prävention
  Erwachsenenalter 40
  Frühkindheit 40
  makrosoziale Ebene 41
  politische Ebene 41
  primäre 37, 40
  primordiale 37
  sekundäre 37 f., 40
  Strategien 38, 40 f.
Primärobjekt
  abwesendes 349
  archaisches 308
  kindlicher (jugendlicher) Patient 610
  sadistisches 304
  unzuverlässiges 304
Primary Health Care Classification 186
Primitivpersönlichkeit 582
Prinzmetal-Angina 345
Privatkasse
  Delegationsverfahren 36
  Kassenantragsabfassung, formale 31
Privatsphäre-Arbeitsfeld-Wechselwirkung, koronare Herzkrankheit 413
Probeanalyse 163
Probehandeln, lautes 127
Probe-Identifikation 528
Probesitzung s. Sitzung, probatorische
Probetherapie 28, 137, 142, 163
Problembewältigung, Hilfe, akitve 40
Probleme, interpersonelle, Fragebogen 179
Problemlösung 114
Problempolarisierung, Schmerzpatient 382
Problemstellung
  Erklärung 133
  familiendynamische 548
Problemstrukturierung 136
Problemsystem 549
Problemverhalten 563
  Bedingungen, aufrechterhaltende 133, 136
Prognose 134
Programmevaluation 24
Projektion 55, 204
  kollektive 55
  phallisch-genitale Phase 97
Projektionstendenz in der Gesellschaft 629
Promethazin 510
Prophezeihung, selbsterfüllende 167
Prostadynie s. Urogenitalsyndrom, vegetatives, des Mannes
Prostaglandine, Schmerzrezeptorensensibilisierung 518
Prostaglandinsynthesehemmer 518
Prostataneurose s. Urogenitalsyndrom, vegetatives, des Mannes
Prostatitis
  bakterielle 367
  chronische s. Urogenitalsyndrom vegetatives des Mannes

Prostatopathie s. Urogenitalsyndrom, vegetatives, des Mannes
Protektionsbegriff, dynamischer 39
Protektionsforschung 39
Protektionsprozeß 39
Protestäquivalent, archaisches 322
Protesthaltung, habituelle, Schluckstörung 321
Protestreaktion, Aerophagie 323
Prozeßdiagnostik 137 f.
Prozeßdokumentation 23
Prozeßqualität 15 f.
    Verbesserung 22
Prüfungsfach Psychosomatik/Psychotherapie 4
Pseudo-Affektinkontinenz 232
Pseudo-Amnesie 232
Pseudo-Compliance 206
Pseudo-Demenz 232
Pseudophobie 260
Pseudounabhängigkeit 63, 476, 546
Psyche 71, 76
Psyche-Stoffwechsel-Interaktion 441
Psychiatrie 2
Psychiatrische Symptome 44
Psychische Krankheit
    Partnerkonflikt 551
    psychosoziale Faktoren 142
    Ursachenzuschreibung 133
Psychische Störung
    Hyperthyreose 440
    Lupus erythematodes, systemischer 451
Psychische Struktur
    Instanzenmodell 51 f.
    Schichtenmodell 50 f.
Psychoätiologie 488
Psychoanalyse 2, 534 ff., 558
    Abrechnung über Krankenkassen 535 f.
    Behandlungsdauer 535
    Forschung 38
    Gesichtspunkt
        adaptiver 50
        dynamischer 50
        genetischer 50
        interaktionaler 165
        ökonomischer 50
        struktureller 50
    Indikation 535
    Indikationsstellung 137
    Motivierung des Patienten 142
    Setting 534 f.
    Theorie, klinische 107
    therapeutisches Ziel 534
    Weiterbildungsstätte 13
    Zusatzbezeichnung 7, 9, 12
        Voraussetzungen 12
Psychodiagnostik, Indikationsstellung 156
Psychodrama 568 ff.
    Abschlußphase 569
    Definition 569
    Differentialindikation 571

Psychodrama (Forts.)
    Erwärmungsphase 569
    gruppenzentriertes 568
    Handlungsphase 569
    Indikation 571
    protagonistenzentriertes 568
    semirealer Raum 569
    Slow-open-Gruppe 571
    Techniken 569 f.
    Zielsetzung 569
Psychodramagruppenarbeit
    ambulante 571
    stationäre 571
Psychoimmunologie 76, 150
Psychologie, physiologische 150
Psychometrisches Verfahren 173 ff.
    konfliktorientiertes 173, 178 ff.
    symptomorientiertes 173, 175 f.
    verarbeitungsorientiertes 173, 178 ff.
Psychoneuroimmunologie 76 ff., 401, 446
Psychoneurose 247
    Einzeltherapie, psychoanalytische 535
    Gruppentherapie 543
    Psychotherapie 537
Psychoneurotische Störung, Häufigkeit 5 f.
Psychoonkologie 494 ff.
Psychopathie 196
Psychopharmaka 507 ff.
    Adaptation 514
    Eigenschaften 509 ff.
    Einteilung 508
    Geschichte 507 f.
    Indikation 509 ff., 514
    Indikationsstellung, Arzt-Patient-Beziehung 514
    Präparatumstellung 513
    bei Schmerzen 517
    Wirkprinzip 513 f.
    Wirkprofil 514
Psychopharmakatherapie, Psychodynamik 516 f.
Psychophysiologie, Ziele 149 f.
Psychophysische Prozesse, Klassifizierung 150
Psychose 539
    chronifizierte 220
    Neuroleptikawirkung 509
Psychosexualität 95
Psychosomatik
    Bettenzahl 4
    Entwicklung 2 ff.
    Erklärungsprinzip, wissenschaftsübergreifendes 151
    holistische 3
    Indikationsstellung 134
    integrative 3
    integrierte 500
    Meßmethoden, psychophysiologische 150
Psychosomatische Abteilung 4
Psychosomatische Familie 347
Psychosomatische Krankheit
    Adoleszenz 126
    Diagnose 135

Psychosomatische Krankheit (Forts.)
  Diagnostik s. Diagnostik
  Interviewführung 144
  Kind (Jugendlicher)
    Familientherapie 550
    Paartherapie der Eltern 553
    Psychotherapie, katathym imaginative 576
    übende Verfahren 580
Psychosomatische Störung 386 ff.
  Anamnesedauer 6
  chronifizierte 27
  Definition 386
  Gegenübertragung 388, 390
  Grundkonflikt 389
  Häufigkeit 5 f.
  ICD-10-Klassifikation 386
  Konfliktspezifität 386
  Persönlichkeitsfaktoren 94
  Psychotherapie, analytische 390
  Spezifitätsdiskussion 386 ff.
  Strukturspezifität 387
  Symptomspezifität 387 f.
  Übertragung 390
Psychosomatische Symptome 72
Psychosomatisches Kranksein, Zuschreibung, intentionale 72
Psychosomatose 192
Psychotherapeut (s. auch Therapeut)
  Ablösung des Patienten 530
  Containerfunktion 56, 527 f.
  als inneres Objekt des Patienten 528
  kindlicher (jugendlicher) Patient 609
  als narzißtisches Objekt 292 f.
  nichtärztlicher 35 f.
  psychologischer, Hinzuziehung 35
  Testung durch den Patienten 33
  Therapieerfolgseinschätzung 20
  Trennungsarbeit 604
Psychotherapeutische Abteilung 3 f.
Psychotherapeutische Einrichtung
  Ablehnungsquote 19
  Aufnahmeprozedur, Qualitätsindikator 19
  Krisenangebot 18
  Selbststeuerungsmöglichkeiten 18
Psychotherapeutische Medizin
  Aufgabenschwerpunkt 11
  Definition 11
  Diagnosesystem, klinisches 191 ff.
  Fachgebiet 7
  Gebietsarzt 9
  Weiterbildung 7
Psychotherapeut-Kind-Beziehungsgefüge 609
Psychotherapie 7, 516 f., 525 ff.
  ambulante 4 f.
  analytische
    aufdeckende 235, 238
    Erfahrungsnachweis 12
  Basismerkmale 555
  Bedingungen, personelle 15

Psychotherapie (Forts.)
  Beendigung bei nicht ausreichendem Erfolg 34
  Beginn 6
  Beziehungsaufnahme, grenzverwischende 235
  bei chronisch Kranken 489 f.
  eigenverantwortlich durchgeführte, Nachweis 11
  Entwicklung 2 ff.
  Finanzierung 33
  Immunabwehrsteigerung 81
  Indikation, differentielle, Qualifikation 11
  Indikationsstellung 134
    adaptive 137
  katathym imaginative 572 ff.
    Befriedigung archaischer Bedürfnisse 574 f.
    Dimensionen 574
    Grundstufe 573 f.
    Indikation 576
    Kommunikationsverfahren 575
    Konfliktdarstellung 574 f.
    Kontraindikation 576
    Kreativitätsentfaltung 574 f.
    Mittelstufe 573 f.
    Oberstufe 573 f.
    Symbolisierungsprozeß 576
    Technik 573 f., 575 f.
    Wirkprinzipien 575 f.
  klientenzentrierte 555
  körperorientierte 579, 586
  Kosten-Nutzen-Verhältnis 20
  Leistungsbegrenzung 34
  Leistungsumfang 29
  Methode, psychophysiologische 152
  Motivation, begrenzte 489
  Patientenmotivierung 18
  psychoanalytische 532 ff., 536 f.
    Abrechnung über Krankenkassen 537
    älterer Menschen 615 ff.
    Bedarf 615 f.
    Indikationsstellung 617
    Technik 617
    Ausrichtung 536
    Dauer 537
    Grundlagen
      theoretische 532
      therapeutische 533 f.
    Indikation 537
    Kind (Jugendlicher) 608 ff.
      Deutung 610
      pädagogische Intervention 609
      Übertragung 610
      virtuelle dritte Person 609
      Ziel 608
    Motivierung des Patienten 142
    Therapieziel 533
    Voraussetzung 534
    Wirkfaktoren 525 ff.
    Ziel 536
  psychodynamisch orientierte, bei Angstneurose 251
  Qualitätsanforderung 17 f.

Psychotherapie (Forts.)
  Qualitätssicherung 15
  Rahmensetzung, äußere 33
  Regelgrenzen, Überschreitung 34
  Schwerpunkt, tiefenpsychologischer 10
  Schwerpunktsetzung
    indikative 17
    methodische 17
  stationäre 4 f., 598 ff.
    älterer Menschen 619
    ambulantes Vorgespräch 604
    Ausschlußkriterien 606
    Ausstattung, medizinisch-technische 16
    Behandlungsorganisation 602
    Behandlungsschwerpunkt 603
    Behandlungsteam 601 f.
    Abwehrmechanismen 604
    psychodynamische Prozesse 603 f.
    bei Borderline-Persönlichkeitsstörung 210
    Dauer 605
    Entwicklung 599 f.
    Gesamtbehandlungsplan 602 f.
    gesetzliche Grundlagen 598 f.
    Grundbehandlung, integrative 601
    Indikation 606 f.
    integratives Konzept 601
    Kind (Jugendlicher) 611 ff.
    Einzeltherapie 613
    Entwicklung 611
    integrierte Konzeption 612
    Organisation 612
    Personalaufwand 614
    Rahmenbedingungen 614
    Konzeption 599 ff.
    Motivation 605
    räumliche Voraussetzungen 15
    therapeutische Methoden 601
    Übergang zur ambulanten Versorgung 19
    Wirkprinzipien 599 ff.
    Zielsetzung 602, 605
  Strukturqualität 15
  supportive, Erfahrungsnachweis 11
  theoretische Grundlagen 10 f.
  therapeutisch fruchtbarer Prozeß 526
  tiefenpsychologische, Erfahrungsnachweis 11
  Verhältnis zur Diagnostik 136 ff.
  Weiterbildung, berufsbegleitende 10
  Weiterbildungsstätte 13
  Widerstand s. Widerstand
  Wirkprinzipien 555
  Wirkvariable Erforschung 134
  Zielsetzung 9
  Zusatzbezeichnung 7, 9 f.
    Voraussetzung 10
Psychotherapieforschung 14 f.
Psychotherapie-Richtlinien 8 f., 26 ff.
  Kommentar 26
  Krankheitsbegriff 26
Psychovegetative Störung 192

Psychovegetative Störung (Forts.)
  Affektäquivalent 316
  Pubertät 126
  Pubertätsmagersucht 126, 458
  Pubeszenz 126

Q

Qualität
  Definition 14
  Indikatoren 23
Qualitätsentwicklung 21
Qualitätskontrolle 14
  produktorientierte 21
Qualitätskonzeption 21
Qualitätsnachweis 21
Qualitätsscreening 23
  Voraussetzungen 23
Qualitätssicherung 14 ff.
  autonome 21
  Definition 14
  Dimensionen 15 ff.
  externe 21, 23
  fakultative 21
  Fremdkontrolle 25
  Instrumente, spezifische 22 f.
  Interessen
    der Leistungserbringer 23
    der Leistungsträger 24
  interne 21, 23
  Kontrollängste 23
  Kontrollwünsche 23
  Maßnahmen 22 f.
  Modelle 21
  Nähe-Distanz-Konflikt 23
  obligatorische 21
  Patienteninteressen 24
  der Qualitätssicherung 24
  Rückmeldungsprozeß, Organisation 23
  Selbstkontrolle 25
  sozialpsychologische Aspekte 23 f.
  Strategie 20 ff.
  Supervision 24
  verordnete 21
Qualitätssicherungsbeauftragter
  fachliche Voraussetzungen 24
  soziale Kompetenz 24
Qualitätssicherungsforschung 15
Qualitätssicherungsprogramm
  Durchführungsstandards 24
  Fairneß 24
  Implementierung 25
  Konfliktvermeidung 24
Qualitätsziel, konsensfähiges 23
Qualitätszirkel 23
  Arbeitsprinzipien 23
  externer/interner 23
Quetelets-Index 456

Sachverzeichnis

R

Rache 68
Rachedurst, unstillbarer 292
Rachen, Mißempfindungen 319
Räumliche Voraussetzungen 15
Rapprochement 64
Ratingskala 148
Rationalisierung 57
Raum, semirealer 569
Raumorientierung 335
Reaktion, paradoxe, Tranquilizer, Benzodiazepin-Typ 511
Reaktionsbereitschaft, allergische 371
Reaktionsbildung 57
Reaktionsweise, Ich-dystone 438
Realangst 66
Realität, unerträgliche, Abwehr 232
Realitätsprüfung 44
Reduplikation, projektive 387
Reflexion, Patient-Therapeut-Beziehung 142
Reflux, gastroösophagealer 320
Regression 47, 58, 161
   Depression, akute 267
   Herzangstneurose 347
   bei Identitätskrise 552
   bei katathymem Bilderleben 574 f.
   maligne 536
   bei narzißtischer Kränkung 634
   pathologische 552
   therapeutische 533, 575
Regressives Phänomen, Schwindel 340
Regulation, psychosomatische, Ordnungsstörung 348
Regurgitation 319
Rehabilitation 7, 42 ff.
   ambulante, regionale 46
   Diagnostik, psychophysiologische 152
   Einrichtungen 46
   stationäre 4, 46
   Träger 43
   übende Verfahren 580
Rehabilitations-Angleichungsgesetz 42
   Schwerpunkt, psychosozialer 42
Rehabilitationsklinik 599
Reinlichkeitserziehung 213
Reizabschirmung bei Hörsturz 394
Reizbarkeit, allgemeine 246
Reizblase der Frau 369 f.
   Begleitsymptome 369
   Therapie 369 f.
Reizkolon s. Unterbauchbeschwerden, funktionelle
Reizmagen 323
Reizschutz
   protektiver, gestörter 438 f.
   rezeptiver 438 f.
Reizsteuerung, gestörte 438
Reizstoff, Bedeutungszuwachs 403
Reizüberflutung 439
Relationship-Anecdotes-Paradigm-Interview 145
Relaxation, progressive 578 f.
Relaxationstherapie, Qualifikation 10 f.
Reliabilität eines Tests 172, 182
Rentenantragsteller 46 f.
   Psychodynamik 47
Rentenwunsch 47
Repräsentanz 52 f., 103 f.
   Bildung 104
   Interaktionserfahrung 104
   psychische 63
Represantation of Interaction Generalized 112
Research Diagnsotic Criteria 185
Resomatisierung 583
Retentivität 97
Retest-Reliabilität 172
Revanche 68
Reverie 528
Rezeptor, postsynaptischer 513
Rezeptorsensibilität, adrenerge, erhöhte 425
Rheumapersönlichkeit 445 f.
Rheumatische Erkrankung 444 ff.
   ICD-10-Klassifikation 444
   Selbsthilfeorganisation 445
Rhythmus, endogener 118
RIG (Represantation of Interaction Generalized) 112
Risikofaktoren für die Kindheit 38
Risikoforschung 38
Ritualisierung des kindlichen Spiels 213
Roemheld-Syndrom 323
Rolle
   soziale, Konsolidierung 128
   weibliche, Ablehnung 458
Rollenfeedback 569
Rollentausch 570
Rollenübernahme 234
Rollenverhalten, gegengeschlechtlich fixiertes 297
Rorschach-Test 182 ff.
   Durchführung 183
   Interpretation 183 f.
Routine-Katamnese 20
Rückenschmerzen 452
Rückzug
   affektiver 292
   Depression, akute 267
   Motivationssystem 109
   des Patienten 157
   schamerfüllter 292
   sozialer 215, 292
RVO-Kasse, Kassenantragsabfassung, formale 29 ff.

S

Sadismus 53 f., 220
   Männerrolle 54
Sadistisch-masochistische Dimension 54
Säugling
   aktiver 117 f.
   passiver 117
Salutogenetische Orientierung 39

Sachverzeichnis

Sanatorium-Familie 348
Sanguiniker 196
SAS (Social Adjustment Scale) 175, 179
SAS (Self Rating Anxiety Scale) 175 f.
SASB (Strukturale Analyse sozialen Verhaltens) 201
Saugen 55
SBAK (Stuttgarter Bogen zur Selbstbeurteilung von Abwehrkonzepten) 178 f.
SCAN (Schedules for Clinical Assessment in Neuropsychiatry) 190
Schadens-Impairment 43 f.
Schaffensfreude 97
Schallempfindungsschwerhörigkeit, akute 391
Scham 67, 285
    Depression, narzißtische 274
Schamangst 67
Schedules for Clinical Assessment in Neuropsychiatry (SCAN) 190
Schema, sensomotorisches 112
Schichtarbeit 90
Schichtenmodell der psychischen Struktur 50 f.
Schiddrüsenadenom, autonomes 438 f.
Schiddrüsenhormone, Überdosierung 442 f.
Schizoidie
    primäre 205
    sekundäre 205
Schizophrenie
    Beziehungsmuster, intrafamiliäres 546
    Familientherapie 546
    Mimik 149
Schlafanstoß, benzodiazepinbedingter 511
Schlaflosigkeit 246
Schlafstörung, übende Verfahren 580
Schlafzustand 59
Schlankheitspillen 443
Schleimhautläsion, gastrointestinale, analgetikabedingte 519
Schluckangst 322
Schluckbehinderung, mechanische 319
Schlucken, schmerzhaftes 319
Schluckstörung 318, 321 f.
    Definition 321
    Differentialdiagnose 321
    beim Essen 321
    beim Leerschlucken 321
    organisch bedingte 321
    Psychodynamik 321 f.
    psychogene 321
    Psychotherapie 324
    beim Schlucken von Flüssigkeiten 321
Schmerz(en)
    akuter 376
    chronifizierter 376
        Circulus vitiosus 381
    chronische
        Antidepressivawirkung 510
        Feldenkrais-Methode 584 ff.
        Medikationsabbau 522
        Psychodynamik 523

Schmerz(en) (Forts.)
    chronische
        übende Verfahren 580
    Definition 375
    diffuse, multilokale 451
    Einfluß auf soziale Beziehungen 378
    Entstehungsmodell, psychosomatisches 377
    Fragebogen 176
    funktioneller 375 f.
        akuter 376
        Auslösesituation 379
        chronifizierter 376 f., 381
        Lokalisation 376 f.
        pathogenetisches Modell 380
        primärer 376
        Psychodynamik 379 ff.
        sekundärer 376 f.
        Unterscheidung vom somatisch bedingten Schmerz 377
    generalisierte 451
    Interaktionsbeschreibung 382
    psychogener 159, 517
    seelischer 289
    somatisch bedingter 375, 377
    subakuter 376
    unterdrückter 372
    Warnfunktion 378
Schmerzbewältigung
    Fragebogen 176 f.
    bei chronischer Polyarthritis 447
Schmerzdämpfung 518
Schmerzempfinden, Differenzierung 378
Schmerzerleben 378
    Fragebogen 176
Schmerzerlebnis, Ursache 518
Schmerzintensität, Skala, analoge, visuelle 176
Schmerzleitung 376
Schmerzmittel s. Analgetika
Schmerzpatient
    Gesprächsthemeneinengung 382
    Problempolarisierung 382
Schmerzqualität, Fragebogen 176
Schmerzrezeptoren 518
Schmerzsyndrom 375 ff.
    biographische Aspekte 378
    chronisches, Interviewführung 145
    Diagnostik 378 f.
    Epidemiologie 377 f.
    ICD-10-Klassifikation 375
    narzißtische Regulationsmechanismen 381
    Psychodynamik 379 ff., 523 f.
    Therapie 381 ff.
Schmerztherapie, medikamentöse (s. auch Analgetika) 517 ff.
    Behandlungskonzept 521 f.
    Behandlungsziel 522
    Machtkampf 523
    Psychodynamik 523
    Stufenplan 522

Sachverzeichnis

Schmerztherapie, medikamentöse (s. auch Analgetika) (Forts.)
  Unterwerfung, ängstliche 524
Schmerzwahrnehmung 376
  Feedback-System 375
Schmerzzustand, Anamnese 159
Schreck-Basedow 439 f.
Schuldbewußtsein 58
Schuld-Depression 269 ff.
Schuldgefühl 269 f.
  Hörsturzpatient 394
  Ulkuskrankheit 466
Schuldgefühle 233
  unbewußte 54, 60, 65
Schulphobie 260
Schutzmechanismus, psychosomatischer 393
Schwäche, Ich-strukturelle 248 f., 252, 259
Schwankschwindel 336
Schweigen
  Depressiver 279
  des Patienten 157
Schwellensituation 551
Schwellkörperinjektion 297
Schwindel 334 ff., 357
  Ätiologie 336 f.
  Affektabwehr 339
  Angstäquivalent 339
  Angstneurose 339
  Deckaffekt 340
  Definition 334
  depressive Inhaltsbildung 340
  Epidemiologie 335 f.
  Grenzflächenphänomen 340
  ICD-Klassifikation 334
  bei nervöser Erschöpfung 338
  bei neurotischer Erkrankung 336
  organischer 335 f.
    Differentialdiagnose zum psychogenen Schwindel 341
  posttraumatischer 337 f.
  psychoanalytischer Zugang 342
  psychogener 335 f., 338 f.
    Psychodynamik 338 f.
    Umarbeitung, selbstreflexive 341 f.
  Psychotherapie 342
  regressives Phänomen 340
  simulierter 341
  Synkope 352
  Therapie 341 f.
    symptomatische 342
  ungerichteter 337 f.
  vestibulärer 336
  zerebrovaskuläre Insuffizienz 338
  zervikaler 338
Schwindelempfindung, Entstehung 335
Schwindelphänomene 247
Schwingungsfähigkeit, emotionale, Einschränkung, benzodiazepinbedingte 511
SCL-90-R s. Symptom-Check-List

SDS (Zung Self-Rating Depression Scale) 175
SEBV (Skala zur Erfassung des Bewältigungsverhaltens) 179
Sedierung
  neuroleptikabedingte 509
  opioidbedingte 520
Seelische Krankheit 26
  Abgrenzung gegen nichtseelische Krankheit 26 f.
  aktiv-kausaler Faktor 28
  Definition 26
  Differentialdiagnostik 26
  passive-kausale Matrix 28
  Prävention s. Prävention
  protektive Faktoren 39
  Risikokinder 40
  Ursache 26
Sehnenansätze, schmerzhafte 451
Sehweise, psychosomatische 3
Sekundär-neurotische Störung 192
Selbst 61
  als autoregulatives System 623
  bedrohtes 623 f.
  falsches 63, 100, 216
  grandioses 346
  hypochondrisches, Folteropfer 625
  idealistisches 625
Selbstanalyse 169, 566
Selbstbehauptung, Motivationssystem 109
Selbstbeobachtung, ängstliche 321
Selbstbeschädigung 303, 305
  offene 303, 305
Selbstbeschwindelung, verleugnete 341
Selbstbestimmung, Idealisierung 291
Selbstbeurteilung
  Fragebogendiagnostik 147
  physiologische Parameter 151
Selbstbezogenheit 203
Selbstbild, narzißtisches 346
Selbstdarstellung 128
Selbsteinbringen 557
Selbstentspannung, konzentrative 577
Selbstentwertung
  melancholische 54
  totale, Angstabwehr 292
Selbstentwicklung, Förderung bei Eßstörung 461
Selbsterfahrungsgruppe 9 f.
  Erfahrungsnachweis 11 f.
Selbsterniedrigung, Depression, narzißtische 274
Selbstheilungsversuch, Wiederholung 167
Selbsthilfegruppe
  Crohn-Krankheit 478
  Tinnitus 397
Selbsthilfeorganisation, rheumatische Erkrankung 445
Selbstkohärenz, Erhaltung 284
Selbstkongruenz 555
Selbstkonstanz 64
Selbstkontrolle 204
Selbstkonzept, Adoleszenz 128
Selbstliebe 59

Sachverzeichnis

Selbstlosigkeit 445
Selbstmanipulation 306 ff.
Selbstobjekt 61, 63
   ideales 291
Selbstobjekt-Repräsentanzen, blasse 349
Selbst-Psychologie 59, 61, 532
   Adoleszenz 128
Selbstrepräsentanz 61, 63, 209
   Manipulation 233, 235
Selbstschutz 215
Selbst-Selbstobjekt-Gefüge 61
Selbstsprachetraining 566
Selbst-Struktur, Defekt, primärer 218
Selbstüberforderungsneurose, Fibromyalgie 452
Selbstüberschätzung
   Adoleszenz 128
   episodische 222
Selbstunsicherheit 214 f.
   familiäre Konstellation 215
Selbst-Unterschätzung, Adoleszenz 128
Selbstverletzung 202
Selbstvernachlässigung 210
Selbstwertanspruch, überhöhter 291
Selbstwertgefühl 61
   gestörtes 45
   Herabsetzung 268
   Mangel 216, 289
   Regulation
      bei ankylosierender Spondylitis 449
      unzureichende 292
   überhöhtes 203
   Zusammenbruch 273 f.
Selbstwertkonflikt, narzißtischer, Hysterie 235
Selbstwertkrise, Diabetiker, jugendlicher 432
Selbstwertprobleme Depressiver 279
Self Rating Anxiety Scale (SAS) 175 f.
Self-management-Programm für asthmatische Kinder 406
Sensitivität eines Tests 173
Sensorisch-diskriminatives System 376
Sensorium, differenziertes, Neugeborenes 117
Sexualakt, Mißverständnis, infantiles 54
Sexualisierung 232, 234
Sexualität
   Ablehnung 458
   genitale, Adoleszenz 127
   kindliche 53, 122
   männliche, Aggression 98
Sexualpartner-Orientierung 114, 116
Sexualstörung
   der Frau 369
   funktionelle 367
Sexualtrieb, Grausamkeitskomponente 54
Sexuelle Funktionsstörung 293 ff.
   DSM-Klassifikation 294
   Epidemiologie 294 f.
   ICD-10-Klassifikation 293 f.
   somatische Medizin 296 f.
   Therapie 295 ff.
      Indikation 296

Sexuelle Funktionsstörung (Forts.)
   Therapie
      Modifikationen 295 f.
Sharing 569
Shaurette-Prinzip 207, 219
Sherlock-Holmes-Syndrom 318
Sicherheitsstreben 61, 214
Signalverhalten 563
Sinnlichkeit 109
Situation
   angstauslösende, Vermeidung 493
   gruppenanalytische 543
Sitzung, probatorische 32 f.
   Dokumentation 32
   Einhalten von Grenzen 33
   nach Zuweisung durch delegierenden Arzt 35
   Testung des Therapeuten 33
   vor Gruppentherapie 33
   Widerstand 32
Skala, analoge, visuelle, Schmerzintensität 176
Skala zur Erfassung des Bewältigungsverhaltens (SEBV) 179
SKAT 297
SKID (Structured Clinical Interview for DSM-III-R) 189 f.
Slow-open-Gruppe 571
Social Adjustment Scale (SAS) 175, 179
Social Readjustment Rating Scale (SRRS) 179
Social-Support-System 43
Soma 71
Somatisierung, Asthma bronchiale 404
Somatisierungsstörung 313
   Interviewführung 144
Somatoforme autonome Funktionsstörung 313
Somatoforme Störung
   Arzt-Patient-Beziehung 313 f.
   ICD-10-Klassifikation 187, 313
Somato-psychische Störung 192, 488 ff.
   Intervention, psychotherapeutische
      Bedarfseinschätzung 490
      Indikation 490 f.
Sonntagsneurose 90
Sozialisierungsprozeß des Mediziners 156
Sozialkontaktschwierigkeiten, essentielle Hypertonie 425
Sozialpolitik 41
Soziopathie 44
Soziophobie 261, 263
   Therapie 262
Spätadoleszenz 128
Spaltung 56, 62, 209
   psychotische 474
   Säuglingsalter 99
Spaltungstendenz in der Gesellschaft 628
Spannung 105
   Qualität 105
Spannungsäquivalent 396
Spannungskopfschmerz 522
Spannungslösung, benzodiazepinbedingte 511
Spannungsreduktion, Angstbewältigung 494
Spannungssymptome 396

Sachverzeichnis

Spannungszustand, undifferenzierter 104
Speichelsekretion 150
Spezifität eines Tests 173
Spiel
    kindlicher (jugendlicher) Patient 610
        Deutung 610
    kindliches, Ritualisierung 213
Spondylitis, ankylosierende 448 ff., 444 f.
    Coping, aktives 448
    Definition 448
    Psychodynamik 448 f.
    Psychotherapie 449
    Selbstwertgefühlregulation 449
    Subgruppen 449
Sprachentwicklung 122
Spracherwerb 112
SRRS (Social Readjustment Rating Scale) 179
St.-Louis-Kriterien 185
Stabilisierung, pseudo-ödipale 461
STAI (State-Trait-Angst Inventar) 175
Standard-Hauttest-Antigene 82
Standardmeßfehler 172
State-Trait-Angst Inventar (STAI) 175
Statevariablen 146
Statusdiagnostik 137 f.
Steeling-Effekt 39
Sterilität, psychogene 367
Stierhunger 459
Stigmatisierung bei kindlichem Diabetes 432
Stil
    kognitiver, impressionistischer 234
    perzeptueller 379
Stillverhalten 114
Stimme, Veränderung 325
Stimmstörung 325 ff.
    funktionelle
        Differentialdiagnose 327
        Psychodynamik 327 f.
        Psychotherapie 328
    psychogene 325
Stimmung 66
Stimmungsaufhellung, antidepressivabedingte 510
Stimmungslage, instabile 222
Stimmungsskala 146
Stimulation, sexuelle, Erregungsstörung 294
Störung 186
    frühe 535, 537
        Bewegungstherapie, konzentrative 582
    funktionelle s. Funktionelle Störung
    Ich-strukturelle s. Ich-Störung, strukturelle
    intermittierend explosible 208
Stoffwechsel-Psyche-Interaktion 441
Strafangst 245
Strafbedürfnis 54, 58
Strafwunsch 271
Strebung, unbewußte 386
    Blockade 386
Streß 43, 79 f.
    Anpassungsreaktion 622

Streß (Forts.)
    Arbeitsbedingungen 88
    Arbeitsstruktur 88
    Coping, Fragebogen 179
    Diabetes-mellitus-Ausbruch 433
    frühzeitiger 79
    Hörsturz 391
    Immunsystem 79 f.
    koronare Herzkrankheit 413
Streßabbau 92
Streßbewältigung, Fähigkeit, überforderte 438
Streßbewältigungstechnik
    bei essentieller Hypertonie 428
    inadäquate, Neurodermitis 485
Streßforschung 622
Streßfragebogen 151, 179
Streß-Management-Programm 92
Streßsituation, Hyperthyreoseauslösung 440 f.
Streßulkus 465
Structured Clinical Interview for DSM-III-R (SKID) 189 f.
Strukturale Analyse sozialen Verhaltens (SASB) 201
Strukturelle Störung 599
Strukturqualität 15 f.
    Verbesserung 22
Strukturtheorie 65, 532
Studentenausbildung 7
Stuhlunregelmäßigkeit 360
Stuttgarter Bogen zur Selbstbeurteilung von Abwehrkonzepten (SBAK) 178 f.
Sublimierung 53, 57
Substanz P 78
Substanz T 78
Sucht 45
    Adoleszenz 126
    bei Angstneurose 252
Suchtkrankheit 539
Suchtproblem bei Crohn-Krankheit 478
Suchtverhalten 52
Suggestibilität 211, 232
Suggestion, Asthma bronchiale 401
Suggestive Technik 10
Suizid 629
    Entschluß 632
Suizidalität 629 ff.
    Aggressionstheorie, psychoanalytische 633
    Beurteilung 630
    Definition 630
    des Depressiven 633
    Epidemiologie 630 f.
    Erklärungskonzepte 631 f.
    Kurzzeit-Psychotherapie, problemorientierte 638
    Narzißmustheorie, psychoanalytische 633 f.
    Patient-Therapeut-Interaktion 636, 638 f.
        aggressive 639
        harmonisierende 639
        resignative 639
    Psychotherapie 634 ff.
        Gegenübertragung 636
        Patienteninteraktionstypen 638

Suizidalität (Forts.)
    Psychotherapie
        supportive 637 f.
        Voraussetzungen 635
            beim Therapeuten 636
    Risikogruppen 631
Suiziddrohung 632
Suizidgedanken 630
Suizidgefährdeter 629 ff.
Suizidhandlung 290
Suizidphantasien 633
Suizidrisiko, Abschätzung 631
Suizidversuch 221, 539, 629
    manipulativer 212
Sulpirid 508
Supervision 18, 24, 500
Supervisionsstunden, Nachweis 11
Syllogismus 72
Symbioseablösung, unvollständige 212
Symbolisierungsprozeß bei katathym imaginativer Psychotherapie 576
Symbolkonfrontation 575
Sympathikusaktivierung 425
Symptombildung, zwangsneurotische 259
Symptom-Check-List (SCL-90-R) 177
Symptome
    aktuelle 159
    neurotische, psychodynamisches Modell 226 f.
    psychische 138
    somatische 138
Symptomverhalten 564
    Makroanalyse 565
    Mikroanalyse 565
Synapse 513
Synkope 352 ff.
    Definition 352
    psychogene 352 ff.
    vasovagale 353
        Definition 353
        Therapie 354
Systemanamnese 160

T

Tabuverordnung 169
Tagebuch 128
Tagtraum 573
TAT (Thematischer Apperzeptionstest) 182
Teamtherapie bei sexueller Funktionsstörung 295
Tender-points 452 f.
Tendomyopathie, generalisierte s. Fibromyalgie
Test, psychologischer 171 ff.
    Anwendungsbereiche 171
    Auswertungsobjektivität 172, 182
    Definition 171
    Durchführungsobjektivität 172, 182
    Ergebnisinterpretation 173
    Fehlerquellen 173

Test, psychologischer (Forts.)
    Gütekriterien 172 f.
    Inhaltsvalidität 172
    Interpretationsobjektivität 172
    Konsistenz, innere 172
    Konstruktvalidität 173
    Objektivität 172
    prädiktiver Wert 173
    projektiver 181 ff.
        Güteprüfung 182
        konstrukt-validierter 182
    Referenzpopulation 173
    Reliabilität 172, 182
    Sensitivität 173
    Spezifität 173
    Validität 172
        konvergente 172
        kriterienbezogene 172
        prognostische 172
    Vorhersagewert 173
Testdiagnostik 171 ff.
Testhalbierungsmethode 172
Testtheorie 171 ff.
Testzentrale des Berufsverbandes Deutscher Psychologen 173
Tetanie
    Hyperventilationssyndrom 330
    hypokalzämische 331
Tetrazepam 512
Thematischer Apperzeptionstest (TAT) 182
Therapeut s. auch Psychotherapeut
Therapeutenwechsel 34
Therapeutische Reaktion, negative 58
Therapeutisches System 548
Therapeut-Patient-Beziehung s. Patient-Therapeut-Beziehung
Therapie
    kognitiv-behaviorale, älterer Menschen 617 f.
        Indikation 618
        Voraussetzungen 618
    kognitive, bei älteren Menschen 616
    medikamentöse 506 ff.
        Psychodynamik 516 f.
        Umstellung 513
Therapieabbruch 19
Therapieangebot, Qualitätsanforderungen 17 f.
Therapieantrag
    Ablehnung 36 f.
    Begründung 26 f.
    ätiologische 26
Therapieerfolg
    Einschätzung
        durch Außenstehende 20
        durch den Patienten 20
        durch den Therapeuten 20
        Qualität 20
Therapiemotivation des Patienten, Fragebogen 180
Therapieplanung, individuelle 17
Therapierbarkeit 28

Therapiesteuerung, individuelle 17
Therapieverfahrenswechsel 35
Therapieverlauf, prospektiver, Einschätzung 32
Thioridazin 510
Thoraxatmung
  gewohnheitsmäßige, Behandlung 333
  überbetonte 331
Three-Factor-Eating-Questionnaire (FEV) 176
Thromboxan A_2 518
Thrombozytenaggregationshemmung, Nichtopioid-Analgetika-bedingte 518 f.
Thyroxin 443
Tiefenpsychologie 10
Tierphobie 258
Tilidin mit Naloxon 518, 520, 522
Tinnitus 396 ff.
  Ätiologie 396
  Aufmerksamkeitsbesetzung 396
  Definition 396
  Epidemiologie 396
  bei Hörsturz 391
  Menière-Krankheit 337
  Psychodynamik 396 f.
  Selbsthilfegruppe 397
  Therapie 397
  Therapieziel 397
Tinnitusmasker 397
Tinnituspatient
  Gegenübertragung 397
  Übertragung 397
Tod des Partners 418
Todestrieb 54, 62, 66, 269
  Säuglingsalter 99
Todeswunsch 630
Tonbandaufzeichnung 31
Training
  autogenes 10, 577 f.
    bei Asthma bronchiale 406
    bei chronischer Polyarthritis 447
    bei Hyperventilationssyndrom 333
    Definition 577
    Droschkenkutscherhaltung 578
    Erfahrungsnachweis 11
    formelhafte Vorsätze 577
    liegende Haltung 578
    Oberstufe 577
    Unterstufe 577
  kognitives, bei ankylosierender Spondylitis 449
Traits, Definition 198
Traitvariablen 146
Tramadol 518
Trance 232
Tranquilizer 252, 508, 511 ff.
  Benzodiazepin-Typ 511 ff.
    Abhängigkeit 511
    Antagonist 512
    paradoxe Reaktion 511
    Pharmakologie 511 f.
    Wirkprinzip 514

Tranquilizer (Forts.)
  Benzodiazepin-Typ
    Wirkung 511
      unerwünschte 511
    Wirkungseintritt 511
Transsexualismus 297 ff.
  Psychotherapie 299
Transsexuellengesetz 299
Trauer 67, 265
Traueräquivalent, Tinnitus 396
Trauerreaktion
  längerdauernde 220
  pathologische, ungelöste 362
Trauma
  Definition 620 f.
  frühes, Abwehr 416
  Heilungsprognose 628
  kumulatives 621
  Wiedererleben 628
Traumatisierung
  biographische, Schmerzsyndrom 379
  sequentielle 621
Trennungsangst 66
Trennungsarbeit, Psychotherapeut 604
Trennungserlebnis
  Anorexia nervosa 458
  traumatisches 103
  frühes 210
Trennungstrauma, Depression, akute 266
Triangulierung, frühe 121 f.
Trieb 52, 107 ff.
  Befriedigung s. Befriedigung
  Definition 52 f.
  Objekt 62
Trieb-Abwehr-Konflikt, Analyse 136
Trieb-Affekt-Beziehung 68
Triebansprüche, genitale, Unterdrückung 244
Triebbedürfnis, spezifisches 104
Triebdruck
  Abwehr 128
  Prä-Adoleszenz 127
Triebenergie, libidinöse, gestaute 247
Triebentmischung 268
Triebentwicklung, Beziehung zum Narzißmus 59
Triebgefahr 66
Triebimpuls, sexueller, abgewehrter 259
Triebkonflikt
  oraler, Globusäquivalenzen 320
  Verarbeitung 199 f.
Triebkontrolle 45
Triebkonzept 107 f.
Trieblehre, psychoanalytische 52 f.
Triebneigung, masochistische 54
Triebpolarität 53
Triebschicksal 52, 95
Triebsteuerung, fehlende 207
Triebumformung 53
Triebverhalten, bewußtseinsfähiges 52
Triebwunsch 51, 59 f.

Sachverzeichnis

Triebziel
   aktives 53
   passives 53
Trizyklika 509
T-Suppressor-Zellen, verminderte 482
Tumor, Aktivität des neurohumoralen Systems 82
Typ-A-Verhalten 89, 421
   Komponentenanalyse 414
   koronare Herzkrankheit 413 ff.
   Person-Umwelt-Relation 416
Typ-B-Verhalten 413
Typ-I-Diabetes 430
   Epidemiologie 431
   genetische Komponente 430
Typ-II-Diabetes 430 f.
   Epidemiologie 431
   genetische Komponente 431
   Stoffwechselstörungen 431
T-Zell-Funktion
   bei Objektverlust 80
   Streßeinfluß 79

U

Übelkeit 335, 355
   opioidbedingte 520
Übende Verfahren 10, 577 ff.
   bei Asthma bronchiale 406
   Indikation 580
   Kontraindikation 580
Überaktivität 457
Überbegriff 622
Übereinstimmungsvalidität 172
Übererregbarkeit 231
Überessen 462
Übergangsobjekt 63, 101
   Funktion 63, 101
Übergenauigkeit 212
Übergriff 622
Überheblichkeit
   moralische 291
   therapeutische, defensive 609
Über Ich 51 f.
   Differenzierung 55
   Entwicklung 64
   Zwangsneurotiker 241
Über-Ich-Angst 213
Über-Ich-Depression 269 ff.
Über-Ich-Entlastung 233
Über-Ich-Funktion, mangelnde 207
Über-Ich-Pathologie, Dissozialität 207
Über-Ich-Widerstand 58
Überraschung 67
Überreizung, psychische 248
Übertragung 166 ff., 526, 533
   Familientherapie 549
   Folteropfer 627
   Gefühlsqualitäten 526

Übertragung (Forts.)
   Hörsturzpatient 393
   Hypertoniepatient 427
   hysterischer Patient 235
   Interaktionsmuster 166
   Interview 142
   kindlicher (jugendlicher) Patient 610
   bei psychoanalytischer Gruppentherapie 543
   Tinnituspatient 397
   Ulkuskranker 468
Übertragungsangebot 162
Übertragungsliebe 169
Übertragungsneurose 168, 526, 533, 536 f.
   Auflösung 537
Übertragungsreaktion 32, 161
   Deutung 525 ff.
   Psychotherapie bei funktionellen Unterbauchbeschwerden 364 f.
Übertragungswiderstand 58
Übertreibungsneigung 382
Übungsphase 119 f.
   Bewältigung, mißlungene 120 f.
   frühe 119
Ulcus duodeni 2, 465 ff.
   Ätiologie 465
   Definition 465
   psychische Faktoren 465
   psychosoziale Situation 466
Ulcus pepticum 465
   Epidemiologie 465
Ulcus ventriculi 465 ff.
   Ätiologie 465
   Definition 465
   Häufigkeit 465
Ulkuskranker
   Gegenübertragung 468
   Übertragung 468
Ulkuskrankheit
   chronische 466
   Epidemiologie 465 f.
   Psychodynamik 466
   psychosoziale Situation 466
   Psychotherapie 467
   Therapie 467 f.
      psychosomatische, stationäre 468
Umgang mit Patienten 500
Umgebung, haltende 100
Umkehr, masochistische 53
Umwelt, soziale, Immunologie 81 f.
Umweltgift 44
Unabhängigkeitsstreben 291
Unbeteiligtsein, herzloses 206
Unbewußtes
   des Analytikers 169
   deskriptives 50
   dynamisches 50
Unehelichkeit 215
Unentschlossenheit 212
Ungeschenmachen 57

Unlustaffekt 482
Unlustsignal 66
Unruhe, Antidepressivawirkung 510 f.
Unsicherheit, persönliche 212 f.
Unterbauchbeschwerden, funktionelle 360 ff.
  Ätiologie 361
  Anamnese 360
  Anamnesetechnik, offene 362
  Arzt-Patient-Beziehung 363, 366
  auslösende Situation 362
  Beginn 362
  Beschwerdevortag 360
  Definition 360
  Diagnostik 362
  Differentialdiagnose 362
  Epidemiologie 361
  Grundkonflikt 363
  Häufigkeitsgipfel 361
  Medikamentengabe 364
  Pathophysiologie 361
  Psychodynamik 362 f.
  Psychophysiologie 361
  Psychotherapie 364
  Therapie 363 ff.
    konservative 363
    psychosomatische, stationäre 364
  Übertragungs-Gegenübertragungs-Aspekte 364 f.
  Überweisungsritual 364 f.
  Untersuchung, psychophysiologische 361
  Verhaltensmuster 361
Unterernährung, emotionale, kindliche 205
Unterstützung, soziale
  Angstbewältigung 494
  Fragebogen 179
Untersuchung, körperliche 160 f.
  Ziele 160
Unterwerfung, ängstliche, bei medikamentöser Schmerztherapie 524
Unterwürfigkeit 216
  Psychopharmakatherapie 517
Unwertgefühl 285
Unwirklichkeitsempfindungen 232
Unzufriedenheit 96
Urangst 66
Urethrozystitis der Frau 367
Urogenitalsyndrom, vegetatives, des Mannes 367 ff.
  Psychodynamik 368
  Therapie 368
Urogenitaltraktstörung, funktionelle 367 ff.
Urticaria factitia 371
Urtikaria 370 ff.
  Ätiologie 371
  Auslösesituation 372
  Auslösung 371
  Definition 370 f.
  psychische Faktoren 371
  Psychodynamik 372
  Therapie 372
    psychoanalytische 372

Urverstimmung, frühkindliche 266
Ur-Vertrauen 119
  fehlendes 205

V

Vaginismus 294 f.
Vagusaktivierung 425
Validität
  konvergente 172
  kriterienbezogene 172
  prognostische 172
  eines Tests 172
Vasovagales Syndrom s. Synkope
Vater
  Entidealisierung 351
  omnipotenter, Suche 351
Vater-Kind-Beziehung 121 f.
Vater-Sohn-Beziehung 351
Vegetative Störung
  antidepressivabedingte 510
  neuroleptikabedingte 509
Verachtung gleichgeschlechtlicher Personen 212
Verantwortlichkeit, Regelung, Verbesserung 22
Verantwortungslosigkeit 206
Verbatimprotokoll 149
Verdichtung 51
Verdrängung 50 f., 57, 65 f.
  Angstabwehr 248
  Hysteriker 233 f., 238
  Immunparameter 81
  posttraumatisches Syndrom 621
Verdrängungswiderstand 58
Verfolgungsangst, Säuglingsalter 99
Verführung durch Nahrungsangebot 462
Verführungstheorie 60
Vergeltung 68
Vergeltungsangst 245
Vergnügen, sinnliches, Motivationssystem 109
Verhalten
  aggressives 206
  autodestruktives 207 f.
  charmantes 212
  differenziertes, Neugeborenes 117
  interpersonelles
    gestörtes 202
    normales 202
    mißtrauisch-rechthaberisches 203 f.
  nonverbales 148
    Analyse 149
  situationsinadäquates 44 f.
  soziales, Analyse, strukturale 201
  sprachliches, Beobachtung 149
  theatralisches 231
  verführerisches 232
Verhalten des Arztes 156
Verhaltensänderung, chronische, posttraumatische 622

Sachverzeichnis

Verhaltensanpassung, elterliche 118
Verhaltensauffälligkeit mit körperlicher Störung, ICD-10-Klassifikation 187
Verhaltensbeobachtung 139, 148 f.
  Auswertung, computergestüzte 149
  Technik 149
Verhaltensdefizit 563 f.
Verhaltensexzeß 564
Verhaltensforschung, Angsttheorie 492
Verhaltensmodifikation 560
Verhaltensmuster, störungsspezifische 149
Verhaltensstereotyp 563
Verhaltenssteuerung, Analyse 150
Verhaltensstichprobe 181
Verhaltensstörung 563 f.
  Familientherapie 550
Verhaltenstherapie 560 ff.
  bei älteren Menschen 616
  Analyse 561 f.
  Anwendungsgebiete 560, 563
  Basisfragen 561 f.
  Bedingungsanalyse 562 f.
  Behandlungsansätze 560
  direkt-explorative Phase 561
  bei dissozialer Persönlichkeitsstörung 208
  Entwicklung 4
  Erfahrungsnachweis 11
  bei essentieller Hypertonie 428
  Fünf-Phasen-Modell 561
  Funktionsanalyse 562 f.
  bei generalisierter Angststörung 251
  bei Hyperventilationssyndrom 333
  Hypothesenbildung 561 f.
  Indikation 560
  Indikationssicherung 565 f.
  Indikationsstellung, adaptive 137
  Informationssammlung 561
  Kausalitätsmodell 564
  kognitive 566 f.
  Makroanalyse 565 f.
  Mikroanalyse 565 f.
  Motivationsanalyse 562
  multimodale 560 ff., 564
  normorientierte Phase 561
  operante 566
  Planung 563 ff.
  Problembereiche 563
    systemische Aspekte 564 f.
  respondente 566
  rezeptiv-informative Phase 561
  standardisierte 566
  Strategie 561
  strukturierte 566
  Symptomtherapie 564
  Ursachentherapie 564
  Verfahren 566 f.
  Verhalten
    abbauende 566
    aufbauende 566

Verhaltenstherapie (Forts.)
  verhaltensorientierte 566
  Weiterbildung 567
  zielorientierte, kooperative Phase 561
  Zielsetzung 560, 564 f.
Verhaltenszustand, Neugeborenes 118
Verknüpfung, assoziative, Organwahl der funktionellen Störung 315
Verlangsamung, psychosomatische, endogene 267
Verlassenwerden von der Mutter 461
Verletzung, narzißtische, Verarbeitung 628
Verleugnung 57
  nach Herzinfarkt 420
  Hysteriker 233
Verlust
  Depression, akute 266 f.
  Unterbauchbeschwerden, funktionelle 362
Verlustangst, Schluckstörung 322
Vermeidung, kontraphobische 259
Vermeidungsreaktion, agoraphobe 258
Vermeidungsverhalten 45, 239
  Fragebogen 176
  phobisches 259
    Chronifizierung 259
  sekundäres 249
Vernachlässigung, bedrohliche, frühkindliche 210
Vernichtungsschmerz 410
Versagung, orale 96
Verschiebung 51, 56
  bei einfacher Phobie 264
Verschwendungslust 97
Verselbständigung, eingeschränkte 458
Versöhnung, Unmöglichkeit 68
Versorgung, psychosomatisch-psychotherapeutische, Ebenen 8 f.
Versorgungsentwöhnung, fehlende 216
Verspannung, körperliche 579
Verstehen, einfühlendes 555 f.
Verstehensraum, triangulierter 390
Verstimmung
  depressive 268
    langdauernde 219 ff.
  nachorgastische 294
Vertigo 335
Verträglichkeit 198
Vertrauensverlust, abrupter 68
Vertraulichkeit 158
Vestibulariskrise, akute 337
Videoaufzeichnung, Verhaltensbeobachtung 149
Viruserkrankung, Hörsturz 392
Vitalfunktion, Bedrohung 492
Völlegefühl 355
Vorbewußtes 50 ff.
Vorhersagevalidität 172 f.
Vorhersagewert eines Tests 173
Vorsicht, übermäßige 212
Vorsorgeuntersuchung 38
Vorstellung 103, 105

Sachverzeichnis

W

Wachstumsprozeß, individueller, des Familienmitglieds 549
Wahn
　hypochondrischer 252
　kollektiver 628 f.
Wahnpsychose, hypochondrische 283
Wahrnehmung
　psychoanalytische 164
　verzerrte 228
Wahrnehmungsblockade, interaktionelle 563 f.
Wahrnehmungsorganisation 184
Wahrnehmungsverarbeitung, psychoanalytische 164
Wahrnehmungsverweigerung 556
Wandlungsphänomen bei katathym imaginativer Psychotherapie 575
Wartegg-Test 182
Ways of Coping Checklist (WCCL) 179
WCGS (Western Collaborative Group Study) 414
Weichteilrheumatismus 451 f.
Weinen, unterdrücktes 372
Weiterbildung
　berufsbegleitende 10
　psychotherapeutische Medizin 7, 10 f.
Weiterbildungsordnung 11
　ärztliche 8
Weiterbildungsrichtlinien 11
Weiterbildungsstätte 12 f.
Weltsicht, animistische 113
Werksinn 123
Wert, prädiktiver, eines Tests 173
Wertmaßstäbe, eigene, Stolz 291
West Haven-Yale Multidimensional Pain Inventory (WHYMPI) 176
Western Collaborative Group Study (WCGS) 414
WHYMPI (West Haven-Yale Multidimensional Pain Inventory) 176
Widerspruch, Motivationssystem 109
Widerstand 58, 533
　gegen Bewegung 585
　bei Erstinterview 32
　Formen 58
　bei Probesitzung 32
Widerstandsanalyse 533
Wiederannäherungskrise 120 f.
　Bewältigung, mißlungene 120 f.
Wiedererkennen 111
Wiederholungszwang 166 f., 526
　Selbstheilungsversuch 167
Wirkvariable, therapeutische, Erforschung 134
Wohlbefinden, narzißtisches 104
Wunsch 108
　unbewußter 268
Wunschaktivierung 108
Wunscherfüllung, halluzinatorische 110, 112
Wunscherfüllungstyp 98
Wut 67
　internalisierte 67

Wut (Forts.)
　narzißtische 292
　Folteropfer 625
　konstruktive 292
Wutaffekt, Bulimia nervosa 460
Wutgefühl, unterdrücktes 372
Wutschrei, archaischer, Aphonie 326

Z

Zervikookzipitaler Übergang 338
Zone, erogene 95
Zoophobie 258
Zung Depression Status Inventory (DSI) 175
Zung Self-Rating Depression Scale (SDS) 175
Zusammenarbeit, interdisziplinäre 17
Zusatzbezeichnung Psychoanalyse 7, 9, 12
　Voraussetzungen 12
Zusatzbezeichnung Psychotherapie 7, 9 f.
　Voraussetzung 10
Zuschreibung, intentionale 72
Zuwendung, elterliche
　fehlende 207
　Inkompetenz 207
Zwangsabwehr, unzureichende 239
Zwangsantrieb 239
Zwangseinfälle 239
Zwangsgedanken 239 ff.
Zwangshandlungen 239 ff.
Zwangsimpuls 239
Zwangsinventar 176
Zwangskrankheit 240
Zwangsneurose s. Zwangsstörung
Zwangspersönlichkeit s. Persönlichkeitsstörung, anankastische
Zwangsstörung 239 ff., 368
　Abwehrorganisation 241 f., 245
　chronische 240
　Definition 239
　Differentialdiagnose 239
　　zur Hysterie 239
　Epidemiologie 240
　ICD-10-Klassifikation 239
　phasische 240
　Psychodynamik 240 f.
　Psychotherapie 241 ff.
　Verlauf 240
Zwangssymptome, Angstabwehr 248
Zwillingsuntersuchungen
　Asthma bronchiale 402
　Basedow-Krankheit 439
　Typ-II-Diabetes 431
Zyklooxygenase 518
Zyklothymie 265
Zystitis, interstitielle 369